老年疾病
防治指南解读

（第一卷）

主　编　李小鹰　董碧蓉

副主编　刘晓红　王晓明　张存泰　刘幼硕
　　　　陈　琼　彭丹涛　郑松柏

中华医学电子音像出版社
CHINESE MEDICAL MULTIMEDIA PRESS
北　京

图书在版编目（CIP）数据

老年疾病防治指南解读/李小鹰，董碧蓉主编. —北京：中华医学电子音像出版社，2022. 9
ISBN 978-7-83005-373-4

Ⅰ. ①老… Ⅱ. ①李… ②董… Ⅲ. ①老年病－防治－指南 Ⅳ. ①R592-62

中国版本图书馆 CIP 数据核字（2022）第 097755 号

老年疾病防治指南解读

LAONIAN JIBING FANGZHI ZHINAN JIEDU

主　　编：李小鹰　董碧蓉
策划编辑：裴　燕
责任编辑：刘　溪
校　　对：张　娟
责任印刷：李振坤
出版发行：中华医学电子音像出版社
通信地址：北京市西城区东河沿街 69 号中华医学会 610 室
邮　　编：100052
E - mail：cma-cmc@cma. org. cn
购书热线：010-51322677
经　　销：新华书店
印　　刷：北京云浩印刷有限责任公司
开　　本：889mm×1194mm　1/16
印　　张：75. 75
字　　数：2234 千字
版　　次：2022 年 9 月第 1 版　　2022 年 9 月第 1 次印刷
定　　价：320. 00 元（一、二卷）

内容提要

　　《老年疾病防治指南解读》的作者均系国内资深老年医学专家,分别从背景介绍、文献要点、文献评述的角度对近年来国内外发表的 226 篇老年医学相关指南、共识进行解读,内容涵盖老年综合评估与老年综合征、老年常见疾病诊治、老年疾病常见问题等领域。除此之外,编者们还从自身临床经验出发,总结了这些指南或共识的指导意义、不足之处及应用前景,内容客观、严谨,指导性强。

　　本书是我国首部全方位介绍国内外老年疾病防治指南的专著,是一部充分反映老年医学临床前沿且实用性强的专业书籍,极大开拓了临床医师的视野,对临床一线老年医学科医师、其他相关专业医师、医学生,以及其他领域的老年工作者都有重要的参考价值。

编 委 会

何琪杨	中国医学科学院北京协和医学院生物技术研究所	李 耘	首都医科大学宣武医院
洪华山	福建医科大学附属协和医院	李崇健	华中科技大学同济医学院附属同济医院
侯 莉	江苏大学附属医院	李娇娇	中国医学科学院北京协和医院
侯莉明	空军军医大学西京医院	李沁洁	上海交通大学附属第六人民医院
侯永兰	青海省人民医院	李瑞超	华中科技大学同济医学院附属同济医院
胡 雯	四川大学华西医院		
胡 衍	长海医院	李绍杰	复旦大学附属华东医院
胡 予	复旦大学附属中山医院	李小鹰	中国人民解放军总医院
胡才友	广西壮族自治区江滨医院	李燕明	北京医院
胡世莲	安徽省立医院	李怡帆	中日友好医院
胡秀英	四川大学华西医院	梁 真	深圳市人民医院
华 琦	首都医科大学宣武医院	梁玉祥	四川大学华西医院
华 震	北京医院	梁远锋	广东省人民医院
黄 昱	复旦大学附属华东医院	廖 鑫	华中科技大学同济医学院附属同济医院
黄宏兴	广州中医大三院		
黄帅文	华中科技大学同济医学院附属同济医院	林 帆	福建省立医院
		林 燕	中国医学科学院北京协和医院
纪立农	北京大学人民医院	林洁珊	广东省人民医院
贾建军	中国人民解放军总医院	林秀芳	四川大学华西医院
贾建平	首都医科大学宣武医院	林展翼	广东省人民医院
蹇在金	中南大学湘雅二医院	刘 博	首都医科大学附属北京同仁医院
姜 珊	北京医院	刘 娟	江苏省人民医院
蒋宇钢	中南大学湘雅二医院	刘 丽	四川大学华西医院
蒋月强	华中科技大学同济医学院附属同济医院	刘 谦	首都医科大学附属北京同仁医院
		刘 强	浙江医院
矫 玮	北京体育大学	刘 硕	中国医学科学院北京协和医院
金 爽	中国医学科学院北京协和医院	刘德平	北京医院
康 琳	中国医学科学院北京协和医院	刘国辉	华中科技大学同济医学院附属协和医院
康冬梅	中国科学技术大学附属第一医院		
康丰娟	中国人民解放军总医院	刘宏斌	中国人民解放军总医院
雷 平	天津医科大学总医院	刘梅林	北京大学第一医院
李 岱	天津医科大学总医院	刘尚昕	北京医院
李 杰	吉林大学第一医院	刘疏影	首都医科大学宣武医院
李 晶	北京医院	刘晓红	中国医学科学院北京协和医院
李 静	复旦大学附属华东医院	刘怡欣	四川大学华西医院
李 新	天津医科大学第二医院	刘幼硕	中南大学湘雅二医院
李 燕	云南省第一人民医院	楼慧玲	广州市第一人民医院

卢学春　中国人民解放军总医院
鲁　翔　南京医科大学附属逸夫医院
路　菲　中国医学科学院北京协和医院
路桂军　北京清华长庚医院
罗　锏　南通大学附属医院
吕纳强　中国医学科学院阜外医院
吕佩源　河北省人民医院
吕泽平　国家康复辅具研究中心附属康复
　　　　医院
马　慧　复旦大学附属中山医院
马　清　首都医科大学附属北京友谊医院
马大童　吉林大学第一医院
马丽芳　哈尔滨医科大学附属第一医院
马丽娜　首都医科大学宣武医院
马文斌　中国医学科学院北京协和医院
马玉芬　中国医学科学院北京协和医院
梅　伟　华中科技大学同济医学院附属同济
　　　　医院
苗海军　新疆医科大学第一附属医院
母东煜　四川大学华西医院
倪江东　中南大学湘雅二医院
聂　玥　长沙市第三医院
宁晓暄　空军军医大学西京医院
欧阳敏　中南大学湘雅二医院
潘　鹏　长海医院
潘　琦　北京医院
潘晓东　福建医科大学附属协和医院
彭　雯　华中科技大学同济医学院附属协和
　　　　医院
彭丹涛　中日友好医院
蒲城城　北京大学第六医院
齐　强　北京大学第三医院
齐元琨　山东大学齐鲁医院
乔成栋　兰州大学第一医院
秦明照　首都医科大学附属北京同仁医院
邱　蕾　北京医院
曲　璇　中国医学科学院北京协和医院
阮　磊　华中科技大学同济医学院附属同济

医院
单培彦　山东大学齐鲁医院
邵　蕾　首都医科大学附属北京同仁医院
沈　姞　北京医院
沈　琳　山东大学齐鲁医院
石　卉　中国人民解放军总医院
石新蕊　首都医科大学宣武医院
史晓红　北京医院
史哲新　天津中医药大学第一附属医院
苏　慧　空军军医大学西京医院
苏冠华　华中科技大学同济医学院附属协和
　　　　医院
苏佳灿　长海医院
孙　强　中国医学科学院北京协和医院
孙　燕　复旦大学附属华东医院
孙晓红　中国医学科学院北京协和医院
孙新宇　北京大学第六医院
孙雪莲　四川大学华西医院
唐　毅　首都医科大学宣武医院
唐北沙　中南大学湘雅医院
唐健雄　复旦大学附属华东医院
陶　军　中山大学附属第一医院
陶雪飞　四川省人民医院
滕振杰　河北省人民医院
田金洲　北京中医药大学东直门医院
铁长乐　中日友好医院
童朝晖　首都医科大学附属北京朝阳医院
涂　玲　华中科技大学同济医学院附属同济
　　　　医院
万　军　中国人民解放军总医院
万　雷　广州中医药大学第三附属医院
王　健　北京回龙观医院
王　林　天津医科大学第二医院
王　璐　复旦大学附属华东医院
王　茂　华中科技大学同济医学院附属同济
　　　　医院
王　琼　中南大学湘雅二医院
王　双　四川大学华西医院

王　薇	北京医院		医院
王　莹	上海市第六人民医院	杨　旗	首都医科大学朝阳医院
王蓓芸	上海交通大学附属第六人民医院	杨　泽	北京医院
王朝晖	华中科技大学同济医学院附属协和医院	杨丰建	复旦大学附属华东医院
		杨继红	北京医院
王丹丹	北京医院	杨云梅	浙江大学附属第一医院
王宏伟	复旦大学附属华东医院	姚帼君	深圳市第二人民医院
王华丽	北京医院第六医院	姚健凤	复旦大学附属华东医院
王丽静	中南大学湘雅医院	殷铁军	华中科技大学同济医学院附属同济医院
王任杰	四川大学华西医院		
王文志	北京市神经外科研究所	尹　又	上海长征医院
王小众	福建医科大学附属协和医院	于　欣	北京大学第六医院
王晓明	空军军医大学西京医院	于逢春	北京市海淀医院
王行环	武汉大学中南医院	于海婷	首都医科大学附属北京安定医院
王雅宁	中国医学科学院北京协和医院	于普林	北京医院
韦军民	北京医院	玉燕萍	复旦大学附属华东医院
魏文斌	首都医科大学附属北京同仁医院	岳冀蓉	四川大学华西医院
吴　璇	中国人民解放军总医院	曾宪涛	武汉大学中南医院
吴红梅	四川大学华西医院	詹俊鲲	中南大学湘雅二医院
吴剑卿	江苏省人民医院	张　俐	苏州市立医院
吴欣娟	中国医学科学院北京协和医院	张　倩	北京医院
吴秀萍	哈尔滨医科大学附属第一医院	张　舟	武汉大学中南医院
吴永华	苏州市立医院	张　为	广西壮族自治区江滨医院
吴志雄	复旦大学附属华东医院	张春玉	大连医科大学附属第二医院
武　亮	北京小汤山医院	张存泰	华中科技大学同济医学院附属同济医院
武力勇	首都医科大学宣武医院		
肖　谦	重庆医科大学附属第一医院	张改改	北京华信医院
肖小华	深圳市第二人民医院	张桂娟	青海省人民医院
谢　瑛	首都医科大学附属北京友谊医院	张红雨	山东大学齐鲁医院
解恒革	中国人民解放军总医院	张宏业	广东省中医院
解子怡	中国医科大学	张杰文	河南省人民医院
邢　浩	中国医学科学院北京协和医院	张洁尘	复旦大学附属华东医院
徐　运	南京大学医学院附属鼓楼医院	张庆娥	首都医科大学附属北京安定医院
许　乐	北京医院	张四方	中南大学湘雅二医院
许静涌	北京医院	张新军	四川大学华西医院
闫双通	中国人民解放军总医院	张亚同	北京医院
严　苓	浙江医院	张占军	北京师范大学
严金华	华中科技大学同济医学院附属同济	张长杰	中南大学湘雅二医院

章军建　武汉大学中南医院
章如新　复旦大学附属华东医院
赵　明　北京医院
赵韶华　山东大学齐鲁医院
赵卫红　江苏省人民医院
赵性泉　首都医科大学附属北京天坛医院
赵忠新　上海长征医院
郑　凯　华中科技大学同济医学院附属同济医院
郑洁皎　复旦大学附属华东医院
郑松柏　复旦大学附属华东医院
钟　远　上海交通大学附属第六人民医院
钟益珏　江苏省人民医院

周　骁　中日友好医院
周　雁　北京医院
周洪莲　华中科技大学同济医学院附属同济医院
周晋萌　北京医院
周晓辉　新疆医科大学第一附属医院
朱　江　山东大学齐鲁医院
朱爱琴　青海省人民医院
朱宏丽　中国人民解放军总医院
朱静吟　复旦大学附属华东医院
朱明炜　北京医院
朱鸣雷　中国医学科学院北京协和医院
诸国华　首都医科大学宣武医院

序

老年人是一个独特的群体,老年疾病的预防、诊断、评估及治疗策略与一般人群显著不同。《"十四五"公共服务规划》显示,2025年我国人均预期寿命可达78.3岁。中国已成为世界上老龄化速度最快和老年人口规模最大的国家。

为积极应对人口老龄化带来的挑战,国家出台了一系列方针政策,如《"健康中国2030"规划纲要》《关于建立完善老年健康服务体系的指导意见》等,提出到2022和2030年,二级及以上医院建立老年医学科比例要分别达到50%和90%,并将其作为政府工作指标之一,还明确提出2022年80%以上的综合医院、康复医院、护理院和基层医疗卫生机构要成为老年人友善医疗卫生机构。《老年医学科建设与管理指南(试行)》规定:老年医学科应当以老年患者为中心,采用老年综合评估常规模式、共病处理模式和多学科团队工作模式,对老年患者进行医疗救治,最大限度地维持和恢复老年患者的功能状态。因此,近年全国各省市新建立的老年医学科如雨后春笋般涌现,老年医学人才队伍日益壮大,老年医学学科建设和人才培养急需老年医学专业相关书籍。

中国人民解放军总医院李小鹰教授自2012年作为中华医学会老年医学分会候任主任委员起,在国家卫生健康委员会科教司的领导和世界卫生组织老年医学专家们的帮助下,组织并举办了首批老年医学专科师资培训班。与此同时,为建立老年医学专科系统,李小鹰教授带领首批师资骨干主编了《老年医学高级教程》《中华老年医学》《国家医学电子书包——老年医学(适用于5年制医学院校)》《老年医学(住院医师规范化培训教材)》及《老年医学(专科医师规范化培训教材)》等大量老年医学专业教材。但迄今为止,国内始终缺乏临床一线医师急需的、紧缺的、能全面解读老年疾病防治规范的专著。

为此,李小鹰教授和四川大学华西医院董碧蓉教授牵头成立编写小组,在近2年的时间里,组织国内老年医学领域专家完成了文献检索、框架设定、文献分析评述等工作,并结合我国老年医学临床一线工作实际和经验,经多次讨论、修订,共同编写了《老年疾病防治指南解读》一书。

本书分两卷,汇集并解读了2016—2020年国内外有关老年疾病的防治指南,从老年综合评估与老年综合征、老年常见疾病诊治和老年疾病常见问题3个部分,针对老年综合评估、衰弱与肌少症、慢性疼痛、营养不良、跌倒、睡眠障碍、多重用药、老年急危重症、老年常见肿瘤、老年护理、老年患者围手术期管理、康复技术、老年安宁缓和医疗等诸多老年相关问题做了详细解读。这是一部具有鲜明中国特色、紧密结合临床实践的指南解读,尤其适合我国老年医学、全科医学及其他学科医师参考,亦可供医学院校师生参阅。

特此,对本书主编李小鹰教授和董碧蓉教授及各位副主编和全体编委们的辛勤付出表示衷心感谢!

天意怜幽草,人间重晚晴。希望本书的出版对提高我国老年医学学科建设和临床诊治水平起到重要的推动作用,可以真正助力我国老年医学人才培养!希望社会各界同仁携手努力,为中国老年医学事业的建设添砖加瓦,为实现健康中国贡献力量!

中国科学院院士 陈可冀

2022 年 6 月

前　言

　　人口老龄化已成为我国重大社会问题,也是我国中长期发展的基本国情。2020年全国第七次人口普查显示,我国老年人口已达2.68亿,老龄化水平提高到18.5%,成为世界上老龄化速度最快和老年人口规模最大的国家。然而,对比国际老年医学专科70余年的发展历史,我国老年医学专科于2018年才被国家卫生健康委员会确认为三级学科(二级学科内科学和全科医学的下属学科)。因此,迫切需要一部适宜中国临床实践的老年疾病防治指南解读,以进一步助力我国老年医学人才队伍培养。

　　《老年疾病防治指南解读》分为两卷,作者均系国内资深老年医学专家,从背景介绍、文献要点、文献评述的角度,全面汇集并解读了2016—2020年国内外有关老年疾病的防治指南或专家共识。每一卷均涵盖老年综合评估与老年综合征、老年常见疾病诊治、老年疾病常见问题三部分内容。第一卷解读了106个国外老年疾病防治指南及专家共识;第二卷解读了120个国内老年疾病防治指南及专家共识。除此之外,每位专家更是从自身临床经验出发,对这些指南或专家共识的参考意义、不足之处及应用前景分别进行了精彩评述。

　　本书是首部全方位介绍国内外老年疾病防治指南的专著,是一部充分反映老年医学临床前沿、实用性强的专业书籍。本书的出版是对现有国内外老年疾病防治指南的进一步推广,必将极大地开拓临床医师的视野,给广大老年医学专科医师的临床实践带来理论指导,有助于提高临床医师对老年疾病的防治水平,为老年医学领域的研究者开展老年人群循证医学研究提供可靠的依据。

　　本书的出版得益于各位专家在繁忙工作之余的辛勤付出,在此向他们致以深深的谢意。本书编者以诚挚之心,请大家对不妥之处提出宝贵意见和建议,以便再版时进一步修改和完善。

2022年6月

目 录

第一卷 国外老年疾病防治指南解读

第一部分 老年综合评估与老年综合征

第二部分　老年常见疾病诊治

第三部分　老年疾病常见问题

第二卷　国内老年疾病防治指南解读

第一部分　老年综合评估与老年综合征

第二部分　老年常见疾病诊治

第三部分　老年疾病常见问题

第一部分

老年综合评估
与老年综合征

第1篇

老年综合评估

第 1 章

《加拿大老年神经退行性病变联合会步态评估指南》解读

【文献题目】 加拿大老年神经退行性病变联合会步态评估指南［Guidelines for gait assessments in the Canadian Consortium on Neurodegeneration in Aging（CCNA）］

【文献作者】 Cullen S，Montero-Odasso M，Bherer L，et al

【文献来源】 Can Geriatr J，2018，21（2）：157-165

【文献解读】

◆ 背景介绍

步态状况是一个全球公认的、能有效检测老年人活动能力和认知功能下降风险的指标。在老年人中，运动和认知功能障碍十分常见且常并存，往往会增加老年人痴呆、跌倒及骨折的风险。步态减缓早于轻度认知障碍（mild cognitive impairment，MCI），至少与其同时出现。步态控制和认知过程受大脑共同区域和网络的调控，而认知功能对行走的调节起关键作用。一项开创性的"边走边说"研究发现，若行走时无法持续与他人对话，提示未来跌倒风险会增加。对于肌少症和潜在神经功能障碍者，行走时往往需要更佳的认知功能，因此，通过"边走边说"这项检测可早期发现有可能进展为痴呆的高风险个体。

加拿大自 2008 年开始致力于标准化步态评估策略的相关研究。为了制定一套系统、标准的步态评估方案，测试老年人行动能力和认知功能下降的风险，预测老年人未来跌倒和痴呆的风险，2015 年加拿大老年神经退行性病变联合会（Canadian Consortium on Neurodegeneration in Aging，CCNA）与相关的国际专家咨询委员会共同制定了标准化步态评估方案。2018 年 CCNA 发布了《步态评估指南》（下文简称《指南》），以期用于临床和科研工作。《指南》主要适用于需要对行动能力和认知功能下降水平进行评估的人群，包括老年人和神经退行性病变患者。

我国面临人口老龄化的严重压力，健康老龄化已成为主要社会话题，减少跌倒、痴呆等可能造成失能的原因十分重要。因此，学习和了解该指南可指导我国临床实践，帮助医务工作者及早发现有潜在跌倒和痴呆风险的老年人。

◆ 文献要点

1. 标准化步态评估的要求及实施

（1）环境条件要求：步态评估区域应光线充足、安静，最好是封闭的房间，被评估者的听觉或视觉不受干扰。

被评估者应穿舒适、不会限制活动的衣服和鞋（包括紧身步行鞋，但不可以穿拖鞋），鞋跟高度不超过 3 cm，而且整个评估过程中不可更换鞋。如果被评估者存在跌倒风险，可使用安全措施，如在其腰部系上安全带以防跌倒，若使用电子人行道，需将电子人行道的边缘固定在地板上，避免设备打滑。

（2）评估者及评估内容要求：临床步态评估需由获得老年医学、神经病学、精神病学或家庭医学认证的医师进行。评估的主要内容是观察被评估者的步态类型（如正常步态、共济失调步态、镇痛步态、谨慎步态、额叶失用步态、偏瘫步态、痉挛性步态、拖曳步态等），以明确其是否有明显的步态障碍。

（3）步态测试的路径要求：测试距离应根据被评估者的状况而定。对于没有行动障碍的老年人,测试距离必须在 6~10 m,至少 3 个步行周期,以确保测量稳定步态速度。

在测试中,被评估者可步行 8 m,中间 6 m 用于计时和记录,因被评估者可能会有加速或减速阶段,因此前后各增加 1 m。选择 6 m 路径来记录是因为稳定步态下可捕获至少 12 步。步行时间可用秒表记录,当被评估者的脚首先穿过 6 m 路径的起点时开始计时,第一次穿过 6 m 路径终

点线时计时结束。如果条件允许,可使用电子人行道,以便测量行走和双重任务行走过程中的附加步态参数。

(4)步态状况及认知任务评估的实施:进行步态评估时主要有 3 种步态状况,分别为首选步速或通常步速下的步态、正常步速下的双重任务步态(dual-task gait)和快速步态(表 1-1)。

表 1-1 不同步态状况的评估

步态状况	任务描述	评估变量	局限性
首选步速或通常步速下的步态	被评估者以正常速度沿道路行走	步速、步态变异性、缓慢步态(<1.0 m/s)界定	为进行步态变异性计算,至少需要行走 12 步
正常步速下的双重任务步态	算术双重任务:被评估者边走边从数字 100 或 150 大声倒数,每次减 1;或者被评估者边走边从数字 100 或 150 开始大声倒数,每次减 7	步速、步态变异性、倒数完成的数目、错误次数、双重任务步态损耗	被评估者的计算能力与其教育水平有关
	流畅性双重任务:被评估者边走边大声说出动物的名字	步速、步态变化、说出的动物名称、数量和重复次数、双重任务步态损耗	被评估者的言语认知能力与其语言和语义技能有关
快速步态	被评估者以最快的速度行走,但不能跑,以保证安全	最大能力下的步速	以最快速度行走可能会使被评估者感到不适

1)首选步速或通常步速步态测试:被评估者以舒适和安全的步伐行走,共行走 3 次,这 3 次步态测试时最好都朝同一个方向行走。此项测试需要被评估者至少行走 12 步才能测量出步态变异性(gait variability)。对于步行速度<1.0 m/s 的被评估者,通常需要进行 2 次测试;对于步速<0.6 m/s 或下肢残疾的被评估者,只可完成 1 次步行测试。

2)正常步速下的双重任务步态测试:被评估者边行走(以喜欢的步速行走)边做一项指定的认知任务。常用的认知任务包括大声从数字 100(或 150)开始倒数,依次减 1,或者大声从数字 100(或 150)开始倒数,依次减 7,还包括语言流畅性任务,如大声说出尽可能多的动物名称。

在进行双重任务步态测试前,需要对被评估者进行"步态预评估",即在所有步行测试前 1 h,对被评估者的算术和语言流畅性认知能力进行单独评估,每次评估 10 s,被评估者在座位上完成。将步态预评估中获得的认知数据与双重任务步态

测试期间的数据进行比较,可帮助评估者记录被评估者完成任务的数量及准确性。被评估者的认知表现以每秒完成的数量表示,即完成数量/10,同时用校正完成率(corrected response rate,CRR)来反映完成的准确性,即 CRR=每秒完成率×正确完成数量的百分比。

第一项双重任务测试要求被评估者边行走边大声从数字 100 开始倒数,依次减 1(100、99、98……);第二项双重任务测试要求被评估者重复行走,但这次是大声说出动物的名字(流畅性测试);第三项双重任务测试要求被评估者边行走边大声从数字 100 开始倒数,依次减 7(100、93、86……)。对于后续的重复评估测试,建议从 100 到 150 之间随机选择不同的 3 位数字开始。在所有双重任务测试中,即使任务完成起来比较困难(如被评估者不能做减法或给动物命名),仍要鼓励被评估者继续行走。评估者必须记录被评估者减了多少个数、是否有计算错误、是否没有完成任何减

法,以及说出的动物名称、数量及重复的数量等。研究表明,减法更多依赖于工作记忆和注意力,大声命名动物更多与语言流畅性有关,而语言流畅性依赖于语义记忆。

3)快速步态测试:一种单任务步态测试,被评估者以尽可能快的速度行走,要保证安全,注意不能跑。

(5)标准化步行指导语:表1-2为标准化步行指导语。实施测试前,评估者应依据这些指导语向被评估者详细说明如何完成每一项任务。

表 1-2　标准化步行指导语

任务	指导语
首选步速或通常步速步态	当您听到"开始"指令的时候,请以一种舒适、安全的方式或者通常的步速行走,直到越过标明的终点线为止
倒数减 1	当您听到"开始"指令的时候,请按照您平时的步速行走,同时从 100 开始大声倒数,每次倒数 1 个数,直到越过终点线为止;请记住中间不能停止行走或计数;如果需要重复测定,您需要从 200 或 300 重新开始
说出动物名称	当您听到"开始"指令的时候,请按照您平时的步速行走,同时大声说出您能想到的各种动物的名字,直到越过终点线为止;注意要大声地说出来,请记住中间不能停止行走,也不能停止说出动物的名字
倒数减 7	当您听到"开始"指令的时候,请按照您平时的步速行走,同时从 100 开始大声倒数,每次减 7,直到越过终点线为止;请记住中间不能停止行走或计数;如果需要重复测定,您需要从 200 或 300 重新开始
快速步态	当您听到"开始"指令的时候,请尽可能快地行走,注意不要跑,直到越过终点线为止

注:加拿大老年神经退行性病变联合会(CCNA)步态评估教学视频观看网址为 www.gaitandbrain.com/resources/。

(6)辅助设备要求:被评估者可佩戴自己的眼镜和助听器。如果需要,允许使用辅助行走设备(如拐杖、助行器等),并做好相应的设备记录。评估者应在被评估者行走过程中跟随他们,以防被评估者失去平衡。

(7)先后次序要求:进行双重任务测试时,任务的先后次序取决于要研究的问题。如果被评估者的步态和认知任务同等重要,那么 2 项任务不分先后次序;如果研究的主要问题是认知负荷对步态的影响,则应将认知任务优于步行,以便观察认知对步态的影响。

2. 步态评估所分析变量的基本原理说明

(1)步速:可预测未来不良事件的风险。步速减慢与未来跌倒、住院、残疾、认知障碍、进展为痴呆及死亡率有关。快速步态测定是步速储备和预测残疾的指标。通过对双重任务步速的分析可以衡量运动-认知的交互作用程度。

(2)步态的时空量化变量:借助电子人行道,可测定不同的步态变量。这些变量是反映认知变化的敏感性指标,并与未来认知和行动能力下降有关,包括步速、节奏、步幅、步长、步宽等(表1-3)。

表 1-3　步态变量的单位及定义

变量	单位	定义
速度	m/s	单位时间步行的距离
节奏	步数/min	单位时间步行的步数
步幅	m	同一只脚连续两步脚后跟点之间的距离
步长	m	连续两步两脚后跟点的前后距离
步宽	m	连续两步两脚后跟点的内侧距离
步幅时间	s	移动一个步幅长度的持续时间
步长时间	s	移动一步长度的持续时间
双足支撑时间	s	双脚同时接触地面的持续时间

(3)步态变异性:反映步行中动态稳定性的敏感指标,指上述变量在时间上或长度上的变化,差异增大,表明被评估者的步态一致性降低及步态模式不稳定。步态变异性的评估是识别

因病理或疾病因素致行走出现细微变化的准确方法之一。例如，认知正常的老年人步态变异性低，而帕金森病和阿尔茨海默病老年人的步态差异增高，预示其未来跌倒和行动能力下降的风险增高。

（4）双重任务步态损耗（dual-task gait cost，DTGC）：指与单纯行走相比，同时完成行走和认知任务时步数损失的指标。DTGC 可用公式计算，即 DTGC=［（通常步数－双重任务步数）/通常步数］×100。DTGC 与认知能力呈负相关，即低的认知能力与高的 DTGC 相关。对 DTGC 指标的测定有助于发现老年人未来行动能力和认知能力下降的风险（包括进展为痴呆的风险）。

（5）双重任务认知损耗（dual-task cognitive cost，DTCC）：可以反映行走对认知表现的影响。通常老年人在保持一定姿势时，步态表现（运动表现）好于认知表现，因此，DTCC 可能比 DTGC 更多。DTCC 的计算公式：DTCC=［（单任务认知－双任务认知）/单任务认知］×100。计算 DTCC 的前提是相关的测量值必须是准确的或是已完成的。需要注意的是，如果用反应时间来计算，减数与被减数应互换，即双任务认知－单任务认知，以表示相对于单任务认知速度的减慢程度。

【文献评述】

《指南》是加拿大制定的第一个系统、标准的步态评估指南，创新性地引入"边走边说"的评估方式，可同时对被评估者进行运动和认知能力的评估，从而能够很好地预测老年人跌倒和进展为痴呆的风险。目前在老年综合评估（comprehensive geriatric assessment，CGA）中，步速仍是重要的评估指标之一，但还未有从运动和认知双重角度同时进行的评估，而《指南》的发布丰富了老年综合评估的内容。

《指南》中的步态评估系统具有以下 4 个特点：①评估内容全面。不仅评估了 3 种不同情况下的步态（首选步速或通常步速下的步态、正常步速下的双重任务步态和快速步态），还评估了运动能力和认知能力。②标准明确、指令清晰。《指南》详细说明了 3 种步态的标准化操作及指导语。③评价指标全面，包括步速、节奏、步幅、步长、步宽、双脚支撑时间，以及步态变异性、DTGC、DTCC 等多项指标。④《指南》同时配有完整的指导视频。

《指南》的发布可以很好地指导临床和科研工作：①方案可简，例如，在临床中可以使用简易秒表并利用现有路面（如走廊等）进行评估；②方案可繁，例如，可以使用电子人行道，开展各项指标检测，便于获取更丰富的步态资料，以全面、系统地开展临床和科研工作。

CCNA 发布的此项步态评估方案，有利于世界范围内各个衰老研究机构进行跨群体、跨网络的合作，也有利于在众多研究机构的不同试验结果之间进行比较，从而促进步态评估在科研和临床中的广泛应用。

（李 杰 马大童）

参 考 文 献

Cullen S, Montero-Odasso M, Bherer L, et al. Guidelines for gait assessments in the Canadian Consortium on Neurodegeneration in Aging （CCNA）. Can Geriatr J，2018，21（2）：157-165.

第 2 篇

衰弱与肌少症

第 2 章

《英国糖尿病协会联合住院治疗组老年糖尿病衰弱患者住院管理指南》解读

【文献题目】 英国糖尿病协会联合住院治疗组老年糖尿病衰弱患者住院管理指南:执行摘要[Joint British Diabetes Societies for Inpatient Care (JBDS-IP)Clinical Guideline Inpatient care of the frail older adult with diabetes：an executive summary]

【文献作者】 Sinclair AJ，Dashora U，George S，et al

【文献来源】 Diabet Med，2020，37（12）：1981-1991

【文献解读】

◆ 背景介绍

老年衰弱（frailty）是现代医疗健康体系中一个严峻的课题。老年糖尿病患者如果合并衰弱,发生并发症的风险会明显升高,且因老年期生理功能进行性下降,器官功能逐渐衰退,不仅使老年人面对应激时变得更加脆弱,使失能及死亡率增加,而且还可导致老年人对长期照护需求及医疗费用的增加。因此,对老年糖尿病衰弱患者实施规范化管理尤为重要。

衰弱是由于老年人生理储备减少和失调,使机体脆弱性增加、自稳维持能力降低的一种临床状态或综合征,可导致一系列不良结局事件的发生。衰弱被认为是糖尿病的一种并发症,而且是影响老年糖尿病患者生存率和临床结局的重要因素。老年糖尿病患者的衰弱程度与其死亡率及失能率呈正相关。老年患者往往多病共存,易造成多重用药,又可直接或间接导致衰弱的发生。衰弱与糖尿病可相互影响,相互促进,形成恶性循环,严重降低老年患者的生活质量,减少其生存时间。研究发现,衰弱具有可逆性,如果能早期发现并及时进行干预,可逆转患者的衰弱状态。由此来看,早期对老年糖尿病衰弱患者进行筛查并采取针对性防治措施十分必要。

2019 年 10 月,英国糖尿病协会联合住院治疗组（Joint British Diabetes Societies for Inpatient Care，JBDS-IP）发布了《老年糖尿病衰弱患者住院管理指南》（下文简称《指南》）,内容包括衰弱的背景和定义、衰弱患者的功能评估和检测、预防保健、一般住院患者管理原则、糖尿病衰弱患者的治疗、相关并发症的管理、出院和随访、终末期疾病管理等。《指南》的适用人群为老年糖尿病住院患者。

◆ 文献要点

1. 衰弱

（1）糖尿病和衰老促进衰弱的发生:老年糖尿病患者的多致病因素促进衰弱的发生与发展,如糖尿病的进展会导致肌肉质量降低或萎缩、胰岛素抵抗、晚期糖基化终产物产生毒性、微循环障碍及神经病变等。

（2）衰弱的发展导致失能:对老年住院患者的躯体和认知功能进行评估,可以帮助医务工作者对患者的功能状态和共病情况做出合理判断,从而采取最优的医护方案。衰弱评估是老年综合评估的一部分,主要利用多维度评估信息制订以患者为中心的医护方案和长期随访计划。老年综合评估是目前识别和管理衰弱的标准工具,已被大量研究证明可以有效提高老年患者的体力、认知能力及生存率,减少医疗费用及医疗设备的使用。衰弱发展对老年人的日常生活活动（activities of daily living，ADL）能力产生重要且长期的影响，加之环境因素的叠加影响，可最终导致失能。失能可通过 ADL 或工具性日常生活活动（instrumental activities of daily living，IADL）能力来评估。

2. 衰弱的评估　《指南》建议对所有 70 岁及以上的老年住院患者进行衰弱筛查，但由于实际年龄和生物学年龄之间缺乏相关性，因此，需要根据患者具体情况来决定是否进行衰弱的筛查和评估。目前衰弱的筛查和评估工具较多，一般来讲，筛查工具要求简洁且敏感性高，而评估工具则要求有较高的实用性和合理的生物学理论支持，并且能够准确识别衰弱状态、预测老年患者对治疗的反应和临床负性事件（如失能、死亡等）的发生。

（1）推荐的衰弱筛查工具：《指南》对衰弱患者的筛查工具有明确要求，如必须快速、不耗时、不需要特殊设备的测量、不需要专业人员、根据相关的共识或定义即可进行临床评估等。《指南》推荐了符合这些标准的衰弱筛查工具，包括 FRAIL 量表（FRAIL score）、衰弱指数（frailty index，FI）及其电子版（eFI）、起立-行走计时测试（timed up and go test，TUGT）、PRISMA 7 问卷等，认知障碍筛查工具包括简易智力状态检查量表或痴呆筛查量表等。《指南》强调医务工作者应至少熟悉一种筛查工具并能将其应用于老年糖尿病患者的评估。

1）FI：基于健康缺陷理论发展而来，其特点是评估内容维度广，包含躯体功能、共病、认知、心理及社会等多个方面，通常为 30～70 个健康变量，主要优点是相关数据可由老年综合评估得来。FI 把个体健康缺陷的累计数量作为重点，将多种复杂健康信息整合成单一指标，突破了使用单一变量描述功能状态的局限性，可更好地评估老年人的整体健康状况。

2）FRAIL 量表：具有和 Fried 衰弱表型量表相似的敏感性和特异性。内容主要包括 5 项：①疲劳感；②活动阻力增加或耐力减退；③自主活动下降；④≥5 种疾病共存；⑤体重减轻。符合其中 3 项为衰弱。这种评估方法较简易，适合进行快速临床评估。

3）PRISMA 7 问卷：由 7 个项目组成的问卷调查，用来识别早期衰弱状态，得分≥3 分为衰弱。

4）TUGT：以 s 为单位衡量老年人从椅子上站起来→走 3 m→转身→走回椅子→坐下所需的时间。此项测试在识别衰弱方面具有中等特异性。1 分（<10 s）代表可自由活动；2 分（<20 s）代表大部分时间可独立活动；3 分（20～29 s）代表活动不稳定；4 分（>30 s）代表存在活动障碍。

（2）衰弱评估的注意事项：评估机构（如初级保健机构）的积极参与至关重要，任何初级和二级医疗保健人员都应掌握这些评估工具；衰弱筛查结果异常的患者应接受临床医师的进一步评估，以了解潜在的疾病加重因素，如甲状腺功能减退、维生素 D 缺乏、贫血、心血管或呼吸系统疾病等。

3. 风险筛查和避免住院

（1）老年糖尿病患者的风险筛查及预防：《指南》推荐 65 岁及以上的糖尿病患者都应接受风险因素筛查，包括血糖控制不良、低血糖史、营养摄入不足、心血管危险因素、致残性脑卒中或骨折、糖尿病酮症酸中毒（diabetic ketoacidosis，DKA）风险、跌倒、感染倾向、抑郁、痴呆等。由于老年人泌尿系统防御功能减退，在进行有创处置时易发生损伤和感染，因此要特别关注留置导尿管的老年患者。社区医疗小组应定期检查老年患者是否存在泌尿系统感染并做及时处理，必要时使用适合的抗菌药物治疗。

（2）对老年糖尿病衰弱患者医护方面的建议

1）根据患者合并症、衰弱或认知功能情况，制订个体化医护计划和控制目标，如制订药物方案和血糖监测频率，制订糖化血红蛋白、血压及血清胆固醇水平目标值，使患者在治疗中获得最大利益和最小风险。

2）老年衰弱患者常伴有认知障碍或共病情况，往往需要特殊照护，因此，应向患者和照护者提供高质量的糖尿病教育服务，增强其对治疗方案的理解，减少入院频次。

3）构建包括基础医疗、急救服务在内的老年医学联盟，以有效处理复杂的医疗、社会心理、精神方面的问题。

4）推荐为社区衰弱的糖尿病居民建立临床主导的糖尿病管理网络（包括建立个人档案），以确定患者的糖尿病类型及住院具体风险，制订避免患者再住院的策略。

4. 住院管理

(1)一般管理

1)加强住院宣教:制订规律的用餐、用药时间及血糖监测计划。《指南》建议三餐前和睡前进行血糖测定。

2)营养管理:老年衰弱患者易合并营养不良,因此,应早期进行营养筛查和评估,及早确立营养干预计划。给予口服营养补充剂时要避免高葡萄糖负荷和快速吸收的营养制剂。对于躯体功能较差的老年人,应注意补充日常所需蛋白质及能量。

3)关注用药安全和医源性因素:这些因素主要包括医护团队未能审查药物、用药错误、血糖监测不足、未能识别高血糖和低血糖的症状、胰岛素使用和进餐时机不当、出院计划不详细等。衰弱患者常存在认知功能和沟通方面的障碍,对渗透压变化或低血糖反应较迟钝,应格外警惕。制订优化的医护照料计划,可以确保患者在出院时其照护者和社区医护团队能充分了解患者的照护方案。

(2)治疗决策

1)制订合理的血糖控制目标:糖尿病衰弱患者的治疗决策应根据患者的功能状态、衰弱程度、共病情况及预期寿命进行综合分析后再确立治疗方案。治疗目标是达到合理的血糖控制,既不会因为额外治疗负担而影响患者的生活质量,也不会增加低血糖风险。《指南》强调住院患者应严格避免低血糖(血糖<4.0 mmol/L)和高渗透状态(血糖>15.0 mmol/L),血糖控制理想范围为7.8~10.0 mmol/L 或可接受的范围(6.0~12.0 mmol/L)。高龄患者易合并 DKA,需密切监测其血酮体指标。

研究证实,糖化血红蛋白可以预测患者住院期间发生低血糖的风险,若糖化血红蛋白<7%,则有很高的低血糖风险。因此,对于轻中度衰弱患者,建议其糖化血红蛋白目标为 7.0%~8.0%,而重度衰弱患者的目标为 7.5%~8.5%。需要注意的是,应尽量减少对以往降糖方案的调整,兼顾特殊喂养方式,注意水、电解质平衡及慢性肾功能不全的情况,避免严重低血糖事件的发生。

2)选择合理的药物:不推荐对衰弱患者使用复杂的治疗方案,应优先选择简化治疗方案。推荐选用基础胰岛素,或者口服降糖药单药治疗,或者基础胰岛素联合口服降糖药治疗,一般可有效控制血糖并避免低血糖的发生。短效胰岛素需在患者进餐时快速给予。预混胰岛素通常每天注射 2 次,要求患者具有相对固定的饮食和活动规律,不适用于食物摄入量不固定或疾病急性期的患者。对于禁食或不能进食的患者,应使用可变速率静脉胰岛素输注方案(variable rate intravenous insulin infusion,VRIII),但在病情允许的情况下应尽快恢复肠内营养途径,减少 VRIII 治疗时间。对于之前应用基础胰岛素治疗的患者,在 VRIII 治疗期间应保留基础胰岛素的使用,而对于之前应用预混胰岛素治疗的患者,应在准备经口进食前 30 min 停止 VRIII 治疗,逐渐恢复预混胰岛素治疗。

对住院衰弱患者,医师应结合老年综合评估情况审查患者入院时的药物治疗情况,尽量减少对先前方案的调整,建议每 24 h 核查 1 次。对口服降糖药的患者,要考虑其肝肾功能及其他内科疾病情况,评估其低血糖风险。为防止患者住院期间发生高血糖,可以加用基础胰岛素治疗,必要时也可根据患者的饮食和营养状况应用餐时短效胰岛素。

胰高血糖素样肽-1 具有减轻体重的作用,因此不推荐用于衰弱患者;二肽基肽酶-4 抑制剂的不良反应少、低血糖风险低,可以适当应用;钠-葡萄糖协同转运蛋白 2 抑制剂有增加泌尿生殖系统感染、脱水及直立性低血压的风险,应尽量避免使用。

5. 并发症管理

(1)认知障碍和谵妄:《指南》建议对有认知障碍或谵妄的患者必须进行严密的血糖监测,及早发现导致病情加重的低血糖或高血糖情况。糖化血红蛋白目标值应设定在 7.0%~8.0%,也可根据个体情况适当放宽至 8.5%。磺脲类和胰岛素特别是预混胰岛素都会增加低血糖风险,不推荐用于认知障碍患者。

(2)高血压和高血脂:老年糖尿病患者具有较高的心血管疾病风险,因此,应定期监测其血压和血脂。糖尿病衰弱患者的血压控制目标为 150/90 mmHg。《指南》建议可通过非药物治疗方法控制血压,如减少食盐摄入、增加运动量、减轻体重等。糖尿病患者首选降压药为血管紧张素转化酶抑制剂（angiotensin converting enzyme inhibitor，ACEI），在 ACEI 不耐受的情况下，可考虑使用血管紧张素受体阻滞剂。对于单药治疗血压控制不良的患者可以联合钙通道阻滞剂、利尿药或 β 受体阻滞剂等降压药。但利尿药可能增加跌倒风险，应谨慎使用。

《指南》推荐糖尿病合并高脂血症患者如无禁忌证都应接受他汀类药物以进行调脂治疗。对于年龄＜84 岁、躯体功能正常、仅有轻度衰弱证据的患者，推荐阿托伐他汀（20 mg）作为一级预防药物。85 岁及以上的患者是否应用他汀类药物应由医师评估获益和风险后再决定。使用他汀类药物过程中需监测患者的肌酶水平和肝脏功能，并及时调整方案。对老年糖尿病衰弱患者而言，使用他汀类药物和贝特或烟酸类药物联合治疗的获益证据不足，因此不推荐此方案。

（3）跌倒：老年糖尿病患者存在多种跌倒危险因素，包括服用多种药物、肌少症、脑卒中病史、使用胰岛素、认知功能障碍、直立性低血压及视力下降。对所有糖尿病衰弱住院患者进行跌倒风险评估，制订科学的防跌倒方案，建立包括营养、康复运动、共病管理及安全用药的多学科干预体系，同时注意对微血管并发症和周围神经病变的评估，特别强调糖尿病患者足部护理，避免胰岛素所致的低血糖、改善高血糖引起的夜尿增多等，这些都是预防老年糖尿病患者跌倒的有效措施。

（4）低血糖风险：建议核查患者入院时的所有药物，特别是有低血糖风险的药物（如磺脲类药物和胰岛素），相比基础胰岛素和餐时胰岛素，预混胰岛素具有更高的低血糖风险，因此，医师应根据患者实际情况考虑是否更换或停用药物。对于老年糖尿病衰弱患者，不推荐对其进行严格的血糖控制，而应根据患者的功能状态、认知功能及预期生存期制订合理的血糖控制目标。应用胰岛素治疗的患者在出院时要让家属及照护者知晓治疗方案，管理并监督患者胰岛素的使用，制订预防低血糖的策略，安排随访计划。

（5）慢性肾脏病（chronic kidney disease，CKD）：老年糖尿病肾损伤常为多因素所致，如高血压、高血糖、肥胖、高尿酸及肾毒性药物等。CKD 患者合并低蛋白血症、营养不良或肌肉萎缩会导致高血糖自发缓解，因此糖化血红蛋白的控制目标应放宽至 7.5%～8.5%。《指南》建议对此类患者的治疗原则是制订科学合理的饮食方案，控制血糖、血压、血尿酸及改善肾脏微循环，减轻肾脏负担，给予患者足够的营养补充剂和运动训练，改善其肌肉功能。对于终末期肾病和血液透析患者而言，提高生活质量比控制血糖更为重要，因此，需要对患者进行全面的老年综合评估并制订个性化治疗方案。

（6）急性脑卒中：糖尿病会使脑卒中的风险增加约 2 倍，相反，急性脑卒中可导致糖代谢紊乱，影响卒中转归。30%～40% 的急性脑卒中患者会出现应激性高血糖，因此，无论既往是否有糖尿病史，都应对所有入院的急性脑卒中患者进行血糖监测。《指南》推荐积极控制患者脑卒中期间的高血糖状态，使血糖水平维持在 7.8～10.0 mmol/L，并尽早将衰弱管理整合至卒中后的康复治疗中。患者出院时，医务人员需要与初级医疗机构进行有效沟通，以确保对患者医护照料的连续性，促进卒中后康复。

6. 终末期疾病管理

（1）对终末期糖尿病患者的管理重在缓解症状，而不是专门针对血糖和衰弱进行治疗。

（2）治疗目的在于预防糖尿病酮症酸中毒、高渗透状态或低血糖等急症，以及预防脱水、足部溃疡或压疮的进展。

（3）推荐终末期患者血糖的控制范围是 6.0～15.0 mmol/L，对于中重度衰弱的患者，血糖目标可适当放宽。

（4）不推荐检测糖化血红蛋白，除非用于评估长期低血糖风险，而且应减少血糖监测。

（5）对于以往应用胰岛素的患者应优化降糖方案，减少胰岛素用量，使用长效胰岛素类似物以减少低血糖发生率，甚至停用胰岛素治疗。

（6）建议终末期患者可以签署包括家属、照护者及医务人员在内的具有法律效应的预立医疗计划，明确未来医疗需求。

【文献评述】

衰弱与糖尿病的相互促进对患者机体的损害会相互叠加，衰弱使老年人胰岛素抵抗增加、血糖水平升高及糖尿病患病风险增加，同时糖尿病可加速老化进程，促进衰弱的发生，而衰弱同时合并糖尿病的老年人,糖尿病并发症和死亡率的风险均会增加。老年糖尿病患者由于血糖波动大、病程迁延,又存在糖尿病并发症等多种因素,往往导致其骨骼肌肌肉质量降低或萎缩,更容易出现肌少症,因此,糖尿病与衰弱有着密不可分的联系。《指南》是第一个关注老年糖尿病衰弱患者住院管理特殊问题的临床指南,也是对 2017 年国际糖尿病衰弱管理指南的补充。该指南首次系统地介绍了衰弱的背景和定义、衰弱患者的功能评估和检测、预防保健、一般住院患者管理原则、糖尿病衰弱患者的治疗、相关并发症的管理、出院和随访、安宁疗护等内容。

目前国内对衰弱的研究尚处于初步阶段,主要集中于对国外文献的综述、衰弱测评工具的引入或模仿,研究人群主要集中在社区老年人,衰弱与慢性疾病的研究多集中在衰弱与高血压、衰弱与冠状动脉粥样硬化性心脏病、衰弱与心力衰竭等循环系统疾病的相关研究方面。目前对老年糖尿病患者的衰弱研究相对较少,然而鉴于我国糖尿病高发病率、高病死率和高并发症发生率的现状,针对老年糖尿病衰弱患者的研究不应被忽视,对糖尿病和衰弱的管理还需要基础研究和大型临床试验来提供更多的理论依据和临床证据。老年医学研究者和临床医师应致力于推动老年糖尿病患者衰弱评估的常规化和规范化,探索相关的干预措施,做好知识宣教,鼓励患者积极参与体育锻炼、增强体魄,保证患者蛋白质及能量摄入,不要因盲目追求血糖数值达标而刻意节食。由于衰弱有一定可逆性,重视老年糖尿病患者衰弱管理的研究,可以降低其失能率,提高老年人生活质量,延长老年人预期寿命,达到健康老龄化的目的。

(吴秀萍 马丽芳)

参 考 文 献

Sinclair AJ,Dashora U,George S,et al. Joint British Diabetes Societies for Inpatient Care(JBDS-IP)Clinical Guideline Inpatient care of the frail older adult with diabetes: an executive summary. Diabet Med,2020,37(12):1981-1991.

第 3 章

《国际衰弱和肌少症研究会议工作组躯体衰弱管理指南》解读

【文献题目】 躯体衰弱的识别和管理:国际衰弱和肌少症研究会议工作组临床实践指南(Physical frailty:ICFSR international clinical practice guidelines for indentification and management)

【文献作者】 Dent E,Morley JE,Cruz-Jentoft AJ,et al

【文献来源】 J Nutr Health Aging,2019,23(9):771-787

【文献解读】

◆ 背景介绍

衰弱(frailty)是指老年人生理储备能力下降导致机体易损性增加、抗应激能力减退的非特异性状态,可以在 65 岁之前出现,一般 65 岁及以上老年人衰弱的患病率升高(15％左右),85 岁以上老年人则增加至 25％及以上。衰弱是导致老年人功能下降和死亡风险增加的主要因素。非老年医学专业的医护人员可能知道老年常见疾病,但对老年综合征的认识不足,无论是医务工作者、家属、照护者,还是老年人本身,都普遍认为衰弱是老年人必经的生理衰退过程,这种误区可能延误对衰弱的早期识别。实际上,如果在早期阶段及时干预,衰弱有可能逆转。

为了给衰弱老人提供基于循证的高质量照护,2019 年国际衰弱和肌少症研究会议(International Conference of Frailty and Sarcopenia Research,ICFSR)工作组制定了《躯体衰弱的识别和管理:国际衰弱和肌少症研究会议工作组临床实践指南》(下文简称《指南》)。《指南》内容特指躯体衰弱,以区别于多病共存和社会心理衰弱。在老年人群中开展衰弱的筛查、评估和干预,有助

于早期识别并及时干预衰弱,从而维持和改善衰弱老年人的躯体功能、健康状态及照护体验,改善衰弱老人的短期和长期预后。《指南》的制订和实施有助于帮助医疗机构和养老机构的专业人员认识这一常见的老年综合征,积极开展衰弱的筛查、评估、干预及综合管理,维护老年人功能状态。《指南》的适用人群为衰弱或有衰弱风险的老年人,但不适用于已确定为失能的老年人。

◆ 文献要点

1. 衰弱的危险因素 目前根据 Fried 衰弱表型量表,衰弱的诊断需要满足以下 5 条标准中的 3 条或以上,分别为握力下降、步速减慢、非自愿性体重下降、乏力及低体能。衰弱的长期危险因素有高龄、女性、超重/肥胖、缺乏运动、心血管风险、酗酒、受教育程度及社会经济地位低等。与年龄相关的食欲下降、营养不足和肌少症,均与衰弱发展密切相关。衰弱合并失能或共病很常见,三者之间存在因果关系,但又是不同的概念。在临床管理上肌少症、衰弱与共病有诸多相同之处。躯体衰弱被视作失能前期,图 3-1 显示了老年人的功能衰退级联反应,采取针对性干预措施可以延缓或逆转这种衰退过程。

2. 衰弱的筛查 由接受过培训的医疗专业人员,包括老年科、全科及其他专科医师,以及护士和健康管理人员,使用简单、有效的评估工具对所有≥65 岁老年人进行衰弱筛查(强推荐,低等级)。此外,老年人也可以进行衰弱自测。衰弱筛查工具可以作为死亡、功能下降、长期住院等不良临床结局的预测指标,但对治疗决策和康复预后的指导意义似乎不大。目前没有证据支持对所有

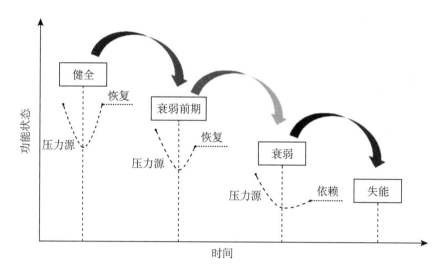

图 3-1 老年人功能状态衰退级联反应(无干预情况下)

老年人进行系统的衰弱筛查,许多衰弱筛查工具在中低收入国家的应用情况也未经验证。《指南》推荐以下 3 项筛查工具。

(1)Rockwood 临床衰弱量表(clinical frailty scale,CFS):基于临床判断的量表,包括 9 项分类的图形量表和对应的文字描述,得分>6 分可判定为衰弱且日常生活活动(activities of daily living,ADL)能力下降。国际健康结局评估联盟(International Consortium for Health Outcomes Measurement,ICHOM)推荐将 CFS 作为老年人相关研究结局指标的一部分。

(2)国际营养与衰老协会的 FRAIL 量表:由乏力、抗阻困难、步行速度减慢、疾病和体重下降(1 年内减少 5% 或以上)5 个部分组成。有研究证实,FRAIL 量表可以预测失能、死亡等不良结局,其预测价值与 Fried 衰弱表型量表相似。

(3)埃德蒙顿衰弱量表(Edmonton frail scale,EFS):包含认知、一般健康状况、独立性、社会支持、多重药物使用、营养、情绪、大小便自控能力、功能表现 9 个组成部分,最常用于医院,也适用于社区。

3. 衰弱的评估 对所有筛查结果为衰弱或衰弱前期的老年人,均应行进一步临床评估(强推荐,低等级)。推荐 Fried 衰弱表型量表作为临床评估工具,≥3 条被评定为衰弱,满足 1~2 条被评定为衰弱前期。而老年综合评估过于复杂,且以失能而非衰弱为中心,不适合作为衰弱的评估方式。

4. 衰弱的综合管理

(1)患者的转诊:鉴于老年科医师在处理复杂衰弱病例方面的专业技能,《指南》建议其他专科医师应将严重衰弱的患者转诊给老年专科医师。如果在缺乏老年专科医师的农村地区,或者在老年人就诊不便的情况下,需由初级保健医师进行管理。

(2)可逆性病因的处理:积极查找并处理导致衰弱的可逆性原因,如乏力、肌少症、多重用药、体重下降等。应评估衰弱老人的视觉和听觉障碍并加以纠正,有跌倒风险者应检查直立性低血压和晕厥情况(强推荐,极低等级)。

1)乏力:乏力常是老年人出现的首个衰弱症状,也是各种共病(如心力衰竭)的结果,无论是衰弱还是衰弱前期老人,都应评估其乏力的原因。乏力的常见原因包括抑郁、睡眠呼吸暂停、维生素 B_{12} 缺乏、甲状腺功能减退、贫血、低血压等。肌力下降与衰弱密切相关,《指南》建议对衰弱老人也可以采用肌少症的治疗策略。

2)核查多重用药:药物核查及其他 meta 分析显示,59% 的衰弱老人服用≥5 种药物即多重用药。因此,《指南》建议将药物核查作为衰弱综合管理的一部分,老年人存在多重用药时应适当停药。但在应停止服用哪些药物,以及超过多少种药物时应停止等问题上,药剂师和临床医师之间仍然存在分歧。对衰弱老人的停药应该依据相应的标准,如老年人处方筛查工具(screening tool of older person's prescriptions,STOPP)或美国老年医学会发布的潜在不适当用药 Beers 标准。

3)识别体重下降的原因:《指南》建议通过体重减轻的可治疗因素——MEALS-ON-WHEELS 记忆小贴士来识别。MEALS-ON-WHEELS 是以下单词的首字母:medications(药物);emotional〔(抑郁)情绪〕;alcoholism(酗酒),anorexia(厌食症),abuse elder(虐老);late life paranoia(老年偏执);swallowing problems(吞咽问题);oral problems(口腔问题);nosocomial infections(医院内感染),no money/poverty(没钱/贫困);wandering/dementia(徘徊或游走/痴呆);hyperthyroidism(甲状腺功能亢进症),hypercalcemia(高钙血症);hypoadrenalism(肾上腺功能低下);enteric problems/malabsorption(肠道问题/吸收不良);eating problems,eg,tremor(摄食问题,例如震颤);low salt(低盐),low cholesterol diet(低胆固醇饮食);shopping and meal preparation problems(购物和备餐问题),stones/cholecystitis(胆系结石/胆囊炎)。

(3)运动训练:《指南》推荐为衰弱老人制订组合式运动计划,或者将其作为衰弱前期老年人的预防方案(强推荐,中等级)。组合式运动方案(将抗阻训练、有氧训练和平衡训练相结合)对衰弱老人有效,可以改善其肌肉力量和平衡能力,预防失能和跌倒。有效的运动方案需要一定的运动强度和足够的训练时间,团体运动课程会比个人训练更有利于改善衰弱状态。但目前还没有足够证据表明组合式运动训练可以改善衰弱本身或阻止功能下降,衰弱老人所需的最佳运动频率、运动强度、运动时间及活动类型尚不明确,也没有足够的证据提示哪种运动组合模式对衰弱管理最为有效。

1)抗阻运动:《指南》强调运动计划中包含循序渐进抗阻训练方案的重要性(强推荐,中等级)。现有研究显示,针对衰弱老人的抗阻训练具有明显的量效关系,无论是以抗阻为基础的渐进式训练,还是包括以抗阻为基础的组合式运动训练,都会改善患者的衰弱状态和躯体功能。抗阻训练包括任何使用外部阻力(如哑铃、器械、水力、弹力带、自体负重等)促使骨骼肌收缩强度高于日常活动强度的运动。

2)居家训练:《指南》推荐衰弱老人可以转诊接受居家训练(弱推荐,极低等级)。提升老年人的健康行为和家庭环境,有助于改善衰弱老人的躯体功能。小规模临床试验提示,社区衰弱和/或衰弱前期的老年人在志愿者帮助下进行居家训练,可以改善衰弱状态或提升握力。居家训练符合世界卫生组织(World Health Organization,WHO)老年人综合照护倡议。《指南》建议由经过培训的医疗专业人员和/或受过培训的志愿者为患者进行居家训练。

(4)营养干预:《指南》推荐对诊断为体重下降或营养不良的衰弱患者,可考虑使用蛋白质/热量补充剂(弱推荐,极低等级)。社区老年人营养不良与衰弱密切相关,然而支持对衰弱老人进行蛋白质/热量补充的证据级别很低。如果不存在体重下降、营养不良或肌少症,补充蛋白质/热量是否获益仍存在争议。总体膳食质量可能影响老年人的衰弱进程,例如,一项前瞻性队列研究的低级别证据表明,传统地中海饮食可降低社区老年人的衰弱风险。膳食营养的缺乏也可能会加速衰弱进展,一项系统评价显示,微营养素(如叶酸、β胡萝卜素、维生素 A、维生素 C 及维生素 E)与衰弱的发展有关。然而,对膳食质量(包括微营养素摄入)的研究主要集中在对衰弱的预防方面,其对衰弱的治疗作用尚不明确。

(5)营养联合运动的治疗方案:《指南》认为可以给予衰弱患者营养/蛋白质补充联合运动处方的治疗方案(弱推荐,低等级)。小规模随机对照试验显示,运动训练结合营养干预虽然能有效改善衰弱和/或衰弱前期患者的乏力症状,提高其步速、握力和躯体功能,但并不改善骨骼肌质量或力量。营养支持和运动训练的益处具有叠加作用,但是目前运动联合营养补充的临床试验仍存在较大偏倚。

(6)口腔问题:《指南》认为衰弱老年人应关注口腔健康的重要性(基于专家共识推荐)。口腔健康宣教应成为常规门诊的一部分,让患者了解口腔和义齿卫生的相关信息,必要时转诊口腔科医师。口腔健康与衰弱相关,但大多数证据来自横断面研究。衰弱老人更容易出现牙齿数目减少和咬合力降低,而在有营养不良、口腔问题或口干的老年人中,衰弱的比例更高。在改善口腔健康对衰弱老人的影响方面,目前还缺乏临床试验的证据支持。

(7)药物治疗:《指南》不推荐药物治疗衰弱(基于专家共识推荐)。迄今为止,还没有足够证据证明药物干预对衰弱的有效性,因此,无法评估药物干预的获益是否超过其带来不良结局(如增加不良反应和患者负担)的风险。欧洲药品管理局(European Medicines Agency,EMA)和美国食品药品监督管理局(Food and Drug Administration,FDA)都不批准将衰弱作为某种药物的适应证。针对治疗衰弱的药物临床试验存在许多挑战,包括缺乏衰弱的测量标准、无法确定入组标准等。衰弱老人可能多病共存,临床医师通常根据自己的专业知识来处理这些疾病,其中包括采用特定药物进行治疗。

1)维生素 D 的补充:除非存在维生素 D 缺乏,否则不建议通过补充维生素 D 治疗衰弱(基于专家共识推荐)。在大多数流行病学研究中,衰弱与低水平维生素 D 相关,但没有足够证据支持衰弱老人补充维生素 D 有效,目前还缺乏专门针对衰弱老人的维生素 D 干预试验。补充维生素 D 可降低跌倒发生率,但可能不会影响跌倒风险。值得注意的是,维生素 D 剂量可能与预防衰弱老人跌倒有关。随机对照试验表明,每天补充 700～1000 U 维生素 D 可降低跌倒风险。然而,大剂量服用维生素 D(每月 60 000～100 000 U 或每年 300 000～500 000 U)会增加衰弱老人跌倒的风险。

2)糖皮质激素的使用:《指南》不推荐使用糖皮质激素治疗衰弱(基于专家共识推荐)。考虑因素是激素治疗效果的高度不确定性,除非衰弱老人在合并其他疾病时可能需要使用激素疗法。

(8)认知疗法:《指南》不推荐应用认知疗法治疗衰弱(基于专家共识推荐),因为目前的证据不足以充分评估其有效性。

(9)社会支持:《指南》推荐向所有衰弱人群提供必要的社会支持,以满足这些人群基本照护需求,并鼓励其加入综合管理计划中(强推荐,极低等级)。社交孤立是衰弱发展的主要危险因素。衰弱老人可能需要在他人的帮助下就诊和完成工具性日常生活活动(instrumental activities of daily living,IADL),如用药管理、购物等。在对老人的照护过程中,健康管理人员需要考虑老年人的自主权和保健服务的可及性。目前社会支持对衰弱老人预后的影响尚不确定。

【文献评述】

《指南》在衰弱的筛查、评估、干预等方面都提供了比较全面的指导意见。在综合管理计划中,强调对多重用药、肌少症的处理,寻找乏力、体重下降的可治性病因,归纳出 MEALS-ON-WHEELS 记忆小贴士。《指南》肯定了组合式运动计划在衰弱干预中的地位,特别强调了包含抗阻训练在内的组合运动的重要性。《指南》用较大篇幅介绍了营养与口腔健康对预防老年躯体衰弱的重要性。在衰弱筛查和评估时,应充分评估各种临床诊疗方案的获益和风险,避免让衰弱老人面临不必要的负担和风险。《指南》还强调以人为本,尊重衰弱老人的意愿、价值观,制订个体化照护方案。《指南》的制定除采用专家工作组的专业意见以外,还采纳了患者群体和外部医疗评估小组提出的基于共识的最佳实践建议,以弥补证据级别的缺陷。这些都是《指南》的亮点。

虽然《指南》的证据主要来自高收入国家,但对于我国广大老年衰弱人群的管理同样具有指导意义。相对于庞大的老年群体,我国老年专科医师严重缺乏,因此,仅仅依靠老年专科医师远远不够。在我国基层卫生机构即社区卫生服务中心/乡镇卫生院推广《指南》,让基层全科医师能够开展对老年人躯体衰弱的筛查和评估,能在老年专科医师的指导下制订综合管理计划,这些措施将极大提高对老年衰弱群体的医疗保健和健康教育水平。

《指南》对于开展老年衰弱相关临床研究同样具有一定的指导意义。《指南》形成过程中缺乏高质量的随机对照研究作为依据,主要是因为在衰弱老人中随机对照试验的设计和实施难度比较大,随访过程失访率较高。在研究对象方面,需要明确是衰弱和衰弱前期老人,而且要排除失能老人;在评估方面,缺乏理想的基于人体测量学的衰弱评估工具,评估的诊断截点在不同国家地区、不同种族之间存在差异;在诊断标准方面,由于包含了主观和客观指标(如基于 Fried 衰弱表型量表的诊断等），可能带来不确定因素和报告偏倚。《指南》还指出衰弱的现有治疗手段非常有限，不推荐认知疗法和包含激素在内的药物治疗，仅在蛋白质/热量和维生素 D 缺乏的情况下，才给予相应的补充治疗措施。

综上所述，针对衰弱的防治难点和热点问题，设计并开展高质量的临床研究是今后努力的方向。

（林　帆）

参 考 文 献

［1］　Dent E，MorleyJE，Cruz-JentoftAJ，et al. Physical frailty：ICFSR international clinical practice guidelines for identification and management. J Nutr Health Aging，2019，23（9）：771-787.

［2］　Dapp U，Minder CE，Anders J，et al. Long-term prediction of changes in health status，frailty，nursing care and mortality in community-dwelling senior citizens-results from the Longitudinal Urban Cohort Ageing Study （LUCAS）. BMC Geriatr，2014，14：141.

［3］　Hoogendijk EO，Romero L，Sánchez-Jurado PM，et al. A new functional classification based on frailty and disability stratifies the risk for mortality among older adults：The FRADEA Study. J Am Med Dir Assoc，2019，20（9）：1105-1110.

［4］　Clegg A，Young J，Iliffe S，et al. Frailty in elderly people. Lancet，2013，381（9869）：752-762.

［5］　Fried LP，Tangen CM，Walston J，et al. Frailty in older adults：evidence for a phenotype. J Gerontol A Biol Sci Med Sci，2001，56（3）：146-156.

第4章

《欧洲心力衰竭协会/欧洲心脏病学会心力衰竭合并衰弱意见书》解读

【文献题目】 欧洲心力衰竭协会/欧洲心脏病学会关于心力衰竭患者合并衰弱的意见书(Heart Failure Association/European Society of Cardiology position paper on frailty in patients with heart failure)

【文献作者】 Vitale C, Jankowska E, Hill L, et al

【文献来源】 Eur J Heart Fai, 2019, 21 (11): 1299-1305

【文献解读】

◆ 背景介绍

在临床和研究领域,尽管衰弱的概念已被广泛使用,但仍然缺乏一个国际上公认的准确定义和评估心力衰竭(heart failure, HF)患者衰弱的共识。这在一定程度上影响了临床医师对衰弱进行正确诊断和干预的可能性,也限制了"客观交流"及比较不同研究结果的可能性。心力衰竭和衰弱,无论是潜在的发病机制、症状,还是预后,常交互重叠、相互影响。研究数据表明,衰弱对心力衰竭患者的预后有不良影响,也可能对心力衰竭的治疗有所干扰。制订心力衰竭患者衰弱的识别和评估方法意义重大。

2016年欧洲心脏病学会(European Society of Cardiology, ESC)有关心力衰竭的指南建议,医疗人员应监测患者的衰弱情况并寻找及解决老年患者衰弱评分恶化的心血管类与非心血管类可逆原因。欧洲心力衰竭协会(Heart Failure Association, HFA)/ESC坚信从整体出发的方法比单纯生物学方法更能识别心力衰竭患者的衰弱状态。因此,2019年HFA/ESC组织了以"心力衰竭患者衰弱"为主题的会议,并发布了会议要点——《关于心力衰竭患者合并衰弱的意见书》(下文简称《意见书》)。《意见书》确定了心力衰竭患者衰弱的新定义,在评估心力衰竭患者衰弱的重要性方面建立了共识,确定了专门针对心力衰竭患者而制定的衰弱评分主要框架。《意见书》的适用人群为心力衰竭患者。

◆ 文献要点

1. 衰弱的定义与评估

(1)定义:衰弱通常被认为是一种与增龄相关的因多系统生理功能和储备能力衰退而导致的机体易损性增加、抗应激能力减退的老年综合征。衰弱增加了跌倒、失能、入住护理院及死亡的风险。

(2)评估:现有的衰弱评估工具主要由2个基本模型引申而来,即躯体衰弱表型和缺陷累积模型。

Fried教授将衰弱描述为一种与年龄相关的身体衰退综合征,并制定了5项诊断标准:①非自愿性体重减轻(过去一年体重减轻>4.5 kg);②自述疲惫感;③虚弱(握力下降);④步行速度缓慢;⑤自述体力活动较少。符合3项及以上者可诊断为衰弱,1~2项为衰弱前期。

Rockwood等建立了缺陷累积模型并进一步创建了衰弱指数。该模型将衰弱描述为一系列个体障碍和缺陷的累积而导致易损性增加的状态。依据多维(整体论)方法,缺陷累积模型可以评估多个领域中健康缺陷的累积,如认知、日常生活活动、合并疾病、社会关系、社会支持等方面的缺陷及实验室结果的异常。所有这些健康缺陷都以尚未被研究人员充分理解的机制相互影响,并最终决定衰弱的发生。衰弱指数是指存在的健康缺陷与所考虑的缺陷总数之比，比值越接近 1，衰弱程度就越高。

这 2 种模型及其改良版已被广泛使用并验证了预测价值，但因其主要缺点的存在而限制了它们在日常实践中的常规使用。目前针对心力衰竭患者常用衰弱评估工具的主要内容或特点及其局限性见表 4-1。这些局限性的存在强烈地反映出心力衰竭患者需要新的评估工具，以便临床医师更好地识别心力衰竭患者的衰弱状态。

表 4-1　心力衰竭患者常用衰弱评估工具

衰弱评估工具		内容或特点	对心力衰竭患者应用的局限性
分类	主要评估工具		
躯体衰弱	Fried 衰弱表型	定义了衰弱的 5 项诊断标准：非自愿性体重减轻；疲惫感；虚弱（握力计测量）；步行速度缓慢（6 m 步速）；低体力活动	只关注躯体衰弱；需要握力计；心力衰竭患者可能存在地板效应；评估心力衰竭患者服用利尿药后的非自愿性体重减轻较困难
	SPPB	包含步速、平衡测试和椅立测试	只关注躯体衰弱；心力衰竭患者可能存在地板效应
多维（整体观）衰弱	FI	通过多个领域健康缺陷的累积进行评估；来源于临床记录或老年综合评估	评估耗时；可逆因素不多
	CFS	7 分衰弱量表，以书面形式描述基于失能、工具性日常生活活动、活跃度及疾病相关症状的情况，并辅以视觉图表，以协助临床医师判断衰弱程度的分级	半定量和基于临床判断；受患者残疾程度的影响；心力衰竭患者可能存在地板效应
	EFS	包含认知（时钟测试）、一般健康状况（如过去一年住院次数）、独立性、社会支持、多重药物使用、营养（如体重减轻）、情绪、大小便自控能力、功能表现（如定时起身离开）9 个组成部分，是一个简化的多维衰弱评估工具	灵敏度低；误判风险高

注：SPPB. 简易体能状况量表；FI. 衰弱指数；CFS. 加拿大健康和衰老研究临床衰弱量表；EFS. Edmonton 衰弱量表。

2. 心力衰竭合并衰弱　心力衰竭患者发生衰弱的可能性是正常人的 6 倍，衰弱在心力衰竭患者中的总体患病率约 45%，并且衰弱患者发生心力衰竭的风险也明显增加。有证据表明，心力衰竭患者的衰弱与年龄无关。

（1）病理生理机制：心力衰竭和衰弱共同的病理生理机制似乎涉及多系统级联反应，包括神经、激素、代谢、炎症及免疫通路的紊乱和失调。这种级联反应导致分解代谢状态增强、能量衰竭、氧化应激及促炎症信号的释放。炎症生物标志物的上调会损害皮质醇、生长激素等激素的级联反应信号，这有助于加强其下游效应，导致分解代谢状态增强，从而促进衰弱的发生。心力衰竭时合成代谢和分解代谢状态的不平衡也可能加剧

肌肉质量和力量的下降，诱发肌少症、恶病质及衰弱的发生。

（2）临床表现重叠：心力衰竭（特别是晚期）患者的典型临床表现与躯体衰弱的表现有相当大的重叠，包括运动耐力下降、虚弱和疲劳。肌少症和恶病质有时可能与心力衰竭和衰弱有关。然而，通常被认为是衰弱的同义词——躯体衰弱，只是反映了其中一个方面，其他一些情况，如抑郁、认知障碍、营养不良、贫血、生活孤立或缺乏社会支持等，在心力衰竭和衰弱的患者中都很常见。

（3）对治疗的影响：进展期心力衰竭患者合并衰弱状态对治疗决策和介入选择均会产生影响。由于这些患者不良结局风险增加，一些干预措施（如特殊设备使用、移植等）可能不会被充分利用，

因此,患者有可能更少地接受标准的心力衰竭治疗。目前还缺乏以证据为基础的标准来帮助和指导对心力衰竭衰弱患者的管理,这将为临床决策带来更大的挑战。

(4)对预后的影响:衰弱对心力衰竭患者的预后有负面影响。衰弱加速了心力衰竭的进展,增加了患者的发病率和死亡率。衰弱导致心力衰竭患者 1 年死亡风险增加、住院天数增加、存活超过 10 年的概率降低。此外,衰弱还会降低心力衰竭患者对心肌缺血、压力及容量过载的抵抗能力,也会增加心律失常的风险,进而导致机体失代偿和功能迅速恶化。OPERA-HF 研究表明,心理社会因素(如抑郁或焦虑、认知障碍、独自生活等)都与短期心力衰竭患者的不良预后密切相关。此外,在进展期心力衰竭患者中,衰弱是全因死亡率和不良结局增加的独立预测因子。

因此,基于衰弱对心力衰竭预后和治疗的意义,在临床实践中使用一种客观且易于应用的衰弱评估方法,而不是临床医师主观含糊的“门口评估”,将有助于临床医师更好地识别那些面临潜在不良结局风险的心力衰竭患者。

3. 重新定义心力衰竭合并衰弱及相应的衰弱评分工具

(1)定义:参考世界卫生组织对衰弱的定义,《意见书》建议心力衰竭患者的衰弱应该被定义为与年龄无关的个体多系统的动态平衡紊乱,使心力衰竭患者不能承受应激,识别多个可逆性因素是防治衰弱的关键。这个定义反映了两个关键理念:首先,在心力衰竭患者中,与物理表型方法相比,使用整体多维方法可以更好地识别衰弱;其次,对那些可逆性因素进行识别和治疗,可能会改善衰弱的心力衰竭患者的预后。

(2)衰弱评分工具:HFA 组织设计了新的心力衰竭合并衰弱评分工具,即 HFA 衰弱评分。HFA 衰弱评分建立在 4 个主要维度上,即临床领域、心理-认知领域、生理功能领域和社会领域,它们被认为是造成心力衰竭患者衰弱的决定因素(表 4-2)。此评分工具的特点:①易于在繁忙的临床环境中有效使用;②可快速执行;③不需要特殊设备;④费用低;⑤能够在日常工作中准确地识别心力衰竭合并衰弱;⑥对患者造成最小的痛苦或忧虑;⑦能够预测不良临床结局。

表 4-2 心力衰竭合并衰弱评分的 4 个主要维度

主要维度	评估内容
临床领域	①共病*;②体重减轻*;③跌倒
心理-认知领域	①认知损伤*;②痴呆*;③抑郁*
生理功能领域	①ADL/IADL 损失*;②活动能力下降*;③平衡功能*
社会领域	①独居*;②缺乏社会支持*;③入住护理院*

注:*.可逆和/或可处理变量;ADL.日常生活活动;IADL.工具性日常生活活动。

1)依据 2016 ESC 心力衰竭指南所述:“心力衰竭患者的共病管理是心力衰竭患者整体照护的关键组成部分”。在心力衰竭患者中,需要考虑共病的数量和类型,因为某些共病比其他疾病具有更高的预后权重,对治疗决策(如对一些严重肾功能障碍患者使用肾素血管紧张素转化酶抑制剂或者植入心律转复除颤器)也有更大的影响。反过来讲,给这类患者使用多种治疗也会增加不当处方的风险及跌倒和再住院的风险。

2)认知障碍和情绪障碍(如抑郁)的存在可能导致患者依从性差、预后差及社交孤立,同时对患者健康状况、预后及体重的影响也决定了患者的衰弱状态。HFA 将认知障碍和情绪障碍纳入衰弱评估的一个单独维度(心理-认知领域)。

3)心力衰竭时由于患者的神经激素及内分泌紊乱使分解代谢状态增强,导致肌少症甚至恶病质,使患者日常生活活动能力受损,跌倒风险增加。因此,功能状态被确定为其中一个单独的维度(生理功能领域)。

4)HFA 强调,独居和缺乏(照顾者)支持可能影响衰弱患者的预后,因此,将其作为一个单独的维度(社会领域)。

研究发现,衰弱表型的复合元素在预测死亡率方面相比衰弱单个维度具有递增的价值。HFA 确定的 4 个主要领域变量,也可导致复杂的级联反应,变量的重叠反映了衰弱的整体性质,对其中可逆变量的处理有助于改善患者的衰弱状态。

4. 未来研究方向 HFA 衰弱评分是首个专门用于识别心力衰竭患者衰弱的工具。未来的研究方向:①使用协商一致的德尔菲法(专家调查法），与多学科专家小组商定将具体的项目分别列入4个领域中；②开展急性或慢性心力衰竭队列研究，以证明新的评分方式在识别心力衰竭患者衰弱方面具有较好的特异性和敏感性。

【文献评述】

神经激素、代谢、炎症以及免疫通路的紊乱和失调是产生心力衰竭和衰弱的共同病理生理机制，主要表现为分解代谢状态增强、能量衰竭、氧化应激及促炎症信号的释放，也可能加剧肌肉质量和力量的下降，诱发肌少症、恶病质的发生。因此，心力衰竭与躯体衰弱的临床表现常重叠，均可表现为运动耐力下降、虚弱及疲劳，甚至出现肌少症和恶病质，抑郁、认知障碍、营养不良、贫血等临床表现也很常见，患者还会出现生活孤立或缺乏社会支持。心力衰竭患者衰弱状态的存在使其不良结局风险增加，常影响医师的治疗决策和介入选择，而且一些干预措施可能不会被充分利用。衰弱同时加速了心力衰竭患者的病情进展，增加了患者的再住院率和死亡率，对预后有负面影响。衰弱是进展期心力衰竭患者全因死亡率和不良结局增加的独立预测因子。由此来看，重新定义心力衰竭合并衰弱的概念并设计新的心力衰竭患者衰弱评分工具具有重要的临床意义，可以帮助临床医师准确地鉴别心力衰竭患者是否合并衰弱并积极加以纠正。《意见书》提出识别多个可逆性因素是防治衰弱的关键。新的心力衰竭患者衰弱评分工具（即 HFA 衰弱评分）是首个专为心力衰竭人群设计并经验证的评估工具。该评估工具强调从整体出发，从临床领域、心理-认知领域、生理功能领域、社会领域4个维度进行相关的评估，简单、有效、快速，能使临床医师在日常工作中准确地识别心力衰竭合并衰弱并预测不良临床结局。

未来，相关的研究应聚焦于 HFA 衰弱评分在心力衰竭患者中识别和预警衰弱的应用价值评估，并针对中国群体的特征，做出相应的校正和完善。《意见书》有助于临床医师给心力衰竭患者设计个性化的监测和照护计划，包括康复、社会支持、自我保健等，以减少不良结局。

（周洪莲）

参 考 文 献

[1] Vitale C, Jankowska E, Hill L, et al. Heart Failure Association/European Society of Cardiology position paper on frailty in patients with heart failure. Eur J Heart Fail, 2019, 21(11): 1299-1305.

[2] Khan H, Kalogeropoulos AP, Georgiopoulou VV, et al. Frailty and risk for heart failure in older adults: the Health, Aging, and Body Composition Study. Am Heart J, 2013, 166(5): 887-894.

[3] Joseph SM, Rich MW. Targeting frailty in heart failure. Curr Treat Options Cardiovasc Med, 2017, 19(4): 31.

[4] World Health Organization. WHO Clinical Consortium on Healthy Ageing. Topic focus: frailty and intrinsic capacity. Report of consortium meeting 1-2 December 2016 in Geneva, Switzerland. [2019-08-23]. https://www. who. int/ageing/health-systems/first-CCHAmeeting-report. pdf.

[5] Tanaka S, Kamiya K, Hamazaki N, et al. Incremental value of objective frailty assessment topredict mortality in elderly patients hospitalized for heart failure. J Card Fail, 2018, 24(11): 723-732.

[6] Gorodeski EZ, Goyal P, Hummel SL, et al. Domain management approach to heart failure in the geriatric patient: present and future. J AmColl Cardiol, 2018, 71(17): 1921-1936.

第 5 章

《加拿大哥伦比亚省临床实践指南中心老年患者衰弱的早期识别和管理指南》解读

【文献题目】 老年患者衰弱的早期识别和管理（Frailty in older adults——early identification and management）

【文献作者】 the Guidelines and Protocols Advisory Committee

【文献来源】 https://www 2. gov. bc. ca/gov/content/health/practitioner-professional-resources/bc-guidelines/frailty

【文献解读】

◆ 背景介绍

衰弱是指老年人生理储备下降导致机体易损性增加、抗应激能力减退的非特异性状态。随着人口老龄化，衰弱老人的数量持续上升。衰弱与卧床、跌倒、骨折、失能、住院、过早死亡等不良事件的发生密切相关。衰弱在社区老龄人群中非常常见，社区≥65 岁的老年人中约 20.4% 患有衰弱。出院后社区医疗及家庭照护在衰弱预防中起重要作用，同时也亟须对衰弱进行规范化的临床识别、评估及管理。2017 年加拿大哥伦比亚省临床实践指南中心发布了一项临床实践指南——《老年患者衰弱的早期识别和管理指南》（下文简称《指南》）。

《指南》以家庭、社区基层保健医疗机构为对象，针对有衰弱倾向或已诊断为衰弱的人群，从衰弱定义、危险因素、流行病学、衰弱识别、全面评估和管理等方面提出了指导性的建议，为老年人衰弱的早期识别和管理提供了框架和评估工具，进一步完善和规范了个性化评估方式，为家庭、护理人员、社区护理机构的衰弱管理工作者提供了较好的指引。《指南》适用人群为老年患者。

◆ 文献要点

《指南》主要面向对健康和社会服务有较大需求及依赖的老年人的管理，针对老年人衰弱的早期识别和管理提出指导性的建议，涉及相关定义、危险因素、流行病学、衰弱识别、全面评估和管理等内容。《指南》提倡采用以患者为中心和以家庭、社区为基本单位的策略来管理衰弱，防止老年人功能进一步下降，适用于社区初级保健医疗工作人员，也适用于其他衰弱护理单元。

1. 衰弱的定义 衰弱是指老年人生理储备下降导致机体易损性增加、抗应激能力减退的非特异性状态。衰弱有多种原因，可能是身体、心理、社会等多重因素的组合。衰弱可能包括肌肉质量和力量的丢失、精力和运动耐力的降低、认知障碍以及生理储备功能的下降，使老年人在急性应激中恢复能力下降，从而导致不良结局。衰弱通常是慢性、进行性的动态过程，部分衰弱状态可逆转。衰弱老人经历外界较小刺激即可导致一系列临床负性事件的发生。随着衰弱程度的不同，老年人对外界压力的反应及恢复能力亦不同（图5-1）。

2. 主要推荐

（1）早期识别衰弱或衰弱倾向的患者，帮助临床医师、照护人员、社区养老机构工作人员识别、评估和管理老年衰弱患者，以延缓、预防甚至逆转相关的功能衰弱。

（2）运用详细、有效的方案及评分工具识别衰弱患者，尤其在对健康服务需求日益增长的社区老年人中。但不建议对老年人群进行常规衰弱筛查。

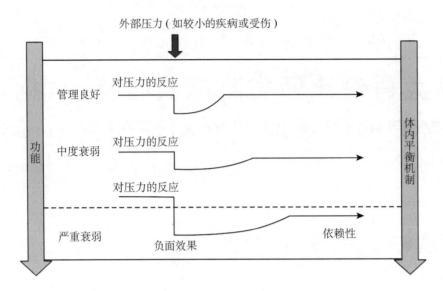

图 5-1 衰弱老人易受外界压力的影响

注:虚线代表中度衰弱与严重衰弱的界线。

（3）从医疗、心理、认知、功能、社会/环境等方面进行多维度评估及管理,兼备实用性。

（4）在初级医疗机构中调动家庭、照护者和社区医护人员对老年人进行衰弱评估和管理。加强与患者的沟通,确保在转诊时患者和照护者与当地医疗保健机构和社会服务部门建立联系。

（5）对于有共病的衰弱患者,可以考虑在其多次就诊时使用"滚动式"评估,每次就诊至少针对一个维度进行评估。

（6）加强药物核查和管理,针对多重用药考虑用药利弊,制订个性化用药方案。

（7）建立明确的照护目标,结合患者偏好及生活环境、经济条件、照护条件,考虑措施的可行性、依从性及患者获益等方面,尽早为衰弱或衰弱倾向的患者制订个性化、延续性照护计划,并与患者、家庭、照护者、护理人员共享照护计划。

（8）建立网络服务,方便患者网上就医咨询、转诊资料共享及医务人员查询诊疗计划。

3. 衰弱的危险因素 衰弱的危险因素包括高龄、功能下降、营养不良和/或体重下降、多重用药、贫困和/或孤单、医疗和/或精神疾病合并症等。

4. 流行病学 年龄≥65岁的社区老年人中约20.4%存在衰弱。衰弱患病率随增龄而增加(65～74岁为16%,≥85岁为52%),女性比男性更常见,但与老年男性相比,老年女性有更好的衰弱恢复能力及较低的死亡率。随着人口老龄化,衰弱老人的数量将继续上升。一旦发生衰弱,临床住院风险(1.2～1.8倍)、失能风险(1.6～2.0倍)、过早死亡风险(1.8～2.3倍)、卧床风险(1.5～2.6倍)、跌倒和骨折风险(1.2～2.0倍)都会大大增加。

5. 衰弱的识别 《指南》不建议对一般老年人进行常规衰弱筛查。在社区或医疗机构(如急诊室、诊所、医院等)中,应运用更为积极有效的方案去识别衰弱患者。在医疗和照护人员共同合作下,识别出衰弱或有衰弱倾向的老年人,并采取干预措施降低相关风险。

（1）通过症状和体征诊断衰弱的前提是与其他疾病引起的症状相鉴别。常见可能的预警信号有非自愿性体重下降、尿失禁、躯体功能下降、僵硬、肌少症、跌倒、谵妄、认知损害或痴呆、药物不良反应、敏感性升高等。

（2）衰弱评估工具可应用于社区中以识别轻度或早期衰弱。《指南》推荐的评估工具:①PRISMA-7问卷,得分≥3分为衰弱;②活动能力评估,4 m步行时间>5 s,或者起立-行走计时测试时间>10 s;③认知障碍评估工具,如简易精神状态检查(mini-mental state examination,MMSE)和蒙特尔认知评估量表(Montreal cognitive assessment,MoCA)。

（3）衰弱综合评估中与衰弱相关的常见问题有跌倒、体重下降、营养不良、少动、认知障碍、多重用药等,需要对这些老年综合征问题以及患者的就医状况、躯体功能、社会心理、环境支持等方面进行全面评估,以早期发现并解决可逆性问题来防治衰弱。对于衰弱共病患者,可以考虑在多次就诊时使用"滚动式"评估,每次就诊至少针对一个关键维度进行评估。为了提高衰弱管理的有效性,建议对衰弱管理照护人员提高福利待遇,例如,在加拿大,家庭医师在管理中重度衰弱患者时,可以获得额外的"慢性疾病管理激励费"这样的奖励方式。

6. 衰弱的管理

（1）制订照护计划的内容：①与重大健康和安全风险相关的个性化目标；②与患者意愿相关的重大合并症的管理计划；③为患者制订的适当的预防措施；④为患者和家人/照护者提供"患者自我管理"支持。照护计划的制订主要考虑患者的照护目标、价值观和意愿,同时酌情考虑其家人、照护者及代理人所关心的问题,而且应与患者或代理人共同制订,并达成共识。

（2）重视病案资料：衰弱常会掩盖其他疾病,因此,应当通过详细询问患者病史、了解患者的症状和体征等方式进行必要的鉴别诊断。询问病史时应关注患者的体重、饮食、食物摄入量及身体活动能力。通常为成年人制订的治疗指南和处方建议是不适合衰弱老人的,因此,应仔细评估风险和获益,做出谨慎决策。

（3）做好药物核查：衰弱患者中多重用药很常见,因此,在制订照护计划时应优先考虑核查药物,衡量利弊。对有共病、存在药物治疗问题或正在服用高风险药物(如阿片类药物、抗精神病药物等)、使用与照护目标不一致的药物、最近已出院或健康状况发生重大变化、有多个处方医师、服用需要实验室监测药物的老年人均应进行药物核查,主要从药物不良反应、相互作用、剂量、使用必要性、依从性等方面进行评估。

（4）缓和医疗：在疾病发展早期,应确定哪些患者可以从缓和医疗中受益,尽早给予症状管理及社会心理和精神方面的支持,尽早启动预立医疗计划。姑息治疗可以有效管理疼痛及症状,也

能满足患者对社会心理和精神支持的需求。

（5）延续性照护计划：对衰弱老人制订合理的照护计划以促进照护的协调性和连续性尤为重要。照护计划应包括主要照护者(如社区支持团队、病案管理人员、医护专家、专职卫生专业人员)的姓名和联系方式,所有照护者都应共享这些信息。患者/家人/照护人员/代理人应备份照护计划的副本,以便在照护环境变化时交流使用这些信息。设定定期评估时间,以评估照护计划的益处、可行性及依从性,保证与患者的目标、价值观和意愿一致。所涉及的机构或场所主要包括社区护理机构、社区康复机构、社区娱乐及社交活动机构、家庭支持场所、临终关怀机构等。

【文献评述】

《指南》推荐采用以患者为中心、以家庭和社区为基本单位的策略来管理衰弱,做到早期识别并采用有效的手段管理衰弱,能够逆转衰弱相关的衰退过程,防止老年人功能进一步下降,这对我国老年临床工作者和基层医疗健康服务机构都具有非常大的指导意义。《指南》主要面向那些对健康和社会服务有较大需求及依赖的老年人,提倡以患者为中心,从患者自身需求出发,确定个性化医疗照护目标,同时也强调了社区及家庭管理的重要性。

《指南》的重要意义在于强调了不仅医务工作者,而且社会工作者、家属、陪护人员及本人均可参与到衰弱管理中,以及早发现预警症状,进行早期综合评估,共同参与照护计划的制订。《指南》创新式提出多次就诊时"滚动式"衰弱评估方法,保证每次就诊都有至少针对一个维度的评估内容,还强调了患者诊疗信息的互通性,这样可以保证诊疗的连续性,而且强调对衰弱程度不同的老年人应实行个性化医疗照护计划(包括预立照护计划)。《指南》清晰明了,从识别症状到老年综合评估、衰弱老人评估内容、药物评估管理等都有明确的流程框架,还包含了心理咨询、缓和医疗、家庭支持等方面内容,简洁方便,实用性强,对临床及社区医疗工作有实际的指导意义。

《指南》还提到了社区专业照护者、多学科医疗团队人员及专业技能培训问题,强调应由各级政府机构共同完成,以确保硬件设施及人员的完

善。除了线下工作,针对每个评估和管理内容,当地政府都提供了可供患者/医护人员线上浏览的网站、电话咨询等服务平台,为衰弱患者的管理提供了全面、可靠的资源,值得我国政府及医务工作者借鉴。结合我国目前医疗健康发展的现状,构建符合我国国情的老年医疗健康体系,正是老年医务工作者今后努力奋斗的目标。

(楼慧玲 蔡君香)

参 考 文 献

[1] The Guidelines and Protocols Advisory Committee. Frailty in older adults-early identification and management[2017-10-25]. https://www2. gov. bc. ca/gov/content/health/practitioner-professional-resources/bc-guidelines/frailty.

[2] Clegg A,Young J,Iliffe S,et al. Frailty in elderly people. Lancet,2013,381(9868):752-762.

[3] Vermeiren S, Vella-Azzopardi R, Beckwée D, et al. Frailty and the prediction of negative health outcomes:A meta-analysis. J Am Med Dir Assoc, 2016,17(12):1163. e1-1163. e17.

[4] American Geriatrics Society Expert Panel on the Care of Older Adults with Multimorbidity. Patient-centered care for older adults with multiple chronic conditions:astepwiseapproach from the American Geriatrics Society. J Am Geriatr Soc. 2012,60(10): 1957-1968.

第 6 章

《亚太地区衰弱管理的
临床实践指南》解读

【文献题目】 亚太地区衰弱管理的临床实践指南（The Asia-Pacific clinical practice guidelines for the management of frailty）

【文献作者】 Dent E,Lien C,Lim WS,et al

【文献来源】 J Am Med Dir Assoc,2017,18(7)：564-575

【文献解读】

◆ 背景介绍

衰弱是一种力量下降和生理功能紊乱的状态,增加个体的易损性和脆弱性,导致个体依赖性及死亡率增加。亚太地区是世界上老年人口最多的地区,加之人口社会经济学的异质性、种族多样性,迫切需要适用于亚太地区老年衰弱人群的管理指南。2017 年亚太地区专家在 *Journal of the American Medical Directors Association* 发布了《亚太地区衰弱管理的临床实践指南》（下文简称《指南》）。《指南》专门针对亚太地区卫生从业人员而开发,旨在为辨识和管理衰弱提供最佳证据,让医护人员更好地认识衰弱,使衰弱老人能改善其健康水平和生活质量。《指南》的适用人群为老年人群。

◆ 文献要点

1. 用经过验证的检测方法来识别衰弱（强推荐） 《指南》强烈推荐使用经过验证的检测方法来识别衰弱。目前对衰弱的评估工具有很多,这些工具在分类和预测能力方面有很大的异质性。理想的检测工具不仅能准确地识别衰弱、预测个体预后,而且要求使用方法简单并经过充分验证。最常用的 2 个衰弱评估工具是Fried 衰弱表型和衰弱指数。对于 70 岁以上的老年人或近 1 年内非自愿性体重下降＞5％者,应进行衰弱筛查。

（1）衰弱评估可作为老年综合评估的一部分：在许多随机对照试验中,老年综合评估被证实能有效降低死亡率并能有效提高照护水平。尽管老年综合评估取得了许多成功,但在一定程度上耗时、费力,在这样的情况下,建议先进行衰弱筛查,以确定老年人是否需要转诊老年科再进行完整的老年综合评估。

（2）Fried 衰弱表型：从概念上讲,Fried 衰弱表型反映了能量调节失衡及多系统紊乱,这为肌少症和疲劳提供了生理基础。Fried 衰弱表型非常适合在临床环境中识别衰弱,因其能有效预测死亡率、残疾、跌倒、住院及手术风险。

（3）衰弱指数：衰弱指数将衰弱看作一种与年龄动态相关的状态,表现为老年人由预设的 30 个或更多变量列表中得出的健康缺陷累积数量与总数之间的比例,计算值从 0 到 1,上限为0.671 03。衰弱指数反映了多个维度,包含躯体功能、共病、认知功能及社会心理因素等,也可显示老年人的生理年龄,并预测死亡、残疾、入住长期照护机构、手术风险及住院风险。

（4）其他衰弱测量工具：FRAIL 量表显示出与衰弱指数和 Fried 衰弱表型相类似的预测度,并且被国际营养与衰老学会（The International Academy on Nutrition and Aging,IANA）推荐用于临床实践。

2. 推荐衰弱老人参加包含抗阻训练在内的渐进性、个性化的体育活动（强推荐） 最近一些系统回顾和荟萃分析得出结论,体育活动是维持和提高衰弱老人体力和活动能力的关键途径。针对躯体衰弱和/或高龄老人的体育活动计划应包含专门针对肌少症的体育锻炼。《指南》强烈建议衰弱老人进行抗阻训练,抗阻训练即使对高龄老人也有一定获益。

针对衰弱老人的社区管理方案往往缺乏循证建议。社区中老年人对体育锻炼项目的坚持度很低,主要原因包括害怕跌倒、缺乏自信、缺乏管理指导策略,当然还有一些其他社会和环境因素的影响。如果体育锻炼计划是在有监督、有计划、有医师鼓励的情况下进行,老年人可能会更加坚持和配合。

3. 减少或取消任何不适当/多余药物处方（强推荐）　多重用药与衰弱有关。《指南》建议对衰弱老人定期核查处方药物。处方精简、撤药应在医务人员监督下进行,而且应根据衰弱老人的肾功能调整药物剂量。一般而言,是否需要对衰弱老人停用不适当药物可以参考以下工具:老年人处方筛查工具(screening tool of older person's prescriptions,STOPP)、警示医生正确用药筛查工具(screening tool to alert doctors to right treatment,START)、Beers 标准、McLeod 标准。《指南》建议医师和药剂师与患者及照护者一起讨论停用处方药的预期益处和潜在伤害。

4. 筛查衰弱老人是否有导致衰弱的可逆原因（有条件的推荐）

（1）疲劳:疲劳是 Fried 衰弱表型和 FRAIL 量表的关键组成部分。疲劳发生的因素有睡眠呼吸暂停、抑郁、贫血、低血压、甲状腺功能减退、维生素 B_{12} 缺乏等可逆性因素。

（2）非自愿性体重下降与营养不良:体重下降是衰弱的关键特征。应使用公认的营养筛查工具进行筛查,包括微型营养评估(mini nutritional assessment,MNA)及其简版 MNA-SF(有条件推荐)。

（3）补充能量和蛋白质:筛查和解决可逆因素并补充能量和蛋白质。《指南》建议有条件的身体衰弱者补充能量和蛋白质,首选强化食物(高能量餐),并辅以补充剂。老年人比年轻人每天需要更多的蛋白质摄入量。目前对老年人每天蛋白质的推荐摄入量有所不同,范围为 $0.8 \sim 1.2$ g/(kg·d)。

对于营养不良者,建议每天蛋白质的摄入量增加到 $1.2 \sim 1.5$ g/(kg·d)。目前对老年人补充蛋白质的上限尚不清楚。当给老年人补充高蛋白食物时,应监测肾功能,急性或慢性肾功能不全者应摄入 $0.8 \sim 1.0$ g/(kg·d)的蛋白质。与欧洲或北美人群相比,亚太地区人群对补充蛋白质的反应可能有所不同,因此,《指南》鼓励在该地区开展更多的临床试验。

（4）综合干预（物理、营养及认知干预）:综合干预对治疗衰弱有益。例如,当综合干预与抗阻训练相结合时,补充蛋白质的益处可能会增强。目前研究人员正在研究多因素干预的效果,包括体育活动、营养咨询/饮食干预及信息通信技术的干预等。

5. 对缺乏维生素 D 的老年人补充维生素 D（有条件的推荐）　维生素 D 缺乏在衰弱老人中很常见。维生素 D 对肌肉和骨骼功能至关重要,还有其他一些作用,如抗炎、促进新陈代谢、调节血糖等。临床研究显示,缺乏维生素 D 的老年人补充维生素 D,可降低死亡、跌倒及骨折风险,但是这些研究的对象是不伴衰弱的老年人。对衰弱老人补充维生素 D 仍存在争议。

补充维生素 D 的推荐剂量为每天 $800 \sim 1000$ U,剂量多少还取决于个人状况、饮食及阳光照射情况等。补充维生素 D 是否能改善肌肉力量或降低死亡风险仍然存在争议,相关的临床试验很少,特别是在特定种族人群中。不推荐对所有衰弱老人常规检测 25-羟维生素 D 水平。

6. 为衰弱老人提供个性化的支持和教育计划（不推荐）　为衰弱老人及其照护者提供个性化的支持和教育计划,尚需大规模、精心设计的随机对照试验来验证。

【文献评述】

衰弱是老年群体的常见问题,会使老年人的易损性和脆弱性增加,使其依赖性和死亡率增高。在老年人中,衰弱可作为预测不良结局的标志。亚太地区是世界上老年人口最多的地区,目前对衰弱管理相对较薄弱,迫切需要一套能够尽早辨别衰弱和对衰弱老人进行科学管理的临床实践指南。《指南》的制定为亚太地区提供了很好的临床实践指导,该指南根据科学研究数据、实践经验及获益风险原则,将衰弱老人的管理条目清晰地分为强推荐、有条件的推荐和不推荐三个层级,并列出了筛查和评估工具,以及干预方案的具体指导意见,可供医疗保健服务提供者使用,其参照性和可操作性强,便于规范化和在实践中推广。

目前亚太地区对衰弱管理的研究数据较少,由于人口社会经济学的异质性及种族多样性,实践中仍完全参照欧洲和北美的相关指南,而这些指南尚存一些不足之处,因此,亟待大量衰弱研究的开展,以提供针对老年人群的衰弱研究数据,积累衰弱管理临床实践经验,并基于此制定出更适合亚太地区人群的衰弱管理指南。

总之,全球老年人数量快速增长,老年衰弱问题迫切需要引起各方重视。尽早辨别衰弱老人并对其进行科学管理,以达到提高老年人生活质量和健康水平的目的。

(钟 远 李沁洁)

参 考 文 献

[1] Dent E,Lien C,Lim WS,et al. The Asia-Pacific clinical practice guidelines for the management of frailty. J Am Med Dir Assoc,2017,18(7):564-575.

[2] Turner G,Clegg A. Best practice guidelines for the management of frailty:a British Geriatrics Society,Age UK and Royal College of General Practitioners report. Age Ageing,2014,43(6):744-747.

[3] Rockwood K,Song XW,MacKnight C,et al. A global clinical measure of fitness and frailty in elderly people. CMAJ,2005,173(5):489-495.

[4] Fried LP,Tangen CM,Walston J,et al. Frailty in older adults:evidence for a phenotype. J Gerontol A Biol Sci Med Sci,2001,56(3):146-156.

[5] Mitnitski AB,Mogilner AJ,Rockwood K. Accumulation of deficits as a proxy measure of aging. Scientific World Journal,2001,1:323-336.

第 7 章

《亚洲肌少症工作组肌少症诊断
与治疗专家共识》解读

【文献题目】 2019 年亚洲肌少症工作组关于肌少症诊断与治疗的最新专家共识(Asian Working Group for Sarcopenia:2019 consensus update on sarcopenia diagnosis and treatment)

【文献作者】 Chen LK,Woo J,Assantachai P,et al

【文献来源】 J Am Med Dir Assoc,2020,21(3):300-307

【文献解读】

◆ 背景介绍

美国 Irwin Rosenberg 教授于 1998 年首次提出骨骼肌衰减综合征,简称肌少症(sarcopenia)。2010 年以来,世界各地的肌少症工作组制定了不同的诊断共识,其中包括欧洲老年肌少症工作组(European Working Group on Sarcopenia in Older People,EWGSOP)、国际肌少症工作组(Internationale Working Group on Sarcopenia,IWGS)、亚洲肌少症工作组(Asian Working Group on Sarcopenia,AWGS)。此前国际上应用最广、可操作性最强的肌少症诊断策略是 EWG-SOP 于 2010 年提出的,2018 年 EWGSOP 修订了肌少症的定义及诊断,并提出肌少症的诊断流程,即发现→评估→确诊→严重程度分级。基于此,关于肌少症的研究得到迅速发展。亚洲人群相对于西方人群在体型、体成分组成、生活方式及体力活动方面均存在差异,因此,在肌少症的诊断方面要有特殊考虑。2014 年 AWGS 发布肌少症诊断共识,极大促进了亚洲肌少症的研究。2016 年 10 月,肌少症成为国际疾病分类(international classification of diseases,ICD)-10 正式编码的一类疾病(M62.8)。2019 年 AWGS 推出《2019 年亚洲肌少症工作组关于肌少症诊断与治疗的最新专家共识》(下文简称《共识》),更新了亚洲肌少症的诊断策略、界值及治疗方案,并提出适用于社区和医院的不同筛查评估干预流程。《共识》的适用人群为老年人群。

◆ 文献要点

1. **诊断定义和策略的更新** EWGSOP 于 2010 年提出的共识建议,诊断肌少症不但要有肌肉质量的减少,还要有肌肉力量(muscle strength)和/或躯体功能(physical performance)的下降。在此共识基础上,2014 年 AWGS 发布了包含肌肉质量、肌力和肌肉功能三方面指标在内的亚洲人群诊断共识,并以肌力和肌肉功能作为筛查指标,认为在肌力和/或肌肉功能下降的基础上合并肌肉质量下降,即可诊断为肌少症。2018 年国际肌少症与衰弱研究会议(International Conference on Sarcopenia and Frailty Research,ICSFR)工作组根据当时的循证研究及已发布的共识制定了肌少症临床实践指南,并从 8 个方面按照证据等级给予不同强度推荐(表 7-1)。

2018 年 EWGSOP 修订了肌少症的定义及诊断,强调肌肉力量是评估肌少症的首要指标,也是反映肌肉功能最可靠的指标,在肌肉力量下降的同时有肌肉质量的下降即可诊断为肌少症。躯体功能与不良预后相关,因此可作为评价肌少症严重程度的指标。基于此,EWGSOP 提出了肌少症的新诊断流程:发现→评估→确诊→严重程度分级(图 7-1)。

表 7-1　国际肌少症与衰弱研究会议(ICSFR)肌少症临床实践指南主要推荐内容

项目	推荐内容	推荐强度	证据等级
1. 筛查	1A. 65 岁及以上的老年人应该每年接受肌少症筛查,或者在出现严重危及健康的事件后筛查	有条件	++
	1B. 肌少症筛查可以采用步速或 SARC-F 问卷	有条件	++
	1C. 肌少症筛查阳性者应进一步评估以明确可能存在的疾病	有条件	++
2. 诊断	2A. 建议评估者使用客观测量工具诊断肌少症,可依据任何已发布的肌少症共识中的诊断标准	有条件	+++
	2B. DXA 测定法应被用于肌少症诊断中肌肉质量的测量	有条件	++
	2C. 握力或步速测量应被用于肌少症诊断中肌肉力量和躯体功能的测定	强烈	+++
3. 体能	3A. 对肌少症患者给予基于抗阻训练的处方可能对改善肌肉质量、力量及躯体功能有效	强烈	+++
4. 蛋白质	4A. 建议临床医师考虑对患有肌少症的老年人补充蛋白质或富含蛋白质的饮食	有条件	++
	4B. 临床医师可以考虑与患者讨论摄入足够热量和蛋白质的重要性	有条件	+
	4C. 营养(蛋白质)干预应联合运动干预	有条件	++
5. 维生素 D	5A. 对肌少症老年人补充维生素 D 是否有效仍证据不足	证据不足	+
6. 合成代谢激素	6A. 目前的证据不足以推荐应用合成代谢激素治疗肌少症	证据不足	+
7. 药物治疗	7A. 不推荐药物治疗作为肌少症干预措施的一线治疗手段	证据不足	+
8. 研究	8A. 建议未来开展国际合作和大规模的 RCT 研究,重点关注老年肌少症患者	—	—

注:一. 无项目;SARC-F. 肌少症简易五项评分问卷;DXA. 双能 X 射线吸收法;RCT. 随机对照试验。

亚洲人相对于西方人在体型、体成分组成、生活方式及体力活动方面均存在差异,因此,在肌少症的诊断方面要有特殊考虑。《共识》认为,肌肉力量和躯体功能下降均是肌肉质量下降的结果,而且对预后均有不良影响,因此,只要肌力或功能下降,合并肌肉质量下降即可诊断为肌少症,若肌力和功能同时下降,则为严重肌少症。《共识》参考了 EWGSOP 于 2018 年制定的肌少症诊断流程,进一步给出适用于社区基层医疗机构、综合医院及研究机构的诊疗策略(图 7-2)。《共识》建议基层医疗机构应用生物电阻抗分析法(bioelectrical impedance analysis,BIA)测量四肢骨骼肌质量(appendicular skeletal muscle mass,ASM)。但是对于缺乏诊断仪器的基层医疗机构而言,能够早期识别肌少症或肌少症风险人群,做到早期预防和干预更为重要。基于此,《共识》提出"肌少症可能(possible sarcopenia)"(肌肉力量下降和/或躯体功能下降)这个概念,并推荐对社区医疗机构发现的"肌少症可能"居民进行生活方式干预和相关

健康教育,鼓励其转诊至综合医院进行诊断,但无论最后是否明确诊断,生活方式的干预应贯彻始终。《共识》强调,在医院和研究机构,医师在诊断肌少症的同时还应积极寻找潜在原因,特别是可逆性原因,并提供恰当的个体化干预方案。

2. 诊断界值的更新

(1)筛查:《共识》建议使用小腿围、肌少症简易五项评分问卷(SARC-F)或肌少症简易五项评分问卷结合小腿围(SARC-CalF)先进行筛查。

1)小腿围:测量方法为使用非弹性带测量双侧小腿的最大周径,可以作为肌肉质量的替代指标。《共识》建议肌少症小腿围的筛查界值为男性＜34 cm,女性＜33 cm。另外,还可用"指环试验(finger-ring test)"作为测量小腿围的有效替代方法,即受测者本人用双手的示指和拇指环绕并围住非优势小腿的最大径,如果小腿围刚好合适或小于指环,则受测者患肌少症的风险就会增加。

2)SARC-F:包括肌肉力量(strength)、辅助行走(assistance walking)、起立(rise from a

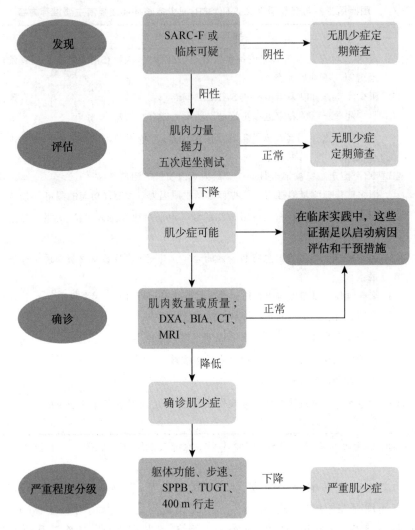

图 7-1 2018 欧洲老年肌少症工作组(EWGSOP)提出的肌少症诊断流程

注:SARC-F. 肌少症简易五项评分问卷;DXA. 双能 X 射线吸收法;BIA. 生物电阻抗分析法;CT. 计算机体层摄影;MRI. 磁共振成像;SPPB. 简易体能状况量表;TUGT. 起立-行走计时测试。

chair)、爬楼梯(climb stairs)、跌倒(fall)5 项内容(表 7-2)。这 5 项内容与老年人功能状态密切相关,总分≥4 分为筛查阳性。SARC-F 对肌少症诊断敏感性低,特异性高,可较准确地识别躯体功能受损明显者,并与不良临床结局相关。SARC-F 的优点是不依赖于检测仪器及界值、不受年龄和性别差异影响,是一种简单、快速、有效的筛查工具。在 2018 EWGSOP 共识中也建议将 SARC-F 作为临床筛查及评估肌少症的工具。目前 SARC-F 已被翻译为多个语言版本。SARC-CalF(评分≥11 分为筛查阳性)中添加了小腿围,提高了 SARC-F 的敏感性。

(2)骨骼肌质量:2018 EWGSOP 共识认为,MRI 和 CT 是肌肉质量检测的"金标准",但其缺点是设备昂贵、移动性差且需专业人员操作,而双能 X 射线吸收法(dual energy X-ray absorptiometry,DXA)使用更广泛,可测定全身骨骼肌总量或 ASM,但需要通过身高的平方、体重或体重指数(body mass index,BMI)对结果进行校正。因 DXA 便携性差,限制了其在基层医疗机构的推广。BIA 通过全身导电性测定 ASM,其优点是设备便宜、携带方便,但由于品牌和参考人群不同,BIA 所测定的肌肉质量会有所差别,因此需要在不同人群中建立参考常模。

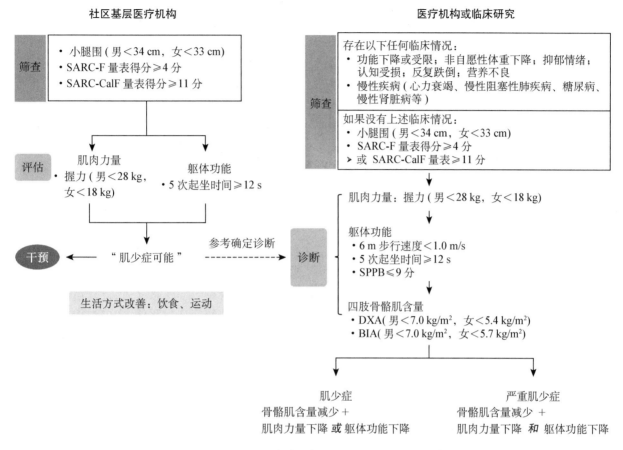

图 7-2 2019 亚洲肌少症工作组(AWGS)肌少症诊断策略

注:SARC-F. 肌少症简易五项评分问卷;SARC-CalF. 肌少症简易五项评分问卷结合小腿围;SPPB. 简易体能状况量表;DXA. 双能 X 射线吸收法;BIA. 生物电阻抗分析法。

表 7-2 肌少症简易五项评分问卷(SARC-F)

评估项目	具体问题	得分		
		0 分	1 分	2 分
肌肉力量	提起或搬运 5 kg 物品是否存在困难	没有难度	有一定难度	难度较大、无法完成
辅助行走	步行穿过房间是否存在困难,是否需要帮助	没有难度	有一定难度	难度较大、需要帮助、无法完成
起立	从床或椅子上站起是否存在困难,是否需要帮助	没有难度	有一定难度	难度较大、没有帮助无法完成
爬楼梯	爬 10 级台阶是否存在困难	没有难度	有一定难度	难度较大、无法完成
跌倒	过去 1 年中的跌倒情况	0 次	1～3 次	4 次及以上

亚洲国家最常使用的是 DXA 和 BIA。采用多频 BIA 仪器与 DXA 测量的 ASM 结果最为接近,因此,《共识》推荐使用 DXA 或多频 BIA 结合身高校正测量肌肉质量,但不推荐家庭使用 BIA 设备,因其诊断准确性不高。《共识》对肌少症 ASM 的诊断界值较 2014 年没有变化。有研究显示,用

BMI 校正后的肌肉质量可以更好地预测老年人的不良结局,其诊断界值为男性＜0.789 kg/BMI,女性＜0.512 kg/BMI(仅用于 DXA 测量的肌肉质量)。

(3)肌肉力量:《共识》仍然使用握力表示肌肉力量。在亚洲最常用的是弹簧式握力器,其次是

液压式握力器。《共识》推荐这两种设备用于肌少症的诊断，但不推荐不同设备的测量结果之间直接比较，因为老年人使用液压式握力器的测量结果可能高于弹簧式握力器。《共识》推荐的测量方法：①使用液压式握力器时取坐位，90°屈肘测量握力；②使用弹簧式握力器时取站立位，伸肘测量握力，如果老年人不能独自站立，则选用坐位测量。测量时，老年人要用优势手或两只手分别最大力量等距收缩，至少进行 2 次测试，读数取最大值。《共识》将肌少症的握力诊断界值更新为男性＜28 kg，女性＜18 kg。

2018 EWGSOP 共识推荐当受测者手部残疾（如进展期关节炎或脑卒中）无法测握力时，可用 5 次起坐试验测定下肢（股四头肌群）肌力，以作为替代测量方式。5 次起坐试验是在不使用手臂帮助的情况下，记录受测者从坐位站起来 5 次所需要的时间，肌少症患者 5 次起坐试验诊断界值为 15 s。

（4）躯体功能：2018 EWGSOP 共识建议体能测试包括 4 m 步速、起立-行走计时测试、简易体能状况量表（short physical performance battery，SPPB）、400 m 步行，这些评估方法可在临床中应用且使用方便，并能预测肌少症不良结局，因此被推荐用于评估肌少症患者的躯体功能。

《共识》推荐使用 SPPB、6 m 步速、5 次起坐试验评估躯体功能。由于起立-行走计时测试受

多种因素影响，未被纳入其中。《共识》统一的步速测量方法是：从移动开始以正常步速行走 6 m所需时间，中途不加速不减速，至少测量 2 次，可以使用秒表或自动计时器计时，记录平均速度。2014 AWGS 共识和 2018 EWGSOP 共识推荐肌少症步速诊断界值为 0.8 m/s。日本一项前瞻性研究纳入 1686 例无认知障碍的社区老年人，对其随访 12 年，发现步速＜1.0 m/s 与老年男性快速认知功能下降有关，且增加社区老年人患痴呆的风险。实际上，很多衰弱和失能的研究是以 6 m步速＜1.0 m/s 来反映行动缓慢的，因此，《共识》将步速界值提高至 1.0 m/s。2018 EWGSOP 共识推荐 SPPB＜8 分为躯体功能下降，但一项纳入17 项研究的系统综述发现，SPPB≤9 对全因死亡率预测价值更高。因此，《共识》推荐 SPPB≤9分反映躯体功能下降。此外，考虑在部分诊室中没有 6 m 步行路程的空间，加之日本一项研究认为步速界值 1.0 m/s 对应 5 次起坐时间为11.6 s，因此，《共识》建议将 5 次起坐时间≥12 s作为反映躯体功能下降的界值，并且可以替代步速测试。

综上所述，对比 2014 AWGS 共识和 2018EWGSOP 共识，《共识》对肌少症的诊断在握力、步速等界值方面均有所更新，这 3 个共识的诊断界值比较详见表 7-3。

表 7-3　3个共识对肌少症诊断界值的比较

流程	项目	2014 亚洲肌少症工作组（AWGS）共识	2018 欧洲老年肌少症工作组（EWGSOP）共识	2019 亚洲肌少症工作组（AWGS）共识
筛查	小腿围	—	—	男性＜34 cm 女性＜33 cm
	SARC-F	—	≥4 分	≥4 分
	SARC-CalF	—	—	≥11 分
评估	肌肉力量	握力： 男性＜26 kg 女性＜18 kg	握力： 男性＜27 kg 女性＜16 kg 5 次起坐时间＞15 s	握力： 男性＜28 kg 女性＜18 kg
	肌肉功能	步速≤0.8 m/s	步速≤0.8 m/s 起立-行走计时测试≥20 s SPPB≤8 分	步速＜1.0 m/s 5 次起坐时间≤12s SPPB≤9 分

（待　续）

（续　表）

流程	项目	2014 亚洲肌少症工作组（AWGS）共识	2018 欧洲老年肌少症工作组（EWGSOP）共识	2019 亚洲肌少症工作组（AWGS）共识
诊断	肌肉质量	DXA 测定： 男性＜7.0 kg/m² 女性＜5.4 kg/m² BIA 测定： 男性＜7.0 kg/m² 女性＜5.7 kg/m²	400 m 步行测试不能完成或≥6 min ASM： 男性＜20 kg 女性＜15 kg ASM/身高²： 男性＜7.0 kg/m² 女性＜6.0 kg/m²	DXA 测定： 男性＜7.0 kg/m² 女性＜5.4 kg/m² BIA 测定： 男性＜7.0 kg/m² 女性＜5.7 kg/m²

注：SARC-F. 肌少症简易五项评分问卷；SARC-CalF. 肌少症简易五项评分问卷结合小腿围；SPPB. 简易体能状况量表；DXA. 双能 X 射线吸收法；BIA. 生物电阻抗分析法；ASM. 四肢骨骼肌含量。

3. 2018 EWGSOP 共识提出的肌少症分类及相关概念

（1）原发性和继发性肌少症：原发性肌少症指主要与衰老相关而无其他具体致病原因的肌少症；继发性肌少症指除老化以外有其他明显致病原因的肌少症。肌少症可继发于全身性疾病，特别是炎症性疾病、恶性肿瘤和器官衰竭，久坐不动、疾病相关的制动或失能也会引发肌少症。此外，能量或蛋白质摄入不足，如厌食症、吸收不良等也可导致肌少症。区分原发性和继发性肌少症对指导临床实践有一定作用。

（2）急性和慢性肌少症：肌少症的亚型分为急性和慢性。肌少症持续时间＜6 个月为急性，≥6 个月为慢性。急性肌少症常与急性疾病或损伤有关，慢性肌少症可能与慢性和进行性疾病有关，而且会增加死亡风险。区分急性和慢性肌少症是为了强调对有肌少症风险者进行定期评估的必要性，以确定其病程发展速度并加以早期干预。

（3）肥胖型肌少症（sarcopenic obesity）：指过度肥胖合并肌肉减少。肥胖型肌少症常见于老年人，且随着年龄增长患病风险和患病率均会增加。肥胖会加重肌少症，脂肪浸入肌肉组织，使体能降低，死亡风险增加。

（4）衰弱：衰弱是一种老年综合征，是多系统缺陷累积的结果。Fried 等描述的衰弱与肌少症有明显重叠之处，两者均有握力下降和步速减慢的特点，衰弱的诊断标准中包含体重减轻，这也是肌少症的主要病因。两者在治疗策略方面也存在重叠，即增加优质蛋白质的摄入、补充维生素 D 和加强体育锻炼。两者之间同样存在区别：衰弱是老年综合征，肌少症被定义为一种疾病；肌少症是引起衰弱的主要原因之一，衰弱则是更广泛的概念，涉及认知、功能、社会支持等多方面内容。

（5）营养不良相关肌少症（malnutrition-associated sarcopenia）：无论营养不良是由于摄入减少（如饥饿、进食困难）、吸收障碍（如腹泻、呕吐）还是需求增加（如炎症性疾病、恶性肿瘤）引起，其临床表现都可能有肌少症，因此，肌肉含量减少被作为诊断营养不良的一部分内容。营养不良通常还存在脂肪量减少，而肌少症不一定有这种现象。

4. 干预措施　ICSFR 工作组在肌少症干预方面给出相关建议。《共识》主要是基于 2018 年日本发布的肌少症临床实践指南，在总结了运动、营养、运动联合营养及药物对肌少症的影响等方面而制订的。

（1）基于抗阻训练的运动：老年人进行抗阻训练的益处是促使肌肉增生、力量增加及体能提高。抗阻训练是指利用哑铃、杠铃、弹力带、自身体重等外部阻力，使骨骼肌在短时间内主动收缩的体育运动。《共识》纳入 7 项随机对照试验（randomized controlled trial，RCT）研究的 meta 分析，显示抗阻运动干预 3 个月以上可有效提高肌肉力量、ASM 和步速。

（2）补充蛋白质：对患有肌少症的老年人补充

蛋白质或富含蛋白质饮食是必要的,并且营养(蛋白质)的干预应联合运动干预。

《共识》综合了12项RCT研究,提示多种形式的营养干预可有效提高肌肉质量、肌肉力量和步速。运动联合营养干预对改善肌少症是有效的,但是否可长期(>3个月)获益尚不明确。在医院内的抗阻训练联合营养补充(包括支链氨基酸、维生素D、乳清蛋白和羟甲基丁酸盐强化牛奶)可显著提高躯体功能、肌肉质量和力量。日本一项对社区健康老年女性为期24周的研究显示,联合干预(抗阻训练+补充乳清蛋白粉)在提高肌肉质量、握力和步速效果方面均优于单一形式干预组。

(3)补充维生素D:目前没有足够证据证明单独补充维生素D对肌少症老年人有效。

(4)药物治疗:不推荐药物治疗作为肌少症干预的一线治疗手段,也不推荐应用合成代谢激素治疗肌少症。

《共识》提出在药物治疗方面,选择性雄激素受体调节剂在部分研究中被证实可增加肌肉质量,但未发现其对肌肉力量和肌肉功能有效。早期研究显示,肌肉生长抑素中和抗体(myostatin neutralizing antibody)或激活素ⅡB受体阻断剂(activin ⅡB receptor blockade)可明显增加ASM和躯体功能,但确切的临床益处仍不确定。

综上,抗阻训练和蛋白质补充可提高肌肉力量和功能,对肌肉质量有不同程度的影响。《共识》指出目前对于评估干预的结局指标仍存在不确定性,是改变肌少症整体状态(从肌少症转变为非肌少症),还是改变肌少症包含的内容(肌肉质量、肌肉力量和躯体功能)还无法确定。《共识》还建议干预效果评价指标应包括患者自我生活质量评定及健康评估方面的内容。

【文献评述】

不同地区和时期的肌少症诊断共识体现了各学术组织对肌少症认识和研究的深入,研究人员已逐渐重视肌少症诊疗流程的可行性和实用性及其对预后的影响。对比2014 AWGS共识和2018 EWGSOP共识,《共识》对于肌少症的诊断在握力、步速等界值方面有所更新,评估躯体功能已不再局限于步速,5次起坐试验和SPPB均可代替

步速测试。从更新的文献依据看,《共识》更注重诊断界值对不良临床结局的预测价值,由此更强调了诊断对干预的意义。

对于不同级别的医疗机构采用不同的肌少症诊断策略是《共识》的亮点。我国综合医院专科化明显,临床医师普遍对肌少症认识不足,目前主要是在宣传和研究阶段。但在老年社区或养老机构,由于人群集中且稳定,推广肌少症筛查更有实效性。《共识》的发布为基层医疗机构提供了切实可行的"筛查-评估-诊断-干预"诊疗流程,并定义了一个新群体——"肌少症可能"患者,目的是对有肌少症风险人群进行早期识别及干预,这将极大促进肌少症及有肌少症风险的老年人在基层医疗机构接受早期治疗的可行性。随着转诊医疗和远程医疗的发展,基层机构可针对合并复杂医疗问题的老年人以转诊或远程会诊形式与综合医院合作,共同为老年人提供个体化干预方案。在医院内,潜在的急性或不可控医疗因素可能会导致肌少症,在治疗潜在因素的同时需要给予患者适当的干预,以预防肌少症的发生与发展。

《共识》也为我国肌少症的干预研究指明了方向:今后应着重于探索肌少症综合干预措施及其对长期预后的影响,而且对社区和医院肌少症的干预预期及结局评价指标应有所不同。在基层医疗机构,可注重干预效果对老年人生活能力及自我满意度的影响;在综合医院,在处理医疗问题的同时进行肌少症干预,可观察肌少症对复杂医疗情况的影响,观察综合干预对近期再住院和功能恢复的影响及对远期入住养老机构和死亡的影响。

(康 琳 姜 珊)

参 考 文 献

[1] Chen LK, Woo J, Assantachai P, et al. Asian Working Group for Sarcopenia: 2019 consensus update on sarcopenia diagnosis and treatment. J Am Med Dir Assoc, 2020, 21(3): 300-307.

[2] Cruz-Jentoft AJ, Bahat G, Bauer J, et al. Sarcopenia: revised European consensus on definition and diagnosis. Age Ageing, 2019, 48(1): 16-31.

[3] Cruz-Jentoft AJ, Baeyens JP, Bauer JM, et al. Sar-

copenia：European consensus on definition and diagnosis：Report of the European Working Group on Sarcopenia in Older People. Age Ageing，2010，39 (4)：412-423.

[4] Dent E，Morley JE，Cruz-Jentoft AJ，et al. International Clinical Practice Guidelines for Sarcopenia (ICFSR)：Screening，Diagnosis and Management. J Nutr Health Aging，2018，22(10)：1148-1161.

第3篇

慢性疼痛

第 8 章

《英国老年患者疼痛评估
国家指南》解读

【文献题目】 英国国家指南：老年患者疼痛评估
（The assessment of pain in older people：UK national guidelines）

【文献作者】 Schofield P

【文献来源】 Age and Ageing，2018，47(1)：1-22

【文献解读】

◆ **背景介绍**

慢性疼痛（chronic pain）是老年患者的常见疾病之一。随着人口老龄化程度日益增长，慢性疼痛的患病率也在不断增长。在临床实践中，老年慢性疼痛患者的评估和管理常面临巨大挑战。正是在这样的背景下，2007 年英国第一版国家指南——《老年患者疼痛评估》诞生了。2018 年，在结合最新研究证据的基础上，研究人员对该指南进行更新和修订并发布了《英国国家指南：老年患者疼痛评估》（下文简称《指南》），以更好地指导临床实践，为未来的研究指明方向。《指南》的适用人群为患有慢性疼痛的老年患者，以及老年疼痛患者的照护者、家属及医护人员。

◆ **文献要点**

1.《指南》提出 13 条建议

（1）不同部位和模式的疼痛普遍存在，且存在性别差异。

（2）慢性疼痛的患病率随年龄增长而增加；超过 85 岁，疼痛患病率开始下降。

（3）生物医学模式下关于疼痛概念的认知：临床医师对慢性疼痛的负面态度以及对运动相关建议的担心是疼痛管理面临的主要障碍。

（4）采用多学科方法进行疼痛评估和管理非常重要，但是应充分认识到疼痛评估是复杂的过程，许多沟通方面的问题会影响评估效果，如认知功能、社会文化因素等。英国老年患者同样面临这些问题。

（5）应该为所有医疗保健工作人员提供相应水平的关于疼痛评估和管理的培训和教育。

（6）尽管患者的主观自我报告是疼痛评估中最有效可靠的指标，但是采用不同的方法询问患者疼痛相关问题也非常有必要。

（7）许多有效且可靠的自我评估方法可用于疼痛评估，对存在中度痴呆的患者也适用；数字评分法（numeric rating scale，NRS）和主诉程度评估可用于轻中度认知功能障碍的患者，对严重认知功能损害的患者，推荐使用老年晚期痴呆疼痛评估量表（pain assessment in advanced dementia scale，PAINAD）和 Doloplus-2 量表。

（8）PAINAD 和 Doloplus-2 量表的有效性和可靠性已获得许多研究的支持；Abbey 疼痛评估量表（Abbey pain scale，Abbey-PS）在英国应用广泛。

（9）在不同的临床情境中，采用多学科协作的方法进行疼痛评估还需要更多研究来证实。

（10）功能相关的自我报告量表存在局限性，而且将重点放在利益相关的条目上可能会遮掩个人对其他相关事项的报告。

（11）疼痛和抑郁情绪有很强的相关性，彼此互为危险因素，而且孤独感和社会孤立都与疼痛发生的风险增加有关。

（12）临床医师应该认识到，社会孤立和/或抑郁症状和体征可能是既往疼痛和未来疼痛的预测因素。

（13）关于老年患者伴或不伴认知功能障碍的疼痛评估有许多循证医学指南可供参考。

2. 老年疼痛的患病率　不同研究报告对老年疼痛的患病率意见不一。近年发现，疼痛的模式和患病率存在性别差异，女性发病率高于男性。疼痛患病率随年龄增长而增加，在75～85岁达到峰值，之后患病率随年龄增长呈下降趋势。慢性疼痛常见的发生部位是膝盖、髋部和背部。

3. 沟通——疼痛评估中的互动　老年疼痛患者、照护者、家属及医护人员之间的沟通互动是非常复杂的过程。临床常用的评估工具和量表有助于这些人群之间的有效沟通及慢性疼痛的表达、评估及管理。

有研究认为非语言沟通（如面部表情、肢体动作、空间关系等）是语言沟通之外的重要补充。《指南》建议在沟通过程中整合躯体、心理及社会的不同组成部分，通过培训和教育让医护人员理解沟通在评估中的重要作用。对认知功能损害或不同文化背景下的老年患者而言，沟通过程将面临更多挑战。

评估不仅仅是完成相关的量表，更关键的是让患者有机会表达和讨论他们的疼痛体验。医护人员面临的挑战在于如何通过多学科参与对老年疼痛患者进行多维度的评估和沟通，以及如何在有限的时间内获得患者关于疼痛的描述。

针对疼痛管理开展相关培训可以帮助患者、照护人员和医护人员更好地进行疼痛评估，更好地理解语言沟通和非语言沟通的重要性。此外，系统记录患者的疼痛体验可以帮助患者在不同医疗机构之间获得连续的照护。

4. 疼痛的自我报告　大多数研究已证实，患者对疼痛的自我报告是最准确可靠的评估策略，即使对于认知功能损害的患者而言，疼痛的自我报告仍然比其他评估方法更准确可信。对于痴呆患者，由代理人报告的疼痛也可以采纳。

老年患者常否认疼痛，但是当使用其他相关词语（如难受、不适等）替代时，又能引发他们做出有意义的回应，这些回应往往有助于医师对患者的疼痛进行准确的评估。在每次评估时，使用这些能够引发患者回应的描述或问题非常重要。此外，患者的某些行为（如声音、姿势等）也可以提示疼痛存在或疼痛没有得到充分缓解。

对存在认知功能、感觉功能或运动功能障碍的老年患者，自我报告疼痛的方法也是有益的，可根据患者的特定能力水平选择相应的工具。有证据表明，由熟悉患者的照护人员在评估时提供支持是有帮助的。需要注意的是，对老年患者而言，充分的时间保障是有效评估疼痛的关键，他们常需要更长时间来思考问题并做出回应，而且还常需要充分的辅助（如放大镜、助听器等）。

5. 疼痛的临床评估　疼痛管理仅仅依赖疼痛评估是不充分的，多学科团队协作的方法才是最重要的。医护人员需要对疼痛评估过程的易变性和连续性有正确的认识，将疼痛的自我报告作为初始评估方法、每天记录疼痛的变化等措施都是重要的方法。

6. 老年慢性疼痛患者的自我功能报告　对所有年龄段的患者而言，慢性疼痛对躯体功能的影响常通过自我报告量表进行评价，如功能状态量表、多维疼痛量表（multidimensional pain inventory，MPI）、一般活动量表、躯体活动量表、疾病影响量表、健康调查简表等。这些量表被用来评估疼痛的严重程度及疼痛对老年患者的影响，不同的量表被用于不同的情境中。功能的自我报告量表在评估患者能力和功能变化趋势时作用有限。在进行一对一的临床评估时，这些限制应当被承认和考虑。此外，临床医师还需注意，在使用任何自我报告量表时，需要与全面体格检查相配合。

7. 伴有精神障碍和心理问题老年患者的疼痛评估　常用的自我报告评估工具包括MPI、麦吉尔疼痛问卷（McGill pain questionnaire，MPQ）、疼痛损害关系量表（pain impairment relationship scale，PAIRS）、简明疼痛评估量表（brief pain inventory，BPI）、疼痛分级指数（pain rating index，PRI）等。

疼痛和抑郁心境之间互为危险因素，而且孤独/社会孤立感与疼痛增加的风险相关。高龄、有沟通障碍且合并抑郁的老年患者疼痛评分往往更高。临床医师应当认识到，这些社会孤立或抑郁症状等因素会对患者的疼痛体验产生影响。

8. 认知功能障碍患者的疼痛评估　对于认知功能障碍的患者，主要评估内容是教育对疼痛评估实践的影响，或者在给予患者压力或不良刺激后应用行为量表或面部表情评估法的效果。

Abbey-PS 在英国应用广泛,但是还需要很多研究来验证它的有效性。Doloplus 量表被翻译成多国语言被广泛应用。已有研究表明,对轻中度痴呆患者,NRS 量表和主诉程度量表是可以使用的。PAINAD 量表具有更高的敏感性,但特异性不足。

9. 老年疼痛评估相关指南介绍 为了更好地修订 2007 版指南,研究人员对不同国家的老年疼痛评估指南进行了回顾和分析,《指南》简要提及了美国、澳大利亚和英国的指南。

(1)美国指南:主要关注疼痛的评估和药物治疗,包括慢性疼痛的评估、药物治疗、非药物治疗及医疗系统在照护老年患者方面的建议。此外,美国指南还强调采用综合方法应对心理社会因素、功能障碍及疼痛。该指南强调,在制订治疗方案时,需遵循以下原则:①使用创伤最小的给药途径;②如果可行,选择缓释药物;③每次使用 1 种药物,并且小剂量起始,缓慢滴定;④在使用药物时,需要有足够的间期来评估疗效;⑤监测并调整治疗方案;⑥必要时可以转换为阿片类药物。

(2)澳大利亚指南:旨在帮助和识别患者的疼痛,并且应用药物和非药物方法管理疼痛,同时对疼痛管理的质量改进、组织结构等问题进行了探讨,以帮助改善老年患者的疼痛管理实践。

(3)英国指南:围绕慢性疼痛的管理提出综合应用现有评估方法和工具的建议。对老年患者的疼痛管理提出以下 7 项具体的流程建议。

1)疼痛认知:所有医护人员都应对老年患者存在疼痛的可能性给予警惕,并且认识到老年患者常拒绝报告疼痛。

2)疼痛问询:任何评估都应该包括疼痛的问询,注意使用不同的描述词语。

3)描述疼痛:详细的疼痛评估需要关注疼痛的感觉属性、情感属性及其对生活的影响,重点关注疼痛的位置和程度。

4)沟通:应当努力促进感觉障碍(如听力障碍或视力障碍)的患者与医护人员之间的沟通,并为他们提供合适的自我评估工具。

5)对认知功能障碍或沟通障碍患者的评估:应提供额外辅助,依据行为来评估疼痛情况时常需要家属来帮助解释行为的意义。

6)明确疼痛原因:应当对老年人进行仔细的体格检查以明确任何可治疗的原因,但是需要注意,即使体检正常,患者也可能存在疼痛。

7)疼痛再评估:一旦有明确合适的评估量表,就可以使用这样的量表进行系列评估,以监测治疗效果。

【文献评述】

慢性疼痛及相关功能障碍是老年患者的常见疾病,也是使老年人生活质量下降的主要原因。老龄化的加剧使慢性疼痛的患病率逐年增长。近些年来,慢性疼痛的管理越来越受到重视,有效评估疼痛的重要性不言而喻。《指南》为临床医护人员更好地评估老年患者的疼痛及面对今后的挑战提供了有益的建议。针对老年患者,尤其是那些认知功能障碍或沟通障碍的患者,《指南》介绍了特定的评估工具和策略。需要注意的是,评估老年患者的慢性疼痛时不仅要考虑躯体疼痛,还要考虑心理社会因素对疼痛体验的影响。在制订疼痛管理方案时,需要强调患者功能的改善,以进一步提高患者的生活质量。多学科团队对疼痛的评估和管理是否有效仍需要大量研究和实践的支持。《指南》针对的主要是英国老年患者疼痛的评估和管理,而老年患者疼痛的评估和管理受诸多因素影响,不同国家和地区的疼痛患病率、患病模式不尽相同,医疗卫生体制亦存在大大小小的差异。因此,《指南》应用于我国老年患者时还需要考虑我国老年患者和医疗卫生体制的现实情况,因地、因时制宜,只有这样才能在应用《指南》的医疗理念和技术时更符合我国现实,从而更好地服务我国老年患者。

(路桂军)

参 考 文 献

Schofield P. The assessment of pain in older people: UK national guidelines. Age and Ageing,2018,47(1):1-22.

第9章

《退伍军人管理局和美国国防部阿片类药物治疗慢性疼痛临床实践指南》解读

【文献题目】 退伍军人管理局和美国国防部阿片类药物治疗慢性疼痛的临床实践指南（VA/DoD clinical practice guideline for opioid therapy for chronic pain）

【文献作者】 The Opioid Therapy for Chronic Pain Work Group

【文献来源】 J Am Psychiatr Nurses Assoc，2017，2：2-198

【文献解读】

◆ **背景介绍**

研究发现，阿片类药物相关死亡率、使用过量致死率及药物滥用（drug abuse）情况显著增加，因此，迫切需要出台一部新的指南，以帮助医务人员根据最新循证医学证据合理应用阿片类药物，提高其安全性和有效性。依据《2010 阿片类药物治疗慢性疼痛的临床实践指南》《2015 阿片类药物治疗慢性疼痛的临床实践指南》及最新的与阿片类药物应用相关的循证医学证据，2017 年阿片类药物治疗慢性疼痛工作组发布了《退伍军人管理局和美国国防部阿片类药物治疗慢性疼痛的临床实践指南》（下文简称《指南》），旨在为医务人员提供如下帮助：①评估患者的状况，向患者提供教育，使患者与医务人员能更好地合作，共同决定最佳治疗方式；②让患者能最大限度地改善健康水平、身体功能及生活质量；③将可预防的并发症和患病率降到最低；④强调以患者为中心的照护。《指南》的适用人群为长期使用阿片类药物的慢性疼痛患者，尤其针对退伍军人管理局（Veterans Administration，VA）或美国国防部（United States Department of Defense，DoD）健康管理体系的慢性疼痛成年人，包括退伍老兵、现役军人及其受益人、退休人员及其受益人，但不适用于儿童、青少年、孕妇及临终患者。

◆ **文献要点**

1. **慢性疼痛及阿片类药物使用概况** 据统计，至少 1 亿美国人患有慢性疼痛。近年来，阿片类药物在疼痛患者中的处方量、药物使用相关的死亡率、药物过量致死率及药物使用障碍（substance usage disorder，SUD）明显增加。另外，非医疗性使用镇痛处方药相关的阿片使用障碍（opioid usage disorder，OUD）问题也不容忽视。

随着慢性疼痛多学科、多模式的治疗趋势，非药物疗法及非阿片类药物已逐渐成为慢性非终末期疼痛患者的首选方案，而阿片类药物通常用于治疗严重的急性疼痛、术后疼痛及终末期疼痛。

2. **长期阿片治疗的风险因素** 目前关于长期阿片治疗（long-term opioid therapy，LOT）的临床证据不足，因此，临床医师应当非常仔细地权衡风险因素。与阿片治疗不良结局相关的严重风险因素主要包括 8 个方面：①阿片类药物治疗的剂量及疗程；②严重的呼吸功能障碍及睡眠呼吸障碍；③心理状态异常（如焦虑、抑郁、精神分裂症等）或有自杀倾向；④管制药物滥用史及转运分销史；⑤年龄＜30 岁；⑥存在合并药物相互作用风险；⑦既往对阿片类药物不耐受，有严重不良反应、获益不足或过敏史；⑧合并胃肠蠕动障碍、头痛，以及创伤性脑损害、药物过量史，或者使用美沙酮时 QT 间期＞450 ms 等情况。

3. **指南推荐及讨论**

（1）阿片类药物治疗的开始及持续

1)反对初始长期使用阿片类药物治疗慢性疼痛（强级别反对）；推荐自我管理策略或其他非药物疗法替代阿片类药物疗法（强级别推荐）；若采用药物疗法，首先推荐使用非阿片类药物（强级别推荐）。

讨论：目前认为，即使在每天等效口服吗啡剂量（morphinee quivalent daily dose，MEDD）＜50 mg 的情况下也存在相应的风险，然而有关 LOT 的有效性却缺乏高质量证据。基于此，通常推荐非阿片类药物（如治疗神经病理性疼痛的加巴喷丁）或非药物疗法（如心理疗法和运动疗法）治疗慢性疼痛。只有在极少数情况下（如慢性疼痛中重度疼痛间断性发作），若确定多模式疗法无效且在全面详细评估风险的基础上，才考虑推荐 LOT 为起始治疗。

2)如果采用阿片类药物治疗慢性疼痛，推荐短疗程治疗（强级别推荐）。需要注意的是，当使用阿片类药物超过 90 天，需要对患者风险及获益进行再次评估和讨论。

3)对于正在接受长期阿片类药物治疗的患者，推荐持续的风险降低管理策略（见下文"风险降低"内容），当出现 OUD 以及风险大于获益时，推荐将阿片类药物减量（强级别推荐）。

讨论：持续性阿片类药物治疗超过 90 天并非 LOT 的绝对禁忌证，在严格排查风险获益比的基础上，一些患者也许能够从中获益。中级质量的证据表明，慢性非癌痛患者的 OUD 与阿片的疗程和剂量相关，而当患者既往存在管制药物滥用史时，OUD 的发生率更高。

4)反对将 LOT 用于存在 SUD 的疼痛患者（强级别反对）；对于正在接受 LOT 且存在 SUD 的疼痛患者，推荐对其进行严密监测，包括对 SUD 的治疗，以及间断使用阿片类药物治疗并逐渐减量的情况（强级别推荐）。

讨论：多个大型临床研究提示，阿片类药物的使用伴随一些严重的高风险，包括 OUD、药物过量甚至死亡，尤其是存在 SUD 的患者较明显。在 SUD 人群中，有关 LOT 有效性的证据不足，然而大量证据表明，药物过量、过量死亡及自杀风险增加等危害在很大程度上超过了 LOT 的益处。

5)反对联合使用阿片类药物和苯二氮䓬类药物（强级别反对）。需要注意的是，对于正在接受

LOT 及苯二氮䓬类药物治疗的患者，当风险大于收益时，应考虑减量。

讨论：中级质量的临床证据表明苯二氮䓬类药物能够增加阿片类药物过量及过量致死的风险。需要注意的是，尽管苯二氮䓬类药物与阿片类药物联合使用存在高风险，但是应避免骤然停药，因为可能会加重原有的精神心理障碍，应在多学科协作的专业团队指导下，尽可能谨慎地逐步减量。不建议在 LOT 过程中使用其他非苯二氮䓬类药物。

6)反对 30 岁以下且存在 OUD 及过量高风险的患者接受 LOT（强级别反对）；对正在接受 LOT 的 30 岁以下患者，建议对其进行严密监测，并在风险超过获益时减少药物剂量（强级别推荐）。

讨论：年龄＜30 岁是 OUD、药物过量及滥用的一个高风险因素，其发生率高于其他年龄阶段患者。同其他风险因素一样，＜30 岁并非 LOT 的绝对禁忌证，而应在全面详细评估的情况下考虑接受 LOT。

（2）风险降低

1)建议在 LOT 开始时便采取风险降低策略，首先应该进行的是知情同意谈话，内容包括阿片类药物治疗及替代疗法的风险和益处（强级别推荐）。主要包括 5 个方面：①持续、随机地开展尿检；②核查州处方监控程序；③排查药物过量的可能性及自杀倾向；④向患者提供有关药物过量的教育；⑤纳洛酮急救的相关内容。

讨论：在阿片类药物治疗开始前应制订 LOT 的风险减低策略，并且在治疗过程中不断评估，应针对患者的个人情况进行个性化调整或补充。

2)建议在决定开始或继续 LOT 时，评估自杀风险，并在必要时进行干预（强级别推荐）。

讨论：应该在 LOT 的任何阶段评估患者的自杀风险。有中级质量证据表明，增强监控能够降低 LOT 患者的自杀风险。需要注意的是，当对一些合并 OUD、抑郁、情绪障碍等情况的 LOT 患者进行减量或停药时，他们可能会以自杀威胁，此种情况下不推荐以"防止自杀"为目的而给药，而应当纳入行为健康专家，对患者进行评估、监管及治疗，以期平稳减量。

3)推荐至少每 3 个月对 LOT 患者评估 1 次

益处及风险(强级别推荐)。

讨论:在开始阿片类药物治疗前,应当对每位患者都进行全面、个性化的相关风险评估并制订治疗目标;在开始阿片类药物治疗后,应当定期进行随访评估并调整治疗策略;在随访时,应当考虑患者的合并症、诊断/用药、身体功能、饮酒、妊娠、哺乳等情况,并重新评估风险/获益比。

(3)阿片类药物的种类、剂量、疗程、随访及减量

1)若采用阿片类药物治疗,推荐基于患者自身风险及获益情况,开具最低剂量(强级别推荐)。

2)随阿片类药物剂量及风险的提高,推荐更加频繁地监控不良事件(包括 OUD 及药物过量)(强级别推荐)。

任何剂量的阿片类药物都可导致 OUD,并且其发生概率与剂量呈正相关;过量及致死风险在 20～50 mg MEDD 最高。

3)反对使用 90 mg MEDD 及更高剂量药物治疗慢性疼痛(强级别反对)。需要注意的是,对于正在接受 90 mg MEDD 以上剂量治疗的患者而言,应当逐渐评估并减量。

讨论:中级质量证据提示,低剂量阿片类药物也存在过量及过量致死的风险,该风险随着剂量增加而增加。20～50 mg MEDD 剂量区间即存在明显的风险,并且在 50～100 mg MEDD 和 > 100 mg MEDD 剂量区间风险程度递增。研究表明,尽管较低剂量能够降低阿片类药物过量的风险,但约 40% 的药物过量是在 < 50 mg MEDD 剂量下发生的。除了药物剂量,合并抑郁、SUD 史等情况也可增加药物过量风险。

4)反对长效阿片制剂作为按需使用的药物治疗急性疼痛或者在 LOT 起始时使用(高级别反对)。

讨论:目前缺乏针对阿片制剂种类的高质量证据,主要表现在以下 6 个方面。

①短效与长效阿片类药物用于治疗长期慢性疼痛:避免使用长效阿片类药物治疗急性疼痛(羟考酮/对乙酰氨基酚缓释片除外),避免其作为按需给药方案及阿片类药物治疗的起始方案。有关推荐反对长效或短效阿片类药物用于维持治疗的研究质量等级很低,有研究提示长效阿片制剂可能会导致额外的药物过量风险。

②给药方式(经皮、经颊黏膜、舌下、鞘内):未发现比较替代给药方式(如芬太尼经皮或芬太尼经口腔黏膜给药)与其他给药方式(如经口、静脉等)的研究。采用不同给药方式时要谨慎,尤其是在选择芬太尼透皮贴剂时,应当考虑以下 3 个方面:a. 不应当用于不规律服用阿片类药物的患者;b. 需要告知患者相关注意事项,如避免高温、丢弃处理、远离儿童等;c. 对于肝肾功能不全、高龄及发热患者应当适当调整剂量(即贴剂面积的大小)。

③阿片类药物的防滥用制剂与非防滥用制剂:大部分防滥用制剂采用了防止咀嚼、粉碎、切割或研磨的物理屏障剂型,或者使用胶凝剂等化学屏障剂型,或者添加阿片类拮抗剂来干预的剂型,以降低 OUD 风险。鉴于现有证据质量级别非常低,对于在 LOT 中使用防阿片滥用制剂,《指南》不持推荐或反对意见,需要未来更多研究以提供证据支持。

④曲马多和其他双机制阿片类药物:双机制阿片制剂是指具有选择性 5-羟色胺再摄取抑制剂(selective serotonin reuptake inhibitor,SSRI)和 5-羟色胺-去甲肾上腺素再摄取抑制剂(serotonin norepinephrine reuptake inhibitors,SNRIs)机制的阿片类制剂,最常见的是曲马多和他喷他多。双机制阿片类制剂在使用过程中需要特别注意其双重作用,可能有降低癫痫发作阈值或提高 5-羟色胺综合征的风险。基于现有研究,曲马多可能比他喷他多有更高的安全性,他喷他多可能会导致胸痛、冠心病及严重上腹部疼痛等症状。

⑤丁丙诺啡与其他阿片类药物比较:尚无有效证据证明丁丙诺啡在治疗慢性疼痛方面优于其他阿片制剂,不过其经皮给药方式对于慢性中重度疼痛患者有较好的疗效和依从性,且 7 天疗程和 28 天疗程的疗效未见显著统计学差异。由于丁丙诺啡既能激活阿片 μ 受体,同时能部分抑制 κ 受体,其对阿片受体有较高的亲和力且疗效较持久(24～72 h)。因此,丁丙诺啡可能更容易减药,同时,其舌下制剂可能会协助 OUD 患者进行阿片减量治疗。

⑥美沙酮与心电监测:尚无有效证据证明美沙酮在治疗慢性疼痛中优于其他阿片制剂,但是

美沙酮会增加心律失常和 QT 间期延长的风险，因此心电监测很有必要。由于美沙酮药动学与剂量和个体差异关系密切，很难预估其剂量，而且许多药物（如噻氯匹定等）与美沙酮之间存在相互作用。因此，只有对美沙酮有丰富用药经验的医师才可使用。使用美沙酮时需要考虑两个方面：一方面，要监测心脏不良反应，包括详细询问病史，做心电监测，告知患者出现心律失常的风险，当 QT 间期＞500 ms 时，需要减量或停药，让患者了解药物相互作用；另一方面，要使用保守药量，不用于阿片起始治疗，不应贸然将正在服用的阿片类药物换成美沙酮，应当在维持剂量 1 周以上且无不良反应的情况下方可考虑增量。

5）推荐在 LOT 风险大于获益时，逐渐减量至停药（高强度推荐）。

6）推荐基于风险评估、患者特点及需求的个体化阿片类药物减量方案（高强度推荐）。需要注意的是，目前还没有充分证据支持或反对特定的药物减量方案及策略。

讨论：接受 LOT 的慢性疼痛患者存在大量风险，须确保对每一位患者的益处大于风险时方可考虑继续服药，否则应当考虑非阿片治疗或非药物治疗。证据表明，对接受多模式镇痛治疗的患者减量或终止阿片治疗，能够改善患者的疼痛、身体功能及情绪，且符合患者的价值观及偏好。需要注意以下 6 个方面。

①减量的指征：应当在会诊讨论的基础上，结合患者的治疗目标及情况逐渐减量。在平衡风险/获益比时，应当考虑以下问题：a. 合用药物会增加过量的风险；b. 并存的医疗及心理健康问题会增加风险；c. 是否存在 OUD 或其他 SUD 顾虑；d. 患者是否遵守阿片类药物安全措施和阿片风险缓解策略；e. 患者未接受综合性疼痛治疗计划；f. 服用剂量超过最大推荐剂量（增加了不良反应风险）；g. 对阿片治疗无显著反应疗效的疼痛情况（如 MRI 检查正常的背痛、纤维肌痛等）；h. 潜在的疼痛情况得到改善；i. 难以控制的不良反应。在整个 LOT 过程中，应定期询问患者的减量意愿。

②评估与随访：应当在起始阿片治疗前，对患者进行生理心理评估，包括用药情况、精神状况、合并用药情况及患者的社会情况等。在治疗过程中应对患者定期进行随访评估。由于减量可能会暴露潜在的 OUD，因此，推荐对患者定期进行 OUD 评估。

③会诊与转诊：在阿片类药物减量过程中，应为患者提供多学科医疗团队；在治疗过程中，应当关注患者的心理健康；应当充分对患者及其家属进行教育，全面告知减量过程可能出现的戒断反应，并向其提供相应的应对措施；在减量过程中，应结合患者的个人情况调整减量速度；对于同时使用长效和短效阿片类制剂的患者，应该减哪种药以及应该减多少药量，应充分结合药物安全性、用药史、心理疾病、患者意愿等情况来决定；由于长效阿片类制剂可能有更高的药物过量及死亡风险，通常建议先减量。

④减量过程：阿片类药物减量的目的是在风险大于获益时，平衡患者的临床风险及临床疗效。此外，当出现药品分销、危险行为（如威胁、持续破坏、自杀等）等极端风险情况时，也应在向有关部门报备的基础上考虑减量。

⑤接受高剂量阿片类药物治疗的患者：对于＞90 mg MEDD 的高剂量患者而言，减量过程应当格外谨慎，尤其要注重心理精神科及多学科协作，一般至少每 4 周减量 5%～20% 比较稳妥。对某些风险过高的患者而言，可适当考虑更激进的减量方案。

⑥纳洛酮：在减量过程中，应当对患者进行药物过量的教育并提供纳洛酮解救方案，在减量过程中监督并评估患者是否有 OUD。对于不再接受阿片类制剂但仍有未知来源阿片类药物使用风险的患者，同样建议使用纳洛酮。

7）推荐对表现出高风险和/或异常行为的患者进行跨学科协作，以解决患者的疼痛、SUD 和/或心理健康问题（强级别推荐）。

讨论：提示 SUD 的高风险指征有多种，包括药物过早补充、药物丢失或被盗、尿检异常、治疗依从性差、治疗重复失败等。SUD 或心理状态异常使初级医疗机构难以应付，且慢性疼痛受生理、心理及社会因素等多方面影响，因此，在这些情况下，多学科护理非常有必要。团队成员应当依据患者的个体情况而定，可包括心理健康、行为健康、药学、疼痛学、康复学等专家。

8）推荐对存在 OUD 的患者加用辅助药物治

疗（强级别推荐）。

讨论：OUD（即阿片类药物成瘾、滥用或依赖）是损害个体控制阿片类药物使用能力的慢性大脑疾病，长期重复的阿片类药物摄入能够导致OUD。OUD与过早死亡及其他医疗并发症相关，如获得性免疫缺陷综合征（acquired immuno-deficiency syndrome，AIDS）、病毒性肝炎、败血症等，OUD的20年死亡率为40%~60%，因此，提供一线治疗对于提高患者的生活质量、降低死亡率至关重要。高质量证据支持使用阿片激动剂疗法（如美沙酮、丁丙诺啡/纳洛酮）作为合并有海洛因成瘾的中重度OUD的一线治疗方案。早期研究提示，药物辅助治疗OUD的患者预后较好，推荐最多的是丁丙诺啡或丁丙诺啡/纳洛酮维持法。此外，慢性疼痛状态不会影响阿片激动剂辅助治疗的疗效，因此，推荐OUD患者使用辅助药物治疗。

（4）阿片治疗急性疼痛：推荐使用阿片药物的替代方法治疗轻中度急性疼痛患者（强级别推荐）；建议使用包括非阿片药物治疗的多模式疼痛护理治疗急性疼痛（弱级别推荐）；如果阿片类药物为处方药，建议使用最低有效剂量的即释阿片药物，复诊不应晚于3~5天，以确定是否需要调整或继续阿片类药物治疗（强级别推荐）。需要注意的是，应当向存在阿片类药物风险及替代治疗的患者提供教育。

讨论：LOT通常以短期阿片类药物开始起始治疗，尽管在短期治疗过程中，也存在阿片类药物过量的风险。对于存在情绪障碍、重复开处方、高剂量（>120 mg MEDD）使用以及起始使用长效阿片制剂的短期阿片类药物治疗的患者，阿片类药物过量的风险更高。对于某些特殊情况的患者，可能有必要使用短期阿片类药物治疗，其监测及管理标准取决于一系列因素，包括疼痛损伤的具体情况、患者的医疗因素、药物效力/剂量/给药途径/辅助用药等。因此，需要重点关注阿片类药物短期治疗期间的患者教育、非阿片类药物的辅助疗法以及完整的阿片类药物风险评估等问题。

4. 长期阿片类药物治疗的诊疗路径

（1）LOT治疗慢性疼痛的共同决策过程见图9-1。

（2）模块A：确定阿片类药物治疗的适宜性见

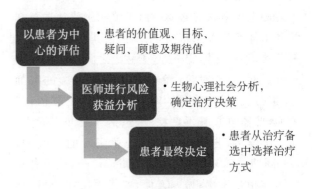

图 9-1　长期阿片治疗（LOT）慢性疼痛的共同决策过程示意图

图9-2。需要注意的是，慢性疼痛首选非药物治疗和非阿片类药物治疗。

（3）模块B：阿片类药物治疗流程见图9-3。

（4）模块C：阿片类药物治疗的减量或停药见图9-4。

（5）模块D：正在接受阿片类药物治疗患者的治疗措施见图9-5。

【文献评述】

《指南》主要从慢性疼痛及阿片类药物使用概况、长期阿片治疗的风险、阿片治疗的开始及持续、风险的降低、药物的减量及阿片类药物治疗急性疼痛这几个方面，为阿片类药物治疗慢性疼痛提供了尽可能全面的建议和指导。《指南》重点阐述了阿片类药物的风险管理和药物减量的基本原则，详尽而又突出重点，更具有可操作性。笔者认为，现今医学模式已转变为生物-心理-社会医学模式，在使用阿片类药物治疗慢性疼痛时应当运用多学科、多模式的治疗思维，考虑社会因素和患者的心理精神状态，全方位评估阿片类药物治疗的危险因素，在使用过程中对阿片类药物的获益及风险进行全过程的评估和检测，适时调整用药方案、减量甚至停药，从而尽可能达到规范使用阿片类药物、降低其风险及提高治疗获益的目的。笔者还认为，今后慢性疼痛的治疗仍会朝着多学科、多模式的趋势发展，阿片类药物的应用亦是其中不可或缺的一部分，如何在药物使用过程中综合运用多学科理论及社会资源仍是今后需要进一步探讨的重大课题，这对提高慢性疼痛患者的生活质量、降低治疗风险有深远意义。

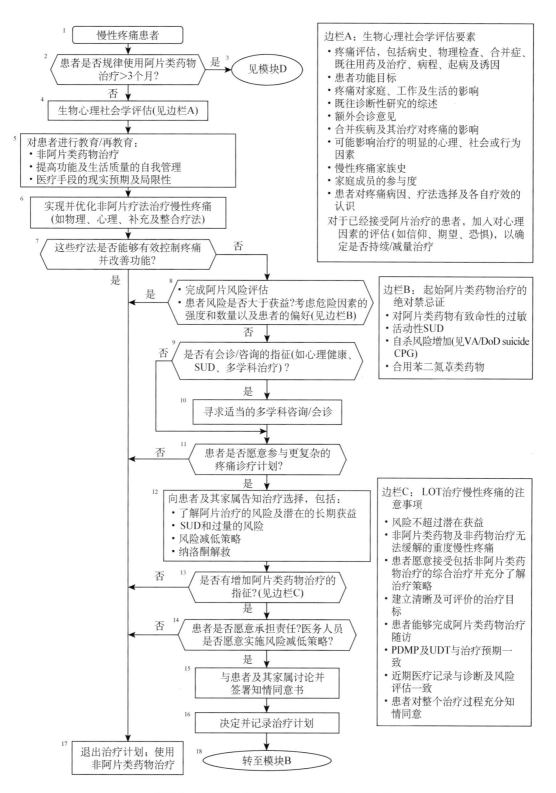

图9-2 确定阿片类药物治疗的适宜性(模块A)

注:SUD. 药物使用障碍;VA/DoD suicide CPG. 退伍军人管理局/美国国防部针对自杀风险患者的评估及管理临床实践指南;LOT. 长期阿片治疗;PDMP. 处方药物监控程序;UDT. 尿液药物检查。

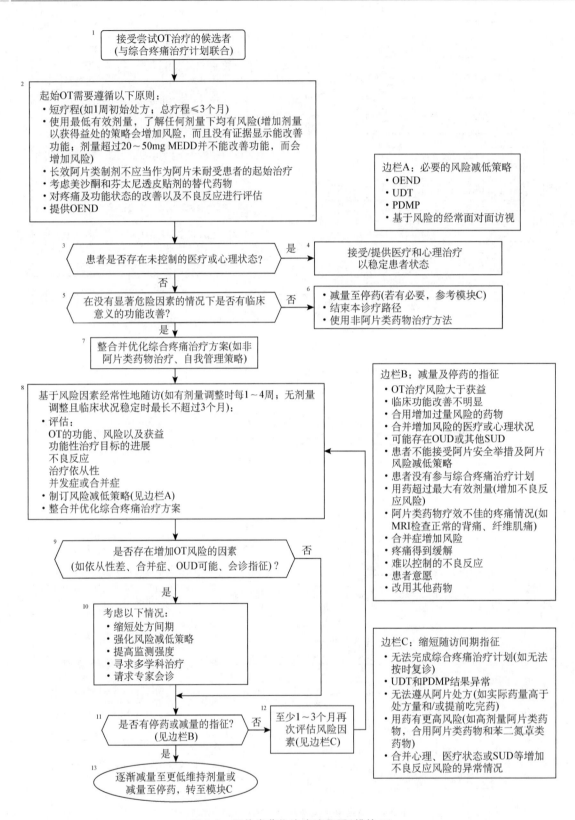

图 9-3　阿片类药物治疗流程图(模块 B)

注:OT. 阿片治疗;MEDD. 每天等效口服吗啡剂量;OEND. 用药过量的教育和纳洛酮发放;UDT. 尿液药物检查;MRI. 磁共振成像;PDMP. 处方药物监控程序;SUD. 药物使用障碍;OUD. 阿片使用障碍。

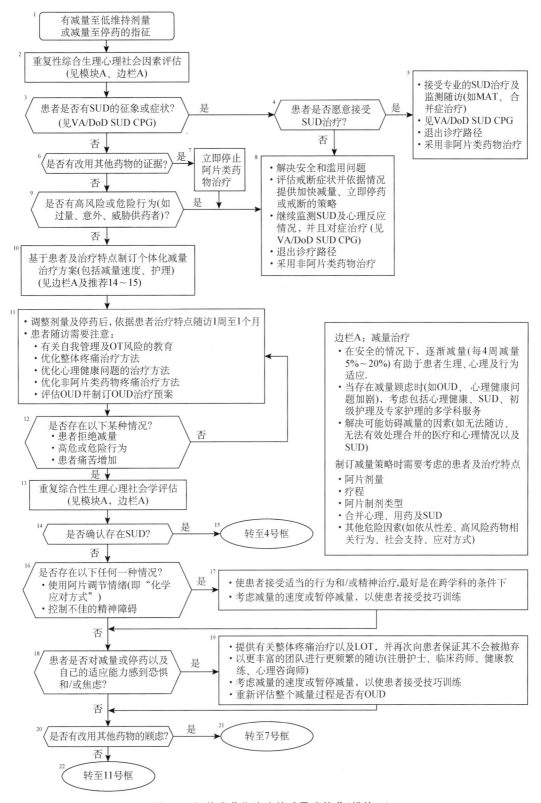

图 9-4 阿片类药物治疗的减量或停药(模块 C)

注:SUD. 药物使用障碍;VA/DoD SUD CPG. 退伍军人管理局/美国国防部针对药物使用障碍管理的临床实践指南;OT. 阿片治疗;OUD. 阿片使用障碍;LOT. 长期阿片治疗;MAT. 辅助药物治疗。

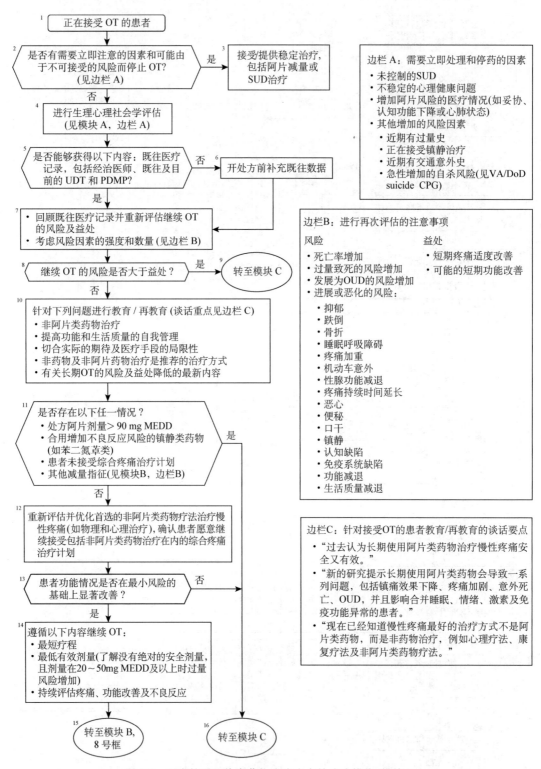

图 9-5　正在接受阿片类药物治疗患者的治疗措施 (模块 D)

注 : OT. 阿片治疗 ; SUD. 药物使用障碍 ; VA/DoD suicide CPG. 退伍军人管理局 / 美国国防部针对自杀风险患者的评估及管理临床实践指南 ; UDT. 尿液药物检查 ; PDMP. 处方药物监控程序 ; MEDD. 每天等效口服吗啡剂量 ; OUD. 阿片使用障碍。

（华　震　赵　明　李怡帆　樊碧发）

参 考 文 献

［1］ The Opioid Therapy for Chronic Pain Work Group. VA/DoD clinical practice guideline for opioid therapy for chronic pain. J Am Psychiatr Nurses Assoc，2017，2：2-198.

［2］ Daubresse M，Chang HY，Yu YP，et al. Ambulatory diagnosis and treatment of nonmalignant pain in the United States，2000-2010. Med Care，2013，51（10）：870-878.

［3］ Paulozzi LJ，Mack KA，Hockenberry JM. Vital signs：Variation among states in prescribing of opioid pain relievers and benzodiazepines-United States，2012. MMWR Morb Mortal Wkly Rep，2014，63（26）：563-568.

［4］ Kea B，Fu R，Lowe RA，et al. Interpreting the National Hospital Ambulatory Medical Care Survey：United States emergency department opioid prescribing，2006-2010. AcadEmerg Med，2016，23（2）：159-165.

［5］ Hoppe JA，Nelson LS，Perrone J，et al. Opioid prescribing in a cross section of US emergency departments. Ann Emerg Med，2015，66（3）：253-259.

［6］ Chou R，Turner JA，Devine EB，et al. The effectiveness and risks of long-term opioid therapy for chronic pain：A systematic review for a National Institutes of Health Pathways to Prevention workshop. Ann Intern Med，2015，162（4）：276-286.

［7］ Baldini A，Von Korff M，Lin EH. A review of potential adverse effects of long-term opioid therapy：A practitioner's guide. Prim Care Companion CNS Disord，2012，14（3）：PCC. 11m01326.

［8］ Ray WA，Chung CP，Murray KT，et al. Prescription of long-acting opioids and mortality in patients with chronic noncancer pain. JAMA，2016，315（22）：2415-2423.

［9］ Reuben DB，Alvanzo AAH，Ashikaga T，et al. National Institutes of Health Pathways to Prevention workshop：The role of opioids in the treatment of chronic painthe role of opioids in the treatment of chronic pain. Ann Intern Med，2015，162（4）：295-300.

［10］ Centers for Disease Control and Prevention. Vital signs：overdoses of prescription opioid pain relievers---United States，1999-2008. MMWR Morb Mortal Wkly Rep，2011，60（43）：1487-1492.

第 10 章

《美国疾病控制与预防中心阿片类处方药治疗慢性疼痛指南》解读

【文献题目】 2016 美国疾病控制与预防中心阿片类处方药治疗慢性疼痛指南（CDC guideline for prescribing opioids for chronic pain——United States，2016）

【文献作者】 Dowell D，Haegerich TM，Chou R

【文献来源】 JAMA，2016，315(15)：1624-1645

【文献解读】

◆ 背景介绍

慢性疼痛具有庞大的患病人群，在慢性疼痛的美国成年患者中，3％～4％的人群长期使用阿片类药物进行疼痛治疗。阿片类药物的大量使用已显示出巨大的风险，由此引发了社会各界对阿片类镇痛药滥用的担忧，同时给慢性疼痛管理也带来了巨大的挑战。2016 年美国疾病控制与预防中心（Centers for Disease Control and Prevention，CDC）总结了与阿片类药物应用相关的循证医学证据及最新研究成果，发布了《2016 美国疾病控制与预防中心阿片类处方药治疗慢性疼痛指南》（下文简称《指南》），旨在促进临床医师与患者在关于阿片类药物治疗慢性疼痛的相关风险及收益认识上的沟通，提高疼痛治疗的安全性和有效性，减少与长期阿片类药物治疗相关的风险，包括药物滥用、过量使用及死亡。《指南》的适用人群为 18 岁以上的慢性疼痛患者（不包括接受癌痛治疗、姑息治疗及临终护理的患者），以及某些特殊护理单元和专科（如急诊、牙科等）患者。

◆ 文献要点

1. 临床证据回顾

（1）临床证据回顾涉及的 5 个关键问题

1）问题 1——疗效及相对疗效：目前针对慢性疼痛患者，在评估疼痛、身体功能或生活质量的长期结局（1 年以上）方面，尚无比较阿片类药物与安慰剂及其与无阿片或非阿片类药物的相关研究。

2）问题 2——危害及不良反应事件：长期使用阿片类药物的风险主要是阿片类药物滥用及患者对此类药物的依赖。引起阿片类药物依赖相关的风险因素包括药物滥用史、年轻患者、严重抑郁及合用精神类药物等。需要注意的是，这些问题不同于阿片类药物耐受（长期使用药物后疗效反应减弱）和身体依赖（对药物的适应导致停药后出现停药症状），因为阿片类药物耐受和身体依赖在即使没有过量使用药物的情况下也会出现。阿片类镇痛药物的使用会明显增加因药物过量而导致死亡或非致死性过量使用的风险。此外，阿片类药物过量使用相关风险还包括增加心血管事件、内分泌异常、交通意外等。

3）问题 3——用药剂量方案：有研究表明，缓释/长效（extended-release/long-acting，ER/LA）阿片类药物比即释阿片类药物有更大的非致死性过量使用风险，在起始治疗后的前 2 周风险最高。有 3 项研究表明，不同的 ER/LA 阿片类药物在改善疼痛或功能方面无明显差异；一项研究表明，用药 12 个月以上，增加剂量与维持当前剂量的获益无差别。目前关于剂量方案的其他研究还极少，无法确定研究结果。

4）问题 4——风险评估及风险减低策略：用来预估阿片类药物滥用的精准风险评估工具与阿片类药物风险评估工具的结果并不一致，而且其他风险评估工具十分有限，尚无评估风险减低策略的有效性研究。

5)问题5——阿片类药物长期使用史对于治疗急性疼痛的影响:对于存在阿片类药物长期使用史的人群,急性疼痛期的阿片类药物治疗更容易转变为长期使用。与之前没有长期使用过阿片类药物治疗的腰痛患者相比,已接受过5张或更多阿片类药物处方(持续使用30～730天)的腰痛患者,每天接受1～140 mg吗啡当量的患者转变为长期使用的校正后相对危险度(odd ratio,OR)为2.08(95% CI 1.55～2.78),每天接受450 mg吗啡当量的患者OR则增加至6.14(95%CI 4.92～7.66)。

(2)其他相关临床证据回顾:《指南》总结了未包括在临床证据综述中的其他研究结果(即不限于慢性疼痛研究),发现多模式和多学科疗法比单一疗法能更有效地减轻患者疼痛、改善其身体功能,如心理疗法、认知行为疗法、运动疗法等非药物治疗,以及非阿片类药物疗法等。

2.《指南》推荐内容 《指南》的核心内容为12条建议。GRADE推荐的分类基于如下评判:①没有证据提示阿片类药物对疼痛及身体功能的长期(1年以上)疗效优于非阿片类药物;②大量证据显示了阿片类药物的潜在危害(包括药物滥用、过量使用及交通意外伤害);③大量证据表明,非药物和非阿片类药物治疗具有一定的益处,且危害较小。

(1)决定何时开始或继续阿片类药物治疗慢性疼痛

1)对慢性疼痛的治疗更倾向于选用非药物和非阿片类药物治疗。只有预期疼痛及功能改善程度超过预期风险时,方可考虑阿片类镇痛药物的使用;同时应根据具体情况,结合非药物治疗及非阿片类药物治疗方法(A级推荐,3级证据)。

2)在开始阿片类药物治疗慢性疼痛之前,临床医师应帮助患者确定治疗目标,应特别包括疼痛和功能改善的程度,并考虑到风险大于疗效时可以采用的停药方案。只有当疼痛和功能改善的临床意义超过了对患者安全的风险时,即患者受益大于风险时,临床医师方可继续阿片类药物治疗(A级推荐,4级证据)。

3)在开始阿片类药物治疗前和整个治疗期间,临床医师应与患者定期讨论已知的风险和实

际的受益,双方应协同做好用药期间的治疗管理(A级推荐,3级证据)。

在医师与患者沟通过程中,需要重点强调以下内容:①患者对阿片类药物的预期疗效应有正确的认知;②强调功能改善是治疗的首要目标;③详细告知患者阿片类药物的不良反应及应用风险;④告知患者用药对驾驶的影响;⑤遵循医嘱,不可随意增大剂量服药;⑥不要给他人服用阿片类药物,注意药物的安全储存;⑦评估药物间联合使用(如阿片类药物与苯二氮䓬类药物、其他镇静药、酒精等合用)的风险;⑧定期评估服用阿片类药物的收益与风险,制订停药与改变治疗的策略;⑨制订降低阿片类药物使用风险的措施;⑩关注特殊人群,如评估认知功能受限人群(特别是老年人群)使用阿片类药物是否安全及其护理者能否有效地进行安全管理。这些内容应针对不同人群的特点灵活应用。

(2)阿片类药物的选择、剂量、疗程、随访及停药

1)当开始使用阿片类药物治疗慢性疼痛时,临床医师应选用即释阿片类药物,而非ER/LA阿片类药物(A级推荐,4级证据)。其中要特别注意美沙酮及芬太尼透皮贴剂的使用,临床医师应熟悉其特性及风险,详细向使用者或护理者说明注意事项。

2)应以最低的阿片类药物有效剂量为初始剂量,并在增加剂量至每天50 mg等效口服吗啡剂量(morphine milligram equivalents,MME)及以上时再次仔细评估收益与风险,应尽量避免每天达到90 mg及以上MME,慎重制定每天90 mg MME的使用方案(A级推荐,3级证据)。

3)长期使用阿片类药物通常是从治疗急性疼痛开始的。当阿片类药物用于治疗急性疼痛时,临床医师应予以即释阿片类药物的最低有效剂量,且不得超过严重疼痛所需阿片类药物的预期治疗持续时间,一般不超过3天,很少超过7天(A级推荐,4级证据)。

4)临床医师应在开始阿片类药物治疗及剂量增加的1～4周对利弊之处进行仔细评估,评估间隔时间不应超过3个月。如果继续使用阿片类药物治疗的益处不大于风险,应优化其他治疗方法,减少阿片类药物剂量或停药(A级推荐,

4级证据）。

（3）阿片类药物的风险评估及应对策略

1）在开始阿片类药物治疗前和持续治疗期间，临床医师应评估相关危险因素。管理计划中必须包括降低风险的策略（包括存在药物过量风险时提供纳洛酮），应特别关注有药物过量史、药物滥用史、使用阿片类药物剂量较大（每天≥50 mg MME）或同时使用苯二氮䓬类药物的人群（A级推荐，4级证据）。

2）临床医师应使用美国州级处方药物监测程序（prescription drug monitoring program，PDMP）来查看患者以往的管制药物服用史，以确定患者是否存在药物过量的高风险。在进行阿片类药物治疗时，应在每次处方时或至少每3个月复核1次PDMP数据（A级推荐，4级证据）。

3）临床医师在为慢性疼痛患者开具阿片类药物处方时，应先进行尿液药物测试，并至少每年进行1次，以评估处方药物的使用情况以及患者是否在服用其他管制处方药和非法药物（B级推荐，4级证据）。

4）临床医师应尽量避免同时开具阿片类镇痛药和苯二氮䓬类药物（A级推荐，3级证据）。

5）临床医师应为存在阿片类药物滥用史的患者提供或进行基于循证医学基础的替代治疗，通常是丁丙诺啡或美沙酮的药物治疗结合行为疗法（A级推荐，2级证据）。

【文献评述】

《指南》的证据审查主要集中于上文的5个问题，并针对3个领域提出了12项具体建议，为基层医务人员提供了成年慢性疼痛患者使用阿片类镇痛药的治疗推荐意见。

需要特别强调的是，相较于阿片类镇痛药，非阿片类药物治疗是治疗慢性疼痛的首选。只有在评估阿片类药物的预期获益大于风险时，才可以考虑使用阿片类药物。在开始使用阿片类药物之前，应提前与患者制订治疗目标以及科学的减量和停药方案。在治疗过程中，应采用最低的有效剂量，在使用剂量达到每天50 mg MME或更多时，应再次仔细评估使用阿片类药物的利弊，并尽可能避免阿片类药物和苯二氮䓬类药物同时使用。此外，应至少每3个月评估1次患者是否应

继续接受阿片类药物治疗，并复核PDMP数据，以确定患者是否存在高危药物组合或剂量过高的使用情况。对于阿片类药物滥用的患者，临床医师应提供或安排基于循证医学基础的治疗方案，如丁丙诺啡或美沙酮的药物辅助治疗。

《指南》中的建议是基于目前可得到的临床证据以及相关专家的意见制定而成的。有些建议的证据是基于临床观察性研究、具有明显缺陷的临床研究、临床经验及观察等，在GRADE方法学中此类证据质量较低。

未来相关指南的制订和完善，还需要更多的研究来填补关键证据的空白，尤其是对长期使用阿片类药物治疗的慢性疼痛患者的长期评估（疼痛及功能）。鉴于慢性疼痛是一个重要的公共卫生问题，同时考虑到长期使用阿片类药物治疗所带来的风险，以及有效疼痛替代治疗方案的可操作性，在现有证据情况下，实施该指南的推荐做法有可能改善现有医疗质量。基于现有临床和相关证据，权衡长期使用阿片类药物治疗慢性疼痛的利弊，在大多数情况下，《指南》推荐分类中的A类建议应在临床中借鉴。

综上所述，《指南》旨在改善临床医师与患者在阿片类药物治疗慢性疼痛的风险和益处方面的沟通，提高疼痛治疗的安全性和有效性，并减少与长期阿片类药物治疗相关的风险（包括阿片类药物滥用、过量使用及死亡）。《指南》发布后，CDC仍对其不断地评估，以确定其对临床医师和患者预期和非预期结果的影响；在应用过程中，CDC不断审视其内容，以期进一步通过完善的临床研究弥补证据缺口，进行指南的定期更新和修订。

目前，我国慢性疼痛的常规治疗使用非阿片类药物，与《指南》的推荐意见相一致。随着对慢性疼痛认识的不断深入，越来越多的慢性疼痛专科医师在慢性疼痛治疗的药物选择中联合使用抗惊厥、抗抑郁、抗焦虑、镇静催眠等药物，取得了较好的治疗效果。慢性疼痛的药物治疗应针对患者的疼痛原因、疼痛性质、心理状况、机体功能等多方面因素，合理地选择药物种类和剂量，不能单纯以镇痛为唯一目标。老年人群存在慢性疼痛发生率高、基础疾病复杂、服用药物种类多、机体功能下降、沟通相对困难等特点，因此，在使用慢性疼

痛药物治疗时应尽量简化药物种类,关注药物间相互作用,从小剂量开始逐渐滴定至最佳剂量。疼痛医师应与临床药师保持紧密联系,以提高老年慢性疼痛患者的临床用药安全。

在药物治疗的同时,疼痛专科医师开展的精准、微创治疗更是解决慢性疼痛的"法宝"。在影像学的辅助下,针对疼痛原因进行微创治疗是解除疼痛、改善患者生活质量的有效手段之一,此方法特别适合老年人群。

尽管中美之间的医疗存在一些差异,但《指南》中的一些建议对我国临床实践具有很好的借鉴作用,也为今后的医疗服务提供了很好的指导。

(华　震　赵　明　李怡帆　樊碧发)

参 考 文 献

[1] Dowell D, Haegerich TM, Chou R. CDC guideline for prescribing opioids for chronic pain--United States, 2016. JAMA, 2016, 315(15): 1624-1645.

[2] Boudreau D, Korff MV, Rutter CM, et al. Trends in long-term opioid therapy for chronic non-cancer pain. Pharmacoepidemiol Drug Saf, 2009, 18(12): 1166-1175.

[3] Anastassopoulos KP, Chow W, Tapia CI, et al. Reported side effects, bother, satisfaction, and adherence in patients taking hydrocodone for non-cancer pain. J Opioid Manag, 2013, 9(2): 97-109.

[4] Gregorian RS, Gasik A, Kwong WJ, et al. Importance of side effects in opioid treatment: a trade-off analysis with patients and physicians. J Pain, 2010, 11(11): 1095-1108.

[5] Thielke SM, Turner JA, Shortreed SM, et al. Do patient-perceived pros and vons of opioids predict sustained higher-dose use? Clin J Pain, 2014, 30(2): 93-101.

[6] Chou R, Qaseem A, Snow V, et al. Diagnosis and treatment of low back pain: A joint clinical practice guideline from the American College of Physicians and the American Pain Society. Ann Intern Med, 2007, 147(7): 478-491.

[7] Multiple cause of death data [2016-02-26]. https://search.cdc.gov/search/? query = Multiple%20cause%20of%20death%20data&page=1.

[8] Jamison RN, Sheehan KA, Scanlan E, et al. Beliefs and attitudes about opioid prescribing and chronic pain management: survey of primary care providers. J Opioid Manag, 2014, 10(6): 375-382.

[9] Banta-Green CJ, Merrill JO, Doyle SR, et al. Opioid use behaviors, mental health and pain--development of a typology of chronic pain patients. Drug Alcohol Depend, 2009, 104(1-2): 34-42.

第 11 章

《澳大利亚和新西兰老年医学会老年人疼痛立场声明》解读

【文献题目】 澳大利亚和新西兰老年医学会立场声明：老年人疼痛（Australian and New Zealand Society for Geriatric Medicine Position Statement——Pain in older people）

【文献作者】 Australian and New Zealand Society for Geriatric Medicine

【文献来源】 Australas J Ageing,2016,35(4):293

【文献解读】

◆ **背景介绍**

在过去的十年里，世界卫生组织和国际疼痛研究协会的合作为临床提供了多个高质量的循证指南，以期解决目前临床面临的问题。尽管如此，研究人员对老年人疼痛管理的认识仍有很大差距，导致医院、社区和住宅护理机构中老年人疼痛控制不良的发生率一直处于很高的水平，因此，加强对老年人疼痛管理的研究并宣传相关知识显得尤为重要。2016 年澳大利亚和新西兰老年医学会（Australian and New Zealand Society for Geriatric Medicine,ANZSGM）根据老年人疼痛管理的各项研究成果及循证医学证据发布了《澳大利亚和新西兰老年医学会立场声明：老年人疼痛》（下文简称《声明》），旨在加强对老年人疼痛问题的重视，使社会各界在护理老年人的环境中加强对疼痛管理的宣传，以提高医务人员对老年人疼痛的认识、评估及治疗水平。《声明》适用于患有慢性疼痛（chronic pain）的老年人。

◆ **文献要点**

慢性疼痛是指持续超过预期愈合时间的疼痛（通常定义为持续超过 3 个月的疼痛）。疼痛是老年人的常见症状，受疼痛影响的老年人中有 25%～50% 居住在社区，有 27%～80% 居住在护理机构。住院老年患者中疼痛也很常见。老年人疼痛通常由合并的其他疾病等多种因素引起。癌症和非癌症疼痛都很常见，其中癌症是老年人死亡的第二大原因，高达 40% 的癌症患者会出现疼痛。

老年人的疼痛通常存在认识不足、评估不足和治疗不足的现象。在许多不同临床环境中进行的研究均表明老年人疼痛得不到充分的治疗，这一风险随年龄增长、认知障碍及住院而增加。据了解，痴呆老年患者比其他相似年龄和病情患者接受的镇痛药更少。老年人不太可能被转介到多学科疼痛诊所，即使转到疼痛诊所，医师提供的治疗方案也比具有相同疼痛严重程度的年轻人少，而且对老年人疼痛的记录通常都很差。

疼痛控制不佳与不良事件有关，如抑郁、功能障碍、体重减轻及睡眠障碍等。老年人疼痛的常见原因包括骨骼肌肉病变、神经性疼痛（如糖尿病神经病、疱疹后神经痛和腰骶神经根病引起的疼痛）、外科手术伤口疼痛、弥漫性疼痛（如风湿性多肌痛）等。

1. 对疼痛的认知和处理 疼痛是复杂的，其主观感受往往多于被伤害的感受。最近的研究表明，随着年龄增长，人们的疼痛阈值逐渐增长，对严重疼痛的耐受性下降，更易发生持续性疼痛。在一些紧急医疗事件中，疼痛往往是一种不常见的症状，有相当比例（高达 40%）的老年人在发生急性心肌梗死、腹膜炎、肠梗阻或肺炎时没有报告疼痛，因此，没有疼痛不应被理解为没有疾病。

(1)疼痛与抑郁：抑郁（depression）通常与老

年人的疼痛有关。抑郁可能在改变疼痛中枢处理过程中发挥作用。有证据表明,抑郁症的存在会使疼痛更难治疗。流行病学研究表明,抑郁会增加机体发生持续性疼痛的可能性。

(2)疼痛与痴呆:当痴呆与疼痛同时存在时,评估和管理就会出现困难。尽管痴呆患者的交流能力发生了变化,但当他们经历疼痛时,疼痛的频率和强度并没有降低。目前证据表明,阿尔茨海默病可能不会影响感知疼痛刺激的大脑皮质。

(3)疼痛的评估:对老年人的持续性疼痛需要多方面综合评估方法,包括对医学、功能、社会、态度、认知及情绪相关领域的评估。在任何可能的情况下,自我口述都是评估疼痛的标准第一步。一般来说,那些在年轻人群中被证明有效的量表也会对疼痛老年人适用。语言程度量表是老年人的首选,其可靠性和有效性最高。

对于那些有痴呆和其他沟通问题的老年人来说,疼痛评估显得更加困难。有轻度至中度认知障碍的老年人通常仍有能力对疼痛进行有效的自我评估,特别是在评估当前疼痛时。研究表明,对于轻度至中度痴呆患者,自我口述比看护人或疼痛替代者的描述更为可靠。在中度至重度痴呆患者中,因其自我口述疼痛能力会降低,评估者可能有必要使用非言语方法来评估患者的疼痛,如行为测量、观察等。对疼痛行为的识别是所有老年人疼痛评估的重要组成部分,尤其对那些患有痴呆或无法交流的老年人,但这些行为往往是非特异性的,并不能很好地衡量疼痛的强度。

情绪障碍的测量是评估所有老年人疼痛的一个重要内容,建议对老年人常规使用诸如老年抑郁量表等已被验证的评估工具。

疼痛的医学评估应包括详细的疼痛史、是否存在其他共病、用药情况及体格检查。应特别注意临床危险信号的存在。危险信号被认为是严重的潜在病理变化的临床指标,如癌症、骨折或硬膜外脓肿。老年人的年龄本身就是一个危险信号,其他危险信号包括进行性疼痛、损害睡眠的疼痛或持续性非机械性疼痛、体重减轻、有恶性肿瘤病史以及在局部神经功能障碍背景下出现的背痛。评估还应侧重于采取有效治疗以改变老年人疾病进程的临床情况,如关节置换术等。

2. 治疗

(1)一般原则:急性疼痛的处理通常需要使用镇痛药来缓解症状。对影响老年人生活质量的持续性疼痛的处理通常需要综合、多学科管理策略,重点是有效减少老年人的疼痛程度,改善其功能和生活质量,而不是治愈病因。试图彻底消除疼痛可能会导致让老年人无法接受的不良反应。

临床医师应该意识到共病、合并用药及心理社会因素的重要性,因为这些因素可能影响治疗计划,而且还应考虑到药物不良反应和潜在的药物间相互作用。

(2)药物治疗:药物治疗是治疗疼痛的主要方法,当与非药物治疗结合时,效果最好。

有许多药物可以用来治疗疼痛,如对乙酰氨基酚、阿片类药物、非甾体抗炎药等,然而,目前还缺乏关于这些药物在有持续性疼痛的老年人或体弱患者中应用的文献。老年人是一类特殊群体,很难预测其最佳剂量和不良反应,此外,老年人有较高的药物不良反应风险,不能很好地耐受药物。

对老年人的处方原则应从小剂量开始,逐步增加,但适当的剂量增加必须考虑到疼痛严重程度以确保最大限度地减少治疗不足的问题。此外,在开始治疗前要明确治疗目标,同时要了解如果药物无效就要停药。

镇痛的时机通常与药物选择同等重要。针对持续疼痛通常采用长效药物以实现 24 h 镇痛。大多数接受长效制剂治疗的持续疼痛患者也应该接受治疗暴痛的短效药物。暴发性镇痛处方药可能不适合那些有认知障碍或沟通困难的患者。

阶梯镇痛是为了辅助癌症疼痛的管理而开发的一种方法,即从简单的非阿片类镇痛药(第一步)逐步升级到弱阿片类镇痛药(第二步),最后到强阿片类镇痛药(第三步),这种方法常用于非癌症疼痛患者。对于有疼痛的老年人,这种方法有局限性。越来越多的临床医师改变了做法,绕过第二步,转而使用低剂量强阿片类药物(如羟考酮)。使用所有这些药物之前都必须仔细考虑,并平衡每例患者的用药利弊。多模式镇痛可能比单独使用镇痛药更为有效,并可减少不良反应,例如,对乙酰氨基酚和羟考酮缓释片可治疗中度肌肉骨骼疼痛患者。

(3)非药物治疗:有很多非药物治疗可以作为

一线或二线疗法用于治疗持续性疼痛,但最好与药物治疗结合使用。非药物干预包括教育、物理技术、认知行为疗法等。患者和护理人员的积极参与有助于疼痛的自我控制。

对患者及其家属的教育是疼痛管理计划的核心内容。有证据表明,教育本身就可以减轻疼痛。物理疗法不仅能减轻患者疼痛,而且对情绪、身体功能和睡眠也有影响,如等张力运动已被证明可以减轻肌肉骨骼疼痛老年人的疼痛。认知行为疗法已被证明对社区和居家护理中患有持续性疼痛的老年人有效。尽管有证据表明认知行为疗法可适用于老年人,但其应用较少,这可能是由于医院和初级保健机构缺乏系统的认知行为疗法项目。与标准治疗相比,多学科疼痛管理诊所在老年人的疼痛管理方面已被证明是有益的。

对于那些常规治疗无效的疼痛患者,还可应用介入疗法,如硬膜外注射、关节突关节注射、脊髓电刺激、各种神经阻滞及射频消融手术等。然而,关于这些技术的大多数研究并没有应用于年龄较大的受试者,其疗效尚不肯定,使用时仍需考虑个体化因素。

(4)实施有效控制疼痛策略的障碍及建议:医疗保健系统有义务为老年人提供高质量的疼痛管理。2010年制定的国家疼痛战略试图提出一项议程以改善老年人的疼痛管理,由教育工作者、保健专业人员、资助组织、政府、决策者、公共卫生组织等共同参与。该项战略指出了目前医疗保健系统提供高质量疼痛管理的许多障碍,如没有足够的疼痛专家、多学科诊所、治疗药物、综合医疗,以及其他提供认知行为疗法等非药物治疗的服务。另外,患者、护理人员和保健专业人员也可能存在认识上的不足。"疼痛是老化过程中不可避免的一部分"这种错误观念可能会使患者不被转诊或不寻求疼痛管理服务。

入住护理机构的老年人尤其处于不利地位。居家养老基金没有将疼痛视为一个独立的实际问题,而是将其看作疾病的一种症状,并没有认识到那些有明显持续性疼痛的老年人日益增加的护理需求。由于居家老年护理的认证过程并不强调对持续性疼痛的多维管理,可能使护理机构的工作人员不能很好地使用医疗设施来管理老年人的持续性疼痛。

为了控制药物滥用,政府机构和立法者可能会无意中限制那些有合法医疗需求的患者合理获取缓解疼痛的药物(如阿片类药物)。临床医师和专业机构仍需努力在这一领域制订适当的法规。

许多专业保健人员可能没有经过适当的培训来管理老年人的疼痛,因此,加强对这些人员的教育和培训至关重要,要修订学生和受训人员的课程,并利用这些举措作为评价医疗质量的手段,以达到认证和质量保证的目的。

【文献评述】

对于许多老年人来说,疼痛是一种常见且令人不安的症状,是一种复杂的、主观的、情绪化的体验,在老年人中非常普遍。尽管如此,它并不是老化过程中固有的一部分。医务人员有义务去鉴别那些没有减轻痛苦的人群,即使疾病无法治愈,也要减轻痛苦。需要特别注意那些有认知障碍或沟通困难老年人的疼痛评估和管理。ANZSGM承认有必要找出阻碍老年人最佳疼痛管理的障碍,并提倡在这些方面做出改变。《声明》介绍了老年疼痛的特点以及疼痛与患者的心理和认知之间的相互作用,还从治疗原则、药物治疗和非药物治疗3个方面阐述了老年疼痛的治疗手段,内容十分全面。此外,《声明》还客观阐述了在澳大利亚和新西兰存在的老年疼痛管理上的障碍并给出了建设性的建议,这对于审视我国老年疼痛管理有提示性作用和借鉴意义。需要注意的是,国情不同,所面临的问题也不同,中国有更庞大的老龄人口和更低的医护比,充分利用有限的医疗资源达到尽可能好的疼痛管理效果是尤为重要的一项课题。笔者认为,首先要做的就是加强对老年疼痛科普知识的宣传,使患者、医护人员及照护者对老年疼痛有正确的认识,即"疼痛不是老化过程不可避免的一部分"。

(路桂军)

参 考 文 献

Australian and New Zealand Society for Geriatric Medicine Position Statement Abstract: Pain in older people. Australas J Ageing,2016,35(4):293.

第4篇

营养不良

第 12 章

《国际血脂专家组心力衰竭的营养支持意见书》解读

【文献题目】 心力衰竭的营养支持:国际血脂专家组意见书[Nutraceutical support in heart failure: a position paper of the International Lipid Expert Panel(ILEP)]

【文献作者】 Cicero AFG, Colletti A, Haehling SV, et al

【文献来源】 Nutr Res Rev, 2020, 33(1): 155-179

【文献解读】

◆ **背景介绍**

心力衰竭(heart failure, HF)的全球患病人数约 2300 万,是老年人住院和致残的主要因素之一。美国约 10% 的死亡原因为心力衰竭,每年因心力衰竭的医疗花费超过 390 亿美元,欧洲等国家情况类似。心力衰竭患者因胃肠道淤血会导致营养物质摄入不足与吸收障碍,易造成多种微量营养素和蛋白质缺乏,使患者生活质量普遍低下,死亡率居高不下,特别是终末期心力衰竭患者年死亡率可在 20%～50%,而合理的营养补充将为心力衰竭的规范治疗提供有力支撑。

导致心力衰竭的主要病因为高血压、冠心病、心肌病、瓣膜病等,排除遗传和年龄因素,通过生活方式的改善,可延缓上述疾病的发生与发展,进而降低心力衰竭的发病率,如控制高血压饮食可降低 29% 的心力衰竭风险。其中,地中海饮食、低钠饮食及控制饮酒量是改善营养方式的重要体现,也是提高患者生活质量、降低心力衰竭发病风险的重要基础。

近年来,流行病学研究和临床试验发现一些膳食补充剂和植物化学物质(统称天然产品或营养食品)有助于改善心力衰竭患者的相关症状及预后,但并未形成一致意见。尽管 2018 年 5 月美国营养与饮食学会(Academy of Nutrition and Dietetics)发布了《心力衰竭的营养支持:国际血脂专家组意见书》,针对心力衰竭患者的医学营养治疗提出了指导和建议,包括医学营养治疗的有效性、频率、持续时间、能量需求评估、营养干预等,但是并未对具体的营养补充剂进行推荐。2020 年国际血脂专家组再次发布了《心力衰竭的营养支持:国际血脂专家组意见书》(下文简称《意见书》)。《意见书》填补了医学营养治疗领域的空白,适用于心力衰竭患者的营养管理。

◆ **文献要点**

《意见书》针对每一种选定的营养品都有一个简短的作用机制说明、临床疗效及耐受性说明。由于既往数据有限,专家组决定不采用证据的类别来评估每一种营养品,只对不同营养品的应用提出了建议。现将《意见书》的内容归纳如下。

1. 明确推荐的营养保健品及植物药

(1)辅酶 Q10(coenzyme Q10):普遍存在于细胞中,在新陈代谢速率快的器官中含量最高,如心脏中的含量高达 114 $\mu g/g$。人体辅酶 Q10 总含量只有 500～1500 mg,且随着年龄增长而减少。辅酶 Q10 起到能量转移分子的作用,它天然存在于油性鱼类(如鲑鱼和金枪鱼)、动物内脏(如肝脏和心脏)和全谷物中,但膳食中辅酶 Q10 的吸收缓慢且有限。辅酶 Q10 作为线粒体电子传递链中细胞色素之间的还原当量转移剂,在氧化磷酸化过程中起着至关重要的作用,也是唯一的脂溶性抗氧化剂,其在心肌线粒体内浓度最高。

因此,辅酶 Q10 缺乏会促进心力衰竭的发生和进展。

Q-SYMBIO 研究发现,纽约心脏病学会(New York Heart Association,NYHA)分级 Ⅳ 级患者的心肌辅酶 Q10 水平最低,而 NYHA Ⅰ 级患者的心肌辅酶 Q10 水平最高。辅酶 Q10 的生物利用度取决于剂量、粒径、剂型及服用方法。Langsjoen 等提出血液中辅酶 Q10 浓度≥2 μg/ml 可以改善严重心力衰竭患者的左心室射血分数(left ventricular ejection fractions,LVEF),特别是对于未接受他汀类药物和/或血管紧张素转化酶抑制剂治疗的心力衰竭患者,辅酶 Q10 改善 LVEF 更明显。辅酶 Q10 的安全性高,剂量在 60～600 mg/d 不会引起临床相关不良事件。

专家组意见:补充辅酶 Q10(剂量≥200 mg/d)对慢性心力衰竭患者,尤其是心力衰竭早期患者可能有益,并可能减少主要不良心脏事件和总死亡率。

(2)n-3 多不饱和脂肪酸(n-3 polyunsaturated fatty acid,n-3 PUFA):多不饱和脂肪酸(polyunsaturated fatty acid,PUFA)含二十碳五烯酸(eicosapentaenoic acid,EPA)和二十二碳六烯酸(docosahexaenoic acid,DHA),可能是通过直接作用于线粒体膜,改变其结构和功能而对慢性心力衰竭产生作用。在涉及 176 441 例受试者和 5480 例心力衰竭患者的 7 项前瞻性流行病学研究的荟萃分析中,发现 n-3 PUFA 在心力衰竭患者中的作用是剂量和时间依赖性的。在最近发表的 Reduce-IT 试验中,使用大剂量高纯度 EPA 后,主要终点(心血管死亡、非致命性心肌梗死、非致命性脑卒中、冠状动脉血运重建或不稳定型心绞痛)的绝对风险降低了 4.8%,但可导致心房颤动发生率增加。除了一些轻微胃肠道不良反应外,n-3 PUFA 耐受性良好。

专家组意见:补充 EPA 和 DHA 对心力衰竭患者有一定的积极作用,尤其是在疾病早期,可以改善心力衰竭尤其是心肌梗死后心力衰竭患者的预后。

(3)山楂提取物:山楂提取物富含黄酮类化合物,具有抗炎、抗氧化、增强心肌收缩力和扩张冠状动脉的作用。体外人心肌组织实验显示山楂提取物具有浓度依赖性的正性肌力作用。一项为期 24 个月的随机、安慰剂对照临床试验研究了每天服用 900 mg 山楂提取物对 NYHA Ⅱ～Ⅲ级射血分数减低心力衰竭患者的死亡率和住院率的影响。结果发现,对于 LVEF≥25% 的患者,山楂提取物可以降低心源性猝死的发生率。多项荟萃分析显示,与安慰剂相比,服用山楂提取物对最大心脏负荷、运动耐力及心脏耗氧量均有改善,患者气短和疲劳症状也显著减轻。山楂提取物安全性良好,不良反应轻微、短暂且罕见。

专家组意见:对于射血分数保留性心力衰竭(heart failure with preserved ejection fraction,HFpEF)和射血分数减低性心力衰竭(heart failure with reduced ejection fraction,HFrEF)的患者,山楂提取物每天剂量 320～900 mg,分 2～3 次服用,可能会改善患者的心脏功能,减轻症状,改善生活质量。但山楂提取物研究的阳性数据多数是在没有接受心力衰竭标准药物治疗的患者中获得的,对于标准药物治疗后的心力衰竭患者,补充山楂提取物是否能获益尚未知。

(4)益生菌:肠道生态平衡在调节肠道屏障功能、黏膜免疫反应、钠和水稳态等功能方面具有重要意义。心力衰竭患者存在胃肠道吸收、运动、组织灌注障碍及黏膜水肿,肠道功能障碍会引起肠道菌群的改变,导致血液中内毒素增加、前后负荷增加及临床症状恶化。最近的临床研究显示,肠道微生物菌群在心血管健康,特别是在心力衰竭患者的预后中起到了关键作用。目前正在进行的 Gut Heart 研究将为针对肠道微生物治疗心力衰竭患者的可能治疗途径提供一些启示。补充益生菌预防心血管疾病已被证明是安全的,没有相关不良反应。

专家组意见:一些益生菌菌株(特别是乳杆菌、双歧杆菌)可作为心力衰竭患者的常规辅助治疗。

(5)左卡尼汀:左卡尼汀是胆碱的化学类似物,作为脂肪酸氧化的必备辅助因子,在脂质代谢中起着重要作用。一项包含 17 项随机对照试验(randomized controlled trial,RCT)研究、一项纳入 1625 例心力衰竭患者的荟萃分析、一项包含 10 项 RCT 的研究以及一项纳入 925 例患者的荟萃分析均显示:左卡尼汀可显著改善 LVEF 及心排血量,降低血清脑钠肽、C 反应蛋白及肿瘤坏死因子-α 的水平,不增加不良反应事件,但是没有改善 6 min 步行距离和降低全因死亡率。左卡尼汀一般耐受性较好,有口干、皮疹和轻微胃肠道反应,但发生率很低。

专家组意见:左卡尼汀是治疗充血性心力衰竭患者的有效辅助药物,可以改善其临床症状和心功能,并降低血清脑钠肽水平。但是今后还需更多研究以准确评估左卡尼汀治疗心力衰竭的临床可行性。

2. 对心力衰竭有临床影响但未作明确推荐的保健品及植物药

(1)可可和黑巧克力:可可含有丰富的多酚和类黄酮,特别是黄烷醇。可可多酚改善心力衰竭的机制尚未完全阐明,可能通过增加一氧化氮(nitric oxide,NO)合成、抑制内皮素-1 合成和减少 N-末端脑钠肽前体(N terminal-probrainnatriureticpeptide,NT-proBNP)来改善内皮依赖性血管舒张反应。一项对 31 917 例 45～79 岁瑞典男性进行的前瞻性队列研究发现,适量食用巧克力可降低心力衰竭患者的住院率和死亡率,但是高于适量摄入量的患者未观察到相应指标的降低。一项大型医师健康研究发现,体重指数正常的受试者巧克力摄入量与心力衰竭事件之间的联系比超重/肥胖的受试者更强。最近的一项小型 RCT 研究发现,每天摄入 50 g 高黄烷醇黑巧克力能显著降低血浆 NT-proBNP 水平及舒张压,还可以改善充血性心力衰竭患者的血管功能,改善最大活动量。可可通常耐受性很好,既可以作为功能性食品,也可作为膳食补充剂。

专家组意见:尽管结果表明食用巧克力可能在预防心力衰竭方面起作用,但仍不清楚需要摄入多少巧克力最合理,以及这种效果是与预防心力衰竭发病有关还是与延缓心力衰竭的进展有关,因此,目前很难评估在摄入不同类型或不同量的巧克力后对心力衰竭发病和进展的影响。

(2)L-肌肽:L-肌肽是在肝脏由 β-丙氨酸通过肌肽合成酶产生的二肽,主要储存于骨骼肌和心肌。口服 β-丙氨酸已被证明能增加心脏 L-肌肽的水平。L-肌肽保护心脏的机制是减轻心肌缺血-再灌注损伤,减少氧化应激。肌肽通常耐受性良好,到目前为止还没有人特别关注它作为膳食补充剂的用途。

专家组意见:尽管体外实验证实 L-肌肽可能存在心肌保护作用,但目前尚缺乏有效的临床证据证明其可用于心力衰竭的防治。

(3)D-核糖:D-核糖是一种戊糖,外源性补充 D-核糖可增加腺苷三磷酸(adenosine triphosphate,ATP)水平。心肌 ATP 水平对于维持细胞完整性和功能很重要,ATP 水平不足可能是导致舒张功能障碍和心室顺应性差的原因。在缺血性损伤的实验模型中,补充 D-核糖可能会迅速提高 ATP 水平,改善舒张功能,并显著缩短发生缺血后的恢复时间。在一项前瞻性研究中,D-核糖改善了心力衰竭患者舒张功能障碍、生活质量及身体功能。另一项 RCT 研究评价了 NYHA Ⅱ～Ⅳ级患者每天服用 5 g D-核糖的疗效(共服 6 周),75% 的患者心脏组织多普勒结果有改善,并在 9 周的随访中保持不变。补充 D-核糖可以使稳定的冠状动脉粥样硬化性心脏病患者运动时间延长,而不会出现心绞痛或心电图变化。D-核糖安全性和耐受性良好。

专家组意见:缺血性心血管疾病包括心力衰竭(特别是伴有舒张功能障碍)的患者可能从 D-核糖中获益。尽管初步数据令人鼓舞,但迄今为止进行的临床研究仍然很少,规模很小,而且持续时间相对较短。

(4)甜菜根和无机硝酸盐:NO 不仅是一种内皮衍生的舒张因子,也是一种具有多效性的关键细胞信号分子。在心力衰竭患者中,骨骼肌 NO 的生物利用度降低,导致患者肌肉功能下降。多项 RCT 研究中,甜菜根汁(beetroot juice,BRJ)可以延长高强度运动时出现疲惫的时间,并降低接近最大运动时的耗氧量,并能降低血压、减轻心脏后负荷。心力衰竭患者每天补充含 11.2 mmol NO_3^- 的 BRJ,可增加 NO 生成,增加肌肉功能,改善运动能力。每天服用含有 6.1 mmol NO_3^- 的 BRJ 一周后,HFpEF 老年患者的接近最大有氧耐力均有显著改善,提示短期服用 BRJ 补充剂耐受性及安全性良好。

专家组意见:目前很难就 BRJ 的实用性提出有效建议,短期补充可能改善心力衰竭患者的活动耐力,但其长期效果仍需大规模、多中心临床研究。

3. 维生素类药物及矿物质

（1）维生素 D：维生素 D（维生素 D_2 和维生素 D_3，分别称作麦角钙化醇和胆钙化醇）是脂溶性类固醇的集合，通过内源性合成或饮食摄入获得，后者占总供应量的 $10\%\sim20\%$。多项观察性研究表明维生素 D 水平可能与心力衰竭的患病率、发病率及严重程度之间存在联系。一般来说，维生素 D 补充制剂是较安全的，但是长时间摄入维生素 D 补充制剂可能会诱发高钙血症、高尿钙及高磷血症。噻嗪类利尿药与钙和维生素 D 补充剂合用可能会导致老年人出现肾功能受损或甲状旁腺功能亢进的高钙血症。

专家组意见：维生素 D 缺乏的心力衰竭患者应该补充维生素 D。但是常规补充维生素 D 作为心力衰竭患者的治疗措施之一仍缺少大规模 RCT 研究。

（2）铁剂：铁缺乏在一般人群中被定义为血清铁蛋白 <30 ng/ml 和转铁蛋白饱和度 $<20\%$；铁缺乏是心力衰竭患者症状严重、住院时间延长、再住院率和病死率增加的独立预测因素。

专家组意见：可以对有症状的 HFrEF 伴铁缺乏患者进行静脉铁剂补充，但对于其他类型心力衰竭的患者口服补充铁剂的潜在益处仍需要进一步研究。

（3）维生素 B_1（硫胺素）：维生素 B_1 是细胞产生能量所必需的水溶性维生素，对 ATP 的代谢是必不可少的。一般来说，每天推荐的维生素 B_1 摄入量成年男性约 1.2 mg，成年女性约 1 mg。维生素 B_1 缺乏在不发达国家和发展中国家更为普遍，特别是长期饮酒、接受完全肠外营养或减肥手术的患者。多项研究表明，维生素 B_1 缺乏在心力衰竭患者中普遍存在。维生素 B_1 缺乏症在住院患者和门诊患者中的发生率为 $3\%\sim91\%$。在 9 项观察性研究的荟萃分析中，心力衰竭患者维生素 B_1 缺乏症的发生率是非心力衰竭患者的 2.5 倍。心力衰竭患者中维生素 B_1 缺乏的主要原因是心源性恶病质和内脏充血导致维生素 B_1 摄入减少和吸收不良，以及大剂量利尿药治疗导致维生素 B_1 随尿液排出增加。维生素 B_1 剂量在 $25\sim300$ mg/d 时有良好的安全性。

专家组意见：现有研究样本量均较小且多为观察性研究，仍存在局限性，不能得出维生素 B_1

可作为心力衰竭患者补充剂的结论。

（4）镁：镁在许多酶催化过程中发挥作用，是线粒体功能的重要组成部分，可调节细胞钾的转运，影响钙的摄取和分布，有助于稳定心血管血流动力学和电生理功能。利尿药会造成肾脏镁损失，特别是在高容量负荷心力衰竭患者和高醛固酮血症患者中，已经证明钾缺乏抑制了肾脏对镁的重吸收，导致尿液中镁水平升高和低镁血症。在心力衰竭患者中，体内足够的镁储存可降低心律失常、洋地黄毒性及血流动力学异常的风险。数项研究发现低镁血症与心血管危险因素和心血管风险事件相联系，与全因死亡率增加有关。在 Jackson 心脏研究中发现，镁摄入量 <2.3 mg/kg 与随后心力衰竭患者的住院风险增加有关。此外，心电图存在缺血表现的男性中，血清镁水平升高可以降低心力衰竭的风险。在最近一项荟萃分析中发现，血清镁含量低可能增加心房颤动的风险，而心房颤动与心力衰竭密切相关。然而，也有研究发现在无 LVEF 降低的老年心力衰竭患者中，低镁血症与心力衰竭之间无明显相关性。胃肠道症状和心悸是补充镁制剂后最常见的不良反应。除非有肾功能不全，否则镁中毒很少发生。相对禁忌证是严重肾衰竭和心脏传导阻滞。

专家组意见：在心力衰竭患者中应避免出现低镁血症。然而，血清镁浓度对心力衰竭患者预后的意义与补充镁的相关性仍需进一步临床研究。

（5）维生素 C：维生素 C 通过降低氧自由基水平，抑制低密度脂蛋白氧化和细胞氧化损伤来保护机体免受氧化应激。此外，它还可以改善动脉硬化程度和调节免疫功能，减少引起全身炎症反应因子的释放。研究仅证实较高水平的血浆维生素 C 可以降低心力衰竭的发病风险，但对口服补充制剂并未有研究。正如欧洲癌症和营养前瞻性调查（European Prospective Investigation into Cancer and Nutrition，EPIC）所述，维生素 C 和心力衰竭之间的联系似乎与血浆维生素 C 有关，而不是饮食中的维生素 C。一般来说，每天摄入 $500\sim3000$ mg 维生素 C 是安全和可耐受的。

专家组意见：目前心力衰竭研究数据有限，还没有研究直接发现长期补充维生素 C 对心力衰竭发病率或预后的影响。

此外,《意见书》在维生素 E 和叶酸对心力衰竭的作用上持否定态度。虽然观察到心力衰竭患者存在维生素 B_{12}、维生素 B_2、吡哆醇、硒及锌的缺乏或降低,但因缺乏相应的高质量临床证据,均未作出明确推荐。

【文献评述】

目前,市场上有各种营养补充剂和天然药物产品,提供这些产品对心力衰竭患者有效性和安全性的循证医学数据是非常必要也是至关重要的。《意见书》对上述营养补充剂或药物的作用机制、应用剂量、用法、安全性作了明确说明,通过对各种营养补充剂和天然药物产品的 RCT 和荟萃分析进行汇总分析,经专家小组商讨后制定指导意见,其涵盖种类及详细程度均超越了以往的指南及意见书,为医师及营养师提供了科学依据,也指明了下一步的研究方向。

尽管《意见书》指出心力衰竭患者特别是疾病早期阶段摄入适量营养补充剂可能改善心力衰竭患者的生活质量和/或心脏功能参数(如射血分数、每搏输出量和心输出量),且安全性良好,但目前只有辅酶 Q10、山楂提取物和 n-3 PUFA 有较大规模循证医学的证据支持,其他营养补充剂的研究数据虽有诸多阳性结果,但因存在研究规模相对较小、随访时间短等问题,使推荐受到了限定,其可靠性还需进一步明确。因此,对现有小样本阳性结果的营养制剂(如 D-核糖、复合营养品等),进行更大规模的多中心 RCT 研究具有积极且深远的意义。

同时需要强调的是,无论临床医师还是心力衰竭患者都必须清楚地认识到,在任何情况下营养补充剂绝不可取代心力衰竭的规范药物治疗。

只有牢记营养补充剂可能只是最佳治疗的补充,才能避免过度使用某些无用的制剂,避免对心力衰竭患者造成不必要的经济及身体负担。

(张红雨　齐元琨)

参 考 文 献

[1] Cicero AFG,Colletti A,Haehling SV,et al. Nutraceutical support in heart failure:a positionpaper of the International Lipid Expert Panel(ILEP). Nutr Res Rev,2020,33(1):155-179.

[2] Kuehneman T,Gregory M,Waal DD,et al. Academy of Nutrition and Dietetics Evidence-Based Practice Guideline for the Management of Heart Failure in Adults. J AcadNutr Diet,2018,118(12):2331-2345.

[3] NHFA CSANZ Heart Failure Guidelines Working Group. National Heart Foundation of Australia and Cardiac Society of Australia and New Zealand:Guidelines for the Prevention,Detection,and Management of Heart Failure in Australia 2018. Heart Lung Circ,2018,27(10):1123-1208.

[4] Witte KKA,Nikitin NP,Parker AC,et al. The effect of micronutrient supplementation on quality-of-life and left ventricular function in elderly patients with chronic heart failure. Eur Heart J,2005,26(21):2238-2244.

[5] Ponikowski P,Voors AA,Anker SD,et al. 2016 ESC Guidelines for the diagnosis and treatment of acute and chronic heart failure:The Task Force for the diagnosis and treatment of acute and chronic heart failure of the European Society of Cardiology(ESC)Developed with the special contribution of the Heart Failure Association(HFA)of the ESC. Eur J Heart Fail,2016,18(8):891-975.

第 13 章

《欧洲肠外肠内营养学会老年人临床营养与水化指南》解读

【文献题目】 欧洲肠外肠内营养学会老年人临床营养与水化指南（ESPEN guideline on clinical nutrition and hydration in geriatrics）

【文献作者】 Volkert D，Beck AM，Cederholm T，et al

【文献来源】 Clin Nutr，2019，38(1)：10-47

【文献解读】

◆ 背景介绍

老年人随着老化，会受到生理、病理等多种因素的影响，营养不良或营养不良风险发生率增高。而老年人的代谢特点不仅体现在能量代谢降低、蛋白质合成减慢方面，还体现在水总量和细胞内液的减少方面。因此，老年人在发生营养不良的同时，往往容易伴发脱水，从而带来相关临床问题，甚至造成不良结局。目前，营养不良、脱水、肥胖已成为老年人健康管理中不可忽视的重要问题，但临床上针对此类患者尚缺乏足够的关注，更需要行之有效的老年营养及水化管理的具体处理措施。基于此，2019 年欧洲肠外肠内营养学会（European Society for Parenteraland Enteral Nutrition，ESPEN）发布了《2018 ESPEN 老年人临床营养与水化指南》（下文简称《指南》），阐述了老年人营养干预及水化必须考虑的核心问题，对临床实践提出了新的共识性推荐。《指南》强调老年营养干预应是个性化的、全面的，要视所有老年人为容易发生低热量摄入和脱水的危险人群，并建议老年人日常饮食无须限制，只有与肥胖相关疾病的老年人才需要考虑减肥饮食。《指南》适用于老年人群的临床营养管理。

◆ 文献要点

《指南》分为 4 个主题，共提出 82 项临床建议。本文从《指南》所采用的证据评测方法、老年人营养干预的基本原则、老年人临床营养干预的方案与实施、患有特殊疾病老年人的营养干预，以及识别、治疗和预防老年人脱水 5 个方面，对《指南》进行解读。

1.《指南》所采用的证据评测方法 《指南》制订过程中使用了苏格兰校际指南网络（Scottish Intercollegiate Guidelines Network，SIGN）的评分系统作为证据，以此显示不同证据水平的分级情况。《指南》根据证据水平决定推荐的级别，同时根据 Koller 等的研究工作，将相关建议与终点类型匹配（表 13-1），以使读者明了相关建议对终点事件的影响。另外，《指南》在建议中标注了专家对相关建议的协商认可程度（表 13-2），以便作出临床决策。

2. 老年人营养干预的基本原则

（1）老年人营养干预的意义：单纯依据年龄来定义老年患者是不恰当的，在临床中应着重关注患者是否具有明显衰弱状态、多病共存等老年人特点。老年医学的主要目标是优化老年人的功能状态，保证其最大自主生活能力并尽可能提高生活质量。

营养不良是导致疾病进展的重要原因，也是导致肌少症和衰弱的重要因素，与不良结局直接相关。除营养不良外，老年人脱水的风险增加，也对健康造成严重后果。因此，对老年人进行营养干预，保证其摄入足量的食物和液体，以预防和治疗营养不良及脱水是一项重要的公共卫生问题。

表 13-1 《指南》提供的临床研究结局模型

临床营养学试验评估的终点	实例
生物医学终点（BM）	体重改善、身体成分、发病率、死亡率
患者为中心/报告终点（PC）	生活质量评分
健康经济终点（HE）	质量调整寿命或预算节省
决策终点（DM）	临床参数或生物标志物。据此作出临床决策，如是否由重症监护室转入正常病房，或者是否行营养干预
传统终点与患者报告终点的整合（IE）	BM 和 PC 的联合、复合指数（如衰弱指数）

表 13-2 《指南》共识强度的分类

分类	参与者中达成一致的人数
达成强烈共识	＞90%
达成共识	75%～90%
多数达成共识	50%～74%
未达成共识	＜50%

（2）老年人临床营养干预框架：基于上述认识，在对老年人进行临床营养干预时要遵循一些基本原则。必须回答如下几个问题：①应向老年人提供多少能量和营养？②老年人的临床营养干预应如何规划和组织？③老年人临床营养干预应如何实施？这些问题是老年人临床营养干预的框架性问题，也是基本原则。

对此，《指南》推荐了 1～11 条建议，提供了对老年人进行临床营养干预的流程（图 13-1），明确提出老年人能量摄入的指导值为 30 kcal/(kg·d)，蛋白质摄入量应至少为 1 g/(kg·d)。如进行肠内营养（enteral nutrition，EN），首先应考虑使用含膳食纤维的产品。老年人能量、蛋白质的摄入应根据其营养状况、体力活动水平、疾病状况及耐受性进行个体化调整。其次，《指南》建议向健康老年人提供微量元素（GPP 级推荐），具体方案可参考所在国家的相关营养指南。在临床营养干预组

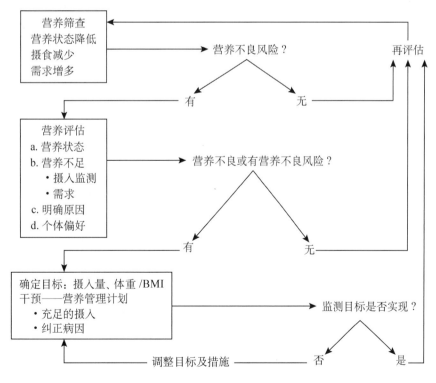

图 13-1 老年人临床营养干预流程图

注：BMI. 体重指数。

织实施方面,所有老年机构应制订营养和水化管理的标准操作程序,并确定责任(GPP级推荐);要对所有老年人定期进行营养不良筛查,以确定有无营养不良及其风险(GPP级推荐);要尽可能查明并消除营养不良和脱水的潜在原因(GPP级推荐);在营养问题筛查后要及时对营养不良进行干预,强调知行合一(GPP级推荐)。

3. 老年人临床营养干预的方案与实施 老年人临床营养干预是一个由经口进食、EN干预、肠外营养(parenteral nutrition,PN)干预逐级实施的过程。

(1)经口进食老年人的营养干预:《指南》通过17条建议(推荐的12～28条),从辅助进餐、营养咨询、食品性状改良及口服营养补充(oral nutritional supplements,ONS)等方面进行营养干预,最大限度地鼓励老年人通过经口进食来防治营养不良。首先应向老年人以及相关工作人员、护工等进行营养相关知识培训,作为全面干预措施的一部分(B级推荐)。同时,由营养师向上述人员提供持续的营养咨询服务(B级/GPP级推荐)。

应向功能衰退、独居和无法摄入充足营养素等需要他人辅助进餐的有营养不良或营养不良风险的老年人提供餐时帮助(A级/GPP级推荐);同时,进餐环境应是类似家庭的、舒适的(A级推荐),并鼓励老年人与他人共同进餐(GPP级推荐)。

伴有吞咽困难或咀嚼困难的老年人常不能通过常规食品获取足够营养,因而容易发生营养不良,还会有误吸风险。对此,《指南》推荐:应向有营养不良或营养不良风险、有吞咽困难和/或咀嚼问题的老年人提供改良性状的食物或浓缩食品作为ONS(GPP级推荐);向老年人提供强化食品(如奶油、黄油、鸡蛋、麦芽糊精、蛋白粉等)以增加营养素摄入,但目前所涉及的随机对照试验(randomized controlled trial,RCT)研究结果差异大,证据水平偏低(GPP级推荐);向此类老年人提供额外的零食或手拿食物,虽然证据有限,但考虑到其成本较低且无害性,可作为推荐内容(GPP级推荐)。

ONS应始终是老年人临床营养干预第一位的选择,其不仅能提供营养,而且具有重要的心理和社会功能,能增加老年人的味觉和口感,是快乐

和幸福的重要来源。《指南》明确推荐向营养不良或营养不良风险的老年人提供ONS,至少400 kcal/d、30 g/d或更多蛋白质(A级推荐),并每月评估老年人的营养状态变化及其对ONS的依从性(GPP级推荐)。要求ONS种类、味道、质地和服用时间与老年人的口味和进食能力相适应(GPP级推荐),强调个体化并重视伦理。

(2)EN干预

1)EN的适应证:无法经口进食(>3天),经口摄入量<需求量的50%(>1周),并有可以预见的受益(GPP级推荐)。强调开始EN的时效性、个体化,定期评估EN可能的受益及风险(GPP级推荐)。

2)EN途径预期:EN<4周的老年患者应接受鼻胃管(GPP级推荐);预计EN>4周或愿意/不耐受鼻饲管的老年患者应接受经皮胃造口术(GPP级推荐)。应鼓励管饲老年患者在保证安全的前提下尽早恢复经口进食(GPP级推荐)。

对于终末期患者,应对营养摄入量低的老年人提供舒适的喂养方式以替代EN(GPP级推荐)。从缓和医疗角度来看,如果延长生命不再是一个理想的目标,那么应该重视患者每一天的生活质量。

(3)PN干预:PN的适应证是预期口服和EN无法超过3天,或者预计EN摄入量<50%需求量超过1周,并有可预期的受益(GPP级推荐)。强调EN、PN和水化应被视为医疗措施,要权衡其受益和风险,只有在确有可能改善或维持患者状况和生活质量时才可使用(GPP级推荐)。《指南》特别指出,不应使用药物镇静或物理约束来辅助EN/PN/水化治疗的实施(GPP级推荐),以免制动/少动,导致肌少症,抵消营养治疗的益处。在极少数情况(如极度兴奋性谵妄)下,为了防止患者自伤,可在短时间内应用镇静药和物理约束。

(4)再喂养综合征和体育锻炼:再喂养综合征(refeeding syndrome,RFS)是指在长期饥饿后提供再喂养(包括经口摄食、EN或PN)所引起的、与代谢异常相关的一组表现,包括严重水和电解质失衡、葡萄糖耐受性下降、维生素缺乏等。已知的RFS危险因素有体重指数降低,饥饿,喂养前血浆镁、钾或磷酸盐浓度较低,以及药物或酒精滥用史等。为了避免RFS,《指南》推荐EN/PN开

始后的 3 天应逐渐增量,应特别注意血磷、镁、钾及维生素 B_1 的水平,即使是轻度缺乏,也应予以补充(GPP 级推荐)。

4. 患有特殊疾病老年人的营养干预

(1)髋部骨折和骨科术后老年患者的营养干预:因髋部骨折而接受骨科手术的老年人,由于急性创伤、手术相关的厌食症及活动受限制,通常存在营养风险。《指南》推荐:应向老年髋部骨折患者提供 ONS 以降低并发症风险,而不管他们的营养状况如何(A 级推荐);建议对于此类老年人的营养干预应是个体化的、多学科团队综合措施的一部分(A 级推荐);建议对此类患者的术后 ONS 可在围手术期与 PN 相结合,以提高营养摄入,减少并发症(0 级推荐)。

(2)老年谵妄患者的营养干预:谵妄在老年人中很常见,脱水、营养不良是导致谵妄的常见原因。对患有谵妄的老年住院患者,应进行脱水和营养不良筛查(GPP 级推荐)。对于此类患者,《指南》推荐给予包括水化和营养干预在内的综合措施以预防谵妄的发生(A 级推荐),其他措施包括老年综合评估、使用义齿、餐时辅助、辅助饮水等。

(3)老年抑郁患者的营养干预:抑郁与老年人营养不良之间存在复杂的联系,一方面,营养不良是抑郁患者的临床表现之一,抑郁患者需要进行营养评估;另一方面,抑郁是导致营养不良的病因之一。因此,《指南》推荐对老年抑郁患者进行营养不良筛查(GPP 级推荐),如无营养不良,不对老年抑郁患者常规行营养干预(GPP 级推荐)。

(4)老年压疮患者的营养干预:目前证据显示营养干预可能对压疮愈合有益,《指南》推荐应向有压疮风险及营养不良的老年患者提供营养干预以促进压疮愈合(B 级推荐)。

(5)超重或肥胖老年人的营养干预:《指南》推荐超重的老年人应避免减肥饮食,以防止肌肉质量下降和伴随的功能下降(GPP 级推荐)。对于有体重相关健康问题的老年人,为了达到缓慢减肥和保持肌肉质量的目的,首先应做到热量限制的适度(GPP 级推荐),同时最好将减肥同体育锻炼相结合(GPP 级推荐)。适度的热量限制包括:每天热量限制比需求量减少约 500 kcal,最低摄入量为 1000~1200 kcal/d,目标为每周减 0.25~

1.00 kg(6 个月或更长时间后减重 5%~10%),确保蛋白质摄入量至少 1 g/(kg·d),并补充适量的微量元素。对于高龄老人的决策要充分权衡利弊,选择个体化方案。

(6)老年糖尿病患者的营养干预:《指南》建议对有营养不良的老年糖尿病患者,应遵循与非糖尿病老年人相同的推荐(GPP 级推荐),即定期进行营养不良筛查(GPP 级推荐),避免限制饮食(GPP 级推荐)。

5. 识别、治疗和预防老年人脱水 《指南》根据丢失液体成分的不同,将脱水分为低摄入性(因缺乏纯水而导致细胞内、外液同时丢失,血渗透压升高)和容量不足(水、电解质丢失,以细胞外液丢失为主,血渗透压正常或较低)。

(1)低摄入性脱水:《指南》采纳了欧洲食品安全局(European Food Safety Authority,EFSA)的建议,推荐向老年女性提供每天至少 1.6 L、老年男性每天至少 2.0 L 的饮料(包括饮水)(B 级推荐),但要根据水分流失、肾功能等情况进行个体化评估,如老年人存在心、肾衰竭的情况要注意限水。啤酒也有补水作用,可能适合一些老年人。应根据老年人的喜好为他们提供一系列合适的饮料用于补水(B 级推荐)。

由于老年人普遍存在脱水风险,因此,《指南》推荐应对所有老年人行低摄入性脱水筛查,尤其是临床状况发生变化或存在营养不良时(GPP 级推荐)。

血浆渗透压升高是鉴别低摄入性脱水和容量不足的关键指标。《指南》建议应使用直接测量血清或血浆渗透压的方式来确定老年人的低摄入性脱水(GPP 级推荐)。诊断阈值为血清渗透压 > 300 mOsm/kg(B 级推荐)。如果无法直接测量渗透压,应使用渗透压方程,即渗透压 $= 1.86 \times (Na^+ + K^+) + 1.15 \times$ 葡萄糖 + 尿素氮 + 14(均以 mmol/L 测量),以阈值 > 295 mmol/L、敏感性 85%、特异性 59% 作为筛查老年低摄入性脱水的指标(B 级推荐)。注意不能应用生物阻抗法,或依据皮肤肿胀、口腔干燥、体重变化、尿液颜色或比重等方式诊断老年人低摄入性脱水。

《指南》推荐:血渗透压测量值 > 300 mOsm/kg(或计算渗透压 > 295 mmol/L)且无明显不适的老年人可通过饮用喜好的饮料来增加液

体摄入量（GPP 级推荐）。对于血渗透压测量值＞300 mOsm/kg（或计算渗透压＞295 mmol/L）且存在明显不适或不能饮水的老年人，推荐皮下或静脉补液（A 级推荐）。

低摄入性脱水重在预防，所有老年机构都应有预防老年人脱水的措施（B 级推荐）。这些措施包括：从业人员要了解充足水摄入对老年人的重要性，向老年人提供获取方便、品种丰富的饮料，必要时协助老人饮水、如厕。建立急性老年脱水风险监测机制（B 级推荐）。对于有吞咽障碍的老年人要由语言治疗师、营养师及本人一起管理水摄入情况，制订饮水策略。

（2）容量不足：与低摄入性脱水不同，容量不足时水和电解质会同时丢失。治疗主要是通过补充含电解质的等张液体以补充丢失的水和电解质。《指南》推荐可以通过由卧位到立位的脉率变化（每分钟≥30 次）或严重的位置性眩晕（导致无法站立）来评估容量不足（B 级推荐）。如存在如下 7 种情况中的 4 种：精神错乱、说话不流利、四肢无力、黏膜干燥、舌头干燥、舌头有皱纹、眼睛凹陷，老年人可能有中度至重度容量不足（B 级推荐）。

【文献评述】

《指南》总结了老年人营养干预和水化领域的新进展，提出了新的推荐。该指南有 2 个显著亮点：①解答了临床实践中老年人营养相关问题形式，实用性很强；②针对老年人脱水及水化问题提出建议。目前国内尚缺少相关指南，因此，《指南》的发布对有效开展老年人临床营养干预及科学水化具有重要的指导意义。

《指南》特别强调饮食限制是潜在的有害因素，应该避免，并指出饮食限制的营养风险。对于需要控制体重的老年人，保持体重稳定是可取的策略，这对传统观念是一种挑战。《指南》多处体现了老年医学核心理念，如反复强调老年人临床营养干预的首要目的是向其提供足够的能量、蛋白质、微量元素和液体以满足营养需求，从而维持或改善营养状况，提高生活质量，降低发病率和死亡率。在老年患者中，维持或改善功能和生活质量往往是最重要的目标。无论 ONS 还是补水，《指南》都特别强调老年人本人的主动参与。对老年人进行临床营养干预时要强调口服营养，因为口服营养不仅能提供营养，而且具有重要的心理和社会功能，是快乐和幸福的重要来源。

《指南》强调，所有老年机构，无论是医院还是护理院，都应制订营养和水化管理的标准操作程序，对所有老年人定期进行营养不良筛查和低摄入性脱水筛查，以确定有无营养不良及营养不良风险和脱水风险，同时要尽可能查明并消除营养不良和脱水的潜在原因，及时干预，强调知行合一。

限于目前证据不足，有关改良食物性状和添加零食对营养不良老年人预后的影响，围手术期 ONS 与 PN 合用对骨折患者预后的影响，营养干预对抑郁症预后的影响，这些问题仍缺少权威的临床实践推荐，今后需要进一步开展 RCT 研究以不断探索。总体来讲，临床对老年人脱水、水化的认识及干预均显不足，而《指南》的发布必将强化广大老年医学工作者对老年人水化问题的关注并付诸实践。

（陈怀红　刘　强）

参 考 文 献

[1] Volkert D, Beck AM, Cederholm T, et al. ESPEN guideline on clinical nutrition and hydration in geriatrics. Clin Nutr, 2019, 38(1): 10-47.

[2] Koller MT, Schütz T, Valentini L, et al. Outcome models in clinical studies: implications for designing and evaluating trials in clinical nutrition. Clin Nutr, 2013, 32(4): 650-657.

[3] Morley JE. Anorexia of ageing: a key component in the pathogenesis of both sarcopenia and cachexia. J Cachexia Sarcopenia Muscle, 2017, 8(4): 523-526.

[4] Hooper L, Bunn D, Jimoh FO, et al. Water-loss dehydration and aging. Mech Ageing Dev, 2014, 136 (137): 50-58.

第14章

《全球营养不良诊断标准
领袖共识》解读

【文献题目】 全球营养不良诊断标准的领袖共识（GLIM criteria for the diagnosis of malnutrition：A consensus report from the Global Clinical Nutrition Community）

【文献作者】 Cederholm T，Jensen GL，CorreiaMITD，et al

【文献来源】 Clin Nutr，2019，38（1）：1-9

【文献解读】

◆ 背景介绍

营养不良由营养素摄入或吸收障碍引起，越来越多的研究显示营养不良也可能由疾病、炎症状态等所致，会导致身体成分改变和功能减弱。炎症通过相关的厌食及代谢改变（静息能量消耗增加和肌肉分解代谢增加）导致营养不良。由于当前临床实践和研究所使用的营养不良评估方法或命名方式不一致，迫切需要建立用于住院成年人营养不良诊断标准的全球共识，但迄今仍缺乏国际统一的营养不良诊断标准。国际疾病分类（international classification of diseases，ICD）-11对指导全球多数国家和地区的疾病诊断和费用支付至关重要，制定全球统一的营养不良诊断标准将在 ICD-11 修订过程中起到重要作用。为此，2016 年 1 月美国肠外肠内营养学会（American Society for Parenteral and Enteral Nutrition，ASPEN）、欧洲肠外肠内营养学会（European Society for Parenteral and Enteral Nutrition，ES-PEN）、拉丁美洲肠外肠内营养学会、亚洲肠外肠内营养学会等全球主要临床营养学会发起了全球营养不良诊断标准的领袖倡议（global leadership initiative on malnutrition criteria，GLIM），并于 2018 年

9 月发布《全球营养不良诊断标准的领袖共识》（下文简称《共识》）。《共识》适用于成年住院患者。

◆ 文献要点

1. GLIM 营养不良诊断流程　GLIM 在《共识》中建立了营养不良筛查、诊断及严重程度分级的两步骤流程。

（1）第一步骤：使用经过验证的营养不良筛查工具进行"风险筛查"。

筛查工具包括营养风险筛查 2002（nutritional risk screening 2002，NRS 2002）、营养不良通用筛查工具（malnutrition universal screening tool，MUST）、微型营养评定简表（mini-nutritional assessment short form，MNA-SF）等。值得注意的是，这些筛查工具之间存在区别：①NRS 2002 是营养风险筛查工具，着重于营养问题对健康相关不良结局的影响，对于急性疾病的住院患者以及需要手术、化疗等治疗手段的患者更为重要，营养治疗是这些患者疾病治疗的一部分，可以显著改善预后。②MNA-SF 和 MUST 是营养不良及营养不良风险筛查评估工具，适合住院及出院后接受连续医护照料的患者；MNA-SF 被推荐用于老年人群的营养不良筛查。筛查阳性者进入第二步骤。

（2）第二步骤：对第一步骤筛查阳性的住院患者进行营养不良诊断及严重程度分级。

1）营养不良诊断：诊断营养不良至少要符合 1 种营养不良表型标准和 1 种病因学标准（表 14-1）。营养不良表型指标包括非自愿性体重下降、体重指数（body mass index，BMI）下降、肌肉质量下降 3 个指标；病因学标准包括导致摄入或吸收减少的疾病、炎症性疾病等。

表 14-1 全球营养不良诊断标准的领袖倡议(GLIM)营养不良诊断标准内容

诊断标准	指标	内容
营养不良表型标准	体重下降	近6个月内下降>5%或者超过6个月下降>10%
	BMI(kg/m²)降低	如果<70岁,BMI<20.0;如果>70岁,BMI<22.0
		亚洲人:如果<70岁,BMI<18.5;如果>70岁,BMI<20.0
	肌肉质量下降	采用有效的人体成分测量技术显示肌肉质量下降
营养不良病因学标准	食物摄入或吸收减少	摄入量减少超过能量需求的50%,>1周;任意摄入量减少>2周;影响消化/吸收的慢性胃肠道疾病
	疾病负担/炎症	急性疾病/损伤或相关慢性疾病

注:BMI. 体重指数。

2)严重程度分级:根据营养不良表型标准的指标将营养不良划分为中度和重度(表14-2)。

2. GLIM 营养不良诊断标准内容

(1)营养不良的表型诊断

1)非自愿性体重下降:作为营养不良诊断标准的有效性已经得到验证。在疾病或损伤过程中及早发现体重下降尤为重要,许多患者在就诊前体重就已经开始下降。在临床实践中,不仅需要关注患者近期(6个月内)体重下降的情况,还应规律监测其体重变化(如体重下降、维持或改善等情况)。

表 14-2 全球营养不良诊断标准的领袖倡议(GLIM)营养不良严重程度分级

分级	体重下降	BMI(kg/m²)降低	肌肉质量下降
1级(中度营养不良)	6个月内体重下降5%~10%,或者>6个月体重下降10%~20%	如果<70岁,BMI<20;如果>70岁,BMI<22 亚洲人:如果<70岁,BMI<18.5;如果>70岁,BMI<20	轻度~中度下降
2级(重度营养不良)	6个月内体重下降>10%,或者>6个月体重下降>20%	如果<70岁,BMI<18.5;如果>70岁,BMI<20.0 亚洲人:暂无数据	严重下降

注:BMI. 体重指数;对于肌肉质量下降,可参照经过验证的评估方法,阈值暂无统一共识。

2)BMI降低:在 GLIM 营养不良诊断标准制订过程中,北美代表指出,当地较少将低 BMI 用于诊断营养不良的临床标准,因为国民通常超重或肥胖,只有在明显体重下降后才会出现 BMI 降低。目前世界上其他地区都将 BMI 作为营养不良的判别标准,因此,GLIM 营养不良诊断标准中纳入了 BMI 降低的指标。对于亚洲人群的 BMI 参考值仍需要进一步研究,因为来自日本的资料显示更低的 BMI 才与死亡相关。BMI 阈值是否适用于中国老年人,目前尚无高质量研究成果发布。

3)肌肉质量下降:营养不良发生与体型胖瘦无关,肌肉质量和肌肉功能的下降是肌少症、衰弱、恶病质、残疾发生和发展的核心现象。关于如何最优测量和定义肌肉质量下降,GLIM 标准并未提出统一的方法,而是建议通过双能 X 射线吸收法或其他经过验证的人体成分测量技术(如生物电阻抗、超声、计算机断层扫描或磁共振成像)进行测量,但这些方法在大多数情况下无法在全球范围内推广,这就对 GLIM 营养不良诊断的临床应用带来了挑战。《共识》提到可以选择将小腿或上臂肌肉的人体测量学作为替代措施。小腿围测量简单易行,对空间、仪器设备等几乎无要求,可节省物力和财力。尽管《共识》推荐采用肌少症诊断中对肌肉质量下降的定义,但对小腿围阈值的选择是否可借鉴相同的标准,仍需要进一步探索。

（2）营养不良的病因学诊断

1）食物摄入或吸收减少疾病：病因包括口腔健康问题、药物不良反应、抑郁状态、吞咽困难、胃肠道不适、厌食及营养支持不足等。可引起吸收不良的疾病有短肠综合征、胰腺功能不全、减肥术后；影响食物摄入与吸收障碍的疾病还包括食管狭窄、胃轻瘫、假性肠梗阻以及胃肠道症状（吞咽困难、恶心、呕吐、腹泻、便秘及腹痛），这些症状作为支持指标被纳入 GLIM 标准，有助于识别摄入或吸收不良的患者。由于病因学标准不像营养不良表型标准那么具体及便于量化，其对病因诊断有一定要求，需要评估者在临床进行充分的病史采集，并且要有足够的临床经验才能做出最切合实际的判断。

2）疾病负担/炎症：炎症指标有发热、负氮平衡和静息能量消耗增加。炎症分严重、慢性或复发性炎症：①严重的急性炎症性疾病包括重症感染、烧伤、创伤及闭合性颅脑损伤；②轻度～中度的慢性或复发性炎症包括大多数慢性疾病，如充血性心力衰竭、慢性阻塞性肺疾病、类风湿关节炎、慢性肾脏疾病或肝脏疾病及癌症等。通常识别严重炎症相对容易，较轻的炎症则需要评估者有更丰富的临床经验。识别炎症可采用实验室指标，如血清 C 反应蛋白、白蛋白或前白蛋白等，但目前尚无高质量研究支持这些指标与临床判断的一致性。

3.《共识》对既往营养不良诊断（筛查）的沿革 《共识》确定的营养不良诊断步骤与 ASPEN 制定的"营养筛查—评定—干预"三阶段论具有一致性。低 BMI 和体重下降在 ESPEN 及营养筛查工具（NRS 2002、MUST、MNA-SF）中均可作为营养不良的评定指标。ASPEN 诊断标准中纳入体重下降、肌肉质量下降。GLIM 标准对营养不良表型标准中各条目的阈值选择，部分借鉴了现有的筛查评估，其是否适用于不同国家或地区还需要进一步探讨，甚至需要大样本研究以建立适合本地的参考值。

关于病因学标准，"食物摄入或吸收减少"在上述 3 种筛查工具及 ASPEN 中均有表述，但 GLIM 标准将该条内容外延到影响摄入或吸收的胃肠道疾病，并进行了详细举例。"疾病负担/炎症"虽然在 NRS 2002 及 MNA-SF 中有所涉及，但在该条目的界定上有明显不同，尤其是 GLIM 标准直接使用"炎症"这一概念。《共识》充分考虑到病因学标准对指导干预措施和预期结果的重要意义。

【文献评述】

《共识》是一个综合性诊断标准，略显复杂，但部分标准与既往营养不良评定方法相同，可以很容易地与其他方法或不同地区的其他标准一起使用。例如，2015 年中华医学会老年医学分会在《老年医学（病）科临床营养管理指导意见》中制定了"营养筛查—评估—干预"的诊疗模式，以对筛查发现的营养不良或营养风险老年患者进行营养干预。营养干预的适应证要满足以下 4 项中的 1 项：摄入减少、体重下降、BMI 下降和存在营养不良指征或表现，但没有规定病因诊断。大量研究表明，GLIM 标准纳入的表型和病因学标准高度相关，而且每个单独的标准都可以预测不良临床结局。将 GLIM 标准与我国老年医学分会的指导意见相结合，以预防不良临床结局为主要目标，更适合中国老年住院患者。

《共识》的制定者来自全球主要临床营养学会，GLIM 标准有助于统一目前成人住院患者营养不良诊断（评定）较为混乱的局面，对全球范围内营养不良发生率的比较、营养不良干预及预后提供了统一的标尺。《共识》在 GLIM 标准中纳入了病因学标准，尽管病因未被纳入支持 ICD 构建医学诊断的标准中，但病因学已被临床营养学界广泛采用，因其对指导营养不良干预和评估预后有重要意义。笔者呼吁在今后的前瞻性和回顾性队列研究及临床试验中，研究人员能广泛使用 GLIM 营养不良诊断标准，一方面，可为 GLIM 标准在本地区的阈值选择提供依据，以建立本地化的营养不良诊断模式，另一方面，可提供支持全球范围内 GLIM 营养不良诊断标准与临床实践相关性的验证。

（李娇娇 刘晓红）

参 考 文 献

[1] Cederholm T, Jensen GL, Correia MITD, et al. GLIM criteria for the diagnosis of malnutrition-A consensus report from the global clinical nutrition

community. Clin Nutr,2019,38(1):1-9.

[2] Cederholm T,Bosaeus I,Barazzoni R,et al. Diagnostic criteria for malnutrition-An ESPEN Consensus Statement. Clin Nutr,2015,34(3):335-340.

[3] White JV,Guenter P,Jensen G,et al. Consensus statement:Academy of Nutrition and Dietetics and American Society for Parenteral and Enteral Nutrition:characteristics recommended for the identification and documentation of adult malnutrition (undernutrition). JPEN J Parenter Enteral Nutr,2012,

36(3):275-283.

[4] 中华医学会老年医学分会. 老年医学(病)科临床营养管理指导意见. 中华老年医学杂志,2015,34(12):1388-1395.

[5] Maeda K,Ishida Y,Nonogaki T,et al. Reference body mass index values and the prevalence of malnutrition according to the Global Leadership Initiative on Malnutrition criteria. Clin Nutr,2020,39(1):180-184.

第 15 章

《欧洲临床营养与代谢学会防治癌症相关性营养不良行动专家组建议》解读

【文献题目】 欧洲临床营养与代谢学会防治癌症相关性营养不良的行动专家组建议（ESPEN expert group recommendations for action against cancer related malnutrition）

【文献作者】 Arends J，Baracos V，Bertz H，et al

【文献来源】 Clin Nutr，2017，36(5)：1187-1196

【文献解读】

◆ 背景介绍

癌症及其治疗常威胁到患者的营养状态，导致患者营养不良的风险增高。10%～20%的癌症患者死于营养不良而非癌症本身。因此，营养支持治疗是癌症综合治疗的重要方面。然而，临床医师、患者及其家属常会忽略癌症相关的营养风险，或者存在治疗上的不足。研究表明，仅有30%～60%存在营养风险的癌症患者得到营养支持治疗，40%癌症相关性营养不良患者的严重程度被医师误判，很多严重营养不良的患者并没有得到必需的营养干预。

欧洲临床营养与代谢学会（European Society for Clinical Nutrition and Metabolism，ESPEN）肿瘤学专家小组调查了癌症相关性营养不良的原因和后果，分析了其发病机制，回顾了目前可用的诊断与治疗方法，于2017年发布了《欧洲临床营养与代谢学会防治癌症相关性营养不良的行动专家组建议》（下文简称《建议》）。《建议》强调更新防治癌症相关性营养不良的关键步骤，即营养筛查—评估—干预，为从事癌症治疗工作的临床医师提供理论依据和行动指南。《建议》适用于癌症患者。

◆ 文献要点

《建议》强调更新防治癌症相关性营养不良的关键步骤：①在治疗过程中，无论体重指数和体重如何，所有癌症患者都应早期筛查营养不良风险；②扩大相关营养评估检测手段，包括厌食症评估、人体成分分析、炎症标志物、静息能量消耗及身体功能测量；③采用个体化综合营养干预方案，包括以增加营养摄入、减轻炎症反应和高代谢压力以及增加体育锻炼为重点的治疗措施。本文对《建议》的主要内容进行解读。

1. **癌症和营养的相关术语** 为了帮助临床医师识别和治疗与衰老及包括癌症在内的慢性或急性疾病相关的潜在代谢和营养问题，《建议》制定了可被广泛接受的关于营养不良、恶病质、肌少症等疾病的定义。但由于这些疾病本身存在某些重叠，因此在定义上也存在相互重叠。

(1)疾病相关营养不良(disease-related malnutrition)：诸如癌症等潜在疾病的全身性炎症反应激活而造成的营养不良状态。炎症反应导致厌食和组织破坏，随后引起体重明显下降、身体组分变化及身体功能下降。

(2)恶病质(cachexia)：多种因素消耗而引起的临床综合征，其特征是非自愿性体重下降，骨骼肌肌量进行性丢失伴或不伴脂肪含量的下降。这种消耗往往不能通过传统的营养支持得到纠正，并且可能导致功能受损。

(3)肌少症(sarcopenia)：指瘦体组织（主要是肌肉）减少，肌肉强度降低，功能受限，疲劳是这类患者的共同主诉。

(4)肌少症性肥胖(sarcopenic obesity，SO)：

指低瘦体组织的肥胖症。

（5）厌食症（nervosa）：食物摄入不足导致体重下降，常发生于癌症患者，由促炎细胞因子和肿瘤衍生因子激发。

综上，癌症相关性营养不良包括厌食症、恶病质和肌少症。恶病质和肌少症可同时存在，或者随着癌症的进展而发展，炎症反应可引起恶病质，而疲劳、身体活动能力下降及其他原因引起的肌肉质量和功能下降会导致肌少症。

2. 患病率和临床结局　癌症患者与其他专科治疗的患者相比更容易出现营养不良，其患病率为20%～70%，因患者年龄、癌症类型及分期而异。

癌症相关性营养不良的结局包括对健康和生存的不良影响及医疗费用的增加。在荷兰，疾病相关营养不良导致每年医疗费用支出超过20亿欧元。

3. 发生机制　《建议》阐述了癌症相关性营养不良的多模式驱动因素机制，多因素共同作用会导致食物摄入减少，能量和蛋白质需求增加，合成代谢刺激（如躯体活动能力）降低和不同器官或组织的新陈代谢改变。

（1）免疫反应、全身性炎症和症状：癌症患者的症状和炎症标志物的存在与上调的免疫反应之间存在着一致的关联。可通过全身炎症反应的急性期蛋白[C反应蛋白、低白蛋白血症以及基于两者血清学浓度的格拉斯哥预后评分（Glasgow outcome scale，GOS）]和白细胞计数的变化（中性粒细胞计数升高、淋巴细胞计数降低、中性粒细胞与淋巴细胞比例升高）来预测癌症预后不良。

（2）肿瘤源性细胞因子的释放加重全身性炎症反应：肿瘤衍生的促炎细胞因子的释放可进一步引发全身性炎症反应，进一步破坏机体的碳水化合物、脂肪和蛋白质的代谢平衡。肿瘤源性细胞因子，如白细胞介素（interleukin，IL）-1、IL-6、肿瘤坏死因子-α（tumor necrosis factor-α，TNF-α）等有信号传导的功能，可影响大脑、肌肉、肝脏及脂肪的功能，导致厌食、肌肉萎缩、疲劳和躯体活动能力下降。循环中的细胞因子还可以影响肝脏急性期蛋白的产生，从而抑制药物清除途径并增加抗癌药的毒性风险。

（3）肿瘤微环境中的缺氧应激：快速生长的肿瘤超过其血液供应，导致肿瘤组织部位氧气压力明显低于健康组织。缺氧的肿瘤细胞启动复杂的适应机制，代谢的改变使其更多地依赖于糖酵解，并且对抗有害活性氧化物的作用减少，这与肿瘤生长加快、恶性进展甚至抗癌治疗耐药有关。研究人员正在寻找评估肿瘤缺氧的新技术（如氧气电极、缺氧的内源性标志物、基于MRI的检测等），并开拓肿瘤治疗的新方法。

（4）癌症或其治疗方法的间接作用：除厌食症外，食物摄入不足通常归因于癌症治疗方法（药物、放射疗法、手术）的不良反应或者肿瘤引起的局部作用，如组织浸润或物理阻塞等。这些影响包括疼痛、疲劳、口干或口腔溃疡、咀嚼困难、唾液浓稠、吞咽困难、腹痛、恶心、肠梗阻引起的顽固性呕吐、便秘、感染性或吸收不良性腹泻等。

4. 诊断

（1）早期营养筛查的重要性：《建议》推荐所有癌症患者一经确诊，应立即进行营养风险筛查，有营养风险的立即进行全面营养评估。

（2）营养不良的诊断：厌食症被认为是营养不良的早期风险指标，无论患者的初始体重如何，需早期关注其食欲变化。如果患者1周不能进食或1～2周能量摄入不足预计需求量的60%，可认定为营养摄入不足。

（3）营养不良的评估：研究人员对恶病质和肌少症的定义不断拓展，旨在识别和量化营养不良的症状/体征（如炎症及肌肉质量和功能的下降）或其风险。大多数癌症患者的代谢应激可以通过炎症标志物的测量来量化。C反应蛋白和白蛋白是炎症指标，基于两者血清学浓度的GOS是一种简单易行且高效的预测工具，可用于评估癌症患者炎症反应的程度，也是被广泛应用于临床的预测患者预后及死亡的指标。影像学技术也将成为营养评估的前沿方法。CT成像可以检测出肌肉组织丢失及脂肪组织浸润（即肌肉脂肪化）。肌少症性肥胖非常常见。在低体重和超重的患者中，肌少症与化疗毒性反应增加、肿瘤进展加速、失能、手术及生存率降低相关。躯体功能下降与癌症生存期之间存在联系。准确评估癌症患者躯体功能的工具正在研究和开发中，有望用来指导临床医师开具运动康复处方。

5. 治疗　《建议》提出了癌症患者的营养治

疗行动框架:①在癌症治疗过程中尽早筛查每位患者的营养状况;②尽早识别出厌食、恶病质和肌少症的症状或体征;③通过敏感的成像技术(如CT等)精确测量人体细胞或肌肉质量,以早期发现营养不良/肌少症;④使用特定的生物标志物(如C反应蛋白和白蛋白)评估与癌症相关的全身性炎症反应的严重程度;⑤使用间接测热法估算静息能量消耗(resting energy expenditure,REE),满足个性化的能量和蛋白质需求;⑥使用营养支持作为癌症治疗的重要组成部分,有望减

轻炎症反应和恢复瘦体重;⑦定期评估躯体功能以监测和指导机体康复。

(1)不同阶段营养治疗方案:营养支持治疗的形式取决于患者的病史、食欲、癌症类型、癌症分期及其对治疗的反应。一些癌症患者可能会经历从恶病质前期到恶病质期再到顽固性恶病质期。恶病质不同阶段的营养和代谢需求不同,制订的综合性营养管理策略也应不同,合适的综合处理方案可以减轻恶病质患者的负担(表15-1)。

表 15-1 营养治疗取决于患者的营养和代谢需求

分期	体重代谢需求	营养策略
恶病质前期	体重下降<5%;厌食;代谢改变	营养咨询,增加膳食,ONS(包括抗炎营养素)
恶病质期	体重下降>5%;BMI<20 kg/m² 时伴体重下降>2%;肌少症伴体重下降>2%	ONS(包括抗炎营养素)或给予足够能量和蛋白质以满足肠内需求
顽固性恶病质期	分解代谢;对治疗无反应;生存期预计不足3个月	姑息性营养支持以减轻患者的饥饿感和口干

注:ONS. 口服营养补充;BMI. 体重指数。

(2)营养需求:基于癌症患者的代谢特点,对癌症患者宜采用总能量消耗(total energy expenditure,TEE)来估算,它是REE与身体活动能量消耗的总和。不同癌症类型患者的能量代谢有差异,故常用的标准公式计算方法不能满足癌症患者的能量需求。晚期癌症患者的REE倾向升高,但这类患者表现为进行性疲乏、身体活动减少,从而限制了TEE的估算。间接测热法是预测患者REE的最准确方法,建议用于所有具有营养风险的癌症患者。目标量 25~30 kcal/(kg·d) 和蛋白质 1.2~1.5 g/(kg·d) 也适用于无条件测量的癌症患者,以帮助其维持或恢复瘦体重,但是对于消耗严重的患者,起初应缓慢喂养,监测其磷酸盐和电解质,以避免发生再喂养综合征。

(3)营养咨询:营养咨询是最初且最常用的干预措施,可用于管理营养不良和胃肠道功能正常的癌症患者。营养师可以根据患者估计的REE、生活方式、疾病状态、当前摄入量及食物偏爱提供个性化建议,以实现患者的营养和能量平衡。营养咨询的重要意义是向患者传达营养建议的原因和目标,鼓励患者积极应对由疾病引起的营养需求的变化。

(4)营养支持:口服营养支持包括常规食物或

强化食物(作为餐食或点心)及ONS,可补充营养风险患者的能量不足。由于癌症本身的各种病理生理学改变,为了使营养支持更有效,需要对患者进行综合评估并制订个体化干预措施,尤其是对胃肠道功能障碍和恶病质的患者。

(5)抗分解代谢和抗炎成分:在癌症患者中,全身性炎症反应抑制营养物质利用并促进分解代谢,从而导致肌肉分解。《建议》推荐补充具有抗分解代谢和抗炎作用的营养素,添加必需氨基酸(essential amino acid,EAA)或高剂量亮氨酸、ω-3鱼油等ONS可能会改善肌肉蛋白质合成,发挥抗炎作用,改善食欲、瘦体重及体重。精氨酸和核苷酸的配方制剂有免疫调节作用,而且对增强机体免疫反应和减少术后感染有积极作用,目前正在外科手术和放射治疗的患者中开展此类研究。

(6)运动训练和身体康复:《建议》首次将体育锻炼列入其中。不同强度的耐力和抗阻训练越来越被认为是合成代谢的必要刺激因素,有利于维持癌症患者的体质并促进其康复。活动形式多样,可以是日常梳洗、家务、公差、有氧运动、抗阻训练等。

(7)多模式综合治疗:《建议》特别强调多模式综合治疗。营养治疗是多模式治疗的重要部分,

此外,还应包括心理咨询、疼痛管理、代谢调节、康复锻炼及其他治疗手段等。多模式疗法可以增强每种治疗方法的个体效果。

(8)特定的癌症营养治疗策略:《建议》对正在接受手术和生命临终的患者采取特定的营养治疗策略。对于所有正在接受根治性或姑息性手术的癌症患者,围手术期应被"充分利用",以改善长期预后。手术治疗的患者应遵循术后加速康复(enhance recovery after surgery,ERAS)的营养治疗策略。

对临终患者的营养支持计划应根据患者的需求进行个性化定制,主要目的是维持患者的舒适度和生活质量,以满足患者的饥饿感和口渴感。对患者的最佳管理方式是争取患者、护理人员和医疗团队之间的沟通,满足患者的个性化需求,从而改善其生活质量。考虑到食物和水化的问题,伦理学建议喂养方式应根据患者及其家庭成员的文化背景、个人习惯及宗教信仰来决定。

【文献评述】

《建议》指出:对癌症相关的营养风险,常会被临床医师、患者及其家属忽略,从而导致治疗不足;癌症相关性营养不良患者的严重程度常被医师误判;很多严重营养不良的患者没有得到必需的营养干预,大多数癌症患者死于营养不良而非癌症本身。《建议》强调对所有癌症患者应早期筛查营养不良风险,扩大评估范围,尽早发现与厌食症、恶病质和肌少症相关的营养不良。《建议》推荐采用炎症标志物(C反应蛋白和血清蛋白)以及基于两者血清学浓度的GOS作为营养评估指标,通过CT成像技术检测肌肉质量来诊断肌少症。治疗策略方面提出根据不同代谢需求给予多模式综合营养支持治疗理念。《建议》推荐采用间接测热法计算REE作为能量目标,还推荐患者使用抗

分解代谢和抗炎作用的营养素,如鱼油、免疫调节肠内制剂等,以减少患者的感染概率。此外,《建议》首次将体育锻炼列入治疗策略中,不同强度的耐力和抗阻训练有助于维持癌症患者的体质并促进其康复。

《建议》的行动框架简明扼要、可操作性强,非常适合所有临床医师使用。《建议》尤其强调了癌症的多模式综合治疗及癌症患者的生活质量及功能维护,还有营养治疗在多模式综合治疗中的地位,推荐营养计划与代谢调节、康复锻炼及其他治疗手段相结合,对减轻炎症、增加肌肉蛋白合成有积极作用。《建议》还对手术患者和晚期癌症患者的个性化营养支持也作了相应推荐。总之,《建议》号召业内人士行动起来,为改善癌症患者的营养支持治疗付诸实践。

(楼慧玲　陈巧聪)

参 考 文 献

[1] Arends J,Baracos V,Bertz H,et al. ESPEN expert group recommendations for action against cancer relatedmalnutrition. Clin Nutr, 2017, 36(5):1187-1196.

[2] Arends J,Bachmann P,Baracos V,et al. ESPEN guidelines on nutrition in cancer patients. Clin Nutr,2017,36(1):11-48.

[3] McSorley ST,Black DH,Horgan PG,et al. The relationship between tumour stage,systemic inflammation,body composition and survival in patients with colorectal cancer. Clin Nutr, 2018, 37(4):1279-1285.

[4] Weimann A,Braga M,Carli F,et al. ESPEN guideline:clinical nutrition in surgery. Clin Nutr,2017,36(3):623-650.

第 16 章

《澳大利亚和新西兰老年医学会营养不良与老年人的立场声明》解读

【文献题目】 澳大利亚和新西兰老年医学会营养不良与老年人的立场声明(Australian and New Zealand Society for Geriatric Medicine Position Statement Abstract：Undernutrition and the older person)

【文献作者】 Australian and New Zealand Society for Geriatric Medicine

【文献来源】 Australas J Ageing,2017,36(1):75

【文献解读】

◆ 背景介绍

老年人营养不良是普遍现象,且随衰弱程度的加重而加重。老年人营养不良导致健康状况恶化和医疗费用增加,英国每年因老年人营养不良所造成的损失超过 73 亿英镑。我国住院患者营养风险发生率超过 40%,其中 58% 的营养风险患者未得到任何形式的营养支持。国内针对老年住院患者的营养调查结果显示,具有营养不良风险的比例为 49.7%,已发生营养不良的患者比例为 14.67%,高营养不良发生率及其带来的问题日益引起重视。

2015 年 11 月 23 日澳大利亚和新西兰老年医学会(Australian and New Zealand Society for Geriatric Medicine,ANZSGM)批准发布了《营养不良与老年人的立场声明》(下文简称《声明》),并于 2016 年正式发布。《声明》指出了导致老年人营养不良的生理性和非生理性因素以及不良结局,强调筛查和评估的重要性。在老年人营养不良的干预方面,《声明》主张多学科团队协作,并提供了具体可操作性的干预建议,旨在为规范老年人营养不良管理提供高质量的临床指导。《声明》适用于老年人群。

◆ 文献要点

《声明》的主要观点包含以下 12 项内容。

1. 老年人营养不良是普遍现象,且患病率随衰弱程度的增加而增加。在不同临床环境下老年人营养不良的患病率都很高(表 16-1)。

2. 老年人食欲下降、体重减轻也有生理因素(嗅觉和味觉减退)的影响。随着年龄增长,老年人能量摄入和食欲下降,能量摄入的减少量常超过能量消耗的减少量,体重会无意识减轻。老年厌食症不仅与味觉和嗅觉减退有关,而且与饱腹感、饱腹感级联反应、激素(如胆囊收缩素),以及控制食物摄入的神经递质(一氧化氮)有关。

表 16-1 不同临床环境下老年人营养不良患病率

临床环境	营养不良(MNA <17)患病率(%)	营养不良风险(MNA 17~23.5)比例(%)	总计(%)
欧洲社区	1	44	45
澳大利亚医院急诊	20	30	50
美国亚急性护理	29	63	92
瑞典痴呆患者(高级护理)	38	57	95

注:MNA. 微型营养评定。

3. 肌少症是肌肉质量和肌肉功能的丧失，并且与不良健康结局独立相关。能量摄入减少主要导致瘦体组织的不均衡损失。肌少症既有肌肉质量的丧失，又有肌肉功能（强度或性能）的损害。体力活动不足、运动单位重塑、激素水平（如睾丸激素）降低、分解代谢产物的产生、蛋白质合成的减少等都是导致肌少症进展的原因。

4. 非生理因素（如贫困、独居、抑郁等）可以在营养不良的进展中发挥作用，必须识别和管理这些影响因素。

《声明》提出了"Meals On Wheels 记忆法"，概括了导致老年人营养不良的常见可治原因，这13个字母分别代表13种常见可治原因：M 代表药物作用；E 代表情绪低落；A 代表酗酒；L 代表晚年妄想症；S 代表吞咽障碍；O 代表口腔因素，如牙齿问题、溃疡等；N 代表贫穷；W 代表精神恍惚和其他痴呆相关行为；H 代表甲状腺功能亢进、甲状腺功能减退、甲状旁腺功能亢进、肾上腺功能减退；E 代表肠胃问题（吸收不良）；E 代表饮食问题（无法自己进食）；L 代表低盐、低胆固醇饮食；S 代表社会问题。

5. 老年人营养不良与健康状况不佳及医疗费用增加有关。

（1）死亡率增加：在一项针对老年住院患者（＞75 岁）的研究中，死亡患者的微型营养评估（mini nutritional assessment，MNA）评分（14.9 ± 5.2）低于存活患者（18.5 ± 5.5），$P < 0.001$。

（2）住院日延长：与 MNA 评分＜17 的老年患者住院天数（59.9 ± 77.0）相比，MNA 评分≥24 的老年患者住院天数（28.3 ± 27.6）更短，$P < 0.001$。

（3）再住院增加：与营养过剩的社区老年人相比，营养不良老年人（MNA＜24）在 12 个月内出现 2 次及以上急诊入院的可能性更高（RR 2.96，95% CI 1.15～7.59）。

（4）医疗费用增加：每年因营养不良给英国造成的损失超过 73 亿英镑。

（5）其他：跌倒、骨质疏松、压疮风险增加，居家服务需求增加。

6. 筛查评估工具的应用对老年人营养不良和肌少症的筛查和评估很重要。

（1）首先应使用筛查工具发现老年人是否有营养风险以及是否需要转介至营养师，再使用评估工具对老年人进行详细的综合评定。《声明》推荐的营养筛查工具包括营养不良筛查工具（malnutrition screening tool，MST）、营养不良通用筛查工具（malnutrition universal screening tool，MUST）、简化营养评估问卷（short nutritional assessment questionnaire，SNAQ）和 MNA。

（2）肌少症是衰弱的重要促进因素。评估肌肉功能最实用的方法是步态评估和步速测量，这是风险筛查的第一步。步速界值为 0.8 m/s。步速提高＞0.1 m/s，意味着肌肉功能将会得到显著改善。另外，还需要检测肌肉质量的减少。澳大利亚的研究报告显示，当男性四肢骨骼肌质量（appendicular skeletal muscle mass，ASM）值＜7.36 kg/m^2、女性四肢骨骼肌质量＜5.81 kg/m^2 时，存在肌肉质量减少。在临床实践中，可以使用以下人体测量公式筛选低 ASM 患者：10.05 + 0.35×体重－0.62×体重指数－0.02×年龄 + 5.10（男性）。《声明》建议使用此公式时可以采用以下截点值：男性＜8.28 kg/m^2，女性＜5.97 kg/m^2。

7. 对营养不良的诊断尚无"金标准"，对肌少症的诊断尚未达成共识。

8. 在医院和长期照护机构中，营养不良管理包括协助喂养和注意食物的选择。

9. 营养管理最好通过包括医务人员在内的多学科协作来实现（表 16-2）。

10. 老年人每天蛋白质需求量高，蛋白质摄入应平均分布在三顿主食中，肾功能不全者慎用（慢性肾功能不全未透析患者蛋白质摄入量要减少，而对于已经透析的患者不建议其减少蛋白质摄入）。

11. 口服营养补充（oral nutritional supplements，ONS）已被证明对营养不良的老年人有一定的益处，有助于满足部分老年人的蛋白质需求。《声明》在营养干预中提出了以下具体干预措施。

（1）非药物干预：如口腔健康维护，避免使用影响食欲和味觉的药物以及治疗胃炎、消化性溃疡及便秘的药物。当发现患者存在营养不良风险时，医师应在确保患者安全的情况下对药物进行复查。在营养摄入方面，考虑到生理变化会导致早期饱腹感，少食多餐可能是比多吃正餐更好的

表 16-2 多学科团队参与的营养管理

团队成员	职责
医师/护士	识别和管理可能导致患者营养不良的多种非生理性因素
牙科服务者	对患者进行口腔健康评估与管理
营养学家	向家庭和个人提供适当的营养建议
语言病理学家	对患者进行吞咽困难评估,与营养师合作为个人和家庭提供适当的膳食准备建议
职业治疗师	帮助家庭改造装置或设备来进行食物准备和喂养
社会工作者	向患者提供财务建议,帮助患者克服社会孤立
心理学家	抑郁症的管理
社区服务提供者	帮助患者准备膳食并监督其进食
送餐上门服务者	帮助患者补充食物摄入,并不提供代餐服务

选择。包括 ANZSGM 在内的关键组织的国际专家(简称 PROT-AGE 研究组)聚在一起,确定了老年人蛋白质饮食需求:老年人蛋白质需求量为 $1.0 \sim 1.2$ g/(kg·d);有慢性病、透析或衰弱情况时,蛋白质需求量要增加到 1.5 g/(kg·d);理想情况下,每天三餐都要摄入 $25 \sim 30$ g 蛋白质($2.5 \sim 2.8$ g 亮氨酸);对于肾功能不全的老年人建议减少蛋白质摄入;对透析患者不建议减少蛋白质摄入。

(2)药物干预

1)ONS:年老体衰者难以在不补充营养的情况下满足日常热量和蛋白质需求。老年患者随餐或餐前补充营养制剂并不会抑制其进食量,在健康老年人中,十二指肠内蛋白质抑制食欲和能量摄入的程度要低于年轻人。因此,考虑到治疗管理的特点,制订满足老年人蛋白质和热量需求的方案很重要。研究显示,营养不良患者每天口服 400 kcal 营养补充剂时,死亡率会降低。

2)维生素 D:血清维生素 D 含量低与肌少症有关。每天补充维生素 D $700 \sim 1000$ U 被证明有助于降低跌倒风险。

3)不建议临床常规使用促食欲和合成代谢药物。

12. 尚未证明经皮内镜胃造口术(percutaneous endoscopic gastrostomy,PEG)喂食晚期痴呆患者可以延长生存期和改善生活质量。

《声明》表述了营养不良与痴呆之间的关系,认为痴呆患者体重减轻可能先于痴呆的发展,可

能的解释是:①与痴呆有关的精神症状会提高代谢率,从而增加能量需求;②遗忘可能导致摄食减少;③痴呆患者可能无法购买合适的食物,无法准备合适的膳食来满足营养需求,尤其是独自生活时;④衰老中常见的生理和非生理因素都可能导致痴呆患者体重减轻;⑤痴呆患者常拒绝进食;⑥呼吸困难可能会影响老年人的进食能力;⑦晚期痴呆患者的吞咽障碍可能会导致进一步的体重减轻和营养不良。因此,痴呆患者会出现体重减轻,并有营养不良的风险。

吞咽困难在晚期痴呆患者中很常见。采用 PEG 喂养可能会降低其生活质量。在许多情况下,PEG 喂养与拒绝进食有关,这将对老年人的生活质量产生负面影响,因为进食对多数人来说是一种乐趣。因此,关于 PEG 喂养的问题,医师需要与家庭成员或护理人员讨论其利弊,在做出决定时也应考虑文化和宗教信仰因素。任何疾病状态下的治疗目的都应该是改善和保持患者的生活质量。

【文献评述】

《声明》非常明确地表述了老年人营养不良的普遍现象,且营养不良患病率随衰弱程度的加重而增加。老年人营养不良导致健康状况恶化和医疗费用增加。重视对老年营养不良的规范化管理迫在眉睫。

老年人发生营养不良的原因是多维度、多因素的,《声明》提出了"Meals On Wheels"这一记忆方法,提醒相关人士要关注到老年营养不良的

发生有生理衰退原因、疾病因素、药物因素、情绪和心理因素以及家庭、经济和社会原因等。目前医师对生理衰退和疾病因素较为关注，而对其他因素的关注度还不够，因此亟须建立多学科团队参与模式，更需要多维度、多因素的分析和考虑。《声明》中列举了老年营养不良与老年肌少症的密切关系，两者之间相互影响，加速机体功能下降和身体残疾，因此，对老年营养不良和肌少症的筛查和评估至关重要。《声明》推荐了 MNA、步态评估和步速测量方法。这些筛查评估方法符合我国国情，且简便、有效，适宜广泛开展。在老年营养不良干预方面，也要注重多因素综合考虑，如口腔健康维护、尽可能减少药物对食欲和味觉的干扰及消化吸收的影响等。针对老年人的生理特点，应遵循少食多餐的原则。PROT-AGE 研究组也确定了详细的老年人蛋白质饮食需求标准。在补充蛋白质的同时进行体育锻炼是非常重要的干预措施。对于年老体衰的老年人可能很难在不补充营养的情况下满足日常蛋白质需求，因此，《声明》建议实施 ONS 干预方法。

关于痴呆老人常合并营养问题，《声明》将痴呆患者的营养不良及干预措施单独列出，并阐述了一个观点——吞咽困难在晚期痴呆患者中很常见。在许多情况下，采用 PEG 喂养与拒绝进食有关，这将对老年人的生活质量产生负面影响。因此，关于 PEG 喂养问题的利弊需要进行多方面考虑。任何疾病状态下的治疗目的都应该是改善和保持生活质量，不建议仅以延长寿命为目的而不考虑生活质量。这方面的理念，相信在我国也将被逐渐接受。

综上，《声明》对我国老年人营养不良的规范化管理具有重要的参考价值和临床实践的指导意义。

（钟　远　王蓓芸　李沁洁）

参 考 文 献

[1] Australian and New Zealand Society for Geriatric Medicine. Australian and New Zealand Society for Geriatric Medicine Position Statement Abstract：Undernutrition and the older person. Australas J Ageing，2017，36（1）：75.

[2] 中华医学会肠外肠内营养学分会老年营养支持学组.老年患者肠外肠内营养支持中国专家共识.中华老年医学杂志，2013，32（9）：913-929.

[3] Chinese Society of Parenteral and Enteral Nutrition，Chinese Medical Association. The guideline for nutritional supplements for parenteral and enteral nutrition in older adults. Chin J Geriatr，2013，32（9）：913-929.

[4] Yu S，Appleton S，Adams R，et al. The impact of low muscle mass definition on the prevalence of sarcopenia in older Australians. Biomed Res Int，2014，2014：361790.

第 5 篇

跌 倒

第 17 章

《韩国内科协会/韩国老年学会跌倒预防循证指南》解读

【文献题目】 韩国跌倒预防循证指南（Evidence-based guidelines for fall prevention in Korea）

【文献作者】 Kim KI,Jung HK,Kim CO,et al

【文献来源】 Korean J Intern Med,2017,32(1)：199-210

【文献解读】

◆ 背景介绍

跌倒（fall）是老年人受伤的主要原因,伴随增龄,跌倒和随之而来的跌倒相关伤害的风险也会增加。跌倒不仅与老年人的发病率和死亡率增加相关,而且与制动、生活质量下降、恐惧跌倒心理、功能依赖、提前进入长期护理期及医疗费用增加相关。因此,筛查高跌倒风险的老年人并给予有效的预防和干预措施,有可能降低老年人的跌倒风险以及与跌倒相关的残疾及医疗费用。

在美国,65 岁或 65 岁以上的社区老年人每年约 1/3 会发生跌倒,其中约 50% 会反复跌倒。虽然并非所有跌倒都会导致受伤,但约 10% 的老年人会出现严重伤害,如骨折、严重软组织损伤或需要就医的创伤性脑损伤。2012 年,美国有 240 万老年人因非致命性跌倒在急诊科接受治疗,其中超过 72.2 万人住院治疗,直接医疗费用估计高达 300 亿美元。中国老年人跌倒的发病率（14.7%～34%）约为白种人的 50%,60%～75% 的跌倒者伴有损伤,其中骨折占所有损伤的 6%～8%。同样,跌倒也是韩国老年人最常见、最重要的医疗问题之一。据报道,韩国 42% 的 65 岁以上老年人在过去 1 年中至少经历过 1 次跌倒,其中 38% 的跌倒后损伤老年人需要接受医疗支持。

大量研究已经确定跌倒或跌倒相关损伤的独立危险因素,对已识别的风险进行综合管理对预防跌倒有临床效益。跌倒的常见危险因素包括跌倒史、肌力减退、步态和平衡障碍、视力障碍、关节炎、残疾、抑郁、认知障碍等。此外,多重用药、应用降压药或精神药物、心律失常和帕金森病也是跌倒的危险因素。跌倒风险随着危险因素的增多而增加,综合多因素评估和干预风险因素可以降低跌倒风险,改善老年人的健康状况。

跌倒和跌倒性损伤在老年人中非常常见,这不仅严重影响老年人的生活质量,还与老年疾病的发病率、死亡率及医疗费用的增加密切相关。随着社会老龄化愈演愈烈,评估跌倒风险、锁定高危人群、为高危人群制订干预措施至关重要。2017 年韩国内科学协会（Korean Association of Internal Medicine,KAIM）和韩国老年医学会（Korean Geriatrics Society,KGS）共同推出《韩国跌倒预防循证指南》（下文简称《指南》）。本文将介绍该指南提出的老年人跌倒风险评估方法及其所包含的 7 项预防跌倒的建议,以期为临床医师、患者或老年群众构建预防跌倒的理念,向他们提供评估跌倒风险的方法及预防跌倒的措施。《指南》适用人群为老年人及老年学和老年医学工作者。

◆ 文献要点

《指南》是基于循证医学并经过不断修订而成的,由方法论专家制定科学、标准化的方法,基于 PICO（P 代表人群,I 代表干预,C 代表对照,O 代表结局）设计临床问题,并对多个数据库进行文献检索。《指南》制定组成员检索了 2009 年 1 月 1

日至 2014 年 2 月 20 日发表的满足 4 项标准(以循证为依据、韩语或英文、专家共识或综述、最新修订版)的文献,并排除针对住院患者的指南、过时的指南或改编的指南,然后进行 AGREE Ⅱ 评分,最终筛选出 4 项指南,即澳大利亚皇家全科医师协会(Royal Australian College of General Practitioners,RACGP)、美国预防服务工作组(US Preventive Services Task Force,USPSTF)、

英国国家卫生与临床优化研究所(National institute for Health and Care Excellence,NICE)、美国老年医学会(American Geriatrics Society,AGS)/英国老年医学会(British Geriatrics Society,BGS)分别制定的指南。KAIM/KGS 指南采用推荐分级和循证分级相结合的形式,推荐分级根据推荐强弱分为 1～2 级,循证分级根据证据质量分为 A～E 级(表 17-1)。

表 17-1　韩国内科学协会/韩国老年医学会(KAIM/KGS)指南推荐强度和证据等级

项目	内容
推荐强度	
强(1级)	建议在大多数情况下适用于大多数患者
弱(2级)	可能因环境、患者或社会价值观的不同而有所不同,其他选择也同样合理
证据等级	
A(高)	进一步的研究不太可能改变对该估计效果的信心
B(中等)	进一步的研究可能会对该估计效果的信心产生重要影响,并可能改变估计结果
C(低)	进一步的研究很可能会对该估计效果的信心产生重要影响,并可能改变估计结果
D(非常低)	任何估计的效果都是非常不确定的
E(专家意见)	专家意见

1. 跌倒预防推荐一　《指南》建议初级保健医师可通过询问社区老年人的跌倒史和进行步态或平衡测试来确定其是否有较高的跌倒风险(推荐等级 1 级,证据等级 E)。

既往研究已经确定了跌倒或跌倒相关损伤的独立危险因素,并且随危险因素数量的增加,跌倒风险也会增加。然而,将这些发现转化为初级保健医师筛查高跌倒风险人群的可靠方法是具有挑战性的。对跌倒的筛查是为了预防或减少跌倒风险,对任何筛查问题回答"是"都将被筛查者归入高风险人群,并进一步进行多因素跌倒风险评估。

跌倒史是除年龄之外最常见的跌倒危险因素,通常与其他关键风险因素(特别是步态和平衡)同时或依次考虑,而且跌倒史很容易获得。但是,目前对跌倒史的定义还不一致,有的定义为在过去 12 个月内至少有 1 次跌倒,有的定义为需要医疗护理的更严重的跌倒史。《指南》建议对有单次跌倒史的老年人进行步态和平衡功能评估,筛查可能受益于多因素跌倒风险评估的个体。对于通过筛查发现有较高跌倒风险的老年人,应评估其他已知的跌倒危险因素。

NICE 指南建议,应对就医的老年人定期询问其过去一年是否有跌倒史,以及跌倒的频率、环境、特点等,应对有跌倒史的老年人或被认为有高跌倒风险的老年人进行步态和平衡功能的评估,并评估他们从改善肌力和平衡功能的干预措施中能否获益。

USPSTF 指南建议初级保健医师应考虑跌倒史、行动障碍史、在起立-行走计时测试中表现不佳等因素,以确定老年人有无跌倒风险。

AGS/BGS 指南建议应对需要专业护理的所有老年人每年进行 1 次有关跌倒、跌倒频率、步态或平衡障碍的询问,对于跌倒或跌倒风险筛查阳性的个体,平衡和步态的评估应该是多因素跌倒风险评估的一部分。常用的步态或平衡测试包括起立-行走计时测试、Berg 平衡量表(Berg balance scale,BBS)和 Tinnetti 量表。

尽管关于跌倒风险评估的频率以及如何选择步态和平衡评估工具仍存在争议,《指南》仍建议初级保健医师能够通过询问跌倒史和进行步态或平衡测试来识别跌倒高风险人群。社区老年人跌倒评估流程见图 17-1。

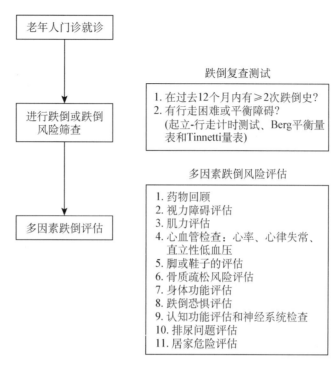

图 17-1 社区老年人跌倒风险评估流程

2. 跌倒预防推荐二 通过多因素跌倒风险评估(如询问跌倒史、步态或平衡测试等)确定跌倒的多种危险因素,可降低跌倒风险并改善高跌倒风险老年人的健康状况(推荐等级 1 级,证据等级 E)。

进行多因素跌倒风险评估,然后采取干预措施改变任何已识别的风险因素,被认为是减少老年人跌倒的非常有效的策略,预计该方法比单独处理每个风险因素能更大程度地降低跌倒风险。多因素跌倒风险评估是一种老年综合评估,也是以跌倒为中心的评估,通常包括以下 2 项或以上评估:视力、步态、活动能力、肌力、药物使用、认知障碍、直立性低血压及环境风险。多因素跌倒风险评估应由有经验的医务人员进行。对于报告复发性跌倒(≥2 次)、步态或平衡困难或因跌倒就医的社区老年人,都应进行多因素跌倒风险评估。

NICE 指南指出多因素跌倒评估应包括跌倒史、步态、平衡、行动能力和肌力评估、骨质疏松风险评估、老年人感知功能评估和对跌倒的恐惧评估、视力损害评估、认知障碍评估和神经系统检查

评估、尿失禁评估、居家危险评估、心血管检查和药物回顾。

AGS/BGS 指南认为多因素跌倒风险评估可以确定与跌倒风险增加相关的因素和最适当的干预措施,并列出了多因素跌倒风险评估项目,包括药物、视力、神经功能障碍、肌力、心率、心律、直立性低血压、足和鞋、环境危害等。

虽然研究表明对特定人群进行多因素跌倒风险评估与干预措施相结合可以带来更多受益,但是目前对综合多因素评估和干预措施并没有明确的定义,不同分类方法可能导致不同结果。此外,在多因素风险评估的最佳组合方面仍然存在统计学上的异质性和不确定性。总体来说,这些综合评估项目在基层医院显得更为复杂,实施起来有一定难度。在对已确定风险的综合管理基础上,USPSTF 指南不再建议进行深入的多因素风险评估来预防社区老年人跌倒,因为预期受益的可能性很小,而是建议临床医师在决定多因素跌倒风险评估是否适用于个别病例时,应根据既往跌倒史、共病情况及患者的意愿来权衡。

对于经跌倒史、步态或平衡测试等评估后有

高跌倒风险的老年人,多因素跌倒风险评估和干预可以降低其跌倒风险并改善其健康状况。因此,《指南》建议初级保健医师应对有跌倒风险的老年人进行多因素跌倒风险评估,以确定跌倒的多种危险因素,并给予干预措施改善其健康状况。

3. 跌倒预防推荐三 《指南》建议使用维生素 D 和钙复合制剂,以防止增加社区老年人跌倒所致的骨折风险(推荐等级 2 级,证据等级 E)。

4. 跌倒预防推荐四 《指南》建议维生素 D 水平低的社区老年人服用维生素 D 补充剂以预防跌倒(推荐等级 2 级,证据等级 E)。

众所周知,维生素 D 在骨组织中起着重要作用。维生素 D 可促进肠道钙吸收和骨矿化,增加骨密度,降低骨折风险。一些临床证据表明维生素 D 和肌肉、神经功能也相关。维生素 D 缺乏普遍存在,可能与户外活动少、日照皮肤生成维生素 D 减少有关。此外,衰老也是维生素 D 缺乏的重要原因。维生素 D 缺乏或不足可能导致代谢性骨病,增加跌倒风险,并与心脏代谢障碍、感染及自身免疫性疾病等的患病风险增加有关。维生素 D 在老年人骨折风险增加中扮演重要角色。但目前对社区老年人补充维生素 D 以减少跌倒或骨折尚存在争议。有 meta 分析显示单独补充维生素 D 或补充钙制剂,仅对跌倒风险高或维生素 D 缺乏的老年人有明显降低跌倒率和跌倒风险的作用,并非适用于所有老年人。USPSTF 指南建议对于确定或怀疑维生素 D 缺乏的 65 岁以上、跌倒风险较高的社区老年人,可以通过补充维生素 D 来预防跌倒。

《指南》不建议社区健康老年人为预防跌倒和骨折而常规补充维生素 D。然而,对于维生素 D 水平较低的老年人,补充维生素 D 可能会预防跌倒。对于高跌倒、高骨折风险的老年人,维生素 D 和钙的联合补充可以预防骨折。此外,补充维生素 D 和/或钙可能会增加胃肠道疾病和肾脏疾病,因此,对社区老年人维生素 D 和/或钙的补充应考虑个体化原则。

5. 跌倒预防推荐五 《指南》建议对长期居住在护理院中的老年人补充维生素 D,以预防跌倒(推荐等级 2 级,证据等级 A)。

长期居住在护理院中的老年人有较高的跌倒和骨折风险,并且通常缺乏维生素 D,需要积极有

效的干预措施来减少这一高危人群的跌倒风险。

AGS/BGS《预防老年人跌倒的临床实践指南(2010 年)》建议,应向长期居住在护理院且经证实或怀疑维生素 D 不足的老年人给予每天至少 800 U 的维生素 D 补充剂,此外,对于长期居住在护理环境中有步态或平衡障碍或者跌倒风险高的老年人,应考虑每天至少补充 800 U 维生素 D。

6. 跌倒预防推荐六 《指南》建议社区老年人规律运动,以预防跌倒和跌倒风险(推荐等级 1 级,证据等级 A)。

保持健康的生活习惯,避免久坐不动的生活方式,经常进行步行等运动,这样的老年人往往能保持健康和独立的日常生活。

跌倒是导致骨折的独立危险因素,还可能使老年人丧失独立生活的能力。因此,许多研究都聚焦于预防跌倒,为高跌倒风险人群量身定做的锻炼计划被证实对预防跌倒是有效的。Kronhed 等比较了 2009 年定期锻炼和不定期锻炼两组人群的跌倒发生率,发现定期运动组的平均跌倒率为 0.6,而非运动组的平均跌倒率为 0.8,两组间差异具有统计学意义。2010 年 Clemson 等的研究发现,定期进行平衡练习和肌肉强化的人比不锻炼的人跌倒概率要低得多。有研究表明,每周锻炼 2～3 次、每次锻炼 30～90 min 的老年人比不锻炼者有更强的预防跌倒的效果。Cadore 等对 79 项研究进行了 meta 分析,发现每周进行 2～3 次肌肉力量或耐力锻炼的老年人,其跌倒发生率明显低于不进行锻炼的老年人。经常居家锻炼也能有效防止跌倒。

ACS/BGS 指南强烈建议在老年人预防跌倒的项目中加入定期的多层次锻炼。NICE 指南建议社区老年人,特别是有多次跌倒史的老年人,应进行肌肉力量和平衡运动,以防止跌倒,并建议有专人来安排和管理这些运动。USPSTF 指南建议对社区跌倒高风险老年人进行运动和物理治疗,可使跌倒风险降低 13%。总之,定期锻炼是社区老年人预防跌倒的必要条件。

7. 跌倒预防推荐七 《指南》建议社区老年人进行平衡训练、强化训练、有氧运动或抗阻运动,以预防跌倒和减少跌倒风险(推荐等级 1 级,证据等级 A)。

经常锻炼可以预防社区老年人跌倒。社区

老年人的体育锻炼可分为团体锻炼和居家锻炼。居家锻炼有很多优点,如价格便宜、可长期锻炼等。居家进行有规律的锻炼可以改善身体功能,预防跌倒,保持骨密度,并且在日常生活中是可行的。居家进行的加强锻炼和平衡训练可以降低跌倒风险。然而,居家锻炼项目也有局限性,且依从性较低,预防跌倒的效果不如团体锻炼。

静态和动态平衡练习可以提高社区老人的平衡能力。平衡练习包括坐下-站立-坐下、串联站立、串联行走、单脚站立、屈膝、接球/投球及太极等。

强化训练包括脚踝重量训练、弹力带训练及各种抗阻训练,也可以选择步行、蹬自行车、膝盖和臀部伸展、坐姿单腿按压等形式。适当的运动量和运动类型取决于个体的健康状况。

综上,社区老年人跌倒风险高,应进行平衡训练、强化训练、有氧运动和/或抗阻训练。

【文献评述】

随着全球老年人数量的迅速增加,对于衰弱老人跌倒风险评估和管理非常有必要。《指南》基于科学证据和国际临床专家对衰弱的评估,为医疗保健工作者在衰弱老人跌倒的日常管理方面提供了具体的临床指导。《指南》建议卫生专业人员、患者及其护理人员在实际工作中,应对老年衰弱患者进行综合评估,衡量获益与风险,并制订个体化治疗方案。

随着新的评估技术、治疗方法和技术的不断发展,老年医学技术也在不断进步,因此,指南的定期更新和修订尤为重要。《指南》建议在急诊科、初级保健科、肿瘤科、心脏科、骨科等医师的多学科团队协作基础上,成立区域指南支持委员会,为衰弱老人制订具体环境的指导方案。期望《指南》可以提高保健专业人员对衰弱老人跌倒预防的认识,提高对衰弱老人的护理质量和管理水平。

(陈敏敏)

参 考 文 献

[1] Kim KI, Jung HK, Kim CO, et al. Evidence-based guidelines for fall prevention in Korea. Korean J Intern Med, 2017, 32(1): 199-210.

[2] Tinetti ME, Han L, Lee DSH, et al. Antihypertensive medications and serious fall injuries in a nationally representative sample of older adults. JAMA Intern Med, 2014, 174(4): 588-595.

[3] Barnett A, Smith B, Lord SR, et al. Community-based group exercise improves balance and reduces falls in at-risk older people: a randomised controlled trial. Age Ageing, 2003, 32(4): 407-414.

[4] Leipzig RM, Cumming RG, Tinetti ME. Drugs and falls in older people: a systematic review and meta-analysis: I. Psychotropic drugs. J Am Geriatr Soc, 1999, 47(1): 30-39.

[5] Leipzig RM, Cumming RG, Tinetti ME. Drugs and falls in older people: a systematic review and meta-analysis: II. Cardiac and analgesic drugs. J Am Geriatr Soc, 1999, 47(1): 40-50.

[6] Grahn Kronhed A, Hallberg I, ödkvist L, et al. Effect of training on health-related quality of life, pain and falls in osteoporotic women. Advances in Physiotherapy, 2009, 11(3): 154-165.

[7] Kamide N, Shiba Y, Shibata H. Effects on balance, falls, and bone mineral density of a home-based exercise program without home visits in community-dwelling elderly women: a randomized controlled trial. J Physiol Anthropol, 2009, 28(3): 115-122.

[8] Galet C, Zhou YS, Eyck PT, et al. Fall injuries, associated deaths, and 30-day readmission for subsequent falls are increasing in the elderly US population: a query of the WHO mortality database and National Readmission Database from 2010 to 2014. Clin Epidemiol, 2018, 10: 1627-1637.

[9] Kwan MMS, Close JCT, Wong AKW, et al. Falls incidence, risk factors, and consequences in Chinese older people: a systematic review. J Am Geriatr Soc, 2011, 59(3): 536-543.

第18章

《美国东部创伤外科学会预防老年人跌倒相关损伤实践指南》解读

【文献题目】 老年患者跌倒相关损伤的预防:美国东部创伤外科学会实践指南(Prevention of fall-related injuries in the elderly:An Eastern Association for the Surgery of Trauma practice management guideline)

【文献作者】 Crandall M,Duncan T,Mallat A,et al

【文献来源】 J Trauma Acute Care Surg,2016,81(1):196-206

【文献解读】

◆ 背景介绍

研究发现在65岁以上老年人群中,跌倒变得相对频繁且容易造成损伤。曾经有学者对居住在社区的老年人进行了为期1年的随访研究,结果发现,有30%以上的老年人至少发生过1次跌倒,并且随年龄增长,这个比例呈明显上升趋势。在这些发生跌倒的老年人中,有高达10%出现严重损伤,如髋部骨折等;随之而来的是活动能力、社交活动、身体状况的下降,导致生活质量下降,死亡风险增高。据统计,美国东部2013年在急诊科接受治疗的非致命性跌倒的老年病例超过250万,其中超过734 000例患者住院治疗,约25 500例老年人因跌倒所致的损伤而过世。跌倒相关损伤的花费也非常昂贵。2008年度全美因跌倒损伤造成的费用合计233亿美元,而在2013年,跌倒导致的直接医疗费用高达340亿美元。

截至2020年,我国60岁及以上人口达2.64亿,65岁及以上人口1.90亿,跌倒事件的发生以及相关损伤的治疗同样给社会和家庭带来沉重的负担。因此,防止老年人跌倒是全球性的重要目标。

老年人跌倒相关损伤因为其高发生率及较高的治疗成本和风险,已经引起广泛关注。根据目前的研究结果,抗骨质疏松药物治疗、使用髋部保护装置、体育锻炼、生活环境的改善、筛检相关危险因素,以及根据具体情况进行个体化多重干预手段等措施可能会发挥积极的预防跌倒作用。美国东部创伤外科学会(the Eastern Association for the Surgery of Trauma,EAST)创伤控制和暴力预防委员会与实践管理指南科针对相关危险因素分别进行了深入的分析和讨论,提出了一系列共识性建议。2016年EAST发布的《老年患者跌倒相关损伤的预防:美国东部创伤外科学会实践指南》(下文简称《指南》)就是通过检索预先确立的以跌倒造成损伤为结果的临床研究、随机对照研究、实践指南、meta分析、综述等文献,探索社区老年人跌倒损伤相关的预防措施,提出共识性建议,为社区老年人减少跌倒损伤提供指导性建议,以期尽可能减少跌倒相关的损伤,提高老年人生活质量,减轻相关治疗的社会和家庭负担。《指南》适用于老年人尤其是居家自住的老年人,以及相关医护人员。

◆ 文献要点

1. 使用基础抗骨质疏松药物 长久以来,补充钙剂和维生素D制剂是治疗骨质疏松的基础用药。为了验证钙剂和维生素D对于跌倒相关骨折的有效性,Ferrari在2005年进行了荟萃分析,总结了8项以骨折为主要结局的随机对照试验结果,其中2项研究是同一队列研究,在治疗组中补充维生素D_3的剂量为每天400~800 U,还有

1 项研究患者每 4 个月服用维生素 D_3 100 000 U，同时补充钙剂。结果发现：所有骨折在统计学上都有差异，并且在治疗组中可以减少髋部骨折的风险；但敏感性分析显示，如果维生素 D_3 补充的剂量少于每天 400 U，则无上述保护效果。在这篇 meta 分析之后，又有 4 项与此相关的随机对照研究发表。这些研究使用了不同的维生素 D 补充方法（分别每周 1 次、每月 1 次，甚至每年 1 次），均达到每天至少 1000 U 的剂量，同时补充或评估钙剂。但是这些研究的结果并不一致，有的显示对治疗有利，有的结果不显著。

使用基础抗骨质疏松药物预防老年人骨质疏松性骨折是被普遍接受和广泛应用的，因为补充维生素 D 和钙剂可以提高骨密度，还可以改善肌肉力量和平衡。然而，不同性别、种族及给药方法等混杂因素的巨大差异对解释这些文献结果带来了巨大挑战。大量证据支持高剂量维生素 D 补充剂，建议每天用药量为 400～800 U 或每月 100 000 U，钙的剂量范围为每天 1000～1500 mg。

《指南》的结论是有条件的推荐为体弱老年人补充维生素 D 和钙剂。

2. 使用髋部保护装置 自 20 世纪 90 年代早期以来，髋部衬垫保护装置就被用于减少跌倒所致的骨折风险，整个 20 世纪 90 年代研究人员对其进行了广泛研究。2004 年发表了一篇 Cochrane 数据库综述，提示虽然大部分研究纳入的样本量非常大，但并未显示出较好的效果，只有几项针对不能独立活动老年群体的研究结果比较显著。该综述显示，对于入住养老院的老年人来说，髋关节保护装置是一种合理的选项，可以降低 19% 的髋关节骨折发生概率。然而随后的 3 项随机对照研究却报道了不一致的结果。

髋部保护装置对跌倒相关创伤的二级预防似乎有效果。然而一个关键问题是患者对这一类装置的依从性很差，而且从对居住在社区中老年人的观察结果来看，其预防效果几乎可以忽略不计。

《指南》的结论是有条件的推荐对适当环境中的老年人使用髋部保护装置。

3. 体育运动 2001 年 Roberson 等发表了一篇 meta 分析，其中包括在新西兰进行的随机对照研究，主要观察运动项目和跌倒。研究人员观察到进行了家庭运动项目的老年人发生跌倒的风险

和跌倒导致损伤的风险均下降了 35%。随后的 2 项研究也观察了运动项目，其中一项研究发现跌倒和跌倒相关的损伤下降了 10%，而另外一项研究则没有发现任何效果。许多这一类研究都受到样本量较小、随访方案异质性及自报损伤评估结果等问题的诟病。

关于运动项目在减少跌倒有关损伤方面的效用，数据差异不大，这主要是因为样本量较小，然而大多数研究结果表明，当在适当环境下进行运动项目时，与跌倒相关的损伤减少了。

《指南》的结论是有条件的推荐身体虚弱的老年人进行基于证据的锻炼计划。

4. 起居环境的改造 地板和鞋子的选择，以及其他物理环境的改造，都可能减少跌倒风险，这是很有道理的。在一项集体随机试点研究中，Drahota 等对地板进行了特别研究，发现在住院老年人中，比较有弹性的地板引起跌倒相关损伤的风险下降了 50%。但由于样本规模较小，统计学差异并不显著。

挪威的调查人员对居住在社区的老年人进行了近 20 万人的调研，发现了旨在消除家庭环境危害社区项目的好处，因跌倒而造成骨折并住院的人数显著减少。美国一项规模较小的研究尚未证明其益处，但指出某些方面（如扶手）值得进一步研究。

《指南》的结论是有条件的推荐为衰弱老人进行物理环境改造。

5. 个人危险因素筛查 骨质疏松症流行病学研究者已经在广泛开展危险因素筛查研究。从 1996 年开始的一系列文献中，研究人员确定了与髋部骨折风险相关的各种危险因素，如神经和视觉损伤、骨吸收标志物及骨密度等，还描述了各种结合临床评估和骨骼筛查检查的算法，以更好地评估有风险的老年人。尽管风险因素筛查不是一种直接干预手段，但它可用于筛查高危个体，并可作为降低风险措施的目标。

《指南》的结论是有条件的推荐老年人进行衰弱程度的筛查。

6. 针对某些人群或个体进行个性化干预和综合干预 许多团队试图通过采取多重干预手段的策略来降低跌倒相关损伤。例如，芬兰研究人员创建了一个结合力量和平衡训练、医学审查和

转诊、药物审查、营养咨询及家庭危险评估的项目,结果发现与跌倒相关的损伤减少了近30%。综合使用这些干预手段的研究很多,尽管很多研究似乎有更积极的结果,但研究结果都不太一致。

《指南》的结论是强烈推荐针对特定高风险群体采取有针对性的、综合性的风险管控策略。

【文献评述】

对于老年人来说,跌倒是发生率高且风险较大的事件。相对于年轻人,老年人容易患关节病,行动相对迟缓,协调性差,对外界刺激的反应速度下降,这些因素都容易导致老年人跌倒风险增加。同时,老年人有较高的骨质疏松发生率,一旦发生跌倒极易引发脆性骨折,尤其是髋部骨折和脊柱骨折,这些都是脆性骨折容易发生的部位。一旦因跌倒造成脆性骨折,治疗成本和相关风险就会大大增加。如果采取保守治疗,会带来一系列卧床并发症,如肺部感染、压疮、深静脉血栓、尿路感染等,其中很大一部分患者会在卧床期间因为并发症而死亡。即使过了卧床期,也会因卧床导致的快速骨丢失、肌肉萎缩、关节僵硬、心肺功能下降等一系列问题导致生活质量显著下降。如果采取手术治疗策略,则面临手术风险高和手术花费大的问题,不论对社会还是家庭都会带来沉重的负担。笔者作为创伤骨科医师,在日常临床工作中,见到太多此类患者,对于这些患者发生脆性骨折后的治疗难度也深有体会。

据统计,我国现有65岁以上人口近2亿。如此庞大的群体,加之较高的跌倒损伤发生率,可以预见跌倒损伤的病例也不是一个小数目。因此,尽可能地降低老年人跌倒损伤风险具有非常重要的现实意义。

EAST发布的《指南》对大量文献依据进行了分析,从6个方面进行了评估,得出如下结论:有条件的建议补充钙剂和维生素D,有条件的建议使用髋部保护装置,有条件的建议进行运动项目的锻炼,有条件的建议进行起居环境的改造,有条件的建议进行个体危险因素筛查,以及强烈建议个体化和综合性干预措施。

这些建议大多数值得借鉴,其中大部分已经在临床和社区工作中得以开展。首先是补充钙剂和维生素D,这是抗骨质疏松治疗的基础用药,相

对来说用药比较方便,价格相对低廉,成本不高。不过《指南》提到,小剂量维生素D可能是无效的,因此,对于确诊为骨质疏松症的患者,补充维生素D要足量。这一点在中华医学会骨质疏松和骨矿盐疾病分会发布的《原发性骨质疏松症诊疗指南(2017)》中也非常清晰地体现了。维生素D用于骨质疏松症的防治,其推荐剂量是每天800～1200 U。其次,改造起居环境,尤其是改造行动不便老年人的起居环境,是我们国家的一项重要工作。在很多社区,无障碍步道、防跌倒扶手都是标准配置。再次,鼓励老年人进行适度的体育锻炼,对于避免骨质疏松和防止跌倒也有积极意义。至于髋部防护装置,可能仅适用于一些特殊人群,对于在社区居住的老年人来说,可能会带来更多不便,因此,老年人使用髋部防护装置的依从性较差。最后,针对每位老年人的具体情况进行个体化和综合性预防措施是合理的,也是最值得推荐的。

(杨丰建 郑松柏)

参 考 文 献

[1] Crandall M,Duncan T,Mallat A,et al. Prevention of fall-related injuries in the elderly:An Eastern Association for the Surgery of Trauma practice management guideline. J Trauma Acute Care Surg,2016,81(1):196-206.

[2] Rubenstein LZ,Josephson KR. The epidemiology of falls and syncope. Clin GeriatrMed,2002,18(2):141-158.

[3] Rapp K,Lamb SE,Erhardt-Beer L,et al. Effect of a statewide fall prevention program on incidence of femoral fractures in residents of long-term care facilities. J Am Geriatr Soc,2010,58(1):70-75.

[4] Davis JC,Robertson MC,Ashe MC,et al. International comparison of cost of falls in older adults living in the community:a systematic review. Osteoporos Int,2010,21(8):1295-1306.

[5] Sherrington C,Whitney JC,Lord SR,et al. Effective exercise for the prevention of falls:a systematic review and meta-analysis. J Am Geriatr Soc,2008,56(12):2234-2243.

[6] Gillespie LD,Robertson MC,Gillespie WJ,et al. Interventions for preventing falls in older people living

in the community. Cochrane Database Syst Rev, 2009,2: CD007146.

[7] Chang JT,Morton SC,Rubentstien LZ,et al. Interventions for the prevention of falls in older adults: systematic review and meta-analysis of randomised clinical trials. BMJ,2004,328(7441): 680.

[8] Schwenk M,Lauenroth A,Stock C,et al. Definitions and methods of measuring and reporting on injurious falls in randomized controlled fall prevention trials: a systematic review. BMC Med Res Methodol, 2012,12:50.

[9] Guyatt GH,Oxman AD,Vist GE,et al. GRADE: an emerging consensus on rating quality of evidence and strength of recommendations. BMJ, 2008, 336 (7650): 924-926.

[10] Bischoff-Ferrari HA,Willett WC,Wong JB,et al. Fracture prevention with vitamin D supplementation: a meta-analysis of randomized controlled trials. JAMA,2005, 293(18): 2257-2264.

第6篇

睡眠障碍

第 19 章

《美国老年人失眠的药物管理建议》解读

【文献题目】 老年人失眠的药物管理建议(Insomnia in elderly patients:recommendations for pharmacological management)

【文献作者】 Abad VC,Guilleminault C.

【文献来源】 Drugs Aging,2018,35(9):791-817.

【文献解读】

◆ 背景介绍

老年人失眠(insomnia)患病率高,其中老年女性报告失眠症状的可能性比男性高50%。目前失眠的主要疗法是心理和行为疗法,而在治疗失眠的处方/非处方药中,约1/3由65～79岁患者服用。尽管治疗失眠的药物处方很常见,但对临床医师来说在恰当使用这些药物方面仍存在明显的知识缺陷。老年人的高失眠发病率造成的医疗负担重,同时用药中存在诸多疗效和安全方面的问题,因此,迫切需要一部总结现有循证医学证据的指南以指导老年人失眠药物的应用。2018年《老年人失眠的药物管理建议》(下文简称《建议》)发布,旨在为医师提供可用于临床实践的治疗老年人失眠的建议,以减少老年人使用失眠药物的不良反应,提高用药安全性。《建议》的适用人群为患有失眠的老年人。

◆ 文献要点

《建议》聚焦老年人失眠的治疗,特别关注以下5个方面:①老年人处方药和非处方药的疗效;②老年人使用这些药物可能产生的不良反应;③关于治疗老年人失眠的药物和膳食补充剂的具体问题;④这些药物的基本药理学;⑤可用于临床实践的治疗老年人失眠的具体建议。

美国57%的老年人患有慢性失眠,其生活质量、身体功能及健康水平均会下降。慢性失眠给社会带来了数十亿美元的直接和间接治疗费用。治疗老年人失眠的主要方法是心理/行为疗法、药物疗法或者两者相结合。各种专业协会将心理/行为疗法视为最初的治疗干预措施。当失眠症状持续存在或者患者无法进行认知行为治疗时,药物治疗可起到辅助作用。目前治疗失眠的药物可分为不同的类别:促食欲素激动剂、组胺受体拮抗剂、非苯二氮䓬类 γ-氨基丁酸受体激动剂和苯二氮䓬类药物。《建议》集中介绍了美国食品药品监督管理局(Food and Drug Administration,FDA)批准的治疗失眠的药物,包括苏伏仑、小剂量多塞平、Z-药物(艾司唑匹克隆、唑吡坦、扎来普隆)、苯二氮䓬类药物(三唑仑、替马西泮)和拉美顿。本文将对《建议》的要点进行解读。

1. 老年人睡眠 睡眠模式随年龄而变化。老年人的睡眠时间提前(早睡早起),难以入睡,睡眠潜伏期(sleep onset latency,SOL)增加,轻度睡眠持续时间[Ⅰ期和Ⅱ期非快速眼动睡眠(non-rapid eye movement sleep,NREM)]增加,慢波睡眠(slow-wave sleep,SWS)减少,快速眼动睡眠(rapid eye movement sleep,REM)减少(通常在80岁左右),NREM/REM睡眠周期越来越短。另外,老年人的睡眠更容易受到外界刺激的唤醒,出现短暂的觉醒,此时睡眠阶段过渡到较轻的睡眠甚至出现睡眠中断。睡眠开始后唤醒(wake-time after sleep onset,WASO)随着清醒时间的增加而增加,睡眠效率(sleep efficiency,SE),即睡眠时间/床上时间(time in bed,TIB)的百分比降低,总睡眠时间(total sleep time,TST)减少。

(1)老年人失眠的共病和后果:失眠会让老年人付出沉重的代价,其生活质量、日间功能、精神、身体及情绪会逐渐恶化。未经治疗的失眠和催眠治疗的失眠是老年人跌倒的危险因素，还会导致抑郁、焦虑、酒精和药物滥用或依赖性增加，使免疫功能下降，认知功能下降。

认知障碍会影响日常活动。在老年人中，与失眠相关的日间认知和注意力损害可能被误认为早期痴呆或轻度认知障碍的症状。老年失眠患者的平均记忆广度、视觉和语义维度的整合以及执行功能明显变差。美国和德国分别进行了 3 年和 3.4 年的纵向研究，发现老年失眠患者的认知能力下降，他们表现出较长的睡眠时间，出现抑郁情绪，睡眠连续性或睡眠维持困难。一项对 60 岁以上老年人的荟萃分析表明，失眠与全因性痴呆的风险显著相关。

与睡眠良好的群体相比，睡眠不良的老年人死于脑卒中、癌症、心脏病及自杀的概率几乎是前者的 2 倍。$10\% \sim 12\%$ 的美国老年人每晚睡眠时间 <6 h，而 $8\% \sim 9\%$ 的老年人每晚睡眠时间 >9 h。睡眠时间短且伴失眠会增加心脏代谢疾病、轻微认知障碍、脑卒中、慢性疼痛、抑郁及焦虑的风险。一项关于死亡率的研究表明，每晚睡眠时间 $\leqslant 6$ h 或 $\geqslant 9$ h 的美国人在 9 年的随访期内死亡风险会增加。在挪威人的混合组（非老年人/老年人）中，睡眠起始和维持困难与急性心肌梗死风险中度增加相关。在日本老年人中，作为颈动脉血管疾病标志物的颈动脉内膜中层厚度在失眠组和睡眠时间 $\leqslant 5$ h 的受试者中显著增加。失眠给受影响的个人及社会都带来沉重的负担，还给社会带来更难估计的间接成本。不同年龄段的失眠治疗直接费用各不相同。Ozminkowski 等的报告称，与无失眠对照组相比，美国未经治疗的慢性失眠患者在 6 个月内增加了 1143 美元的直接成本。如此来看，有效解决失眠是当务之急。

（2）老年人失眠的治疗原则：对失眠患者（包括老年人）的治疗应包括心理治疗、药物治疗或心理和药物治疗的结合。专业的社会指南有助于指导临床治疗，但需要考虑的个别因素包括失眠的严重程度和影响、症状缓解的紧迫性、患者偏好、干预措施的有效性、高级行为疗法的可用性和易用性、潜在危害性和治疗费用（包括保险费用和/或报销费用）。不同治疗方法缓解症

状的速度各不相同：催眠药可以立即起作用，而心理治疗的效果会推迟几周。应在治疗前、治疗中和治疗后评估患者对治疗的看法。可用于评估患者对心理或药物治疗偏好的有效测量方法是失眠治疗可接受性量表和治疗可接受偏好量表。

2. 失眠的心理治疗　2005 年美国国家卫生研究院的一次共识会议提出，中高级证据支持认知行为疗法（cognitive behavioral therapy，CBT）在短期治疗成人慢性失眠方面的疗效，但长期使用的研究数据不足。所有成人失眠心理治疗包括失眠认知行为疗法（cognitive behavioral therapy for insomnia，CBT-I）、失眠短程行为疗法（brief behavioral therapy for insomnia，BBT-I）、认知重建、多成分行为疗法、睡眠限制疗法、刺激控制、放松疗法及基于正念的干预等。

各种心理/行为疗法已成功用于治疗老年人失眠。使用多导睡眠图对老年人进行的随机对照研究表明，CBT-I 在主客观疗效和疗效持续时间方面均优于药物。对于老年人，CBT-I 使失眠严重程度指数（insomnia severity index，ISI）提高了 3.6 分，匹兹堡睡眠质量指数（Pittsburgh sleep quality index，PSQI）提高了 3 分。CBT-I 改善了 8.2 min 的 SOL，减少了 37.6 min 的 WASO，改善了 SE 和睡眠质量。刺激控制使老年人的 TST 提高了 40.4 min。多成分行为疗法或 BBT-I 改善了老年人的 SOL、WASO、SE 和睡眠质量。

BBT-I 通过增加睡眠时间和醒来时间的一致性以及降低 TIB，有效降低老年慢性失眠患者的睡眠变异性（通过睡眠日记和活动图进行评估）。基线睡眠变异性可作为 BBT-I 高反应性的指标。

美国睡眠医学学会（The American Academy of Sleep Medicine，AASM）、美国医师学会（American College of Physicians，ACP）和英国精神药理学协会（British Association for Psychopharmacology，BAP）对成年人（包括老年人）慢性失眠的心理和行为治疗进行了回顾研究，并认可行为疗法具有显著的优势/风险比。这些组织的立场文件和指南均建议 CBT-I 作为成年人慢性失眠的初始治疗。然而，心理/行为疗法的使用问题仍

然存在,如世界上许多地方缺乏训练有素的专家,这导致 CBT-I 通过远程医疗、CBT-I 网站、自助书籍和移动设备应用程序得到发展。目前,一些研究项目(如科罗拉多大学和斯坦福大学的研究项目)正在评估无 CBT-I 专家干预的智能手机或计算机化方法的成功率。

3. 失眠的药物治疗　老年人催眠药的选择是基于症状的:拉美尔顿或短效 Z-药物可以治疗睡眠性失眠;速复安或小剂量多塞平可改善睡眠维持;艾司唑匹克隆或唑吡坦缓释剂可用于睡眠开始和睡眠维持;小剂量唑吡坦舌下片或扎来普隆可减轻半夜惊醒;苯二氮䓬类药物不应常规使用;曲唑酮是一种常用的失眠药物,可以改善睡眠质量和睡眠连续性,但也有很大的风险;噻加宾有时用于失眠标签外,是无效的,不应使用。非 FDA 批准的常用催眠药包括褪黑素、苯海拉明、色氨酸和缬草,关于这些药物益处和危害的研究数据都非常有限。褪黑素可轻微改善睡眠开始时间和睡眠持续时间,但不同产品的质量和功效可能有所不同;色氨酸可以减少成年人睡眠初始时间,但是老年人数据暂不清楚;缬草相对安全,但对睡眠质量的益处还不明确。双重食欲素受体拮抗剂(如阿莫伦特、仑布雷生等)的 Ⅱ 期临床研究表明,其在睡眠维持和睡眠连续性方面有所改善。吡罗美汀可以改善睡眠维持。组胺受体反式激动剂(APD-125、依利色林和 LY2624803)可改善慢波睡眠,但由于各种原因,制药公司撤回了他们的产品。

老年人失眠具有严重的个体和社会后果,应以认知行为疗法为主要治疗方法,药物治疗和联合治疗应是辅助治疗。老年人失眠的药物治疗需要医疗机构和患者共同决策,平衡收益和风险,优化药物剂量和时间安排,并监测药物疗效和不良反应。失眠症状(睡眠开始、睡眠维持和半夜醒来)的时间特点有助于指导药物的初始选择。目前可用的催眠药(Z-药物、苯二氮䓬类药物、小剂量多塞平和速复安)对老年人都有显著的风险,医师在开具这些药物时应考虑短期或间断使用。拉美顿似乎是一种较为安全的替代品,可能会稍微改善入睡困难,但对睡眠维持问题没有显著影响。

多药合用在老年人中很常见。超过 20％ 的

美国老年人有 5 种或 5 种以上的慢性疾病,50％ 的人接受了 5 种或更多的药物治疗。失眠可能是现有药物的不良反应,除非对引起失眠的药物进行改变,否则添加催眠药会增加"处方连锁效应"。药物不良反应可随老年综合征的出现而发生。

衰老会改变药动学和药效学。由于年龄增长导致的肾功能下降,即使在没有肾脏疾病的情况下,也可能延长药物半衰期。绕过一期氧化、仅通过二期结合代谢(不会随着年龄的增长而下降)的药物,其累积毒性水平的可能性较小,在老年人中可能更安全。一般来说,药物剂量应以最低有效剂量开始,并应用于短期缓解症状,同时增加心理/行为治疗措施,以实现症状的长期缓解。所有经 FDA 批准治疗失眠的药物都可能与具有临床意义的药物不良反应相关。抗组胺药、抗抑郁药和抗惊厥药有时会用于治疗失眠,但用于老年人时,这些药物的风险可能大于益处。药物制剂的选择包括考虑症状模式睡眠开始、睡眠维持、睡眠开始和睡眠维持、半夜醒来、治疗目标、患者偏好、过去的治疗反应、共病条件、禁忌证、同时用药相互作用、不良反应,以及其他治疗方法的成本和可用性。

对老年人来说,保持认知功能是一个重要的考虑因素。催眠药可以影响睡眠结构和/或各种睡眠参数,因此,观察药物对睡眠连续性、TST、SWS、纺锤波和 REM 睡眠的影响是很重要的。与其他认知领域(如处理速度、简单反应时间或认知的运动方面)相比,睡眠连续性在控制和执行能力方面更有优势。在改良的小型精神状态测试中,TST 时间较长与老年人表现不佳相关。SWS 活动反映了前额叶皮质内的神经同步性,这可能会加强皮质联系。SWS 与执行功能和陈述性记忆巩固有关。频率 $12\sim16$ Hz 的睡眠纺锤波被认为能促进突触可塑性,从而有益于智力和记忆巩固。REM 与记忆巩固、程序性记忆及情绪记忆有关。

《建议》关于催眠疗法和老年人睡眠呼吸紊乱(sleep disoreded breathing,SDB)的警告:在临床实践中,许多老年患者出现睡眠障碍,主要是由于未被识别和未经治疗的 SDB 所致。美国的医疗保险指南要求将血氧饱和度作为判断睡眠中是

否存在异常呼吸的头号指标,而监测睡眠和呼吸的"家庭研究"通常不包括脑电图。这些测试对于识别 SDB 是无效的,SDB 会导致觉醒和失眠。氧分压与血氧饱和度不同,循环二氧化碳或碳酸氢盐是异常呼吸事件的较好指标,但在家庭研究中从未监测到潮气末二氧化碳,在许多基于实验室的睡眠研究中也很少监测到。经鼻持续气道正压通气(continuous positive airway pressure,CPAP)与失眠治疗的随机对照研究在成年人中进行,但未在老年人中开展,老年人失眠主诉背后的相关 SDB 通常被忽视。研究发现,鼻 CPAP 设备和接口的改进与这一最新设备的处方能更好地匹配,然而,许多未被识别的 SDB 老年患者被开具催眠药,增加了老年人发生意识混乱的风险。此外,在老年人开始气道正压治疗时,已经使用了催眠药,但未得到系统的随访,一旦患者对设备有了良好的习惯,催眠剂量就会减少。迄今为止还没有涉及老年人、催眠药及上述问题的大样本受试者的系统长期试验。

表 19-1 描述了 FDA 批准的治疗失眠的药物,包括作用机制、各种配方、老年人剂量、基本药理学等。表 19-2 描述了通常用于治疗失眠的非标签催眠药(曲唑酮和硫加宾)和辅助睡眠补充剂(褪黑素、色氨酸和缬草)。

表 19-1 美国食品药品监督管理局(FDA)批准的催眠药

类别和作用机制	药物名称	老年人剂量	达峰时间(h)	半衰期(h)	代谢	适应证	老年人服药注意事项
双重食欲素受体拮抗剂,抑制食欲素 A 和 B 与受体 OX1R 和 OX2R 的结合	速复安	通常起始剂量为 10 mg;使用最低有效剂量可用 5～20 mg	2	12	CYPA4,CYP2C19	SMI,对 SOI 影响较小	睡前 30 min 服用;起始剂量为 10 mg,最大剂量为 20 mg;开始可服用 5 mg(最多 10 mg)的 CYP3A 抑制剂,不应与强 CYP3A4 抑制剂一起使用;禁忌证是嗜睡症;老年人的浓度水平比非老年人高 15%
组胺受体 1 拮抗剂,对 α 肾上腺素、毒蕈碱、胆碱能受体有拮抗作用	多塞平	3mg,最大剂量为 6 mg	2～8	20	CYP2D6,CYP2C19	SMI	睡前 30 min 服用;不要在饭后 3 h 内服用;禁忌证是未经治疗的闭角型青光眼、严重尿潴留;不要与单胺氧化酶抑制剂合用
环吡咯酮苯二氮䓬类药物与 GABA A 受体 α1、α2、α3、α5 亚基结合	艾司唑匹克隆	1mg,最大剂量为 2 mg	1	9	CYP3A4,CYP2E1	SOI,SMI	临睡前服用;如果服用 CYP3A4 抑制剂,应减少剂量

(待 续)

（续　表）

类别和作用机制	药物名称	老年人剂量	达峰时间(h)	半衰期(h)	代谢	适应证	老年人服药注意事项
咪唑吡啶苯二氮䓬受体激动剂,与GABA α（α1 和 α5）亚基结合	唑吡坦 IR	5mg	1.6	2.5	CYP3A4,CYP2C9	SOI	临睡前服用;对于安必恩、埃德鲁尔或佐尔皮明,如果使用CR,除非有7～8 h 的 TIB,否则不要使用;因镇静效果可能持续超过9 h,因此应推迟需要警觉的活动,如开车等,下午需要在至少 5 h TIB 的情况下使用
	唑吡坦	5mg	1.4	2.70	—	SOI	
	唑吡坦口服喷雾剂	5mg(1 喷)	0.9	2.8	—	SOI	
	唑吡坦缓释剂	6.25mg	1.5	2.8	—	SMI	
	唑吡坦舌下含服	1.75 mg	0.6	2.5	—	MOTN	
吡唑啉嘧啶苯二氮䓬受体激动剂,与 GABA α1、β2、γ2 亚基结合	扎来普隆	5mg	1	1	CYP3A4	SOI,MOTN	睡前立即服用;高脂肪食物可延缓吸收
苯二氮䓬在 α 和 γ 亚基结合处,与 GABA A 受体结合	三唑仑	0.125 mg;最大剂量为0.25 mg	1～3	2.0～5.5	CYP3A4 与葡萄糖酸结合	SOI	阿片类药物可能导致呼吸抑制;2 mg 时可能出现过量;如果有药物滥用史,应避免开处方
苯二氮䓬与GABA A 受体结合	替马西泮	7.5mg	1.2～1.6	3.5～18.4	与葡萄糖酸结合	SOI,SMI	睡前 30 min 服用
茚并呋喃褪黑素受体激动剂,与 MT1 和 MT2 受体结合	雷美替胺	8mg	0.5～1.5	1.0～2.6	CYP1A2,CYO2C,CYP3A4	SOI	睡前 30 min 内服用;不要使用强 CYP1A2 抑制剂(如氟伏沙明)

注:CR. 控释;CYP. 细胞色素 P450;ER. 缓释;GABA. γ-氨基丁酸;IR. 立即释放;MOTN. 半夜;MT. 褪黑素;SMI. 睡眠维持失眠;SOI. 睡眠发作性失眠;TIB. 床上时间;ZST. 唑吡坦舌下片;一. 无项目。

表 19-2　通常可用于治疗失眠的非标签催眠药和辅助睡眠补充剂

类别和作用机制	药品名称	老年人剂量	达峰时间(h)	半衰期(h)	代谢	适应证	老年人服药注意事项
激素,作用于MT1 受体	褪黑素膳食补充剂	0.3～0.5mg	NA	NA	氧化,共轭	SOI	紧张,易怒,不正常的梦和焦虑很少发生
	长效褪黑素	2mg	3	3.5～4.0	CYP1A1,CYP1A2,CYP2C19	SOI	紧张,易怒,不正常的梦和焦虑很少发生

（待　续）

（续 表）

类别和 作用机制	药品名称	老年人 剂量	达峰时 间(h)	半衰期 (h)	代谢	适应证	老年人服药 注意事项
三唑吡啶抑制剂,抑制5-HT1、5-HT1A及5-HT2、α_1和α_2受体的再摄取,抗胆碱能和多巴胺能活性低,抗组胺活性中等	曲唑酮	25～50mg	0.50～1.33	5～9	CYP3A4转化为活性代谢物mCPP	SOI,SMI	头晕和直立性低血压,跌倒风险增加,精神运动和认知功能障碍,记忆障碍
抗惊厥药,抑制GABA转运体	噻加宾	4mg	0.75	7～9	CYP3A4	SMI	睡眠质量没有改善
5-HT和褪黑素的氨基酸前体	色氨酸	1000mg	NA	NA	NA	SMI	—
缬草,具有GABA样作用的草药,5-HT受体活性,腺苷受体拮抗作用	缬草	225～1215mg,无标准剂量	NA	NA	NA	SMI	相对安全

注:—. 无项目;MT. 褪黑素;NA. 不可用;SOI. 睡眠发作性失眠;CYP. 细胞色素 P450;5-HT. 5-羟色胺;mCPP. 间氯苯基哌嗪;SMI. 睡眠维持性失眠;GABA. γ-氨基丁酸。

4. 4 种经美国 FDA 批准用于治疗失眠的催眠药

（1）食欲素受体拮抗剂:速复安是美国 FDA 批准的第一种双重食欲素受体拮抗剂,剂量为 5～20 mg,用于治疗睡眠开始和睡眠维持性失眠,可抑制唤醒,促进神经肽食欲素（orexin,OX）A 和 B 与受体 OX1R 和 OX2R 的结合。

研究表明,在非老年人和老年人的混合组中,速复安增加了所有睡眠阶段的时间,总体而言,睡眠结构得以保留,只有在使用速复安的第一个晚上,它非常轻微地减少了 NREM 睡眠阶段百分比,并且稍微改善了 3.9% 的 REM 睡眠。仅在第一个晚上,γ 和 β 波段的 NREM 下降了 3%～6%,而 δ 波段略有增加（4%～8%）,但在第 1 个月和第 3 个月没有出现这种现象。

Herring 等进行了 2 项为期 12 周的随机对照试验（P028 和 P029）,对老年患者分别服用速复安 15 mg（$n=319$）和 30 mg（$n=202$）,并与安慰剂组进行比较。研究采用主观（下文用 s 表示）和多导睡眠图（polysomnography,PSG）参数。结果发现,在 15mg 剂量下,最小二乘均差（MD）的变化如下:第一个月和第三个月 sTST 分别增加了 15.5 min 和 18.9 min;sWASO 分别下降了 10.8 min 和 10.8 min;PSG WASO 分别下降了 26.9 min 和 23.4 min;sSOL 下降了 3.6 min 和 6.5 min。PSG 睡眠开始参数和持续睡眠潜伏期分别减少了 5.0 min 和 6.2 min。30 mg 速复安有更有效的睡眠维持和更持久的改善,但高于 FDA 推荐的剂量,目前不可用。这些变化表明,睡眠维持措施在临床上有显著效果,而睡眠开始时间的改善在统计学上差异不显著。ACP 对这些随机对照试验（P028 和 P029）的分析显示,在混合组（老年人和非老年人分别服用苏沃雷生 15 mg 和 20 mg）中,ISI 评分有所改善（MD −1.2,95%CI −1.8～−0.6）。

在非老年人和老年人的混合组中,有低质量

证据表明,因药物不良事件(adverse drug event, ADE)而退出研究的人数和其他原因退出研究人数之间差异并不显著。在 FDA 批准的剂量为 15 mg 和 20 mg 时,治疗组和安慰剂组在 ADE>1 的比例上没有差异。

有 2 项研究探讨了速复安对老年人的危害。基于侧卧位标准差和速度变异性,健康老年男性和女性服用速复安(15 mg 和 30 mg)的驾驶表现与安慰剂组之间没有显著差异。然而,在服用 15 mg 的安慰剂后,机动车事故或违规的百分比增加了 2.8%,而安慰剂组增加了 1.0%。在老年人中使用速复安与任何具有统计学意义的记忆、平衡或日间残余效应的损害无关。15 mg 剂量组出现 7% 的嗜睡和 0.5% 的白天严重嗜睡。速复安的其他不良反应包括头痛、头晕和鼻咽炎,仅有 1 例报告睡眠麻痹和 1 例报告睡眠相关的幻觉,没有判定的嗜睡症症状报告,1 例患者报告有自杀意念。老年人在 3 个月、6 个月和 12 个月后没有出现突然停药的反弹性失眠,也没有出现突然停药后的戒断症状。

在任何年龄段患有共病呼吸困难(严重睡眠呼吸暂停、慢性阻塞性肺疾病、阻塞性睡眠呼吸暂停或慢性阻塞性肺疾病重叠综合征)的患者中尚未确定速复安的安全性。尽管 26 例(平均年龄 49 岁)服用 40 mg 速复安的患者(平均年龄 49 岁)在睡眠期间平均血氧饱和度没有发生显著变化(高于美国和日本批准的最大剂量),但据报道,平均呼吸暂停低通气指数(apnea hypopnea index, AHI)略有增加。

速复安对睡眠维持性失眠更有效,对开始睡眠困难患者的影响较小。斯坦福大学的研究表明,速复安与 CBT-I 睡眠限制协议结合使用是很有帮助的。虽然嗜睡与剂量有关,但个体的嗜睡反应存在差异。一些老年人服用 30 mg 速复安后,在驾驶时出现微睡眠发作和过度嗜睡。因此,应与患者讨论驾驶注意事项。由于目前对睡眠呼吸暂停患者使用速复安疗效的研究不多,作为预防措施,对 CPAP 治疗中的睡眠呼吸暂停患者应监测其 AHI。

(2)组胺受体拮抗剂:小剂量多塞平是一种有镇静作用的三环类抗抑郁药,通过选择性拮抗 H_1 受体阻断组胺的促醒作用。

低剂量多塞平对老年人 NREM 睡眠 Ⅰ 期或 Ⅲ 期的影响极小或无影响,但可增加 Ⅱ 期分钟数,REM 不会被抑制。

3 项老年人分别使用多塞平 1 mg、3 mg 和 6 mg 的随机对照试验显示,多塞平治疗睡眠维持性失眠的有效性降低了 sWASO 和 PSG WASO,增加了 PSG SE 和睡眠时间(sTST 和 PSG TST)。多塞平对 LPS 无影响。睡眠维持和持续时间的终点一直持续到晚上的最后一个小时,没有残留效应。这一点很重要,因为老年人的清晨睡眠会受到更大的干扰。从治疗的第 2～4 周开始,主观睡眠参数得到了持续改善。与安慰剂组相比,临床总体印象评分在第 1 周和第 2 周有所改善,ISI 在第 1～4 周有所改善。在使用的 3 种剂量中,任何一种都没有显著的第二天残留效应,也没有损害记忆。

中等质量证据表明,多塞平 1 mg、3 mg 或 6 mg 均可改善老年人的 TST,加权平均差(WMD)为 23.9(95%CI 12.0～35.7),ISI 平均变化得到改善。有低质量证据表明,MD － 17.0(95% CI －29.3～－4.7),WASO 得到改善。

多塞平对老年人的不良反应与安慰剂组相似,包括恶心(4%～5%)、嗜睡(8%～9%)和头晕(2%)。在接受多塞平治疗的老年患者中,没有出现复杂睡眠行为、记忆障碍或认知障碍的报告。

多塞平(包括非处方药西咪替丁)在成年人(包括老年人)身上,可能与细胞色素 P 诱导剂和抑制剂发生药物间相互作用。肾功能减退的患者可能延迟了多塞平的清除,导致镇静效果。不推荐小剂量多塞平用于任何年龄段有严重睡眠呼吸暂停的失眠患者。

小剂量多塞平可改善睡眠连续性和睡眠持续时间,对有睡眠维持问题的老年失眠患者似乎是一个很好的替代品,因为它不影响 SWS 或 REM 睡眠,对记忆巩固和执行功能的有害影响也更少。

(3)非苯二氮䓬-γ-氨基丁酸 A 受体激动剂(Z-药物):GABAA 受体是主要的神经抑制性递质受体,由五聚体蛋白亚单位组成,其中大部分由 α、β 和 γ 亚型组成。非苯二氮䓬受体激动剂通常作用于 α1、α2、α3、α5、β2、β3 和 γ2 亚单位。Z-药物(艾司佐匹克隆、唑吡坦和扎来普隆)通过选择性结合 γ-氨基丁酸 A 受体来促进睡眠。Z-药物一般不影响 SWS 或 REM 睡眠,因此对记忆的影响很小。

1)艾司佐匹克隆:一种环吡咯酮-非苯二氮䓬类催眠药,经 FDA 批准用于睡眠发作和睡眠维持性失眠,无短期使用限制。它通过 γ-氨基丁酸 A 受体亚型 α1、α2、α3 和 α5 亚单位发挥作用,是外消旋佐匹克隆的 S-异构体,也是一种催眠药,已在欧洲、加拿大和拉丁美洲获得批准。

艾司佐匹克隆增加了第二阶段 NREM 睡眠,但不影响第一阶段或第三阶段 NREM 睡眠或 REM 睡眠。

研究人员进行了 3 项老年人艾司匹克隆随机对照试验,包括 3 项为期 2 周的试验($n=231$,平均年龄 72.3 岁;$n=264$,平均年龄 71.5 岁)和一项为期 12 周的试验($n=194$,平均年龄 71.6 岁)。结果显示,每个人都报告 2 mg 艾司匹克隆改善了睡眠开始和睡眠维持的主客观参数,改善了白天的功能,提高了警觉性,使注意力更集中、身体更健康。然而,1 mg 艾司匹克隆仅在第 1 周改善了 LPS,对其他参数没有影响。

ACP 的荟萃分析表明,在老年人中,有低质量证据表明,在 MD $-2.3(95\%CI$ $-3.3\sim-1.3)$ 的情况下,伊索匹克隆可提高 ISI 评分;在 MD 为 $30.0(95\%CI$ $19.7\sim40.3)$ 时,TST 有所改善。

艾司佐匹克隆在老年人中最常见的不良反应是头痛(13.9%),其次是有难闻的味道(12.4%)、鼻咽炎(5.7%)和头晕(4.1%),不常见的不良反应是焦虑(2.1%)、紧张(1.5%)、跌倒(1.0%)、记忆障碍(1.0%)和幻觉(0.5%)。一项针对因外伤性脑损伤或髋部骨折而住院老年患者的研究发现,与唑吡坦不同,在入院前一个月使用艾司佐匹克隆并没有增加这两种事件的风险。

对老年人的随机对照试验表明,短期和长达 12 周的使用均可改善睡眠起效、睡眠维持和日间功能。对老年人推荐的 1 mg 剂量可能有助于睡眠的开始,但如果睡眠维持是一个重大问题,可以考虑将剂量增加至 2 mg。间歇给药是首选,但在需要长期催眠治疗老年患者的小群体中,艾司佐匹克隆可能是一种替代药物。

2)唑吡坦:唑吡坦是一种咪唑吡啶类催眠药,可选择性地与 γ-氨基丁酸 A 复合物的 α1 和 α5 亚基结合。

唑吡坦 5 mg 对老年非失眠症患者来说不会改变其睡眠结构,但剂量为 10 mg 和 20 mg 稍微会降低 REM 睡眠百分比。

由 Glass 等进行的系统回顾研究包括了 3 项比较唑吡坦与安慰剂的随机对照试验,但报告老年人的这些数据不足以纳入其效益的荟萃分析。另一项系统回顾包括了 4 项老年人随机对照试验,结果表明,与安慰剂相比,唑吡坦可能在改善睡眠潜伏期、减少夜间觉醒、增加睡眠持续时间和质量方面有效,但证据为低质量。

一项随机对照试验($n=205$,平均年龄 70.2 岁)采用唑吡坦缓释剂,每晚 6.25 mg,持续 3 周,结果发现,与第 15 晚和第 16 晚相比,第 1 晚和第 2 晚的 WASO、LPS 和 TST 的 PSG 测量值有更显著的改善。睡眠效率在第 1 晚和第 2 晚也有所改善,但在第 15 晚和第 16 晚没有。这些发现可能提示长期使用该药的耐受性。

一项针对 768 例法国老年失眠患者的研究发现,使用唑吡坦即刻释放(IR)5 mg 和 10 mg 时,主观 SOL、夜间平均清醒时间和觉醒次数减少,TST 增加;使用唑吡坦后,觉醒的警觉性提高,记忆投诉减少,午睡也减少。一项比较唑吡坦与苯二氮䓬类药物治疗老年人的系统回顾报告了低质量的证据,提示唑吡坦在改善 QUAL、TST、SOL 和入睡难易程度方面可能并不比苯二氮䓬类药物更有效。一项 ACP 荟萃分析得出结论:在老年人中,低质量证据表明唑吡坦 IR 改善了 SOL,MD $-18.3(95\%CI$ $-31.5\sim-5.4)$。

唑吡坦的不良反应包括头痛、嗜睡、头晕、恶心、腹泻、肌痛和 CSB,包括梦游、睡眠驾驶、睡眠购物、睡眠进食和睡眠性行为。2011 年,美国有 3233 例老年人急诊就诊(占所有急诊就诊患者的 3%)与唑吡坦滥用有关。在中国台湾,成年人(平均年龄 50.1 岁)使用唑吡坦会增加感染风险,尽管原因尚不清楚。与非唑吡坦使用者相比,在混合年龄组中使用高剂量唑吡坦(每年≥300 mg)与部位(口腔、肾脏、食管、乳腺、肝、肺和膀胱)特异性癌症风险相关。服用唑吡坦的老年受试者更容易跌倒,从而会增加创伤性脑损伤和髋部骨折的风险。在韩国,唑吡坦的使用显著增加了老年人骨折的风险(校正 OR 1.72,$95\%CI$ 1.37~2.16)。

根据给药时间的不同,第二天可能会出现残留效应。唑吡坦的使用与老年受试者在驾驶模拟测试和实际道路测试中的表现受损有关。相比之下,唑吡坦舌下片 3 mg 或扎来普隆(10 mg、20 mg)并不会损害驾驶性能。在美国华盛顿州,成年人(包括老年人)使用唑吡坦与增加机动车碰撞率的风险相关(HR 2.20,95% CI 1.64～2.95)。要向所有患者强调,应在服用快速释放药物后至少 8.5 h 开车,因为这段时间与唑吡坦的最低血清水平相吻合。成年和老年妇女以及那些服用缓释制剂的妇女可能更容易受到第二天清晨镇静药的影响,因此,应考虑将需要警觉的活动推迟到下午。

在成年人中,CSB 梦游、睡眠进食、睡眠对话、睡眠驾驶、睡眠性行为等在案例研究中均有报道,但这些都是罕见的,通常出现在服用大剂量唑吡坦、有潜在精神疾病、有医学疾病或经历过药物之间相互作用的患者身上。老年人服用适当剂量的 CSB 似乎不成问题。

失眠是老年人常见的问题。目前还没有关于唑吡坦舌下片在老年人中的报道,但是当唑吡坦 IR 10 mg 用于治疗成年人 MOTN 失眠时,服用 4 h 后的驾驶表现出明显的受损。然而,如果在测试前服用超过 4 h,MOTN 唑吡坦舌下片 3.5 mg 和扎来普隆 10 mg 都不会损害成年人的驾驶性能。小剂量(1.7 mg)唑吡坦舌下片可改善成人失眠患者的 MOTN 失眠,并改善睡眠恢复和增加 TST。

唑吡坦对睡眠启动、MOTN 唤醒和睡眠维持问题有效,这取决于所选的配方。唑吡坦 IR 不应用于非失眠患者。唑吡坦对老年人有显著的危害,应谨慎使用。

【文献评述】

《建议》介绍了老年人的睡眠特点、失眠的患病现状,并重点阐述了老年人失眠的治疗,包括心理/行为治疗及药物治疗,药物治疗部分详细介绍了几种药物的药理作用以及与应用相关的研究成果。《建议》的相关推荐可为临床用药提供参考,有助于加深我国临床医师对老年人失眠诊治的认识,并促进其对失眠药物的合理应用和有效管理。但目前在失眠药物的应用领域仍缺乏一些关键证据,需要研究者做进一步的研究和探讨。失眠与疼痛类似,都是影响老年人生活质量的重要因素,既往有一些同行认为老年人睡眠问题较普遍,是老化的一部分结果,但失眠并不是老年生活难以避免的部分,尤其是中国目前老龄化速度加快,临床医师应引起重视,尽可能地通过合理应用药物,同时辅以心理/行为疗法以改善老年人的睡眠,让老年人享有一个可以"安睡"的晚年。

(王 健)

参 考 文 献

Abad VC, Guilleminault C. Insomnia inelderly patients: recommendations for pharmacological management. Drugs Aging,2018,35(9):791-817.

第 20 章

《印度精神病学学会老年人睡眠障碍管理临床实践指南》解读

【文献题目】 老年人睡眠障碍管理临床实践指南（Clinical practice guideline on management of sleep disorders in the elderly）

【文献作者】 Praharaj SK，Gupta R，Gaur N

【文献来源】 Indian J Psychiatry，2018，60（Suppl 3）：S383-S396

【文献解读】

◆ 背景介绍

老年人睡眠障碍（sleep disorder）发生率很高，共病比较常见，需要相关指南为临床医师提供建议，以提高老年人睡眠管理的有效性、安全性和规范性。印度精神病学学会于 2006 年和 2017 年分别发布了睡眠障碍管理临床实践指南，2018 年又根据老年人最新研究成果及循证医学证据，发布了《老年人睡眠障碍管理临床实践指南》（下文简称《指南》），旨在为评估和管理老年患者的睡眠问题提供一个广泛的框架。《指南》适用于有睡眠障碍的老年人。

◆ 文献要点

睡眠障碍在老年人中很常见。据统计，40%～70%的老年人有慢性睡眠问题。伴有内科疾病及精神疾病老年人的睡眠问题发生率更高。共病障碍对睡眠障碍有附加效应，即共病数量越多，睡眠问题发生率越高。

老年人有初期失眠（insomnia），比平常醒得早，在床上的时间更长，夜间容易醒，小睡更多，相较于年轻人总睡眠时间减少。随着年龄增长，个体的浅睡眠期变多，而快速眼动睡眠（rapid eye movement sleep，REM）和慢波睡眠减少；从 6 岁开始，慢波睡眠每十年减少 2%。慢波睡眠从 60 岁到 90 岁变化不大。然而，睡眠效率（即相对于总卧床时间的睡眠时间）随时间的推移继续下降。老年人的睡眠是"支离破碎"的，较轻的，并以觉醒发作为特征。昼夜生理的某些变化是随年龄增长而发生的，包括在理想的睡眠时间和醒来时间之前睡觉、早于内在昼夜节律时间、内在昼夜节律时间与睡眠之间关系的改变、昼夜节律振幅的降低以及对低至中等光照敏感度的降低。在老年人中，核心体温、皮质醇和褪黑素节律出现的时间较早。

1. **老年人睡眠障碍** 失眠和白天嗜睡是老年人常见的睡眠问题（表 20-1）。在老年人中，初期失眠的患病率为 15%～45%，中期失眠的患病率为 20%～65%，终末期失眠的患病率为 15%～54%，10%的人睡眠质量不良。有失眠问题的人生活质量差，更易发生抑郁和焦虑。老年人的慢性睡眠问题会导致认知障碍，包括注意力障碍、短期记忆困难、反应时间增加等。此外，睡眠问题会增加老年人的死亡率，较低的睡眠效率（<80%）几乎是总死亡率的 2 倍。老年人常见的原发性睡眠障碍包括慢性失眠症（chronic insomnia disorder，CID）、睡眠呼吸紊乱（sleep disoreded breathing，SDB）、不宁腿综合征（restless legs syndrome，RLS）/睡眠中周期性肢体运动（periodic limb movements in sleep，PLMS）、快速眼动期睡眠行为障碍（rapid eye movement sleep behavior disorder，RBD）和高级睡眠-觉醒期障碍。

表 20-1 老年人常见的睡眠问题

序号	项目
1	初期失眠(入睡困难)
2	中期失眠(夜间觉醒)
3	终末期失眠(清晨醒来)
4	非提神睡眠(非恢复性睡眠)
5	白天嗜睡
6	生动的梦
7	打鼾
8	腿上有令人毛骨悚然的感觉
9	集中注意力困难
10	记忆问题
11	疲劳
12	易怒

2. **慢性失眠症** 失眠症通常被定义为在睡眠开始(睡眠开始失眠症)或维持睡眠(睡眠维持性失眠症)中反复出现的问题。前者为初期失眠症,后者可为中度或晚期失眠症。国际睡眠障碍分类第三版(ICSD-3)不区分原发性失眠症和继发性失眠症,根据其持续时间可分为短暂性或短期性(仅持续几天,或 3~4 周)和慢性(持续 3 个月以上)。临床上(或者采用多导睡眠图标准)对失眠症的定义是睡眠潜伏期超过 30 min,在睡眠开始后保持清醒超过 30 min,睡眠效率<85%,或者总睡眠时间<6 h,每周 3 个晚上或更多时间发生。如果只有非恢复性睡眠的问题不足以诊断失眠症。慢性失眠症的诊断标准见表 20-2。

表 20-2 慢性失眠症诊断标准

序号	诊断标准(ICSD-3/DSM-5)
1	睡眠开始或维持问题(SOL 或 WASO 超过 30 min)
2	充足的睡眠机会和环境
3	日间影响(如易怒、疲劳、困倦、注意力不集中)**
4	为期 3 个月,每周 3 次*
5	症状不是由另一种睡眠障碍(如疼痛障碍)引起的

注:ICSD-3. 国际睡眠障碍分类第三版;DSM-5. 精神疾病诊断和统计手册第五版;*. 这些界限是任意的;**. 仅在 ICSD-3 中的标准。

(1)评估与诊断:在失眠症患者的评估与诊断中,详细的睡眠和病史(包括精神病史)是必不可少的。医师必须获得有关患者症状起始、病程及进展的详细信息。另外,同床者所提供的信息对做出正确诊断非常宝贵。有几种情况可能会被误认为失眠症,因此,在诊断失眠症之前需要排除表 20-3 中的项目。失眠与老年人的几种精神障碍(表 20-4)和相关医疗疾病(表 20-5)有关。询问与失眠相关的处方药和非处方药是有必要的(表 20-6)。睡眠日志或日记是一种主要的主观方法,可提供有关夜间感知睡眠模式和质量的信息,它不仅有助于评估失眠症,还有助于监测治疗结果。在开始治疗时,睡眠日记通常在治疗前 2 周填写,并在治疗和随访期间继续填写。专门用于评估睡眠和失眠症状的量表和评分工具可见表 20-7。

表 20-3 被误认为失眠症的几种情况

状态	描述
短睡眠者	每晚需要 6 h 或更少睡眠
不良睡眠卫生	环境因素
夜尿症	夜间醒来以排出尿液
终末期睡眠-觉醒紊乱	早睡和早醒
延迟-睡眠-觉醒相紊乱	晚睡和晚醒

失眠症的诊断路径如图 20-1 所示。

(2)非药物治疗:老年人失眠的初始治疗应包括非药物治疗,常用的几种治疗方案如下。

1)睡眠卫生教育:包括某些生活方式的改变,如避免白天频繁午睡、晚间锻炼及晚餐时间过长。有规律的锻炼方案和白天充足的光照对老年人失眠是有益的。

2)刺激控制疗法:背后的理论是卧室环境和就寝时间之间的不适应,行为与睡眠不相容。刺激控制的目的是减少这些不适应行为之间的联系,使这些行为在睡前保持唤醒,增加睡眠,并促进睡眠刺激之间的联系。刺激控制的方法:①只有在感到困倦的时候才躺在床上;②避免在卧室做任何可以让人保持清醒的活动,除了性行为之外;③只睡在卧室的床上,不要睡在沙发上;④醒来后马上离开卧室;⑤只有在感到困倦时才来卧室;⑥保持清晨起床时间的固定,不考虑晚上睡眠时间;⑦白天避免小睡。

表 20-4　精神病性失眠症

疾病	睡眠变化	PSG 结果
抑郁症	睡眠发作和维持性失眠,清晨醒来(非典型抑郁症中的嗜睡)	延长睡眠潜伏期,降低睡眠效率,缩短 REM 潜伏期,增加 REM 睡眠百分比,增加 REM 密度和慢波睡眠
双相情感障碍	躁狂期:睡眠需求减少(短睡眠)抑郁期:嗜睡(40%～80%)或失眠	睡眠开始潜伏期较长,睡眠效率较低,睡眠时间缩短,第一阶段睡眠百分比增加,REM 潜伏期缩短,并且 REM 密度增加
焦虑症	初期失眠,"沉思"	增加睡眠潜伏期,降低睡眠效率,增加 N1 期和 N2 期睡眠,减少慢波睡眠,减少 REM 睡眠,缩短睡眠总时间
精神分裂症	睡眠发作和维持性失眠	延长睡眠潜伏期,降低睡眠效率,较差的主观睡眠质量,总睡眠时间缩短,昼夜节律紊乱
物品使用紊乱	睡眠发作和维持性失眠	类似酒精戒断的症状,增加 N1 睡眠,减少慢波睡眠,缩短 REM 潜伏期,增加 REM 睡眠百分比

注:PSG. 多导睡眠图;REM. 快速眼动睡眠。

表 20-5　与老年人失眠相关的医疗疾病

分类	疾病名称
心血管疾病	心律失常、充血性心力衰竭、心肌梗死
肺部疾病	慢性阻塞性肺疾病、哮喘
神经系统疾病	神经性痴呆、脑卒中、脑损伤
内分泌疾病	2 型糖尿病、甲状腺功能减退
骨骼疾病	骨关节炎、纤维肌痛、驼背
泌尿系统疾病	良性前列腺增生、前列腺癌
肾脏疾病	慢性肾脏病、终末期肾病
胃肠道疾病	胃食管反流病、肠易激综合征
其他	癌症、更年期、磨牙症

表 20-6　与失眠相关的药物

类型	药物
抗抑郁药	SSRIs(氟西汀)、SNRI(安非他酮)、MAOI
抗精神病药	阿立哌唑
兴奋剂	哌甲酯、莫达非尼、咖啡因、安非他明
抗高血压药	β 受体阻滞剂、氨氯地平、地尔硫䓬、维拉帕米、甲基多巴
支气管扩张剂	茶碱、沙丁胺醇
皮质类固醇药物	泼尼松、地塞米松
减充血剂	伪麻黄碱、苯肾上腺素、苯丙醇胺

注:SSRIs. 选择性 5-羟色胺再摄取抑制剂;SNRI. 去甲肾上腺素再摄取抑制剂;MAOI. 单胺氧化酶抑制剂。

表 20-7　评估睡眠和失眠症状的量表和评分工具

名称	描述
失眠严重程度指数(ISI)	一种测量失眠严重程度的工具,共 7 项。0～7 分代表无失眠;8～14 分代表阈下失眠;15～21 分代表中度临床失眠;2～28 分代表严重临床失眠
匹兹堡睡眠质量指数(PSQI)	含19 个项目,包括 7 个子量表(主观睡眠质量、睡眠潜伏期、睡眠持续时间、睡眠效率、习惯性睡眠障碍、睡眠药物使用和日间功能障碍);每一个子量表分值为 0～3 分,更高的分值反映更严重的睡眠问题
Epworth 困倦量表(ESS)	包含 8 个项目的自测问卷,用于评估在进行 8 项不同活动时入睡或打瞌睡的概率。评分是 4 分制(0～3 分),总分 0～24 分。ESS 评分越高表示日常生活中的平均睡眠倾向,即白天嗜睡
关于睡眠障碍的信念和态度调查问卷(DBASQ)	一种自我评定工具,有 28 个项目,用以测量受测者对睡眠的消极认知

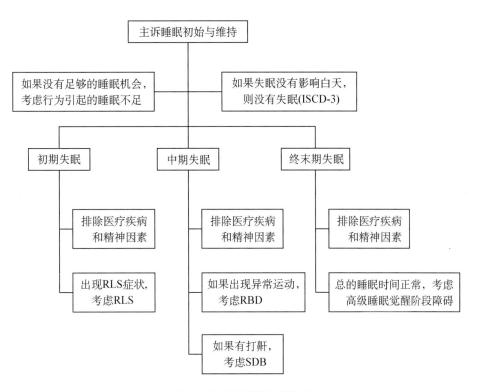

图 20-1 失眠症的诊断路径图

注:ICSD-3. 国际睡眠障碍分类第三版;RLS. 不宁腿综合征;RBD. 快速眼动期睡眠行为障碍;SDB. 睡眠呼吸紊乱。

3)睡眠限制:减少在床上的时间,从而造成睡眠剥夺和随后增加的睡眠动力。在开始睡眠限制治疗之前,要保持 2 周的睡眠记录,以估计平均睡眠时间和实际卧床时间,即睡眠效率(sleep efficiency,SE)。允许睡眠时间是平均主观睡眠时间,但不得<5 h。当 SE 改善(超过 90%)时,卧床时间增加 15 min,直至达到足够的睡眠时间。

4)放松疗法和想象:思索会对睡眠有害,焦虑可能会导致失眠。放松训练最初用来缓解焦虑,用于治疗睡眠发作性失眠。治疗失眠症的方法有 3 种:①渐进性肌肉放松;②自体训练(通过诱导温暖和沉重的感觉来促进躯体放松);③意象(愉悦的意象可以与放松一起使用以改善睡眠)。每个人每天必须至少练习 2 次所选的技巧,并且可能需要几周的练习才能获得相应的技能。

5)失眠认知行为疗法(cognitive behavioral therapy for insomnia,CBT-I):这是专门针对失眠症开发的,包括针对与失眠有关的认知扭曲和误解的认知疗法以及刺激控制、睡眠限制等行为疗法,还包括睡眠卫生等教育方法。CBT-I 对老年人的睡眠问题有轻微的疗效效果,对维持睡眠的失眠效果最好。多组分治疗包括上述所有治疗方法的不同组合。短程行为疗法也可用于治疗老年人的失眠。

(3)药理学管理:老年失眠症合理药物治疗的基本原则包括处方最低有效剂量(通常为成人剂量的 50%)、最短时间(不超过 4 周)、如果可能的话间歇给药(每周 2~4 次),使用消除半衰期较短、日间镇静作用较轻的药物,并且可以逐渐停用而不会引起反弹性失眠。

治疗慢性失眠症的一线药物包括非苯二氮䓬类药物、苯二氮䓬类药物和褪黑素受体激动剂,其他药物包括食欲素受体拮抗剂、抗抑郁药、抗组胺药、抗精神病药、褪黑素等(表 20-8)。

非苯二氮䓬类受体激动剂包括唑吡坦、扎来普隆、佐匹克隆和艾司佐匹克隆。这些药物以 γ-氨基丁酸 A 受体复合物为靶点,对 α1 亚单位具有优先亲和力。对于睡眠开始性失眠症,首选半衰期较短的药物(扎来普隆或唑吡坦),而对于睡眠维持性失眠症,则需要半衰期较长的药物(唑吡坦缓释药或艾司佐匹克隆)。扎来普隆可专门用于治疗半夜易醒,因为它的半衰期很短,并且可以

表 20-8　治疗老年人慢性失眠症的一线药物[a]

药物类别	药物名称	剂量(mg)	半衰期(h)	评论
非苯二氮䓬类药物(Z 类药物)[b]	扎来普隆	5～10	1.0～1.5	睡眠发作性失眠,夜间清醒时可给予
	唑吡坦	5～10	1.5～2.6	睡眠发作性失眠
	唑吡坦控释	6.25～12.5	2.8	睡眠维持性失眠
	佐匹克隆	3.75～7.5	2.5	睡眠维持性失眠
	艾司佐匹克隆	1～2	6	睡眠维持性失眠
褪黑素激动剂	褪黑素[c]	1.5～6.0	0.5	睡眠发作性失眠
	拉美酮	8	1.0～2.6	睡眠发作性失眠
	阿戈美拉汀[c]	25	2.3	睡眠发作和维持性失眠
食欲素拮抗剂	速复安	10～20	12	睡眠发作和维持性失眠
组胺拮抗剂	多塞平	3～6	15	睡眠维持性失眠

注:[a]. 所有苯二氮䓬类药物都被列入 Beers 标准(老年人可能不适当地使用药物);[b]. 有效期长达 1 年的证据;[c]. 缺乏老年人疗效的证据。

保证患者有 4 h 的睡眠。由于不良反应较小,Z-药物被认为是治疗慢性失眠症的一线药物。

拉美尔顿是一种选择性褪黑素 MT1 和 MT2 受体激动剂,可用于治疗慢性失眠,每天 4～8 mg。拉美尔顿可减少老年失眠症患者的睡眠潜伏期和总睡眠时间,且耐受性良好。研究表明,低剂量褪黑素(0.5～6 mg)可以改善老年失眠症患者的初始睡眠质量。有证据表明 25 mg 的阿戈美拉汀对治疗老年人失眠是有效的。

速复安是治疗失眠的一种新药,可以阻断食欲素介导的觉醒信号,在 10～20 mg 剂量下,可以改善失眠发作和维持性失眠。速复安通常空腹服用,这样睡眠开始得更快。建议在计划连续睡眠至少 7 h 时服用。常见不良反应包括嗜睡、疲劳和头痛。速复安可改善睡眠开始和维持睡眠,老年人对其耐受性良好。

多塞平低剂量(3～6 mg)已被发现是治疗老年人睡眠维持性失眠安全有效的方法,可以改善睡眠维持、总睡眠时间和睡眠质量,但对睡眠开始没有影响,第二天无残留症状。然而,对多塞平的疗效仍缺乏长期研究证据的支持。

几种苯二氮䓬类药物(如艾司唑仑、替马西泮、三唑仑、氟西泮等)已被用于治疗慢性失眠症。在苯二氮䓬类没有被批准为催眠药的情况下,也可以使用其他药物,如劳拉西泮、奥西泮、氯硝西泮或地西泮。药物使用策略是如果存在共病(如焦虑),可以使用长效苯二氮䓬类药物。在其他情况下,短效或中效制剂分别用于睡眠发作和睡眠维持性失眠。但是,老年人应谨慎使用苯二氮䓬类药物,因其会导致跌倒和骨折、机动车事故、认知能力下降、谵妄、依赖性增加等,最好避免使用。三环类抗抑郁药可作为低剂量催眠药使用,如阿米替林 10～50 mg,丙米嗪 25～50 mg。其他治疗失眠的常用药物包括苯海拉明(50～100 mg)和异丙嗪(25～100 mg),老年人最好避免使用这些药物,并将其列入"Beers 标准"。

曲唑酮 50 mg 可改善阿尔茨海默病患者的睡眠参数,且耐受性良好。米氮平(7.5～15.0 mg)和艾司米氮平(1.5～4.5 mg)也被报道对治疗失眠有效。如果其他药物无效,使用非典型抗精神病药物,如低剂量喹硫平(25～100 mg)可能对失眠患者有用。噻加宾是 γ-氨基丁酸转运体的选择性抑制剂,4～6 mg 剂量可增加慢波睡眠,老年人对其耐受性良好。加巴喷丁(100～600 mg)和普瑞巴林(150～300 mg)有时可用于治疗失眠,特别是那些伴有神经性疼痛症状的患者。

3. 睡眠呼吸紊乱(SDB)　SDB 是一个总括性术语,包括阻塞性睡眠呼吸暂停(obstructive sleep apnea,OSA)、原发性或继发性中枢性睡眠呼吸暂停(central sleep apnea,CSA)、高空周期性呼吸、潮式呼吸、非阻塞性通气不足,以及继发于肺实质、血管、神经肌肉或胸壁疾病的低氧血症等。OSA 是最常见的 SDB,其特征是由间歇性气道塌陷引起的独特打鼾模式。在这种情况下,患者会有一段时间的鼾声或短暂的喘息,然后呼吸停止持续 20~30 s,这会导致睡眠觉醒,可能由动脉血氧饱和度降低所致。

CSA 的特点是呼吸动力丧失,导致睡眠期间呼吸停止(每小时至少 5 次或更多)。根据病因,老年人 CSA 可大致分为原发性 CSA、心力衰竭患者的潮式呼吸模式以及源于神经退行性疾病和脑卒中的呼吸暂停。

(1)评估:对 SDB 的评估包括完整的睡眠史,包括打鼾史、打鼾史、不提神睡眠史、夜尿症(>2 次/夜)、夜间胃食管反流、梦话、梦境增加、日间疲劳及白天过度嗜睡。出现这些情况,最好由同床者获得平行信息。此外,还应了解患者的医疗和精神疾病史以及处方药、酒精使用及认知障碍的详细信息。对于表现出典型症状的老年患者,应考虑对 OSA 的正式评估,但同时对存在心血管

危险因素或非典型症状(如夜尿症、无法解释的跌倒、车祸或认知能力下降)的患者也应考虑进行评估。

支持 OSA 的体检结果包括以下 6 各方面:①男性颈围>40 cm,女性>37 cm,在环状甲状旁腺水平测量;②体重指数>25 kg/m²;③软腭低注;④悬雍垂拉长或大;⑤舌大(常以舌缘皱褶为特征);⑥扁桃体大或扁桃体柱之间的距离很窄。在老年人中,一个额外的危险因素是无牙状态,即当患者在夜间摘下义齿时,会导致垂直方向的降低,从而增加上呼吸道阻塞事件的发生。

常用筛查工具如柏林问卷可用来估计 OSA 风险。Epworth 嗜睡量表可用于记录困倦程度。SDB 是根据夜间睡眠记录(即夜间 PSG)诊断的。睡眠实验室的夜间多导睡眠图被认为是诊断 SDB 的"金标准"。

(2)非药物治疗:SDB 的治疗取决于患者的症状和疾病严重程度,以及患者是否存在心血管或代谢性疾病。表 20-9 总结了 OSA 的治疗方案。

表 20-9　阻塞性睡眠呼吸暂停(OSA)治疗方案

AHI 值	一线治疗方案	二线治疗方案
<5	不做治疗,除非睡眠碎片化或合并其他疾病(如高血压)	—
5~15	体位治疗、减肥、使用口腔用具、CPAP	—
>5	CPAP	BiPAP、自动滴定 PAP、UPPP、口腔治疗、体位治疗、减肥、使用鼻呼气阻力装置

注:AHI. 呼吸暂停低通气指数;CPAP. 持续气道正压通气;BiPAP. 双水平气道正压通气;PAP. 气道正压通气;UPPP. 悬雍重腭咽成型术。

对轻中度 SDB 患者可使用位置测量和口腔下颌推进夹板。体位疗法包括旨在增加侧卧位(相对于仰卧位)时间的技术,其中包括平躺时用枕头支撑,甚至在衬衫后缝一个球,让仰卧姿势更不舒服,睡衣可以帮助侧位治疗。体位疗法特别适用于体位性睡眠呼吸暂停患者。口腔矫治器有助于改善 OSA 患者的呼吸和睡眠质量。对于成人 OSA 患者,建议其咨询合格的牙医,由牙医定制可滴定的器具。然而,这些方法在老年人中的有效性研究较少。

在中重度 OSA 或有症状(伴有其他合并症)的患者中,主要治疗方法是气道正压装置,被认为

是"金标准"的治疗方法。通常,手动持续气道正压通气(continuous positive airway pressure,CPAP)设备是首选。当患者不能耐受 CPAP 压力或 PAP 压力要求超过 20 cmH₂O 时,建议使用双水平 PAP(BiPAP)装置。

上呼吸道的手术改良包括上颌骨前移、激光辅助悬雍垂腭裂成形术、悬雍垂咽腭裂成形术和射频消融。荟萃分析研究显示,上颌骨前移可改善呼吸暂停低通气指数(apnea hypopnea index,AHI),而咽部手术的结果却不太一致。由于资料有限,OSA 复发率下降接近 50%,而手术治疗方案仅限于一组有主要解剖问题和 PAP 失败的

患者。

催眠药和其他镇静药可通过诱发或加重 OSA 和 CSA 而加重 SDB。如怀疑有 SBD,应避免使用这些药物。有时可以使用莫达非尼或阿莫达非尼,如果患者白天嗜睡持续,应遵循巴氏疗法。

4. 睡眠相关运动障碍　与睡眠相关的运动障碍包括那些可破坏睡眠的刻板动作的情况。常见症状是初期或维持性失眠,包括不宁腿综合征(RLS)和快速眼动睡眠行为障碍(RBD)。

(1)RLS

1)特点:RLS 也称 Willis-Ekbom 病,特征是腿部感觉异常,通常被描述为起泡或"毛骨悚然"的感觉,刺痛、痒、不安及腿部肌肉的伸展感,这种感觉在休息时出现,并通过运动得到缓解。许多情况可能会被误认为是 RLS,所以在诊断之前应仔细排除这些情况。65 岁以上人群 RLS 的患病率为 $10\% \sim 35\%$。

某些疾病可以在有 RLS 的患者身上出现,包括缺铁、尿毒症、神经病变及心血管疾病等。因此,所有 RLS 患者要排除这些疾病。

2)评价:RLS 的诊断(表 20-10)完全是临床诊断,取决于患者提供的信息。诊断 RLS 需要满足所有的标准,此外,需要区分 RLS 模拟(表 20-11)。其他支持性标准包括多巴胺能药物的治疗反应($60\% \sim 75\%$)。缺铁经常并存,需要调查清楚,低血清铁蛋白($<50~\mu g/L$)是缺铁的敏感指标。建议对老年人进行包括血象、血清铁蛋白、血尿素和血清肌酐在内的检查,如果可能,还应检测血清叶酸、维生素 B_{12} 和镁的水平。基线检查时和每次随访的 RLS 疑似病例特点见表 20-12。

表 20-10　不宁腿综合征(RLS)的诊断标准

诊断标准*	评论
1. 强烈要求移动双腿±腿部不适感(腿部感觉障碍)	疼痛的患者占 $30\% \sim 50\%$,也可累及其他身体部位,但主要在腿部
2. 当不活动或休息时即开始出现或恶化	坐位时感觉症状突出
3. 通过休息进行部分改善,直到活动继续(动作灵敏)	一旦活动开始,至少可以看到一些症状缓解
4. 一旦开始活动,至少可以看到一些症状缓解	确定对休息症状反应的昼夜节律差异
5. 不是因为任何其他的医学或行为状况(如 RLS 模仿)	鉴别诊断 RLS,提高诊断特异性

注:*. 国际不宁腿综合征研究小组(IRLSSG)于 2012 年修订的标准。

表 20-11　不宁腿综合征(RLS)模拟

情况	不符合 RLS 的特征
1. 夜间腿部抽筋	抽筋而不是行动的冲动报告,没有因休息而恶化
2. 体位不适	不是所有的静止位置都会发生,只有一个位置改变时才会缓解
3. 习惯性踢脚	不是夜间活动或静止性的,有习惯史
4. 神经病变	症状局限于皮肤,而不是肌肉,不能通过运动缓解
5. 肌痛	非夜间活动的或非静止的,因运动或劳累而恶化
6. 药物性静坐	不集中在腿部,吸毒后开始
7. 与焦虑相关的踱步	有焦虑情绪/焦虑病史,不局限于腿部的症状
8. 足灼伤感综合征	脚底有烧灼感,小腿肌肉无症状
9. 膝关节痛	患者抱怨一些"感觉"仅限于膝关节,伴随运动时疼痛;休息可改善症状,运动会使症状恶化

表 20-12 基线检查和每次随访时的不宁腿综合征(RLS)疑似病例特点

项目	内容
病史	符合诊断标准的症状描述:症状出现时间、症状持续时间、症状发生频率、症状的每日变化情况、由于症状导致的夜间睡眠障碍等
	症状在白天对患者的影响:认知、情绪、社交、职业等
	患者的生活方式:咖啡因的使用、睡眠时间表、精神兴奋剂的使用、白天的体力活动
其他疾病	任何其他疾病,如脑卒中、冠心病、肾脏疾病、肝炎、肝硬化、黑色素血症、前列腺增生、高血压、糖尿病、类风湿关节炎、帕金森病
治疗	注意患者正在服用的其他药物,特别是精神药物
检查	局部检查,排除足部水肿、静脉曲张、关节炎、肌无力
实验室检查	全血象、铁蛋白、尿素氮、肌酐

国际不宁腿综合征评估量表(IRLS)可衡量 RLS 的严重程度,有 10 项指标,使用方便,应用广泛。通常不需要使用体动记录仪或多导睡眠图进行评估。

《指南》所建议的固定化测试(SIT)是为评价 RLS 而开发的,但其临床应用有限。在标准的静坐程序中,患者需要从晚上 9 时开始,双腿伸直躺下 1 h。要鼓励患者在静坐期间抵制任何移动的冲动。此外,SIT 提供了关于症状发生倾向的信息,还验证了一种改进的多建议固定试验,包括下午和晚上的几次试验。

3)非药物治疗:一些饮食和生活方式的改变有助于控制 RLS,可在睡前洗热水澡或按摩双腿,保持规律的睡眠和清醒时间,进行规律锻炼,避免睡眠不足,避免咖啡因、香烟和酒精。一些非处方药(如抗组胺药)会加重 RLS 症状,最好避免使用。其他药物(如抗精神病药、止吐药、抗抑郁药、β 受体阻滞剂、某些抗惊厥药、锂等)都会加重 RLS,如有可能应停止使用。

4)药物治疗:当 RLS 症状损害身体功能、睡眠及生活质量时,应进行药物治疗。表 20-13 总结了 RLS 的药物选择。原发性 RLS 的一线治疗药物包括非麦角类多巴胺激动剂(罗哌尼罗、普拉克索和罗替戈汀),这些药物具有较高水平的疗效和安全性。多巴胺前体(左旋多巴)和麦角碱类多巴胺激动剂(如卡麦角林)是有效的,但更可能引起药效增强,因此被认为是二线药物。一般来说,长效多巴胺为首选药物,应使用在最短时间内的最低有效剂量来降低多巴胺能负荷。

表 20-13 不宁腿综合征(RLS)的药物治疗剂量

药物 分类	药物 名称	剂量
非麦角胺多巴胺激动剂	普拉克索	起效 0.125 mg,每 5 天滴定 1 次,有效剂量 0.375～0.750 mg,最大剂量 1.5 mg
	罗哌尼罗	起效 0.25 mg,每 5 天滴定 1 次,有效剂量 1.5～2.5 mg,最大剂量 4.0 mg
	罗替戈汀	0.5～3.0 mg
麦角胺多巴胺激动剂	藤架*	从0.05 mg 开始,每 2～3 天滴定 0.05 mg,有效剂量 0.1～0.5 mg,有时需要达 1.0 mg
	卡麦角林*	0.5～2.0 mg
	溴隐亭*	从1.25～2.50 mg 开始,每 1～2 周增加 1 次,最多 5～15 mg

(待 续)

（续　表）

药物		剂量
分类	名称	
多巴胺前体	左旋多巴*	50～200 mg 是有效的,有些患者可能需要高达 600 mg
抗痉挛药	加巴喷丁	600～1200 mg,最大 2700 mg
	普瑞巴林	150～450 mg
	卡马西平	100～400 mg
阿片类药物	羟考酮	2.5～15.0 mg
	美沙酮	5～40 mg
其他药物	氯硝西泮	改善睡眠,不改善 PLMS;一般剂量为 0.5～2.0 mg
	可乐定	0.1～1.0 mg

注:*. 由于增加率较高,因此不受欢迎;PLMS. 睡眠中周期性肢体运动。

短效多巴胺能药物治疗过程中的一个主要问题是增强,其特征是症状严重程度恶化或与基线相比症状出现得早。这种情况往往因增加多巴胺能药物的剂量而恶化,因此,必须与剂量结束现象相区别。马克斯·普朗克研究所的扩充操作标准见表 20-14。

表 20-14　马克斯·普朗克研究所的扩充操作标准

项目	内容
A. 基本特征(必须全部存在)	1. 症状恶化(过去每周 5 天)
	2. 症状恶化不是因为身体状况,而是源于生活方式的改变或疾病的自然进展
	3. 对治疗有积极反应
B. 对治疗的持续反常反应	剂量增加后症状开始恶化,并随剂量减少而改善
C. 症状出现较早	1. 至少在发病前 4 h 出现症状
	2. 发病较早(2～4 h),出现以下情况之一:
	a)休息期间症状出现较早
	b)症状扩散到其他身体区域
	c)症状强度更高(如果通过多导睡眠图或建议的制动试验测量,肢体周期性运动增加)
	d)治疗后缓解时间较短

注:如果存在 A＋B、A＋C 或 A＋B＋C 标准,则诊断为增强。

如果增加多巴胺激动剂的限制使用,非多巴胺药物(如加巴喷丁和普瑞巴林)则是首选药物,并有相当程度的证据可证明其疗效。在最近的一些指南中,这些药物的使用被认为是预防病情发展的一线措施。特别是加巴喷丁-依那卡比尔(加巴喷丁的前药)的半衰期较长,可作为首选药物。阿片类药物可能对无反应者有用,特别是那些具有严重增强特征的患者。苯二氮䓬类药物(如氯硝西泮)不会降低 PLM,但会改善睡眠,因此,如果患者睡眠障碍突出,就可以使用苯二氮䓬类药物。

对于继发性 RLS 患者,需要治疗其潜在的情况。铁疗法适用于铁蛋白水平较低的患者。在那些与终末期肾病相关的 RLS 患者中,透析可以改善症状。

(2)RBD

1)特点:一般人群中 RBD 的患病率为 0.5%。在老年人中,7% 患有 RBD。RBD 主要见于 50 岁以上的男性。女性发病率较低的原因:①雌性红细胞病较轻;②不太激进的梦;③羞于分享梦的内容或梦的实施行为;④有不太善于观察的床伴;⑤无床伴;⑥门诊/医院偏差。

RBD 的特点是梦的实施行为(dream enactment behavior,DEB),这些行为的发生在 REM (即无张力快速眼动睡眠)中肌张力没有丧失的时期。典型表现是 RBD 行为在夜晚后半段更为突出,此时期 REM 睡眠占主导地位。常见的 RBD 行为是走路、说话及吃饭。大多数 DEB 可能是仅限于手部的不引人注目的动作,也称"手部唠叨"。

特发性 RBD 与神经退行性疾病有关,特别是 α-突触核细胞病(如帕金森病、路易体痴呆、多系统萎缩等),详见表 20-15。提示神经退行性疾病的可能特征包括嗅觉或视力异常、便秘、直立和运动迟缓等。另外,一些药物也与 RBD 有关(表 20-16)。

表 20-15 快速眼动睡眠行为障碍(RBD)的次要原因

变质的疾病	其他疾病或情况
1. α-突触核细胞病	1. 边缘脑炎
• 多系统萎缩	2. 癫痫
• 路易体痴呆	3. 多发性硬化症
• 帕金森病	4. 吉兰-巴雷综合征
• 单纯自主神经功能衰竭	5. 脑卒中
2. taupathys/淀粉样病变	6. 脑瘤
• 进行性核上性麻痹	7. 阻塞性睡眠呼吸暂停
• 瓜德罗普人帕金森综合征	8. 药物治疗
• 阿尔茨海默病	9. 戒毒
• 额颞叶痴呆	
• 皮质基底节变性	
3. 脊髓小脑萎缩	
4. 亨廷顿病	

表 20-16 与快速眼动睡眠行为障碍(RBD)相关的药物

医源性(或急性)	药物戒断
1. 抗抑郁药	1. 酒精
• 特异性 5-羟色胺再摄取抑制剂	2. 苯二氮䓬类
• 三环类抗抑郁药	3. 巴比妥类
• 单胺氧化酶抑制剂	4. 甲丙氨酯
• 5-羟色胺-去甲肾上腺素再摄取抑制剂(文拉法辛)	5. 戊唑嗪
• 去甲肾上腺素和特异性 5-羟色胺能制剂(米氮平)	
2. 胆碱酯酶抑制剂	
3. β受体阻滞剂	
4. 曲马多(静脉注射)	
5. 咖啡因	
6. 巧克力	

2)评估:床上伴侣或目击患者睡眠者的观察是非常宝贵的。在没有床伴的患者中,提示可能 RBD 的线索包括生动或可怕的梦、从床上摔下来或不明原因的夜间淤伤等。对 RBD 的评估可以用下面的筛选问题准确地识别出来:"有没有人告诉过您在梦中表演,比如在空中挥舞手臂,或者在睡梦中尖叫和喊叫?" RBD 需要与 NREM 睡眠障碍区分开来。一个有利于 RBD 的线索是,患者很警觉,并且会立即有一个生动的梦境回忆。另一个线索是同构现象,即 DEB 与梦的回忆有关,与 NREM 睡眠障碍后的混乱和很少回忆相反。一份 16 项的梅奥睡眠问卷可用来筛查 RBD 和其他睡眠障碍。所有有做梦史的患者都应该进行 OSA 筛查,OSA 可以模拟 RBD。RBD 的鉴别诊断见表 20-17;RBD 患者的详细神经检查总结见表 20-18。

表 20-17 老年人快速眼动睡眠行为障碍(RBD)的鉴别诊断

觉醒障碍		其他
主要	次要	
• 睡眠恐惧	• 周期性肢体运动障碍	• 睡眠生理幻觉
• 梦游	• 阻塞性睡眠呼吸暂停	• 分离/转换障碍
• 梦话	• 胃食管反流病	• 伪装
• 迷惘觉醒	• 夜间发作(如额叶癫痫)	• 家庭暴力
		• 创伤后应激障碍
		• 眩晕
		• 失神发作
		• 癫痫

表 20-18　快速眼动睡眠行为障碍(RBD)的神经病史和检查

RBD 前驱症状	早期运动迟缓的探讨	神经系统检查的细微体征	神经退行性变三联症
• 抽搐 • 简单动作 • 说话 • 喊叫	• 在床上翻身困难 • 进食或穿衣迟缓 • 以上困难帕金森病患者单侧/双侧显著性 • 笔迹改变 • 说话音量降低 • 是否感觉到双足贴在地板上	• 感染 • 声量 • 发音速度 • 眨眼率 • 运动音调 • 齿轮刚度 • 步态测试:步幅、手臂摆动、冻结、转动步数 • 姿势不稳定	• 慢性不明原因 RBD 嗅觉减退 • 便秘 • 如果颜色识别受损,快速转换为帕金森病 • 精神障碍(抑郁)可能是一个先发因素

尽管病史可能提示 RBD,但 PSG 往往是确诊的必要条件。无张力快速眼动睡眠的诊断基于 REM 睡眠期间的肌电图表现。为了诊断 RBD,肌电图异常包括 REM 睡眠期间肌肉张力增加和/或相位抽搐。RBD 的持续时间可能有很大的变化,但多数发生频率每周不到 1 次,持续时间不到 2 min。

3)非药物治疗:RBD 的主要治疗目标是防止患者及其床位伴侣在睡眠期间受伤,并尽量减少睡眠中断。

①伤害预防技术:改变环境很重要,如睡在地板上以避免从床上摔下来,在家具的角落里垫上垫子,晚上关闭门窗,从房间里移走潜在的危险物品。在卧室窗户上挂上厚厚的窗帘可以减少睡眠中断。要求床上伴侣分开睡眠,直到病情好转为止。

②停用已知会加重 RBD 的药物:如抗抑郁药(选择性 5-羟色胺再摄取抑制剂、5-羟色胺-去甲肾上腺素再摄取抑制剂、三环类抗抑郁药)和单胺氧化酶抑制剂等。

【文献评述】

《指南》阐述了老年人睡眠的特点、睡眠障碍的流行病学,重点介绍了老年人失眠症的评估与诊断、非药物治疗及药物治疗,同时简要介绍了其他几种睡眠障碍的评估、诊断与治疗,尤其在失眠症的评估、诊断和治疗方面提供了很多具体、可操作的建议。老年人睡眠障碍的管理需要考虑多种因素的影响,包括共病的存在,失眠症与其他睡眠障碍的鉴别、心理和社会因素等。睡眠障碍的评估与管理应该是多模式的,即不仅通过单一药物治疗来改善患者的睡眠,而且需要心理、行为等多方面的干预。《指南》提供了一些常用的评估手段、可供选择的药物以及心理和行为方面的干预措施。尽管我国老年人睡眠障碍的流行病学、评估与管理模式与印度存在差异,但相信《指南》仍能带来一些新的启发。同时也应看到,睡眠障碍的评估与管理仍存在问题,仍需要更一致的证据和结果来支持;临床治疗仍需要安全性更高、效果更佳、不良反应更小的药物,而且需要提高临床医师对睡眠障碍多模式管理的认识。

(王　健)

参 考 文 献

Praharaj SK,Gupta R,Gaur N. Clinical Practice Guideline on Management of Sleep Disorders in the Elderly. Indian J Psychiatry,2018,60(Suppl 3):S383-S396.

第 21 章

《国际老年睡眠医学工作组老年人及衰弱老人睡眠呼吸紊乱治疗原则共识》解读

【文献题目】 国际老年睡眠医学工作组共识：老年人及衰弱老人睡眠呼吸紊乱治疗原则（Principles of practice parameters for the treatment of sleep disordered breathing in the elderly and frail elderly: the consensus of the International Geriatric Sleep Medicine Task Force）

【文献作者】 Netzer NC Chair, Ancoli-Israel S Co-Chair, Bliwise DL, et al

【文献来源】 Eur Respir J，2016，48（4）：992-1018

【文献解读】

◆ 背景介绍

当今世界正面临严峻的人口老龄化问题，而睡眠呼吸紊乱（sleep disoreded breathing，SDB）是一种全球范围内发病率很高的疾病，且发病率随年龄增长而增加。SDB 的诊断标准为呼吸暂停低通气指数（apnea hypopnea index，AHI）＞10。研究发现，65 岁以上人群中 SDB 的患病率超过 20%，在衰弱老人中的患病率更是高达60%。因此，对老年人及衰弱老人进行 SDB 的评估和治疗十分有必要。

老年与中青年呼吸障碍患者有诸多不同之处。老年人群 SDB 常伴有多种严重不良后果，包括脑卒中、夜间隐匿性高血压、开角型青光眼、跌倒合并骨折、生活质量下降、疼痛耐受性下降、衰弱及死亡。及时有效地治疗 SDB 可使疼痛耐受性、跌倒风险及脑卒中的相关指标得到极大改善，还可以降低心血管发病率和死亡率。

临床上老年人 SDB 的诊断率偏低，且阻塞性睡眠呼吸暂停的治疗对老年人群的影响尚不确

定。2016 年国际老年睡眠医学工作组基于过去12 年进行的所有关于老年人群 SDB 治疗的研究进行综合分析，并根据已有证据制定了《国际老年睡眠医学工作组共识：老年人及衰弱老人睡眠呼吸障碍治疗原则》（下文简称《共识》），旨在明确老年 SDB 患者的治疗管理策略，以进一步规范和指导临床干预。《共识》的适宜人群为老年 SDB 患者及相关医护人员。当前有关 SDB 的管理指南在老年人和衰弱老人群体中的应用仍不尽人意。本文就《共识》的主要内容进行解读，旨在根据现有证据为老年人和衰弱老人 SDB 患者的治疗提供相应的指导。

◆ 文献要点

1.《共识》的研究方法 国际老年睡眠医学工作组将"老年人"定义为年龄≥65 岁的人群。研究纳入标准为：平均年龄 65 岁及以上的人群，并给出按年龄分层的结果。在 PubMed/Medline 平台上，以关键词"sleep disordered breathing""sleep apnea""OSA""OSAS""OSAHS""central sleep apnea""therapy""aged""elderly"进行检索。经工作组筛选后，共有 178 篇文献符合纳入标准。使用苏格兰校际指南网络（Scottish Intercollegiate Guidelines Network，SIGN）分级和 GRADE（Grading of Recommendations Assessment Development and Evaluation）系统来确定研究的证据水平，并进行 Jadad 评分。根据文献汇总结果，工作组对老年人及衰弱老人的 SDB 在无创通气治疗、牙科和口腔矫治器治疗、心脏病和外科治疗、补充氧气治疗以及包括药物在内的替代治疗等方面提出建议。

2. 治疗评估与临床建议

（1）气道正压通气（positive airway pressure，PAP）和适应性伺服通气治疗（adaptive servoventilation，ASV）：众所周知，气道正压通气对阻塞性睡眠呼吸暂停的治疗效果较好。除心力衰竭、高血压、糖尿病等与呼吸暂停相关的研究外，已经有许多关于治疗阻塞性睡眠呼吸暂停对预后影响的研究，然而，这些研究很少纳入老年人或衰弱老人。

1）治疗评估

①心力衰竭或心血管疾病：有 9 项研究结果表明，持续气道正压通气（continuous positive airway pressure，CPAP）或 ASV 治疗阻塞性睡眠呼吸暂停和/或中枢性睡眠呼吸暂停可使患者的主要预后指标得到改善。最近一项关于收缩性心力衰竭伴中枢性睡眠呼吸暂停的 ASV 治疗研究结果显示，ASV 对射血分数＜45% 的慢性心力衰竭患者（主要是中枢性睡眠呼吸暂停患者）有不良影响，因此，这种特殊类型 PAP 在一些老年心力衰竭患者中的应用价值仍不确定。

②重叠综合征：一项关于重叠综合征的队列研究表明，与中青年患者相比，老年阻塞性睡眠呼吸暂停综合征患者重叠综合征的患病率明显更高，使用自动 CPAP 和双水平 CPAP 的患者与使用 CPAP 依从性差的患者或单独患有慢性阻塞性肺疾病（简称慢阻肺）的患者相比，其血气指标在长时间内可获得显著改善。

③脑卒中：3 项以脑卒中或血管事件为主要结局的研究均发现，PAP 治疗组的事件较少。一项研究监测了 PAP 对脑卒中患者呼吸暂停相关症状的影响，但没有发现明显的改善作用。

④痴呆：有 7 项研究发现对阿尔茨海默病或帕金森病患者进行 PAP 治疗可以获得良好的依从性，能减少与呼吸暂停相关的症状（日间嗜睡）和 AHI，并可使患者形成深度睡眠。一项研究发现，3 周的 PAP 治疗可使认知能力有所改善，但与安慰剂组相比，3 周的 PAP 治疗效果不佳。有 2 项研究表明，在阿尔茨海默病患者中长期使用 PAP 可以减缓认知恶化。

⑤对睡眠呼吸暂停的影响：有 7 项研究表明，PAP 治疗阻塞性睡眠呼吸暂停能改善呼吸或睡眠结构及日间嗜睡症状。而另一项研究发现，包括日间嗜睡在内的所有结果指标都没有显著改善。

⑥依从性：有 9 项研究发现，抑郁症状越多，患者的依从性越差。有 6 项研究报告了患者较高的依从性与结果衡量标准的改善有关。一项研究报告了适度的使用时间与依从性的关系，但试验数据与结果之间没有相关性。另一项研究结果表明，老年患者对 PAP 的接受率比年轻患者低，但在依从者中使用的小时数没有差异。

⑦情绪：有 5 项研究考察了 PAP 治疗对情绪或抑郁的影响。一项研究表明短期和长期使用 PAP 能改善情绪，一项研究发现使用 PAP 对抑郁评分没有影响，而有一项研究发现有影响。

⑧未患痴呆老年患者的认知功能：有研究报道，在相同的花费成本和较好的支持护理条件下，早期 CPAP 使用者的日间嗜睡评分较低，心血管疾病的风险因素也减少，然而 CPAP 和较好的支持护理对情绪或认知功能都没有影响。另一项研究发现，没有阿尔茨海默病或帕金森病的阻塞性睡眠呼吸暂停综合征患者接受 CPAP 治疗后，认知功能有显著改善。还有证据表明，在几种不同的认知指标测试中，接受 CPAP 治疗后患者的神经心理功能都有所改善。

⑨生活质量和成本效益：有一项研究发现 21% 使用 CPAP 的患者生活质量明显提高。另一项研究报告表明，随着时间推移，CPAP 组与对照组在所有生活质量指标的结果上都存在显著差异。一项关于患有阻塞性睡眠呼吸暂停的老年男性性功能和男性健康的研究发现，使用 CPAP 的男性比没有使用 CPAP 的对照组有更好的主观健康质量，而且与睾酮水平无关。

总之，关于使用 PAP 治疗老年人 SDB 的研究发现，其主要监测指标（如 AHI 和日间嗜睡）及 SDB 的结果（包括合并症和心理社会因素）均得到了改善，然而许多研究的样本量都很小，证据水平也不高。在老年人和衰弱老人中仍然需要更大规模的随机对照研究。

2）《共识》建议

①对于老年人和衰弱老人，特别是那些患有脑卒中但不伴严重心力衰竭且射血分数＜45% 的老年人，PAP 应常规用于治疗 SDB（证据级别：强）。

②虽然阿尔茨海默病或帕金森病患者及其他衰弱老人需要更多的随机对照试验研究,但对于可以耐受 PAP 的患者应考虑 PAP 治疗(证据级别:强)。

③PAP 能显著改善 SDB 和慢阻肺(重叠综合征)患者的氧合功能,这些患者应常规应用PAP。关于增加氧合是否能进一步改善结果仍需要更多的研究来证实(证据级别:弱)。

④对于射血分数<45% 的心力衰竭患者(纽约心脏病学会心功能分级 2～4 级)不建议行ASV,目前也不推荐这些患者接受 PAP 治疗。今后还需要进一步的研究来证明,与 ASV 相比,CPAP 对死亡率没有负面影响。

(2)牙科治疗

1)治疗评估

①口腔矫治器治疗:口腔矫治器现在被广泛应用于治疗打鼾和轻中度阻塞性睡眠呼吸暂停,对于不愿意或不能耐受 PAP 的重度阻塞性睡眠呼吸暂停患者,口腔矫治器可作为 PAP 的替代治疗。

口腔矫治器可分为两大类:第一类是向前调整下颌位置的装置,如下颌推进夹板或下颌前移器;第二类是保持舌向前的装置,即舌保持器(tongue-retaining device,TRD)。一项试验证实PAP 在降低 AHI 方面更具优势。虽然 PAP 在减少呼吸暂停方面效果更好,但 2 种治疗方法都同样改善了生活质量、神经心理测试分数、心血管疾病标志物及死亡率,这可能与下颌推进夹板比CPAP 有更好的依从性有关。

一些研究发现年龄增长是下颌推进夹板治疗成功的负面预测因子(即患者年龄越大,治疗成功的可能性就越小),但这些研究主要评估了年龄为44～49 岁的患者。一项包括约 5% 的 65 岁以上老年人的研究发现,年龄并不能成为男性或女性治疗成功的预测因子。因此,针对老年人群的研究还比较缺乏,需要进一步研究来证实下颌推进夹板治疗对老年人的疗效。

使用下颌推进夹板的注意点是,每个牙弓至少需要 8～10 颗牙齿以及良好、持续的牙齿卫生,而在年长和/或衰弱老人中很少有这种牙齿卫生条件。在这样的情况下,首选的口腔矫治器是TRD。一项研究发现,在有齿受试者(非义齿使用者)中,TRD 和下颌推进夹板的疗效相似,但下颌推进夹板的依从性高于 TRD。这些研究大多数评估了年龄在 65 岁以下的有齿个体。有关TRD 的文献比较有限,还没有一项研究能评估老年人或无牙颌人群的 TRD 治疗。

②夜间义齿佩戴:研究者评估了 48 例患者在连续 2 个夜晚睡眠期间佩戴义齿的影响,发现48% 的患者在睡眠时佩戴义齿会出现阻塞性睡眠呼吸暂停,如果这些人摘掉义齿,这一比例会上升至 71%。还有研究发现,在睡眠期间佩戴义齿可以改善 70% 患者的呼吸暂停和低通气症状,但是 14% 的患者在佩戴义齿时 AHI 显著增加。为证实这一问题,研究人员进行了另外一项试验,发现佩戴义齿时阻塞性睡眠呼吸暂停症状更为严重。这种阻塞性睡眠呼吸暂停严重程度的恶化主要与轻度患者的仰卧睡眠有关。

总之,评估这些老年个体在多导睡眠监测过程中佩戴义齿和不佩戴义齿时的特征十分重要,但仍需要更大规模的随机对照试验来更好地了解义齿在老年人阻塞性睡眠呼吸暂停恶化或改善中的作用。

2)《共识》建议

①目前不能给出明确的将下颌推进夹板、下颌前移器或 TRD 作为一线治疗的建议,因为只有一项研究按年龄对患者进行了分层。今后还需要更高证据水平的老年 SDB 患者的前瞻性临床试验研究。

②若 CPAP 治疗失败,在充分评估牙齿状况后,建议老年 SDB 患者使用下颌推进夹板、下颌前移器或 TRD 作为二线治疗(证据级别:弱)。

③对于患有 SDB 的老年人或衰弱老人,目前不建议其夜间佩戴全部或部分义齿,因为少数临床试验结果仍存在争议,无法得出明确结论。

(3)心脏再同步、心房超速起搏、外科治疗、上呼吸道刺激治疗及减肥疗法

1)治疗评估:老年人佩戴起搏器的情况十分常见。每年有超过 13 万 65 岁及以上的美国公民接受心脏起搏器。有研究显示,起搏器佩戴者中睡眠呼吸暂停的患病率为 59%,其中 21% 患者的AHI>40,被诊断为严重睡眠呼吸暂停。有几项证据水平在 2 级或 2 级以上的研究表明,心脏再同步治疗与起搏器本身通过增加心输出量、减少

心房后负荷、减少周期性呼吸来减少窒息事件。3项试验表明,心脏再同步治疗可以显著改善所有类型的窒息事件。

心房超速起搏指将起搏器置于比心脏再同步治疗更高的频率,随着时间的推移,总每搏量进一步增加,可使心房后负荷更低,从而使呼吸暂停事件减少。一项随机交叉试验显示,超过感知的平均心率(20次/分)会导致中枢事件显著减少。此研究还对比了心脏再同步治疗和心房超速起搏,发现与较低的固定心率相比,心房超速起搏导致所有呼吸暂停事件的减少更多。

对于耳鼻喉外科手术和上呼吸道刺激治疗,目前还没有符合纳入标准的研究,可能因为老年患者围手术期风险较高,加之选择过程更为复杂,因此,通过手术治疗阻塞性睡眠呼吸暂停和严重打鼾是为了取得更高的成功率和更好的长期效果。2篇文章支持腹腔镜 Roux-en-Y 胃旁路术可用于严重肥胖患者,此治疗方法可使患者的睡眠呼吸暂停、AHI 及与严重肥胖相关的并发症减少。饮食减肥治疗没有符合纳入标准的文献。

2)《共识》建议

①在心力衰竭、心房颤动和中枢性呼吸暂停的患者中,起搏器的安装可以缓解中枢性呼吸暂停和周期性呼吸,可以推荐这类患者安装起搏器(证据级别:强)。

②由于证据水平太低,还不能针对起搏器模式的类型给出建议。未来需要更大规模的随机对照试验来提供证据。

③目前尚不推荐耳鼻喉外科手术治疗老年人和衰弱老人的睡眠呼吸暂停,未来仍需要包括年龄分层的更大规模试验(证据级别:弱)。

④腹腔镜 Roux-en-Y 胃旁路术在老年患者的临床治疗中取得了一定成就。该手术可作为60~70岁老年 SDB 伴严重肥胖(体重指数>40 kg/m²)患者的支持性治疗。PAP 等其他方法可用于术后的辅助治疗(证据级别:弱)。

(4)体位疗法与药物治疗

1)治疗评估

①体位疗法:睡眠相关呼吸障碍的严重程度可能因体位的不同而有很大差异。体位疗法指防止患者仰卧睡眠的方法,包括使用枕头、背心、网球及体位警报器。病例报告记录了体位疗法的潜

在效用。最近的阻塞性睡眠呼吸暂停临床治疗指南将体位疗法作为低 AHI 非仰卧位的阻塞性睡眠呼吸暂停患者的一种有效二级治疗或一级治疗的补充。然而体位疗法的长期依从性仍然是存在的一个问题,还需要更多高质量的研究来评估体位治疗的有效性。

一项研究描述了22例患者每晚使用特殊设计的枕头以避免仰卧姿势,其中9例患者年龄超过65岁,老年患者呼吸紊乱指数由每小时(20±9)次降至(7±4)次,夜间最低动脉血氧饱和度(arterial oxygen saturation,SaO_2)由85%±7%升至89%±4%。另一项研究报告了年龄最大的患者在接受这种治疗后并没有改善。最近发表的2项研究表明,使用新型睡眠体位训练器进行体位治疗对所有年龄段的受试者都有显著效果。

②药物治疗:目前还没有推荐用于治疗 SDB 的药物。对于中枢性睡眠呼吸暂停患者的治疗,最近的循证指南发现,如果不能耐受 PAP 疗法,在优化标准药物治疗后,乙酰唑胺和茶碱的支持证据有限。有研究指出,只有当患者没有呼吸抑制的潜在危险因素时,才可以考虑使用唑吡坦和三唑仑来治疗原发性中枢性呼吸暂停。

2006年阻塞性睡眠呼吸暂停的医疗实践参数评估了选择性 5-羟色胺再摄取抑制剂、普罗替林、氨茶碱、茶碱及雌激素的治疗,但由于这些药物对阻塞性睡眠呼吸暂停缺乏足够的治疗效果,因此不作推荐。《共识》不推荐使用短效鼻腔减充血剂,但有的指南指出,对于并发鼻炎的阻塞性睡眠呼吸暂停患者,局部使用鼻腔糖皮质激素可能是一种有效的辅助治疗。

关于阻塞性睡眠呼吸暂停药物治疗的 Cochrane 系统综述和 meta 分析表明,目前没有足够的证据推荐使用任何全身的药物治疗措施。然而,多奈哌齐被认为是目前最有希望的治疗方案,在合并鼻炎患者中外用氟替卡松以及帕罗西汀、毒扁豆碱、乙酰唑胺和埃佐匹克隆可能成为未来的研究领域。

一项研究评估了乙酰唑胺在每小时 AHI>15次的收缩性心力衰竭和潮式呼吸患者中的应用,结果发现,服用乙酰唑胺患者的 AHI、中枢性呼吸暂停指数出现轻到中度的降低,快速眼动和非快速眼动睡眠期间基线氧饱和度和最低氧饱和

度增加。还有一项研究评估了充血性心力衰竭和贫血患者的治疗,结果发现,贫血的治疗与中枢性和阻塞性睡眠呼吸暂停轻至中度减少有关,研究还注意到睡眠期间潮式呼吸减少、最低血氧饱和度增加,此外,3 个月后日间嗜睡情况有所改善。

一项研究评估了患有轻至中度阻塞性睡眠呼吸暂停低通气综合征的阿尔茨海默病患者,这些患者随机接受 3 个月的 5 mg 多奈哌齐或安慰剂治疗。结果发现:多奈哌齐改善了患者的整体 AHI 和最低血氧饱和度,还可使快速眼动睡眠增加、觉醒指数降低;与安慰剂组相比,应用阿尔茨海默病评定量表-认知(ADAS-Cog)评分评估的认知功能在多奈哌组中得到了改善。另一项研究调查了使用褪黑激素受体激动剂雷美替胺是否能改善有睡眠呼吸暂停和失眠症状老年患者的睡眠。结果发现,服用雷美替胺的患者多导睡眠图监测期间的睡眠潜伏期缩短,而各组之间的睡眠效率、AHI 及主观睡眠潜伏期均没有差异。

一项研究评估了米氮平治疗阻塞性睡眠呼吸暂停,结果显示出其对呼吸参数好坏参半的影响。一项研究观察到中度阻塞性睡眠呼吸暂停和疑似血管紧张素转化酶抑制剂(angiotensin converting enzyme inhibitor,ACEI)引起咳嗽的患者在停用 ACEI 后阻塞性睡眠呼吸暂停症状有了明显改善。一项关于慢阻肺和重叠综合征患者的研究发现,使用食欲素受体拮抗剂和催眠药苏沃雷生对夜间呼吸(AHI 和 SaO_2)没有负面影响。

有研究建议使用托吡酯、阿立哌唑和硒治疗睡眠呼吸暂停。目前仍缺乏关于老年人睡眠相关呼吸障碍药物治疗的大型对照研究。一些小型随机试验结果支持的 2 种药物分别是治疗阻塞性睡眠呼吸暂停的多奈哌齐和治疗中枢性睡眠呼吸暂停的乙酰唑胺。这 2 种药物都被证明对老年人群睡眠相关呼吸障碍有轻度(乙酰唑胺)或中度(多奈哌齐)治疗作用。此外,有研究表明,老年 SDB 患者共病状况的改善也可能对睡眠期间呼吸障碍的改善有益。

2)《共识》建议

①由于资料不足,不推荐体位治疗用于老年人阻塞性睡眠呼吸暂停(证据级别:强)。

②不推荐使用药物治疗老年人 SDB。药物治疗老年人 SDB 的长期有效性还需要更多的研

究来证实。

③乙酰唑胺可以减轻老年心力衰竭患者的潮式呼吸,但还需要进一步的随机对照研究,并调查长期治疗的不良反应,以便提出建议。

④治疗痴呆的药物(如多奈哌齐)、褪黑激素能药物(如雷美替胺、阿戈美拉汀、米氮平)、促红细胞生成素、ACEI 等可以帮助缓解 SDB 合并病的临床症状,但目前不推荐用于老年人 SDB 的治疗(证据级别:弱)。

⑤临床医师应注意一些药物可能会加重睡眠呼吸暂停(证据级别:强)。

(5)氧气治疗

1)治疗评估:间歇性夜间低氧血症是中枢性睡眠呼吸暂停和阻塞性睡眠呼吸暂停的常见后果。间歇性夜间低氧血症与认知和功能损害有关。夜间低氧血症会增加交感神经活性,并可能导致 SDB 患者的心血管并发症,如高血压、心律失常等。因此,补充氧气即使不能直接解决气道阻塞,但可能在改善睡眠呼吸暂停的症状和并发症方面有效。

一项研究评估了老年严重 SDB 患者分别接受 PAP 治疗、氧气治疗和拒绝治疗者的基线功能状态(Barthel 指数),结果发现,氧气治疗和 PAP 治疗在改善症状程度方面没有差异,回归分析表明,补充氧气与功能改善独立相关。一项针对中青年阻塞性睡眠呼吸暂停患者补充氧气的 meta 分析表明,补充氧气可以显著改善夜间血氧饱和度,并导致呼吸暂停频率轻微降低,但总体上无显著差异。在 3/5 的观察性研究中,补充氧气也延长了呼吸暂停的持续时间,在以血压为结果的氧气治疗和 CPAP 治疗之间的更大型比较研究中,CPAP 治疗在降低血压方面明显优于单纯氧气治疗。

另有 5 项研究报告了功能性结果。1 名患者通过氧气治疗改善了抑郁和嗜睡,1 名患者减少了心血管事件,2 名患者日间嗜睡减少。然而,一项研究显示,氧气治疗并不能改善日间嗜睡,但 PAP 治疗却能显著改善这种症状。

即使在没有缺氧的情况下,呼吸暂停时间的延长也会导致代谢性酸中毒和交感神经活性的增加,这至少在理论上可能会增加心血管并发症。未来应该通过更多的研究来证实氧气治疗对老年

阻塞性睡眠呼吸暂停患者的效果。

对 PAP 治疗不耐受的睡眠呼吸暂停患者,补充氧气似乎是合理的,因为补充氧气和 PAP 治疗一样可以纠正低氧血症,并且对呼吸暂停频率有轻微的有益影响。考虑到受 SDB 影响的老年患者人数众多且对 PAP 治疗的不耐受率很高,有必要对在社区和养老院居住的老年人群进行随机对照试验。该类试验应评估补充氧气对拒绝 PAP 治疗的老年睡眠呼吸暂停患者的有效性,当然还应包括确定潜在的代谢后果(如酸中毒)和功能结果(如进行日常生活活动的能力、认知状况、生活质量、入住疗养院的频率及死亡率)。只有这样,氧气治疗的重要性才能得到准确的评估。目前,氧气疗法还处于试验阶段。

2)《共识》建议

①氧气治疗不应常规用于老年人阻塞性睡眠呼吸暂停的治疗(证据级别:强)。

②对于拒绝 PAP 治疗的老年、衰弱或痴呆的患者可考虑氧气治疗,但应监测血气结果以排除代谢性酸中毒(证据级别:弱)。

③目前亟须能评估老年患者氧气治疗的随机对照试验来确定相关的治疗指南。

【文献评述】

《共识》是首个关于老年人 SDB 治疗原始研究的系统综述,也是首次发布的关于老年人或衰弱老人 SDB 治疗的专家共识。

尽管老年人口众多,且这一群体 SDB 的患病率也很高,但有关老年人及衰弱老人 SDB 的流行病学调查相对较少。老年阻塞性睡眠呼吸暂停患者管理的相关研究也很少按年龄进行分层。此外,虽然老年人群尤其是衰弱老人的 SDB 极有可能从相关治疗中受益,但有关老年人群 SDB 治疗的随机对照试验并不多,其原因可能与老年人拒绝接受 PAP 治疗有关,当然也可能是受到年轻家属某些观点的影响。

总而言之,《共识》对老年人及衰弱老人 SDB 的治疗在无创通气治疗、牙科和口腔矫治器治疗、心脏病和外科治疗、补充氧气治疗及包括药物在内的替代治疗等各个方面都给出了一些建议。总体来说,老年人及衰弱老人 SDB 的治疗原则还需要更多的随机对照研究来提供支持。

(雷　平)

参 考 文 献

Netzer NC Chair, Ancoli-Israel S Co-Chair, Bliwise DL, et al. Principles of practice parameters for the treatment of sleep disordered breathing in the elderly and frail elderly: the consensus of the International Geriatric Sleep Medicine Task Force. Eur Respir J, 2016, 48 (4): 992-1018.

第7篇

多重用药

第 22 章

《美国老年医学会老年人潜在不当用药 Beers 标准》解读

【文献题目】 2019 美国老年医学会老年人潜在不当用药 Beers 标准（2019 Updated AGS Beers Criteria® for potentially inappropriate medication use in older adults）

【文献作者】 2019 American Geriatrics Society Beers Criteria® Update Expert Panel

【文献来源】 J Am Geriatr Soc，2019，67（4）：674-694

【文献解读】

◆ 背景介绍

Beers 标准于 1991 年由美国老年医学专家 Beers 首先提出，2011 年由美国老年医学会（American geriatrics society，AGS）接管，AGS 先后于 1997 年、2003 年、2012 年、2015 年和 2019 年进行了更新。Beers 标准自发表 30 年来，广泛用于养老院、医院及社区老年人的药物治疗和药物评价，在预防药物不良反应、推动老年人合理用药等方面起到重要作用。2019 年 AGS 基于新的循证医学证据发布了《2019 美国老年医学会老年人潜在不当用药 Beers 标准》（下文简称《标准》），但仍保留了 2015 年版的整体框架和基本内容。除临终关怀和姑息治疗外，Beers 标准适用于所有门诊，包括急性和制度化护理环境中的 65 岁及以上患者。《标准》能改善患者的用药选择，指导临床医师、药师及患者用药，通过减少老年患者潜在不适当用药（potentially inappropriate medication，PIM）来减少药物不良反应的发生，改善医疗护理质量，还可作为评估老年人医疗护理质量、费用及药物使用模式的工具。《标准》的适用人群为多重用药老年患者及相关医护人员。

◆ 文献要点

《标准》按照身体器官系统用药来编写，现将老年医学重点关注的内容总结如下。

1. 老年综合征 老年综合征在老年人中十分常见，尤其是虚弱或高龄老年人。这不仅使老年人患病率和病死率高，而且比慢性疾病更易致残、更降低生活质量，因此，老年综合征已成为老年医学重点关注的领域。《标准》分别列出了晕厥、谵妄、认知障碍、跌倒、帕金森病及尿失禁 6 种常见老年综合征患者不宜使用的药物，即药物仅是患有特定老年综合征的患者避免使用，目的是避免药源性因素加重病情。药物是导致老年综合征的三大原因之一，一旦确定临床诊断，首先要排除药源性因素，如患者停药后病情好转则提示药源性因素的可能。另外，临床用药应避免选择诱发或加重老年综合征的药物。

2. 心力衰竭 心力衰竭患者的 PIM 是因为患者有水钠潴留、加重心力衰竭或增加死亡率的风险。《标准》强调症状，对非甾体抗炎药（nonsteroidal anti-inflammatory drugs，NSAIDs）和环氧化酶-2（cyclooxygenase，COX-2）抑制剂的操作使用进行了细化。对于 NSAIDs 和 COX-2 抑制剂，无症状性心力衰竭患者慎用，症状性心力衰竭患者则禁用。非二氢吡啶钙通道阻滞剂仅在射血分数下降心力衰竭患者中避免使用。基于地高辛治疗心力衰竭的证据等级差，肾功能受损风险高，加之临床还有疗效更好的药物，其临床治疗地位已逐步降低。《标准》指出，应避免将地高辛作为心力衰竭或心房颤动患者控制心率的一线治疗药物。

3. **抗凝药**　心房颤动和静脉血栓形成在老年人中很常见，抗凝治疗需求量大。由于新型口服抗凝药（novel oral anti coagulants，NOAC）疗效与华法林相当，且具有药动学稳定、固定剂量给药、无须频繁监测及相互作用少等优点，在老年人中的应用明显增多，但出血事件时有发生，胃肠出血风险高于华法林，这与老年人多病共存、多重用药及药动学变化有密切关系。基于 NOAC 出血风险高于华法林，《标准》建议 75 岁以上老年人谨慎使用，并根据肌酐清除率（creatinine clearance rate，CCR）确定用药和调整剂量。CCR＜15 ml/min 时应避免使用利伐沙班，CCR＜30 ml/min 应避免使用达比加群。尽管 NOAC 被广泛应用，但瓣膜性心房颤动、机械瓣术后及经济困难者不能使用，需要重新换成华法林。NOAC 主要通过 CYP3A4 和 2C9 代谢，需要重视药物之间的相互作用。《标准》明确规定，华法林因出血风险高应避免与胺碘酮、NSAIDs、复方新诺明、大环内酯类（阿奇霉素除外）及喹诺酮类五类药物合用，其中后三类药物是《标准》新增的药物。

4. **抗血小板聚集药物**　老年人应用阿司匹林会导致大出血风险增加，而且在心血管疾病一级预防中无显著获益。《标准》指出，阿司匹林用于心血管疾病和结肠癌的一级预防中，≥70 岁老年人要慎用，但已确诊的心血管疾病老年人的二级预防需要使用阿司匹林。由于共病、治疗矛盾、出血等原因，只有 50% 老年人使用阿司匹林。因此，阿司匹林目前的使用现状是在一级预防中过度使用，而在二级预防中使用严重不足。普拉格雷抗血小板聚集作用起效快、效果相对较好，主要用于高危患者的介入治疗。由于老年人应用普拉格雷的出血风险高，《标准》规定≥75 岁老年人慎用。

5. **中枢神经系统药物**　帕金森病的生化机制是中枢神经系统介质多巴胺减少，用多巴胺激动剂治疗有效。患者一旦出现幻觉、妄想、抑郁、认知障碍等精神症状（称为帕金森痴呆），需用抗精神病药（多巴胺受体拮抗剂）治疗，但又可能加重帕金森病情。《标准》建议，可选较少加重病情的喹硫平、氯氮平、阿立哌唑及匹莫范色林，其中首选喹硫平。基于三环类药物的不良反应较大，老年抑郁症患者可首选选择性 5-羟色胺再摄取抑制剂（selective serotonin reuptake inhibitor，SSRI），疗效不佳者可使用 5-羟色胺-去甲肾上腺素再摄取抑制剂（serotonin norepinephrine reuptake inhibitors，SNRIs）。这两类药都有低钠血症的风险，《标准》将这两类药归类为老年人慎用药物，临床应用时应加强血钠监测。SSRI 中的帕罗西丁因抗胆碱和镇静作用强、易发生直立性低血压而被列入老年人潜在不适当药物，应尽量避免应用。老年人常多病共存和多重用药，临床对药物相互作用十分重视。由于 6 类中枢神经系统药物都有跌倒和骨折的风险，《标准》建议临床应避免任意 3 种或以上药物合用，并尽可能减量，以降低药物不良反应的发生。

6. **镇痛药**　疼痛是老年人常见的非特异性症状。NSAIDs 使用不当可能增加胃肠道溃疡、出血、心血管不良事件等的风险。对于＞75 岁或已使用糖皮质激素、抗凝药及抗血小板聚集药物等高风险人群，消化道出血或消化性溃疡的风险增加，且 NSAIDs 引起的上消化道溃疡、大出血或穿孔发生率有随用药时间增加而发生率增加的趋势，使用质子泵抑制剂或米索前列醇可降低但不能消除风险。慢性肾脏病Ⅳ级及以上（CCR＜30 ml/min）的患者，使用 NSAIDs 有急性肾损伤和肾功能不全的风险。因此，《标准》建议避免使用，如需使用，则应使用质子泵抑制剂或米索前列醇进行保护。另一类常用的镇痛药是阿片类药物，2016 年美国疾病控制与预防中心（Centers for Disease Control and Prevention，CDC）认为只有当缓解疼痛和功能获益大于风险时，才能使用阿片类药物。阿片类药物可能引起共济失调、精神运动功能受损、晕厥及跌倒，有跌倒或骨折病史老年人应避免使用阿片类药物，除非严重急性疼痛患者，例如，近期骨折或关节置换术后的患者。另外，应尽量避免阿片类药物与加巴喷丁联合使用，以避免过度镇静所致的不良事件（包括呼吸抑制和死亡）风险。

【文献评述】

与西方发达国家相比，我国对老年人 PIM 评价标准的研究起步较晚。2017 年我国发布了《中国老年人潜在不适当用药判断标准》，该标准仅给出了老年人 PIM 的判断标准和老年人疾病状态下 PIM 的判断标准,未提及药物之间相互作用和肾功能不全患者的潜在用药风险。AGS 发布的《标准》作为国际上应用最广泛的老年人用药指南之一,内容全面,包含了老年患者应避免使用的潜在不适当药物、老年病或老年综合征患者应避免使用的潜在不适当药物、老年患者应谨慎使用的药物、老年患者应避免使用有相互作用的药物及老年患者应根据肾功能调整剂量的药物五大方面。《标准》的更新更是基于新的临床证据,较旧版而言,提出了更为全面的老年人用药方案,是保障老年人合理用药的有力工具。

我国是全球老年人口最多,老龄化发展速度最快的发展中国家,国内有学者依据《标准》进行了调查,发现老年住院患者 PIM 发生率较高,老年人群 PIM 现状亟待解决。由于《标准》涉及的部分药物在国内尚未上市,以及受到患者具体病情、各国医师处方习惯及种族人群特点等不同因素的影响,我国老年人 PIM 发生率与国外有一定差异,因此,《标准》中的不恰当用药并非绝对不恰当,在使用过程中应仔细阅读说明书的细节。临床医师应将其作为个人处方的起点,结合患者的个体化情况和其他用药评价工具给老年患者提供更安全的药物或非药物治疗方案。如能加强我国 PIM 的相关研究,借鉴《标准》,制订适合我国国情的老年人 PIM 标准会更佳。

(欧阳敏　寒在金)

参 考 文 献

2019 American Geriatrics Society Beers Criteria® Update Expert Panel. American Geriatrics Society 2019 Updated AGS Beers Criteria® for potentially inappropriate medication use in older adults. J Am Geriatr Soc,2019,67(4):674-694.

第 23 章

《澳大利亚和新西兰老年医学协会老年人处方立场声明》解读

【文献题目】 澳大利亚和新西兰老年医学协会立场声明：老年人处方（Australian and New Zealand Society for Geriatric Medicine Position Statement：Prescribing in older people）
【文献作者】 Molga A，Couteur D L，Hilmer S
【文献来源】 Australas J Ageing，2018，37（4）：313
【文献解读】

◆ 背景介绍

随着老龄化形势的日趋严峻，老年人合理用药问题逐渐受到重视。老年人多病共存、药物临床有效性及安全性证据相对缺乏等原因导致老年人药物处方的合理开具成为一个复杂的过程。衰老所致的药动学和药效学改变会影响药物作用，在衰弱人群中尤为突出。随着年龄增长和健康状况的改变，治疗目标也有不同。相比于年轻人的单病种用药管理，老年人用药管理需要更专业的知识、技能及用药合理性。2018 年《澳大利亚和新西兰老年医学协会立场声明：老年人处方》（下文简称《声明》）发布，旨在提供老年人规范化用药模式。《声明》适用于老年药物治疗患者及相关临床医护人员和药学工作者。

◆ 文献要点

1.《声明》的核心要点

（1）老年人药物处方开具过程复杂，老年人衰弱、多病共存，且缺乏高质量临床研究来支持相应指南的制订。

（2）老年人的药动学和药效学发生改变，影响药物的分布、代谢、清除、反应过程。因此，即使应用标准剂量，也会出现药物过量、不良反应增加的风险。

（3）多重用药缺乏足够临床证据，药物临床试验多在年轻、单病种患者身上进行。

（4）多重用药增加药物不良事件发生风险。不良事件可能经常被忽视或笼统归因于衰老或其他疾病过程，如未能正确识别，可能增加新药物处方的开具，最终导致患者住院率增加，甚至死亡。

（5）详细询问患者的用药史是老年医学评估的关键组成部分。药物不良反应、症状的改变和/或治疗目标的变化均应促使医师对患者所用药物进行综合评估。

（6）对老年患者采用多学科协作和会诊制度对于优化处方至关重要。医学伦理学中的受益、非恶意、自主和公平等原则必须贯穿处方开具的全过程。患者或其决策替代者的知情同意是处方开具和停用的基石。

（7）定期检视已制定的治疗目标，特别是当患者的临床、社会环境发生改变时，这是处方开具和停用的重要方面。

（8）开具处方时，要充分考虑药物治疗的必要性。如必须用药，则需要考虑患者个体特征，如是否有肾功能不全等情况。尽量减少药物的过度使用和使用不足。

（9）监测药物安全性和有效性以及继续服用的必要性。考虑个人、社区和卫生系统医疗费用支出问题。选择合适的药物、合适的剂量和治疗时间。注意监测药物-药物以及药物-疾病的相互作用。

2. 多重用药概念 多重用药指同时使用 5

种或5种以上药物,从而导致药物不良反应、依从性差、死亡、跌倒、失能、谵妄等不良事件的发生率增加。尽管有限的证据甚至没有证据表明多重用药有益,但临床医师仍然认为多重用药是难以避免的。因此,定量评估可帮助临床医师筛选多重用药患者,从而及时评估、干预和优化治疗方案。

多重用药与增龄、女性、疾病种类和数量、住院时长、抑郁等因素相关,在75岁以上患者中更为普遍。调查显示,最常用的药物有降压药、鱼油、氨基葡萄糖、调脂药等,在养老机构中最常见的是镇痛药、抗精神病药和泻药。

3. 老年人、衰弱人群药动学和药效学的变化

正常衰老过程中,人体药动学和药效学会发生变化,其中药物分布容积、清除的变化对临床影响最大,因为它会影响药物的负荷剂量和维持剂量。老年人肝、肾清除药物的功能下降,骨骼肌减少、脂肪组织增加等现象也会影响药物的分布容积。这些改变在衰弱人群中更为突出。衰弱是一种增龄导致机体神经肌肉、代谢、免疫系统储备功能下降,从而对刺激因素易感的状态。衰弱的典型特征是肌肉减少,相对脂肪增加,会明显影响药物的分布容积。年龄相关的白蛋白减少在衰弱人群中尤为明显,意味着与白蛋白结合的药物(如丙戊酸)可能在治疗水平上出现不良反应。

肝、肾功能的改变会影响药物清除率。肾脏质量、功能随增龄而减少,并且高血压、慢性心力衰竭、糖尿病等常见疾病会加速肾功能受损。肌少症患者的肌酐生成减少,因此,血清肌酐水平难以反映肾小球滤过功能。在这些生理变化的背景下,使用公式(如Cockcroft-Gault、慢性肾脏病流行病学合作研究CKD-EPI、改变肾脏疾病饮食的MDRD)来计算肌酐清除率比使用估算肾小球滤过率(estimated glomerular filtration rate,eGFR)更适用于老年人。与年龄相关的肝脏药物清除率变化将导致许多药物的药物水平和不良反应增加,同时降低需要肝代谢才能转化为其活性代谢产物的前体药物活性。

总体而言,肝肾功能减退、身体成分改变及蛋白质结合的变化意味着只需要使用较低剂量的药物就能达到老年人所需治疗浓度。除去因为药动学、药效学变化导致标准剂量药物作用增强外,血

药浓度与50%最大药效的血药浓度(concentration for 50% of maximal effect,EC50)和最大反应浓度(maximal effect,Emax)降低相关。受这些变化影响的药物有降压药(随增龄,β受体和钙通道受体发生改变)、苯二氮䓬类药物、华法林、阿片类药物等。

值得注意的是,即使患者已经使用过多年的药物,随增龄出现的药动学、药效学的改变和多病共存的现象也会影响该药物的有效性和安全性。因此,必须定期检视所用药物。

4. 知情同意和治疗目标

考虑到在开具多病共存老年人处方方面缺乏足够的证据,应用医学伦理学原理(受益、非恶意、自主和公平原则)尤其重要。制订患者的治疗目标需要结合其自身情况,例如,老年人处方中经常见到的他汀类药物,需要持续应用2~5年才能获得较好收益,这对预期寿命不长或短期治疗者可能无效。糖化血红蛋白<53 mmol/mol的老年人跌倒、低血糖、痴呆的风险会增加。对衰弱患者或预期寿命<5年者,糖化血红蛋白控制范围可适当放宽,>53 mmol/mol是能被接受的。低血糖导致临床风险增加是立即显现的,而高血糖需要较长时间积累。

5. 处方优化

(1)开具处方的注意事项:高质量处方包括药物的有效使用、有效沟通、建立目标和同意,以及评估药物疗效、安全性和结果,以便个体化治疗。澳大利亚国家药品质量管理局列出了如下高质量处方的原则:①确保获得患者的知情同意;②详细了解药史以避免重复用药和不恰当药物联用;③需要考虑老年人药动学、药效学改变,使用适当的剂量。

在合并多种疾病老年患者中,使用老年人处方筛查工具(screening tool of older person's prescriptions,STOPP)、提醒正确治疗的筛选工具(screening tool to alert to right treatment,START)等可以帮助医师确定药物的优先顺序,合理化地进行处方开具和处方停用。药物负担指数(drug burden index,DBI)是一种药理学风险评估工具,可帮助临床医师确定具有抗胆碱能和镇静作用的药物对老年人功能受损的累加作用。比尔标准(Beer criteria)也用于处方优化。工具和

评判标准辅助临床决策的制订,需要考虑患者个体差异和个人选择。高质量的处方还需要避免处方不足,忽略有效的治疗方法也会导致不良后果(如住院率、发病率增加)。

多病共存患者发生不良事件的风险更大,但根据单一疾病的临床指南或症状管理方法,不可避免地需要使用多种药物。临终期患者的治疗目标与健康状态时的治疗目标是不同的。此外,患者与护理人员和临床医师的预期目标可能有所不同,这需要进行考虑和讨论。考虑患者是否需要药物治疗,如果需要,则应考虑到个体特征(如肾功能不全)来选择药物。应尽量减少药物过度使用和药物使用不足的情况。

(2)安全性和有效性监测:需要定期检查用药方案。检查内容包含以下4点:①安全性和有效性以及继续服用药物的必要性;②药物不良反应(药物与药物以及药物与疾病相互作用)、耐受性问题及老年综合征(例如跌倒、痴呆或虚弱);③临床和/或社会心理的变化,促使对治疗目标和治疗方法进行重新评估;④在增加剂量或换用其他治疗方案前坚持服药。

服药依从性随着药物数量的增加、方案的复杂性、患者的特定因素(如经济、认知障碍、患者或护理人员的理解不足等)以及阻止其按规定途径服用药物的物理因素等的影响而减少。例如,关节炎或帕金森病会导致肢体灵敏度下降,使患者无法打开药瓶,或者吞咽困难使药物难以下咽。

6. 处方停用　处方停用指专业健康管理人士以提高治疗效果为目的,撤回不恰当用药的过程。其原则包括确定何时是有益的、制订计划并监测包括戒断综合征(withdrawal syndrome)在内的症状复发或改善的结果。停用一种药物可以了解以前未认识到的潜在药物相互作用,减少药物不良反应,提高患者的满意度和生活质量,改善其身体和认知功能,减少对患者本人和社会的经济开销。撤药时应考虑戒断综合征和反弹效应,可以通过单次停止一种药物以及如有必要缓慢减量来改善。通常需要逐渐戒断的药物包括大多数精神药物(包括抗抑郁药、镇静药、阿片类药物和抗癫痫药)、β受体阻滞剂、左旋多巴、类固醇和质子泵抑制剂。全面的老年医学评估可以帮助医师确定并制订针对性的方法,包括临床药学服务(出院后复查、家庭药品审查)及实施建议。

7. 老年人药物不良反应及高风险药物　老年人临床管理指南的制定通常基于更健壮以及有较少生理缺陷、发病率和药物应用的人群。老年人,尤其是衰弱老人,在临床试验中的代表性不足。此外,临床试验通常只确定单一临床结局,药物不良反应没有或很少被报道,特别是那些导致老年人跌倒风险增加以及身体和认知功能下降的不良反应。因此,现实中药物不良反应的发生率比临床试验报道的更高。临床实践指南通常旨在处理单一疾病,由于无法解释疾病-疾病相互作用、疾病-药物相互作用和药物-药物相互作用,对于多病共存的老年人适用性有限。多病共存患者通常由多个专家和初级保健临床医师管理,这就增加了重复用药、药物相互作用及未能识别药物不良反应的风险。

老年人由于增龄性生理改变和衰弱导致药物不良反应的发生率增加,但主要还是与多重用药有关。老年人药物不良反应的发生率很高,如果老年人同时服用5种药物,发生至少1种药物相互作用的可能性为50%,因不良反应导致住院的概率增加4倍。20%～30%的药物不良药物反应是由于处方开具、配药或监测中的问题,约42%的威胁生命/严重药物不良反应是可预防的。药物不良反应在老年人中可能以非典型方式出现(如跌倒或精神错乱),因此,药物不良事件经常被误诊,并导致医师开具新的处方,使患者再住院甚至死亡。具有不良反应的药物未被识别,会导致处方级联反应。例如,用于治疗阿尔茨海默病的胆碱酯酶抑制剂可能引起临时或永久性尿失禁,如果医师无法识别,可能会开具不恰当的抗胆碱药处方,这反过来会加重患者的认知功能受损。另外,也有常见的药物-药物相互作用的例子在老年人中发生并且未被重视。例如,应用如维拉帕米、地尔硫䓬或大环内酯类药物抑制肝脏细胞色素P450 3A4酶(CYP3A4)而导致他汀类药物水平升高,从而增加老年人肌病的发生风险。5-羟色胺所致低钠血症、类固醇所致肌腱断裂以及潜在致命性QT间期的延长也更常见于老年人。

药物不良反应的发生可能与未从低剂量开始应用有关,但很少有指南推荐低剂量起始应用。

老年人药物不良事件多与抗凝药、利尿药、镇痛药和降糖药有关。其他很大一部分比例有致死或非致死性不良事件的高危药物包括甲氨蝶呤、地高辛、阿司匹林、β受体阻滞剂和抗惊厥药。

当完成用药史评估后,还需要注意膳食补充、非处方药、竞争和替代用药等影响因素,因为这些因素对多重用药也会产生影响。

【文献评述】

多重用药在老年人中十分常见,会增加患者再住院率、跌倒、失能甚至死亡的风险。由于老年人生理性改变、多病共存、大量药物-药物和药物-疾病相互作用以及难以识别药物不良反应等因素,使得老年人用药处方的制订充满挑战。在老年人处方临床实践证据相对缺乏的情况下,医师在处方开具过程中需要充分遵循医学伦理学与高质量用药、结合增龄性药理学改变理论知识、充分获得患者及家属的知情同意、增加依从性等原则。另外,还需要定期开展老年综合评估,评估老年人的生理功能,辨别疾病的因果关系和主次矛盾,早期识别药物不良反应,进而去除不必要的用药,选用"双管齐下"的药物以减少用药种类,以改善老年人的健康状况和整体生活质量。

(严金华　张存泰)

参 考 文 献

Molga A,Couteur DL,Hilmer S. Australian and New Zealand Society for Geriatric Medicine Position Statement Abstract：Prescribing in older people. Australas J Ageing,2018,37(4)：313.

第 24 章

《加拿大精简痴呆和失眠患者抗精神病药物处方指南》解读

【文献题目】 治疗痴呆和失眠的行为与心理症状的抗精神病药物处方：循证临床实践指南（Deprescribing antipsychotics for behavioural and psychological symptoms of dementia and insomnia：Evidence-based clinical practice guideline）

【文献作者】 Bjerre LM，Farrell B，Hogel M，et al

【文献来源】 Can Fam Physician，2018，64（1）：17-27

【文献解读】

◆ 背景介绍

目前，抗精神病药物已经常被用于控制老年人痴呆的行为精神症状（behavioral and psychological symptom of dementia，BPSD），如妄想、幻觉、攻击性行为等。2014 年的一项荟萃分析显示，抗精神病药物可以改善老年人的 BPSD，然而这些老人一旦开始应用抗精神病药物，通常会保持长期服用的状态。研究显示，在居住于长期护理（long term care，LTC）机构的老年人中，约22.4％长期服用抗精神病药物。由于痴呆所致的BPSD 通常会随着疾病的进展而逐渐发生变化，因此，评估持续应用抗精神病药物的必要性显得尤为重要。除了被用于治疗 BPSD，非典型抗精神病药物也被越来越多地用于治疗失眠。加拿大的一项研究显示，在 2005—2012 年，喹硫平治疗睡眠障碍的处方增长了 10 倍。因此，老年人群中滥用抗精神病药物已经成为一个日渐严重的问题。值得注意的是，抗精神病药物有大量的不良反应，包括嗜睡、体重增加、引起或加重糖尿病等，而其中最严重的不良反应是增加患者的死亡风险

和发生心血管事件的风险。不恰当应用或长期应用抗精神病药物，也会增加多重用药的风险，从而导致患者不依从、处方级联、药物交互作用等一系列不良后果。此外，滥用抗精神病药物还会严重地加重家庭和社会经济负担。

为此，2018 年加拿大相关专家组制定并发布了《治疗痴呆和失眠的行为与心理症状的抗精神病药物处方：循证临床实践指南》（下文简称《指南》）。《指南》的目的主要是提供循证医学方面的建议和方法，以支持精简老年患者抗精神病药物处方，还可帮助临床医师决策何时以及如何安全地减用和停用抗精神病药物。执行这项指南将有助于临床医师评估患者当前用药情况，精简抗精神病药物处方，减少多重用药风险，避免其潜在的不良后果，进而维持或改善老年患者的生存质量。《指南》的适用人群为老年精神病患者及相关医护人员。本文主要介绍其重点内容。

◆ 文献要点

1. **方法学** 《指南》的制定采用了 GRADE 证据质量分级和推荐强度系统。依据 PICO［研究对象（participant）、干预措施（intervention）、对照（comparison）、结果/结局（outcome）］原则，《指南》制定小组首先提出了 2 个关键临床问题：①在痴呆患者 BPSD 治疗过程中，与持续应用抗精神病药物相比，抗精神病药物处方精简的结局是什么（获益或危害）？②应用非典型抗精神病药物治疗失眠的结局是什么（获益或危害）？

关于第一个问题，《指南》参考了 2013 年发表的一篇关于痴呆患者抗精神病药物治疗 BPSD 的Cochrane 综述结果，然而至 2015 年，一直没有新

发表的符合标准的研究。观察的主要结局指标包括成功停用抗精神病药物后患者 BPSD 的变化、抗精神病药物不良反应的变化、患者生存质量的变化及死亡率。

关于第二个问题,由于缺乏相应文献,《指南》制定小组对此进行了系统综述。观察结局指标主要包括抗精神病药物对患者总睡眠时间、睡眠潜伏期、睡眠效率等的影响。

依据现有的循证医学证据,同时考虑患者对抗精神病药物的偏好问题,以及持续使用抗精神病药物的危害性和医疗成本等,《指南》制定小组主席首先起草了指南推荐的草案。随后,《指南》制定小组成员共同审核及讨论草案,并进行投票。最终,《指南》制定小组的所有成员均同意通过此推荐草案,形成了《指南》相关推荐。

此外,《指南》制定小组每名成员的专业、贡献和利益冲突声明,以及 GRADE 分级系统的详细资料可于 CFPlus(www.cfp.ca)上查阅。

2.《指南》推荐内容 《指南》中对抗精神病药物处方精简的建议适用于使用抗精神病药物治疗失眠和 BPSD 的成年患者,不适用于那些使用抗精神病药物治疗精神分裂症、双相情感障碍、急性谵妄及强迫症等精神疾病的患者。

(1)决策因素

1)推荐内容:应停止应用抗精神病药物治疗 BPSD 和失眠。对于长期居住于初级护理机构或长照机构且年龄>18 岁的成年患者,与持续使用抗精神病药物治疗 BPSD 和失眠相比,处方精简可使患者受益。

①有高质量证据支持停用抗精神病药物治疗 BPSD,而且停用抗精神病药物的获益高于危害。应用抗精神病药物治疗痴呆患者的 BPSD 时,当症状稳定后,大部分患者可以安全地停用抗精神病药物,通常不会因此对行为产生不利影响,也不会出现明显的停药症状。与持续用药相比,在 3 个月时停用抗精神病药物,二者之间症状复发的频率没有显著差异。

此外,基线时精神症状的严重程度,可能对精简抗精神病药物处方的成功与否存在影响。基线时 BPSD 症状更严重的患者,成功停用抗精神病药物的可能性更低,如要精简这些患者的抗精神病药物处方,应更为慎重地制订监测和干预计划。

②非典型抗精神病药物有效治疗失眠的证据等级极低,而且非典型抗精神病药物本身存在潜在的危害。因此,应停止应用抗精神病药物治疗失眠。

目前,仍缺乏有效证据证实非典型抗精神病药物可有效改善失眠。仅有一项纳入 13 例患者的随机对照试验证实了抗精神病药物(喹硫平)治疗原发性失眠的效果,该研究显示,与安慰剂相比,喹硫平对失眠患者总睡眠时间、睡眠效率和睡眠满意度的改善方面均没有显著差异。

停用抗精神病药物对患者认知功能、精神状态及死亡率等结局指标的影响尚不明确。大多数研究并未对这些结局指标进行评估和比较,仅有一项研究显示,停用抗精神病药物对受试者语言流畅性的影响存在显著的组间差异,并且该研究结果支持停药。

2)推荐强度:《指南》中处方精简抗精神病药物治疗 BPSD 的推荐强度是强烈推荐等级,主要基于以下 4 各方面:①缺乏停用抗精神病药物会导致实质性危害的证据;②避免不恰当使用抗精神病药物可使患者获益;③不恰当使用抗精神病药物可增加社会负担;④在长照机构和初级护理机构停用抗精神病药物具有可行性。

目前仍缺乏抗精神病药物有效治疗失眠的证据,而且抗精神病药物本身也有潜在的危害性。《指南》建议停用抗精神病药物治疗失眠的推荐强度也是强烈推荐等级。

3)价值观和偏好问题:处方抗精神病药物的原因包括控制攻击性行为、便于患者日常护理、改善睡眠和减轻照护者负担。而非药物治疗通常难以实现。抗精神病药物可以轻微地减少照护者的负担,当处方精简抗精神病药物时,常会遭遇来自家庭护理成员或护工的阻力。然而,一些照护者认为使用抗精神病药物控制 BPSD 具有危害性,也有部分照护者观察到不使用抗精神病药物的患者生活质量反而更高。因此,医师在决策抗精神病药物治疗时,应向患者及其家庭成员说明风险和获益,并充分考虑他们的意见。

4)医疗成本与经济:几乎没有研究探讨处方精简抗精神病药物的医疗成本问题。在某些情况下,停用抗精神病药物似乎会增加患者对护理资源的需求;但从另一方面来看,停用抗精神病药物会减少患者出现抗精神病药物不良反应的风险,医疗成本也会相应下降。

《指南》中的建议高度重视处方精简抗精神病药物的最低临床风险,致力于减少不恰当应用抗精神病药物及避免其不良反应,降低患者长期应用抗精神病药物产生的社会和家庭负担。《指南》同样重视停用抗精神病药物时的潜在风险,以及患者可能对护理资源需求的增加。此外,对于患者 BPSD 症状和失眠的治疗,《指南》建议应首先考虑非药物干预手段。

(2)停药策略

1)推荐内容:①对持续使用抗精神病药物治疗 BPSD 超过 3 个月(症状稳定或是治疗无效)的成年患者,医师应与患者及照护者合作,使患者缓慢减少并逐渐停用抗精神病药物。②对使用抗精神病药物治疗原发性失眠或继发性失眠的患者,应停止应用抗精神病药物。

2)停药策略:①对于使用抗精神病药物(一些常见的抗精神病药物及其规格见表 24-1)治疗 BPSD 的患者,首先可每 2 周减量 1 次,依次减量至原剂量的 75%、50% 和 25%,直至完全停用;另外也可以选择替代方案停药,即每周在上周使用剂量的基础上减少 50%,直至减量至初始剂量的 25%,维持 1 周后,可直接停药;此外,应依据抗精神病药物的初始剂量和患者的耐受程度进行个体化处方精简;对于基线时 BPSD 症状程度严重或长时间使用抗精神病药物的患者,减少抗精神病药物剂量的速度应更为缓慢,并建立预案,以应对神经精神症状可能的加重或复发。②对于使用抗精神病药物治疗失眠的患者,如果患者应用抗精神病药物的时间很短(<6 周),可立即停用抗精神病药物;如果患者服用抗精神病药物的时间较长,可以考虑在停药前先逐渐减少药物剂量;如果患者或临床医师担心立即停药会产生不良反应,也可以考虑逐渐减药。

表 24-1　常见的抗精神病药物及其规格

药物名称	使用途径	规格
氯丙嗪	T	25 mg,50 mg,100 mg
	IM,IV	125 mg/ml
氟哌啶醇	T	0.5 mg,1 mg,2 mg,5 mg,10 mg,20 mg
	L	2 mg/ml
	IR,IM,IV	5 mg/ml
	LA,IM	50 mg/ml,100 mg/ml
洛沙平	T	2.5 mg,5 mg,10 mg,25 mg,50 mg
	L	25 mg/ml
	IM	25 mg/ml,50mg/ml
阿立哌唑	T	2 mg,5 mg,10 mg,15 mg,20 mg,30 mg
	IM	300 mg,400 mg
氯氮平	T	25 mg,50 mg
奥氮平	T	2.5 mg,5 mg,7.5 mg,10 mg,15 mg,20 mg
	D	5 mg,10 mg,15 mg,20 mg
	IM	100 mg/1 ml,150 mg/1.5 ml
帕潘立酮	ER,T	3 mg,6 mg,9 mg
	PR,IM	50 mg/0.5 ml,75 mg/0.75 ml,100 mg/1 ml,150 mg/1.5 ml
喹硫平	IR,T	25 mg,100 mg,200 mg,300 mg
	ER,T	50 mg,150 mg,200 mg,300 mg,400 mg
利培酮	T	0.25 mg,0.5 mg,1 mg,2 mg,3 mg,4 mg
	S	1 mg/ml
	D	0.5 mg,1 mg,2 mg,3 mg,4 mg
	PR,IM	12.5 mg,25 mg,37.5 mg,50 mg

注:T. 片剂;IM. 肌内注射;IV. 静脉注射;L. 液体;S. 栓剂;D. 口崩片;ER. 控释型;IR. 速释型;LA. 长效型;PR. 延长释药。

《指南》指出,对于使用抗精神病药物治疗BSPD且已经超过3个月的患者,与继续服用抗精神病药物的患者相比,停用抗精神病药物并不会导致症状恶化。关于停用抗精神病药物对患者认知功能、生存质量及死亡率的影响,目前仍没有一致结论。研究显示,停用抗精神病药物的患者死亡率明显下降,但有研究认为,停用抗精神病药物会导致患者睡眠效率的下降。

减少不恰当地使用抗精神病药物,转向行为治疗策略,不仅可以避免抗精神病药物的不良反应,使患者获益,还可以降低社会经济负担。因此,《指南》中减少或停用抗精神病药物治疗BPSD建议的推荐强度是强烈推荐等级。由于缺乏抗精神病药物治疗失眠的证据,以及抗精神病药物潜在的危害和高成本,《指南》建议停用抗精神病药物治疗失眠的推荐强度也是强烈推荐等级。

此外,在决策精简抗精神病药物处方时,应重视患者及其家庭成员的意见。部分患者家属和照护者相信应用抗精神病药物治疗BPSD带来的获益会超过潜在的危害,而有些家属和照护者认为应用抗精神病药物会降低生活质量。因此,应与他们进行良好的沟通,包括阐述药物的药理作用及经济因素等。

3. 临床指导 《指南》旨在指导临床医师正确地精简抗精神病药物处方,以取得更好的患者管理。《指南》指出,临床医师在决策处方精简抗精神病药物时,应慎重考虑以下4个重要问题。

(1)患者是否有继续使用抗精神病药物的指征以及继续使用抗精神病药物是否存在风险:医师应确认患者开始使用抗精神病药物的原因、时间,需要认真咨询患者和照护者,以获得详细的病例资料。

当痴呆患者存在严重的激越或攻击行为以及有自伤或伤人风险时,可考虑应用抗精神病药物治疗。此外,《指南》认为可继续应用抗精神病药物的患者还包括符合指南排除标准的患者(如用于治疗患者的精神疾病)、重复尝试停用抗精神病药物而不能成功的患者以及服用抗精神病药物治疗BPSD不足3个月的患者。然而,抗精神病药物对包括藏匿和囤积物品及刻板性行为等在内的许多BPSD几乎没有效果,因此并不适用这些症状的治疗。另外,如果患者使用抗精神病药物的

目的是治疗失眠,由于目前还没有相应的证据支持,也应立即停止应用。

(2)如何停用抗精神病药物:《指南》推荐,当处方精简抗精神病药物治疗BPSD时,快速停药的策略是不适合的,可以采取逐渐减少药物剂量的策略,即在1~3周的时间内每周减少50%的剂量(尽管目前尚不明确采用不同减药方法对患者BPSD症状复发的风险)。在使用小剂量抗精神病药物治疗失眠时,是可以立即停药的。

此外,在决策精简抗精神病药物处方时,应重视患者和照护者的态度,与其进行良好的沟通,包括阐述药物的药理作用、经济因素及使用偏好等,应确保他们理解和同意对抗精神病药物进行处方精简,并参与制订和监督处方精简的过程。

(3)如何监测:医师需要首先审查记录患者BPSD症状频率或严重程度变化的资料。在停药过程中,可每1~2周监测1次,以评价处方精简是否达到预期获益。使用神经精神量表(neuro-psychiatric scal,NPI)等评估手段对患者的BPSD症状进行监测是非常有价值的,NPI不仅可以定量评估基线时患者症状的频率和严重程度,还可以通过随访动态观察症状的变化。其中3种目标症状(精神错乱、激越和攻击性行为)减少50%可定义为具有良好的抗精神病药物治疗反应。

成功进行处方精简的预测因素包括基线时神经精神症状的严重程度(NPI<15分)以及达到症状控制所需的抗精神病药物最小剂量。对使用较高剂量抗精神病药物的患者和神经精神症状较严重的患者,需要密切监测。《指南》推荐,可采用Cohen-Mansfield激越行为问卷进行监测。在门诊随访中,家庭成员和照护者的参与是监测症状复发的关键。

(4)如何控制症状:在BPSD的治疗选择方面,当患者没有急性症状或症状不严重时,应首先考虑非药物手段,包括社交治疗、放松疗法、行为治疗等。寻找并控制BPSD的诱发因素和加重因素,如合并其他疾病、环境因素、生理问题、应用其他药物及抑郁等,对于防止痴呆患者BPSD的复发也有一定的价值。尽管这些治疗手段并不能直接替代抗精神病药物,但却是管理和防止激越行为复发的重要组成部分,并有可能降低患者再次启用抗精神病药物的概率。在临床实践中,有些

患者不能成功地停用抗精神病药物,可以最低剂量重新使用抗精神病药物,维持 3 个月后,可再次尝试停药。

此外,由于疼痛是导致痴呆患者激越行为的常见原因,因此,对于一些在停用抗精神病药物后 BPSD 症状复发的患者来说,镇痛是非常重要的。近期一项随机对照研究显示,采用分级镇痛治疗后,可改善约 17% 的激越行为。

4.《指南》与其他抗精神病药物临床实践指南之间的关系　现行的临床实践指南一致认为抗精神病药物仅适用于存在自伤或伤人风险的 BPSD 患者。Azermai 等在 2012 年对 BPSD 相关指南进行了系统的综述,尽管在纳入的 15 项指南中,仅有 2 项提到了抗精神病药物的停药问题,但均建议在应用抗精神病药物 3~6 个月且当患者症状稳定后进行处方精简。最近的一些基于循证基础的指南也指出,大多数患者可以安全地停用抗精神病药物。但是,这些指南均没有讨论抗精神病药物的停药方式。

现有的关于失眠的循证指南和最佳实践指南,均不推荐应用抗精神病药物治疗失眠,除非失眠患者合并了其他需要应用抗精神病药物治疗的情况,如严重的焦虑或双相情感障碍等。

5. 现有认识的不足　虽然目前临床已在广泛应用抗精神病药物,但医师对抗精神病药物的认识仍存在许多空白,以下 4 个方面的因素有可能改变《指南》中建议的强度。

(1)患者关于使用或停用抗精神病药物治疗 BPSD 的观念和偏好是怎样的?尽管从《指南》的目标患者群体中获得可靠和可用的数据可能有困难,然而,在权衡使用抗精神病药物治疗 BPSD 的利弊时,患者的观念和偏好仍然是一个有价值的观点,这些信息有助于临床医师、患者及照护者共同讨论 BPSD 的治疗和处方精简。

(2)处方精简抗精神病药物治疗 BPSD 后间接的花费和节约的花费有哪些?患者抗精神病药物减量或停药后的间接花费会随着患者对照护者的需求而改变,如果患者症状恶化,则会增加间接花费,如果患者的日常生活更加独立,则会减少花费。

(3)使用抗精神病药物治疗失眠是否有效?处方精简抗精神病药物治疗失眠的结果会是怎样的?应用抗精神病药物治疗失眠的不良反应是什么?仅有一项研究结果显示,抗精神病药物对所有的 3 项睡眠结局指标的改善均未达到统计学意义,因此,需要更多的研究验证抗精神病药物对失眠的治疗效果。抗精神病药物用于治疗失眠时的剂量通常要更低一些,而有关抗精神病药物不良反应的报道是在高剂量的背景下,因此,在治疗失眠时不同剂量药物的不良反应有可能不一样。

(4)处方精简抗精神病药物的最佳方式是怎样的?直接比较不同的停药方式将有助于确定最佳停药方式,而且这样的证据可提高临床医师让患者成功停用抗精神病药物的信心。

【文献评述】

药物滥用经常会导致多重用药,并给老年患者的健康带来一系列负面影响。目前,抗精神病药物已被越来越多用于治疗一些未经许可的适应证,如 BPSD 和失眠,而长期使用抗精神病药物已被充分证实会对患者的健康产生不良影响。通过学习《指南》,临床医师在接诊长期应用抗精神病药物的痴呆患者时,应慎重考虑患者是否有继续使用抗精神病药物的指征,也应评估患者继续应用抗精神病药物的风险。临床医师应清晰地意识到,对于那些不存在应用抗精神病药物的患者,处方精简可使患者受益,并且大部分应用抗精神病药物治疗 BPSD 的痴呆患者是可以安全停药的。应注意的是,停用抗精神病药物后,需要对患者进行监测,以评价处方精简是否达到预期获益。目前,由于缺乏抗精神病药物可有效治疗失眠的证据,以及关于停用抗精神病药物治疗失眠可带来危害的证据,因此,《指南》建议正在应用抗精神病药物治疗失眠的患者应立即停止使用这些药物。此外还应意识到,当处方精简抗精神病药物时,患者及其家庭成员和照护者的意见也是至关重要的。

(单培彦)

参 考 文 献

Bjerre LM, Farrell B, Hogel M, et al. Deprescribing antipsychotics for behavioural and psychological symptoms of dementia and insomnia: Evidence-based clinical practice guideline. Can Fam Physician, 2018, 64(1):17-27.

第二部分

老年常见疾病诊治

2

第1篇

呼吸与感染

第 25 章

《慢性阻塞性肺疾病全球创议对疾病诊断、管理和预防的全球策略报告》解读

【文献题目】 慢性阻塞性肺疾病的诊断、管理和预防全球策略：2020 年报告（Global strategy for the diagnosis，management and prevention of chronic obstructive pulmonary disease：2020 report）

【文献作者】 Perlat K，Eduardo A，Peter F，et al

【文献来源】 https://goldcopd. org/gold-reports/

【文献解读】

◆ 背景介绍

慢性阻塞性肺疾病（chronic obstructive lung disease，COPD），简称慢阻肺，是一种呼吸系统临床常见病、多发病，主要临床特征为持续性的气流受限和持续存在的呼吸道症状，其发病率、致残率、病死率高，严重影响患者生活质量。1998 年，美国国立心肺血液研究所、美国国立卫生研究院和世界卫生组织联合发起并成立了慢性阻塞性肺疾病全球创议（global initiative for chronic obstructive lung disease，GOLD），这是目前关于慢阻肺最权威的学术机构，负责制订防治策略，对年度进展、重要研究进行即时总结，以年度更新的形式在线发表，并做出推荐，该组织主要为慢阻肺的诊治提供最新研究证据和临床推荐。GOLD 于 2001 年发布第一版慢阻肺诊断、治疗和预防的全球策略，于 2006 年、2011 年和 2017 年分别进行了修订，2018 年和 2019 年又分别做了 2 次修订，国内呼吸领域相关专家亦分别对其进行了解读。《慢性阻塞性肺疾病的诊断、管理和预防全球策略：2020 年报告》（下文简称《报告》）是 GOLD 在 2017 年版基础上进行的第 3 次修改，小组成员检索了 2018 年 1 月至 2019 年 7 月发表的文献，新

增文献 62 篇，其中有 4 篇来自中国学者的研究，1 篇为合作研究，《报告》于 2019 年 11 月 5 日正式发布。《报告》旨在提高医务人员对慢阻肺疾病特征的认识，帮助医务人员制订早期发现、预防及管理的方案，并为慢阻肺的诊治提供最新研究证据和临床推荐。《报告》适用人群为呼吸科医师、全科医师及其他临床科医师。

◆ 文献要点

《报告》有以下 4 点重要更新内容：增加了起始吸入性糖皮质激素（inhaled corticosteroid，ICS）治疗需要考虑的因素，调整了慢阻肺管理循环图表，改进了非药物治疗的随访，并明确了慢阻肺急性加重的鉴别诊断。本文对《报告》重要更新内容进行解读。

1. 概述 本部分的核心要点无更新，但新增了 4 篇文献，均集中在"影响疾病发生、发展的因素"部分，其中 3 篇关于颗粒物暴露，1 篇关于感染因素。

（1）核心要点

1）慢阻肺是一种可以预防和可治疗的常见病，以持续存在的呼吸道症状和气流受限为特征，由于显著暴露于有害颗粒物或气体造成的气道和/或肺泡异常所引起。

2）呼吸困难、咳嗽和/或咳痰是最常见的症状，患者可能漏报这些症状。

3）吸烟是慢阻肺主要的危险因素，但是环境暴露（如生物燃料和空气污染）也是重要因素。除了危险因素暴露，还有宿主因素（如遗传异常、肺部发育异常及老化加速）也会导致个体发生慢阻肺。

4)慢阻肺患者可能会出现呼吸道症状的急性恶化,从而使病情发生显著改变,称之为慢阻肺急性加重。

5)大多数慢阻肺患者存在重大的共患慢性病,可增加慢阻肺的致残率和死亡率。

(2)更新要点

1)定义:慢阻肺是一种常见的、可预防和可治疗的疾病,其特征是持续的呼吸道症状和气流受限,原因是气道和/或肺泡异常,通常由大量暴露于有毒颗粒物或气体引起,并受宿主因素(包括肺发育异常)的影响。严重共患病可能会对慢阻肺发病率和病死率产生影响。此定义对 GOLD 2019 年版的定义略加修改,强调了宿主因素在慢阻肺发生发展过程中的作用以及合并症对预后的影响,进一步体现了慢阻肺的异质性和复杂性。

2)疾病负担:《报告》更新了慢阻肺的疾病负担,引用了世界卫生组织关于病死率和死因的最新预测数字,指出随着发展中国家吸烟率的升高和高收入国家人口老龄化加剧,慢阻肺的患病率在未来 40 年将继续上升,至 2060 年可能每年有超过 540 万人死于慢阻肺及相关疾病,而 GOLD 2019 年版的预测则是至 2030 年这一数字为 450 万,这就突显了世界卫生组织对慢阻肺疾病负担的关注与警示。

3)危险因素:《报告》新增了关于吸入有害物和气道感染的文献。影响慢阻肺发生发展的危险因素主要包括以下 2 个方面。

①吸入有害物:英国近期一项基于人群的研究结果显示,在非吸烟、非哮喘人群中,雕刻家、园丁和仓库工人 3 种职业与慢阻肺的发病风险增高相关,提示关注职业暴露及预防措施的重要性。Chan 等基于中国人群的研究结果显示,固体燃料烹饪(木柴、动物粪便、农作物残梗、煤等)与非吸烟者重大呼吸道疾病(包括慢性下呼吸道疾病、慢阻肺、急性下呼吸道感染)的发病和死亡风险较高相关,改用清洁燃料或使用通风炉灶者的相应风险低于继续使用固体燃料者。此研究结果支持改用清洁燃料对慢阻肺的预防作用。

②感染:气道铜绿假单胞菌的定植可强烈、独立预测慢阻肺急性加重住院及全因死亡率,但目前尚不清楚能否针对性地使用抗假单胞菌抗生素来降低这种风险。

2. 诊断与初始评估　本部分的核心要点无变化,《报告》关于慢阻肺的初始评估与 GOLD 2019 年版相同,主要评估患者的症状、气流受限程度、急性加重发生的风险及合并症,依据症状、急性加重风险将患者分为 A～D 组。但《报告》新增了 6 篇文献,内容集中在肺功能和生物标志物方面。

(1)核心要点

1)对任何有呼吸困难、慢性咳嗽或咳痰及反复下呼吸道感染史和/或危险因素暴露史的患者,需要考虑慢阻肺这一诊断。

2)通过肺功能检查来确诊慢阻肺;使用支气管扩张剂后,第一秒用力呼气容积(forced expiratory volume in one second,FEV_1)/用力肺活量(forced vital capacity,FVC)<0.70,可确认患者存在持续性气流受限。

3)慢阻肺的评估目标是确定患者气流受限的程度、疾病对患者健康状况的影响以及未来事件(如急性加重、入院或死亡)的发生风险,以对治疗进行指导。

4)慢阻肺通常合并其他慢性疾病,包括心血管疾病、骨骼肌功能障碍、代谢综合征、骨质疏松症、抑郁、焦虑及肺癌。这些合并症可能独立影响慢阻肺的死亡和入院,因此,需要经常评估和恰当治疗。

(2)更新要点

1)慢阻肺诊断与肺功能

①在除外已知气道疾病和肺功能正常人群中,慢性呼吸系统症状与呼吸疾病有关的住院及死亡相关。这提示肺功能并不能全面反映慢性气道疾病,而应关注慢性呼吸系统症状对预后的不良影响。

②与使用正常下限诊断慢阻肺相比,FEV_1/FVC 固定阈值(<0.70)识别的慢阻肺相关住院和病死率并无显著差异,甚至更准确。因此,支持用 FEV_1/FVC<0.70 来识别有临床风险的慢阻肺患者。

2)生物标志物:《报告》更加明确了生物标志物在慢阻肺中的重要性。生物标志物的定义:以能够客观测量及评价为特征,可作为正常生物学、致病过程或对治疗干预的药理反应的指标。国内外学者一直希望能够寻找特异的生物标志物辅助临床医师的诊断和治疗。SUMMIT 研究的亚组分析发现:血清生物标志物 Clara 细胞分泌蛋白(Clara cell secretion protein,CC16)、C 反应蛋白(C reactive protein,CRP)、可溶性糖原终产物受体(soluble receptor for advanced glycation end product,sRAGE)、表面活性蛋白 D(surfactant protein D,SPD)和纤维蛋白原水平与慢阻肺患者的基线 FEV_1、FEV_1 下降、急性加重及住院均不相关;纤维蛋白原、CRP 与随访期(中位随访时间 2.3 年)的病死率相关;只有 CC16 在治疗(维兰特罗/糠酸氟替卡松)3 个月后下降,上述结果使研究人员对这些蛋白作为预测慢阻肺临床结局生物标志物的有效性产生了怀疑。我国 Ni 等系统综述结果表明,降钙素原(procalcitonin,PCT)对慢阻肺急性加重患者的气道细菌感染具有中等鉴别能力(曲线下面积为 0.77,敏感性为 0.60,特异性为 0.76)。以 PCT 为导向的策略可以减少不必要的抗生素使用,而不增加不良结局。然而,对于需要入住重症监护病房(intensive care unit,ICU)的患者,PCT 的诊断价值及指导减少抗生素暴露的价值则较低。近年来,血嗜酸性粒细胞在预测慢阻肺急性加重风险和吸入激素获益方面体现了重要的价值,其作为生物标志物的意义将在下文阐述。

3)慢阻肺与哮喘的鉴别:《报告》指出不再将哮喘-慢性阻塞性肺疾病重叠(asthma-chronic obstructive pulmonary disease overlap,ACO)作为一种疾病,而是强调慢阻肺与哮喘是两种不同的疾病,同时指出,由于两种疾病可能存在某些相似的临床特征(如嗜酸性粒细胞增高的炎症、支气管舒张试验阳性等),同一个体也可能同时存在两种疾病。对于一些患者,目前的影像技术和呼吸生理技术较难区别。如果怀疑哮喘和慢阻肺合并存在,药物治疗应首先遵循哮喘相关指南,但针对慢阻肺,药物和非药物治疗也是必要的。今后需要进一步研究慢阻肺和哮喘的临床表型及其内在发生机制,以便给予患者个体化的精准治疗。

3. 预防与维持治疗　本部分共新增 33 篇文献,主要是核心要点的新证据和指标的细化。慢阻肺的基础药物治疗是吸入支气管扩张剂,临床医师需要识别哪些患者在起始治疗时就需要应用含有吸入激素的联合治疗。《报告》增加了强烈支

持、考虑使用和反对使用吸入激素的证据,关于稳定期慢阻肺支气管扩张剂、抗炎药物的使用原则同 GOLD 2019 年版,并增加了关于慢阻肺药物治疗、非药物治疗的更多循证医学证据。

(1)核心要点

1)戒烟是关键。药物治疗和尼古丁替代疗法可以提高患者的长期戒烟率。立法禁烟以及医务人员提供戒烟咨询可提高戒烟率。

2)电子香烟辅助戒烟的有效性和安全性目前还不确定。

3)药物治疗可以缓解慢阻肺症状,降低急性加重的频率和严重程度,改善患者健康状况和运动耐力。

4)每一种药物治疗方案应该个体化,应基于以下因素考虑:患者症状的严重程度、急性加重风险、不良反应、合并症、药物可用性和成本、患者对治疗的反应、个人意愿及使用不同给药装置的能力。

5)吸入装置使用技术需要定期评估。

6)接种流感疫苗和肺炎球菌疫苗可降低下呼吸道感染的发生率。

7)肺康复治疗可以改善患者症状、生活质量以及日常活动中的生理和情感参与度。

8)对静息状态下重度慢性低氧血症的患者,长期氧疗可以改善生存。

9)对静息状态下或运动诱发的中度血氧饱和度下降的慢阻肺稳定期患者,不应常规进行长期氧疗,但也要考虑患者的个体需求。

10)重度慢性高碳酸血症和有急性呼吸衰竭入院史的患者,长期无创通气可能降低死亡率并预防再次入院。

11)最佳药物治疗效果仍不佳的部分晚期肺气肿患者,外科或支气管镜介入治疗可能有益。

12)姑息疗法对于控制晚期慢阻肺患者的症状是有效的。

(2)更新要点

1)药物戒烟与电子烟相关肺损害:《报告》新增了 6 篇文献均与电子烟有关。其中 2 项关于电子烟与尼古丁替代疗法(nicotine replacement therapy,NRT)戒烟效果的比较研究,结果存在矛盾,亟待更多的研究来明确电子烟的利弊。《报告》在对电子烟保持"不确定"态度的同时,新引用了多项与电子烟使用相关的不良事件报道,包括

由电子烟大麻油引起的严重急性肺损伤、肺出血、嗜酸性粒细胞肺炎、呼吸性细支气管炎及其他肺部异常。截至 2019 年 10 月 22 日,美国已报道 1604 例与使用电子烟产品相关的肺部病变,其中 34 例死亡。虽然未能明确电子烟的使用是造成肺损伤的原因,但这类疾病代表了一种新发的临床综合征或病症,已引起社会高度关注,今后需要开展更多的研究来描述此类疾病的病理生理特征并明确其病因。

2)稳定期药物治疗

①茶碱:茶碱在慢阻肺患者中的应用非常广泛,尤其是在中国患者中。研究表明,较低的血浆茶碱浓度(1~5 mg/L)可增强皮质类固醇的抗炎作用。《报告》新引用了一项 Devereux 等发表于 *JAMA* 的 TWICS 研究,此项随机、安慰剂对照试验研究旨在探讨慢阻肺患者在使用 ICS 基础上添加小剂量茶碱的有效性,结果发现,在急性加重高风险的慢阻肺患者中,在 ICS 基础上添加低剂量缓释茶碱或安慰剂治疗慢阻肺 1 年,对急性加重发生率无额外获益,研究不支持低剂量茶碱辅助 ICS 预防慢阻肺急性加重。

②双支气管扩张剂:《报告》对 7 项关于双支

气管扩张剂乌美溴铵/维兰特罗(62.5/25 μg)治疗慢阻肺的有效性和安全性研究进行了荟萃分析,对照药物为噻托溴铵(18 μg)或丙酸氟替卡松/沙美特罗(250/50 μg)。结果发现,与噻托溴铵和丙酸氟替卡松/沙美特罗相比,乌美溴铵/维兰特罗在不同年龄和不同气流受限严重程度亚组中均能改善患者肺功能,特别是对老年、重度/极重度气流受限患者安全有效。《报告》新增了一项大型真实世界研究,显示长效 β_2 受体激动剂(long acting beta 2 agonist,LABA)/长效抗胆碱能药物(long acting muscarinic antagonist,LAMA)似乎与 LABA/ICS 疗效相当,加之其发生重症肺炎的风险较低,该研究支持在非选择性慢阻肺人群中首选 LABA/LAMA。

③血嗜酸性粒细胞计数与 ICS 的使用:《报告》仍然支持血嗜酸性粒细胞计数可在一定范围内指导或评价 ICS 的使用,并提出 2 个"估计阈值"(血嗜酸性粒细胞计数＞$0.3×10^9$/L 和＜$0.1×10^9$/L)作为支持和反对 ICS 治疗的指标,同时提出医师需要综合考虑血嗜酸性粒细胞计数以及相关病史,来识别可能从初始 ICS 治疗中获益或风险增加的患者(表 25-1)。

表 25-1　启动吸入糖皮质激素(ICS)治疗时需要考量的因素

强烈支持	考虑使用	反对使用
急性加重的住院史[a]	—	反复肺炎
≥2 次/年的中度急性加重[a]	1 次/年的中度急性加重[a]	—
血嗜酸性粒细胞＞$0.3×10^9$/L	血嗜酸性粒细胞($0.1~0.3$)$×10^9$/L	血嗜酸性粒细胞＜$0.1×10^9$/L
有支气管哮喘史或现患支气管哮喘	—	分枝杆菌感染史

注:本表仅说明开始使用 ICS 与 1 种或 2 种长效支气管扩张剂联用时应该考量的因素,与考虑停用 ICS 情况不同;[a]. 已使用恰当的长效支气管扩张剂维持治疗;—. 无项目;血嗜酸性粒细胞计数可能有波动,应连续观察。

④三联药物治疗:固定三联吸入药物已经进入临床使用。近年有多项循证医学研究探索三联吸入药物、双支气管舒张剂、LABA/ICS 在维持治疗方面的疗效与安全性,得到了类似的研究结果:三联吸入治疗的疗效优势更多在症状严重、中度至极重度气流受限并有频繁和/或严重急性加重病史的慢阻肺患者中,三联药物治疗在进一步降低急性加重风险的同时,患者的肺功能、症状和生活质量的改善也有额外获益。一项

汇总了 TRILOGY、TRINITY 及 TRIBUTE 研究数据的事后分析显示,在重度至极重度高风险慢阻肺患者中,与不含 ICS 的治疗相比,使用含 ICS 的治疗方案有降低病死率的趋势,但尚未达到统计学意义。新引用的 KRONOS 研究结果显示,在入组基线不要求既往急性加重史的慢阻肺患者中,三联药物治疗优于 ICS/LABA 的肺功能获益,而且优于 LABA/LAMA 的急性加重风险获益,这提示无论是否有加重病史,三联药物治疗都

可能有额外获益,而且有较好的耐受性。中国参与了此项研究并贡献了近 1/4 的总入组受试者。ETHOS 研究是一项对慢阻肺基线特征分层的国际多中心、随机双盲、平行对照试验,该试验正在进行中,其研究结果将会为三联药物治疗的合理选择和应用提供新的依据。

⑤黏液溶解剂/抗氧化剂:慢性支气管炎或慢阻肺患者可能会出现反复加重的症状,如痰量增加或脓性痰,或二者兼有,改善咳痰可能减轻慢阻肺加重程度。一项基于 38 项临床研究的荟萃分析显示黏液溶解剂/抗氧化剂可降低慢阻肺急性加重风险。Rogliani 等采用网状荟萃分析的结果表明,降低慢阻肺急性加重风险的临床效果排序为:厄多司坦＞羧甲司坦＞N-乙酰半胱氨酸。基于上述证据,《报告》在慢阻肺患者常用的维持药物黏液溶解剂中,除厄多司坦外,还增加了 N-乙酰半胱氨酸和羧甲司坦。

⑥生物靶向治疗:《报告》新增的 2 篇文献主要涉及白细胞介素(interleukin,IL)-5 单克隆抗体美泊利单抗和抗 IL-5 受体-α 抗体贝那利珠单抗,提示频繁发生中度或重度急性加重且血嗜酸性粒细胞计数≥220/mm^3 的极重度慢阻肺患者可能由此获益。未来的研究方向是探索如何从临床特征和生物标志物方面识别出能从相应治疗中获益的人群。

⑦吸入给药相关问题:正确使用定量气雾剂(metered-dose inhaler,MDI)对促进有效的肺部药物沉积至关重要。《报告》新引用了 2 篇文献,显示在临床实践中,MDI 和干粉吸入装置(dry powder inhaler,DPI)都有超过 45% 的操作错误率,强调对患者进行持续吸入操作教育的重要性。

3)非药物治疗:对于重度肺气肿患者需要寻找创伤较小的方法改善其健康状况。《报告》新增了 2 项高质量支气管镜介入治疗临床研究。LIB-ERATE 研究是一项多中心、随机对照试验,观察 Zephyr 支气管活瓣(endobronchial valves,EBV)治疗几乎没有侧支通气的慢阻肺患者 12 个月的有效性和安全性,结果显示,患者在肺功能、运动耐量、呼吸困难及生活质量等方面均显示出临床意义上的获益,且具有可接受的安全性。EM-PROVE 研究是一项来自美国的多中心、开放、随

机、对照研究,纳入 172 例年龄≥40 岁、重度异质性肺气肿患者,评估 SPIRATION 支气管活瓣系统(spiration valve system,SVS)的有效性和安全性。结果发现,与对照组相比,SVS 组患者在充分内科治疗的基础上,可以显著改善 FEV$_1$、过度通气、肺总量、呼吸困难及生活质量,安全性好,最常见的不良事件是严重气胸。该研究提出用定量 CT 方法评估靶叶肺气肿特征,从而明确患者是否适合行支气管镜肺减容术。因此,《报告》关于支气管活瓣的证据级别由 GOLD 2019 年版的 B 级上升为 A 级。

4. 稳定期管理 《报告》关于药物治疗的初始治疗原则和随访管理与 GOLD 2019 年版相同,本部分的变化主要是完善了慢阻肺管理路径图,将慢阻肺治疗推荐方案细化为诊断、初始评估、初始管理、回顾及调整,大大提高了临床可操作性。《报告》增加了非药物治疗,并将其提高至与药物治疗并列的位置。

(1)核心要点

1)慢阻肺稳定期的管理策略应基于对患者症状和未来急性加重风险的个体化评估来制定。

2)应支持所有吸烟者戒烟。

3)主要治疗目标是减少症状和未来急性加重的发生风险。

4)管理策略包括药物和非药物干预手段。

(2)更新要点

1)慢阻肺管理循环:《报告》第一次纳入了完整的慢阻肺管理流程图(图 25-1),包括初始评估、初始管理、随访评估和随访治疗调整,提升了临床可用性。该管理流程是基于患者症状严重程度和急性加重风险制定的,临床医师可根据患者病情进行升级或降级治疗。这些管理建议结合了随机对照试验证据和专家的临床经验用以支持临床决策。

2)初始药物治疗和随访期药物治疗:同 GOLD 2019 年版(图 25-2、图 25-3、图 25-4)。《报告》新引用了一篇关于血嗜酸性粒细胞计数与慢阻肺起始维持治疗药物选择的真实世界观察性研究。结果显示,对于血嗜酸性粒细胞计数较高(＞4% 或＞0.3×10^9/L)的患者,ICS/LABA 治疗比 LAMA 治疗更有效。由于 ICS 会增加肺炎风险,对于血嗜酸性粒细胞计数＜4% 的患者,初始治疗应首选 LAMA。

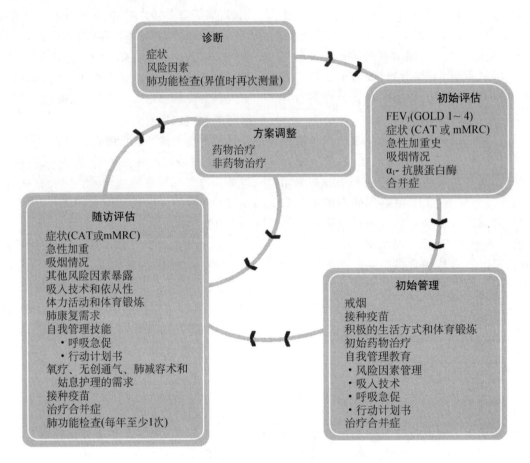

图 25-1　慢阻肺管理流程图

注：FEV₁. 第一秒用力呼气容积；CAT. 慢性阻塞性肺疾病评估测试；mMRC. 改良版英国医学研究委员会呼吸困难评分；GOLD. 慢性阻塞性肺疾病全球创议。

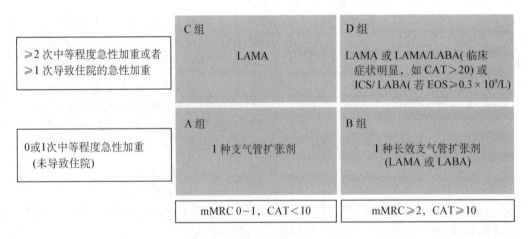

图 25-2　慢阻肺起始药物治疗

注：LAMA. 长效抗胆碱能药物；LABA. 长效 β_2 受体激动剂；ICS. 吸入性糖皮质激素；CAT. 慢性阻塞性肺疾病评估测试；EOS. 嗜酸性粒细胞；mMRC. 改良版英国医学研究委员会呼吸困难评分。

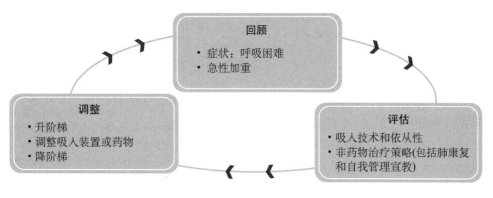

图 25-3　慢阻肺治疗循环

1. 若起始治疗合适，则维持原治疗方案
2. 若起始治疗不合适
 ✓ 针对最主要的症状治疗（呼吸困难或急性加重；若两个症状同时存在，则首先解决急性加重）
 ✓ 根据患者现有治疗将其放入下图中相应位置，并遵循流程图进行下一步治疗
 ✓ 评估治疗反应，调整用药，并回顾疗效
 ✓ 该治疗建议与患者诊断时的 ABCD 分组无关

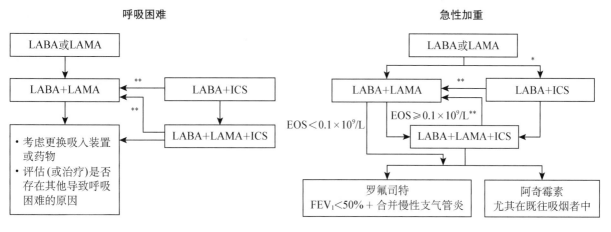

图 25-4　慢阻肺随访药物治疗

注：LAMA. 长效抗胆碱能药物；LABA. 长效 β_2 受体激动剂；ICS. 吸入性糖皮质激素；EOS. 嗜酸性粒细胞；FEV₁. 第一秒用力呼气容积；*. 如果嗜酸性粒细胞 $\geq 0.3 \times 10^9$/L，或者嗜酸性粒细胞 $\geq 0.1 \times 10^9$/L 且 ≥ 2 次中等程度急性加重或 1 次住院；**. 若发生肺炎、无恰当适应证或对 ICS 治疗无反应，则考虑 ICS 降级治疗或改用其他治疗。

3）稳定期非药物治疗：《报告》推荐根据患者的可治疗特征（即呼吸困难症状和急性加重）来进行非药物治疗的随访及管理，并新增了随访管理的内容。

①若患者初始治疗反应良好，可维持原方案，并提供以下随访管理：根据指南接种流感疫苗（每年）以及推荐的其他疫苗；进行自我管理教育；评估行为危险因素，如戒烟（如适用）以及环境暴露

因素。

②需要确保的事项：患者能维持运动训练和体能活动；患者能保证充足的睡眠和健康的饮食。

③若患者对初始治疗反应差，可以考虑以可治疗特征为干预目标；若患者存在呼吸困难，应进行自我管理和教育（书面行动计划）以及综合自我管理，包括肺康复计划和/或肺康复后的维持运动计划、气促和保存体能的技巧以及压力管理策略

等。若患者存在急性加重,可进行个体化的自我管理和教育(书面行动计划),如教会患者如何避免加重因素、如何监测/管理症状恶化,并告知患者发生急性加重时的联系方式。

5. 急性加重期管理　慢阻肺急性加重具有异质性,常伴有气道炎症加重、黏液高分泌、气体陷闭等,临床症状包括呼吸困难、痰量增多、脓性痰、咳嗽、喘息等。在慢阻肺的管理中要关注急性加重的情况,因此,《报告》增加了慢阻肺急性加重的鉴别诊断、诱发因素、生物标志物指导的抗生素和激素治疗等内容。

(1)核心要点

1)慢阻肺急性加重是指呼吸道症状的急性恶化,需要额外治疗。

2)急性加重非慢阻肺特有症状,应考虑相关的鉴别诊断。

3)一些因素可导致慢阻肺急性加重,最常见的原因是呼吸道感染。

4)慢阻肺急性加重治疗的目标是尽可能减少急性加重的不良影响,预防后续事件的发生。

5)治疗急性加重的起始支气管扩张剂可以是吸入短效 β_2 受体激动剂,伴或不伴短效抗胆碱能药物。

6)患者出院前应尽早开始长效支气管扩张剂维持治疗。

7)全身应用糖皮质激素可以改善患者的肺功能(FEV_1)和氧合,缩短其恢复时间和住院时长。疗程不应超过5～7天。

8)如有指征时可以使用抗生素,能够缩短恢复时间,降低早期复发、治疗失败的风险,并缩短住院时长。疗程应为5～7天。

9)由于甲基黄嘌呤存在不良反应,不推荐使用。

10)发生急性呼吸衰竭的慢阻肺患者,在无绝对禁忌证时,无创机械通气是首选的机械通气模式,因为无创通气能改善气体交换、减少插管、缩短住院时间、改善生存质量。

11)患者出现过一次急性加重发作后,应该开始采取适当的预防急性加重发作措施。

(2)更新要点

1)慢阻肺急性加重的鉴别诊断:由于慢阻肺急性加重的症状不具有特异性,应当考虑相关疾病的鉴别诊断。《报告》以表格形式列出需要鉴别诊断的疾病,包括肺炎、气胸、胸腔积液、肺栓塞、心脏疾病引起的肺水肿及心律失常(心房颤动/心房扑动)。主要鉴别诊断见图 25-5。

慢阻肺急性加重的鉴别诊断
当临床怀疑有以下急性疾病时,应做相应检查以进一步明确或排除相关疾病
➤**肺炎** ·胸片 ·检测C反应蛋白和(或)降钙素原 ➤**气胸** ·胸片或超声 ➤**胸腔积液** ·胸片或超声 ➤**肺栓塞** ·D-二聚体和(或)下肢彩超 ·胸部CT、肺栓塞诊疗路径 ➤**心源性肺水肿** ·心电图和超声 ·心肌酶谱 ➤**心律失常——心房颤动/心房扑动** ·心电图

图 25-5　慢阻肺急性加重的鉴别诊断

2)诱发因素：《报告》新增 1 篇中国学者关于细颗粒物(particulate matter 2.5,PM2.5)暴露与慢阻肺急性加重的文献。童朝晖等通过分析 2013—2017 年北京市 35 个监测点采集的大气污染物与慢阻肺急性加重的关系,发现急性空气污染事件与慢阻肺急性加重住院的增加显著相关,提示改善空气污染的重要性。

3)慢阻肺急性加重的药物治疗

①预后：《报告》新增 1 项由暨南大学环境与气候研究院杨军教授团队、南方医科大学公共卫生学院生物统计系器官衰竭防治国家重点实验室欧春泉教授团队和中国疾病预防控制中心传染病预防控制所刘起勇教授团队联合发起的研究,研究采集了 2007—2013 年全国 31 个省会城市的每天死亡率及气象数据,评价在寒冷季节寒潮对死亡率的短期效应(比较了 19 个寒潮定义),并采用分层分析来识别弱势群体。结果显示：寒潮有显著的死亡效应,该效应估计值随寒潮定义和亚群而变化;寒潮对呼吸疾病(全部)和慢阻肺的估计效应最大。因此,需要建立寒潮预警体系并对弱势群体采取预防措施。

②区分雾化吸入装置是空气驱动还是氧气驱动：本部分新增 1 篇引文,提出在支气管舒张剂雾化给药治疗慢阻肺急性加重患者时,首选空气驱动,目的是避免氧气驱动给药导致的动脉血二氧化碳分压(partial pressure of carbon dioxide in arterial blood,$PaCO_2$)升高的潜在风险。

③全身糖皮质激素治疗：激素在慢阻肺急性加重治疗中的地位得到了肯定,但需要权衡激素治疗的利与弊。基于循证医学证据,自 GOLD 2014 年版开始起均推荐小剂量、短疗程激素治疗。本部分新增了 2 篇引文,说明延长使用全身糖皮质激素的负面作用。丹麦的一项全国性、观察性队列研究结果表明,与口服糖皮质激素(泼尼松龙)的短疗程(总量≤250 mg)相比,长疗程(总量＞250 mg)与持续增加的肺炎住院风险及暴露后 1 年内的死亡率之间有很强的相关性。美国一项基于全国私人保险索赔数据库的回顾性研究结果显示：1/5 的美国成年人在 3 年内获得短期(＜30 天)使用口服糖皮质激素的处方与相关不良事件(脓毒血症、静脉血栓栓塞、骨折)风险增加相关。此外,《报告》增加了一项关于血嗜酸性粒细胞指导全身糖皮质激素应用的研究,即 CORTI-CO-COP 研究。该研究由丹麦学者发起,为多中心、随机、对照、开放标签、非劣效性试验,纳入 318 例在 24 h 内因急性加重入院的患者,将血嗜酸性粒细胞≥$0.3×10^9$/L 的患者随机分为嗜酸性粒细胞指导组和对照组。指导组以嗜酸性粒细胞≥$0.3×10^9$/L 为标准给予患者 37.5 mg 泼尼松口服,若血嗜酸性粒细胞＜$0.3×10^9$/L 则停用泼尼松;对照组患者一直口服 37.5 mg 泼尼松。评估患者的住院天数和口服激素的使用时间。结果表明,嗜酸性粒细胞指导组在存活天数和出院天数方面并非劣于对照组,且缩短了全身糖皮质激素的暴露时间。

④抗生素治疗：既往 CRP 指导慢阻肺急性加重抗生素治疗的研究结果多不一致。初级保健机构大多基于 Anthonisen 标准根据患者临床表现开具相应抗生素处方,即呼吸困难加重、痰量增多和脓痰增多,但据此预测治疗安全的准确性并不高。本部分增加了 2 篇关于 CRP 指导抗生素使用的引文。Prins 等的随机对照试验结果表明,对于慢阻肺急性加重住院患者,CRP 组(CRP≥50 mg/L 时使用抗生素)和 GOLD 组(按 Anthonisen 标准使用抗生素)的 30 天治疗失败率相同,而 CRP 组的抗生素使用率显著降低,表明 CRP 可作为生物标志物指导慢阻肺急性加重(重度)的抗生素治疗。Butler 等的一项多中心、开放标签、随机对照试验结果表明,慢阻肺急性加重患者在初级保健诊所采用即时检测 CRP,可降低抗生素的使用比例,且没有不利影响。

4)呼吸支持：《报告》将经鼻导管高流量氧疗(high-flow nasal cannula oxygen therapy, HFNC)的术语调整为高流量氧疗(high-flow oxygen therapy,HFO),并对其进行了更清晰的描述,即 HFO 包括通过特殊装置(如 Vapotherm®、Comfort Flo® 和 Optiflow®)经鼻输送经过加热和湿化的氧气,婴儿流量可高达 8 L/min,成人流量可高达 60 L/min。因该方法的氧气输送一般是通过鼻塞并非传统的鼻导管,所以这种术语的调整可能更严谨且避免歧义。《报告》增加的几项临床研究分析了 HFNC 在不同临床情况下的有效性。Mauri 等评价了 HFO 对急性低氧性呼吸衰竭(acute hypoxic respiratory failure,AHRF)

患者的一系列呼吸生理效应,发现 HFO 可降低呼吸频率、呼吸功,改善气体交换、肺容积、肺顺应性、跨肺压等。这些获益可能是 HFO 临床疗效的基础。一项德国的多中心、随机对照、交叉设计试验发现,无创通气和 HFO 均能显著降低合并慢性高碳酸血症稳定期慢阻肺患者的 $PaCO_2$,且降低程度之间无统计学差异,均能改善血气指标和呼吸评分(圣乔治呼吸问卷和严重呼吸功能不全问卷),提示对于这类慢阻肺患者,HFO 有可能成为无创通气的替代治疗。Bruni 等的系统综述发现:对稳定期慢阻肺患者,与传统氧疗相比,HFO 可改善气体交换、呼吸困难及生活质量,降低肌肉能耗;而对慢阻肺急性加重患者,HFO 可替代无创通气(不耐受的情况下),也可能在拔管或撤除无创通气时替代传统氧疗。目前仍缺乏高质量的研究证据,几个问题仍然没有答案,如特定病因的急性呼吸衰竭的随机对照研究、HFO 成功纠正急性呼吸衰竭的早期预测因素、最佳流量的设定、成本-效益分析、HFO 在慢性呼吸系统疾病中的应用价值等。今后需要设计良好的随机多中心试验来研究 HFO 对慢阻肺患者急性和慢性低氧/高碳酸血症呼吸衰竭的疗效,在没有任何统一意见的情况下,应根据患者具体情况对 HFO 治疗作出个体化决定。

6. 慢阻肺与共患病 《报告》在合并症方面增加了 2 篇文献,关注肺癌合并慢阻肺患者的预后和慢阻肺患者的精神症状。

(1)核心要点

1)慢阻肺常与其他疾病共存,对疾病进程产生显著影响。

2)一般来说,存在合并症不应改变慢阻肺的治疗方案,而不论有无慢阻肺,合并症的治疗应该选择标准治疗方案。

3)慢阻肺患者常并发肺癌,这也是患者死亡的主要原因。

4)心血管疾病是慢阻肺常见和重要的合并症。

5)骨质疏松症、抑郁/焦虑是慢阻肺常见的重要合并症,容易漏诊,而且与健康状态及预后不佳相关。

6)胃食管反流病(gastroesophageal reflux disease,GERD)与急性加重风险升高及健康状态

较差相关。

7)当慢阻肺是多疾病诊疗计划中的一部分时,应注意确保治疗的简洁性和最小剂量用药。

(2)更新要点

1)慢阻肺与肺癌:慢阻肺是肺癌的危险因素,合并慢阻肺对肺癌预后的影响有待阐明。Lin 等的荟萃分析纳入 29 项合格研究,共 70 111 例患者,结果发现,与未合并慢阻肺的肺癌患者相比,合并慢阻肺与肺癌患者的 5 年不良生存率和术后肺部并发症(术后支气管胸膜瘘、肺炎、长时间漏气、长期机械通气等)的发生率较高,但脓胸发生率无显著差异。合并慢阻肺的肺癌患者值得关注,同时需要进一步研究慢阻肺严重程度、病程及其与肺癌预后的关系。

2)慢阻肺与抑郁:慢阻肺是自杀的危险因素,慢阻肺患者通常存在日常活动受限、抑郁、生活质量降低等情况,使这类人群成为自杀的风险群体。Sampaio 等的荟萃分析纳入 7 项合格研究共 1390 例合并慢阻肺的自杀者,结果显示,慢阻肺患者自杀率显著增高,是非慢阻肺患者的 1.9 倍。因此,医务人员需要为慢阻肺患者提供更多的心理支持和人文关怀,并采取有效的干预措施以防患者自杀,包括心理治疗、调整日常活动等措施。

【文献评述】

GOLD 基于证据不断更新,内容不断修改和增加。GOLD 近 20 年的变化主要关注慢阻肺的个体化评估和治疗,其目标是改善慢阻肺患者的预后。《报告》对慢阻肺稳定期管理的整个流程、非药物随访治疗策略、启动 ICS 治疗时需要考虑的因素、慢阻肺急性加重的鉴别诊断等方面根据最新研究证据做出了相应的调整,并对慢阻肺诊疗及临床研究方向提出了新的思考和展望。在解读《报告》的过程中,笔者有以下 3 点体会。

1.《报告》仍然支持血嗜酸性粒细胞在一定范围内指导或评价 ICS 的使用,并提出 2 个"估计阈值"(血嗜酸性粒细胞计数 $> 0.3 \times 10^9/L$ 和 $< 0.1 \times 10^9/L$)作为支持和反对 ICS 治疗的指标,同时提出综合考虑血嗜酸性粒细胞计数及相关病史,来识别出可能从初始 ICS 治疗中获益或增加风险的患者。《报告》纳入的研究主要在欧美患者中开展,而我国患者情况与欧美患者有所不同,我

国患者嗜酸性粒细胞计数＞$0.3×10^9/L$的比例较低。因此,慢阻肺的慢病管理、研究工作仍需进一步推进,建议可通过不断累积临床数据来探索我国嗜酸性粒细胞的界值,通过社区卫生服务中心完善初诊患者的精确评分,推荐综合患者症状、慢性阻塞性肺疾病评估测试(COPD assessment test,CAT)评分、肺功能、急性加重次数等情况来考虑是否ICS撤药及再添加。因此,应用《报告》时需参考我国本土情况和实际临床治疗情况,为我国患者制订更合理的个体化治疗策略。

2.《报告》依旧推荐支气管扩张剂作为慢阻肺治疗的基石。国外慢阻肺患者中轻中度患者比例较高,LAMA被推荐为这类患者的初始治疗用药,因此处方LAMA药物比例较高。《报告》推荐症状严重患者接受双支气管扩张剂联合治疗,或者单药治疗仍出现急性加重时,推荐升级至双支气管扩张剂或添加ICS治疗。我国慢阻肺患者多为重度/极重度患者,症状较欧美国家严重,年医疗费用负担重。此外,我国慢阻肺患者药物治疗不规范,依从性较差,47%的患者在感觉良好时便会停止用药。基于循证医学证据,LABA/LAMA作为初始治疗或尽早使用较LAMA更能改善患者的肺功能、呼吸困难及生活质量,显著降低中重度慢阻肺患者轻、中或重度急性加重,降低中重度慢阻肺患者急救药物的使用。因此,LABA/LAMA的双支气管扩张剂方案具有经济疗效优势,而且对我国慢阻肺患者处方双支气管扩张剂较单药治疗的费用更低。由此来看,我国慢阻肺患者与国外患者情况有所不同,也许可以将双支气管扩张剂作为我国慢阻肺患者的初始治疗方案。

3.近年来我国学者做了大量研究并取得了许多成果,为全球慢阻肺的治疗及预防提供了许多可靠的依据。希望中国的临床医师在实践中发现问题后,做好顶层设计,开展更多的多中心、大样本、前瞻性、队列研究,同时注重数据质量,具备较高的循证医学证据等级,致力于研究出越来越多的中国人群证据并被纳入GOLD报告。伴随越来越多的循证医学证据支持,慢阻肺的防治策略会更加精准和优化,而且也将更适合中国慢阻肺患者,同时提高中国临床医师的诊疗水平。

（何白梅）

参 考 文 献

Global strategy for the diagnosis, management and prevention of chronic obstructive pulmonary disease 2020 report. ［2019-11-30］. https://goldcopd. org/gold-reports/.

第 26 章

《南非胸科学会慢性阻塞性肺疾病管理的立场声明:2019 年更新版》解读

【文献题目】 南非胸科学会慢性阻塞性肺疾病管理的立场声明:2019 年更新版(Management of chronic obstructive pulmonary disease——A position statement of the South African Thoracic Society:2019 update)

【文献作者】 Abdool-Gaffar MS, Calligaro G, Wong ML,et al

【文献来源】 J Thorac Dis,2019,11(11):4408-4427

【文献解读】

◆ 背景介绍

慢性阻塞性肺疾病简称慢阻肺,是一种常见疾病,无论是发达国家还是发展中国家,慢阻肺均是重要的致死及致残疾病之一,也是全世界共同面临的健康问题,其发病率不断增加,给家庭及社会带来了沉重的经济负担。早期认识慢阻肺,规范慢阻肺的诊断及治疗流程非常必要。慢性阻塞性肺疾病全球创议(global initiative for chronic obstructive lung disease,GOLD)发布的相关文件是指导全球规范诊治慢阻肺的纲领性文件,但GOLD 的证据多数引用于国际多中心随机双盲研究,这些研究病例更多来源于发达国家,参与研究的一些新型药物往往价格不菲,在一些欠发达国家(如南非国家)药物的可及性有限,鉴于这些原因,很多国家仍根据各自国情制定了适合本国的指南或专家共识。由南非临床医师和临床研究人员组成的工作组在原先指南及 GOLD2019 年版的基础上进行了修订和更新,并发布了《南非胸科学会慢性阻塞性肺疾病管理的立场声明:2019 年更新版》(下文简称《声明》)。《声明》的制定基于近期研究结果,特别是在南非进行的研究,这更符合南非的临床实际情况。《声明》的发布有助于规范南非各级卫生系统对慢阻肺的诊疗行为,提高医疗质量。《声明》的适用人群为呼吸科医师、全科医师及其他临床学科医师。

◆ 文献要点

1. 流行病学及危险因素

(1)流行病学:全世界慢阻肺发病率和死亡率均较高。目前世界上可能有超过 3.8 亿人患有慢阻肺。由于暴露于危险因素的人群比例增加以及人口老龄化,预计慢阻肺的患病率还将上升。目前估计慢阻肺的全球患病率为 11.7%(8.4%~15.0%)。开普敦的 II 级以上慢阻肺患病率最高(总患病率为 19%,男性为 22%,女性为 17%),高于南非的总体患病率,这可能是因为开普敦地区吸烟、职业性粉尘暴露、室内污染及既往肺结核的发病率较高。

(2)危险因素:吸烟是慢阻肺最常见的致病因素,但《声明》还强调了非烟草相关因素[如结核病、获得性免疫缺陷综合征(acquired immunodeficiency syndrome,AIDS)、生物燃料等]在低收入国家可能已成为主要因素。宿主因素(如 α_1-抗胰蛋白酶缺乏)与慢阻肺有直接因果关系。吸烟家庭成员中存在慢阻肺的家族遗传倾向。《声明》指出儿童早期甚至胎儿期的肺生长发育也是发生慢阻肺的重要预测因子。母亲吸烟、营养不良、儿童早期甚至胎儿期的肺生长发育等都与成年后气流受限有关。

2. 疾病早期诊断和严重程度分期
《声明》重点强调了慢阻肺的危险因素,如吸烟史(超过

10 包年)和/或其他慢阻肺危险因素,包括儿童时期和职业期间的详细接触史、患有 AIDS、既往肺结核等。这些患者出现慢性进行性呼吸困难和/或慢性咳嗽(有或无痰)症状时应考虑慢阻肺,并且尽可能进行肺功能检查,同时要与其他引起相同症状的疾病相鉴别。同 GOLD 发布的其他指南一样,慢阻肺的临床评估应包括暴露史、危险因素、呼吸困难的评估[如改良版英国医学研究委员会呼吸困难评分(modified version of the British Medical Research Council respiratory questionaire,mMRC)、评估临床症状的问卷慢性阻塞性肺疾病评估测试(COPD assessment test,CAT)]、急性加重期的发生次数和严重程度以及并发症等。

(1)肺功能检查:肺功能检查对慢阻肺患者的诊断、评估和治疗至关重要。《声明》强调肺功能检查必须由经过充分培训的人员使用经批准且经校准的肺功能测量仪对患者进行检查。用于诊断慢阻肺的指标有使用支气管扩张剂前后的第一秒用力呼气容积(forced expiratory volume in one second,FEV_1)、用力肺活量(forced vital capacity,FVC)和一秒率(FEV_1/FVC),使用支气管扩张剂后 FEV_1/FVC 比值<0.70 表示存在气流阻塞。FEV_1 通常还会用于评估气流阻塞的严重程度,大部分有症状的 CPOD 患者有 FEV_1 下降的现象,但许多 FEV_1 下降显著的患者没有任何症状。

(2)支气管舒张试验:应在使用短效 β_2 受体激动剂(如沙丁胺醇)前和使用 10~30 min 后进行肺功能检查。FEV_1 较基线水平增加≥12% 且其绝对值增加≥200 ml 表明支气管舒张试验阳性。支气管舒张试验强阳性(>400 ml)提示哮喘,但也见于许多慢阻肺患者。总体来说,FEV_1 改善越大,诊断为哮喘的可能性就越大,但这不能作为哮喘的唯一诊断标准,应结合临床症状来判断。使用支气管扩张剂后肺功能检查正常可排除慢阻肺。

(3)慢阻肺严重程度的评估:慢阻肺严重程度的评估是基于肺功能检查和临床指标,包括呼吸困难和症状严重程度、肺功能损害情况、6 min 步行距离。《声明》推荐根据过去 12 个月内呼吸困难的症状(依据 mMRC 评分)和急性加重史评估

严重程度,以指导适当的药物治疗。《声明》强调初始治疗应使用长效支气管扩张剂以缓解呼吸困难,如有频繁急性加重病史(每年≥2 次),建议加用抗炎药治疗。

《声明》的方案较为复杂,在 GOLD 版本的基础上进行了简化,把慢阻肺严重程度分为轻度、中度和重度。

3. 治疗原则

(1)支气管扩张剂:与 GOLD 指南不同,《声明》在治疗分组方面仍使用 FEV_1 作为重要的分组依据,且茶碱仍有一定的治疗定位。《声明》指出支气管扩张剂是治疗慢阻肺的主要药物,包括吸入性 β_2 受体激动剂和 M 受体拮抗剂。另外,口服茶碱具备一定的支气管扩张作用。个体对每一种药物的反应各不相同,而联合用药可能具有叠加效应。有症状的轻度慢阻肺(GOLD A 组患者)使用吸入短效支气管扩张剂进行治疗,此后,逐步增加包括吸入长效支气管扩张剂、缓释茶碱(中度慢阻肺/GOLD B 组)和 ICS(重度慢阻肺/GOLD D 组)等治疗方法(表 26-1),对重度慢阻肺患者建议根据慢阻肺表型选择更专业性的治疗方案(表 26-2)。

(2)雾化吸入治疗:《声明》指出吸入技术不佳的肺功能 3 级和 4 级患者和/或发作性急性呼吸困难的患者可以考虑雾化吸入治疗。雾化异丙托品加 β_2 受体激动剂每天可使用 3 次或更多,但长期雾化治疗的患者需要接受专家评估。

(3)茶碱:茶碱在我国使用较普遍,但 GOLD 指南不推荐在慢阻肺患者中使用茶碱,不推荐使用的原因是其不良反应较大,而且研究表明长期口服茶碱并不能减少慢阻肺急性加重的次数,但这些研究样本量很小且种族不同可能不良反应也不尽相同。《声明》指出茶碱具有类似 β_2 受体激动剂的支气管扩张作用,慢阻肺患者使用茶碱可以提高生活质量。口服给药对部分患者有一定优势,但局限性包括不良反应(特别在老年人群中)、药物间相互作用和药物代谢个体差异大,与长效 β_2 受体激动剂(long acting beta 2 agonist,LABA)相比效果较差。口服缓释茶碱的推荐剂量为 200~400 mg(每天 2 次),或每晚 400~800 mg,在没有监测血药浓度的情况下不得超过该剂量。口服缓释茶碱最好与吸入支气管扩张剂一起使

表 26-1　基于疾病严重程度的治疗选择

疾病严重程度	临床特征	治疗建议
轻度慢阻肺（GOLD A 组）	轻度至中度肺功能 $FEV_1 > 50\%^a$；$mMRC < 2$，$CAT < 10$；急性加重频率低（每年 1 次）[b]	短效支气管扩张剂（SABA 或 SAMA）
中度慢阻肺（GOLD B 组）	$FEV_1 > 50\%^a$；$mMRC \geqslant 2$，$CAT > 10$；急性加重频率低（每年 1 次）	长效支气管扩张剂 LAMA 或 LABA；如果反应不好，可尝试其他药物或添加第二种支气管扩张剂；如果症状没有改善，撤第二种药物[c]
重度慢阻肺（GOLD D 组）	$FEV_1 < 50\%$；$mMRC \geqslant 2$，$CAT > 10$；急性加重频率高（过去 1 年有 2 次门诊或 1 次住院治疗）	单支气管扩张剂 LAMA[d]；使用双支气管扩张剂 LAMA/LABA 或 LABA/ICS[e]；如果对两联药物效果不好，建议转诊专家治疗

注：GOLD. 慢性阻塞性肺疾病全球创议；FEV_1. 第一秒用力呼气容积；mMRC. 改良版英国医学研究委员会呼吸困难评分；CAT. 慢性阻塞性肺疾病评估测试；SABA. 短效 β_2 受体激动剂；SAMA. 短效抗胆碱能药物；LAMA. 长效抗胆碱能药物；LABA. 长效 β_2 受体激动剂；ICS. 吸入性糖皮质激素；[a]. 肺功能不用于判断慢阻肺的严重程度或指导治疗，阻塞严重程度将为气流限制的严重程度提供指导，但与症状和死亡率关系不大；[b]. 急性加重是指需要使用糖皮质激素和/或抗生素进行额外治疗；[c]. 茶碱可有效替代吸入支气管扩张剂并用于治疗中度或重度慢阻肺；[d]. 如果起始治疗为 LAMA 或者以前使用单一药物，可使用双支气管扩张剂；[e]. 双支气管扩张剂（LAMA/LABA）是双药的首选推荐药物，因为与 LABA/ICS 相比，LABA/LABA 可显著降低肺炎风险，LAMA/LABA 的成本明显高于 LABA/ICS，在费用有限的患者治疗选择中应考虑这一点。

表 26-2　重症慢阻肺按表型分型的治疗方法

临床表型	管理策略
呼吸困难表型	随着呼吸困难的增加，应增加支气管扩张剂治疗
急性加重表型	LAMA 或长效支气管扩张剂联合治疗加 ICS 和/或罗氟斯特和/或大环内酯类药物
哮喘共存（血嗜酸性粒细胞计数 $> 0.3 \times 10^9/L$）	考虑 ICS
重度/极重度慢阻肺＋慢性支气管炎表型或频繁急性加重	考虑加入罗氟斯特或大环内酯类药物

注：LAMA. 长效抗胆碱能药物；ICS. 吸入性糖皮质激素。

用，不使用该药单一治疗，不建议使用含有茶碱和其他支气管扩张剂或镇静药的联合片剂。

（4）吸入性糖皮质激素（ICS）：没有确凿的证据表明 ICS 能作为单一药物治疗慢阻肺。在慢阻肺稳定期 ICS 只能通过吸入途径给予，并且必须与支气管扩张剂联合使用。ICS 治疗与肺结核复发有关，因此，GOLD 指南不建议在曾经有结核感染的人群中使用 ICS，但《声明》强调，应在合适的患者中谨慎使用，因我国结核感染比例高，这一建议比较适合我国慢阻肺人群。在慢阻肺患者中使用 ICS 仍有争议，但有些方面是明确的：ICS 治疗与肺炎风险增加相关（证据等级 A），肺炎发病率的增加为 0%～3%，但目前还没有发现因 ICS

而发生危及生命的肺炎病例。ICS/LABA 联用在改善肺功能、健康状况及减少急性加重方面比单独应用更为有效（证据等级 A）。越来越多的证据表明慢阻肺患者嗜酸性粒细胞表型对 ICS 反应更好，当血液中的嗜酸性粒细胞水平 $> 0.3 \times 10^9/L$ 时使用 ICS 获益更多，且疗效与嗜酸性粒细胞计数呈线性关系，即嗜酸性粒细胞计数越高，ICS 降低急性加重的效果越明显。

（5）黏液溶解剂和黏液动力药：我国有几项大型研究显示这类药物可能在减少慢阻肺急性加重及改善患者生活质量方面有作用，同时相对安全。但因为这方面的研究结果不一致，《声明》不推荐慢阻肺患者常规使用黏液溶解剂或黏液动力药。

（6）排痰:排痰技术在慢阻肺急性加重期使用是安全的,但疗效不明显。稳定期慢阻肺患者气道排痰的应用似乎对短期内急性加重没有影响,但确实改善了生活质量,并且能减少住院率。气道排痰没有改善静息肺功能或气体交换,而持续的胸壁叩击反而降低了 FEV_1。对于分泌物过多的患者,机械振动和呼气正压面罩治疗可以增加痰液清除,后者和肺内震动通气一起进行还可以减少 Ⅱ 型呼吸衰竭患者对经鼻间歇正压通气(nasal intermittent positive pressure ventilation, NIPPV)的需求。

（7）放血疗法:约 6% 的慢阻肺患者会出现红细胞增多,没有证据显示继发性红细胞增多会影响慢阻肺患者的预后,但对慢阻肺并发红细胞增多症的患者行放血疗法可增加其运动耐力,故《声明》建议应对慢阻肺合并红细胞增多症患者进行评价,并对其进行包括放血疗法在内的治疗。

4. 急性加重的预防 《声明》将慢阻肺急性加重定义为慢阻肺患者呼吸道症状较平日加重,需要改变用药方案。根据疾病严重程度和频率,可将慢阻肺分为 3 种:①轻度,仅需要额外的短效支气管扩张剂;②中度,需要短效支气管扩张剂联合抗菌药和/或口服糖皮质激素;③重度,需要住院或急诊就诊。

研究证实以下措施已被证明可以减少慢阻肺加重的频率和/或严重程度(证据等级 A):戒烟;预防呼吸道感染(接种流感和肺炎球菌疫苗);使用支气管扩张剂治疗;使用 ICS;使用罗氟司特;肺康复;使用大环内酯类药物长期治疗。

慢阻肺急性加重会严重影响患者的生活质量,可能导致慢阻肺不可逆的恶化,加速疾病进展并增加死亡率。最常见的诱因是气管和支气管感染,病原体通常是病毒。

慢阻肺急性加重必须与其他疾病及慢阻肺并发症(如肺炎、气胸、充血性心力衰竭、心律失常和肺栓塞)相鉴别。当病情加重与感染(发热和脓性痰)相关时,应完善胸部 X 线检查以排除肺炎和其他形式的下呼吸道感染。急性加重的治疗目的是防止病情进展、最大限度缓解病情和缩短病程。

5. 急性加重的治疗 根据病情严重程度,可以对急性加重患者实施门诊或住院治疗,《声明》指出 80% 的急性加重可以在门诊得到控制。

（1）支气管扩张剂:吸入短效 β_2 受体激动剂是首选,并且可与短效抗胆碱能药物联合使用,每 4 小时雾化给 1 次短效支气管扩张剂(严重病例可 30～60 min 给药 1 次或持续给药)。《声明》指出利用大型储雾罐(>500 ml)多次定量气雾剂给药可能与雾化吸入的效果一样。如果以上治疗效果不好,可以试用口服或静脉注射茶碱,但应注意茶碱可能产生明显不良反应。《声明》中有关茶碱在治疗慢阻肺急性加重的建议方面比较适合我国国情。

（2）糖皮质激素:糖皮质激素最好口服(其效果与静脉注射相同)。建议泼尼松每天剂量为 30～40 mg,为期 5 天(最多 7 天),其间不需减量。全身应用糖皮质激素可以减少疾病痊愈和住院的时间。

（3）抗生素:如果患者出现严重急性加重(痰量增多、脓性痰、呼吸困难加重)或需要机械通气治疗,应使用抗生素。痰革兰染色可能有助于确认细菌病原体的存在。导致慢阻肺急性加重最常见的病原体有肺炎链球菌、流感嗜血杆菌和卡他莫拉菌。随着耐青霉素和大环内酯类抗生素的肺炎球菌、β-内酰胺类中介的流感嗜血杆菌和卡他莫拉菌的增加,在选择抗生素时,应考虑当地的敏感性数据。在大环内酯类药物高耐药地区应避免使用这类药物,可以改用阿莫西林/克拉维酸、头孢呋辛或氟喹诺酮类药物。除严重病例外,最好采用口服治疗,治疗时间应为 5～7 天。

（4）氧疗:给氧应以鼻导管由 24% 或 1～2 L/min 开始。应缓慢增大给氧浓度或流量,以避免 CO_2 升高。氧疗应在血气分析结果的指导下进行,如果无法进行血气分析,应以患者的意识水平为指导。治疗的目的是保持患者血氧饱和度在 88%～92%。

（5）机械通气:包括有创和无创机械通气,无创机械通气包括持续气道正压通气或双水平气道正压通气。能够保持气道通畅和能清除气道分泌物的患者适合无创机械通气。无创机械通气可以改善氧合、降低 CO_2 及改善 pH 值,降低住院死亡率,减少有创通气,并缩短住院天数(证据等级

A）。高流量氧疗可以作为无创机械通气的一种替代方案，但目前证据有限。

6. 右心衰竭的管理　《声明》强调要识别导致右心衰竭的诱因，针对诱因进行治疗。这些诱因包括急性呼吸道感染、气流阻塞加重或其他因素（如迁到高海拔或出现血栓栓塞事件）导致恶化的低氧血症。针对右心衰竭的治疗，《声明》指出如果患者没有心房颤动和/或左心功能不全，不要使用地高辛；血管紧张素转化酶抑制剂和钙通道阻滞剂也不建议用于肺心病或右心室衰竭的患者（证据等级 B）。慢阻肺急性加重或长时间不活动的患者应皮下注射肝素以预防肺栓塞及深静脉血栓（证据等级 A）。有心房颤动或血栓栓塞并发症的慢阻肺患者，需要考虑长期使用华法林治疗（证据等级 A）。没有证据证明长期使用华法林对慢阻肺导致的肺心病有益。如果因心房颤动或左心衰竭需要使用 β 受体阻滞剂，应选择高选择性 β 受体阻滞剂（证据等级 C）。

7. 严重慢阻肺患者的空中旅行　严重慢阻肺患者乘飞机会面临一系列并发症风险。潜在问题包括高空低氧血症（稳定的慢阻肺患者飞行前血氧饱和度为 95%，飞机高度 2165 m 时血氧饱和度降至 86% 左右，如果活动增加，血氧饱和度会降至 78%）、原有低氧血症加重、肺动脉高压、高空不适和呼吸困难症状加重、心律失常、呼吸道感染风险增加及肺大疱破裂导致气胸等。因此，慢阻肺患者乘机前应接受评估，最实用的评估方法包括飞行前机室内空气血氧饱和度测量，如果血氧饱和度<92%，则需进行以下检查：①50 m 步行测试，如果患者出现血氧饱和度下降则需给氧；②低氧吸入试验，患者在海平面上吸入 15% 氧，血氧饱和度显著下降则需给氧；③模拟飞行条件的减压舱，经评估如果需要给氧，飞行时要吸入高于家庭使用氧流量（2 L/min），或将氧流量调至 2～4 L/min。

8. 肺移植　肺移植可延长慢阻肺患者的生存时间并提高其生活质量，全球范围内肺移植患者中慢阻肺的比例可高达 40%，但慢阻肺自然病程个体差异很大，医师较难判断何时应进行肺移植，BODE 指数可能有一定指导意义。国际心肺移植学会的数据显示，接受肺移植的慢阻肺患者平均存活时间为 6 年。是否对慢阻肺患者进行肺移植，可参考以下指标：①尽管使用了最好的药物、肺康复及氧疗，病情仍逐渐进展；②患者不适合内镜肺减容或外科肺减容；③FEV$_1$<25% 预计值；④BODE 指数≥5；⑤存在 I 型呼吸衰竭或 II 呼吸衰竭。

【文献评述】

慢阻肺在南非是一种很常见的呼吸道疾病。在开普敦进行的一项流行病学调查显示，II 级以上慢阻肺发病率高达 19%，其中男性为 22%，女性为 17%。世界其他国家慢阻肺发病率也很高，如中国 3 年前进行的一项流行病学调查显示，40 岁以上人群发病率为 13.7%。慢阻肺已成为全世界关注的重要疾病之一，近年来全球的慢阻肺专家每年都会更新并制定 GOLD 指南，但 GOLD 指南的证据多数来源于国际多中心随机双盲研究，这些研究病例更多来源于发达国家，参与研究的一些新型药物往往价格不菲，在一些欠发达国家药物的可及性又有限，因此，世界上很多国家都根据自己国家的实际情况及当地的一些重要研究并结合 GOLD 指南制定本国的相关指南，如南非制订的《声明》。

《声明》有以下值得关注的问题，而这些问题对中国慢阻肺的防治可能有益：①在危险因素方面，非烟草相关因素（如结核病、AIDS、生物燃料等）在低收入国家可能成为主要因素；②关于慢阻肺稳定期的治疗，GOLD 更新版方案较复杂，而《声明》在此基础上进行了简化，把慢阻肺严重程度分为轻度、中度和重度，这样的更改具有更好的可操作性；③与 GOLD 指南不同，《声明》在治疗分组中仍使用 FEV$_1$ 作为重要的分组依据，且茶碱仍有一定治疗地位。

总之，《声明》的发布可以规范南非各级医疗机构的诊治行为、保证医疗质量、提高医师临床工作水平，从而更有效地减轻慢阻肺患者的痛苦，降低其病死率，减轻其疾病负担。

（高兴林）

参 考 文 献

[1]　Abdool-Gaffar MS，Calligaro G，Wong ML，et al. Management of chronic obstructive pulmonary disease—A position statement of the South African

Thoracic Society:2019 update. J Thorac Dis,2019,
11(11):4408-4427.

[2] Global Initiative for Chronic Obstructive Lung Dis-
ease. Globalstrategy for the diagnosis,management

and prevention ofchronic obstructive pulmonary dis-
ease (revised 2011). [2012-01-02]. http://www.
goldcopd. org/guidelinespocket-guide-to-copd-diag-
nosis. html.

第 27 章

《美国胸科学会老年人哮喘的评估和管理官方报告》解读

【文献题目】 美国胸科学会官方报告：老年人哮喘的评估和管理（An Official American Thoracic Society Workshop Report：Evaluation and management of asthma in the elderly）

【文献作者】 Skloot GS，Busse PJ，Braman SS，et al

【文献来源】 Ann Am Thorac Soc，2016，13（11）：2064-2077

【文献解读】

◆ 背景介绍

随着社会经济发展，人口老龄化加速，老年人口数量激增。2014 年，美国 65 岁及以上老年人口占总人口的比例为 14%，且这个数字还在逐年增高。未控制的哮喘在老年人群中并不少见，这些患者大多病情严重、肺功能差，会严重影响生活质量。老年人哮喘（asthma in the elderly，AIE），即年龄＞65 岁老年人发生的哮喘，据统计，美国 AIE 患病率从 2001 年的 6.0% 升至 2010 年的 8.1%。虽然老年人哮喘和年轻人哮喘在临床和病理生理特点上存在很多共同之处，但由于老年人存在基础疾病多、认知功能障碍、活动受限及社会心理变化等情况，导致老年人哮喘误诊率和漏诊率高，治疗效果差，病死率高。2008 年 9 月及 2015 年 5 月美国国家衰老研究所和美国胸科学会先后成立工作坊，对老年人哮喘的流行病学特点、老年人哮喘的病理生理机制、老年人哮喘的表型、老年人哮喘的评估和管理等多项内容进行了较全面、系统的研究。2016 年 11 月，美国胸科学会根据老年人哮喘的临床和基础研究最新成果，发布了《美国胸科学会官方报告：老年人哮喘的评估和管理》（下文简称《报告》），并对老年人哮喘的相关内容进行了更新。《报告》的适用人群为呼吸科医师、全科医师及其他临床学科医师。

◆ 文献要点

1. 老年人哮喘流行病学特点 世界卫生组织于 2007 年发布的慢性呼吸系统疾病调查报告指出，预计全球约 3 亿人罹患哮喘，每年约 25 万人因哮喘死亡。哮喘高发地区包括城市化进程较快和人口老龄化严重的地区。易患哮喘的美国老年人群包括女性、非洲裔、西班牙裔及低收入者。其他国家的老年人哮喘流行病学特点可能与此相似。

美国国家哮喘监测报告显示：在美国所有年龄段人群中，老年人哮喘发病率和病死率最高，哮喘非预期就诊和住院率位列第二，但老年人哮喘急性发作记录以及因哮喘急性发作急诊就诊记录却是最少的。这一看似矛盾的结果，可能与老年人的特殊性相关：首先，早期正确诊断老年人哮喘并且给予恰当的治疗往往受到很多因素的干扰，如老年人基础疾病多、认知障碍和活动减少、多种药物不良反应叠加及社会心理变化等；其次，老年人哮喘症状往往不典型，如喘息等呼吸道症状在老年人群中非常常见，不具有特异性，易被漏诊；最后，老年人敏感度下降，易将哮喘急性发作症状误认为正常机体功能下降或衰老导致的生理现象。这些因素导致因哮喘急性发作的老年人急诊就诊不足，而因哮喘住院及死亡人数却在增加。

2. 衰老对肺结构和肺功能的影响 随着年龄增长，肺老化不可避免，肺的结构也随之发生变化。老年人呼吸性细支气管和肺泡周围的弹性纤维网退化,导致肺泡均匀性扩张,肺泡扩张降低了肺表面张力,从而导致肺弹性回缩力下降。老年人还易发生脊柱退行性变,导致脊柱后凸,胸廓前后径加大,加之肋骨变硬和胸壁肌肉变薄,导致胸廓顺应性下降。另外,老年人还存在膈肌曲度下降,合并肌少症,营养不良等情况,易导致呼吸肌力量减弱。

肺老化导致的肺结构改变会对肺功能产生明显影响。在健康非吸烟人群中,从 30 岁开始,第一秒用力呼气容积(forced expiratory volume in one second,FEV_1)每年平均下降约 30 ml,而 65～93 岁人群,FEV_1 和用力肺活量(forced vital capacity,FVC)急剧下降,FEV_1/FVC 的比值亦下降,出现明显气流受限。研究发现在不同年龄段的老年哮喘患者中,肺的弹性回缩力均下降,导致呼出气流受限,这可能是有些老年哮喘患者即使没有特征性的气道重塑,也存在气流受限的原因。研究还发现,70 岁老年人群的残气量较 20 岁青年人群增加约 50%,这是由小气道提前陷闭、肺弹性回缩力下降、胸廓顺应性下降及呼吸肌力量减弱等多种因素造成的。小气道提前陷闭还会导致肺弥散面积减少,肺通气灌注不匹配。这些因素还可能会增加气道对刺激物的反应性,导致老年人气道平滑肌收缩增强,气道反应性增高。

3. 衰老对免疫功能和气道炎症的影响 嗜酸性粒细胞在老年人哮喘的发生、发展中占据重要地位,但研究结果不尽一致。一项针对平均年龄 60 岁以上老年男性的研究发现,气道高反应性的发展与外周血嗜酸性粒细胞计数升高有关。而另一项研究发现,相较于 20～40 岁的哮喘患者,55～80 岁哮喘患者外周血嗜酸性粒细胞在白细胞介素(interleukin,IL)-5 刺激下的脱颗粒反应减少,超氧化物产生呈减少趋势。既往研究还发现,老年哮喘小鼠比年轻哮喘小鼠的支气管肺泡灌洗液中嗜酸性粒细胞增多,但老年哮喘小鼠的气道高反应性却更低。与年龄相关的嗜酸性粒细胞改变虽然存在,但其在老年人气道高反应性中的作用尚不明确。

即使不存在呼吸道疾病,老年人气道中性粒细胞数量仍增加。中性粒细胞增加导致原始颗粒释放和中性粒细胞弹性蛋白酶活性升高,引起组织损伤。与年轻哮喘患者相比,老年哮喘患者痰液中性粒细胞增多。气道中性粒细胞增多会导致气道中性粒细胞相关炎症介质水平和全身炎症反应标志物增高,组织损伤更明显,病情更重。

虽然调节性 T 细胞在哮喘患者中的作用尚未完全阐明,但通常认为其能抑制气道炎症和减低气道高反应性。与年龄匹配的健康受试者相比,年轻哮喘患者外周血调节性 T 细胞减少。与之类似,老年哮喘患者较年龄匹配的健康受试者外周血调节性 T 细胞减少。虽然没有直接比较老年人和年轻人调节性 T 细胞的功能,但一项动物实验研究通过在致敏和激发前增加调节性 T 细胞表达,发现这些老年小鼠肺泡灌洗液总细胞和嗜酸性粒细胞数量下降,细胞因子减少,气道高反应性降低,提示老年人调节性 T 细胞仍保持良好的抑制气道炎症和减低气道高反应性的功能。

4. 老年人哮喘表型 表型是指个体基因型的外在表现,包括临床、生理、炎症类型及分子特征等。根据表型和内型(如特定生物学机制)对哮喘进行亚型分类,是为了促进哮喘的精准治疗。

一项纳入 872 例老年哮喘患者的研究发现,哮喘持续时间长的人群比哮喘发病年龄较晚、肺功能损害更轻的人群更容易发生急性发作,哮喘持续时间长及吸烟会导致肺功能急剧下降。严重哮喘研究计划将哮喘分为晚发型哮喘(late-onset asthma,LOA)亚型和长期持续型哮喘(long-standing asthma,LSA)亚型。前者指哮喘发病年龄＞40 岁,即哮喘发病年龄较晚;后者指哮喘发病年龄＜40 岁而迁延至老年者。研究发现 LOA 患者的发病年龄很少超过 65 岁,而 LSA 患者比 LOA 患者过敏反应更严重。老年人哮喘气流受限更明显,具备慢性阻塞性肺疾病(简称慢阻肺)的一些特征,导致 LOA 患者常被误诊为慢阻肺或充血性心力衰竭等其他疾病。

目前没有特异性生物标志物能区分年轻人哮喘和老年人哮喘。有研究指出一个最简单的分类方法是将老年人哮喘分为 LOA、LSA 及哮喘-慢性阻塞性肺疾病重叠综合征(asthma-chronic obstructive pulmonary disease overlap syndrome,ACOS)。但目前 LOA、LSA 及 ACOS 尚无统一定义,且 2019 全球哮喘防治创议(global initiative for asthma,GINA)建议不再使用 ACOS 这一概念,可见这一分类方法的不足。

5. 老年人哮喘评估共识 肺功能检查是老年人哮喘诊断和病情监测的"金标准",但在临床实际工作中,需要关注老年人的特殊性。肺功能测定的预计值虽然包含老年人的数据,但非白种人和年龄>75岁老年人的预计值数据很少,因此,对老年人进行肺功能检查时,需要根据年龄进行校准,尤其是针对FEV_1/FVC比值,避免过度诊断阻塞性通气功能障碍。肺功能检查需要受试者配合做出用力呼气动作,这对于一些羸弱的老年患者来说非常困难,而研究发现FEV_1/FEV_6可以代替FEV_1/FVC用于诊断和监测病情。另外,支气管舒张试验时应用的支气管扩张剂(如沙丁胺醇、特布他林等)在合并冠心病(尤其是近期有心肌梗死或卒中)、高血压、严重心功能不全等老年患者中应慎用。基础肺功能差和存在心脏合并症是老年患者进行支气管激发试验的相对禁忌证,应谨慎选择。

由于不需要患者配合做用力呼气动作,并且不同频率下的阻力代表了不同大小气道的病变情况,脉冲振荡可被用于老年哮喘患者的病情监测。研究发现老年哮喘患者在5 Hz时的气道阻力比年轻哮喘患者显著增高,反映出老年哮喘患者小气道病变较年轻哮喘患者更为突出。

CT扫描是一种可用于评估老年人哮喘病情的非创伤性工具。CT不仅可以观察肺的结构,还可通过对不同区域肺容量的计算来评估肺功能。老年人哮喘胸部CT呈现气道壁增厚和气体陷闭增多的特点。CT扫描时应用氙气,氙气估算的气体陷闭量与FEV_1存在很好的相关性,气体陷闭量越少,FEV_1值越高。但CT扫描测量技术复杂、需要特殊装置、花费高及存在电离辐射等因素在一定程度上限制了临床应用。

呼出气一氧化氮(fractional exhaled nitric oxide,FeNO)是青年人哮喘的诊断方法之一,有研究发现高龄(>80岁)哮喘患者比年轻哮喘患者(18~30岁)FeNO略增高,而其他研究发现老年哮喘患者FeNO水平与年轻哮喘患者相当。总体来说,FeNO能反映气道炎症反应程度,监测气道高反应性对于老年哮喘患者具有与年轻哮喘患者类似的诊断和监测价值。

6. 老年人哮喘管理共识 目前老年人哮喘

治疗不足,可能由多种主观和客观因素造成,包括对老年人哮喘发病机制认识不足、与年龄相对应的治疗不恰当、哮喘自我管理能力下降、误诊、获得医疗保健的机会少、合并症多、药物费用高、害怕使用皮质类固醇药物以及药物递送技术不佳等。对老年人哮喘的管理包括一般治疗、药物治疗、合并症管理等方面。

(1)一般治疗:明确并避免过敏原是包括老年人哮喘在内的所有哮喘患者的首要管理措施。尽管对疫苗的免疫反应可能会随年龄增长而减弱,尤其是应用大剂量吸入性激素的患者,但《报告》仍然建议所有老年哮喘患者每年接种流感疫苗以减少感染。老年哮喘患者应进行肺康复,可能有长期获益。

哮喘教育对于哮喘管理很重要,但老年人群由于认知功能下降和活动减少,导致老年人哮喘的教育执行不力。对包含支气管哮喘在内的老年慢性疾病的管理,应该对老年人生理、心理、认知及社会关系等多方面进行多维度评估(multidimensional assessment,MDA),因为这些均是影响治疗成败的重要因素。

老年人哮喘的MDA应注意以下4个方面:①标准化,即使用老年医学专用工具进行评估并筛查虚弱和社会心理障碍的老年人;②评估老年人坚持吸入治疗的可行性,减少治疗障碍;③结合年龄和基础疾病进行个体化治疗;④参与评估和管理的人员包括医师、护士、药剂师、社会工作者及经认证的哮喘教育工作者等。

(2)药物治疗

1)缓解药物:短效β_2受体激动剂能迅速扩张支气管,是哮喘急性发作的主要缓解药物。有研究报道β_2受体的反应性和亲和力可能会随年龄增长而下降,但这项研究结果并未得到公认。对于伴有心脑血管疾病的老年哮喘患者使用β_2受体激动剂时要慎重,因其可能引起心血管不良反应。短效抗胆碱能药物也能迅速扩张支气管,且没有β_2受体激动剂的心血管不良反应,但并非哮喘一线用药,而是适用于有心脑血管疾病的老年患者,在使用时应注意其可能引起症状性尿路梗阻及闭角型青光眼急性发作等潜在风险。

2)控制药物:慢性气道炎症是哮喘的本质,吸入性糖皮质激素(inhaled corticosteroid,ICS)是哮喘治疗的基石,而且是主要的控制药物。ICS可以降低老年人哮喘的住院率和死亡率,但很多患者因过度担忧激素不良反应而导致其临床应用不足。对于接受高剂量 ICS 和全身激素治疗的老年人需要关注潜在的骨密度下降、骨折风险增加及白内障的发生风险。需要注意的是,ICS 对以中性粒细胞性气道炎症为主的老年人哮喘的治疗效果欠佳。

长效 β_2 受体激动剂(long acting beta 2 agonist,LABA)是另一种重要的哮喘控制药物,但其对心血管系统的影响尚无定论,有研究认为应用LABA,尤其是单独应用时会增加心血管事件的发生风险,但有些研究认为没有影响。虽然美国食品药品监督管理局(Food and Drug Administration,FDA)对于单一应用 LABA 治疗哮喘患者提出黑框警告,但目前未见关于老年哮喘患者应用 LABA 安全性的研究报道。长效抗胆碱能药物(long acting muscarinic antagonist,LAMA)已被证明能有效治疗 75 岁以上哮喘患者,可能特别适用于哮喘合并慢阻肺患者。

一些研究报告白三烯调节剂可能对老年哮喘患者有益,其使用不受年龄限制,是激素及 β_2 受体激动剂的良好补充。还有研究报道,老年哮喘患者经抗 IgE 单抗治疗后临床症状有所改善,这种治疗措施有望在老年哮喘患者中发挥作用。研究还发现,过敏原特异性免疫治疗也适用于老年患者,但在临床工作中应权衡其风险和获益。

(3)合并症管理:哮喘合并症会加重患者的病情,降低其生活质量,因此,在临床工作中应注意发现哮喘合并症并及时处理。老年人哮喘与慢阻肺的鉴别有时非常困难,而且有的患者兼具哮喘和慢阻肺的特点,导致治疗难度加大。随着年龄增长,支气管扩张症的发生率也明显增高,如果与哮喘合并存在,往往表现为重症哮喘,使患者住院率增高,发生呼吸衰竭的风险也更高。与年轻哮喘患者一样,如果老年人患有慢性鼻窦炎,尤其是葡萄球菌肠毒素过敏的患者,其患哮喘的可能性明显增高,应引起临床关注。合并肥胖的老年哮喘患者哮喘控制不佳,频繁急性发作时应引起重视。随着年龄增长,食管下段括约肌张力下降,易合并胃食管反流病,这也与哮喘急性发作有关。认知障碍及焦虑、抑郁等情绪改变在老年人中十

分常见,这些因素会导致患者无法坚持哮喘的长期治疗。老年哮喘患者还经常出现睡眠障碍,比同龄健康受试者和年轻哮喘患者发生率高,会严重影响其生活质量。

哮喘合并症还会通过改变哮喘治疗药物的药动学和药效学从而影响哮喘的治疗效果。例如,肾脏或肝脏疾病会影响药物的吸收、分布、代谢及排泄,从而增加药物不良反应风险。即使是血清肌酐正常的患者,肾小球滤过率也会降低,因此,与肾功能不全相关的不良反应风险也会增加。此外,一些用于治疗其他合并症的药物(如 β 受体阻滞剂、阿司匹林、非甾体抗炎药、抗胆碱能药物等)可能会加重哮喘。哮喘合并症的存在也总是与多种药物治疗相关,药物之间可能存在的相互作用是增加老年人用药不良反应风险的重要因素。在制订药物治疗计划时,还应考虑衰老本身对药动学和药效学的影响。

【文献评述】

老年期为人生第二个哮喘发病高峰期,由于老年人哮喘具有症状不典型、存在多种合并症等特点,使老年人哮喘的诊断和管理难度增加。包括 GINA 在内的国内外指南均未详细阐述老年人哮喘这一特殊类型哮喘。目前尚无全球统一的老年人哮喘诊断及管理标准。未来应进一步明确老年人哮喘的准确定义,制订统一的老年人哮喘诊断标准和流行病学调查策略,进一步阐明老年人哮喘的流行病学特点。

衰老和哮喘的病理生理作用相互叠加、相互影响,往往导致肺结构变化及肺功能恶化,使 FEV_1 加速下降。哮喘的发病年龄和哮喘病程长短对老年人肺功能的影响尚待进一步研究。衰老对免疫功能和气道炎症的影响未完全阐明,未来应比较健康老人和老年哮喘患者的气道和全身炎症反应差异,观察过敏原致敏和暴露在老年人哮喘发生、发展及急性发作中的作用,探讨衰老和哮喘因素叠加对免疫功能的影响,以进一步明确老年人哮喘的发病机制。

老年人哮喘的诊断和评估方法与年轻人类似,但在实际运用时应根据患者的具体情况,选择合适的评估方法。应结合老年人的特殊性,开发更多适用于老年人的诊断和评估方法。对于老年

和吸烟患者,在临床实际工作中往往很难区分哮喘和慢阻肺,很多患者同时具有哮喘和慢阻肺的特征。GINA 2014 提出了 ACOS 的概念,GINA 2019 指出哮喘合并慢阻肺并非单一疾病,为避免误解,《报告》建议不再使用 ACOS,而是将其命名为"哮喘-慢性阻塞性肺疾病重叠(asthma-chronic obstructive pulmonary disease overlap,ACO)"。ACO 是对于同时具有哮喘和慢阻肺特征的一种描述性用语,包含了哮喘和慢阻肺的不同表型。目前 ACO 尚无公认的诊断标准,≥60 岁人群若有持续存在的气流受限、严重的烟雾或生物燃料暴露史、过敏病史或哮喘病史等情况,应注意识别有无 ACO 的存在。

确定并脱离过敏原、避免感染、哮喘教育是老年人哮喘十分重要的治疗措施。由于老年人存在基础疾病多、认知功能障碍、活动受限及社会心理变化等特殊情况,在临床实际工作中,应贯彻老年医学理念,对老年哮喘患者的年龄、吸烟史、过敏史、疾病严重程度、并发症及合并症等进行全面综合评估,制订个体化精准治疗措施,提高治疗依从性,降低药物不良反应。目前用于治疗老年人哮喘的药物均是基于针对年轻患者的指南而被推荐,将来应有针对性地纳入更多老年患者进入临床试验、发明更好的药物递送装置、进一步研究老年人药效学和药动学变化、关注药物综合评价等。

老年人哮喘发病率和病死率高,发病机制复杂,诊断及治疗具有特殊性。重视综合评估,加强多学科合作,制订相对个性化的评估和管理策略,有助于进一步提高老年人哮喘的预后和生活质量。

(钟益珏　吴剑卿)

参 考 文 献

Skloot GS,Busse PJ,Braman SS,et al. An Official American Thoracic Society Workshop Report:Evaluation and management of asthma in the elderly. Ann Am Thorac Soc,2016,13(11):2064-2077.

第 28 章

《澳大利亚和新西兰老年医学学会老年人免疫接种立场声明》解读

【文献题目】 澳大利亚和新西兰老年医学学会立场声明——老年人免疫接种（Australian and New Zealand Society for Geriatric Medicine Position Statement—Immunisation of older people）

【文献作者】 Australian and New Zealand Society for Geriatric Medicine

【文献来源】 Australas J Ageing，2016，35（1）：67-73

【文献解读】

◆ 背景介绍

　　与年轻人相比，老年人感染性疾病的发病率更高，对治疗的反应较差，因此，预防感染非常重要，而免疫接种是有效的预防手段。2016 年澳大利亚和新西兰老年医学学会基于流行性感冒（简称流感）、肺炎链球菌性肺炎、带状疱疹及破伤风的流行病学，以及流感疫苗、肺炎链球菌疫苗、带状疱疹疫苗及破伤风疫苗的作用和不良反应，发布了《澳大利亚和新西兰老年医学学会立场声明——老年人免疫接种》（下文简称《声明》），旨在提高老年人流感疫苗、肺炎链球菌疫苗、带状疱疹疫苗及破伤风疫苗的接种率，从而更好地预防老年人流感、肺炎、带状疱疹等疾病的发生。《声明》的适用人群为卫生保健工作者及照护老年人的工作人员。

◆ 文献要点

　　《声明》重点说明了流感疫苗、肺炎链球菌疫苗、带状疱疹疫苗及破伤风疫苗的接种建议，同时也提出了应该采取各种方法来提高老年人的疫苗接种率并建议照护老年人的工作人员也应每年接

种流感疫苗。

1. 流感疫苗接种

（1）流感的流行病学：虽然流感有明显的季节性变化，但任何时候老年人的发病率都较高，流感所致的死亡率在 65 岁及以上人群中更高。

（2）疫苗的功效与成本效益：接种疫苗可以降低老年人因罹患流感住院的风险及死亡风险。对护理机构的工作人员接种流感疫苗可能还会降低该机构流感暴发的可能性。对于老年人，尤其是高危老年人，接种流感疫苗有很好的成本效益。

（3）接种建议：《声明》建议以下 4 类人群每年接种流感疫苗，即所有 64 岁以上人群、15 岁以上的土著居民和托雷斯海峡岛民、所有居住于护理机构的人员以及医疗机构和护理机构的工作人员。

（4）接种禁忌证及不良反应：对蛋制品过敏者禁用。接种流感疫苗总体安全，全身不良反应少。有些接种者可出现接种部位局部疼痛。《声明》特别指出，疫苗引起吉兰-巴雷综合征的风险非常小。

（5）提高接种率：应采取一系列措施提高老年人的疫苗接种率，如卫生保健工作者（特别是医师）的推荐和提醒以及向所有居民/患者提供疫苗等。

（6）定期重复接种：《声明》强调了流感疫苗应定期重复接种，定期重复接种流感疫苗的效果大于单次接种。

（7）新疫苗：《声明》也提到了一些新流感疫苗的使用，包括减毒活疫苗、增强疫苗及其他给药方式的疫苗。四价疫苗含 2 种乙型流感抗原；皮内疫苗具有较高的免疫原性，但有较高的局部反应

发生率;高剂量三价疫苗也具有更强的免疫原性。营养不良的老年人可能对疫苗产生较差的抗体反应,这可以通过短期补充微量营养素来克服。

(8)其他注意事项:防治流感的药物(如神经氨酸酶抑制剂)不能代替疫苗接种;卫生保健工作者应成为所有疫苗接种计划的目标群体,应关注疫苗接种问题并采取多种措施提高自身疫苗接种率。

2. 肺炎链球菌疫苗接种

(1)肺炎链球菌感染流行病学及抗生素耐药性:肺炎链球菌感染是导致老年人患病和死亡的重要原因。肺炎球菌性肺炎和菌血症的年发病率在 50 岁以后随年龄增长而增高。65 岁以上肺炎链球菌性疾病患者住院率高,且平均住院时间随年龄增长而增加。目前肺炎链球菌对青霉素、红霉素、四环素等耐药率较高,耐多药链球菌肺炎可在住院部引起肺炎和菌血症暴发。

(2)疫苗的功效:肺炎链球菌疫苗可以有效预防肺炎链球菌性疾病,有助于避免肺炎链球菌抗生素耐药性问题。目前肺炎链球菌疫苗有以下 2 种。

1)多糖疫苗:目前多糖疫苗用于预防常见的 23 种肺炎链球菌血清型(这些血清型能引起约 88％的肺炎链球菌菌血症病例)。多糖疫苗对预防侵入性肺炎链球菌性疾病是有效的,对具有肺炎医疗危险因素的老年人具有保护效力。接种肺炎链球菌多糖疫苗能降低全因肺炎发病率和死亡率以及肺炎链球菌性疾病的死亡率,接种肺炎链球菌多糖疫苗具有成本效益。

2)结合疫苗:肺炎球菌结合疫苗(pneumococcal conjugate vaccine,PCV)已被推荐用于儿童。PCV 已被证明可以降低肺炎链球菌在老年人中的致病性。在老年人中接种 PCV 疫苗可能没有儿童那么有效。对住院虚弱老年人的研究发现,PCV 疫苗和 23 价多糖疫苗,没有哪一种更具有优势。

(3)接种建议:《声明》建议未接种过肺炎链球菌疫苗的 64 岁以上人群接种 23 价肺炎球菌多糖疫苗(23-valent pneumococcal polysaccharide vaccine,PPSV23),并在 5～6 年后考虑重新接种疫苗,但接种不超过 2 次。49 岁以上的土著居民和托雷斯海峡岛民,应接种肺炎链球菌疫苗。《声

明》指出,PCV 在老年人中的作用尚未确定。与《声明》不同的是,2011 年 12 月,美国食品药品监督管理局(Food and Drug Administration,FDA)批准 PCV13 用于 50 岁以上成年人。2014 年 9 月,美国免疫实施咨询委员会(Advisory Committee on Immunization Practices,ACIP)建议 PCV13 可应用于所有年龄≥65 岁的成年人。我国目前批准应用于老年人的肺炎链球菌疫苗是 PPSV23。

(4)疫苗不良反应:约 50％接种肺炎链球菌多糖疫苗的患者出现轻微不良反应,如注射部位红斑和疼痛。在接种疫苗的人群中,不到 1％的人报告有发热、肌痛和严重局部反应。严重的全身反应(如过敏反应)很少。

(5)提高疫苗接种率的方法:《声明》更强调对保健专业人员进行疫苗有效性的教育。由于流感和其他呼吸道病毒感染增加了侵入性肺炎链球菌性疾病和肺炎链球菌传播的风险,因此,《声明》建议同时接种流感疫苗和肺炎链球菌疫苗,这种方法安全、有效、可行。联合接种可能会轻微增加局部不良反应的风险(28％～44％),但与严重反应的风险增加没有关联。

(6)再接种疫苗:接种肺炎链球菌疫苗后,抗体水平逐渐下降。在居住于疗养院的体弱多病老年人中,初次接种疫苗后至少 5 年再接种疫苗与免疫应答显著相关,且老年人耐受性良好。有潜在慢性疾病的老年人更需要再次接种。

3. 带状疱疹疫苗接种

(1)带状疱疹流行病学:20％～30％的成年人患有带状疱疹,其中超过 50％的病例发生在 60 岁以上人群中。带状疱疹的并发症包括疱疹后神经痛和肌肉麻痹,多伴随年龄增长而增多。

(2)疫苗的功效:对于 60 岁及以上的老年人,带状疱疹减毒活疫苗能降低带状疱疹和疱疹后疼痛的发生率。

(3)接种建议:对于 60 岁以上没有接种过带状疱疹疫苗的人群,无论以前是否有过带状疱疹的发作,都建议其接种目前的减毒活疫苗——Oka/Merck 带状疱疹疫苗,不建议在接种疫苗前进行血清学检测。

(4)注意事项:带状疱疹疫苗可以与流感疫苗一起接种,但不能与肺炎链球菌疫苗一起接种。

再次接种疫苗的作用尚不明确。

4. 破伤风疫苗接种

(1)破伤风流行病学:在澳大利亚,自1980年以来,80%的破伤风报道病例和90%的破伤风死亡病例均发生在50岁以上人群中。在美国,60%的病例发生在60岁以上人群中。

(2)接种建议:成年人破伤风疫苗接种政策的主旨应该是确保每个人都接受基础接种和加强剂接种。以前未接种破伤风疫苗的成年人应该先进行2次基础接种,2次间隔1～2个月,在6～12个月后接种第三次。破伤风白喉联合疫苗接种应保持每10年接种1次,除非以前接种过5剂破伤风疫苗。

5. 其他疫苗接种

《声明》指出没有足够的证据证明老年人常规接种其他疫苗是合理的。某些风险较高的老年人,如静脉吸毒者和保健工作者,接种建议同年轻人。另外,老年人应该和年轻人一样接种旅行疫苗。与孙辈接触的祖父母应考虑接种百日咳疫苗。

《声明》建议应采取各种方法来提高老年人的疫苗接种率,特别是风险较高的老年人,如患有慢性心脏疾病、呼吸系统疾病、糖尿病及恶性肿瘤的老年人。

老年人除了需要接种流感疫苗外,《声明》还建议经常去医院的老年患者或护理机构老年人的工作人员也应每年接种流感疫苗。

【文献评述】

《声明》针对老年人接种流感疫苗、肺炎链球菌疫苗、带状疱疹疫苗及破伤风疫苗提出了不同的接种建议,同时也提出了应该采取各种方法来提高老年人的疫苗接种率。《声明》的发布对于推动老年人疫苗接种工作以及预防老年人流感、肺炎链球菌性疾病、带状疱疹等感染性疾病具有重要意义。

(陈　琼)

参 考 文 献

Australian and New Zealand Society for Geriatric Medicine. Australian and New Zealand Society for Geriatric Medicine Position Statement-Immunisation of older people. Australas J Ageing,2016,35(1):67-73.

第2篇

心 血 管

第 29 章

《西班牙心脏病学会老年心脏病患者衰弱评估建议》解读

【文献题目】 西班牙心脏病学会老年心脏病患者衰弱评估建议(Recommendations of the geriatric cardiology section of the Spanish Society of Cardiology for the assessment of frailty in elderly patients with heart disease)

【文献作者】 Díez-Villanueva P，Arizá-Solé A，Vidán MT，et al

【文献来源】 Rev Esp Cardiol，2019，72（1）：63-71

【文献解读】

◆ 背景介绍

随着年龄增长，人们不可避免出现衰弱状况。衰弱是以衰老过程中个体生物功能储备减少为特征的综合征，是由于生理功能下降而导致个体应对压力时表现出脆弱状态，从而影响个体患病风险及预后。对衰弱评估方法的研究已经开展了20多年，研究人员多认为可以通过一些客观指标及主观自我感觉进行判断。

老年人口比例及绝对数不断增大，容易衰弱的高龄人口也逐渐增多，同时患心脏疾病的老年人口也越来越多。已经开展的心脏疾病临床研究大多数不包括老年衰弱患者，即使有老年患者参与研究，也往往没有对这些患者进行衰弱评估，因此，亟须老年衰弱人群心脏疾病治疗评价的科学证据。衰弱评估的方法有多种，每种方法都各有优缺点，到目前为止还未能统一标准。

2018 年西班牙心脏病学会老年心脏病分会推出了《西班牙心脏病学会老年心脏病患者衰弱评估建议》（下文简称《建议》）。《建议》综述了目前能收集到的比较难得的研究资料，对老年心脏病患者开展衰弱评估的方式进行推荐，因此具有重要的理论和实践意义，其适用人群为心脏科专科医师及老年病专科医师。

◆ 文献要点

1. 业内对衰弱本质的两种不同认识及评估方法的不同选择

（1）衰弱是身体功能差的表现形式（功能衰弱），其评估内容高度依赖于握力和步速检测 2 个客观指标，而且 Fried 标准被广泛使用。

为了提高对特定疾病状态的适用性，研究人员还研制出基于衰弱标准或其部分内容而改良的评分量表。其中欧洲健康老龄化退休调查-衰弱工具（SHARE-FI）指数就是基于 Fried 标准，采用 4 个自我报告项目评估，再加上使用握力计测量握力。2015 年欧洲药品管理局人类医药产品使用委员会提出在临床试验中使用简易体能状况量表（short physical performance battery，SPPB）对衰弱患者进行身体功能评估。SPPB 评估方法可测试 3 个参数，即平衡能力、步速及无辅助由坐位站立 5 次的能力。

（2）衰弱是多种缺陷累积的结果（多维度衰弱）。多维度衰弱评估内容包括合并症、失能、临床症状及与不良预后相关的试验结果等维度。应用最多的是 Rookwood 衰弱指数，它将衰弱视为一种连续的状态，包括 70 多种缺陷，可通过计算患者存在的缺陷数与评估的缺陷总数之比，从而得出 0～1 的数值。

由 Rookwood 衰弱指数衍生出的临床衰弱量表（clinical frailty scale，CFS）是一种基于医疗专业人员临床判断的筛选工具。另一种适合非专业人士使用的筛选工具是 FRAIL 量表,完全由评估者向患者的提问来完成(2 min 内即可完成),不需要体格检查或实验室检查。老年风险筛查量表(identification of seniors at risk,ISAR)包含 6 个问题,可用于筛查紧急情况下的衰弱状态。一些量表则针对某些特定临床环境,如格林评分主要评估主动脉瓣狭窄患者,而评估衰弱的必备指标包括用于预测严重主动脉瓣狭窄患者在等待经导管主动脉瓣植入术(transcatheter aortic valve implantation,TAVI)后的不良结局。老年综合评估(comprehensive geriatric assessment,CGA)也是评估方法之一,已被广泛验证并具有最强烈的获益证据,可提供概括性和完整性的判断。CGA 已被广泛推广,可用以增加老年人出院后长期生存时间和居家生活的机会。CGA 的主要局限性是过于耗时且需要专业人员来完成。为了规避这些局限性并让非老年科医师也能对患者进行粗略的评估,研究人员开发了基于 CGA 的量表,如多维疼痛量表(multidimensional pain inventory,MPI)和埃德蒙顿衰弱量表(Edmonton Frail Scale,EFS)。

总之,衰弱量表真正施测起来并非易事,有些量表非常费时或在紧急情况下几乎不可能完成。对于没有明确存在失能的患者,建议使用功能衰弱的评估方法;基于多维度衰弱的量表(缺陷累积)则适用于存在失能的患者,特别是中重度失能患者;紧急情况下,最合适的方法是采用那些依赖患者自我评估或基于专业人员临床判断的量表。目前还没有任何一种衰弱识别方法具有足够敏感性或特异性。《建议》强调下列情况:①应该把衰弱与共病和失能区分开;②应尽量在社区开展衰弱评估,这样可以在患者住院或经历突发事件时,其医疗团队能及时获得评估结果;③无严重失能的患者,通过特定疾病治疗、定期医疗总结、特殊营养干预或个性化锻炼计划可以避免或部分逆转衰弱;④没有严重失能者都需要进行衰弱干预。

2. 特定心脏疾病时的衰弱评估

(1)慢性心力衰竭:对慢性心力衰竭患者识别衰弱最常用的方法是 Fried 标准,也有证据证明 CFS 可以预测心力衰竭患者的住院率和中期死亡率。由于 CFS 的易用性和预后判断的价值,建议可将其用于门诊老年心力衰竭患者的衰弱评估。新的证据表明,衰弱的老年心力衰竭患者可以通过使用循环支持装置或心脏移植等方法实现逆转,但改善程度尚不明确。

(2)急性心力衰竭:《建议》强调在心力衰竭急性期进行衰弱评估并不容易,因为某些评分标准难以计算(尤其涉及体能测试的标准),也缺乏实施评估的合适时间和空间。《建议》推荐使用基于自我评估或医疗专业人员临床判断的量表,而体能测试可以推迟到患者临床情况稳定后再进行。对 65 岁以上没有严重失能的急性心力衰竭患者,在急诊室采用基于 Fried 标准的衰弱自测量表,可以判断患者 30 天内死亡增加风险。另外一些量表如 FRAIL 量表,结合了基于 Fried 标准的自我评估问卷和共病评估。还有一些量表是基于缺陷累积的,例如 ISAR、CFS 和蒂尔堡衰弱指标(Tilburg frailty indicator,TFI)。既往研究采用体能衰弱的评估方法比较多,如 Fried 标准或 SPPB。一些研究还评估了衰弱单项指标的预后预测价值,其中可以独立预测死亡和再住院的指标包括动能不足和平均步态速度<0.6 m/s。

当衰弱定义为失能前期的危险状态时,Fried 标准可作为最佳衡量方法。因此,一旦患者急性期稳定下来,对其进行功能测试是安全的且被允许时,应该使用此方法进行评估。对于中度或重度依赖的心力衰竭患者,适合使用综合性量表(如 CFS)或基于 CGA 的指数(如 MPI),对这类患者应合理分配医疗资源,特别是疾病晚期阶段的患者。

(3)急性冠状动脉综合征(acute coronary syndrome,ACS)急性期:符合衰弱标准的患者通常不在指南推荐的治疗(包括介入治疗)范围内,例如,衰弱的老年非 ST 段抬高 ACS 患者,介入治疗的获益就有争议,研究人员推测经皮血运重建尤其有利于这些患者,但缺乏相关证据。有报道认为 ACS 患者的衰弱与住院期间的出血并发症存在独立相关性,然而这些并发症仅能反映衰弱患者的共病程度较高,衰弱评估对出血风险的预测作用较小。病情不稳定、制动需要、仪器设备(如监护线盒、管路、导管等)干扰等因素会妨碍衰弱评估的开展。可以对患者使用简单、可快速完成的量表来评估衰弱,而不需要涉及身体功能测试的方法。最实用的量表可能是 FRAIL 量表和 CFS。FRAIL 量表能独立预测 ACS 患者的不良预后,而不受 GRACE 量表和年龄的影响。使用 CFS 评估出来的衰弱,则与 ACS 保守治疗的中短期死亡率相关。

(4)ACS 稳定期:ACS 发作 24～48 h 后趋于稳定的患者,可以对其进行全面的衰弱评估,以对患者的衰弱状态和中期预后提供更准确的判断并选择干预策略。《建议》提到目前尚不清楚评估的时间何时最佳以及哪种方法更能提供额外信息,但提出了具体的评估方法:①SHARE-FI,衰弱状况与早期并发症的发生、中短期存活率及治疗收益相关,加上握力计的使用,可替代其他一些量表。②Fried 标准,被广泛用于接受冠状动脉介入治疗的 ACS 和缺血性心脏病患者,可预测中短期死亡率。③Green 评分,与 Fried 标准相比,Green 评分具有更好的风险预测值。④步态速度,一种中等复杂的方法,要求患者临床状况稳定且独立不需要帮助。步态速度是 Fried 标准之一,但单独使用时也具有重要的预测价值。⑤EFS,一种中等复杂的多维量表,5 min 内即可完成,有免费的 iOS 兼容应用表格帮助收集数据,测得的衰弱与中长期死亡风险有关。

(5)主动脉瓣狭窄:尽管目前尚无明确证据,但 FRAIL 量表可用于此类患者的初始评估。对主动脉瓣狭窄患者使用 Fried 标准确定出衰弱与其死亡率升高相关,也与 TAVI 后需要再次进入康复中心有关。CFS 可以预测 TAVI 的术后死亡率,但其主观性可影响可重复性,需要对评估人员进行培训。最新的衰弱必要工具包括简易精神状态检查(mini-mental state examination,MMSE)以及血红蛋白和白蛋白的测定。尽管 MMSE 比较复杂,但对于接受主动脉瓣置换的严重主动脉瓣狭窄老年患者,该量表具有更好的预测能力。Green 评分更复杂,包括 2 次身体测试、Katz 指数和血液检查。用 Green 评分评估出的衰弱,与主动脉瓣狭窄患者接受 TAVI 的 1 年死亡风险密切相关。在重度主动脉瓣狭窄患者中研究最多的衰弱指标是步态速度和 SPPB,这 2 种方法都具有低中等复杂度、客观且可重复、在 5 min 内即可完成的特点。

【文献评述】

《建议》强调对老年心脏疾病患者开展衰弱评估的重要性,强调目前业内对衰弱的本质有 2 种不同的认知观点,不同的观点或角度导致评估方法的侧重点不同,而《建议》系统汇总了不同观点下的不同衰弱评估方法。《建议》列举了多种常见心脏疾病情况下已经被使用过的不同评估方法,指出某些特定心脏疾病情况下,有些量表相对来讲具有更好的可操作性或更高的预测力,因此,《建议》特别强调应根据不同临床情况选择合适的衰弱评估方法或量表。《建议》用不同的表格和示意图,简洁明了地对常用方法的优缺点进行了对比。笔者认为目前业内对衰弱的认识还未能统一,在对老年心脏疾病患者开展衰弱评估仍存在百花齐放的情况下,《建议》的发布对心内科医师及老年科医师来说非常实用。

(林展翼 梁远锋)

参 考 文 献

Díez-Villanueva P,Arizá-Solé A,Vidán MT,et al. Recommendations of the Geriatric Cardiology Section of the Spanish Society of Cardiology for the Assessment of Frailty in Elderly Patients with Heart Disease. Rev Esp Cardiol,2019,72(1):63-71.

第 30 章

《改善亚洲患者高血压
管理的专家共识》解读

【文献题目】 基于亚洲人群特点的关于改善亚洲患者高血压管理的共识(Consensus document on improving hypertension management in Asian patients,taking into account Asian characteristics)

【文献作者】 Kario K,Chen CH,Park S,et al

【文献来源】 Hypertension,2018,71(3):375-382

【文献解读】

◆ **背景介绍**

新近发布的《中国心血管病报告 2018》显示,中国心血管病患者人数 2.9 亿,心血管病死亡率居首位,占居民疾病死亡构成的 40% 以上,其中 50% 的冠状动脉性心脏病(简称冠心病)和脑卒中死亡发生在高血压患者中,25% 的心血管事件可归因于高血压。我国脑卒中年发病率为 250/10 万,冠心病事件年发病率为 50/10 万,前者是后者的 5 倍。因此,预防脑卒中是我国治疗高血压的重要目标。高血压的患病因素和心血管疾病风险方面存在显著种族差异:与欧美人群相比,亚洲人群更易发生脑卒中(特别是出血性卒中)和非缺血性心力衰竭;亚太队列研究协作组的数据表明,亚洲患者血压与心血管疾病之间的关系比白种人群患者更强;在高血压患病因素特征方面,亚洲人群具有更高的盐敏感性和盐摄入量。

鉴于亚洲人群高血压流行病学特点、临床研究证据及亚洲医务工作者的需求,Kario 等亚洲专家组成员于 2018 年制定并发布了《基于亚洲人群特点的关于改善亚洲患者高血压管理的共识》(下文简称《共识》)。《共识》从亚洲人群高血压和

心血管疾病特征、诊室外血压测量、清晨高血压、血管老化、老年高血压、高血压合并 2 型糖尿病、高血压伴慢性肾脏病、高血压伴心房颤动、脑卒中的二级预防、降压治疗等方面对亚洲人群高血压的诊治提出指导性建议,以期更好地管理亚洲人群高血压。《共识》适用于亚洲高血压患者。

◆ **文献要点**

1. **亚洲人群高血压和心血管疾病特征** 亚洲人群高血压的特征是盐敏感性较高,在血压与心血管疾病之间的关联比欧美人群更强。血压每升高 10 mmHg,亚洲人群脑卒中和致死性心肌梗死发生风险分别增加 53% 和 31%,而欧美人群分别增加 24% 和 21%。亚洲人群可能具有遗传倾向的盐敏感性,即摄入高盐饮食后,血压增高幅度高于欧美人群。调查显示,中国 60% 高血压患者都属于盐敏感性高血压(salt-sensitive hypertension)。肥胖对血压的影响在亚洲人群和欧美人群中也有所不同。与欧美人相比,亚洲人可能会在体重指数较低且增幅较小的情况下出现高血压前期和高血压。针对亚洲人高血压特点,调整生活方式(如减盐、加强运动、控制体重等)对控制血压极其重要。

2. **诊室外血压测量** 《共识》建议使用诊室外血压测量[即家庭血压监测(home blood pressure monitoring,HBPM)]来检测白大衣高血压,准确检测和管理隐匿性高血压(即诊室血压正常而诊室外血压升高的情况)很重要,对亚洲高血压人群最初管理的重点应该是清晨血压管理,然后是夜间血压管理。

诊室外血压测量或自测血压的重要作用之一

是排除白大衣高血压。越来越多的证据表明,隐匿性高血压和未控制的隐匿性高血压与持续高血压具有同等心血管事件风险。来自 ARTEMIS 数据库(动态血压登记远程监测高血压和心血管风险)的证据表明,亚洲人群隐匿性高血压和未控制的隐匿性高血压检出率可能高于其他地区,提示检测和管理亚洲人群隐匿性高血压和未控制的隐匿性高血压的重要性。此外,清晨血压管理在亚洲人群中十分重要。研究表明,动态血压监测(ambulatory blood pressure monitoring,ABPM)检测到的清晨血压和家庭测量的清晨血压均为独立于高血压患者诊室血压水平的心血管事件预测因子。此外,研究表明夜间高血压与高钠摄入和盐敏感性相关,这符合亚洲人群高血压的特征。国际流行病学数据表明,夜间血压升高是心血管事件的强预测因子,特别是在接受治疗的高血压患者中。此外,孤立性夜间高血压在亚洲人群中更为普遍。因此,晨间和夜间血压管理在亚洲人群中都十分重要。

3. **清晨高血压** 高血压患者缺血性脑卒中和冠状动脉事件通常发生在清晨,既往研究表明,清晨高血压可能与心血管事件的发生密切相关。《共识》认为血压晨峰是指从夜间睡眠到清晨醒来时的血压变化,或者在醒来后 1~2 h 血压读数的平均水平,其心血管风险独立于 24 h 动态血压。使用长效降压药或恰当的联合用药可以改善或控制血压晨峰。

血压晨峰的风险主要归因于清晨血压升高,即使对临床血压控制较理想的患者,如清晨血压不能很好地控制,其心血管事件风险亦明显增加。清晨高血压病理生理机制可能涉及交感神经系统激活、饮食钠摄入量增加等。然而,抗高血压药的使用不足,如使用短效或中效药物、药物摄入不足或联合降压治疗使用不足等,可能是亚洲高血压患者清晨血压控制不佳的主要原因。《共识》建议使用适当剂量的长效药物或联合用药控制清晨血压,还可以考虑睡前给予抗高血压药物治疗。

4. **血管老化** 血管老化相关高血压的特点是中心主动脉脉压增大、主动脉管壁僵硬度增加及顺应性降低,使动脉脉搏传导速度增快,反射波时相提前,从而导致血压尤其是收缩压升高、脉压增大及血压变异性增加。《共识》指出在亚洲地区血管老化会成为高血压的主要表型,并推荐在亚洲老龄化人群中监测中心动脉压,以准确诊断孤立性中心高血压。在预测靶器官损害和心血管结局方面,中心血压可能比外周血压更重要。中心血压可以通过无创手段获得,130 mmHg 的中心收缩压界值可用于诊断高血压。

5. **老年高血压** 老年人通常有交感神经系统活动增加,血压调节能力下降。老年人的血压水平容易受各种因素(如直立、进食、情绪、季节或温度等)的影响,最常见直立性低血压、餐后低血压、血压昼夜节律异常等。老年高血压的特点是收缩压增高为主、脉压增大。收缩压增高是老年高血压并发症的主要决定因素,也是该类人群药物治疗的靶点。多种机制(如大动脉僵硬、内皮功能障碍、心脏重塑、自主神经失调、肾脏病变等)会导致老年高血压的高患病率,并增加心血管事件和死亡风险。因此,血压达标对老年高血压患者至关重要,老年高血压患者的目标血压应 < 140/90 mmHg。证据表明,老年人群收缩压 < 150 mmHg 比 < 140mmHg 的个体脑卒中风险增加 30%~40%。然而,对于存在低血压风险、肾脏不良反应和电解质异常的老年高血压患者,收缩压控制在 150 mmHg 以下是合适的。

《共识》推荐对老年高血压患者分阶段实现血压达标。第一阶段收缩压目标为 < 150 mmHg;如果耐受良好并实现上述目标,下一阶段目标为 < 140 mmHg;理想情况下,如果耐受良好并实现上述目标,再下一阶段目标为 < 130 mmHg。

脑卒中是亚洲老年人群心血管事件死亡的最重要原因,降压治疗对预防卒中尤为重要。由于老年人具有血压波动大、夜间高血压、清晨高血压及直立性低血压等特点,应鼓励老年高血压患者开展 HBPM。老年人特殊的病理生理特点包括血管老化、大动脉弹性下降、动脉僵硬度增加,表现为容量负荷增加和血管外周阻力增加,这些患者通常对小剂量利尿药或钙通道阻滞剂有很好的反应。为使血压达标并预防卒中和心力衰竭,《共识》推荐老年人群使用钙通道阻滞剂(calcium channel blockers,CCB)、血管紧张素转化酶抑制剂(angiotensin converting enzyme inhibitor,ACEI)、血管紧张素受体阻滞剂(angiotensin receptor blocker,ARB)和利尿药。

6. 高血压合并 2 型糖尿病　在亚洲人群中，与高血压相关的心血管事件主要是卒中，而在欧美人群中缺血性心脏病是最常见的心血管结局。因此，《共识》认为对于高血压合并 2 型糖尿病的亚洲患者，应将血压控制在 130/80 mmHg 以下作为治疗目标。

7. 高血压伴慢性肾脏病　高血压患者中，亚洲人群的高血压相关慢性肾脏病（chronic kidney disease，CKD）患病率增加。高血压是决定 CKD 患者预后的重要因素，规范、准确地测量血压是 CKD 患者管理的重要环节。由于 CKD 患者血压变异性大，夜间血压高，需要通过 ABPM 和 HBPM 进行更密集的血压监测。ABPM 可记录血压水平、节律变化及血压变异性，有助于识别清晨高血压和隐匿性高血压，对心脑血管并发症及其死亡风险的预测价值优于诊室血压，可为精准血压管理提供科学依据；HBPM 可以反映患者日常生活状态下的整体血压变化，有助于识别夜间高血压。因此，《共识》认为，在合并 CKD 时，高血压患者需要强化诊室外血压评估和整体心血管评估。

《共识》认为，CKD 患者需要强化血压控制来保持肾功能并预防心血管事件，在亚洲人群中高血压相关的心血管事件主要是卒中，通常需要强化降压，将血压控制到 130/80 mmHg 以预防 CKD 进展和卒中。

8. 高血压伴心房颤动　高血压不仅是心房颤动发病的危险因素，也是心房颤动血栓栓塞风险评分（CHA2DS2-VASc）和出血风险评分（HAS-BLED）的项目之一。因此，接受抗凝治疗的心房颤动患者，维持合理的血压水平对预防卒中、出血等事件也是至关重要的。因此，《共识》认为，高血压合并心房颤动的患者需要严格的血压控制和抗凝治疗来降低心血管疾病风险，可考虑血压<130 mmHg 的降压目标以尽量降低颅内出血风险。这对于亚洲患者更为重要，因为这一类人群更容易发生与抗凝治疗相关的脑卒中和出血并发症。

9. 脑卒中的二级预防　《共识》指出，血压降低对脑卒中事件存活患者有获益，脑卒中后降压治疗同样减少了心肌梗死和所有心血管事件的发生风险。

来自随机对照试验的证据表明利尿药（单独使用或与 ACEI 联合使用）能显著降低卒中再次发生率。此外，高血压和血压变异性增加与脑卒中后不良预后相关。《共识》认为，在脑卒中后高血压的管理中，可考虑使用 CCB，因其在控制血压波动方面效果优异。

10. 降压治疗　针对亚洲高血压患者的特点，使用长效 CCB 和肾素-血管紧张素系统（renin-angiotensin system，RAS）抑制剂更好。长效 CCB 能有效控制 24 h 血压，不受高钠饮食影响，且对低肾患者的血压控制更好，而且在亚洲患者中，CCB 降压幅度大于其他降压药。此外，长效 CCB 预防卒中的效果优于其他降压药，原因可能来自其强大的降压效果和降低血压变异性的能力。RAS 抑制剂亦能控制 24 h 血压，其作用不受盐摄入量和盐敏感性影响。β 受体阻滞剂可用于特殊人群，如心率增快的年轻高血压患者以及冠心病、心房颤动及心力衰竭患者。

【文献评述】

《共识》指出了亚洲人群高血压的特点，认为亚洲人群血压与心血管疾病的关系显著强于西方人群。另外，亚洲人群盐敏感性较高，即使轻度肥胖合并盐摄入量较高也易出现高血压，卒中和非缺血性心力衰竭是亚洲人群高血压相关心血管疾病的主要表现。因此，亚洲高血压患者更需要注重生活方式的调整，如控制食盐摄入、保持运动及减轻体重等，有望能更好地控制血压和改善预后。

亚洲人群动脉血管的解剖学特点会导致其更易发生血管老化现象，血管老化已成为亚洲高血压的主要表型。《共识》建议加强监测亚洲患者中心血压及对其进行有效的高血压管理。研究数据显示，亚洲人群未控制的隐匿性高血压检出率高于其他地区，因此，《共识》建议使用诊室外血压测量以便及时准确地发现和管理隐匿性高血压。《共识》推荐使用 HBPM，因其能更好地检出夜间高血压、清晨高血压、白大衣高血压和隐匿性高血压。

老年人多有交感神经活性增强及血压调节能力下降的表现，因此，血压容易受体位、情绪、季节等因素变化的影响，常见有直立性低血压、血压昼夜节律异常等。老年高血压心血管事件发生率是年轻高血压患者的数倍,收缩压增高是老年高血压并发症的主要决定因素。《共识》推荐对老年高血压患者开展 HBPM,而且需要分阶段实现血压达标。对于此类高血压患者,推荐其使用 CCB、ACEI、ARB、利尿药等。

对于亚洲人群高血压合并疾病,《共识》分别作出推荐意见:高血压合并 2 型糖尿病患者应将血压控制在 130/80 mmHg 以下为降压目标;合并 CKD 的高血压患者需要强化降压,将血压控制到 130/80 mmHg 以预防 CKD 进展和卒中发生;对于高血压合并心房颤动的患者需要进行严格的血压控制和抗凝治疗以降低心血管疾病风险,建议将收缩压控制在 130 mmHg 以下,结合亚洲高血压患者的特点,《共识》认为使用长效

CCB 和 RAS 抑制剂更佳。

总之,《共识》建议应针对亚洲人群高血压的特点进行诊断、评估及管理,通过差异化治疗能更有效地控制高血压,及时有效预防心血管疾病和靶器官损害。另外,仍需开展更多临床研究为亚洲人群高血压的管理和治疗提供循证依据。

(方宁远)

参 考 文 献

Kario K,Chen CH,Park S,et al. Consensus document on improving hypertension management in Asian patients, taking into account Asian characteristics. Hypertension, 2018,71(3):375-382.

第 31 章

《法国心脏学会和老年学会老年患者置入心脏起搏器和植入式心律转复除颤器的管理意见书》解读

【文献题目】 老年患者置入心脏起搏器和植入式心律转复除颤器的管理意见书(Position paper for management of elderly patients with pacemakers and implantable cardiac defibrillators)

【文献作者】 Fauchier L, Alonso C, Anselme F, et al

【文献来源】 Arch Cardiovasc Dis, 2016, 109 (10):563-585

【文献解读】

◆ **背景介绍**

心脏起搏器和植入式心律转复除颤器(implantable cardioverter defibrillator, ICD)是现代心脏病学中公认的治疗心律失常的重要方法,心脏再同步化治疗(cardiac resynchronization therapy, CRT)被认为是左心室射血分数低和心脏不同步的难治性心力衰竭患者的关键措施。研究表明,约 75% 心脏起搏器以及 30%~35% 接受 ICD 和 CRT 的患者年龄≥75 岁。随着人口老龄化,使用心脏起搏器、ICD 及 CRT 的患者数量也在不断增加,但支持心脏起搏器、ICD 和 CRT 在老年人群中应用的临床研究及成本-效益分析尚不明确且相互矛盾。

目前绝大多数针对心脏起搏器和 ICD 的随机对照试验(randomized controlled trial, RCT)研究中,纳入的老年患者比例较低,尤其是高龄患者,而且缺乏专门针对老年患者置入心脏电子设备的临床研究。2016 年,法国心脏学会和老年学会发布了《老年患者置入心脏起搏器和植入式心律转复除颤器的管理意见书》(下文简称《意见书》)。《意见书》的制定目的是根据目前的循证医学证据,回顾关于心脏起搏、CRT 及 ICD 对老年人(包括高龄老人)的潜在益处,总结出适合该年龄段的置入式心脏电子设备及其安全性、临床有效性、成本效益。同时,《意见书》试图通过全面的心脏评估和老年综合评估将该年龄段患者进行分层管理,以区分出更能从置入心脏电子设备中获益的老年患者,为现实中针对该年龄段患者制订临床决策提供依据。《意见书》适用于可能需要置入心脏起搏器、ICD、CRT 的老年人群。

◆ **文献要点**

1. **心脏起搏器** 心脏起搏器是现代心脏病学中治疗缓慢性心律失常的重要方法。研究表明,约 75% 患者置入心脏起搏器时年龄≥75 岁。随着人口老龄化,心脏起搏器的置入数量也在不断增加。然而,老年人置入心脏永久起搏器的临床研究结果并不一致。首先体现在老年人相对于普通人群在起搏器模式的选择上是否存在区别。《意见书》推荐,对于窦房结功能异常的老年患者,采用 DDD 起搏模式和最小化心室起搏作为首选,对于永久性房室传导阻滞和非永久性心房颤动(下文简称房颤)患者,由于 20% 的患者可能出现起搏器综合征,因此,也建议采用 DDD 起搏模式。然而,对于表现为间歇性房室传导阻滞或晕厥并怀疑房室传导阻滞的高龄患者,VVI 起搏模式就已足够。VVI 起搏也是治疗房颤伴心动过缓的首选。这些患者可行无导线起搏,从而拓宽 VVIR 起搏的适应证。其次体现在老年人是否应该选择带频率应答的起搏器。《意见书》认为频率适应性对老年人可能是有益的,特别适合于心脏变时性功能不全合并窦房结功能障碍者。对于心率的程控,《意见书》也做出了建议。心率上限应设置在高于最快的自发性窦性心律,以避免心率上限行为。对于老年患者,应根据其临床特征和特性来设定最低心率,以避免症状性心动过缓。最后,《意见书》指出置入具有磁共振成像(magnetic resonance imaging,MRI)兼容性的起搏器已成为一种标准治疗。关于如何对置入传统心脏起搏器和 MRI 兼容的心脏起搏器进行安全的 MRI 检查已有相关建议,而且一定要按照严格的操作流程及规范才能保证安全。

(1)老年人心脏永久起搏器注意事项

1)超高龄并不是起搏器置入的禁忌证,对于这部分患者,心脏起搏器的置入并不会增加死亡率。

2)老年人手术耐受性差,特别是80岁以上老年人围手术期并发症发生率明显增加。《意见书》推荐应充分考虑老年患者心脏疾病的特点、有无合并症、多重用药等因素,并加强围手术期管理,以减少并发症的发生。

(2)目前存在的争议

1)老年患者的最佳起搏模式:老年患者的最佳起搏模式选择一直备受争议,到底是为了降低费用让所有老年患者都选择 VVI 模式,还是根据疾病类型来选择更符合生理特点的模式?2013 年欧洲心脏病学会(the European Society of Cardiology,ESC)发布的《心脏起搏与再同步化治疗指南》中并没有根据年龄分层来讨论起搏模式的选择。一般情况下,起搏模式的选择取决于病变类型,如患者是病态窦房结综合征、获得性房室传导阻滞还是心动过缓的永久性房颤,当然也与心动过缓是阵发性还是永久性有关。AAI 模式目前已极少使用,相关研究也较少。大部分对老年患者的研究显示,DDD 模式较 VVI 模式可以降低房颤、心力衰竭的发生风险,改善患者的心功能及生活质量,特别是窦房结功能障碍的患者,但是对降低脑卒中风险没有太大优势。另外,20% 的

患者由于发生起搏器综合征(pacemaker syndrome),不得不将起搏模式从 VVI 模式重新调整为 DDD 模式。但是,在英国的 PACE 研究中,2021 例年龄>70 岁的患者因房室传导阻滞接受了起搏器置入,在对这些患者长达 5 年的随访期间,不管患者使用的是 VVI 模式还是 DDD 模式,2 种模式下的死亡率、房颤、心力衰竭或卒中的发生率均没有明显差异。Antonelli 等在 20 多年的时间里研究了 45 例 90 岁以上的超高龄患者(高度房室传导阻滞 32 例,病态窦房结综合征 6 例,房颤伴慢心室率 6 例,窦房结高敏感性 1 例),这些患者均使用 VVI 模式,但研究并没有观察到该模式对生存率的不良影响。

2)老年患者心脏起搏的最佳部位:对于永久性完全房室传导阻滞的患者而言,心室起搏是不可避免的。在大多数行起搏器置入的患者中,右心室心尖起搏是最常见、操作最方便的部位。几项大型随机临床试验表明,高比例的右心室起搏与不良临床结局之间存在直接联系,这就促使以减少不必要的右心室起搏及寻找其他可替代的起搏位置为研究的发展方向。此外,选择心尖部可能与较高的穿孔风险有关,特别是消瘦的老年女性。室间隔、右心室流出道和希氏束已被建议作为心尖起搏的替代部位。由于这些起搏位点更接近正常传导系统,可能会减少心电不同步的发生,也更符合生理机制。然而,右心室的最佳起搏部位仍然存在争议。一项随机研究表明,右心室流出道起搏相较于右心室心尖部起搏,并没有显示出持续的临床效益。从理论上讲,希氏束起搏可能是一个更好的选择,但是希氏束起搏并不适用于阻滞位点位于希氏束以下的人群,因其技术要求高、操作相对困难、长期随访阈值升高等原因,仍存在一定的局限性。因此,在老年患者中最佳的替代起搏部位尚不清楚。对于完全房室传导阻滞的老年患者,置入双心室起搏器的证据水平仍然非常有限,尚不能在临床实践中作出推荐。

3)是否选择带频率应答的起搏器:一些随机试验探讨了在缓慢性心律失常的患者中使用带频率应答功能与不带频率应答功能的起搏器效果。虽然有证据表明,在改善生活质量和运动能力方面,VVIR 优于 VVI 起搏模式,但在改善运动能力方面,DDDR 并不优于 DDD。2 项针对变时功

能不全患者的小型研究发现，DDDR 较 DDD 改善了患者的生活质量和运动能力，但更大型的 ADEPT 随机试验未能显示 DDDR 的优势。

（3）新增加的循证医学证据

1）高龄老人置入心脏起搏器的必要性：近两年在高龄老人置入心脏起搏器的必要性方面，也有一些研究也提出了不同看法。有 2 项研究认为 80 岁以上的患者置入心脏起搏器会增加死亡风险，这与既往大部分研究结果有所不同。但是这 2 项研究均为回顾性分析，缺乏患者死因的确切资料，死亡是否为心源性无法知晓。

2）新的起搏部位——左束支起搏（left bundle branch pacing，LBBP）：由于希氏束起搏存在较多局限性，近年来，有学者将目光转向希氏束区域下方的左束支区域，认为左束支可以作为一个潜在的起搏部位，相较于希氏束，它能够提供更低、更稳定的起搏阈值以及更好的电极稳定性。Geiginger 心脏中心的 Vijayaraman 教授团队开展了一项评价 LBBP 可行性、电学和超声参数特点的前瞻性临床研究，纳入了有起搏适应证的患者，对其实施 LBBP。研究提示，LBBP 具有很高的手术成功率（93％）和更低的起搏阈值［平均起搏阈值为（0.66±0.48）V］，可作为希氏束置入困难、术中阈值偏高或不能纠正传导系统病变的替代生理性起搏术式。尽管 LBBP 临床应用前景光明，但由于缺乏老年患者左束支起搏的研究，左束支能否成为老年患者最佳的替代起搏部位仍需更多循证医学证据。

2. 植入式心律转复除颤器（ICD）

（1）老年患者室性心律失常的流行病学特点：这是《意见书》首先讨论的内容。年龄是室性心律失常发生的独立危险因素。室性期前收缩随年龄增长呈指数级增长，在 60 岁以上人群中的比例为 75％。老年人持续性室性心动过速（简称室速）的主要病因是冠心病。有研究表明，＞75 岁持续性室速患者中 50％由医源性因素引起，其中医源性 QT 延长可引起尖端扭转型室速，从而导致老年患者猝死。心搏骤停之前的症状可能因年龄而异，年轻患者表现为胸痛，老年患者多表现为呼吸困难。年龄既是影响心脏性猝死（sudden cardiac death，SCD）患者预后的因素，也是 SCD 复苏后的影响因素，而老年患者预后更差，生存率＜5％，

且老年幸存者可能会出现认知或情绪障碍。

（2）老年患者 ICD 的安全性和有效性：这是《意见书》重点讨论的内容。

1）安全性：《意见书》首先回答了"ICD 是否在老年患者中有更高的风险"，通过对 150 264 例一级预防患者的研究发现，＜65 岁患者 ICD 围手术期并发症发生率为 2.8％，≥80 岁患者并发症为 4.5％。但研究发现，与年龄相比，严重心力衰竭、慢性肾脏病、房颤或高度心脏传导阻滞以及手术医师的经验是 ICD 围手术期风险更强的预测因子。因此，《意见书》推荐对老年患者行 ICD 前应进行风险评分。《意见书》的结论：老年患者 ICD 围手术期风险稍高，但 ICD 植入术在该年龄段患者中仍比较安全。

针对降低手术风险，《意见书》提到了新的 ICD 技术，即全皮下植入式心律转复除颤器（subcutaneous implantable cardioverter defibrillator，S-ICD）。2015 年 ESC 指南推荐对无须起搏、CRT 或抗心动过速起搏（anti-tachycardia pacing，ATP）治疗的 ICD 适应证患者，S-ICD 应被考虑作为经静脉 ICD 的替代治疗，它的整个系统只植入皮下，不直接接触心腔和血管，能够杜绝可能的血管损伤并减少潜在的系统感染风险，避免经静脉导线植入或拔除的相关并发症，可能会作为老年患者的一种选择。但目前的观点认为，S-ICD 对活动限制少，而且能使老年人适应更加活跃的生活方式，因此，S-ICD 更适合年轻、不需要起搏及高感染风险的患者。此外，针对由于感染等原因需要移除 ICD 系统、等待心脏移植或尚不满足 ICD 植入适应证的猝死高危患者，可应用穿戴式心脏除颤器。

2）有效性：《意见书》对老年患者植入 ICD 的有效性进行了讨论。虽然有研究表明 ICD 一级预防同样可以降低老年患者甚至 75 岁以上高龄患者的死亡风险，但目前 ICD 一级预防和二级预防的经典 RCT 研究结果并未显示老年患者从 ICD 中的获益。MADIT-Ⅱ研究和 SCD-HeFT 研究表明，ICD 一级预防降低 SCD 风险的获益只有在中长期随访（2～5 年）中才能显现出来，而大部分研究中接受 ICD 的老年患者生存期＜5 年，观察到的 ICD 延长寿命的获益极其微小。ICD 二级预防的临床研究也出现了类似的结果，

AVID 研究、CIDS 研究和 CASH 研究亚组分析结果均显示,对 75 岁以上的老年患者行 ICD 后并未观察到生存获益。基于以上循证医学证据,《意见书》对老年患者 ICD 一级预防和二级预防分别作出了推荐。

①一级预防:ICD 可作为老年患者预防 SCD 的有效手段,目前对 ICD 一级预防的推荐也适用于老年患者。针对老年人,为了提高 ICD 治疗效果,应该对其进行更精细的术前评估。研究发现,ICD 植入后的存活率与患者合并症数量成反比,对合并症的评估将有助于确定最有可能从 ICD 中受益的老年患者。使用多中心非持续性心动过速试验数据进行的风险分层发现:严重心功能不全、传导障碍、左心室射血分数降低和房颤均在老年人中更为常见,并且都与更高的死亡率有关,合并这些合并症的老年患者从 ICD 中获益不多。因此,《意见书》推荐通过多变量评分评估患者的生物学年龄并针对合并症、预期寿命、生活质量及患者意愿个体化制订是否植入 ICD 的策略。

②二级预防:《意见书》推荐对预期生存寿命>1 年且功能状态较好的老年患者可植入 ICD 进行二级预防。老年患者行 ICD 的早期并发症(不适当放电或电机械分离)并未增加,但 80 岁以上患者全因死亡率高,年死亡率可达 15.5%。因此,针对老年患者,在 ICD 植入前,应结合患者预期寿命及合并症(其他死亡原因),与患者共同决定是否植入 ICD,并在植入 ICD 之前解决患者的生活质量问题。

综上讨论,对部分老年患者行 ICD 治疗仍然有效,但老年患者植入 ICD 的成本效益明显降低,只有在植入 ICD 后存活足够长的时间(>5 年)才能从 ICD 中获益。因此,筛选可从 ICD 植入中获益的老年患者是重点工作。

(3)在 ICD 植入前对患者进行心脏评估和老年综合评估

1)心脏评估:《意见书》针对影响植入 ICD 老年患者预后的合并症进行了讨论。老年心力衰竭患者合并房颤、周围血管疾病、糖尿病、肺部疾病、抑郁症、贫血、肾功能不全、癌症等的发生率更高。其中房颤可能与心脏事件和死亡风险较高相关,房颤可能导致不恰当电击,及早发现房颤并积极治疗,可能降低 ICD 不恰当治疗的风险。上述并症均对老年患者的生活质量和生存寿命产生不同的影响。但合并症不能成为阻止 ICD 植入的原因。研究发现,有合并症但预期寿命长的老年患者仍可从 ICD 中获益。因此,对老年患者进行全面的心脏评估有利于对生存寿命的预估,在决定植入 ICD 前对以改善的合并症进行治疗,以提高患者的生活质量。

2)老年综合评估:老年人在植入 ICD 之前应对其进行老年综合评估,评估患者的整体预后,并预测其功能和生存状态发展方向(维持或恶化)。评估内容包括患者是否存在认知障碍、跌倒风险、营养不良、抑郁症,以及其自理能力和生活方式。因此,面对老年患者,要求电生理医师和起搏医师具有一定的老年医学专业知识。老年综合评估发现的异常并不能成为老年患者植入 ICD 的阻碍,除非合并禁忌证。但老年综合征会严重影响老年患者的预期寿命和生活质量,从而降低 ICD 的治疗效率,因此,如果发现异常,应该对患者进行更全面的治疗。

(4)对老年患者心动过速检测和 ICD 治疗参数设定的推荐:大量研究以减少 ICD 不恰当放电为目的,设计新的 ICD 参数设置策略。研究发现:在接受 ICD 的患者中,使用延长诊断时间可以降低不恰当的电击率;与常规程序设计相比,ICD 治疗识别频率设置为 200 次/分或更高,可以减少不恰当治疗,降低全因死亡率;使用新的程序设定参数组合,包括更高的检出率、更长的诊断时间、经验性 ATP 和优化的室上性心动过速鉴别诊断,可以减少 ICD 的治疗且不增加心律失常性晕厥,从而降低 ICD 患者的全因死亡率。与常规程序设定相比,上述新的参数设置策略是否可以安全有效地应用于老年患者尚缺乏循证依据。但上述研究的一致结论表明,延长诊断时间及使用 ATP 可以减少 ICD 不恰当放电。《意见书》推荐,此类参数设置可以安全地应用于老年患者。

(5)ICD 术后管理:《意见书》推荐对 ICD 患者术后病情进展需要进行长期监测,对放电后参数调整也应及时评估。近年来,CONNECT 研究、IN-TIME 研究、EFFECT 研究均显示远程监测(remote monitoring,RM)较传统诊室随访能显著缩短从发现临床事件至采取临床决策的时间,降低患者全因死亡率和心血管事件住院率。

2015 年美国心律学会（heart rhythm society, HRS）发布的《心血管植入型电子设备远程询问与监测专家共识》推荐远程技术作为 ICD 植入的必要随访内容。国内也于 2019 年制定了《心血管植入型电子器械远程随访中国专家共识》并作出类似的推荐。老年患者可能会从这项技术中受益更多，因为老年患者诊室随访的依从性更差。

（6）停用 ICD 的时机：随着心脏疾病或合并症的恶化，ICD 患者的状况可能恶化。研究发现，20%的 ICD 患者在生命最后几周会接受电击，其中包括不适当电击，从而增加患者的痛苦。因此，在患者生命结束之前，停用 ICD 可能是合理的，这不仅针对老年患者。停用 ICD 的方式有植入磁体、对设备进行程控或不更换磨损的设备。同时，《意见书》也反复强调在任何情况下停用或不更换 ICD 均必须获得患者明确的知情同意。

（7）目前的争议：ICD 是否会降低非缺血性心力衰竭患者的死亡率？一项纳入 2003—2016 年多项研究的 meta 分析结果显示，非缺血性心力衰竭患者植入 ICD，全因死亡风险会降低 23%（$P=0.006$）。但有些临床试验结果并未显示 ICD 的植入能够为患者全因死亡率的降低带来获益。DANISH 研究旨在评估 ICD 治疗非缺血性心力衰竭患者的疗效，其纳入标准为：左心室射血分数（left ventricular ejection fractions，LVEF）≤35%；纽约心脏病学会（New York Heart Association，NYHA）心功能分级为 Ⅱ级或 Ⅲ级（若植入 CRT，NYHA 心功能分级为 Ⅳ级）；N-末端脑钠肽前体（N terminal-probrainnatriureticpeptide，NT-proBNP）＞23.6 pmol/L。该研究比较了 ICD 植入组与仅接受优化药物治疗/部分 CRT 治疗的对照组在 SCD 发生率、心血管死亡率和全因死亡率上的差异。结果表明，非缺血性心力衰竭患者预防性植入 ICD 能够有效降低 SCD 风险，但心血管死亡率和全因死亡率降低并不明显。DANISH 研究结果显示，在优化药物治疗的基础上联合 CRT 治疗，再进行 ICD 治疗，降低全因死亡率的趋势并不明显。但对整体人群进行分层分析时发现，在＜68 岁的患者中植入 ICD 可显著降低其全因死亡率。DANISH 研究结果提示，对于更年轻的患者可积极推荐 ICD 治疗，而对于年龄较大、合并症较多的患者，在推荐 ICD 治疗时需要权衡利弊。

（8）目前研究热点——SCD 的新危险分层法：对慢性心力衰竭患者，即使采用最佳治疗（包括药物治疗、血运重建和 CRT），SCD 仍是主要死亡方式。按照《意见书》，对有 ICD 一级预防适应证的患者，应当植入 ICD。如何在有限的资源条件下尽可能让更多的猝死高危患者得到 ICD 的保护是目前关注的重点。研究发现，射血分数（ejection fraction，EF）≤0.35 者发生 SCD 只占左心室功能不全猝死患者的 30%，以 EF 值为主要依据植入 ICD 作为 SCD 的一级预防，在随访的 4~5 年，ICD 发挥作用的不足 30%。为提高 ICD 的治疗效率，应当改进目前相关指南中以 EF 值为基础的危险分层方法。由中国专家首次提出的 SCD 1.5 级预防在国际公认的一级预防适应证基础之上，增加了四大高危因素之一，进一步筛选出更加迫切需要植入 ICD 的人群。Improve SCA 研究结果显示，在国际公认的一级预防适应证基础上，如合并 4 种情况（非持续性室性心动过速、频发室性期前收缩、LVEF＜25%、晕厥或晕厥先兆）之一，SCD 的风险将明显增高，接受 ICD 植入的 1.5 级预防患者较未植入患者全因死亡率降低 49%。使用新的影像学方法评估心脏交感神经受损程度，可能有利于筛选能从 ICD 植入中获益的人群。ADMIRE-ICD 研究发现，间碘苄胍心肌显像 H/M 放射性比值≤1.6 者植入 ICD 可提高救治效率。基于数据库建立的全因死亡风险评估与接受 ICD 适当电击的可能性风险评估模型旨在筛选全因死亡风险较低且接受 ICD 适当电击（发生 SCD）可能性较大的患者，该类人群才是真正可以从植入 ICD 中获益的患者。但上述研究尚无老年患者亚组分析结果的报告，其是否适用于老年患者尚需进一步研究。

3. 心脏再同步化治疗（CRT） 目前，CRT 已被认为是 LVEF 低和心脏不同步的难治性心力衰竭患者的关键治疗措施。CRT 的主要临床收益取决于住院率的减少（心血管原因所致的住院）和生存率的提高，患者的症状和生活质量也有望得到改善。《意见书》认为老年患者通常在 CRT 后经历明显的功能改善，与中年患者所观察到的相似。因此，应根据患者的生理年龄、一般状况及合并症来综合评估老年患者是否需要植入 CRT，而不是单纯考虑年龄本身。《意见书》指出：除心脏再同步化治疗除颤器（CRT-D）外，老年患者植入CRT的标准与目前在常规适应证中考虑的标准是相似的，即药物难治性症状性心力衰竭、LVEF＜35%且心室收缩不同步（大多数情况下心电图表现为左束支传导阻滞）。然而，潜在的心肌病通常导致CRT反应较差，其他因素也可能导致患者对CRT无反应，如无左心室不同步的右束支传导阻滞、自主神经功能减退及低血压，或者QRS持续时间＜130 ms。

（1）老年患者植入CRT后的疗效评价：老年人通常采用主观标准（如NYHA等级的改变）评估心功能的改善，因为他们通常无法适当地进行6 min步行测试或摄氧量测量。评估患者是否是CRT的"反应者"，也可以使用以下复合终点：①NYHA分级和/或自我症状评估的改善；②无心力衰竭导致的住院。无反应者不满足这些条件中的至少一项。超声心动图可能会提供更客观的标准，如测量左心室收缩末期容积和LVEF，但这些指标都容易受患者原发心脏疾病的影响，因此不建议常规应用。不管CRT的真正效果如何，老年人常见的多病共存都会影响患者的生存率、住院率。因此，《意见书》提出了EAARN评分（左心室＜22%、年龄＞70岁、有记录的房颤发作、肾功能不全、NYHA Ⅳ级），其中每种因素都独立地增加CRT患者的死亡风险。

（2）对老年CRT无反应者的管理推荐

1）评估患者的肾功能是否能耐受药物治疗，重新评估在慢性阻塞性肺疾病（简称慢阻肺）患者中使用β受体阻滞剂。

2）检查CRT的功能并调试CRT系统，包括起搏/感知阈值（CRT工作时不适当的心房感知可能会影响双心室起搏）、心房和/或心室过度感知、双心室捕获率及需要进一步治疗的房性或室性心律失常（如房颤需要房室结消融的情况）。以上这些参数可以通过患者的家庭监控系统来监控。另外，还应检查左心室电极是否没有膈神经刺激，这个问题目前可以通过选择四极左心室电极来解决。

3）选择胸部X线检查左心室电极位置，并考虑是否将左心室电极放置在靠近心尖的位置，以此避免不理想的CRT安置。

4）采用冠状动脉造影重新评估冠状动脉疾病。

5）进行超声心动图检查。

总体而言，在老年患者再干预方面应采取较宽松的方法（重置左心室电极、增加右心室或左心室电极、左心室心内膜起搏）。在植入CRT的老年患者随访方面，《意见书》建议当老年患者CRT-D电池耗尽需要更换时，应综合考虑患者的临床状况和患者自身意愿，再评估是否用CRT-P替代CRT-D。

（3）对老年患者行CRT治疗时的注意事项

1）应根据患者的生理年龄、一般状况及合并症来综合评估患者是否需要植入CRT，而年龄本身不应该成为老年患者植入CRT的限制因素。

2）老年患者反应性评估多采用主观评估，如NYHA分级等。

3）对于老年患者再干预方面，建议采取较宽松的方法。

4）在老年CRT患者随访方面，CRT-D电池需要更换时，应考虑是否更换为CRT-P。

（4）目前存在的争议

1）慢性房颤的心力衰竭患者能否从CRT中获益：论上讲，慢性房颤（长期持续性房颤或永久性房颤）患者，由于失去了房室顺序收缩，同时房颤造成的心室率不稳定难以保证100%双心室起搏，因此难以从CRT中获益。MUSTIC AF研究对比了永久性房颤的心力衰竭患者行CRT的疗效，结果显示，CRT能减轻这类患者的心力衰竭症状，提高其活动耐力并改善其生活质量，但未显示CRT能改善临床预后。2008年Upadyay等针对CRT对心力衰竭合并慢性房颤患者治疗效果的前瞻性队列研究进行了荟萃分析，结果发现，与窦性心律的心力衰竭患者相比，CRT治疗同样使伴有慢性房颤的心力衰竭患者的心功能得到改善，但二者1年病死率差异无统计学意义。因此，尽管证据力度不足，慢性房颤合并心力衰竭患者的CRT治疗仍然有效。2016年欧洲心力衰竭指南指出，可以考虑将CRT用于慢性房颤合并宽QRS波的心力衰竭患者，但要求尽可能确保高的双心室起搏比例。

2）是否在慢性房颤的心力衰竭患者CRT治疗时行房室结消融：房室结消融能够保证高双心

室起搏比例。MILOS 研究发现，房颤患者 CRT 治疗的病死率与窦性心律患者差异无统计学意义，但经房室结消融后，房颤患者 CRT 治疗的生存率明显高于未进行消融组，提示房室结消融能使慢性房颤的心力衰竭患者从 CRT 治疗中获益更多。2011 年 Anand 等开展的荟萃分析发现，房室结消融术对于慢性房颤的心力衰竭患者 CRT 治疗的临床获益更高。对条件适合的患者行房室结消融＋CRT 植入术，可改善患者的临床获益及生存率。

尽管如此，房室结消融术在慢性房颤的心力衰竭患者 CRT 中的应用仍缺乏大规模 RCT 研究，且房室结消融术会引起起搏器依赖。2013 年欧洲有关 CRT 的指南提出，对于慢性房颤的心力衰竭患者，如不能保证足够的双心室起搏比例或药物无法控制的快速心室率，应考虑行房室结消融术。

（5）新增加的循证医学证据：近年来有关 CRT 新增加的循证医学证据主要集中在起搏位点的选择方面。

1）双心室起搏：近年来，一种新型的以超声能量介导的无导线左心室心内膜起搏装置开始受到广泛关注，初步结果显示该方法具有一定的可行性。它通过主动脉逆行的方法将微型电极导线植入左心室心内膜下心肌。由于导线体积微小且由特殊的涤纶材质制成，因此，理论上术后不需要长期抗凝。然而，该方法的长期效果还需要进一步随访观察。

2）左心室多位点起搏（multipoint pacing，MPP）：近年来出现的左心室 MPP，是在左心室 4 极导线的基础上，同时起搏左心室 4 极中的 2 个极，从而达到左心室多点起搏的效果。该方法不需要植入第 2 根左心室导线，不额外增加手术难度，因此具有更广泛的临床应用价值。研究发现，MPP 能够在传统双心室起搏的基础上进一步提高 CRT 反应率，改善患者左心室功能。近期一项研究结果显示，MPP 在逆转心室重构方面优于传统 CRT。

3）单心室起搏：《意见书》建议 CRT 植入后应争取 90％以上双心室起搏的比例，以保证 CRT 疗效，因此，通常情况下都设置了短的心房-心室间期（AV 间期），默认的感知房室间期（SAV）/起搏房室间期（PAV）一般为 100/130 ms，这么短的 AV 间期确实能保证双心室起搏比例，但会影响房室顺序收缩。另外，对于完全性左束支传导阻滞的患者来说，自身电冲动可经右束支下传，故右心室的起搏可能是不必要的。美国 Adaptive CRT 可根据患者自身心电下传特点，进行单纯左心室起搏并融合右心室自身传导，从而减少不必要的右心室起搏。研究显示，Adaptive CRT 组减少了 44％的右心室起搏。与传统 CRT 比较，单左心室起搏可进一步提高 LVEF 和心脏收缩同步性。

4）其他

①希氏束起搏（His' bundle pacing，HBP）：希氏束起搏有望恢复生理性传导，理论上是最佳的 CRT 手段。Lustgaten 等对 29 例慢性心力衰竭合并完全性左束支阻滞患者行希氏束起搏和双心室同步起搏，结果显示，21 例（72％）患者希氏束起搏后纠正了左束支阻滞，2 组患者心功能（NYHA 分级）、生活质量评分、6 min 步行距离和 LVEF 均有改善，提示希氏束起搏与双心室起搏同等有效。Su 等的研究结果显示，与真双极向量相比，希氏束起搏采用集成双极向量有更好的起搏阈值和 R 波感知。目前希氏束起搏还存在一些问题。首先，希氏束起搏阈值较高。希氏束由绝缘的纤维鞘包裹，因此需要较高的起搏能量才能激动希氏束。如需要纠正束支阻滞，常需要更高的起搏输出，而长期高起搏输出会导致电池提前耗竭。其次，HBP 仅能在部分患者中纠正束支阻滞，对希氏束以下部位阻滞者效果欠佳甚至无效果。

②左心室间隔部位起搏：Peschar 等比较了起搏实验犬左心室的不同部位，以评估其对急性血流动力学的影响。研究发现，起搏犬左心室间隔部位和左心室心尖部位能够获得最佳的急性血流动力学效应。上述部位邻近浦肯野纤维最早传出点，起搏该部位能相对较好的保留心脏收缩同步性。Mafi-Rad 等研究证实了经静脉途径穿刺室间隔行左心室间隔部位起搏的可行性。研究结果显示，左心室间隔部位起搏保留了心脏同步性和左心室收缩功能，有更好的血流动力学效应。

③左束支区域起搏：心脏收缩同步性中左心室内部的收缩同步性最为重要，如起搏能够夺获左束支，将有效确保左心室内部的收缩同步性。

左束支起搏方法采用 C315 鞘和 3830 导线,在右心室间隔侧将导线"旋入"左心室内膜下的左束支区域,通过保留或者恢复左束支传导来实现左心室收缩同步性,从而达到改善心功能的目的。Huang 等最早报道了 LBBP,该患者为慢性心力衰竭合并完全性左束支阻滞,左心室导线植入失败后改为 LBBP 并取得成功,术后心电图显示患者 QRS 时限明显缩短,左束支阻滞得以纠正,提示其电学同步性得到恢复。近期,Chen 等比较了 LBBP 和右心室起搏的电学特征和起搏参数。短期随访显示,LBBP 阈值理想,起搏参数稳定。LBBP 比右心室起搏的心电图 QRS 时限更窄,LBBP 可以纠正束支传导阻滞,提示 LBBP 能更好地保留或恢复左心室电学同步性。

总之,双心室同步起搏仍然是 CRT 的主要手段。MPP、适应性单左心室起搏等新的理念有望在传统双心室起搏的基础上进一步提高 CRT 的反应性。HBP 是最生理性的起搏方式,理论上能够最好地恢复心脏收缩同步性,但该技术存在一定的难度,手术成功率相对较低,且存在起搏阈值高等问题,临床应用受到一定限制。LBBP 能够恢复左心室内部的收缩同步性,起搏阈值稳定,手术操作相对简单,可能有更广泛的应用前景。

【文献评述】

法国心脏学会和老年学会发布的《意见书》的突出特点是回顾了有关常规起搏、ICD 和 CRT 在老年患者中的适用性、安全性及有效性,对老年人群应用以上 3 种心脏植入装置的适应证、模式及参数设置、可能遇到问题的解决方案作出了相应的推荐,对临床起到了很好的指导作用。例如,以下推荐具有指导性作用:①虽然老年患者围手术期的风险较高,但起搏器和 ICD 的植入仍然是安全的。对于窦房结功能异常的老年患者,DDD 起搏模式和最小化心室起搏可作为首选。对于永久性房室传导阻滞和非永久性房颤患者,也建议其采用 DDD 起搏模式。对于房颤伴心动过缓的患者,VVI 起搏是首选。②对部分老年患者,ICD 治疗可能仍然有效,但老年患者植入 ICD 的成本效益明显降低,只有在植入 ICD 后存活足够长的时间(>5 年)才能从 ICD 植入中获益。因此,《意见书》推荐在 ICD 植入前对患者进行心脏评估和

老年综合评估,从而筛选出可从 ICD 植入中获益的老年患者。③老年患者通常在 CRT 后经历明显的功能改善,与中年患者所观察到的相似。因此,应根据患者的生理年龄、一般状况及合并症来综合评估是否需要植入 CRT,而不是单纯考虑年龄本身。④CRT 无应答者的管理仍然是全球关注的焦点,但对于老年患者再干预方面,《意见书》建议采取较宽松的方法(重置 LV 电极、增加右心室或左心室电极、左心室心内膜起搏配置)。

《意见书》仍有不足之处:①对于老年患者起搏器植入的最佳部位推荐不明确;②对于老年患者安全有效的 ICD 参数设置策略未作明确推荐;③对于老年患者 CRT 最佳起搏位点的推荐不明确。今后还需要大量老年人群的循证医学证据来回答以上问题,对《意见书》进行补充。

(陈晓涵 陶雪飞 付明欢 程 标)

参 考 文 献

[1] Fauchier L,Alonso C,Anselme F,et al. Position paper for management of elderly patients with pacemakers and implantable cardiac defibrillators: Groupe de Rythmologie et Stimulation Cardiaque de la Société Française de Cardiologie and Société Française de Gériatrie et Gérontologie. Arch Cardiovasc Dis,2016,109(10):563-585.

[2] Ballaa C,Malagu M,Fabbianc F,et al. Prognosis after pacemaker implantation in extreme elderly. Eur J Intern Med,2019,65:37-43.

[3] Vijayaraman P,Subzposh FA,Naperkowski A,et al. Prospective evaluation of feasibility and electrophysiologic and echocardiographic characteristics of left bundlebranch area pacing. Heart Rhythm,2019,16(12):1774-1782.

[4] Al-Khatib SM,Stevenson WG,Ackerman MJ,et al. 2017 AHA/ACC/HRS guideline for management of patients with ventricular arrhythmias and the prevention of sudden cardiac death:a report of the American College of Cardiology/American Heart Association Task Force on Clinical Practice Guidelines and the Heart Rhythm Society. J Am Coll Cardiol,2018,72(14):1677-1749.

[5] Zhang S,Ching CK,Huang DJ,et al. Utilization of implantable cardioverter-defibrillators for the pre-

vention of sudden cardiac death in emerging countries: Improve SCA clinical trial. Heart Rhythm, 2020,17(3):468-475.

[6] Towbin JA, McKenna WJ, Abrams DJ, et al. 2019 HRS expert consensus statement on evaluation, risk stratification, and management of arrhythmogenic cardiomyopathy. Heart Rhythm, 2019, 16 (11): e301-e372.

[7] Reddy VY, Miller MA, Neuzil P, et al. Cardiac resynchronization therapy with wireless left ventricular endocardial pacing: The SELECT-LV Study. J Am Coll Cardiol,2017,69(17):2119-2129.

[8] Burns KV,Gage RM,Curtin AE,et al. Left ventricular-only pacing in heart failure patients with nor-mal atrioventricular conduction improves global function and left ventricular regional mechanics compared with biventricular pacing:an adaptive cardiac resynchronization therapy sub-study. Eur J Heart Fail,2017,19(10):1335-1343.

[9] Huang WJ,Su L,Wu SJ,et al. A novel pacing strategy with low and stable output:pacing the left bundle branch immediately beyond the conduction block. Can J Cardiol,2017,33(12):1731-1736.

[10] Chen KP,Li YQ,Dai Y,et al. Comparison of electrocardiogram characteristics and pacing parameters between left bundle branch pacing and right ventricular pacing in patients receiving pacemaker therapy. Europace,2019,21(4):673-680.

第 32 章

《欧洲高血压协会老年高血压治疗血压靶目标声明》解读

【文献题目】 欧洲高血压协会老年高血压治疗血压靶目标声明(Treatment of high blood pressure in elderly and octogenarians：European Society of Hypertension statement on blood pressure targets)

【文献作者】 Kjeldsen SE，Stenehjem AE，Os I，et al

【文献来源】 Blood Pressure，2016，25（6）：333-336

【文献解读】

◆ 背景介绍

65 岁以上老年人群高血压的发生已成为公共卫生问题。70 岁及以上老年人高血压患病率超过 50%。大多数老年高血压患者为单纯收缩期高血压，即收缩压≥140 mmHg，舒张压＜90 mmHg。收缩期高血压比舒张期血压升高危险性更大，与老年患者的心血管疾病风险显著相关，需要积极治疗。即使在 80 岁以上的老年人群中，高血压也是主要危险因素，控制血压可以延长生命，预防脑卒中和心力衰竭的发生。

由于老年人压力感受器功能的下降以及心血管对儿茶酚胺敏感性的降低，老年人对药物及其他原因引起的血压下降更为敏感。2016 年《欧洲高血压协会老年高血压治疗血压靶目标声明》（下文简称《声明》）发布，旨在规范老年高血压患者的治疗。《声明》适用于老年科医师和相关人员。本文对《声明》的主要内容进行解读。

◆ 文献要点

1. 诊断性检查和靶器官损害 老年人尤其是

高龄老人要明确高血压的诊断。假性高血压(pseudo hypertension)可见于老年人，当出现以下情况时，要考虑假性高血压：①高龄患者血压测量值很高，但视网膜血管病变很轻；②虽然降压治疗谨慎，但仍有姿势性头晕。假性高血压是由于严重的肱动脉中膜硬化导致袖带充气时不能完全阻断血流而引起，因此，袖带血压测量值高于实际动脉内血压。出现这种情况，可在手腕或手指处测量血压。

老年人的血压变化很大，因此，最初血压测量次数要多于年轻人。在收缩压＞160 mmHg 的老年高血压患者中，约 30% 的患者血压随体位变化下降 20 mmHg 以上，因此，老年人需要同时测量坐位和站立位血压，并根据站立位血压决定是否需要降压治疗。如果患者出现眩晕，头晕等症状，临床医师应考虑可能存在过度降压治疗。在老年患者中，继发性高血压的患病率很低(可能在 1%～5%)。

2. 动态血压和家庭自测血压 欧洲高血压协会（European Society of Hypertension，ESH）发布的《诊所血压、动态血压及自测血压指南》提出了如何以及何时使用动态血压(ambulatory blood pressure，ABP)监测的详细建议。在老年人和单纯收缩期高血压患者中，ABP 已被认为是心血管发病率的一个重要预测因素，独立于诊室血压和其他危险因素。ABP 监测还有助于发现白大衣效应和逆白大衣效应。白大衣效应在老年人中更为明显，即诊室血压≥140/90 mmHg，而日常动态血压＜135/80 mmHg。对于无靶器官损害且怀疑白大衣高血压的患者，应进行 ABP 监测。表 32-1 为 2013 年 ESH/欧洲心脏病学会(the European Society of Cardiology，ESC)指南对老年高血压的治疗建议。

表 32-1　老年人(≥65 岁)和高龄老人(≥80 岁)高血压治疗建议

建议	推荐等级	证据级别
对于收缩压≥160 mmHg 的老年高血压患者,建议将收缩压降至 140～150 mmHg	I	A
对于血压≥140 mmHg、年龄<80 岁且相对健康的老年患者,如果治疗耐受性好,可以考虑以收缩压<140 mmHg 为目标	Ⅱb	C
对于健康的 80 岁以上高龄老人,若初始收缩压≥160 mmHg,建议将收缩压降至 140～150 mmHg	I	B
对于衰弱的老年患者,建议根据合并症做出治疗决定,并仔细监测治疗效果	I	C
所有降压药都可用于老年人,利尿药和钙通道阻滞剂是单纯收缩期高血压患者的首选药物	I	A

此外,在相当一部分老年高血压患者中,存在 ABP 高于诊室血压的逆白衣现象。大多数人夜间血压下降,低于白昼血压,呈构型。但随年龄增长,夜间血压下降不明显,甚至出现反构型,百岁老人血压昼夜波动消失。

Ohasama 的研究显示,与筛查血压相比,家庭自测血压(home blood pressure,HBP)对死亡和脑卒中有更好的预测价值,提示 HBP 测量的重要性。然而,在老年受试者中更为明显的身体和智力障碍,可能会限制 HBP 监测的更广泛应用。

3. 心血管总风险和开始药物治疗的时机
ESH/ESC 指南建议的心血管总风险估算方法也被《声明》推荐用于老年人(≥65 岁)和高龄老人(≥80 岁)。轻度高血压患者合并其他心血管危险因素时需要药物治疗,这些危险因素包括吸烟、高胆固醇、糖尿病、靶器官损害(如左心室肥厚、蛋白尿和/或肾功能下降等)。HYVET 研究表明,80 岁以上老年患者收缩压从 170 mmHg 降至 140 mmHg,可以降低死亡、心力衰竭及卒中的发生。高龄患者的降压治疗限于那些相对健康且Ⅱ级以上的高血压患者,而 80 岁以上相对健康的轻度高血压患者是否能从药物治疗中获益还需要研究证实。合并疾病(如冠心病、心律失常、心力衰竭等)决定降压治疗的适应证、降压药物的选择及强度。对于重症和/或衰弱患者,可以停用或减少降压药。

4. 证据为基础的治疗　2013 年 ESH/ESC 指南指出,随机对照试验表明无论是收缩期/舒张期高血压还是单纯收缩期高血压的老年患者,都能从降压治疗中获益,并显著降低心血管发病率和死亡率,这一点毋庸置疑。常见降压药(如利尿药、受体阻滞剂、钙通道阻滞剂、血管紧张素转化

酶抑制剂和血管紧张素受体阻滞剂等)都适合于老年患者。没有证据表明不同类别药物在年轻患者和老年患者中的疗效不同。

【文献评述】
随机对照试验表明,无论老年患者是收缩期/舒张期高血压还是单纯收缩期高血压,降压治疗均可降低老年人的心血管发病率和死亡率。对老年人(≥65 岁)和高龄老人(≥80 岁)进行降压治疗、使用安慰剂或无治疗的随机对照试验,均采用利尿药或 β 受体阻滞剂作为一线治疗。在单纯收缩期高血压临床研究中,一线药物主要包括利尿药或二氢吡啶类钙通道阻滞剂。在所有这些试验中,积极治疗组均优于安慰剂或非治疗组,其他种类药物只在对照研究中使用。在老年人和高龄老人高血压患者中,服用几种药物中至少有一种具有代表性的药物,包括利尿药、β 受体阻滞剂、钙通道阻滞剂、血管转化酶抑制剂和血管紧张素受体阻滞剂,都显示出疗效。最近一项针对老年人和高龄老人的荟萃分析显示,降压治疗对所有常见并发症都有很好的预防作用。

老年人和高龄老人开始降压治疗时应遵循一般指南。许多患者会有其他的危险因素,如靶器官损害和相关的心血管疾病,因此,选择一线降压药要个体化,考虑到伴发因素。此外,许多患者特别是老年人很难将收缩压降至 140mmHg 及以下或 150 mmHg 及以下,需要服用 2 种或 2 种以上药物来控制血压。

最近 ESH/欧洲老年医学会(European Geriatric Medicine Society,EUGMS)发布的意见书涉及了 80 岁以上衰弱老人的高血压治疗相关证据。简而言之,其建议主要治疗严重合并症,并且许多患者停止了降压治疗。当评估老年人降压治疗的

风险和获益时应该考虑以下 3 个方面:①直立性低血压的恶化和多重用药并发症可能导致跌倒和骨折风险增加;②较低的降压目标可能会使肾功能下降;③使用降压药来减缓认知能力下降、降低痴呆风险仍存在争议。

高血压在老年人中非常普遍,在世界范围内占心血管疾病发病率和死亡率的很大比例。单纯收缩期高血压在老年人中比在年轻人中更常见,并与脑血管疾病、急性冠状动脉事件等不良预后相关。由于老年高血压患者的研究证据有限,国际指南在为老年高血压患者提供最佳降压目标的建议方面并不一致。来自临床试验的证据支持在老年高血压患者中使用降压药,因为这对减少心血管疾病和死亡率有好处。然而,这些试验中的老年参与者可能不是常规临床实践中看到的典型老年患者,而且在老年人中使用降压药相关的潜在风险也没有像年轻参与者那样得到很好的研究。因此,《声明》的目的是全面总结老年(≥65岁)患者使用降压药的益处和风险,强调具有里程碑意义的临床试验和观察性研究很有必要。今后的研究应集中于这些药物在老年高血压患者中益处和风险的具体结果,如心血管疾病、认知功能减退、痴呆、直立性低血压、跌倒、骨折、癌症及糖尿病等,以提供最新证据,帮助临床医师做出决策。

(宁晓暄　侯莉明)

参 考 文 献

Kjeldsen SE,Stenehjem AE,Os I,et al. Treatment of high blood pressure in elderly and octogenarians:European Society of Hypertension statement on blood pressure targets. Blood Pressure,2016,25(6):333-336.

第 33 章

《欧洲高血压协会/欧洲老年医学会高龄、衰弱老年高血压管理专家意见》解读

【文献题目】 欧洲高血压协会/欧洲老年医学会高龄、衰弱老年高血压管理专家意见（An Expert Opinion From the European Society of Hypertension-European Union Geriatric Medicine Society Working Group on the management of hypertension in very old, frail subjects）

【文献作者】 Benetos A, Bulpitt CJ, Petrovic M, et al

【文献来源】 Hypertension, 2016, 67(5): 820-825

【文献解读】

◆ 背景介绍

在欧洲高血压协会（European Society of Hypertension, ESH）和欧洲心脏病学会（European Society of Cardiology, ESC）于 2013 年发布高血压指南后，考虑到高龄高血压患者的特殊性，2015 年由 ESH 和欧洲老年医学会（European Geriatric Medicine Society, EUGMS）联合成立了一个旨在检验 80 岁以上高龄高血压患者相关诊疗措施证据的工作组，同时，这一工作组也对 60～70 岁高龄高血压患者的相关研究进行了回顾，并于 2016 年发布了《欧洲高血压协会/欧洲老年医学会高龄、衰弱老年高血压管理专家意见》（下文简称《意见》）。《意见》适用于高龄衰弱的高血压患者。为充分了解目前对于高龄、衰弱老年高血压的研究现状，更好地做好我国高血压防治工作，本文就《意见》的大致内容进行介绍和解读。

◆ 文献要点

1. 启动治疗的时机 2013 年 ESH/ESC 指南认为应该对 80 岁以上收缩压≥160 mmHg 且躯体和精神健康状况良好的高龄患者启动降压治疗。但是，《意见》认为需要进一步明确以下 2 个问题：①需要更精确地定义躯体和精神状态良好；②需要明确一个评估躯体、精神状态及衰弱程度的指标。同样，在随访过程中监测高龄患者的躯体和精神状态也同等重要。

2. 治疗目标 2013 年 ESH/ESC 指南推荐对躯体和精神状态良好的高龄患者应当以收缩压＜150 mmHg 为治疗目标。《意见》认为这一目标是合理的，同时强调出于安全性考量，当收缩压降至 130 mmHg 及以下时应当减少降压药的剂量甚至停用降压药，尽量维持收缩压在 130～150 mmHg。尽管缺乏足够证据，但是家庭自测血压和动态血压监测的结果也可以作为参考依据。未来需要进一步研究以明确诊室血压、家庭自测血压和动态血压监测在高龄患者中的控制目标。

3. 降压药的选择 所有五大类一线降压药都可用于高龄患者。《意见》强调基于 HYVET 研究结果，应当将血管紧张素转化酶抑制剂（angiotensin converting enzyme inhibitor, ACEI）和噻嗪类利尿药置于与钙通道阻滞剂（calcium channel blockers, CCB）同等重要的地位。与此同时，不建议在高龄患者中以高剂量或联合药物治疗作为起始治疗方案的一部分；只有当低剂量药物不能很好地控制血压时方可考虑上述方案。

4. 极高龄衰弱患者 这类患者是指需要日常看护或住在疗养院的患者。2013 年 ESH/ESC 指南不推荐在极高龄衰弱患者中启动降压药治疗，对于这类患者应当首先治疗其他基础疾病，并密切监测治疗效果。《意见》推荐在这类患者中的

治疗决策应当基于以下几点来实施：①准确评估患者的身体功能和认知状态；②注意多种药物（不包括降压药）的联合治疗；③使用一种工具对患者的衰弱情况进行分层评估；④注意识别可能增强降压疗效、直立性低血压和其他低血压事件的因素，如药物间相互作用、营养不良、脱水等，并及时校正这些因素。如果确实需要在这类患者中进行降压治疗，必须极其小心，以小剂量单药治疗作为起始治疗方案并密切随访。

【文献评述】

目前国际及国内针对高龄（年龄≥80 岁）衰弱老年高血压患者血压治疗及管理的相关研究及循证医学证据仍然缺乏，对这类人群在启动高血压治疗、血压控制目标、治疗方案及风险获益评估方面仍存在争议。《意见》主要针对上述问题给予了相关评论及建议。

在何时启动降压治疗方面，尽管 2013 年 ESH/ESC 指南推荐在收缩压≥160 mmHg 的高龄患者中启动降压治疗，美国相关指南认为 SBP ≥150 mmHg 时便可考虑降压治疗，但是这些推荐仅从血压水平角度进行划分，缺乏对患者综合情况的整体评估。在临床中，高龄及衰弱老年高血压患者常合并多种疾病，生理及心理状态差异性大，对该类人群降压治疗的启动如若只从血压水平进行评估难以达到综合管理和治疗的目的。因此，《意见》就这一方面在现有指南的基础上进行了补充，建议在启动降压治疗时评估并检测该类人群躯体、精神状态及衰弱程度的指标。然而该观点未能提供具体的评估标准，在临床工作中如何做到准确、全面地评估高龄及衰弱老人的躯体及精神状态，以及采取哪些指标进行评估仍缺乏循证医学证据，这也是高血压管理的难点。此外，收缩压<160mmHg 的高龄及衰弱老年患者能否从降压治疗中获益也缺乏临床证据，《意见》认为当前仍没有足够证据来支持上述观点，因此，这一类人群成为老年血压管理研究的空白。

在降压目标方面，针对高龄及衰弱老年患者，目前还没有足够的证据支持任何一种降压目标。有研究发现将收缩压控制到 140 mmHg 及以下并不能为高龄患者带来更多获益，且有可能增加不良事件的风险，而且高龄、衰弱患者较低的血压

水平与患病率和死亡率增加有关。鉴于上述原因，对高龄、衰弱患者能否从降压治疗中获益、不同降压目标下的绝对获益大小与获益/风险比等问题仍有待解决。尽管 SPRINT 研究结果表明，强化降压治疗（收缩压<120 mmHg）可使年龄>75 岁的高龄患者获益，但 SPRINT 研究并没有纳入足够多年龄>80 岁的患者，也没有办法回答高龄及衰弱患者降压治疗的有关问题。因此，《意见》仍推荐 2013 年 ESH/ESC 指南提出的建议，即在躯体和精神状态良好的高龄患者中应当以收缩压<150 mmHg 为治疗目标，对合并多种慢性疾病的衰弱患者，应当依赖患者自身情况进行个体化治疗。

在降压药物选择方面，尽管荟萃分析表明 CCB 和噻嗪类利尿药可能更适用于高龄患者的血压控制，但欧洲及美国指南均认为 60 岁以上患者可以使用降压药的类型及相关获益与其他患者无异。同时，目前有观点认为在治疗开始时便联合 2 种或 2 种以上药物治疗会增加高龄患者低血压和药物相关不良事件的风险，也不利于患者保持依从性。因此，对于联合用药，《意见》强调除非单药治疗无法有效控制血压，且联合用药的潜在获益远远超过低血压和其他不良事件的风险，否则不应当在高龄、衰弱的患者中使用 2 种或 2 种以上降压药。一般情况下，除非血压难以控制，也不应当在这类患者中使用 3 类以上的降压药。若患者确实需要联合用药，必须加强随访和患者教育，以及时发现药物相关不良事件。

在治疗获益方面，2013 年 ESH/ESC 指南报道了高龄患者双盲降压研究（HYVET）的初步结果，公开数据显示在年龄≥80 岁且有适应证的高血压患者中，与安慰剂相比，在 ACEI（培哚普利）基础上联合噻嗪类利尿药（吲达帕胺）治疗可以显著减少主要心血管事件和全因死亡率。因此，《意见》认为降压药治疗可以使有适应证的高龄患者获益。尽管如此，对于这一证据目前仍有诸多质疑。《意见》在综合证据内容和质量后提出了如下质疑：首先，目前仅有 HYVET 这一项双盲随机对照研究就这一问题进行了探索，并且研究中仅包含 ACEI 和噻嗪类利尿药，是否能外推至其他类型降压药仍有待进一步研究；其次，HYVET 研究中多数患者年龄集中在 80～84 岁，80～89 岁

的患者占研究人群的99%，研究结论能否外推至更高龄的患者尚未可知；再次，由于中期分析观察到了治疗组的显著获益，HYVET研究最终被提前终止，因此，目前并不清楚长期治疗是否会带来风险因素的增加；最后，HYVET研究纳入的人群健康状态基本良好，难以代表高龄人群的一般特征。

　　由于有证据表明健康状态与血压、患者临床结局之间存在密切联系，因此，《意见》综合认为目前针对高龄、衰弱高血压患者的研究仍不充分。与此同时，也有研究认为针对中年患者的护理治疗措施可能不适用于高龄衰弱患者。更有研究证据直接表明，接受2种及以上降压药治疗且收缩压<130 mmHg高龄患者的全因死亡率在所有人群中最高，并且有意识障碍的患者比例更大。此外，高龄患者合并直立性低血压的可能性也更大，如何在这类患者中权衡降压治疗的利弊仍是一个有待解决的难题。

（陶　军）

参 考 文 献

Benetos A,Bulpitt CJ,Petrovic M,et al. An Expert Opinion From the European Society of Hypertension-European Union Geriatric Medicine Society Working Group on themanagement of hypertension in very old, frail subjects. Hypertension,2016,67(5):820-825.

第 34 章

《美国心脏协会/美国心脏病学会/美国老年医学会高龄患者心血管疾病治疗知识缺陷声明》解读

【文献题目】 美国心脏协会/美国心脏病学会/美国老年医学会声明:高龄患者心血管疾病治疗知识缺陷(Knowledge gaps in cardiovascular care of the older adult population:A scientific statement from the American Heart Association,American College of Cardiology,and American Geriatrics Society)

【文献作者】 Rich MW,Chyun DA,Skolnick AH,et al

【文献来源】 Circulation,2016,133(21):2103-2122

【文献解读】

◆ 背景介绍

在全球范围内大多数心血管疾病(cardiovascular disease,CVD)的发病率随增龄而增加,也是导致75岁以上人群死亡及致残的主要原因。在美国,65岁以上住院治疗人群中CVD患者占50%以上,占总体死亡人数的80%;而75岁以上老年人虽然仅占美国总人口的6%,但其发生CVD死亡人数却高达50%。由此可见,CVD是老年患者死亡的主要原因,也是老年人慢性残疾、丧失独立生活能力、生活质量下降的主要原因。

尽管老年CVD呈现高的患病率、发病率及死亡率,然而目前展开的大多数重要的国际CVD临床试验没有足够重视75岁以上的老年患者,甚至很多关键试验剔除了高龄伴有复杂心血管合并症、活动受限、认知功能障碍、衰弱的老年患者。即使有些研究纳入了这类人群作为研究对象,但也未能充分考虑到老年人器官结构和功能的老化性改变、老年共病、老年多重用药等因素。这样的情况就导致以相对年轻和无并发症(或合并症)患者为主要研究对象的临床试验研究证据支撑当今的诊疗指南,而无法为老年CVD患者的临床诊疗实践提供适当的循证建议。为此,2016年美国心脏协会(American Heart Association,AHA)/美国心脏病学会(American College of Cardiology,ACC)/美国老年医学会(American Geriatrics Society,AGS)发布了《高龄患者心血管病治疗知识缺陷声明》(下文简称《声明》),旨在为老年医学科医师和相关人员提供有关临床诊治和临床研究的科学指导。

◆ 文献要点

1. **当前指南知识缺陷及总体建议** ACC/AHA及美国卒中协会的指南所入选的研究很少纳入高龄患者或者只纳入没有合并症的高龄患者,这些研究对象对整体老年群体不具有代表性。《声明》建议应尽可能纳入有合并症、衰弱及认知缺陷的高龄患者,并观察有关老年人生活质量、维持功能状态、独立与认知功能等多项预后结局指标。《声明》提出以下7项具体建议。

(1)招募患有相关疾病及不同功能状态的代表性老年人。

(2)对老年人进行健康状况、生命质量、身体功能(如执行日常生活活动和工具性日常生活活动的能力)以及独立生活能力和认知功能的评估。

(3)要体现以患者为中心的原则。

（4）制订老年 CVD 诊疗策略时应充分考虑老年患者的意愿、个人价值、护理目标，以及看护者、监护人及相关人员面对的各种困难。需要开发简单的、对患者相对合适的、受患者欢迎的照护设施。

（5）建立能准确评估 CVD 老年人各种慢性疾病、机体功能及认知状态的有关预后和预期寿命的评估模型，确定纳入健康数据的评估方法、生物标志物和预后决策。

（6）实施进一步的临床研究以探索老年 CVD 患者的一级、二级最佳预防策略。

（7）评估康复治疗在优化临床结局和功能康复方面的价值。

2. 针对不同心血管疾病消除知识缺陷的建议

（1）冠心病：包括 ST 段抬高型心肌梗死和非 ST 段抬高型急性冠状动脉综合征（acute coronary syndrome，ACS）。

1）评估老年 ACS 患者药物治疗的获益/风险比以及药物治疗的疗程，同时注意多病共存和多重用药。

2）明确对老年 ACS 患者进行保守治疗和侵入性治疗的获益/风险，特别是在多病、衰弱或预期寿命有限的情况下这些治疗对老年人生活质量的影响。

3）开发与老年人相关的风险分层工具，以评估积极干预对老年患者的益处。

4）评估老年 ACS 患者年龄相关性血小板功能和止血效果以及不同抗血小板药物单独使用或联合使用的获益/风险。

5）比较药物洗脱支架和裸金属支架在老年 ACS 患者经皮冠脉介入术（percutaneous coronary intervention，PCI）中的获益/风险以及长期预后影响。

6）评估新的高敏感性肌钙蛋白测定在老年 ACS 患者中的应用。

7）探讨发病率高的老年 2 型心肌梗死患者的管理措施和随访预后结局。

8）确定老年 ACS 患者治疗中减少出血的最佳实施策略。

9）制订老年 ACS 患者症状延迟出现和治疗延误的诊疗策略方法，包括对家庭和照护者的教育。

（2）稳定性缺血性心脏病（ischemic heart disease，IHD）、PCI 和冠状动脉搭桥术（coronary artery bypass graft，CABG）

1）研究并确定 IHD 对老年人的症状、日常生活能力、健康状况及独立生活能力的影响。

2）研究药物成分在诊断和治疗老年稳定性 IHD 患者中的价值。

3）研究针对老年患者病情状态的评估方法。

4）比较药物治疗和早期介入治疗（包括 PCI 和 CABG）的疗效，需进一步研究患者的生活质量、身体功能及药物使用情况。

5）研究评估患者术前身体条件、相关准备及术前适应性训练的价值，以降低围手术期风险、改善预后。

6）研究优化心脏康复诊疗计划的价值，以减少残疾和跌倒风险，使老年人保持独立活动能力，减少住院和长期护理时间，降低老年 IHD 患者的医疗费用。

7）研究改善老年人心脏康复过程中的转诊条件与患者依从性，包括多病共存、非心血管功能受限及衰弱的患者。

8）评估各种抗血栓治疗方案在老年患者［不管是否有相关共病（如进行性肾功能不全等）］中的有效性和相对有效性。

9）研究老年患者对心脏手术的态度和心理准备，评估其对手术预后的影响。

10）研究在术前将疾病手术评估和预先护理计划纳入整个治疗决策，考虑早期护理目标对治疗的影响。

11）探索在不同时间范围内评估手术的风险和潜在获益，以促进共同决策。

12）探索神经、放射、老年医学等多学科之间的合作研究，开发针对轻度认知功能障碍及痴呆患者新的影像、认知评估、生物标志物、遗传标记技术，并将其应用于手术风险和术后结果的评估中。

13）研究能预测术后躁动和谵妄的高危患者的方法，制订预防、减少及治疗这些情况的策略。

（3）心律失常：包括心房颤动（下文简称房颤）和心房扑动。

1）进一步研究常见疾病（冠状动脉疾病、高血压、糖尿病、心力衰竭、阻塞性睡眠呼吸暂停、肥胖)及年龄介导的心房结构、功能、生物化学及生物物理学改变之间的相互作用机制,这些因素增加了增龄过程中发生房颤的可能性。

2)使用无创工具来量化评估与年龄相关的房颤患者结构和电生理变化及重塑。

3)由于脑卒中大多数发生于亚临床房颤患者,因此,需要探索针对老年人房颤一级预防或早期检测的新型生物标志物或监测设备。

4)探索导致老年人房颤发病增加及种族差异的机制。

5)完善老年房颤患者基于临床特征、多病、衰弱、老化性结构变化、生物学及遗传标记等构建血栓栓塞和出血并发症的预测模型。

6)探索新型、快速的医疗计算决策系统,用以评估抗血栓治疗患者的预计收益和出血风险。

7)进行有效的队列比较研究,建立大量的注册和强制性上市后监控数据库,用以比较不同抗凝剂的获益/风险比。

8)研究并观察放弃抗凝治疗的后果及不良事件风险,评估使用常规抗凝剂和新型抗凝剂有无差异。

9)开展对老年患者进行更多非药理学方法以预防脑卒中的研究。

10)制订老年患者继续或者停止使用抗凝剂的标准。

11)比较心率控制和心律控制策略在老年人群临床结局上的差异,如生活质量、功能状态等。

12)评估老年房颤患者消融术的短期、长期风险及获益,包括生活质量、医疗费用等。

13)确定房颤消融成功后的合理抗凝治疗方案。

14)评估房室结消融伴起搏器植入对老年房颤患者生活质量和其他相关结果的影响。

(4)室性心律失常及心脏性猝死的预防

1)需要改进适用于所有老年人(包括功能障碍和认知障碍)的无创心脏性猝死风险分层筛查工具。

2)预防心脏性猝死的研究应该包括终点生活质量和调整寿命的提高,因为这些结果对老年患者有重要意义。

3)研究导管消融术在老年室性心律失常患者中的作用。

4)评估心律失常与其他原因造成死亡的相对风险。

5)根据相关资源为老年患者提供适当的抗心律失常药物,并考虑药物相互作用以及药动学与年龄相关的变化。

(5)基于设备的心脏节律异常治疗

1)需要进一步研究增龄导致的心脏传导系统变化机制以及老年人传导细胞再生的潜力。

2)需要探讨更好的方法来鉴别不明原因老年晕厥患者(如缓慢性心律失常)的潜在病因。

3)研究心脏再同步化治疗及除颤对老年患者临床结局的影响,包括生活质量及功能状态等。

4)植入心脏装置在患者生命结束时,应考虑设备的处置和成本效益问题。

5)关注ICD植入对老年人心脏性猝死的一级和二级预防的效果数据。

6)制订个性化的ICD知情同意书,评估与植入相关的预期寿命延长,同时考虑共病问题。

7)开展相关队列研究以确定在电池寿命结束时更换ICD的决策,以此评估老年人的预后,并为后续此类设备的使用提供重要意见。

(6)瓣膜性心脏病:如主动脉瓣狭窄。

1)加强诱发主动脉瓣狭窄的主动脉炎症和钙化机制的基础和转化研究。

2)探讨年龄、性别、种族/民族和共病与老年主动脉瓣狭窄患者的临床病程和预后之间的相互作用。

3)在评估患者围手术期发病率、死亡率及长期功能状态和生活质量结局时,应开发包括认知功能、衰弱和功能局限性在内的风险模型。

4)进一步探讨药物治疗在减缓疾病进展和减轻症状方面的潜在作用,同时研究这些药物与老龄、衰弱及共病相关的获益/风险比。

5)经皮球囊主动脉瓣成形术在老年严重主动脉瓣狭窄患者中的作用仍不确定,有待进一步研究。

6)探索减少围手术期并发症(如脑卒中、主动脉瓣旁反流、心传导阻滞、房颤、认知障碍/谵妄)的新技术,探讨恢复患者独立生活的康复策略。

7)进一步研究经导管主动脉瓣置换术(transcatheter aortic valve replacement,TAVR)在中度危险老年人、主动脉瓣反流及生物瓣膜失效患者中的应用。

8)探讨通过改进方法和标准以优化患者选择,从而确定最有可能从主动脉瓣置换术(aortic valve replacement,AVR)、TAVR或保守管理中获益的患者。

9)探讨主动脉瓣狭窄伴少量反流的发病机制,因为这种伴有反流的老年主动脉瓣狭窄患者不适合进行介入治疗。

10)研究评估老年患者肺动脉高压对AVR术后临床结局和患者身体功能的影响。

(7)心力衰竭

1)仔细审查高质量临床试验和大型试验数据,为临床医师提供治疗老年射血分数减低性心力衰竭(heart failure with reduced ejection fraction,HFrEF)患者的特定药物和设备治疗信息,以及运动训练和其他生活方式干预的结果。

2)探索在左心室射血分数为40%~55%的老年患者中,药物治疗是否可以影响其生活质量、身体功能以及住院率、死亡率等。

3)研究机械辅助循环装置(mechanical circulator ysupport,MCS)作为老年HFrEF患者的治疗目标价值。

4)探讨老年心力衰竭和老年认知障碍之间的联系,评估老年心力衰竭患者的认知功能,开发和测试可能减缓认知减退的干预手段。

5)进一步评估抑郁症状对老年心力衰竭患者临床结局以及患者对治疗反应的影响。

6)探索对老年心力衰竭患者的症状识别过程和治疗决定。

7)制订针对老年患者最佳的护理过渡(医院、熟练的护理设施、急诊科、家庭)策略。

8)尽早和更系统地为老年心力衰竭患者提供姑息治疗服务。

9)研究急性和慢性HFrEF或射血分数保留性心力衰竭(heart failure with preserved ejection fraction,HFpEF)患者的非药物治疗管理。

10)评估在不同年龄、肾功能、肝功能情况下,特定的饮食模式(如钠和钾的摄入、液体的摄入等)和膳食补充剂(如辅酶Q10、维生素D等)对老年HFrEF或HFpEF患者的影响,以及这些营养素和其他营养素的最佳摄入量。

11)HFpEF在老年人群中存在很大的异质性,其致病机制可能因个体而异,且存在明显的性别差异。

12)研究更多关于心脏以外的异常数据,尤其是骨骼肌的快速再生和重构能力,针对这些异常情况的治疗需要进一步探讨。

13)HFpEF的发生是多器官系统储备能力下降的标志,是一种系统性疾病。

(8)外周动脉疾病

1)对于年龄＞75岁的外周动脉疾病(peripheral artery disease,PAD)患者,应比较内科、外科或经皮介入治疗的效果。

2)开展对PAD患者生活质量和肢体功能影响策略的研究。

3)评估老年PAD患者药物治疗(抗血小板药物、降脂药物、抗凝剂、磷酸二酯酶抑制剂)的效果。

4)确定药物治疗的新靶点,探讨PAD发生的生物学机制。

5)进一步研究与PAD患者年龄相关的骨骼肌质量和功能的重叠是否会导致功能障碍的发展及继发的残疾,寻找能改善患者身体功能和生活质量的干预措施。

6)通过对运动干预(尤其是针对高龄老人的活动类型、数量及强度等)的研究来改善患者身体功能、减缓疾病进展。

7)探讨导致PAD功能障碍的预测价值,以及介入治疗对预防严重肢体缺血和肢体缺失的影响。

(9)脑血管疾病(脑卒中)

1)进行有效性比较研究,来评估所有类型老年脑卒中患者的短期和长期预后,并确定哪些患者最有可能从特定的干预措施中获益。

2)需要更多研究以确定最好的方法来帮助严重脑卒中患者身体功能的恢复,并根据患者的个人意愿来决定是否继续治疗。

3)研究并确定老年脑卒中一级和二级预防的最佳降压目标以及他汀类药物的治疗强度。

4)溶栓治疗老年急性缺血性脑卒中的作用需要进一步明确。

5)研究并了解哪些老年患者会从颈动脉介入治疗中获益。

6)大脑微出血的磁共振成像是脑内大出血的

重要预测指标,已被证实可能与抗栓药物的安全性有关,尤其在老年人中比较明显。

7)开发和测试针对老年患者的新型微创脑出血减压方法。

8)更好地定义既有缺血又有出血风险老年患者的各种抗血栓治疗获益/风险比。

9)明确血管性脑损伤的部位、严重程度和范围及其与继发的认知损伤的关系,同时考虑年龄相关的病理变化和认知储备。

(10)非心脏手术围手术期管理

1)开展评估心血管风险(如多病、认知功能、衰弱等)及与老年人相关的长期结局(如保持独立、保持身心功能和整体生活质量)的研究,制订相应的对策和方法。

2)制订老年心脏及非心脏手术患者的整体风险评估工具,尤其是≥80岁及≥90岁的患者。

3)对老年人围手术期和远期的风险需要进行手术风险预测模型评估。

4)研究并确定有效的围手术期检查及干预措施,以降低心脏和非心脏手术老年患者的心血管风险。

5)通过进一步研究来更好地确定患者术后肌钙蛋白升高的意义和最佳处理方式。

6)研究将重大外科手术前患者的意愿和护理目标纳入整个手术的决策过程。

7)研究具体干预措施来降低常见并发症的风险(如谵妄、功能减退、残疾、肾功能不全、肺炎、其他感染等),并改善接受重大外科手术老年患者的身体功能。

8)进行有效性研究以比较老年患者保守治疗和积极治疗的结局。

【文献评述】

尽管 CVD 在老年患者中的发病率很高,但是用于指导针对 75~80 岁老年患者的临床决策仍非常有限,尤其是针对 80 岁以上老年患者多病共存、身体功能衰退、认知功能减退、衰弱、长期居住于护理院等情况,几乎没有高质量的研究证据。此外,有关对生命末期管理心血管疾病和相关干预措施的指导也很少,普遍缺乏关于诊断和治疗

的干预措施对老年人结局的影响,包括生活质量、功能水平(日常活动能力和工具性日常生活活动能力)及独立生活能力等。很多研究通常过分强调药理学、外科或导管干预,较少关注如饮食、生活方式、锻炼等非药物干预措施。

对老年人的照护受到年龄相关的心血管系统和其他生理变化的影响,并且会增加慢性共病和残疾。尽管老年患者 CVD 的风险增加甚至会导致死亡,而且还面临治疗过程引起并发症的风险,但是对老年患者进行有效治疗的绝对收益较年轻患者更大。因此,老年患者的风险和收益平衡发生了根本性的转变,这一点在临床试验中还没有得到充分的解决,必须在个体化基础上加以考虑。

《声明》总结了老年人群常见 CVD 的重要知识和证据差距,提出克服这些知识缺陷的方法,应在高龄患者中开展大规模基础研究和临床预后试验,采用新的研究设计,纳入以患者为中心(最重要的是包括高龄患者)的典型临床研究。这些研究结果有助于将关键发现转化为未来以证据为基础的指南,从而满足全球日益增长的老年 CVD 患者的照护和预后改善需求。

(王晓明　侯莉明)

参 考 文 献

[1] Rich MW, Chyun DA, Skolnick AH, et al. Knowledge gaps in cardiovascular care of the older adult population: A scientific statement from the American Heart Association, American College of Cardiology, and American Geriatrics Society. Circulation, 2016, 133(21):2103-2122.

[2] Mozaffarian D, Benjamin EJ, Go AS, et al. Heart disease and stroke statistics—2016 update: a report from the American Heart Association. Circulation, 2016, 133(4):e38-360.

[3] Nishimura RA, Otto CM, Bonow RO, et al. 2014 AHA/ACC guideline for the management of patients with valvular heart disease: a report of the American College of Cardiology/American Heart Association Task Force on Practice Guidelines. Circulation, 2014, 129(23):e521-643.

第 35 章

《美国心脏协会/美国卒中协会姑息治疗与心血管疾病和脑卒中的政策声明》解读

【文献题目】 美国心脏协会/美国卒中协会的政策声明:姑息治疗与心血管疾病和脑卒中(Palliative care and cardiovascular disease and stroke:A policy statement from the American Heart Association/American Stroke Association)

【文献作者】 Braun LT，Grady KL，Kutner JS，et al

【文献来源】 Circulation，2016，134(11)：198-225

【文献解读】

◆ 背景介绍

心力衰竭是一种慢性心脏疾病,此类患者晚期生活质量低下、死亡率高,即使行心脏移植治疗,仍有很大的风险和局限性,而脑卒中的致残、致死率也较高,另外,使用机械循环支持的治疗费用高,照护者压力很大。因此,对这些患者往往采用舒缓治疗。舒缓治疗也称姑息治疗(palliative care),是一种以患者和家庭为中心的治疗,主要通过预测、预防及治疗以缓解患者痛苦,改善患者的健康相关生活质量(health-related quality of life,HRQOL)。姑息治疗的重点是沟通、共同决策、晚期护理计划及全面评估和管理。有证据表明,患者接受姑息治疗越早,效果就越好。姑息治疗不仅可以满足心血管疾病、脑卒中等严重慢性疾病患者的需求,还可以显著提高患者及其家属的满意度,因此,应考虑将所有晚期心血管疾病和脑卒中患者纳入姑息治疗对象。

2016 年美国心脏协会(American Heart Association,AHA)/美国卒中协会(American Stroke Association,ASA)发布了《姑息治疗与心血管疾病和脑卒中政策声明》(下文简称《声明》)。《声明》强调了将姑息治疗服务整合到严重心血管疾病(心力衰竭、心脏移植、机械循环支持)和脑卒中患者中的重要性及益处,并为相关决策提出了具体建议,旨在改善此类患者的生活质量,减轻照护者负担,在提高患者及其家属满意度的同时,节约医疗成本,给患者、家庭及社会带来更大的获益。《声明》的适用人群为严重心血管疾病(心力衰竭、心脏移植、机械循环支持)和脑卒中的患者及其家庭成员、照护者,还包括相关政策制定者。

◆ 文献要点

姑息治疗根据不同情况可由跨学科护理团队或姑息治疗专家来提供,需要医疗团队、患者、家属甚至社会工作者和牧师共同合作,制订一个能反映患者价值观、喜好和目标的医疗护理计划。《声明》的主要内容:强调了将姑息治疗服务整合到严重心血管疾病和脑卒中患者中的重要性及其益处,并为相关决策提出了具体建议;鼓励联邦和州政府机构为姑息医疗服务提供全面补偿;建立良好的支付者-提供者关系;制订卫生保健政策以提供全面的院内姑息治疗服务;加强与姑息治疗相关的卫生职业教育及专业认证等。

1. **姑息治疗及其可能的获益** 姑息治疗是在临终关怀基础上发展起来的更现代、更科学的临床医学分支,是一种以患者和家庭为中心的治疗,目的是改善患者的健康相关生活质量。姑息治疗可以由跨学科护理团队来提供,也可以由咨询专业的姑息治疗专家来提供。姑息治疗可从胎儿期一直延续到老年期,贯穿整个生命周期。临终关怀(hospice care)是由接受过专业培训并获得认证的临床医师提供的终末期关怀,主要为预期寿命不足 6 个月的患者提供姑息治疗。

姑息治疗的实施以团队的目的、构成及功能为基础。为满足姑息治疗的需要,医疗团队、患者和家属需共同合作,力求制订出一个能反映患者价值观、喜好及目标的医疗护理计划。姑息治疗的重点是沟通、共同决策、制订晚期护理计划以及全面评估和管理。将姑息治疗纳入晚期心血管疾病和脑卒中患者的治疗中会带来以下 8 个方面的获益:①提高患者和照护者对疾病、治疗及预后的理解;②改善症状,缓解痛苦;③共享基于患者价值观、喜好及目标的决策;④加强医患沟通;⑤制订出基于获益、风险和照护负担的个体化晚期护理计划;⑥改善患者和照护者的生活质量;⑦改善临终关怀及相关护理的准备;⑧丧亲支持。

2. 姑息治疗对晚期心血管疾病和脑卒中患者及其照护者的作用 姑息治疗是以患者和家庭为中心的治疗,通过预测、预防和治疗疾患来改善患者的生活质量。《声明》提出应将所有晚期心血管疾病和脑卒中患者纳入初级姑息治疗。临床医师应满足患者姑息治疗的需要,具备必要的专业知识和技能,为弱势患者及其家属提供无缝的姑息治疗措施,注重为他们减轻痛苦、提供安慰、加强沟通。下文重点介绍与晚期心血管疾病和脑卒中相关的姑息治疗的地位和重要性。

(1)心力衰竭与姑息治疗:《声明》指出,姑息治疗和支持性治疗对有症状的心力衰竭患者可以改善其生活质量。美国心力衰竭协会的指南也有多种关于姑息治疗的建议,包括对患者和家属进行有关生活质量、预后、死亡风险(包括猝死)的教育,以及在积极治疗过程中对治疗目标与效果、临终关怀、终末期护理及遗嘱的讨论。

(2)心脏移植与姑息治疗:姑息治疗主要与晚期心力衰竭患者有关,因为对这些患者常需要预先制订治疗计划,并对其进行症状姑息和家庭支持。对于晚期心力衰竭尤其是那些不适合行心脏移植的患者,姑息治疗小组的作用正逐渐被接受,但事实上,姑息治疗在心脏移植评估、治疗清单及术后咨询中并不常见,仍未得到足够的重视。

(3)机械辅助循环装置(mechanical circulatorysupport,MCS)与姑息治疗:目前联合委员会已将姑息治疗纳入所有 MCS 患者的治疗中。需要强调的是,MCS 团队中必须包含 1 名姑息治疗专

家。除紧急情况外,姑息治疗专业人员应该与准备行心脏移植的患者在移植前见面,帮助其做出决定,并协助其进行围手术期的处理。有时患者和家庭成员可能被要求做出关闭 MCS 装置的决定,此时最好由 MCS 小组与姑息治疗团队合作,在适当的时候协助患者过渡到临终关怀。

(4)脑卒中与姑息治疗:脑卒中患者及其家属对姑息治疗的需求是巨大的。在脑卒中急性期,患者及其家属需要在相关不确定因素下做出快速决定,此时需要建立医患信任关系以处理急性期症状;在脑卒中康复和慢性阶段,团队成员需要适应患者的各种功能和认知缺陷,发现并处理在患者康复过程中出现的多种躯体和心理症状。

(5)患者和照护者对疾病、治疗及预后的理解:晚期心血管疾病和脑卒中患者及其照护者对疾病、预后及治疗选择的理解非常重要。相关信息的提供应从初始诊断时开始,并在整个病程中不断进行更新和讨论。在征得患者同意后,其主要家庭成员和委托的代理人应参与到这些讨论中。对于儿童患者,如果条件允许也应参与讨论。

为患者及其家属提供预后信息并不是一个简单的过程,不仅要充分利用现有资源,而且提供的信息应通俗易懂。患者和家属应该意识到疾病轨迹可能发生变化,信息需求也会随着时间的推移而改变,这是一个持续的动态过程。姑息治疗专家有时可能不适合与患者及其家属分享具体的预后和治疗信息,但他们在鼓励沟通、处理障碍、促进共同决策方面发挥着重要作用。

疾病发展轨迹的不确定性不利于对未来护理的选择和临终问题的讨论,但必要的交流和沟通不可或缺,因为沟通不畅常会导致患者接受更为激进的护理和治疗,况且重症患者更希望与服务提供者进行这方面的对话交流。良好的医患关系及反复讨论可以极大地促进这种交流的改善。

(6)基于患者价值观、喜好和目标的共同决策:姑息治疗通过共同决策来分享信息,然后做出符合患者价值观、目标和喜好的护理和治疗选择。服务提供者应与患者公开讨论他们的价值观、喜好和目标,用于指导患者的护理和治疗选择。

(7)医患沟通:姑息治疗团队通过提供情感支持和护理选择指导,可以改善心力衰竭患者及其家属的住院体验。姑息治疗专家的关键作用之一

是加强医患沟通,特别是在有关目标护理的讨论方面。护理目标和临终关怀的讨论与患者和照护者生活质量的改善相关,在这方面由初级保健团队或姑息治疗专家参与的护理目标讨论就显得更有优势。例如,对心力衰竭患者的年度护理回顾中可以包含以下重要内容。

1)临床特征:功能状态、临床症状、精神状态、生活质量及疾病轨迹;照护者的感知。

2)患者特点:了解患者的价值观、目标和一般护理喜好。

3)预后估计:考虑合并客观的建模数据;对大范围不确定性的处理。

4)治疗回顾:对患者进行适当的心力衰竭治疗(如 β 受体阻滞剂、血管紧张素转化酶抑制剂/血管紧张素 II 受体阻滞剂、醛固酮拮抗剂、心脏再同步化治疗、植入式心律转复除颤器等);对并发症(如心房颤动、高血压、糖尿病、慢性肾脏病等)的治疗;对症状性心力衰竭的适当预防性处理。

5)策划未来活动或晚期护理计划:了解患者的复苏喜好;了解患者对晚期治疗、大型手术或临终关怀的渴望。

6)其他:将年度审查的标准化文件记录在病历中。

(8)基于福利、风险和负担的晚期护理计划:应向所有晚期心血管疾病和脑卒中患者提供有关晚期护理计划的信息,告知患者可以预先计划未来的医疗护理并定制晚期医疗指令。应鼓励患者与他们的委托决策者、主要家庭成员及医护人员分享其意愿及相关文件。初级护理小组和/或姑息治疗专家需要促进这些对话,以便患者、家属及服务提供者都能清楚地了解患者当前和未来的愿望。

随着病情进展,晚期照护计划给患者提供了一个可以明确自己对护理服务的选择及护理目标的机会。一项针对参加心脏康复项目患者的研究显示,96%的患者表示有兴趣与医师讨论晚期护理计划,但实际只有 15% 的患者进行了此类讨论,10%的患者相信医师能理解他们的临终愿望。《声明》建议患者通过授权书指定一个医疗代理人来执行相关的晚期护理计划。护理小组成员应向患者提供适当的支持,鼓励其参与护理目标的讨

论,根据患者目前的医疗状况、价值观、愿望以及患者或其医疗代理人的知情同意,来完成维持生命的医疗订单。应鼓励儿科患者填写附属文件,尽管其缺乏法律约束力,但能够促进讨论与交流,可以让他们在参与自己的医疗决策时有一定程度的自主权。这些文件多为便携式订单集,旨在确保护理人员能按照患者的意愿来提供护理。这些反映患者意愿的订单集在所有环境中都应被遵守。如果服务提供者在对患者进行相关检查和讨论后发现现有维持生命的治疗与患者当前的愿望不一致,应及时进行修改。若在医疗过渡时期并符合相关法律法规的情况下,患者的意愿发生了变化或健康状况发生了重大改变,应至少每年对患者的晚期指令和医疗订单进行一次审查。

(9)患者的预后:姑息治疗服务对心血管疾病和脑卒中患者的生活质量和满意度有积极的影响。虽然多数姑息治疗和临终关怀研究是针对癌症患者的,但对于晚期心血管疾病患者也有类似的益处。研究表明,在姑息治疗小组管理的晚期心力衰竭患者中,临床症状得到有效改善,吗啡类药物总需求量降低。一项针对晚期乳腺癌或妇科癌症患者的研究显示,接受初级姑息治疗的患者,其生活质量更好,抑郁程度更低。一项研究调查了参加临终关怀计划的患者,他们在入院期间表现良好或非常好。还有研究发现,已登记接受临终关怀的患者比未登记接受临终关怀的患者存活时间更长。尽管患者从临终关怀中获益良多,但这个群体的姑息治疗服务仍未得到充分利用。

(10)照护者的预后:姑息治疗和临终关怀可以向患者提供额外的资源和支持,从而减轻照护者的负担。癌症患者的照护者均建议,当患者出现无法控制的症状或需要家庭帮助时应及时引入姑息治疗。此外,给予照护者个性化的支持可能更有利于减轻照护者的压力。

心力衰竭照护者的个人健康常在患者新近住院后受到损害,表明患者的疾病转归对照护者会产生影响,而频繁住院或病情恶化的患者会对照护者的健康产生负面影响。即使在亲人离世后,照护者也会对当初的治疗决定、死亡地点或死亡质量质疑或产生后悔情绪。与临终关怀的患者相比,危重症患者的死亡可显著增加照护者的应激障碍和悲伤情绪。照护者通常认为,其亲人如果

能在喜欢的地方去世会对生命末期的护理更加满意。因此,应在疾病早期努力引导患者的喜好。由于心血管疾病的诊断方法和晚期疗法有多种选择,让此类患者早期明确自身喜好尤为重要。多数证据支持姑息治疗可以减轻晚期心力衰竭患者照护者的负担。

(11)临终准备与相关护理:晚期心血管疾病和脑卒中患者及其家属需要做好临终前准备。姑息治疗专家可以为患者、家属及其他参与姑息治疗的人员提供帮助。临终关怀的重点是预防和控制症状,尤其是疼痛、呼吸困难、焦虑等严重影响生活质量的症状。临终关怀的目的是尽量让患者平静地离世,并为其家人提供支持。当患者的预期寿命≤6个月时,正常情况下可以根据医疗保险福利推荐患者接受临终关怀。临终关怀可为患者及其家属提供家访、必要的医疗服务和设备、紧急热线电话、住院临终关怀及对家庭成员的救济和支持。

针对晚期心血管疾病患者的临终关怀常涉及停止或关闭维持生命设备的决定,包括植入式心律转复除颤器和心脏起搏器。在停用心脏设备前,患者和家属需要了解病情及相关的治疗选择,并知晓停用设备的相关后果。通常情况下,需要先签订一份协议来指导医师和护士撤除设备。这些决策过程中出现的冲突有时可能会提交到机构伦理委员会。

(12)丧亲支持:患者离世后,照护者可能会经历轻度抑郁症、重度抑郁障碍、并发症、长期悲伤或创伤后应激障碍,这段时间仍是疾病过程的重要组成部分。世界卫生组织和国家共识指导方针是将患者家属定为丧亲支持对象。然而,传统的医保系统并未纳入照护者的健康状况。姑息治疗专家比肿瘤治疗专家更有可能提供丧亲的后续治疗。临终关怀服务会在患者死亡后提供一年的丧亲支持,对儿科患者的时间可能更长。

(13)接受姑息治疗的障碍:直接的服务提供者在确保患者获得姑息治疗时往往发挥着关键作用。然而,在接受姑息治疗方面仍存在一定的障碍。服务提供者可能不愿意推荐姑息治疗,或者尚未认识到姑息治疗的具体受益人群,或者不清楚其周边或社区是否可提供姑息治疗服务。此外,因为姑息治疗常被等同于临终关怀,患者和家属可能不了解姑息治疗是否对患者适用或是否有资格接受。

医疗费用支付方式也在一定程度上阻碍了患者接受姑息治疗。临终关怀服务仅适用于预期寿命不超过6个月的医保受益人,由于其覆盖面窄,绝大多数需要行姑息治疗的人无法获得这种服务。按照规定,对于选择临终关怀的受益人,必须有2名医师(主治医师和临终关怀医师)证明受益人符合这一标准。受益人必须选择接受临终关怀福利来医治他们的终末期疾病,并同意放弃医疗保险福利。根据现行政策,第一次临终关怀补助期为90天,如果患者在90天后继续有资格(预期寿命仍然≤6个月)接受临终关怀,可以再获得90天的认证。若患者仍然有资格享受该福利,可以再获得60天的认证。可喜的是,从2016年1月1日开始,医师和其他医疗专业人员将获得晚期护理计划的费用补偿。此外,医疗保险和医疗救助服务中心也已同时纳入临终关怀示范项目(医疗保险护理选择模式)。越来越多的证据表明,与姑息治疗相关的成本节约可以消除未来的财务障碍。

3. 立法分析 美国国会议员已提出一些与姑息治疗相关的议案,包括晚期护理计划和晚期指令、消费者和家庭照护者的教育和支持、职业教育和劳动力发展、支付改革和质量管理、医保福利改革等促进政策。晚期护理改革联盟(Coalition to Transform Advanced Care,C-TAC)对政策倡议进行了全面审查,现总结如下。

(1)晚期护理计划和晚期指令:通过全国性的公共教育运动提高患者对晚期护理计划的理解;建立晚期护理指令的免费信息路线;将晚期指令作为个人医疗记录的一部分;为各州建立和运营晚期指令登记处提供资助;在医疗救助和医疗保险中提供晚期护理计划服务;要求"医疗保险"和"你的手册"中必须包含晚期护理计划材料。

(2)消费者和家庭照护者的教育和支持:建立信息和培训材料资源中心或国家清算所;实施照护者税收抵免或发放补助金以抵消其相关费用;实施国家拨款以评估并报告照护者的需求。

(3)职业教育和劳动力发展:在医学院校和继续教育中设立晚期护理计划和姑息治疗课程;设立临终关怀和姑息治疗学术职业奖;为家庭保健

医师和护士助理提供姑息治疗方面的特殊培训；召开峰会或建立专家小组以评估医疗服务整合和劳动力发展方面的障碍并制订相关的解决方案。

（4）支付改革和质量管理：建立示范项目来测试晚期疾病的协调情况；建立全国医疗质量改进办公室或医疗质量资源中心；实施针对儿童的同步治疗计划（姑息治疗和其他治疗疗法）；指导医保支付咨询委员会审查临终关怀患者的支付情况。

（5）扩大医疗保险福利：这些法案试图将医保福利范围扩大到更广泛的人群或更长的时间，如将临终关怀纳入医疗救助和儿童保险福利计划，并将临终关怀福利的个人适用条件从目前预期寿命 6 个月扩大到预期寿命 18 个月。

（6）临终关怀的指导原则：AHA/ASA 认识到姑息治疗有助于满足患者的优先需求，可以更好地将患者护理与其喜好相结合，有助于提高护理质量。为实现姑息治疗与其使命和目标相一致，AHA/ASA 专门召集专家小组制定了以下指导原则，用以指导姑息治疗工作。

1）为患者提供连续、协调、全面、优质的姑息治疗，同时提供专业的心血管疾病与脑卒中护理。

2）个人和家庭充分的准备和授权。

3）制订能反映患者和家属喜好的个体化护理。

4）建设一支训练有素、富有同情心、反应迅速的医疗保健队伍。

5）基于以上原则，实现持续的结构和绩效评估。

4. AHA/ASA 政策建议　AHA/ASA 提供了下列政策建议，以确保做到以患者为中心，患者接受的护理环境能符合自身价值观、目标及喜好。

（1）联邦机构

1）医疗保险和医疗服务中心应扩大晚期护理计划项目的报销范围，如参加医疗保险的年度健康体检项目，或者应患者请求与其医疗服务者发生的其他服务项目。

2）医疗保险和医疗救助计划应遵守晚期护理计划讨论中做出的决定，并记录在个人的医疗记录中。

3）医疗保险应该为服务提供者提供经济支持，以满足患者的姑息治疗需求。

（2）州机构

1）各州医疗救助机构应实施规范的补偿计划，鼓励服务提供者与患者进行高效的晚期护理计划讨论。这个计划应包括为心血管疾病和脑卒中患者提供有关姑息治疗的信息。

2）各州医疗救助机构应确保将姑息治疗融入长期服务和支持中。

3）各州法律应要求医院、护理院、家庭护理机构及相关辅助居住场所为晚期患者提供姑息治疗的信息和咨询。应根据患者的需求和喜好，向其提供包括疼痛管理在内的姑息治疗咨询和服务。

4）各州应将姑息治疗纳入医疗保险市场提供的医疗计划。

5）各州应评估处方监测方案的有效性，特别是对基本药物供应的影响。

6）州政府应该为社区抗灾和灾害规划分配资源，并将姑息治疗规划作为其关键组成部分。

（3）支付者与服务提供者

1）为有效识别需要姑息治疗专科服务的患者，支付者和服务提供者必须在共享和审查数据上进行合作。患者一旦被主动识别，就可以对他们进行分层并转移到适当的服务中去。

2）公共政策应有助于提高付款人和服务提供者之间信息交流的透明度，同时做好信息的保密，防止出现基于个人健康信息的歧视。应避免政策的烦琐和电子健康记录的不良设计。公共政策也可通过促进数据共享而变得积极主动，减少因市场压力或经济问题导致的消极被动。

3）支付者和服务提供者必须开放、诚实地进行合作，重新定义支付模式，支持最符合患者利益的护理计划。服务提供者有责任与支付者一起定义护理和付费模式，建立质量标准，并参与结果测量的科学研究。

4）责任护理组织和其他风险承担实体应遵守明确的标准，以确保所提供的服务是最优质的。例如，全国质量论坛（一个公私合营的质量标准认证机构）通过与医疗保险和医疗服务中心合作，将可靠有效的质量标准与支付资格联系起来。

5）医疗保险和医疗救助创新中心应该选择一些项目来测试姑息治疗模式，以改善对弱势受益人的护理。

6)医保机构通过提供奖金和报酬来支持姑息治疗核心技能的获取,并将其作为就业或享受特权的一项要求。

7)通过改革研究生医学教育经费,确保住院医师及其同行了解有关沟通、疼痛和症状管理的知识与技能。医疗保险提供者比其他任何支付者更有能力影响姑息治疗知识的获取。医疗保险机构也可以与美国毕业后医学教育认证委员会合作,在项目认证标准中要求提供者具备可靠的姑息治疗基础设施和姑息治疗临床技能。

(4)卫生系统/保健过渡期

1)医疗保健提供者和其他临床医师应熟悉医院、其他医疗保健机构及社区的姑息治疗资源,并熟悉当地姑息治疗服务方面可能存在的差距或问题。

2)护理规划和决策过程应在咨询患者的委托决策人、家庭照护者及专业护理人员后再进行,坚持以患者为导向,以患者为中心。

3)医院的政策实施应能协调住院患者的护理规划、治疗决策和出院计划,以利于制订和修改反映患者姑息治疗需求的护理计划,并在所有过渡期和新的护理环境中去满足这些需求。

4)医疗保健系统应提供跨机构协作的指导,以促进患者的安全和福祉,限制并预防因未满足姑息治疗需求或院后护理计划而导致的再住院。

5)专业人员的早期参与对于制订切实可行的出院后护理计划至关重要。护理转换和出院后护理计划的讨论应关注家庭照护者的能力和局限性,注重解决患者及其家属的护理喜好与患者持续护理需求之间的冲突。

6)年长患儿应尽早从儿科医保系统中退出,并与成年人姑息治疗提供者合作,使该过渡过程顺利进行。支付机制也必须遵循该原则,使姑息治疗的成年人提供者和儿童提供者能在一段时间内得到双份的服务补偿。

(5)医疗保健教育及专业认证

1)教育机构和专业团体应该在专业人员的整个职业生涯中提供姑息治疗培训。

2)认证机构(如美国毕业后医学教育认证委员会)应该对负责晚期心血管疾病和脑卒中的姑息治疗专业人员提出职业教育和临床技能培训的要求。

3)医疗、护理、社会工作者、牧师专业委员会、卫生系统等认证机构在认证时应该增加对姑息治疗方面的知识、技能和能力的要求。

4)州监管机构应在重症患者的护理人员获取执照时纳入姑息治疗教育和培训的要求,并为姑息治疗教育和培训项目分配资源。

5)专业认证实体应该建立认证途径,增加接受姑息治疗专业培训的人员数量。

6)医疗服务提供机构、学术医疗中心、教学医院及赞助专业培训的社区组织,都应该投入机构资源以增加姑息治疗的专业培训职位数量。

5. **结论**　姑息治疗满足了包括心血管疾病、脑卒中等严重慢性疾病患者的需求。它通过缓解痛苦、控制症状来提高患者的生活质量,并通过医疗团队、患者及其家属的共同努力,来制订一个反映患者价值观、喜好和目标的医疗计划。除缓解症状外,决策支持、心理支持、精神支持及照护者支持构成了姑息治疗计划的重要组成部分。有证据表明,患者接受姑息治疗越早,效果就越好。此外,姑息治疗也可显著节约医疗成本。然而,对于心血管疾病患者,关于最佳姑息治疗措施、长期结果及有效性等问题尚存在不同程度的认知差异,还有待进一步解决。庆幸的是,"可负担健保法案(affordable care act,ACA)"中包含的医保改革促进服务提供者和支付者可以联合起来重新定义护理流程和支付模式。目前最紧要的事情是鼓励付款人和提供者开展持续、公开的对话,为患有严重疾病的患者及家属提供优质护理服务,并确保新的计划和倡议能满足这一标准。

【文献评述】

生老病死本是生命的自然过程,但在人们的日常生活中往往多重视"生"而忽略"老""病",尤其是"死"。对于处于生命终末期的患者而言,更应该关注的是如何改善其症状、减轻其痛苦,而不是尽一切努力去延长生命。帮助患者在生命最后阶段走得安详、走得有尊严是姑息治疗追求的目标。

姑息治疗已经以"疾病为导向"转向为"以患者为导向"。医务人员需要更加关注"人",而不仅仅是"病"。姑息治疗可促进有限医疗公共资源的合理分配和利用,符合相关卫生经济学要求,有利于节约医疗资源。姑息治疗不仅十分注重与患者及其家属进行沟通，而且注重加强对医务人员沟通技巧的培训，这在一定程度上有利于缓解医患关系的紧张。由此来看，姑息治疗适应了当今医学发展的需求。

姑息治疗是一项不可或缺的卫生福利，也是全面优质护理的核心。《声明》阐述了将姑息治疗服务整合到严重心血管疾病和脑卒中患者中的重要性和益处，并根据指导原则提出了相关的政策建议：向患者提供全面和优质的姑息治疗；提供能反映患者、家属价值观和喜好的个性化护理；工作人员需训练有素、富有同情心；进行持续评估和质量管理。《声明》的有效实施，对于提高患者的生活质量、减轻照护者负担、节约医疗资源有重要的指导价值。

近年来，国内外对严重心血管疾病及脑卒中患者的姑息治疗已引起高度重视。我国人口老龄化浪潮来势凶猛，心脑血管疾病已成为我国城乡居民的首要死因，消耗了巨大的医疗资源。《声明》的发布无疑为我国将姑息治疗应用于严重心血管疾病和脑卒中患者方面提供了有益的借鉴，但考虑到文化背景、基本国情、社会制度、医疗水平方面的差异，亟须制定出一份适合我国具体国情的有关姑息治疗的政策指南与行动方案。相信随着社会的不断进步及人们对姑息治疗的进一步了解与接受，通过政府医疗主管部门、医保部门、医护人员、患者、家属、社会工作者的共同努力，姑息治疗在我国将会有一个光明的前景，也必将造福于患者、家庭及社会。

（鲁　翔　冯美江）

参 考 文 献

［1］ Braun LT, Grady KL, Kutner JS, et al. Palliative care and cardiovascular disease and stroke：A policy statement from the American Heart Association/American Stroke Association. Circulation, 2016, 134(11)：198-225.

［2］ Dahlin C. National Consensus Project for Quality Palliative Care Task Force. Clinical Practice Guidelines for Quality Palliative Care. Pittsburgh：National Consensus Project, 2013.

［3］ Fahlberg BB, Weigand D, Wingate S. Heart Failure Disease Management：From Planning to Implementation. American Association of Heart Failure Nurses, 2014.

［4］ Chau NG, Zimmermann C, Ma C, et al. Bereavement practices of physicians in oncology and palliative care. Arch Intern Med, 2009, 169(10)：963-971.

［5］ Coalition to Transform Advanced Care. ［2016-01-06］. http://www. thectac. org/wp-content/uploads/2014/10/Policy.

［6］ American Heart Association/American Stroke Association. ［2015-07-28］. https://www. heart. org/idc/groups/ahaecc-public/@ wcm/@ adv/documents/downloadable/ucm.

第 36 章

《欧洲姑息治疗协会工作组心力衰竭患者的姑息治疗专家立场声明》解读

【文献题目】 心力衰竭患者的姑息治疗：欧洲姑息治疗协会工作组专家立场声明（Palliative Care for people living with heart failure：European Association for Palliative Care Task Force expert position statement）

【文献作者】 Sobanski PZ，Alt-Epping B，Currow DC，et al

【文献来源】 Cardiovasc Res，2020，116（1）：12-27

【文献解读】

◆ 背景介绍

姑息治疗（palliative care）是对不能治愈的慢性疾病患者进行主动和全面的照料。姑息治疗将死亡视为正常过程并以改善患者的生活质量为目的。理想状态下，姑息治疗应贯穿于疾病全过程，对患者进行早期干预并根据病情进展（恶化或改善）做出适当调整。

世界卫生组织（World Health Organization，WHO）最近提出应将姑息治疗作为覆盖全民健康的基本标准之一，而且应对所有有需求的患者实施姑息治疗。心血管疾病是重要慢性疾病之一，占致死性疾病的 34%，发达国家心力衰竭发病率为 1%～2%。尽管对这些患者进行了最佳治疗，仍有 5% 心力衰竭患者的 NYHA 分级为Ⅲ级或Ⅳ级，晚期心力衰竭患者 5 年生存率为 20%，而其身体症状、心理负担、精神需求等方面与癌症在内的其他晚期疾病类似，且疾病负担沉重。但是，目前整个欧洲的心力衰竭患者接受姑息治疗的比例为 7%，明显低于癌症患者（50%）。

欧洲姑息治疗协会（European Association for Palliative Care，EAPC）认识到为心力衰竭患者提供姑息治疗的迫切性和重要性，批准成立了心脏病患者姑息治疗工作组，来自欧洲 10 个国家的姑息治疗和心脏病专家（医师、护士、伦理学家、卫生专业人员和精神护理人员）组成的多学科团队对心力衰竭患者姑息治疗的现有数据和当前临床实践进行了评估，于 2019 年发布了《心力衰竭患者的姑息治疗：欧洲姑息治疗协会工作组专家立场声明》（下文简称《声明》），其目的是改善心力衰竭患者的生活质量。《声明》强调姑息治疗应满足个体需要，提倡姑息治疗应贯彻于心力衰竭患者的诊疗全过程，而对晚期心力衰竭患者进行的姑息治疗对减轻患者及其家属的痛苦情绪、减少再住院有重要意义。《声明》适用于心血管内科、心血管外科、老年科、全科医学科等医护人员。

◆ 文献要点

1. 现状与问题 心力衰竭患者即使接受最优化的治疗，NYHA 分级为Ⅲ～Ⅳ级的患者仍至少有 5%，而晚期心力衰竭患者 5 年生存率仅为 20%。虽然心力衰竭的治疗取得了一定的进展，但首次心力衰竭住院患者一年生存率仅为 60%。心力衰竭发生发展过程中，患者出现衰弱以及独立性和社会角色的丧失，导致生活质量严重下降。因此，晚期心力衰竭患者的症状、心理负担及精神需求与癌症等慢性疾病相似，但是医务人员经常低估患者的身心痛苦或者对其重要性认识不足，往往导致在没有与患者及其照护者充分沟通预后或预立医疗自主计划（advance care planning，ACP）的情况下就使患者面临诸如心脏器械装置、心脏移植等风险高且复杂的治疗决定。EAPC 和欧洲心脏病学会（the European Society of Cardiology，ESC）都推荐晚期心力衰竭患者应进行姑息治疗以改生活质量和临终状态。《声明》提倡应根据患者需要，在心力衰竭确诊时就应启动姑息治疗并将其有机地融入整个心力衰竭病程的发生、发展过程中。WHO 最近已经认可对有需求的患者实施姑息治疗，因为姑息治疗是覆盖全民健康的一个重要标准。

由于目前人们对姑息治疗概念有所误解，经常把它等同于临终关怀，因此，迄今为止，有许多国家和地区还没有在患者心力衰竭的早期阶段实施姑息治疗。目前相关的心力衰竭指南并没有强调在早期进行姑息治疗，也没有推荐启动姑息治疗的时机，例如，在 19 个欧洲心力衰竭指南中，仅有 1 个指南建议在诊断心力衰竭时尽早实施姑息治疗。多数心脏病学专家和初级保健医务人员也没有区分姑息治疗和临终关怀，对何时启动姑息治疗并不了解。公众对心力衰竭患者应行姑息治疗的认识程度很低，如美国 90% 的成年人对这件事情并不知情或了解很少。目前国际上对心力衰竭患者行姑息治疗的研究很少，与心力衰竭相关的出版物（<1%）和会议（<2%）中与姑息治疗相关的内容也很少，美国用于心力衰竭研究的 450 亿美元中仅 1400 万美元（0.03%）用于姑息治疗研究。在欧洲只有 7% 的心力衰竭患者会接受姑息治疗，而癌症患者高达 50%，<1% 心力衰竭患者会接受临终关怀，而且干预时间很短（从接受姑息治疗到死亡平均<2 周，明显低于癌症患者）。国内对心力衰竭患者行姑息治疗的研究更少，史秀霞等对Ⅲ～Ⅳ级心力衰竭患者及其照护者进行姑息治疗，结果显示，姑息治疗能显著提高患者的症状管理，改善患者及其照护者的生存质量。《2018 中国心力衰竭诊断和治疗指南》只推荐对终末期心力衰竭患者行姑息治疗和临终关怀，主要适应证如下：①经积极药物和非药物治疗后仍存在严重心力衰竭症状，导致生活质量长期低下及反复住院治疗的患者；②失去了机械循环辅助支持和心脏移植机会的患者；③心源性恶病质患者；④接近生命终点的患者。终末期心力衰竭管理的重点是最大限度地减轻患者痛苦和呼吸困难，利尿药对缓解症状十分重要，应持续至生命末期，而且应加强人文关怀，关注患者需求，还应考

虑适时停用部分药物或关闭植入式心律转复除颤器（implantable cardioverter defibrillator，ICD）的功能，考虑恰当的复苏处理。对晚期心力衰竭患者行姑息治疗可能会减少患者及其亲属的痛苦程度及再入院率。但是同国外一样，目前国内心血管专业人员对姑息治疗的相关术语、处理原则及具体实践并不熟悉，仍需加强学科建设、人才培养、理念改变及政策支持，以促进心力衰竭患者姑息治疗的发展。

EAPC 认识到心力衰竭患者行姑息治疗的迫切需要，对现有证据和当前临床实践进行了评估，于 2019 年发布了《声明》，提出应把姑息治疗整合并融入心力衰竭诊疗的全过程。下文重点介绍《声明》推荐的症状评估、启动姑息治疗的时机、症状管理、ACP、全人关怀、解决伦理困境、临终关怀及姑息治疗服务等内容。

2. 症状评估　症状评估的目的是决定启动姑息治疗的时机及方法。

心力衰竭患者的症状可由心力衰竭疾病特点（呼吸困难、疲劳和衰弱）、共病（肌肉、骨骼疼痛）、患者的一般情况及治疗不良反应（恶心、便秘、抑郁、焦虑、睡眠问题、精神错乱、谵妄）等引起，而其中的抑郁、疲劳、疲倦、食欲缺乏等症状可能被低估而不被处理，因此，对心力衰竭患者进行评估以判断引起症状的原因并及时处理十分重要。应用有效评估工具可显著提高识别症状的能力。症状评估工具包括数值等级量表、多症状埃德蒙顿症状评估量表、多维度综合姑息治疗结果量表、医院焦虑和抑郁量表等。此外，疾病特定工具（如堪萨斯城心肌病问卷）或姑息治疗特定功能评估（慢性疾病治疗-姑息治疗量表）可用以评估限制健康和监控管理的有效性。

如果经心力衰竭相关指南指导的最优化处理后患者症状仍然存在，应启动姑息治疗。姑息治疗应与改善患者心脏功能和提高生存率一样被重视，而且应同时进行，特别是对等待移植或心室辅助装置植入的患者。为确保识别并处理患者痛苦的原因，应对患者症状进行系统评估，必要时进行重复评估，有助于定量分析症状负担变化和治疗效果。

3. 启动姑息治疗的时机　国内外的心力衰竭指南都强调姑息治疗应作为晚期/终末期心力

衰竭患者处理措施的一部分。事实上,姑息治疗应在心力衰竭早期就开始介入,并随疾病进程而加强。患者的需求是启动姑息治疗的依据,出现下列情况应考虑启动姑息治疗:①心力衰竭早期阶段年度复查时或在较晚期发生重大事件后,应立即开始讨论照护目标、评估姑息治疗需求、考虑是否将姑息治疗融入心力衰竭患者的防治过程中;②心力衰竭患者出现痛苦、症状恶化或反复发作、进展性衰弱或护理人员出现担忧情绪时;③心力衰竭症状持续存在。

目前可应用症状评估工具指导启动姑息治疗的时机,如进展性心力衰竭需求评估工具(needs assessment tool,NAT)能评估哪些患者可从姑息治疗中获益。NAT 进展性心力衰竭评估包括患者健康状况、照护者的照护能力、照护者的健康状况、需要转诊至专家服务的问题 4 个部分,每部分都有一系列提示,可作为评估未满足患者需求的辅助手段,并确定后续治疗策略,如临床医师管理、团队内部管理或转诊到其他机构进行姑息治疗。该评估工具已被翻译成荷兰语并进行了验证,目前正被翻译成其他语言。支持和姑息治疗指标工具(supportive and palliative care indicators tool,SPICT)可以根据病情恶化程度和死亡风险帮助医师识别有姑息治疗需求的患者。

4. 对症处理

(1)呼吸困难:心力衰竭患者可表现为急性、慢性或阵发性呼吸困难。慢性呼吸困难综合征是指尽管进行了最佳心力衰竭治疗,但呼吸困难仍然持续存在并引起功能障碍的状况。约 90% 晚期心力衰竭患者出现轻度运动或休息时呼吸困难,极大影响了患者的生活质量和日常基本生活活动能力。心力衰竭患者慢性呼吸困难可能与血流动力学状态、肌病和肌少症、慢性或急性共病有关。当患者出现呼吸困难加重时,应积极寻找可逆因素,给予适当治疗,而且应在心力衰竭优化治疗和共病处理的基础上,对患者进行非药物和药物对症治疗。由于目前大多数关于呼吸困难的姑息治疗研究是针对未选择队列进行的,因此,医师对相关的有效性和安全性结论应谨慎看待。

1)非药物治疗:呼吸训练、腿部神经电刺激、使用手扇和助行器等方法有助于改善患者的身体功能和肌病,还可用放松训练、心理干预等方法。

氧疗可以改善低氧血症患者的呼吸困难,但不适合轻度低氧血症或血氧正常的患者。

2)药物治疗:阿片类药物是心力衰竭患者呼吸困难对症治疗的基础药物,特别是对慢性阻塞性肺疾病(简称慢阻肺)患者最有效。针对呼吸困难对症处理的大多数研究是应用小剂量口服吗啡。澳大利亚治疗药品管理局批准低剂量吗啡缓释片可应用于慢阻肺、心力衰竭或癌症引起的慢性呼吸困难。一般情况下,吗啡的开始剂量为 10 mg/d(2.5 mg 速释型,4 次/天;5 mg 缓释型,2 次/天;10 mg 缓释型,1 次/天)。一项针对不同原因呼吸困难患者的剂量递增研究显示,呼吸困难明显改善的患者占 63%,其中 67% 开始剂量为 10 mg/d 的治疗是有效的,需要增加到 20 mg/d 和 30 mg/d 有效剂量的比例分别为 25% 和 8%,开始治疗或增加剂量后,24 h 内即可产生疗效并在 1 周内可能达到双倍疗效。因此,如果吗啡疗效不明显,1 周内不必增加剂量。口服吗啡最大剂量为 30 mg/d。如果肾小球滤过率(glomerular filtration rate,GFR)< 30 ml/min 时,应避免或慎用吗啡,或者改为不经肾脏排泄活性代谢物的阿片类药物。

由于苯二氮䓬类药物与严重慢阻肺、跌倒及全因死亡风险增加有关,而目前发表的研究都不是专门针对心力衰竭患者进行的,因此,对呼吸困难的心力衰竭患者使用苯二氮䓬类药物进行对症处理时应谨慎。苯二氮䓬类药物可作为二线或三线治疗药物,或者在应用其他措施无效或急性呼吸困难发作伴明显焦虑时使用。

(2)疼痛:大多数晚期心力衰竭患者有疼痛症状。疼痛发生率随着年龄和心功能分级的增加而增加,NYHA Ⅳ级患者疼痛高达 89%。心力衰竭住院患者中 61% 有中度及以上疼痛,40% 有多个疼痛部位。如果治疗不当,则会发展为慢性疼痛(心力衰竭患者比癌症患者更常见),而且疼痛与疲劳和抑郁有关,从而导致患者生活质量降低。姑息治疗服务可以减轻住院和门诊患者的疼痛。

疼痛原因有心源性(缺血性)和非心源性(肌肉骨骼性、消化不良、痛风、周围血管疾病、腿部水肿、张力性腹水),医师应基于神经性疼痛、缺血性疼痛或炎性疼痛等可能的病理生理机制对患者进行适当的处理。心肌缺血性疼痛可应用抗心绞痛药物,对于某些患者,尽管对其进行了最佳的心脏病治疗,但仍然表现顽固性心绞痛。对慢性顽固性心绞痛可考虑脊髓刺激治疗。静脉注射强效阿片类药物(如吗啡)可用于缓解急性冠状动脉综合征患者的严重心绞痛。阿片类药物可减缓胃排空,并可能延缓抗血小板药物的吸收,建议压碎药片、使用促动力药或肠外给药等方法以减少不良反应。对慢性非癌性疼痛,首选非药物和非阿片类药物治疗。心力衰竭患者应避免使用非甾体抗炎药(nonsteroidal anti-inflammatory drugs,NSAIDs),因为它能增加液体潴留,即使病情稳定的心力衰竭患者服用后也可能会增加心力衰竭恶化风险。利尿药和血管紧张素转化酶抑制剂(angiotensin converting enzyme inhibitor,ACEI)能增加NSAIDs对伴有肾功能障碍患者的肾脏损伤,尤其是老年人,因此,可以考虑使用对乙酰氨基酚,或者局部使用NSAIDs,但NSAIDs在心力衰竭患者中的安全性尚未得到研究证实。目前关于长期使用强效阿片类药物治疗慢性非癌症疼痛的证据不一致,而且在心力衰竭患者中的证据更少,因此,在用该药前应仔细权衡不良反应和成瘾风险。如果使用非药物方法和非阿片类药物后患者的疼痛仍然持续,可以考虑使用最低剂量和作用时间最短的阿片类药物。肾功能严重受损的患者,应首选不经肾脏排泄活性代谢产物的药物,如美沙酮、丁丙诺啡或芬太尼等。

(3)抑郁和焦虑:心力衰竭患者的抑郁患病率明显高于普通人群。抑郁是心力衰竭患者住院和死亡的重要且可改变的危险因素,是预后不良的独立指标,也是导致患者生活质量下降的因素。心力衰竭和抑郁共病患者的自理能力下降、药物依从性降低、吸烟行为增加、活动量减少、体重增加。焦虑与抑郁相关,但心力衰竭患者的焦虑共病并不比一般人群多见,也不像抑郁一样具有同样风险,焦虑与机体生理功能降低有关。

抑郁症状可能会与心力衰竭症状重叠,从而使抑郁的诊断更为复杂。抑郁可引起下丘脑-垂体-肾上腺轴激活,导致皮质醇水平升高。由于抑郁与身体功能下降和心力衰竭症状不稳定有关,因此,《声明》建议对所有心力衰竭患者进行抑郁评估和合适的治疗。目前国际上尚无心力衰竭患者抑郁治疗的指南,但已有证据表明如下方法可

以改善患者的抑郁症状、身体功能、生活质量及自我管理:①多学科团队协作;②认知行为疗法和有氧运动训练效果较好;③有些患者可能需要药物治疗,但选择有效和安全的抗抑郁药仍具有挑战性,选择性5-羟色胺再摄取抑制剂(selective serotonin reuptake inhibitor,SSRI)和 α_2 肾上腺素受体拮抗剂(米氮平)是心力衰竭患者最安全的抗抑郁药,但证据有限,并且可引起高血压。三环类抗抑郁药(tricyclic antidepressant,TCA)可引起直立性低血压、心力衰竭及心律失常恶化,应避免使用。应注意TCA、SSRI(如西酞普兰)和米氮平可能导致QT间期延长,易诱发室性心动过速。

5. 预立医疗自主计划(ACP) ACP是姑息治疗的重要组成部分,可增进医疗计划的完成,提高优选照护和接受照护的一致性,减少终末期再住院率。在心力衰竭领域,ACP基本还未开展或执行效果不好,这里有医患等方面的原因。临床医师认为实施ACP存在一些障碍:患者或家庭成员不愿接受预后不良的事实;患者或家庭成员难以理解维持生命治疗的局限性或不良反应;家庭成员之间存在照护目标不一致的情况。而患者和家庭成员认为存在以下主要障碍:照护目标不确定;患者专注于生存而不关心终末期照护;不能确定由谁负责终末期照护。克服上述障碍对于高质量完成姑息治疗非常重要。ACP提供医患开放交流,使患者可以对接受的照护有更多的理解。ACP在疾病任何阶段都可以启动,应在患者能参与决策时及时进行,而不能等到心力衰竭晚期或有认知障碍时才启动。

《声明》建议在患者住院、症状加重或接受最佳心力衰竭治疗后身体功能仍然低下,或者用尽各种治疗方法仍有症状时考虑ACP,应根据患者参与ACP的准备情况适当调整。与患者及其亲属沟通照护目标、解除他们对终末期的担忧非常重要,而与姑息治疗顾问或团队之间进行沟通有助于确定照护目标,另外,还需要定期更新照护目标、维持生命治疗和照护选项,讨论并解决临终前呼吸困难、关闭ICD使之不会产生放电或取出机械循环支持装置的具体问题等。

6. 全人关怀和灵性 "全人关怀(whole person care,WPC)"的概念是把患者视为身体、思想和精神的统一体。慢性疾病患者即使给予最佳医

疗方法也不能治愈,而为其提供全面的心理和精神照护,才能确保以人为本的理念。因此,应尽量满足患者医疗、心理和精神上的需求。WPC 认识到患者本人、家属、朋友及关怀团队之间关系的意义,强调除身体和心理外,应重视灵性(spirituality)在人生活中的重要性。

灵性具有存在、价值观及宗教问题多面性的特点。虽然灵性是姑息治疗内容之一,但在心力衰竭领域中的研究很少。有研究表明灵性是生活质量的重要组成部分,并影响个体正确对待困难的能力。心力衰竭患者及其照护者的精神需求与慢性疾病、失能导致的绝望、孤立和自我形象改变(失去信心、依赖、心理负担)等因素有关。心力衰竭晚期患者的精神状态随时间、种族、症状变化而变化,社交和心理功能随身体功能的衰退而下降,精神痛苦则独立发生。精神安宁预测死亡的能力比患者功能状态和共病的预测能力更强,精神越健康,抑郁症的发病率越低。一项研究表明,正能量与心血管结局呈正相关,精神安慰有利于生活质量的改善。

除了对患者进行精神上的开放交流,WPC 还要求临床医师不仅关注治病,还要关注患者自身愈合的过程。医务人员应努力提高患者尊严,对患者的精神需求敞开心扉,随时准备帮助患者。灵性照护涉及人性本质,应将其融入心力衰竭患者治疗和护理的整个过程中。

7. 解决伦理困境 行善、不伤害、尊重患者自主权和正义是照护心力衰竭晚期患者过程中常出现的伦理原则问题。

行善是指临床医师为患者利益而行动的责任。不伤害是指临床医师预防或避免伤害患者的责任。临床医师应根据患者预后和医疗保健目标权衡患者检查和治疗的预期益处和伤害。"双重效应"是以患者为中心评估治疗益处大于伤害的前提下,允许临床医师开具可能有不良反应的处方药物或采取其他治疗方法。

尊重患者自主权要求临床医师告知患者疾病状况、预后、检查和治疗风险、益处及替代方案。临床医师应告知已行植入式心脏装置(如 ICD)的心力衰竭晚期患者有停止治疗的权利,而且应确保患者做出拒绝或退出治疗的决定。尊重患者自主权是 ACP 的基础,应鼓励心力衰竭晚期患者清

晰地表达并记录患者与医疗相关的价值、目标和选择决定。临床医师应基于医学证据和患者需求,而不是根据种族、性别等特征提出检查和治疗的建议。

当上述 2 个或 2 个以上伦理原则发生冲突时,就会产生照护患者的伦理困境,如心力衰竭晚期患者在决定停止或取消维持生命治疗时就会经常发生。如患者要求停用植入式心脏装置会与临床医师履行行善和不伤害原则产生冲突,此时,临床医师应通过召开照护会议来解决困境。如困境不能解决,应考虑伦理咨询和/或姑息治疗咨询。

8. 调整医学治疗目标 将照护目标转为减轻痛苦为主要目的时,需要与患者及其家属进行充分沟通,并对正在进行的治疗方法进行可行性评估。制定新的目标后,应进一步评估原适应证的有效性:只要可能,应继续优化心力衰竭治疗并定期评估,停用无适应证或引起不良反应的药物;如果患者耐受性良好,应继续进行与症状管理或预防相关的治疗,并定期审查药物。但必须指出的是,启动姑息治疗不需要常规停止 ACEI、血管紧张素受体阻滞剂(angiotensin receptor blocker,ARB)、血管紧张素 II 受体-脑啡肽酶双重抑制剂(ARNI)等有循证医学证据的药物。利尿药能控制容量和呼吸困难症状,除明确指征外不应停用,但如果病情恶化导致液体摄入量减少,应适当减少利尿药的剂量。ACEI、ARB 或 ARNI 可能有助于预防肺淤血,但也可能导致症状性低血压或肾功能恶化,减量或停药应根据具体情况而定。β 受体阻滞剂可预防心动过速和/或心绞痛,特别是快速心室率房颤,如因症状性低血压或低心输出量而需要减少或停止 β 受体阻滞剂,应逐渐减量,此时可选用地高辛。严重心动过缓者应减少或停用 β 受体阻滞剂。间断静脉滴注正性肌力药是住院机构甚至居家照护的姑息治疗方法,可改善患者的症状和生活质量,但不宜用于临终心力衰竭患者,因为这种方法并不能改善患者的症状。

如果心力衰竭症状得到改善,需要重新评估并调整药物。对植入 ICD 的患者,应提前讨论是否需要在患者临终前关闭功能以避免放电导致患者痛苦,若患者同意应及时执行。抗心动过速起

搏耐受性较好,如患者不希望停用所有的抗心律失常药物或符合患者最佳利益,可以使用这种方法保持其功能状态,但应告知患者起搏器既不会延长寿命,也不会引起症状,因此,除临终情况外,不需要请求停用起搏器。抗心动过缓起搏可预防心率过低和/或心搏停止导致的头晕、晕厥、呼吸困难等症状,从而改善患者的生活质量。失去起搏器介导的心脏同步性能引起心力衰竭相关症状,应避免停止再同步起搏。当患者或照护者要求停用抗心动过缓或再同步起搏时,应组织包括姑息治疗、心脏病学、伦理学等多学科团队讨论。

9. 临终关怀 患者因心力衰竭而死亡有突然发生或进行性泵衰竭等形式。因此,心力衰竭照护团队应熟悉临终诊断、临终患者的照护及丧亲家属的照顾等内容,并对上述问题进行有效沟通。临终诊断应建立在多学科团队讨论的基础上,目的是使不同职业的观念一致。在临终阶段,患者可出现渐进性衰弱以及运动减少、食欲缺乏、沉默寡言、认知障碍、呼吸模式变化、痛苦等表现。多数人更愿意居家去世,但 60%～80%的患者在医院、疗养院、养老院、临终关怀院等机构辞世。家庭照护人员的支持是多数患者选择居家辞世的重要因素之一,因此,向亲属提供咨询、支持、安慰及鼓励应成为患者及其家属心理社会照护的主要内容,早期 ACP 有助于实现患者的选择。

临终时患者常出现潮式呼吸、意识不清等表现。如果临终前未停用 ICD,并发生意外 ICD 放电时,可在装置上贴磁铁以防再次放电,并在可能情况下执行电子关闭。临终时应停止所有不利于保持患者最高舒适度的诊疗和照护措施。

10. 姑息治疗服务 姑息治疗服务包括患者及家属参与解决居家或医疗机构姑息治疗的跨学科需求。姑息治疗服务分为通用型和专业型。通用型姑息治疗由接受过基本培训的专业人员将姑息治疗原理融入患者常规照护过程中;专业型姑息治疗是由接受过姑息治疗专业培训的多学科团队提供的服务。经通用型姑息治疗后仍持续存在需求或问题的患者,需要专业型姑息治疗。姑息治疗与心力衰竭最优化管理应同步进行。

心力衰竭患者需求和症状的复杂性要求心脏科和心力衰竭专科医务人员之间的多学科合作。对心力衰竭的处理和姑息治疗都要进行定期评估和优化。姑息治疗人员应具备常规照护(心脏科护理、初级护理、老年护理)的技能,必要时需要由专业型姑息治疗人员向患者提供教育、培训及临床照护的支持。姑息治疗团队包括医师、护士、综合医疗保健人员、牧师伦理学家等,其中综合医疗保健人员包括心理学家、药剂师、物理治疗师、营养师、言语和语言治疗师、职业治疗师、社会工作者等。每个学科/专业在满足患者及其亲属需求方面起不同作用。综合医疗保健人员提供康复、自我管理及自我护理的方法。物理治疗师和职业治疗师主要负责对非药物性呼吸困难患者的管理及功能改善等。职业治疗师掌握非药物管理疲劳、焦虑等核心技能,可以向患者提供维持身体功能及优化生活质量的设备。姑息治疗也提供丧亲服务。尽管有证据支持多学科姑息治疗团队可以参与心力衰竭患者的照护,但尚无临床试验证实哪一种服务模式效果最佳。

【文献评述】

《声明》具有如下 4 个方面的特点:①较系统、全面地介绍了对心力衰竭患者行姑息治疗的迫切性和重要性。②强调心力衰竭患者姑息治疗的重要性,提出在诊断心力衰竭时就应启动姑息治疗,并将其有机融入心力衰竭防治、康复、管理的全过程中,同时根据病情变化改变姑息治疗策略。目前国内外的心力衰竭指南没有强调在心力衰竭早期行姑息治疗,也没有推荐启动姑息治疗的时机。③阐明了姑息治疗的概念,强调姑息治疗与临终关怀的区别,对心力衰竭患者正确实施姑息治疗有重要的指导意义,由于目前国内外都存在对姑息治疗概念的误解,经常把它等同于临终关怀,这就导致当前许多国家和地区不能在患者心力衰竭早期阶段实施姑息治疗。④指出目前欧洲的心力衰竭患者中仅有 7%接受了姑息治疗,这个比例明显低于癌症患者(50%),ACP 在心力衰竭领域基本上还未开展或执行效果不好。针对我国现状来说,要提高各界特别是医务工作者对心力衰竭的姑息治疗认识极为重要。

《声明》的不足之处:①目前国际上尚无心力衰竭抑郁患者药物治疗的大规模临床试验和指

南,《声明》在推荐药物治疗方面证据不足。②《声明》对灵性的定义相对模糊,研究也较少,而且其相关内容涉及信仰和宗教问题,并不适合我国国情,因此,立足于中国特色研究适合中国心力衰竭患者姑息治疗的人文关怀理念和模式尤为重要。

总之,现代姑息治疗适合心力衰竭等不能治愈的疾病。目前的观点认为在明确心力衰竭诊断时就应该把姑息治疗有机融入心力衰竭的防治和管理中。姑息治疗应在心力衰竭优化治疗的基础上实施,内容包括对症处理、ACP、全人关怀等。姑息治疗的目的是改善心力衰竭患者的生活质量、舒适度、尊严等。由于目前国内外对心力衰竭姑息治疗领域的研究较少,且不够系统和深入,加之医务人员、患者、家属及管理部门的认识不足、认识偏差甚至误解,往往导致接受姑息治疗的心力衰竭患者的比例明显低于癌症患者。当前绝大多数国内外心力衰竭指南均推荐对晚期/终末期心力衰竭患者行姑息治疗,但缺乏把姑息治疗贯穿于心力衰竭防治整个过程的理念。在今后的工作中,一方面要加强心力衰竭姑息治疗的专业人员培训、学科建设、人才培养,另一方面要加强宣传力度,使社会、政府(包括行政管理部门)提高对这项措施的重视。

(洪华山)

参 考 文 献

[1] Sobanski PZ,Alt-Epping B,Currow DC,et al. Palliative Care for people living with heart failure:European Association for Palliative Care Task Force expert position statement. Cardiovasc Res,2020,116(1):12-27.

[2] Kavalieratos D,Gelfman LP,Tycon LE,et al. Palliative Care in Heart Failure:Rationale,Evidence,and Future Priorities. J Am Coll Cardiol,2017,70(15):1919-1930.

[3] Mosoiu D,Rogozea L,Landon A,et al. Palliative care in heart failure:A public health emergency. Am J Ther,2020,27(2):204-223.

[4] 史秀霞,田丽,吕丹.心力衰竭患者及照顾者接受姑息治疗的效果评价.广东医学,2019,40(7):967-971.

[5] 中华医学会心血管病学分会心力衰竭学组,中国医师协会心力衰竭专业委员会,中华心血管病杂志编辑委员会,等.中国心力衰竭诊断和治疗指南 2018.中华心血管病杂志,2018,46(10):760-789.

第 3 篇

肾 脏

第 37 章

《欧洲肾脏协会/欧洲透析移植协会/欧洲老年医学学会 3b 期及以上老年慢性肾脏病患者管理临床实践指南》解读

【文献题目】 3b 期及以上老年慢性肾脏病患者管理临床实践指南(Clinical Practice Guideline on management of older patients with chronic kidney disease stage 3b or higher)

【文献作者】 Farrington K,Covic A,Aucella F,et al

【文献来源】 Nephrol Dial Transplant,2016,31(suppl 2):1-66

【文献解读】

◆ 背景介绍

老龄化导致肾小球滤过率(glomerular filtration rate,GFR)<45 ml/(min·1.73m²)[慢性肾脏病(chronic kidney disease,CKD)3b~5 期)]的老年(年龄>65 岁)衰弱患者数量明显增多。既往大多数研究均排除了该特定人群,更缺乏对此类人群精心设计的前瞻性研究,导致相关的健康管理缺乏证据基础。对 3b 期及以上老年 CKD 患者的管理目前尚缺乏规范的指南建议。为解决这一特定人群面临的健康问题(包括临床、伦理及社会问题),改善患者的预后,欧洲肾脏最佳临床实践(European Renal Best Practice,ERBP)咨询委员会在 2013 年伊斯坦布尔会议期间决定及时制订 3b 期及以上老年 CKD 患者的管理指南,为这一特定人群的管理提供循证指导。2016 年欧洲肾脏协会(European Kidney Society,ERA)、欧洲透析移植协会(European Dialysis transplant Society,EDTA)和欧洲老年医学会(European

Geriatric Medicine Society,EUGMS)共同制定了《3b 期及以上老年慢性肾脏病患者管理临床实践指南》(下文简称《指南》)。

《指南》重点关注了老年人肾功能评估、药物剂量调整、进展至终末期肾病(end-stage kidney disease,ESKD)的预后评估、死亡风险评估、功能状态评估与干预、营养状况评估与干预、肾脏替代治疗(renal replacement therapy,RRT)与保守治疗的利弊评估等方面的问题。《指南》适用人群为 3b~5 期老年 CKD 患者及其家属、医疗保健专业人员。

◆ 文献要点

1. 老年肾功能评估 GFR 是 CKD 诊断、分期及预后评估的重要指标,然而,最能准确测量真实 GFR 的方法,如菊粉清除率、铬-乙二胺四乙酸(chromium-ethylene diamine tetraacetic acid,Cr-EDTA)或锝-二乙烯三胺五乙酸(technetium-cliethylene triamine pentaacetic acid,Tc-DTPA)等,由于其价格昂贵、操作复杂,在临床实践中常规开展比较困难。由于老年人蛋白质摄入减少、肌肉容积降低、衰弱等原因导致肌酐生成减少,临床上常用的血肌酐(serum creatinine,Scr)指标难以准确估计老年人的 GFR。《指南》推荐在评估老年肾功能时,应使用校正肌酐生成差异的 GFR 估算公式,而不能单纯依靠 Scr 来评估肾功能。基于 Scr 和/或半胱氨酸蛋白酶抑制剂 C(cystatin C,Cys)的 GFR 估算公式(如 C-G 公式、MDRD、CKD-EPIscr、CKD-EPIcys 和 CKD-EPIscr-cys)已获得肾脏疾病患者生存质量（KDOQI）指南、改善全球肾脏病预后组织（KDIGO）指南的推荐及临床上的广泛应用。然而，由于大多数 GFR 估算公式在建立时纳入的老年 CKD 3b～5 期患者比例较少，使用这些公式评估老年 CKD 3b～5 期患者的 GFR 可能存在偏差。目前尚没有足够的证据来证实哪一个估计公式更佳，将这些估算公式用于老年患者时，均有可能出现明显的分类错误。如果想要得到准确的 GFR 值，仍需要通过菊粉清除率或 Tc-DPTA 等方法来测量肾功能。目前的研究发现，CKD-EPIscr-cys 公式比仅基于 Scr 的估算公式精确性和准确性更高，可作为测定 GFR 的临床替代方法。由于肾功能存在动态变化，在对老年 CKD 患者进行随访时应使用相同的估算公式。与年轻人群一样，这些 GFR 估算公式也不适用于急性肾功能改变的老年患者。

2. 根据肾功能评估调整药物剂量 老年人普遍存在多病共存和多重用药，由于老年人脏器功能减退，肝、肾对药物的代谢能力下降，影响药物在体内的分布、代谢及排泄过程，药物在血液中半衰期延长，药动学和药效学均出现相应变化。出于安全用药考虑，老年患者在使用经肾清除的药物时，不论是活性形式还是代谢产物，均需评估患者的肾功能。对于有不良反应或治疗浓度范围狭窄的药物，应定期测量药物血药浓度。值得注意的是，临床在根据患者的肾功能水平调整药物剂量之前要了解药物研发过程中使用的肾功能评估方法。多数药物在研发过程中采用 CG 公式来评估肾功能，因此，临床实践中使用 MDRD 和 CKD-EPI 公式得到的 GFR 估算值（eGFR）需乘 $1.73m^2$ 后再用于药物剂量的调整。

3. 肾功能进展的风险评估 CKD 的患病率随年龄增长而增加，由于高血压、糖尿病、冠心病、多重用药、营养不良及衰弱等导致肾功能恶化的危险因素在老年患者中更为多见，而老年 CKD 患者肾功能恶化进展速度更快，因此，建立老年 CKD 3b～5 期肾功能进展预测模型，评估老年 CKD 患者进展为 ESKD 的风险对于临床医疗工作非常重要。对高危患者给予更集中的肾脏保护治疗和 RRT 前要准备能改善患者预后、能被合理使用的医疗资源。然而，老年 CKD 3b～5 期患者的肾功能经常呈非线性下降，同时老年急性肾损伤发生风险较高，这些风险因素给肾功能进展的预测带来了巨大挑战。《指南》推荐采用具有 4 个变量（年龄、性别、eGFR 和蛋白尿）的肾衰风险公式（kidney failure risk equation，KFRE）来预测 eGFR＜45ml/（min·$1.73m^2$）老年患者的肾功能进展风险。由 Tangri 等开发的 8 个变量（年龄、性别、eGFR、蛋白尿、血清钙、磷酸盐、血清碳酸氢盐和血清白蛋白）和 4 个变量的 KFRE 方程在年轻组和老年组的风险预测中均表现良好，并得到了很好的外部验证。尽管 8 个变量的 KFRE 方程略优于 4 个变量的方程，但 4 个变量的方程更容易在临床开展。需要注意的是，该方程原始开发队列来自加拿大成年人，在非北美人群中应用时可能要进行相关的校正。

4. 死亡风险评估 临床上老年 CKD 患者死亡风险明显增加，因此，在对老年 CKD 3b～5 期患者做出治疗决策（尤其是透析治疗决策）时需要评估患者在一定时间内的死亡风险。准确识别在未来几个月内可能死亡的患者有助于平衡患者的生命长度和生命质量，为制订治疗策略提供依据。然而，老年患者往往多病共存，CKD 仅是死亡风险之一，目前尚不清楚现有风险预测模型能否可靠地评估老年 CKD 3b～5 期患者的死亡风险。美国老年医学会指出："在临床实践中，尤其是在多发疾病患者中，使用现有的预后评估措施可能存在不确定性。"尽管如此，仍不断有研究关注老年 CKD 患者的死亡风险预测。Bansal 等观察了 5888 例美国老年 CKD 患者，平均年龄 80 岁，终点事件为 5 年死亡率。最终的风险预测模型纳入的自变量包括年龄、性别、种族、eGFR、尿微量白蛋白/肌酐比、糖尿病、吸烟、心力衰竭和卒中史这 9 个容易获得的人口学、临床及生化指标。外部验证使用了 789 例年龄在 70～79 岁且有独立日常生活能力的 CKD 患者。模型区分度在开发队列（C 统计量 0.72，95％CI 0.68～0.74）和验证队列（C 统计量 0.69，95％CI 0.64～0.74）中均表现中等。因此，《指南》推荐对非衰弱老年 CKD 患者可以使用 Bansal 评分预测 ESKD 的 5 年死亡风险。但是，Bansal 模型的外部验证缺乏老年衰弱患者，而衰弱是导致死亡的独立危险因素。因此，《指南》建议：不要使用当前可用的风险预测模型来预测衰弱老年患者的死亡风险，无论该患者是否患有 CKD;对 Bansal 评分风险较低的患者,应进行衰弱相关评估,衰弱评分可能会为死亡风险的预测提供一些有用附加信息。对于老年 ESKD 透析患者的死亡风险,肾脏病流行病学信息网(Renal Epidemiology and Information Network,REIN)注册中心开发了用于评估老年 ES-KD 患者开始透析后 3 个月的死亡风险预测模型(REIN 评分),包括年龄、性别、充血性心力衰竭史、外周血管疾病史、心律失常、恶性肿瘤、严重行为异常、自由行动情况和血清白蛋白浓度 9 种自变量指标。模型开发队列由 12 500 例 75 岁以上法国透析患者组成。研究使用了 REIN 库中其他 11 848 例透析患者对该模型进行内部验证,模型区分度为中等(C 统计量 0.75,95% CI 0.74~0.76)。该模型在美国人群队列和欧洲人群队列中进行了外部验证。另一个风险预测模型用于评估老年人开始透析后 6 个月的死亡风险,该模型同样使用 REIN 注册中心的老年透析患者数据开发并通过内部验证,开发和内部验证队列均较小,其模型区分度稍差(C 统计量 0.7)。2 个 REIN 模型纳入的自变量指标均易于获得和评估,并能在临床决策过程中提供死亡风险预测。因此,《指南》推荐使用 REIN 评分来预测 CKD 5 期老年患者的死亡风险。

5. 机体功能状态评估与干预　CKD 是机体功能受损和衰弱的独立危险因素,老年 CKD 3b~5 期患者存在更严重的衰弱和功能下降状态。机体功能下降与住院率、死亡率的增加密切相关,而积极干预可以减少机体功能的下降。目前,有多种工具通过自我评价和/或现场测试获得患者的活动能力和运动能力指标,以此来评估 CKD 患者的身体功能。然而,适用于老年 CKD 3b~5 期患者的功能状态评估工具目前尚无共识。经验丰富的医师和/或跨学科团队定期使用最简单的评分(包括自我评估量表和现场测试)来评估老年 CKD 3b~5 期患者的功能状态,以确定那些可能会从更深入的老年医学评估和康复计划中受益的患者。无论自我评估量表还是现场测试,其区分能力均足以检测出功能状态降低的老年患者。自我评估的方法简单、易用、可靠,内部一致性好,并且可以预测包括死亡和住院在内的不良后果。现场测试包括蹲起试验、步速测量和

6 min 步行试验,相关研究表明这些测试结果具有良好的一致性和可靠性,同时还可以预测不良后果。握力之类的生理指标在身体功能评估中的作用可能有限,尤其是在老年人或衰弱患者中,因此很难纳入临床实践。

《指南》推荐结合使用自我评估和现场测试来评估老年 CKD 患者的功能状态,透析患者每 6~8 周评估 1 次,非透析的 CKD 3b~5 期患者应在每次随访时进行功能状态的评估。缺乏身体运动的衰弱 CKD 患者死亡风险会成倍增加,而较高强度的运动锻炼与死亡风险降低以及维持、改善功能状态有关。运动锻炼可以提高 CKD 患者的肌力、心肺适应性、身体功能及生活质量。KDIGO 指南推荐,CKD 患者每周应进行 5 次轻中度运动,每次至少持续 30 min,以达到健康体重。现有的证据表明运动对 CKD 患者的身体功能及心理健康产生积极影响。老年 CKD 3b~5 期患者可以根据自身身体能力,进行有质量的运动,维持和提升营养状态,降低死亡风险,目前尚没有致命或严重的运动相关不良事件的报道。因此,《指南》指出运动对老年 CKD 3b~5 期患者的功能状态有积极作用,建议他们选择系统化、个体化的方式进行运动训练,以避免不良事件的发生。"个体化"是指由专业的临床物理治疗师根据患者自身能力和需求制订的运动方案,这种运动方案应是力量和耐力相结合的锻炼。对于接受 RRT 治疗的患者,可以在透析间期进行运动锻炼。临床物理治疗师应对患者进行定期随访,调整运动方案,提高患者的依从性和训练质量。

6. 营养状态评估与干预　由于代谢障碍、慢性炎症、食欲缺乏、反复手术及感染等原因,老年 CKD 3b~5 期患者容易出现营养不良,导致进入蛋白-能量消耗(protein-energy wasting,PEW)状态,尤其是透析前患者更为常见,发生率可为 20%~60%,而透析开始后的营养不良状况可能会进一步恶化。营养状态是透析患者生存的重要指标,营养不良和 PEW 与老年 CKD 3b~5 期患者死亡率相关。因此,通过有效的方法评估营养状态、进行早期诊断和营养不良干预对 CKD 3b~5 期患者有重要意义。《指南》建议将主观整体评估法(subjective global assessment,SGA)作为评估老年 CKD 3b~5 期患者营养状况的"金标准"。

SGA 是一个包括患者近期体重和膳食摄入变化、胃肠道症状、水肿、皮下脂肪及肌肉消耗等指标的综合评分系统。ERBP 指南开发小组通过 SGA 与营养不良炎症评分、老年营养风险指数、营养不良筛查工具、人体测量学等方法的比较发现，SGA 可以作为营养状况评估的可靠工具。SGA 值能敏感地反映患者营养状态的变化，并与患者的疾病发生率或死亡率等结局相关。对于接受透析的老年患者，国际肾脏营养与代谢学会在 2008 年提出 PEW 评分，该评分使用血清白蛋白、体重指数、标准化 Scr 和蛋白质摄入量来评估营养状态，研究证明，PEW 评分对死亡有强烈的预测价值。因此，《指南》建议使用 PEW 评分来评估老年透析患者的营养状态。CKD 3b～5 期患者通常需要限制饮食，如限制蛋白质、钾、磷酸盐、脂肪等的摄入。然而，这种饮食限制方案可能会降低老年患者的营养摄入，导致营养不良和 PEW 状态。对于老年 CKD 3b～5 期患者，最佳营养干预方案仍存在分歧，仔细评估和管理导致营养不良的潜在原因，以避免患者发生营养不良尤为重要。对于老年 CKD 3b～5 期患者，保持营养状态应优先于其他饮食限制，要保证患者有足够的营养（如蛋白质、热量、维生素等）摄入，维持其良好的营养状态。营养补充可以通过肠内和/或肠外营养方式，目前还没有足够的证据表明肠外营养优于肠内营养。口服碳酸氢钠纠正代谢性酸中毒、改善白蛋白和 SGA，这些方法都是安全有效的。药物对营养不良患者的干预效果仍有待更多研究来证实。

7. 老年慢性肾脏病衰弱患者的透析治疗评估　近年来，接受 RRT 的老年 ESKD 患者数量急剧增加，但老年患者退出透析治疗的一个主要原因是高死亡率。对于老年衰弱患者选择透析治疗能否获益一直存在争议。相对于保守治疗，RRT 对老年衰弱患者生存率的改善程度尚不清楚。同时，透析治疗也会直接影响老年人的生活质量，部分尿毒症症状的减轻是以患者、家庭及护理人员沉重的负担为代价的。评估患者能否从透析中获益是很困难的，目前尚没有随机对照试验研究来比较老年 ESKD 患者的透析和非透析治疗，关于这方面的证据仅来自观察性研究。《指南》建议使用 KRFE 和 Bansal 评分来帮助患者作出是否选择 RRT 的决定。KFRE 评分可预测 CKD 进展风险，Bansal 评分可预测死亡风险。对于老年 CKD 3b～5 期患者，如果死亡风险远高于 CKD 进展风险，应优先选择肾脏保护治疗和支持治疗；CKD 进展风险高、死亡风险低的患者除肾脏保护治疗外，还需要做透析前准备；CKD 进展风险低的患者则应加强肾脏保护治疗（图 37-1）。对于高龄、并发症多、身体功能较差的患者，保守治疗可能是一种更好的选择。透析治疗可能会进一步降低这些患者的生活质量并增加额外负担，包括住院、经济支出、护理需求等。因此，《指南》推荐在制订老年衰弱 CKD 3b～5 期患者的治疗决策时应考虑保守治疗。对于 CKD 5 期的老年患者，应进行认知功能、衰弱、并发症、营养、功能状况及社会心理因素等多学科综合评估。对于即将选择透析治疗的老年患者，推荐在透析前采用 REIN 评分进行死亡风险分层。直接明了地告知患者及其家属短期死亡风险，有助于医患双方共同决策是否选择 RRT 治疗。

【文献评述】

总之，对所有 eGFR<45 ml/(min·1.73m²) 的老年患者，了解其肾功能非常重要，不仅有助于临床治疗药物剂量的调整，更重要的是通过生存风险预测和肾衰竭进展风险预测来评估预后，确定可以从更密切随访中获益的老年 CKD 3b～5 期患者。《指南》在充分考虑老年人多病共存、多重用药、衰弱、营养不良、病情进展快、死亡风险高等特点的基础上，对于老年 CKD 3b～5 期患者的诊治提出了诸多建设性的意见，根据 Bansal 评分和 KRFE 评分的不同等级，结合患者衰弱状态采取不同的管理途径，对指导和规范老年 CKD 3b～5 期患者的诊治具有非常重要的意义。《指南》为老年 CKD 3b～5 期患者及其家属，以及医疗保健专业人员提供了如何处理这一特定人群的循证指导。然而也应该认识到，针对这一特定人群仍缺乏更为严谨的随机对照研究，对于他们的管理仍缺少高等级证据支持。《指南》给出的诸多推荐和建议也需要更多的临床研究加以验证和不断修正。临床实践工作中，医疗工作者可以根据患者自身特点，以患者为中心，结合其家属意愿，参照《指南》来综合制订个体化治疗方案。

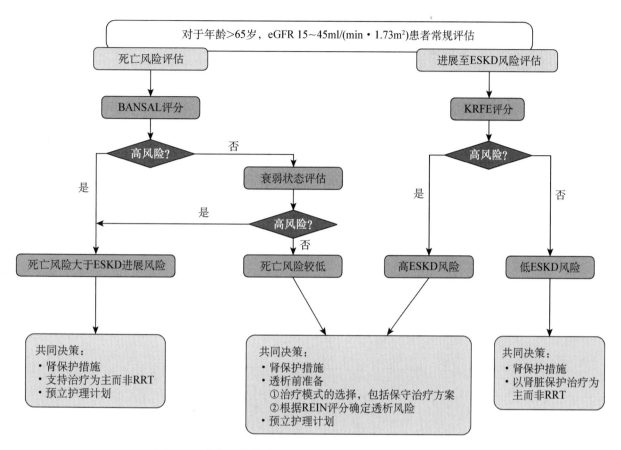

图 37-1 老年慢性肾脏病 3b 期及以上患者的评估流程示意图

注:ESKD. 终末期肾病;REIN. 肾脏病流行病学信息网;RRT. 肾脏替代治疗;eGFR. 估算肾小球滤过率。

(敖强国 程庆砾)

参 考 文 献

[1] Farrington K, Covic A, Aucella F, et al. Clinical Practice Guideline on management of older patients with chronic kidney disease stage 3b or higher. Nephrol Dial Transplant,2016,31(suppl 2):1-66.

[2] Kilbride HS,Stevens PE,Eaglestone G,et al. Accuracy of the MDRD (Modification of Diet in Renal Disease) study and CKD-EPI (CKD Epidemiology Collaboration) equations for estimation of GFR in the elderly. Am J Kidney Dis,2013,61(1):57-66.

[3] Liu X,Xu HX,Zheng ZB,et al. Estimating glomerular filtration rates in elderly Chinese patients with chronic kidney disease:performance of six modified formulae developed in Asian populations. Clin Interv Aging,2013,8:899-904.

[4] Guiding principles for the care of older adults with multimorbidity:an approach for clinicians:American Geriatrics Society Expert Panel on the Care of Older Adults with Multimorbidity. J Am Geriatr Soc,2012,60(10):1-25.

[5] Bansal N,Katz R,De Boer IH,et al. Development and validation of a model to predict 5-year risk of death without ESRD among older adults with CKD. Clin J Am Soc Nephrol,2015,10(3):363-371.

[6] Couchoud CG,Beuscart JB,Aldigier JC,et al. Development of a risk stratification algorithm to improve patient-centered care and decision making for incident elderly patients with end-stage renal disease. Kidney Int. 2015;88(5):1178-1186.

[7] Dalrymple LS,Katz R,Rifkin DE,et al. Kidney function and prevalent and incident frailty. Clin J Am Soc Nephrol,2013,8(12):2091-2099.

[8] Kutner NG,Zhang R,Huang YJ,et al. Gait speed

and mortality, hospitalization, and functional status change among hemodialysis patients: a US renal data system special study. Am J Kidney Dis, 2015, 66 (2):297-304.

[9] Johansson L, Fouque D, Bellizzi V, et al. As we grow old: nutritional considerations for older patients on dialysis. Nephrol Dial Transplant, 2017, 32 (7):

1127-1136.

[10] Van Biesen W, van de Luijtgaarden MW, Brown EA, et al. Nephrologists' perceptions regarding dialysis withdrawal and palliative care in Europe: lessons from a European Renal Best Practice survey. Nephrol Dial Transplant, 2015, 30(12):1951-1958.

消 化

第38章

《世界急诊外科学会/意大利老年外科学会老年急性结石性胆囊炎指南》解读

【文献题目】 2017世界急诊外科学会/意大利老年外科学会老年急性结石性胆囊炎指南(2017 WSES and SICG guidelines on acute calcolous cholecystitis in elderly population)

【文献作者】 Pisano M,Ceresoli M,Cimbanassi S,et al

【文献来源】 World J Emerg Surg,2019,14(1):1-16

【文献解读】

◆ 背景介绍

胆囊结石(cholecystolithiasis)在美国为常见疾病,约2000万人患病。在欧洲,胆囊结石的总发病率女性为18.8%,男性为9.5%。未经治疗的胆囊结石可导致10%~20%的患者发生急性结石性胆囊炎(acute calculus cholecystitis,ACC)。由于ACC是胆结石疾病最常见的并发症,且患病率随年龄增长而增加,因此,ACC在老年人群中会有所增加。由于老年人重要脏器功能衰退,应激能力差,免疫水平较低,痛觉迟钝,部分患者早期症状不典型,出现急性结石性胆囊炎时,如果不及时就医,易发生感染性休克等严重并发症,预后较差。对老年ACC患者的诊治需要引起特别的关注。

老年ACC是临床常见急腹症,随着年龄增长,胆囊的排空能力减弱,胆结石的发病率会逐渐上升。由于老年人身体各项功能减退,肝脏胆固醇的代谢能力及排泄胆汁酸的能力也降低。虽然ACC病情较严重,但其临床表现却不典型,老年患者对痛觉进行感应的神经冲动传导功能减退,而且通常伴有其他疾病,因此病情较为复杂。与

一般人群不同,若65岁以上人群可疑ACC,需要进行规范的诊断和管理。

根据老年人群特殊性,世界急诊外科学会(World Society of Emergency Surgery,WSES)和意大利老年外科学会(Italian Surgical Society for Elderly,SICG)于2017年制定了《老年急性结石性胆囊炎指南》(下文简称《指南》),旨在调查65岁以上人群与一般人群在可疑ACC诊断和管理上的不同。《指南》以2016年WSES制定的指南为基础,用6个问题来明确老年人群的特殊性。《指南》的适用人群为老年ACC患者及相关医护人员。

◆ 文献要点

《指南》组织委员会以2016年WSES关于ACC的指南作为参考,制定了6个问题来进行调查(表38-1),并根据表中的关键词进行了电子书目检索和手工搜索。在会议之前,为每个问题及每个陈述的证据水平(Level of Evidence,LoE)和推荐等级(Grade of Recommendation,GoR)制定了一些声明通则。LoE和GoR参考2011年牛津分类标准。

1. 问题1——诊断:如何针对老年人进行检查?

(1)对于老年人,在没有进一步检查的情况下,很难有一项单独的调查具有足够的诊断能力来确定或排除急性胆囊炎(LoE 2,GoR B)。综合症状、体征和实验室检查结果可增加ACC诊断的准确性(LoE 4,GoR D)。ACC最典型的症状是腹痛,在老年ACC患者中,12%为非典型疼痛,5%完全无疼痛。38.0%~48.0%出现呕吐,64.7%

表 38-1　《指南》组织委员会确定的问题及关键词

问题	关键词
1. 诊断：如何针对老年人进行检查？	急性结石性胆囊炎、诊断、老年患者、衰弱老人
2. 如何平衡手术治疗的利弊？	衰弱、老年人、高危患者、评分、测量、急性结石性胆囊炎
3. 最适合老年人的手术时机和手术技术是什么？	急性结石性胆囊炎、手术、腹腔镜、时间、早期、延迟、入院
4. 如果替代治疗使老年人手术获益减少，那么经皮胆囊造口术还有作用吗？	急性结石性胆囊炎、胆道引流、经皮胆囊引流、胆囊造口术、高危患者、未手术
5. 对于伴胆道结石的患者，应何时怀疑、如何调查、何时高度怀疑、何时治疗、采用何种治疗方法？	急性结石性胆囊炎、胆道结石、内镜、MRI、ERCP、评分、指南
6. 应该使用何种抗生素治疗方案？	急性结石性胆囊炎、抗生素

注：MRI. 磁共振成像；ERCP. 内镜逆行胰胆管造影。

有腹部压痛或疼痛保护症状，5.3%～14.5%有腹膜炎征象。老年人的墨菲征阳性比率较低。36%～74% 的 ACC 患者出现发热，但只有 6.4%～10.0% 的 ACC 患者体温>38℃，41%～59% 的 ACC 患者伴白细胞增多。老年 ACC 患者白细胞升高，且白细胞计数平均值高于年轻 ACC 患者。C 反应蛋白升高患者的比例在老年患者中也高于年轻患者。老年患者 C 反应蛋白均值也高于年轻患者。

（2）腹部超声是临床疑似 ACC 老年患者首选的初始成像技术，其成本更低、可用性更好、无侵袭性，且对结石诊断的准确性较高（LoE 3，GoR C）。

（3）在老年患者中，CT 检查诊断准确性的证据很少，MRI 诊断的准确性可以与腹部超声相媲美，但还没有足够的数据支持。肝胆亚氨基二乙酸（hepatobiliary iminodiacetic acid，HIDA）扫描对 ACC 的敏感性和特异性高于其他成像方式，但因其缺乏可用性、执行时间长及患者会暴露于电离辐射，所以使用受到了限制（LoE 3，GoR C），而且这方面也没有关于老年人的数据。

（4）对于老年患者，《指南》推荐结合临床、实验室及影像学检查，但是目前还不知道最佳的检查组合形式（LoE 5，GoR D）。关于这个问题，还没有老年人的具体数据。

（5）没有高质量的关于老年人 ACC 特异性诊断结果的研究，因此，《指南》建议保持 WSES 指南的相关建议（LoE 4，GoR D）。

此外，衰老是坏疽性胆囊炎的危险因素。坏疽性胆囊炎（gangrenous cholecystitis）在所有年龄段患者中都有明显的临床表现，易于诊断。老年人腹部症状越少，随着年龄增长，白细胞计数和 C 反应蛋白水平的反应性越低，老年人严重坏疽性胆囊炎的发生率越高，在这方面应进一步研究。老年人胆囊炎的自然病史与年轻人不同，这是否会影响其诊断方法也需要进一步研究。

2. 问题 2——如何平衡老年急性结石性胆囊炎患者手术治疗的利弊？

（1）年龄（>65 岁）本身并不是 ACC 患者行胆囊切除术（cholecystectomy）的禁忌证（LoE 3，GoR B）。年龄是用来描述患者的常用参数。年龄的增长与共病的增加、生活质量的下降有关，会影响患者治疗后的功能恢复，对 ACC 的自然病程也有影响。

（2）即使是老年患者，胆囊切除术仍是 ACC 的首选治疗（LoE 3，GoR C）。由于各种原因，老年患者的外科手术量逐步增加，可能是源于更好的医疗和外科保健技术，老年人的预期寿命和健康状况一直在改善。2016 年发布的 ACC 共识建议在患者入院时将胆囊切除术作为老年 ACC 患者的首选治疗方法。考虑到老年患者易感性高，为了能够实施手术治疗，老年患者相比于一般人群来说需要更详细、更快速的评估。

（3）老年 ACC 患者的风险评估应包括以下 5 个方面：①保守治疗和手术治疗的死亡率；②胆结石相关疾病的复发率及复发时间；③与年龄相关的预期寿命；④采用衰弱评分对患者进行衰弱评价；⑤考虑使用外科临床评分来估计特定风险

（LoE 3，GoR C）。

在老年 ACC 患者中，单一适用于"所有患者"的评估工具并不合适，还需要进一步研究手术风险的分层。美国麻醉师协会（ASA）、改良计数死亡率和发病率的生理学和手术严重性评分（P-POSSUM）和急性生理与慢性健康评分Ⅱ（APACHE Ⅱ）评估量表与手术风险的相关性最好，但对于老年患者的风险分层还没有有效的方法。衰弱评分系统可能有助于对风险进行分层。综合评分需要考虑的项目较多，在急诊手术时难以应用。

3. 问题 3——最适合老年人的手术时机和手术技术是什么？ 在一般人群中，ACC 的治疗标准是早期腹腔镜胆囊切除术（laparoscopic cholecystectomy），腹腔镜手术比开放手术更安全。老年患者从腹腔镜手术转向开放手术的风险增加，最终会导致结果恶化。转为开放手术的原因可能是胆囊炎发作的病程较长，急性发作时延误了治疗。

（1）对于患有急性胆囊炎的老年患者，除了麻醉绝对禁忌证和感染性休克的情况外，首先应尝试腹腔镜手术（LoE 2，GoR B）。

（2）在老年患者中，腹腔镜胆囊切除术治疗急性胆囊炎是安全可行的，并发症发生率低，住院时间短（LoE 2，GoR B）。

（3）在老年患者中，对于晚期炎症、胆囊坏疽、"困难胆囊"等解剖难以识别且极有可能发生主要胆管损伤的情况，可以选择腹腔镜或开放胆囊次全切除术（LoE 3，GoR C）。

（4）在老年患者中，可通过发热、白细胞增多、血清胆红素升高和广泛的上腹部手术来预测是否转为开腹手术。如果局部严重炎症、粘连、胆囊三角出血、怀疑胆管损伤，应考虑转为开腹手术（LoE 3，GoR C）。

虽然应该首先尝试腹腔镜手术，但从腹腔镜手术到开放手术的转变并不意味着治疗的失败。因为 ACC 在不同患者中的表现往往差异较大，术前评分预测从腹腔镜转为开放手术的风险在应用于 ACC 时并不可靠。

（5）对于老年患者，腹腔镜胆囊切除术也应尽早进行，可在出现症状后 10 天内进行。然而需要注意的是，早期手术可缩短住院时间、减少并发症（LoE 2，GoR B）。

虽然对于 ACC 患者，既往要求 72 h 内行胆囊切除术，目前已不再强制，但尽早手术与预后息息相关。此外，老年患者储备能力减少，应尽早行最佳治疗，此时需要考虑腹腔镜胆囊切除术，并考虑"问题 2"中提到的其他因素。

4. 问题 4——如果替代治疗使老年人手术获益减少，那么经皮胆囊造口术还有作用吗？

（1）对于不适合手术的 ACC 患者（年龄＞65 岁、ASA Ⅲ～Ⅳ、功能状态评分 3～4 分或脓毒症休克），可以考虑经皮胆囊造口术（percutaneous cholecystotomy）（LoE 2，GoR B）。

部分指南建议对中度（Ⅱ级）或重度（Ⅲ级）ACC 患者采用经皮胆囊造口术，或者对年龄较大或体质虚弱的患者采用有效方法来治疗 ACC，这些患者由于存在严重的共病问题而被认为不适合手术治疗。

（2）如果药物治疗失败，对于不适合手术的危重（高风险）老年患者，应考虑将经皮胆囊造口术作为胆囊切除术的桥梁，将这些高风险患者转变为更适合手术的中风险患者（LoE 3，GoR C）。

经皮胆囊造口术是治疗 ACC 的替代方法之一。该策略可提供胆囊引流，有利于消炎，后续在条件较好时可对患者进行间隔性胆囊切除术。

（3）在一般人群中，甚至在老年患者中，经皮肝穿刺胆囊造口术也是经皮胆囊造口术的首选方法（LoE 4，GoR D）。

经皮胆囊造口术可在局部麻醉下轻易施行，主要有经肝和经腹腔 2 种方法。前者是首选，因为它可以降低胆漏的风险，允许引流管放置更长时间，并且使引流道更快形成。

经皮胆囊造口术相关并发症比例约 3.4%，包括胆管泄漏、胆汁性腹膜炎、门管壁或实质血管损伤和出血、导管脱出、结肠损伤、迷走神经反应等。肝穿刺入路减少了胆漏、门静脉损伤及内脏凹陷损伤的风险，但也存在气胸和肝实质出血的风险。尽管存在这些潜在并发症，但经肝穿刺途径仍是经皮胆囊造口术的最佳途径，除非患者存在严重肝脏疾病和凝血障碍。胆囊引流可以在超声和 CT 引导下进行。手术可以采用"Seldinger"技术，使用细针减少中空脏器穿孔的潜在风险，但具有操作烦琐的缺点；手术还可采用"套管针技术"，可直接插入 8F 猪尾导管，此时套管针与引流管直径相同,会增加经肝入路出血的风险。

(4)与一般人群相同,在老年患者中,如果经皮胆囊造口术后2～3周行胆道造影显示胆道通畅,经皮胆道造瘘导管放置后4～6周应拔除(LoE 3,GoR C)。

经皮胆囊造口术后引流时间3～6周,平均1个月。这是导管成熟必需的平均时间间隔。如果伴有糖尿病、腹水、长期类固醇治疗及营养不良,应将引流管放置时间延长。有了引流管,患者就可以出院回家。建议在引流管拔除前通过引流管进行胆道造影。该手术可确保无泄漏或阻塞的胆囊管(无阻塞的胆囊管增加了引流管移除后泄漏的机会,降低了潜在症状的复发风险)。需要注意的是,这些研究都不是专门针对老年人群开展的,使用胆道造影的证据较少。

5. 问题5——对于伴胆道结石的患者,应何时怀疑、如何调查、何时高度怀疑、何时治疗、采用何种治疗方法?　5%～10%的ACC患者出现胆总管结石。非选择性的术前内镜超声、磁共振胆道胰造影术或常规术中胆道造影术不是这些患者合适的治疗选择。

(1)在老年患者中,肝脏生化酶和/或胆红素水平的升高不足以鉴别ACC患者是否患有胆总管结石,需要进一步明确诊断(LoE 3,GoR C)。若怀疑患者有局限性胆总管结石,应常规采用生化检查。

(2)在老年患者中,腹部超声检查胆总管结石也是诊断胆总管结石病的有力方法(LoE 5,GoR D)。在老年患者中,结石存在的间接迹象(如胆总管直径增加)不足以识别患有胆总管结石的ACC患者,需要进一步明确诊断(LoE 2,GoR B)。

腹部超声可以为潜在的胆总管结石提供直接或间接信息。然而,胆总管直径不能用于预测胆总管结石的风险。在老年患者中,即使是胆总管结石患者,胆道肌肉张力的丧失也可能使胆道直径增大。腹部超声对胆道结石的直接显示非常有助于提升ACC患者胆总管结石诊断的可靠性。

(3)所有ACC患者均应行肝脏生化检查(如ALT、AST、胆红素、ALP、GGT的检测)和腹部超声检查,以评估胆总管结石的风险(LoE 3,GoR C)。即使在老年患者中,胆总管结石风险也应按

照美国胃肠内镜学会和美国胃肠内镜外科学会提出的胃肠内镜外科指南分类进行分级(LoE 5,GoR D),该指南确定的标准是胆总管结石风险>50%,对于此类患者,应行内镜逆行胰胆管造影(endoscopic retrograde cholangiopancreatography,ERCP)。另外,相当一部分患者可能有潜在危险而不必要行ERCP。

2016年WSES指南推荐的胆总管结石预测因素:①极强预测因素,包括腹部超声证实胆总管结石、血清总胆红素>4 mg/dl;②强预测因素,包括胆总管直径>6 mm(原位胆囊)、胆红素水平1.8～4 mg/dl;③中等预测因素,包括胆红素以外的肝生化检查异常、年龄>55岁、临床胆源性胰腺炎。依据这些预测因素,可以划分胆总管结石的风险等级:①高风险,满足极强预测因素中的任何一项;②低风险,不满足这些预测因素;③中风险,高风险和低风险之外的情况。

(4)即使是中等胆总管结石风险的老年患者,也应该根据实际情况进行术前磁共振胰胆管造影(magnetic resonance cholangiopancreatography,MRCP)、超声内镜、术中胆道造影或腹腔镜超声检查(LoE 2,GoR B)。如果发生胆总管结石的风险为中等,患者需要进行更详细的检查以证实或排除怀疑,可用术前MRCP和内镜超声(endoscopic ultrasonography,EUS),这2种方法的准确性都很高。

(5)老年胆总管结石高危患者应根据当地专业知识和技术的可用性,进行术前ERCP、术中胆道造影或腹腔镜超声检查(LoE 2,GoR B)。在行ERCP之前,还应进行额外的检查,如MRCP等,以确认胆总管结石的存在。

(6)对于老年患者,根据当地专业知识和技术的可行性,也可以在术前、术中或术后切除胆总管结石(LoE 2,GoR B)。

6. 问题6——应该使用何种抗生素治疗方案?　使用适当的抗生素是老年急性胆囊炎患者管理的重要组成部分。抗生素的管理在老年患者中往往具有很重要的挑战。随着年龄增长,抗生素的药动学和药效学发生了变化,共存疾病的肾脏效应往往会加剧这种变化。糖尿病、充血性心力衰竭和高血压可使老年患者易发生抗生素不良反应,特别是治疗指数较低的药物(如氨基糖苷

类）。老年患者经常服用多种药物,这些药物可能与抗生素产生相互作用,导致不良反应的增加。此外,对疗养院或老年医院等机构的老年患者而言,也面临巨大的挑战。衰弱加上卫生条件不佳(如因痴呆患者比例很高而造成)可促进耐多药微生物(multidrug-resistant microbes,MDROs)的迅速传播。使用适当的抗菌药物治疗是急性胆囊炎患者管理的重要组成部分。

(1)高龄无并发症的胆囊炎患者,在应用胆囊切除术控制主要感染时,术后可以不使用抗生素治疗(LoE 2,GoR C)。与年龄无关、无并发症的胆囊炎患者术后可以不使用抗生素。

(2)对于合并急性胆囊炎的老年患者,推荐广谱抗生素治疗方案,因为适当的经验治疗对危重老年患者的预后有显著影响。经验性抗生素治疗的原则应以最常见的分离细菌为指导,并考虑抗生素

耐药性和患者的临床情况(LoE 2,GoR B)。

对于合并急性胆囊炎的患者,最初的经验性抗生素治疗是必要的,因为患者的微生物数据(培养和敏感性结果)通常需要至少 48 h 才能完全获得。

对腹腔内胆道感染是否采用经验性抗菌药物治疗主要取决于所推测的病原体以及主要耐药模式和疾病严重程度的危险因素。经验性抗生素治疗应以最常见的孤立菌为基础,始终考虑局部抗生素耐药趋势。在胆道感染中最常分离到的微生物是革兰阴性需氧菌、大肠埃希菌、肺炎克雷伯菌和厌氧菌,特别是脆弱拟杆菌。与卫生保健相关的感染通常是由耐药菌株引起的。对于这些感染,充分的经验性治疗是影响术后并发症和死亡率的关键因素,因此,建议对这类患者采用更宽谱的复杂治疗方案。表 38-2 列出了急性胆囊炎的抗生素治疗方案。

表 38-2 急性胆囊炎的抗生素治疗方案

分类	治疗方案	抗生素选择
社区获得性胆囊炎的抗生素治疗[a]	1. 基于 β 内酰胺酶/β 内酰胺酶抑制剂的组合方案	阿莫西林/克拉维酸(病情稳定患者) 替卡西林/克拉维酸(病情稳定患者) 哌拉西林/他唑巴坦(病情不稳定患者)
	2. 基于头孢菌素的治疗方案	头孢曲松+甲硝唑(病情稳定患者) 头孢吡肟+甲硝唑(病情不稳定患者)
	3. 基于碳青霉烯的治疗方案	厄他培南(在病情稳定的患者中,如果存在超广谱 β-内酰胺酶的危险因素)
	4. 基于氟喹诺酮类药物(在过敏情况下为 β 内酰胺类药物)的治疗方案	环丙沙星+甲硝唑(仅适用于病情稳定的患者) 左氧氟沙星+甲硝唑(仅适用于病情稳定的患者) 莫西沙星(仅适用于病情稳定的患者)
	5. 基于糖基环素的治疗方案	替吉环素(在病情稳定的患者中,如果存在超广谱 β-内酰胺酶的危险因素)
与医疗保健相关的抗生素治疗	病情稳定时的治疗方案	替加环素+哌拉西林/他唑巴坦
	病情不稳定时的治疗方案	亚胺培南/西拉他汀±替考拉宁 美罗培南±替考拉宁 多瑞培南±替考拉宁

注:[a].5 种治疗方案按照选择的优先顺序进行排列。

(3)微生物学分析结果有助于为有感染的患者设计针对性治疗策略,以制订抗生素治疗方案并确保足够的抗菌药物覆盖(LoE 5,GoR D)。

在急性胆囊炎的治疗中,确定病因是至关重

要的一步。对合并胆囊炎发热患者一般推荐 3～5 天的抗生素治疗。对于能够耐受口服喂养的患者,为了优化抗生素治疗并减少住院时间,可以首先选择静脉注射抗生素,一旦临床情况好转,立即

改用口服抗生素治疗。

【文献评述】

《指南》以证据为基础对老年 ACC 患者制定了诊断和管理规范,但是在制订本指南时仍存在一些挑战。例如,如何定义老年人?对于"老年人"的定义并没有共识。《指南》根据意大利人口的工作年龄、退休年龄和预期寿命,使用了 65 岁及以上来定义老年人,这一点在其他国家可能有所不同。

尽管研究人员越来越重视衰弱的测量(特别是在急性情况下),但是年龄仍然是预测患者预后以及权衡胆囊切除术和保守治疗利弊之处的关键点。外科衰弱评分仍在研究和验证中,建议慎重使用。因此,《指南》尚不能推荐在所有医院中采用统一的衰弱评分。目前临床对患者预后的主观判断仍是患者行胆囊切除术的主要决定因素。

《指南》推荐所有患者都应考虑腹腔镜胆囊切除术,年龄本身并不是手术的禁忌证,只有手术风险高的老年患者才应考虑非手术治疗。经皮胆囊造口术作为胆囊切除术前的桥接治疗,或许可作为老年患者的决定性治疗,但其作用尚不确定。

大多数随机对照试验排除了老年患者,有些证据必须从年轻患者身上推断出来。这种间接性结论导致了《指南》制订的不确定性。对急性胆囊炎治疗的研究应尽可能将老年患者纳入研究范围,对老年患者的结果进行亚组分析,有助于减少许多问题的不确定性。下一步研究可以关注开发和验证可靠的预后评分来评估衰弱,从而指导 ACC 的治疗。

(丁　宇)

参 考 文 献

[1] Pisano M,Ceresoli M,Cimbanassi S,et al. 2017 WSES and SICG guidelines on acute calcolous cholecystitis in elderly population. World J Emerg Surg,2019,14(1):1-16.

[2] Ansaloni L,Pisano M,Coccolini F,et al. 2016 WSES guidelines on acute calculous cholecystitis. World J Emerg Surg,2016,11:1-23.

[3] 何相宜,施健.中国慢性胆囊炎、胆囊结石内科诊疗共识意见(2018 年).临床肝胆病杂志,2019,35(6):1231-1236.

第 39 章

《欧洲老年便秘共识声明》解读

【文献题目】 老年人便秘：一项共识声明（Constipation in older people：A consensus statement）

【文献作者】 Emmanuel A，Mattace-Raso F，Neri MC，et al

【文献来源】 Int J Clin Pract，2017，71（1）：10

【文献解读】

◆ **背景介绍**

便秘（constipation）的中位流行率在成年人中为 16.0%，在 60～101 岁人群中为 33.5%。减少体力活动和服用多种药物是老年人便秘的主要原因。但对于老年人而言，难以通过减少药物治疗及增加身体活动来改善便秘，因此，有效的药物干预措施对治疗老年人便秘极为重要。虽然便秘通常不会危及生命，但它对患者生活质量的影响可能与糖尿病、骨关节炎等其他常见慢性疾病的影响相似，也会增加患者的心理负担和社会困扰，便秘的严重性及其高患病率对医疗保健资源也会带来相当大的负担，因此，及时认识便秘并对其进行合理有效的处理，对缓解便秘症状、减少因诊断错误和治疗不当所导致的疾病恶化极其重要。

尽管一些组织已经制定了治疗一般人群慢性便秘的指导方针，但这些指导方针并未具体描述如何管理老年人便秘，而且缺乏老年人便秘管理最佳方案的明确建议。2016 年来自欧洲国家（德国、意大利、荷兰、西班牙和英国）的胃肠病学、老年病学、护理学及药理学相关专家，对欧洲、加拿大及美国的便秘相关指南进行了评估和讨论，综合了适用于老年人的便秘处理方法，发布了《老年人便秘：一项共识声明》（下文简称《声明》）。《声明》的主要目的是对目前已发表的便秘治疗共识进行分析和讨论，评估其对老年人的适用性，并提出适用于老年便秘患者的治疗建议，以有效缓解老年人的便秘，降低并发症（如粪便嵌顿等）。另外，《声明》有助于提高医护人员对便秘的认识，可指导临床及护理机构更科学合理地治疗老年人便秘，提高老年患者的生活质量，减少便秘带来的经济负担。《声明》适用于老年便秘患者及相关医护人员。

◆ **文献要点**

《声明》涵盖了研究人员对老年便秘的认识及各种情况下便秘的处理策略。

1. **医务人员应提高对老年慢性便秘的认识并主动识别便秘患者** 由于慢性便秘通常被认为并不是一种不可治愈的疾病，而多数老年人认为肠道健康状况属于个人隐私，不愿公开与他人讨论，因此，许多患者往往进行自我治疗，未能从医疗专业人员的指导中获益。为兼顾患者的感受，《声明》提出医护人员可以通过一些简单的询问主动识别便秘患者，并明确患者是否需要相关治疗。这些简单的问题包括："您对自己的排便情况满意吗？""您每次排便要花多长时间？""您会不会对排便感到紧张？""您几天排一次便？""您是否使用过帮助排便的药物？""您的肠道有问题吗？"等。医护人员在向患者介绍 Bristol 粪便分型的同时，询问患者的粪便形态有助于发现其是否存在便秘。当判断患者存在便秘时，应鼓励自我用药的患者寻求专业医护人员的指导。

2. **通过调整生活方式改善便秘应充分考虑老年人的身体特殊性** 生活方式的调整是慢性便秘的基础治疗，如每天 20～25 g 膳食纤维（dietary fiber）的补充、充足的水分摄入（每天 1500～2000 ml）、足量的运动等，这些方式已得到诸多便秘相关指南或共识的公认。尽管如此，《声明》依然指出,生活方式的调整并不适用于所有老年患者,老年人多病共存、身体虚弱,饮食及运动往往受到限制。同时,《声明》还提出,不良生活方式确实会加重便秘,但鲜有证据表明生活方式是便秘的主要原因或者行为改变能缓解便秘症状。增加膳食纤维虽然可以缓解部分便秘患者的症状,但也会增加腹部胀气等不适。活动量不足与便秘相关,也是老年便秘的多项致病因素之一,但老年人身体活动减少往往是由行动不便和身体虚弱所致,因此,仅增加活动量并不能缓解便秘症状。《声明》提出:改变生活方式对慢性便秘患者的症状缓解作用甚小,在老年人中的可行性也较差,增加液体摄入又可能与心脏疾病相冲突,因此,对老年人应权衡利弊后再决定是否实施生活方式的调整来改善便秘。对于存在膳食纤维及水摄入不足的患者,如身体无特殊禁忌仍然提倡其将摄入量调整至正常水平。

3. 建立正确规律的排便习惯 排便时不宜过于着急,应从容不迫地进行,有便意时及时排便,养成固定时间规律排便的习惯。《声明》建议患者可尝试在晨起后或餐后 30 min 内排便,这个时间段结肠活动最为活跃。排便时,应给予患者足够的时间及私人空间。行动受限的老年患者想要排便时,应及时帮助。

4. 药物的合理选用 渗透性泻药被认为是治疗普通便秘最有效的方法,在德国、荷兰、西班牙、法国、加拿大和美国的相关指南中均被推荐为首选泻药。《声明》专家小组认为,这种观点也适用于老年患者。多项临床研究证实渗透性泻药对老年人有效。例如,乳果糖已被证明可以减少老年人便秘相关症状,聚乙二醇电解质已被证实对患有帕金森病的老年人有效。容积性泻药需要摄入大量液体,并不适合老年人。使用渗透性泻药治疗便秘时,聚乙二醇是第一选择,聚乙二醇优于刺激性泻药(缺乏在老年人中的研究)和乳果糖。

《声明》指出,老年便秘的临床表现多样,需个体化调整用药方案:软化大便可使用多库酯钠;如果大便软但排出困难,表明患者的便秘类型为排便障碍型便秘,建议其使用开塞露纳肛、刺激性泻药或灌肠等方法以缓解症状;对耐泻药的便秘患者,专家小组推荐使用普芦卡必利,因为临床研究

证实普芦卡必利对老年便秘有效。鲁比前列酮和利那洛肽在老年人群中还没有广泛使用,需要更多的临床研究以确定其对老年便秘的疗效及安全性。

如果老年人发生粪便嵌顿,嵌顿的粪便必须软化,推荐使用聚乙二醇软化粪便。嵌顿的粪便软化后立即辅以刺激性泻药以促进粪便排出。如果软化的粪便仍然排出困难,建议使用肛门栓剂或灌肠治疗。如果便秘为阿片类药物所诱发,建议老年人应早期使用作用于外周 μ 受体的阿片拮抗剂。

关于便秘患者何时可以停药的问题,《声明》指出:停用治疗便秘的药物应在排便正常并持续 $2\sim4$ 周后进行,撤药不应该是突然的,而应循序渐进,可能需要数月的时间。

图 39-1 显示了治疗老年便秘的简单流程,总结了专家组对治疗老年便秘的建议。这些建议考虑了各国便秘治疗准则,强调了便秘在老年人这个年龄组的特殊情况,并对合并吞咽障碍及阿片类药物诱发便秘患者的治疗方案建立了独立的流程。

【文献评述】

人口老龄化是目前全球面临的共同问题。国内外流行病学调查均显示便秘的患病率随年龄增长而增高。我国的调查显示 80 岁群体的便秘患病率已近 40%。老年共病、多药、虚弱等问题使老年便秘的并发症(尤其是心脑血管疾病)发生率增加,同时老年便秘处理难度亦显著增加,需兼顾众多脏器问题并综合考虑。专门针对老年人便秘的指导意见还很少,应用普通成年人便秘的指南/共识指导老年便秘的处理也存在一定的不合理性,因此,建立符合老年生理特点及疾病特点的共识以指导临床诊疗非常重要。

《声明》在这样的背景下应运而生,由多位欧洲不同学科的临床专家讨论并制定而成,专家组成员涵盖了胃肠病学、护理学、老年病学、药理学等学科,这些专家均有治疗老年便秘的临床经验,他们讨论并列出了老年便秘的一些特殊问题,评估了各个国家的现有指南,结合文献及专家治疗便秘的经验,明确了适用于老年便秘的治疗方法,最终针对最佳建议达成了共识。

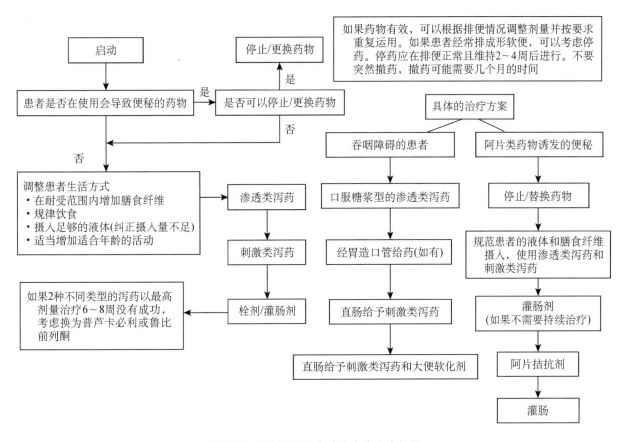

图 39-1 老年便秘患者的治疗建议流程图

《声明》提出,无论是患者还是医护人员对便秘的重视度还不足,因此,需要提高对便秘的认识,无论是便秘流行情况和对患者的影响方面,还是疗效反馈方面。便秘的基础治疗是改变生活方式,《声明》指出,由于老年人存在多病(如心功能不全、骨关节病变等)情况,使他们生活方式的改善较难实施,所以"改变生活方式"很少能缓解老年慢性便秘的症状,而且此方法在老年人中也缺乏可行性,因为老年人增加液体摄入可能会诱发心脏病,身体虚弱又导致难以增加运动量。《声明》强调了药物治疗对老年便秘的重要性,药物的选择需兼顾安全性和有效性,而且应根据患者便秘的特点进行个体化治疗。在药物选择中,《声明》提出渗透性泻药是老年便秘患者的首选药物,目前还缺乏老年人使用刺激性泻药的研究,多库酯钠能有效软化大便,当软便难以排出时,可以选择甘油栓、灌肠或刺激性泻药。普芦卡必利在老年患者中的研究多显示有效,可用于治疗轻泻性

顽固性便秘患者,而鲁比前列酮和利那洛肽在老年人群中的研究还很少。对于粪便嵌顿患者,及时软化大便极其重要。

《声明》综合了老年人的便秘特点、专家处理便秘的临床经验及相关的指南/共识意见,提出了处理老年人便秘的共识声明,并将专家组对老年便秘患者的治疗建议总结为简单的流程图,对临床从事老年医学的医护人员具有积极的指导意义。希望在专业医护人员的帮助下,老年便秘患者可以尽早缓解症状、提高生活质量。

(姚健凤 郑松柏)

参 考 文 献

Emmanuel A, Mattace-Raso F, Neri MC, et al. Constipation in older people: A consensus statement. Int J Clin Pract, 2017, 71(1): 10.

第 5 篇

神经与精神

第 40 章

《美国预防服务工作组老年认知障碍筛查建议》解读

【文献题目】 老年认知障碍筛查：美国预防服务工作组建议（Screening for cognitive impairment in older adults: US Preventive Services Task Force Recommendation Statement）

【文献作者】 Owens DK，Davidson KW，Krist AH，et al

【文献来源】 JAMA，2020，323（8）：757-763；

【文献解读】

◆ 背景介绍

轻度认知障碍（mild cognitive impairment，MCI）的严重程度并不足以干扰患者的独立日常生活功能，部分患者可能发展为痴呆。由于各种原因（包括诊断标准的不同）造成 MCI 患病率难以被估计，而且其在疾病早期也难以被识别。2020 年美国预防服务工作组（Preventive Services Task Force，USPSTF）在 2014 年《USPSTF 老年认知障碍筛查建议》的基础上，结合既往认知障碍相关研究成果和最新循证医学证据，于 2020 年发布了《老年认知障碍筛查：美国预防服务工作组建议》（下文简称《建议》），旨在通过评估由患者、家属及临床医师提供的患者症状和体征来早期发现并诊断痴呆，以利于认知障碍的识别和干预。《建议》的适用人群为居住于社区的 65 岁及以上老年人，且无明显的认知障碍症状和体征。

◆ 文献要点

1. 概念与流行病学 认知障碍（cognitive disorder）包含痴呆（dementia）和 MCI。痴呆的定义是一个或多个认知领域的显著下降，从而影响日常活动的独立性；MCI 与痴呆的不同之处在于，MCI 造成的损害并不足以干扰患者的独立日常生活功能。美国有 240 万～550 万人患有痴呆，而且其患病率随年龄增长而增加。75～84 岁人群中有 9.9% 患有痴呆，85 岁及以上人群中有 29.3% 患有痴呆。MCI 患者可能发展为痴呆，有些则不会。不同研究显示，32% 的 MCI 患者在 5 年内会发展为痴呆，而 10%～40% 的 MCI 患者可在 4～5 年恢复正常认知能力。MCI 的患病率很难估计，部分原因是诊断标准的不同，导致 65 岁及以上成年人患病率的估计范围很大（3%～42%）。主观记忆问题在成年人中很常见，研究表明 50%～75% 的成年人对他们的记忆至少有一些轻微的担忧。

2. 筛查与评估 评估的风险因素应包括载脂蛋白 E 基因的等位基因 ε4，糖尿病、高血压、高胆固醇血症等心血管危险因素，抑郁，虚弱，文化程度低，社会支持程度低，不良饮食和生活方式。有报道称，几种饮食和生活方式因素与降低认知障碍的风险有关，这些因素包括足够的低叶酸摄入、低饱和脂肪摄入、ω-3 脂肪酸摄入、高水果和蔬菜摄入、地中海饮食、适量饮酒、较高的教育程度、认知投入、社交投入及较高的体育活动水平等。

认知筛查包括血液检查、放射学检查、医学和神经心理评估。医学和神经心理评估工具有简易精神状态检查（mini-mental state examination，MMSE）、画钟测试（clock drawing test，CDT）、记忆障碍筛查（memory impairment screen，MIS）、8 项信息提供人访谈、功能活动问卷（functional activities questionnaire，FAQ）、7 分钟屏幕测试、蒙特利尔认知评估量表（Montreal cognitive assessment，MoCA）、圣路易斯大学心理状况检查（贫民区）、认知功能电话问卷和老年人认知功能减退知情者问卷（informant questionnaire on cognitive decline in the elderly，IQCODE）。

3. 干预措施　美国食品药品监督管理局（Food and Drug Administration，FDA）批准的阿尔茨海默病（Alzheimer's disease，AD）的治疗药物包括乙酰胆碱酯酶抑制剂（acetylcholinesterase inhibitors，AChEIs）和美金刚。非药物干预措施包括认知训练、认知康复、认知刺激干预、运动、智力支持、心理教育及护理管理。

4. 筛查与管理的利弊研究　目前尚无足够的研究证据显示筛查认知障碍的利弊。

（1）筛查与干预的意义：早期识别认知障碍可能有重要的原因。认知障碍的影响包括对患者的直接影响（如功能和人际关系的丧失、经济上的错误判断及不遵守推荐疗法）、对护理人员的直接影响（如压力和抑郁）和对社会的影响（如护理费用）。早期发现认知障碍有助于发现和治疗可逆原因，有助于临床医师预测患者在理解和坚持医疗计划方面可能出现的问题，也有助于为患者和家属提前制订计划。临床医师应该对患者认知障碍的早期信号或症状保持警惕（如记忆或语言问题），并对个体进行适当的评估。然而，在临床试验中，筛查的潜在好处还没有得到明确的体现。

（2）筛查的准确性：USPSTF 分析了 59 项研究，评估了 49 种检测认知障碍的方法，认为检测痴呆的准确性（即敏感性和特异性）普遍较高。

（3）筛查、治疗与照护的结局研究：USPSTF 的一项研究显示，对认知障碍患者第 1、第 6 或第 12 个月时的筛查与对照组相比，在健康相关生活质量（health-related quality of life，HRQOL）的评估结果上差异均不显著。

48 项试验（$n=22\ 431$）均显示 AChEIs 和美金刚在短期内可改善 AD 患者的整体认知功能，但变化幅度很小。在 3 个月至 3 年的阿尔茨海默病评定量表-认知（Alzheimer's disease assessment scale—cognitive section，ADAS-Cog）评分（评分范围为 0～70 分）上的差异为 1.0～2.5 分，MMSE（评分范围为 0～30 分）的差异为 0.5～1.0 分。与安慰剂相比，这些变化通常不被认为是重要的。

4 项试验（$n=1919$）研究了多奈哌齐和美金刚在 MCI 患者中的作用，提示这 2 种药物均未显示出整体认知功能的改善。29 项试验（$n=6489$）评估了其他药物或补充剂，包括降压药、他汀类药物、非甾体抗炎药、性腺类固醇、饮食补充剂和维生素（多种维生素、B 族维生素、维生素 E 和 ω-3 脂肪酸）。没有一项试验发现轻、中度痴呆或 MCI 患者的整体认知或身体功能有任何改善。

61 项试验（$n=7847$）评估了 MCI 和痴呆患者的非药物干预措施，包括以认知为重点的运动及其他干预措施。结果显示，与对照组相比，在 3 个月至 2 年的随访中，认知功能的全局或特定领域并未有明显改善。

17 项试验（$n=3039$）评估了护理或病例管理。研究针对痴呆患者进行干预管理，5 项研究发现照护者负担得分有统计学上的显著改善，7 项研究照护者的抑郁症状没有改善。

总之，研究认知障碍筛查的利弊证据受到多种因素的限制，大多数试验持续时间短（药物干预一般为 6 个月，非药物干预为 1 年），而且干预措施异质性和报告结果不一致，这使交叉研究的进行比较困难。试验项目有所改善的，效果均很小，并且临床重要性不确定。此外，没有专门针对筛查人群的干预措施，大多数研究的改善主要针对中度痴呆患者，因此，对筛查人群的适用性尚不确定。

（4）潜在负担与危害：在美国痴呆患者估计有 240～550 万人，而且发病率随年龄增长而增加。主观记忆问题在成年人中很常见，但尚无足够证据支持筛查认知障碍，而且筛查其危害的证据也是有限的，其中一个潜在的危害是，给患者贴上"进展性疾病"的标签，对这种疾病的治疗效果似乎也非常有限。一些研究表明，意识到被诊断为认知障碍的患者有更大的压力、更严重的抑郁情绪和更低的生活质量，而另一些研究没有发现这种联系。关于假阳性结果的影响证据有限，但其中一些危害很严重，包括中枢神经系统紊乱、心动过缓及跌倒。关于非药物干预危害性的证据有限，但是这些危害被认为很小。

48 项试验（$n=22\ 431$）和 3 项观察性研究（$n=190\ 076$）报道了 AChEIs 和美金刚的治疗风险。与接受安慰剂的患者相比，接受 AChEIs 患者的不良事件发生率较高,如心动过缓、晕厥、跌倒等,少数服用 AChEIs 的患者需要放置心脏起搏器,而美金刚耐受性相对较好。

21 项试验($n=5688$)评估了药物或补充剂的危害。与对照组相比,干预组的危害没有显著

增加。

12 项试验($n=2370$)研究了非药物干预措施,显示这些措施没有明显的危害。

USPSTF 对认知障碍筛查及管理的总结见表 40-1。

表 40-1　美国服务工作组(USPSTF)对认知障碍筛查及管理的总结

项目	内容
筛查工具	1. 有充分的证据表明,某些筛查工具对检测痴呆具有较高的敏感性和特异性
	2. 当痴呆的患病率(如在≥85 岁人群中)很高时,阳性预测值可>50%。然而,由于患病率较低,在 65~74 岁未被选择的人群中,阳性预测值可能接近 20%
	3. 使用筛查工具检测 MCI 的敏感性和特异性通常低于痴呆
早期发现、干预及治疗的优点	1. 没有充分的直接证据表明筛查对认知障碍有好处
	2. 充分的证据表明 AChEIs 和美金刚在短期内对轻到中度痴呆患者的认知功能有所改善,但不确定研究报告的影响是有临床意义还是长期可持续
	3. 其他药物或补充剂(如他汀类药物、降压药或维生素)以及针对患者的非药物干预措施的益处证据不足
	4. 充分的证据表明,支持护理人员的干预措施对其压力和抑郁的改善很小,这些影响的临床重要性是不确定的,对于经筛查发现的先前未被识别痴呆患者的普适性也是未知的
	5. 针对患者、照护者或临床医师决策或计划的干预措施的益处证据不足
早期发现、干预及治疗的危害	1. 有关认知障碍筛查危害性的直接证据不足
	2. 针对患者、护理人员或两者的非药物干预措施危害性证据不足
	3. AChEIs 与不良反应相关的证据充足,这些不良反应总体较小,但偶尔严重,包括晕厥、跌倒等
USPSTF 评估	关于筛查认知障碍的证据缺乏,也无法确定利弊

注:MCI. 轻度认知障碍;AChEIs. 乙酰胆碱酯酶抑制剂。

5.《建议》更新了 2014 年 USPSTF 关于老年认知障碍的筛查建议　2014 年 USPSTF 通过研究得出结论,认为相关证据不足以评估认知障碍筛查的利弊。总结迄今为止的相关研究,USPSTF 再次得出结论,目前证据不足以评估老年认知障碍筛查的利弊。

6.《建议》对公众意见的回应　公众认为《建议》是反对筛查的建议。作为回应,USPSTF 想要澄清的是,其发表的声明只是一个结论,即证据不足以评估老年认知障碍筛查的利与弊,而不是赞成或反对筛查。尽管早期识别认知障碍很重要,但其潜在的益处在对照试验中没有得到明确的证实。USPSTF 指出临床医师应该对认知障碍患者的早期迹象或症状保持警惕。

痴呆是大脑多种病理生理过程的结果,目前尚不清楚任何类型痴呆的确切因果机制。在美国,痴呆最常见的病因是 AD,美国 FDA 批准了

AChEIs、美金刚等作为治疗药物靶标,这是基于症状有效性设计研究的结果,并未影响患者的长期病程,也未证实对筛查人群进行干预的益处。

7. 其他建议　美国家庭医师学会支持 2014 年 USPSTF 关于老年认知障碍筛查的建议。美国神经学会发表了关于在年度健康访问期间检测认知障碍的指导,并推荐使用一种简短、有效的认知评估工具来评估认知障碍。

【文献评述】

《建议》简要介绍了认知障碍中痴呆和轻度认知障碍的基本概念及流行病学,列出了适宜人群的相关风险因素和一些认知障碍的筛查方法,重点讨论了认知障碍筛查与管理的利弊研究。

认知障碍造成的负担是多方面的。对患者而言,认知及社会功能逐渐受损不仅对患者本人的生活造成影响,而且对护理人员的时间、精力、心

理及经济造成负面影响,进而影响整个社会。对老年认知障碍患者进行早期筛查的目的是及早识别认知障碍并对其进行干预。但多项研究表明,早期筛查、治疗及照护对患者健康相关生活质量、认知功能改善并不明显,因为这些研究受多种因素的限制,其临床重要性还不确定。此外,《建议》澄清了一个重要问题,即现有证据不足以评估认知障碍筛查的利与弊,而不是赞成或反对筛查。今后仍需要开展尽可能多的高质量研究,以更确切地评估筛查对认知障碍患者疾病进展和预后的影响。基于此,目前的研究需求主要体现在4个方面:①认知障碍(MCI和轻度至中度痴呆)筛查和早期检测对患者、护理者及社会结果的影响(包括决策、提前计划和护理者结果)还需要更多的研究来证实;②认知障碍筛查和干预的证据体系需

要更一致的定义和结果报告,以便跨试验进行比较,特别是长期随访试验;③需要研究照护者或患者-照护者二元干预对延缓或避免寄养的影响,以及延缓寄养对照护者的影响;④需要针对认知障碍的长期临床治疗进行研究,同等重要的是,对认知障碍筛查和干预措施的研究应报告试验参与者的伤害和损耗。

(彭丹涛　周　骁)

参 考 文 献

Owens DK,Davidson KW,Krist AH,et al. Screening for cognitive impairment in older adults:US Preventive Services Task Force Recommendation Statement. JAMA,2020,323(8):757-763.

第 41 章

《欧洲特别工作组睡眠障碍对脑卒中风险和结局的影响声明》解读

【文献题目】 欧洲特别工作组睡眠障碍对脑卒中风险和结局的影响声明（EAN/ERS/ESO/ESRS statement on the impact of sleep disorders on risk and outcome of stroke）

【文献作者】 Bassetti CLA，Randerath W，Vignatelli L，et al

【文献来源】 Eur Respir J，2020，55（4）：1901104

【文献解读】

◆ 背景介绍

脑卒中是世界范围内死亡和成年人残疾的主要原因，具有多种病因和发病机制。脑卒中的危险因素有不可改变因素（如年龄、家族史等）和可改变因素（如高血压、吸烟、饮酒、肥胖、糖尿病、缺乏体育活动、心理社会压力、抑郁等）。

睡眠-觉醒障碍（sleep-wake disorders，SWDs）在人群中非常普遍，包括睡眠呼吸紊乱（sleep disordered breathing，SDB）、失眠、睡眠相关运动障碍等，其中最常见的是 SDB，表现为阻塞性或中枢性呼吸暂停和/或低通气。据文献报道，阻塞性睡眠呼吸暂停（obstructive sleep apnea，OSA）与一系列行为异常和疾病有关，包括疲劳、白天过度困倦、失眠和非恢复性睡眠、注意力和认知减退等。另有研究证实 OSA 导致心血管疾病、高血压、糖尿病、代谢综合征及抑郁症的发生率增加。然而，睡眠障碍与脑卒中之间互为因果、交互加重的这种双向关系的程度和相关性仍然是一个争论性问题。2020 年 4 月，由欧洲神经病学学会（European Academy of Neurology，EAN）、欧洲呼吸学会（European Respiratory Society，ERS）、欧洲睡眠研究协会（European Sleep Research Society，

ESRS）和欧洲卒中组织（European Stroke Organization，ESO）成立的特别工作组，共同发布了《欧洲特别工作组睡眠障碍对脑卒中风险和结局的影响声明》（下文简称为《声明》）。《声明》通过回顾睡眠障碍与脑卒中之间的双向关系，以发现睡眠障碍对脑卒中风险和结局的影响。对于目前尚难找到明确证据的部分问题，《声明》也提出了相关建议，用以指导今后的研究和临床实践。

◆ 文献要点

1. 睡眠呼吸紊乱（SDB）与脑卒中风险

（1）SDB 是否是脑卒中的独立危险因素：《声明》首先针对这一问题进行了文献回顾。主要结论如下：①未经治疗的严重 OSA 使脑卒中的风险增加 1 倍；②OSA 是中青年脑卒中的危险因素，男女之间没有差异；③冠状动脉疾病或心房颤动患者 OSA 相关脑卒中风险的证据仍然不足，但现有数据表明这些人群的脑卒中风险增加，老年患者可能除外。

以上结论的得出来源于系统评价。纳入系统评价的研究为 14 项 I 级和 II 级原始研究，其中 6 项系统回顾和荟萃分析的结果显示，在 3～10 年的随访期内，未经治疗的 OSA 患者脑卒中风险（*RR* 2.00～2.24）约增加 1 倍，针对老年人群的研究也支持上述结果。此外还有研究发现，社区老年男性中，夜间低氧血症的严重程度可能与高的脑卒中风险，尤其是严重致死性脑卒中相关。由此提示，老年人群特别是老年男性更应该关注 SDB。但是《声明》纳入的研究中仅有 2 项为前瞻性研究，且规模有限。在临床工作中，除常规的问诊及体格检查外，睡眠问卷调查和/或多导睡眠

图（polysomnography，PSG）监测也已得到一定程度的应用，但 SDB 的有效识别仍然缺乏有效的工具和生物标志物，因此限制了后续工作的开展。另外，脑卒中患者可能合并动脉粥样硬化性疾病、心脏疾病（如心房颤动等）及其他伴发疾病（糖尿病、脂代谢紊乱、代谢综合征、肾脏疾病等），也可能给"SDB 是否是脑卒中的独立危险因素"这一问题的解答带来更多的不确定性。

《声明》对未来研究提出了建议：未来的研究需要着重识别 OSA 患者存在高脑卒中风险的亚组，特别是不同年龄、性别、合并症（如肾衰竭、心房颤动）、OSA 严重程度[基于呼吸暂停低通气指数（apnea hypopnea index，AHI）]及低氧血症的患者。为了能够积极采用更有力的预防措施，发现与脑卒中风险相关的生物标志物将对临床产生重要意义，同时也需要明确 OSA 患者脑卒中风险增加的病理机制。

（2）SDB 治疗是否能预防卒中：目前 SDB 干预手段主要是持续气道正压通气（continuous positive airway pressure，CPAP）疗法，此外悬雍垂腭咽成形术、气管切开术等也有应用。CPAP 疗法被公认为能消除睡眠中的气道阻塞性事件，并显著改善预后，尤其是白天困倦、神经认知障碍及驾驶水平等。其他干预手段亦能不同程度地改善 SDB，然而是否能够通过 SDB 的治疗预防脑卒中的确是一个尚无答案的问题。近期的随机对照试验（randomized controlled trial，RCT）研究没能发现 CPAP 能够预防包括脑卒中在内的心血管疾病。因此，CPAP 疗法在预防脑卒中方面的潜在益处还需要证实。

《声明》回顾了以往的研究，并得出以下结论：①观察性队列研究表明，在 OSA 患者中，CPAP 治疗与脑卒中风险降低相关，但结果是多变的；②在 RCT 的系统评价中，CPAP 治疗与 OSA 患者脑卒中风险降低无关，然而坚持 CPAP 治疗（每天＞4 h）的患者可能会有收益；③除 CPAP 外的其他治疗方法目前还没有足够证据。

同时，《声明》提出对未来研究的建议：需要进一步的 RCT 试验来评估良好依从性（每天＞4 h 的 CPAP 治疗）对降低脑卒中风险的效果，特别是在嗜睡、高风险及严重 OSA 亚组中。其他 OSA 治疗方式（如下颌推进装置）也需要进一步

的 RCT 研究。

2. 失眠/不宁腿综合征/睡眠中周期性肢体运动与脑卒中风险 《声明》对于失眠、不宁腿综合征（restless legs syndrome，RLS）、睡眠中周期性肢体运动（periodic limb movements in sleep，PLMS）与脑卒中风险的关系进行了文献回顾，在这一部分中的问题相对明确，解答均需要进一步的探讨。因此，笔者将《声明》中涉及的问题罗列于此，并附上未来研究的建议。

（1）失眠是脑卒中的独立危险因素吗？由于目前相应证据不足，《声明》指出：①失眠稍增加心血管事件的风险，但与脑卒中风险的关联是不确定的；②评估失眠与脑卒中风险之间关系的前瞻性研究很少，所有可用的研究都是基于主观定义的失眠，因此降低了识别失眠的准确性。

《声明》提出对未来研究的建议：有必要进行更多的前瞻性研究，使用标准化和有效的自我评估问卷，以及评估失眠严重程度的客观措施。需要反复评估睡眠问题，因为失眠症状可能会随时间的推移而改变，同时需要获取与其他睡眠障碍的共病以及随访期间失眠治疗情况的相关数据。

（2）治疗失眠能预防脑卒中吗？《声明》指出：苯二氮䓬类药物治疗失眠与患者认知功能障碍、痴呆及死亡风险的增加有关，还可能与脑卒中有关，特别是在高剂量和长期使用的情况下。上述影响可能与以下偏倚有关：一般情况或神经功能更差的患者患失眠的频率更高，接受苯二氮䓬类药物的频率也更高。

《声明》对未来研究的建议：有必要对苯二氮䓬类药物和其他失眠治疗措施（包括非药物治疗）对脑卒中风险的影响进行系统性和前瞻性研究。应考虑使用标准的有效评估问卷评估失眠情况及可能的合并症情况。

（3）RLS/PLMS 是卒中的独立危险因素吗？《声明》指出：①目前证据并不表明 RLS 患者脑卒中的风险会增加；②PLMS 可能是脑卒中的独立危险因素。

《声明》对未来研究的建议：需要严格使用国际公认的标准化定义进行长期对照队列研究，并控制并发症和其他与 RLS 相关的混杂因素，可能需要同时评估 RLS 患者的 PLMS，这也是一个重大的管理上的挑战。

(4)RLS/PLMS 治疗能预防卒中吗?《声明》指出:由于证据不足,不能作出任何声明。

《声明》对未来研究的建议:需要长期研究 RLS/PLMS 治疗对卒中的影响,应比较对于片段睡眠或 PLMS 有不同影响的药物。

3. 脑卒中后睡眠呼吸紊乱发生率及其对预后的影响 在探讨这一问题时,应该区分脑卒中后睡眠障碍和脑卒中伴睡眠障碍(既往睡眠障碍在脑卒中后持续存在或加重),因为这 2 种类型患者的病因并不相同,要做到准确区分,尚需更有力的评估工具和生物标志物,因此,《声明》并未对此进行过多的阐述,而是直接对以下问题进行阐述。

(1)脑卒中患者 SDB 的发生频率如何?针对这一问题,《声明》回顾检索到的 3 篇关于脑卒中患者 SDB 发生频率的系统综述(meta 分析)和另外 6 篇临床研究。然而,由于 SDB 在普通人群中很常见,脑卒中又可能导致新发的 SDB,因此对于每个患者而言,SDB 是预先存在的还是脑卒中的结局往往难以界定。SDB(中枢性睡眠呼吸暂停或 OSA)的形式及其在脑卒中后的演变很少被评估。此外,脑卒中及 SDB 严重程度的不同也是必须考虑的因素。目前,便携式睡眠呼吸监测装置、SDB 问卷及 PSG 监测均为脑卒中相关 OSA 常规筛查及评估手段,AHI 通常被用来描述 SDB 的严重程度。

《声明》指出:①SDB 的患病率较高,约 30% 脑卒中患者存在严重的 SDB(AHI>30);②在临床实践中,便携式心肺多导描记仪足以评估脑卒中患者 SDB 的存在/严重程度;③脑卒中患者 SDB 的预测因子尚未得到充分评估;④对脑卒中特征(类型、严重程度、形态、病因)与 SDB 严重程度或类型之间的关系尚不清楚;⑤随着时间的推移,SDB 的发展仍不确定。

《声明》对未来研究的建议:需要新的工具来评估脑卒中后 SDB 的严重程度、类型及影响,应确定脑卒中患者中 SDB 的预测因子,而且需要更多纵向研究来评估脑卒中严重程度的演变和治疗干预的最佳时间。脑卒中类型、严重程度和病灶位置的影响可能具有临床/病理生理学意义,但其机制尚不清楚,中枢性睡眠呼吸暂停不同亚型的意义也尚不清楚。

(2)SDB 是否会影响脑卒中后的死亡率和结局?前面已经提到,未经治疗的严重 OSA 与脑卒中发生风险有关,尤其在中青年患者中,这种风险是增加的,并且可能与 OSA 患者的其他心血管合并症有关。由于脑卒中患者中严重 OSA 的发生率较高,因此出现一个问题,即 SDB 是否会影响脑卒中患者的生存和结局。《声明》针对这一问题进行了文献回顾,共检索到 2 篇系统综述,其中纳入的原始研究质量从Ⅰ级到Ⅳ级。另外检索到 5 篇Ⅲ级质量的研究论文,得到相对肯定而一致的结论。虽然这些研究的样本量不大,但足以支持《声明》得出的相应结论。

《声明》指出:①阻塞性睡眠呼吸暂停综合征是脑卒中或短暂性脑缺血发作(transient ischemic attack,TIA)复发的危险因素;②脑卒中患者发生阻塞性睡眠呼吸暂停综合征可能增加全因死亡率、恶化神经系统结局。

《声明》对未来研究的建议:未来的研究应包括更大的样本量,适当调整潜在的混杂因素,更详细地评估神经功能结局(包括认知功能)。对既往无脑血管事件的 SDB 患者,需要进行大规模、长期的前瞻性研究。

(3)SDB 治疗对脑卒中后死亡率和预后有影响吗?虽然 SDB 尤其是 OSA 在脑卒中患者中很常见,并且与脑卒中复发风险和全因死亡率增加相关,但一直以来,SDB 的治疗对神经功能恢复以及心血管发病率和死亡率的影响是学术界一个有待填补的空白。近期此领域证据级别最高的大型临床干预试验——呼吸睡眠暂停心血管终点事件试验(sleep apnea cardiovascular endpoints,SAVE)填补了这一空白,但没有发现 CPAP 能预防包括脑卒中在内的心血管疾病。

《声明》据此进行文献回顾,共检索到 2 项最新荟萃分析,这 2 项荟萃分析对使用 CPAP 或无创通气作为 SDB 的治疗方法进行了系统综述,在此之后,还有 2 项关于 CPAP 对心血管事件发生风险的Ⅱ级质量研究,此外,《声明》还纳入 7 项使用其他干预措施的Ⅱ～Ⅳ级质量的原始研究。

《声明》指出:①目前证据表明,对于脑卒中患者的 OSA,CPAP 是可行的,可以改善神经功能恢复、嗜睡及抑郁症状。同时,使用 CPAP 治疗脑卒中后 OSA 应纳入多个危险因素的综合管理,如心房颤动抗凝、高血压和血脂异常的控制、运动及减肥等；②大多数急性期脑卒中患者接受CPAP治疗是有限的，但一旦接受，其依从性是令人满意的；③还没有足够证据表明使用其他治疗方式可以影响脑卒中结局。

《声明》对未来研究的建议：未来的研究需要专注于针对脑卒中患者、医务人员及照护者的特异多学科教育，使脑卒中幸存者更坚持CPAP（面罩安装、机器操作）。另外，还应关注其他研究领域，包括识别可能受益于治疗的患者、治疗起始的最佳时机以及在足够的效力试验中使用有意义且可比较的神经认知和神经功能作为终点。

4. 脑卒中后失眠的频率和不宁腿综合征/睡眠中周期性肢体运动对预后的影响　很少有研究系统地讨论脑卒中患者失眠的频率和 RLS/PLMS 对预后的影响。《声明》回顾了相关文献，对如下问题作出回答。

（1）脑卒中患者失眠频率是增高的吗？《声明》指出：①脑卒中患者失眠的患病率增加（至少为 30%）；②脑卒中后失眠与女性和抑郁症之间存在联系；③随着时间的推移，失眠的演变是不确定的。

《声明》对未来研究的建议：需要使用标准的诊断工具和对照组对脑卒中后失眠进行前瞻性研究。脑卒中后失眠的危险因素（包括脑卒中特征）、失眠随时间的演变及失眠对脑卒中相关预后的影响因素也应被考虑。

（2）失眠的治疗是否对脑卒中后的死亡率和预后有影响？《声明》指出：关于失眠治疗对脑卒中结局的影响，目前还没有系统性数据。据报道，使用催眠药可能使神经功能进一步恶化。

《声明》对未来研究的建议：对脑卒中后失眠患者应进行 RCT 研究，应考虑合并症（如抑郁症）的存在。由于大多数精神类药物的死亡率较高，评估非药理学方法的 RCT 研究也应该被考虑。

（3）脑卒中患者的 RLS/PLMS 频率会增加吗？《声明》指出：①脑卒中后 RLS 患病率的数据是不确定的；②脑卒中患者的 RLS 与皮质下/脑干卒中有关，可能与预后不良相关；③虽然脑卒中患者的 PLMS 可能比一般人群 PLMS 更严重，但脑卒中后 PLMS 的患病率和影响数据是有争议的。

《声明》对未来研究的建议：需要更大样本的

前瞻性研究来评估脑卒中患者 RLS 和 PLMS 的频率及其影响，应考虑 OSA 等混杂变量的客观检测和评估。

（4）RLS/PLMS 的治疗是否对脑卒中后的死亡率和预后有影响？《声明》指出：基于证据不足，对此无法作出任何推荐。

《声明》对未来研究的建议：进行脑卒中患者 RLS/PLMS 治疗的前瞻性研究可能是有意义的。

【文献评述】

《声明》得出 3 个主要结论：首先，OSA（影响 10%～20% 总人群，影响 50% 脑卒中患者）可能增加脑卒中风险并恶化其预后；其次，CPAP 可能对脑卒中的发生和预后存在有利影响；最后，非窒息性 SWDs（在一般人群和脑卒中患者中常见）可能与脑卒中风险增加和预后不良有关。

总之，目前证据支持 SWDs 和脑卒中之间双向联系的假设，并呼吁脑系科医师和睡眠科医师之间进行更强有力的合作。未来的研究应该验证以下假设：SDB 和 OSA 的不同表型（如嗜睡、失眠等）可能与各种心血管并发症（包括脑卒中）之间存在不同的关联。总体而言，还需要更多研究以确定 SWDs 和脑卒中之间关联的确切程度及病理生理基础，并通过睡眠相关的干预措施识别最佳方案，进而改善脑卒中的预防和结局。

（赵性泉）

参 考 文 献

[1] Bassetti CLA, Randerath W, Vignatelli L, et al. EAN/ERS/ESO/ESRS statement on the impact of sleep disorders on risk and outcome of stroke. Eur Respir J, 2020, 55(4):1901104.

[2] O'Donnell MJ, Chin SL, Rangarajan S, et al. Global and regional effects of potentially modifiable risk factors associated with acute stroke in 32 countries (INTERSTROKE): a case-control study. Lancet, 2016, 388(10046):761-775.

[3] Bassetti CL, Ferini-Strambi L, Brown S, et al. Neurology and psychiatry: waking up to opportunities of sleep.: State of the art and clinical/research priorities for the next decade. Eur J Neurol, 2015, 22(10): 1337-1354.

[4] Dong RF, Dong ZL, Liu HM, et al. Prevalence, Risk

Factors, Outcomes, and Treatment of Obstructive Sleep Apnea in Patients with Cerebrovascular Disease: A Systematic Review. J Stroke Cerebrovasc Dis,2018,27(6):1471-1480.

[5] Heinzer R,Vat S,Marques-Vidal P,et al. Prevalence of sleep-disordered breathing in the general population: the HypnoLaus study. Lancet Respir Med, 2015,3(4):310-318.

[6] McNicholas WT,Bassetti CLA. Sleep and breathing disorders: a multidisciplinary approach. Eur Respir Rev,2013,22(129):197-198.

[7] Dong JY,Zhang YH,Qin LQ. Obstructive sleep apnea and cardiovascular risk: meta-analysis of prospective cohort studies. Atherosclerosis, 2013, 229

(2):489-495.

[8] Kendzerska T,Mollayeva T,Gershon AS,et al. Untreated obstructive sleep apnea and the risk for serious long-term adverse outcomes: a systematic review. Sleep Med Rev,2014,18(1):49-59.

[9] Li M,Hou WS,Zhang XW,et al. Obstructive sleep apnea and risk of stroke: a meta-analysis of prospective studies. Int J Cardiol,2014,172(2):466-469.

[10] Loke YK,Brown JWL,Kwok CS,et al. Association of obstructive sleep apnea with risk of serious cardiovascular events: a systematic review and meta-analysis. Circ Cardiovasc Qual Outcomes, 2012, 5(5): 720-728.

第 42 章

《世界卫生组织降低认知能力下降和痴呆的风险指南》解读

【文献题目】 世界卫生组织指南:降低认知能力下降和痴呆的风险(Risk reduction of cognitive decline and dementia:WHO guidelines)

【文献作者】 World Health Organization

【文献来源】 https://www.who.int/publications/i/item/risk-reduction-of-cognitive-decline-and-dementia

【文献解读】

◆ 背景介绍

痴呆是一个快速增长的全球公共卫生问题。在世界范围内,约 5000 万人患有痴呆,其中约 60% 生活在中低收入国家。痴呆会导致政府、社区、家庭及个人的相关成本增加,并导致经济生产率下降。2015 年,痴呆的全球社会总成本约 8180 亿美元,相当于全球生产总值的 1.1%。为应对痴呆带来的严重社会和经济问题,2017 年 5 月,第七十届世界卫生大会发布了《2017—2025 年痴呆公共卫生应对全球行动计划》。该行动计划包括 7 个战略行动领域,减少痴呆的风险就是其中之一。2019 年 5 月,世界卫生组织(World Health Organization,WHO)发布了《世界卫生组织指南:降低认知能力下降和痴呆的风险》(下文简称《指南》),为公众应对痴呆提供循证指南,为各国政府、决策者和卫生保健提供者提供应对痴呆的建议。

《指南》主要针对在一级或二级机构工作的医疗保健提供者,包括基本的门诊和住院服务。此外,该准则及其衍生产品对国际级政策制定者、医疗保健管理者及一般人群都有影响。《指南》的目标首先是提供有关生活方式和干预措施的循证建议,以延迟或预防普通人群的认知能力下降和痴

呆,其次是在管理特定的身体和精神健康状况方面提供基于证据的建议,以延迟或预防认知能力下降和痴呆。

《指南》的制订过程遵循了 WHO 制定准则手册,涉及招募指南制定小组(guideline development group,GDG)、确定审查范围、提出问题并选择结果、对现有证据进行鉴定和综合等工作内容。GDG 是一个国际专家小组,为准则的涉及范围提供了意见,并协助指导小组制定了关键问题。GDG 采用循证医学的人群-干预-比较-结局(population-intervention-comparison-outcome,PICO)原则界定问题范围,用于识别潜在可改变的风险因素以及认知下降或痴呆的干预措施。GDG 还采用循证医学证据推荐分级的评估、制定与评价(the grading of recommendations assessment,development and evaluation,GRADE)进行证据的质量评估,其中考虑了研究设计(随机对照试验或观察性研究)、偏倚风险、不一致、间接、不精确及报告偏倚风险,根据证据特征给出高、中、低和非常低的不同推荐。

在《指南》中,WHO 评估了痴呆的 12 种风险因素,并就如何应对每一种风险因素提供了建议。《指南》针对身体活动干预、戒烟干预、营养干预、酒精使用障碍干预、认知干预,以及社交活动、体重管理、血压管理、糖尿病管理、血脂管理、抑郁症管理、听力损失管理等内容提出了建议。总而言之,WHO 的这份报告中强调:运动、不吸烟、不酗酒、饮食均衡(WHO 特别提到了地中海饮食)、控制血压和体重等都是有助于降低认知能力下降风险的建议,但不推荐服用维生素 B、维生素 E、不饱和脂肪酸及多种复合保健品来降低患病风险。

另外,虽然并没有足够的证据表明增加社交活动、服用抗抑郁药或使用助听器可以减轻痴呆风险,但是《指南》仍强调,多参与社交活动、积极治疗抑郁和控制听觉损失是非常重要的。

◆ **文献要点**

1. 身体活动干预

(1)干预措施:《指南》重点探讨了针对身体活动干预是否比日常护理措施更有效、更能降低认知下降和/或痴呆的风险。《指南》分析了近年来的多个大型人群队列研究,结果表明积极运动与大脑健康息息相关。经过长达数十年的随访,与不活动的人相比,运动活跃的人不太可能出现认知能力下降、血管性痴呆(vascular dementia,VaD)和阿尔茨海默病(Alzheimer's disease,AD)。尤为显著的是,最高水平的体育锻炼最具有保护作用。体力活动对认知的保护作用机制涉及多个方面,其中主要原因是身体活动对大脑结构有益,这种有益作用可能是通过调节心脑血管危险因素、增强免疫系统功能、抗炎及增加神经营养因子等多个方面介导的。

(2)推荐内容:建议轻度认知障碍(mild cognitive impairment,MCI)患者进行体育锻炼,以降低认知功能下降的风险。该证据级别为"低",推荐等级为"有条件的"。

(3)注意事项:①身体活动对每个人来说都很容易获得,并可广泛获益;②有氧运动是身体活动获益的关键。

2. 戒烟干预

(1)干预措施:烟草是多种疾病(如癌症、心血管疾病、呼吸系统疾病等)的主要危险因素,同时烟草依赖可导致脑损伤,进而显著增加痴呆和认知功能下降的风险。因此,吸烟或烟草依赖的成年人应该戒烟,同时应为其提供个体化的药物(即尼古丁替代疗法,使用安非他酮、伐尼克兰等)或非药物干预措施。

(2)推荐内容:应该向使用烟草的成年人提供戒烟干预措施,因为戒烟除了其他健康获益外,还可以降低认知功能下降的风险。该证据级别为"低",推荐等级为"强"。

3. 营养干预

(1)干预措施:在整个生命过程中,健康的饮食在促进身体发育、维持健康及预防非传染性疾病过程中至关重要,同时饮食因素可以通过直接或间接作用参与痴呆的发生。因此,健康饮食是预防认知障碍的潜在因素。

地中海饮食是目前研究最多且与认知相关的饮食方式。研究发现,坚持地中海饮食可降低MCI 和痴呆的发病风险。在认知正常的受试者中,地中海饮食高依从性与更好的情景记忆和整体认知功能相关。其他可改善认知功能的饮食方法包括终止高血压膳食疗法(dietary approaches to stop hypertension,DASH)、MIND 饮食等。此外,增加新鲜水果、蔬菜、干果、橄榄油、鱼类、多不饱和脂肪酸(鱼类来源)和咖啡的摄入可以降低痴呆的发病风险。

(2)推荐内容

1)认知功能正常和 MCI 成年人应采用地中海式饮食,以降低认知功能下降和痴呆的风险。该证据级别为"中",推荐等级为"有条件的"。

2)应根据《指南》建议,向所有成年人推荐健康、均衡的饮食。该证据级别为"低至高(对于不同的饮食成分)",推荐等级为"强"。

3)不建议使用维生素 B、维生素 E、多不饱和脂肪酸和复合补充剂来降低认知能力下降和/或痴呆的风险。该证据级别为"中",推荐等级为"强"。

4. 酒精使用障碍干预

(1)干预措施:过度饮酒在很多国家都很常见。2012 年,全球死亡原因中 5.9% 直接归因于有害使用酒精。此外,过度饮酒是全球普遍残疾的主要原因之一,是 200 多种疾病的直接原因。大量数据表明,过量饮酒是痴呆和认知能力下降的危险因素。针对有害使用酒精的有效干预措施主要包括药物疗法(包括阿片类药物拮抗剂、乙醛脱氢酶 2 抑制剂)和行为疗法。而初级保健的筛查和简短干预是减少酒精引起的发病率和死亡率最经济有效的方法。

(2)推荐内容:针对认知正常和 MCI 成年人,应采取旨在减少或停止危险和有害饮酒的干预措施,以降低认知功能下降和/或痴呆的风险,收获其他健康获益。该证据级别为"中",推荐等级为"有条件的"。

(3)注意事项:①根据 WHO 心理健康差距行

动计划（mental health Gap Action Programme，mhGAP）指南，干预措施可以是生活方式/行为的改变或药物治疗。生活方式/行为的干预可能更容易被接受，不良事件也更少。②根据《减少有害使用酒精全球战略（2010）》制订个体化和人口层面的干预措施，通过加强限制酒精供应、严格酒驾管理、促进筛查以及简短干预措施和治疗，全面实施禁止或限制酒类宣传，通过消费税和定价政策提高酒的价格。③虽然有数据显示饮酒和认知功能损害呈 U 型关系，但鉴于其他健康风险的增加，少量或适度饮酒并不被推荐。

5. 认知干预

（1）干预措施：痴呆首发症状为认知能力下降。然而，并不是每个暴露在痴呆风险因素下的个体都会发展为认知障碍。认知储备作为一种保护性因素，可降低痴呆和认知能力下降的发病风险。研究发现增加认知活动可促进认知储备。增加认知活动的措施主要包括认知刺激疗法和/或认知训练。认知刺激疗法是指"参与一系列旨在提高认知和社会功能的活动"，而认知训练是指"对特定标准化任务的指导实践"，旨在增强特定的认知功能。美国国家衰老研究所（National Institute on Aging，NIA）认定认知训练可有效预防或延迟年龄相关性认知衰退、MCI 或阿尔茨海默病的发生。此外，WHO 的老年人整合照护（integrated caring for older people，ICOPE）指南建议对有认知障碍的老年人进行认知刺激。

（2）推荐内容：应对认知功能正常和 MCI 老年人进行认知训练，以降低其认知功能下降和/或痴呆的风险。该证据级别为"很低至低"，推荐等级为"有条件的"。

6. 社交活动

（1）干预措施：社交活动是终生幸福的重要预测指标。研究表明，社交脱离会增加老年人出现认知障碍和痴呆的风险。对既往的队列研究进行系统评价和 meta 分析显示，较低的社会参与、较少的社交接触和孤独感与较高的痴呆发生率相关。在研究社交活动干预对正常老年人群认知功能保护作用的 3 项随机对照试验中，有一项研究显示社交活动干预与认知功能的改善显著相关。柳叶刀痴呆预防、干预、护理委员会将社会参与视为可以用来预防痴呆的干预措施。GDG 认为相关的证据有限且不确定，因此未对社交活动干预以降低认知功能下降和痴呆的风险提出建议。

（2）推荐内容：社会参与、社会支持与个体健康和生活幸福度密切相关，应在整个生命过程中提倡社交活动和社会参与。该证据等级为"低"，推荐等级为"强"。

7. 控制体重

（1）干预措施：在过去几十年中，肥胖的发病率逐渐上升。尽管越来越多的证据表明，针对总死亡率而言，超重（25 kg/m^2＜体重指数＜30 kg/m^2）对老年人群比正常人群更具有保护作用，然而体脂率过高已被证明与认知障碍相关。最近一项对约 60 万人进行观察研究的 meta 分析表明，中年期肥胖（而非超重）会增加痴呆的发病风险（RR 1.33，95％CI 1.08～1.63）。此外，Bennett 等提出，减肥可以通过改善与认知障碍和痴呆发病机制相关的各种代谢因子（如葡萄糖耐量、胰岛素敏感性、血压、氧化应激和氨糖化）来间接降低痴呆风险。2011 年的一项系统性回顾分析发现减肥可以改善肥胖人群某些认知领域的表现。GDG 认为，根据既往的观察性研究，超重/肥胖与痴呆之间的相关性在中年人群中比晚年人群更强且更具有一致性。具体措施如下：①超重患者可通过均衡饮食来减轻体重；②将低血糖指数的食物（豆类、小扁豆、燕麦及低糖水果）作为饮食中碳水化合物的主要来源；③减少久坐行为，并规律进行适合身体能力的日常体育活动（如步行）。

（2）推荐内容：中年期超重或肥胖者应控制体重以降低认知功能下降或痴呆的风险。该证据等级为"低至中等"，推荐等级为"有条件的"。

8. 控制血压

（1）干预措施：研究表明，中年期高血压与晚年期痴呆的发病风险增加有关，而在中年期或晚年期进行高血压干预对预防认知下降或痴呆的作用有不一致的结论。但研究表明，高血压的治疗对降低心血管疾病的发病率和死亡率以及改善老龄化人口的整体健康状况具有重要的益处。尽管没有充足的证据表明治疗高血压可以降低认知功能下降或痴呆风险，但治疗高血压所获得的益处远大于其危害。因此，GDG 对降低认知能力下降或痴呆风险而进行高血压治疗提出了有条件的建议，推荐对已经出现高血压相关器官受累及无明确降压危害的老年人进行降压治疗。

根据现有的 WHO 指南,可以通过干预某些生活方式来预防高血压,包括健康饮食、维持健康体重和参加体育锻炼。此外,也可以通过降压药来控制血压,常用降压药主要有四大类,即血管紧张素转化酶抑制剂(angiotensin converting enzyme inhibitor,ACEI)、血管紧张素受体阻滞剂(angiotensin receptor blocker,ARB)、钙通道阻滞剂(calcium channel blockers,CCB)和噻嗪类利尿药。如无特殊禁忌证,可以使用这四类降压药中的任何一种。正确治疗高血压通常需要联合使用降压药。

(2)推荐内容:根据现有的 WHO 指南对高血压患者的血压进行管理。该证据等级为"低至高",推荐等级为"强"。

9. 控制血糖

(1)干预措施:研究表明,晚年期糖尿病会增加痴呆的发病风险,但其潜在机制尚不清楚。血糖控制不佳与认知功能降低和更快的认知功能下降相关。此外,也有研究表明与糖尿病相关的并发症,如肾病(肾脏损伤)、视网膜病(眼损伤)、听力障碍及心血管疾病等,都增加了痴呆的风险。旨在改善血糖控制的干预研究对于认知结局的保护作用具有不尽一致的结论,且关于糖尿病药物在降低痴呆风险方面的有效性证据尚不充分。但有证据表明,治疗与糖尿病相关的心血管疾病(如高胆固醇和高血压)可以降低痴呆风险。

GDG 为降低认知能力下降和痴呆风险而进行糖尿病的治疗提出了有条件的建议,认为已经出现糖尿病相关器官受累和降低血糖无明确危害的老年人,应提倡降糖治疗。对不同的糖尿病患者,《指南》推荐以下治疗方法:1 型糖尿病患者应每天注射胰岛素治疗(1 级);对于 2 型糖尿病患者,如不能通过改变饮食、保持健康体重和定期进行体育锻炼来达到降糖目标,可用治疗 2 型糖尿病的口服降糖药;二甲双胍是超重患者(1 级)和非超重患者(4 级)的初始药物;如未达到目标血糖,可将其他类别的降糖药添加至二甲双胍中(3级)。

(2)推荐内容

1)根据现有的 WHO 指南对糖尿病患者通过药物和/或生活方式干预来控制血糖。该证据等级为"很低至中等",推荐等级为"强"。

2)糖尿病患者需要控制血糖以降低认知功能下降或痴呆的发病风险。该证据等级为"很低",推荐等级为"有条件的"。

10. 控制血脂

(1)干预措施:20 世纪 70 年代中期已经有研究人员提出血胆固醇升高可能与痴呆发病风险增加有关。之后许多流行病学研究表明高血清胆固醇水平与阿尔茨海默病/痴呆的发生之间有密切关系。有数项观察性研究探索了他汀类药物在预防痴呆中的潜在益处,但因存在偏倚和受试人群的异质性而未得到肯定性结论。最近,研究人员对一项失败临床试验的研究数据进行了重新分析,提示使用辛伐他汀可能会延缓某些老年个体认知功能的减退。有研究表明,高胆固醇血症和痴呆在中年人群而非晚年人群中具有更强的相关性。对老年人(65 岁以上)进行他汀类药物治疗不会影响认知或痴呆结局。因此,GDG 得出结论,不建议在晚年期才开始使用他汀类药物和控制血胆固醇水平,而应在中年期进行早期干预。

(2)推荐内容:对中年期血脂水平异常进行管理以降低认知功能下降和痴呆的发病风险。该证据等级为"低",推荐等级为"有条件的"。

11. 老年期抑郁的管理

(1)管理措施:有大量证据表明抑郁症与认知功能下降及痴呆有关。2014 年世界阿尔茨海默病报告表明抑郁可以使痴呆的风险增加 1 倍。研究人员在长期随访研究中发现抑郁可能在痴呆中起前驱作用。但认知障碍可能是老年人抑郁的主要症状,这种现象曾被称为"假性痴呆",需要对其进行鉴别。对于抑郁与认知障碍或痴呆之间的关系有几种可能的解释,如抑郁、去甲肾上腺素能的改变与白质病变之间是有相关性的。抑郁不仅是痴呆的早期表现,还能通过减少动机加重认知功能缺损。有报道指出沃替西汀能改善认知功能,但度洛西汀、舍曲林、西酞普兰、艾司西酞普兰及去甲替林无效,但证据质量很低,效果不明确。总之,GDG 认为使用抗抑郁药以降低认知障碍或痴呆的风险证据不足。

(2)推荐内容:目前没有确凿证据推荐使用抗抑郁药来降低认知功能下降和/或痴呆的风险。对于老年期抑郁的管理,应该以 WHO mhGAP

指南为指导,给予患者抗抑郁药和/或心理干预。

12. 听力损失的管理

(1)管理措施:听力损失是一种常见的年龄相关性疾病,致残率很高。然而,在个体和群体层面上,人们低估了听力损失的重要性。听力损失可降低人的社交能力、生活能力及情感健康,影响与他人交流,从而使人产生挫折感、孤立感和孤独感。老年人群已面临与年龄有关的孤立效应,如行动不便、停止驾驶、伴侣死亡或独居,而听力损害更会加剧这些社会心理因素的影响。近期一项研究显示,听力损失会增加阿尔茨海默病和 MCI 的患病风险。听力损失、认知障碍及痴呆,无论单独发生还是合并发生,都意味着护理负担的增加。因此,干预听力损失能改善老年人多个方面的预后。目前尚缺乏针对 MCI 患者听力损失的干预结果,关于改善认知功能和生活质量的证据也非常少。GDG 推荐目前使用助听器以降低认知能力下降/痴呆风险的证据尚不足,同时指出,使用助听器对矫正老年人的听力损失是有益的,建议遵循 ICOPE 的相关推荐。

(2)推荐内容:目前没有证据推荐佩戴助听器可减少认知下降或痴呆风险。应根据 ICOPE 指南中的建议,对老年人进行听力筛查后再为听力损失者佩戴助听器。

【文献评述】

总体而言,《指南》的大多数推荐意见符合现有的治疗准则,但需要更多证据来确定这些干预是否影响 MCI 或痴呆的结局。由于证据不充分,《指南》还不能对社会活动和听力损失提出建议。社会活动很难界定和量化,在临床试验之前,需要制订干预方案的标准化流程。痴呆有很长的前驱期,需要更多长时间的随访证据。此外,还需要开展更多研究以了解干预对认知障碍和痴呆影响的时间效应。老年痴呆的患病率在中低收入国家呈上升趋势,需要关注如何降低中低收入国家人群的认知功能减退和痴呆风险。鉴于痴呆多因素致病及个体生活中危险因素的相互作用,多模式干预已得到越来越多的应用。近期,3 个大型随机对照试验研究(包括 FINGER、MAPT、preDIVA)已经完成。在多模式干预方面,一些新技术和电子医疗方法可以作为有效工具。考虑到老年人群危险因素的异质性,全球倡议(如 World Wide FINGERS)已经开展,可以评估不同地理和文化背景下进行的不同干预措施。

总之,根据特定地理和文化背景对高危人群采取多模式干预措施的有效性需要进一步研究,且应尽量使用新型电子医疗工具。

(杜怡峰)

参 考 文 献

[1] World Health Organization. Risk Reduction of Cognitive Decline and Dementia:WHO Guidelines. [2019-01-01]. https://www. who. int/publications/i/item/risk-reduction-of-cognitive-decline-and-dementia.

[2] Gallaway PJ,Miyake H,Buchowski MS,et al. Physical Activity:A Viable Way to Reduce the Risks of Mild Cognitive Impairment, Alzheimer's Disease, and Vascular Dementia in Older Adults. Brain Sci, 2017,7(2):22.

[3] Rovio S,Spulber G,Nieminen LJ,et al. The effect of midlife physical activity on structural brain changes in the elderly. Neurobiol Aging, 2010, 31 (11): 1927-1936.

[4] Durazzo TC,Mattsson N,Weiner MW. Smoking and increased Alzheimer's disease risk:a review of potential mechanisms. Alzheimers Dement,2014,10(3 Suppl):S122-S145.

[5] Radd-Vagenas S, Duffy SL, Naismith SL, et al. Effect of the Mediterranean diet on cognition and brain morphology and function:a systematic review of randomized controlled trials. Am J Clin Nutr, 2018,107(3):389-404.

[6] Wu L,Sun DL. Adherence to Mediterranean diet and risk of developing cognitive disorders:An updated systematic review and meta-analysis of prospective cohort studies. Sci Rep,2017,7:41317.

[7] Loughrey DG, Lavecchia S, Brennan S, et al. The Impact of the Mediterranean Diet on the Cognitive Functioning of Healthy Older Adults:A Systematic Review and Meta-Analysis. Adv Nutr,2017,8(4): 571-586.

[8] Berendsen AAM,Kang JH,van de Rest O,et al The Dietary Approaches to Stop Hypertension Diet,Cognitive Function, and Cognitive Decline in American Older Women. J Am Med Dir Assoc,2017,18(5):

427-432.

［9］ Samieri C，Morris MC，Bennett DA，et al. Fish In-
take，Genetic Predisposition to Alzheimer Disease，
and Decline in Global Cognition and Memory in 5
Cohorts of Older Persons. Am J Epidemiol，2018，
187(5)：933-940.

［10］ Zhang Y，Chen JN，Qiu JN，et al. Intakes of fish and
polyunsaturated fatty acids and mild-to-severe cog-
nitive impairment risks：a dose-response meta-analy-
sis of 21 cohort studies. Am J Clin Nutr，2016，103
(2)：330-340.

第 43 章

《国际精神科专家组精神病学认知功能的筛查和评估专家共识》解读

【文献题目】 精神病学认知功能的筛查和评估专家共识（Expert consensus on screening and assessment of cognition in Psychiatry）

【文献作者】 McIntyre RS，Anderson N，Baune BT，et al

【文献来源】 CNS Spectr，2019，24（1）：154-162

【文献解读】

◆ 背景介绍

认知功能障碍是精神病学中跨诊断域（transdiagnostic domains）的重要精神病理学维度，是最终影响患者整体功能和治疗结局的主要因素。临床如何筛查和评估精神病学中的认知功能障碍，其诊疗原则仍相对空白。2019 年 2 月国际精神科专家组发布了《精神病学认知功能的筛查和评估专家共识》（下文简称《共识》）。《共识》的适宜人群为认知功能障碍的患者及相关医护人员。

◆ 文献要点

《共识》分两部分：第一部分阐述了认知功能障碍作为跨诊断域症状维度的重要性，第二部分是认知评估，包括评估的内容、认知改变的功能结果、疾病和药源性因素对认知功能的影响以及认知的测查工具等。本文对其要点进行解读。

1. 跨诊断域 《共识》首先提出了"跨诊断域"的观点。认知功能障碍是精神病学中跨诊断域的重要精神病理学维度。作为主要因素，认知症状维度的转归最终会影响患者的整体功能和治疗结局。无论神经精神疾病（neuropsychiatric disorders，NPD）的分型是根据严重程度（普通或严重）、发病年龄（儿童期、成年期、晚年期）还是器

质性病理改变（神经发育、神经退行性病变），认知功能损伤给治疗成本和转归带来的变数都非常大。以抑郁障碍为例，在中青年人群（18～45 岁）中，抑郁障碍比任何其他脑源性疾病更能降低人力资本。流行病学和临床研究提供的结果与如下主张一致：认知损伤（包括自评和他评）比总体抑郁症状严重程度或其他心境症状在人际适应和工作效能方面造成的差异更大。另外值得注意的是，抑郁障碍中的认知损伤可能早于情绪症状的出现，并且可能随发作频率及疾病持续时间的变化而逐渐加重。

尽管目前对精神障碍的临床治疗手段在不断丰富，但有关改善患者的认知功能能否改善患者报告结局（patient-reported outcomes，PROs）或成本效益的精神病学研究相对较少。认知功能的中介关联性可能延伸到所有 NPD，这表明精神病学中认知缺损的筛查、测评、预防及治疗不仅是主要的干预内容，而且应被概念化为一个跨诊断域的症状维度，无论患者年龄和所属的诊断单元是器质性还是功能性。

（1）跨诊断域的概念：诊断域是症状群整合的结果，包括多个症状维度，包括思维、情绪、行为、认知等。基于认知功能障碍是一种跨诊断域维度的观点，美国国立卫生研究院提出了研究领域标准（research domain criteria，RDoC），其目的是提供 NPD 的生物行为学机制矩阵。在 NPD 中，一般认知功能、社会认知、消极认知评价（如感知到威胁）和积极认知评价（如动机和奖励）的缺陷分布在 5 个 RDoC 域中的 4 个。RDoC 架构得到动物和人类认知神经科学数据的支持，也符合精神疾病谱系障碍分类中突出症状特征的思路，未来

精神科治疗的发展可能更多采用"基于域"的方法,而不是"基于疾病的"(如双相情感障碍、精神分裂症等)方法。

(2)认知维度症状在跨诊断域中的重要性:认知功能障碍是一种在精神和躯体疾病中常见的具有明显和重叠表型特征的跨诊断域症状维度。认知维度的症状不仅出现在老年人中,在很多精神障碍诊断域中都会涉及,它的出现可能早于某些疾病症状,而且会消耗医疗资源,给患者带来痛苦。认知症状作为 NPD 治疗结局的主要中介因素和决定因素受到更广泛的重视,使卫生保健服务更加重视预防、早期干预、风险因素调控等,也更加重视针对健康结果的关键决定因素。医疗保健提供者须熟悉系统的评估方法,以明确认知功能损伤是否存在以及可能对近期和远期健康状况的影响。针对老年人认知障碍筛查和诊断的方法在医疗服务中比较普及,但是,业内对儿科和非老年人群认知功能障碍的系统筛查和评估的关注相对较少。

以诊断域和维度为基础的方法研究精神病理学可以反映临床实践,这种策略预示着未来更高的精确度、一致性、适当性及成本效益。《共识》也是在这样的背景下为医疗保健服务者提供了指导和建议,其重点内容是筛查和鉴别诊断。认知是跨诊断域的症状维度,无论是否有鉴别诊断,都应对患者进行系统评估。

2. 认知评估 《共识》为优先考虑认知功能障碍作为主要治疗目标的策略提供了依据。对患者进行干预的首要内容是对认知功能的评估和测量,这已被证明可以改善慢性疾病患者的健康结局。在此期间,采取系统、连贯、全面的认知功能评估是必要、务实、以患者为中心及有证据支持的。

(1)认知评估的系统方法(图 43-1)

1)对于认知损伤表现出不适或根据功能变化怀疑认知障碍的患者,首先要确定认知障碍是主观的还是客观的。

2)主观和客观认知表现的差异是多种调节因素(如抑郁症状)的结果。如果患者在没有主观认知不适的情况下报告功能缺陷,仍应警惕客观认知障碍的可能性。

3)照护者的陈述在对患者认知功能的评分方面是可靠、有效的,并且与主观和客观认知评分高

度相关。

4)年龄和受教育程度的社会人口学信息是必不可少的,这是影响一般认知表现的 2 个重要变量。

5)患者对起病、疾病进展及病程的掌握和描述很重要。

6)认知症状的发展模式是发作性的还是进行性加重的具有诊断意义。

7)认知功能缺损可能是 NPD 的早期前驱症状,或者是一个独特的、独立的疾病过程。

(2)认知亚域:认知功能各亚域的定义、内容和操作性各不相同。明确认知缺陷是否主要存在于学习和记忆、注意力、执行功能(如计划、排序、组织、冲动控制)、处理速度、语言或社会认知等亚领域至关重要。由于潜在的相互关联的生物学机制,认知各亚域存在各自独立但又相互关联的多重线性关系。

任何亚域的缺陷都不是单一 NPD 或病理学特征,但是特定的疾病会表现出一定特点的认知缺陷,因此,认知受损的特点会对疾病诊断提供参考信息。例如,儿童期持续性注意力障碍伴冲动控制困难是注意缺陷多动障碍的特征,而记忆受损(如空间记忆)可能提示主要神经认知障碍的早期前驱阶段。

(3)认知改变的功能结果:认知障碍对机体功能的影响至关重要,并具有临床意义。在年轻人和老年人中,许多疾病都与认知能力的下降高度相关。在可能的情况下,了解和描述"发病前"认知功能是有帮助的,因为许多具有显著"认知储备"的个体,即病前认知功能较好的个体,可能会表现出明显的主观认知能力下降,但相应的客观认知能力减退并不突出,因此,难以通过认知筛查和测量工具得到验证。《共识》建议评估患者的一般心理社会功能、日常生活独立性、学业成绩及工作能力。在职人群中,主观陈述是重要的信息,因为工作效能的下降在很大程度上是由陈述者而不是旁观者提供的。另外,还应审查日常生活活动(activities of daily living,ADL)能力和工具性日常生活活动(instrumental activities of daily living,IADL)能力。

(4)疾病和认知:某些器质性和躯体疾病对认知功能有不良影响,主要体现在如下 4 个方面。

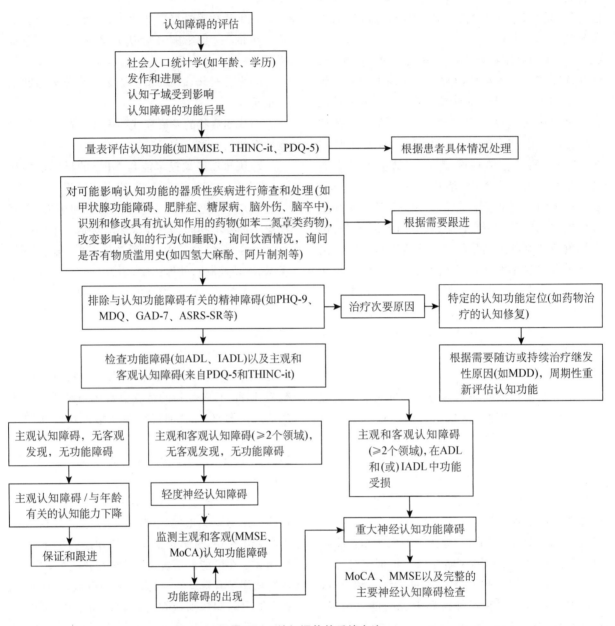

图 43-1 认知评估的系统方法

注：MMSE. 简易精神状态检查；THINC-it. TNINC 集成工具；PDQ-5.5 项认知障碍问卷；PHQ-9.9 项患者健康问卷；MDQ. 心境障碍问卷；GAD-7.7 项广泛性焦虑障碍量表；ASRS-SR. 孤独症谱系评定量表-自我管理；ADL. 日常生活活动；IADL. 工具性日常生活活动；MDD. 重度抑郁症；MoCA. 蒙特利尔认知评估量表。

1) 甲状腺功能减退与认知功能障碍之间存在明确的关系，应通过药物治疗加以纠正。

2) 糖耐量异常、糖尿病和肥胖与认知功能受损、轻度认知障碍及主要认知障碍有关。

3) 其他可能导致认知损伤的疾病也应被关注，包括但不限于谵妄、脑血管意外及创伤性颅脑损伤。

4) 适应不良性行为（尤其是睡眠中断和昼夜节律颠倒）会影响认知功能，可作为认知障碍的可控变量。

（5）药物作用和认知：医疗保健提供者在给予治疗建议时，应当审查可能导致药源性认知损伤的处方药、非处方药（over-the-counter drug，OTC）及相关的补充替代药物。

1)苯二氮䓬类药物、抗组胺药、抗惊厥药和皮质类固醇虽然是作用机制不同的药物,但都有可能导致认知受损。

2)抗胆碱能药物及抗组胺药对认知功能的影响需要进行仔细评估。

3)许多具有镇静催眠作用的 OTC 可能影响认知功能,尽管与大多数补充替代药物相关的前认知效应尚未被证实。

4)酒精和阿片类物质的摄入对认知功能的影响众所周知,需要进行个体化评估。

5)还有一些药物滥用与认知功能受损高度相关,如甲基苯丙胺和氯胺酮,因此,需要对这些药物的使用进行仔细审查。

6)在法律、社会和文化因素不断变化的影响下,大麻使用率在上升。大麻,特别是四氢大麻酚,在临床人群中被确定为具有抗肿瘤活性,其可逆性程度的报道各不相同。除了导致认知损伤,四氢大麻酚还与情绪调动和精神障碍(如精神分裂症)有关,这些精神障碍也与认知障碍有关。

7)已批准的抗抑郁药对认知功能影响的研究未见阳性结果,但是试验条件敏感性可能对分析结果产生影响,已知的三环类抗抑郁药仍然可以出现药源性认知损伤。

8)除外药源性因素仍存在认知缺陷的情况下,应根据需要对患者的认知功能行进一步筛查。

(6)认知筛查工具:在临床实践和医学文献中,有多种可供使用的认知功能筛查、诊断及测评工具。这些工具是多样化的,在管理执行模式(如患者管理)、界面(如数字化)、应用时间、主观或客观认知水平测量、评估领域、版权属性、对专家解释的要求、对护理的可扩展性等方面各不相同,其验证程序和文化差异也会造成敏感性各不相同。没有一种工具能作为"金标准",应根据具体情况进行个体化选择。选择认知功能障碍筛查工具的指导原则:①具备患者管理、简便、数字化、可与其他数字平台互动、可免费用于护理端、综合主观和客观认知表现的工具;②具有适当的心理测量特性;③可立即提供有效信息。临床常用的认知筛查方法主要有如下 3 种。

1)精神病学认知障碍筛查量表

①严重认知损害量表(severe cognitive impairment profile,SCIP):简便易行的精神病性障碍和抑郁障碍认知筛查工具,由 5 个简短的客观认知测试组成,患者可在 10～15 min 完成。该量表可测量言语工作记忆、言语学习和记忆、言语流畅性及精神运动速度方面的困难,在情绪障碍患者中具有较高的认知功能障碍敏感性和特异性。

②THINC-it 工具:一种免费、数字化、患者管理的成人抑郁障碍筛查工具,可用于护理端,为最终用户提供一个易于理解的评估报告,可以在一段时间后重复测量,适用于抑郁障碍的成年患者。

2)其他量表:简易精神状态检查(mini-mental state examination,MMSE)和蒙特利尔认知评估量表(Montreal cognitive assessment,MoCA)。MMSE 和 MoCA 是众所周知的痴呆筛查工具,当怀疑患者可能存在严重认知障碍时,使用 MMSE 和 MOCA 以及 ADL 和 IADL 评估功能损害是很有价值的。但是,MMSE 和 MOCA 可能不足以识别认知基线较高的老年人群或出现认知功能损伤的年轻人群(如双相情感障碍、精神分裂症、糖尿病、甲状腺功能减退的患者)。

3)功能性近红外光谱(functional near-infrared spectroscopy,fNIRS)检测:可作为评估认知功能障碍的新技术方法,可为临床评估提供更多客观指标。fNIRS 是一种无创的神经成像技术,通过测量血流动力学来描绘大脑皮质功能。应用 fNIRS 在认知任务中评估血流动力学是一项很有前途的策略。

(7)测查工具的应用原则:认知功能障碍应当尽早发现、尽早干预,测查是重要手段。对认知障碍高危人群,应鼓励其进行适当和彻底的检查(如阿尔茨海默病)。如果一个人在 2 个或 2 个以上的认知领域表现出缺陷且没有功能损害,则该个体患有轻度认知障碍,应前瞻性地评估其是否存在严重认知障碍。主观认知障碍(无客观发现和功能损害)表明个体存在主观认知受损的体验或年龄相关性认知衰退,应对其进行安抚和随诊观察。

多种认知功能筛查或测量工具已被证实可用于特定的精神或躯体疾病,应优先考虑那些在特定疾病或疾病状态下已被验证的筛查工具。手机、健康相关应用程序的广泛应用及人群电子化读写能力的提高为认知功能的筛查和监测提供了独特的机会,相应的数字化支持手段及其有效性还有待进一步提高。

当对患者进行筛查后证实其存在认知障碍并影响角色功能时,可以采取措施将这些功能障碍最小化以达到逆转和适应。要想达到这样的目标,要与其他专业人士分享筛查结果,并获得启动治疗计划所需的专业支持。

【文献评述】

认知功能障碍是患者痛苦的来源,也是医疗结果的主要决定因素,筛查和评估认知功能障碍患者可以改善其健康结果。《共识》为医务工作者优先考虑将认知功能障碍作为主要治疗目标提供了相应的指导。

(铁长乐)

参 考 文 献

McIntyre RS,Anderson N,Baune BT,et al. Expert consensus on screening and assessment of cognition in Psychiatry. CNS Spectr,2019,24(1):154-162.

第 44 章

《澳大利亚和新西兰老年医学会老年人痴呆立场声明》解读

【文献题目】 澳大利亚和新西兰老年医学会立场声明：老年人痴呆（Australian and New Zealand Society for Geriatric Medicine Position Statement Abstract：Dementia in older people）

【文献作者】 Australian and New Zealand Society for Geriatric Medicine

【文献来源】 Australas J Ageing，2019，38(4)：292

【文献解读】

◆ 背景介绍

从全球范围来看，痴呆对患者及其家属和护理人员的生活有重大影响。这种疾病的整个诊断和治疗过程对医护人员提出了诸多挑战。2012年痴呆被列入澳大利亚第九个国家卫生优先领域，"国家行动框架"强调了需要解决的内容，即提高对痴呆的认识、减少痴呆患病风险、及时诊断痴呆以及在患者住院和生命结束期间能向其提供护理和支持，同时应遵循澳大利亚国家健康与医学研究委员会（National Health and Medical Research Council，NHMRC）临床实践指南和痴呆患者护理原则。

2019 年《澳大利亚和新西兰老年医学会老年人痴呆立场声明》（下文简称《声明》）发布。《声明》正是工作组人员在意识到痴呆在全球日益增多及其对公共健康问题提出重大挑战的背景下经过研究和讨论后提出的，其适用人群为老年痴呆患者及相关医护人员。本文将对《声明》的主要内容进行解读。

◆ 文献要点

1.《声明》对痴呆的定义 《声明》对《精神障碍诊断与统计手册(第五版)》的相关诊断进行了整合，将痴呆定义为以多种认知障碍为特征的大脑获得性疾病，严重者可导致社会或工作能力下降，但不能用谵妄或抑郁解释。《声明》同时指出，在 DSM-V 中，命名为轻度神经认知衰退（mild neurocognitive decline，mNCD）的疾病状态与轻度认知障碍（mild cognitive impairment，MCI）或前驱痴呆相当。

《声明》还指出了预测痴呆进展的因素，包括年龄、高血压、较低的受教育水平、较差的语言能力和执行功能、抑郁及工具性日常生活活动（instrumental activities of daily living，IADL）功能的变化。《声明》建议应对 MCI 患者进行随访和评估。

2. 痴呆的流行病学 澳大利亚和新西兰有 48 000 人（1.1％）痴呆患者，预计到 2050 年这个数字将增加 2 倍。中国的发生率更高（5.6％）。在中至重度痴呆患者中，43％在疗养院治疗，57％居家。痴呆也是未来澳大利亚国家健康支出的主要原因。

3. 痴呆的分类 《声明》对痴呆的类型、临床特征及各类型的鉴别要点作了相关描述。

（1）阿尔茨海默病（Alzhiemer's disease，AD）：《声明》指出 AD 是最常见的痴呆形式，强调了 AD 患者学习新知识和形成新记忆能力的下降，遗忘是早期的普遍特点。AD 患者具有沟通能力变化、词汇量减少、表达或找词困难、重复对话等特点，视空间障碍和运动障碍也较明显。随病情发展，AD 患者的执行功能受损，推理和规划能力受损，对做饭、打扫卫生和财务管理的日常活动影响日益严重，往往需要更多的照顾和帮助。

《声明》指出，出现激惹、睡眠习惯改变、失禁、吞咽障碍的 AD 患者往往需要住院治疗。

《声明》强调，虽然记忆障碍是 AD 的常见表现，但并非所有病例都有该特点，认知功能保持稳定的状态也可在部分患者中存在。局灶性皮质综合征显示了 AD 非典型的非遗忘表现，包括语言障碍、较明显的找词困难、视物障碍[物体识别困难(失认)、人脸识别受损、出现阅读问题]、执行功能障碍等。

早期 AD 不常见，大部分与基因(如 *Presenilin* 基因)遗传异常有关。早期 AD 患者更可能表现出非典型 AD 特征且进展迅速。《声明》的关注点与 2014 年 IWG-2 工作组提出的非典型 AD 相吻合，均强调 AD 的非典型非认知症状非常重要，而且应受到重视。

关于 AD 的诊断标准，《声明》指出 McKann 标准强调了临床症状(1984 年)，但 2011 年后修订的标准强调的是病理特征诊断。目前生物标志物更多地用于科学研究，而非临床诊断。

(2)血管性痴呆血管性痴呆(vascular dementia，VaD)：第二种常见的痴呆，占痴呆病例的 $10\%\sim20\%$。年龄是公认的危险因素。认知与血管损伤的关系尚不完全清楚。血管性认知障碍(vascular cognitive impairment，VCI)是从 MCI 到 VaD 和混合变性型痴呆(AD 混合 VCI)。《声明》强调记忆丧失可能不是 VaD 的早期特征。执行能力减退、步态障碍以及注意力、处理速度、心理活动及运动的减慢在 VCI 患者中更为突出。VaD 患者的语言能力常保留，而回忆能力下降。脑小血管病变(包括皮质下梗死、白质高密度区、腔隙和血管周围间隙突出、脑微出血及萎缩)是 VaD 的常见原因，也是混合性痴呆的主要原因。

(3)路易体痴呆(dementia with Lewy body，DLB)：《声明》指出，DLB 疾病谱包括帕金森病痴呆(Parkinson's disease dementia，PDD)和 DLB。如果精神和运动症状在 1 年内相继出现，可能是 DLB。DLB 存在 Lewy 小体病理，是 α-突触核蛋白异常聚集体，可形成 Lewy 包涵体或 Lewy 神经突。

DLB、PDD 可影响 $20\%\sim30\%$ 的患者，DLB、PDD 与死亡率、护理压力及生活质量的关系比 AD 更高。DLB 的认知特征包括早期视觉空间障碍、执行功能障碍、注意障碍等，与 AD 相比，情景记忆较少受损。DLB 主要特征包括反复出现的视幻觉、认知波动和帕金森综合征，其他常见特征包括快速眼动睡眠障碍、妄想、抑郁、焦虑、自主神经功能障碍及反复跌倒。

PDD 和 DLB 在临床症状上无法明确区分。DLB 患者出现概念缺失、注意力缺陷、明显幻觉、记忆力保留及对神经安定剂高度敏感。DLB 的特征是非多巴胺能依赖的，由于纹状体退化变性，左旋多巴反应性较小，其在帕金森病患者中常见的震颤、强直和运动迟缓并不突出，而姿势不稳、跌倒和缺乏面部表情更为突出。

神经安定剂高度敏感性可提示 DLB。对妄想或幻觉有用的抗精神病药(如氟哌啶醇和利培酮)可恶化帕金森病症状，在 50% 的患者中引起致命性反应。如果非药物治疗无效，可以选择使用喹硫平(当喹硫平并不增加帕金森病样症状时)。

(4)额颞叶痴呆(frontotemporal dementia，FTD)：发病年龄往往较年轻，与遗传相关。FTD 的临床特点是行为和语言障碍，可能先于记忆缺陷或掩盖记忆缺陷，脑病理变化主要影响额颞叶(行为变异型 FTD)。还有患者表现出语言功能的变化，有些是正确理解单词的含义困难(语义痴呆)，有些是用词困难(渐进性失语症)。但是《声明》在此并未对语义性痴呆或非流利型进行性失语症等亚型及其临床特征作出分类、表述和鉴别。

4. 痴呆的危险因素和预防　痴呆的主要危险因素是年龄和遗传风险(包括 *ApoE*4 等位基因等)。几个被认为是 VaD 的危险因素也与 AD 有关，包括高血压、糖尿病、心房颤动、颈动脉疾病、肥胖、高脂血症及高同型半胱氨酸血症。其他因素包括颅脑损伤、抑郁症、创伤应激、吸烟及使用抗胆碱能药物。体力活动增加与 AD 风险降低有关。体育活动的增加也有益于提高认知功能。社会参与、高等教育及认知刺激活动均可降低痴呆风险。

5. 痴呆的评估

(1)诊断方法：由于缺乏有效的治疗方法以及人们羞于去医院就诊，全面的评估(包括个人和相关人士提供的病史、认知评估、体格检查、用药情况及神经影像学检查)非常重要。《声明》指出，早期识别痴呆患者并将其转入相关机构进行咨询治疗,可以减轻痴呆照护者的压力。及时诊断有益于尽早规划未来管理、监测危险因素、发现潜在有害药物、警惕抑郁和精神异常的风险。

澳大利亚《国家痴呆症行动框架》所述的优先事项之一就是及时诊断,这体现了初级保健医师的重要作用以及临床专家和团队支持的必要性。

(2)临床评估:《声明》指出评估的关键是确定一种潜在的临床症状衰退模式,可以理解为"个体自身的认知变化呈现下降模式",也就是说,并不是单纯的认知评定成绩的高低,因为高知识人群可以有更好的测评分数。因此,评估重点是从知情人士那里得到完整的认知变化线索。与 AD 相鉴别的几种类型痴呆的临床特征,可用于鉴别 VaD 和 DLB,包括起病或发病模式、精神行为异常凸显、步态障碍、认知症状波动、幻觉/妄想、快速眼动睡眠障碍等。此外,VCI 和 DLB 可能出现重叠混合的临床症状。

(3)认知筛查工具:进行筛查时需要详细询问患者或照护者。认知测试的数量和类型取决于患者的临床情况和认知障碍水平。临床医师通常在常规检查中错过痴呆病例,原因是未对其进行正式的认知评估。几种常用的认知筛查工具包括简易精神状态检查(mini-mental state examination,MMSE)、罗兰普遍痴呆评估量表(Rowland universal dementia assessment scale,RUDAS)、Addenbrooke 认知检查(Addenbrooke's Cognitive Examination,ACE)、蒙特利尔认知评估量表(Montreal cognitive assessment,MoCA)。从家庭成员中收集病史至关重要。作为筛查量表,老年人认知功能减退知情者问卷(informant questionnaire on cognitive decline in the elderly,IQ-CODE)在澳大利亚得到了很好的应用。在中国,较常用的初步筛查有痴呆筛查问卷(AD8)、简易智力状态评估量表(Mini-Cog)等。

(4)社会功能评估:社会功能信息往往由家庭成员提供。评估并了解患者的相关功能也是向患者提供护理支持的关键。患者的社会功能下降主要包括驾驶能力、能否完成财务交易、家庭环境的安全意识、烹饪、复杂问题及任务决策能力等的下降。

(5)实验室和影像学检查:对于痴呆的实验室和影像学检查,主要是排除存在可逆或部分可逆的情况。常规检查包括电解质和肾功能、维生素 B_{12} 和叶酸、甲状腺功能、钙、葡萄糖,另外,可选择性检测血管炎、神经梅毒或人类免疫缺陷病毒(human immunodeficiency virus,HIV)抗体。

《声明》建议应用神经影像学检查排除其他疾病,以区分各种痴呆亚型。神经影像学对痴呆综合评估提供的信息最多,可以检测出可治疗的痴呆病因(1%~10%)。磁共振成像(magnetic resonance imaging,MRI)能很好地评估内侧颞叶萎缩、血管病变和脑叶萎缩。单光子发射计算机体层摄影(single photon emission computed tomography,SPECT)或正电子发射体层摄影(positron emission tomography,PET)可显示与疾病病理相关的低代谢或低灌注区域。SPECT(DATScan TM)是区分 DLB 和 AD 的有效手段。

6. 痴呆的鉴别诊断　需要排除可能与痴呆症状相似的疾病,如抑郁症、谵妄等。20%~40%的痴呆患者有抑郁表现,在痴呆和 VCI 早期阶段更常见。抑郁症筛查量表包括老年抑郁量表、康奈尔抑郁量表等。抑郁症患者可能有认知障碍(即假性痴呆),需要在首次确诊时进行治疗。连续评估有助于确定患者是否同时患有痴呆。谵妄具有与痴呆相似的特征,但往往急性发病且注意力损害明显。谵妄在住院患者中尤为常见,在接受重症监护的患者中谵妄发病率高达 70%,需加以鉴别。

某些药物(特别是抗胆碱能药物)可能引起精神错乱,增加痴呆风险。需要鉴别的疾病包括睡眠呼吸暂停、颞叶癫痫、占位性病变、代谢性疾病等。

7. 痴呆的管理　《声明》强调,痴呆确诊后需要整体的多学科管理,目的是提高痴呆患者的独立性,帮助其家庭和护理人员。除外经济负担,痴呆患者的家庭成员和照护者所面临的心理压力也很大,因此,必须让照护者和家庭成员参与治疗计划。痴呆的管理应根据痴呆的不同阶段调整方案,以向患者提供适时的服务支持和护理。

早期个人财务规划、预立委托书/监护人及预先指示很重要。在澳大利亚,有关的诊断可以从记忆诊所和阿尔茨海默病澳大利亚研究中心获得。安全评估应涉及多学科方法(如作业治疗、跌倒预防等)。护理人员可以通过痴呆求助热线,新西兰阿尔茨海默病及痴呆行为管理咨询服务、护理链接、理事会服务,以及"我的老年护理"网站等获得帮助。可以看出澳大利亚对痴呆的社会服务架构较为完善,这一点值得借鉴和效仿。

(1)药物管理:药物在痴呆治疗中效果有限但很重要,常用药物有乙酰胆碱酯酶抑制剂(acetyl-cholinesterase inhibitors,AChEIs)和美金刚,AChEIs有多奈哌齐、利伐斯的明、加兰他敏等。40%～50%的患者在应用AChEIs后认知功能和日常生活方面有所改善。AChEIs还可以使患者的非认知症状,特别是淡漠、抑郁和焦虑及功能改善均有获益。AChEIs的不良反应包括恶心、呕吐、腹泻、头晕、体重减轻及心动过缓。美金刚耐受性较好,主要不良反应包括便秘、头晕和头痛,其对治疗严重激惹有一定效果。

在澳大利亚和新西兰,AChEIs的补贴资金仅适用于AD患者。澳大利亚的美金刚和新西兰的利伐斯的明对AD患者有限制标准,这2种药物组合在临床研究中已经被试用,但没有证据证明其有效性。《声明》指出,现有证据不支持对痴呆患者使用抗淀粉样蛋白治疗的有效性。

关于VaD的药物治疗方案,阿司匹林未被证明有效,AChEIs有部分改善作用。美金刚可使患者的认知评分轻度提高,但功能无明显改善。澳大利亚这2种药物都没有获得VaD的药物福利补贴计划。

AChEIs是DLB患者认知和精神症状治疗的主要药物,对认知波动、妄想、幻觉及睡眠障碍有效。DLB患者会出现胆碱能丧失,而AChEIs能改善DLB患者的波动、幻觉、冷漠、焦虑及睡眠障碍。美金刚对DLB患者可能有一定获益。抗帕金森病药物可能有助于某些DLB患者运动症状的改善。

《声明》强调,药物的审查和合理化很重要,其他并发疾病和共病的治疗也很重要。

(2)非药物管理:《声明》指出非药物管理应作为主要方法。认知训练(如电脑脑训练)可以改善患者的日常功能和记忆功能,延缓症状进展。目前的研究证据只是在特定领域中有效,今

后还需要更大的样本和更多随机对照试验的证据支持。

8. 痴呆的行为精神症状 90%的痴呆患者在某个阶段会发生痴呆的行为精神症状(behavioral and psychological symptom of dementia,BPSD)。BPSD指一系列包括身体上的攻击行为(击打、踢、咬)、身体的非攻击性行为(缓步、不适当触摸)、语言上的非侵略性行为(重复短语或请求、大声呼喊)和语言攻击行为(咒骂、尖叫)。心理症状包括抑郁、焦虑、幻觉、妄想等。治疗疼痛很重要。安慰、注意力转移、入住单人房间及避免嘈杂的外部干扰可能会使患者获益。按摩、动物辅助疗法、音乐、芳香疗法及活动疗法等也已显示出一些获益。识别诱发因素并通过社会心理学干预通常足以改善BPSD症状。

BPSD与死亡率、并发症、认知下降速度加快以及患者和照护者的痛苦有关。《声明》对合并BPSD的危害、具体表现及处理方案(药物和非药物治疗)提出了较为详细的方案。

少有证据表明抗精神病药物的改善作用,其不良反应显著,包括镇静、帕金森症状、步态障碍、跌倒、肺部感染、脱水、认知能力下降、脑卒中及高达60%的死亡风险。针对如精神病、激越等特殊症状,可使用非典型抗精神病药物,并需要低剂量维持6～12周,并定期监测、记录疗效,而且应由该领域专家确定用药的起止时间。

9. 终末期痴呆 研究人员越发认识到晚期痴呆患者需要姑息疗法。生命结束问题对临床预后、教育以及家庭和照护者的规划有一定影响。

10. 痴呆患者的能力 《声明》对痴呆患者的能力作出了说明,指出能力评估需要着重注意那些需要特定认知能力的任务,如驾驶、立遗嘱、委托书、职业安全等。在某个领域缺乏能力并不意味着丧失全部能力。诊断为痴呆并不意味着不能驾驶,临床医师应意识到立法要求的区域差异。驾驶评估通常由职业治疗师进行,而且应鼓励其他出行方式,如出租车、公共交通等。

11. 不同环境下痴呆症的服务 最后,《声明》提出了不同环境下对痴呆患者的服务提供方案。为支持痴呆患者在不同环境中的需求(即文化、社区、急诊医院设置及住院护理),需要为患者和护理人员建立一个多方协作的护理环境。

从 2005 年开始,澳大利亚和新西兰在痴呆政策方面率先行动,2012 年为老年人的护理改革提供了资金,用于医院诊断和优化护理痴呆患者。在提供服务和护理方面可以采取综合办法,与痴呆患者及其照护者和家庭成员合作,以满足患者需求的不断变化。

【文献评述】

《声明》在提高医务人员对痴呆的认识、减少痴呆患病风险、及时诊断痴呆、使患者在住院和生命结束期间获得护理和支持、遵循 NHMRC 临床实践指南及痴呆患者护理原则等方面发挥了积极的指导作用。

痴呆是一种慢性神经变性疾病,其临床特点是多种认知能力的损伤,严重者可引起社会和工作能力的下降。及时的诊断有助于患者咨询、未来规划及相关法律问题的解决。痴呆对于患者、家庭成员及照护者均有重大影响。AD、VCI、VaD、DLB 和 FTD 比较常见,需要根据临床特征、影像学特征等鉴别多种痴呆疾病和共病(包括精神错乱、抑郁症等)。痴呆诊断在很大程度上依赖临床评估,包括病史和排除其他疾病。生物标志物的开发和新的神经影像技术可能在不久的将来弥补临床评估的不足。使用针对潜在危险因素的药物以减少痴呆的发生是一项重要的措施。

(潘晓东 陈晓春)

参 考 文 献

[1] Australian and New Zealand Society for Geriatric Medicine Position Statement Abstract: Dementia in older people. Australas J Ageing, 2019, 38(4): 292.

[2] Laver K, Cummin RG, Dyer SM, et al. Clinical Practice guidelines for dementia in Australia. Med J Aust, 2016, 204(5): 191-193.

[3] Mayeux R. Clinical practice. Early Alzheimer's disease. N Engl J Med, 2010, 362(23): 2194-2201.

[4] Galton CJ, Patterson K, Xuereb JH, et al. Atypical and typical presentations of Alzheimer's disease: a clinical, neuropsychological, neuroimaging and pathological study of 13 cases. Brain, 2000, 123: 484-494.

[5] O'Brien JT. Vascular cognitive impairment. Am J Geriatr Psychiatry, 2006, 14(9): 724-733.

[6] Wardlaw JM, Smith EE, Biessels GJ, et al. Neuroimaging standards for research into small vessel disease and its contribution to ageing and neurodegeneration. Lancet Neurol, 2013, 12(8): 822-838.

[7] McKeith IG, Dickson DW, Lowe J, et al. Diagnosis and management of dementia with Lewy bodies: third report of the DLB Consortium. Neurology, 2005, 65(12): 1863-1872.

[8] Aarsland D, Perry R, Larsen JP, et al. Neuroleptic sensitivity in Parkinson's disease and parkinsonian dementias. J Clin Psychiatry, 2005, 66(5): 633-637.

第 45 章

《国际专家组同型半胱氨酸与痴呆共识》解读

【文献题目】 国际专家组共识:同型半胱氨酸与痴呆(Homocysteine and dementia:An international consensus statement)

【文献作者】 Smith AD, Refsum H, Bottiglieri T, et al

【文献来源】 J Alzheimers Dis,2018,62(2):561-570

【文献解读】

◆ 背景介绍

认知损害(cognitive impairment)与痴呆(dementia)是当今和未来人类所面临的全球公共健康问题和社会保健挑战之一。血清总同型半胱氨酸(total homocysteine,tHcy)的升高作为一种可干预的危险因素为预防痴呆提供一条重要途径,它反映了 3 种 B 族维生素(叶酸、维生素 B_{12} 和维生素 B_6)的功能状态。20 年前的 2 项病例对照研究发现,血清 tHcy 升高与阿尔茨海默病(Alzheimer's disease,AD)有关,由此引出了高 tHcy 与认知损害的关联。为了证实高 tHcy 在痴呆中的作用,一个国际专家组回顾了近 20 年的文献证据,并基于 Bradford Hill 标准发布了《国际专家组共识:同型半胱氨酸与痴呆》(下文简称《共识》)。《共识》提出了 9 个有助于支持因果关系的特征,分别为强度、一致性、特异性、时间性、生物梯度、合理性、连贯性、类比性和实验证据。本文也将着重从这 9 个角度对《共识》进行解读,以期对痴呆危险因素的防控做出相应的指导。《共识》的适宜人群为高 tHcy 和认知损害患者以及相关医护人员。

◆ 文献要点

1. 高 tHcy 与认知损害关联的强度 关联强度是用来评价病因与疾病之间关联度高低的指标,一般用相对危险指标来衡量,如相对危险度和比值比。两个因素间关联强度越高,二者之间存在因果关联的可能性就越大。《共识》总结了 7 项 meta 分析中的前瞻性研究结果,所有的 meta 分析都显示 tHcy 升高的受试者患痴呆的风险增加。其中一项纳入 6310 例受试者的 13 个队列研究,合并相对危险度为 1.15(1.02~1.27),被归类为一级证据;其他 meta 分析显示合并风险估计值为 1.15~2.5。

人群归因危险度(population attributable risk,PAR)更可以说明暴露因素与结局之间的因果关系,即由于高同型半胱氨酸血症导致的老年人中痴呆的比例。《共识》通过计算 PAR 估计值表明 12%~31% 的痴呆或 AD 病例可以通过降低 tHcy 来预防。因此,《共识》认为,高 tHcy 与认知损害之间存在强烈关联,满足"强度"的特征。

2. 高 tHcy 与认知损害关联的一致性 一致性也称可重复性,是不同时间、不同地点、不同人群、不同研究者使用类似的研究方法可重复获得相同或类似结果的可能性。被重复的次数越多,一致性越高,因果关系存在的可能性就越大。通过《共识》总结的 7 项 meta 研究可见,全球大量与 tHcy 相关的认知损害或痴呆研究具有高度一致性。其中 Beydoun 等使用多元 Logistic 回归评估风险因素的一致性,得出有力证据,提示血浆 tHcy 升高可使 AD 风险增加。因此,《共识》

认为高 tHcy 与认知损害之间的关联满足"一致性"特征。

3. 高 tHcy 与认知损害关联的特异性　特异性指病因和疾病之间的排他性或特异程度。特异性越高,因果关系的可能就越大。实际上,除痴呆以外,高 tHcy 还与许多临床结果相关,如缺血性心脏病、卒中、老年性黄斑变性等;而认知损害的危险因素也很复杂,如年龄增长、遗传特征、全身性血管疾病等。因此,《共识》认为,高 tHcy 与认知损害之间的联系并不是特异性的,不能过分强调"特异性"这一特征的重要性。

4. 高 tHcy 与认知损害关联的时间性　时间性指因必须先于果发生的时间关系,是判断因果关系的必要条件。这样就需要排除一种可能,即认知损害通过影响饮食、生活方式、药物使用等提高了 tHcy 水平。《共识》从大量前瞻性研究中发现,研究人员在受试者出现认知损害迹象很久之前就从受试者身上采集了血液样本,这与时间关系是一致的。其中在 OPTIMA 研究中,随着痴呆的恶化,tHcy 水平在 3 年内并没有增加;相反,研究开始时 tHcy 较高的患者在脑部放射学复查中表现出更差的进展。因此,《共识》认为高 tHcy 与认知损害之间的关联满足"时间性"(高同型半胱氨酸血症→痴呆)的特征。

5. 高 tHcy 与认知损害关联的生物梯度　生物梯度也称剂量-反应关系,指疾病的发生率随可疑病因的强度或数量的变化而变化的现象。剂量-反应关系的存在进一步支持因果关系的存在。《共识》总结了许多前瞻性研究中认知损害发生的阈值浓度,结果均表明随着基线 tHcy 水平的增高,正常老年人的痴呆发病率会增加。其中一个值得注意的例子是来自意大利北部的一项研究,tHcy>15.0 μmol/L 老年人的痴呆发病率几乎是 tHcy<10.1 μmol/L 老年人的 5 倍。各项研究结果中的阈值浓度为 10.8~13.0 μmol/L,还尚未形成统一的 tHcy 治疗标准。因此,《共识》认为高 tHcy 与认知损害之间的关联满足"生物梯度"的特征。

6. 高 tHcy 与认知损害关联的合理性　合理性指一种假说与该疾病有关的事实、知识和理论相符合或一致的程度,这是一个重要的问题,但远不是客观或绝对的。生物学合理性越高,因果关

系的可能就越大。《共识》回顾了关于 tHcy 与认知损害之间的多种生物学机制,可以肯定的是,已知许多不同的机制可以将二者联系起来。一方面,高 tHcy 可以通过不同路径直接影响认知功能,如血管机制、局部脑萎缩、神经纤维缠结、淀粉样斑块形成、神经元死亡及遗传机制;另一方面,维生素 B₆、叶酸和钴胺素(维生素 B₁₂)是 tHcy 的主要决定因素,高 tHcy 也可能是 B 族维生素不足等原因的标志。因此,《共识》认为高 tHcy 与认知损害之间的关联满足"合理性"的特征。

7. 高 tHcy 与认知损害关联的连贯性　连贯性意味着对一种关联的因果解释与已知的疾病自然历史和生物学并不冲突。实际上连贯性与合理性十分相似,连贯性越高,因果关系的可能就越大。已经公认的是,认知损害与痴呆的关键生物学方面是神经元丢失导致局部脑萎缩,以及斑块中 β 淀粉样蛋白(amyloid β-protein,Aβ)和神经纤维缠结中磷酸化 Tau 蛋白(P-tau)的沉积。《共识》总结了从离体细胞、动物到人类神经病理学的研究结果,显示高 tHcy 与 AD 患者内侧颞叶的萎缩率、脑脊液 P-tau 水平、大脑皮质神经纤维缠结密度增加均相关;在动物实验中,高 tHcy 可以调节 Aβ 途径基因表达的表观遗传、增加 Aβ 在脑中的沉积和 P-tau 的形成、增加海马神经元在细胞培养和活体中的死亡以及各种认知损害。因此,《共识》认为,高 tHcy 与认知损害之间的关联满足"连贯性"的特征。

8. 高 tHcy 与认知损害关联的类比性　类比性指存在已知的类似病因与疾病的因果关系,可类比的因果关系的存在将加强新的因果关系的可能性。《共识》认为,虽然这一标准对于因果关系的争论并不重要,但仍有研究结果表明,一种在分子上与 tHcy 相似的物质——同型半胱氨酸硫内酯,对动物有神经毒性作用,并导致赖氨酸残基上蛋白质的 N-同型半胱氨酸化。因此,《共识》认为高 tHcy 与认知损害之间的关联满足"类比性"的特征。

9. 高 tHcy 与认知损害关联的实验证据

(1)相关问题:在临床研究中,一个因素和一个结果之间存在因果关系的最有力证据是实验干预效果,由此可以引出以下 2 个问题。

1)第一个问题:增加 tHcy 是否会导致认知

损害? 在动物研究方面,数篇综述均表明,无论是通过直接实施还是通过喂养缺乏 B 族维生素的饮食来增加 tHcy,都与认知损害相关;在临床研究方面,故意增加受试者的 tHcy 是不符合伦理的,但有一项基因多态性(*MTHFR* 基因 *C677T* 突变)的 meta 分析显示,认知损害与 tHcy 浓度的适度增加相关。*MTHFR* 是一种与叶酸代谢有关的酶,该基因最常见的突变即第 677 位碱基 *C* 突变为 *T*,从而导致酶活性下降,引起 tHcy 浓度的增高。这项 meta 分析包含了 34 个队列,共 9397 例受试者,携带 *TT* 等位基因的人与携带 *CC* 等位基因的人相比,AD 的风险比为 1.37 (1.15～1.63)。因此,《共识》认为增加 tHcy 会导致认知损害。

2)第二个问题:降低 tHcy 是否可以防止认知损害或减缓衰退进展?《共识》通过总结多项大型临床试验结果,建议在这一领域中有意义的临床试验应满足以下 7 条标准:①危险因素。高 tHcy 或 B 族维生素状态不佳应在基线时就存在,这样才能产生治疗益处。②结局评估。必须使用敏感的测试来评估试验结局,如个体认知域、磁共振成像(magnetic resonance imaging,MRI)等。③基线时无痴呆。参与者不应该有痴呆,而应该处于认知下降或痴呆风险的状态。④周期。周期应该足够长,可以测量安慰剂组的临床相关变化至少 12～24 个月,如果观察结局是痴呆则周期应更长。⑤维生素剂量和组合。干预措施需要 B 族维生素(特别是维生素 B_{12})药理剂量的组合,剂量足以降低大多数参与者的 tHcy。⑥灵敏度分析。方案应根据 tHcy 和/或 B 族维生素的基线浓度预先特定分析。⑦亚组分析。方案应根据可能与 B 族维生素治疗效果有相互作用的因素预先指定数据分析,这些因素包括 ω-3 脂肪酸、其他痴呆风险因素及抗血小板药物的使用。

(2)相关试验研究:《共识》选取了 3 项完全符合以上 7 条标准的老年人临床试验研究并简要总结了主要发现。

1)FACIT 试验:即"叶酸和颈动脉内-中膜厚度试验"。研究纳入了 818 例荷兰正常老年人,治疗组给予叶酸 0.8 mg/d,共 3 年。结果显示,治疗组的 tHcy 比对照组下降了 26%,与速度相关的 3 个认知域评分比对照组更高,记忆评分和全

脑认知功能评分也有更大的改善,提示叶酸治疗减缓了信息处理能力的下降速度。

2)AD 合作研究试验:研究纳入了 340 例被诊断为可能患有 AD 的美国受试者,治疗组给予叶酸 5 mg/d、维生素 B_{12} 1 mg/d、维生素 B_6 25 mg/d,共 18 个月。结果显示,治疗组的 tHcy 比对照组下降了 26%,治疗组中基线简易精神状态检查(mini-mental state examination,MMSE)评分较高的患者获得了显著益处,研究还发现 B 族维生素治疗对轻度 AD 患者可能有效,但对进展到中度 AD 阶段的患者无效。

3)VITACOG 试验:即"同型半胱氨酸和 B 族维生素在认知损害中的作用试验"。研究纳入了 168 例被诊断为轻度认知障碍(mild cognitive impairment,MCI)的英国受试者,这些受试者全部接受了 MRI 扫描,治疗组给予叶酸 0.8 mg/d、维生素 B_{12} 0.5mg/d、维生素 B_6 20 mg/d,共 2 年。结果显示,治疗组的 tHcy 比对照组下降了 30.2%,减缓了脑萎缩速度 29.6%,阻止了 tHcy 高于中位数(11.3μmol/L)人群的认知能力下降,如情景记忆、语义记忆和全脑认知功能。贝叶斯定向非循环图分析证明了以下因果路径:维生素 B(主要是维生素 B_{12})→降低 tHcy→减慢脑萎缩→减慢认知功能下降。因此,《共识》认为降低 tHcy 可以防止认知损害或减缓衰退进展。

(3)总结:根据以上两大问题和实验结果,《共识》认为大量实验证据在有关高 tHcy 在认知损害中的因果作用方面相一致,满足"实验证据"的特征。

综上所述,根据 Bradford Hill 的因果关系准则,《共识》从已发表的结果中得出结论,即高 tHcy 是认知损害和痴呆的一个强烈的、可改变的危险因素,因果关系因此而成立。《共识》建议应在记忆门诊进行血清 tHcy 浓度筛查,对 tHcy 升高者给予 B 族维生素补充治疗。然而确定一个 tHcy 治疗浓度的阈值非常重要,10～11μmol/L 可能是比较合适的。今后的研究需要根据上文提及的 7 条标准进行大规模干预试验,以观察给予 MCI 患者 B 族维生素(理想情况下与 ω-3 脂肪酸一起服用)治疗后,能否减缓其认知功能的进一步下降或转化为痴呆的风险。

【文献评述】

《共识》指出，血清同型半胱氨酸的升高是老年人认知能力下降、痴呆及阿尔茨海默病发生的可调节风险因素，且使用 B 族维生素能降低认知障碍老年患者的同型半胱氨酸水平，从而降低脑萎缩的发生率。《共识》强调了 tHcy 升高的公共卫生意义，以期引起公众对血清同型半胱氨酸升高的重视，这对痴呆防治具有重要意义，另外，使用 B 族维生素治疗是简单、廉价且安全的。未来血清同型半胱氨酸与痴呆的相关研究及痴呆防治将是临床亟待关注的问题。

（张　舟　章军建）

参 考 文 献

[1] Smith AD，Refsum H，Bottiglieri T，et al. Homocysteine and dementia：An international consensus statement. J Alzheimers Dis，2018，62（2）：561-570.

[2] Refsum H，Smith AD，Ueland PM，et al. Facts and recommendations about total homocysteinedeterminations：an expert opinion. Clin chem，2004，50（1）：3-32

[3] McCaddon A，Davies G，Hudson P，et al. Total serum homocysteine in senile dementia of Alzheimer type. Int J Geriatr Psychiatry，1998，13（4）：235-249.

[4] Clarke R，Smith AD，Jobst KA，et al. Folate，vitamin B$_{12}$，and serum total homocysteine levels in confirmed Alzheimer disease. Arch Neurol，1998，55（11）：1449-1455.

[5] Hill AB. The environment and disease：association or causation？ 1965. J R Soc Med，2015，108（1）：32-37.

[6] Gale SA，Acar D，Daffner KR. Dementia. Am J Med，2018，131（10）：1161-1169.

[7] Polito L，Poloni TE，Vaccaro R，et al. High homocysteine and epistasis between MTHFR and APOE：association with cognitive performance in the elderly. Exp Gerontol，2016，76：9-16.

第 46 章

《加拿大老年人酒精使用
障碍指南》解读

【文献题目】 加拿大老年人酒精使用障碍指南
（Canadian guidelines on alcohol use disorder among older adults）

【文献作者】 Butt PR，White-Campbell M，Canham S，et al

【文献来源】 Can Geriatr J，2020，23（1）：143-148

【文献解读】

◆ 背景介绍

据报道称老年人群中有饮酒问题的比例为 21%～22%。*Lancet* 公布 2010 年全球疾病总负担排行，从 1990—2010 年，在所有疾病风险因素中，酒精已由原先的第六位快速攀升至第三位，仅次于高血压和吸烟。

老年人过度饮酒可能会增加多种疾病风险，如高血压、出血性脑卒中、糖尿病、感染、酒精性肝病，以及胃炎、胃溃疡、胃出血等胃肠道疾病。老年人过度饮酒可增加认知能力的下降和罹患痴呆的风险。酒精使用障碍（alcohol use disorder，AUD）是老年人自杀的危险因素。老年人通常使用多种药物治疗慢性疾病，而酒精与药物之间的相互作用是有风险的，并且酒精可能会降低药物疗效。老年人酒精代谢速度慢，即使在少量饮酒情况下，其体内酒精毒性作用也较年轻人有所增强。

AUD 在老年人中越来越常见，随着人口老龄化，AUD 的发病率逐渐增加，目前的诊治仍相对不足。在 65 岁及以上人群中滥用非法药物和处方药的情况有所增加，而酒精仍然是该年龄组人群中最常用和滥用的物质。《加拿大老年人酒精使用障碍指南》（下文简称《指南》）于 2020 年发布，旨在预防和规范管理老年人 AUD。《指南》的适用人群为老年 AUD 患者及相关医护人员。

◆ 文献要点

1. 饮酒量估算及健康饮酒建议

（1）饮酒量估算建议：65 岁及以上的女性，每天不超过 1 标准杯含酒精饮品，每周不超过 5 标准杯含酒精饮品；65 岁及以上的男性，每天不超过 1～2 标准杯含酒精饮品，每周总计不超过 7 标准杯含酒精饮品；每周有不饮酒日。标准杯的计算：1 标准杯＝10 g 纯酒精。

（2）健康饮酒建议

1）如果 65 岁之前患有慢性疾病、身体虚弱以及使用镇静催眠药或抗抑郁药的人群应减少推荐的酒精摄入量。

2）老年人驾驶车辆、操作工具或机械，使用与酒精相互作用的药物，从事体育运动或潜在危险的体育活动，患有严重的躯体或精神疾病及物质使用障碍，这些情况下应禁止饮酒。

3）建议老年人通过控制购买酒的频率来降低总酒精摄入量。含酒精的饮品最好不要空腹饮用。

2. 老年人酒精使用障碍的筛查
最近一项研究发现，与年轻人相比，年龄较大的成年人（55～70 岁）饮酒较多，但老年人可能难以被识别，因为 AUD 的某些症状和体征与老年人的某些躯体症状类似，如行动不便、认知障碍以及因饮酒导致的多种合并症（包括跌倒和骨折）。老年人中其他慢性疾病的进展也可能掩盖了 AUD。

3. 老年人酒精使用障碍的评估
（1）筛查呈阳性的老年人应由经过专业培训的医疗人员对其进行评估。

（2）对于患有 AUD 或出现急性中毒的老年人，应进行全面评估。评估内容应包括：①使用标准化的酒精使用调查表来确定酒精使用量、饮用频率及潜在危害；②使用药物和其他精神活性物质的全面评估；③确定是否存在另一种物质使用障碍；④评估躯体、心理和认知能力，评估营养状况、慢性疼痛、社会状况、家庭/社会支持及整体功能；⑤其他病史。

（3）应每隔 12 个月使用经过一致性评价的测评工具来评估患者的认知障碍。如果出现认知障碍，应在患者减少或停用酒精后的 6 个月和 12 个月分别进行认知评估，以了解患者的认知状况是否有所改善。

4. 老年人酒精使用障碍的治疗

（1）对表现为轻度 AUD 的老年人，首选非药物治疗，如行为干预或给予适当心理支持与保证，并且向患者提供可以使其感到安全的环境及治疗方法。遗憾的是，一般情况下，很多医院很难满足上述条件。

（2）对中度和重度 AUD 的老年人，常规进行酒精行为干预和脱瘾治疗。苯二氮䓬类药物是主要的酒精脱瘾治疗药物，其剂量根据患者平均每天饮酒量而定。对于药物代谢能力下降的老年人，长半衰期的苯二氮䓬类药物更容易产生日间困倦和镇静作用，也容易产生体内蓄积，因此，老年患者应选择半衰期较短的苯二氮䓬类药物。医师应在 24 h 内了解替代药物的剂量，一般维持此量 3 天后递减，直至完全停用。一般情况下 3 周内减停，以免患者发生对苯二氮䓬类药物的依赖。

（3）对 Wernick-Korsakoff 综合征可采取以下措施治疗：①Wernick 脑病是由于维生素 B₁ 缺乏所致，表现为眼球震颤、眼球不能外展及明显的意识障碍，伴定向障碍、记忆障碍、震颤、谵妄等，大剂量补充维生素 B₁ 可使眼球症状很快消失，但记忆障碍恢复较为困难。②Korsakoff 综合征由近事遗忘、错构、虚构及严重的定向障碍构成，80% 的酒精性 Korsakoff 综合征是由 Wernick 脑病进展而来的。③建议老年人在饮酒情况下每天至少补充 50 mg 维生素 B₁，以预防 Wernicke-Korsakoff 综合征。停酒期间为了预防 Wernick 脑病的发生，应每天至少服用 200 mg 肠胃外维生素 B₁，持续 3～5 天。

（4）纳曲酮和乙酰高牛磺酸钙可用于 AUD 的防复发治疗。研究发现，阿片受体阻断剂纳曲酮能减少实验动物的饮酒量，减少酒精依赖患者的饮酒量和复发率，特别是与心理治疗联合使用时。1994 年，美国食品药品监督管理局（Food and Drug Administration，FDA）已经批准该药用于治疗 AUD。乙酰高牛磺酸钙是 γ-氨基丁酸受体激动剂，戒酒后可立即开始使用，当完成戒酒后也应维持用药，如果患者复饮也应维持用药，注意严重肾功能损伤者禁用。上述 2 种药物均应从低剂量开始并缓慢滴定，并让患者定期复诊，逐渐将药物调整到合适剂量。

（5）作为治疗计划的一部分，应向所有 AUD 老年患者及其家属提供心理社会治疗和支持，一般认为集体心理治疗比个体心理治疗更有效。

（6）使用戒酒严重程度预测量表（prediction of alcohol withdrawal severity scale，PAWSS）筛查患者的相关症状（如精神障碍/癫痫发作或酒精戒断持续状态）、躯体状况差、伴严重自杀、患有痴呆或需要治疗的患者应住院并接受系统治疗，住院期间应对患者进行密切监测，完善实验室检查，纠正电解质紊乱，处理戒断症状，改善躯体状况，对症治疗精神障碍。

（7）在老年人戒酒的管理中，最好将临床戒酒戒断评估（clinical institute withdrawal assessment for alcohol，CIWA-Ar）的症状评分与使用短效苯二氮䓬类药物（如奥沙西泮）的方案结合使用，还应密切监测并发症的出现。

（8）如果老年人因为其他原因不能进行药物脱瘾治疗或住院治疗，建议其采用有管理的酒精减量法。开始时每 3 天喝 1 标准杯含酒精饮品，逐渐过渡为每周喝 1 次，或每 2～3 周喝 1 次，使用 CIWA-Ar 对患者进行评估，使戒断症状评分维持在 10 分以下。这种方法的实施应是个性化的、渐进性的。

（9）社区工作人员及患者家属应努力为老年 AUD 患者提供药物治疗和心理社会支持。

（10）应持续监测 AUD 患者的身心健康状况，同时关注他们的环境变化和应激事件的影响，共同帮助老年人减少或停止饮酒，必要时去医疗机构就诊。

（11）择期外科手术的老年人应在手术前使用

药物替代治疗或逐渐减少饮酒量,术后考虑使用全程系统脱瘾治疗。

(12)对于 AUD 患者,还有一项有效方法是加入匿名嗜酒者互戒协会(alcoholics anonymous,AA)。

【文献评述】

AUD 在老年人中越来越常见,随着人口老龄化,其发病率逐渐增加。针对目前 AUD 诊治相对不足的现状,2020 年加拿大老年人心理健康联盟发布了《指南》,旨在预防和规范管理老年人 AUD。

老年人过度饮酒有多种危害,会增加多种疾病的发生风险,使认知能力下降并增加罹患痴呆的风险。AUD 是老年人自杀的危险因素,老年人通常使用多种药物治疗慢性疾病,酒精与药物之间的相互作用可降低药物疗效并有可能发生危险。此外,老年人酒精代谢速度慢,即使在少量饮酒情况下,其体内酒精毒性作用也较年轻人有所增强。

基于此,讨论老年 AUD 的预防与规范管理十分必要。《指南》从多个方面讨论了如何对老年 AUD 患者进行预防、监控、管理及治疗。2000 年开始,北京安定医院首先将匿名嗜酒者互戒协会(AA)引进国内,在我国的 AUD 防复发治疗中起到了重要的推进作用。同时,借助于基层医疗环境的短程干预,例如,开展由医师带领的、针对饮酒对健康危害的讨论,以及直接建议患者改变饮酒习惯,这些措施可有效降低饮酒过多老年人的饮酒量,并改善其健康相关生活质量。老年人从这些行为中获得收益后,会产生正反馈效应,可进一步降低饮酒量。针对老年人的治疗应聚焦于克服社会隔离及建立社会支持,对于深居简出的老年人,加入老年活动中心,可促发其新的兴趣和社会交往。

(于海婷 迟 勇)

参 考 文 献

[1] Butt PR,White-Campbell M,Canham S,et al. Canadian guidelines on alcohol use disorder among older adults. Can Geriatr J,2020,23(1):143-148.

[2] Lehmann SW,Fingerhood M. Substance-Use Disorders in Later Life. N Engl J Med,2018,379(24):2351-2360.

第 47 章

《加拿大老年人苯二氮䓬受体激动剂使用障碍指南》解读

【文献题目】 加拿大老年人苯二氮䓬受体激动剂使用障碍指南(Canadian guidelines on benzodiazepine receptor agonist use disorder among older adults)

【文献作者】 Conn DK，Hogan DB，Amdam L，et al

【文献来源】 Can Geriatr J，2020，23(1)：116-122

【文献解读】

◆ 背景介绍

药物滥用影响着数百万加拿大人，虽然年龄较大(65 岁或以上)的人群出现此情况的比例较低，但临床医师仍需对其保持警惕。在加拿大，镇静药的处方率在老年人中最高，约 1/6 的老年人在服用镇静药。服用苯二氮䓬受体激动剂(benzodiazepine receptor agonists，BZRA)的老年人中有 9%～10% 达到了物质依赖(substance dependence，又称物质成瘾)的标准。BZRA 使用障碍在临床上可以引起明显的损伤并给老年人带来困扰，而老年人社会角色及生活情形的改变(如退休、独自生活等)可以掩盖其临床表现，同时年龄相关的药动学和药效学变化可能使老年人对 BZRA 的不良反应更加敏感。

老年人镇静药使用混乱问题已受到特别关注。加拿大老年人精神健康联盟在加拿大健康协会药物使用和成瘾项目的财政支持下制定了《加拿大老年人苯二氮䓬受体激动剂使用障碍指南》(下文简称《指南》)，以对老年人 BZRA 使用混乱进行预防、评估及管理。《指南》旨在为临床医师提供有益的建议，以防止 BZRA 使用混乱的情况进一步发展。如果老年人出现了这个问题，医师

应找出问题原因，并及时进行评估、改善治疗情况。《指南》的发布可以帮助医师取消不合理的 BZRA 处方，进行多种药物管理并改善药物疗效。除 BZRA 使用混乱外，取消处方的原因包括患者可能不再需要 BZRA、BZRA 有发生不良反应的风险、使用 BZRA 有禁忌证的存在。《指南》的适用人群为老年 BZRA 使用障碍患者及相关医护人员。

◆ 文献要点

《指南》共包含 23 条建议，下文针对 6 条重要建议及其理由以及其他的支持性建议进行概述。

1. 建议 1 老年人应避免长期(>4 周)使用 BZRA，因为 BZRA 的效力很小。老年人对 BZRA 的敏感性增加，对一些长效药物(如地西泮)的代谢能力下降。所有的 BZRA 都会增加认知障碍、谵妄、跌倒、骨折、住院及车祸的风险。对于失眠、焦虑症、痴呆的行为和心理症状(也称反应性行为)，建议采用其他治疗策略。BRZA 对与痴呆相关的焦虑、失眠或反应行为的影响很小，这也伴随使用者对其不良反应的担忧。这些药物通常出现在老年患者避免使用的药物清单上，与年龄相关的药动学和药效学的改变使老年人易发生药物不良反应。

2. 建议 2 治疗失眠和焦虑症的首选非药理学治疗手段包括各种形式的认知行为疗法(cognitive behavioral therapy，CBT)。美国内科医生学会和欧洲睡眠研究协会都推荐 CBT 作为治疗失眠的一线疗法，而 BZRA 和其他镇静药只用于那些没有接受过治疗患者的短期治疗。CBT 对于焦虑症也是有效的，但不支持常规使用苯二氮

草类药物治疗痴呆的行为和心理症状。除非有更适当的治疗方法,BZRA 应在患者未能充分试验非药物干预或进行更有效和/或更安全的药理选择(建议 3)后才可以考虑使用。

与此建议相关的另外 4 项建议:①提倡通过提供有效的非药理学替代治疗来处理这些共同情况(建议 10);②在开始治疗之前,应该对 BZRA 使用障碍和其他潜在不良反应的风险进行评估(建议 4);③应告知患者使用 BZRA 的有限作用和相关风险以及替代方案(建议 5);④开始治疗应该是一个共同的决定,使用 BZRA 前医患双方应该针对如何使用 BZRA 及检测方法进行讨论(建议 6)。

3. **建议 7**　对接受 BZRA 治疗的老年人要注意如下事项:①向老年人提供药物相关的教育,与老年人共同讨论服用 BZRA 的持续风险;②鼓励老年人遵循最低有效剂量,短期内服用药物(2～4 周或更短时间);③在老年人服用处方药过程中要注意监测,以观察治疗反应及疗效;④注意 BZRA 潜在的不良反应及 BZRA 使用障碍的进展,支持老年人逐渐停药。

由药剂师指导的教育干预措施,可以向患者提供一份关于 BZRA 和替代药物风险的手册。停止向处方医师提供药物循证意见和/或对患者的一次性咨询,已经证明可以减少社区老年人对 BZRA 的使用。与所有处方药一样,应向患者提供适当的随访护理,必须监测药物对患者是否有效,是否有损害迹象,如果药物无效或继续使用的风险大于收益,应停止药物治疗。

4. **建议 13**　卫生保健从业者应该意识并警惕到药物(包括 BZRA)使用障碍的症状和体征,尤其是在评估老年人常见情况(如跌倒和认知障碍)时,应特别注意这种可能性。在定期健康检查、护理过渡期(如入住养老机构时)、术前评估或考虑使用 BZRA 时(建议 12),应定期询问老年人在当前和过去是否使用与之相关的药物,在有药物使用混乱的人群中,可以通过询问他们是否因为非医疗原因服用了处方药,是否事先努力减少药物使用量,或者是否在过去一年中使用了超出预期的药物。医师应了解 BZRA 使用混乱的精神疾病诊断和统计手册第五版(DSM-5)标准,并善于对需要更深入评估的老年患者进行随访。这项评估应包括询问 BZRA 适应证、剂量和持续时间,BZRA 使用障碍的标准,患者是否准备改变对 BZRA 的使用,医疗和精神方面的疾病情况,以及任何当前或过去的药物误用或混乱使用情况(建议 14 和 15)。

5. **建议 16**　应采取以人为中心、逐步护理的方法,逐步减少和停用 BZRAs。临床医师应与患者分享以下内容:①在给予患者适当教育的前提下,计划并实施逐渐减少药物剂量的方案;②识别和优化可替代的方案,以此来管理使用 BZRA 引发或持续存在的健康问题;③制订相关策略以尽量减少急性戒断症状,必要时管理反弹症状;④制订考察进度的访问时间表。

与此建议相关的另外 5 项建议:①一个逐步减少 BZRA 处方的管理方法应从简单的干预开始,然后进展到多成分方法。患者参与制订、实施和修改治疗计划是至关重要的。应实施渐进剂量减少方案,这样的方案通常是与药剂师一起制订,同时应定期组织后续会议以监督 BZRA 的停用、管理患者潜在的健康问题,如 CBT 这样的心理干预方法是有帮助的(建议 21)。②应避免突然停用 BZRA 超过 4 周,因为患者有可能出现戒断症状、药物依赖性增强、反弹现象和/或恢复服用 BZRA 后的高复发性(建议 17)。③使用渐进剂量减少方案时,剂量逐渐变小的理想速率尚不确定。最初可以每 1～2 周减少 10%～25% 的剂量,之后减少速度放缓,这对许多患者来说是合理的策略,但是 BZRA 的消耗类型(如阿普唑仑具有独特的性质,会增加其误用性)、使用的剂量及治疗时间的长短都会有影响。对戒断症状的治疗可以使用经过验证的工具(建议 18)。④向患者提供停用 BZRA 的指导策略,如简化多个 BZRA 方案为单一药物治疗(建议 19)。⑤不定期地将短半衰期 BZRA 转换为长效半衰期 BZRA,并且不定期地使用不同药理作用的药物来缓解 BZRA 的戒断症状(建议 22)。

6. **建议 23**　患有 BZRA 使用障碍的老年人,尽管受到医疗监督,但实际仍在增加药物使用量,这些老年人先前停用 BZRA 药物的努力会失败,并且有复发或受损伤的风险。患有严重精神疾病的患者应考虑转诊至专门的成瘾或心理健康服务机构。

【文献评述】

《指南》是在加拿大健康协会药物使用和成瘾项目的财政支持下,由加拿大老年人精神健康联盟提出并发布的。《指南》首先介绍了 BZRA 使用混乱的背景及定义,随后主要提供了 23 条关键临床建议(包括证据质量及推荐强度),旨在为老年人 BZRA 使用混乱的预防、评估及管理提供理论依据,以防止 BZRA 混乱使用的情况进展。

在加拿大,约 1/6 的老年人在服用镇静药,镇静药在这个年龄组中使用混乱的情况受到特别关注。BZRA 使用混乱是指使用 BZRA 的模式有问题,导致临床上产生明显的损伤和困扰,同时老年人社会角色及生活情形的改变可以掩盖症状。年龄相关的药动学和药效学变化可能使老年人对 BZRA 的不良反应更加敏感。因此,研究老年人 BZRA 使用混乱十分必要。如果老年人出现了这方面的问题,要找出问题原因,评估和改善治疗情况,同时应尽可能取消老年患者混乱使用的 BZRA 处方,以管理多种药物使用并改善药物疗效。除 BZRA 使用混乱情况外,若药物不良反应严重或存在药物禁忌证,也不应继续给予 BZRA 处方。

虽然许多患有 BZRA 使用障碍的老年人可以成功地在初级护理机构中得到管理,但有一部分患者应该被推荐到专业服务机构。《指南》指出停用 BZRA 可能会受到较大年龄患者的抵抗,因为这些患者往往认为 BZRA 药物是有效的,而且长期使用后没有出现明显的药物不良反应。停止药物治疗是一种积极的干预,这项干预措施应该是医师与患者共同作出的决定,需要注意的是,长期停用 BZRA 不能急于求成。

(卜 力 李小鹰)

参 考 文 献

Conn DK,Hogan DB,Amdam L,et al. Canadian guidelines on benzodiazepine receptor agonist use disorder among older adults. Can Geriatr J,2020,23(1):116-122.

第 48 章

《印度老年人抑郁症管理临床
实践指南》解读

【文献题目】 老年人抑郁症管理临床实践指南
（Clinical practice guidelines for management of
depression in elderly）
【文献作者】 Avasthi A，Grover S
【文献来源】 Indian J Psychiatry，2018，60（Suppl 3）：341-362
【文献解读】

◆ 背景介绍

抑郁症（tristimania）是老年人常见的精神疾病之一。世界卫生组织（World Health Organization，WHO）的报告显示老年人抑郁症患病率为10%～20%。来自印度的数据显示，抑郁症的患病率差异很大，基于社区人口的研究发现，抑郁症患病率从 8.9%～62.16%，而基于门诊就诊人群的研究发现，抑郁症的患病率为 42.4%～72%，老年人抑郁症通常被认为是其生活的一部分，基于此，老年抑郁症患者通常不能被充分识别和诊断。老年抑郁症与严重不良后果相关，如生活质量差、日常生活能力受限、躯体合并症、过早死亡及认知障碍。老年人由于群体特殊性，抑郁症带来的各方面影响更多，如自杀风险更高、住院频率更高、治疗机构的就诊次数更多、家庭负担更重。因此，认识并管理老年人抑郁症非常重要。

2018 年印度发布的《老年人抑郁症管理临床实践指南》（下文简称《指南》）对早期临床实践指南版本进行了更新，主要为评估抑郁症、治疗老年抑郁症及管理慢性疾病提供了一个大的框架，旨在对老年抑郁症患者进行及时识别和适当管理，从而提高老年人生活质量、保持老年人的最佳功能和独立性、降低发病率、降低因自杀导致的死亡率、延缓疾病进展及减少治疗费用。《指南》的适用人群为老年抑郁症患者及相关医护人员。

◆ 文献要点

1. **诊断** 复杂的老年抑郁症包括一系列疾病，可分为晚发型抑郁症和早发型抑郁症。躯体疾病和非典型症状的存在可使临床情况进一步复杂化。此外，老年抑郁症通常还被分为重型抑郁和非重型抑郁。非重型抑郁包括轻度抑郁、恶劣心境、伴抑郁心境的适应障碍及混合性焦虑抑郁障碍。

2. **评估** 评估老年抑郁症患者的危险因素、合并症和相关病因、抑郁症的严重程度、自我伤害的风险及功能障碍的严重程度至关重要。此外，全面评估还应建立良好的治疗联盟，确定治疗环境和患者安全性。评估是一个连续的过程，应根据治疗需要和治疗阶段对患者进行定期评估。

3. **制订治疗计划** 制订治疗计划时需要确定治疗方案、处方药物和心理干预措施，必须咨询护理人员，也可以让患者参与其中。若患者由于抑郁症较严重，缺乏自知力或出现明显的认知障碍，无法参加治疗决策，看护者的作用就显得尤为重要。最初制订的治疗计划需要根据临床和社会心理需求不断进行重新评估和更新。

4. **建立并维护治疗联盟** 无论使用何种治疗方式，对临床医师而言，都应与患者建立治疗联盟。抑郁症通常是慢性疾病，需要患者长期积极参与并坚持治疗。成功治疗的另一个重要方面是患者能耐受各种治疗方式的不良反应。治疗联盟建立的关键在于了解、关注患者及其家属的需求。

5. 向患者及家属提供教育 所有患者及其护理人员都需要接受有关抑郁症相关知识的教育。有关可用治疗方案的教育将帮助患者做出明智的决定,预期不良反应并坚持治疗,而告知患者尤其是家属有关抗抑郁药起效的延迟期可以提高患者的依从性。

6. 增强治疗依从性 医师应通过以下措施提高患者的治疗依从性:①告知患者如何服药以及药物起效的延迟时间;②告知患者即使感觉良好也要继续服药;③告知患者停药前要咨询医师;④告知患者面对不良反应时应采取的措施以及出现问题时应采取的措施;⑤简化治疗方案并降低治疗成本。如果患者症状严重、持续或反复出现不依从的行为,需要评估其相关心理冲突,并采取适当措施解决问题。另外,家庭成员需要参与相关心理教育。

7. 解决问题的早期迹象 需要告知患者和家属病情好转后复发的可能性,向其提供有关疾病新发作的早期症状和体征的信息,告知患者尽早寻求治疗以减少复发的可能性。

8. 抑郁症的治疗方案 治疗抑郁症的方案可大致分为抗抑郁药、物理治疗和社会心理干预。物理治疗包括电休克治疗[又称电抽搐治疗(electroconvulsive therapy,ECT)]、重复经颅磁刺激(repetitive transcranial magnetic stimulation,rTMS)、经颅直流电刺激、迷走神经刺激和深部脑刺激。抗抑郁药通常是不同抑郁发作的首选治疗方式。抗抑郁药和心理治疗干预措施的结合有一系列适应证。精神病症状的存在表明患者需要抗抑郁药和抗精神病药或 ECT 的联合使用。ECT 也有一些特有的适应证。在多数情况下,患者本人的意愿是重要的参考指标。

9. 治疗阶段 抑郁症的治疗分为 3 个阶段,即急性期、持续期和维持期。当患者患有复发性抑郁症时,通常考虑维持期治疗。

(1)急性期:急性期治疗的选择取决于抑郁症的严重程度和患者的喜好,旨在缓解症状。通常,选择性 5-羟色胺再摄取抑制剂被视为首选的一线治疗方法,必须坚持"从低剂量开始、缓慢加量"的原则。如果在药物治疗 4～8 周后仍未改善,应重新评估并改变治疗方案,包括最大限度地提高初始药物治疗剂量、切换为另一种抗抑郁药以及使用其他药物治疗、心理疗法、ECT、增强抗抑郁药等。

(2)持续期:此阶段的治疗目的是防止抑郁症复发,因此,需要继续进行与急性期相同的治疗方案。尽管缺乏有关在延续阶段使用心理疗法以预防复发的数据,一些专家仍支持在持续期使用一种特定的有效心理疗法。ECT 在持续期的使用尚无正式研究。关于老年人持续期的时间尚无共识。

(3)维持期:老年人的复发风险很高,因此,治疗的目标应包括预防未来复发。对于老年人的维持治疗尚无共识,研究人员在很大程度上同意对具有 3 次或更多次复发或复发病史的患者给予长期治疗。通常,在急性期和持续期有效的治疗应在维持期中使用。对于维持期的心理治疗,可以减少随访次数。

10. 终止维持治疗 终止维持治疗的决定应基于未来复发的可能性、先前发作的频率和严重性、恢复后抑郁症状的持续性、是否存在合并的身体疾病和精神病以及患者的意愿。如果决定在维持期中止或终止心理治疗,则需要根据患者需求进行个性化设置。如果决定停止药物治疗,建议患者在至少几周到几个月的时间内逐渐减少药物剂量。在接下来的几个月中,应继续对患者进行监控,如果患者在停药后复发,应立即重新启动治疗。

11. 抗抑郁治疗 若抑郁症患者无法对 2 种抗抑郁药的充分治疗产生反应,这种情况通常被称为"难治性抑郁症",此时正确评估患者非常重要。最初的评估需要集中在重新评估抑郁症的诊断上,下一步应评估患者是否在足够的持续时间内以良好依从性接受了足够剂量的抗抑郁药,同时需要评估潜在的危险因素。难治性抑郁症的管理涉及换药或增加正在服用的抗抑郁药。在增强策略方面,通常建议将锂盐作为首选。

12. 其他事项 许多老年患者存在躯体疾病,需要特别注意。另外,某些临床情况也会影响治疗决策。

【文献评述】

印度精神病学学会于 2007 年首次发布了针对老年抑郁症的临床实践指南。2018 年的《指南》是对早期版本的更新,必须将2个版本结合起来阅读。

抑郁症是老年人群常见的精神疾病之一。WHO报告老年人群抑郁症的患病率为10%~20%。然而,老年人抑郁症通常未被充分识别和诊断,这与严重的不良后果相关,而且影响因素很多。因此,识别并管理老年人抑郁症非常重要。及时识别和适当管理老年抑郁症可以改善老年人的生活质量,使其保持最佳的功能和独立性,降低发病率,降低自杀所致的死亡率,延缓疾病进展,降低治疗费用。

《指南》从老年人抑郁症诊断的复杂性入手,依次介绍了评估体系、制订治疗计划、建立并维护治疗联盟、对患者及其家属的教育、增强治疗依从性、解决问题的早期迹象、治疗方案的选择、治疗阶段的分期及各期治疗时间和方案等多方面的内容。《指南》的大多数建议都是基于证据的,但治疗计划需要切实可行、灵活多变,以适应患者、护理人员和治疗场所的需求,注意不要将这些建议视为专业知识和临床判断的必要条件。巩固治疗与维持期治疗、急性期治疗同等重要。另外,对于未形成共识的部分应注意在临床上多加观察,针对患者情况进行个性化随访并适时调整。

(张庆娥)

参 考 文 献

[1] Avasthi A,Grover S. Clinical practice guidelines for management of depression in elderly. Indian J Psychiatry,2018,60(Suppl 3):341-362.

[2] 中华医学会精神医学分会老年精神医学组.老年期抑郁障碍诊疗专家共识.中华精神科杂志,2017,50(5):329-334.

第 49 章

《印度老年人焦虑障碍临床实践指南》解读

【文献题目】 老年人焦虑障碍临床实践指南（Clinical practice guidelines for geriatric anxiety disorders）

【文献作者】 Subramanyam AA，Kedare J，Singh OP，et al

【文献来源】 Indian J Psychiatry，2018，60（Suppl 3）：371-382

【文献解读】

◆ **背景介绍**

焦虑是老年人的常见症状之一。亚症候群焦虑障碍（anxiety disorder）比抑郁症和认知障碍更为普遍。焦虑障碍的总体患病率超过 10%。临床最常见的焦虑障碍是广泛性焦虑障碍（generalized anxiety disorder，GAD；7.3%），其次是恐怖症（3.1%）、惊恐障碍（1%）和强迫障碍（0.6%）。2 项相对较新的印度研究表明，焦虑障碍的总体患病率分别为 10.8% 和 10.7%。因此，在老年人的所有疾病中，焦虑障碍很普遍。老年人焦虑障碍的表现与年轻人不同。根据焦虑障碍的临床特征，可将焦虑障碍分为 3 类：①忧虑/困扰症——广泛性焦虑障碍、创伤后应激障碍及急性应激障碍；②恐惧症——惊恐发作、恐怖症；③强迫症。在 GAD 中，老年人在肌肉紧张、焦虑、易疲劳及睡眠障碍方面的表现与年轻人相似；在惊恐发作中，老年人认知和躯体痛苦程度较低；在强迫障碍中老年人更易受宗教影响；在创伤后应激障碍中，老年人有更严重的躯体症状和更多的社会功能障碍。

2018 年印度发布的《老年人焦虑障碍临床实践指南》（下文简称《指南》）旨在为精神科从业医师提供一个容易使用的推算工具，以评估、鉴别诊断、治疗老年焦虑障碍及管理相应的药物不良反应。《指南》的适用人群为老年焦虑障碍患者及相关医护人员。

◆ **文献要点**

1. **评估** 评估包括综合评估和病史评估。综合评估包括采访老年人及其照护者，不仅要评估症状的严重性，还要评估其重要性以及由症状引发的功能受损。医护人员应牢记：①恐惧和担忧是正常衰老的一部分；②评估与痴呆相关的焦虑；③可能存在与焦虑障碍症状相似的其他躯体疾病；④注意合并症的存在；⑤老年人与年轻人的临床表现有所不同；⑥"爱担心"是老年人的一种症状，与所诊断的疾病无关。基本病史构成评估的基础，必须以此为依据建立进一步的观点，对老年人进行系统的诊断。研究人员已鉴定出多种危险因素与特定的焦虑障碍有关。全面的病史和危险因素评估将是诊断特定焦虑障碍的重要因素。焦虑是一种普遍的症状，不仅在特定的焦虑障碍中可见，而且在其他精神疾病及许多医学疾病中也很常见。有一些药物或物质会加剧焦虑。这些均指向非特发性焦虑障碍，提示精神科医师应首先改变现有处方，然后再关注其他情况并增加处方量。

2. **调查** 老年人容易发生新陈代谢参数和营养状态的变化，原因有很多，包括食欲下降、虚弱、药物相互作用增加等。此时应首先排除代谢异常，这样一旦完成基本的医学检查和评估后，可以使用量表来测量或量化焦虑，这将有助于预后。目前有多种适用于老年人的焦虑量表来证实焦虑诊断并评估疾病严重程度,老年焦虑量表已成为评估老年人焦虑障碍的"金标准"。通过量表对老人进行评估后,再逐步形成初步诊断或鉴别诊断思路。

3. 鉴别诊断　可通过以下 4 个方面对老年人焦虑障碍进行鉴别诊断:①药物不良反应;②吸毒和酗酒;③合并症;④其他精神疾病。修改处方或更换药物可能是医师面临的一个挑战,尤其是开始进行精神病学诊断时。有 2 个相关的问题在评估老年人焦虑感时经常出现,一是如何区分老年人的焦虑和抑郁,二是如何区分认知障碍和焦虑障碍。焦虑障碍的患病率很高,它对认知障碍有负面影响,并与兴奋、躁动及生活质量差有关。在痴呆患者中很难确定过度焦虑的存在,尤其是在表达或接受性语言功能受损的情况下。

4. 选择治疗方法　大多数焦虑障碍可以在门诊治疗,当出现下述焦虑障碍状况时应进行住院治疗:①伴有严重抑郁症;②焦虑障碍严重且对治疗有抵抗,如强迫症;③在社会支持不佳的情况下,需要将长期压力源与压力源分开;④需要对并发的躯体疾病进行评估和管理。

5. 非药物治疗　实际上,老年焦虑障碍的治疗涉及更多的非药物方法,而不是药物治疗方法。《指南》建议的非药物常规措施如下。

(1)改变生活方式:改变睡眠、饮食、运动、营养状态,适度社交。

(2)行为疗法:①放松疗法;②全身性脱敏疗法,特别适用于恐怖症和未明确的恐惧;③暴露和反应预防,适用于强迫症;④眼动脱敏和再处理,适用于创伤后应激障碍。

(3)认知疗法:主要是认知行为疗法,主要针对认知症状、身体症状及行为症状。

(4)正念疗法:可协调身心之间的差异。

(5)其他方法:①瑜伽;②美术治疗;③舞蹈疗法;④音乐疗法;⑤认知康复;⑥社交活动或网络;⑦替代疗法。此外,护理人员应做到尽量使用简单语句,缓慢说出要求或指令,不应使用否定词或贬义词,避免患者失去耐心。

6. 药物管理　在各种疾病中,5-羟色胺再摄取抑制剂均是首选的一线药物,若治疗失败可以尝试使用去甲肾上腺素再摄取抑制剂,然后再尝试其他药物。应限制苯二氮䓬类药物的短期使

用,并迅速减量,因为这类药物可能会导致老年人多方面的问题。在选择药物剂量时,最好遵循经验法则,即从低剂量开始,缓慢加量并滴定至成人剂量的 50%。如果一线药物没有疗效,可以尝试将二线药物作为单一疗法,即切换到另一类药物或增加剂量。

7. 其他治疗方式　针对成年焦虑障碍患者的一些研究尝试了类似重复经颅磁刺激(repetitive transcranial magnetic stimulation,rTMS)、经颅直流电刺激的治疗方法,但在老年患者中尚未进行类似的研究。然而,有研究已经显示 rTMS 可用于治疗老年人难治性抑郁症,而且在这些患者中观察到并发的焦虑障碍症状也得到了改善。这一领域需要进一步研究来明确焦虑障碍治疗方式。

8. 处理不良反应　由于老年人对大多数药物的不良反应更为敏感,因此,必须了解常用抗焦虑药处方药的常见不良反应。有 2 种常见的不良反应通常很难处理和管理:①低钠血症,临床医师应首先确定低钠血症的病因,并以此为据尽早纠正低钠血症;②苯二氮䓬类药物成瘾,其处理措施可分为两个步骤,第一步是脱毒,包括传统减量法和替代法,第二步是使用辅助药物应对预期的戒断综合征。

9. 治疗终点　《指南》建议从症状缓解开始至少持续 12 个月的治疗时间(最长 2 年)。如果决定停止用药,应在几个月内减少剂量并监测复发情况。每个月应进行 3~6 次监控,同时注意以下 2 种情况:①焦虑症状的缓解和/或加剧;②出现的认知症状。

10. 特定疾病　针对特定疾病,应根据老年人的各种焦虑障碍进行划分、总结及整体化管理,按实际情况处理。

11. 识别焦虑障碍的类型　根据焦虑障碍的类型,审查其特征并启动管理。

12. 特殊问题　老年人焦虑障碍的治疗往往因合并的精神疾病、医疗条件及患者可能正在服用多种药物等情况而变得更为复杂。需要特别注意的是,老年人的某些内科疾病可能会导致焦虑障碍。

【文献评述】

焦虑是老年人的常见症状之一,亚症候群焦

虑障碍比抑郁症和认知障碍更为普遍。临床上最常见的焦虑障碍是 GAD,其次是恐怖症、惊恐障碍和强迫障碍。在印度人群研究中,焦虑障碍的总体患病率为 10.8% 左右。国内近年尚无明确的流行病学资料,但关于老年焦虑障碍的文章近年呈上升趋势。

老年人焦虑障碍的表现与年轻人不同,在 GAD 中,老年人在肌肉紧张、焦虑、易疲劳及睡眠障碍方面与年轻人相似;在惊恐发作中,老年人认知和躯体痛苦程度较低;在强迫障碍中,老年人更易受宗教影响;在创伤后应激障碍中,老年人有更严重的躯体症状和更多的社会功能障碍。

《指南》从评估老年焦虑障碍入手,主要介绍了评估、鉴别诊断、治疗方法、药物管理、治疗终点、类型鉴别、共患疾病及同期服用药物的评估管理等多方面内容,旨在为精神科从业医师提供容易使用的推算工具,以评估、鉴别诊断、治疗老年焦虑障碍及管理相应的药物不良反应。诊断与治疗计划需要切实可行、灵活多变,同时,在临床上应注意对不同类型的患者进行观察,针对患者的不同情况进行个性化随访并适时调整。

(张庆娥)

参 考 文 献

Subramanyam AA, Kedare J, Singh OP, et al. Clinical practice guidelines for geriatric anxiety disorders. Indian J Psychiatry,2018,60(Suppl 3):371-382.

第 50 章

《印度老年人精神病管理临床实践指南》解读

【文献题目】 老年人精神病管理临床实践指南（Clinical practice guideline for management of psychoses in elderly）

【文献作者】 Gautam S, Jain A, Gautam M, et al

【文献来源】 Indian J Psychiatry, 2018, 60 (Suppl 3):363-370

【文献解读】

◆ 背景介绍

老年人的精神病症状可能由多种因素引起，如常见的躯体问题、环境因素、认知能力下降及功能性疾病等。老年人精神病有特殊的临床特征。例如，与早发性精神分裂症相比，晚发性（40～60岁）和极晚发性（>60岁）患者更常见的症状是视觉、嗅觉、触觉等方面的幻觉，而且可能更容易产生迫害和分裂妄想。在双相情感障碍中，老年人思维障碍患病率较高。谵妄占老年人所有精神病病因的 10% 左右。阿尔茨海默病患者的精神症状患病率约 41%，主要包括视觉幻觉和妄想。帕金森病患者常见的精神症状包括常见和不严重的视觉幻觉，精神症状患病率为 43%，帕金森病痴呆患者的视觉幻觉患病率为 89%。路易体痴呆通常在发病后 1 年内出现精神症状，包括幻觉（78%）、误认（56%）和妄想（25%）。

老年精神病的出现有多种因素，老年精神病有其特有的临床特征，诊断和治疗也是一个相对复杂的过程，应考虑上述所有因素。2018 年印度发布《老年人精神病管理临床实践指南》（下文简称《指南》），主要为评估与评价、治疗、管理老年精神病患者提供指导，以提高老年人生活质量，降低由精神病带来的社会影响。《指南》的适用人群为老年精神病患者及相关医护人员。

◆ 文献要点

1. 老年人神经系统的变化

（1）与年龄有关的中枢神经系统改变：大脑萎缩、脑室扩大、选择性区域神经元丢失等；层粘连蛋白、蛋白聚糖、脑血流量可能出现局部下降，代谢率可能出现局部降低，出现老年斑和神经纤维缠结。

（2）药效学随年龄增长而变化：当观察与衰老有关的药效学变化时，可以看到神经递质药效学、多巴胺能系统、纹状体多巴胺 D_2 受体、胆碱能系统、胆碱乙酰基转移酶、胆碱能细胞数量及肾上腺素能等系统的变化。

2. 老年人精神病的特点 老年精神病的特点是老年人与现实失去沟通。精神疾病诊断和统计手册第五版（DSM-5）通过人是否存在妄想、幻觉、思维混乱以及出现紊乱或异常的运动行为来定义精神病。在老年人群中，其病因、表现及治疗方式需要特别注意。老年人精神疾病包括精神分裂症、妄想、精神性抑郁症、情感分裂障碍、痴呆相关的精神病行为（包括阿尔茨海默病、帕金森病、路易体痴呆和血管性痴呆）。精神病中最常见的是早期发生的精神分裂症。与早发性精神分裂症相比，40 岁以后发生的为晚发性精神分裂症，60 岁以后发生的为极晚发性精神分裂症。

3. 老年人精神病的评估与评价 对患者的系统观察主要聚焦于如下 7 个方面：①评估症状以确定问题；②评估前因后果；③阐明症状对患者及照护者的负面影响；④明确导致确切症状的因素（如环境因素）；⑤患者是否对照护者持消极态

度,或者不能理解照护者的意图;⑥患者是否有社会孤立或感觉被剥夺;⑦患者是否误解了周围的环境和现实情况。

4. 妄想障碍 据报道,老年人妄想障碍(delusional disorder)的患病率为 0.03%。妄想障碍患者可占老年人群的 1%~4%。临床医师在明确诊断前必须排除可能的谵妄、痴呆、由一般医疗条件或物质使用引起的精神障碍、精神分裂症、具有精神病特征的情绪障碍及严重器质性脑综合征之类的躯体疾病。这些患者可以使用利培酮、奥氮平、喹硫平进行治疗。治疗开始时使用低剂量,逐步调整并提高剂量。

5. 双相情感障碍 在晚期发病的老年人中,双相情感障碍在 0.25%~1.00%。一项研究显示双相情感障碍可增加具有精神病特征的抑郁发作,而另一项研究没有发现这种表现。老年人思维障碍的患病率较高。《指南》建议药物治疗可选择非典型抗精神病药物(氯氮平除外)。有力的证据表明奥氮平-氟西汀联合治疗对混合双相患者有效。

6. 精神病性抑郁症 相比于早发性抑郁症,晚发性抑郁症(>60 岁)与妄想的相关性更强。在>60 岁年龄组中,被害妄想更为普遍。药物治疗可使用选择性 5-羟色胺再摄取抑制剂,若对这类药物没有反应且能耐受药物不良反应的患者,可以尝试使用三环类抗抑郁药。在严重的病例中,电抽搐治疗仍然是最有效的治疗方法。

由精神病引起的晚发性精神病称为原发性精神病,由医学或神经疾病引起的为继发性精神病。谵妄、抑郁及其他情感障碍是最常见的与晚年精神病有关的疾病,痴呆、妄想障碍和精神分裂症谱系障碍是主要的诊断类别。出现以下临床表现可怀疑为继发性精神病:①晚发性精神病症状;②家族史和过去的精神病史很少被观察到;③症状的严重程度比预期更严重;④性格突变与精神病理学改变;⑤共病、记忆、意识等认知异常;⑥精神病治疗低反应。

7. 治疗计划 制订治疗计划时需要明确以下 3 点:①了解特定患者的需求及其症状原因;②明确在哪里进行干预;③需要定期评估和重新评估干预措施以监测改善情况。具体流程如下。

(1)制订治疗计划时的注意事项

1)在老年人的并发症中,单纯药物治疗引起的并发症构成了一个非常重要的可治疗的健康问题。

2)70~79 岁年龄段的老年人对各种药物的不良反应比 20~29 岁年龄段的人高 7 倍。

3)不服从治疗是精神病患者的一个主要问题,这一困境随着年龄的增长而加剧。

4)与年龄有关的健康问题与生理变化相结合,会增加药物不良反应的可能性,从而增加低依从性的可能。

5)由听力障碍、认知障碍、语言和文化障碍引起的沟通障碍,会使药物治疗的复杂性进一步增强。

(2)患者管理:包括药理学管理和心理社会干预。

1)第 1 步:排除导致精神病症状的器官和环境因素(如耳聋、视力差、慢性疼痛、脱水、代谢功能紊乱及便秘),以及可能导致精神病加重的药物。

2)第 2 步:确定这些症状是否会引起患者的痛苦或生活困扰,以保证抗精神病药物的使用,仔细评估不良反应的潜在风险和使用抗精神病药物缓解症状的益处。

8. 晚发性精神分裂症的治疗

(1)常规抗精神病药物:抗精神病药物可用于有依从性问题的老年患者。每 2 周使用小剂量的抗精神病药物可以产生较好的临床效果。临床决策过程应包括权衡各种复发风险、疾病严重程度与患者整体生活质量之间的关系。

(2)非典型抗精神病药物:与传统抗精神病药物相比,非典型抗精神病药物具有更少的不良反应,因此,目前被认为是治疗老年患者安全有效的首选药物。

9. 非药物治疗 非药物治疗主要包括 7 个方面:①电休克疗法;②心理教育;③认知行为疗法;④心理社会疗法;⑤选择合理的治疗方案;⑥恢复阶段的管理;⑦选择停止治疗的时机。另外,需要注意一些特殊问题:①并存疾病;②精神病并发症;③物质依赖;④自杀风险;⑤药物不良反应的管理。

【文献评述】

老年人的精神病症状可能由多种因素引起,包括常见的躯体问题、环境因素、认知能力下降及功能性疾病，这些因素都是导致老年人出现精神病症状的原因。老年人精神病的诊断和治疗是一个复杂的过程，应考虑到多种因素，不应仅局限于抗精神病药物的使用，还应考虑联合非药物治疗。

老年人精神病有该年龄段独有的临床特征：与早发性精神分裂症相比，晚发性（40～60 岁）和极晚发性（>60 岁）患者更常见的是视觉、嗅觉、触觉等的幻觉，可能更容易产生被害和分裂妄想；与年轻人相比，在双相情感障碍中，老年人思维障碍患病率较高。

《指南》从老年神经系统的变化开始进行背景分析，随后介绍了老年精神病的特点与老年精神病的评估与评价、治疗计划、非药物治疗方案等，同时按内容分别介绍了妄想障碍、双相情感障碍及精神病性抑郁症（含晚发性精神病）的分型、发病率、临床治疗等内容，以及晚发性精神分裂症的治疗。《指南》旨在为评估与评价、治疗、管理老年精神病患者提供指导，以提高老年人的生活质量，降低由精神病带来的社会影响。诊断与治疗计划需要切实可行、灵活多变，另外，在临床上对不同类型的患者要进行密切观察，针对患者的不同情况适时调整治疗方案并进行个性化随访。

（卜　力　李小鹰）

参 考 文 献

Gautam S,Jain A,Gautam M,et al. Clinical practice guideline for management of psychoses in elderly. Indian J Psychiatry,2018,60（Suppl 3）:363-370.

第51章

《意大利国家科学学会老年住院患者谵妄的预防与诊治共识》解读

【文献题目】 意大利老年住院患者谵妄的预防与诊治共识(Italian intersociety consensus on prevention,diagnosis,and treatment of delirium in hospitalized older persons)

【文献作者】 Bellelli G,Morandi A,Trabucchi M,et al

【文献来源】 Intern Emerg Med,2018,13(1):113-121

【文献解读】

◆ 背景介绍

谵妄(delirium)是一组临床综合征,表现为急性发生的行为异常和注意力波动性变化,在老年人中往往是多种病因导致。谵妄在社区的总体发病率为 $1\%\sim2\%$,而院内发病率为 $14\%\sim24\%$,在急诊、外科和内科,高达 1/5 的患者可出现谵妄。养老机构和长照机构内老年人的谵妄发病率也很高。谵妄最重要的危险因素是高龄和痴呆,约 2/3 的老年谵妄病例发生于痴呆患者。疼痛、脱水、感染、卒中、代谢障碍和手术是常见的诱发因素。随着人口老龄化的不断发展,谵妄的发生率会进一步增加。谵妄不仅引起患者功能减退,延长住院时间,增加死亡率,还会严重影响患者的情绪状态,增加患者及其家庭成员和照护人员的压力,并且极大增加医疗支出。很多证据显示,1/3 的谵妄是可预防的,而且大多数患者是可以治疗的。

鉴于以上原因,意大利国家科学学会(Italian National Scientific Societies)于 2017 年发布了《意大利老年住院患者谵妄的预防与诊治共识》(下文简称《共识》),以期在老年住院患者中建立谵妄的多

学科合作,关注医护人员对谵妄患者的预防、诊断和治疗情况,提高健康服务研究部门和政策制定者对谵妄潜在危险因素的关注,同时为培训活动和数据收集提供参考。《共识》认为给予谵妄患者正确的诊疗应该成为 21 世纪医院质量评估标准的目标之一。本文将对共识内容进行解读,以指导临床决策和标准护理。《共识》的适宜人群为有谵妄危险因素的老年住院患者及相关医护人员。

◆ 文献要点

1. **一般原则** 谵妄的预防与诊治应遵循以下原则:①正确、系统地使用"谵妄"这一专业术语,避免使用通用名称和非专业名称。医务人员应掌握谵妄的定义和诊断标准。②出院病例诊断中应将谵妄作为临床诊断列出。③提高医务人员对谵妄的认识,谵妄可能与严重的医疗并发症有关,应让患者和照护者感到压力性情绪体验。④医务人员应认识到谵妄所造成的远期影响。

《共识》列出"谵妄"在不同时期的不同名称,需要对临床机构中的工作人员进行有效宣教,使其能正确掌握"谵妄的概念"。谵妄并非总是一过性发作,还可能持续存在,从而产生各种并发症。因此,《共识》建议在出院病历中要对谵妄发作的情况及患者的认知状态进行记录,尤其对那些出院后计划入住慢性病护理病房、康复机构或长照机构的患者来说更应如此。

谵妄虽然在临床上比较常见,但由于医务人员的认识不足,往往导致患者不能被及时有效的诊断和治疗。因此,需要加强谵妄相关知识的宣传和培训,使医务人员学会如何筛查并发现谵妄患者,提高医务人员对谵妄的认识,提高对患者的

护理质量。另外,还要通过培训使医务人员和照护者获得谵妄的相关知识,学会如何利用工具筛查并发现谵妄患者。

2. 谵妄的预防　预防措施主要有以下 4 个方面:①对于所有衰弱患者,尤其是有谵妄危险因素的患者,应积极给予多学科预防干预措施,如时间-空间再定位、限制使用精神类药物、早期活动、保持睡眠卫生习惯、保证水分和营养摄入以及必要时提供视觉和听觉辅助装置。②老年人或衰弱患者入院时要对其进行谵妄风险评估,包括护理环境的风险因素评估。③除非进行必要的治疗,应避免有谵妄风险的患者更换病区。④鉴于患者获益和潜在的成本节约,建议医院考虑实施谵妄预防项目。

住院老年患者或衰弱患者由于不恰当治疗而发展为谵妄的可能性很高,因此,应重视住院期间谵妄的预防。应注意识别存在谵妄高风险的患者,除一般风险因素外,还要考虑特定的危险因素(如全身麻醉深度、手术患者术后疼痛程度、年龄等)。给患者更换病房或转科,可能会对有谵妄风险患者的时空定向产生不利影响,因此,应尽量减少调整房间或转科,以保证护理工作的连续性。

《共识》中介绍,住院老年人生活计划(hospital elder life program,HELP)是一项多学科预防计划,包括短暂性空间再定位的非药物干预、限制应用精神类药物、早期活动、保持睡眠卫生习惯、充足的水分和营养摄入、提供视觉和听觉辅助装置等。十多项研究证实 HELP 项目是有效的,全球 200 家医院参与了这些研究项目,估计可为每位患者年节约成本 9000 美元。一项 meta 分析显示采用非药物、多学科预防谵妄的方法可使老年人跌倒的发生率降低 64%。《共识》建议卫生健康部门的决策者应关注谵妄的预防计划,并在临床实践中实施。《共识》强调了老年科团队在谵妄预防、诊断及治疗过程中的重要作用。研究证实,老年学科的积极建议可有效改善老年股骨骨折术后谵妄的预后。因此,《共识》建议骨科、老年科和内科专家组成骨科-老年科合作模型。另外,诊治谵妄的专家参与外科患者围手术期管理和病情复杂患者的管理模型也值得推广。

3. 谵妄的快速识别和诊断　快速识别和诊断方法主要有 3 个方面:①老年人或衰弱患者,尤其是存在危险因素的患者,在其入院时应对是否存在谵妄症状进行系统评估,并定期重新评估,特别是应用新的治疗或出现新的临床事件时更应将评估纳入护理计划。②医务人员应学会使用谵妄筛查量表,如 4AT 量表。③当患者出现谵妄症状时,应查找可能存在的原因,如感染、低血糖、卒中、脱水、药物不良反应、精神类药物使用、戒断症状、镇痛药物不足、急性尿潴留、便秘等。

根据临床表现,谵妄可分为 3 种类型:①活动亢进型,表现为精神运动激越,有时伴错觉和幻觉;②活动抑制型,表现为精神运动减慢、嗜睡、对外界刺激反应下降及冷漠;③混合型,前述 2 种类型的特征均具备。活动亢进型最容易识别,但发生率最低。活动抑制型在老年人中最常见,但不易识别,预后差。活动抑制型可能会被误诊为痴呆、抑郁或药物镇静的表现,也常被认为是与年龄相关的"正常"现象。

《共识》强调在识别和诊断谵妄过程中应重视筛查量表的重要性。应用最广泛的是意识模糊评估法(confusion assessment method,CAM)及其强化版 CAM-ICU5。正确使用筛查量表可有效识别和诊断谵妄。因此,要对相关人员进行专业培训,以提高 CAM 在谵妄诊断中的可靠程度。4AT 筛查量表可用于老年科、内科、外科、急诊科及康复科等多个科室。4AT 包含 4 个方面,即评估警觉性水平、简单的认知功能筛查、注意力测试、评估精神状态的急性变化或波动。4AT 评价客观、应用方便、用时短,可用于存在嗜睡或激越等情况而无法完成复杂的认知测试工具患者的评估,并且无须专门培训。因此,《共识》建议将 4AT 量表列入老年人入院评估的系列评估工具中。

部分医务人员并未认识到谵妄的严重性,没有将其作为急症并给予及时的治疗。《共识》提到谵妄可能意味着临床紧急情况,正如《脓毒症和脓毒症休克》共识中的阐述,谵妄是一种急性脑功能障碍,可能是脓毒症出现的第一个临床表现,尽早诊断和及时开始抗菌药物治疗可降低死亡率。

4. 谵妄的治疗原则　治疗原则主要有以下 4 个方面:①所有谵妄患者均应接受治疗。②非药物治疗最重要,要积极查找可能引起谵妄的病因并进行非药物治疗,如空间时间再定位、早期活动、改善睡眠、保证充足的营养和水分、提供视觉和听觉装置、最大限度减少侵入性操作(如导尿术、鼻饲、建立静脉通路等)等。③当患者对自身感觉到危险,或者症状加重,或者基本治疗无效时可应用药物治疗。④苯二氮䓬类药物不适用于谵妄的治疗,低剂量氟哌啶醇或非典型抗精神病药是首选治疗药物。

《共识》认为,所有的谵妄患者均应接受特定的治疗计划,医务人员应给予患者个体化的健康护理,积极查找可能引起谵妄的病因,并采取恰当的措施。不推荐苯二氮䓬类药物作为谵妄的治疗药物,但在出现酒精戒断、苯二氮䓬类药物戒断症状等特殊情况下仍可使用。氟哌啶醇是《指南》推荐的最有效治疗药物。2 项随机对照研究显示,喹硫平可减少谵妄持续时间,但这 2 项研究的入组患者病例数不足。一些关于奥氮平、利培酮和齐拉西酮的研究,入组病例较少,结果不甚理想。对重症监护病房患者、临终关怀患者等特定人群的研究显示,无论是药物治疗还是非药物治疗,均未显示出益处。尽管临床常使用抗精神病药,但其疗效还有待进一步研究。

5. 医师与患者及家庭成员之间的沟通

(1)有效沟通必须是衡量医院护理质量标准的指标。

(2)沟通方法和技巧应列为医学生大学课程的一部分。

(3)因谵妄症状呈波动性,医务人员之间的沟通至关重要。

【文献评述】

谵妄是常见的临床病症,至少部分谵妄是可防可治的。谵妄可作为医院及其他医疗机构所提供医疗服务的一个有价值的指标。谵妄的诊疗过程需要多学科综合干预,谵妄的护理质量可成为衡量院内护理质量的指标。《共识》提供了对谵妄患者从评估、计划、实施到评价的完整实施过程。《共识》发布后,其应用情况良好,多家临床机构的老年科护理工作均遵循了该项指南,使相关疾病的护理工作进一步规范化、流程化。笔者建议国内应用《共识》时应考虑卫生机构的具体需求、患者的需求及具体的环境特点,从日常临床实践的角度出发,使用《共识》中的推荐以评估当前的护理和临床实践,明确哪些建议将解决服务方面的需要或差距,从而系统地制订计划,切实可行地实施《共识》中关于谵妄的相关推荐。

(李　新　王　林　郭晓坤)

参 考 文 献

[1] Bellelli G, Morandi A, Trabucchi M, et al. Italian intersociety consensus on prevention, diagnosis, and treatment of delirium in hospitalized older persons. Intern Emerg Med, 2018, 13(1): 113-121.

[2] Inouye SK, Studenski S, Tinetti ME, et al. Geriatric syndromes: clinical, research, and policy implications of a core geriatric concept. J Am Geriatr Soc, 2007, 55(5): 780-791.

[3] Hall RJ, Meagher DJ, MacLullich AMJ, et al. Delirium detection and monitoring outside the ICU. Best Pract Res Clin Anaesthesiol, 2012, 26(3): 367-383.

[4] Hsieh SJ, Ely EW, Gong MN, et al. Can intensive care unit delirium be prevented and reduced? Lessons learned and future directions. Ann Am Thorac Soc, 2013, 10(6): 648-656.

[5] Inouye SK, Westendorp RG, Saczynski JS, et al. Delirium in elderly people. Lancet, 2014, 383(9920): 911-922.

[6] Bellelli G, Morandi A, Di Santo SG, et al. "Delirium Day": a nationwide point prevalence study of delirium in older hospitalized patients using an easy standardized diagnostic tool. BMC Med, 2016, 14: 106.

[7] Han JH, Wilson A, Ely EW, et al. Delirium in the older emergency department patient: a quiet epidemic. Emerg Med Clin N Am, 2010, 28(3): 611-631.

[8] Eeles E, Rockwood K. Delirium in the long-term care setting: clinical and research challenges. J Am Med Dir Assoc, 2008, 9(3): 157-161.

[9] Fick DM, Agostini JV, Inouye SK. Delirium superimposed on dementia: a systematic review. J Am Geriatr Soc, 2002, 50(10): 1723-1732.

[10] Han JH, Shintani A, Eden S, et al. Delirium in the emergency department: an independent predictor of death within 6 months. Ann Emerg Med, 2010, 56(3): 244-252.

第 52 章

《澳大利亚和新西兰老年医学会老年人谵妄立场声明》解读

【文献题目】 澳大利亚和新西兰老年医学会立场声明：老年人谵妄（Australian and New Zealand Society for Geriatric Medicine Position Statement Abstract：Delirium in older people）

【文献作者】 Australian and New Zealand Society for Geriatric Medicine

【文献来源】 Australas J Ageing,2016,35(4):292.

【文献解读】

◆ 背景介绍

谵妄（delirium）是一种以快速发生的波动性注意力障碍为特征的综合征，同时伴有认知功能受损和/或意识改变、知觉和行为障碍。谵妄在老年人中很常见，可使老年人认知功能减退、住院时间延长、再入院率和死亡率增加。据报道，院内谵妄的发生率高达 56%，65 岁以上老年人术后谵妄（postoperative delirium，POD）的发生率为 15%～53%，重症监护病房（intensive care unit，ICU）老年患者谵妄的发生率高达 70%～87%。长期护理机构中谵妄的发生率为 0.5%～57.0%，平均 14.2%。与社区老年人相比，养老院内老年人因谵妄到急诊就诊的比例更高。在众多导致谵妄发作的诱发因素中，医源性因素不可忽视，因此，要重视老年人谵妄的诊治。以预防和健康教育为目标的多学科综合老年评估可改善住院谵妄患者的预后。

2005 年，澳大利亚和新西兰老年医学会（Australian and New Zealand Society for Geriatric Medicine,ANZSGM）发布了《老年人谵妄立场声明》，于 2016 年发布了更新版（下文简称《声明》）。《声明》从谵妄的病因学、病理生理学、预防、临床特征、筛查、诊断、管理及预后等方面进行了介绍，以期指导临床医师对老年人谵妄的综合管理，降低老年人谵妄的发生率。《声明》的适宜人群为老年谵妄患者及相关医护人员。

◆ 文献要点

1. 老年人谵妄的病因学 老年人谵妄的危险因素很多，可分为易感因素和诱发因素。急性发病的老年患者平均有 5.2 个易感因素和 3 个诱发因素。常见的谵妄易感因素包括高龄、衰弱、痴呆、重病、多病共存、因感染或脱水入院、视觉障碍、耳聋、多重用药、酗酒、肾功能损伤及营养不良。谵妄的诱发因素包括感染（特别是肺部感染和泌尿系统感染）、便秘、电解质紊乱、药物、器官衰竭、缺氧、酒精戒断、严重疼痛、神经损害、睡眠剥夺及手术。对老年人进行身体约束及营养不良状态均可使谵妄的风险增加 3 倍，同时应用 3 种以上药物和导尿管留置均可使谵妄风险增加 2 倍。任何医源性事件均可使谵妄发病风险成倍增加。

《声明》强调了药物性因素在老年人谵妄发病中的重要作用。老年人谵妄病因中，药物性因素占 40%。老年人肝肾功能下降，药物代谢能力下降，即使小剂量药物也可能出现不良反应。精神类药物、能透过血脑屏障的药物、代谢产物及含抗胆碱能活性的药物最易引发谵妄。常见的可能引起谵妄的药物包括抗帕金森病药物、苯二氮䓬类药物、锂类、抗抑郁药、抗精神病药、抗惊厥药、抗心律失常药、抗高血压药、H_2 受体拮抗剂、皮质类固醇、阿片类镇痛药、非甾体抗炎药、非处方性中药制剂、抗组胺药及抗痉挛药等。

脑卒中急性期易发生谵妄。一项脑卒中后谵妄的队列研究表明,25%的患者在脑卒中发病 3 天内发生谵妄。危险因素包括高龄、出血性卒中、代谢紊乱、卒中前痴呆、格拉斯哥昏迷评分(Glasgow coma score)<15 分或双上肢不能抬举。心源性卒中和全前循环梗死更易并发谵妄。卒中后谵妄会使患者死亡率增加、功能状态下降、再入院率增加。

患者外科手术后出现的谵妄称为术后谵妄(POD),POD 是手术后常见的并发症。2017 年欧洲麻醉学会发布的《基于循证和专家共识的术后谵妄指南》中对术后谵妄做了详细介绍,高龄是术后谵妄的危险因素,且随着年龄增长,术后谵妄的易感因素逐渐增多。《声明》也强调应关注术后谵妄特定的危险因素。急性创伤或非择期手术患者(如股骨颈骨折)的 POD 风险较高。麻醉方式(全身麻醉)及术后疼痛均会增加 POD 的发病风险。

2. 老年人谵妄的病理生理学 《声明》对谵妄的病理生理学特点做了简要说明。目前,谵妄的病理生理学机制尚不清楚,可能由多个致病机制所致。乙酰胆碱相对缺乏和多巴胺增多是可能的发病机制。此外,类固醇可引发谵妄,在痴呆和谵妄发病机制中已显示有下丘脑-垂体-肾上腺轴的异常。在谵妄的发病机制中炎症也发挥了一定的作用。《声明》所引用的研究结果提示,在调整了感染、年龄、认知功能损伤等因素后,谵妄患者的白细胞介素(interleukin,IL)-6 和 IL-8 水平显著升高。神经保护因子[胰岛素样生长因子(insulin-like growth factor,IGF)-I、白细胞介素-1 受体拮抗剂(interleukin-1 receptor antagonist,IL-1Ra)等]水平较低与谵妄相关,而高 γ 干扰素和低 IGF-I 与谵妄严重程度显著相关。

3. 老年人谵妄的预防 30%～40%的谵妄可以预防,主要预防措施为非药物措施,如识别和管理危险因素及制订健康教育计划。《声明》建议将这些预防措施广泛应用到临床工作中。Inouye 等在 1999 年发表了一项广具影响力的谵妄预防研究,研究针对 6 项关键的谵妄危险因素(包括认知功能障碍、视觉/听觉障碍、运动障碍、精神类药物应用、脱水和睡眠剥夺)进行干预,结果显示,干预组在谵妄发生率、谵妄总天数、谵妄事件数等方

面与对照组相比均显著降低。住院老年人生活计划(hospital elder life program,HELP)就是基于这 6 项关键危险因素而建立的筛查模型,由多学科联合,需要老年护理专家、老年生活专家、训练有素的志愿者及老年科医师的合作。HELP 已被很多医疗机构采用,并得到患者、家庭及工作人员的支持。

《声明》还强调老年科会诊对降低老年人谵妄发生率起到积极作用。老年科专家提出了诸多建议,如积极镇痛,维持水、电解质平衡,充分供氧,谨慎用药,保持肠道/膀胱功能,保证营养,术后早期活动和康复,积极预防、监测和治疗术后并发症,给予适当的环境刺激,治疗活动亢进型谵妄,这些措施可以降低老年人术后谵妄的发生。多项措施联合预防可降低住院老年患者谵妄的发生,提高护理质量,降低老年人功能减退,其可实施性强,不增加成本。

医疗护理机构工作人员的相关教育培训在谵妄的预防方面具有重要作用。对工作人员进行谵妄教育培训,通过不同形式向其提供谵妄患病率和谵妄患者临床预后的数据,培训精神评估方法,介绍药物治疗指南,这些措施均可预防谵妄。

4. 老年人谵妄的临床特征 谵妄的早期征象可能包括易怒、困惑或逃避行为,数小时后到数天发展成谵妄,症状波动,通常白天清醒,而夜间症状最为严重。患者可表现为注意力不集中或反应迟钝,时间定向异常和短期记忆受损明显,思维混乱,语言杂乱无章,还可表现出明显的痛苦,伴有偏执妄想、认知功能减退及视幻觉。意识的改变主要表现为从意识清醒到昏迷和警觉清晰度的受损。

按照临床表现不同,谵妄可分为活动亢进型或活动抑制型,2 种类型往往混合出现。活动亢进型表现为过度警觉,对周边环境敏感度增加,患者可出现攻击性言语或行为,坐立不安,到处游走,也可有精神症状,临床易识别;活动抑制型可表现为昏睡、反应迟钝、困惑、情绪低落,临床更常见,但不易识别,容易漏诊,需仔细观察。

5. 老年人谵妄的筛查和诊断 应通过详细询问病史、利用筛查工具进行筛查以及相关检查和调查研究做出谵妄的临床诊断。通过精神疾病诊断和统计手册第五版(DSM-5)和国际疾病分类

(international classification of diseases，ICD)-10做出正式诊断。

谵妄的筛查工具有总体注意力评级(global attentiveness rating)，记忆谵妄评定量表(memorial delirium assessment scale)和谵妄评定量表修改版98(delirium rating scale revised 98)等。意识模糊评估法(confusion assessment method，CAM)是目前应用最广泛的筛查工具，其4项诊断标准包括急性发病、波动性病程、伴有注意力分散、伴有思维混乱或意识水平改变。CAM敏感性94%～100%，特异性90%～95%。

除上述筛查工具外，还应行血常规、尿素氮、电解质、血糖、钙、肝功能、心肌酶、红细胞沉降率、C反应蛋白、血氧饱和度、中段尿常规、胸部X线、心电图等检查。其他相关检测项目包括血培养、甲状腺功能、动脉血气分析、检测维生素 B_{12} 和叶酸、脑CT、腰椎穿刺行脑脊液检查及脑电图等，可根据患者病情酌情选择。

谵妄要与痴呆的行为和精神异常相鉴别。活动抑制型谵妄可能被误诊为抑郁。活动亢进型谵妄的激越、幻觉等症状可被误诊为晚发型精神分裂症或躁狂症。

6. 老年人谵妄的管理 积极识别和干预易感因素和诱发因素是谵妄患者管理的主要内容，应积极预防压疮、跌倒等并发症。病情变化或持续时应对患者重新进行评估。《声明》对老年人谵妄的管理从非药物方法和药物方法分别进行介绍和阐明，并建议医疗机构均应建立个体化谵妄预防指导方案，以改进筛查和管理方法。

非药物干预措施非常重要。应对谵妄的危险因素进行干预，如果危险因素持续存在，则谵妄改善的可能性不大。还要注意积极纠正脱水，必要时使用静脉补液，根据病情每天给予患者1～3 L液体。老年学科的多方面干预措施可减少谵妄持续时间和老年人住院时间，这些措施包括对工作人员进行谵妄评估、预防和治疗的教育培训以及向护理人员和患者提供互动式的个性化护理服务。

可充分利用眼镜、助听器等辅助设备减轻患者的视觉和听觉损伤，尽量避免使用约束装置。环境干预也很重要，应避免病房和工作人员的变更，保持夜间环境安静，保证患者睡眠不被打扰。

避免应用精神类药物帮助睡眠。家庭成员可帮助安抚焦虑不安的患者。

除上述非药物干预措施外，《声明》还引用Flaherty等提出的"谵妄病房"的概念。"谵妄病房"可设立在老年人急症医疗单元中，以老年综合评估为标准，提供24 h护理督导，而患者不使用约束装置，镇静药使用也较少，但其远期效果仍需进一步评估。

在充分给予非药物干预基础上，对于症状较重的患者应给予药物治疗，应从最低剂量开始，根据病情调整用药。氟哌啶醇应用很广，其效果在一项随机对照试验中被证实。一些非典型抗精神病药物的疗效与氟哌啶醇相当，且各类非典型抗精神病药物之间的疗效无明显差异。但应注意，药物治疗存在一定的潜在危害，包括缺血性脑卒中的风险，非典型抗精神病药可使心电图QT间期延长，有心脏性猝死和肺炎的风险。《声明》还列举了乙酰胆碱酯酶抑制剂、5-羟色胺拮抗剂、多奈哌齐、卡巴拉汀、苯二氮䓬类等谵妄治疗药物。这些药物有作用，也有各自的风险，临床上应根据老年患者的病情酌情选择，并强调规范使用抗精神病药物，而且应短期低剂量使用。

7. 老年人谵妄的预后 谵妄使患者住院时间延长、并发症增多、认知和身体功能下降、入住养老院风险增加、死亡率增加。谵妄发病3年后发展为痴呆的相对风险增加2倍，谵妄住院患者跌倒、大小便失禁和压疮的发生率均增加2倍，髋部骨折术后发生谵妄可使患者预后不良或死亡的风险增加近3倍。Eeles等的研究显示，谵妄患者死亡中位时间为162天，而非谵妄患者为1444天($P<0.001$)。ICU内谵妄发作天数与ICU入院后1年内死亡时间显著相关(HR 1.10)。住院期间痴呆叠加谵妄可使出院后12个月的死亡风险增加1倍以上。另外，谵妄的经济影响也是巨大的，据估计，美国每年因谵妄所带来的直接医疗费用总额为143亿～152亿美元。

【文献评述】

《声明》对于改善临床老年人谵妄综合管理、降低老年人谵妄的发生率有积极的指导作用。

谵妄具有很高的发病率和死亡率，临床常见但不易被识别和诊断。老年综合评估联合多学科干预在预防和治疗谵妄方面是有效的。在临床工作中,应加强谵妄宣传教育,开展教育培训项目,鼓励支持改进谵妄诊断方法的研究,以早期诊断和更有效地管理和治疗谵妄。《声明》还建议应针对多种病理生理学机制进行治疗药物的进一步研究。对谵妄患者的护理指导依赖于相关的指南和专家共识,《声明》提倡将多成分护理干预作为谵妄护理的基础,医护人员应遵循既定的良好护理路径来管理谵妄患者。此外,还要重视患者的生活护理,如帮助患者熟悉环境、促进睡眠卫生、早期运动、疼痛控制、早期发现和处理并发症、保持最佳的水分和营养、调节膀胱和肠道功能、适当给予氧气吸入等。目前,关于谵妄护理的干预还缺乏详细、科学的标准化策略,《声明》也仅提供了策略原则,每个策略的具体实施还需要结合临床实际和患者的个体情况。

(李　新　王　林　郭晓坤)

参 考 文 献

[1] Australian and New Zealand Society for Geriatric Medicine. Australian and New Zealand Society for Geriatric Medicine Position Statement Abstract:Delirium in older people. Australas J Ageing,2016,35(4):292.

[2] Inouye SK. Delirium in older persons. N Engl J Med,2006,354(11):1157-1165.

[3] Pisani MA,McNicoll L,Inouye SK. Cognitive impairment in the intensive care unit. Clin Chest Med,2003,24(4):727-737.

[4] McCusker J,Cole MG,Voyer P,et al. Prevalence and incidence of deliriumin long-term care. Int J Geriatr Psychiatry,2011,26(11):1152-1161.

[5] Han JH,Morandi A,Ely EW et al. Delirium in the nursing home patientsseen in the emergency department. J Am Geriatr Soc,2009,57(5):889-894.

[6] Laurila JV,Laakkonen ML,Tilvis RS,et al. Predisposing and precipitatingfactors for delirium in a frail geriatric population. J Psychosom Res,2008,65(3):249-254.

[7] Elie M,Cole MG,Primeau FJ,et al. Delirium risk factors in elderlyhospitalized patients. J Gen Intern Med,1998,13(3):204-212.

[8] Inouye SK,Charpentier PA. Precipitating factors for delirium in hospitalizedelderly persons. Predictive model and interrelationship with baselinevulnerability. JAMA,1996,275(11):852-857.

[9] Inouye SK. Prevention of delirium in hospitalized older patients:Riskfactors and targeted intervention strategies. Ann Med,2000,32(4):257-263.

[10] Flacker JM,Marcantonio ER. Delirium in the elderly. Optimal management. Drugs Aging,1998,13(2):119-130.

《印度精神病学学会老年人谵妄管理临床实践指南》解读

【文献题目】 老年人谵妄管理临床实践指南(Clinical practice guidelines for management of delirium in elderly)
【文献作者】 Grover S,Avasthi A
【文献来源】 Indian J Psychiatry,2018,60(Suppl 3):329-340
【文献解读】

◆ **背景介绍**

谵妄(delirium)是注意力和认知功能的急性损害,是一种急性的、短暂的、通常可逆的神经精神综合征,表现为意识障碍和注意力损害,有知觉、思维、记忆、精神运动、情绪以及睡眠-觉醒周期功能紊乱。谵妄通常急性起病,呈波动性病程,夜间易恶化。由于谵妄的非特异性病因,也曾称为急性脑病综合征。谵妄的流行病学研究往往因人群、疾病、疾病不同阶段及诊断评估方法的不同而使结果差异很大,其发病率为3%~42%不等,患病率为5%~44%不等。谵妄可发生于任何年龄段,老年人(尤其是伴有严重躯体疾病的老年人)较多见。在重症监护病房(intensive care unit,ICU)中,>65岁伴内科疾病或手术后的患者谵妄患病率高达70%~87%。"脑储备"减低的人也容易出现,尤其是既往已患痴呆的患者。

虽然所有年龄段都可能发生谵妄,但老年人被认为是谵妄发生的高危人群,这与病理生理过程异常导致的脑功能失代偿相关。谵妄与住院时间长、需要机构护理、功能差及治疗费用高有关,还与短期和长期高死亡率等不良结局有关,谵妄

同时会给患者及家属带来巨大的痛苦。从预后来看,老年期谵妄与认知能力下降和痴呆关系密切。谵妄的漏诊和误诊比例较高,因此,了解和预防老年人谵妄非常重要。2018年,印度精神病学学会发布《老年人谵妄管理临床实践指南》(下文简称《指南》),旨在规范老年谵妄患者的诊治与管理。《指南》的适宜人群为老年谵妄患者及相关医护人员。

◆ **文献要点**

1. **病因及发病机制** 谵妄的发生是多种因素(表53-1)综合作用的结果。"应激-易感模型"病因假说认为,在存在一种或多种易感因素的情况下,大脑功能储备下降,当有促发因素影响大脑内环境时,脑内神经递质、神经内分泌和神经免疫损害的急性变化引发的多因素综合作用构成了谵妄的病因学基础,从而引发谵妄。谵妄的易感因素包括高龄、认知功能损害、严重躯体疾病或脏器功能失代偿、视听障碍、营养不良、水和电解质失衡、药物/酒精依赖等,如果是痴呆患者更容易合并谵妄。谵妄的促发因素包括手术、外伤、严重生活事件、疲劳、睡眠不足、外界刺激过少或过多、环境恐怖或陌生单调、酒精和药物戒断等,如震颤谵妄就是酒精依赖患者在急性阶段后出现的以意识障碍、认知损害、幻觉、妄想及行为紊乱为主要表现的状态。需要特别注意的是,某些治疗药物(如镇痛药、抗生素、抗胆碱能药、抗惊厥药、抗帕金森药、镇静催眠药、抗精神病药、抗抑郁药、中枢兴奋剂、皮质醇激素、抗肿瘤药等)也可能是发生谵妄的重要影响因素。

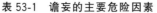

表 53-1 谵妄的主要危险因素

类别	举例
社会人口学因素	高龄、男性、入住养老机构
既往躯体状况	严重躯体疾病、骨折、帕金森病、肿瘤、感染
既往精神状态	痴呆、抑郁、社会隔离、既往谵妄病史
感觉剥夺	视力、听力障碍
躯体状况	发热、低血压、活动水平减低
代谢紊乱	电解质紊乱、低血糖、贫血、酸碱失衡
药物	毒品及精神活性物质、抗胆碱能药、抗组胺药、抗抑郁药、抗精神病药、抗帕金森药、免疫抑制剂以及 3 种以上药物联用
实验室发现	高尿素/肌酐比例、低钠/高钠血症、低钾/高钾血症、缺氧、肝衰竭
手术和外伤	髋关节置换术、神经外科急诊手术、手术时间延长、麻醉类型、疼痛、失血
疼痛	疼痛管理不当
营养	低蛋白血症、脱水、营养不良
治疗相关因素	留置胃管、引流管
睡眠	失眠、睡眠缺失
环境	ICU、长期住院
精神因素	心理应激

注:ICU. 重症监护病房。

谵妄的病理机制尚不完全清楚。有研究证据支持神经递质失平衡假说,即多种病理生理因素导致神经递质绝对和相对水平发生改变(如胆碱功能降低、多巴胺过度活动、γ氨基丁酸和 5-羟色胺的水平变化),造成脑功能活动异常,从而引发一系列临床症状。其他特定病因所致的谵妄与中毒、应激、信息输入障碍等因素有关。

2. 临床特征与评估

(1)临床特征:谵妄的现象学表现具有共性,多数情况下起病较急,核心症状是注意障碍和意识改变基础上的广泛认知过程受损,伴有复杂多变的异常精神行为症状。

1)注意和意识障碍:谵妄的核心症状,患者对环境的感知清晰度下降,可从轻度混浊向浅昏迷转化,注意的指向、集中、维持及转换困难,检查可发现患者有随境转移或无法唤起注意,数字广度测验、划销测验等注意测查明显受损。

2)认知损害:患者不能辨识周围环境、时间、人物甚至自我;记忆损害程度因谵妄程度不同而有差异,即刻记忆和短时记忆与注意损害关系较为密切;可以出现包括命名性失语、言语错乱、理解力受损、书写和找词困难等语言障碍,极端病例可出现言语不连贯。

3)其他精神行为症状:患者可有大量生动逼真、形象鲜明的错觉及幻觉,以视幻觉为主;妄想呈片段性、多变、不系统,被害妄想多见,可与幻觉等症状有关联;部分患者有接触性离题、病理性赘述等思维联想异常;情绪稳定性差,可有焦虑、淡漠、愤怒、烦躁不安、恐惧、激越等多种情绪反应,情绪转换没有明显关联性,不能自控;伴有紧张、兴奋、冲动等行为反应,震颤谵妄的患者可有震颤;部分患者幻觉不明显,表现为行为抑制、茫然淡漠、主动活动减少。睡眠-觉醒周期紊乱在谵妄患者中非常常见,白天打盹、夜间不眠,甚至 24 h 睡眠觉醒周期瓦解。

(2)临床分型:可根据谵妄的活动水平分为 3 种类型。

1)活动过度型:又称高活动型,患者通常活动水平增高,表现兴奋,丧失对行为的控制,警觉性增高,言语量多,幻觉妄想多见。

2)活动减少型:又称低活动型,患者通常活动水平降低,反应迟缓、淡漠,言语少,嗜睡较多,容易被忽视。

3）混合活动型：又称混合型，往往是以上2种类型交替或混合出现。

（3）临床评估：如果怀疑患者出现谵妄，建议对患者进行评估。主要评估内容如下：①完整的体格检查，包括神经系统检查；②精神状况检查；③实验室检查，用于排查可能的谵妄病因；④脑电图检查，一种辅助诊断但并不具有特异性，可表现为优势节律变慢或缺失、θ波或δ波弥散、背景节律结构差等；⑤脑影像学检查，用于明确脑部结构和病理损害基础；⑥谵妄评估工具筛查，可用于辅助诊断，常用评估工具有意识模糊评估法（confusion assessment method，CAM）、重症监护室谵妄评定（confusion assessment method-ICU，CAM-ICU）及98修订版谵妄评估量表（delirium rating scale-revised-98，DRS-R-98）等。

3. 诊断与鉴别诊断　首先，应结合病史特点、躯体检查、精神检查及相关辅助检查明确谵妄的诊断；其次，应寻找可能的诱发和促发因素，形成病因学诊断。

（1）诊断要点

1）急性起病，波动性病程。

2）意识模糊，注意障碍，认知紊乱。

3）可伴有精神运动性障碍、睡眠或睡眠-觉醒周期障碍以及其他思维、情感、行为障碍。

4）以上表现不能用其他先前存在的、已经确立的或正在进行的神经认知障碍更好地解释，也不出现在觉醒水平严重减低的背景下。

5）病史、躯体检查或实验室检查的证据表明，该障碍是其他躯体疾病、物质中毒或戒断、接触毒素等多种病因的直接生理性结果。

（2）鉴别诊断：老年期常见痴呆、抑郁和谵妄的鉴别如表53-2所示。

表53-2　老年期谵妄、痴呆、抑郁的鉴别要点

要点项目	谵妄	痴呆	抑郁
起病	突然	隐袭	相对缓慢
病程	波动性，数天	渐进性，数年	持续性，数月
首发症状	注意力不集中，意识障碍	记忆力、语言、视空间能力下降等	抑郁情绪或快感缺失
家族史	无	可能痴呆家族史	可能情感障碍家族史
主观认知损害	不存在	不一定	存在
记忆障碍	受注意力影响	存在	不一致
精神病性症状	多见	可见，与认知损害有关	较少见，与情绪体验有关

4. 治疗管理　谵妄的治疗管理涉及病因学处理、精神症状治疗、照料和看护以及危险因素控制等多方面内容，治疗措施包括非药物治疗和药物治疗。

（1）对因治疗：在支持治疗的基础上，病因治疗是谵妄的根本性治疗措施。应积极寻找诱发因素，针对这些因素采取及时的处理措施，如电解质紊乱的纠正、感染性疾病的控制、药源性谵妄的药物减停及中毒时的解毒处理等。还应加强支持治疗，防止新的诱发因素出现。如果谵妄状态与心理社会因素有关，应祛除心理及环境等因素，加强心理干预。

（2）对症治疗：对行为紊乱突出的活动增多型谵妄患者可应用抗精神病药改善谵妄症状。氟哌啶醇是治疗谵妄最常用的药物，它的多巴胺阻滞作用可较好地控制谵妄的行为情感和精神病性症状，用量从1.5～10.0mg。非典型抗精神病药也可用于谵妄的治疗，但氯氮平因具有较强的抗胆碱能作用，不推荐使用。酒精戒断的震颤谵妄或癫痫发作相关的谵妄患者，应尽量避免使用抗精神病药物，以免增加癫痫发作的风险。发生震颤谵妄时，苯二氮䓬类药物是标准治疗。活动减低型谵妄的治疗以病因和支持治疗为主。有研究提示，高选择性 α_2 受体激动剂右美托咪定和甲氯芬酯可能对谵妄的术后预防有效。胆碱酯酶抑制剂、他汀类降脂药、褪黑激素类药物可能对谵妄的治疗有帮助，但研究证据不足。

（3）照料和看护：尽量保持患者及其周围环境

安全,环境刺激最优化以减少感觉障碍的不良影响,运用定向技术给予患者情感支持,减少和防范伤害行为,这些措施都有助于谵妄的恢复。在治疗谵妄的同时,要向家属解释病情及疾病的性质、危险等,使家属能保持镇静情绪,防止悲观、绝望,能坚持较长时间照顾患者,特别是要注意患者的安全,防止其发生意外,还应鼓励患者在短暂的意识清醒期间进行适当的交流。

(4)预防策略:可以采取跨学科团队的整体干预措施以对谵妄进行预防和管理。这些措施主要有:①评估基线认知水平,监测认知功能变化;②佩戴眼镜、助听器、义齿,增加器官功能补偿;③减少抗胆碱能药等危险药物的使用;④权衡高剂量药物使用风险并酌情调整剂量;⑤尽量避免使用多种药物或复合药物;⑥保持良好照明,保证睡眠昼夜节律;⑦尽量减少房间和居住环境的频繁调整;⑧有定向提示,适时介绍活动或治疗时间安排;⑨照护人员相对稳定,鼓励家人陪伴,避免过多无关人员来访;⑩适当认知刺激,保持言语情感交流;⑪避免物理约束;⑫做好疼痛管理、便秘管理,尽量减少留置尿管。另外,建立老年健康咨询机构,有针对性地对老年人开展健康教育,同样会减少伴有躯体疾病老年患者谵妄的发生,改善谵妄对老年人造成的功能损害。

【文献评述】

谵妄是一种老年人常见的严重疾病,其特征是注意力受损的快速发作、认知受损和/或意识改变、感知障碍及行为异常。痴呆、高龄、疾病等是谵妄的共同危险因素,当然还有很多诱发因素,而老年人谵妄为多因素所致,其病理生理机制复杂且不确定。随着我国人口老龄化,住院老年患者不断增加,谵妄的发生率也会越来越高,如何正确识别老年谵妄患者,并及时采取科学有效的预防和管理措施无疑成为当前需要迫切解决的问题。除《指南》外,还有许多国家(如加拿大、美国、英国、意大利、澳大利亚、新西兰等)均已结合本国特征制定了相应的老年谵妄预防实践指南,方法多为综合性、多学科干预方案,且越来越多的医疗机构已将谵妄纳入老年患者医疗护理质量评价的重要指标。虽然国内也有少数研究报道了谵妄的预防及管理措施,但仅是针对部分措施或用于某专科的研究,尚未形成系统的标准预防策略。如何从中国国情出发,基于循证和德尔菲法构建一套本土化的老年谵妄患者预防策略是今后值得研究的课题。目前迫切需要对非药物和药物干预措施进行充分和强有力的临床试验,以改善谵妄的预防和治疗措施。

(孙新宇)

参 考 文 献

[1] Grover S,Avasthi A. Clinical practice guidelines for management of delirium in elderly. Indian J Psychiatry,2018,60(Suppl 3):329-340.

[2] American Psychiatric Association. Diagnostic and Statistical Manual of Mental Disorders(DSM-5). 5th ed. Washington DC:American Psychiatric Publishing,2013.

[3] Oh ES,Fong TG,Hshieh TT,et al. Delirium in older persons advances in diagnosis and treatment. JAMA,2017,318(12):1161-1174.

第54章

《加拿大安大略省注册护士协会老年人谵妄、痴呆和抑郁的评估及护理临床实践指南》解读

【文献题目】 老年人谵妄、痴呆和抑郁的评估及护理(Delitium,dementia,and depression in older adults:assessment and care)

【文献作者】 Registered Nurses' Association of Ontatio

【文献来源】 http://www.RNAO.ca/bpg

【文献解读】

◆ **背景介绍**

谵妄、痴呆和抑郁是老年人面临的三大主要精神卫生问题。三者常共存,彼此影响,例如,痴呆和抑郁的老年人更容易出现谵妄,谵妄也可能增加痴呆的风险或导致痴呆症状恶化。三者的临床表现也有相似之处,可能引起临床误诊和漏诊,例如,活动过度型谵妄可能被误认为痴呆精神行为异常,抑郁可能被误认为痴呆。因此,临床诊疗团队能熟悉三类综合征的主要表现、临床治疗及管理原则,并掌握三者之间的关系,可在一定程度上保证临床实践的服务质量。

谵妄、痴呆和抑郁的评估、诊疗及护理既有一定共性,也因各类疾病自身特点而存在一定特殊性,因此,安大略省注册护士协会于2016年发布《老年人谵妄、痴呆和抑郁的评估及护理临床实践指南》(下文简称《指南》)包括了通则和个论的推荐意见,分别对谵妄、痴呆和抑郁的评估、照护方案及实施方法作了推荐,从而指导临床诊疗服务。此外,《指南》还针对教育、组织政策等方面的工作进行了相应推荐,可为后期指南的推广和应用提供参考。《指南》的适用人群为老年谵妄、痴呆和抑郁患者及相关医护人员。

◆ **文献要点**

1. 通则推荐

(1)在为患者及其家属和照护者提供医疗照护服务及健康教育时,要建立良好的医患关系,向其提供适宜的以人为本的保健措施(证据等级Ⅰa和V)。

《指南》特别强调卫生服务人员应该具有相应的技能,可以为谵妄、痴呆和抑郁的患者及其家属提供支持,如建立和维系医患关系、尊重患者和家属的个体需求、提供以人为本的照护等。医患双方彼此信任,通过有效沟通才能形成良好的医患关系。已有的系统综述和临床指南都强调,以人为本是为患者提供保健的核心要素,专业人员要从整体视角考虑患者的需求,尊重患者的自主决策,通过言语和非言语沟通方式表达对患者的尊敬和关爱。此外,健康教育过程中也要结合患者和家属的文化水平和当地风俗习惯因人施教。

(2)通过评估、观察以及与老年人互动,来识别和区分三者(谵妄、痴呆和抑郁)的表现与征兆,同时要密切关注患者、家属、照护者以及相关专业团队所反映的患者身上所出现的变化(证据等级 V)。

谵妄、痴呆和抑郁在老年患者中较常见,但其症状常被忽视而不能得到及时识别,因此,早期识别和区分三者的主要表现对及时诊断具有重要意

义。由于大多数患者对自己的病情变化自知力有限,或者因记忆减退或语言表达能力丧失而无法准确报告自己的病情,老年患者的病史往往需要知情者(常为家属)提供。此外,家属的观察也能在一定程度上佐证评估结果。

由于谵妄、痴呆和抑郁的表现可能会重叠,因此,做好疾病鉴别至关重要。此外,多种情况共存可能影响准确评估结果,也可能掩盖某些躯体疾病(如甲状腺功能减退)。

(3)建议将可疑患者转诊至相关医师、团队或服务机构以进一步评估、诊断和随访(证据等级Ⅰa)。

如果患者可疑有谵妄、痴呆或抑郁,应将其转诊至相应的专业医师、诊疗团队或服务组织,如老年专科或老年精神科专业团队,以对患者进行综合评估和诊断。通常患者需要接受一些认知评估来辅助鉴别诊断。有时,当患者同时存在多种情况时,需要接受一段时间治疗,观察疾病转归后方可得到较准确的临床诊断。

转诊过程中,首诊医师与转诊医师、接诊医师之间进行沟通时应注意以下4点建议:①如果怀疑患者谵妄或存在自杀风险,工作人员应立即将患者转诊至相应的服务团队或机构;②如果难以区分谵妄和痴呆,或者无法明确患者是否是在痴呆基础上叠加谵妄,应首先治疗谵妄;③活动过少型谵妄容易被误认为抑郁,因而需要特别详尽的评估;④通常,在痴呆诊断明确之前,应该首先治疗患者的抑郁问题。

(4)实施

1)评估患者的理解能力及决策能力。如果对患者决策能力存疑,必要时应与其他医疗保健团队合作(证据等级Ⅴ)。

老年患者如果出现谵妄、痴呆或抑郁,可能造成信息理解能力受损,无法很好地权衡决策利弊,因此,其精神行为能力会受到一定影响。在与患者的日常接触中,专业人员可以通过自己的临床判断来评估患者的理解和决策能力。但是,精神行为能力的评估相对比较复杂,因此,在精神行为能力判断方面,需要注意以下情况:①患者对信息的理解和判断能力可能会有波动;②患者可能对某些情况能作出判断,但对另外一些情况无法作出判断;③诊断为痴呆并不意味着丧失精神行为

能力。

2)协助患者自主决策。如果老年人无法作出决策,要请其代理人参与决策,并向其提供知情同意书,让代理人参与制订保健计划(证据等级Ⅴ)。

在以人为本的照护理念下,医护团队要帮助患者对自己的诊疗照护提供建议。如果患者存在困难,医护团队可以在一定程度上加以协助,必要时患者要指定代理人协助其进行决策。

(5)在执业范围内为老年患者谨慎处方或给予药物治疗,密切监测药物用量和治疗反应,并规范记录,尤其要关注药物治疗可能会增加不良反应风险及多药合用等问题(证据等级Ⅰa)。

不恰当使用药物治疗或者多药合用可能会产生严重不良反应,也可能对谵妄、痴呆及抑郁的结局产生不良影响,因此,老年人若出现这些情况应谨慎用药,尤其是精神药物。既往研究报道,多种精神药物、镇静催眠药以及多药合用可能增加谵妄风险,也可能延长患者谵妄时间,或者造成过度镇静。某些药物(如类固醇类药物)可能增加抑郁症的发生风险。对于有自杀风险的老年抑郁症患者,应警惕抗抑郁药与其他药物的相互作用,以及药物过量导致的毒性反应。此外,抗精神病药可能增加心脑血管病或死亡等不良事件的发生风险。

但是,医师在做出临床处置时仍应采取适当的药物干预措施。例如,采用镇痛药缓解疼痛时,可能降低谵妄的风险,也可能在一定程度上缓解痴呆患者因疼痛导致的精神行为问题。临床上,某些谵妄患者可短期使用抗精神病药物,胆碱酯酶抑制剂和美金刚适用于痴呆患者,严重或持续抑郁症患者应考虑选择适当的抗抑郁药治疗。

(6)照护过程中尽可能不采取约束手段,万不得已时在有安全防范的情况下方可采用(证据等级Ⅴ)。

卫生服务人员应遵循最小约束原则,仅在万不得已的情况下对患者使用约束,包括控制躯体或行为活动的躯体约束、化学约束或环境约束。个别谵妄患者在特殊情况下可能需要躯体约束,如患者有拔管风险时,但是,约束本身也可能增加谵妄风险,因此,应尽可能避免使用。对于痴呆患者,应尽可能在其激越可能产生危险而其他

手段均不奏效的情况下再使用约束手段。如果临床处置时万不得已要采用约束手段,应做好相关记录。

2. 与谵妄相关的推荐 谵妄是由多种原因导致的急性脑病综合征,为一种意识异常状态,患者认知功能普遍受损,尤其是注意力和定向力受损,通常伴有知觉、思维、记忆、精神运动、情绪和睡眠-觉醒周期的功能紊乱。

(1)评估:首次接诊时评估老年人发生谵妄的风险因素,并评估患者的个人状况是否发生变化(证据等级Ⅰa和Ⅴ)。

谵妄是一种较复杂的临床症状,往往由多种危险因素引起。因此,临床中需要及时识别存在谵妄风险的老年人,如此,卫生服务人员才能密切监测患者病情,以便必要时采取预防措施。

(2)制订计划:遇到存在谵妄危险因素的患者,要与患者本人、家属及多学科团队共同制订个性化、非药物、多要素的谵妄预防方案(证据等级Ⅰa)。

预防谵妄尤其要重视高危人群,即年龄70岁以上以及有一种或多种危险因素者(包括酒精滥用、抑郁、大手术后、髋骨骨折、既往有谵妄史、躯体疾病较重或共病问题严重)。

(3)实施:与患者本人、家属及多学科团队共同实施谵妄预防方案(证据等级Ⅰa)。

1)采用临床评估以及经过信效度验证的工具对存在谵妄风险的老年患者进行评估,条件许可的情况下至少每天一次。若发现患者认知功能、知觉、躯体状况或社会行为出现改变时(表54-1),需要随时评估(证据等级Ⅰa和Ⅴ)。

表54-1 提示谵妄的临床改变

改变类型	举例
认知功能	注意力不能集中、反应迟缓、记忆损害、思维紊乱、定向障碍、意识水平下降、注意力涣散
知觉	幻视或幻听
躯体功能	活动减少、动作不安、激越、食欲改变、睡眠紊乱
社会行为	不能配合合理的要求、退缩、交流、心境和态度发生变化

《指南》推荐,最常用的谵妄评估工具为意识模糊评估法(confusion assessment method, CAM),该量表可评估谵妄的核心特征,如精神状况的突然改变、注意力不集中、思维紊乱及意识水平下降等。CAM适合于多种医疗机构,目前尚无研究支持将其用于居家或社区环境中。

2)对尚未诊断为谵妄但仍存在谵妄风险因素的老年患者,要坚持对其采取谵妄预防措施(证据等级Ⅰa和Ⅴ)。

3)对于评估结果提示为谵妄的患者,应采取多学科团队合作,采用临床评估进一步寻找谵妄的潜在原因和促发因素(证据等级Ⅰa)。

了解患者出现谵妄的原因和促发因素时,需要详细了解其病史,评估药物治疗情况,评估疼痛,进行躯体和神经系统检查,还需要进行特定的实验室检查或影像学检查。

4)与患者本人、家属及多学科团队共同实施多要素的个性化谵妄干预方案,积极控制谵妄(证据等级Ⅰa)。

干预措施包括:①治疗潜在原因(证据等级Ⅰa);②非药物干预(证据等级Ⅴ);③必要时使用药物缓解谵妄症状和/或疼痛(证据等级Ⅰa)。

5)为存在谵妄风险或已经出现谵妄的患者及其家属提供健康教育,帮助其了解谵妄的预防和照护(证据等级Ⅴ)。

为患者及其家属提供疾病信息,可以帮助他们克服恐惧,提高对疾病的认识。此外,还能提高家属在患者出现谵妄时做出应对和处置的能力。《指南》建议,健康教育应包含以下内容:①什么是谵妄,为什么会发生谵妄;②如何恰当地预防谵妄;③出现谵妄的患者有哪些变化;④谵妄的征兆,当患者出现行为突然变化或波动时与医疗团队沟通的重要性;⑤如何与谵妄患者沟通,如何帮助患者重新定向(如采用清晰、镇定的语气与患者沟通,内容简短,提醒患者身处何处等);⑥有家人或照护者在场的作用。

(4)效果评价:每天至少一次采用临床评估/观察表和经过信效度验证的工具监测谵妄患

者的症状变化,并对干预措施的有效性进行记录(证据等级 V)。

《指南》推荐护士和其他卫生服务人员要密切监测谵妄的病情变化,帮助医师判断干预的效果,了解患者的谵妄是否得到缓解。推荐的评估工具包括:CAM、谵妄观察量表、98 修订版谵妄评估量表、谵妄症状访谈、重症监护谵妄筛查清单、护士谵妄筛查量表等。

3. 与痴呆相关的推荐 痴呆是指由于神经退行性变、脑血管病变、感染、外伤、肿瘤、营养代谢障碍等多种原因引起的一种获得性大脑功能衰退综合征,其特征是两个或两个以上认知领域功能受损,如记忆、执行功能、注意力、语言、社会认知和判断、心理运动速度、视觉操作或视觉空间能力等,可伴人格改变、精神行为症状等,同时影响个体在日常生活活动中的独立性。

(1)评估

1)发现老人认知功能、行为、情绪或生活功能出现变化时,应对其进行痴呆相关评估。采用验证过的适合当地文化的筛查或评估工具,而且要与患者、家属及多学科团队合作(证据等级 Ⅰa 和 V)。

2)如果怀疑痴呆,建议将患者转诊以进行更加详细的评估和诊断(证据等级 Ⅰa)。

痴呆的表现因人而异,也与痴呆的亚型及患者疾病严重程度有关。常见认知改变的早期征兆包括做熟悉的事情有困难、语言能力下降、经常做出错误判断、抽象思维有困难、经常把东西放错地方、记忆力减退影响日常生活、情绪或行为改变、个性变化及丧失主动性。通常家人最早注意到患者的变化,一旦家人觉得老人有些异常,应高度重视并进行必要评估。尽管目前有多种工具可筛查痴呆(如简易智力状态评估量表、蒙特利尔认知评估量表、简易精神状态检查、画钟测验、Rowland 通用痴呆评估量表等),但迄今为止尚无一种筛查工具可全面评估并诊断所有内容。

如果患者躯体疾病严重或存在谵妄,建议推迟认知功能的全面评估,待患者状况稳定或者谵妄原因已控制后再行痴呆诊断。

3)采用综合评估和/或标准化工具,评估痴呆或可疑痴呆患者的躯体、功能及心理状况,以了解疾病对患者及家属的影响(证据等级 V)。

4)系统了解引起患者出现痴呆的行为精神症状(behavioral and psychological symptom of dementia,BPSD)的潜在原因,包括了解患者未被满足的需求和可能的"诱发因素"。评估时采用合适的工具,并与患者、家属及多学科团队合作(证据等级 Ⅰa)。

5)采用适合痴呆患者的疼痛评估工具,评价痴呆患者的疼痛程度(证据等级 Ⅰa)。

疼痛是引发痴呆精神行为症状的一个重要因素,但经常被忽视。因此,采用合适的工具评估疼痛,有利于及时了解患者的疼痛体验,对缓解患者的疼痛、改善其精神行为症状至关重要。

(2)制订计划:制订个性化照护方案,管理痴呆患者 BPSD,满足患者的照护需求(证据等级 Ⅰa)。可根据以下信息选择适宜的非药物干预方法:①个人喜好;②BPSD 评估结果;③痴呆严重程度分级;④个人照护、洗澡等个人需求;⑤向患者家属及多学科团队咨询后获得的信息;⑥对患者的持续观察所见。

BPSD 管理应首选非药物干预。既往曾将抗精神病药作为首选,然而,抗精神病药并不能有效缓解 BPSD,甚至可能造成不利影响,增加认知功能下降的风险。最常用的非药物干预手段有音乐治疗、有效沟通、以人为本的照护、按摩或其他感官刺激等。光照治疗、芳香疗法是否有效,目前研究结论尚不一致。

目前还没有一种方法适合所有患者,因此,治疗方法的选择一定要注意个体化。也就是说,要依据患者的喜好、兴趣、患者行为背后的含义、患者的需求及患者当前的能力水平等制订个体化治疗方案。

(3)实施

1)与患者、家属及多学科团队共同实施照护方案(证据等级 V)。

2)监测痴呆患者的疼痛体验,采用减轻疼痛的方法管理 BPSD(证据等级 Ⅰa 和 V)。

3)在照顾痴呆患者时,应采取适宜的沟通技巧表示对患者的关爱,认可其情绪,让患者仍有尊严感,帮助患者更好地理解环境(证据等级 Ⅰa)。

4)积极采取措施帮助痴呆患者维持其生活能力,尽可能优化其生活品质,具体措施如下:①锻炼(证据等级 Ⅰa);②认知干预(证据等级 Ⅰa);

③预嘱照护计划(证据等级Ⅰa);④其他支持患者生活的策略(证据等级Ⅴ)。

5)依据患者的独特需求及痴呆严重程度分级,为家属及照护者开展相应的健康教育并提供心理支持(证据等级Ⅰa)。

6)如果家属和照护者存在较大痛苦或出现抑郁情绪,应将其转诊至合适的卫生机构(证据等级Ⅴ)。

(4)效果评价:与患者、家属/照护者及多学科团队合作,共同评价照护方案的效果,必要时进行相应调整(证据等级Ⅴ)。

4. 与抑郁相关的推荐　抑郁是老年人群较常见的一种精神障碍,不仅会损害老年患者的生活和社会功能,还会增加照护者的负担。老年期抑郁成因复杂,在各种脑器质性疾病和躯体疾病基础上的抑郁发作也非常多见。抑郁与躯体疾病常相伴发,可能互为因果。一些心理社会应激(如丧亲、社会角色改变、搬迁等)也会诱发或加重抑郁。抑郁患者常伴有认知损害,这既可能是脑器质性病变的反映,也可能预示痴呆发生风险的增加。

(1)评估

1)在对老年人进行评估时,若发现其存在抑郁风险因素或者已经出现了抑郁的某些征兆和表现,要评估其是否存在抑郁。采用验证过的适合当地文化的筛查或评估工具,与患者、家属及多学科团队合作进行评估(证据等级Ⅰa和Ⅴ)。

2)如果怀疑患者抑郁或者明确存在抑郁,要评估其自杀风险(证据等级Ⅴ)。

3)将可疑抑郁患者转诊至有资质的专业人员,进行深入评估。对存在自杀风险的患者要紧急行医学干预,以保证患者安全(证据等级Ⅴ)。

(2)制订计划:多学科协作制订老年抑郁患者的个性化治疗和管理方案,必要时还应考虑共患疾病的影响(证据等级Ⅰa和Ⅴ)。

(3)实施

1)根据患者的临床特点和偏好,为抑郁患者提供循证药物和非药物治疗干预(证据等级Ⅰa和Ⅴ)。

2)为抑郁患者(必要时包括其家属和照护者)开展健康教育,帮助其了解抑郁并掌握自我管理、治疗干预、安全性及随访管理等知识(证据等级Ⅴ)。

(4)效果评价:通过多学科协作,监测抑郁患者症状的变化及其对治疗的反映,对干预措施治疗有效性及自杀风险的变化进行记录(证据等级Ⅴ)。

【文献评述】

《指南》提供了对老年人谵妄、痴呆和抑郁从评估、计划、实施到评价的完整实施过程,其应用情况良好,多家临床机构的老年科护理工作均采用了《指南》的推荐内容,使相关的护理工作进一步规范化和流程化。笔者建议在国内应用时,要考虑卫生组织机构的不同需求、患者的需求及具体的临床环境,从日常临床实践的角度出发,使用《指南》中的推荐以评估当前的护理和临床实践,明确哪些建议会解决护理服务方面的需求,以系统地制订计划,合理实施《指南》的相关推荐。

(于　欣　王华丽)

参 考 文 献

Registered Nurses' Association of Ontatio. Delitium, dementia, and depression in older adults: assessment and care[2016-07]. http://www. RNAO. ca/bpg.

第6篇

内分泌代谢

第 55 章

《美国糖尿病学会糖尿病医学诊疗标准》解读

【文献题目】 2020 糖尿病医学诊疗标准(Standards of medical care in diabetes-2020)

【文献作者】 American Diabetes Association

【文献来源】 Diabetes Care,2020,43(Suppl 1):1-212

【文献解读】

◆ 背景介绍

随着人口老龄化和人们生活方式的改变,糖尿病患病率呈快速上升趋势,因并发症和合并症住院的糖尿病患者急剧增加,并且占用了大量医疗资源,为个人、政府、社会带来沉重的经济负担。随着糖尿病循证医学证据的不断积累,糖尿病住院患者的控制标准和治疗策略也在发生变化。目前,关于糖尿病临床诊疗方案、专家共识及指南的相关内容仍不一致,因此,亟须建立高质量、规范化的糖尿病住院患者诊疗标准。

依据最新循证证据,美国糖尿病学会(American Diabetes Association,ADA)发布了《2020 糖尿病医学诊疗标准》(下文简称《标准》),旨在为临床医师、研究人员及患者提供糖尿病管理要素、治疗目标及治疗质量的评估工具。《标准》现已成为指导临床医师进行糖尿病临床实践的权威指南之一。《标准》的适用人群为临床医师、护理人员、研究人员及糖尿病患者。

◆ 文献要点

1. 住院患者的血糖控制目标

(1)对于血糖持续≥10.0 mmol/L 的糖尿病患者,应起始胰岛素治疗。一旦行胰岛素治疗,推荐大多数危重患者和非危重患者的血糖控制目标在 7.8～10.0 mmol/L。

(2)对于某些患者,更严格的目标可能是适合的,如血糖控制在 6.1～7.8 mmol/L,但前提条件是患者没有发生明显的低血糖情况。

2. 血糖异常的标准定义

住院患者的高血糖定义为血糖>7.8 mmol/L。对于血糖持续高于这一水平的患者,应立即给予干预措施,如饮食指导或调整降糖药。如果患者入院时糖化血红蛋白≥6.5%,表明患者住院之前糖尿病已控制欠佳。根据血糖水平和临床相关因素,可将住院患者的低血糖分为 3 级:1 级低血糖指血糖在 3.0～3.9 mmol/L;2 级低血糖指血糖<3.0 mmol/L,这个值通常是出现典型神经性低血糖症状的阈值;3 级低血糖是一种临床事件,是需要他人帮助才能恢复的精神和/或身体功能改变。发生 2 级和 3 级低血糖的患者需要立即纠正低血糖。

3. 住院患者的血糖管理

在一项具有里程碑意义的临床试验中,研究人员发现对于近期接受手术治疗的危重患者,与血糖控制目标为 10.0～12.0 mmol/L 的标准方案相比,血糖控制在 4.4～6.1 mmol/L 的强化胰岛素方案降低了 40% 的死亡率。这项循证医学证据表明,积极降低住院患者的血糖会带来直接获益。另一项大型多中心随访研究——重症患者的正常血糖评估和使用葡萄糖算法调节的生存率试验(The Normoglycemia in Intensive Care Evaluation and Survival Using Glucose Algorithm Regulation,NICE-SUGER),引发了研究人员对危重患者最佳降糖控制目标的重新思考。此研究发现,与血糖控制目标更宽松组(血糖 7.8～10.0 mmol/L)相比,强化血糖控制组(血糖 4.4～6.1 mmol/L)的危重患者无明显的治疗获益,而死亡率有轻度增加(27.5% *vs.* 25.0%)。强化治疗组低血糖发生率是对照组的 10～15 倍,低血糖可能是引起不良结局的原因之一。NICE-SUGAR 试验与几项荟萃分析结果均表明,对于危重患者,严格的血糖控制目标会增加住院死亡率,且通常会增加低血糖发生率。基于这些结果,《标准》推荐对于血糖持续≥10.0 mmol/L 的大多数危重患者,应起始胰岛素治疗,血糖控制目标为 7.8～10.0 mmol/L。目前非危重住院患者的血糖控制目标缺乏随机对照试验数据,临床多参照依据危重症住院患者制定的血糖控制目标。对于术后危重患者或心脏手术患者,则适合更严格的血糖控制目标(如血糖在 6.1～7.8 mmol/L),注意避免发生严重低血糖。另一方面,对于临终患者、患有严重合并症的患者以及不能进行频繁血糖监测或密切护理监管的住院患者,允许其血糖＞10.0 mmol/L。对于这类患者,应采取相对保守的胰岛素治疗方案,以降低血糖、维持水和电解质平衡。关于胰岛素剂量的选择,应结合临床评估的结果,如血糖变化情况、疾病严重程度、营养状况及可能影响血糖的合并用药(如糖皮质激素等)等。

对于住院的糖尿病患者,应进行综合评估,结合患者的年龄、病程、并发症/合并症及其严重程度、住院前降糖方案及血糖水平、预期寿命、自我管理能力等因素,制订个体化的综合治疗方案和血糖控制目标,避免低血糖的发生。

【文献评述】

我国老年糖尿病患者随人口老龄化进程而快速增长,住院患者的合并症多、并存疾病多、危重症多,给一线医师的临床处理带来比年轻患者更多的难题。随着糖尿病循证医学证据的不断积累,糖尿病住院患者的控制标准和治疗策略也在发生变化,而且不尽相同。因此,老年医学科更需要掌握高质量、规范化的糖尿病住院患者诊疗标准。《标准》不是专门针对老年患者而制定的,但其简明扼要地介绍了住院糖尿病患者的血糖控制目标、血糖异常的标准定义及住院患者的血糖管理,实用性好,可操作性强,为临床医师、护理人员

及糖尿病住院患者提供了高质量、规范化及操作性强的诊疗标准和干预措施。老年医学科医师同样可以从中学到重要的临床诊疗规范。希望今后能有针对老年糖尿病患者的相关研究,并依据循证医学资料制定出老年糖尿病住院患者的类似标准。

(程 梅)

参 考 文 献

[1] American Diabetes Association. Standards of medical care in diabetes-2020. Diabetes Care, 2020, 43 (Suppl 1):1-212.

[2] Moghissi ES, Korytkowski MT, DiNardo M, et al. American Association of Clinical Endocrinologists and American Diabetes Association consensus statement on inpatient glycemic control. Diabetes Care, 2009,32(6):1119-1131.

[3] Umpierrez GE, Hellman R, Korytkowski MT, et al. Endocrine Society. Management of hyperglycemia in hospitalized patients in non-critical care setting: an Endocrine Society clinical practice guideline. J Clin Endocrinol Metab,2012,97(1):16-38.

[4] Agiostratidou G, Anhalt H, Ball D, et al. Standardizing clinically meaningful outcome measures beyond HbA1c for type 1 diabetes: a consensus report of the American Association of Clinical Endocrinologists, the American Association of Diabetes Educators, the American Diabetes Association, the Endocrine Society, JDRF International, The Leona M. and Harry B. Helmsley Charitable Trust, the Pediatric Endocrine Society, and the T1D Exchange. Diabetes Care, 2017,40(12):1622-1630.

[5] van den Berghe G, Wouters P, Weekers F, et al. Intensive insulin therapy in critically ill patients. N Engl J Med,2001,345(19):1359-1367.

[6] NICESUGAR Study Investigators. Intensive versus conventional glucose control in critically ill patients. N Engl J Med,2009,360(13):1283-1297.

[7] Kansagara D, Fu R, Freeman M, et al. Intensive insulin therapy in hospitalized patients: a systematic review. Ann Intern Med,2011,154(4):268-282.

[8] Sathya B, Davis R, Taveira T, et al. Intensity of perioperative glycemic control and postoperative outcomes in patients with diabetes: a meta-analysis. Di-

abetes Res Clin Pract,2013,102(1):8-15.

[9] Umpierrez G,Cardona S,Pasquel F,et al. Randomized controlled trial of intensive versus conservative glucose control in patients undergoing coronary artery bypass graft surgery:GLUCO-CABG trial. Diabetes Care,2015,38(9):1665-1672.

第 56 章

《美国内分泌学会老年糖尿病治疗临床实践指南》解读

【文献题目】 内分泌学会临床实践指南：老年糖尿病的治疗（Treatment of diabetes in older adults：An endocrine society clinical practice guideline）

【文献作者】 LeRoith D，Biessels GJ，Braithwaite SS，et al

【文献来源】 J Clin Endocrinol Metab，2019，104（5）：1520-1574

【文献解读】

◆ 背景介绍

随着全球老龄化的加剧，老年（65 岁以上）糖尿病患者日益增加，其管理需求也日益增加。在这部分人群中，衰老对代谢调节的直接影响及其与糖尿病的相互作用，导致糖尿病及相关并发症进程加剧，并且具备并发症和合并症多、症状不典型、低血糖风险高、自我管理能力差等特点，对这些患者的血糖管理、目标制定及药物选择等方面具有特殊性，而糖尿病诊疗的一般性原则对这些患者的适用性较差。由此来看，老年糖尿病患者管理的规范化和细致化已成为临床必需。2019年美国内分泌学会发布了《内分泌学会临床实践指南：老年糖尿病的治疗》（下文简称《指南》），旨在为老年糖尿病（1 型和 2 型）患者的管理提供临床指导意见。《指南》的适用人群为各科室临床医师（包括基层医疗保健人员）。

◆ 文献要点

1. **老年糖尿病患者多学科合作模式** 由于老年人的特点和老年病独特的发病规律，老年糖尿病的诊疗涵盖了从慢性疾病管理、急性期医疗、中长期照护到临终关怀的连续性服务模式，要求多学科团队协作并在疾病不同发展阶段承担相应的诊疗工作。《指南》基于老年糖尿病患者的病情评估分层，创新性地提出内分泌专家和糖尿病护理专家在其中承担的 3 种工作形式，分别为不参与形式、顾问式协作形式和糖尿病决策管理形式。对于仅通过生活方式或简单的口服药物治疗（1种或 2 种药物）即可轻松实现高血糖和心血管疾病预防治疗目标的患者，内分泌/糖尿病专科医师可不参与，仅由初级保健医师管理；对于新诊断的老年 2 型糖尿病患者，内分泌/糖尿病专科医师对其进行顾问式协作，协助初级保健医师评估患者的糖尿病状况和相关并发症，对具体干预措施提出建议并制订治疗目标，由初级保健医师具体实施和管理；对于特殊患者（如 1 型糖尿病、反复严重低血糖、合并糖尿病并发症等），由内分泌专家/糖尿病专科医师及糖尿病护理团队对其进行糖尿病决策管理，并与其他团队协同管理患者非糖尿病问题及合并症。

2. **糖尿病和糖尿病前期的筛查及糖尿病预防** 基于流行病学数据，对糖尿病和糖尿病前期的筛查标准仍沿用美国糖尿病学会（American Diabetes Association，ADA）指南标准。但《指南》认为，筛查的决定应取决于患者最终是否会接受干预措施及获益的可能性，如晚期肿瘤或器官衰竭的老年患者可能不适合筛查，在这种情况下，建议医师与患者共同决策。另外，考虑到老年患者的一些合并症会影响循环红细胞寿命，建议将糖化血红蛋白和血糖作为共同的筛查指标，如果首次筛查正常，此后可每 2 年重复筛查 1 次。干预措施可采用类似于糖尿病预防计划的生活方式方案，以延缓糖尿病进展。因尚未得到食品药品监督管理局(Food and Drug Administration,FDA)的批准,《指南》不推荐二甲双胍用于老年糖尿病患者的预防。

3. **老年糖尿病患者的评估** 《指南》最大的贡献在于完善了老年糖尿病患者的健康评估体系,并据此制定了个体化控糖目标,且被国内外其他指南采纳。由于老年糖尿病的异质性和复杂性,在为老年糖尿病患者制订降糖策略时,需要对患者进行综合评估,包括整体健康评估(医疗和功能状态)、一般健康检测和糖尿病特异性检查(表56-1)。《指南》基于此对 Blaum 框架进一步完善,提出总体健康的概念框架,将患者分为健康良好、健康中等和健康不良 3 种健康状态,依据患者健康状态的不同设置不同的控糖目标(表56-2)。鉴于患糖尿病的老年人比其他老年人有更高的老年综合征风险,《指南》强调了对患者生活功能和认知功能的评估,包括日常生活活动(activities of daily living,ADL)、工具性日常生活活动(instrumental activities of daily living,IADL)、衰弱、肌少症等在内的筛查工具,这项推荐与其他指南一致。《指南》建议对老年患者定期行认知功能筛查以识别未经诊断的认知障碍患者,在诊断时或患者进入护理程序时应进行初步筛查。对于无认知障碍的患者,应在筛查结果正常之后每 2~3 年重复筛查 1 次,或者在达到临界正常检测结果后每年重复筛查 1 次。

表 56-1 老年糖尿病患者的综合评估

整体健康评估	一般健康检测	糖尿病特异性检查
功能状态(ADL/IADL)	心电图	视网膜病变
抑郁	血脂	肾脏病变
认知	骨密度	神经病变
跌倒风险	超声检查	医学营养治疗
BMI	糖尿病筛查(非糖尿病患者)	糖尿病管理
血压		糖尿病自我管理训练
吸烟		
饮酒		
药物核查		
癌症筛查		
听力、视力		
合并症		
衰弱		

注:ADL. 日常生活活动(包括洗澡、穿衣、饮食、上厕所、转移等);IADL. 工具性日常生活活动(包括备餐、购物、理财、使用电话、管理药物等);BMI. 体重指数。

表 56-2 老年糖尿病患者的总体健康框架[a]与血糖控制目标

总体健康类别	患者特征	血糖控制目标[b]	
		是	否
健康良好	无并发症或有 1~2 种非糖尿病慢性病,无 ADL 能力受损或≤1 项 IADL 能力受损	空腹:5.0~7.2 mmol/L 睡前:5.0~8.3 mmol/L HbA1c:7.0%~7.5%	空腹:5.0~7.2 mmol/L 睡前:5.0~8.3 mmol/L HbA1c:<7.5%
健康中等	3 种及以上非糖尿病慢性疾病和/或以下任意一种情况:轻度认知障碍、早期痴呆、≥2 项 IADL 能力受损	空腹:5.0~8.3 mmol/L 睡前:5.6~10.0 mmol/L HbA1c:7.5%~8.0%	空腹:5.0~8.3 mmol/L 睡前:5.6~10.0 mmol/L HbA1c:<8.0%

(待　续)

（续　表）

总体健康类别	患者特征	血糖控制目标[b]	
		是	否
健康不佳	以下任意一种情况:终末期医学状况[c];中重度痴呆;≥2 项 ADL 能力受损;长期居住在护理场所	空腹:5.6～10.0 mmol/L 睡前:8.3～13.9 mmol/L HbA1c:8.0%～8.5%	空腹:5.6～10.0 mmol/L 睡前:6.1～11.1 mmol/L HbA1c:<8.5%

注:[a]. 该框架的构建基于 Blaum 框架(Blaum 等人建议采用慢性疾病、认知或视觉障碍及 IADL 等定义老年患者的功能状态),Blaum 框架已被纳入 2012 年美国糖尿病学会关于老年人糖尿病护理的共识报告;[b]. 血糖控制目标依据患者是否使用可致低血糖的药物(如磺脲类、格列奈类、胰岛素)划分;[c]. 终末期医学状况指治疗方法有限、寿命降低的疾病,如转移癌、氧气依赖性肺病、终末期肾病需要透析及晚期心力衰竭等;ADL. 日常生活活动;IADL. 工具性日常生活活动;HbA1c. 糖化血红蛋白。

《指南》建议应始终评估患者的认知障碍并评估有主诉患者的认知,同时评估糖尿病并发症与合并症。《指南》认为心血管疾病和低血糖与认知障碍之间的关系可能是双向的,在认知功能障碍的管理上,患者是否合并糖尿病并无区别,但在血糖管理上,建议更宽松的控糖目标和更简化的治疗方案,以提高患者的治疗依从性、避免出现相关的并发症。但是,《指南》并未给出具体的简化方案以指导临床实践。

4. 高血糖的治疗　《指南》在高血糖治疗的建议方面,与其他指南相似,包括宽松的控糖目标、合理的血糖评估以及生活方式干预和药物治疗,但在具体实施方面略有不同。

(1)控糖目标的设定:《指南》更强调对低血糖风险的考虑,不仅建议在总体健康框架下进行评估分层来设定控糖目标,同时建议结合患者是否准备使用磺脲类、胰岛素等低血糖风险高的药物来设定不同的目标,这在其他相关指南中未曾提及,但这种设定更多基于临床专家意见,缺乏循证医学证据基础。对低血糖施以更多关注是源于循证医学证据提示低血糖似乎对老年糖尿病患者的危害更大,低血糖会增加老年人跌倒风险,并且认知功能障碍有双向关系,而且严重低血糖可以成倍增加主要大血管和微血管事件、心源性死亡及全因死亡风险。尽管避免低血糖是关键治疗策略,但总体上控制血糖仍是重要目标,因此,应注意平衡降低血糖目标的风险和收益。

(2)评估老年糖尿病患者的血糖:由于老年糖尿病的异质性,患者低血糖风险高,餐后高血糖相对较多,血糖变异较大,《指南》建议除糖化血红蛋白外,还要经常进行指尖葡萄糖检测和/或连续葡萄糖监测,如果采用糖化血红蛋白作为评估指标,除了识别血糖模式方面的局限性之外,鉴于老年患者可能会因某些疾病(如晚期肾脏疾病、胃肠道出血、瓣膜性心脏病等)改变红细胞代谢周期,还必须谨慎解释糖化血红蛋白的检测结果。

(3)生活方式干预:《指南》推荐生活方式的改变为非卧床老年糖尿病患者高血糖的一线治疗措施,强调体育锻炼和营养治疗相结合(包括摄入钙、维生素 D 和其他营养素)是适合该类人群的策略。增加体育锻炼首先要减少久坐行为,保持中等强度的有氧运动和抗阻训练,同时对活动计划进行医学评估,还要考虑老年人的身体能力、有氧健康以及心率和血压的监测。老年人减重要慎重,因为有意和无意的体重减轻都可能导致严重营养缺乏,因此,考虑到营养不良会导致住院时间延长、费用增加以及较高的再入院率、病死率等不良临床结局,《指南》建议应评估老年糖尿病患者的营养状况以发现和管理营养不良。对于衰弱的老年糖尿病患者,建议使用富含蛋白质和能量的饮食来防止营养不良和体重减轻。如果患者不能通过改变生活方式达到血糖控制目标,《指南》建议避免使用限制性饮食(如一般糖尿病患者的糖尿病饮食),如果患者有营养不良风险,应限制食用单一的食物,以避免营养失衡。

(4)高血糖的药物治疗:《指南》的建议其他指南基本一致,如果不能控制生活方式干预,二甲双胍在无禁忌情况下仍是一线选择。对于老年糖尿病患者而言,安全性更重要,《指南》建议在权衡药物治疗方案的安全性和患者获益的前提下选择合适方案,如低血糖风险高的人群避免使用磺脲类、格列奈类药物,可小剂量使用胰岛素,注意钠-葡萄糖转运蛋白 2(sodium-glucose cotransporter 2,SGLT-2)抑制剂可引起泌尿生殖系统感染。

5. 糖尿病并发症的治疗 《指南》对于血压、血脂、心血管疾病、慢性肾脏病等并发症的管理,与 ADA 指南保持一致。但对于神经病变、跌倒、下肢血管病变以及与老年患者功能状态息息相关的并发症管理,《指南》给出了更为详细的建议:对患有糖尿病和晚期慢性感觉运动性远端多发性神经病的患者,建议采取降低跌倒风险的治疗方案,如尽量减少镇静药或促进直立性低血压和/或低血糖药物的使用;对于存在平衡和步态问题的患者,建议转诊后进行物理治疗或跌倒管理,以减少发生骨折和骨折相关并发症的风险;对于合并周围神经病和/或周围血管疾病的患者,建议转诊至足病医师、骨科医师或血管专家进行治疗,以减少足部溃疡和/或下肢截肢的风险。

6. 特殊场景和特殊人群 老年糖尿病患者常表现为各种合并症共存和功能障碍,非糖尿病相关问题时有发生,甚至可能直接进入重症监护病房或手术室接受手术治疗,患者会在短时间内从一种疾病或治疗转换到另一种疾病或治疗,从居家或护理机构转移到医疗机构,各种专家和团队可能都会参与处理,从而使沟通和治疗过程变得更为复杂。《指南》提出,对于住院和居住于长期照护机构的患者,要制订明确的控糖目标和出院计划,以便在患者过渡到院后护理时重新建立长期血糖治疗目标和方案。

随着 1 型糖尿病患者预期寿命的改善,老年 1 型糖尿病患者的管理逐渐受到关注,但由于既往循证医学证据的缺乏,《指南》对于此类患者的管理尚未给出具有说服力的建议。

【文献评述】

《指南》以老年糖尿病患者的整体健康和生活质量为主题,结合糖尿病和衰老的病理生理学以及流行病学和衰老效应对代谢的影响,讨论了循证治疗策略(生活方式管理、药物治疗等)以及常见合并症和糖尿病相关并发症的识别和管理,强调了老年糖尿病患者的异质性和治疗的安全性,提出"总体健康状况分类"的概念框架,为个体化

治疗提供指导。在《指南》制订过程中,工作组人员通过与社区组织合作,开发和管理简化调查表,将患者的意愿纳入《指南》中。《指南》旨在鼓励临床医师在为老年糖尿病患者制订血糖、血压及血脂管理目标及方案时,要将患者的整体健康状况、个人价值及干预可能带来的获益纳入考虑范围。《指南》立足于多学科医护人员与患者、照护者的共同协作,强调在老年糖尿病患者整体健康评估基础上的科学合理管理,为临床医师和其他保健护理人员提供一个共同决策的概念框架,为患者提供全面的个体化诊治与护理建议。从整体来看,《指南》与 ADA 指南差异较小,但在部分章节上与 ADA 指南可以相互补充。《指南》的发布能让更多相关人员了解老年糖尿病患者管理的复杂性,有助于改善老年糖尿病的综合管理。

（康冬梅）

参 考 文 献

[1] LeRoith D, Biessels GJ, Braithwaite SS, et al. Treatment of diabetes in older adults: An endocrine society clinical practice guideline. J Clin Endocrinol Metab, 2019, 104(5): 1520-1574.

[2] Wang LM, Gao P, Zhang M, et al. Prevalence and ethnic pattern of diabetes and prediabetes in China in 2013. JAMA, 2017, 317(24): 2515-2523.

[3] Diabetes Prevention Program Research Group. Long-term effects of lifestyle intervention or metformin on diabetes development and microvascular complications over 15-year follow-up: the Diabetes Prevention Program Outcomes Study. Lancet Diabetes Endocrinol, 2015, 3(11): 866-875.

[4] Lindström J, Ilanne-Parikka P, Peltonen M, et al. Sustained reduction in the incidence of type 2 diabetes by lifestyle intervention: follow-up of the Finnish Diabetes Prevention Study. Lancet, 2006, 368 (9548): 1673-1679.

[5] de Galan BE, Zoungas S, Chalmers J, et al. Cognitive function and risks of cardiovascular disease and hypoglycemia in patients with type 2 diabetes: the Action in Diabetes and Vascular Disease: Preterax and Diamicron Modified Release Controlled Evaluation (ADVANCE) trial. Diabetologia, 2009, 52 (11): 2328-2336.

［6］ Geijselaers SLC，Sep SJS，Stehouwer CDA，et al. Glucose regulation，cognition，and brain MRI in type2 diabetes：a systematic review. Lancet Diabetes Endocrinol，2015，3(1)：75-89.

［7］ Zoungas S，Patel A，Chalmers J，et al. Severe hypoglycemia and risks of vascular events and death. N Engl J Med，2010，363(15)：1410-1418.

［8］ Kirkman MS，Briscoe VJ，Clark N，et al. Diabetes in older adults. Diabetes Care，2012，35（12）：2650-2664.

［9］ León-Sanz M，Brosa M，Planas M，et al. PREDyCES study：the cost of hospital malnutrition in Spain. Nutrition，2015，31(9)：1096-1102.

［10］ Gerstein HC，Colhoun HM，Dagenais GR，et al. Dulaglutide and cardiovascular outcomes in type 2 diabetes (REWIND)：a double-blind，randomised placebo-controlled trial. Lancet, 2019, 394（10193）：121-130.

第 57 章

《加拿大老年患者降糖药处方精简指南》解读

【文献题目】 老年患者降糖药处方精简：循证临床实践指南（Deprescribing antihyperglycemic agents in older persons：Evidence-based clinical practice guideline）

【文献作者】 Farrell B，Black C，Thompson W，et al

【文献来源】 Can Fam Physician，2017，63（11）：832-843

【文献解读】

◆ 背景介绍

糖尿病在加拿大 65～69 岁人群中的发病率为 20％，在 75～79 岁人群中上升至 25％，而 85 岁以上人群减少至 21％。合理的血糖控制降低了年轻老年人（65～74 岁）糖尿病相关并发症的风险，但在老年人和衰弱成人中理想的血糖控制目标一直存在争议。严格控制血糖会增加低血糖风险，从而导致严重后果，如认知能力下降、跌倒、骨折、机动车事故及癫痫发作。低血糖发作患者每年的医保费用高于没有低血糖的患者。随着人们步入老老年（≥85 岁）阶段，身体变得衰弱，降糖的风险和获益亦会发生变化，因此需要制订关于治疗目标和药物的个体化决策，以尽量降低低血糖风险。

老年人中多病共存及多重用药的情况普遍存在，药物间不良反应（adverse drug interaction，ADI）在老年人群中的发生率远远高于年轻人，因而对老年人群进行处方精简非常重要。处方精简是指对可能导致患者损害或不再获益的用药，减少该药剂量或停用该药的计划和管理过程。糖尿病在老年人群中的发病率高，降糖药的处方精简

对减少 ADI 有重要意义。2017 年加拿大发布的《老年患者降糖药物处方精简：循证临床实践指南》（下文简称《指南》）旨在减少临床患者的用药负担和损害，维持或提高患者的生活质量。《指南》的适用人群为临床医师、药剂师、执业护士、注册护士和经过认证的糖尿病教育者（指服用降糖药的 2 型糖尿病老年人的照护者）。

◆ 文献要点

1. **概述** 《指南》的适用目标人群包括＞65 岁且接受≥1 种降糖药物治疗的 2 型糖尿病且有低血糖风险的患者（如年龄增长、严格的血糖控制、多种合并症、药物相互作用、无感知性低血糖病史、肾功能受损或接受磺脲类药物或胰岛素治疗），存在降糖药物其他不良反应风险的患者，由于衰弱、痴呆或预期寿命有限而使降糖药物受益不确定的患者。鉴于实际年龄与生理年龄之间缺乏明确的关联性，65 岁年龄阈值的选择在某种程度上是任意的，医师应针对每位患者给出个体化建议。具体的处方精简包括停药、减量和药物替换：停药可以通过直接停药或逐渐减量至停药；减量指降糖药物剂量与基线相比有所减少，包括需要多个剂量、多个步骤逐渐减量的方案；药物替换指用低血糖风险及相关不良反应小的降糖药代替低血糖风险高的药物。

降糖药的危害包括低血糖和不同降糖药物的其他不良反应。与年轻人相比，老年糖尿病患者低血糖症状不典型，表现为眩晕、虚弱、谵妄等。衰弱的老年人低血糖引发的后果很严重，包括身体功能和认知受损、跌倒、骨折、机动车事故、癫痫发作、急诊就医、住院及死亡。低血糖的经济负担

虽然难以量化，但仍然高于无低血糖的糖尿病患者。调查和访谈数据还表明，低血糖与老年人生活质量下降有关。考虑到价值观和偏好的不同，相对于强化治疗的远期获益，老年人倾向于简便、治疗成本低、便于保持独立性和功能的治疗方案。综合各方面进行考量，《指南》推荐的处方精简如下：①对已知有低血糖风险的降糖药物进行处方精简（强烈推荐，证据质量较低）；②对经历或有降糖药物不良反应风险的患者进行处方精简（良好做法推荐）；③根据加拿大糖尿病协会指南和其他专门针对衰弱、痴呆和终末期的指南（良好做法推荐），以护理目标来确定个性化血糖指标及评估获益时间，并相应地进行处方精简（强烈推荐，证据质量较低）。另外，《指南》推荐的降糖药处方精简决策流程见图57-1。

2. 临床考量　《指南》是帮助临床医师提高个体化治疗的有效工具，但患者可能对改变糖尿病控制目标或减药、停药的建议难以适应，提高临床医师对指南中临床问题的认识有助于提高患者的依从性并取得良好的治疗效果。

（1）在确定是否需要继续使用降糖药物时应如何权衡利弊？处方降糖药是基于潜在获益的前提，当降糖方案中一种或多种药物有害或者不能获益时，应该及时考虑降糖药处方精简。对于有跌倒、低血糖或其他不良反应风险者，认知障碍或痴呆患者，衰弱前期或衰弱老年人，以及那些预期寿命<5年或身患绝症的患者，尤其要平衡治疗风险和获益问题。

对于治疗获益评估，《指南》建议临床医师应重视治疗的获益时间：减少糖尿病微血管并发症及心血管疾病的发病率和死亡率需要5～10年的治疗时间；在已确诊的冠心病患者中，3年以上的治疗可以降低心血管疾病的死亡率以及非致死性心肌梗死、脑卒中和心力衰竭住院治疗的复合终点事件发生。但是对于衰弱或寿命有限的老年患者，避免高血糖症状是一项重要获益。目前还没有证据表明无症状的高血糖对衰弱患者或寿命有限的患者有害。空腹或餐前血糖水平维持在12 mmol/L以下，通常可以避免高血糖症状。

对于危害评估，《指南》建议临床医师应慎重考虑降糖药潜在的不良反应和与低血糖相关的风险因素，这些风险因患者存在衰弱、认知障碍或痴

呆而增加。此外，还必须评估治疗负担及其对生活质量和患者依从性的影响。

另外，医师应充分考虑影响获益和危害的因素，使患者的治疗目标与治疗强度保持一致，以指导降糖药处方精简。一旦明确降糖药的潜在危害超过了潜在获益，就应考虑以符合患者价值观和治疗目标的方式进行处方精简。这种处方简化在病变严重的人群中可能很难做出决策，为此，研究人员提出"最小破坏性医疗模式"，指出应在尽可能减少治疗负担的同时重点实现患者的生命和健康目标。

（2）如何评估衰弱老人的获益与风险？Mallery等为临床衰弱量表（clinical frailty scale，CFS）评分＞7分且基本日常生活活动需要他人帮助的严重衰弱老人制定了指南。这项指南强调了4个需要考虑的重要因素：①目前的糖尿病研究并未包括衰弱个体；②治疗获益的时间与衰弱患者无关；③微血管病变结果对衰弱患者无关紧要；④实现严格血糖控制的获益不明确。衰弱患者CFS评分为6～7分（即中度到严重衰弱）的个体，其4年生存率约45%，衰弱的老年糖尿病患者中位生存时间为23个月，而非衰弱者的平均预期寿命为3～4年。在衰弱或预期寿命有限的患者中，糖尿病非常适合处方精简。

（3）对于衰弱、认知障碍或痴呆、预期寿命有限的患者，什么是理想的糖化血红蛋白（glycosylated hemoglobin，HbA1c）和血糖目标？对于衰弱、痴呆和临终患者，不同国家和指南的血糖控制目标不同。为避免出现高血糖症状，血糖水平需控制在5～12 mmol/L（空腹和餐前），相当于HbA1c水平＜8.5%。一些指南推荐更低的HbA1c水平。在临终患者中，血糖水平在9～15 mmol/L被认为是合适的。《指南》制定团队成员一致认为，对于某些患者，血糖控制的目的是最大限度地降低脱水和伤口愈合受损的风险，但这些决定需要在充分考虑患者的完整医疗背景下进行。生存期预测工具有助于估算预期寿命，但不能提供准确的死亡时间，目前生存期预测尚未用于指导糖尿病治疗。

（4）患者和家属应该如何参与处方精简？当患者和家属了解处方精简的基本原理、预期获益和处方精简过程时，他们更有可能对处方精简感

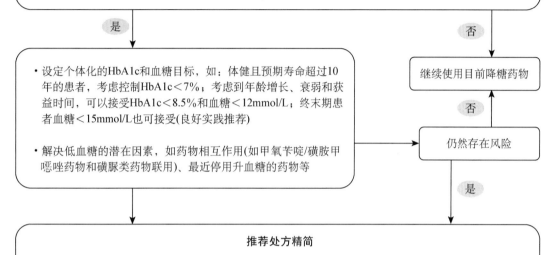

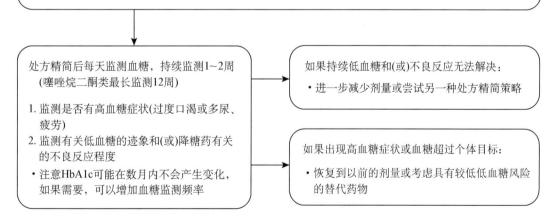

图 57-1　老年糖尿病患者降糖药处方精简决策流程图

注:HbA1c. 糖化血红蛋白;GRADE. 证据推荐分级的评估、制定与评价系统。

到信任。临床医师应考虑与患者和家属讨论如下内容：①严格的血糖控制获益可能需要几年才能显现；②严重低血糖的风险随着年龄增长和衰弱而增加；③低血糖可能导致跌倒、骨折等不良事件；④世界上许多国家都同意对一些老年人（如衰弱老人）进行相对保守的糖尿病治疗；⑤处方精简包括逐渐减少剂量、停药或改用更安全的替代药物；⑥患者和家属要参与治疗目标选择，了解如何逐渐减药和监测血糖变化（如要注意疾病症状和随访频率）。

（5）处方精简应何时开始？如果患者经历低血糖或存在较高的低血糖风险，必须考虑以下4个问题：①患者服用的药物是否会导致低血糖？此时需减少或停用已知会导致低血糖的药物（如胰岛素、磺脲类药物及较少见的格列美脲）。减少胰岛素剂量（尤其是餐时胰岛素）可能会降低低血糖风险，使用地特胰岛素或甘精胰岛素代替低精蛋白胰岛素或预混胰岛素可降低夜间低血糖风险。在磺脲类药物中，将格列本脲换为短效或长效格列齐特可能会降低低血糖风险，但不能消除风险，此时应考虑除磺脲类药物以外的其他药物。②药物相互作用是否会增加降糖药的低血糖效应？此时应考虑减少剂量或停用有相互作用的药物，或减少降糖药的剂量。③患者最近是否停用会升高血糖的药物？如果有，可能需要减少降糖药的剂量。④是否需要考虑肾功能损害？由于某些药物的清除和胰岛素代谢受肾功能损害的影响，应适当减少此类药物的剂量。

如果患者出现与降糖药不良反应相关的症状或体征（如二甲双胍导致腹泻，噻唑烷二酮类药物引起心力衰竭恶化），可以减少药物剂量或停药，如果需要也可以更换药物。

（6）如何逐渐实现处方精简？应与患者和家属一起制订处方精简计划。该计划包括设定血糖目标和HbA1c水平，以及设定返回先前剂量或重新使用药物的阈值。系统性评价未找到提供最佳逐渐减少药物剂量方法的研究。如果HbA1c水平低于目标或低血糖风险较高，可以直接停药而不是减少剂量。如果临床医师或患者觉得逐渐减少剂量更合适，可以使用逐渐减量的方法，每1～4周减量1次直至最终停药前的最小剂量。通常合理的计划是让患者逐渐用掉其当前的药物储

备。如果血糖水平持续＞12 mmol/L或高血糖症状明显，可随时增加药物剂量或重新开始用药。

（7）需要对哪些指标进行监测以及多久监测1次？胰岛素和大多数降糖药剂量变化的几天内可出现血糖水平变化（噻唑烷二酮类药物引起的血糖变化可能长达12周），因此，在剂量减少或停药后的前1～2周，可以频繁地监测血糖。监测频率取决于患者自身因素，如患者是否合并应用低血糖或高血糖风险的药物（使用胰岛素的患者可能比不使用胰岛素的患者需要更频繁的监测）。应告知患者和家属高血糖的症状和体征，并要求他们如果出现症状要及时报告医师。

HbA1c水平的变化需要数月时间，且HbA1c的测量值可能会受铁、维生素B_{12}、叶酸缺乏性贫血等因素的影响。肾衰竭患者可能出现假性降低。一旦患者的血糖水平稳定且无低血糖风险或风险大幅度减少时，可减少血糖监测的频率或停止监测血糖。口服降糖药不需要定期监测血糖，除非剂量变化或出现并发症。

（8）如果出现高血糖该怎么办？如果在逐渐减少药量或停药后出现高血糖症状，可能会重新使用低血糖风险较小的药物（如二甲双胍），并从最低剂量起始。如果血糖水平持续高于个体化目标但没有出现相应症状，应考虑与患者和家属重新评估降糖目的和血糖目标，以指导进一步的药量调整。例如，如果患者衰弱且无症状，表明血糖水平在9～15 mmol/L是可以接受的。

（9）应何时咨询内分泌科医师？当患者接受透析或改变糖皮质激素剂量时，或者当患者血糖无法达到目标时，应考虑咨询内分泌科医师。

（10）应何时让糖尿病教育者参与？对于正在使用胰岛素而需要接受关于如何避免、识别和治疗低血糖教育的患者，或者在处方精简期间需要更严格监督管理的患者，应考虑向糖尿病教育者转诊。

3.《指南》与其他临床实践指南的相关性　各种国际糖尿病管理指南均主张确定个体化的血糖控制目标，并为一般老年人群、痴呆、预期寿命有限或不同程度衰弱患者提供不同的建议。除非考虑到超过60岁或65岁患者的治疗目标与生理年龄不一致，多数指南通常建议避免发生低血糖，同时避免HbA1c水平＜6.5％，并强调评估功能状态和衰弱以确定个体化目标的重要性。

糖尿病管理指南通常认为 5～12 mmol/L（空腹和餐前）的血糖目标在中度至重度衰弱人群中是可以被接受的,但是,不同指南对于如何定义衰弱并确定血糖和 HbA1c 的目标范围均有差异。与大多数其他指南建议衰弱患者 HbA1c 水平＜8% 或＜8.5% 的宽松目标相比,加拿大新斯科舍省的糖尿病护理计划建议避免严格的目标,并且重度衰弱患者不应再使用导致血糖水平＜7.0 mmol/L 或 HbA1c 水平＜8% 的药物。重度衰弱患者的目标血糖＜20 mmol/L（只要患者无症状）且 HbA1c 水平＜12% 都是被提倡的。

美国糖尿病协会的立场声明全面概述了长期护理中管理糖尿病的方法（包括避免低血糖的重要性）,重申了适用于衰弱患者的 HbA1c 目标为＜8.5%,并表明 HbA1c 监测对于终末期患者没有意义。

总体来说,这些管理指南为制订适合老年人宽松的个体化降糖目标和降糖药处方精简提供了指导。然而,没有证据表明能将降糖药处方精简作为降低老年人低血糖风险的方法。降糖药处方精简指南与现行糖尿病管理指南一起使用,为临床医师提供了建议和临床考量,以帮助他们在潜在危害可能超过老年人持续受益时对降糖药进行处方精简。

4. **知识缺陷** 《指南》认为,仍需要进一步研究来评估老年人、痴呆患者、衰弱和终末期人群降糖治疗的潜在益处,而且研究人员对这些人群中可能出现的急性或慢性高血糖以及在何时出现的认识是有限的。另外,研究人员对高血糖水平对患者重要结局（如认知、感染）的短期和中期后果,在很大程度上也是未知的,需要进一步研究以明确循证治疗目标。治疗负担和生活质量的调查以及不同环境下的辅助生活和长期护理设施等研究对于患者和护理人员来说也很重要。包含适当衰弱评估在内的研究将有更大价值,因为目前对 CFS 评分在 4～5 分之间的群体还没有相关指南。对降糖药处方精简的研究完成的很少,只有 2 项前后对照研究符合系统性评价标准,但这 2 项研究都没有解决对患者比较重要的结果,如跌倒、急诊就诊、住院、药物负担、生活质量及患者满意度。需要有适当设计的研究来评估相关人群（如不同程度的衰弱人群、需要长期护理的人群）的处方精简获益,评估对患者重要的结果,并评估患者对糖尿病治疗和处方精简的偏好和价值观。降糖药处方精简的最佳方法尚未得到研究,且迄今为止尚未有研究能详细描述有关监测和随访的细节。处方精简的研究必须以监测低血糖事件和影响的临床重要差异为动力。最后,有必要进行相关研究以提出最佳干预措施,并且在临床医师和政策制定者之间开展对话,以探讨为何以及如何针对老年群体（特别是需要长期照护的老年人）改变治疗模式。

【文献评述】

虽然糖尿病治疗对年轻人和年轻老年人长期获益,但对于有低血糖或跌倒风险以及有衰弱、痴呆、预期寿命有限的老老年人可能弊大于利。《指南》建议对年龄超过 65 岁、接受至少 1 种降糖药治疗、有低血糖风险的 2 型糖尿病患者进行降糖药处方精简。《指南》不适用于非 2 型糖尿病患者。鉴于多项临床指南中对痴呆、衰弱或预期寿命有限患者的血糖控制目标有适当放宽,在综合低血糖和其他不良反应风险、治疗负担以及未发现处方精简存在危害的证据之后,《指南》推荐对存在以上情况的患者,在个体化治疗前提下给予降糖药处方精简和治疗达标同等重要。

《指南》对老年糖尿病患者处方精简的适用范围、评估办法及处方精简流程均作了较为详细的阐述,也对比了国际各种糖尿病管理指南的异同,可以帮助临床医师与老年患者及护理人员针对个体化血糖目标进行决策,并确定何时以及如何进行降糖药处方精简,以尽量减少低血糖的危害。《中国老年 2 型糖尿病诊疗措施专家共识（2018 年版）》在糖尿病降糖药治疗路径中优先推荐低血糖风险小的药物,对于老年糖尿病患者而言,评价降糖药风险和获益尤其是低血糖风险已成为各种糖尿病指南共同关注的问题。

随着可能改变建议的新证据的逐渐出现,采用《指南》和其他指南中处方精简效果的前瞻性评估将成为今后的研究方向。

（梁　真）

参 考 文 献

[1] Farrell B,Black C,Thompson W,et al. Deprescrib-

ing antihyperglycemic agents in older persons: Evidence-based clinical practice guideline. Can Fam Physician,2017,63(11):832-843.

[2] Abdelhafiz AH, Rodríguez-Mañas L, Morley JE, et al. Hypoglycemia in older people—a less well recognized risk factor for frailty. Aging Dis,2015,6(2):156-67.

[3] Bron M, Marynchenko M, Yang H, et al. Hypoglycemia, treatment discontinuation, and costs in patients with type 2 diabetes mellitus on oral antidiabetic drugs. Postgrad Med,2012,124(1):124-132.

[4] Farrell B, Pottie K, Rojas-Fernandez CH, et al. Methodology for developing deprescribing guidelines: using evidence and GRADE to guide recommendations for deprescribing. PLoS One, 2016, 11(8):e0161248.

[5] Huang ES, Liu JY, Moffet HH, et al. Glycemic control, complications, and death in older diabetic patients: the diabetes and aging study. Diabetes Care, 2011,34(6):1329-1336.

[6] Rockwood K, Song XW, MacKnight C, et al. A global clinical measure of fitness and frailty in elderly

people. CMAJ,2005,173(5):489-495.

[7] Janka HU, Plewe G, Busch K. Combination of oral antidiabetic agents with basal insulin versus premixed insulin alone in randomized elderly patients with type 2 diabetes mellitus. J Am Geriatr Soc, 2007, 55(2):182-188.

[8] Gangji AS, Cukierman T, Gerstein HC, et al. A systematic review and meta-analysis of hypoglycemia and cardiovascular events: a comparison of glyburide with other secretagogues and with insulin. Diabetes Care,2007,30(2):389-394.

[9] American Geriatrics Society Expert Panel on the Care of Older Adults with Diabetes Mellitus. Guidelines abstracted from the American Geriatrics Society guidelines for improving the care of older adults with diabetes mellitus: 2013 update. J Am Geriatr Soc,2013,61(11):2020-2026.

[10] 中国老年医学学会老年内分泌代谢分会,国家老年疾病临床医学研究中心,中国老年糖尿病诊疗措施专家共识编写组.中国老年 2 型糖尿病诊疗措施专家共识(2018 年版).中华内科杂志,2018,57(9):626-641.

第7篇

泌尿生殖

第 58 章

《欧洲男女更年期协会老年女性盆腔器官脱垂管理指南》解读

【文献题目】 老年女性盆腔器官脱垂的当前管理:欧洲男女更年期协会临床指南(Current management of pelvic organ prolapse in aging women:EMAS clinical guide)
【文献作者】 Giannini A,Russo E,Cano A,et al
【文献来源】 Maturitas,2018,110:118-123
【文献解读】

◆ **背景介绍**

随着预期寿命的延长,盆腔器官脱垂(pelvic organ prolapse,POP)不同程度地影响老年女性的生活质量,干扰其日常生活和社会活动。POP定义为阴道前壁、阴道后壁、子宫(子宫颈)或阴道顶端(子宫切除术后阴道穹隆瘢痕)中的一个或多个部位的下降。POP的患病率随年龄增长而增加,60～69岁女性达到发病峰值。通过阴道检查,50%的女性会被发现患有 POP,但是仅10%～20%的女性会寻求医疗帮助。与既往相比,现今老年女性参加社会活动的时间和范围日益增加,而 POP 会严重影响其生活质量,减少社会活动和个人活动。

POP 的管理和治疗依靠多学科团队,需要在个性化诊疗的基础之上,根据患者不断变化的情况及时调整治疗方案。患者需要了解目前的治疗选择并参与治疗决策。针对老年女性 POP 的管理极具挑战,需要医师具备全面专业的临床技能。2018 年欧洲男女更年期协会(European Menopause and Andropause Society,EMAS)针对老年女性 POP 发布了《老年女性盆腔器官脱垂的当前管理:欧洲男女更年期协会临床指南》(下文简称《指南》),旨在进一步规范老年 POP 女性患者的

临床诊疗。《指南》的适用人群为各级老年科医师和全科医师,包括主任医师、主治医师、住院医师和规范化培训医师。

◆ **文献要点**

1. POP 的流行病学和临床特点 《指南》指出:POP 的患病率随年龄增长而增加,发病峰值在 60～69 岁,因为此阶段女性阴道前壁和顶端的支持作用缺失,膀胱和尿道功能经常受到影响。POP 女性患者常见排便症状,包括便秘、排便不畅和肠梗阻,在阴道后壁缺损时,可能发生直肠前突、肠疝、乙状结肠疝和直肠黏膜脱垂。《指南》推荐使用盆底器官脱垂量表(pelvic organ prolapse quantification,POP-Q)对患者进行脱垂程度的分级。

POP 的危险因素包括妊娠、分娩、肥胖、先天性或获得性结缔组织异常、慢性便秘、POP 家族史、绝经、增龄等。POP 相关症状根据解剖结构缺陷的不同而不同。对阴道脱垂患者需要全面评估其解剖结构缺陷和盆底功能紊乱相关症状,以及这些症状对患者生活质量的影响。POP-Q 评分系统可以客观测量前盆腔、中盆腔和后盆腔脱垂的严重程度。POP-Q 在全世界被广泛应用,它建立了从良好支持(POP-Q 阶段 0 或阶段 Ⅰ)到几乎完全缺乏支持(POP-Q 阶段 Ⅳ)的各级盆腔器官支持分期标准。

2. 雌激素治疗对盆底疾患的影响 《指南》指出:泌尿生殖组织对性激素的敏感性下降被认为是更年期下尿路症状频发的原因之一。更年期泌尿生殖综合征(genitourinary syndrome of menopause,GSM)被定义为与雌激素和其他性激

素减少相关的症状和体征的集合,这些症状和体征包括大阴唇和小阴唇、阴蒂、前庭/内庭、阴道、尿道及膀胱的变化。GSM可能包括但不限于:生殖器症状,如干燥、灼热和刺激;性症状,如缺乏润滑、不适或疼痛,以及性功能受损;泌尿系统症状,如尿急、排尿困难和反复尿路感染。女性可能会出现相关症状和体征,且无法用其他病因来解释。POP术后应用雌激素治疗,可以降低尿频和尿急的患病率或严重程度,减少肉芽组织形成。局部雌激素治疗对脱垂复发、夜尿症、急性尿失禁、尿动力学指标或术后尿路感染的影响尚不清楚。使用阴道雌激素不会发生明显的不良事件。

尿道和周围组织、膀胱肌、黏膜及盆底肌都表达雌激素受体,因此,在缺乏雌激素的情况下可能出现功能失调。任何雌激素的使用,无论是口服、经皮或阴道给药,都能改善外阴阴道萎缩,但没有证据表明雌激素有助于预防或改善POP的进展。荟萃分析显示,雌激素治疗在预防或治疗POP方面的临床有效性缺乏数据支持。虽然POP手术后使用阴道雌激素是安全的,但仅有很少的证据表明它可以减少术后早期尿路感染和手术相关症状的发生。

3. POP的当前治疗 《指南》指出:POP的治疗应针对有症状的女性,并根据个体症状进行调整;对于无症状的脱垂,不鼓励实施外科手术治疗。POP的治疗包括保守治疗(生活方式改变和物理治疗)、手术治疗等。

(1)保守治疗:POP的一线干预措施是保守治疗,更适用于轻度脱垂和有轻度症状的女性。改变生活方式似乎会减轻POP的症状,但是否会影响POP进展仍不确定。物理疗法可以改善POP症状,帮助患者恢复盆底功能。

生活方式干预包括改变饮食、减重、减少增加盆底张力的活动、治疗便秘和戒烟。POP患者要尽量避免使腹压增大的动作或生活习惯,要规律排空膀胱,增加膳食纤维摄入以改善便秘。物理治疗包括盆底肌肉训练、认知行为疗法、膀胱训练、排便习惯训练、生物反馈疗法等。盆底肌肉训练主要是锻炼盆底肌肉收缩,以提高肌肉力量、耐力及收缩时长,以更好地支持骨盆器官。研究显示,接受盆底肌肉训练的症状轻微的POP患者,其脱垂症状和POP严重程度均得到显著改善。

但是目前尚缺乏关于盆底肌肉训练在辅助POP手术方面的有效性研究。

(2)阴道子宫托:患有POP的老年女性,如果不能耐受手术或者不愿接受手术,可以考虑使用阴道子宫托替代手术治疗。在等待手术期间,如果需要缓解症状,子宫托也是一种安全有效的选择。

子宫托是一种硅胶装置,可插入阴道,使脱垂的器官保持正常位置,从而缓解症状。目前主要有支撑式和填充式2种类型的阴道子宫托。随机对照试验和观察研究证实了子宫托的安全性和有效性。子宫托的并发症通常很轻微,常见阴道分泌物增多。

(3)YAG激光治疗:激光治疗是一种有效治疗外阴阴道萎缩的方法,通过产生新的胶原诱导阴道组织形态学改变。目前,支持POP患者使用激光治疗的数据有限。

鉴于激光对胶原蛋白和盆底组织的影响,激光治疗有望成为治疗轻度POP的非手术方法,可用于改善尿失禁和增强骨盆支持。

(4)重建手术:手术决策要确定每个特定解剖腔室的相关症状。影响手术决策的因素主要是解剖缺陷的复杂性及手术并发症的风险。阴道前壁、后壁或顶端脱垂的单独修复通常是经阴道进行的。腹部手术对晚期或多腔室性POP的治疗更有效、更安全。

1)依据Delancey理论的重建手术:重建手术的目的是恢复阴道解剖位置。根据1992年Delancey提出的阴道支持结构三个水平理论,POP分为前盆腔缺陷、后盆腔缺陷和顶端缺陷,据此,重建手术可分为前盆腔手术、后盆腔手术和阴道顶端手术。

前盆腔缺陷可能导致子宫及阴道前壁脱垂。前盆腔缺陷可分为阴道中央型缺陷和阴道侧壁缺陷。对于中央型缺陷可行传统的阴道前壁修补术。目前应用阴道前壁修补术治疗孤立性膀胱突出的成功率为80%～100%。阴道前壁缺损常伴有阴道顶端下垂。与单纯阴道前壁修补术相比,同时给予阴道顶端支持可以降低术后复发风险。阴道侧壁缺陷的阴道旁修复手术开展很少,需要更多随机试验来评价其疗效。尽管使用永久性网片能成功改善前盆腔的解剖结构,但手术后有网片暴露的危险,导致再手术率高于自体组织修复的手术。因此,不建议使用聚丙烯补片作为前盆腔脱垂的一线干预措施。在前盆腔手术中使用可吸收补片或生物补片可以提高前盆腔缺损的自体组织修复成功率,但仍需进一步研究来证实。

后盆腔缺陷可能导致阴道后壁及直肠膨出。阴道后壁脱垂包括高度缺损(阴道穹隆脱垂和肠膨出)和中低位直肠前突。阴道后壁脱垂的修复可以经阴道或腹部途径完成。关于治疗后盆腔不同类型脱垂的最佳方法,目前仍有争论。当直肠前突与排便症状有关时,应在术前进行彻底的直肠检查。治疗阴道后壁脱垂的手术以恢复肠功能为目的。无排便症状的低位直肠前突,通常表现为孤立的隆起感,可以通过阴道折叠手术治疗。经阴道修补低位直肠前突是治疗症状性(隆起)中低位后阴道壁脱垂的较好选择。传统的后阴道成形术加或不加肛提肌折叠是最常见的方法,成功率很高。同样没有证据表明生物补片或聚丙烯补片可以作为一线治疗。

中盆腔缺陷可能导致子宫及阴道穹隆脱垂。POP 女性患者中常见顶端(子宫或阴道穹隆)脱垂。有效顶端支持是任何晚期 POP 外科治疗的关键所在。腹部入路的骶骨阴道成形术被认为是治疗顶端脱垂的"金标准"。与阴道手术相比,经腹部骶骨阴道成形术复发风险较低。

2)重建手术的术式:包括阴道入路手术、腹部入路手术和经阴道植入网片。

①阴道入路手术:《指南》指出,对于不能耐受全身麻醉的女性及没有脱垂复发主要危险因素的女性,在需要同时进行阴道手术的情况下,经阴道手术是经腹手术的合适替代方法。

经阴道途径的顶端手术修复方法包括骶棘韧带固定术和宫骶韧带悬吊术。宫骶韧带悬吊的阴式子宫切除术是最常用的顶端脱垂修复术。如果顶端缺陷与前、后盆腔缺陷同时存在,可同时行前、后阴道壁成形术。当采用阴道入路时,切除子宫更有助于完成顶端悬吊,因为与子宫颈或峡部相比,将阴道穹隆连接到骶骨或骶棘韧带上更简单、更有效。但是子宫切除术在 POP 重建手术时并不一定是必需的。

②腹部入路手术:《指南》指出,经腹部骶骨阴道固定术是治疗晚期顶端脱垂的"金标准"。目前腹腔镜和机器人辅助手术越来越普遍。

机器人外科手术可通过改善外科医师的手术视野和灵巧度而促进技术的发展。机器人技术的优势在盆底重建手术中特别明显,新设备的引入可能会带来这一领域的深远影响,还需要进一步研究来阐明机器人手术的优势。迄今为止的数据表明,与机器人手术相比,腹腔镜手术的成本效益更高。

③经阴道植入网片:《指南》指出,经阴道植入网片在修复顶端脱垂方面有很好的疗效。然而,2011 年 7 月,美国食品药品监督管理局(Food and Drug Administration,FDA)将用于治疗脱垂的经阴道网片列为高风险设备,此后网片不再被广泛使用。FDA 提出的主要问题与阴道疼痛、性交不适、网片相关糜烂及感染有关。在 FDA 发出警告后,许多经阴道补片被撤市。现在临床可以使用新型的经阴道网片,但是目前为止,没有数据证实这些新材料的并发症发生率更低。需要注意的是,在使用相同网片的腹部入路手术中,网片相关并发症并不多。这种情况提示,经阴道植入网片出现细菌污染,可能是网片相关并发症增多的主要原因。

(5)阴道封闭性手术:选择重建手术而不是封闭性手术取决于临床医师的医疗技能和女性的性功能需求。阴道封闭术或半封闭术是将阴道部分关闭从而使脱垂的器官回纳入阴道内。阴道封闭性手术能很好地缓解盆底症状,手术成功率高。

【文献评述】

通过阴道检查,多达 50% 的女性会发现 POP,但是大多数没有临床表现和自觉症状,脱垂最低点达到处女膜位置后才开始有自觉症状。POP-Q 评分系统可以准确评估盆腔器官脱垂的变化,可用于疾病随访和治疗效果的评价。

POP 的治疗包括保守治疗、手术治疗或子宫托。选择治疗方案时必须考虑到患者个人意愿、对保守治疗的依从性及对手术的耐受性。通常保守治疗用于 POP-Q 阶段 I~II 度有症状的患者,也适用于要求保留生育功能、无法耐受手术治疗或者拒绝手术治疗的重度盆腔器官脱垂患者。POP 保守治疗包括生活方式干预、物理治疗和使用子宫托。对症状轻微的 POP 患者,生活方式干预和包括盆底肌训练在内的物理治疗能很好地改善老年女性的生活质量。子宫托的选择要遵循个体化原则,不同脱垂类型患者使用不同的子宫托。使用期间需要规律随访,在专业人员的指导下使用,避免嵌顿、感染及瘘管形成等严重并发症的发生。激光治疗主要适用于外阴阴道萎缩。但是目前仍然需要进行大量临床研究,以评估激光治疗的效果和持续时间以及临床应用的安全性。

有脱垂症状但保守治疗失败的女性可以考虑重建手术。重建手术分为前盆腔手术、后盆腔手术和阴道顶端手术。手术入路包括经阴道和经腹入路。对于轻度子宫脱垂的女性,传统的曼彻斯特手术和骶棘子宫固定术安全可行。曼彻斯特手术适用于纠正绝经前女性因宫颈延长而导致的顶端脱垂,因为它能保持生育能力。骶棘子宫固定术和阴式子宫切除术同样有效,也能缩短手术和恢复时间,减少失血量。需要指出的是,选择经阴道治疗对于晚期顶端脱垂的女性而言,复发风险增高,尤其是在需要保存子宫的情况下,此时经腹部手术治疗是更好的选择。与开腹手术相比,常规的腹腔镜和机器人辅助腹腔镜手术能缩短住院时间、恢复时间更快、显著减少失血量和术后疼痛,同时短期疗效相当。目前,经阴道网片只应用于其他治疗效果不佳的复杂病例或复发性脱垂患者。尽管如此,还有部分患者很适合经阴道网片治疗,如使用特定的经阴道合成网片脱垂套件。封闭性手术适合年老体弱的晚期POP女性,这类患者往往具有严重疾病而不能耐受大范围的长时程手术,同时她们也没有保留性功能的要求。

随着社会发展,POP诊疗需求日益增长,对《指南》的学习会进一步提高老年科医师和全科医师对POP规范诊疗的重视程度。医师应根据患者的临床症状、体格检查及社会背景,对POP患者进行全面综合评估,结合患者意愿制订最有利于患者的治疗方案,帮助老年女性享受晚年生活。患者也应该充分了解最新的非手术治疗和手术治疗措施,并积极参与治疗决策。

(马 慧)

参 考 文 献

[1] Giannini A,Russo E,Cano A,et al. Current management of pelvic organ prolapse in aging women: EMAS clinical guide. Maturitas,2018,110:118-123.

[2] Karp DR,Jean-Michel M,Johnston Y,et al. A randomized clinical trial of the impact of local estrogen on postoperative tissue quality after vaginal reconstructive surgery. Female Pelvic Med Reconstr Surg,2012,18(4):211-215.

[3] Ismail SI,Bain C,Hagen S. Oestrogens for treatment or prevention of pelvic organ prolapse in postmenopausal women. Cochrane Database Syst Rev,2010,9:CD007063.

[4] Li CB,Gong YP,Wang B. The efficacy of pelvic floor muscle training for pelvic organ prolapse: a systematic review and meta-analysis. Int Urogynecol J,2016,27(7):981-992.

[5] Harnsomboon T,Manonai J,Sarit-Apirak S,et al. Effect of colpexin sphere on pelvic floor muscle strength in women with pelvic organ prolapse: a randomized controlled trial(a preliminary report). Arch Gynecol Obstet,2011,283(3):575-579.

[6] Fistonić N,Fistonić I,Guštek ŠF,et al.,Minimally invasive,non-ablative Er:YAG laser treatment of stress urinary incontinence in women-a pilot study. Lasers Med Sci,2016,31(4):635-643.

[7] Maher C. Anterior vaginal compartment surgery. Int Urogynecol J,2013,24(11):1791-1802.

[8] Maher C,Feiner B,Baessler K,et al. Surgery for women with anterior compartment prolapse. Cochrane Database Syst Rev,2016,11(11):CD004014.

[9] Siff LN,Barber MD. Native tissue prolapse repairs: comparative effectiveness trials. Obstet Gynecol Clin North Am,2016,43(1):69-81.

[10] Anand M,Weaver AL,Fruth KM,et al. Perioperative complications and cost of vaginal,open abdominal,and robotic surgery for apical vaginal vault prolapse. Female Pelvic Med Reconstr Surg,2017,23(1):27-35.

第 59 章

《印度精神病学学会老年人性功能障碍管理临床实践指南》解读

【文献题目】 老年人性功能障碍管理临床实践指南（Clinical practice guidelines for management of sexual disorders in elderly）

【文献作者】 Sathyanarayana Rao TS，Tandon A，Manohar S，et al

【文献来源】 Indian J Psychiatry，2018，60（Suppl 3）：397-409

【文献解读】

◆ **背景介绍**

在全球范围内，老年人群在迅速增长，2016 年印度的数据显示老年人口有 1.036 亿，近 50 年老年人所占人口比例由 5.6% 上升至 8.6%。如何提高老年人的生活质量是医学工作者努力的方向。老年人性功能障碍较普遍，改善并维持老年人的性功能是提高老年人生活质量非常重要的组成部分。在世界范围内有关老年人性功能障碍诊治的相关医学指南不是很多，临床医师普遍缺乏对老年人性问题的识别和评估方法。老年人群的性能力、性活动受很多因素的影响，为了更好地指导临床医师更全面地认识、评估及治疗老年性功能障碍，2018 年，印度精神病学学会（Indian Psychiatric Society，IPS）发布了《老年人性功能障碍管理临床实践指南》（下文简称《指南》）。《指南》的适用人群为伴有性功能障碍的老年人群及相关医务工作者。

◆ **文献要点**

1. **概述** 老年人的性欲不会随着年龄的增长而改变，但性能力会受到本人及伴侣性功能情况的影响。

（1）老年人的性能力、性活动与身体功能密切

相关：从医学角度来看，较差的性功能很可能是潜在严重健康问题的表现之一。例如，男性勃起功能障碍（erectile dysfunction，ED）可能是由无症状的冠状动脉疾病所导致。糖尿病微血管病变是导致老年男性性功能障碍最常见的原因，糖尿病自主神经病变是导致老年女性性欲低下的常见原因。了解老年人性行为的变化，可能会发现其潜在的健康问题。

许多处方药都有影响性功能的不良作用，如抗抑郁药和降压药（如利尿药、钙通道阻滞剂等），尤其是抗抑郁药中的选择性 5-羟色胺再摄取抑制剂（selective serotonin reuptake inhibitor，SSRI）可以导致性欲减退和 ED。另外，老年人出现药物不良反应的频率要高于普通人群，老年女性出现性功能障碍不良反应（包括影响性欲和性能力）的发生率高于男性。

（2）心理因素与性能力独立相关：意愿是性欲强烈程度的主要决定因素，在医学中往往被忽略。抑郁状态是导致性功能障碍的心理因素之一。社会情境在性生活中也起着至关重要的作用，如持久的亲密关系、性伴侣的个人特色等对性生活满意度均有影响。在男性和女性中，都存在主观性行为与幸福感相关的特点。劳曼等的研究发现，无论社会文化背景如何，男性的主观性行为较女性满意度更高。

老年人群的性问题广泛存在，但临床医师经常低估这个问题。《指南》建议通过更多的健康教育让患者认识到性的复杂性，理解可能的治疗效果。通过教育让患者了解所有可能的治疗选择，并尊重患者的选择。《指南》建议患者在首次就诊时，尽量让性伴侣一起就医。另外，接诊医师应该具有相关

性问题的丰富知识以便为患者提供更多的帮助。

（3）影响老年人性行为的社会心理因素

1）结婚：以往不同性别的婚姻状态对性行为的影响存在差异，但是随着社会的发展，男女差异正在缩小。越来越多的老年人为了生活安定选择同居。因此，不应该假设年龄较大的未婚者没有性行为，应该注意到婚外的性问题。

2）家庭：许多传统家庭和大家庭，特别是在农村地区，无法为老人提供隐私空间。离婚或丧偶的老年人性需求不能满足，往往给老年人带来消极情绪。医护人员应尽量判断老年患者的性需求，老年人的全面护理应包括解决性感受和隐私需求。

3）再婚：对于很多老年人，晚年再婚可能比初婚更让人满意。但再婚有时会受到成年子女的威胁，从而影响老年人的情绪。再婚应该得到鼓励，因为孤独对老年人的身心健康影响是更大的。

4）性教育和意识：通常教育可以消除性压制感和不必要的性焦虑，因此，应加强沟通，赋予老年丧偶者、离婚者、同居者对性需求的正当权利。

5）性欲望差距：夫妻之间的性欲望差异可能会随着时间的流逝而增加；一方性欲旺盛而另一方性欲低下时，夫妻矛盾就会出现。

6）性兴趣：在年轻时就能享受性爱的伴侣，随着慢慢变老，还会继续保持性兴趣。另外，随着性经验增多，夫妻间可以随意探索各种类型的性刺激，到了晚年，性活动还可以继续活跃。

7）规律的性表达：定期的情感表达和性表达很重要，尤其是对于女性而言。如果缺乏适宜的性表达，女性的性欲就会降低。

8）更年期：居家女性可能会患有空巢综合征或感到生活无聊、在家没有地位。女性可能将性能力与生殖能力联系起来，认为绝经后会带来性能力的缺失。少数 60 岁以上的男性也有更年期，往往出现以下 4 个或 4 个以上的症状：无精打采，体重下降，食欲缺乏，性欲低下，勃起功能减退，专注力下降，虚弱，易疲劳，易怒。对于男性，对性功能起决定作用的是雄激素水平。

2. **激素**　从 50 岁开始，睾酮水平（正常值为 270～1100 ng/dl）开始下降，约每 10 年下降100 ng/dl，而且雄激素受体的敏感性也随男性年龄的增长而减少，但是在健康的老年男性中，不会因为睾酮浓度降低就导致性腺功能减退。另有研究表明，在男性和女性中，由手淫引起的高潮均可引起交感神经激活，导致心率加快、血压升高和血浆去甲肾上腺素水平短暂增加，男性催乳素水平升高可持续 30 min，女性催乳素水平升高可持续 60 min。在女性中，性唤起会增加黄体生成素和睾酮水平，催产素也会在性高潮时释放而增强愉悦感。

3. **衰老对性反应周期的影响**　大部分老年人仍保持对性刺激的反应能力，但是在性反应周期的各个阶段，身体反应强度均缓慢降低。

（1）性反应周期：性反应周期 EPOR（excitement，plateau，orgasmic and resolution phases）模型被普遍接受，可分为欲望、兴奋、高潮和退潮 4个阶段。性功能障碍是指"性反应"中某些特定过程的中断。临床医师面临如何确定诊断阈值的困难，而通过采取以患者为中心的方法可以解决一些问题。当一个人遇到性功能障碍的困难时，可能与他的行为、情绪或认知情况有关，也可能无关。根据 DEOR 模型，性功能障碍是指性反应周期的某个阶段有问题，从而阻止个人或夫妇从性爱中体验到满足感。《指南》中的性功能障碍，没有包括性别认同障碍的情况，这里的"性"仅仅是指生物学属性的"性"。

（2）常见的性问题和性功能障碍：随着年龄增长，不管是老年男性还是老年女性，在性反应各阶段均有一些变化，具体表现见表 59-1。性功能障碍的常见病因见表 59-2。

表 59-1　增龄后性反应周期的变化

性反应周期	男性	女性
欲望期	勃起时间延长或不能勃起（生理上的阳痿）	需要更长时间才能兴奋
兴奋平台期	平台期延长	—
高潮期	高潮期缩短，并不是每次都能射精，射精量少	女性仍然可以保持无不应期的多次高潮的能力
退潮期	更易进入退潮期，且不应期时间延长	退潮期更快

注：—. 无项目。

表 59-2 性功能障碍的常见病因

病因分类	具体表现
伴侣因素	伴侣出现性问题
	伴侣健康状况差
情感关系	缺乏亲密感,缺乏交流
	性欲望差距
精神问题(合并与性 无关的精神疾病)	抑郁症、精神病、痴呆、焦虑、 偏执
社会文化和宗教因素	认为性是只属于年轻人的文化
医疗因素	心血管疾病、脑血管疾病、感 染、内分泌疾病
	骨盆神经损伤、糖尿病、外伤、 手术
	药物不良反应

4. 性功能障碍的管理

(1)病史采集:在接诊时,需要创建一个相对私密的氛围以便沟通和交流。《指南》建议医师有条理地整理患者的性生活史,积极探索患者关心的领域。病史采集的主要内容如下。

1)了解患者目前对性的满意度、生活压力、性行为、避孕药的使用、伴侣关系问题、性幻想、手淫史、婚外情及对伴侣的承诺。

2)调查患者的求爱期、蜜月期及生育史。

3)应该注意到身体的相互吸引、暂时分离及儿童对夫妻性生活的影响。

4)应向患者详细说明随着年龄增长性生活的频率和质量的变化。

5)了解伴侣对患者的性功能障碍是否起到不良作用,详细了解患者的生活方式、药物滥用史等。

6)了解患者的自我形象、在童年期和青春期形成的对性的定位,以及可能对患者性观念产生影响的人。

7)关注任何集体性行为、同性恋史和堕胎史。

8)特别注意患者的性取向、高风险性行为和性虐待史。无论性取向如何,性反应周期的每个阶段都同样适用于异性恋和同性恋伴侣,治疗方法和治疗原则也是相似的。

(2)体格检查和辅助检查:仔细的病史采集后,应在获得患者同意并保护患者隐私的前提下,对患者进行体格检查。需要排除器质性疾病,并记录可能影响性功能的一般疾病。实验室检查包括尿液分析、全血计数、肾功能和肝功能测试、血脂谱、空腹血糖、甲状腺功能等,必要时需要进行与其他疾病相关的内分泌检测和实验室检查。部分患者还需要做彩色超声、动态灌注海绵体测量和海绵体造影、盆腔阴茎血管造影等检查。另外,也有必要了解夫妻之间的真实关系、伴侣是否重视这个问题以及各自的期望和治疗动机,还要注意鉴别器质性和精神性功能障碍。

5. **精神疗法干预** 只有在最初的行为技术不能缓解症状时,才使用心理学方法。性治疗的重点是缓解眼前的症状,并作为心理分析和行为疗法之间的桥梁。性治疗(双重性治疗)应该包括性行为双方的参与,向患者简要地解释性功能的解剖学和生理学,消除患者的疑虑。性是两个人之间的一种相互行为,性治疗强调指责伴侣或指责自己是没有用的,如果两个人的人际关系高度亲密、社会沟通良好,将有利于性治疗。通过教育可以让夫妇双方提高性感觉意识,并聚焦于练习时的体验上。行为练习要在个人没有任何自我监控压力的情况下进行,重新体验快乐。医师应针对双方的具体情况,选择不同的治疗方法。

6. **性功能障碍的药物治疗**

(1)一氧化氮增强剂:一氧化氮增强剂可以通过改善流入阴茎的血液状况而改善勃起。它通过阻断一氧化氮机制中的 5 型磷酸二酯酶而发挥作用。西地那非是第一个被批准用于非手术治疗 ED 的药物,该药口服后可被快速吸收,但必须在性活动前 1 h 服用,效果可持续 4 h。如果服用 4 次起始剂量后没有达到令人满意的效果,可在下次使用时增加剂量。研究表明,西地那非求效会随剂量增加而增加,最大剂量为 100 mg,其不良反应发生率也随剂量增加而增加。西地那非不会使缺血性心脏病患者的心脏状况恶化,但会增加心绞痛患者出现心绞痛症状的严重程度。西地那非不会引起冠状动脉盗血或反射性心动过速。对于那些在过去 24 h 内服用西地那非的急性心肌缺血患者,应避免使用硝酸酯类药物。

美国心脏病学会(American College of Cardiology,ACC)和美国心脏协会(American Heart Association,AHA)已经发布了在有心血管风险

的患者中使用西地那非的建议。应用多种降压药治疗的患者应谨慎使用西地那非。西地那非的不良反应是剂量依赖性的,常见不良反应包括头痛(最常见)、脸红、鼻炎以及对颜色、明亮度的视觉障碍,这些不良反应通常是轻微和短暂的,一般持续几分钟至几小时。西地那非通过对一氧化氮机制的影响而增强硝酸酯类的降压作用,因此,对于正在服用硝酸酯类的患者禁忌使用西地那非。阴茎解剖畸形者和有阴茎持续勃起风险的患者(如镰状细胞贫血、多发性骨髓瘤、白血病、出血性疾病、视网膜色素变性等)应谨慎使用。西地那非罕见的不良反应是非动脉性缺血性视神经病变。使用二甲双胍和吡格列酮的糖尿病患者,应用西地那非治疗 ED 效果更好。对于经常在清晨醒来后发生性行为的老年男性和预期频繁性交的患者,应考虑使用长效 5 型磷酸二酯酶抑制剂。

口服酚妥拉明和阿扑吗啡可以增强 ED 的治疗效果。阿扑吗啡通过自主神经系统导致动脉血管扩张,具有多巴胺受体激活作用。酚妥拉明可以减少交感神经兴奋,松弛平滑肌。海绵体内注射肌肉松弛剂(如罂粟碱、酚妥拉明)可以治疗 ED;前列腺素 E(前列地尔)通过注射或通过尿道内插入的方法给药也可以治疗 ED。一种含有 3 种血管活性药物(氨茶碱、异山梨酯和加或不加前列地尔的复方甲磺酸制剂)的外用乳膏对治疗 ED 有帮助。前列地尔霜和阴道应用酚妥拉明均对女性的性觉醒障碍有疗效。育亨宾是一种中枢 α_2 肾上腺素受体阻滞剂,可增加交感神经兴奋性,不过在 ED 中的有效性尚未得到证实。羊角杂草在我国被用作治疗 ED 的传统药物。抗抑郁药曲唑酮可以抑制 5-羟色胺的再摄取,也可以影响 α 肾上腺素能和多巴胺能功能,但曲唑酮是否可以治疗 ED 结论尚不一致。

早泄的药物治疗包括三环类抗抑郁药、SSRIs 及某些局部药物疗法。

(2)激素治疗:只有在性腺功能减退的情况下,睾酮才有确切疗效。睾酮可以增加性欲望,但对勃起功能没有影响。对于性欲望低和性高潮水平低的女性,可以在仔细监控下尝试使用睾酮。雌激素替代疗法可以提高更年期女性阴道润滑度。高催乳素血症可以使用多巴胺能药物(如溴隐亭)治疗。

(3)其他治疗:纳曲酮是一种阿片拮抗剂,可拮抗体内性功能的抑制。《指南》还列举了一些草药,如韩国红参有助于增强男性和女性的性功能,印度人参可以增加男性的性欲,沙塔瓦里(一种生长在印度低丛林地区的芦笋)被认为可以增加女性性功能。近期的研究发现,中世纪波斯使用的一些传统草药已被证明有助于 ED 的治疗,其中包括生姜、杏仁、俗称"天堂谷物"的香料、胡椒以及某些芸薹属物种和种子。番红花(30 mg/d)已被证明能改善 SSRIs 诱导的性功能障碍女性的性功能,如改善唤醒、润滑度及减少性交疼痛。研究已经证明,开心果仁 100 g/d,持续 3 周可以改善 ED。

氟班色林是一种由美国食品药品监督管理局(Food and Drug Administration,FDA)批准的治疗绝经前女性性功能减退的药物,可以降低 5-羟色胺水平,提高刺激性欲的多巴胺水平。

在某些情况下,当心理治疗、行为技术和药物失效或不太有效时,局部注射和植入药物、使用振动器和其他一些设备是相对有效的。性治疗成功与否取决于许多因素,治疗时间也差别很大,从 6 周到持续一年以上不等。与性别认知障碍相比,性功能障碍对治疗的反应更好,因为性功能障碍患者不抗拒治疗。超过 50% 的 ED 病例和几乎所有的早泄病例都对联合疗法有效。

【文献评述】

《指南》全面分析了影响老年人性功能的各种影响因素(如身体功能、心理、社会等因素),阐述了常见的性问题和性功能障碍原因,同时提出了性功能障碍管理和治疗的建议。

衰老会给老年人带来一些性能力的变化,但研究数据表明,相当数量的老年人晚年性生活比年轻时更令人满意。影响老年人性功能的因素有些是与身体健康相关的问题,有些是与心理、社会及环境因素有关的问题。充分的教育、宣传工作及有效的应对策略虽然不能完全避免以上因素的影响,但可以极大减轻这些负面因素对老年人性功能的影响。尽早采用健康的生活方式是老年人维护性健康的最佳方法,健康的生活方式可能是减少 ED 和其他性功能障碍的最适宜方式。认识到这些对于老年人和医务工作者都很重要。

老年人拥有性权利,《指南》的发布提高了临床医师对老年人性功能障碍问题的关注程度,对于解决老年人性功能障碍问题、提高老年人生活质量很有帮助。

(周 雁 潘 琦)

参 考 文 献

[1] Sathyanarayana Rao TS, Tandon A, Manohar S, et al. Clinical practice guidelines for management of sexual disorders in elderly. Indian J Psychiatry, 2018, 60(Suppl 3):397-409.

[2] Hatzichristou D, Rosen RC, Broderick G, et al. Clinical evaluation and management strategy for sexual dysfunction in men and women. J Sex Med, 2004, 1(1):49-57.

[3] Laumann EO, Waite LJ. Sexual dysfunction among older adults: prevalence and risk factors from a nationally representative U. S. probability sample of men and women 57-85 years of age. J Sex Med, 2008, 5(10):2300-2311.

[4] Thomas HN, Evans GW, Berlowtiz DR, et al. Antihypertensive medications and sexual function in women: Baseline data from the Systolic Blood Pressure Intervention Trial (SPRINT). J Hypertens, 2016, 34(6):1224-1231.

[5] Hackett G, Krychman M, Baldwin D, et al. Coronary heart disease, diabetes, and sexuality in men. J Sex Med, 2016, 13(6):887-904.

第 8 篇

五官皮肤

第 60 章

《美国眼科学会年龄相关性黄斑变性的临床首选实践模式》解读

【文献题目】　年龄相关性黄斑变性的临床首选实践模式（Age-related macular degeneration preferred practice pattern）

【文献作者】　Flaxel CJ，Adelman RA，Bailey ST，et al

【文献来源】　Ophthalmology，2020，127（1）：1-65

【文献解读】

◆ **背景介绍**

在发达国家，年龄相关性黄斑变性（age-related macular degeneration，AMD）是引起不可逆严重视力损害的主要原因。晚期 AMD 发生的主要诱因包括年龄增长、北欧血统及遗传因素。大量研究表明，吸烟是主要的可干预诱因。在美国 40 岁以上人群中，46％ AMD 患者出现严重视力丧失。尽管 40～50 岁人群中晚期 AMD 病例发生较少，但早期 AMD 病例屡见不鲜。约 80％的 AMD 患者为非新生血管性或萎缩性 AMD，但未干预的新生血管性 AMD 造成了近 90％的严重视力丧失病例。AMD 的患病率、发病率高，大多数相关特征（如大玻璃疣）随年龄增长而增加。另外，AMD 的患病率也因种族而异。

年龄是 AMD 最主要的诱因。据预测，全球 AMD 患者人数将于 2040 年达到 2.88 亿，如果使用玻璃体腔内注射抗血管内皮生长因子（vascular endothelial growth factor，VEGF）以治疗新生血管性 AMD，或者应用抗氧化维生素及锌补剂延缓 AMD 发展，这一预测值很可能会受到影响。使用抗 VEGF 药物能有效减少新生血管性 AMD 的致盲率。然而，长期随访表明，采用常规抗 VEGF 药物治疗，往往有 2/3 的患者在治疗 7 年后失去大部分提升的视力。对于营养充足的患者，应用抗氧化维生素（如维生素 C 和维生素 E）、叶黄素、玉米黄质和锌补剂能在 5 年内减少 25％的中期 AMD 患者向晚期发展。

美国眼科学会于 2019 年发布了《年龄相关性黄斑变性的临床首选实践模式》（下文简称《实践模式》）。与大多数治疗建议一样，《实践模式》依据老年眼病研究（age-related eye disease study，AREDS）和较新的临床分类标准来界定早期和中期 AMD，其中 AREDS 是一项于 1992—2006 年开展的前瞻性多中心随机临床试验，旨在评估年龄相关性白内障和 AMD 的自然病程和诱因，并研究抗氧化维生素和矿物质对这 2 种眼部疾病的影响。《实践模式》的建议均基于 Cochrane 认证的可靠系统性综述。《实践模式》的适用人群为 AMD 患者及相关医护人员。

◆ **文献要点**

1. 疾病定义

（1）疾病特征：AMD 是一种黄斑疾病，其特征包括以下 1 种或多种。

1）存在至少中型或更大的玻璃膜疣（drusen），直径＞63 μm。

2）视网膜色素上皮（retinal pigment epithelium，RPE）异常，如色素减少或色素过多。

3）存在以下任一特征：RPE 地图样萎缩（geographic atrophy，GA），渗出性或湿性脉络膜新生血管（choroidal neovascularization，CNV），息肉样脉络膜血管病变（polypoidal choroidal vasculapathy，PCV），网状假性玻璃膜疣（reticular pseudo drusen，RPD）或视网膜血管瘤样增生

(retinal angiomatous proliferation,RAP)。

（2）AREDS对AMD的分类

1）无AMD（AREDS类别1）：代表对照组，特征为不存在或仅有少量玻璃膜疣（直径＜63 μm）。

2）早期AMD（AREDS类别2）：特征为多发的小玻璃膜疣和仅有少量中等大小玻璃膜疣（直径63～124 μm），或者轻度RPE异常。

3）中期AMD（AREDS类别3）：具有以下任意1种特征。

①多量中等大小玻璃膜疣。

②至少1个大玻璃膜疣（直径≥125 μm）。

③地图样萎缩（RPE萎缩区界线清晰，通常为圆形或椭圆形，RPE萎缩未累及中心凹）。

4）晚期AMD（AREDS类别4）：特征为单眼具有以下1种或多种特征。

①涉及中央凹的RPE地图样萎缩。

②包括以下特征的新生血管性黄斑病变：脉络膜新生血管（CNV），定义为脉络膜血管结构穿过Bruch膜缺损处后引发的病理性新生血管生成；视网膜神经上皮或RPE的浆液性和/或出血性脱离；视网膜硬性渗出（一种由慢性血管外渗引起的继发现象）；视网膜下或RPE下纤维血管增生；盘状瘢痕（视网膜下纤维化）。

（3）患者群体：患者年龄多在50岁或以上，有或无视觉症状。临床医师应考虑50岁以下具有类似AMD临床特征的患者发生遗传性黄斑营养不良的可能性。

（4）识别AMD的目的

1）识别有AMD相关视力丧失风险的患者。

2）对患者及其家属进行有关疾病危险因素和预防措施的教育。

3）通过合理检测、自我评估、治疗及随访检查，最小化及扭转患者的视力丧失和功能障碍。

4）帮助患者确定专科医师以及能促进其视力改善所需的资源。

2. 危险因素　晚期AMD的主要诱因是高龄、种族特征（即白种人及家族史），而吸烟是已确定的主要可干预诱因。

（1）吸烟、高血压和心血管疾病：吸烟显著增加AMD的发生风险，而且二者之间似乎存在剂量反应关系。戒烟与降低AMD进展的风险有关。在不吸烟超过20年的人群中发生AMD的风险与不吸烟者的风险相当。因此，在咨询患者时应强烈建议其戒烟。有关AMD、高血压及其他心血管疾病之间的关系尚未有定论。

（2）抗氧化剂水平：全身抗氧化剂水平较低是AMD的风险因素。对于摄入中低水平的抗氧化剂［包括维生素C、维生素E、类胡萝卜素（如叶黄素、玉米黄质）和锌］是否可以作为AMD的风险因素尚无定论。AREDS的最初结果证明了使用高剂量口服抗氧化维生素（维生素C、维生素E、β-胡萝卜素）和锌补充剂可以使中期AMD或对侧眼晚期AMD向晚期AMD发展的比例降低25％。AREDS2的结果支持在营养补充剂中去除β-胡萝卜素，并添加叶黄素或玉米黄质。减少锌剂量（从80 mg降至25 mg）或添加ω-3多不饱和脂肪酸补充剂［如二十二碳六烯酸（docosa-hexaenoic acid,DHA）和二十碳五烯酸（eicosap-entaenoic acid,EPA）］对AMD的进展没有影响。近期的Cochrane系统评价得出结论，服用抗氧化维生素和锌可能会减慢晚期AMD和视力丧失的进展（证据质量中等），而仅含有叶黄素和玉米黄质的补充剂可能对AMD进展几乎没有影响。

（3）饮食：AMD的风险降低与摄入的富含ω-3长链多不饱和脂肪酸的食物（如鱼类）有关。饮食中的长链脂肪酸被认为可以通过免疫调节来减少炎症介质，从而降低向晚期AMD的进展。在饱和脂肪和胆固醇摄入量较高以及体重指数较高的人群中，AMD的发生风险增加。在饮食方面，无法证明口服DHA和EPA补充剂有益处。坚持地中海饮食与晚期AMD发生风险降低有关。

（4）阿司匹林：研究证明阿司匹林对于AMD发展有潜在保护作用，阿司匹林的使用与AMD风险增加无关。目前的首选做法是患者可遵医嘱继续使用阿司匹林以延续之前的治疗。

（5）遗传因素：研究发现，补体因子H Y402H的多态性与AMD的较高风险密切相关。*ARMS2-HTRA1*基因也与AMD密切相关。与AMD相关的其他遗传变异包括脂肪酶基因的变异和toll样受体3基因的*rs*3775291变异。这些发现支持AMD进展的综合致病机制，包括环境因素、遗传、炎症及其相互作用。目前不推荐对AMD常规使用基因检测。

(6)其他危险因素:男性腰臀比增加与早期和晚期 AMD 的风险增加相关。炎症标志物(如 C 反应蛋白)可能与 AMD 发展的较高风险相关。其他可能的危险因素还包括激素水平、日光照射、酒精摄入以及维生素 B 和维生素 D 的水平,但均无定论。

3. 自然病程

(1)早期 AMD:根据 AREDS 的定义,早期 AMD 的特征是小玻璃疣(直径＜63 μm)、少许中玻璃疣(直径 63～125 μm)和/或黄斑区色素上皮异常。这类患者双眼 5 年内发展为晚期 AMD 的风险较低。

(2)中期 AMD:在临床上,中期 AMD 是一个更为关键的分期,因为此时个体有发展为晚期 AMD 的风险。AREDS 将其定义为单眼或双眼中有较大的中玻璃疣(直径 63～124 μm),或者 1 个或多个大玻璃疣(直径≥125 μm)。该类患者在 5 年内向晚期 AMD 的进展比例约 18%。对于单眼大玻璃疣患者,5 年内晚期 AMD 的发生率为 6.3%,而多发性双侧大玻璃疣患者 5 年内晚期 AMD 的发生率会增至 26%。网状玻璃膜疣是与地图样萎缩发展相关的危险因素。

(3)晚期 AMD:AREDS 定义的晚期 AMD 是指新生血管性 AMD 或累及黄斑中心的地图样萎缩。所有的晚期 AMD 患者都存在单眼视力受损。研究显示,在单眼晚期 AMD 患者中,随访第 5 年时对侧眼发展为晚期 AMD 的风险为 35%～50%。

中心地图样萎缩是非新生血管性 AMD 的晚期表现,具有 1 个或多个界限分明的 RPE 和/或脉络膜毛细血管萎缩的区域。玻璃疣和其他色素异常可能围绕萎缩区域。与新生血管性 AMD 患者相比,地图样萎缩患者中严重视力损害的发生率较低,且发生速度较慢。未累及中央凹的地图样萎缩患者可能具有相对较好的远视力,但仍表现出视近能力(如阅读)大幅度下降。

新生血管性 AMD 在血管造影上的特征为经典型、隐匿型,主要为经典型、微小经典型或混合病变。视网膜神经上皮层或 RPE 的浆液性和/或出血性脱离以及各阶段的纤维血管盘状瘢痕均可发生。

新生血管性 AMD 对于 CNV 的分类是基于荧光素血管造影。经典型 CNV(Gass 2 型膜)被定义为造影早期边界清晰的高荧光,造影后期染料逐渐渗漏至视网膜神经上皮层下。隐匿型 CNV(Gass 1 型膜)的特征是纤维血管性色素上皮脱离(pigment epithelial detachment,PED)或来源不明的晚期渗漏。纤维血管性 PED 是 RPE 的不规则隆起,在造影早期出现斑驳荧光甚至低荧光,造影后期则出现晚期渗漏。新生血管性 AMD 的其他临床亚型可能包括以下 3 种:①视网膜 PED。②存在橙色息肉样病变的患者,特别是非洲或亚洲血统的患者,应怀疑特发性 PCV,其病变通常位于视盘周围区域,但也可能初发表现为黄斑中央或黄斑拱环处的大出血性 PED,呈脂质渗出和视网膜下积液。吲哚菁绿(indocyanine green,ICG)血管造影通常可确诊。③视网膜血管瘤样增生。

4. 治疗原则 前瞻性随机对照临床试验支持抗氧化维生素和矿物质补充剂的使用,以减缓 AMD 向晚期发展,还可以使用玻璃体腔内注射抗 VEGF 药物、光动力疗法(photodynamic therapy,PDT)及激光光凝手术来治疗新生血管性 AMD。《实践模式》不再建议将激光光凝术应用于中央凹下 CNV 的治疗。目前,地图样萎缩尚无行之有效的预防或治疗策略。

5. 治疗方式

(1)早期 AMD:抗氧化维生素和矿物质的联合应用不会减缓早期 AMD 向中期 AMD 的进展。因此,没有证据支持这些补充剂适用于中度以下 AMD 患者。越来越多的证据表明,服用维生素 E 或 β-胡萝卜素补充剂不会阻止或延迟 AMD 发病。

(2)中期 AMD:AREDS 研究[每天服用维生素 C(500 mg)、维生素 E(400 U)、β-胡萝卜素(15 mg)、锌(80 mg 氧化锌)和铜(2 mg 氧化铜),以减少锌引起的铜缺乏性贫血的风险]和 AREDS2 研究[使用叶黄素(10 mg)和玉米黄质(2 mg)以及较低剂量的氧化锌(25 mg)替代 β-胡萝卜素]均显示,单侧中度 AMD 或晚期 AMD 患者可以从使用抗氧化维生素和矿物质补充剂中受益。对于单眼或双眼患有大面积中玻璃膜疣、至少单侧患有 1 个或多个大玻璃疣、单眼患非中央凹下萎缩或晚期 AMD(即中央凹下萎缩或 CNV)的患者,使用抗氧化维生素与锌和铜的联合治疗,5年晚期 AMD 的发生率降低了 25%。通过这种组合治疗,失去 3 行或更多视力的风险(视野增加 1 倍)降低了 19%。

服用维生素 E 或 β-胡萝卜素补充剂不会预防或延迟 AMD 的发病。迄今为止,实验研究中的维生素 C 和多种维生素可能同样如此。在具有高进展风险的患者中,添加 ω-3 补充剂(DHA 和 EPA)没有进一步的益处。仅补充锌可能不足以使患者视力产生具有临床意义的提升。

(3)新生血管性 AMD:与其他疗法相比,抗 VEGF 药物在视力提升和解剖恢复上均表现出良好的效果。抗 VEGF 药物疗法已成为治疗和稳定大多数新生血管性 AMD 病例的一线疗法,并且 Cochrane 系统评价已证明了这类药物维持视力的有效性(证据 I+,质量好,强烈推荐)。

阿帕西普是一种经美国食品药品监督管理局(Food and Drug Administration,FDA)批准的 VEGF-A 和胎盘生长因子阻滞剂,在头对头的三期临床研究(VIEW 研究)中已被证实具有与雷珠单抗相似的功效。贝伐单抗是全长的单克隆抗体,可结合所有 VEGF 亚型,改善 AMD 患者的视力,降低视网膜厚度,一些眼科医师将其应用于 CNV 的治疗(FDA 未批准,标签外使用)。

基于 3 项双盲随机对照试验的结果,玻璃体内雷珠单抗(0.5 mg)注射已获得 FDA 批准,可用于治疗新生血管性 AMD 的所有亚型。雷珠单抗是一种眼用的重组人源化免疫球蛋白 G1κ 型抗体片段,可与人 VEGF-A 的所有亚型结合并抑制其生物学活性。2 项 Cochrane 系统评价的结论显示,即使这些抗 VEGF 药物之间存在区别,那也是极细微的(证据 I+,质量好,强烈推荐)。对 13 859 例患者的真实案例分析发现,所有这 3 种药物在 1 年内均能改善视力。考虑到使用皮质类固醇相关的青光眼和白内障这样的长期不良反应,目前研究尚不支持类固醇联合疗法的使用。

研究表明,在针对新发新生血管性 AMD 的抗 VEGF 治疗中加入 PDT 治疗未见显著疗效。但是,与抗 VEGF 单药用于 PCV 治疗时相比,联合 PDT 治疗所需的抗 VEGF 注射次数较少。PDT 联合雷珠单抗治疗 PCV 在改善视力和维持长期疗效上存在应用价值,但《实践模式》建议进

一步研究来证实。阿柏西普可以有效治疗 85% 的 PCV 患者,其余 15% 的患者需要 PDT 辅助治疗以控制病情。针对 3 种类型 CNV 可采取如下治疗措施。

1)中心凹下 CNV:除玻璃体内注射抗 VEGF 药物外,使用维替泊芬的 PDT 和激光光凝术仍是获批的中心凹下病变治疗手段。当前的临床指南支持将抗 VEGF 药物疗法单独用于新发新生血管性 AMD 患者,且很少需要其他辅助治疗。使用维替泊芬的 PDT 疗法已获得 FDA 批准,可用于治疗与 AMD 相关的中心凹下 CNV(以典型性为主)。《实践模式》不再建议将激光光凝手术用于中心凹下 CNV 治疗。

2)中心凹旁 CNV:尽管随机对照临床试验未常规纳入中心凹旁 CNV 患者,但许多临床医师根据当前试验数据,推断玻璃体腔内注射抗 VEGF 药物可作为中心凹旁病变的主要治疗方法。对边界清晰的中心凹旁 CNV 病变进行激光光凝的治疗效果较小。

3)中心凹外 CNV:激光光凝术在治疗中心凹外和视盘周围 CNV 病变方面仍保持一定的作用。由于任何抗 VEGF 药物或 PDT 临床试验均未包含中心凹外病变的病例,考虑到中心凹下病变经抗 VEGF 治疗后大幅获益,临床医师因此将抗 VEGF 治疗应用于中心凹外病变的治疗。当前的主流治疗是抗 VEGF 药物优先于激光光凝术。激光治疗中心凹外病变仍然是一种较少见但有效的治疗方法。目前不建议使用放疗、针灸、电刺激、黄斑移位手术以及玻璃体内注射皮质类固醇和维替泊芬 PDT 的辅助使用等疗法。

6. 治疗过程

(1)疗效评价标准:判断患者治疗效果的标准是逆转视功能或最大限度地减少视功能的丧失,以及视功能的提高。

(2)诊断:对具有提示为 AMD 症状和体征的患者所进行的初始检查应包括成人综合眼部检查的所有内容,尤其要注意与 AMD 相关的内容。

1)询问病史:初次询问病史应包括如下方面。

①症状,如视物变形、视力下降、视野盲点、闪光感、暗适应困难等。

②药物和营养补充剂的使用。

③眼病史。

④全身病史(包括任何过敏反应)。

⑤家族史,尤其是 AMD 家族史。

⑥个人史,尤其是定量吸烟史。

2)眼部检查

①全面眼科检查。

②Amsler 方格表检查。

③应用裂隙灯显微镜进行黄斑部检查,以便发现细微的 CNV 临床线索(包括小的出血区、硬性渗出、视网膜下积液或色素上皮隆起)。

3)诊断性检查

①光学相干断层成像(optical coherence tomography,OCT):仅有的可将视网膜横截面结构可视化的成像技术,在确定有无视网膜下液存在以及记录视网膜厚度方面尤其有效,可准确地跟踪结构变化,有助于评估视网膜和 RPE 对治疗的反应。

②光学相干断层摄影血管造影(optical coherence tomography angiography,OCTA):一种新型成像技术,可对视网膜和脉络膜血管系统进行无创检查。其在 AMD 评估和治疗中的应用日益广泛,但尚未取代其他血管造影方法。

③荧光素眼底血管造影术(fluorescein fundus angiography,FFA):当患者主诉新发视物变形或有不能解释的视物模糊,或者临床检查发现 RPE 或视网膜隆起、视网膜下出血、硬性渗出、视网膜下纤维增生等情况时,应当行 FFA。FFA 的主要作用有 3 个方面。第一,可用于发现和确定 CNV 的范围、类型、大小及位置,并计算病变含有典型性 CNV 的百分比。如果考虑施行维替泊芬 PDT 或激光光凝治疗术,血管造影图像也可用作对直接治疗的指导。随着 OCT 的不断发展,FFA 的功能和适应证种类也在不断更新。第二,检测治疗后的持续性或复发性 CNV 及其他视网膜疾病。第三,协助确定临床检查无法解释的视力下降病因。

根据患者出现的新症状或眼部检查结果而怀疑有 CNV 时,应当行 FFA。如果行 FFA,医师应注意相关的风险(如过敏等),准备好相应的应急预案和治疗措施。

④眼底照相术:可发现眼底病变、评估神经视网膜和 RPE 的浆液性脱离、确定遮挡荧光或晚期不能确定来源的渗漏病因,还可以为晚期非新生血管性 AMD 患者和已接受治疗的患者进行随诊并提供基线资料。

⑤眼底自发荧光:有助于显示地图样萎缩区域并监测其进展,其中的某些模式可预测地图样萎缩的进展率,还可用于定量 RPE 中的脂褐素。

⑥ICG 血管造影:可显示脉络膜循环,可用于检查 AMD 的特定形式,如 PED、定义不清的 CNV、隐匿性 CNV,以及视网膜血管瘤增生和先天性 PCV。在非裔或亚裔人群中,ICG 可以更容易地识别出 PCV。

(3)治疗:早期发现并治疗 AMD 以遏制视力下降可能有助于患者保持独立的生活能力和生活质量。AMD 的治疗选项包括医学观察、使用抗氧化维生素和矿物质补剂、玻璃体内注射抗 VEGF、PDT 及激光光凝术。目前有数种新疗法正在研发中,如干细胞和基因疗法。

吸烟的 AMD 患者应建议其戒烟,让患者进行视力复建和后续随访检查也是 AMD 治疗中的重要组成部分。

应鼓励患有早期 AMD 和/或 AMD 家族史的患者使用单眼视力测验(即 Amsler 网格或家庭监护系统)评估自己的视敏感度,并进行定期散瞳检查眼底,以便尽早发现中度 AMD;对于至少单侧眼已发展为中度或晚期 AMD 的患者,应考虑使用 AREDS 和 AREDS2 试验中所述的抗氧化剂和矿物质补充剂进行治疗;具有高风险 AMD 表型的患者发展为晚期 AMD 的风险会增加,应告知这些患者如何发现 CNV 新症状的方法。

对进展为晚期 AMD 风险增加的患者应进行随访检查,以早期发现无症状且可治疗的新发血管性病变,改善或维持患者的视敏感度。向患者解释基于 AREDS2 营养补充剂的潜在益处,并强调随着新症状的发作,进行自我监控和及时评估的必要性。与在较晚期阶段发现的新生血管性疾病相比,早期发现的病例通过治疗可产生更好的长期视力预后。

OCTA enface 模式和 cross section 模式的联合应用对于 CNV 检测的敏感度和特异性接近 OCT 与 FFA 联合诊断的效果,并优于单独应用 OCTA enface 模式。单独应用结构 OCT 对 CNV 检测亦具有出色的敏感度。使用 OCTA 添加血流量信息,可以降低结构 OCT 的假阳性率。OC-TA 可以检测到临床前期 CNV(只需密切监测,无须治疗)。

迄今为止,主要的前瞻性随机抗 VEGF 治疗试验均采用固定的连续治疗(约 4 周或 8 周)方案或个性化非连续性治疗方案。雷珠单抗的非连续性治疗方案在 1 年的治疗中似乎具有与固定每月给药方案具有相当的疗效和安全性,但在长期随访中并未能维持治疗初期的视力提升。"治疗和延续"方案尝试了个性化治疗的连续可变剂量方案,在临床实践中经常被用作上述 2 种治疗方法的替代方法。视网膜下出血在新生血管 AMD 中相对常见。视网膜下小出血是活跃的 CNV 或 PCV 的表现,可通过抗 VEGF 药物进行治疗。对较大的黄斑下出血的治疗方案目前尚无定论。

以下为 AMD 的 4 种主要治疗方式可能引起的并发症。无论是否采用这些治疗方式,视网膜色素上皮撕裂都可能发生,但这并非继续行抗 VEGF 治疗的禁忌证。

1)玻璃体腔内药物疗法:所有抗 VEGF 疗法理论上均可能具有导致眼内压升高和全身性动脉血栓的风险。抗 VEGF 疗法对于新生血管性 AMD 的治疗是安全且有效的。目前尚未针对妊娠期或哺乳期女性使用玻璃体腔内抗 VEGF 药物的风险进行研究。玻璃体内药物治疗可导致眼内炎、非感染性炎症、视网膜撕裂或脱离。

2)维替泊芬 PDT 治疗:①1%～4% 的患者在治疗 1 周内会发生严重的视力丧失,而且可能会是永久性的;②可能在静脉注射处出现外渗;③1%～2% 的患者在药物滴注时发生自发性背痛;④可能在＜3% 的患者中发生光敏反应(建议患者在治疗前 5 天内避免阳光直射)。维替泊芬禁用于患有卟啉症或已知对该药物过敏或敏感的患者。对于肝功能不全的患者以及妊娠期、哺乳期女性或小儿患者,应慎用。

3)致热激光光凝术:① 治疗后可能会出现严重视力丧失,可能为永久性的;②Bruch 膜破裂伴视网膜下或玻璃体积血;③在治疗中心凹旁及中心凹下新生血管时可影响黄斑中心凹。对中央凹下 CNV 不再推荐使用激光光凝术。

4)大剂量抗氧化和锌补充剂:①β-胡萝卜素,可出现皮肤发黄,对于目前正在吸烟者有增加其发生肺癌的危险;②锌,因泌尿系统问题住院的概率可能会增加;③缺铜性贫血。

(4)随访:询问病史和相关检查是后续随访的推荐内容。

1)病史:随诊时应考虑患者的症状(包括视力下降和视物变形)、药物和营养补充剂的改变、医学和眼科病史的变化以及个人史(如吸烟)的变化等。

2)检查:随访检查应包括视力、Amsler 表、眼底检查等。

3)新生血管性 AMD 治疗后随诊:除上述建议外,接受过抗 VEGF 注射治疗、维替泊芬 PDT 治疗或激光光凝术的患者需定期进行眼底检查。临床上应使用 OCT、OCTA、FFA 和眼底照相来辅助检测活跃的渗出病灶或疾病进展的迹象。其中 OCT 简单无创,可为治疗 AMD 提供重要信息。玻璃体腔内抗 VEGF 治疗(阿帕西普、贝伐单抗和雷珠单抗)的初始治疗和随访应间隔约 4 周。随后的随访和治疗间隔取决于临床发现和眼科主治医师的评估。目前尚无关于抗 VEGF 药物理想给药间隔的共识,推荐 3 种方案,即每个月或每 2 个月注射 1 次、"治疗-扩展"和 PRN。"治疗-扩展"疗法的注射间隔主要依据抗 VEGF 治疗后反应。PRN 疗法的治疗间隔主要取决于视网膜下或视网膜内是否存在积液。是否行 OCT、OCTA 和 FFA 检查应根据患者的临床表现和眼科主治医师的判断。医师应指导患者主动报告眼内炎、视网膜脱离或视力下降等症状,并应立即对患者重新检查。

4)对侧未发病眼:对于单眼患病者,没有 CNV 的另一侧眼仍然具有发展为晚期 AMD 的高风险。通过服用 AREDS/AREDS2 指示的补充剂,可以在 10 年内将此风险降低近 36%。即使患者没有症状,医师也应告知患者进行视力自测并定期访问眼科医师,要嘱患者在出现任何新发或明显视觉症状时立即复诊。极高危患者(如单眼晚期 AMD 和对侧眼存在较大玻璃膜疣并伴 RPE 变化)可能需要更频繁的复诊(每 6～12 个月),以便在尚可控制阶段检测出无症状 CNV。OCT 非常实用,OCTA 则适用于评估高危对侧眼的状况。

(5)咨询和转诊:应当对所有 AMD 患者进行

疾病预后、视力、与功能状况相适应的治疗潜在价值等方面的宣教。应告知患者虽然丧失中心视力很常见,但是完全丧失视力是极为罕见的,要肯定地告知 AMD 患者用眼并无害处,亦可告知患者有关光线和其他因素对眼睛的影响尚未确定。由于吸烟是主要的可干预诱因,应强烈建议 AMD 或有 AMD 风险的患者戒烟。

视觉康复可以恢复患者的技能水平,因此,可将视功能下降的患者转诊给视力康复和社会服务机构。特殊的光学或电子放大镜、强光及其他辅助阅读设施可以帮助患者更有效地阅读。

视力丧失会增加跌倒风险。严重中心视力的丧失往往伴有抑郁和幻视。眼科医师可以询问患者的临床抑郁症状,并在适当情况下建议患者寻求专业意见。

(6)社会经济因素:视力丧失会影响日常生活,降低生活水平继而增加老年人的死亡风险。进一步的研究估计,使用抗 VEGF 药物治疗 AMD 可以挽救患者 1～2 年的生命。近期有关抗 VEGF 治疗成本效益的研究表明,这种较新的疗法比诸如 PDT 等的现有疗法具有更高的成本效益。OCT 引导的个性化抗 VEGF 治疗的成功应用,已为美国政府在新血管性 AMD 患者治疗中节省了数十亿美元。

7. 关键发现和治疗建议

(1)虽然约 80% 的 AMD 患者为非新生血管性或萎缩性,但是发生中心视力严重丧失的 AMD 案例大多为新生血管性 AMD。

(2)晚期 AMD 发生的主要诱因包括年龄增长、北欧血统及遗传因素。吸烟是主要的可干预诱因。对于 AMD 患者或有 AMD 风险的人群,强烈建议其戒烟。但是,日常基因检测尚不建议使用。

(3)阿司匹林的应用与 AMD 风险增加无关。因此,遵医嘱使用阿司匹林的患者应继续遵医嘱服用阿司匹林。

(4)中晚期 AMD 患者应考虑根据 AREDS2 研究补充抗氧化剂维生素和矿物质。没有证据支持上述补充剂对早于中期的 AMD 患者及有 AMD 家族史的患者具有任何预防价值。

(5)FFA、OCT 和 OCTA 在临床实践中均是有效的诊断方法,可用于发现新发或复发的新生血管活动并指导相关治疗。

(6)对于新生血管性 AMD 患者,早期诊断和治疗能有效提升预后视力。使用抗 VEGF 药物(如阿帕西普、贝伐单抗和雷珠单抗)的玻璃体腔内注射疗法是治疗新生血管性 AMD 的最有效方法,应作为一线治疗措施。治疗中,出现可能预示注射后眼内炎或视网膜脱离症状时要及时评估。

【文献评述】

AMD 作为一种黄斑疾病,是引起不可逆严重视力损害的主要原因。《实践模式》强调早期识别有 AMD 相关视力丧失风险的患者,对患者及其家属进行有关疾病危险因素和预防措施的教育,通过合理检测、自我评估、治疗及随访检查,最小化甚至扭转患者的视力丧失和功能障碍,帮助患者确定专科医师和促进视力改善所需的资源。AMD 的管理包括观察和早期发现、抗氧化维生素和矿物质补充剂、玻璃体腔内注射抗 VEGF 药物、PDT、激光光凝术及鼓励患者戒烟。《实践模式》建议对所有 AMD 患者进行有关治疗方法和疾病预后的教育。

(朱静吟)

参 考 文 献

Flaxel CJ, Adelman RA, Bailey ST, et al. Age-related macular degeneration preferred practice pattern. Ophthalmology, 2020, 127(1):1-65.

第 61 章

《美国 Bárány 协会分类委员会老年性前庭病诊断标准共识》解读

【文献题目】 Bárány 协会分类委员会老年性前庭病诊断标准共识（Presbyvestibulopathy：Diagnostic criteria consensus document of the classification committee of the Bárány Society）

【文献作者】 Agrawal Y，Van de Berg R，Wuyts F，et al

【文献来源】 J Vestib Res，2019，29（4）：161-170

【文献解读】

◆ 背景介绍

随着全世界人口结构的变化，人口老龄化已成为世界性问题。老年人容易发生步态障碍和跌倒，对其日常生活活动能力和生活质量会产生严重影响，其中一部分原因是由老年性前庭病（presbyvestibulopathy，PVP）所引起。

前庭感觉系统支配人的平衡功能，衰老对前庭感觉系统有很大的影响。衰老可导致前庭器官结构性改变，如前庭神经纤维的减少，球囊斑、椭圆囊斑及壶腹部毛细胞退行性变等，从而导致前庭功能的下降。PVP 是轻度及不完全前庭功能障碍，表现为头晕、姿势失衡、步态不稳及跌倒等症状。前庭损害在老年人中非常普遍，60 岁以上人群会表现出各种形式的前庭生理功能丧失。事实上，头晕和失衡是社区老年人最常见的症状。年龄相关的前庭功能衰退被认为对老年人有重要影响，老年性前庭功能降低已被证明会严重影响其日常生活质量。

为了提高对 PVP 的诊断率，防止漏诊和误诊，2019 年美国 Bárány 协会分类委员会（Classification Committee of the Bárány Society，CCBS）制定了《Bárány 协会分类委员会老年性前庭病诊断标准共识》（下文简称《共识》），旨在为临床诊疗和科学研究提供理论依据。《共识》的适用人群为临床上有前庭损害症状的老年人及相关医护人员。

◆ 文献要点

PVP 是一种慢性前庭综合征，其特征是平衡障碍、步态不稳和/或双侧前庭轻度缺损时的反复跌倒，实验室检查介于正常值和双侧前庭病变阈值之间。PVP 的诊断依据包括病史、床边检查和实验室评估 3 个方面。诊断 PVP 的指标之一是双侧前庭-眼反射（vestibulo-ocular reflex，VOR）功能减退，可通过视频头脉冲试验（video head impulse test，vHIT）对 VOR 的高频范围进行检测，通过旋转椅测试可对中频范围进行检测，通过冷热水试验可对低频范围进行检测。

PVP 的诊断应满足以下条件：两侧的水平角 VOR 增益应＞0.6 和＜0.8，或者每侧用温水和冷水刺激慢相冷热水诱发眼震的最大峰值速度之和应＜25°/s 和＞6°/s，或者旋转椅检查时正弦刺激下水平角 VOR 增益应＞0.1 和＜0.3。PVP 通常与其他年龄相关的视力、本体觉和/或皮质、小脑和锥体外系功能的缺陷一起出现，表现为平衡障碍、步态不稳及跌倒症状。被诊断为 PVP 的 60 岁以上老年人具有上述症状并伴有前庭功能的减退。

1. 引言 全球人口老龄化是当前面临的一个重大问题，人们日益认识到感觉运动系统老化对个人健康和公共卫生的重要影响。衰老对前庭系统有很大的影响。头晕和失衡是社区老年人的常见症状。老年人前庭功能的降低会严重影响其日常生活质量。

鉴于与年龄相关的前庭功能丧失的患病率及其影响的证据越来越多,《共识》提出了"老年性前庭病(PVP)"的定义,为 PVP 的诊断提出了纲领性文件。PVP 包括由于老龄化出现的轻度或不完全性前庭功能障碍。PVP 诊断标准的建立对于临床和研究皆十分有用。在临床上,为前庭损害症状的老年人提供 PVP 诊断,特别有利于患者的早期和持续前庭康复与治疗。此外,制订统一的诊断标准将有助于研究的标准化。

与年龄有关的前庭功能损失现象的术语有老年性平衡障碍、老年性平衡失常、老年性平衡紊乱、老年性耳石症、老年性眩晕等,但对于这些疾病术语尚未形成专家共识性诊断标准。

2.《共识》文件的形成过程 PVP 诊断标准的制定遵循了 CCBS 的建立程序。CCBS 是一个多国家、多学科的专家组,其成员评估了建立 PVP 定义的相关文献和基本原理,并成立了一个分委会来制定正式的诊断标准。委员会成员负责建立前庭障碍的国际分类(international classification of vestibular disorders,ICVD),并于 2017 年提交给 CCBS。在接下来的一年里,三大洲不同专业(耳鼻喉科学、神经病学、物理疗法及老年医学)的分委会召开了会议,对文献进行全面审查,并制定了标准草案。

根据 CCBS 为 ICVD 制定的模板,这些标准得到注释、评论和书面讨论的充分支持。标准的草案由 CCBS 审查,并在一段时间内公开征求意见。经过反复改进和进一步审查,最终确定了诊断标准的共识文件。《共识》是致力于可实际应用于世界各地不同临床环境、有益于患者诊疗及研究方案制定的 PVP 指导性文件。由此可见,该文件的 PVP 诊断标准具有一定的权威性和实用性。

3. 诊断标准 诊断 PVP 必须满足以下每一条标准。

(1)慢性前庭综合征(至少持续 3 个月),至少有以下 2 种症状:①姿势不平衡或不稳定;②步态障碍;③慢性头晕;④反复跌倒。

(2)轻度双侧外周前庭功能减退至少有以下 1 项记录:①vHIT 测量的 VOR 增益在 0.6~0.8,为双侧;②在旋转椅上正弦刺激时,VOR 增益在 0.1~0.3[0.1Hz,Vmax=(50~60)°/s];③冷热水试验反应降低[每侧的双温最大峰值之

和为(6~25)°/s]。

(3)年龄≥60 岁。

(4)没有更好的解释可以诊断为另一种疾病。

4. 诊断标准的评价

(1)与增龄相关的疾病通常伴有多个器官系统同时受损,以及对生理性损失的代偿能力下降。也就是说,PVP 可能与其他感官功能衰减(特别是视觉、本体感觉、下肢力量的衰减,以及皮质、锥体外系、小脑功能的衰减)同时发生,这共同导致了姿势失衡、步态障碍或反复跌倒等年龄相关的症状。姿势失衡或不稳定是指静态(如直立)和动态不平衡(如直立抛球);步态障碍包括步态缓慢和/或不稳;慢性头晕是指头部运动、行走或直立时出现的系统性症状;经常性跌倒是指 1 年内不止跌倒 1 次。目前还不能明确 PVP 在多大程度上导致了这些症状。

(2)文件将轻度前庭功能减退定义为介于正常前庭功能与双侧前庭病(bilateralvestibulopathy,BVP)相关的前庭功能减退之间的程度。接受前庭检查前,勿服用镇静药。

(3)视频头脉冲试验(vHIT):角前庭眼动反射(aVOR)增益的量化可以通过 vHIT 来实现。ICVD 的双侧前庭病变定义将双侧 VOR 增益<0.6 作为双侧前庭病变的诊断标准之一。因此,PVP 的 aVOR 增益下限阈值被设定为 0.6。综合几项研究数据后,《共识》选择 0.8 作为上界值。

(4)旋转椅试验:旋转椅试验用于测试对低频至中频刺激(0.05~0.10 Hz)的 aVOR 反应。测试采用 aVOR 增益≥0.1 的截断值作为双侧前庭病变下限。选择 0.3 为上限,因为在许多实验室,0.30~0.35 被认为是正常值的下限。

(5)冷热水试验:冷热水试验用于测试低频(0~0.003 Hz)的 aVOR 反应。双侧前庭病变标准定义为每耳对温(44 ℃)和冷(30 ℃)反应<6 °/s。因此,将 6 °/s 定义为热量反应的低阈值。将上限定义为刚好低于许多实验室定义的正常截断值:每耳的热冷反应都<25 °/s,即双耳的综合峰值(冷暖总和)应≥6 °/s 且<25 °/s。

(6)尽管有证据表明耳石功能下降与年龄有关,但本文没有将耳石功能障碍作为诊断标准之一。这是由于目前耳石功能的临床测试还没有像冷热水测试、旋转椅、vHIT 等测试有统一标准。

然而,在这些诊断标准的后续修订中,将会重新考虑是否将耳石损害包含在内。

(7)根据联合国对老年人的年龄限制,《共识》将 PVP 诊断标准规定为≥60 岁。尽管从 50 岁开始,球囊、椭圆囊和耳蜗已有退化的组织学依据。前庭神经纤维在出生后的第 5 个 10 年开始显著减少,而前庭核内的神经元在 40 岁时开始减少,然而神经节细胞退化从 60 岁开始尤为明显。

(8)值得注意的是,有些人可能有多种诊断,如良性阵发性位置性眩晕(benign paroxysmal positional vertigo,BPPV)、神经系统疾病(如帕金森病)及 PVP。关键问题是其他的诊断可能会出现其他症状(如短暂的位置性眩晕以及帕金森病的运动迟缓和僵硬),但是这些症状并不完全符合 PVP 的诊断标准。

5. 流行病学

(1)PVP 的发病特点:到 2050 年,世界 17% 的人口将达到 65 岁及以上,相当于 16 亿人,因此,需要迫切认识到老年人前庭功能的变化以及这些变化在临床及人群中的表现。前庭损害通常表现为头晕、不平衡或眩晕,这些症状在老年人中非常普遍,尽管它们并不是前庭功能障碍的特有症状。对老年人头晕和不平衡流行率的估计主要取决于所使用的头晕和不平衡的定义以及被调查的人群。几项大型人群研究报告称,在老年人群中,眩晕和失衡的患病率为 20%～30%,并且随年龄增长急剧上升,80 岁以上社区居民患病率超过 50%。一项在养老机构人群中的研究观察到头晕和眩晕的患病率为 68%。在年龄≥65 岁的老年初级保健门诊就诊的患者中,24% 的患者报告头晕,17% 的患者认为头晕是主要主诉。

基于德国一系列具有里程碑意义的研究评估了前庭性眩晕(即前庭损害导致的眩晕)的人口患病率和发病率。在年龄≥18 岁的社区居民中,前庭性眩晕的终生患病率、1 年患病率和发病率分别为 7.8%、4.9% 和 1.5%。前庭性眩晕的 1 年患病率在 60～69 岁人群中增加至 7.2%,在 80 岁以上人群中增加至 8.8%。另一项研究使用客观改良的 Romberg 试验估计了美国人群前庭损害的患病率。基于这项体位试验,40 岁及以上的美国成年人有前庭功能障碍的比例达 35%。平

衡功能障碍的发生频率随年龄增长而显著增加,以至于 80 岁及以上的老年人有平衡功能障碍的比例达 85%。这些估计值远高于上述报道的德国人群前庭性眩晕的患病率,这可能是因为改良的 Romberg 试验能捕捉到亚临床前庭功能障碍,并可能更广泛地反映前庭功能。

(2)PVP 的影响:老年人前庭功能的降低会增加跌倒风险,这在老年人中是一种常见且具有破坏性的结局事件。PVP 与跌倒相关的股骨颈和腕部骨折风险之间存在显著相关性。在老年人中,每年约有 5 万次的跌倒事件可归因于前庭功能障碍。

此外,头晕和前庭功能障碍给老年人的日常生活及工作带来了困难,头晕和前庭功能障碍在生理和心理上明显影响生活质量。瑞典的一项流行病学研究发现,头晕是影响老年人总体生活质量的最具影响力的症状之一。

PVP 发病率高,对生活质量影响大,并与公共卫生密切相关。然而,这些情况可通过治疗干预得到有效改善。大量的证据支持前庭康复治疗对于前庭功能生理性减退的老年患者有疗效。

6. 病理生理学　随着年龄增长,前庭感觉功能下降,与年龄相关的前庭功能下降被认为是由内源性因素(如遗传)和累积暴露于前庭的毒害因素(如感染、炎症、血管病变、药物、创伤等)所致。组织病理学研究表明整个前庭末端器官的前庭感觉上皮出现增龄性下降(如半规管、椭圆囊和球囊中的毛细胞数量下降以及耳蜗的形态学改变等),前庭神经节细胞、传入神经细胞及前庭核细胞也会减少。

生理学研究评估了前庭对旋转、平移、声学和振动刺激的反应,也观察到增龄性的反应强度下降和反应潜伏期延长。最早的前庭生理功能和衰老研究检查了不同年龄段的横断面样本对正弦旋转的反应。随着年龄增长,正弦旋转的 VOR 增益降低。研究发现,随着年龄增长,VOR 运作机制(如速度存储)也出现下降。对健康老年人进行的纵向研究发现,在 5 年时间内,其对正弦旋转的 VOR 反应减少。最近的研究使用了更新的便携式前庭测试方法(如 vHIT)来测量大样本老年人群中的 VOR,提示与年龄相关的 aVOR 增益降低。此外,耳石功能的下降也受到关注,如许多耳

石功能试验,如前庭诱发肌源性电位(vestibular evoked myogenic potentials,VEMPs)、前庭线性知觉阈值测试和耳石-眼反射已应用于临床。

7. 鉴别诊断 PVP 尚需与 BPPV、持续性单侧前庭病变、BVP、视觉性眩晕等加以鉴别(表61-1)。

表 61-1 老年性前庭病(PVP)的鉴别诊断

相关疾病	鉴别要点
其他前庭性疾病	
BPPV	BPPV 的诊断标准是 Dix-Hallpike 试验、仰卧翻滚试验为阳性
持续性单侧前庭病变	PVP 是双侧轻度前庭功能损伤
BVP	前庭功能损伤较 PVP 严重
视觉性眩晕	无双侧前庭测试缺陷,无双侧前庭病变
其他感觉运动性疾病	
直立性眩晕	无双侧前庭测试缺陷,无双侧前庭病变
中枢神经系统疾病	
小脑共济失调	无双侧前庭测试缺陷,无双侧前庭病变
锥体外系疾病	锥体外系症状(如僵硬、运动迟缓),伴或不伴外周前庭缺陷,无双侧前庭病变

注:BPPV. 良性阵发性位置性眩晕;BVP. 双侧前庭病。

在这些诊断中,BPPV 在老年人中尤为常见,应值得关注。老年人 BPPV 患病率的增加可能反映了年龄相关性耳石膜的退化,从而导致内淋巴中的耳石异常脱落。一项流行病学研究发现,60 岁以上人群中 BPPV 的患病率为 3.4%,至 80 岁时累积终生发病率为 10%。在神经-耳科诊所就诊的老年患者中,BPPV 占眩晕病例的 39%。因此,要保证对出现头晕的老年人进行仔细的 BPPV 临床评估,因为这是一种常见且可治疗的疾病。

8. 展望

(1)症状评估:目前,PVP 诊断标准是将最常见的前庭损害相关症状纳入其中,包括姿势失衡、步态异常、头晕和反复跌倒。这些症状都是患者的主诉,然而其缺乏量化的严重程度。客观的体位平衡试验包括 Romberg 试验、串联站立试验和平台姿势描记。步态异常的客观测量包括步速、串联行走以及动态步态指标和功能性步态评估,这些有可能成为 PVP 的诊断指标。头晕相关的残障有可能通过患者报告工具(如头晕残障量表)进一步明确。跌倒可以根据特定时间段内跌倒的次数进行量化,也可基于患者报告工具进一步表征,如跌倒效能量表。目前,PVP 分类委员会认为这些评估方式不够标准化,不足以成为诊断指标,未来在修订诊断标准时可考虑将其添加到PVP 诊断标准中。

(2)实验室检查:耳石功能会随年龄增长而下降。然而,耳石功能的临床测试并没有像冷热水试验、旋转椅和 vHIT 试验的 VOR 测量那样标准化。VEMPs 反应通常被用于耳石功能测量,但常难以可靠地引出,VEMPs 反应在老年人中通常不存在。因此,PVP 分类委员会决定将耳石病损排除在 PVP 诊断标准之外。未来在修订诊断标准时,应重新评估耳石功能试验的状态,并重新评估是否将耳石病损纳入其中。

对于 PVP 诊断标准,《共识》选择了 vHIT、旋转椅和冷热水试验的测量值,这些值高于BVP、低于典型正常范围的低值,可用于确定轻度前庭损害的程度,类似于老年性耳聋或老视,这与深度感觉丧失(即全聋或失明)不同。然而,对于这些前庭试验,是否存在与临床症状相关的特定反应阈值尚不清楚。未来在修订这些标准时,应考虑是否应完善老年人轻度前庭损害的界限。

未来修订的诊断标准将会对 PVP 亚型进行描述,如半规管与耳石损伤、低频与高频前庭损害以及周围性与中枢性前庭损害等。例如,在前庭感觉系统中,高频反应的 1 型毛细胞相对于低频反应的 2 型毛细胞会随年龄增长而不成比例地退化。随年龄增长,半规管毛细胞比耳石毛细胞退化程度更大,这一现象已在临床研究中得到证实。

未来在修订这些标准时,应考虑PVP是否可以更精确地定义为随着年龄增长而发生的前庭生理损伤的类型。

(3)衰老表型:衰老的特征是个体随着时间推移伴随出现多个生理系统的衰退。因此,前庭功能减退可被预期与其他衰退一起发生。虽然目前诊断标准集中在前庭生理功能的减退上,但PVP的临床影响很可能受到其他生理系统功能状态的影响,如基于老年人现存的感觉和运动功能以及中枢神经系统对相同水平外周前庭功能减退进行补偿能力的减退。未来在修订标准时,可能会更明确地考虑PVP与其他生理系统的关系以及其对老年人功能性损害的联合作用。

【文献评述】

PVP是2019年由CCBS提出的一种以前庭功能下降为特点的增龄性疾病,这个新病种是第一次被提出,具有重要的学术和临床价值,值得学习和推广,需要医师在临床实践中不断完善,提高对这种疾病的认识。PVP发病率高,可影响近50%的60岁以上人群,临床表现为不同程度的前庭生理功能障碍。因PVP具有增龄性的发病特征,但不伴随其他的前庭系统器质性病变,故被单独分类诊断,《共识》也由此而生。

《共识》对PVP的诊断形成、诊断依据、检查方式、发病特征、病理生理、鉴别诊断等方面进行了较为详细的阐释,笔者认为其中大部分都值得推广和应用。然而,关于耳石症是否应包括在该病的诊断中,笔者认为具有亚临床症状的耳石症应当包括在PVP中,因为凡是与老年退行性病变相关的前庭功能紊乱相关性疾病都应包括在PVP的诊断概念之内。此外,《共识》存在部分分类诊断描述和实验室检查过于烦琐、治疗内容缺失等问题。作为一个首次提出的有关新疾病的指导性专家共识文件,虽然是PVP的诊断标准共识,但仍应涵盖基本的防治理念介绍,这对于临床医师更深刻地认识这一疾病、更好地应对这一疾病是非常重要的。另外,笔者认为PVP的年龄界限不一定为60岁,可适当放宽年龄条件,作为疑似病例来诊断。总之,PVP的疾病概念和诊疗理念还有待进一步补充和完善。

(黄 昱 章如新)

参 考 文 献

[1] Agrawal Y,Van de Berg R,Wuyts F,et al. Presby-vestibulopathy:Diagnostic criteria consensus document of the classification committee of the Bárány Society. J Vestib Res,2019,29(4):161-170.

[2] Fife D,Barancik JI. Northeastern Ohio Trauma Study III:incidence of fractures. Ann Emerg Med,1985,14(3):244-248.

[3] Cummings SR,Nevitt MC. Non-skeletal determinants of fractures:the potential importance of the mechanics of falls. Study of Osteoporotic Fractures Research Group. Osteoporos,1994,4(Suppl 1):67-70.

[4] Burge R,Dawson-Hughes B,Solomon DH,et al. Incidence and economic burden of osteoporosis-related fractures in the United States,2005-2025. J Bone Miner Res,2007,22(3):465-475.

[5] Bliuc D,Nguyen ND,Milch VE,et al. Mortality risk associated with low-trauma osteoporotic fracture and subsequent fracture in men and women. JAMA,2009,301(5):513-521.

[6] Cooper C,Cole ZA,Holroyd CR,et al. Secular trends in the incidence of hip and other osteoporotic fractures. Osteoporos Int,2011,22(5):1277-1288.

[7] Roux C,Wyman A,Hooven FH,et al. Burden of nonhip,non-vertebral fractures on quality of life in postmenopausal women:the Global Longitudinal study of Osteoporosis in Women (GLOW). Osteoporos Int,2012,23(12):2863-2871.

[8] Bischoff-Ferrari H. Fragility fractures:the future epidemic and its challenges. Skeletal Radiol,2013,42(2):161-163.

第 62 章

《欧洲老年口腔医学会/欧洲老年医学会老年人口腔健康政策建议》解读

【文献题目】 欧洲老年口腔医学会和欧洲老年医学会专家意见:欧洲老年人口腔健康政策建议(An expert opinion from the European College of Gerodontology and the European Geriatric Medicine Society: European policy recommendations on oral health in older adults.)

【文献作者】 Kossioni AE, Hajto-Bryk J, Maggi S, et al

【文献来源】 J Am Geriatr Soc, 2018, 66 (3): 609-613

【文献解读】

◆ 背景介绍

世界卫生组织(World Health Organization, WHO)发布的《世界老龄化与健康报告》指出"口腔健康至关重要"。口腔疾病是常见病、多发病,特别是龋病、牙周病患病率较高,可危害绝大多数人群。尽管近年来牙科科学和口腔健康预防取得了巨大进步,但慢性口腔疾病在老年人中很常见,尤其是那些年老体弱且依赖护理的老年人。

目前老年人口腔健康状况存在以下问题:①老年人的口腔健康与全身健康密切相关且相互影响,主要的口腔疾病包括牙齿脱落(在高收入国家仍高达 35%)、龋齿、牙周疾病、口腔干燥综合征、牙列缺损或缺失(有多达 67% 的义齿佩戴者)以及口腔癌前病变和口腔癌症。②由于患有其他严重疾病或思想上的误解,老年人的口腔疾病无法得到充分的诊断和治疗,老年人尤其是那些依赖护理的老年人口腔健康常被忽略。这其中的影响因素包括全身疾病、行动不便、精神退化、生活不能自理、依赖照顾、社会文化背景、教育水平、口

腔卫生知识、饮食习惯、吸烟、个人对口腔健康的态度和信念等。③在社区或疗养院中,很少有专业的口腔保健服务来评估和解决老年人的口腔问题。④口腔体检未纳入一般健康检查中,并且常规医疗保险通常不包括牙科治疗,而老年人的财务资源通常有限。老年人口腔健康的障碍和风险因素还包括缺乏有效的口腔保健政策(包括医疗保健政策中缺乏对口腔保健的重视)、公共牙科保健覆盖率有限、牙科治疗费用高昂、获得牙科保健的社会经济不平等、缺乏住所牙科服务护理、公民口腔健康素养差及居家口腔护理系统缺乏等。

为了应对这些挑战,欧洲老年口腔医学会(European College of Gerodontology, ECG)和欧洲老年医学会(European Geriatric Medicine Society, EUGMS)成立了一个共同的任务小组,制定了针对欧洲老年人(尤其是身体虚弱的老年人)口腔健康政策建议的专家意见——《欧洲老年人口腔健康政策建议》(下文简称《建议》)。考虑到老年人的口腔健康状况不佳,以及先前描述的口腔健康障碍及大多数口腔问题的可预防性,ECG/EUGMS 任务小组敦促欧洲和全球机构制定了一项行动计划,确定出教育行动计划、卫生政策行动计划以及公民赋权与参与 3 个主要领域。《建议》适用于老年人群及老年医学工作者。

◆ 文献要点

1. **教育行动计划** 教育行动计划包括牙科和非牙科保健专业人员。目前大多数欧洲牙科学校的本科生课程都包含牙科学(86.2%),但还应为学生提供更多老年人口腔保健的培训机会,应更多地强调开展专业培训以及跨学科和跨专业培

训的重要性,并开设更多有关口腔学科的研究生和继续教育课程。各级教育(本科、研究生、专业培训)机构的非牙科保健从业人员(包括医师、护士、护理助手、物理治疗师、职业治疗师、医疗助手、药剂师、营养师等)要学会如何制订老年口腔健康教育计划,各个医学学会也要建立专门的工作组来制订老年口腔健康课程。此外,由于许多非牙科保健从业者在接受正规教育时从未接受任何口腔健康培训,因此,《建议》推荐将口腔健康评估和促进能力纳入继续教育要求中。此类口腔健康教育课程应包括定期的理论和实践培训。培训应不仅以获取知识为目标,还应以提高从业者对促进口腔健康的态度为目标。涉及老年人护理的非牙科保健提供者应具备以下能力:①将口腔健康视为多发病的一部分,并考虑其对老年人总体健康和生活质量的影响;②了解当前药物疗法对口腔健康的影响;③对口腔健康状况进行初步评估,并将正常状况与异常发现区分开来;④识别并处理老年人的常见口腔疾病;⑤在必要时向老年人及其照护者示范口腔卫生保健措施,并协助老年人或向其提供日常口腔卫生保健;⑥制订策略以促进老年人的口腔健康维护和牙科护理质量;⑦能确定何时向老年人推荐牙医;⑧作为制订综合全面护理计划和协作实践的人员,要与其他医疗保健专业人员积极交流,发现问题,制订相关干预措施。

2. 卫生政策行动计划 应当制订和实施能促进老年人口腔健康的有益政策。首先,应将口腔健康评估纳入总体健康评估(重点在于预防),而且口腔保健应包含在国家或社会保障范围内。其次,在初级保健水平上建立综合口腔保健模型,包括口腔健康评估以及提供预防措施和转诊,这样可以在很大程度上提高老年人群的口腔健康水平。最后,要从政策层面确保没有能力的老年人有获得牙齿保健的权利。

改善老年人口腔健康的卫生政策行动计划如下:①将预防性口腔保健纳入常规医疗保健;②将口腔健康评估纳入一般健康评估和全面的老年医学评估;③将口腔保健纳入公共卫生保健覆盖范围;④促进专业人士(包括老年牙科医师和其他护理人员)之间的跨部门合作和实践;⑤促进公众的口腔健康预防运动;⑥将口腔健康纳入一般的健

康促进活动;⑦在社区环境和社区护理中为老年人提供免费的牙科检查;⑧确保获得口腔护理并支持居家口腔护理;⑨在社区和机构护理中促进和资助有关有效口腔健康干预计划的研究;⑩阐明相关的牙科和非牙科保健专业人员在口腔健康评估和推广中的作用;⑪鼓励公司为老年人开发合适的口腔保健产品并开展相关运动。

对入住不同护理机构(如疗养院、住宅护理、生活辅助机构、长期护理医院)的老年人,要确保能促进口腔健康的相关立法及政策发展协议:①确保将口腔健康评估纳入医疗准入评估;②向老年人提供日常口腔和义齿卫生保健;③培训护理人员,向老年人提供日常口腔卫生护理;④确保口腔保健产品的普及;⑤向老年人提供健康饮食策略(如限制糖和精制加工食品、避免两餐之间喝饮料和摄入含糖食物,及每天摄入更多的蔬菜、奶酪、牛奶等)以保护口腔健康;⑥确保老年人能获得紧急检查、例行检查以及全面的牙科服务;⑦使用经过验证的适当工具为居民提供定期口腔检查。

3. 公民赋权与参与 建立能直接参与口腔保健和相关行动的公民赋权程序,包括自我保健和照顾他人的口腔健康,让老年人在口腔健康评估和促进策略方面与医疗保健专业人员合作。积极促进决策者进行促进口腔健康方面的立法,关注老年人在自身变得衰弱和依赖护理时对口腔护理服务的需求。

4. 结论 老年人经常有不良的口腔健康状况,尤其是那些体弱且依赖护理的人,其影响因素与个人有关,同时与缺乏专业支持及有效口腔保健政策有关。越来越多的证据表明,预防性口腔保健计划对于改善老年人的口腔保健(无论是在家中还是在护理机构中)有益。鉴于口腔健康与全身健康之间以及口腔健康与生活质量之间存在联系,老年人的口腔健康状况还存在巨大的挑战。

《建议》推荐政策制定者从3个主要领域采取行动:针对牙科和非牙科医疗保健提供者的老年人口腔健康教育行动计划;制订卫生政策行动计划,重点在于预防口腔健康,消除老年人获得牙科护理的障碍,将口腔健康评估纳入全身健康评估,将口腔健康护理纳入公共医疗保险;公民赋权直接参与老年人口腔护理有关的行动。《建议》应被视为政府之间的医疗机构宣传工具,包括政府卫生、福利和教育部门,公共卫生计划者和管理者,医疗保健专业机构和公共卫生协会,以及相关公民组织等。《建议》在目前老年人口腔健康需求巨大和牙科保健存在障碍的北美国家以及其他国家也可能是有效的。

【文献评述】

口腔疾病是影响人类健康的常见病和多发病,且与全身许多系统性疾病关系非常密切。随着全世界人口老龄化问题不断加剧,老年人口腔健康问题越来越引起口腔卫生工作者和普通民众的关注。ECG 和 EUGMS 针对老年人口腔健康问题制订了《建议》,确定了教育行动计划、卫生政策行动计划以及公民赋权和参与 3 个主要领域,为口腔临床医师和口腔护理人员提供了框架性的指导意见,尤其是其中针对失去自主行为能力老年人的口腔疾病防治建议非常有建设性,可作为我国今后制订老年口腔疾病防治政策的参考依据。在教育行动计划中,《建议》不仅强调了口腔健康教育是针对牙科和非牙科工作者,更多强调了开展专业培训以及跨学科和跨专业培训的重要性,还有开设更多有关口腔学科研究生和继续教育课程的重要性,这对于我国口腔健康教育策略的制订都是有益的启发。在卫生政策行动计划中,《建议》提出要制订促进老年人口腔健康的有益政策,以及针对疗养院、住宅护理、生活辅助机构、长期护理医院的口腔健康立法和政策发展,将口腔预防作为口腔健康保健的重点工作。在公民赋权与参与中,《建议》提出应该关注老年人在变得衰弱和依赖护理时对口腔护理服务的需求。这也是我国在口腔疾病预防和控制工作中相对薄弱的部分。如果今后能进一步完善相关政策,有针对性地加强失去自理能力老年人的口腔健康保健工作,将会极大提升老年人的口腔健康水平。

我国第四次口腔健康流行病学调查报告显示,我国老年人口腔健康现状如下:①我国中老年人牙周健康状况较差,65～74 岁年龄组牙周健康率仅为 9.2%,牙龈出血检出率为 82.6%,深牙周袋检出率为 14.7%,这是值得全社会重视的口腔健康问题;②老年人口腔内存留牙数有所增加,中老年人无牙颌率开始出现明显下降趋势,65～74

岁年龄组无牙颌率为 4.5%,同时该年龄组存留牙数增加了 1.53 颗;③居民口腔卫生服务利用率提高明显,各年龄组的龋补充填比例都有明显提高;④居民口腔健康知识水平和口腔健康行为均有所改善,65～74 岁年龄组刷牙率、含氟牙膏使用率及牙线使用率都有所提高。根据我国实际情况的口腔卫生健康政策建议如下。

1. 建立和健全口腔疾病综合防控体系

(1)加强机构体系建设。根据我国医疗机构体系,实现卫生行政部门与财政、教育、社保、民政等部门的协作,将口腔健康融入多部门政策,合力促进口腔疾病防治工作。将口腔专业防治机构、疾病控制机构、妇幼保健机构联合起来建立分工合作机制,协同开展口腔疾病防治工作。

(2)在国家层面设立口腔中心,协助卫生行政部门制订口腔疾病防治规划,全面推进口腔健康管理。

(3)设置区域性口腔卫生和口腔疾病防治指导中心,充分发挥口腔专科医院、综合应用口腔科、民营口腔医疗机构及疾病预防控制专业机构的作用,规范口腔医疗行为,提高口腔疾病预防和治疗水平。

(4)加强基层口腔疾病防治网络的建设,在社区卫生服务中心和乡镇卫生院设置口腔疾病防治科室,建立居民口腔健康档案,开展口腔健康教育和口腔疾病预防干预工作,确保居民平等享有基本的口腔卫生服务。

2. 针对重点人群开展口腔疾病综合防控策略 中老年人以牙周疾病防治为重点,提倡老年人进行全方位口腔清洁,正确使用牙线、牙间隙刷,将口腔洁治纳入医保。重视牙根护理,预防根面龋。保留健康牙齿,及时修复缺牙,恢复口腔功能,有效提升老年生活质量。

3. 加强全民口腔健康教育、提高居民口腔健康素养 针对老年人,将口腔健康教育集中宣传与日常宣传相结合,积极开展口腔健康教育和口腔健康促进活动。

4. 加强动态监测、科学评估口腔健康状况 加强口腔疾病防治信息的收集、分析及利用,将口腔健康流行病学的核心指标纳入中国居民健康指标的常规监测体系,及时掌握居民口腔健康基本状况,开展口腔健康与全身健康关系的研究。

5. **统筹多方资源、建立健全口腔健康服务保障体系** 加大对口腔健康工作的投入,逐步建立政府、社会及个人多元化资金筹措机制,对农村和贫困地区加大保障支持力度。完善现有居民医疗保险和社会保障制度,满足人民基本口腔保健需求。

总之,推进健康中国策略,口腔健康和口腔疾病的防治是其中的重要工作,也是人民群众日益增长的口腔保健需求,ECG 和 EUGMS 发布的《建议》在很多方面与我国现有的口腔健康政策一致,也有一些内容值得我国临床医师在今后的临床工作中加以借鉴和实践。

(李 静)

参 考 文 献

[1] Kossioni AE,Hajto-Bryk J,Maggi S,et al. An expert opinion from the European College of Gerodontology and the European Geriatric Medicine Society: European policy recommendations on oral health in older adults. J Am Geriatr Soc, 2018, 66 (3): 609-613.

[2] Petersen PE,Yamamoto T. Improving the oral health of older people: the approach of the WHO Global Oral Health Programme. Community Dent Oral Epidemiol,2005,33(2):81-92.

[3] Petersen PE,Kandelman D,Arpin S,et al. Global oral health of older people—call for public health action. Community Dent Health,2010,27(4 Suppl 2): 257-268.

[4] Lamster IB,Lalla E,Borgnakke WS et al. The relationship between oral health and diabetes mellitus. J Am Dent Assoc,2008,139(Suppl):19-24.

[5] El-Solh AA,Pietrantoni C,Bhat A,et al. Colonization of dental plaques: A reservoir of respiratory pathogens for hospital-acquired pneumonia in institutionalized elders. Chest,2004,126(5):1572-1582.

[6] Azarpazhooh A,Leake JL. Systematic review of the association between respiratory diseases and oral health. J Periodontol,2006,77(9):1465-1582.

[7] Salvi GE,Carollo-Bittel B,Lang NP. Effects of diabetes mellitus on periodontal and peri-implant conditions. Update on associations and risks. J Clin Periodontol,2008,35(8 Suppl):398-409.

[8] Strayer MS. Perceived barriers to oral health care among the homebound. Spec Care Dent,1995,15(3): 113-118.

[9] Borreani E,Wright D,Scambler S,et al. Minimising barriers to dental care in older people. BMC Oral Health,2008,8:7.

[10] Ghezzi EM. Integration of oral health care into geriatric primary care: Proposal for collaboration. Spec Care Dentist,2012,32(3):81-82.

第 63 章

《美国预防服务工作组老年人
视力障碍筛查建议声明》解读

【文献题目】 美国预防服务工作组关于老年人视力障碍筛查的建议声明(Screening for impaired visual acuity in older adults：US Preventive Services Task Force recommendation statement)

【文献作者】 US Preventive Services Task Force (USPSTF)

【文献来源】 JAMA,2016,315(9):908-914

【文献解读】

◆ 背景介绍

视力障碍在老年人中很常见。老年人较年轻人具有更高的原发性眼病以及与眼病有关的系统性疾病的患病率。此外,老年人的视力也有与年龄相关的正常变化(即"老花眼")。2011 年,15% 的 75 岁及以上老年人报告视力丧失。屈光不正(ametropia)、年龄相关性黄斑变性(age-related macular degeneration,AMD)和白内障(cataract)是老年人视力障碍的常见原因。严重的屈光不正(矫正度数≥＋3.0 屈光度)影响约 6% 的美国50～54 岁成年人、15% 的 65～69 岁成年人以及20% 的 80 岁以上成年人。在所有屈光不正病例中,约 60% 病例的视力都可以矫正至 20/40 以上。在美国,有超过 1500 万 65 岁以上成年人患有白内障,这是 40 岁以上黑种人失明的最常见原因。在美国,AMD 影响了 150 万老年人,是成年白人失明的最常见原因。

2015 年美国预防服务工作组(US Preventive Services Task Force,USPSTF)发布了《美国预防服务工作组关于老年人视力障碍筛查的建议声明》(下文简称《声明》)。《声明》在 USPSTF 发布的 2009 年版基础上进行了更新。USPSTF 调查了在初级保健系统中的 65 岁及以上老年人,对其存在的未矫正屈光不正、白内障及 AMD 相关视力损害进行了筛查,提出了筛查的利弊、筛查的准确性以及早期治疗视力障碍的利弊。《声明》适用人群为老年人及老年医学工作者。

◆ 文献要点

1. 基本原理

(1)重要性:视力障碍是老年人的严重公共健康问题。2011 年,65～74 岁美国成年人中有12% 存在视力障碍,75 岁及以上成年人中有 15% 即使佩戴眼镜或隐形眼镜也存在视力问题。

(2)检测:USPSTF 提出视力测试可以鉴别屈光不正的患者,筛查问卷的准确度不如视力测试,同时有足够证据显示仅凭视力测试不能准确识别屈光不正、早期 AMD 及白内障。

(3)检测和早期治疗的益处:USPSTF 认为视力筛查早期发现和治疗益处的总体证据不足,无法对总体益处进行一致性评估。但早期治疗屈光不正、白内障和 AMD 可改善或预防视力丧失。

(4)发现和早期治疗的危害:有充分的证据证明屈光不正、白内障和 AMD 的早期治疗导致的危害可能很小甚至没有。

2. 临床注意事项

(1)纳入考量的患者人群:《声明》适用于 65 岁或以上无症状的老年人,这些人群未向初级保健医师提出过视力问题。

(2)临床实践建议

1)可预防的潜在疾病负担:AMD 的患病率在 40 岁以上成年人中为 6.5%,且随年龄增长而增加(40～59 岁年龄段为 2.8%,60 岁年龄段为

13.4%)。40 岁及以上成年人双侧视力低下(如最佳矫正视力<20/40)病例中约 50% 是由白内障引起的。白内障的患病率随年龄增长而急剧增加。据估计,美国 80 岁及以上老年人中有 50% 患有白内障,需要+3.0 个或以上屈光度矫正眼镜的远视患病率在 50～54 岁美国成年人中约 5.9%,在 65～69 岁老年人中为 15.2%,在 80 岁以上老年人中为 20.4%。

老龄是大多数视力障碍的危险因素。白内障的其他危险因素包括吸烟、酒精、紫外线暴露、糖尿病、糖皮质激素的使用及黑种人。AMD 的危险因素包括吸烟、家族史及白种人。

2)筛查和早期治疗的可能危害:在初级保健机构中进行视力筛查的危害尚无充分研究。总体而言,其治疗带来的危害很小,甚至没有。屈光不正的治疗危害包括使用多焦点镜片会增加跌倒的可能性。使用隐形眼镜、激光辅助原位角膜磨镶术(laser insitukeratomileusis,LASIK)或激光辅助上皮下角膜切除术(laser ephithelial keratomileusis,LASEK)会导致感染性角膜炎及 LASIK 术后角膜扩张。白内障手术的危害包括后发障和眼内炎。使用抗氧化维生素和矿物质补充剂治疗 AMD 与严重不良事件的风险增加无关。采用激光光凝治疗 AMD 与 3 个月内不治疗相比,有 6 行或以上视力急性丢失的风险。玻璃体腔内注射抗血管内皮生长因子(vascular endothelial growth factor,VEGF)药物治疗湿性 AMD 与假手术相比,抗 VEGF 治疗组放弃治疗的可能性更高。

(3)现行措施:在 2007 年的一项研究中,约 50% 的 65 岁及以上美国成年人报告在过去的 12 个月内进行了眼科检查。

1)筛检:视力检查(如 Snellen 视力表)是在初级保健机构中筛查视力障碍的常用方法。筛选问卷不如识别视力障碍的视力测试准确。初级保健机构还使用其他视力筛查方法,如针孔测试(屈光不正测试)、Amsler 表(用于检测 AMD 的中央视觉测试)、基因测试及眼底镜检查治疗等,但这些筛查方法的有效性尚缺乏证据支持。

2)治疗:矫正镜片可以改善屈光不正患者的视力。通过外科手术来治疗白内障对于改善视力是有效的。渗出性(或湿性)AMD 的治疗包括激光光凝、维替泊芬光动力疗法和玻璃体内注射抗 VEGF 药物。抗氧化维生素和矿物质是干性 AMD 的有效治疗方法。

3)其他预防:《声明》未包括对青光眼的筛查。USPSTF 的网站上提供了有关筛查青光眼和预防跌倒的建议。

3. 其他注意事项　《声明》提出还需要更多证据来证明在初级保健机构中进行准确筛查的方法,从而鉴定出一些不会因视力丧失而表现出来的疾病。另外,还需要进行更多的研究来评估老年人的视力筛查与功能改善,评估生活质量和独立性之间的联系,需要进一步研究矫正眼镜的使用与跌倒风险之间的关系,包括与眼镜处方变更和多焦点眼镜使用相关的可能性。

4. 讨论　2009 年 USPSTF 发布的建议内容涉及老年人视力受损的筛查,为了对此项建议内容进行更新,USPSTF 进行了系统性回顾并发布了 2015 年版本。《声明》重点关注 2009 年之后发表的研究证据,回顾了在初级保健机构中 65 岁以上老年人存在的与未矫正的屈光不正、白内障和 AMD 相关的视力障碍证据,还分析了筛查的利弊、筛查的准确性以及因未矫正屈光不正、白内障和 AMD 而导致的早期视力障碍的治疗利弊。

(1)筛选测试的准确性:提问筛选问题以引出视觉相关的自我感觉,这种方式已作为一种筛查方法进行研究。但是与标准视力表相比,这些筛查问题无法准确识别存在视力障碍的人群。标准化的视敏度测试是识别视力障碍的常用方法。视敏度测试评估患者从预定距离(通常为 6 m 左右)识别成行排列及不同大小字母的能力。标准化的视敏度测试可识别屈光不正。

与详细的眼科检查相比,没有一种视力筛查测试对任何潜在视觉状况(如 AMD 或白内障)的诊断具有很高的敏感性和特异性。很少有研究关注 Amsler 网格、临床检查、针孔测试及基层医疗机构中眼底检查的准确性。一项关于 Amsler 网格的研究报告显示,与眼科检查相比,Amsler 网格检测视觉异常状况的准确性较差;另一项研究则报道老年科医师通过临床检查可以正确识别大多数白内障和 AMD 患者。

(2)早期发现和治疗的有效性:关于在初级保健机构中筛查视力障碍的有效性研究证据不足。

随机临床试验发现,与常规照护组、无视力筛查组和延迟视力筛查组相比,进行视力测试或提问的视力筛查组在视力和其他临床或功能性结果上无差异。与初级保健设置有关的其他不足之处包括建议的干预措施往往由眼保健专家提供,许多患者并没有得到推荐的眼镜。

研究证据显示,大多数屈光不正的老年人通过屈光矫正后视力好于 20/40。与延迟治疗相比,在老年人中,应用眼镜即时矫正屈光不正可改善短期内视力相关的生活质量或功能。2005 年针对 179 项随机对照试验的综述和观察性研究发现,屈光手术在改善屈光不正方面非常有效,92%～94% 的近视患者和 86%～96% 的高度近视患者的视力达到 20/40 或以上。但是,这些研究大多数是在年轻人中进行的,将其推广到老年人中尚存在局限性。

在观察性研究中,白内障手术一直与视力改善有关。约 90% 的患者术后视力优于 20/40。一项试验报道了白内障即时手术术后跌倒风险较延迟性白内障手术降低,另一项试验则报道了白内障手术对跌倒或骨折风险没有影响。一些研究显示,与白内障手术相关的生活质量和功能指标在术后得到改善,另一些则报告白内障手术对上述指标没有影响。关于白内障手术对机动车事故和死亡影响的观察研究证据还很少,也没有定论。

年龄相关眼疾研究表明抗氧化剂可有效减缓干性 AMD 的进程,服用具有抗氧化作用的多种维生素(包括维生素 C、维生素 E 以及 β-胡萝卜素与锌复合物)可能降低干性 AMD 进展为晚期 AMD 的可能性,但在可测量的视力丢失方面,组间差异没有统计学意义,2009 年的一项 10 年跟踪研究报告了类似的结果,服用含锌的抗氧化多种维生素与 AMD 进展的可能性降低相关。在这项随访研究中,可测量的视力丢失程度组间差异显著。

对于湿性 AMD,尽管很多研究存在明显局限性,但结果仍显示,激光光凝术在减缓 2 年后的视力丧失(≥六行视力)进展方面优于无治疗组(RR 0.67,95% CI 0.53～0.83)。2 项针对光动力疗法进行的高质量系统评价发现,光敏剂维替泊芬在预防湿性 AMD 引起的视力丧失方面优于安慰剂,但没有关于生活质量结果的报道。抗

VEGF 药物抑制与湿性 AMD 相关的异常血管生长,可有效降低视力丧失的风险(<15 个字母)。与视觉相关的功能性结果证据有限,一项试验报告显示治疗组的视力相关功能评分略有改善,而另一项试验报告显示治疗组参与驾驶的可能性更高。

(3)筛查与治疗的潜在危害:目前尚无关于在初级保健机构中进行筛查的危害的研究。几项研究评估了屈光不正、白内障和 AMD 的治疗危害。一项小型观察性研究报告显示,使用多焦点镜片与老年人跌倒风险增加存在关联。使用隐形眼镜或屈光手术很少会出现包括视力丧失在内的严重危害。众所周知,屈光手术存在角膜扩张、角膜变薄和突出等并发症,发生率中位数为 0.2%。关于白内障手术后发生的晶体后囊混浊,研究报告显示,其发生率在 0.7%～48%。1998 年开始的一项持续 5 年的系统评价显示,后障的发生率约 28%。白内障手术的其他并发症还包括眼内炎、大疱性角膜病变、人工晶体脱位、黄斑水肿及视网膜脱离。

来自抗氧化维生素和矿物质试验的有关 AMD 治疗危害的研究显示,服用上述维生素和矿物质与胃肠道症状引起的放弃治疗无关。一项大型研究报道了因使用锌剂相关的泌尿生殖系统原因而入院的风险增加,服用抗氧化剂后皮肤黄染的风险增加。而 2 项关于早期 AMD 治疗的试验显示,上述补充剂的使用与任何不良事件、严重不良事件、严重眼部事件或因不良事件而退出治疗之间均无关联。

激光光凝治疗湿性 AMD 会增加治疗后 3 个月急性视力丧失的风险,但是,如前所述,其还与治疗后 2 年视力丧失的风险降低有关。维替泊芬的光动力疗法最初可能会导致急性视力丧失和与注射相关的背痛风险。其他研究报道的光动力疗法的并发症还包括视力波动、注射部位反应及光敏反应。玻璃体内注射抗 VEGF 药物相关的潜在危害包括眼内炎、葡萄膜炎、眼压增高、晶体损伤及视网膜脱离。

(4)净收益幅度的估计:有限的直接证据显示,视力筛查组与常规护理组、无视力筛查组和延迟筛查组之间在视力和其他临床或功能结局方面均无差异。

尽管视力测试足以识别出屈光不正患者,但还不足以识别初级保健机构中的早期 AMD 或早期白内障患者。有效的治疗方法可应用于未矫正的屈光不正、白内障和 AMD 患者,其总体危害很小,但许多治疗方法仍存在较小的严重并发症风险(包括严重视力丧失)。尽管几乎没有危害的治疗手段可以纠正视力受损,但是关于筛查和治疗对老年人生活质量以及与视觉相关整体功能影响的证据有限。

5. USPSTF 对先前建议的更新 《声明》是对 2009 年版本中关于筛查老年人视力受损建议的更新内容。《声明》还得出结论,现有证据不足以评估筛查视力在改善老年人结局方面的利弊。

6. 其他建议 美国验光协会建议 61 岁及以上的无症状成年人每年进行眼科检查。美国眼科学院建议对所有无危险因素的 65 岁及以上成年人每 1～2 年进行 1 次全面眼科检查,包括视力测试和散瞳检查。如存在危险因素,随访次数应更为频繁。这项建议的提出是基于描述性研究、案例报告和专家共识。美国家庭医师学会的建议与 USPSTF 的《声明》是一致的:目前证据不足以评估在 65 岁及以上老年人中进行视觉障碍筛查的利弊。美国妇产科医师大会建议,视力评估应作为所有 65 岁及以上女性健康检查的一部分。

【文献评述】

视力障碍是老年人的常见问题之一。《声明》针对初级保健机构中的 65 岁或以上老年人(出现未矫正的屈光不正、白内障及 AMD 相关的视力损害),在筛查的证据、筛查的利弊、筛选的准确性、早期视力损害治疗的利弊等方面进行了详细阐述。最后 USPSTF 的结论是:目前的证据不足以评估老年人视力障碍筛查的利弊。美国家庭医师学会的建议与《声明》是一致的。但是,美国验光协会、美国眼科学院、美国妇产科医师大会等均建议 65 岁及以上老年人定期进行一次全面眼科检查。目前还需要更多研究来证明在初级保健机构中进行准确筛查的方法,分析筛查的利弊,从而评估老年人的视力筛查与功能改善状况,评估视力筛查与生活质量和生活独立性之间的关系。

(朱静吟)

参 考 文 献

US Preventive Services Task Force (USPSTF). Screening for impaired visual acuity in older adults: US Preventive Services Task Force recommendation statement. JAMA, 2016,15(9):908-914.

第9篇

老年疾病外科诊治

第 64 章

《欧洲老年医学会联盟老年人骨折预防策略声明》解读

【文献题目】 欧洲老年医学会联盟声明：老年人骨折预防策略[A comprehensive fracture prevention strategy in older adults：The European Union Geriatric Medicine Society（EUGMS）statement]

【文献作者】 Blain H，Masud T，Dargent-Molina P，et al

【文献来源】 J Nutr Health Aging，2016，20（6）：647-652

【文献解读】

◆ 背景介绍

尽管目前最适当和最具成本效益的方案尚不清楚，预防老年人脆性骨折已成为公共卫生领域关注的重点。2016 年欧洲老年医学会（European Geriatric Medicine Society，EUGMS）联合老年学和老年病学国际合作欧洲区域协会、欧洲医学专家联盟和国际骨质疏松症基金会/欧洲骨质疏松症和骨关节炎临床和经济协会，发布了《欧洲老年医学会联盟声明：老年人骨折预防策略》（下文简称《声明》），概述了当前关于跌倒与骨折的一级和二级预防、脆性骨折的诊断和治疗现状以及相关的争论和观点，旨在提高老年人骨折预防水平。《声明》适用于老年人群以及相关医护人员和社会工作者。

◆ 文献要点

75％的椎体和非椎体骨折发生于 65 岁或以上人群，而 75％的髋部骨折发生于 75 岁或以上人群。衰老对骨折风险的影响主要体现在年龄以及年龄相关事件对骨骼强度和跌倒风险的影响方面。虽然髋部骨折是最严重和治疗费用最昂贵的

骨折，但发生在脊柱、骨盆、股骨远端、胫骨近端、肱骨近端及肋骨的骨折也很重要，这些骨折与老年人的发病率和死亡率升高相关，而且会导致髋部骨折风险的极大提高，使老年人的生活质量下降，医疗费用增加。随着全球人口老龄化日益严重，骨折预防已成为一项重点的国际公共卫生问题。预防老年人骨折的最适当和最经济有效的战略仍然是热烈讨论的话题。

1. 跌倒的一级和二级预防　在成年人中，跌倒主要发生在老年人群中。在 65 岁以上的社区居民中，1/3 的居民每年至少跌倒 1 次；在 80 岁以上的社区老人中，50％的老年人每年至少跌倒 1 次。超过 80％的非椎体骨折是由跌倒造成的。约 10％的跌倒会导致骨折，其中 2％为髋部骨折。预防跌倒的干预措施对减少骨折的有效性还存在争议，部分原因是这种有效性还取决于跌倒发生时的状况及干预方案的类型。

即使临床上公认 75 岁及以上、过去 12 个月有跌倒史、害怕跌倒、步态不稳、肌肉力量下降及平衡受损的老年人是跌倒高风险人群，但老年人跌倒风险状况的评估尚未达成共识。老年人的跌倒风险还取决于环境及其他因素，包括认知障碍（与冒险行为增加有关）等。尽管平衡、步态、肌肉功能的下降增加了跌倒风险，但二者之间的关系并非完全是线性的。某些状况（如卧床）通常有较低的跌倒风险，是由于这种情况下老年人风险的暴露程度较低。

尽管对跌倒风险的评估缺乏共识，但对于社区居民低至中度跌倒风险的研究已经有相当一致的证据，这些人群有多层次的锻炼计划（包括循序渐进、富有挑战性及有规律的运动），可以改善平

衡和肌肉力量,还有在不稳定情况下的保护措施,均提示可有效预防严重跌倒和非椎体骨折的发生。然而,这些研究还不能证实这些措施对髋部骨折风险下降有显著疗效。包括治疗在内的单一干预措施,如视力问题或颈动脉窦过敏、维生素 D 缺乏、精神药物的逐步停药以及改善室内活动和室外步行环境的安全性等,对住院患者而言可有效预防跌倒,但对骨折风险的作用尚不清楚。多因素干预(与个人风险状况相关的干预措施的组合)在预防跌倒方面似乎并不比有针对性的单一干预措施(如社区锻炼或跌倒预防规划)更有效。

对于跌倒风险升高的老年人,有针对性的单一干预措施似乎并不怎么有效。例如,在疗养院中,减少跌倒的唯一干预措施是补充维生素 D,而其他干预措施对跌倒预防的效果不佳,当然研究结果也不一致,但是反复多发跌倒风险是可以降低的。由个人功能评估决定的、兼顾医疗和社会考量的多因子、跨学科方法,也许是预防老年高危人群跌倒更合适的策略。此外,这种个性化定制方法可帮助医师处理之前未明确的健康问题(如认知障碍、糖尿病、帕金森病、骨质疏松症等),其获益不仅限于预防跌倒。易跌倒的老年人通常是衰弱老人,多因素治疗已被证明可以提高老年人独立安全生活的能力。

总之,《声明》提出如下建议:①成立一个工作组来制订国际操作定义和诊断标准共识,以评估临床实践和研究中的跌倒风险;②2010 年美国老年医学会和英国老年医学会的联合指导方针督促医师至少要每年对老年患者进行跌倒风险筛查;③循证措施,特别是以证据为基础的社区运动跌倒预防规划,应在社区中广泛开展,以预防中、低跌倒风险老年人的非椎体骨折;④对高危人群应给予全面的老年评估和个性化的多方位干预措施。《声明》建议继续提供基于循证医学证据的跌倒预防规划。

2. 与骨骼健康有关的一级和二级预防 人们普遍认为,有规律的生活方式[如负重锻炼、均衡饮食(包括钙摄入)、避免吸烟和过度饮酒]和旨在减少对骨骼不良影响的措施(如使用药物)应该贯穿于每个人的一生。这些措施有利于优化骨骼发育并避免成年期的骨质流失。

关于骨质疏松症,目前还有很多争论,目标人群是否能从调节骨代谢治疗(treatments acting on bone metabolism,TABM)中受益还不是很明确。目前骨质疏松症的定义主要基于骨密度测量,当骨密度(bone mineral density,BMD)比青壮年参考人群的平均水平低 2.5 个标准差或更多时(或者在腰椎或髋部不能测量、不适合测量、无法解释时,采用桡骨远端 T 评分)可诊断为骨质疏松症。主动脉瓣钙化和骨关节病可能随年龄增长而逐渐加重,这样会给老年人腰椎骨密度测量带来误差。然而,除骨密度以外,其他主要的骨折风险取决于骨质脆弱的风险因素,其中年龄是很重要的因素,而且不同的骨折预测工具都纳入年龄因素,如 FRAX 工具、Garvan 骨折风险计算器或 Q-骨折风险计算器。因此,脆性骨折风险评估不仅要考虑骨密度,还要考虑其他危险因素,例如,骨质脆弱可以通过骨折、跌倒预测工具来评估。因为跌倒和骨质疏松症是非椎体的独立危险因素,骨质疏松症的诊断不应局限于骨密度降低的患者,还应该包括有跌倒风险的患者,反之亦然。若采用双能 X 射线吸收法(dual energy X-ray absorptiometry,DXA)骨密度测量获得骨质疏松症的患病率,那么,肌少症、灵活性下降和体重减轻患者的骨质疏松患病率会更高,这些因素是跌倒和骨质疏松的共同危险因素。

由轻微创伤造成的骨折,如从站立高度或更低高度跌倒发生的骨折,被认为是脆性骨折或低能量骨折。然而,在没有任何保护反应的情况下,从站立高度跌倒所产生的能量至少是一位老年女性股骨近端骨折所需能量的 10 倍。因此,诊断脆性骨折应经过仔细的综合评估,包括骨折机制考量和骨强度评估。约 60% 女性和 40% 男性的髋部骨折患者,其骨密度测量提示骨质疏松,提示骨密度检测对于骨强度的评估有一定价值。

《声明》对治疗骨质疏松症药理学方法的成本效益(包括使用 DXA)也进行了讨论。然而,一些获得美国食品药品监督管理局(Food and Drug Administration,FDA)批准的 TABM 已经显示出预防骨折的强大能力(尤其对于脊柱或髋关节的 T 值<-2.5 的女性),或者在髋部骨折后可预防骨折再发生,而雷洛昔芬仅被证明对预防椎体骨折有效。

基于骨密度的诊断,通过 TABM 治疗可使脊柱和非脊椎骨折相对风险分别降低 40%～60% 和 20%～40%。在骨折的高危人群中,尤其是有脆性骨折史的人群,需要治疗的人数(number needed to treat,NNT)较低。

总之,《声明》支持如下建议:①对于高骨折风险的个体,如跌倒风险增加、脆性骨折风险(骨折史、低体重、父母髋关节骨折史、糖皮质激素的使用、过度饮酒、对骨骼疾病不利的疾病或药物)增加的个体,可通过 DXA,结合椎体骨折评估(vertebral fracture assessment,VFA)或 X 线检查来诊断骨质疏松;②对于高骨折风险的个体,在仔细评估其获益/风险比之后应考虑给予 TABM;③当预期寿命不足 6 个月(有效预防骨折的最短时间)时,不应使用 TABM。

考虑到年龄和健康状况对治疗依从性以及预防骨折所需治疗人数/可能引起损伤人数(number totreat/number needed to harm NNT/NNH)的影响,《声明》建议在非选择的老年人中(尤其是年龄超过 80 岁的老年人)进行前瞻性研究来确定这种策略是否有效。

3. 骨折联络服务和椎体压缩性骨折筛查

鉴于脆性骨折的诊断和评估上述措施的收益/风险比较复杂,《声明》建议对 65 岁以上有椎体或非椎体骨折的老年人,应考虑将其纳入跌倒和骨折联络服务,其中有来自老年医学服务的大力投入。这种方法允许启动适当干预和确保后续患者的跟踪随访。这种护理模式已被证明是有成本效益的。

《声明》强调椎体压缩性骨折在老年人中非常普遍且常被忽视。有腰痛,尤其是身高显著下降(如 5 cm 以上)或严重后凸畸形的老年患者,应更系统地进行 X 线检查。应鼓励放射科医师在评估胸片时,报告椎体是否存在畸形,如有"骨折"应确定患者是否需要纳入跌倒和骨折联合联络服务,因为这些患者大多数是老年脆性骨折患者。

【文献评述】

总之,可将《声明》倡导的 65 岁及以上人群骨折预防的综合、多学科合作策略概括如下:①提高老年人和老年医疗保健专业人员的教育水平,管理好一般生活方式和医疗措施以优化骨骼健康和预防骨折;②提高初级和社区护理以及机构护理工作人员对骨质脆弱或跌倒高危老年人的筛查和优化管理的认知;③加强骨折联络服务、老年医学部门及初级保健机构之间的合作。政策制定者应在完善社区和机构方案方面发挥重要作用,建立跌倒和骨折联络服务,开展适当的预防途径(包括评估和管理优化医疗管理)以降低老年人的骨折风险。

欧盟经济共同体坚信,预防骨折不应分化为单纯预防跌倒和单纯提高骨密度 2 个阵营,理想的策略应该是对那些骨质脆弱的老年人,不仅执行了防止跌倒的措施,还优化了他们的骨骼健康程度。

(程 群)

参 考 文 献

Blain H,Masud T,Dargent-Molina P,et al. A comprehensive fracture prevention strategy in older adults:The European Union Geriatric Medicine Society (EUGMS) statement. J Nutr Health Aging,2016,20(6):647-652.

第 65 章

《欧洲创伤与急诊外科学会髋部骨折建议》解读

【文献题目】 髋部骨折建议（Recommendations on hip fractures）

【文献作者】 Wendt K，Heim D，Josten C，et al

【文献来源】 Eur J Trauma Emerg Surg，2016，42（4）：425-431

【文献解读】

◆ 背景介绍

针对生活质量、健康结果和医疗费用而言，老年人髋部骨折是主要的脆性骨折之一。由于死亡率和发病率较高，髋部骨折直接影响着公众健康，是致残的主要原因之一。随着年龄增长，老年人跌倒概率增加，同时伴骨骼量下降，这就解释了为什么老年人容易发生髋部的骨质疏松性骨折。这一问题已经引起广泛重视，规范的治疗措施可以从一定程度上减少老年人的致残率和致死率，并减少医疗费用支出。因此，制订切实可行的治疗指南并加以推广，对于疾病的规范化治疗有至关重要的意义。

根据联合国 2019 年的记录，1970 年人类平均寿命只有 56 岁，到 2000 年，这一数字上升至 65 岁，到 2050 年预计达 75.5 岁（男性 73.3 岁，女性 77.9 岁）。而在欧洲、北美洲、东亚国家，平均年龄更要明显高于以上数字。根据流行病学研究，1990 年全球有 166 万例髋部骨折患者，预计到 2050 年，这一数字将上升至 625 万。在另外一项流行病学研究中，1990 年的髋部骨折总数为 126 万，预计到 2025 年，这一数字将翻倍（达 260 万），到 2050 年将达到 450 万。

髋部骨折的管理（从髋部骨折的预防到手术后护理）需要一系列方法。髋部骨折的社会经济影响在全球范围内都是逐渐增加的，这就需要制订一些预防策略以及循证医学治疗方法，来降低骨折造成的巨大社会负担。

鉴于髋部骨折非常常见，老年患者群体往往伴随并发症，因此治疗过程复杂且昂贵。考虑到欧洲国家的基础设施不同，制订临床建议仍是一个重要且具有挑战性的课题。因此，这些建议是在典型情况下进行治疗的措施，并不是必须遵守的法律条文。欧洲创伤与急诊外科学会（European Society for Trauma and Emergency Surgery，ESTES）成立于 2004 年，旨在制订髋部骨折的治疗建议。在回顾了最近文献以及几个欧洲国家已经存在的治疗指南之后，研究小组于 2016 年发布了《髋部骨折建议》（下文简称《建议》），分别从诊断和鉴别诊断、术前准备、手术及术后康复等方面提出了规范化治疗建议。恢复活动水平是主要的治疗目标，为了达到这一目标，需要多学科团队协作。创伤（骨）科医师、麻醉医师、老年医学医师及急诊医师都可能参与这个团队。协调者应该是创伤（骨）科医师，需要有能力掌控整个治疗过程，并且应该为相关的患者群体建立规范化治疗路径。《建议》的适用人群为股骨近端低能量损伤的老年患者及相关医护人员，该患者人群主要包括股骨颈骨折和股骨转子间/转子下骨折，其中股骨转子间/转子下骨折的 AO 分型为 31A1-3，股骨颈骨折的 AO 分型为 31B1-3，低能量损伤是指从站立高度跌落（可以在室内，也可以在室外）。

◆ 文献要点

1. **诊断** 诊断重点是体格检查、基本的实验

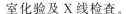

室化验及 X 线检查。

（1）一般的体格检查和骨科专科查体。一般的体格检查包括精神状况、是否存在压疮、是否有脱水表现等；骨科专科查体包括是否存在下肢短缩和外旋畸形，是否存在髋部压痛以及下肢纵向叩击痛，髋关节的主动活动是否受限等。

（2）基本的实验室化验和检查：包括血红蛋白、电解质、肾功能、凝血功能等检查，还包括心电图、胸部 X 线检查等。如果体格检查发现有很高的骨折可能，可行骨盆正位 X 线片和侧位片，若 X 线检查没有发现骨折，则建议 CT 扫描。磁共振检查（MRI）主要用于病理性骨折。

2. 鉴别诊断　通过 X 线检查可以诊断绝大多数髋部骨折，比较常见的鉴别诊断包括髋部软组织挫伤、骨盆骨折（耻骨支）、髋臼骨折、股骨头骨折、大转子骨折等。

3. 术前准备　术前准备的重点是疼痛控制、压疮预防及谵妄的处理。

（1）整个治疗过程至少由一位创伤骨科医师、一位麻醉医师和一位老年病医师参与。根据当地情况，这些医师中的一位必须协调术前准备。权责明确的跨学科协作很有必要。疼痛控制也非常重要。除镇痛药以外，还有以下 3 个选择：①局部神经阻滞，如髂筋膜间室阻滞；②患肢牵引制动；③使用导尿管以减少小便时身体活动引起的疼痛。

（2）压疮的预防从入院时即开始。卧床患者需要一个减压床垫，并且医务人员需要每天检查患者的皮肤情况。

（3）谵妄的早期预防、诊断和治疗非常重要。需要每天监控患者的心理状态，可以选择使用谵妄观测量表。

（4）为了防止电解质紊乱和脱水，液体平衡和电解质平衡的管理应该早期进行。许多老年人会服用抗凝药，要注意凝血障碍的问题，这个问题需要在手术前解决。

4. 治疗

（1）保守治疗：对于没有严重骨质疏松症的外翻嵌插型股骨颈骨折，可以考虑非手术治疗。根据患者的疼痛情况，尽可能早期负重。建议患者在出院前复查骨折部位 X 线。对于股骨转子间/转子下骨折，几乎没有保守治疗的指征，除非

患者一般情况非常差不能耐受手术治疗。

（2）手术治疗：手术应该在日间由一个专门的手术团队操作。对于保留股骨头的手术，应该在骨折发生后 24 h 内进行。最重要的是患者的一般状况，如果患者一般状况较差，术前准备的时间可能会超过 24 h。禁食的时间需要尽可能短。对于麻醉方式的选择仍存在一些争议。有研究显示，椎管内麻醉和全身麻醉的选择对于围手术期失血、术后呼吸功能不全、心肌梗死、心肌供血不足、肾功能不全和脑血管问题的发生概率无明显影响。也有研究显示，股骨近端骨折手术采取椎管内麻醉可以减少血栓形成的风险。抗生素应该在手术开始前 30 min 开始使用。

1）无移位的骨折（Garden 1 型和 2 型，后倾移位＜20°）：建议采用骨折内固定的方法进行治疗，常采用动力髋螺钉、空心钉或 Hasson 钉等内固定材料。

2）移位的骨折（Garden 3 型和 4 型，后倾移位＞20°）：建议采用人工假体置换的方法进行治疗。可根据患者的年龄和身体状况，选择全髋关节置换或半髋关节置换。来自养老院的带有院内抗甲氧西林金黄色葡萄球菌（methicillin re-sistant Staphylococcus aureus，MRSA）感染的患者有很高的术后感染风险，如果这类患者发生了移位的股骨颈骨折，也可以考虑采用内固定的治疗方式。

（3）股骨转子间/转子下骨折：对于稳定的骨折（AO/OTA 分型中的 A1 和 A2.1），采用动力髋螺钉固定。对于不稳定的骨折（AO/OTA 分型中的 A2.2、A2.3 和 A3），建议采用股骨髓内钉固定。手术治疗的目标是术后早期负重。

5. 手术后康复治疗　康复治疗的重点是避免肺栓塞、低氧血症、谵妄及压疮。

（1）所有的髋部骨折患者应该集中在一个护理病区内，这样可以增加护理人员的经验，进而改善患者的护理质量，特别是关注老年患者的护理（早期开始康复、适当的饮食、预防应激性溃疡等）。多学科团队协作是髋部骨折治疗的有效模式，至少需要一名创伤（骨）科医师、一名老年病医师、一名营养师和一名理疗师的参与。在住院期间，老年病医师应该每天查房和访视。

（2）髋部骨折后血栓形成和肺栓塞的发生率

很高。在接受药物血栓预防的患者中，有症状的静脉血栓栓塞发生率很低（1.34%）。梯度压力压迫和足踝部血管压力泵可以降低深静脉血栓形成的风险。机械预防比较耗费体力，所以不容易被接受。长筒压力袜降低静脉血栓栓塞的证据并不充分，建议使用药物预防。大多数情况下，可使用低分子肝素4～6周。此外，香豆素或磺达肝癸钠也是一种选择。

（3）充分的镇痛可以减少心血管、呼吸和胃肠道问题，也可以降低谵妄的发生。可用的镇痛药有多种选择，取决于不同国家和医院的具体情况。疼痛强度应定期采用视觉模拟评分进行评估。

（4）低氧血症是一个严重的术后问题，可能持续到术后数天。常规使用氧气饱和度仪测量可以降低这个问题的发生概率。在术后最初几个小时内，应常规予以吸氧治疗。如果低氧血症持续存在，应该持续予以吸氧治疗。

（5）应定期检测液体和电解质情况。老年人经常发生营养不良，会导致精神冷漠、肌肉萎缩和虚弱、心功能受损及免疫力下降。护理人员应通过营养不良评分来评估患者的营养状况。营养师应该参与这一项工作。通过口服蛋白可以提供蛋白质、能量以及某些维生素和矿物质，对于降低术后并发症有积极作用。

（6）谵妄是一种严重且常见的术后并发症，是影响预后的不良因素，应该及早预防。为了发现可能存在的谵妄状态，需要经常检测患者的精神状态。发生谵妄时需要使用药物治疗。

（7）压疮的预防也应及早进行，建议患者入院后即开始使用减压床垫。护理人员应该评估压疮风险。尽可能早地去除导尿管。

（8）早期活动可以预防压疮、血栓栓塞和肺炎。患者应该在术后24 h内开始活动。如果可能的话，应达到完全负重。平衡力和步态对于活动来说是至关重要的。应该对移动、洗漱、穿衣、如厕等日常生活活动进行培训，理疗师应该参与这项工作。

6. **出院和门诊** 出院程序应及早开始规划以防止拖延。应考虑与养老院和老年康复机构进行合作。养老院的医师应及早参与进来，医院康复计划与康复机构的计划应该是协同一致的。

髋部骨折后，再发生其他骨折的风险骤增。多学科治疗团队需要对骨质疏松症的诊断和治疗提出建议，这个问题取决于当地情况和负责人。通常来说，建议患者做骨密度测定。但是对于80岁以上的髋部骨折患者，世界卫生组织（World Health Organization，WHO）的建议是无须测定骨密度即可开始骨质疏松症的治疗。

预防跌倒的相关研究结果是存在争议的。髋部保护装置不被推荐，因为根据对养老院老年人的观察发现，髋部保护装置的使用与否对髋部骨折的发生概率并不造成影响。根据Masud在20世纪90年代末进行的多因素跨学科预防计划研究，跌倒后和骨折后的治疗策略应该主要关注骨质疏松症和肌少症的多因素干预。

【文献评述】

髋部骨折是老年人最常见的脆性骨折之一，其发病率和危害性都非常高。保守治疗往往需要长时间卧床，严重影响老年人的生活质量，同时因为卧床造成的并发症（如坠积性肺炎、压疮、下肢深静脉血栓、尿路感染等）可能会造成患者在卧床期间死亡。目前，主流的观点认为老年人髋部骨折应尽可能积极地进行手术治疗，国内同行的观点与ESTES的建议是一致的。

髋部骨折的诊断并不困难，绝大多数病例通过查体可以得出初步判断，X线检查发现股骨近端的骨折线（伴或不伴移位）即可确诊。对于外伤后髋部症状明显但是骨折线不清晰的隐匿性骨折病例，应该行CT检查，CT检查结果不太明确的患者需要行MRI检查。在这一点上，目前国内同行的做法比《建议》的要求更为精细，这与MRI在国内较普及相关。

《建议》推荐保髋手术应该在骨折后24 h内进行，但这一点在国内尚有困难。因为老年人往往并发一些内科疾患，手术前的检查可能耽误一些时间，甚至需要调整一些指标。因此，虽然骨折后尽早手术的观念已经被普遍接受，但在实际临床工作中，只有一部分患者可以在骨折发生后的24 h内接受手术治疗，还有一部分患者在骨折发生后72 h内接受手术治疗，甚至时间更久。

在手术方式的选择方面，移位的股骨颈骨折需要人工髋关节置换，而无移位的股骨颈骨折和股骨转子间/转子下骨折通常采取内固定治疗。在一点上,国内同行的做法与《建议》基本一致。

术后镇痛、预防感染、使用低分子肝素等药物预防深静脉血栓及抗骨质疏松在国内已被普遍接受和推广,这一点与《建议》也是基本相符的。

(杨丰建　郑松柏)

参 考 文 献

Wendt K,Heim D,Josten C,et al. Recommendations on hip fractures. Eur J Trauma Emerg Surg,2016,42(4):425-431.

第 10 篇

老年急危重症

第 66 章

《美国心脏协会心脏重症监护病房老年综合征管理、预后及护理科学声明》解读

【文献题目】 心脏重症监护病房老年综合征管理、预后及护理：美国心脏协会科学声明（Older adults in the cardiac intensive care unit：factoring geriatric syndromes in the management，prognosis，and process of care：A Scientific Statement From the American Heart Association）

【文献作者】 Abdulla AD，Daniel EF，van Diepen S，et al

【文献来源】 Circulation，2020，141（2）：6-32

【文献解读】

◆ **背景介绍**

老年患者是心血管疾病（cardiovascular disease，CVD）高发人群，＞60 岁人群中 2/3 患有CVD，＞85 岁人群中 CVD 患者超过 85％。虽然急性 CVD 是任何年龄成人患病率和死亡率的主要原因，但在老年患者中出现不良预后（包括死亡率、再住院率、生活质量下降和功能衰退）的风险更高。许多急性老年 CVD 患者入住心脏重症监护病房（cardiac intensive care units，CICU）以期得到更好的救治。尽管 CICU 有急性 CVD 救治特色，但缺乏应对老年人群更多健康挑战的设计，原因如下：①入住 CICU 的老年患者中，共病、多重用药、认知减退及虚弱是常见的老年综合征，很容易使病情加重或不稳定；②常规的 CICU 治疗包括某些医疗措施、卧床制动、多药应用、镇静药等，感官超载（如过多的噪声和亮光）、饮食改变、睡眠中断、排便困难等可能会耗尽衰弱老年患者有限的储备功能；③大多数急性 CVD 的临床试验都是在年轻人群中进行的，其结果以及由此形成的相关诊治指南往往很难适用于老年综合征患者。

鉴于患者老龄化等挑战，CICU 处理危重老年综合征患者的相关决策特别复杂，因此需要提高这方面的能力。2020 年美国心脏协会（American Heart Association，AHA）在 *Circulation* 发布了《心脏重症监护病房老年综合征管理、预后及护理：美国心脏协会科学声明》（下文简称《声明》）。《声明》适用人群为老年医学科、重症医学科及全科医师，适用患者为 CICU 老年患者。

◆ **文献要点**

《声明》主要分为八个方面的内容，主要界定了 CICU 中老年患者的重要危险因素，介绍了常见老年综合征的特点，强调了用于老年复杂病情的心血管疾病服务意识，提出了 CICU 治疗中值得关注和研究的重要知识缺口。

1. 老年综合征——老年患者常见的区别于年轻患者的健康挑战 老年综合征是临床常见疾病。近年来，美国心脏病学会（American College of Cardiology，ACC）、AHA、美国老年医学会（American Geriatrics Society，AGS）和国家衰老研究所（National Institute on Aging，NIA）都特别强调，应将老年综合征整合到老年 CVD 的治疗中。CICU 中最常见的老年综合征包括谵妄、认知障碍、衰弱、共病（multimorbidity）和多重用药（polypharmacy），详见表 66-1。

2. CICU——老年 CVD 患者内在风险的催化剂

（1）制动、卧床及后果：在老年急性 CVD 患者中，制动与卧床休息引起的肌肉虚弱和压疮是

表 66-1　心脏重症监护病房(CICU)常见的老年综合征

老年综合征	定义与患病率	对临床预后影响
谵妄与认知障碍	轻度认知障碍:没有丧失认知功能。10%～15%可发展为痴呆 痴呆:严重记忆丧失,影响日常生活,独立功能丧失。≥65岁人群患病率为8.8%～11.6% 谵妄:认知、注意力、意识或感知紊乱。社区老年人中患病率为14%;大手术后患病率为17%～61%;临终时患病率高达83%	丧失独立性,难以做出复杂决断,QOL(↓↓),药物顺应性(↓↓),衰弱(↑↑),住院率(↑↑),死亡率(↑↑)
衰弱	多系统储备降低的状态 对应激事件敏感性↓↓ CVD患病率↑↑ 老人中患病率≥50%	CVD预后差,处理难,QOL(↓↓),丧失独立性,死亡率(↑↑),致残率(↑↑),跌倒(↑),心力衰竭(↑↑),住院率(↑↑↑)
共病	≥2种共存慢性疾病,约占老年患者的2/3 可分为CVD共病*或非CVD共病**	影响CVD的正确处理,QOL(↓↓),丧失独立性,死亡率(↑↑),致残率(↑↑),多重用药(↑),跌倒(↑),治疗负担(↑)
多重用药	应用≥5种药,约占老年患者的40%,会随共病数量增加而增多 药物间不良相互作用的风险:当服用至少2种药物时为13%,4种药物时为38%,≥7种药物时为82%	医源性错误,用药错误,入住护理中心,其他用药不当增加约20%

注:QOL. 生活质量;CVD. 心血管疾病;*. CVD共病包括高血压、血脂紊乱、缺血性心脏病、心力衰竭、脑卒中、瓣膜性心脏病、心律失常等;**. 非CVD共病包括糖尿病、骨关节病、慢性阻塞性肺疾病、贫血、慢性肾脏病、痴呆、抑郁、老年综合征等。

CICU住院的结果,常加重和恶化先前存在的老年综合征。

(2)热量不足:CICU患者特别是急性患者(经口摄入减少、食欲差或长期有创机械通气)常表现为营养需求增多,导致高营养代谢状态。肠内营养不足常导致胃肠道黏膜和肌肉失用性萎缩。

(3)其他CICU危险:高分贝噪声、强光、睡眠障碍、焦虑及许多新药治疗都有助于老年CVD患者各种紊乱情况的加重。CICU的常规治疗模式(如强化和快节奏)与老年患者的模式特点(如渐进和慢节奏)不同,且常使老年患者不堪重负而趋向谵妄和抑郁。

3. 评估老年综合征的挑战是处理心脏急症的重要部分　评估老年综合征是危重患者取得良好预后和治疗反应的第一个重要步骤,但在CICU老年急性不稳定患者中,如何正确应用却是项艰难的挑战。其难点在于:①老年综合征的定义常不清晰,易导致评估不准确,例如,老年"衰弱"是一个直观的概念,但要作为CICU的基础评估工具又缺乏"金标准",并且在如何治疗方面也缺乏标准;②面临方法学挑战,大多数评估老年综合征的工具是为非急性状态而设置的,即使应用了这些工具,往往因患者特点和临床环境的不同使方法学本身依旧面临很大的挑战。

4. 心血管生理性老化　随着成年人年龄的增长,其血管、心肌、瓣膜及传导系统的改变日趋明显,因此成为CVD的潜在风险。年龄老化本身就是一个心血管病理生理学风险因素,也与非心血管系统器官重要变化有关,包括肾功能、肺储备、凝血机制等。

5. 复杂化的老年急性CVD处理

(1)急性心肌梗死(acute myocardial infarction,AMI)

1)重要特点:老年AMI的发病率随年龄增长而增加,而且老年AMI风险评分模式还没有作为常规模式。一项包括 2010—2012 年 324 729 例 AMI 患者的研究显示：入住 CICU 的患者占 65%，其中 75～84 岁占 35%，≥85 岁占 23%；大多数患有共病，包括危重症（11.1% 为休克，18% 为呼吸衰竭）。

①共病的危害：老年患者基础共病的严重性会加重 AMI 的进程。Ⅰ型 AMI(STEMI)系斑块侵蚀或破裂，Ⅱ型 AMI(non-STEMI)系血液供求失衡。Ⅱ型 AMI 更多见于快速心律失常、高血压、诱发急性冠状动脉供求失衡和氧供不足（如心动过缓、休克、贫血）的情况。老年 AMI 住院患者中非 CVD 导致的 AMI 死亡率增加 5 倍，有共病基础的会增加 2.4 倍，合并衰弱的会增加 3 倍。

②多重用药：老年 AMI 患者常因共病而导致复杂的多重用药，无意间常导致药物的相互作用。例如：β受体阻滞剂用于治疗 AMI 时可能会加重慢性阻塞性肺疾病；抗血小板药物治疗可能会加重原溃疡病患者的胃肠道出血；针对镇静、催眠、躁动和抑郁的药物可能导致多重用药风险的增加。

③认知与精神障碍：老年 AMI 还会加重渐进性的认知障碍和谵妄，主要原因是心输出量减少和血管舒缩功能异常（有损脑血流灌注），尤其是在患有共病（疾病和药物融合的不利结果）和衰弱（使活动能力和自信心减低）的患者中。此外，CICU 环境的不良影响（噪声、睡眠障碍、隔离）也会增加急性谵妄的风险。

④再灌注治疗比率低：虽然老年Ⅰ型 AMI 患者接受再血管化治疗的预后相对更好，但症状出现 12 h 内接受再灌注治疗的比例随年龄增长而显著减少，<75 岁患者为 93%，75～84 岁患者中只有 89%，≥85 岁患者中仅有 79%（P<0.001）。虽然经皮冠脉介入术（percutaneous coronary intervention，PCI）一般被认为是 AMI 最佳的再灌注策略，但在≥85 岁Ⅰ型 AMI 患者中只有 30% 的患者使用此种方法，衰弱的老年 AMI 患者接受 PCI 者仅占 54%（非衰弱者可达 77%）。

2)治疗原则

①强调再血管化疗效：尽管老年 AMI 患者与年龄、共病及衰弱相关的风险更高，但总体 PCI 再血管化的疗效很好，特别是采用减少出血的路径（如桡动脉）和减少谵妄发生的措施（如避免服用抗胆碱类药物）时。老年 AMI 患者 PCI 和药物治疗疗效对比的研究显示，住院死亡率相似，而前者安全性和长期获益更明显。关于Ⅱ型 AMI 患者，≥80 岁 PCI 治疗组一级终点（全因死亡、AMI、脑卒中和急性再血管化）优于药物保守治疗组，其中的决定因素是急性再血管化减少（HR 0.19，95%CI 0.07～0.52，P=0.001）和 AMI 减少（HR 0.52，95%CI 0.35～0.76，P=0.001），而脑卒中和全因死亡率没有显著降低。尽管如此，研究者仍建议：对于老年Ⅱ型 AMI 患者行介入治疗是安全的，可以减少随后再血管化的需求。关于最危险的 AMI 合并休克的患者，>75 岁年龄组的多支病变、肾衰竭和贫血是死亡率的独立预测因子，其优先 PCI 可以使死亡率降低 50%（OR 0.5，95%CI 0.2～0.9），且持续获益可持续 10 年。

②强调急性期介入靶点首先是罪犯血管：老年患者介入治疗的靶点可以是罪犯血管或多支病变血管；仅做罪犯血管的 PCI 占Ⅰ型 AMI 患者的 1/10，Ⅱ型 AMI 患者的 1/4；多支血管 PCI 结果是急性再血管化需求降低，但心绞痛和生活质量没有明显改善。CULPRIT-HOCK 研究比较了老年 AMI 伴心源性休克患者仅做罪犯血管 PCI 和多支血管 PCI 的结果，罪犯血管 PCI 组住院 30 天时全因死亡率和因严重肾衰竭致肾移植比例下降，提示仅做罪犯血管 PCI 治疗可以改善住院 30 天存活率和肾移植率。

③强调综合治疗方案：应提倡老年患者的综合治疗方案，即任何单一疗法必须放在能应对全面风险挑战的综合考虑中。例如，一项对住院 AMI 患者（平均 84 岁）的病例对照研究显示，β受体阻滞剂应用组再入院率升高，原因是低血压（OR 1.20，95%CI 1.03～1.39）和呼吸困难（OR 1.10，95%CI 1.01～1.20）。此外，有关药物剂量、合并症、监管及其他方面的复杂性也明显存在。

④强调防治出血并发症：年龄是引起出血的危险因素，其原因是血管逐渐脆弱和抗血栓药剂量过大。出血特别多见于衰弱、共病和多重用药的老年 AMI 患者，大出血多见于伴有促发因素者，如心搏骤停、心力衰竭、心源性休克、Ⅰ型 AMI、心动过速及机体储备减低者（如贫血、消瘦

和肌酐清除率降低)。

(2)急性失代偿心力衰竭(acute decompensated heart failure,ADHF)

1)重要特点

①老年综合征比例高:ADHF发病率随年龄增长而增加,许多老年患者因此而入住CICU,常见射血分数降低性心力衰竭和射血分数保留性心力衰竭。典型特点是入住时伴有高比例的老年综合征,约43%有认知障碍,75%有衰弱,74%有多重用药。上述危重症患者往往预后不良且功能减退,无论是在CICU住院中还是出院后。

②死亡风险高:约1/3入住CICU的患者被诊断为原发心力衰竭或共病合并心力衰竭。回顾性分析发现,因心力衰竭住院的≥65岁患者中24.7%入住CICU,而入住CICU的患者与入住普通病房的患者相比病情更严重,死亡风险更高(30天死亡率18.2% vs.9.1%,P<0.001),且费用更高。共病、衰弱、多重用药、谵妄和认知恶化都可以加重ADHF的不稳定性。

③老年综合评估尚未进入医保:老年综合评估研究发现,其严重性分级与ADHF患者住院死亡率和出院后2年死亡率独立相关,与进展性心力衰竭患者多器官功能下降、再住院风险升高及2~4倍的死亡增加相关。但医保系统应如何为老年综合评估提供服务尚不明确,且资料很少。

④医源性损伤多:CICU中常用于心力衰竭治疗和监护的手段(如留置导尿管、肺动脉导管、临时机械支持装置等)会导致3倍增高的谵妄风险和制动时间的延长。即使是健康的老年人卧床10天后也可以测到肌力和体力的明显下降,而这种影响在已经衰弱的老年心力衰竭患者中肯定会加重。在ADHF期间有些重要的慢性疾病药物也会适当或不适当的停用,使基础非心血管疾病比例较高的心力衰竭患者发生病情变化。

⑤营养不良比例高:许多进展性ADHF和高分解状态的重症患者处于营养不良状态,高达25%的患者在CICU期间没有接受营养支持治疗,即使接受了也达不到估算所需热量的50%。营养不足可能与食欲差、口服少、血流动力学不稳定有关,但也可能是医源性的(如医生没开处方、停用肠道营养时间过长)。

2)救治原则:进展性心力衰竭和休克,不论何

种起因均可引起不可逆性多器官衰竭,从而导致死亡,救治原则取决于基础疾病和急性救治原则,若是AMI或瓣膜性心脏病导致者均可按照救治指南的原则处理。应注意的是:静脉给予正性肌力药物和血管加压药物常能给患者提供足够的支持,但需要≥2种静脉用药时,住院死亡率很快会上升;救治目标应当尽快明确,需要考虑心力衰竭患者的老年综合征和功能受损会如何影响治疗效果;明确如何才能通过使用短期[如主动脉内球囊反搏(intra-aortic balloon pump,IABP)或持续双向血流装置]或持久机械循环支持(如左心室辅助装置)使患者得以恢复。

(3)急性瓣膜性心脏病(acute viavular heart disease,VHD)

1)重要特点

①高龄发病率高:进入高龄阶段时VHD的发病率迅速上升,且与共病、衰弱等因素相互重叠。根据美国胸外科医师协会(Society of Thoracic Surgeon,STS)和ACC的注册研究资料,绝大多数接受经导管瓣膜治疗的患者是80~90岁的共病(平均STS死亡风险预测指数>6%)和明显衰弱的老年人(经评估其中>60%不能独立行走或步速减慢)。

②急性VHD的2种类型:急性瓣膜损伤和慢性重症VHD急剧加重(急性左心衰竭和严重容量超载的结果),CICU老年患者中这两种情况均常见。前者常见于心内膜炎、腱索或乳头肌断裂、主动脉夹层、急性心肌缺血、人工瓣膜失效和医源性损伤,后者常见于急性重度主动脉瓣反流和主动脉狭窄。

2)救治原则

①急性医源性VHD:其诊断和处理原则很明确,可参照相关临床实践指南。老年患者的处理原则与非老年患者相似。

②急性重度主动脉瓣反流:如果没有手术矫正,死亡率为100%,IABP属禁忌证,其他经皮左心室辅助装置(left ventricular assist divaces,LVAD)实践经验有限。抵抗力差的老年患者心内膜炎(原位或移植心脏)或主动脉夹层手术有极高风险,应注意经导管治疗尚未用于急性主动脉瓣反流患者,因此急性心内膜炎是禁忌证。

③主动脉狭窄:患者的急性失代偿常是共病

的结果,如心肌缺血、肾功能不全或呼吸系统疾病,患者通常药物难治、手术风险过大,有适应证者可考虑球囊主动脉瓣成形术(balloon aortic valvuloplasty,BAV)或经导管主动脉瓣置换术(transcatheter balloon aortic valve replacement,TAVR)。急性 TAVR 在经选择的患者中是可行的,但伴有脑卒中和瓣膜合并症的风险很高。对 STS 死亡风险预测指数＞15％的患者,TAVR 治疗无效。BAV 有时作为过渡桥,当患者病情更稳定后再做 TAVR 或手术主动脉瓣置换。患者的恢复包括心功能、活动和营养状态的改善,以达到更佳候选人(TAVR 或手术主动脉瓣置换)的水平。如患者难以恢复,则会直接落选,改为姑息治疗。

④急性二尖瓣反流:最初治疗是药物疗法和稳定措施,如经皮左心支持装置 IABP、左心室-主动脉泵、左心房-主动脉体外泵等。急性功能性二尖瓣反流可以经过基础疾病(如心肌缺血、应激性心肌病)的治疗而改善,器质性二尖瓣反流如不及时手术,死亡率可高达 80％。

⑤AMI 患者的急性二尖瓣手术:住院死亡率高达 42％。可考虑的新疗法是用二尖瓣夹装置经导管做边对边二尖瓣修复,目前已有成功案例。

⑥同时患有冠心病和 VHD 的老年患者:很常见且预后不良,经历瓣膜置换术的老年患者 30％～60％患有冠心病,经历 TAVR 的患者中冠心病高达 75％。目前指南推荐严重冠心病患者行手术或经导管瓣膜术时需进行再血管化治疗。但目前面临的问题有:瓣膜术和 CABG 联合治疗预后尚待观察;在 TAVR 术前、术中或术后行 PCI 的获益尚有争议;老年人 PCI 后的双抗血小板治疗会增加出血风险;共病和多种药物增加的复杂性也必须纳入 VHD 标准决策的制订过程中。

⑦无效治疗评估:无效治疗是指"缺乏疗效,不能产生预期的临床结果,不能延长存活期,或者不能根据患者个体情况提供有意义的生活"。瓣膜干预治疗无效(即使干预过程成功)的标志是预期寿命＜1 年,或者改善症状、生活质量和预期寿命的机会过低(＜25％)。无效治疗评估本质上与共病、衰弱和其他老年复杂状况有关,在 VHD 患者治疗决策中常作为一个重要的参考意见。

⑧康复治疗的重要性:姑息治疗作为急性

VHD 患者一个重要的替代治疗尚有争论,因为要首先评估其是否是无效治疗、什么样的策略是最终的补救措施等,因此目前一致的意见是增加康复治疗的机会比争论姑息治疗更为重要。

(4)急性主动脉综合征(acute aortic syndrome)

1)重要特点:主动脉综合征是一种衰老现象,急性主动脉夹层(acute aortic dissection,AAD)发生率高者多为 60 多岁和 70 多岁患者,预计其发生率还会随增龄而增加。国际 AAD 注册研究(如 IRAD)结果显示,1/3 的 AAD 患者年龄＞70 岁。老年患者症状不典型,使诊断更加困难且具有挑战性。不论 A 型还是 B 型 AAD,老龄都是死亡的独立预测因子,特别是在紧急情况下。

2)救治原则

①首选治疗:AAD 是外科急症,老年患者的救治原则与一般人群相似,最可靠的方法是立即转到一个外科中心,静脉用药将血压控制在 100～120 mmHg,心率 50～60 次/分。与年轻患者相比,老年患者常规急诊救护相对不足且不恒定。国际 AAD 注册研究强调,当疑有 AAD 时,最好做主动脉增强 CT 造影,但老年患者经常有严重的肾脏损害,从而会影响 CT 检查结果。经食管超声心动图是常见的替代选择方法。

②A 型 AAD 和 B 型 AAD:A 型 AAD 是紧迫性外科急症,保守治疗的死亡率远远超过手术治疗。最新的报告显示,经历手术的 80 岁以上患者中手术死亡率是可以接受的(见表 66-2),特别是非休克患者。但即使手术后存活的 AAD 老年患者,其神经系统和其他系统长期合并症也可以对远期死亡率和生活质量产生不利影响。为改善预后,A 型 AAD 的手术范围通常强调切除主要的撕裂部分和置换升主动脉。理想的长期治疗应包括改善衰弱风险和相关残疾的措施。

表 66-2　国际急性主动脉夹层注册研究(IRAD)不同治疗组 70 岁以上死亡率情况

治疗分组	≥70 岁(％)	＜70 岁(％)	P 值
各种治疗	32.2	14.2	0.01
血管内介入治疗	30.1	10.0	0.01
开放手术治疗	34.2	17.2	0.02

B型AAD一般的管理原则包括血压控制、疼痛管理和常见风险监测(如破裂、早期假腔扩张、低灌注证据)。B型AAD患者如果出现低灌注(主要分支血管受累导致)、主动脉周围血肿、血流动力学不稳定,则提示死亡率增高;而不存在这3种情况的患者可以归类为低风险患者,其死亡率为1.3%。A型和B型AAD老年患者中急诊开放手术的死亡率非常高。血管介入治疗的优势有助于部分降低这种急性死亡风险,但尚缺乏老年患者的临床研究资料。在无法选择做血管内介入治疗的80岁以上患者,药物治疗是优于开放手术的一种合理替代考虑措施,但不论应用何种治疗,共病、衰弱、多重用药及认知障碍都会对预后产生关键性的不利影响。在某些情况下,因风险大而无法行开放手术的A型AAD患者,可以行血管内介入装置(如带膜支架封闭已形成的撕裂和夹层),以显著降低AAD的发病率和死亡率。

(5)肺栓塞(pulmanory embolism,PE)

1)重要特点:随年龄增长血栓栓塞疾病发生率升高,共病是一个主要的危险因素,其中最常见的是癌瘤和肾衰竭,与增龄有关的久坐和住院制动会加重上述情况。老年PE患者常无典型症状,很少主诉典型的气短或肋膜胸痛,更多的是晕厥后就诊。与年轻患者相比,老年PE患者不良事件风险更大,死亡、血栓复发、与抗凝治疗有关的出血事件更为常见。

2)救治原则

①及时诊断:急性PE的诊断策略在老年人群中的实施效果较差。应注意:D-二聚体检查是老年人常用的检查指标,但须注意其生理值在老年人群和青年人群中有所不同;肺通气关注扫描在老年人中的应用也受限,因为其基础心肺异常和放射影像的异常较多见;肺计算机体层摄影血管造影(computer tomographic angiography,CTA)检查在老年人群中更需谨慎,因为老年人慢性肾病较多。

②治疗面临的挑战:在合并肾功能减退时,全身性抗凝剂的使用剂量常过大;应用溶栓药后出血更常见;新型口服抗凝药的PE疗效证据尚有限。因此,必须仔细权衡应用这些抗栓药物的风险与获益,特别是对病情不稳定的患者。

6. 在CICU做决断时治疗目标和伦理学的考虑

(1)CICU的优质化医疗取决于科学评估和对老年风险的重视,是由患者、医师、注册护士和其他医疗保健提供者共同建立并以团队模式实施服务的。优质化医疗成功的措施包括:早活动;尽量减少镇静药的使用;撤去不必要的药物(需要临床药师的参与);重塑定向力(应用助听器、眼镜等感官增强用品以及加强沟通措施);营养支持和康复疗法。

(2)共同决策与生命终结共同决策可以帮助患者及其家属理解治疗目标,这是患者为中心治疗的关键组成部分。专家共识包括6项内容:①治疗决策必须是一个合作的过程;②临床医师应参与共同决策;③临床医师应确保定期交流信息和深思熟虑;④伦理决策模式也应该是合作过程;⑤临床医师应接受沟通技巧训练;⑥需要进行对决策策略结果的研究。

生命终结的共同决策在CICU中仍然很难做出,伦理上、逻辑上都很复杂。虽然生命支持技术(如机械通气、ICD、IABP等)不断进展,但在CICU中对老年CVD重症患者做出终结生命的决策,需要考虑病情各阶段的治疗强度是否科学合理以及是否还显示有疗效(实际上常模糊不清),还要考虑多学科团队和患者意见,因此,生命终结的共同决策尤其难以做出。

(3)缓和医疗能为终末期患者提供一个获益机会,这是通过医患双方直接沟通、对治疗方案和护理计划的共同决策、对终末期患者身心痛苦的关注以及双方对生命期望值的讨论来实现的。评估生命终结的主要目的是减轻痛苦(包括疼痛、呼吸困难和焦虑)。

缓和医疗和生命终结评估的原则最近因AHA的政策声明受到高度关注,《声明》强调其首要目的是通过预防和缓解痛苦、改善心脏病患者的生活质量并减轻其家庭压力,虽然目前在CICU中仍然极少应用(据报告只有6.2%),但可以补足CICU的管理,提高老年急性CVD患者的治疗水平。

7. CICU的新概念——延续性治疗、多学科团队和预防性医疗

(1)延续性医疗:指患者从一处医疗单位转到

另一处的过程中旨在改善临床预后(再住院、生活质量和存活)的多种干预措施。老年心力衰竭患者的多层面延续性医疗已被逐渐推广并降低了全因住院率。老年脑卒中和 AMI 患者如果将始于医院的干预和服务延续下去会改善部分预后,减少再住院天数。延续性医疗也可以改善老年心脏急症患者的老年综合评估级别。

(2)多学科团队:革新的多学科团队医疗模式由医疗所需要的多个学科组成,包括心血管科、危重医学科,以及老年社团、医保系统和当地领导。多学科团队模式有助于扩大重点和优先服务的范围,使 CVD 的处理更加全面,包括维护老年器官功能、改善衰弱及其他老年综合征,并继续服务于整体延续性医疗。

(3)预防性医疗:预防性 CICU 处理措施已经证实对改善老年综合征有效,包括早期活动、48 h 内早期主动进食及药物性预防。

8. 临床知识缺口和研究方向 老年医学极好地强调了患者整体治疗而非疾病治疗的理念,整体治疗已经成为任何因共病复杂而影响单病治疗患者的处理措施,并且作为经验推广到各个年龄阶段患者中,但仍有许多未知因素。CICU 老年综合征患者的临床知识缺口和研究方向包括:发展科学上、法律上和伦理上可被接受的衰弱定义;评估老年衰弱患者的有效工具和预防方法;通过老年综合评估制订统一的 CICU 老年风险评估分级及相应的救护措施。

【文献评述】

老年综合评估在我国仍属起步阶段,其概念于 20 世纪 30 年代由英国人首先提出,80 年代美国国家健康研究院对其加以规范化并推广应用。但是,在 CICU 老年患者的救治中,如何实施老年综合评估并由此科学规范救治原则仍是一个崭新的领域,也是一个急需关注和重视的研究课题,《声明》的重要意义正在于此。

笔者最欣赏的《声明》重点内容:①指出了老年 CVD 重症患者在 CICU 面临的三大挑战,分别为老年 CVD 重症本身的挑战(老年 CVD 高发且预后不良)、合并老年综合征的挑战(共病、多重用药、认知能力下降、谵妄及虚弱)及 CICU 管理模式的挑战(环境感官刺激、睡眠障碍、长期卧床、营养不良等)。②强调了老年重症 CVD 患者应当重视并及时诊治的老年综合征有谵妄、认知障碍、衰弱、多重用药、共病等。其中 CVD 共病包括高血压、血脂紊乱、缺血性心脏病、心力衰竭、脑卒中、瓣膜性心脏病、心律失常等;非 CVD 共病包括糖尿病、骨关节病、慢性阻塞性肺疾病、贫血、慢性肾脏病、痴呆、抑郁及老年综合征。③规范了 CICU 老年患者最常见的 5 种急危重症(包括 AMI、ADHF、急性 VHD、急性主动脉综合征和 PE)的特点及救治原则。④提出了为老年 CVD 重症患者服务的新概念新模式,即优质化医疗、共同决策、缓和医疗与生命终结以及延续性医疗和多学科团队服务。⑤介绍了 CICU 治疗中值得关注和研究的重要知识缺口。上述内容对于我国老年医学重症 CVD 的救治有重要的指导意义和参考价值,相信老年医学科、心血管科及全科医师们均能从中获益。

《声明》的不足之处是缺乏亚洲特别是中国患者的资料和经验,这正是今后临床工作和科学研究的方向。相信正在迅速崛起的老年医学科团队定会不负众望,为不断完善老年 CICU 患者的救治规范贡献自身的力量。

(李小鹰)

参 考 文 献

Abdulla AD, Daniel EF, van Diepen S, et al. Older adults in the cardiac intensive care unit: factoring geriatric syndromes in the management, prognosis, and process of care: A Scientific Statement From the American Heart Association. Circulation, 2020, 141(2): 6-32.

第 67 章

《美国急诊医师学院老年急诊科指南》解读

【文献题目】 老年急诊科指南（Geriatric Emergency Department Guidelines）

【文献作者】 American College of Emergency Physicians

【文献来源】 Annals of Emergency Medicine，2014，63（5）：7-25

【文献解读】

◆ 背景介绍

目前我国人口老龄化已成为现状，而老年医学刚刚起步，在老年急诊医学领域尚无专业指南。在美国，老年急诊科自 2008 年成立后，对老年人群的医疗及护理发挥了独特作用。世界卫生组织（World Health Organization，WHO）将老年人群定义为 60 岁以上人群，根据各医院实际情况不同，也可将年龄限制在 65 岁以上。针对此类患者人群，老年急诊科应发挥有效作用，可有效选择住院服务获益人群以及为不需要住院的患者提供门诊服务。老年急诊科将综合利用医院、急诊住院部及门诊部资源，统筹安排医师、医师助理、护士、陪护及社会工作者等，协调医院各部门之间的诊疗，从而创造出有益于老年患者的最佳转归诊疗条件，并对医疗保险报销患者提供保证。2014 年美国急诊医师学院编写了《老年急诊科指南》（下文简称《指南》），旨在提供一套标准化流程，从人员配备、基础设施、患者宣教、医疗政策和程序、后续护理及绩效改进措施等方面进行规范。《指南》的适用人群为从事医疗相关的专业人员，如医师、护士等，还适用于病案管理者、社会服务者、健康管理师、物理治疗师、药剂师等其他相关人员。

◆ 文献要点

1. 规范老年急诊科人员配备 既往调查研究结果表明，94％的被调查者支持加强人员配备，不仅包括专业人员、社会工作者、老年咨询师、指定的专业人员，还应包括物理治疗师、职业治疗师等。社会工作者和病例管理者是老年急诊管理的关键人员，可有效减少 85％患者收入院，同时 12 个月内的急诊复诊次数及住院次数也会明显减少。结合上述统计数据，老年急诊科全面提供训练有素的工作人员，可为优化急诊就诊起到重要作用，最终可以降低成本、优化门诊环境、有效协调住院资源。具体人员配置如下。

（1）老年急诊科主任：由一名接受过老年医学培训的急诊科医师担任，每 2 年进行 1 次时长 8 h 的老年医学继续教育培训。该主任负责招募急诊科及医学委员会成员，监督改进老年科计划，针对老年护理问题与医护人员沟通，与门诊患者的照护者在关于专业护理设施、膳宿及家庭保健等方面进行交流，明确员工的教育需求并在适当时机提供教育支持，对所有医院的老年医疗政策和程序进行审查、批准及协助。

（2）老年急诊科护士长：要求近 5 年内至少有 2 年老年科工作经验（或者在急诊科照护老年患者），有质量改进项目经验者优先，每 2 年完成时长 8 h、经注册护理委员会批准的老年医学相关继续教育学习。该护士长负责参与老年科改进项目的开发和维护，与门诊患者的照护者进行交流（内容不仅限于专业护理设施、膳宿及家庭保健等），成为指定医院的急诊科和/或医学委员会成员，明确员工的教育需求并在适当时机提供教育支持。

(3)医师:负责提供 24 h 急诊服务,或者作为老年科医师在急诊科医师直接监督下担任急诊会诊工作;鼓励医师参加老年专科教育,目标是每年进行 4 h 的聚焦于老年患者诊疗的培训。

(4)护士:鼓励护理人员参加老年专科教育。

(5)医学专家:医学专家们的建议可通过既定的医务人员政策或预先安排的会诊计划获得。虽然不同专业的专家会提供不同的专科服务,但《指南》建议老年急诊科医师能够获得老年医学、心脏病学、普外科、消化内科学、神经内科学、骨科学、精神病学(最好是老年专业)及影像学的多方支持。

(6)辅助服务人员:案例管理与社会服务者、中级提供者/健康管理师(可选,但推荐)、职业/物理治疗师、药剂师等。

2. 减少住院时间　老年人急诊入院后发生急性谵妄、院内感染、医源性并发症及功能下降的风险明显升高,为降低患者住院率,《指南》提出如下建议。

(1)制订出院流程,为家属及门诊护理者提供有效病例信息,包括主诉、检查结果及解读、急诊治疗及疗效、会诊记录、出院诊断、注意事项、处方、长期医嘱及随访计划等。

(2)提供最优于老年人辨读的病历书写方式,如加大字体、按照《健康保险携带和责任法案》提供出院指导复印件。

(3)完善门诊随访流程,包括与家属沟通或直接对患者进行临床评估,除电话随访外,也可应用远程医疗等先进技术。

(4)保持与患者在社区内的联系,如医疗随访、设立社区医师或"医疗之家"、病案管理者协助随访、进行患者安全评估、保障医疗资源运输、进行处方指导、指导居家保健及日常生活等。

3. 加强老年医学工作人员继续教育　老年医学需要多学科共同支持,要兼顾老年人的生理特点、非典型疾病表现及心理社会需求,因此,对急诊人员的教育培训应以胜任力为基础,根据个人能力选择有效教学方法,围绕常见和重要的老年主诉进行学习,主要包括讲座、病例讨论、模拟病历、临床审查、期刊俱乐部、网络教学及护理教育等。《指南》指出教育的内容应包括初始启动、多学科协作、老年急诊医学教育课程、老年专用设备培训、社区组织照顾老年患者的项目介绍、社区意识、参与和推广、患者教育和心理社会问题、老年人及其家庭提供自我管理教育材料、定期进行教育评估、追踪质量改进数据、对特定疾病进行定期教育/再教育、及时更新指南和社区护理计划、熟悉快速床边评估工具的使用等。

4. 有效改进老年科诊疗质量　老年科诊疗计划应由科主任及护士长制订,针对 65 岁以上老年急诊患者,在确定指标、收集数据、确认改进、采取行动、评估行动有效性及参与者之间的沟通等方面进行改进,同时与院外护理、急诊、创伤、重症护理、替代级护理设施及全院质量改进活动进行衔接。每季度提交一份老年医学报告,其中包括对老年急诊工作人员的老年医学教育进行记录和监管、对急诊就诊患者数据的回顾性分析(老年患者数量、入院率、再入院率、死亡率、疑似虐待或忽视率)、转到另一个机构接受更高级别的诊疗比例(转诊率)、入院后 24 h 内需要升级至 ICU 治疗的情况,72 h 内再次急诊就诊的比例、风险筛查工具的完成情况、出院患者随访复查完成情况及监测个别特定疾病的情况(包括老年人跌倒发生率、创伤性损伤的患病率、多药筛选、对高危患者的物理治疗评估、跌倒后的转诊模式、老年人导管使用与导管相关性尿路感染相关事宜、药物调节/药房监督、老年人约束情况等)。

5. 配备有效和舒适的设备　老年急诊科需要针对老年患者对设备进行一定的改进,例如,满足安全性、有效性、舒适性、移动性、记忆线索、视觉和听觉感知等的需求,增加一些能增强照明、颜色的标牌。具体措施如下。

(1)改进家具:选择检查椅/躺椅、有坚固扶手的家具、超厚/柔软的床垫,选择柔软、防潮的室内装潢,适当使用泡沫床垫防止压疮。

(2)配备特殊设备:配备暖身设备/保暖毯、液体加热器、防滑防坠垫、床旁便桶、助行器/助行装置、助听器、监测设备、包括光纤插管装置的呼吸设备、约束装置、导尿管、包括阴茎套的导管等。

(3)改进视觉设备:建议使用柔和光线和可控照明设备,选择对比敏感度较低的墙壁图案样式,避免可能让患者误认为障碍物或物体的图案,避免单色配色方案。

(4)改进声学设备:可应用私人房间或隔音窗帘,使用吸音材料,为患者使用便携式助听器,减少医院噪声等。

(5)应用增强型标牌:这样可以与老年人沟通。

(6)其他安全增强措施:如门上应配备把手。

6. 制订详尽的策略、流程和协议　老年急诊科应根据本科特点,结合医院相关政策,制订本科室的策略、流程和协议。

首先,应对患者进行初步评估及分类,这一过程需要家属参与,以便准确评估患者病情。可通过一些筛查工具对高危老年患者的谵妄、功能衰退、药物不良事件、跌倒等情况进行筛查,将老年人合理分配至门诊或住院部,方便老年人接受更好的治疗。筛查量表的内容主要包括6个方面:①在受伤或生病之前,您是否需要有人定期帮助您?②自从受伤或生病以来,您需要比平时更多的帮助吗?③在过去的6个月里您有1个或多个晚上住院吗?④一般来说,您看得清楚吗?⑤一般来说,您的记忆有严重问题吗?⑥您每天吃3种以上的药物吗?以上回答只要有1项为"是",即可认为是高风险。

其次,应重视老年患者的安全,不仅包括人身安全,还应包括医疗安全。在心理上,关心老年患者疑似虐待及被忽视的问题,关注患者有无跌倒情况,对长期留置导尿管患者的尿路感染问题以及全身具有伤口或压疮患者的创口管理问题,在老年患者的护理过程中均起到重要作用。

最后,面对临终的老年患者,姑息治疗至关重要。姑息治疗主要以改善患者生活质量及减少患者痛苦为主要目的,还应对死亡患者家属的心理支持纳入关注的范围。

7. 掌握导尿管指征、降低感染发生率　插入尿管相关的尿路感染占医院和医疗相关感染的比例最高(80%),约1/5的住院患者接受了留置尿管。当患者出现下述情况时,结合临床医师的诊疗意见,应建议其留置尿管:尿潴留/梗阻,需要非常密切地监测尿量而患者不能使用小便器或便盆,骶、会阴部开放伤伴尿失禁,因病重、乏力或无

法自理而难以收集尿液,围手术期患者,应患者要求处理尿失禁,以及其他情况(需要详细说明和澄清)。要将这些情况记录在病历文书中,当然也包括其他可接受的指示、神经源性膀胱、急诊盆腔超声、急诊手术、意识改变或昏迷、泌尿外科手术、髋部骨折、临终关怀等情况。随着留置尿管时间的延长,泌尿系统感染的风险会增加,因此,应根据病情需要尽可能早期拔除导尿管。后续还应定期检查是否有留置尿管的医嘱和操作记录(包括时间和日期)、是否使用无菌技术以及导尿管相关尿路感染的发生率等。

8. 共病多药、规范用药　老年患者发生药物不良事件的比例及死亡率远高于年轻人,如何科学管理用药、降低药物不良反应及改善患者预后,是老年急诊科的重要任务。由老年专科医师、药剂师等组成的多学科小组,应在药房主导下对高危药物清单进行维护,利用药物调节工具准确获得药物清单并调整相关用药。面对所有就诊患者,建议入院即填写药物清单,由主治医师或护士对药物清单进行筛选,评估患者是否多药治疗(>5种药物)、是否使用高风险药物(抗凝药、抗血小板药物、降糖药物、心脏药物、麻醉药、抗精神病药和其他精神病药物、免疫抑制药物及化疗药物)。当发现患者存在多药或高风险药物治疗时,多学科小组应介入指导,与主治医师沟通后调整用药方案,尽量减少药物与药物间的相互作用,尽量避免出院后多药治疗或服用高风险药物。每年审查一次高风险药物清单、高危药物使用情况、跟踪和随访因不良反应入院的病例以及对服用多药或高危药物住院患者的干预效果。通过上述改进措施,可规范老年患者的用药管理。

9. 预防跌倒发生、减少"隐匿"损伤　老年患者跌倒比例随着年龄增长逐渐升高,对于老年人来说,跌倒后创伤隐匿,可伴有颅脑外伤、脊柱和髋部骨折等高危损伤,因此,明确创伤范围及部位、分析跌倒原因及评估未来跌倒风险在老年急诊科至关重要。在整个评估过程中,要配备多学科专业团队,充分利用跌倒风险评估工具及适合于老年人的影像学评估手段,应用防跌倒设备(如平坦的地面、橡胶或防滑地面/垫、墙壁和走廊上的扶手、走廊照明、床旁便桶和洗手间扶

手、位置合适且功能恰当的床栏,以及为老年人选择长的、宽松的、松散系带的住院服等),建立门诊随访制度,院外配备步行机及其他步态辅助设备。

当患者出现跌倒时,应按照如下流程进行评估:病史→神经系统评估→检验及影像学检查→体格检查→步态评估及"起立-行走计时测试"→物理治疗及职业治疗。其中,详细询问病史是最重要的组成部分,其关键因素包括年龄>65 岁、坠落的位置及原因、步态和/或平衡困难、此前的跌倒史(多少次)、下地时间、失去意识/精神状态改变、直立性晕厥或近似晕厥、黑粪、痴呆、帕金森病、脑卒中、糖尿病、髋部骨折、抑郁症、视觉或神经损伤(如周围神经病变)、饮酒情况、用药情况(血管扩张剂、利尿药、抗精神病药、镇静催眠药及其他高危药物)、日常生活活动、是否穿着合脚的鞋等。另外,对所有跌倒患者都应进行家庭安全评估。

10. 正确区分谵妄和痴呆、降低发病风险
老年患者容易出现谵妄、躁动等精神问题。在老年急诊科,区分谵妄和痴呆是患者出现精神症状时需要做出的初步鉴别诊断。谵妄患者常为急性起病,时而清楚、时而糊涂,注意力及意识混乱,并伴有幻觉;而痴呆患者起病隐匿,发病过程中意识状态一致,除高度痴呆患者外,一般无幻觉,注意力、意识均正常。当初步考虑患者合并谵妄时,应通过高度敏感的谵妄分类方法及高度特异的简要意识混乱评估方法进行筛查,确诊后,针对患者的潜在病因、住院期间的危险因素、预防措施等多方面进行评估,选择最优治疗方案。

(1)潜在原因:感染(肺,尿路感染)、药物(抗胆碱能药物、镇静催眠药、麻醉药、任何新加入的药物)、电解质紊乱、酒精/药物使用或戒断。如患者有新出现的神经系统定位体征,应进行卒中评估。

(2)危险因素:视力或听力下降、认知能力下降、病重状态、脱水/肾前性氮质血症。存在 1~2 个因素可使住院期间的谵妄风险增加 2.5 倍,存在 3~4 个因素可增加 9 倍。

(3)预防措施:减低或消除已知的危险因素;避免患者使用高危药物;预防/及时治疗感染;防止/及时处理脱水和电解质紊乱;镇痛治疗;最大限度地提供氧气(根据需要补充氧气、血液和血压支持);酌情使用感觉辅助器;帮助患者定向力恢复(安抚患者,调整患者方向,使用患者容易看到的日历、时钟、护理人员标识,仔细解释所有活动,清晰沟通);调节患者的肠道/膀胱功能;向患者提供足够的营养,流动监督,尽可能提高患者的视野和意识,尽可能减少约束措施的使用,尽可能减少化学抑制剂/镇静药;向患者提供适当的感官刺激(安静的房间、充足的光线、每次只布置一项任务、降噪策略);促进患者对环境的熟悉程度(鼓励家人/朋友待在床边、从家里带熟悉的物品、保持护理人员的一致性、尽量减少搬迁);向患者解释,安抚和教育患者家属;尽量减少侵入性操作。

(4)推荐资源:保姆、可擦黑板和记号笔(用于帮助沟通和定位)。

(5)需要改进的方面:长期约束问题、苯二氮䓬类药物应用及定向技术的应用等。

11. 引入姑息治疗干预小组、提高患者生命质量 姑息治疗干预在老年人群中至关重要,当疼痛管理、非疼痛症状管理、舒缓护理及姑息治疗团队的内部协调等方面全面开展之后,患者的生命质量将大大获益,同时住院时间、重症监护的利用率及医疗成本会相应减少。在老年急诊科,医务人员致力于改善老年患者的生活质量、降低老年患者的失能率。从患者入院治疗到患者居家疗养,需要专业医护人员制订诊疗意见、专业药师提供用药指导、专科护士进行全面护理,更需要家属、护工甚至社区人员进行对接及配合,为患者创造舒适环境,以减少住院率,降低感染、跌倒、谵妄等合并症的发生。

【文献评述】
老年急诊作为一门新兴学科,在老年医学领域中具有不可或缺的地位,因此,《指南》在指导临床工作方面具有重要意义。首先,《指南》强调人员配备的重要性,不仅对专业人员的配备、资历、再教育等情况提出了合理建议,而且提出其他相关专业人员应进行协助,同时要求社工、家属的共同参与。其次,《指南》明确指出老年急诊科要根据老年患者特点选择合适的设备。《指南》不仅对老年患者的诊疗制定了完整的体系和流程(包括急诊接诊、药剂配比、病案跟踪、居家随访等),还对老年患者共病多药的情况制定了规范。最后，《指南》针对老年患者面临的留置尿管以及可能出现的谵妄、跌倒等问题做出了评估、预判及预防建议，以达到减少老年患者入院次数和住院时间、改善生活质量、完成院内外过渡的目的。

（崔　华　吴　璇）

参 考 文 献

American College of Emergency Physicians. Geriatric Emergency DepartmentGuidelines. Annals of Emergency Medicine,2014,63(5):7-25.

第11篇

老年常见肿瘤

第68章

《美国国立综合癌症网络老年肿瘤指南》解读

【文献题目】 美国国立综合癌症网络指南：老年肿瘤（National comprehensive cancer network guidelines：older adult oncology）

【文献作者】 National comprehensive cancer network

【文献来源】 https://www.nccn.org/

【文献解读】

◆ **背景介绍**

伴随人口老龄化加剧、预期寿命延长，恶性肿瘤已成为老年人的常见病。老年恶性肿瘤管理的主要挑战是治疗的预期获益能否超过其所带来的风险。老年恶性肿瘤的生物学特征和治疗反应与年轻患者并不一致，并且老年患者对抗肿瘤治疗耐受性相对较差。个体化评估老年患者的情况并制订合适的治疗策略是安全和有效治疗的关键因素。应该避免可能降低生活质量且不会明显延长生存期的治疗，同时也需要避免仅仅因为年龄因素而被拒绝的有可能取得显著疗效措施的错误决策。在治疗决策中，也要审慎考虑年龄相关的生理改变影响老年患者对肿瘤治疗的耐受性。

恶性肿瘤是老年人的主要死亡原因之一，但老年恶性肿瘤患者的临床试验数据较少，故缺乏相应的循证医学证据来科学管理老年肿瘤患者。因此，非常有必要制订针对老年恶性肿瘤患者的临床指南。2020年发布的《美国国立综合癌症网络指南：老年肿瘤》（下文简称《指南》），主要针对老年人（年龄≥65岁），也可适用于功能缺失、早衰的部分人群。应特别注意的是，年龄不应该成为限制有效治疗的主要因素，特别是当治疗可改善老年患者的生活质量和生存期时。有数据表明，体力（performance status，PS）评分较好的老年人也能耐受常规化疗方案，特别是有合适的辅助支持治疗时。

◆ **文献要点**

1. **老年综合评估** 老年综合评估（comprehensive geriatric assessment，CGA）是通过多学科、多角度深度客观评估患者健康状态，并指导治疗决策从而改善肿瘤预后的措施。CGA主要评估患者功能年龄、合并症、多药使用、营养状态、认知功能、心理状态、社会经济问题、老年综合征等。CGA可检测出常规肿瘤护理中未发现的可逆性老年问题，预测肿瘤治疗不良反应，使支持对症治疗更有针对性，更有效地改善患者生活质量，增强患者治疗依从性。CGA主要包括如下7个方面。

（1）功能评估：老年肿瘤患者的功能状态可通过日常生活活动（activities of daily living，ADL）能力和工具性日常生活活动（instrumental activities of daily living，IADL）能力来评定。ADL是独立的基础自我生活能力，IADL则包括较复杂的独立社会生活能力。

（2）合并症：老年人合并症发生率高，会影响肿瘤治疗耐受性及预后。充血性心力衰竭、糖尿病、肾功能不全、痴呆、抑郁、贫血、慢性感染、神经疾病、肝肺疾病、听力或视觉障碍、骨质疏松、压疮、应激性溃疡等，都是老年肿瘤患者中较常见的合并症。

（3）认知功能：老年肿瘤患者发生认知损伤时，会增加机体功能损害、抑郁发生率及死亡风险。无论药物是否复杂，认知功能可预测药物依从性。认知损伤患者需全程在有经验的老年肿瘤多学科团队支持下进行治疗。同时,在肿瘤治疗决策中需要考虑认知损伤和肿瘤治疗的风险与获益。

(4)营养状态:营养缺乏或营养不良在老年肿瘤患者中较常见但被严重低估。肿瘤患者营养状态差与更严重的血液系统不良反应、更高的死亡率、更差的化疗耐受性及更长的住院时间相关。有些营养不良归咎于基础疾病,更多的是源于患者不合理的热量摄入。

(5)多重用药:尽管多药使用在任何年龄阶段都可见,但因老年人合并症多,故多药使用在老年患者中更为严重。肿瘤相关症状或不良反应的管理也可导致老年人多药使用。多药使用可使药物不良反应增加(继而导致功能下降和老年综合征)、药物之间发生相互作用,并降低患者的依从性。

(6)社会经济问题:社会关系缺乏是老年人死亡率的显著预测因子。一项纳入 2835 例女性乳腺癌患者的研究发现,孤寡妇女有更高的死亡风险。因此,应充分考虑患者的生活现状、照护是否充足及经济现状。

(7)老年综合征:跌倒、痴呆、谵妄、抑郁、压力、骨质疏松、疲乏、脆弱是老年肿瘤患者中较常见的症候群。老年肿瘤患者的老年综合征发生率较老年非肿瘤患者更高。与非肿瘤患者相比,听力障碍、尿失禁、抑郁、骨质疏松等在肿瘤患者中更为常见。

2. 手术 一般而言,尽管术前需要评估患者的体能状态,但年龄并非手术风险的首要指标。当老年患者考虑外科治疗时,患者的 PS 评分和合并症较年龄更为重要。国际老年肿瘤学会外科工作组报道,老年恶性肿瘤(乳腺、胃、肝等器官)患者外科结局与年轻患者并无显著性差异。老年肿瘤术前评估(preoperative assessment of cancer in elderly,PACE)采用 CGA、PS 评分和美国麻醉学医师协会分级评估来确定老年患者是否适合外科干预。一项国际前瞻性研究对 460 例老年患者进行了术前 PACE 评估,多因素分析发现,中重度疲乏、依赖性 IADL、异常 PS 评分是术后并发症的重要独立预测因子。急诊手术会增加术后并发症风险,术后应考虑物理疗法以帮助患者恢复功能。认知功能受损通常是术后并发症的危险因素,可延长住院日,提高 6 个月内的术后总体发病率。另外,高龄也是术后谵妄的危险因素。

(1)放射治疗(下文简称放疗):放疗(体外照射或近距离放疗)可作为根治性或姑息性治疗手段。已有的文献数据表明,放疗效果好且患者耐受性好,因此,年龄不能单纯作为限制老年肿瘤患者放疗的因素。放疗医师与其他老年肿瘤内科医师一样,要注意老年患者的非肿瘤性死亡风险,避免潜在过度治疗,同样也应注意,不要低估高龄但无明显合并症老年患者的预期寿命,避免潜在治疗不足。对老年患者实施个体化放疗计划时,需遵循以下 3 项通用原则:①评估放疗的获益和风险;②充分考虑患者的基础功能储备;③知晓老年人群的肿瘤生物学和治疗反应性的不同。

《指南》推荐放疗过程中给予患者营养支持,并控制放疗性口腔炎所致的疼痛,需要考虑到老年患者的放疗反应依赖于放疗的解剖部位和剂量/分次量。谨慎使用同步化放疗,必要时调整化疗剂量以降低不良反应。未完成或中断放疗可影响疗效,也影响将来可能的更高剂量放疗,因此,对于功能极度受限患者需考虑替代疗法,以确保最佳对症支持治疗。更好的放疗技术(如调强放疗、图像引导放疗、立体定向放疗)可对小靶区体积使用更高剂量放疗,同时减少周围正常组织和危险器官的损伤。大分割放疗也可改善患者的治疗耐受性,减少总体治疗时间而不降低预后。某些肿瘤的生物学特性在老年患者与年轻患者之间有所不同,部分原因是老年患者治疗耐受性下降,因此,放疗需要基于疾病本身和 PS 评分,遵循个体化原则。尽管放疗是局部治疗,但可引起全身不良反应,如疲乏、抑郁、厌食症、恶心、呕吐、味觉改变、睡眠障碍、头痛、贫血、皮肤干燥、皮炎、便秘等,远期并发症包括咽炎、食管炎、气管炎、持续性吞咽困难、疲乏、心血管疾病、黏膜炎、肝脏不良反应、认知损伤等。

(2)化学治疗(下文简称化疗):一些回顾性研究报道,在≥70 岁人群中,化疗并未导致更严重或延迟性不良反应。但是这些研究存在以下缺陷:①研究仅有少量≥80 岁的人群,因此高龄患者的数据不足;②研究对象有选择性偏倚,入组老年患者更健康,不能代表更广泛的老年人群;③研究中多数治疗方案剂量较常规剂量低。这些研究均表明,年龄并非放疗的禁忌证。因此,对老年肿瘤患者行辅助化疗并选择合适的患者以取得最大获益尤其重要。年龄增长伴随肿瘤药物药效学和药动学改变,从而增加正常组织的不良反应。药效学改变包括 DNA 损伤修复降低和不良反应增加;药动学改变包括肾小球滤过率(glomerular filtration rate,GFR)和水溶性药物分布容积下降。尽管肝摄取药物能力和细胞色素 P450 酶也随年龄增长而下降,但其在肿瘤化疗中的影响尚不明确,另外,小肠的吸收也会随着年龄增长而下降,但并不影响抗肿瘤药物的生物利用度。抗肿瘤药物的药动学有时难以预测,因此,应依据不良反应水平调整药物剂量,但同时也要使用合适的剂量以保证疗效。下面讨论如何预防和改进一些常见的化疗并发症。

1)心血管不良反应:蒽环类药物可增加心脏不良反应,致左心室功能障碍和充血性心力衰竭。其他可明显致心血管并发症的抗肿瘤药物包括烷化剂、抗代谢药、微管稳定剂,这些药物可加重蒽环诱导的心血管不良反应。蒽环诱导的心血管不良反应危险因素包括现存或既往心力衰竭或心功能不全病史、高血压、糖尿病、冠状动脉疾病、老年人(与合并症和 PS 评分无关)、既往蒽环治疗、累积剂量大、输液时间短等。年龄是蒽环为基础方案致充血性心力衰竭的明显危险因素。Her-2 状态、高血压、冠状动脉疾病也是乳腺癌蒽环治疗患者心力衰竭的明确预测因子,同时也要考虑曲妥珠单抗的心脏不良反应。

2)肾脏不良反应:GFR 随年龄增长而下降,会使许多药物清除减慢。肾排泄延迟可增加药物不良反应,例如:母体化合物需要肾清除,如卡铂、奥沙利铂、甲氨蝶呤、博来霉素等;药物转换为活性形态,如柔红霉素;药物有毒代谢物,如阿糖胞苷。因此,计算 GFR 后应考虑调整相关药物剂量以降低全身不良反应。肾功能不全在老年肿瘤患者中较常见,特别是接受有肾脏不良反应、有泌尿生殖系统肿瘤和多发性骨髓瘤的患者。对于已有肾脏疾病可能合并较重肾功能损伤的患者,需要限制或避免肾脏不良反应药物。血肌酐并不是老年人肾功能的良好指标,《指南》推荐计算肌酐清除率以评估肾功能,并调整其剂量以减少全身不良反应。

3)神经不良反应:化疗相关神经不良反应是剂量限制性不良反应,如长春碱和铂为基础的化疗、紫杉醇可诱导外周神经不良反应,甲氨蝶呤、阿糖胞苷、异环磷酰胺可致中枢神经系统不良反应。当明显超过临床推荐剂量时,嘌呤类似物(如氟达拉滨、克拉屈滨、喷司他丁)可致致死性神经不良反应。高剂量阿糖胞苷可致急性小脑综合征。患者年龄(≥60 岁)、药物剂量和方案、肝肾功能不良是阿糖胞苷致小脑不良反应的主要危险因素。神经不良反应的管理主要包括降低剂量或剂量强度。因老年人肾脏清除减少,且小脑敏感性高,故特别容易发生阿糖胞苷为基础方案的化疗不良反应,因此,对肾功能不全患者需药特别小心使用高剂量阿糖胞苷。对于 GFR 下降患者,有必要降低剂量,《指南》推荐应检测其小脑功能、听力受损程度及是否存在外周神经病。老年人需要特别注意因外周神经病变所致的跌倒风险。

4)骨髓抑制:已有大量数据显示≥65 岁患者骨髓抑制风险明显增加。使用刺激因子后,骨髓抑制风险减少 50%。降低剂量可能影响疗效,不降低剂量而使用刺激因子并不会增加费用,甚至可能节约费用,这是因为老年患者预防用药可减少粒细胞下降所致感染的住院时间。

5)恶心和呕吐:化疗所致恶心和呕吐可使人虚弱,严重影响患者生活质量和治疗依从性。5-HT_3 受体抑制剂、NK-1 受体抑制剂及类固醇是有效的止吐药。因年龄相关的生理改变可导致药物吸收、分泌、清除改变,而且药物间相互作用及合并症会导致多药应用,老年患者使用止吐药,不良反应的风险可能会增加。因此,对老年患者选择合适的止吐药时应遵循个体化原则,主要参考其既往恶心呕吐史、化疗药物的潜在致吐性、止吐药的不良反应特性等。QT 间期延长是 5-HT_3 受体抑制剂的典型不良反应,特别是多拉司琼、托烷司琼、帕诺洛司琼等,因此,合并心血管并发症的老年患者应谨慎使用。

6)腹泻:目前已充分认识到某些化疗药物(如氟尿嘧啶、伊立替康)可致腹泻的不良反应。持续和严重腹泻可致脱水、电解质紊乱和肾功能不全。此外,化疗致腹泻可导致药物减量、治疗延期、化疗中断,最终影响疗效。基于大量的临床试验数据,对轻-中度腹泻,推荐使用洛哌丁胺为标准方案;对严重腹泻或洛哌丁胺无效的腹泻,奥曲肽可能更有效。

7)黏膜炎:口腔和胃肠道黏膜炎是放疗和化疗的严重并发症。黏膜炎风险随年龄增长而增加。一项纳入212例肿瘤患者的Ⅲ期临床试验表明,帕利夫明(人角质细胞生长因子)可明显减少口腔炎。肿瘤治疗应优先于黏膜炎的管理。患者一旦出现黏膜炎,需充分静脉补液。黏膜炎合并吞咽困难或腹泻患者应尽早住院。

8)失眠症:失眠症表现为入睡困难、早醒或者低质量睡眠恢复(如夜间睡眠后白天仍疲劳、难以集中精力、困倦、嗜睡等)。肿瘤患者失眠概率高于正常人群3倍。依据肿瘤类型不同,失眠的发生率为25%～69%。老年患者失眠更常见,对老年肿瘤患者应在初次治疗前和治疗间期评估其睡眠障碍。认知行为治疗(congnitive behavioral therapy,CBT)和生活方式调整是老年失眠症的一线治疗。CBT从多角度(刺激控制、睡眠限制、认知治疗、睡眠卫生、疲乏管理)管理老年肿瘤失眠患者。CBT持续治疗在女性乳腺癌初次治疗中可明显改善患者的睡眠质量。

3. **分子靶向治疗**　分子靶向药物(单克隆抗体或小分子激酶抑制剂)的出现明显改善了恶性肿瘤患者的预后。因分子靶向治疗效果好且不良反应较化疗轻,在老年患者中的应用前景良好。但是分子靶向药物也有独特甚至严重的不良反应,例如:左心室功能失常等心血管并发症与Her-2抑制剂(曲妥珠单抗)相关;高血压和动脉血栓与血管内皮生长因子受体抑制剂(如贝伐珠单抗)相关;皮肤不良反应(痤疮样皮疹、手足综合征)是表皮生长因子受体抑制剂(如厄洛替尼、舒尼替尼、索拉非尼、西妥昔单抗)的主要不良反应。《指南》推荐有必要开展广泛而深入的针对老年患者的前瞻性临床试验,科学验证分子靶向治疗的有效性和耐受性。对于无法耐受化疗不良反应的患者,分子靶向治疗前应考虑风险/获益比,分子靶向治疗需考虑个体化原则,并且基于相关分子生物学检测结果。

4. **免疫治疗**　目前关于老年患者免疫治疗的数据较少。但是现有资料表明,相较于化疗,免疫治疗的安全好更好,且能取得较好的疗效及长期效益,因此,《指南》鼓励老年癌症患者在科学论证后尝试免疫治疗。若有条件,推荐老年人在免疫治疗前检测可能有效的相关指标(PDL1表达率、综合阳性评分、肿瘤突变负荷、微卫星不稳定等)和可能引起超进展的指标(MDM2扩增等)。需要注意免疫治疗也有其独特的不良反应,甚至十分严重,而且老年患者的不良反应可能与年轻患者不尽相同。《指南》鼓励在老年患者中开展前瞻性免疫治疗临床试验。

5. **治疗依从性**　依从处方治疗,特别是口服治疗方案,是发挥最佳疗效的关键。尽管高龄并不是依从性差的危险因素,但是老年人容易出现依从性差,原因包括认知损伤、合并症多、多药使用、高风险不良反应、药物间反应、经济条件差、独居、社会支持不足等。在老年肿瘤患者中,应密切监测其依从性,减少复杂处方,教育老年患者口服药的风险和获益以及遵医嘱的重要性,充分适当地管理不良反应,制订定期随访计划以观测不良反应,这些都是增加患者依从性的有效策略。

【文献评述】

恶性肿瘤是老年患者的主要死亡原因之一。老年恶性肿瘤的生物学特性与年轻患者不同,且老年患者化疗耐受性下降。但是高龄不应是阻碍老年患者获得可改善的生活质量和延长生存的抗肿瘤治疗的单纯因素,应依据疾病特征、患者心理状态和偏好以及CGA结果制订个体化治疗策略。生理年龄并不能可靠地评估预期寿命、功能储备及并发症风险。需要充分研究治疗的风险/获益比,仔细评估老年患者的抗肿瘤治疗是否恰当。CGA能用于评估预期寿命和老年患者肿瘤的致病风险,既能帮助医师制订合适的抗肿瘤计划,也能指导患者解决相应的实际问题。

老龄化趋势不可避免,老年恶性肿瘤患者的发病率短期内呈上升趋势,而老年肿瘤患者的生物学行为与年轻患者又完全不同,因此,常规的恶性肿瘤指南在老年患者身上使用时,可能并不完全适用,甚至可能造成不良事件的发生。因此,《指南》针对老年恶性肿瘤患者提供了一套具有循证医学证据的数据和操作模式,对老年恶性肿瘤患者的治疗具有较好的指导意义。

在实际临床操作中,推荐对每位老年肿瘤患者行 CGA。根据 CGA 结果,组建老年科、外科、肿瘤内科、放疗科等多学科团队,制订综合治疗方案,尽量避免可能降低老年肿瘤患者生活质量且同时又不会明显延长患者生存期的治疗。另外,也要避免单纯因年龄因素而拒绝在积极治疗下可能获益的错误决策,不要将年龄作为限制老年肿瘤患者获得抗肿瘤治疗手段的阻碍因素。

(殷铁军　蒋月强)

参 考 文 献

NCCN clinical practice guidelines in oncology:older adult oncology[2020-07-07]. https://www. nccn. org/.

第 69 章

《国际老年肿瘤学会老年膀胱癌管理意见书》解读

【文献题目】 国际老年肿瘤学会意见书：老年膀胱癌的管理（Management of bladder cancer in older patients：Position paper of a SIOG Task Force）

【文献作者】 Mottet N，Ribal MJ，Boyle H，et al

【文献来源】 J Geriatr Oncol，2020，11（7）：1043-1053

【文献解读】

◆ 背景介绍

膀胱癌（bladder cancer，BC）是第九大常见癌症，诊断的中位年龄为 73 岁，是所有癌症诊断中年龄最高的。在人口老龄化的情况下，绝大多数膀胱癌患者的年龄将会超过 75 岁。未经治疗的膀胱癌预后非常差，应该尽可能接受最有效的治疗，但是老年人常伴有多种基础疾病，根据查尔森共病指数（Charlson comorbidity index），超过 50% 的膀胱癌患者有中至重度的共病负担，因此，他们常不能得到规范的诊疗，导致其生活质量及癌症生存率下降。对于高龄膀胱癌患者，需要进行老年评估，权衡治疗的益处和风险，平衡未治疗或治疗不足的死亡率，还要考虑个人预期寿命和治疗目标，并且需要患者和照护者共同参与，综合制订临床决策。鉴于此，2020 年 2 月国际老年肿瘤学会（the International Society of Geriatric Oncology，SIOG）发布了《国际老年肿瘤学会意见书：老年膀胱癌的管理》（下文简称《意见书》）。本文主要对《意见书》进行介绍和解读，旨在指导临床医务工作者规范诊治老年膀胱癌患者。

◆ 文献要点

1. 老年评估 由于年龄本身并不能很好地反映老年癌症患者的生理和功能状态，老年评估可以提供患者的身体功能、认知、营养、共病、心理状态及社会支持的相关信息，《意见书》推荐在膀胱癌治疗前进行老年评估。但不是每个患者都需要整套评估，《意见书》建议首先使用简易智力状态评估表评估患者的决策能力，通过简化的老年评估，如对日常生活活动（activities of daily living，ADL）能力和工具性日常生活活动（instrumental activities of daily living，IADL）能力的评估，识别出需要进一步完整老年评估的患者。

针对化学治疗（下文简称化疗）问题，建议应用老年评估识别衰弱及没有癌症情况下的预期寿命，特殊化疗方案的制订需要衰老研究小组（Cancer and Aging Research Group，CARG）或使用老年患者化疗风险评估量表（chemotherapy risk assessment scale for high-age patients，CRASH）进行评估。最重要的是需要患者和照护者共同参与治疗决策的制订和优化。

2. 非肌层浸润性膀胱癌 老年非肌层浸润性膀胱癌（non muscle-invasive bladder cancer，NMIBC）的治疗，应遵循国内和国际指南，采用经尿道膀胱肿瘤电切术（transurethral resection of bladder tumor，TURBT）治疗，联合或不联合膀胱灌注（卡介苗或化疗）。对有严重合并症的老年患者，全身麻醉有较高的风险，也可在局部麻醉或脊髓麻醉下行 TURBT。如果瘤体小且是低危病灶，可以局部麻醉下电灼。

NMIBC 患者需要门诊随访，监测膀胱镜并进行膀胱灌注，部分患者可能还需要影像学检查。但老年 NMBIC 患者难以按时随访，往往是复发后才接受治疗。随着年龄增长，肿瘤的大小、分期、分级及膀胱内肿瘤的数量会增加,同时手术治疗机会、灌注频率和膀胱内治疗的反应会降低,这些因素都会导致老年患者的复发时间缩短、无进展生存期缩短及膀胱癌相关死亡率增加。《意见书》建议针对老年患者制订个性化的随访时间表。

辅助膀胱灌注不应受年龄限制,但有证据显示在接受卡介苗治疗的中高危 NMIBC 患者中,年龄>70 岁者远期预后较差,5 年无癌生存率27%,低于年轻患者的 37%,可能与老年人免疫应答改变有关。对于衰弱老人,需要平衡根治性膀胱切除术(radical cystectomy,RC)的肿瘤控制益处与重大外科手术的风险,连续膀胱灌注可能是首选方案。

总之,要考虑个体的预期寿命和生活质量来权衡 TURBT 和膀胱灌注以及后续随访的风险与获益。大多数老年患者对 TURBT 和膀胱灌注耐受良好,但衰弱老人反复全身麻醉可能与认知功能障碍有关,反复膀胱灌注可能导致泌尿系统不良反应和尿路感染发生率增加。

3. 肌层浸润性膀胱癌 在发达国家,初次诊断即为肌层浸润性膀胱癌(muscle-invasive bladder cancer,MIBC)的比例约 25%,且预后不良,包括生存期缩短、肿瘤进展及严重血尿。

老年 MIBC 患者,接受根治性治疗的比例明显低于年轻患者(80 岁及以上患者为 12%,60 岁以下为 52%),其癌症相关生存率往往低于年轻患者。对美国国家癌症数据库中近 3 万例Ⅱ~Ⅳ期 MIBC 患者的数据分析结果显示,对年龄较大但仍足够健康的患者应该积极治疗,即根治性或部分膀胱切除术或总剂量至少为 50 Gy 的根治性放疗/放化疗。但随着患者年龄的增加,由于担心共病、多重用药及生理储备不足而产生治疗相关并发症,常存在治疗不足的情况。但是 MIBC 可引起多种膀胱相关症状,如疼痛性血尿、尿急、尿频和夜尿,会严重影响患者的生活质量,而且由于肿瘤进展导致的严重血尿也会增加患者急诊就诊、导尿、外科干预、住院持续膀胱冲洗和输血的频率,膀胱内肿瘤进展也可浸润盆腔神经和器官而引起局部症状,此时的治疗决策面临巨大挑战,医师需要权衡治疗风险和疾病进展对患者生活质量的影响。适合 MIBC 患者的标准治疗方案因国家和专业人员的不同而不同。RC 和放化疗是一

线选择。

(1)术前评估:包括麻醉评估和对患者的评估。

1)麻醉评估:随着年龄增长,机体储备功能下降,耐受外科手术等的应激能力减弱,因此,术前要详细了解患者的病史、心肺功能,还要考虑与年龄相关的药物不良反应。例如,肌肉质量下降和脂肪质量增加可能导致脂溶性药物的分布体积增大和清除延迟。肾小球滤过率(glomerular filtration rate,GFR)下降导致许多麻醉药的清除延迟。低白蛋白血症使游离药物比例增加,导致不良反应增加或药理作用增强,因此,最好选择半衰期短、剂量最小、作用时间最短的药物。

手术风险的评估多采用美国麻醉医师协会(American Society of Anesthesiologists,ASA)身体状况评分,其对 30 天手术死亡率和并发症有很高的预测价值。由于衰弱会显著增加 65 岁以上患者的术后并发症以及延长住院时间和寄居机构时间,还可以提高 ASA 评分的预测能力,因此,在对患者行手术风险评估时应联合共病和老年衰弱评估。

2)营养状况:20%~40% 的 RC 患者存在营养不良。术前血清白蛋白水平降低和肌少症可以预测围手术期并发症和 90 天死亡率。《意见书》建议术前给予患者含优质蛋白的肠内营养配方(约 2 周)和免疫营养物质(手术前 5 天),可减少 RC 近 1/3 的术后并发症和近 40% 的感染性并发症。老年患者术前脱水与术后并发症增加相关,要特别注意水化。

3)运动:可通过心肺运动试验(cardiopulmonary exercise test,CPET)进行评估。RC 之前的有氧运动可以改善并减少围手术期炎症过程,提高患者的治疗耐受性。对于老年患者,最佳运动强度和持续时间尚不清楚,建议采取个性化方案。

4)纠正贫血和预防血栓:大多数 MIBC 患者都存在缺铁性贫血伴铁蛋白降低(铁蛋白浓度<100 ng/ml),而且 RC 术中预计失血量>500 ml,术前通常需要静脉补铁以纠正贫血和增加铁储备。血红蛋白的目标值为 8 g/dl(健康患者)和 9 g/dl(衰弱患者),如此可以降低术后近期主要并发症,而且术中输血与 RC 术后不良预后相关。对于老年营养不良患者,《意见书》推荐使用维生

素 B_{12} 和叶酸。术前应用促红细胞生成素是否可以改善预后尚不清楚。

盆腔静脉压＜5 mmHg 的患者术中出血量会更少,可以使用低剂量去甲肾上腺素联合控制液体入量来达到降低盆腔静脉压的目的,持续应用去甲肾上腺素可降低失血量和减少输血。

关于血栓预防,无论是否进行围手术期化疗,出院后使用低分子肝素 4 周可降低约 70％的血栓栓塞事件。

5)其他:老年患者由于机体成分、肾功能和药物代谢的改变,更易发生用药不当或药物过量。例如,异丙酚等药物,由于血浆容积和细胞内水分减少显著增加了药物初始分布容积,所需剂量会更低。因为低温会增加氧耗,并可能导致凝血障碍和感染,因此,术中要维持正常体温。推荐使用短效麻醉药,不建议使用长效阿片类药物,要避免麻醉过深。由于老年患者自主神经系统受损,液体管理很重要,维持最佳的前负荷和每搏输出量对患者有益。

(2)手术问题

1)根治性切除范围:男性切除膀胱、前列腺和精囊腺;女性切除范围除膀胱外,还包括尿道、子宫、附件和前 1/3 的阴道壁,并行双侧盆腔淋巴结清扫(pelvic lymph node dissection,PLND),包括髂外、髂内和闭孔淋巴结,通常至髂总动脉与输尿管交叉处。但是 PLND 的范围仍有争议,还需更多的随机试验来提供证据。对行 RC 同时行扩大盆腔淋巴结清扫的患者,随访时间平均为 10.2 年,其 5 年和 10 年的无复发生存率分别为 68％和 66％。但对于老年患者,生存率随年龄增长而下降,因此,在制订临床决策时不能单纯地遵循指南,还需行个性化的肿瘤评估和老年综合评估。

2)尿流改道:大多数患者的尿流改道首选回肠膀胱术。老年患者 RC 和尿流改道后的并发症通常与肠道手术和淋巴结清扫有关,因此,越来越多的学者建议有必要限制手术范围。对有严重共病的老年患者,为了避免肠道手术并缩短手术操作时间,可以选择输尿管皮肤造口术(有可能是双侧的)。

(3)术后管理:加速康复外科(enhanced recovery aftersurgery,ERAS)的目的是改善术后结局,老年 RC 患者可能会从中获益。一项中位年

龄为 70 岁的 RC 术后 ERAS 随机试验显示,在术后第 3 天、第 7 天和出院时,胃肠胀气、排便和生活质量方面都有显著改善。ERAS 患者的伤口愈合不良、发热、血栓形成以及镇痛和重症监护时间都明显减少,此外,睡眠不良和功能受损也显著减少。

(4)术后谵妄:术后谵妄比较常见,发生率可高达 29％,可导致死亡率增加、重症监护病房住院时间延长、费用增加及认知功能长期丧失。相关的危险因素包括术前 MMSE 评分较低、高龄、认知障碍或痴呆、抑郁、酗酒、视力低下、听力障碍及抗胆碱能药物的使用。术中使用右美托咪定避免麻醉过深、避免使用苯二氮䓬类药物、限制阿片类药物的使用以及确保充分的水化等措施可减少围手术期谵妄的发生。

(5)老年患者 RC 相关问题的总结

1)ERAS 方案有助于改善术后结局:①术前营养支持(增加优质蛋白和补充免疫营养物质)可降低围手术期营养不良的风险;②术前静脉补铁纠正贫血,可以减少术中输血,并降低术后死亡率、并发症及费用;③术前制订并实施包括耐力训练在内的康复计划。

2)出院后使用 4 周低分子肝素可预防血栓形成,降低血栓栓塞事件的风险。

3)避免下尿路重建的肠道手术可以减少围手术期并发症,但有可能需要双侧输尿管皮肤造口术。

4)老年患者不进行淋巴结清扫是否影响肿瘤的预后目前还没有明确证据。如何提高患者的生存率和生活质量以及减少特殊并发症的风险仍需要更多的研究来证实。

4. 新辅助化疗和辅助化疗 足够健康的老年患者应考虑在围手术期局部治疗的同时进行全身治疗,对适合标准局部治疗的老年患者应评估以顺铂为基础的新辅助化疗的可行性,尽管新辅助化疗并不增加手术并发症,但老年患者可能因新辅助化疗降低其承受手术的能力,因此,应该优先考虑标准的局部治疗。

标准的含顺铂方案包括 MVAC(即甲氨蝶呤、长春碱、多柔比星和顺铂)、剂量密集 MVAC 和 GC(即吉西他滨和顺铂)。相比于剂量密集 MVAC 加粒细胞集落刺激因子,标准的 MVAC

方案不良反应更大。在年龄≥70 岁的患者中，MVAC 似乎比 GC 更易引起血液系统不良反应。

符合顺铂治疗标准的老年患者在健康状况和功能储备方面存在很大差异，但研究数据有限。高龄患者化疗风险评估量表(chemotherapy risk assessment scale for high-age patients,CRASH)是预测严重不良反应的评估工具。另一个 CARG 评分主要基于老年评估来预测患者的化疗不良反应，但验证研究纳入的膀胱癌患者很少。有研究显示，术前和术后根据公式计算肌酐清除率评估 70 岁以上患者，分别有 50%～83% 和 30%～67% 的患者不适合使用顺铂。

5. 三联疗法 三联疗法(trimodality thera-py,TMT)和 RC 都是 MIBC 治疗的一线选择。三联疗法包含最大化的 TURBT 和放射治疗(下文简称放疗)联合放射增敏剂。

与单纯放疗相比，使用膀胱碳化烟酰胺方案进行低氧修饰的放射增敏或使用氟尿嘧啶/丝裂霉素 C 或吉西他滨全身化疗进行放射增敏，可提高疗效，主要体现在无进展生存率和局部控制方面。Christodolou 等发表了一篇针对此研究方案和 GemX(同时使用吉西他滨和放疗)的年龄特异性分析，结果发现，75 岁以上患者与年轻患者的结果相当，两组患者的疾病相关生存率和无进展生存率相似。放疗用于膀胱、盆腔淋巴结照射没有任何额外的好处，而且会增加不良反应风险。

对于 TMT 无反应或有肌层浸润复发的患者，可考虑行挽救性膀胱切除术，但可能增加术后并发症，如筋膜裂开、输尿管和吻合口狭窄、造口/肠祥翻修等。选择根治性手术还是 TMT，目前还没有预测性的生物标志物，医师在做决策时会更多考虑患者的个人意愿。对于小的单病灶肿瘤且无肾积水、原位癌或憩室癌的患者，TMT 治疗效果最佳。TMT 唯一的绝对禁忌证是既往进行过盆腔 RT。

6. 具有治疗目的的替代性膀胱保留技术

(1)单纯根治性 TURBT:大规模根治性膀胱切除术数据显示，pT0 患者只采用根治性 TURBT 方法是可以治愈的，但是 20% 的 pT2 肿瘤在根治性膀胱切除术后会出现淋巴结转移。在对严格筛选出的 MIBC 患者行根治性 TURBT 后，5 年、10 年和 15 年的癌症特异性生存期(cancer specific

survival,CSS)分别为 81.9%、79.5% 和 76.7%，无进展生存期(progression-free survival,PFS)分别为 75.5%、64.9% 和 57.8%，因此根治性 TURBT 可作为一种治疗选择。

(2)膀胱部分切除术＋/－淋巴结清扫:膀胱部分切除术的先决条件是孤立的肌层浸润性肿瘤，位于三角区外，可完全切除，有足够的边缘和合理的膀胱容积，活检证实剩余膀胱无原位癌及肾积水。在不增加手术并发症的情况下应该行盆腔淋巴结清扫，可获得更准确的分期，并且有潜在的肿瘤获益。

(3)随访:按照欧洲泌尿外科学会 2018 年指南的建议，经过有效治疗、身体状况良好且预期寿命超过 5 年的患者应接受定期的泌尿肿瘤随访。但老年 MIBC 患者随访不规范，多以专家意见为主。

7. 老年转移性膀胱癌 治疗的目标是提高生活质量和改善症状，选择何种治疗方案应该与患者和照护者共同讨论后决定。

对于肾功能良好且无重大合并症的 70 岁以上患者，应该可以耐受顺铂化疗并取得与年轻患者类似的临床结果。但由于老年患者常伴随心血管、肾脏等基础疾病，同时可能存在衰弱(体能状态≥2,ADL 或 IADL 依赖)，不适合目前以顺铂为基础的一线治疗，免疫检查点抑制剂的出现使老年患者有了更多的治疗选择。

(1)评估:对老年患者行顺铂治疗前应进行全面的医学评估。对于伴有衰弱、充血性心力衰竭、脑血管疾病、2 级或以上周围神经病变或严重听力障碍的患者，通常不能接受顺铂治疗。根据 Galsky 标准，顺铂也禁用于肾功能不全的患者，通常以估算肾小球滤过率(estimated glomerular filtration rate,eGFR)<60 ml/(min·1.73m^2)为界，不建议降低顺铂的剂量。目前对 GFR 的阈值以及如何准确评估老年人的肾功能仍有争议。

(2)治疗:适合顺铂的老年患者，标准治疗是基于顺铂的吉西他滨＋顺铂联合化疗或剂量密集 MVAC。MVAC 在年龄≥70 岁的患者身上更容易表现为血液系统不良反应。

不能耐受顺铂的患者，免疫治疗的阿特珠单抗(抗 PD-L1 抗体)和派姆单抗(抗 PD-1 抗体)是有效的替代方案。老年患者的反应与整体研究人群相似，一线使用限制在 PD-L1 阳性肿瘤患者中,与年龄无关。

由于肿瘤的分子特性,靶向治疗得以进展。成纤维生长因子受体抑制剂、抗血管内皮生长因子(vascular endothelial growth factor,VEGF)治疗和抗体药物偶联物的试验在老年患者中也显示出有意义的反应率。

总之,对于老年患者,要仔细评估这些药物的具体不良反应和相互作用。

(3)姑息治疗:早期姑息治疗应纳入晚期膀胱癌患者的治疗中。TURBT 或放疗可用于控制出血、疼痛或下尿路梗阻。放疗也可用于对症和局部控制。对于晚期病例,若没有其他可以缓解症状的选择时,才行膀胱切除和尿流改道。

8. **总结**　老年膀胱癌患者的管理见表 69-1。

表 69-1　老年膀胱癌患者的管理总结及推荐强度

内容	结论和建议	共识强度
老年评估的一般方法	1. 患者和照护者应全面参与所有决策	强
	2. 不应仅因为年龄而拒绝治疗,包括参与试验	强
	3. 在评估衰弱时,先用简易智力状态评估表筛查患者的认知障碍,评估其决策能力;进行包括 ADL 和 IADL 的简易老年评估;识别是否需要对患者进行老年综合评估,由此确定可治疗的老年疾病	弱
	4. 用 ESPEN 问卷评估营养不良,SMI 评估肌少症,Fried 衰弱指数评估衰弱,可能有助于做出恰当的治疗决策	弱
NMIBC	1. 大多数老年患者应根据公认的国家或国际指南接受标准治疗	强
	2. 对极高风险的 NMIBC 和卡介苗难以治愈的病例,要权衡根治性膀胱切除术的严重并发症与长期膀胱内治疗的利弊	弱
	3. 应尽可能避免使用抗胆碱药物处理膀胱内治疗的不良反应,如必须,应谨慎使用	强
MIBC	1. 老年患者存在治疗不足现象,如果 MIBC 不治疗,生存率下降,症状进展会加快	强
	2. 对 MIBC 患者应行断层成像用于分期,并且作为识别骨病和优化最佳支持性治疗的手段	强
	3. 标准治疗的选择因国家和专业医师的不同而有所不同,根治性膀胱切除术和三联疗法是一线选择	弱
	4. 根治性膀胱切除术应在有经验的中心进行	强
	5. 在不延误手术的情况下尽可能让患者的状况良好以耐受手术,预康复包括加强营养和健身以及治疗贫血	强
	6. 足够健康的老年患者应考虑在局部治疗之外接受以顺铂为基础的新辅助/辅助全身治疗,以达到最大化治愈的可能	弱
	7. 避免肠外科手术重建尿路可显著降低衰弱患者围手术期并发症,但可能需要支架置入,并增加上尿路细菌定植的风险。回肠膀胱术是最常用的尿流改道	弱
	8. 没有足够的证据表明老年人不行淋巴结清扫对肿瘤预后没有影响	弱
	9. 如果患者不适合或拒绝标准治疗,可以考虑单独放疗或 TURBT	强
转移性膀胱癌	1. 应与患者和照护者讨论预后和治疗目标。姑息治疗应在诊断时就开始考虑	强
	2. 一线治疗:老年患者应该接受标准的全身治疗,主要取决于顺铂的适合性,其次是预后因素;不适合顺铂的患者,卡铂是一种替代药物;PD-L1 染色阳性的患者,免疫治疗药物也是一种选择	强

(待　续)

（续　表）

内容	结论和建议	共识强度
	3. 免疫治疗药物在老年患者中的疗效和耐受性与年轻患者相似	弱
	4. 二线免疫治疗是铂治疗后的标准治疗,其获益和耐受性与年轻人相似	强
	5. 免疫治疗过程中进展的患者可能对进一步的全身治疗仍有反应	弱
	6. 对于顽固性血尿和疼痛的控制可考虑姑息性放射治疗	强

注:NMIBC. 非肌层浸润性膀胱癌;MIBC. 肌层浸润性膀胱癌;ADL. 日常生活活动;IADL. 工具性日常生活活动;ESPEN. 欧洲临床营养与代谢学会;SMI. 骨骼肌质量指数;TURBT. 经尿道膀胱肿瘤电切术。

【文献评述】

老年膀胱癌患者的预期寿命有限,因共病给标准治疗的实施带来许多难题,目前仍然存在是否治疗及如何治疗的问题。

老年 NMIBC 原则上应采用传统的治疗方法,但需要制订个性化的随访计划,特别是低危患者。MIBC 是一种侵袭性疾病,在患者情况允许且有意愿的情况下,应该行积极治疗。在采取根治性或保守性治疗以及每种治疗方式的风险和益处方面都要与患者和照护者进行充分的讨论。

总体来说,RC 治疗 MIBC 是一种可以接受的治疗方法,但可能发生围手术期并发症。除了手术经验、选择合适的患者和尿流改道的方式外,还应进行老年评估以了解围手术期并发症的风险,如此会改善患者的状况,从而增加治疗选择的范围。另外,联合广泛的 TURBT、放疗和放射增敏化疗的三联疗法是另一种选择,对于无肾盂积水和完全切除肉眼所见病变的患者,总体结果与 RC 一致。

转移性肿瘤的进展通常会引起明显的临床症状,治疗目标是提高生存率、延缓症状。检查点抑制剂是所有患者的二线选择,对于生物标志物阳性且不适合顺铂的患者,免疫检查点抑制剂是一线选择。

（马　清）

参 考 文 献

Mottet N,Ribal MJ,Boyle H,et al. Management of bladder cancer in older patients:Position paper of a SIOG Task Force. J Geriatr Oncol,2020,11(7):1043-1053.

第70章

《国际老年肿瘤学会工作组老年急性早幼粒细胞白血病治疗建议》解读

【文献题目】 国际老年肿瘤学会工作组建议：老年急性早幼粒细胞白血病的治疗［Treatment of acute promyelocytic leukemia in older patients：recommendations of an International Society of Geriatric Oncology（SIOG）task force］

【文献作者】 Klepin HD，Neuendorff NR Larson RA et al

【文献来源】 J Geriatr Oncol，2020，11（8）：1199-1209

【文献解读】

◆ 背景介绍

急性早幼粒细胞白血病（acute promyelocytic leukemia，APL）是一种特殊类型的急性髓细胞性白血病（acute myelogenous leukemia，AML），其诊断年龄中位数为 50 岁。然而，至少 30% 的 APL 病例发生在 60 岁以上人群中。APL 在绝大多数患者中都是可以治愈的，但老年人 APL 的治疗面临特殊的挑战，其早期死亡率很高而且会随年龄增长而增加，此外，老年人更可能出现多发病、多药共用及各种功能减退。各种临床试验中，只有 1%～3% 参加 APL 试验的患者年龄为 70 岁或以上；年龄较大者作为排除标准。因此，用来指导老年 APL 患者的治疗和后期管理的规范非常有限。基于以上原因，国际老年肿瘤学会（the International Society of Geriatric Oncology，SIOG）工作组于 2020 年发布了《国际老年肿瘤学会工作组建议：老年急性早幼粒细胞白血病的治疗》（下文简称《建议》），旨在使老年 APL 得到与成年人相等的关注。《建议》认为需要关注和解决的问题是：与年龄有关的差异；与年龄有关的差异 APL 生物学；治疗疗效和耐受性；治疗建议；老年性损伤、合并症和联合用药；支持性护理考虑。《建议》值得老年血液病学工作者学习，其适用人群为老年急性白血病患者及相关医护人员，本文作简要回顾和解读。

◆ 文献要点

1. "老年人"的定义 《建议》认为，APL 试验方案中使用了特定的年龄界限，需要根据更好的标准重新考虑生理学评估中的治疗及改进年龄。现有证据表明，使用 70 岁或 75 岁的年龄可能是更合适的阈值。

2. 老年 APL 特点及年龄差异 绝大部分 APL 患者携带由人类第 17 号染色体长臂 21 区维 A 酸受体上的 RARa 基因和第 15 号染色体长臂 22 区的早幼粒细胞白血病蛋白相结合产生的 PML-RARa 融合基因，此基因的表达可导致细胞分化阻滞和凋亡不足，促进 APL 细胞分化或凋亡。APL 诊断是由细胞遗传学证实的，荧光原位杂交或聚合酶链反应证明 PML-RARa 重排。这个在不同年龄中的诊断方法是没有区别的，目前没有证据显示老年 APL 白血病细胞的生物学侵袭性会随年龄增长而增加。此外，老年患者更可能有"治疗相关"APL，这主要是由实体瘤化疗导致，这些患者往往被排除在 AML 临床试验之外。研究显示，老年患者与年轻患者相比，高危患者比例明显升高，年龄越大，预后越差，这主要是由早期死亡、败血症及多器官衰竭的发生率更高导致总体生存率下降所致。虽然 APL 结果有所改善，但各年龄组之间的生存差距没有改善，生存率提高幅度大的老年患者落后于年轻患者。

3. 老年 APL 患者的治疗 APL 的治疗历来

遵循诱导治疗、巩固治疗和维持治疗的范式。近年来,随着全反式维A酸(ATRA)和三氧化二砷(ATO)的引入,治疗模式已经有所发展。目前支持各类一线药物治疗方案的证据。即使在高危APL患者中,应用ATO治疗的复发率也非常低,但目前获得的抗白血病药物方面的证据存在相当大的地域差异。相较于欧洲国家,美国对ATO的应用更为广泛。目前重点关注老年患者的研究还比较少。第一个将ATRA＋ATO引入一线APL治疗的随机临床试验是CALGB 9710试验,其中通过ATRA＋化学治疗(下文简称化疗)诱导缓解,后者接受ATRA＋ATO巩固治疗或ATRA＋化疗。总体而言,23%的患者为高危APL,其中77例年龄≥60岁。全年龄段均可观察到使用ATO治疗后无病生存期(disease free survival,DFS)有显著延长。随后的SWOG试验采用了相同的含ATO的巩固疗法,并随机将患者分组后进行维持治疗或观察,其中20%的患者年龄在60岁以上。但由于病理累积缓慢和复发病例太少,试验提前结束,其3年的DFS总体＞98%。其中临床试验的亚群分析已经验证ATRA＋单化疗方案在60岁以上患者中的疗效。提高老年患者诱导转移率和缓解后非复发死亡率风险的策略包括年龄适应性的剂量调整。GIMEMA研究对134例60岁以上接受ATRA＋idarubicin治疗的报告显示了减少蒽环类药物在巩固治疗中的益处。在完全缓解组和接受缓解后治疗的患者中,采用修正后剂量减少方案治疗的患者死亡率较低(5% vs. 13%)。PETHEMA研究报道了接受ATRA＋蒽环类药物治疗的60岁及以上患者减少用药剂量后巩固化疗的结果,指出接受用药剂量减少调整后患者短期死亡率从18%降至5%,81%的总完全缓解率在试验结果中并未显示明显差异。在年龄适应方案治疗的患者中,5年生存率为74%,而之前未调整的治疗方案为60%,提示低强度的一线ATRA＋蒽环类药物治疗方案可以改善预后,这种影响在70岁及以上的患者中更为明显(5年生存率68% vs. 49%)。

4. 现有的治疗指南和建议 目前,APL的诱导治疗仍以复发风险分层为指导。现有的APL诊疗指南尽管没有一个是针对老年患者的,但仍具有指导意义。这些指南是讨论与老年人诊治相关的具体数据和知识差距的框架。美国国家综合癌症网络建议按白细胞计数≤10×10^9/L(低风险)和＞10×10^9/L(高风险)进行风险分层。对于低风险患者,如果ATRA＋ATO可用,则推荐非化疗方案,如果无法应用ATO且患者无心脏问题,则推荐ATRA＋蒽环素化疗方案。对于无心脏问题的高危患者,推荐ATRA＋蒽环素＋ATO联合应用治疗。对于有心脏问题的高危患者,推荐ATRA＋吉妥珠单抗奥唑霉素＋ATO(在低射血分数情况下),或者ATRA＋吉妥珠单抗奥唑霉素(在QT间期延长情况下)。欧洲白血病专家小组最近更新的诊疗建议指出,对于"非高危患者",当单独ATO无法应用时,ATRA＋ATO诱导治疗以及ATRA＋蒽环类基础化疗可作为二线用药。对于高危患者,则推荐以下2种治疗方案:①ATRA＋ATO结合部分减细胞化疗;②ATRA＋化疗。尽管欧洲白血病网络指南中也确实建议,以化疗为基础的治疗方案应与年轻患者类似,但剂量强度应略有减弱,但目前针对老年患者的治疗建议的确有限。除了应用剂量强度稍弱以外,对接受化疗的老年患者应像其他年轻患者一样进行管理。对于患其他显著共病的患者,基于蒽环类化疗还存在额外风险,可以考虑基于ATO的治疗方案。

5.《建议》的建议内容 高缓解率和低复发率的老年人可能会受益于APL治疗,因此,应评估所有老年人的治疗情况。对于低危疾病患者,无论其年龄如何,应尽可能接受基于ATRA＋ATO的治疗,对大多数患者是适用的。在没有ATO的情况下,针对老年人的最佳证据将支持ATRA＋单化学疗法(柔红霉素或伊达比星),并采用如上所述的降低蒽环类药物暴露的方案。针对高风险老年人(白细胞计数＞10×10^9/L)的最佳方法尚不清楚。如果白细胞高,可以加入吉姆单抗、伊达比星或羟基脲。吉姆单抗以3 mg或6 mg单一剂量给药,可以代替蒽环类药物,并且具有无心脏不良反应的优点。特别是对于那些有蒽环类禁忌证的高危老年人,可以考虑使用吉姆单抗。关于巩固和维持治疗,当患者接受ATRA＋ATO联合治疗已达到巩固效果并达到分子缓解水平,而RT-PCR检测无法再检测到*PML-RARa*转录时,不需要维持疗法。

6. 针对老年人的挑战　老年评估是一项指南推荐策略,在各种血液系统恶性肿瘤中,与年龄、体力状况和合并症相比,老年评估具有更高的预后价值。但是,目前没有关于在 APL 中专门使用老年评估的数据。对于低危疾病患者,老年评估在确定急性期治疗方面的应用可能有限,对于高危疾病患者,身体功能、多发病及认知的健康特征可以指导化疗的应用。在临床试验中使用老年评估可能有助于改善对早期死亡风险的估计,尤其是在 75 岁及以上人群中。老年评估在治疗中扮演着指导支持治疗的重要作用。在治疗期间使用老年评估可以个性化支持治疗管理,如触发使用物理和职业疗法以维持身体功能。识别出老年人受损的认知、营养状况及情绪健康状况之后,可以使用可用的辅助服务来通知管理人员,以最大限度地降低这些漏洞风险。

【文献评述】

2020 年版 SIOG 工作组《老年急性早幼粒细胞白血病的治疗建议》可以指导临床医师更客观、更全面、更科学地评估老年 APL 患者的综合状态和治疗选择,帮助老年 APL 患者得到更安全有效的治疗。笔者也希望我国血液工作者能够更多地关注老年 APL,总结出更多的诊疗经验。

(郭　搏　朱宏丽)

参 考 文 献

Klepin HD, Neuendorff NR, Larson RA, et al. Treatment of acute promyelocytic leukemia in older patients: recommendations of an International Society of Geriatric Oncology (SIOG) task force. J Geriatr Oncol, 2020, 11 (8): 1199-1209.

第71章

《法国老年肿瘤学会老年转移性结直肠癌治疗指南》解读

【文献题目】 法国老年肿瘤学会老年转移性结直肠癌治疗指南[Treatment guidelines of metastatic colorectal cancer in older patients from the French Society of Geriatric Oncology(SoFOG)]

【文献作者】 Aparicio T,Canouï-Poitrine F,Caillet P,et al

【文献来源】 Dig Liver Dis,2020,52(5):493-505

【文献解读】

◆ **背景介绍**

结直肠癌是世界上最常见的恶性肿瘤之一。2018中国癌症统计报告显示:我国结直肠癌发病率、死亡率在全部恶性肿瘤中分别位居第3及第5位,其中新发病例37.6万人,死亡病例19.1万人。随着人口老龄化,老年患者的比例也呈上升趋势,约60%的结直肠癌患者＞70岁,43%的患者＞75岁,其中位年龄为70岁。转移性结直肠癌(metastatic colorectal cancer,mCRC)的标准治疗方法包括手术治疗、辅助化疗、放射治疗和靶向治疗,老年患者由于其生理功能降低和共病状态,使其成为治疗中相对特殊的群体。目前国内尚没有针对老年mCRC的诊治共识,国外自2013年以来也没有关于老年mCRC的治疗指南。法国老年肿瘤学会(French Society of Geriatric Oncology,SoFOG)认为,mCRC的治疗策略取决于所设定的目标,如转移灶切除、症状减轻或生存期延长等。当前欧洲医学肿瘤学会指南没有考虑到老年人的特殊性,许多关于老年人管理的问题仍然没有得到解答。自2013年以来,已经有几项大规模的针对老年mCRC患者的治疗试验,这些老年mCRC的

治疗数据对于制订治疗决策具有特别重要的意义。因此,2020年,基于老年mCRC患者一线化疗药物、抗血管药物、抗表皮生长因子受体(epidermal growth factor receptor,EGFR)药物的研究数据,SoFOG发布了《法国老年肿瘤学会老年转移性结直肠癌的治疗指南》(下文简称《指南》),其适用人群为老年结直肠癌患者及相关医护人员。

◆ **文献要点**

1. **化疗总原则** 《指南》推荐在全身治疗前完善影像学基线评估,同时推荐完善相关基因检测。对临床确诊为复发或mCRC患者行 K-ras、N-ras 基因突变检测,以指导肿瘤靶向治疗。BRAF V600E 突变状态的评估应在 RAS 基因检测时同步进行,以对预后进行分层并指导临床治疗。《指南》推荐对所有结直肠癌患者进行错配修复(mismatch repair,MMR)蛋白表达或微卫星不稳定(microsatellite instability,MSI)检测,用于林奇综合征筛查、预后分层及指导免疫治疗等。在治疗过程中必须及时评价疗效和不良反应,并在多学科指导下根据患者病情及体力评分适时地进行治疗目标和药物剂量的调整。应重视改善患者生活质量及合并症的处理,《指南》给出的建议涉及疼痛、营养、精神心理等方面。

《指南》针对老年 mCRC 患者化疗的评估建议如下:①年龄不作为化疗的影响因素(证据等级B);②如果G8评分≤14,建议先行老年评估(证据等级 B);③如果患者存在严重共病(不能进行日常活动/长期卧床,晚期痴呆/精神障碍),在老年评估后,还要讨论支持治疗方案(证据等级 C)。

在临床实践中也遵循不以年龄作为唯一评价

可否进行化疗影响因素的原则,而是综合考量老年患者的整体功能状况、伴随疾病及营养状态,并进行必要的老年评估后再制订老年 mCRC 患者个体化的化疗方案。

2. 一线化疗原则 《指南》分别对老年 mCRC 患者一线化疗方案的有效性、肿瘤反应率、无进展生存期(progression free survival,PFS)、总生存期(overall survival,OS)等多方面进行了论述,并给出了对老年 mCRC 患者的化疗建议。

(1)一线化疗方案的有效性:老年患者对不同一线化疗方案的有效性表现不一。一项关于 66 例年龄≥75 岁 mCRC 患者的回顾性研究表明,5-氟尿嘧啶(5-FU)+奥沙利铂或伊立替康治疗的客观疗效为 37%,中位 PFS 为 6.8 个月,中位 OS 为 11.2 个月。另一项德国临床研究评估了在一线治疗的 334 例 mCRC 患者,采用伊立替康联合 5-FU 的疗效和安全性,结果显示,70 岁以下患者的 PFS 和 OS 中位数分别为 9.8 个月和 26.5 个月,70 岁以上患者的中位数分别为 8.0 个月和 19.4 个月。加拿大的一项研究发现,与单用化疗相比,接受一线联合化疗的 70 岁以上患者的 OS 有所增加(24 个月 $vs.$ 18.7 个月,HR 0.74,95% CI 0.55~0.99,$P=0.049$)。

(2)肿瘤反应率:老年患者应用联合化疗方案的肿瘤反应更佳。Post-hoc 分析显示,联合化疗的肿瘤反应率优于 5-FU 单药化疗,氟哌啶醇单药治疗的应答率为 10%~33%,联合化疗的应答率为 32%~52%。2 项针对老年或衰弱患者的大型随机研究显示,与单用氟嘧啶相比,联合应用伊立替康+5-FU 或奥沙利铂+氟嘧啶的肿瘤反应率显著增加。Post-hoc 分析显示,70 岁或 75 岁以上的患者与年轻患者有相似的反应率,甚至有更好的治疗趋势。Folprecht 等发现,与单药化疗相比,联合化疗对 70 岁以上患者的肿瘤反应有显著改善。

(3)PFS 和 OS:老年 mCRC 患者应用联合化疗方案的 PFS 和 OS 优于单药化疗。5-FU 单药治疗的 PFS 为 5.1~7.0 个月,联合化疗的 PFS 为 7~9 个月,而且老年患者与年轻患者的 PFS 没有差异。有研究表明,与单药化疗相比,伊立替康和 5-FU 联合治疗的 PFS 在年龄>70 岁的患

者亚组中有显著改善。一项荟萃分析发现,与单药化疗相比,老年患者联合化疗的 PFS 显著增加(HR 0.82,95% CI 0.72~0.93)。单用氟嘧啶治疗组的 OS 中位数从 11 个月增加到 18 个月,联合化疗组的 OS 中位数从 14.0 个月增加至 19.9 个月。

(4)化疗不良反应:由于涉及单药化疗或多药化疗不良反应和分级文献的异质性,对文献中不良反应数据的解释较为复杂,尤其是 1 级和 2 级不良反应,因此,《指南》对血液、非血液不良反应以及生活质量的影响等分别进行了论述。

1)血液不良反应:与单用 5-FU 相比,联合化疗时 3~4 级血液不良反应的发生率增加。与 5-FU 相比,在卡培他滨单药或奥沙利铂为主的化疗中,2 级或更高级别贫血的发生率更高,血小板减少的风险增加。

2)非血液不良反应:单用卡培他滨或奥沙利铂,发生恶心呕吐的概率高于单用 5-FU,二者发生腹泻的概率相似。以卡培他滨为主的化疗,发生黏膜炎和手足综合征的概率高于 5-FU 单药或联合奥沙利铂。

3)对生活质量的影响:尚没有关于生活质量的前瞻性数据。FOCUS2 试验数据显示,5-FU+奥沙利铂组中 52% 的患者生活质量得到改善,卡培他滨+奥沙利铂组中 45%~47% 患者的生活质量得到改善。FFCD 2001—2002 年临床试验显示,5-FU 单药治疗组和 5-FU+伊立替康治疗组的生活质量彻底恶化的中位时间分别为 11.9 个月和 17.7 个月。

(5)具体建议:《指南》关于老年 mCRC 患者一线化疗单药及多药选择的建议如下。

1)在治疗前推荐检测肿瘤 $K\text{-}ras$、$N\text{-}ras$、$BRAF$ 基因及微卫星状态(证据等级 A)。

2)对姑息化疗且不以缩小肿瘤为目标的老年患者,推荐单药 5-FU 方案(证据等级 A)。

3)对于有明显症状,或者转移病灶危及生命,或者考虑切除转移病灶的老年患者,推荐联合化疗(证据等级 B)。

4)在单药治疗或联合伊立替康/奥沙利铂的治疗中,5-FU 要优于卡培他滨(证据等级 B)。

5)对于简易智力状态检查表评分≥27/30、日常生活活动能力量表评分无受损且年龄 80 岁以

下的患者,推荐双药联合化疗延长无进展生存期(专家意见)。

6)对于潜在化疗不良反应的患者,特别是拟行双药联合化疗的患者,推荐减少初始剂量(专家意见)。

7)拟行三联用药的患者,须减少初始剂量,并预防性应用集落刺激因子。

3. 关于抗血管生成药物的治疗建议

(1)《指南》论述了贝伐单抗在老年 mCRC 的一线及二线化疗中的应用情况:2 项评估贝伐单抗用于老年 mCRC 患者一线治疗方案的临床研究显示,添加贝伐单抗治疗(7.5 mg/kg)与单纯化疗相比改善了 PFS,贝伐单抗引起的 3 级和 4 级不良反应主要是动脉高压和血栓事件。一项荟萃分析评估了靶向治疗(抗血管生成素和抗 EGFR)联合化疗的效果,结果显示,与单用化疗相比,靶向治疗患者的 OS(HR 0.84,95% CI 0.76~0.92,$P=0.001$)和 PFS(HR 0.78,95% CI 0.64~0.96,$P=0.017$)有明显改善。另有荟萃分析证实,添加贝伐单抗可以改善 70 岁以上患者的 PFS 和 OS。一项前瞻性队列研究评估了贝伐单抗联合化疗的患者,数据显示,年龄对总体生存率有影响,且 75 岁以上患者血栓事件的发生率增加。国际药物警戒登记处的最新数据显示,接受贝伐单抗治疗的老年患者出现心脑血管急性事件的概率升高。

有研究评估了贝伐单抗与二线化疗相关的治疗情况,数据显示,在 65 岁以上的患者亚组中,接受化疗加贝伐单抗治疗患者的 PFS 明显好于接受化疗的患者与未接受贝伐单抗治疗的患者(5.5 个月 $vs.$ 4.3 个月,HR 0.71,95% CI 0.57~0.87,$P=0.0011$)。然而,OS 没有明显改善(10.7 个月 $vs.$ 9.8 个月,HR 0.83,95% CI 0.66~1.04,$P=0.1056$),不良反应发生率无明显差异。

(2)阿柏西普和雷莫芦单抗的临床应用:VELOUR 研究显示,阿非贝西普联合化疗的患者与单纯化疗的二线化疗患者相比,PFS 增加(6.6 个月 $vs.$ 4.4 个月,HR 0.75,95% CI 0.60~0.94),OS 有好转趋势(12.6 个月 $vs.$ 11.3 个月,HR 0.85,95% CI 0.68~1.07)。65 岁以上与 65 岁以下患者之间的不良反应发生率没有差异。

(3)具体建议:《指南》对老年 mCRC 抗血管生成治疗的建议如下。

1)推荐联合贝伐单抗用于联合一线单药化疗(证据等级 A)。推荐以下化疗方案:CapeOx/FOLFOX/FOLFIRI/±贝伐珠单抗。对于肿瘤负荷大、预后差或需要转化疗的患者,如一般情况允许,也可考虑 FOLFOXIRI±贝伐珠单抗。

2)推荐联合贝伐单抗用于联合一线双药化疗(证据等级 B)。

3)对于接受二线化疗的患者,可以联用贝伐单抗或阿柏西普(专家意见)。

4. 关于抗表皮生长因子受体药物的治疗建议

(1)推荐药物

1)西妥昔单抗和帕尼妥单抗:一项临床研究对没有 RAS 或 $BRAF$ 突变的老年 mCRC 患者,采用卡培他滨联合西妥昔单抗治疗,结果发现,卡培他滨组和联用西妥昔单抗组的中位 PFS 分别为 3.0 个月和 7.2 个月。另一些研究数据表明,单用西妥昔单抗治疗 70 岁以上的患者,其应答率为 14.6%,PFS 为 2.9 个月,OS 为 11.1 个月,严重不良反应主要是皮肤、痤疮样皮疹和毛囊炎。一项帕尼妥单抗治疗老年 mCRC 患者的临床研究表明,帕尼妥单抗(6mg/kg,持续 14 天)的有效率为 32.5%,PFS 为 6.4 个月,OS 为 14.3 个月,不良反应为 3 级皮疹(20%)。另一项多中心回顾性队列研究显示,对伊立替康失败患者进行伊立替康＋西妥昔单抗联合治疗,具有良好的安全性和有效性(PFS 4.2 个月,有效率 31%)。

2)瑞戈非尼:一项 Ⅱ 期研究包括 47 例中位年龄为 80.8 岁的老年患者,患者均接受瑞戈非尼治疗,平均剂量为 90 mg/d。结果显示,1 例患者完全缓解(缓解率为 6%),PFS 平均 5 个月,OS 平均 16.7 个月,11 例(23.4%)因不耐受停止治疗。另一项 Ⅱ 期临床研究包括 43 例年龄≥70 岁的患者,使用瑞戈非尼治疗 2 个月,治疗有效率为 31.4%,PFS 和 OS 分别为 2.2 个月和 7.5 个月,88% 的患者出现 3~4 级不良反应(乏力 45.2%,手足综合征 21.4%,高血压 21.4%,腹泻 7.1%),28.6% 的患者因不耐受而停止治疗。瑞戈非尼 Ⅲ 期临床试验结果显示,各年龄组之间,PFS(1.9 个月 $vs.$ 1.9 个月)和 OS(6.0 个月 $vs.$

6.7 个月）没有统计学差异。74 岁以上患者出现 3～4 级不良反应的比例为 16%，65 岁以下的患者比例为 9%。

3）替比拉西：替比拉西Ⅲ期临床研究结果显示，352 例 65 岁以上患者的 OS 和 PFS 分别为 7.0 个月和 2.1 个月，不良反应主要包括中性粒细胞减少、白细胞减少、淋巴细胞减少及贫血。日本一项多中心回顾性研究分析了 550 例患者使用替比拉西和瑞戈非尼的治疗效果，结果显示，二者在生存分析上没有显著差异，<65 岁的患者使用瑞戈非尼似乎有更好的生存率，≥65 岁的患者采用替比拉西的效果更好。

（2）具体建议：《指南》对老年 mCRC 抗 EGFR 抗体治疗的建议如下。

1）对于接受双药化疗的野生型 *RAS* 患者，可联合抗 EGFR 抗体治疗（证据等级 B）。

2）不能耐受化疗的野生型 *RAS* 患者，可单用抗 EGFR 抗体治疗（证据等级 C）。

3）瑞戈非尼和替比拉西应严格按照其市场授权使用，其中瑞戈非尼用于 80 岁以下患者，应用替比拉西期间需要监测血液学指标（专家建议）。

【文献评述】

《指南》针对老年 mCRC 的治疗，在化疗药物治疗的总原则、一线化疗药物的单药及联合化疗选择、抗血管生成药物及抗 EGFR 抗体的应用等方面给出了建设性的建议，强调的重点内容包括以下 5 个方面：①年龄不是姑息性化疗的影响因素；②如果 G8 评分≤14，建议对患者行老年综合评估；③对于严重共病状态、晚期痴呆、精神障碍、严重丧失自主性的老年患者，应谨慎考虑化疗；④对于肿瘤缩小不是主要目标的患者，推荐 5-FU 联合贝伐单抗作为一线治疗；⑤对于野生型 *RAS* 且伴有转移症状，或者拟行转移病灶切除的患者，

建议采用 5-FU＋伊立替康/奥沙利铂＋贝伐单抗/西妥昔单抗/帕尼妥单抗作为一线治疗方案。

但是《指南》没有关于老年 mCRC 患者化疗期间支持治疗的建议。我国的结直肠癌诊疗规范指出，对于老年 mCRC 患者，支持治疗应贯穿于治疗全过程，建议多学科综合治疗。最佳支持治疗应涵盖以下 3 个方面：①疼痛管理。准确完善疼痛评估，综合合理措施治疗疼痛，推荐按照疼痛三阶梯治疗原则进行，积极预防并处理镇痛药的不良反应，同时关注病因治疗。应重视患者及家属的疼痛教育和社会心理支持，加强沟通与随访。②营养支持。建议常规评估营养状态，给予适当的营养支持，倡导肠内营养支持。③精神心理干预。建议有条件的地区由癌症心理专业医师对患者进行心理干预和必要的精神药物干预。伴随胃肠等消化系统躯体化症状的老年患者可酌情应用抗焦虑抑郁药及抗精神病药物治疗，原则为中小剂量单一药物起步，注意药物不良反应的影响。笔者认为，在老年 mCRC 患者的治疗中，应多关注老年患者的共病状态、多药同服的影响及综合治疗的最大获益。

（石　卉　万　军）

参 考 文 献

[1] Aparicio T，Canouï-Poitrine F，Caillet P，et al. Treatment guidelines of metastatic colorectal cancer in older patients from the French Society of Geriatric Oncology（SoFOG）. Dig Liver Dis，2020，52（5）：493-505.

[2] 中华人民共和国国家卫生健康委员会医政医管局，中华医学会肿瘤学分会. 中国结直肠癌诊疗规范（2020 年版）. 中国实用外科杂志，2020，40（6）：601-625.

第 72 章

《巴西老年人造血干细胞移植营养共识》解读

【文献题目】 巴西老年人造血干细胞移植营养共识(Brazilian nutritional consensus in hematopoietic stem cell transplantation:elderly.)

【文献作者】 Gonçalves SEAB, Ribeiro AAF, Hirose EY, et al

【文献来源】 Einstein（Sao Paulo），2019，17（2）：eAE4340

【文献解读】

◆ 背景介绍

人口老龄化现象已遍布全球,成为 21 世纪主要的社会变革。来自巴西国家癌症研究所的数据显示,近几十年来,随着人口老龄化的加剧,巴西老年人中癌症的发病率也呈指数级增长。在血液系统恶性肿瘤方面,据估计,在 2016 年,有 5210 例男性和 5030 例女性检查出非霍奇金淋巴瘤,这相当于每 10 万男性中有 5.27 例新发病例,每 10 万女性中有 4.88 例新发病例。至于霍奇金淋巴瘤,在 2016 年,有 1460 例男性和 1010 例女性检测出患有该疾病,相应的风险估计为每 10 万男性中有 1.46 例新发病例,每 10 万女性中有 0.93 例新发病例。就白血病而言,预计男性新发病例为 5540 例,女性新发病例为 4530 例。但目前没有关于多发性骨髓瘤的详细说明。

《巴西老年人造血干细胞移植营养共识》(下文简称《共识》)由来自巴西造血干细胞移植(hematopoietic stem cell transplantation,HSCT)中心的 15 位营养科、神经科及血液科医师精心编写,旨在强调治疗期间老年患者营养和身体成分的重要性、与患者营养评估相关的主要特征、完善和规范在造血干细胞移植过程中的营养支持治疗。《共识》

的适用人群为老年造血干细胞移植患者及相关医护人员。

◆ 文献要点

1. 老年人造血干细胞移植 HSCT 是许多造血系统恶性肿瘤潜在的治愈方法,可以延长部分患者的生存期。但由于并发症的存在,长期以来仅限于年轻患者。然而,研究表明年龄本身并不是确定治疗方案的唯一参考因素。

随着不良反应减小,所谓的非清髓性预处理方案的出现以及对支持疗法重要性的认识,越来越多的老年人成为 HSCT 的候选对象。国际血液和骨髓移植研究中心的数据显示:1994—1995 年,进行自体 HSCT 的 70 岁以上患者不足 1%,2004—2005 年已占 5%;同期,60~69 岁的自体 HSCT 患者所占比例从 6% 上升至 25%;1994—2005 年,异基因 HSCT 在 60 岁及以上的患者中增加了 13 倍。

造血系统恶性肿瘤在老年人中更为常见,尤其在 60~70 岁老年人中发生率更高。由于各种原因,老年人的预后比年轻患者差。HSCT 可导致许多恶性或非恶性疾病获得治愈或长期缓解。在过去的 10 年中,年龄已不再是 HSCT 的障碍,现在更多关注生理年龄而非时间年龄并发症及功能性指数方面的评估。研究显示,对高危血液系统恶性肿瘤患者进行非清髓异基因 HSCT,1 年治疗相关死亡率为 20%,移植物抗宿主病(graft versus host disease,GVHD)的发生率为 65%,复发率为 33%。根据国际血液和骨髓移植研究中心的报告,接受自体移植的老年患者人数持续增长。2015 年,约 50% 多发性骨髓瘤和淋巴瘤自体移植患者的年龄在 60 岁以上,70 岁以上患者占比 12%。

减毒预处理和/或非清髓预处理的造血干细胞移植可降低移植的急性不良反应,从而使老年患者(甚至包括 70 岁以上患者)的无病生存期更长。研究表明,移植治疗 100 天后,非 HSCT 治疗相关死亡率约 3.7%,移植后 2 年约 5.6%,2年无病生存率为 39%。

老年患者中异基因移植的另一重要方面是供体,但目前尚缺乏对老年患者行 HSCT 治疗的随机或前瞻性研究。共病指数可以预测总体存活率和移植相关死亡率,但需要应用多种工具进行综合评估,从而使预测更准确。其中,老年综合评估是老年患者总生存期的独立预后因素。

由于人口老龄化以及被诊断为血液系统恶性肿瘤的老年患者人数在不断增加,接受 HSCT 治疗的老年患者人数也有继续增长的趋势。因此,目前重要的问题是确定哪些老年患者可以真正耐受这种手术,哪些患者可以从较低强度的治疗中受益,以及哪些主要变量可以预测预后良好或预后较差的结果。

2. 营养状况在老年人造血干细胞移植中的重要性　尽管衰老与疾病和残疾之间不一定存在关联,但在体能、认知和社会领域中的一些与衰老相关的因素可以使老年人的健康受到影响,从而增加营养不良风险。由于各种基础疾病的存在,70 岁以上的患者往往营养不良,对蛋白质和其他营养成分的摄入也通常不足。

与年轻人相比,老年人由于肌肉含量减少,更容易发生化疗引起的不良反应。因此,为了确定对每一位患者的最佳治疗方案、避免严重不良反应,识别有营养风险和功能状态差的老年人是很重要的。

尽管大多数患者在刚开始接受 HSCT 治疗时并无营养不良,但体重过轻、肥胖及术中营养状况恶化等不良预后因素均可增加 HSCT 术后的早期死亡风险。蛋白质-热量营养不良和肥胖都会增加发病率和死亡率、延长住院时间及使用免疫抑制剂的时间,从而增加 GVHD 发生率。在 HSCT 治疗中,使用皮质类固醇和免疫抑制剂等因素也会使肌肉的含量和质量下降,从而增加慢性 GVHD 的发病率。

因此,在进行 HSCT 治疗前和治疗期间,需要对老年患者进行营养评估,这样可以识别需要早期营养干预的患者,预防并发症,从而减少住院时间和重症监护的需要,提高存活率,改善生活质量,提高临床护理质量。

3. 造血干细胞移植的老年评估

在标准的 HSCT 前评估中,常使用一些传统工具用于确定预后情况,包括疾病状态、供体类型、细胞来源、性能状态、共病指数及预后指数等。由 Sorror 等开发的造血干细胞移植特异性共病指数也在预测移植预后方面取得了重要进展。

尽管评估标准相当全面,但仍不足以囊括影响老年患者健康的全部因素。仅靠按时间顺序的年龄标准进行评估不能预测老年患者的身体功能、认知能力,营养状况、共病情况、多种药物使用情况、情绪状态、社会支持及是否存在老年综合征等情况。因此,应充分注意衰老时引起的生理和心理的社会变化,以便能检测出以前未知或诊断不足的问题,这些问题可能会干扰癌症治疗的安全性和有效性。

老年综合评估(comprehensive geriatric assessment,CGA)可对老年人作出多层次、更全面的健康评估,这有助于谨慎评估患者是否可以行 HSCT。CGA 是一种由医学文献支持的工具,可以帮助医师确定患者的缺陷或残障情况,确定患者护理的需求和目标,并制订长期随访计划。它是一项多维的老年评估,包括功能、平衡、步态和活动状况、认知功能、感觉变化、情绪变化和状况、社会经济状况、家庭和社会支持的可用性和适宜性、环境状况、营养状况和风险、是否存在并发症和老年综合征等方面的评估。

此外,也可以使用专门评估老年人功能状态的特定量表来评估,如 Katz 日常生活基本活动量表和 Lawton 工具性日常生活活动量表,如起立-行走计时测试、简易精神状态检查、老年抑郁量表、Charlson 共病指数、老年人累计疾病评定量表等,还可以根据弗里德脆弱评估量表对老年人进行脆弱评估。既往研究表明,尽管在 HSCT 移植前的评估中被认为具有良好的功能状态,但在接受 CGA 评估后,在部分患者中仍发现了重要的功能缺陷和老年综合征,其中约 1/4 符合脆弱综合征的诊断标准。

虽然 CGA 评估可以使老年患者从不良反应风险最小的最佳癌症治疗中受益,但在血液恶性肿瘤的情况下,并不是都可以利用 CGA 数据在 HSCT 之前针对可逆情况进行靶向干预,因为针对恶性血液肿瘤的治疗非常紧迫,在其具备适应证后再延迟 HSCT,可能会导致更差的结果和预后。

实施老年评估可以识别出较高预后不良风险的老年人,对于筛选合适的 HSCT 老年患者是有用的,但是需要行进一步研究以定义与预后好坏相关的主要变量,这可能有助于更好地确定患者是否可以接受移植治疗,尤其是对那些体质较差、耐受能力不强的人群。

4. 造血干细胞移植的监护 尽管 CGA 是选择介绍 HSCT 老年人的主要辅助工具,但它的主要作用之一仍然是建立一个护理计划,重点是防止老年人功能丧失并改善其生活质量。

老年人因住院而发生不良预后的概率非常大,特别在长期卧床时,可能会导致骨骼和肌肉质量的加速丧失,从而造成功能状态不可逆的损伤。在这种情况下,保持营养状况尤为重要。尤其是在 HSCT 过程中,化疗不良反应引起的进食量减少和新陈代谢需求增加同时存在。另一个重要的问题是要严格控制并发症,特别是心血管疾病,主要是心力衰竭和心律失常。

(1)造血干细胞移植前、中、后的营养评估与干预:接受 HSCT 的老年患者,如有营养风险通常需要个体化治疗和最优营养治疗 NT,该治疗必须从 HSCT 前即开始,特别是在营养不良的情况下。HSCT 期间的营养支持旨在维持或改善患者的营养状况,为造血和免疫系统的恢复提供原料,最大限度地减少预处理方案的不良反应并帮助患者维持免疫能力。《共识》中没有区分成年人和老年人的营养治疗。通常来讲,营养支持的首要形式应该是控制治疗不良反应,并通过饮食调整使患者具有更好的耐受能力。

在 HSCT 前行营养评估是发现和治疗营养不良的第一步。移植前营养状态的异常是患者的不良预后因素。为了调查老年患者接受 HSCT 前后的营养状态并寻找最佳的营养状态评估方法,《共识》推荐了 4 种主要的营养筛查工具,包括 2002 营养风险筛查、微型营养评估、主观整体评

估法和营养不良通用筛查工具,其中最常用的营养筛查工具是微型营养评估。

HSCT 在老年人中的应用相对较晚,目前还没有专门的营养评估方法。大多数移植中心使用的是 CGA 的营养部分和成人标准。目前没有一种营养、人体测量或生化评估方法是没有缺陷和/或禁忌证的。每个中心都应该研究和确定最适合自己的方法,避免对这些患者进行过度操作。《共识》建议每 2 周对患者进行 1 次体重、皮肤皱褶或生物阻抗检测。

(2)造血干细胞移植中老年患者的身体成分评估:异基因 HSCT 可导致成年人的大部分身体组成发生变化,但在老年人中,即使自体移植也可能造成肌肉质量下降。

从第三腰椎和第四胸椎的特定角度拍摄的计算机体层摄影(computerized tomography,CT)图像分析显示出 HSCT 与全身脂肪量和肌肉量有很好的相关性。在一些研究中,肌肉密度低是实体肿瘤和血液系统恶性肿瘤中比肌少症更好的预后指标。对于老年患者,CT 不仅可以评估其身体成分,还可以检测患者是否存在肌少症。超声检查是另一种能评估肌少症的方法,与 CT 相比,它更实用且成本更低。一些研究使用股四头肌的厚度和回声性(反映肌肉纤维的数量)来评估肌少症。此外,超声能够评估内脏脂肪厚度,而脂肪厚度正是 HSCT 的预后因素。

老年患者可以在 HSCT 的所有阶段增强个体化营养疗法以改善预后。在评估身体成分的方法中,必须选择一种更实用且对患者具有最佳成本效益的方法。最重要的是将这种评估变成营养评估和老年医学评估的常规工具。

5. 口服、肠外及肠内营养

(1)口服营养:进食途径必须根据患者的临床症状、消化系统疾病及适宜的经口摄入方式来选择。也可以同时采用多种途径,以满足患者的营养需求。

预处理相关的中性粒细胞减少导致患者需要低微生物饮食。需要限制的食物有鸡蛋、生肉或未完全煮熟的肉类、未经巴氏灭菌的乳制品(牛奶、奶酪、黄油、酸奶)、生水果及其副产品、新鲜和煮熟的蔬菜、生的含油水果、未煮熟的自来水等。

营养不良或有营养不良风险以及食物接受度

较差(≤75%营养需求,超过3天以上)的患者,可以开始通过辅食(最好是高热量和高蛋白类型)来调整热量目标。这些措施可以帮助营养不良的老年患者维持或恢复体重,降低死亡率,降低院内护理费用。

(2)肠内营养:在HSCT期间,必须向患者常规提供营养支持,以防止由预处理方案引起的继发性营养不良。当口服营养治疗不足时,肠内营养是首选的治疗方法,可以使用鼻胃管或鼻肠管。研究表明,在造血细胞输注的同一周插入鼻胃管可以提高治疗过程中肠内营养的耐受性。然而,由于凝血功能障碍、吸入性肺炎、腹泻、肠梗阻、腹部疾病的风险,移植后如何确保肠道通路安全是最大的挑战。多学科团队必须每天监测所有临床和实验室数据、患者的症状和体征以及身体功能。

为了确定最佳的配比方案,必须考虑每个患者的个体特征。《共识》建议使用低渗透压的聚合物肠内配方,持续输液并逐渐增加提供的体积。肠内营养治疗始终为优先选项,此方法可保持肠黏膜的完整性,减少感染,有利于控制血糖和并发症的发生率。但是目前全胃肠外营养仍然是首选,因为在移植之前,大剂量化疗会导致消化道不良反应,此时无法使用鼻胃管或鼻肠管。

(3)肠外营养:肠外营养是不能通过肠内或口服途径满足患者营养需求的另一种方式。在接受HSCT的患者中,消化功能障碍早在移植前阶段就已出现,这是清髓性预处理的结果。在此期间,患者会发生各种消化功能的改变,如恶心、呕吐、黏膜炎、腹泻、营养吸收不良等,这些改变会造成口服和肠道进食受到损害,使患者的营养状况恶化。同时,在此期间的能量需求可以增加到基础代谢率的3倍,此时必须调整摄入量以适应机体需求。

考虑到关于全胃肠外营养的争议,应采用营养筛查方案来确定最受益于此类干预的患者。建议使用全胃肠外营养的一些标准包括入院时严重营养不良、长期(7~10天)营养摄入不足以及在治疗期间体重减轻超过10%。

根据国际建议,到目前为止,全胃肠外营养的适应证尚无年龄限制。如果禁食时间超过3天,或者预计能量摄入不足超过7天,并且无法进行或不能耐受肠内途径,应在老年患者中使用全胃肠外营养。到目前为止,是否添加维生素和抗氧化剂还无明确证据。

简而言之,在HSCT期间,应为无法口服摄取至少50%的能量需求且不耐受肠内营养的患者保留全胃肠外营养途径。但口服和肠内营养仍是首选,只有在胃肠功能衰竭或对肠内/口服饮食不耐受的情况下,才考虑肠外营养。

6. **常见的营养并发症**　HSCT的预处理方案包括强化化疗和全身放疗,这样会对消化道产生不良影响,导致口服摄入不足和胃肠吸收不良。

大多数患者在开始治疗时处于富营养状态,由于治疗的不良反应和并发症,他们的营养状况会迅速恶化。与化疗相关的不良反应(如恶心、呕吐、嗅觉障碍、排便障碍、口干、涎腺、黏膜炎、缺氧、腹泻、便秘、腹部不适、早饱等)都会影响饮食摄入量。此外,营养不良患者的化疗不良反应发生率更高,这可能是因为药物剂量过高所致,此时需要根据患者的体重而不是身体成分来计算摄入量。

胃肠道是受预处理阶段影响最大的器官,受损的胃肠道可伴不同程度的黏膜炎,同时由于上皮细胞功能丧失,增加了细菌移位和腹部感染的机会。口腔、嘴唇、牙龈和喉咙的疼痛性溃疡通常在预处理治疗后5~7天出现。胃食管症状包括胃反流、食管运动障碍和胃淤滞。

超过50%的患者由于大剂量化疗、艰难梭菌等细菌感染、抗生素的使用及GVHD而发生腹泻。由于免疫抑制,一些病毒(如单纯疱疹、巨细胞病毒和水痘带状疱疹)感染、其他肠道病毒(如轮状病毒、诺如病毒和腺病毒)及肠道寄生虫病(蓝氏贾第鞭毛虫病和隐孢子虫病)可能会影响整个胃肠道而引起相关症状。

7. **造血干细胞移植中的姑息治疗**　据世界卫生组织的说法,姑息治疗是一种提高患者和家庭成员生活质量的方法,可以通过及早识别、评估以及治疗疼痛及其他身体、心理和精神问题来预防和缓解他们的痛苦。

对于世界各地的HSCT中心来说,将姑息治疗整合到HSCT中仍然是一个挑战和全新的事物。通常,只有在患者生命末期和/或在重症监护病房长时间后才需要姑息治疗小组。

(1)营养与姑息治疗:饮食行为基于文化和家

庭传统的饮食信仰和习惯。对食物的味道、风味、质地和气味的记忆与重要的活动和事件有关。因此,食物的意义远远超出生理需要。在某些情况下,姑息治疗中营养治疗的目标可能是延长寿命,但必须始终将重点放在提高生活质量上。

(2)生命末期的营养:生命的结束被定义为患者患有必然死亡疾病的阶段。越早采取措施,对症状的控制就越好,为患者和家属提供的心理和社会支持就越好,在疾病的这一阶段做出的护理决策就越好。

在生命末期,虚弱和恶病质会继发于体重减轻,尤其是癌症患者。许多症状(如食欲缺乏、口干、恶心、排便困难、早饱、吞咽困难、虚弱、意识不清等)都可以直接或间接导致患者的进食量减少。尽管如此,大多数患者在生命快要结束时仍表现出食欲和口渴的显著降低,用少量食物即可出现饱腹感。

事实证明,无论是肠内营养还是肠外营养,使用口服摄食均无临床益处,相反,它甚至可能给患者带来痛苦。营养治疗的目标应该集中在提高患者生活质量和增加舒适性上。因此,既要尊重患者的个人需求,也要尊重患者的饮食习惯和喜好,考虑到症状的控制程度和患者的满意度。

考虑到所有这些因素,对于临终患者来讲,合适的营养方法应该是:①向患者提供能带来舒适和满足的食物,符合患者意愿;②尊重患者拒绝进食的情况;③如果患者有要求,提供一半食物,将其分成小数量的食物;④静待患者用餐所消耗的时间,尊重他们每天的进餐节奏和愿意进餐的时间;⑤不限制任何食物(如不限制糖尿病患者的碳水化合物);⑥不给予肠内和肠外营养(仅在特殊情况下);⑦教育多专业团队肠内营养和肠外营养的使用不会给终末期患者带来任何好处;⑧尊重患者的意愿和自主权;⑨允许住院患者在某些情况下使用符合医院规定的外部食品;⑩提高患者的生活质量;⑪为患者提供一个安静、合适的用餐场所。

自 HSCT 治疗开始,必须同时向患者提供姑息治疗和营养支持,以改善患者症状,提高其生活质量。当治愈性疗法失败且生命的尽头越来越近时,应优先考虑舒适度和尊重患者的自主权,这已成为护理的重点。在这种情况下,理解饮食对每位患者及其家庭成员的意义及象征意义是至关重要的,它具有超越生理和营养需求限制的重要性。

【文献评述】

国内尚缺乏针对老年人造血干细胞移植营养评估和支持的专家共识或指南,对老年人造血干细胞移植的营养共识更是缺乏。因此,《共识》的内容对提升我国老年造血干细胞移植的营养支持是一个有益的补充。

在临床实践中,对老年造血系统恶性肿瘤的治疗(包括化疗和造血干细胞移植),年龄是一个无法回避的现实因素。对年龄的理解,涉及社会、家庭、自我认知及临床医师的经验等因素。在做临床决策时,年龄往往是一个需要优先考虑的因素。时间年龄和生理年龄的区分,有助于改变唯年龄决策的现状。

目前中国临床肿瘤学会有关白血病造血干细胞移植的年龄上限已定义为 70 岁,这是近年来的一大进步。但对于支持治疗,尤其是营养状况的具体评估和支持,仍缺乏相应的描述。

总之,营养支持是老年造血干细胞移植的重要内容之一,而且在很多情况下也是帮助老年患者渡过难关的决定性因素,因此,需要对其进一步细化,并通过严格的临床试验加以优化和完善。

(卢学春)

参 考 文 献

Gonçalves SEAB, Ribeiro AAF, Hirose EY, et al. Braziliannutritional consensus in hematopoietic stem cell transplantation:elderly. Einstein (Sao Paulo),2019,17(2):eAE4340.

第 73 章

《国际老年肿瘤学会老年乳腺癌患者抗 *HER2* 治疗专家意见书》解读

【文献题目】 老年乳腺癌患者抗 *HER2* 治疗：国际老年肿瘤学会专家意见书（HER2-targeted treatment for older patients with breast cancer：An expert position paper from the International Society of Geriatric Oncology）

【文献作者】 Brain E，Caillet P，de Glas N，et al

【文献来源】 J Geriatr Oncol，2019，10（6）：1003-1013

【文献解读】

◆ 背景介绍

约 40％的乳腺癌（breast cancer，BC）发生于 65 岁以上女性，20％发生于 75 岁以上女性。老年人群中 *HER2* 阳性乳腺癌的患病率略低于年轻患者，65 岁以上乳腺癌患者中有 10％～15％过表达 *HER2* 基因。在靶向药物问市之前，*HER2* 阳性与乳腺癌患者的不良预后相关。抗 *HER2* 治疗联合化学治疗（简称化疗）显著提高乳腺癌患者的生存率。

尽管在乳腺癌患者中占比 40％，但很少有老年患者参与关键性临床试验，曲妥珠单抗辅助治疗研究中只有 16％的入组者年龄≥60 岁。临床试验面临的另一个问题是符合入组标准的患者可能比一般老年患者更合适靶向治疗。

HER2 阳性乳腺癌在老年女性中的患病率几乎与年轻女性相同。许多老年乳腺癌患者常伴有心血管合并症，在接受抗 *HER2* 治疗过程中可能产生更大的心脏不良反应，因此，在治疗前需仔细权衡利弊。目前缺乏针对老年患者的循证医学证据，这可能会导致过度治疗和治疗不足。考虑到老年患者多病共存和靶向治疗的心脏不良反应，老年 *HER2* 阳性乳腺癌患者值得特别关注。由于目前临床试验中 65 岁以上的患者入组率低，指导意义有限，因此，国际老年肿瘤学会的一个多学科工作组通过文献荟萃及专题研究发布了《老年乳腺癌患者抗 *HER2* 治疗：国际老年肿瘤学会专家意见书》（下文简称《意见书》），旨在指导临床实践。《意见书》的适用人群为经过免疫组化（immunohistochemistry，IHC）或荧光原位免疫杂交（fluorescence in situ hybridization，FISH）检测结果证实肿瘤 *HER2* 基因阳性且有抗 *HER2* 靶向治疗指征的老年乳腺癌患者，还包括其他相关医护人员。

◆ 文献要点

1. **研究方法** 多学科工作组成员使用与 breast cancer 和 *HER2* 相关的关键词在 Cochrane 和 PubMed 数据库中检索自 2000 年开始的文献，还补充更新了最新大型学术会议的数据资料。《意见书》特别关注报道了老年患者亚组疗效和不良反应数据的随机对照试验（randomized controlled trial，RCT）。鉴于相对缺乏老年患者对照研究的数据，在《意见书》制定过程中纳入了大型"真实世界数据"人群。《意见书》按照临床实用性原则，针对每种治疗方案及药物，提供了老年人的数据，并根据临床相关问题选择不同研究，最后提出老年患者临床实践建议。《意见书》同时还参考了国家综合癌症网络中有关 *HER2* 阳性乳腺癌患者的治疗指南。

2. **抗 *HER2* 治疗**

（1）曲妥珠单抗：曲妥珠单抗联合紫杉烷类药物可作为抗 *HER2* 标准治疗方案，其心脏功能障碍的发生率低于联合蒽环类药物。基线年龄的增加是发生心脏不良反应的重要危险因素。由于2%的心脏不良反应事件仅发生于有心脏病的患者,因此,如果有化疗禁忌,单药曲妥珠单抗可能适合年老体弱的雌激素受体(estrogen receptor,ER)阴性乳腺癌患者,但与化疗相比,其抗肿瘤活性较弱,不建议将其作为主要治疗方法。

(2)帕妥珠单抗:单克隆抗体帕妥珠单抗与曲妥珠单抗靶向作用于不同的 HER2 表位,前者通过阻断 HER2 二聚化与曲妥珠单抗产生协同作用。多西紫杉醇3周疗法对多数老年患者来说可能存在困难。紫杉醇或长春瑞滨可能耐受性更好,更适合老年患者,但其药物不良反应仍会对患者生活质量产生不利影响。

(3)拉帕替尼:年龄会增加腹泻的风险,在11项荟萃分析中,70岁以上患者发生3级事件的频率更高。在进行头对头比较后发现,拉帕替尼不如以曲妥珠单抗为基础的治疗组合和一些新药的效果。拉帕替尼的不良反应可能会导致其使用量减少。与单独应用来曲唑相比,无论年龄多大,在ER 阳性的转移性乳腺癌(metastatic breast cancer,MBC)内分泌治疗基础上联用拉帕替尼可使无进展生存期(progression free survival,PFS)延长＞5 个月。如果积极预防腹泻,这种组合可能适用于合并症少的年老体弱患者。

(4)曲妥珠单抗-美坦新偶联物(T-DM1):T-DM1 是曲妥珠单抗与微管抑制剂的稳定结合物,可将药物靶向递送至 HER2 阳性细胞来提高治疗效果。在 Kamilla 的研究中,65岁及以上女性占比不到20%,结果发现:与青年人相比,65岁以上患者由于不良事件导致的试验终止比例较高(14.3% vs. 9.5%),而且不良事件的总体发生率更高;左心室射血分数(left ventricular ejection fraction,LVEF)下降至45%及以下的患者比例分别为2.2%和1.3%;与 T-DM1 相关的不良事件(血小板减少、肝脏不良反应、出血)发生率相似。

(5)新的临床策略:单用双靶向治疗是否可行引起了学者们的关注,因其可避免联用细胞毒性药物带来的不良反应。EORTC 75111-10114 试验纳入了70岁及以上的女性,或者60岁以上

通过查尔森指数定义的具有功能障碍或合并症的女性,患者接受TP(曲妥珠单抗＋帕妥珠单抗)或联合 TPM(曲妥珠单抗＋帕妥珠单抗＋环磷酰胺)治疗。根据G8筛查测试,71%受试者具有老年病风险特征。TPM组的PFS中位数为12.7个月,TP组PFS中位数为5.6个月。规律应用环磷酰胺增加的不良反应很小;3～4级淋巴细胞减少症发生率高(TPM组33% vs. TP组5%),但没有发热性中性粒细胞减少症。其他不良反应具有可比性,但无统计学差异,29例死亡患者中有9例(31%)与乳腺癌不相关。总之,TPM 方案治疗后出现病情进展的乳腺癌患者,序贯接受 T-DM1 可能会延迟或取代紫杉烷化疗。数据表明,在 ER 阳性患者中使用双靶向和化疗最优组合问题仍存在争议,并且受到联用内分泌治疗组合的挑战。有关抗 HER2 治疗的其他主要临床试验及老年患者亚组分析见表73-1。

(6)总结与建议:根据美国临床肿瘤学会、欧洲肿瘤医学会和欧洲肿瘤学院的建议,HER2 阳性 MBC 患者应接受抗 HER2 治疗。患有充血性心力衰竭(chronic heart failure,CHF)或 LVEF 严重降低的患者需要进行个体化评估。这些建议适用于老年患者,但要经过相关评估后应用。非适合的老年患者可能需要采取不同的方法(表73-2)。

3. 辅助治疗 在乳腺癌早期阶段,必须在预防复发的可能性(受肿瘤特征影响)和治疗不良反应以及与乳腺癌不相关的死亡风险之间取得平衡,这需要通过老年评估来预期患者寿命,并需要开发诸如 PREDICT 之类的特定算法。

(1)关键性辅助治疗试验(表73-3):曲妥珠单抗、帕妥珠单抗和拉帕替尼被批准用于(新)辅助治疗。在 NCCTG 9831 和 NSABP B-31 的综合分析中,在辅助化疗中添加曲妥珠单抗的获益基本与年龄无关。尽管没有规定年龄上限,但这些研究排除了心绞痛、左心室肥厚和高血压控制不良的患者。在 HERA 研究11年随访中也发现了与年龄无关的益处。HERA 研究的8年随访数据证实了化疗后应用曲妥珠单抗1～2年的患者发生心脏事件的概率较低。不良反应通常是可逆的,但是治疗时间加倍并没有改善预后。

表 73-1 转移性乳腺癌涉及抗 HER2 药物的关键临床试验

研究分类	研究人员	治疗组患者年龄[a]及数量比例(%)	治疗组方案	患者总数(例)	总体疗效(月)	老年患者疗效及应用建议	心脏不良反应
一线	Slamon 等	51~54 岁(25~77)	CT+T vs. 单用 CT 未用蒽环类药物作为佐剂的 CT 方案为 AC 方案;对于提前应用蒽环类药物的 CT 方案包含紫杉醇	235 vs. 234	TTP:7.4 vs. 4.6 OS:25 vs. 20	无年龄分组相关数据	NYHA III~IV 级 CHF:AC+T 为 27%,AC 为 8%,PTX+T 为 13%,PTX 为 1% 总之,CT+T 方案有 22 个(10%)病例出现 CHF,单用 CT 有 5 个(2%)病例出现 CHF;对于 AC+T 方案,基线年龄是唯一一显著的 CHF 危险因素
	Marty 等	53~55 岁(24~80)	DTX+T vs. DTX	92 vs. 94	TTP:11.7 vs. 6.1 OS:31[a] vs. 23	RR 在联合用药中的改善程度至少在>50 岁分组和低年龄分组中差异同样显著	LVEF 下降(17% vs. 8%)
	Hamberg 等	50~54 岁(32~74)	DTX+T 组合方案 vs. 先 T 后 DTX 方案	53 vs. 46	PFS:9.4 vs. 9.9 OS:31.5 vs. 19.7	无年龄分组相关数据	LVEF 下降(36% vs. 28%)
	Andersson 等	56 岁(29~72)	DTX+T vs. VNR+T	143 vs. 141	TTP:12.4 vs. 15.3 OS:35.7 vs. 38.8	在 108 例年龄>60 岁的患者中,各分组间进展时间的 HR 无明显差异,一线应用长春瑞滨联合曲妥珠单抗毒性低于紫杉醇联合曲妥珠单抗	出现 LVEF 下降者的范围和比例在各组间无明显差异
	Kaufman 等	54~56 岁(27~85)	ANA+T vs. ANA	103 vs. 104	PFS:4.8 vs. 2.4	无年龄分组相关数据,但内分泌加抗 HER2 治疗在激素敏感型日进展缓慢的老年患者中仍然适用	心脏不良事件:14 vs. 2 心脏停搏:5 vs. 0

(待续)

（续　表）

研究分类	研究人员	治疗组患者年龄[a]及数量比例（%）	治疗组方案	患者总数（例）	总体疗效（月）	老年患者疗效及应用建议	心脏不良反应
	Schwartzberg 等	59～60 岁（44～87）	LET＋L vs. LET	111 vs. 108	PFS:8.2 vs. 3.0	PFS 在＞60 岁年龄分组中的改善情况与低年龄分组相似	LVEF 下降至少 20％及低于正常范围低限:3 vs. 1
	Swain、Miles 等	＜65 岁 682 例,≥65 岁 127 例(16)	DTX＋T＋安慰剂 vs. DTX＋T＋P	808	PFS:12.4 vs. 18.5 OS:40.8 vs. 56.5	P 可改善预后且与年龄无关,但腹泻和 FN 发生率增加,≥75 岁亚组分析显示 65 岁前后的生存获益相似,但 75 岁之后的数据结论性较差。从 65 岁开始,腹泻,乏力,疲劳,厌食,呕吐及消化不良(任何级别)更为常见。≥3 级的腹泻和周围神经病变情况也是如此,但中性粒细胞减少和 FN 的发生频率较低。这可能是因为有 12％的 65 岁患者和 31％的 65 岁以上患者从 75mg/m² 多西紫杉醇初始剂量增量或减量。研究中只有 2％的患者年龄在 75 岁以上,而且这些患者都是经过严格挑选的。另外,有 20％～30％的患者需要应用粒细胞集落刺激因子	P＋T 联合治疗不会增加心功能不全的风险;1 年内没有迟发或累积不良反应的年长患者出现充血性心力衰竭的风险增加,心功能不全与年龄之间无显著相关性,LVEF 功能障碍发生率无明显变化
	Perez 等	52～55 岁（22～88）	T-DM1＋P vs. T-DM1＋安慰剂 vs. taxane＋T	1095	PFS:15.2 vs. 14.1 vs. 13.7	无年龄相关分析	摘要中无心脏不良反应相关数据

（待　续）

（续表）

研究分类	研究人员	治疗组患者年龄[a]及数量比例（%）	治疗组方案	患者总数（例）	总体疗效（月）	老年患者疗效及应用建议	心脏不良反应
	Rimawi 等	≥65 岁（33）	AI＋T vs. AI＋T＋P	258	PFS:15.8 vs. 18.9	添加 P 获益，各年龄组之间无显著差异。P 导致的腹泻发生率更高，可能会加重老年人的衰弱（发生等级分别为 55% 和 36%）	LVEF 下降（0.8% vs. 2.4%），NYHA 分级 Ⅱ级，左心室功能障碍（0 vs. 1.6%）
	Johnston 等	54～57 岁（30～84），≥65 岁（20）	L＋T＋AI vs. T＋AI vs. L＋AI	355	PFS:11 vs. 5.7 vs. 8.7	未按年龄分组进行分析（65～74 岁占 19%，≥75 岁占 4%），联用组（69%）的腹泻率（任何等级）高于 T 组（9%）或 L 组（51%），腹泻发生率高，仍需关注老年人的衰弱问题，需要密切监测	心脏不良事件（7% vs. 3% vs. 2%），LVEF 下降（59% vs. 65% vs. 65%），由 LVEF 下降或心脏停搏引起的终止治疗的患者数量（1 vs. 3 vs. 2）
	Wildiers 等	76.7 岁（61～91）	TP vs. TPM T-DM1（进行中）	39 vs. 41	PFS:5.6 vs. 12.7	专门针对年老/体弱人群进行了研究，其中亚组（n＝29）在 TP 或联用 TPM 治疗后进展的患者接受了 T-DM1 治疗。中位 PFS 分别为 TPM 治疗后 5.0 个月和 TP 治疗后 6.7 个月，不良反应较轻，但对体弱患者的应用仍需进一步临床研究	淋巴细胞减少（3%～4.5% vs. 33%），但无 FN 病例的其他不良反应具有可比性，两组之间在功能变化上无显著差异

（待　续）

（续 表）

研究分类	研究人员	治疗组组者年龄[a] 及数量比例(%)	治疗组方案	患者总数(例)	总体疗效(月)	老年患者疗效及应用建议	心脏不良反应
	Huober 等	58 岁 (26~85)	T+P vs. T+P+PTX 或 VNR/周 T-DM1(进行中)	210	3 年 OS:73% vs.73%	无年龄分组相关数据,无化疗组中位 PFS 为 8.4 个月,化疗组为 23.3 个月。尽管存在显著性差异,但化疗并未给 OS 带来益处	无心脏不良反应数据,CT 显示增加了血液、胃肠道、神经毒性及脱发风险
二线/三线	Cameron 等	51~54 岁 (26~83)	cape+L vs. L	207 vs. 201	TTP:6.2 vs. 4.3 OS:19 vs. 16[a]	无年龄分组相关数据,联用组可延长患者的 TTP	2 个组中均有 4 例患者符合 LVEF 严重下降的标准,但均未出现症状
	Blackwell 等	51~52 岁 (26~81)	L+T vs. L	148 vs. 148	PFS:2.8 vs. 2.0 OS:14 vs. 9.5[b]	无年龄分组相关数据	—
	Verma 等	54 岁 (24~84), <65 岁 853 例, 65~74 岁 113 例(11),≥75 岁 25 例(3)	T-DM1 vs. cape+L	495 vs. 496	PFS:9.6 vs. 6.4 OS:31 vs. 25	T-DM1 单药治疗能显著延长 PFS 和 OS,且治疗不良反应较低,65~75 岁患者的 HR 置信区间太宽,无法显示出最终获益;75 岁以上的女性患者需注意治疗不良反应。	两组中均有 2% 的患者出现 LVEF 下降(15% vs. 50%)
	Krop 等	<65 岁 509 例, 65~74 岁 74 例(12%),≥75 岁 19 例(3%)	T-DM1 vs. 医师选择	404 vs. 198	PFS:6.2 vs. 3.3 OS:22.7[a] vs.15.6	按年龄划分 PFS 的 HR:<65 岁为 0.55 (0.44~0.70),65~74 岁为 0.42 (0.22~0.80),≥75 岁为 0.14 (0.02~0.79)。3~4 级不良事件较少 (32% vs. 43%)。	摘要中无心脏不良反应相关数据

（待 续）

（续 表）

研究分类	研究人员	治疗组患者年龄ᵃ 及数量比例（%）	治疗组方案	患者总数（例）	总体疗效（月）	老年患者疗效及应用建议	心脏不良反应
						该试验65岁以上患者占15%,75岁以上患者占3%。在一项基于6项临床研究的安全性分析中,>65岁患者中≥3级的不良事件发生率增加了8%(52% vs. 44%)	

注:一. 无项目;ᵃ. 统计学上差异显著的结果;ᵇ. 某些交叉之后;CT. 化疗;T. 曲妥珠单抗;AC. 阿霉素+环磷酰胺;约心脏病学会;CHF. 充血性心力衰竭;PTX. 紫杉醇;DTX. 多西他赛;RR. 反应率;LVEF. 左心室射血分数;VNR. 长春瑞滨;PFS. 无进展生存期;HR. 风险比;ANA. 纽约心脏病学会;NYHA. 纽约心脏病学会;OS. 总生存率;TTP. 疾病进展时间;阿那曲唑;LET. 来曲唑;P. 帕妥珠单抗;AI. 芳香化酶抑制剂;L. 拉帕替尼;TP. 双靶向治疗;TPM. 曲妥珠单抗+帕妥珠单抗+环磷酰胺;FN. 发热性中性粒细胞减少症。

表73-2 老年患者HER2阳性转移性乳腺癌的治疗建议

级别	内容	推荐或描述等级
一线	多西他赛每周3次+粒细胞集落刺激因子或每周1次紫杉醇,曲妥珠单抗和帕妥珠单抗是适合老年患者的一线标准	1B
	对于体弱的老年患者,可以考虑采用环磷酰胺,长春瑞滨或卡培他滨双重阻断	2C
	不联用化疗药物的曲妥珠单抗治疗或抗双抗(帕妥珠单抗和曲妥珠单抗,拉帕替尼和曲妥珠单抗)应该适用于有高不良反应风险的年老体弱患者,并可与对激素敏感肿瘤的内分泌治疗联合使用	2C
二线	推荐T-DM1作为老年患者的二线用药或低于二线用药,需继续对体弱患者是否应用T-DM1做进一步研究	2C
二线以上	拉帕替尼的不良反应在老年患者中增加,因此早期密切监测至关重要	1B

注:T-DM1. 曲妥珠单抗-美坦新偶联物。

表 73-3 早期乳腺癌涉及抗 *HER*2 药物的关键试验

研究类别	研究名称或研究人员	患者年龄(治疗组年龄的中位数及范围),或者年龄分组中患者的数量 n(%)	治疗方案	患者总数(n)	总体疗效	老年患者疗效	心脏不良反应
长期研究	HERAPiccart-Gebhart	中位数 49 岁;<35 岁 251 例,35~49 岁 1490 例,50~59 岁 1091 例,>60 岁 549 例(16%)	辅助 CT 完成后 T 治疗 1 年 vs. 观察	1694 vs. 1693	不良反应事件 127 vs. 220	11 年随访中 DFS 的 HR 如下:≥60 岁:0.82(0.62~1.08) 50~59 岁:0.81(0.65~1.01) 35~49 岁:0.71(0.59~0.85) <35 岁:0.75(0.50~1.11)	使用 T 治疗分组患者中有 0.8% 出现严重心脏反应(心脏事件或 CHF 无年龄差异)
	NSABP B-31 及 NCCTGN 9831	中位数 49 岁;<40 岁 654 例,40~49 岁 1373 例,50~59 岁 1336 例,≥60 岁 683 例(17%)	AC 后 PTX+T,T 治疗满 1 年;AC 后 PTX	2028 vs. 2018	10 年 OS(84% vs. 75.2%)	死亡 HR 在所有年龄分组中均显著下降,如下:≥60 岁:0.51 40~49 岁:0.65 50~59 岁:0.68 <40 岁:0.67	心脏不良事件风险增加 ≥60 岁 vs. 50 岁:2.7(1.0~7.3)(NSABP B-31),3.2(1.55~6.81)(NCCT-GN9831) ≤50 岁 vs. >50 岁:3(1.5~6.1)(NSABP B-31+NC-CTGN9831 联合分析) 6 年累积心脏不良事件发生率 3.4% vs. 0.6% 含有 T 的分组中,心脏不良事件伴危险因素为 ≥60 岁伴高血压治疗;LVEF<65%;抗高血压治疗晚期心脏不良事件伴非常罕见;长期治疗中,大部分患者的 LVEF 得到恢复
	BCIRG 006	<50 岁(53%) 无合格者>70 岁	AC-DTX,AC-DTX+T,DTX-卡铂+T	3222	10 年 DFS 78.7% vs. 85.9% vs. 83.3%	无按年龄分组数据	与 DTX-卡铂+T 方案相比,AC-DTX+T 方案 CHF 与心功能不全发生比例显著升高

(待 续)

（续 表）

研究类别	研究名称或研究人员	患者年龄（治疗组年龄的中位数及范围），或老年患者的年龄分组中患者的数量 n（%）	治疗方案	患者总数（n）	总体疗效	老年患者疗效	心脏不良反应
短期研究	Finher 等	50 岁（26～65）	DTX±T 9 周，而后 FEC	232	在使用 T 治疗的患者中死亡 HR 为 0.41(P=0.07)	无≥65 岁患者	没有患者出现 CHF
	Pivot 等	55 岁（21～86）≥60 岁（33%）	CT+T 12 个月 vs. 6 个月	1691	2 年 DFS(93.8% vs. 91.1%)	无按年龄分组数据	CHF 0.65% vs. 0.53%（P<0.05）心功能不全 5.7% vs. 1.9%（P=0.0001）
	Joenssu 等	56 岁	CT+T 9 周 vs. CT+T 18 周	2174	5 年 DFS(88.0% vs. 90.5%)，HR 1.39,5 年 OS(94.7% vs. 95.9%)	无按年龄分组数据	心脏不良事件（2% vs. 4%），平均 LVEF(63% vs. 61%)
	PERSEPH-ONE	—	CT+T 6 个月 vs. CT+T 12 个月	4089	4 年 DFS (89% vs. 89%)	无按年龄分组数据	因心脏不良事件停药（4% vs. 8%）
其他	APHINITY von Minckwitz	≥65 岁（13%）	CT+T+P vs. CT+T	4805	复发（7.1% vs. 8.7%）	改善与年龄无关	CHF 或心源性死亡（0.7% vs. 0.3%），无症状或轻微症状的 LVEF 下降（2.7% vs. 2.8%）
	RESPECT	73.5 岁（70～80）	CT+T vs. T（无 CT）（需要时进行内分泌治疗）	266	3 年 DFS(94.8% vs. 89.2%,HR 1.42,95% CI 0.68～2.95,P=0.35) RMST 差异<1 个月		LVEF 功能障碍 1～2 级（6.9% vs. 8.1%）

注：—. 无项目；CT. 化疗；T. 曲妥珠单抗；DFS. 无病生存期；HR. 风险比；CHF. 充血性心力衰竭；LVEF. 左心室射血分数；AC. 阿霉素＋环磷酰胺；PTX. 紫杉醇；DTX. 多西他赛；FEC. 5-氟尿嘧啶＋表柔比星＋环磷酰胺；RMST. 限制平均生存时间。
OS. 整体生存率；

在 BCIRG 006 研究中,多柔比星和环磷酰胺联用,后序贯曲妥珠单抗和多西紫杉醇(AC-TH方案),或者曲妥珠单抗与多西紫杉醇和卡铂联用(TCH 方案)。尽管不符合非劣效性标准,但 2 个治疗组的预后相似,且卡铂的心脏不良反应较小,白血病病例较少。但这项研究排除了 70 岁以上的患者,在年龄较大的患者中,当药物曲线下面积为 6 时给予卡铂会增加潜在不良反应。

PACS 04 试验随机分配既往接受过辅助蒽环类药物±多西他赛治疗的 65 岁以下患者,与既往试验相比,其阴性结果说明靶向与化疗同时给药对患者获益非常重要。

目前很难在老年患者中建立标准的曲妥珠单抗辅助治疗方案。最新的早期乳腺癌临床试验荟萃分析强调了在老年患者中进行序贯化疗的研究很少。有大量证据支持的唯一经过验证的治疗方法是老式的表柔比星/环磷酰胺(AC)×4 和环磷酰胺/甲氨蝶呤/氟尿嘧啶×6(CMF)方案。通常,体质好的老年患者才能接受针对年轻患者的序贯治疗方案。在 70 岁以上早期乳腺癌(early breast cancer,EBC)女性患者中,通过 G8 虚弱筛查发现 40%～50%患者不适合这种治疗方案。因此,不含蒽环类的方案较适合低复发风险或易出现心脏不良反应的老年患者。

对于 *HER* 2 阴性 EBC 老年患者,多西他赛＋环磷酰胺(TC)是优于 AC 的非心脏不良反应方案。不论年龄大小,已通过 65 例以上患者的特定亚组分析证明了这一点。后续的研究也显示 TC 可以在＞90%的老年患者(70 岁以上)中耐受并完成,不耐受者在随访 1 年后出现生活质量和功能的轻微下降且可逆。此外,TC 方案的心脏不良反应明显低于 AC 方案,但随着老年人群的获益增加,中性粒细胞减少症的发生风险更高。预防性使用 G-CSF 可以使发热性中性粒细胞减少症的发生率保持在 10%以下。因此,尽管针对特定年龄的数据有限,多西他赛是适用于老年患者且可以与曲妥珠单抗联用的候选药物,其在 75 岁以下患者(多数淋巴结阴性)中,3 年复发率＜3%。在单臂研究中,低风险 *HER* 2 阳性、淋巴结阴性的 BC 患者紫杉醇周疗 12 周期联用曲妥珠单抗,在第 7 年时的 DFS 为 99.3%,有 23 例复发,但只有 4 例为远处转移。目前尚未针对年龄

较大的癌症患者或较高风险的患者评估该方案的适用性,但考虑到安全性,这是一种可行的选择。值得注意的是,与 AC×4 方案一样,这些仅基于紫杉烷类药物的方案比序贯化疗周期要短,根据 CARG-BC 模型预测发现他们降低了化疗导致的 3～5 级 AE 的风险。数据强烈支持调整老年患者的治疗策略,而不是无条件地应用针对不同年龄阶段的治疗方案。但是,由于这种预测模型仍将低风险组定义为低于 3～5 级 AE 阈值的 20%,因此需要根据患者的状态行进一步研究。

FinHer 试验还研究了其他化疗方案,包括长春瑞滨和短程曲妥珠单抗方案,以尽量减少不良反应。与不应用曲妥珠单抗相比,9 周曲妥珠单抗的相对获益与曲妥珠单抗 1 年相似,并且对心功能没有不利影响,这很好地解决了对老年患者心脏事件的担忧。FinHer 的试验结果引申出一系列针对短程曲妥珠单抗治疗的研究,如 PHARE(6 个月)和 PERSEPHONE(1 年),或者 SOLD(9 周)和 SHORT-HER(1 年)。结果显示,PHARE、SHORT-HER 和 SOLD 试验无法显示短程曲妥珠单抗治疗的非劣效性。另一方面,PERSEPHONE 试验确实发现曲妥珠单抗 6 个月疗效不低于 12 个月疗效。所有这些研究均表明,使用短程靶向治疗可降低心功能障碍的发生率,CHF 通常很少见,而且心脏不良反应可逆。淋巴结阴性肿瘤患者不能从曲妥珠单抗延长 6 个月的治疗中获得更多益处,表明在心脏病风险增加的老年患者中,可以根据预后因素调整治疗时间。

一项 Cochrane 研究系统评价了 8 项临床研究,结果显示,与安慰剂相比,曲妥珠单抗组的总生存期(overall survival,OS)显著改善(HR 0.66,$P<0.000\ 01$)。在此基础上,St Gallen 共识、欧洲肿瘤医学会和美国国家综合癌症网络指南建议对肿瘤直径在 0.5～1 cm 或超过此范围,或者淋巴结受累的患者(包括老年患者)进行化疗和曲妥珠单抗治疗,这与对老年患者的最全面的 RCT 系统评价研究结论一致。

《意见书》还指出,曲妥珠单抗不联合化疗,或在 ER＋肿瘤患者中联用内分泌治疗是一种选择,特别是对于未接受治疗的患者。最近已报道了有关该策略的新数据:日本 RESPECT Ⅲ期研究将 266 例年龄在 70～80 岁的 EBC 患者随机分

为单用曲妥珠单抗组和曲妥珠单抗＋化疗组。曲妥珠单抗＋化疗组在 3 年时的 DFS 为 94.8%（12 个事件），而单独接受曲妥珠单抗治疗患者的 DFS 为 89.2%（18 个事件）。标准治疗导致所有等级的厌食症（44.3% vs.7.4%）和脱发（71.8% vs.2.2%）以及 3/4 级血液学和非血液学不良事件（17% vs.0 和 29.8% vs.11.9%）发生率更高（$P<0.005$）。尽管没有得出可靠结论，但该研究结果表明，在可能的情况下最好应用靶向联合化疗，对体弱患者应注意调整治疗策略。

（2）常规辅助治疗方案：来自美国的数据表明，在 HER2 阳性 EBC 和局部晚期的老年患者（尤其是黑种人女性）中，辅助治疗使用曲妥珠单抗的比例高达 50%。SEER 数据库还显示，＞65 岁患者，尤其是 80～90 岁以及有合并症的患者，常接受不完全治疗（≤9 个月）。15%～40% 的病例出现延迟或中断治疗。在随访的 1～2 年内 30% 的患者出现 LVEF 降低≥10%，3%～11% 的患者因心脏事件而住院。加拿大的一项研究表明，即使患者心脏不良反应的累积发生率更高，年龄和治疗导致 CHF 风险之间的相互作用尚不确定。在这种情况下，Reeder-Hayes 等使用 SEER 数据库来比较美国接受 2 种常用辅助治疗方案（AC-TH 和 TCH）的 65 岁以上女性的治疗结局，发现这 2 种方案的不良事件发生率无显著差异。尽管接受 AC-TH 的患者完成曲妥珠单抗疗程的人数较少，但在 5 年时乳腺癌特异性生存率或 OS 均无显著差异。由于可能存在严重的选择偏倚，该结论需要谨慎对待。

（3）新的辅助治疗方案：给药途径可能对生活质量和资源利用产生重要影响。皮下注射曲妥珠单抗具有与标准静脉给药相同的疗效和安全性，通常为患者的首选。如果在家中给药，会使老年患者避免频繁就医。奈拉替尼被认为是接受过曲妥珠单抗治疗的后续治疗药物。尽管已基于 DFS 的获益（主要在激素敏感性亚组中）获批乳腺癌治疗适应证，但 3～4 级腹泻的比例为 41%，可能不太适合一般老年人。如同在 MBC 中一样，双靶向治疗是一种可行的治疗策略。ALTTO 方案研究了拉帕替尼和曲妥珠单抗联合化疗的疗效，该治疗组合 DFS 获益不明显，且不良反应更大，这项研究没有招募更多＞65 岁的患者。

CLEOPATRA 试验在 MBC 组中的结果显示，双靶向治疗（如帕妥珠单抗和曲妥珠单抗）可能更有效。因此，APHINITY 试验（BIG4-11）在 4804 例 EBC 女性中（13% 患者为 65 岁或以上）比较了 1 年化疗＋曲妥珠单抗与化疗＋双靶向治疗的结果。加入帕妥珠单抗显著提高了 DFS，也没有引起其他安全隐患。CHF 或心源性死亡的发生率较低（0.7% vs.0.3%），无症状或轻度症状性 LVEF 下降的发生率也很低（2.7% vs.2.8%）。但是，帕妥珠单抗的 3 级或更高级的腹泻发生率更高（9.9% vs.3.7%）。对于年龄较大的患者，仅在患者复发风险高且愿意接受并能耐受腹泻等并发症时才考虑添加帕妥珠单抗。

仅通过辅助抗 HER2 治疗是否能充分治疗 HER2 阳性 EBC 患者是 RESPECT 试验关心的问题。这反映了肿瘤转移状态中的治疗等效问题，即无化疗双重阻断（靶向治疗联用内分泌药物）是否可以有效根除微转移性疾病。T-DM1 是包含化疗的靶向治疗方案，但在 MBC 患者中具有较好的抗肿瘤活性和良好的安全性。

（4）新辅助治疗：在老年患者中开展新辅助治疗可能存在困难，因为通常涉及化疗而不是内分泌治疗，可能会导致健康状况恶化，失去后续手术机会。但新辅助治疗也可能是研究双重 HER2 阻断的最佳模式。NeoSphere 试验纳入了 80 岁以下的患者，在不进行化疗的情况下，帕妥珠单抗＋曲妥珠单抗可以根除相当比例的肿瘤（如果是 ER 阴性则高达 27%），且不良反应较小。A-DAPT 试验在激素敏感性 HER2 阳性 EBC 患者中评估了 T-DM1 和 T-DM1 联合内分泌治疗与曲妥珠单抗联合内分泌治疗的关系，结果显示 T-DM1 组的病理完全缓解率更高，而在 T-DM1 基础上增加内分泌治疗并未改善疗效。

KRISTINE 研究比较了标准方案 TC＋曲妥珠单抗＋帕妥珠单抗（TCHP）与 T-DM1 加帕妥珠单抗的疗效，其病情完全缓解（pathological complete response, pCR）率分别为 55.7% 和 44.4%。特定亚组可以避免常规化疗，这将对老年患者大有裨益。

新辅助治疗模型提供了独特的机会来研究早期治疗反应标志物，以作为代替 pCR 的评估方式。这会导致在非共识（如果不是不利的）情况下对老年患者应用这种方法进行治疗方案的修正，使老年患者可以从有针对性的策略中受益，避免长期以中等效率进行治疗或选择挽救治疗。在 KATHERINE 研究中，将应用包含曲妥珠单抗的新辅助化疗方案治疗后未达到 pCR 的患者随机给予 T-DM1 或继续完成标准曲妥珠单抗治疗 1 年，结果显示，T-DM1 治疗组预后显著改善，但该研究老年患者的代表性明显不足（年龄≥65 岁的患者为 8%）。

（5）总结与建议：辅助曲妥珠单抗治疗可将乳腺癌死亡率降低 1/3,复发率降低 40%。但是,临床试验中纳入的>20 000 例女性中,只有约 1000 例≥60 岁。这使研究很难在特定人群之外得出可靠结论,尤其考虑到基线心功能受损通常是一项排除标准。对 HER2 阳性 EBC 老年患者的辅助治疗应考虑复发风险、预期寿命（通过老年评估系统）、预期耐受性（包括心脏）及患者喜好（表 73-4）。如果考虑使用新辅助治疗,可以采用与辅助治疗及年轻患者相同的建议。选择不良反应较小的方案需要进一步研究。

表 73-4　HER2 阳性早期乳腺癌老年患者辅助/新辅助治疗的建议

项目	辅助/新辅助治疗方案	推荐或描述等级
方案	只有非常健康的老年患者才能接受传统的辅助序贯化疗（蒽环类→紫杉烷）＋G-CSF＋曲妥珠单抗 1 年	2B
	曲妥珠单抗可与 TC 方案联合使用,TC 方案是老年患者中耐受性最好的方案,但需要 G-CSF 来避免发热性中性粒细胞减少症	2A
	对于体弱的老年患者和/或低风险肿瘤患者,每周 1 次紫杉醇是与曲妥珠单抗联合用药的首选方案	2C
	曲妥珠单抗单药或仅在雌激素受体阳性患者中与内分泌治疗联合应用可被考虑,特别是对于不适合化疗的患者	2C
	曲妥珠单抗和帕妥珠单抗联合蒽环类和紫杉类序贯化疗的双靶向治疗,或曲妥珠单抗联合拉帕替尼治疗后的延长抗 HER2 治疗,只能在非常健康和高危患者中考虑,尤其要注意不良反应的高风险	2C
持续治疗	曲妥珠单抗的标准持续时间为 1 年,但在不良反应和心血管风险增加或肿瘤风险较低的情况下,治疗持续时间的阈值可能较低	2B
新辅助治疗	新辅助治疗有助于治疗的个体化（手术前后）,老年患者应能从中获益	2C

注：G-CSF. 粒细胞集落刺激因子；TC. 多西他赛＋环磷酰胺。

4. 心脏安全

（1）曲妥珠单抗和帕妥珠单抗：曲妥珠单抗可以使心肌病的风险增加 5 倍,LVEF 下降的风险也可以增加 1 倍,特别是在老年人群中。在最近一项纳入 29 000 例女性的随机队列研究的荟萃分析中,心脏不良反应从 50 岁以下个体的 2.3% 上升至 50～59 岁的 3.5% 以及>60 岁年龄组的 4.9%。低复发风险或有心脏危险因素的老年乳腺癌患者应仔细考虑心脏不良反应的影响。在使用 NSABP B-31 数据评估严重 CHF 风险模型中,年龄是主要的预测因素（HR 2.73,60 岁或以上 vs.50 岁以下）。将年龄与基线 LVEF 综合分析,可得出心脏疾病风险评分。

在 7 年的随访中,944 例接受曲妥珠单抗治疗的患者,4% 发生了心脏事件,而对照组为 1.3%。这些不良反应似乎是可逆的,因为一旦停用曲妥珠单抗,大多数患者的 LVEF 可恢复到正常范围。在低/交界基线 LVEF 患者中开始应用曲妥珠单抗之前,应与心血管医师合作,使用血管紧张素转化酶抑制剂和/或 β 受体阻滞剂优化心脏功能。老年患者的 LVEF 应每 3 个月使用超声心动图或放射性核素活动血管扫描术检查 1 次。

与曲妥珠单抗单药相比,曲妥珠单抗＋帕妥珠单抗似乎并未增加老年患者的心脏病风险,但最近的数据表明,≥65 岁患者的心功能不全率可能超过 10%。

（2）推荐建议：曲妥珠单抗在老年患者中耐受性良好。心脏不良反应通常是可逆的，但必须对心脏功能进行充分监测。治疗的中断率可能取决于伴随的化疗方案。较新的抗 HER2 药物通常也具有良好的耐受性，但需谨慎使用，因为尚无心脏不良反应和生活质量方面的数据。

在基线 LVEF 受损或 CHF 患者中，使用无心脏不良反应的化疗仍然是最安全的策略。根据心脏病专家的建议，在密切监测心功能的前提下，个别情况可考虑抗 HER2 治疗联合无心脏不良反应的化疗。

【文献评述】

随着中国女性平均寿命逐渐延长，衰老本身及外界致病因素导致的恶性肿瘤在老年女性中的发病率逐年上升。乳腺癌发病率在我国女性恶性肿瘤中多年来位居首位，尤其 65 岁以上患者数量正在逐年增加。老年乳腺癌患者的肿瘤生物学行为差异较大，HER2 阳性患者占相当多的比例，由于通常不接受化疗＋靶向药的强化治疗，可能导致更高的疾病特异性死亡率。而接受强化治疗的患者通常耐受性降低，并且存在因药物不良反应导致的死亡风险。

目前我国尚缺乏针对老年人群的抗 HER2 治疗 RCT 证据来指导临床实践（大部分乳腺癌相关药物临床试验的年龄上限为 70 岁）。《意见书》的及时发布对临床决策有积极的参考意义和指导作用。需要特别指出的是，由于人种、体型等方面的差异，我国老年人对于靶向及化疗药物的耐受性总体上低于欧美人，在临床实践中切忌生搬硬套，应做到具体情况具体分析，为患者设计个体化的治疗方案。

预期寿命、复发风险及治疗安全性是在制订老年乳腺癌患者诊疗方案时需要考虑的关键问题。针对老年人，恶性肿瘤只是众多能危及生命的疾病之一，心脑血管疾病、骨质疏松导致的骨折及呼吸道感染等对于老年人来说都有可能是致命的。因此，笔者与《意见书》的理念一致，即针对老年乳腺癌患者，一定要仔细评估患者的身体状态、基础疾病情况及预期寿命，结合病情制订合理的综合治疗策略，力求以最合理的治疗代价获得最长的生存时间和最佳的生活质量。

（程 梅 朱 江 蔡 茜）

参 考 文 献

Brain E，Caillet P，de Glas N，et al. HER2-targeted treatment for older patients with breast cancer：An expert position paper from the International Society of Geriatric Oncology. J Geriatr Oncol，2019，10（6）：1003-1013.

第74章

《EAU/EANM/ESTRO/ESUR/SIOG 前列腺癌指南》解读

【文献题目】 欧洲泌尿外科学会/欧洲核医学协会/欧洲放射肿瘤学学会/欧洲泌尿生殖放射学会/国际老年肿瘤学会前列腺癌指南(EAU-EANM-ESTRO-ESUR-SIOG guidelines on prostate cancer)

【文献作者】 Cornford P, van den Bergh RCN, Briers E, et al

【文献来源】 Eur Urol,2021,79(2):263-282

【文献解读】

◆ 背景介绍

在世界范围内,前列腺癌(prostatic cancer, PCa)发病率在男性所有恶性肿瘤中位居第二位,近年来,我国前列腺癌的发病率呈逐渐上升趋势。前列腺癌的诊断和治疗已形成较为统一的共识,目前公认的前列腺癌早期临床诊断模式为"三阶梯"法,在治疗上,早期前列腺癌的主要治疗方式是根治性手术或根治性放疗等方式,而转移性前列腺癌主要以雄激素剥夺治疗(androgen depri-vation therapy,ADT)为一线治疗方案。欧洲泌尿外科学会(European Association of Urology,EAU)是泌尿外科重要的国际学术组织之一,其每年年会发布的指南一直反映泌尿外科领域的最新进展。在历次指南更新中,EAU 团队都会对最新的证据支持文献进行收集、整理和评价。2020年发布的《EAU/EANM/ESTRO/ESUR/SIOG前列腺癌指南》(下文简称《指南》)对前列腺癌部分的多个版块做出了重大更新,尤其在晚期前列腺癌治疗的相关章节中。《指南》适合不同阶段前列腺癌患者(包括低危局限性前列腺癌、转移性前列腺癌及去势抵抗性前列腺癌)及相关医护人员。笔者结合最新临床研究证据,对《指南》的重大更

新内容进行全面解读,并结合我国国情阐述相关的临床意义,相信会对我国泌尿外科医师的临床诊疗工作有一定参考价值。

◆ 文献要点

1. **前列腺癌筛查和早期诊断** 最新研究显示,BRCA2 基因突变的携带者前列腺癌发病率更高,确诊时更年轻,也更倾向于发展成侵袭性前列腺癌,在接受局部治疗后的预后更差。基于最新发表的证据,《指南》推荐新增筛查人群:建议对携带 BRCA2 基因突变且年龄>40 岁的高风险前列腺癌人群进行早期前列腺特异性抗原(pros-tate specific antigen,PSA)检测(强推荐,证据级别 2b)。

2. **疾病分期和分级** 2019 年版指南中没有对前列腺癌的分期和分级形成具体的推荐意见,《指南》推荐使用 TNM 分级法对前列腺癌进行分期(强推荐),并推荐使用国际泌尿外科病理学会(International Society of Urological Pathology,ISUP)2014 系统对前列腺癌进行分级(强推荐)。

3. **前列腺特异性膜抗原正电子发射计算机体层显像技术** 随着影像学技术的发展,68 Ga 和 18F 标记的前列腺特异性膜抗原(prostate-specific membrane antigen,PSMA)正电子发射计算机体层显像技术(positron emission tomo-graphy and computed tomography,PET/CT)被越来越多应用于前列腺癌患者的初诊分期和复发后病灶的定位与评估。最新研究结果表明,在针对淋巴结转移的检出上,PSMA PET/CT 的敏感性和特异性分别为 75% 和 99%。基于 2020 年新发表的一项 meta 分析及既往研究结果,《指南》推

荐:68 Ga-PSMA PET/CT 在预测中高危前列腺癌患者术前淋巴结转移方面,较多参数磁共振(multiparametric magnetic resonance imaging,mpMRI)具有更高的敏感性,而且是一种更有效、更合适的术前预测淋巴结转移的影像学方法。

4. 多参数磁共振 研究表明,对有前列腺癌临床风险但未行穿刺活检的男性而言,活检前行 mpMRI 检查和 MRI 靶向活检的效果明显优于传统超声引导经直肠系统活检。鉴于此,"穿刺活检前进行 mpMRI 检查"的推荐被首次写入 2019 年版指南中,推荐程度为"轻度",而《指南》将此项建议的推荐强度提升至"强烈"。

5. 前列腺癌穿刺方法 多项研究表明磁共振引导的靶向穿刺(MRI-TBx)应用于未接受过活检的患者可使检测出的 ISUP 分级>2 级和>3 级的患者数提高 20%~30%,当其应用于重复活检的患者时,可使检测出的 ISUP 分级>2 级和>3 级的患者数提高 40%~50%。与此相对应,在未接受过活检的患者中实施系统活检会漏掉 16%~18% 的 ISUP 分级>2 级和>3 级的患者,在重复活检的患者中则会漏掉 9%~10%。此外,如果没有条件进行 mpMRI 检查,系统穿刺仍是可以被接受的。《指南》将旧版指南中"不推荐在初次活检时对前列腺移行带进行穿刺"的说法更改为"不推荐在初次活检时对前列腺移行带行非靶向穿刺"。同时,《指南》下调了对没有症状的 PSA 2~10 ng/ml 的患者穿刺前再行血、尿检查的推荐程度。影像学规范化的 mpMRI 数据采集、严格按照 PI RADS 2.0 评分系统对患者进行评分,才能最有效地发挥 mpMRI 技术及靶向穿刺的效果。

6. 局限性前列腺癌治疗

(1)主动监测:《指南》在早期前列腺癌的主动监测相关章节进行了更新。具体如下:①在组织病理中检出含有导管内癌或筛孔状成分的患者不适合进行主动监测(推荐程度强烈);②将主动监测过程中各种检测方法的推荐频率列举在了《指南》推荐部分,包括 PSA 复查(每 6 个月 1 次)、前列腺指检(每 12 个月 1 次)、前列腺重复穿刺(在出现 PSA 进展、前列腺指检结果进展、多参数 MRI 结果进展时)(推荐程度强烈)。

此次更新,一方面是为了从治疗需求的角度

要求病理科医师重视对前列腺导管内癌的诊断,另一方面是为了提醒临床医师需要重视前列腺导管内癌的高侵袭性及其对局限性前列腺癌预后的不良影响,同时强调了对于该病理类型应采取更积极的治疗手段,以进一步改善患者预后。

(2)前列腺癌患者在根治性放疗后出现 PSA 进展的挽救治疗:对于在前列腺癌放疗后出现 PSA 进展而无明确转移证据的患者,挽救性根治性前列腺切除术(radical prostatectomy,RP)是重要的治疗方式之一。但由于放疗后会发生组织纤维化、伤口愈合延迟及其他手术相关并发症风险增加等影响,挽救性 RP 术后的不良反应明显高于初次治疗即采用 RP 的患者。因此,2019 年版指南推荐:挽救性 RP 手术应在有经验的中心开展(推荐程度强烈)。但是,在《指南》中,这一推荐程度由"强烈"更新成了"较弱"。这可能是由于 RP 手术(包括挽救性 RP 手术)在泌尿外科的技术推广及应用日趋成熟。此次推荐等级的改变实际上是认可了挽救性 RP 在放疗后出现 PSA 进展中的重要价值。

(3)前列腺癌手术治疗技术更新:RP 作为局限性前列腺癌的重要治疗方式,目前已完成由传统开放术式到腹腔镜术式再到机器人辅助腹腔镜术式的转变。在 RP 治疗的相关章节中,《指南》虽然无新的推荐,但在内容上较历年版本均有了较大的更新,主要涉及 RP 术前准备、手术技术改良及术后护理等方面。

在 RP 的术前准备上,《指南》首先肯定了术前患者教育和盆底肌锻炼对患者术后尿控恢复及长期生活质量改善的帮助,此外,也强调了 RP 术前预防性使用抗生素的重要性。在 RP 手术技术方面,2019 年版指南仅对保留神经血管束的 RP 术式进行了简介,而《指南》则在此基础上增加了多种促进 RP 术后尿控及勃起功能恢复的新技术,包括保留 Retzius 间隙的机器人辅助前列腺癌根治术(robot assisted radical prostatectomy,RARP)、DVC 免缝扎技术、改良的膀胱颈-尿道缝合技术、膀胱颈黏膜外翻技术、膀胱颈保留技术、最大限度保留尿道长度技术、前重建和后重建技术等。虽然这些新技术在前列腺癌术后功能恢复疗效上各有差异,但是它们都缩短了前列腺癌患者 RP 术后生活质量的恢复时间。另外,《指南》

还增加了 RP 术后管理方面的内容,如膀胱造影可以评估 RP 术后是否存在漏尿以及 RP 术后患者是否需要盆腔引流等。

7. 转移性激素敏感性前列腺癌(mHSPC)的治疗

(1)新型 AR 受体拮抗剂在 mHSPC 阶段的治疗:与之前版本相比,《指南》在 mHSPC 的治疗章节有了很大的更新。ENZAMET、ARCHES、TITAN 3 项大型随机对照试验研究对 mHSPC 患者在 ADT 与其他药物联合使用的选择上,除了以往的 ADT+多西他赛、ADT+阿比特龙,又增加了 ADT+恩杂鲁胺以及 ADT+阿帕他胺。此 3 项研究结果显示,在 mHSPC 阶段使用新型 AR 受体拮抗剂可以有效改善患者的临床预后。因此,《指南》推荐:对初次诊断为转移性前列腺癌的患者,建议使用 ADT+阿比特龙/恩杂鲁胺/阿帕他胺治疗(推荐程度强烈)。

在 mHSPC 阶段,患者如何在众多的治疗药物中进行最优选择仍是一个很大的挑战。目前除了一项比较多西他赛与阿比特龙疗效的研究外,尚缺乏将这些治疗模式进行头对头比较的前瞻性随机对照试验。值得重视的是,肿瘤转移负荷或许是指导 mHSPC 患者在多西他赛和 AR 靶向药之间进行选择的重要指标。ENZAMET 和 TI-TAN 2 项研究结果显示,与高转移负荷患者相比,恩杂鲁胺和阿帕他胺在低转移负荷患者中有更明显的无进展生存期获益。对于恩杂鲁胺,这种现象在总生存期(overall survival,OS)上同样成立。在 CHAARTED 研究中,多西他赛在高转移负荷的患者亚组中能给 mHSPC 患者带来显著的 OS 获益,而在低转移负荷患者中差异无统计学意义。这可能是因为低转移负荷肿瘤中存在较少对内分泌治疗不敏感的亚克隆,因此,使其更容易从恩杂鲁胺和阿帕他胺中获益。高转移负荷肿瘤往往具有复杂的肿瘤异质性,且可能存在不依赖 AR 信号通路的克隆亚群,因此,其对 AR 靶向药物不敏感而对化疗药物敏感。

(2)即刻与延迟内分泌治疗的选择:2019 年版指南推荐对无症状的 M1 前列腺癌患者使用即刻内分泌治疗以延长患者的生存时间、推迟疾病症状的出现以及疾病进展所引发的并发症(推荐程度强烈)。但是最新的一项来自 Cochrane 图书馆的系统评价指出,早期 ADT 治疗也许能延长患者的总体生存时间和前列腺癌特异性生存时间,但绝大多数研究并未将 M1 前列腺癌患者单独分析,而是混入了 M0 患者。因此,对于 M1 前列腺癌患者,即刻 ADT 治疗的确切临床价值目前仍不明确,故在《指南》中,将即刻内分泌治疗的推荐程度由"强烈"更新为"较弱"。

(3)原发灶放疗在 mHSPC 患者中的应用:2019 年版指南推荐对按照 CHAARTED 标准评价转移负荷低的患者使用原发灶放疗联合 ADT 治疗(推荐程度较弱)。然而,一项最新的 meta 分析研究结果显示,在初诊为 M1 前列腺癌的总体人群中,原发灶放疗并不能延长患者的 OS,但对转移灶≤4 处的患者,与单用 ADT 治疗相比,ADT 治疗联合原发灶放疗可使患者的 3 年存活率延长约 7%。基于这项研究结果,《指南》推荐,将原发灶放疗应用于低转移负荷 M1 患者的推荐程度由"较弱"更新成了"强烈"。

8. 非转移性去势抵抗性前列腺癌(M0 CRPC)的治疗

基于 PROSPER 和 SPARTAN 的研究结果,2019 年版指南推荐将恩杂鲁胺和阿帕他胺作为治疗 M0 CRPC 的一线药物。而最新的 ARAMIS 研究则为 M0 CRPC 患者带来了新的选择——达洛鲁胺。基于 ARAMIS 研究结果,《指南》推荐对于 M0 CRPC 且肿瘤转移风险较高(PSA 倍增时间<10 个月)的患者,应给予阿帕他胺、达洛鲁胺或恩杂鲁胺治疗(推荐程度强烈)。

9. 转移性去势抵抗性前列腺癌(mCRPC)的治疗

(1)mCRPC 治疗综合概况:《指南》相较历年指南新增了 mCRPC 治疗的综合概况介绍,特别肯定了基因检测及相关致病性基因突变在 mCRPC 治疗方案和预测疗效方面的应用价值。

mCRPC 患者治疗决策的制订应是综合考虑多个因素的结果:①在 mCRPC 或非转移 HSPC 阶段所接受的治疗;②在 mCRPC 阶段已接受过的治疗;③在先前治疗中的疗效反应和疾病进展速度;④雄激素受体靶向药物(androgen receptor targeting drug,ARTA)之间的已知交叉耐药性;⑤联合用药和已知的药物相互作用(请参阅批准的产品特征摘要);⑥已知的遗传学改变;⑦已知的组织学改变和 DNA 修复缺陷(可考虑使用铂类化疗或靶向治疗)；⑧药物在当地的审批情况和报销情况；⑨现有的临床试验。

(2)对于已接受过多西他赛化疗和1种AR-TA治疗的mCRPC患者的治疗：根据CRAD研究结果，对于接受过多西他赛和1种ARTA药物(阿比特龙或恩杂鲁胺)且在ARTA治疗中疾病进展快速(<12个月)的患者，卡巴他赛的疗效优于其他ARTA药物，这是更佳的治疗选择。基于此项研究结果，《指南》推荐对于接受过多西他赛化疗和ARTA治疗(阿比特龙或恩杂鲁胺)且在ARTA治疗12个月内出现疾病进展的mCRPC患者，应将卡巴他赛作为三线治疗(推荐程度强烈)。

(3)在mCRPC中有重要应用前景的其他治疗：《指南》首次对以奥拉帕尼为代表的PARP抑制剂及PMSA靶向放射性疗法进行了系统性介绍。

10. 疾病随访及生活质量评估

(1)ADT治疗过程中对疾病进展的评估：《指南》新增了"ADT治疗中疾病进展评估"的内容，强调使用PCWG3标准对ADT治疗过程中的PSA进展及影像学进展进行系统评估。

(2)接受系统治疗的前列腺癌患者的生活质量评估：《指南》在生活质量评价章节中，对接受系统治疗的前列腺癌患者增加了2条指南推荐。具体如下：

1)对开始进行长期ADT治疗的患者行双能X射线检查，以评估其骨密度情况(推荐程度强烈)。

2)对于行长期ADT治疗的患者，建议使用世界卫生组织骨折风险评估工具(fracture risk assessment tool，FRAX)进行骨密度的监测和指导治疗(推荐程度强烈)。

【文献评述】

相较于其他历史版本，《指南》在众多章节均有较大的更新，包括前列腺癌的早期筛查、主动监测、诊断及治疗等。

在早期筛查及诊断方面，通过阅读《指南》，笔者发现，近年来尽管有多种新型肿瘤标志物被应用于前列腺癌的早期诊断，但是目前最重要的还是血清PSA的检查，其他均只能作为PSA检查的补充。研究发现，BRCA2基因是前列腺癌中突变率最高的DNA损伤修复基因。携带胚系BRCA2基因突变的男性，罹患前列腺癌的风险更高，需要更早接受PSA筛查。但携带BRCA2基因突变(不论是胚系还是体系)的前列腺癌患者，却可以从PARP抑制剂的治疗中获益，比普通患者又多了一项有效治疗手段。此外，不断改进的穿刺技术带动了前列腺mpMRI检查技术的提升，推动了PI RADS标准化评分系统的诞生和更新。《指南》指出，系统性广泛穿刺法应成为初次穿刺活检的基本方法，在有条件的单位可以开展mpMRI异常病灶的靶向穿刺。

在主动监测方面，目前中国绝大多数泌尿外科医师对主动监测的意识非常薄弱，主动监测还没有被广泛接受。一方面，中国患者对于"带癌生存"很难接受；另一方面，对于符合主动监测条件的患者，部分医师替患者选择了手术或放疗等积极治疗，并没有告知患者需要主动监测。相信随着影像学和新分子生物学的不断发展，主动监测无论是入选还是退出监测过程的标准，都会越来越精准。

在治疗方面，《指南》详细介绍了多种手术技术更新，但没有做非常细致和明确的推荐。这固然有目前证据等级相对较低的因素，另外也体现出EAU指南对于"只有外科医师最习惯、最有经验的手术技术才会产生最好的结局指标"这一观点的认可，体现出EAU指南在对循证证据的常规推崇之外，更重视外科医师的经验技术多样化和患者的生活质量。此外，《指南》在mHSPC部分的更新体现了联合治疗已成为趋势。近年来有关ADT联合多西他赛、阿比特龙、新一代雄激素受体拮抗剂或者在低转移负荷患者中联合原发病灶放疗的研究结果均显示，这些治疗方法可以延长患者的生存期。这些新的研究值得重视。在临床实践中应该根据患者的个体特点和肿瘤学特点选择适当的联合治疗方式。

总之，《指南》在上一版指南的基础上，以循证为依托，结合当前新的诊疗技术和临床研究进展，对内容进行了丰富和完善，为临床医师提供了更多的依据。随着科学技术的发展及学者们对知识的不断探索，EAU前列腺癌指南也将不断发展与更新，以期为前列腺癌的诊疗提供更多的参考与建议。

(周晋萌　杨继红)

参 考 文 献

Cornford P, van den Bergh RCN, Briers E, et al. EAU-EANM-ESTRO-ESUR-SIOG guidelines on prostate cancer. Part II-2020 update: treatment of relapsing and metastatic prostate cancer. Eur Urol, 2021, 79（2）: 263-282.

第 75 章

《美国临床肿瘤学会老年恶性肿瘤患者接受化疗脆弱性的实用评估和管理指南》解读

【文献题目】 美国临床肿瘤学会老年肿瘤学指南:老年患者接受化疗脆弱性的实用评估和管理(Practical assessment and management of vulnerabilities in older patients receiving chemotherapy: ASCO guideline for geriatric oncology)

【文献作者】 Mohile SG, Dale W, Somerfield MR, et al

【文献来源】 J Clin Oncol, 2018, 36(22): 2326-2347

【文献解读】

◆ 背景介绍

老年癌症患者是一个脆弱且数目逐渐增多的群体。手术治疗、放射治疗(简称放疗)、化学治疗(简称化疗)及最佳支持对症治疗是恶性肿瘤的主要治疗手段,虽然近年分子靶向治疗及免疫治疗迅猛发展,但化疗仍然是目前治疗恶性肿瘤的重要手段。然而,指导这类人群化疗决策的证据较少,因为老年患者特别是罹患年龄相关疾病的患者,很少参加临床试验。因此,老年恶性肿瘤患者的循证医学研究明显不充分,老年癌症患者特别容易受到过度治疗或者治疗不足。

老年癌症患者群体具有生理病理变化、具有多种合并症、治疗不良反应增加及需要更多社会支持等特点。研究表明传统的肿瘤学体力状况测量,如 Karnofsky 评分(KPS)和肿瘤东部协作组(ECOG)活动状况(performance status, PS)评分,并不能准确预测哪些老年人在化疗中的不良

预后风险最高。实施循证方法来评估和管理老年患者的衰老相关状况可能有助于为化疗决策提供更合适的信息并改善结局。老年评估(geriatric assessment, GA)由评估特定领域的有效工具汇编组成,这些领域已知与老年患者的不良预后相关。证据表明,使用老年评估来评估和管理老年癌症患者的脆弱性,可帮助患者、护理人员及肿瘤学专家之间形成肿瘤治疗和老年评估指导干预方面的共识。2018 年美国临床肿瘤学会发布的《美国临床肿瘤学会老年肿瘤学指南:老年患者接受化疗脆弱性的实用评估和管理》(下文简称《指南》)旨在对老年恶性肿瘤患者接受化疗的脆弱性进行实用评估和科学管理方面提供指导。《指南》的适用人群为老年癌症患者及相关医护人员。

◆ 文献要点

老年癌症患者巨大的社会医疗需求、循证医学证据的缺乏、认知理念上的不足等问题已日益引起老年肿瘤学界的重视,并已形成广泛共识。《指南》致力于将现有证据转化为老年肿瘤学临床实践的实用建议,从而提高正在接受化疗老年患者的医疗护理质量。虽然老年评估已被证实对接受不同癌症治疗(如手术、放疗)的老年患者均有潜在获益,但鉴于化疗领域数据的蓬勃发展,《指南》更侧重于阐明接受化疗老年癌症患者的证据。

《指南》在系统回顾相关文献的基础上,由多学科专家小组完成撰写。系统综述包括检索 PubMed 文献,主要包括以下内容:①基于老年评

估的老年癌症患者化疗和治疗结局的系统评价和随机临床试验；②与社区老年人年龄相关疾病、心理疾病及功能水平相关的老年医学评估和管理（geriatricevaluation and management，GEM）的随机临床试验；③评估基于老年评估工具以及与接受化疗老年癌症患者结局相关的前瞻性队列研究；④有关预期寿命的研究。符合入选标准的 68 项研究包括 30 项前瞻性队列研究，17 项评估 GEM 对社区老年人医疗、心理及身体功能影响的随机对照研究，2 项基于老年评估的老年癌症患者化疗和治疗结局的随机对照研究，关于预期寿命的 10 项研究和 2 项系统综述，还有 7 项关于老年评估研究的系统综述或荟萃分析。下文主要阐述《指南》有关 4 项重要临床问题的具体研究结果。

1. 老年癌症患者是否应该使用老年评估来预测化疗不良结局？

（1）建议：在接受化疗的 65 岁及以上患者中，对其身体功能状态、体能、跌倒、合并症、抑郁、社会活动能力、社会支持能力、营养状态及认知方面的评估，建议采用老年评估来有效识别日常肿瘤学实践中尚未充分开展的老年患者的脆弱性或易受的损害（类型：循证，利大于弊；证据质量：高；推荐强度：强）。

（2）文献回顾、分析和临床解析：老年评估可以发现常规病史、体格检查或肿瘤学 PS 评分工具无法识别的问题。老年评估可以预测化疗不良反应、功能衰退及死亡风险。

老年评估由几个领域组成，包括功能状态［如日常生活活动（activities of daily living，ADL）、工具性日常生活活动（instrumental activities of daily living，IADL）、基于体能的行动能力］、共病、认知、抑郁、社会活动能力、社会支持能力及营养状态。老年评估可以识别在常规肿瘤病史和体检中未发现的与衰老相关的临床重大问题，如跌倒风险和认知障碍。此外，除了 KPS 和 ECOG 的 PS 等标准肿瘤学评估工具的评估信息外，老年评估还提供有关老年人特定领域的信息。老年评估可以识别在常规病史和体检中可能未发现的其他健康问题。因此，《指南》认为，在评估老年癌症患者时，老年评估在所有领域都是重要的参考因素。

《指南》建议使用老年评估来代替标准肿瘤学评估工具（KPS、ECOG、PS）或者与其一起使用，以最好地识别化疗不良反应、死亡率、功能衰退及其他不良后果风险增加的患者。

2. 对于正在考虑接受化疗的老年患者，临床医师应该使用哪些老年评估工具来预测其不良预后？

（1）建议：虽然每个领域的评估都有很多，但是《指南》建议基于老年评估预测不良预后证据的有效性和管理的简便性，对年龄≥65 岁接受化疗的患者可以使用老年评估来预测不良预后。证据支持至少对功能、共病、跌倒、抑郁、认知和营养进行评估。《指南》建议使用 IADL 来评估功能，使用全面的病史或有效的工具评估合并症，使用单一问题评估跌倒，使用老年抑郁量表（geriatric depression scale，GDS）筛查抑郁症，使用简易智力状态评估量表或 Blessed 定向-记忆-注意力（BOMC）测试筛查认知问题，以及使用非自愿性体重下降来评估营养状态。最好使用癌症和衰老研究组（Cancer and Aging Research Group，CARG）预测工具或高龄患者化疗风险评估量表（chemotherapy risk assessment scale for high-age patients，CRASH）来获得对化疗不良反应风险的具体估计，而诸如 G8 或老人衰弱调查问卷（vulnerable elderssurvey-13，VES-13）等简易工具可帮助预测死亡率。

（2）化疗不良反应：几种结合老年评估和临床变量的工具对化疗不良反应具有很高的预测价值，并且比标准肿瘤学工具能够更好地识别面临化疗不良反应风险的老年患者。CARG 预测工具包括以下问题：既往跌倒（一次/多次/未曾跌倒）、听力状况（从耳聋到极好）、在一个街区行走的限制（非常受限/受限/不受限）、身体健康和/或情绪问题对社会活动的干扰（从一直到完全不）、自己服药的能力（从独立服药到完全不能服药），以及年龄、性别、身高、体重、癌症类型（胃肠道/泌尿生殖系统/其他）、剂量（标准/减量）、化疗药物的数量（单药/多药）、血红蛋白水平、肌酐清除率等。该问卷需要 5 min 完成，并可在 CARG 网站上免费在线使用。该工具能计算 3～5 级不良反应的预估风险。同样，CRASH 评分结合了经过验证的老年评估工具及临床变量，并针对化疗强度进行了调整。此评分分别提供 3 级血液不良反应(包括舒张压＞72 mmHg,IADL 评分＜26 分和乳酸脱氢酶≥459 U/L)的风险因素估计,以及 3～4 级非血液不良反应[包括 ECOG PS、简易智力状态检查评分(＜30 分)和微型营养评估(＜28 分)]的风险因素估计。CRASH 评分可在 Moffitt 癌症中心老年成人肿瘤学项目的网站上免费获得。值得注意的是,CARG 是针对≥65 岁患者开发和验证的,而 CRASH 工具是针对 70 岁及以上患者进行验证的。其他研究表明,IADL 评分下降与老年转移性结直肠癌患者和卵巢癌患者 3～5 级不良反应增加相关。MMSE 评分低也被证明与老年晚期结直肠癌患者 3～5 级不良反应增加显著相关。有研究显示,对于年龄≥65 岁的实体或血液恶性肿瘤患者,VES-13 与 3～5 级血液不良反应及非血液不良反应独立相关。

(3)治疗耐受性和住院率:研究发现,IADL 评分下降、微型营养评估的项目(心理困扰、神经心理问题、使用 3 种以上处方药)、Charlson 共病评分(≥1 分)和精神健康状况差(心理健康量表-15 评分＜15 分)与早期中止化疗或化疗耐受性差独立相关。在老年晚期结直肠癌患者中,低简易精神状态检查(mini-mental state examination,MMSE)评分和 GDS 评分与意外住院独立相关,在卵巢癌患者中,ADL/IADL 评分与非计划入院独立相关。

(4)死亡率和功能衰退:在几个多变量模型中,基于老年评估的简短筛查工具与死亡率独立相关,G8 是一个从更全面的营养衡量标准(微型营养评估)中衍生出来的含 8 个项目的工具,它包括食物摄入量、体重下降、活动能力、神经心理问题、体重指数、用药(每天 3 次以上)、自评健康及年龄相关问题。一项针对年龄≥70 岁恶性肿瘤患者的研究发现,癌症治疗开始后 2～3 个月的 ADL/IADL 功能下降对总生存期有很强的预测作用。基于 G8 的 6 个项目的修订版在年龄≥70 岁新诊断为实体或血液恶性肿瘤的患者中显示出类似的预测 1 年和 3 年生存率的能力。VES-13 已被证明与老年早期乳腺癌患者以及≥70 岁的其他早期实体肿瘤患者的功能下降和总存活率有关。G8 和 VES-13 完成的中位时间均为 5 min。

评估功能领域的老年评估工具(IADL 评估、简易体能状况量表、定时起跑、步速)以及营养评估(微型营养评估)和抑郁评估(GDS 和心理健康调查)都被证明可以独立预测死亡率。许多研究已经证明,基于老年评估变量风险将老年患者分为健康、脆弱或虚弱群体,据此制定的脆弱指数也可以预测死亡率。

(5)对跌倒、共病、认知和抑郁的评估:鉴于与年龄相关健康状况(如跌倒、合并症、认知问题、抑郁症)的高患病率以及化疗可能使这些状况恶化,建议对所有≥65 岁接受化疗的患者评估这些因素。

在老年患者中,现在或以前的癌症诊断使跌倒概率增加了近 20%。跌倒已被证明与老年癌症患者的化疗不良反应有关。建议使用一个简单的单一项目筛查工具——"在过去的 6 个月内(或自上次就诊以来),您跌倒了多少次?"通过这项筛查工具对所有年龄≥65 岁的社区老年人进行跌倒筛查。

合并症是指与特定疾病同时存在的疾病,在老年患者中很常见。在年龄≥65 岁的患者中,超过 2/3 的人至少有 1 种共病,近 1/4 有 4 种或更多种共病。共病已被证明与癌症患者较差的存活率、严重化疗不良反应、住院增加及早期停止癌症治疗相关。《指南》主张将健康状况和药物使用情况作为癌症患者常规病史的一部分,使用经过验证的工具进行系统回顾,推荐累积疾病评级量表(老年医学),它根据器官系统对合并症进行分类,并将严重程度评为 0～4 级。

《指南》推荐使用老年评估常规部分的筛查工具来评估认知和抑郁。痴呆的患病率在 70 岁以上患者中为 13.9%,基于人群的研究表明,痴呆患者比那些未患痴呆的人群接受治疗的可能性更小,总体存活率也更差。此外,数项研究表明,认知不良与化疗不良反应相关。事实上,MMSE 被包含在提供化疗不良反应评估的 CRASH 工具中。虽然老年肿瘤学专家提倡使用几个耗时较长的工具,如 MMSE 和 Montreal 定向认知评估,但较短的筛查工具,如简易智力状态评估量表和 BOMC 量表,更适用于繁忙的肿瘤学临床评估。BOMC 测试只包含 6 个问题,可以区分轻度、中度和严重认知缺陷。它已作为癌症特异性老年评估的一部分,并且被证明在临床肿瘤学实践和试验中应用的可行性。评分≥6 分被评定为中度缺陷,评分≥11 分被评定为严重认知障碍。简易智力状态评估量表需耗时 3 min,结合了延迟回忆项目和钟表绘制测试。与 MMSE 相比,简易智力状态评估量表在识别认知障碍方面表现出相似的敏感性和特异性。由于使用方便,简易智力状态评估量表和 BOMC 是评估老年癌症患者认知能力的合适选择。

《指南》建议所有患者都应该进行抑郁症筛查。据报道,10%～15% 的老年人有明显的抑郁症,其中老年癌症患者的患病率更高。在接受化疗的老年人中,抑郁症与意外住院、治疗耐受性、死亡率及功能下降等因素相关。GDS 是一种简短、可靠、有效的工具,通常被纳入筛查老年癌症患者抑郁症的建议和指南中。

虽然客观的体能测量已被证明与老年癌症患者的不良结局相关,但《指南》并未建议对所有≥65 岁的患者进行体能测试,因为这需要更多的资源、培训及时间。然而,专家小组强烈建议在时间允许和患者表现出可疑症状时使用这些测试,因此,《指南》将这些措施列入可选措施。

(6)可行性:老年评估已被证明在临床试验和临床护理中是可行的。2005 年一项研究癌症特异性老年评估的初步可行性数据显示:完成老年评估的平均时间为 27 min(范围为 8～45 min);大多数人能够在没有帮助的情况下完成评估(78%),并对问卷长度感到满意(90%)。随后,CALGB-360401 发现该评估对于进入合作组临床试验的老年患者是可行的。此外,几项研究已经证实将老年评估整合入肿瘤护理中的可行性。有研究对老年评估的可行性进行了一项全面系统综述,发现在 6 项使用老年评估的自我管理调查研究中,很少有患者拒绝完成老年评估,大多数患者(>75%)能够在没有帮助的情况下完成,大多数(>90%)对问卷长度和内容表示满意。当被要求为老年癌症患者完成老年评估时,护理人员可能会提供不同的观点。一项研究表明,与患者自己报告的结果相比,护理人员评估患者的功能更差、心理健康更差、社会支持需求更多。

虽然以前的研究已经使用纸和笔的方法来收集老年评估数据,但最近的研究已经证明电子收集的可行性。《指南》提供了关于最优先工具的建议和关于执行特点的信息,这些建议将使收集时

间比更全面老年评估所需的收集时间更短。

总之,专家小组从文献中确定了可以纳入临床肿瘤学实践的实用、可行性工具(表 75-1),用于识别具有高不良结局风险的老年患者。从基于老年评估的工具中获得的信息应有助于指导有关治疗风险和获益的讨论,此外,这些信息还有助于指导临床干预。

3. 临床医师应该考虑社区老年人非癌症特异性一般预期寿命中的哪些数据,来估算死亡率并很好地为老年癌症患者的治疗决策提供信息?

(1)建议:《指南》推荐临床医师应该使用 ePrognosis 中列出的有效工具之一来估算非癌症患者的预期寿命,以确定患者是否有超过 4 年的预期寿命,并可从包括化疗在内的特定癌症干预措施中获益。《指南》特别建议使用经过充分验证的 Schonberg 指数或 Lee 指数,创建和验证来自以美国人口为主的不同人群的大样本数据库。例如,Schonberg 是以 65 岁以上人群为基础,而 Lee 则包括 50 岁以上者。用以预测社区老年人死亡率较常见的指标有年龄、性别、健康状况(如糖尿病、慢性阻塞性肺疾病)、功能状况(如 ADL、IADL、活动能力)、健康行为和生活方式因素(如吸烟状况、体重指数)以及自我评估的健康状况。几个指标有"癌症的存在"作为相关变量,对这个问题回答"否"将允许估计"非癌症"预期寿命[类型:非正式共识,利大于弊;证据质量:预测死亡率(高),改善结局或改善决策(不足);推荐强度:预测死亡率(强),改善结局或改善决策(弱)]。

(2)文献回顾、分析和临床解析:在为老年癌症患者做出治疗决策时,预后是一个基本的概念和参考。医师和患者都需要合理、准确地评估总体预后,以做出最合适的治疗决定。选择癌症的治疗方法涉及多种重要因素的权衡。对于许多癌症患者来说,有一段时间能受益,在这段时间里,患者会更早地接受治疗,以减少他们后续出现不良结局的概率。获益的时间间隔被定义为从接受治疗到出现获益(如降低死亡率)之间的时间段。对于许多老年人来说,根据他们的一般健康状况和竞争性的死亡风险,从某些癌症治疗中获益的时间滞后可能超过他们的预期寿命。

有 2 种一般类型的预期寿命评估必须列出:①基于患者已经或正在面临风险的癌症治疗的预

表 75-1 《指南》推荐的老年肿瘤学评估工具

对所有 65 岁以上患者推荐的老年评估工具	表示损伤的推荐工具及评分	支持建议的证据	应用特点	注意事项及其他评估选项
功能	IADLs:不能独立完成任何工具性日常生活活动都意味着受到损害	对老年肿瘤患者进行的大型前瞻性研究表明;IADLs 可预测化疗不良反应,死亡率,住院及功能下降;由癌尔福共识小组倡导识别	PRO;时长<5 min	可考虑 ADLs。任何 ADL 缺陷都代表脆弱性;可考虑对体能的客观测量,如 SPPB,TUG 或步态速度。
跌倒	简单项目:"在过去 6 个月内(或自上次就诊以来)你有多少次跌倒?";一次或多次近期跌倒	跌倒在老年肿瘤患者中很常见,且可能会引起严重损伤;跌倒与化疗不良反应有关;老年肿瘤学专家小组和美国老年医学会建议对所有老年人进行跌倒评估	PRO;时长<1 min	
伴随疾病	通过常规病史对慢性医疗情况和用药进行全面回顾;3 个或 3 个以上的慢性健康问题,或者 1 个或多个严重的健康问题	共病与较差的存活率,化疗不良反应,死亡率及住院有关	常规病史的一部分	可考虑使用经过验证的工具,如 CIRS-G;询问病史,CIRS-G 及专家推荐的 OARS
认知能力	迷你认知:零个单词回忆或 1~2 个单词回忆+异常钟表测试;通过本方法评估为认知障碍或分数异常者需要进一步随访和进行决策能力评估。BOMC 测试:得分为 6 分或更高的患者视为有中度认知缺陷,得分为 11 分或更高的患者表示有严重认知障碍	越来越多的数据显示,认知障碍与老年肿瘤患者生存率较低和化疗不良反应风险增加有关;与较长的测试工具相比,迷你认知识别认知障碍方面具有较高的敏感性和特异性;BOMC 量表具有实用性,并被纳入 Hurria 等提出的肿瘤特异性老年评估中	执行;时长≤5 min	认知评估有多种工具可选。MMSE 在预测老年肿瘤患者的预后方面有更可靠的数据,并已被证明可以预测化疗不良反应,且被纳入 Extermann 等开发的 CRASH 工具中;MOCA 也用于老年评估 MMSE 和 MOCA 均比 Mini-Cog 和 BOMC 复杂
抑郁	GDS(15 项):>5 分提示抑郁,需要随访	在接受化疗的老年肿瘤患者中,抑郁症与意外住院,治疗耐受性降低,死亡率和功能下降相关;这些研究主要采用 GDS 来评估抑郁	PRO;时长≤5 min	GDS 也是 ASCO 推荐的抑郁筛查工具指南;患者健康问卷-9 可作为选用工具,也被 AS-CO 指南推荐;心理健康问卷也是一种选择,并与老年乳腺癌患者的预后相关
营养	非自愿性体重下降;体重较基线体重下降>10% 或体重指数<21 kg/m²	营养不良与老年癌症患者的死亡率有关	PRO;时长<1 min	可考虑 G8 和 MNA 作为替代工具,两者都与老年乳腺癌症患者的死亡率相关

(待 续)

（续　表）

	项目内容	研究人群	应用特点	注意事项
可用于化疗不良反应评估的工具				
CARG 不良反应工具：用于估计 3～5 级化疗不良反应的总体风险	评估内容：既往跌倒（从 1 次或多次到从未发生）、听力问题（从耳聋到极好）、行走 1 个街区是否受限（明显受限、轻度受限、不受限）、服药困难、身体健康和/或情绪问题对社交活动的干扰（从常有到从未发生）、以及年龄、身高、体重、性别、肿瘤类型（胃肠道肿瘤、泌尿生殖系统肿瘤或其他部位肿瘤）、剂量（标准或减量）、化疗药物的种数（单药或多药）、血红蛋白水平和肌酐清除率	65 岁以上的恶性实体肿瘤或淋巴瘤患者开始新的化疗方案时（不论是几线治疗）。	PRO/执行；5 min；可在线评估（www.mycarg.org/Chemo Toxicity Calculator）	询问 GA 变量可作为病史的一部分或 PRO 评估的一部分
CRASH 工具：分别评估 3 级血液学不良反应和 3～4 级非血液学不良反应风险。	血液学不良反应评估包括舒张压（>72 mmHg）、IADL 评分（<26 分）和 LDH（>459 U/L）；非血液学不良反应评估包括 ECOG PS、MMSE（<30 分）和 MNA（<28 分）。化疗强度使用 MAX2 指数评价	70 岁以上且经组织学证实的癌症患者开始化疗时	PRO/执行；预计完成时间与完整 GA 评估相当（20～30 min）；可在线评估：https:// moffitt.org/ for-healthcareproviders/clinicalpro- grams-and-services/ senior-adult-on cologyprogram/senior-adultoncolo- gy-program-tools	CRASH 量表包括预测其他不良结局，如死亡率、功能下降及住院，已知 GA 指标：IADL、MMSE 和 MNA

	项目内容	研究人群和证据	应用特点	注意事项
与接受化疗老年癌症患者不良结局相关的独立筛查工具				
G8	包括食欲和体重下降、神经心理问题、BMI、用药种数、自评健康状况、年龄等 8 个项目；得分≥14 分表示无损，源自 MNA	针对 70 岁以上、患有恶性实体肿瘤或血液肿瘤，开始使用新化疗方案的患者，已经进行的几项大型研究显示：G8 与死亡率（1 年和 3 年）独立相关，在校正了 ECOG PS 和癌症分期后得到了同样的结果	执行；5～10 min	G8 还可用于筛查识别需要进一步行全面老年综合评估的患者
VES-13	包括年龄、自评健康状况、常见功能任务、完成体育活动的能力等 13 个项目；得分≥3 分与老年癌症患者的死亡率和化疗不良反应有关；得分≥7 分被证明与功能衰退有关	VES-13 评分已被证明与死亡率、化疗不良反应及功能下降有关	执行或 PRO，但 PRO 执行中易出现错误；5～10 min	VES-13 也可用于筛查识别需要进一步行全面老年综合评估的患者

（待　续）

（续 表）

项目内容	研究人群和证据	应用特点	注意事项
与接受化疗老年癌症患者不良结局相关的筛查工具			
客观体能：SPPB, TUG 或步态速度			
SPPB包括3项测试（平衡，椅子站立和步态速度）；得分<9分与社区老年人功能衰退、家庭护理使用及死亡率增加有关；测量患者从椅子上站起来走3 m并返回的能力；得分>12分与跌倒风险增加相关	低SPPB评分与老年妇科恶性肿瘤患者的死亡率增加相关；TUG和步态速度已被证明与接受化疗的老年癌症患者的早期死亡率（6个月）相关；接受化疗的非转移性乳腺癌患者SPPB和步态速度与功能下降相关	全部执行；1～5 min，视测试情况而定	一

注：一. 无项目；IADLs. 工具性日常生活动能力评估；PRO. 患者报告结局；ADL. 日常生活活动能力；SPPB. 简易体能状况量表；TUG. 起立-行走计时测试；CIRS-G. 累积疾病评分-老年病学；OARS. 美国老年人资源和服务操作功能评价量表；MMSE. 简易精神状态检查；BOMC. Blessed定向-记忆-注意力测试；CRASH. 高龄患者化疗风险评估量表；MOCA. 蒙特利尔认知评估；Mini-Cog. 简易智力状态评估量表；GDS. 老年抑郁量表；ASCO. 美国临床肿瘤学会；MNA. 微型营养评估；CARG. 癌症与老龄化研究组；GA. 老年评估；IADL. 工具性日常生活活动能力；LDH. 乳酸脱氢酶；ECOG PS. 东部肿瘤协作组体能状态评分；BMI. 体重指数；VES-13. 易受伤害老年人调查-13。

后(在筛查情况下);②基于来自非癌症原因的竞争性死亡风险的预后。非癌症预后的评估来自对未患癌症老年人的研究,并基于在老年人中更普遍的已知危险因素,如主要合并症、功能状况及自我评估的健康状况。该类预后信息的改进可应用于癌症患者。

4. 应该如何应用老年评估来指导老年癌症患者的治疗?

(1)对于年龄≥65 岁的患者,老年评估可以指导治疗决策的制订和合理干预措施的实施。

(2)老年评估的护理流程:①进行癌症治疗决定告知(如修饰功能障碍患者的化疗剂量);②选择可以实施的有针对性的干预措施,以解决经过老年评估确定的脆弱性问题(如行动不便)。

(3)建议临床医师应用老年评估结果,为患者制订综合的个性化计划,通过帮助患者预估不良结局的风险和识别可能适合干预的非肿瘤问题,为治疗方案的选择提供信息。

(4)建议临床医师在推荐治疗时考虑老年评估结果,并向患者和照护者提供信息以指导决策。此外,临床医师应实施有针对性的老年评估以指导干预措施、管理非肿瘤性问题(类型:非正式的共识;证据质量:中等;建议强度:中等)。

【文献评述】

老年评估可以确定老年患者不良结局的风险因素,并将信息添加到标准肿瘤学体能测量中。多项设计良好的前瞻性观察研究发现,老年评估中包含的项目可以高效地识别出老年患者化疗不良反应和死亡率。老年评估被证实在社区肿瘤患者中是可行的。几种经过验证的工具都能识别具有最高不良结局风险的老年化疗患者,这些工具即便在繁忙的肿瘤临床工作中也同样实用。这些结果在越来越多的老年肿瘤文献和其他专家指南

和共识中都得到了印证。最终选择何种评估工具取决于老年评估结果的使用方式以及可用于实施的资源。《指南》专家小组建议,对所有年龄≥65岁的患者,至少应使用 IADL 来评估功能、通过病史或经过验证的工具进行共病评估、通过一个问题评估跌倒、进行抑郁症和营养筛查,以及使用简易智力状态评估量表。此外,对于有癌症风险或患有癌症的老年患者,临床医师可以使用 ePrognosis 中列出的 1 个或多个经过验证的预测工具,在做出测试或管理决策时可靠地估计预期寿命。基于老年评估的工具可以提供对化疗不良反应的具体估计,并帮助识别那些早期死亡风险较高的患者。

《指南》建议年龄≥65 岁接受化疗的患者使用老年评估来识别在恶性肿瘤学评估中尚未常规评估的老年患者的化疗脆弱性。证据支持老年人要至少接受功能状态、共病状态、跌倒、抑郁、认知及营养状态的评估。《指南》建议采用 IADL 能力来评估功能状态,用全面的病史或经过验证的工具来评估共病状态,用单一的问题来评估跌倒,用老年抑郁量表来筛查抑郁症,采用简易智力状态评估量表或 BOMC 来筛查认知障碍,采用非自愿性体重下降来评估营养状态。建议使用 CARG 毒性预测工具或 CRASH 来评估化疗不良反应的风险。G8 或 VES-13 可用来预测死亡率。临床医师应使用 ePrognosis 上列出的某项有效工具来估计患者的非肿瘤特异性预期寿命是否超过 4 年。老年评估的结果应该用于制订综合的个性化治疗方案,为恶性肿瘤患者的治疗提供信息,并识别可干预的非肿瘤问题。与癌症照护者合作对于实施老年评估指导下的干预措施(表 75-2)至关重要。专家小组建议临床医师在推荐化疗方案时要考虑老年评估的结果,并将信息提供给患者和护理人员以指导治疗决策。临床医师应实施有针对

表 75-2　老年评估指导性干预措施

老年评估内容	指导性干预措施
功能与跌倒	
日常生活活动能力、工具性日常生活活动能力受损	物理治疗和/或职业治疗,进行规定的力量和平衡训练,辅助设备评估,家庭锻炼计划和安全评估
跌倒史	预防跌倒讨论、家庭安全评估

(待　续)

（续　表）

老年评估内容	指导性干预措施
共病领域	
共病和使用多种药物	让照护者参与治疗风险评估和合并症管理的讨论；让初级保健医师和/或老年医师参与合并症的治疗和管理决策；考虑转诊至老年科；审查用药清单，并尽可能减少用药；考虑让药剂师评估患者对药物的依从性；对患者带来的药物进行审查
认知能力	
已验证的认知评估工具筛查为阳性	评估患者制订决策能力和签署治疗同意书的能力；指定医疗代理人并让其参与治疗决策，包括与患者共同签署同意书；为患者及其家属提供精神错乱风险筛查；进行用药审查，最大限度地减少精神错乱风险较高药物的使用；考虑与老年科医师或认知专家一起对患者进一步检查
抑郁	
老年抑郁量表评分＞5 分	考虑转诊至心理治疗师/精神病学家；考虑认知行为治疗；社会工作者介入；考虑药物治疗
营养	
体重下降＞10％	营养咨询；转诊至营养师/营养学家；评估患者是否需要额外的餐饮准备支持，并在必要时制订支持干预措施

性的、老年评估指导下的干预措施来管理非肿瘤性问题。

《指南》不仅详细阐明了相关的理论知识，而且提供了便于操作的临床实例和示范说明，从而做到了理论联系实际，为临床工作提供了十分有益的实用工具。

（殷铁军　廖　鑫）

参 考 文 献

Mohile SG，Dale W，Somerfield MR，et al. Practical assessment and management of vulnerabilities in older patients receiving chemotherapy：ASCO guideline for geriatric oncology. J Clin Oncol，2018，36（22）：2326-2347.

第76章

《欧洲骨髓瘤网络老年骨髓瘤以患者为中心的实践共识》解读

【文献题目】 老年骨髓瘤以患者为中心的实践：欧洲骨髓瘤网络共识（Patient-centered practice in elderly myeloma patients: an overview and consensus from the European Myeloma Network）

【文献作者】 Alessandra L，Sandra MD，Sonja Z，et al

【文献来源】 Leukemia,2018,32(8):1697-1712

【文献解读】

◆ 背景介绍

多发性骨髓瘤（multiple myeloma，MM）是一种浆细胞恶性增殖性疾病，好发于老年人。随着社会老龄化，骨髓瘤的发病率也随之增长。老年人是一类特殊群体，老年患者躯体功能和健康状况影响着治疗决策和疗效。流行病学数据显示，全球骨髓瘤患者中65岁以上的老年人高达70%，75岁以上占比40%。随着医疗条件不断进步，人口寿命延长，老年人口数量大幅度增长，全球人口老龄化明显，骨髓瘤的发病率也随之增长。老年患者的特殊性和异质性，尤其是老年衰弱状态影响骨髓瘤的治疗。临床医师对老年患者功能衰退的识别性和重视度不够，缺乏科学合理的老年骨髓瘤治疗方案。近年来出现了许多新型高效药物，临床研究结果也卓有成效，但如何在老年患者中组合应用这些药物，这个问题亟待解决。

基于上述情况，由骨髓瘤专家组成的跨学科小组代表欧洲骨髓瘤网络（European Myeloma Network，EMN）于2018年发布了《老年骨髓瘤以患者为中心的实践共识》（下文简称《共识》），以期在MM治疗的疗效与安全性上取得平衡，实现老年骨髓瘤患者的个体化治疗。《共识》的适用人群为老年骨髓瘤患者及相关医护人员。

◆ 文献要点

随着年龄增长，老年人的身体器官趋于衰弱，身体功能逐渐衰退，身体内平衡紊乱，应激能力逐渐降低。衰弱老人会因为一些很小的应激（如感染、跌倒、便秘或尿潴留等）使身体状况较前恶化，从而引起不良健康结局，如生活质量下降、医疗费用增加及反复入院等。因此，老年骨髓瘤患者的生存率较成年人明显降低。《共识》列出了几种治疗骨髓瘤的方案，分析了几种方案对老年骨髓瘤患者生存期的影响，分别针对新诊断的多发性骨髓瘤老年患者和复发/难治性多发性骨髓瘤老年患者提供了不同的优化治疗方案。

1.《共识》依据临床试验及其结果的推荐

（1）主要临床试验：针对新诊断的老年骨髓瘤患者，《共识》列举了一些临床大规模随机对照试验和一些荟萃分析，这些临床试验比较了一些常见的治疗方案，如美法仑/醋酸泼尼松/沙利度胺（MPT）、美法仑/醋酸泼尼松（MP）、美法仑/醋酸泼尼松/硼替佐米（VMP）、来那度胺/地塞米松（Rd）维持治疗、美法仑/醋酸泼尼松/卡非佐米（KMP）、硼替佐米联合Rd（VRd）、CD38单克隆抗体达雷妥尤单抗联合VMP等。这些治疗方案在老年患者中，在总生存期（overall survival，OS）、无进展生存期（progression free survival，PFS）、周围神经病变（peripheral neuropathy，PNP）等方面存在差异。

（2）临床研究数据结论

1）MPT方案在3～4级血液学和非血液学相

关不良反应的累积发生率较高,35%患者无法耐受沙利度胺,最常见的不良反应是周围神经病变。

2）VMP 方案在 PFS 方面优于 MP 方案,VMP 比 MP 的死亡风险降低了 31%,但长期使用硼替佐米也会增加周围神经病变的风险。

3）Rd 维持治疗与 18 周期 Rd（Rd18）治疗、12 周期 MPT 方案相比,Rd 维持治疗显著改善了 PFS,降低了疾病进展风险。

4）在新诊断的多发性骨髓瘤老年患者中,与来那度胺/地塞米松（Rd）方案相比,静脉注射硼替佐米联合 Rd（VRd）组的 PFS 及中位 OS 都得到改善,且不良反应事件和停药率明显下降。年龄≥65 岁老年患者,VRd 在 PFS 和 OS 方面的优势仍然显著。

5）CD38 单克隆抗体达雷妥尤单抗联合 VMP 与单纯 VMP 方案相比,PFS 得到明显改善。在肾损害、年龄≥75 岁、ISS 分期Ⅲ期或高危细胞遗传学患者中,联合治疗的优势更明显。

（3）《共识》的推荐内容:根据既往研究以及老年衰弱状态,《共识》推荐国际骨髓瘤工作组（IMWG）-衰弱指数和修正的骨髓瘤并发症指数（R-MCI）用于识别衰弱患者,衰弱患者预后差、治疗终止率高（1B 级推荐）。健康老年患者可接受全剂量治疗,包括 VMP（1A 级推荐）、Rd（1A 级推荐）或 VRd（2B 级推荐）;中等健康状况的老年患者可受益于双药方案和/或低剂量三药方案（2C 级推荐）;而对衰弱的老年患者,则推荐采用低剂量双药方案（2C 级推荐）。对于肾功能受损患者,首选以硼替佐米为基础的诱导方案,硼替佐米每周 1 次（皮下注射）可降低不良事件发生率。另外,器官功能储备良好、没有严重并发症的老年多发性骨髓瘤患者可行自体造血干细胞移植（autologous hematopoietic stem cell transplantation,ASCT）,并推荐 ASCT 后联合高剂量美法仑治疗（1A 级推荐）。ASCT 联合美法仑 $140\sim200\ mg/m^2$ 适用于 70 岁以下非衰弱患者,最好通过共病测试选择合适的患者（2C 级推荐）。ASCT 后可考虑来那度胺维持治疗（2C 级推荐）。

2. 老年复发/难治性多发性骨髓瘤的治疗
老年复发/难治性多发性骨髓瘤的治疗非常棘手,与年轻的健康患者相比,治疗方案的选择非常有限。高龄、多病共存、先前治疗的不良反应、侵袭性复发模式等降低了治疗的可行性。《共识》建议采用药物风险/获益比来指导个体化治疗。造血干细胞移植是患者治愈的希望,但是受限于患者的经济、年龄等多方面因素,其在老年复发/难治性多发性骨髓瘤患者的治疗中很难开展,因此,老年骨髓瘤患者的治疗仍以药物化疗为主,而耐药也给老年骨髓瘤患者的治疗带来巨大的挑战。

老年复发/难治性骨髓瘤患者的治疗目标为缓解症状、延长生存期。对第二代蛋白酶体抑制剂（PIs）耐药的老年复发/难治性骨髓瘤患者,卡非佐米-地塞米松（Kd）优于 Vd（1B 级推荐）;达雷妥尤单抗-Vd 优于 Vd（1B 级推荐）。PIs 敏感患者在使用来那度胺出现进展时,可选用 Kd 或达雷妥尤单抗-Vd。对硼替佐米和来那度胺敏感患者,可选择卡非佐米或伊沙佐米与 Rd 联用（2B 级推荐）。但合并高血压和心血管合并症的老年患者,在使用卡非佐米时应注意潜在的心血管风险,做好血压和心力衰竭的管理（2B 级推荐）。对硼替佐米和来那度胺耐药的患者,推荐达雷妥尤单抗-Rd 或埃罗妥珠单抗-Rd（1B 级推荐）。健康患者可尝试全剂量治疗,中等健康患者可能受益于 Elo-Rd 或 IRd,特别是非侵袭性复发患者（2C 级推荐）。在没有心脏禁忌证和保证心血管功能的情况下,Kd 也是一种选择（1B 级推荐）。达雷妥尤单抗-Rd 或达雷妥尤单抗-Vd 也可使患者受益,与 Rd 和 Vd 相比,并未增加不良反应（1B 级推荐）。衰弱患者可考虑达雷妥尤单抗、埃罗妥单抗和伊沙佐米（2C 级推荐）。老年患者三线治疗的高质量数据非常缺乏,专家小组一致认为,对来那度胺和 PIs、Pd 耐药的老年健康患者,建议 Pd 联用环磷酰胺、达雷妥尤单抗（2C 级推荐）。衰弱患者在能够耐受情况下,可考虑口服低剂量环磷酰胺或美法仑,加用或者不加用小剂量沙利度胺来控制症状（2B 级推荐）。

老年骨髓瘤治疗的最终目标是实现完全缓解（complete response,CR）和最小残留病灶（minimal residual disease,MRD）。如何在治疗效果和药物不良反应之间取得最佳平衡十分重要。尤其对于衰弱患者,标准治疗可能导致非常高的不良事件发生率,导致停药或者降低患者生存率。对健康患者的治疗以疗效为重点,治疗目标是达到深度缓解（CR 或 MRD 阴性）；对中等健康患者，治疗应在疗效和安全性之间取得平衡点，治疗目标是在保持良好安全状态的同时实现深度缓解；对衰弱患者，应该以降低药物不良反应、保护患者生活质量为目标。

衰弱评估是帮助老年多发性骨髓瘤患者选择合适治疗的有效工具。2015 年，IMWG 开发了一种识别衰弱及衰弱严重程度分级的有效方法（IMWG-衰弱指数），根据年龄、共病和功能状况[（查尔森合并症指数、日常生活活动（activities of daily living，ADL）能力、工具性日常生活活动（instrumental activities of daily living，IADL）能力]，建立了一个加和评分系统（范围 0～5），诊断时将多发性骨髓瘤患者分为健康组（评分＝0，占比 39％）、中等健康组（评分＝1，占比 31％）和衰弱组（评分≥2，占比 30％）。IMWG-衰弱指数可用于预测老年多发性骨髓瘤患者的死亡率和 PFS。衰弱患者更易发生 3～4 级非血液相关不良反应，更易停止治疗。IMWG-衰弱指数在 FIRST 研究中得到了验证。一项德国的 NDMM 患者队列研究根据 IMWG-衰弱指数和 R-MCI 指数进行分组，结果发现，健康和衰弱患者的 PFS 和 OS 均有显著差异。因此，《共识》推荐 IMWG-衰弱指数和 R-MCI 指数用于识别衰弱患者，衰弱患者预后差、治疗中止率高（1B 级推荐）。

3. **总结**　总而言之，《共识》优先推荐 VMP、RVd 和 Rd，其次推荐 MPT。但是在为老年多发性骨髓瘤患者选择合理的治疗方案时，临床医师应充分考虑以下因素：第一，应充分评估患者的基本特征，包括年龄、衰弱状态、依从性和社会支持；第二，需要考虑疾病分期、细胞遗传学、肿瘤负荷及疾病侵袭性；第三，确定特定患者的治疗目标；第四，充分考虑药物不良反应；第五，根据患者依从性选择合适的给药途径。另外，《共识》推荐用老年评估来识别衰弱患者，明确衰弱患者

的治疗目标，尽量在疗效与安全性上取得平衡，实现个体化治疗。

【文献评述】

随着第一代新型药物的出现，多发性骨髓瘤患者的生存期得到显著提高。2000 年以前，初诊为多发性骨髓瘤患者的中位 OS 约 2.5 年，而现今可达 5 年以上。65 岁以上老年患者的 6 年 OS 也从 35％提高到 56％。老年人群是特殊群体，在生理、心理和社会功能上都与年轻人不同。衰弱、共病及失能的存在，会影响老年患者的疗效。因此，在治疗前对老年患者行衰弱评估、制订个体化治疗方案、提高耐受性显得非常重要。《共识》基于此背景，提出了不同身体状况老年骨髓瘤患者的药物治疗策略。

《共识》认为传统的老年综合评估耗时耗力，限制了其在日常临床工作中的应用。大量研究开始探索简易、标准化的工具及生物标志物来定义衰弱，帮助患者判断预后，为患者制订有效的治疗策略。IMWG-衰弱指数、R-MCI 指数被《共识》推荐作为指导老年骨髓瘤患者治疗策略及预后的指标。

《共识》指出如何在治疗效果和药物不良反应之间取得最佳平衡十分重要。尤其对于衰弱患者，标准治疗可能导致非常高的不良事件发生率，会导致停药或降低患者生存率。因此，衰弱评估是帮助老年骨髓瘤患者选择合适治疗的有效工具。《共识》倡导老年骨髓瘤患者的治疗应该以降低药物不良反应、保护患者生活质量为目标。

（杨云梅）

参 考 文 献

Larocca A，Dold SM，Zweegman S，et al. Patient-centered practice in elderly myeloma patients：an overview and consensus from the European Myeloma Network （EMN）. Leukemia，2018，32（8）：1697-1712.

第 77 章

《国际老年肿瘤协会老年转移性肾细胞癌管理意见书》解读

【文献题目】 老年转移性肾细胞癌患者的管理：国际老年肿瘤协会意见书（Elderly patients with metastatic renal cell carcinoma：position paper from the International Society of Geriatric Oncology）

【文献作者】 Kanesvaran R，Le Saux O，Motzer R，et al

【文献来源】 Lancet Oncol，2018，19（6）：317-326

【文献解读】

◆ 背景介绍

肾恶性肿瘤是老年人常见的恶性肿瘤之一，占所有成人恶性肿瘤的 2%～3%，其中约 85% 为肾细胞癌。肾细胞癌起病比较隐匿，很多患者确诊时已发生转移，从而失去手术治疗的机会，只能以药物控制为主。肾细胞癌的发病率与年龄密切相关，转移性肾细胞癌患者以老年人居多，虽然老年患者一般较虚弱，但年龄是抗肿瘤治疗的限制因素。国际老年肿瘤学会专家组在 2009 年发表的系统性综述表明，老年患者的生存获益与年轻患者相当，且不良反应发生率及严重程度与年龄并不相关。以前 α 干扰素免疫治疗时患者的中位总生存期（overall survival，OS）约 13 个月，而目前抗肿瘤血管生成的靶向药物或调节细胞内增殖信号通路的药物显著延长了无进展生存期（progression free survival，PFS）和 OS，OS 可长达 24～30 个月。这些药物有酪氨酸激酶抑制剂（tyrosine kinase inhibitors，TKIs）、西罗莫司靶蛋白（mTOR）抑制剂、抗血管生成抗体贝伐珠单抗联合 α 干扰素、程序性细胞死亡-1（PD-1）检查点抑制剂及其他类似药物。药物如此之多，而且

还要考虑老年患者的具体情况，因此，个性化治疗尤为重要。

随着全球人口老龄化进程，老年肾细胞癌患者逐年增加，制订老年患者的特定管理方案十分重要。2018 年国际老年肿瘤协会（International Society of Geriatric Oncology，SIOG）发布了《老年转移性肾细胞癌患者的管理意见书》（下文简称《意见书》），用于指导老年转移性肾细胞癌患者的诊疗。《意见书》的适用人群为老年转移性肾细胞癌患者及相关医护人员。

◆ 文献要点

1. **评估** 老年转移性肾细胞癌患者一般比较虚弱，虚弱会增加治疗的不良反应，而慢性不良反应也会导致虚弱，如此形成恶性循环，即使是轻度不良反应也会对老年患者造成相当大的影响。为了增加老年患者治疗的安全性，需要对患者做老年综合评估，《意见书》增加了东部肿瘤协作组（Eastern Cooperative Oncology Group，ECOG）体力状况评分，并对患者的个体功能、预期寿命、认知及精神状态提供最佳评估，其中包含合并症的鉴别信息、合并症与癌症治疗之间相互作用的可能危险因素以及建议采取的预防性干预措施。通过综合评估继而对引起危险因素的病因进行干预治疗，可以减少或减轻抗肿瘤治疗的不良反应。

通过治疗前的综合评估，可以了解患者的病情以及家庭、社会支持等信息，给予相应的预康复治疗，最大限度地提高老年患者的功能储备。由于全面老年综合评估非常耗时，临床实践中并不适用于每一位患者，因此，需要筛查哪些患者需要接受全面的综合评估。G8 筛查量表可以快速识

别出需要进行全面评估的老年患者,通过量表对老年患者进行分层,从而提供最佳治疗方案。

老年患者生理功能下降,合并症多,合并用药种类多,与年龄相关的生理、药理及心理因素都可能影响抗肿瘤治疗的疗效和耐受性,而多种药物同时使用在老年人群中十分常见。另外,由于药动学和依从性方面存在较大的个体差异,靶向治疗药物的监测对老年患者尤为重要。

2. 治疗

(1)一线治疗:以前大剂量白细胞介素(interleukin,IL)-2 是唯一能给转移性肾细胞癌患者带来生存获益的一线治疗方案,但是其总体有效性不高,且不良反应较大,更多适用于较年轻的患者(60 岁以下)。只有小样本的研究表明,老年患者也可以从大剂量 IL-2 治疗中获益且可耐受不良反应。现在多数肿瘤学家认为随着新型靶向药物及免疫检查点抑制剂的应用,可以减少大剂量 IL-2 的使用,但是仍有转移性肾细胞癌免疫治疗专家组建议应该继续保留大剂量 IL-2 在肾细胞癌患者中的应用。

纪念斯隆·凯特琳癌症中心认为舒尼替尼、帕唑帕尼及贝伐珠单抗联合 α 干扰素应该是轻-中度风险转移性肾细胞癌患者一线治疗的首选。根据以下研究,这些方案也适用于老年患者:一项重要的老年转移性肾细胞癌患者的临床研究亚组分析显示,老年患者和年轻患者在 PFS 上没有显著差异,但是该研究并没有报告根据年龄分层的不良反应情况;COMPARZ 研究表明,在总体人群和 65 岁及以上患者中,一线使用舒尼替尼的疗效不劣于帕唑帕尼,但是该研究也没有报道年龄分层的不良反应数据。综上所述,关于舒尼替尼和帕唑帕尼的Ⅲ期临床研究没有显示年龄是影响疗效的因素。在不良反应方面,对 6 项关于舒尼替尼的前瞻性临床试验和扩展途径用药试验的探索性分析显示,<70 岁年龄组和≥70 岁年龄组不良事件的发生率总体相似,但是疲劳(69% vs. 60%)、贫血(25% vs. 18%)、食欲下降(29% vs. 13%)和血小板减少(26% vs. 16%)在老年患者中更为常见。此外,McDermott 等进行的一项前瞻性非随机研究也显示,年龄越大不良反应越严重。

在替西罗莫司、α 干扰素及两者联合用于低风险转移性肾细胞癌患者的三臂临床研究中,发现年龄与疗效有明显相关性,与 α 干扰素相比,65 岁以下的患者使用替西罗莫司的 OS 明显长于使用 α 干扰素者,但在>65 岁患者中并没有显示出这种差异。此外,CABOSUN 研究显示,卡博替尼在 PFS 方面优于舒尼替尼,尽管本研究并没有给出年龄分层的数据,但卡博替尼仍可能成为老年低风险转移性肾细胞癌患者的另一种选择。

(2)二线治疗:索拉非尼是第一个被批准用于转移性肾细胞癌患者二线用药的靶向药物。研究显示:与安慰剂相比,索拉非尼可以明显延长患者的 PFS;亚组分析发现,70 岁以上老年患者与 70 岁以下患者的 PFS 与客观缓解率(objective response rate,ORR)相似,但接受索拉非尼治疗的老年患者更容易出现胃肠道不良反应和乏力。

mTOR 抑制剂(依维莫司)用于转移性肾细胞癌二线治疗的研究结果显示,应用依维莫司患者的 PFS 明显延长,但原始报告中没有关于 PFS 和不良反应的年龄分层数据。随后进行的一项探索性分析发现,老年患者(年龄≥65 岁和≥70 岁 2 个亚组)与整体研究人群对比,PFS 相当,但是老年患者更容易出现咳嗽、皮疹、周围水肿、腹泻等不良反应。

卡博替尼是一种 ALX、间质上皮转化和血管内皮生长因子(vascular endothelial growth factor,VEGF)的多靶点新型激酶抑制剂,在 METEOR 研究的亚组分析中,卡博替尼可以延长 65 岁及以上患者的 OS,且优于依维莫司,但不良反应没有按年龄分层,所以无法比较它们在不良反应上的差别。

在 AXIS 研究中,阿昔替尼在各个年龄组都有获益,与对照药物索拉非尼相比,PFS 相当。与之前的临床试验一样,该研究也没有报道根据年龄分层的不良反应情况。

纳武单抗是一种人源化 IgG4 抗 PD-1 单克隆抗体,作为免疫检查点抑制剂,通过与 PD-1 受体结合,阻断其与 PD-L1 和 PD-L2 的相互作用,增强 T 细胞活化,从而降低机体对癌细胞免疫应答的抑制作用。纳武单抗作为转移性肾细胞癌的二线治疗,与口服依维莫司相比,可以延长 OS。对本研究的回顾性分析发现,65 岁及以上老年患者与年轻患者的生存获益相似,不良反应也没有明显差异。

除上述单药治疗外,联合治疗也显示出一定疗效。美国食品药品监督管理局最近批准了仑伐替尼联合依维莫司作为转移性肾细胞癌的二线治疗方案,其中仑伐替尼是一种血管内皮生长因子受体(VEGFR)、成纤维生长因子受体(FGFR)、血小板衍生因子受体(PDGFR)、干细胞因子(c-kit)和网织红细胞(Ret)的多激酶抑制剂,该方案的Ⅱ期临床研究显示仑伐替尼联合依维莫司可以更有效地延长 OS,但是该研究没有进行年龄分层,在老年人群中的疗效和不良反应尚未知。

总体来说,二线治疗可选药物较多,阿西替尼、伊维莫司、索拉非尼、卡博替尼、纳武单抗等在老年患者中的疗效都与非老年患者相似。在不良反应方面,尽管有关仑伐替尼的研究没有提供任何年龄分层的结果数据,但是通过对包括索拉非尼在内的 6 项随机试验和 2 项扩展研究的分析均显示,所有年龄组的患者都有相似的不良反应,但是≥75 岁的患者发生 3 级和 4 级不良反应的发生率更高,尤其是更容易出现胃肠道不良事件和疲劳。

(3)三线治疗:国际转移性肾细胞癌数据库联盟分析了北美国家、欧洲国家及新加坡 25 个研究中心的数据,以此做的一项观察性研究显示,依维莫司三线治疗转移性肾细胞癌的中位 OS 为 12.4个月,中位 PFS 为 3.9 个月。研究得出如下结论:依维莫司是三线治疗最常用的药物,且不受年龄限制。

3. 研究现状 目前临床研究的总体结论认为年龄并不明显影响系统治疗的疗效,但是在这些重要的临床研究中都缺乏年龄分层的不良反应分析。不过在国际转移性肾细胞癌数据库联盟的另一项研究中,936 例转移性肾细胞癌患者接受了以 VEGF 为靶点的药物治疗,经分析发现,年龄(≥60 岁)是因不良反应而中止治疗的独立预测因子,这些患者中 77% 服用舒尼替尼,18% 服用索拉非尼。其他停药因素还有肾功能、转移部位和数量以及基线血钠水平。

目前肾细胞癌患者的治疗药物很多,有证据支持的是三线方案,如何"排兵布阵"选择最佳的顺序是肿瘤学专家面临的一大挑战。尽管 RE-CORD-3 研究证据支持一线治疗使用 VEGF TKI

(舒尼替尼)优于 mTOR 抑制剂(依维莫司),但由于缺乏年龄分层数据,没有证据表明这个结论也适用于老年患者。随着卡博替尼和纳武单抗的Ⅲ期临床研究逐渐得出阳性结果,研究人员开始支持卡博替尼或纳武单抗的应用,作为肿瘤科医师也更难选择最佳治疗方案。也许在不久的将来才会确定新的治疗方案和新的药物用于低风险转移性肾细胞癌患者,如纳武单抗联合伊匹木单抗的双免疫治疗方案,或者口服新药卡博替尼。但是如果这些新的探索没有年龄分层的分析数据,仍不能确定其是否适用于老年患者。在选择治疗药物时,还应考虑合并症及药物间潜在的相互作用。

4. 研究展望 正在进行或已完成但尚未报道的几项联合治疗方案有希望在不久的将来改变现有临床实践,如 2017 年欧洲肿瘤内科学会报道了 CheckMate-214 阶段Ⅲ期临床试验结果,发现 2 个免疫检查点抑制剂(纳武单抗和伊匹木单抗)联合治疗转移性肾细胞癌患者的 PFS 优于舒尼替尼,尽管后者是目前的标准治疗方案。虽然没有年龄分层数据来说明该治疗方案适用于老年人,但从目前研究人群中不良事件可耐受的情况推断,该联合用药是可行的。因为免疫检查点抑制剂与抗 VEGF 的靶向药物不同,不会引起发热等不良反应,因此,其在老年人中耐受性更好,药物间相互作用也更少,值得开展进一步的临床研究。

5. 重视老年患者的生活质量和治疗依从性
生活质量对老年患者而言,其意义与年轻患者不同,因此,在制订最佳全程管理方案时应注意生活质量和不良反应之间的平衡。由于老年患者更容易出现治疗相关不良反应,因此,老年患者的治疗多数情况下不是以根治为目的,而是更重视治疗方案对患者生活质量的影响,这就需要在全程管理的各个阶段对老年患者进行评估。年龄也不是确定癌症护理和治疗方案的唯一因素,还要综合考虑患者的病情及其对治疗的期望值,以此形成个性化的诊疗及护理计划。一般来讲,老年患者在初始治疗时就应该减少剂量或应用可替代的低不良反应方案,以降低治疗的不良反应和因不良反应而被迫中止治疗的风险。

SIOG 工作组提出了四阶段策略用于改善对老年癌症患者的护理,该策略既适用于转移性肾细胞癌患者,也适用于患有其他类型肿瘤的老年患者。第一阶段是多学科评估,由肿瘤学家、老年病学家、护士、营养师和社会工作者组成多学科团队,通过筛查量表(如 G8 量表)筛选出需要全面老年评估的患者并对其进行评估。第二阶段是预康复训练,在此阶段需要解决营养不良、疼痛、社会孤立及其他未解决的医疗需求等问题。这一阶段可以改善患者的身体和精神状况,避免因认知障碍、焦虑、抑郁、疲劳等对生活质量产生不利影响。第三阶段要将治疗的不良反应降到最低,以保证患者能够完成所需的治疗。这一步应特别关注影响老年患者生活质量的不良反应,如周围神经病变、恶心、呕吐、中性粒细胞减少,以及疼痛、失眠、食欲下降、营养不良等,注意这些不良反应往往会被医师低估。第四阶段是为癌症晚期患者提供康复或临终关怀。一项在转移性肺癌患者中进行的随机研究显示,与标准姑息治疗相比,在护理早期引入姑息治疗可以显著延长患者的总生存时间,改善生活质量,减少抑郁症状。

在改善生活质量方面,CheckMate 025 Ⅲ 期临床研究的结果显示,纳武单抗对晚期肾细胞癌患者生活质量的改善明显优于依维莫司。另外,在选择治疗方案时还应考虑患者的个人意愿,如 PISCES 研究,尽管在非劣效对照研究中显示出相似的疗效,但患者更倾向于选择帕唑帕尼而不是舒尼替尼。

现在治疗转移性肾细胞癌的药物多为口服药,一般没有必要住院,这也降低了静脉注射相关不良事件的发生。然而,由于部分老年患者存在认知障碍或身体功能损伤问题,可能会出现漏服、少服、多服的情况,服用的药物种类越多,这种风险就越高。这种情况可能会降低疗效,也可能出现不良反应后未能及时停药而出现严重后果。这就要求医师在给老年患者制订居家口服抗肿瘤药物方案之前,应先评估患者的家属及朋友的社会支持情况,并安排社区随访,监测患者的用药依从性和不良事件,并让患者意识到依从性问题和报告不良反应的重要性。

6. **结论** 在过去的 15 年里,随着新型药物的研发和临床研究的进展,转移性肾细胞癌患者的生存期有了显著的延长。当 α 干扰素免疫治疗作为唯一治疗选择时,其只适用于特定患者,中位

OS 为 13 个月。现在,随着新型靶向药物的应用,平均 OS 为 24～30 个月。这就意味着,通过联合或序贯使用作用机制不同、不良反应不叠加的药物,转移性肾细胞癌有可能成为一种慢性、可治疗的疾病。

老年患者在抗肿瘤治疗中可能出现与年轻患者类似的不良事件,但老年患者出现不良事件的发生率可能更高,程度也可能更重。医师要教育患者及早识别和报告不良事件,定期监测不良事件的出现,做到早发现、早处理。另外,老年患者往往合并症多,在为患有合并症的老年患者选择治疗药物时,要充分考虑不良反应对合并症的影响。

目前缺乏头对头的对照研究,很难比较各个药物不良反应的大小,在为老年患者选择治疗方案时,可应用 G8 量表快速确定出需要进行全面老年评估的患者,并充分考虑不同药物的不良反应。尽管过去做了很多临床研究,患者的生存期也得到明显延长,但仍然缺乏总体老年患者生存获益和不良反应的数据。今后需要在试验中纳入更多的老年患者,并按年龄分层给出分析结果,以指导老年转移性肾细胞癌患者的临床诊疗。

【文献评述】

国际老年肿瘤协会发布的《意见书》系统回顾了转移性肾细胞癌的一系列临床研究,并根据现有研究数据,给出了治疗上的指导意见和今后的研究方向。《意见书》条理清晰,指导性强,文中分别对老年转移性肾细胞癌患者的治疗前评估,一线、二线和三线治疗,以及注意事项和研究进展等方面做了详细的介绍,对于指导老年转移性肾细胞癌的诊断和治疗有很大的帮助,也有助于临床医师了解目前转移性肾细胞癌的研究前沿和方向。《意见书》也特别强调了老年患者的生活质量问题,这往往是容易被忽略或者不被重视的方面,值得国内医师学习。

《意见书》也有一定的局限性,即文中所引用临床研究中关于老年患者的疗效数据和安全性数据都是来源于各临床研究的亚组分析,而且就目前已经结束的和正在进行的临床研究来看,没有专门以老年衰弱患者为研究对象的前瞻性随机对照研究。众所周知,临床研究的纳入标准和排除标准对老年患者而言与年轻患者是一样的,这样

就会出现入组老年患者的一般状况优于普通老年患者的现象,也就是说入组的老年患者并不能代表所有老年患者的普遍状况。另外,中国老年人的体质可能弱于欧美人群,因此,对于这些临床研究中得出的关于老年患者的疗效和安全性数据还需谨慎对待,不宜生搬硬套。因此,在临床实践中,要求老年专科医师在学习和应用国外指南时要做到本土化,在给老年转移性肾细胞癌患者确定治疗方案时,务必要做好评估,根据患者的具体情况制订个体化医疗方案,从低剂量/低不良反应方案开始,做好患者教育,在治疗过程中加强监测,确保老年患者治疗过程的安全。

(李瑞超　高红宇　赵卫红)

参 考 文 献

Kanesvaran R,Le Saux O,Motzer R,et al. Elderly patients with metastatic renal cell carcinoma: position paper from the International Society of Geriatric Oncology. Lancet Oncol,2018,19(6):317-326.

第 78 章

《ESSO/ESCP/SIOG/ACS 老年直肠癌患者的个体化治疗专家共识》解读

【文献题目】 老年直肠癌患者的个体化治疗：欧洲肿瘤外科学会、欧洲结直肠疾病学会、国际老年肿瘤学会和美国外科医师协会专家共识（Personalized Management of Elderly Patients with Rectal Cancer：Expert Recommendations of the European Society of Surgical Oncology，European Society of Coloproctology，International Society of Geriatric Oncology，and American College of Surgeons Commission on Cancer）

【文献作者】 Montroni I，Ugolini G，Saur NM，et al

【文献来源】 Eur J Surg Oncol，2018，44（11）：1685-1702

【文献解读】

◆ 背景介绍

老年直肠癌患病率逐渐增加，发生直肠癌的风险直到晚年都在增加，在 85 岁左右个体中最高。随着老龄人口的不断增加，直肠癌检出年龄的中位数达 70 岁。老年直肠癌患者生存率低，或因年龄而治疗不充分，或因衰弱而被过度治疗。老年患者的相对 5 年生存率从 55%（2000—2004 年）提高至 64%（2010—2014 年），但与年轻患者相比，老年患者的长期无病生存率仍然比较低。目前老年直肠癌的治疗依据是基于年轻患者的证据，因此疗效欠佳，相关的治疗指南对老年患者可能并不适用。欧洲肿瘤外科学会（European Society of Surgical Oncology，ESSO）、欧洲结直肠疾病学会（European Society of Coloproctology，ESCP）、国际老年肿瘤学会（International Society of Geriatric Oncology，SIOG）和美国外科医师协会

（American College of Surgeons，ACS）的有关专家制定并发布了《老年直肠癌患者的个体化治疗：ESSO/ESCP/SIOG/ACS 专家共识》（下文简称《共识》），旨在确定老年直肠癌治疗的最佳临床实践，以促进直肠癌的个体化治疗，为临床医师提供老年直肠癌的正确诊治流程及治疗选择。《共识》适用于老年直肠癌患者及相关医护人员。

◆ 文献要点

本文将从衰弱评估、根治性手术、局部切除术、新辅助放化疗、等待观察、辅助治疗、同时性肝转移的治疗策略、紧急治疗与姑息治疗、康复等方面对《共识》的要点进行解读。

1. 衰弱评估 衰弱（frailty）是指"衰老过程在多个器官系统中累积而导致生理储备下降的状态，这会影响患者对应激源的抵抗力"。《共识》强调应对老年患者进行衰弱评估，在危险分层中应使用衰弱评估的结果而不是年龄，经多学科团队对患者进行衰弱评估与病理或术前分期同等重要。全面的老年评估太费时，不能在繁忙的实践中常规使用。《共识》推荐通过询问跌倒病史以及进行 G8 评分、简易智力状态评估量表（Mini-Cog）和起立-行走计时测试（timed up and go test，TUGT）进行衰弱筛查。如果患者有任何衰弱的预测指标（G8 评分＜15 分，或者 Mini-Cog 评分＜4 分，或者 TUGT＞20 s，或者在过去 6 个月内有过跌倒），应邀请老年科医师参与多学科团队，进行正式的老年综合评估，根据衰弱情况对患者进行适当治疗，并调整治疗计划。如果患者康健，可以应使用适用年轻患者的方式进行治疗。

2. **根治性手术** 过去由于老年患者手术并

发症的发生率高,对老年患者进行直肠癌根治术一直受到质疑,因此,以往的指南不建议对年龄超过75岁的患者进行根治性手术,如全直肠系膜切除术(total mesorectal excision,TME)。现在开放式和微创TME技术均有实质性改进,使手术并发症少、患者恢复更快。所有可接受广泛手术的患者,无论其年龄如何,都应行TME。与开放性手术相比,腹腔镜手术具有并发症发生率低、出血少、住院时间短及肠功能恢复时间短的优势,对老年患者安全、有效,因此,腹腔镜手术可作为老年患者的首选。机器人TME可根据外科医师的喜好来考虑,目前暂无高质量数据证明其优于腹腔镜手术,且机器人TME手术成本较高,目前不具有临床合理性,尤其是对老年患者。经肛全直肠系膜切除术(transanal total mesorectal excision,TaTME)是一项在欧洲和美国迅速推广的新技术,这种技术的保肛率极高(94%),而转换率非常低(年轻人和老年人均为5%)。与年轻直肠癌患者相比,老年直肠癌患者TaTME术后并发症(出血、渗漏、腹腔和盆腔感染、伤口并发症、再次手术、再次入院)的发生率未见增加。由此来看,TaTME似乎对老年人是安全可行的。但新技术的获取应以规范的培训和明确的质控为前提,以保障患者的安全和结局。

3. 局部切除术 《共识》推荐如果黏膜下浸润>1000 μm、淋巴血管浸润、分化差、组织学特征(黏液性)和出芽(2~3级)缺失,包括更具侵袭性的肿瘤(病理较差的T1、T2),可以采取局部切除术,或者局部切除术联合辅助治疗或新辅助治疗。某些低危老年患者或暂时不适合手术的高危患者,也可在新辅助放/化疗后考虑局部手术。但当新辅助放/化疗可能继发更高的并发症发生率时,应尽可能避免采用局部切除术。

4. 新辅助放疗化疗 新辅助放化疗在老年患者中的可行性取决于患者的全身状况。在老年患者中,肾功能不全可能会影响卡培他滨的使用,且必须注意口服药物治疗的依从性,特别是独居老年人。使用奥沙利铂诱导化疗(继之以短程或长程放/化疗)可能是减少远期复发的一种选择,但需谨慎考虑老年患者的耐受性。长程新辅助放化疗(neoadjuvant chemoradiation)与25/5(短程)放疗在耐受性和疗效方面并无差异。然而,在老年患者中,nCRT的即时不良反应正在增加,并可能降低TME的机会,25/5(短程)放疗可能是降低老年人不良反应的替代方案。接触X射线近距离放射疗法(CXB)可作为外照射治疗(EBRT)后残留小肿瘤(<3 cm)的辅助治疗,或作为<3 cm的早期直肠癌(cT1)的单一疗法,以达到完全临床缓解。但目前CXB仅在部分中心可用。对于不适合手术的患者可考虑采用EBRT+/-接触式放射治疗以改善局部控制。

5. 等待观察 等待观察是近年来备受关注的非手术治疗策略,其理论依据在于实施新辅助放/化疗后的病理完全缓解率达15%~30%。通过磁共振成像(MRI)和内镜检查可以识别临床完全缓解者,为患者提供MRI和内镜的主动监测方案,也可作为TME切除术的替代方案。随着患者病情进展,监测策略可以根据患者的疾病、意愿及多学科团队建议进行修改。Smith等使用模型比较了60岁轻度合并症、80岁轻度合并症和80岁严重合并症的3组男性(Charlson评分>3分)。放/化疗后临床完全缓解的患者可以接受等待观察或TME,接受等待观察或TME治疗的60岁患者的绝对生存率相似。然而,无论是80岁轻度合并症患者还是严重合并症患者,接受等待观察方案的患者在一年内的生存率均提高了10.1%,各组间无病生存期或生命质量调整年(quality-adjusted life year,QALY)无差异。该模型提示老年患者在临床症状完全缓解后采取等待观察的策略获益最大。等待观察策略的2年局部复发率为25.3%,其中96.7%为肠腔内复发,对绝大部分局部再生患者仍可行挽救手术。

6. 辅助化疗 辅助化疗通常在手术切除后进行,目的是根除微转移疾病和防止远处复发。目前是否应根据术前分期(以影像学为基础)和术后病理或者这两者共同来决定是否给予辅助化疗仍存在争议。最新的NCCN指南仍建议在nCRT和手术后进行辅助化疗。但老年结肠癌患者并未从奥沙利铂中获得与年轻患者相同的益处。术后化疗(氟嘧啶单独使用或与奥沙利铂联用)的决定应在平衡风险的基础上考虑对老年患者的预期不良反应和复发风险,并由患者和临床医师共同做出。《共识》建议在选择是否给予老年患者辅助化疗时应考虑不良事件的风险、患者复发的风险、患者的意愿及医师的临床判断。

7. 同时性肝转移的治疗策略 绝大多数结直肠癌肝转移（colorectal liver metastases，CRLM）发生在初诊后的前 12 个月（同时或异时早期）。在一项基于人群的大型研究中，65～74 岁的患者同时性肝转移发生率为 16%，而 75 岁及以上患者的同时性肝转移发生率为 11.7%。在 75 岁以上患者中，5 年异时性肝转移的发生率为 12.5%。CT 或 MRI 是诊断 CRLM 的基础。有限的肝脏转移患者具有潜在的根治机会。《共识》强调需在专门的多学科团队中预先评估（任何年龄）患有同时性直肠癌肝转移的患者，并判断患者是否存在可根治性。手术切除肝脏病灶只能在治疗有效的情况下进行。若原发灶无症状，建议采用新辅助放/化疗，然后进行序贯切除（先肝脏病灶然后直肠病灶，反之亦然）。当计划行新辅助放/化疗时，优先在新辅助放/化疗完成后和肠切除术（反向入路）之前的 8～12 周窗口期内行肝脏病灶切除。尽管老年患者围手术期风险比年轻患者高，但老年患者行根治性 CRLM 的肝切除术是可行、安全且有效的。

8. 紧急治疗与姑息治疗 出血、梗阻和穿孔是直肠癌患者常见的 3 种急症。由于发病率和死亡率高，预防和及早干预是应对老年直肠癌患者急症的关键。在评估有急症的老年患者时，优先选择多学科评估，努力让患者、家属及老年医师参与治疗决策。"Flemish 风险分层筛查工具"的评估结果与接受急诊手术老年患者的发病率、死亡率及住院时间的增加相关。该工具包含 5 个问题，患者可以在急诊快速完成，如果患者无反应或精神状态改变，应询问家属，以确保结果尽可能准确并能反映患者的真实状态。在确定最佳治疗策略时，应多方面考虑患者的健康状况、期望值及疾病负担程度。

9. 康复 加速康复途径包括术前、术中和术后的改变，通过减少器官功能障碍和手术相关压力来促进患者的快速恢复。其中的关键因素包括早期停止静脉补液、早期进食、及时拔除导尿管、早期活动、积极控制疼痛（阿片类药物）及采用微创手术等。这需要外科医师、麻醉师、护士、营养师及理疗师在内的团队合作，患者和陪护人员的参与对提高依从性至关重要。研究表明，在老年患者中加入加速康复途径在其功能恢复方面存在优势。《共识》强调功能恢复应作为老年患者肿瘤治疗有效性的重要评估指标，而不仅仅是 5 年无病生存率。应考虑"永久性"回肠转流造口术的发生率，以及预测在不太可能逆转的患者中优先行结肠造口术的可能性。

【文献评述】

《共识》针对老年直肠癌的诊治及现有证据进行了较全面的总结，着重突出了外科与其他学科的协调合作，既强调肿瘤的根治性，也兼顾了功能恢复，以达到个体化治疗的目的，因此，《共识》对临床实践具有较强的指导意义。大多数直肠癌患者是老年人，医师的目标不是治愈疾病而是照护好患者。对老年直肠癌患者的所有管理决定应充分考虑患者的生理年龄、预期寿命、治疗与不治疗的风险与获益、治疗的耐受性、患者的预期及可能的治疗障碍。应对所有老年直肠癌患者进行衰弱评估，充分了解患者的整体状况，对一般情况良好的老年直肠癌患者，无论其年龄大小，都有必要采取最佳方式予以治疗；对衰弱的老年患者，应采取个体化策略，以延长有质量的生命为目标，帮助老年人克服一心追求功能恢复和无病生存期的心理。

（郑松柏　玉燕萍）

参 考 文 献

Montroni I, Ugolini G, Saur NM, et al. Personalized management of elderly patients with rectal cancer: Expert recommendations of the European Society of Surgical Oncology, European Society of Coloproctology, International Society of Geriatric Oncology, and American College of Surgeons Commission on Cancer. Eur J Surg Oncol, 2018, 44(11): 1685-1702.

《加拿大老年急性髓细胞性白血病治疗共识指南修订版》解读

【文献题目】 老年急性髓细胞性白血病(AML)患者的治疗:加拿大共识指南修订版[Treatment of older patients with acute myeloid leukemia (AML):revised Canadian consensus guidelines]

【文献作者】 Brandwein JM,Zhu N,Kumar R, et al

【文献来源】 Am J Blood Res,2017,7(4):30-40

【文献解读】

◆ 背景介绍

急性髓细胞性白血病(acute myelogenous leukemia,AML)是血液系统常见的恶性肿瘤。近年来,随着人口老龄化、化学毒物接触史增加及其他恶性肿瘤放/化疗的增多,老年 AML 发病率显著增加,且 1/3 以上的患者发病时年龄>75 岁。老年 AML 患者有独特的生物学和临床特征,一方面老年 AML 多数具有复杂染色体核型和较差的分子学特征,多药耐药基因表达率高,另一方面老年 AML 患者具有脏器功能衰退、骨髓储备功能差、免疫功能衰退、个体化差异较大等特点,总体缓解率低,化疗相关死亡率高。老年 AML 患者长期生存率较低,5 年生存率仅 5%,因此,亟须有关老年 AML 患者的诊治指南。

自 2013 年版指南发布以来,许多新的研究已经完成。其中许多研究对老年 AML 患者的管理有深远的影响。因此,基于这些新的研究,原先的许多建议不再适用或需要更新。2017 年《老年急性髓细胞性白血病(AML)患者的治疗:加拿大共识指南修订版》(下文简称《指南》)发布。《指南》重新审视了原始文件中提出的问题,并根据最近的研究,为老年 AML 患者的管理提出了一系列

修订建议。《指南》适用人群为 60 岁以上且不能耐受强化疗的 AML 患者及相关医护人员。

◆ 文献要点

1. **强化诱导治疗的选择** 在适合强化诱导化疗的患者选择方面,原指南认为确定是否进行强化疗的重要依据是细胞遗传学。最新的几项研究显示,60～75 岁伴骨髓增生异常综合征(myelodysplastic syndrome,MDS)样核型的继发 AML 患者,服用 CPX-351(一种纳米脂质体制剂,含有固定摩尔比例 5:1 的阿糖胞苷和柔红霉素)存在总生存期(overall survival,OS)获益。Sorror 等将年龄和细胞遗传学与共病指数相结合,开发了一个新的综合指数。这一指数对预测患者的 1 年 OS 有很高的价值。在对 6 个治疗中心 242 例 70～79 岁患者进行评估后发现,强化诱导治疗者(41%)比非强化治疗患者有更好的 OS(2 年 OS 26% vs. 13%,HR 0.73)。这一结果与瑞典急性白血病注册中心之前公布的研究结果一致,即接受更多强化治疗的老年患者,早期死亡率较低且 OS 较好,特别是那些 70～79 岁的患者更是如此。此外,一项单中心前瞻性队列研究对 60 岁及以上患者的认知、抑郁、痛苦及自我体能的有效评分和多项体能基线值进行了评估,然后将其与造血干细胞移植共病指数(HCT-CI)进行了比较。结果发现,短体能成套测验和改良简易精神状态问卷在预测诱导化疗死亡率方面更有效。

综上,《指南》对 80 岁以下且完全缓解(complete response,CR)时无法进行造血干细胞移植(hematopoietic stem cell transplantation,HSCT)的患者,除并发症评分高和有细胞遗传学不良因素外,

均应考虑行强化诱导治疗。对于存在高危细胞遗传学因素的患者,诱导治疗一般仅限于 CR 中可行 HSCT 的患者。虽然共病指数有一定帮助,但体能状态和认知评估也有助于确定患者是否适合强化化疗。但这也不能取代医师的临床综合判断。在决策之前,需要与患者及其家属讨论这些风险。

2. 适合强化诱导化疗老年患者的治疗 英国 NCRI AML17 试验随机比较了 2 种柔红霉素剂量(60 mg/m² 和 90 mg/m²)的疗效和不良反应。结果显示,2 组疗效没有差异,但 90 mg/m² 组不良反应发生率高。因此,《指南》推荐 60 mg/m² 作为柔红霉素诱导治疗的标准剂量。对有蒽环类药物禁忌证者,《指南》推荐应用 FLAG 方案(氟达拉滨、阿糖胞苷和粒细胞集落刺激因子)。

一项对 60 岁以下患者的研究发现,米哚妥林对 *FLT3* 突变的 AML 患者具有较高的 CR 率和 OS。实际上,*FLT3-ITD* 突变也与老年患者诱导化疗后的不良预后相关。研究显示,将米哚妥林加入诱导、巩固和维持治疗中,60~70 岁患者的无复发生存率与年轻患者相似,而且明显好于同年龄的历史对照组。此外,如果条件允许,《指南》也建议这部分患者使用吉妥珠单抗(奥佐米星)。

针对老年急性早幼粒细胞白血病(acute promyelocytic leukemia,APL)的治疗,2017 年版指南提出,全反式维 A 酸(all-trans retinoic acid,ATRA)+蒽环素±阿糖胞苷被认为是 APL 的标准治疗方案。但随后的研究证实由 ATRA+三氧化二砷(arsenic trioxide,ATO)组成的无化疗方案比 ATRA+化疗的方案更具有优越性。

对于高危 APL(定义为白细胞>10×10⁹/L)患者,蒽环类药物通常与诱导治疗一起使用。但在年龄较大、风险较高的 70 岁以上患者中,应减少蒽环类药物的剂量。如果患者出现左心室功能受损,则以阿糖胞苷或羟基脲取代蒽环类药物。Kota 等建议在老年患者中降低治疗剂量,例如,将 ATO 剂量从每天 0.15 mg/kg 减少至 0.1 mg/kg,ATRA 剂量从每天 45 mg/m² 减少至 25 mg/m²。但目前还没有前瞻性研究对这种方法的有效性和安全性进行评估,大多数研究人员仍然建议使用足剂量。

虽然 ATRA+ATO 改善了 APL 患者的预后,但早期死亡仍然是一个主要问题,部分研究显示患者 30 天内死亡率高达 30%。而且,年龄的增加与早期死亡密切相关。因此,对高度可疑的 APL 需及时开始治疗。

《指南》建议,对于中低危 APL 患者,应采用 ATRA 和 ATO 组成的无化疗方案。对于超高龄和虚弱患者,最佳治疗方案还需进一步研究。高危患者(定义为基线白细胞计数>10×10⁹/L)也应在诱导阶段的早期进行蒽环类药物或其他降细胞治疗。

在哪些老年患者适合异基因 HSCT 方面,2013 年版指南提出,支持 70 岁以上患者行 HSCT 的数据不足。但最近的证据表明,HSCT 的最高年龄可达 75 岁。虽然第一次完全缓解(CR1)患者接受移植的结果最好,但有研究显示对低中危患者而言,在第二次完全缓解(CR2)后移植延长寿命的效果更佳。

在评估患者是否适宜进行 HSCT 时,共病被认为是评判的最重要因素。但其他因素,如老年评估、体能状态、社会支持(强度)和生物标志物,也是良好的指标。因此,《指南》建议,在具备条件的移植中心可以考虑对 75 岁以下符合条件者行 HSCT,同时也可以考虑单倍体相合、供体代替亲缘相合或无关相合供者行 HSCT。评估是否要对患者行 HSCT,需要综合考虑各种因素,如年龄、HCT-CI、Karnofsky 体能评分、老年评估及社会支持力度等。各移植中心应根据当地情况建立自己的团队来制订评估标准。最后,可考虑对 CR2 患者行 HSCT,尤其是具有良好或中危细胞遗传学因素的患者。

3. 不适合诱导化疗老年患者的治疗 2013 年版指南提出,有明确证据支持阿扎胞苷可用于治疗原始细胞(20%~30%)且伴有增生异常的 AML 患者。唯一一项随机研究使用了去甲基化药物(地西他滨),但该研究显示与小剂量阿糖胞苷或支持性治疗相比,地西他滨改善 OS 的趋势并不显著。

随后Ⅲ期临床试验纳入了 488 例年龄>65 岁不符合 HSCT 条件,且原始细胞超过 30%伴有低危或高危细胞遗传学因素的原发或继发 AML 患者。结果显示,75 mg/m² 阿扎胞苷组在 10.4

个月时显示出中位 OS 增加的趋势,而常规治疗方案组的 OS 为 6.5 个月。在 170 例低危细胞遗传学患者中,与常规治疗方案组(3.2 个月)相比,阿扎胞苷组(6.4 个月)中位 OS 的改善有统计学意义。在中危细胞遗传学的患者中,接受阿扎胞苷或常规治疗方案患者的中位 OS 没有显著差异(13.0 个月 $vs.$ 10.1 个月)。

还有一些其他研究进一步阐明了阿扎胞苷或其他低甲基化药物在老年 AML 治疗中的作用。首先,奥地利的阿扎胞苷注册中心在一项大样本 AML 随访队列(57.9% 患者≥75 岁)的真实世界研究中,证实了阿扎胞苷的疗效。其次,一项多中心回顾性研究对 500 多例复发/难治 AML 患者接受低甲基化药物治疗的情况进行了分析,结果验证了这些药物的效果。总体而言,CR 率为 11.7%,另外分别有 6% 和 8% 的患者获得血细胞计数未完全恢复的完全缓解(CRi)和血液学改善,阿扎胞苷和地西他滨之间没有显著差异。值得注意的是,整个队列的 OS 为 11.6 个月,而获得 CR 的 OS 中位数为 25.6 个月。因此,虽然在这种情况下获得 CR 的可能性很低,但的确给有效者带来益处。

总之,《指南》建议对未考虑接受强化化疗的患者,应在 1 周内接受细胞遗传学检查以指导后续治疗。对于骨髓原始细胞占比 20%～30% 且伴骨髓增生异常的患者,应给予阿扎胞苷作为标准治疗;对于其他患者的治疗,要依据细胞遗传学风险分组,即高危组可将阿扎胞苷作为一线治疗,而中危和低危组可以选择阿糖胞苷、阿扎胞苷和地西他滨。对于使用阿糖胞苷或其他化疗药物后复发患者或难治性患者,如果没有其他临床试验的支持,可以选择去甲基化药物(阿扎胞苷或地西他滨等)。然而,对于没有进行诱导化疗而采用去甲基化药物者,一旦出现病情进展,推荐其参加新药临床试验。需要注意的是,阿糖胞苷、阿扎胞苷和地西他滨应持续使用直至疾病进展,以获得最佳临床疗效。

4. 继发性 AML 老年患者的治疗 2013 年版指南曾建议,继发性 AML 的治疗应该与原发 AML 相似。但最近发表的关于 CPX-351 的研究数据提示,使用 CPX-351 与标准的 3+7 诱导相比,患者存活率没有显著差异,但亚组分析显示,MDS 继发 AML 的 CR 率和 OS 更高。另一项研究发现,对 60～75 岁既往有 MDS、慢性粒单核细胞白血病(chronic myelomonocytic leukemia,CMML)或 MDS 样细胞遗传学异常的 AML 患者,与 3+7 诱导治疗相比,CPX-351 有更高的 CR 率(48% $vs.$ 33%)和更好的 OS($P=0.021$),且不会增加早期死亡率。接受 CPX-351 的患者在随后的 HSCT 后也有更好的结果,并且有 $FLT3$ 突变的患者 CR 率特别高。

因此,《指南》建议对于 60～75 岁,既往有 MDS、CMML 病史的 AML 或治疗相关性 AML 患者,如符合强化治疗条件,应采用 CPX-351(如有)进行诱导治疗和缓解后治疗;如果没有 CPX-351,应对 HSCT 候选患者进行标准诱导化疗。对于非 HSCT 候选患者,若适合强化治疗且具有中、低危细胞遗传学风险,可以选择诱导化疗或低甲基化治疗。对于不适合接受强化治疗,或者具有高危细胞遗传学风险且不适合 HSCT 者,应考虑参加临床试验,或者使用低甲基化药物(如果以前没有使用过)。

【文献评述】

过去几年新发表的一些研究极大地改变了老年 AML 的评估方法和治疗措施。还有一些新药,虽然尚未获得监管机构的批准,但未来可期,因此,《指南》纳入了正在审批的几种药物。

有几种很有前景的药物目前正在进行 AML 临床试验。考虑到老年患者大多数会死于疾病进展,笔者强烈建议,除疾病晚期以外的所有老年患者均应参加此类研究。这些临床试验的结果可能会影响未来几年相关指南的修订。

(卢学春)

参 考 文 献

Brandwein JM,Zhu N,Kumar R,et al. Treatment of older patients with acute myeloid leukemia(AML):revised Canadian consensus guidelines. Am J Blood Res,2017,7(4):30-40.

第 80 章

《国际老年肿瘤学会老年前列腺癌管理建议》解读

【文献题目】 国际老年肿瘤学会建议:老年前列腺癌的管理(Management of prostate cancer in elderly patients: recommendations of a Task Force of the International Society of Geriatric Oncology)

【文献作者】 Droz JP,Albrand G,Gillessen S,et al

【文献来源】 Eur Urol,2017,72(4):521-531

【文献解读】

◆ 背景介绍

前列腺癌是中国及全世界范围男性发病率较高的肿瘤之一,尤其高发于老年男性患者。流行病学调查显示前列腺癌发病率在男性所有恶性肿瘤中位居第二,而在西方发达国家前列腺癌的发病率已超过肺癌,在男性肿瘤发生率中位居第一位。虽然我国前列腺癌的发病率远远低于欧美国家,但随着老年人生活水平的提高、寿命的延长及临床诊断水平的提高,近年来呈现明显上升趋势。前列腺癌好发于老年人,平均中位年龄为 66 岁,年龄越大,死亡率越高。我国的前列腺癌发病与国外不同,相当比例的患者在确诊时就已是中晚期,这给患者带来了很大的生活负担和经济负担。老年人前列腺癌的治疗应该充分考虑到过度治疗和治疗不足的情况,还有评估其整体健康状况及共病的重要性。因此,注重老年人前列腺癌的诊断和治疗管理非常重要,而且需要泌尿外科和老年科医师共同协作完成。

2017 年 1 月,国际老年肿瘤学会(International Society of Geriatric Oncology,SIOG)发布了《国际老年肿瘤学会建议:老年前列腺癌的管理》(下文简称《建议》)。《建议》是对 2014 年版

SIOG 指南(针对年龄＞70 岁的老年前列腺癌患者)的更新,主要更新内容包括:①引入认知功能的初步筛查;②重述健康状况分类;③考虑晚期前列腺癌的治疗进展;④早期姑息性治疗的管理。本文介绍《建议》的主要内容,基于此,再结合我国前列腺癌的治疗经验,有助于提高我国老年前列腺癌的治疗水平。《建议》适用人群为老年前列腺癌患者及相关医护人员。

◆ 文献要点

1. 健康状况评估 考虑到老年人健康状况的不同,肿瘤生存率差别很大,因此,SIOG 强调将健康状况评估作为老年前列腺癌管理的重要一环,这与我国的相关指南有重要的不同之处。

由于老年人共病和预期寿命与青壮年患者明显不同,因此,其健康状况、社会经济状况及家庭照护对选择适当的治疗至关重要。此外,患者对治疗的偏好也应该在管理的考量范围内。

评估健康状况的"金标准"是老年综合评估(comprehensive geriatric assessment,CGA)。它可以判断患者的预期生存对化疗不良反应的抵抗能力,同时也反映了患者的决策能力以及他们的价值观和对治疗目标的预期。日常生活活动(activities of daily living,ADL)能力的评估被用来判断患者的社交需求和健康干预的必要性,并对预后有判断价值。除了前列腺癌本身,对于采取姑息治疗的前列腺癌患者来说,共病是最有力的死亡预测因素。老年累积疾病评估量表(CISR-G)可用于评估共病,有助于确定患者目前的状况、病情可逆性、既往病史及急性器官衰竭的风险。然而,CGA 很耗时,而且需要专业人员来完

成。因此,《建议》推荐采取一个合理简易的方法来筛选并确定哪些患者需要接受进一步评估。

中国对老年评估的重视程度在最近几年才刚刚提高,目前有关依据评估结果来制订针对性治疗方案的指南或建议不多。针对老年前列腺癌患者进行统一的评估,可帮助医师制订最适合患者本人的个体化治疗方案,这一点值得各级医师重视。

健康状况的评估是一个循序渐进的过程,首先可使用 G8 和简易智力状态评估量表(Mini-Cog)进行筛查。若有异常,应继续对患者行充分的 CGA,尤其是对于病情复杂且需要接受干预的患者。

(1)G8 量表筛查:G8 是专门为老年癌症患者制作的表格,可在 5min 内完成。主要包含 8 个项目:食物摄入、体重减轻、体重指数、灵活度、精神心理状况、合并用药、健康状态自我评估和年龄。

一项纳入近 1000 例≥70 岁老年男性患者的前瞻性研究显示,G8 评分(总分 17 分)结果异常(≤14 分)预测较高的死亡率,由此可见,对前列腺癌患者进行全面评估非常重要。研究表明,G8 是识别哪些患者需要进一步 CGA 的较好方法,因此,欧洲癌症研究和治疗组织建议对所有 70 岁的患者都必须行 G8 筛查。

使用 G8 主要有 2 个目的:首先是决定是否需要对患者行 CGA,早期发现可进行干预的可逆因素;其次是帮助医师选择合适的前列腺癌治疗方案。目前国内的现状是一部分这种老年或老老年前列腺癌患者在老年泌尿内科或肾内科随诊,而真正对其做好评估再制订方案的案例少之又少。因此,有必要在我国泌尿外科和老年医学科中推荐 G8 筛查(表 80-1)。

表 80-1　G8 筛查量表

项目	选项	评分
A. 过去 3 个月是否因胃口下降、消化、咀嚼或吞咽困难而食欲下降?	食物摄入严重减少	0
	食物摄入中等减少	1
	食物摄入无减少	2
B. 过去 3 个月是否体重减轻?	体重减轻>3 kg	0
	不清楚	1
	体重减轻 1~3kg	2
	无体重减轻	3
C. 灵活度	无法起床或站立	0
	可起床或站立,但无法行走	1
	可行走	2
D. 精神心理状况	严重抑郁或痴呆	0
	轻度痴呆	1
	无心理问题	2
E. BMI	BMI<19 kg/m²	0
	BMI≥19 kg/m²,且<21 kg/m²	1
	BMI≥21 kg/m²,且<23 kg/m²	2
	BMI≥23 kg/m²	3
F. 每天服用超过 3 种药物?	是	0
	否	1
G. 与同年龄其他人相比,自我感觉身体状况如何?	较差	0
	不清楚	1
	一样	2
	更好	3
H. 年龄	≥86 岁	0
	80~85 岁	1
	<80 岁	2

注:BMI. 体重指数。

（2）认知功能筛查：研究小组认为认知评估是通过评估以获取患者的更多信息并有助于医师选择更合适患者的治疗方案。研究表明，Mini-Cog（表 80-2）具有与简易精神状态检查（MMSE）相似的诊断性能，而且更为省时。评分结果<3 分（总分 5 分）提示需要对患者进行潜在的痴呆评估。

表 80-2　简易智力状态评估量表（Mini-Cog）

项目	内容
步骤 1	复述并记住 3 个词：从以下 6 组词语中选一组词，请受试者仔细听并记住，若念 3 遍患者仍未能复述，直接进入步骤 2
	第一组：香蕉、日出、椅子
	第二组：队长、季节、桌子
	第三组：村落、厨房、婴儿
	第四组：河流、国家、手指
	第五组：队长、花园、照片
	第六组：女儿、天堂、山峰
步骤 2	使用预印好的圆圈，把所有的数字准备好后，说："下一步，我要你画一个钟。现在的时间是 11 时 10 分。"根据需要重复说明，如果画钟未在 3 分钟内完成，则转至步骤 3
步骤 3	请受试者说出步骤 1 所给的 3 个词

注：字词回忆为 0～3 分，能记住 1 个词得 1 分；画钟测试为 0 分或 2 分，2 分代表受试者能正确表明时钟数字、位置、顺序，能正确显示所给的时间；Mini-Cog 总分 0～5 分，总分<3 分提示痴呆，若需要提高敏感性，建议将总分<4 分作为需要进一步评估的切割点。

（3）简易老年评估：《建议》指出，若患者 G8 评分异常（≤14 分），则需要进行简易老年评估，包括使用日常生活能力（ADL）量表评估患者的依赖性、使用老年累积疾病评估量表（CISR-G）评估合并症、通过体重减轻评估营养状态等。根据评估结果判断是否需要对老年人进行干预以及是否需要行 CGA。

1）依赖性：通常使用 ADL 量表评估依赖性，若出现 2 项日常生活能力受损则提示结果异常，2 项损害则结果一般不可逆。

2）合并症：CIRS-G 对于非前列腺癌相关的死亡风险的评估是最好的，并且可通过疾病严重程度和治疗控制程度评估非致命性合并症。研究小组认为：2 级合并症可通过 CGA 干预逆转；3 级合并症一般不可逆转，但仍需单独评估；4 级合并症不可逆转。

3）营养状态：营养不良与老年患者的死亡率增加有关。营养状态可根据之前 3 个月的体重来评估：营养状态良好（体重减轻<5%）；轻微营养不良（体重减轻 5%～10%）；严重营养不良（体重减轻>10%）。

2. 患者分类与治疗启示　一般而言，局限性前列腺癌的最佳治疗方式应使患者预期寿命超过 10 年；而对于转移性去势抵抗性前列腺癌（mCRPC），治疗目标应达到 2 年和 5 年的生存率。虽然现有工具可用来预测患者 1 年或 5 年生存率，但基于健康状况的分类或预测模型仍未在泌尿系统肿瘤中得到验证。目前估计预期寿命主要基于年龄和共病，还不够全面。因此，还需要更好的模型或公式来辅助临床医师做出治疗决策。《建议》建议根据健康状况将患者分为 4 组，以评估治疗效果。

4 组患者的分类如下：①健康状态，G8 评分>14 分。预计患者可耐受不同形式的标准治疗，故治疗方式的选择主要基于患者的意愿和发生不良反应的风险（如尿失禁）。②虚弱状态，G8 评分≤14 分但简易老年评估（CIRS-G、ADL 和营养状态）提示可逆，如 ADL 评分提示 1 项或 2 项可逆性损伤（尿失禁除外），或者 CIRS-G 评分提示 2 级合并症（单一 3 级合并症也可能可逆），或者体重减轻 5%～10%。这些情况好转后可考虑标准前列腺癌治疗。③残疾或有严重合并症状态，存在不可逆因素，如 ADL 评分提示 2 项以上损伤，或者 CIRS-G 评分提示多重 3 级或 4 级合并症，或者体重减轻>10%。这类患者主要以控制症状为主，部分患者行 CGA 评估后可通过干预获益。④终末期状态，此时需要对患者行姑息治疗。

特别工作组还提出了一些具体建议：第一，应开展前瞻性研究，以验证老年前列腺癌筛查工具的有效性；第二，前瞻性研究验证应充分考量老年肿瘤学专家的共识意见；第三，当使用评估健康状况的工具时，应开发列线图来预测老年前列腺癌患者在不同环境下的预后。

前列腺癌作为一种低恶性度肿瘤，当针对老年患者的实际情况做出综合评估来制订个体化治疗方案时,神经心理学评估有时在 Mini-Cog 得分异常时也是必需的。这些评估有助于避免过度治疗和治疗不足,并尽量达到提高患者生存质量和延长寿命的目的。相关的模型建立和预测仍有待临床医师的努力。

实际上我国目前老年前列腺癌治疗的水平各个地区参差不齐。对具体患者进行分类时多数只是按年龄或心肺功能的实际情况再进行简单的治疗建议,目前还没有客观的分类手段和指导措施。《建议》给出了一个评估的初步方案,有助于临床医师给患者做出简便的分类,并制订个性化治疗选择,提高患者的生活质量,延长其生存时间。

3. 老年前列腺癌的治疗 我国目前尚缺乏单纯针对老年前列腺癌的治疗指南或建议,多数是遵循泌尿外科的指南建议。而《建议》考量了局限和进展性肿瘤的标准管理措施,并确保其适合于老年患者。这值得我国老年科医师借鉴和学习。

(1)局限性前列腺癌:治疗风险是制订治疗方案的基础。在一项大型研究中发现,15 年死亡率与诊断时的年龄无关,但是与危险分层有密切关系(10% 低风险、20% 中度风险和 35%～40% 高风险)。非前列腺癌本身导致的死亡率主要与合并症有关,但在中高危人群中,癌症的侵袭性死亡率超过了共病。前列腺癌 T1-3N0M0 患者的治疗目标通常是治愈。针对老年前列腺癌患者制订治疗决策时,应考虑患者死于前列腺癌的风险(即肿瘤级别和分期)、死于其他原因的风险(即合并症)、治疗风险及患者偏好。

目前我国泌尿外科针对局限性前列腺癌的治疗指南和共识基本考量了上述情况,但针对老年人手术、放射治疗(简称放疗)及抗雄激素治疗的心血管风险等方面的考量仍有不足。老年科医师应该充分考量患者的心血管风险,做出治疗方案的选择或对心血管风险患者及时进行药物预防和治疗。

健康老年高危前列腺癌患者经常被低估。《建议》强调:评估肿瘤预后(囊外疾病、转移、淋巴结侵袭和癌症特异性死亡)和功能结果(如勃起功能障碍和尿失禁)非常重要,建议老年前列腺癌患者在选择治疗方案时,应有多学科团队的介入。

1)根治性前列腺切除术(radical prostatecto-my,RP):老年男性前列腺癌可能肿瘤等级更高,因而更能从 RP 中获益。术后结合辅助和/或补救治疗,癌症特异性生存率可高达 91%。只有一个危险因素[即 Gleason＞7,或分期＞T2,或前列腺特异性抗原(prostate specific antigen,PSA)＞20 ng/ml]时,存活率可达 95%;有 3 个危险因素的存活率也能达 79%。手术方式应该是开放的还是微创的目前仍有争议。最近的一项研究表明,与年轻患者相比,在老年患者中,微创手术会导致更高的输血率、术后泌尿生殖系统并发症、失禁等。

虽然 RP 术后 30 天的死亡率随年龄增长而增加,但是文献报道 70～79 岁男性中只有 0.66%。相反,尿失禁和勃起功能障碍多发于老年人。最近澳大利亚一项关于机器人前列腺切除术的数据显示,年龄＜70 岁和 70 岁的患者在并发症和控制方面没有任何差异。

我国目前的观点是:考量群体预期寿命和老年患者预期生存时间,将 75 岁作为一个选择是否手术治疗的相对时间点,对 75 岁以上的患者建议非手术治疗。但实际情况是每一个老年患者实际健康状况差别很大,单纯用 75 岁作为时间点的划分,不利于一部分心肺功能健康的患者提高 5 年或 10 年生存时间,因此,建议对患者进行综合评估是非常重要的。

2)放疗:影像引导下的调强放疗现在是标准的外束放疗,这在我国近 10 年来的普及率越来越高。放疗联合雄激素剥夺治疗(androgen deprivation therapy,ADT)是局部晚期或中高危 T1/T2 疾病的标准。放疗后的 ADT 最佳持续时间仍未有定论。考量到患者共病的存在,对于有中重度共病的局限性高危前列腺癌患者放疗后使用 ADT 未必会有益处,因为患者的共病可能对其生存率有更大的影响。

这一点对临床医师来说很有借鉴意义。老年人共病很多,在选择各种潜在的有效肿瘤治疗手段时,有必要考量患者的整体状况和共病情况。

年龄不会增加急性或晚期尿道或肠道不良反应。在 CHHIP 研究中,标准放疗剂量治疗(7.5 周内 37 次)与低剂量放疗治疗(4 周内 20 次)相比,低剂量 RT 治疗反而较常见,但 5 年后生化控制率没有差别,实际上低剂量 RT 治疗更受年龄＞69 岁患者的欢迎。目前我国对于局限的前列腺癌患者使用手术前或 ADT 前的调强放疗越来越受到重视。此外,对于 ADT 耐药的患者使用调强放疗也越来越多,效果也多令人满意。但需要注意的是,调强放疗导致的肠道炎症或出血在 75 岁以上患者中的发生率较高,并且发生后恢复难度较大,有些甚至发生在放疗结束后半年或 1 年后。

3)新辅助/辅助治疗:GETUG 12 试验报告了 ADT＋多西他赛＋雌二醇氮芥与单用 ADT 治疗的至少有一个危险因素的初级前列腺癌患者(中位年龄 62～64 岁),但是结果显示,对于老年人并没有提供有意义的数据来特别提示这些方法的优劣性。因此,《建议》建议应结合老年人的实际情况来选择,加强版的辅助治疗未必是必要的选项。

4)微创治疗(minimally invasive therapies):针对低至中等风险的老年前列腺癌患者,半腺体消融或主要病灶消融术可为老年人提供一种耐受性良好的治疗选择。但目前仍在试验阶段,还缺乏中长期的疗效观察数据。具体选择包括高强度聚焦超声、冷冻治疗、近距离治疗、光动力和激光治疗以及不可逆电穿孔等。

5)ADT:ADT 治疗在我国老年前列腺癌患者中应用较多。特别是共病较多的老年人或年龄＞80 岁的患者,选择 ADT 治疗是首选的方案。对于高危非转移性前列腺癌患者,若过于虚弱而无法接受根治性治疗,可先行 ADT 治疗。ADT 可提高总体生存率,但不能提高肿瘤特异性生存率。3 项大型随机试验显示,单纯 ADT 治疗对于提高肿瘤特异性生存率不如 ADT 联合放疗。联合治疗同时也减少了局部进展和不良反应。但是,ADT 增加了骨折、认知功能损伤、糖尿病、血栓栓塞事件及心血管疾病全因死亡率。

使用 ADT 治疗老年前列腺癌在我国老年科非常常见,但由于 ADT 也有较多不良反应,因此,如果患者经济条件允许、身体结构没有异常,联合放疗是一个很好的选择。

6)观察等待和主动监测:对低风险患者有益的做法是观察等待或主动监测直至出现进展时再采取治疗干预措施。

SIOG 推荐的局限性前列腺癌的管理建议:

治疗应基于健康状况(主要是共病的严重程度)及患者的选择,而不是年龄。具体建议如下。

①局限性前列腺癌:a. 健康、虚弱、预期寿命＞10 年的患者很可能从根治性治疗中获益;b. 低至中度风险的患者可能会从积极的监测或观察等待中获益,这取决于个体的预期存活率;c. 对中度风险的患者需进行讨论,选择使患者存活时间最长的治疗方案;d. 对于局部前列腺癌,ADT 的利弊平衡需要仔细评估,注意糖尿病、心血管疾病、骨质疏松症、骨折及认知功能障碍等并发症的风险。

②进展性前列腺癌:a. 对于新诊断出激素敏感的转移性前列腺癌的健康男性,推荐 ADT＋6 周期多西他赛的一线治疗。b. ADT 也适用于一些虚弱的患者,但需要充分的 CGA 评估及共病治疗。所有的患者应保留 ADT 治疗。c. 接受 ADT 治疗的患者应进行骨矿物质状态评估,并补充钙(如果膳食摄入量不足),对于骨质疏松的高危人群,推荐使用双膦酸盐/地诺单抗。d. mCRPC 患者,多西他赛 75 mg/m²(3 周)适合健康和虚弱的老年人,而对于残疾或有严重合并症的患者应考虑 2 周方案。e. 对于转移性去势抵抗性前列腺癌患者,阿比特龙和恩杂鲁胺可作为一线方案。f. 对于接受多西他赛治疗的患者,可选择卡巴齐他赛、阿比特龙、恩扎鲁胺等;g. 治疗的最佳顺序还有待研究。新型内分泌制剂失败后,由于雄激素受体靶向药物之间存在交叉抗性,故应首选紫杉烷或镭-223。h. 在老年人中,需要仔细评估药物之间相互作用并积极管理不良事件。i. 接受 mCRPC 一线治疗的患者(无内脏或大量淋巴结转移),在多西紫杉醇治疗失败后,可使用镭-223。j. 姑息治疗包括放疗、放射药物、骨靶向治疗、姑息手术以及药物控制疼痛和症状。k. 应及早行姑息治疗。l. 应由多学科团队(泌尿科医师、肿瘤内科医师、放射肿瘤科医师、老年内科医师、护士和姑息治疗专家)对患者及其家属进行管理。

我国 2018 年版指南确定了需要观察等待或主动监测患者的入选标准:预期寿命 10 年以上,肿瘤分期 cT1 或 cT2,PSA≤10 ng/ml,活检 Gleason 评分≤6,阳性针数≤2 个,每个穿刺标本中肿瘤所占比例≤50%。对这类患者实施主动监测前,要与其充分沟通根治性手术和根治性放疗的情况,告知患者在未来的某个阶段可能要接受根治性的手术或放疗。随访过程中要对患者进行直肠指诊(至少每年 1 次)、PSA(至少每半年 1 次)、多参数磁共振成像及重复穿刺(至少每 3~5 年 1 次)等检查。

当重复活检后的病理发生变化时,如 Gleason 评分、阳性针数、肿瘤所占体积及 T 分期进展,应将主动监测调整为积极治疗。

考量到前列腺癌的低恶性度,低风险前列腺癌患者,尤其是高龄老年人,观察等待是更好的选择。此时患者的生活质量也能得到很好的保持,值得临床医师思考。

(2)晚期前列腺癌

1)转移性激素敏感性前列腺癌:直至 2014 年,ADT 一直是治疗的支柱。最近,3 项研究(GETUG-AFU-15、CHAARTED 和 STAMPEDE)评估了多西紫杉醇联合或单用 ADT 治疗转移性激素敏感性前列腺癌的疗效和耐受性。荟萃分析显示,ADT 联合多西紫杉醇可以提高生存率。因此,《建议》推荐对于 M1 激素敏感前列腺癌患者首次开始治疗时,即应选择 ADT 联合多西紫杉醇治疗。研究显示,唑来膦酸并不能显著提高患者的存活率和减轻骨骼相关事件的发生率。

现在转移性激素敏感性前列腺癌的治疗单用 ADT 治疗在我国非常常见,结合老年人的实际情况,如果全身状况允许,加用多西紫杉醇对改善患者预后值得推荐。应注意的是,以上 3 个试验的中位年龄均<67 岁,因此,化疗+ADT 疗法是否可以推广到老年人身上仍有待更多的临床研究来证实。医师在做出决定时,要与患者仔细沟通,充分考量风险/收益比。

2)mCRPC:当前列腺癌对去势有抵抗力时,应该继续 ADT,但没有更多可用的数据支持这一观点。针对老年患者,持续的 ADT 会导致骨质疏松和骨折风险增加,应该给予干预治疗。目前我国 mCRPC 患者的治疗越来越规范,但老年 mCRPC 仍然有许多问题有待解决,包括化疗的选择、各种抗雄激素药物的规范使用以及放疗的时机与方法等。

①细胞毒性药物治疗:国内老年科的现状是 80 岁以上的 mCRPC 患者很少由老年科医师建议使用细胞毒性药物。但越来越多的证据表明高龄并不是化疗的禁忌证。与米托蒽醌加激素治疗相比,多西他赛 $75mg/m^2$(3 周)＋泼尼松是 mCRPC 的标准治疗方案,可显著提高患者的整体生存率,并且减轻疼痛、改善患者的生存质量。年龄≥75 岁患者生存率与年轻患者相当,但更易出现 3~4 级毒性反应。多西他赛 2 周治疗方案与 3 周治疗方案相比,患者整体生存率提高 2.5 个月,并且出现 3~4 级中性粒细胞减少的比例下降。一个前瞻性的注册研究显示 70 岁以上老年人与癌症有关的虚弱也受益于基于紫杉烷的治疗。

卡巴他赛与泼尼松可联合应用于多西他赛方案期间或之后出现进展的患者。研究对 746 例男性(年龄分别为<70 岁、70~74 岁和 75 岁)进行了安全性分析。结果发现,3 个年龄组的耐受性相似,需要预防性使用粒细胞集落刺激因子(granulocyte colony-stimulating factor,G-CSF)药物干预的患者以>70 岁男性更常见。在多因素分析中,年龄 75 岁、第一治疗周期和基线中性粒细胞计数<$4000/mm^3$ 与 3 级以上中性粒细胞减少和/或中性粒细胞缺乏并发症有关。预防性 G-CSF 降低了 30％的风险(OR 0.70,$P=$ 0.04)。最近一项三期临床试验比较了卡巴他赛 20 mg/m^2(3 周)和 25 mg/m^2(3 周)的剂量分别联合泼尼松(每天)在 mCRPC 患者中的治疗效果,发现 20 mg/m^2(3 周)的剂量不仅治疗效果不差,患者耐受性反而更好。

基于很多临床证据,《建议》提出针对老年 mCRPC 患者使用激素＋ADT＋多西他赛的治疗方案。但老年前列腺癌化疗方案的制订要充分考量患者的基础情况并选择较小的剂量,避免出现严重不良反应。有时过度治疗未必能带来更好的结局。

老年患者化疗不良反应是可以预测的。2 个已发表的模型使用了一些不同的标准,但老年疾病、化疗及生物学特性是可以预测的。治疗期间有必要对老年患者进行严密的观察。

②内分泌治疗:前列腺癌是一种激素依赖性疾病,内分泌治疗的疗效至关重要。既往研究显示,前列腺癌进展与持续性雄激素受体激活密切

相关。目前内分泌治疗的代表新药包括醋酸阿比特龙和恩杂鲁胺。阿比特龙是一种性腺外雄激素生物合成抑制剂,既往研究提示,阿比特龙疗效确切,但需要联合糖皮质激素以减轻不良反应。阿比特隆联合泼尼松在接受化疗治疗和化疗无效的 mCRPC 患者中均有效。老年患者有较高的水钠潴留和心脏失调发生率,但很少有患者需要减少剂量甚至中断治疗。对不能耐受高不良反应化疗的老年人,阿比特龙是比较理想的选择。目前我国阿比特龙的使用也越来越多,老年人的长期心血管安全数据仍然缺失,因此,有必要对老年患者的心血管安全性进行预防和追踪。

恩杂鲁胺是新型雄激素受体拮抗剂,抗肿瘤活性较好,疗效与阿比特龙相似。AFFIRM 试验表明,恩扎鲁胺在患者化疗后环境中使用,在老年患者中的效果与在总研究人群中相似,但不良反应更常见。在 PREVAIL 试验中,在化疗无效的 mCRPC 患者中,口服恩扎鲁胺 160 mg/d 与安慰剂相比,使用恩扎鲁胺的患者有约 72% 的存活率,而安慰剂组仅有 63%(死亡风险降低 29%,HR 0.71,$P<0.001$)。疲劳、跌倒和高血压是与恩扎鲁胺相关的最常见不良事件。老年男性受益于恩扎鲁胺的治疗,并显示出很好的耐受性,但疲劳和跌倒可能是相关的不良反应。由于恩杂鲁胺是一种强 CYP3A4 诱导剂,应特别注意药物之间的相互作用。

阿比特龙在我国应用的时间相对较长,而恩扎鲁胺的临床使用也只是最近 2 年才开始,对老年人的数据还有待完善,尤其是与传统雄激素剥夺治疗或阿比特龙的治疗缺乏头对头临床数据研究结果。高血压患者使用时尤其要注意血压水平的变化。

③治疗顺序:目前关于治疗顺序尚未达成共识。《建议》推荐有症状的 mCRPC 患者,无论健康或虚弱,都应接受一线多西他赛方案治疗。对于失能、有严重共病或不愿意行化疗的患者,应行内分泌治疗。多西他赛治疗后出现进展的患者,若一般情况尚可,建议其使用卡巴他赛和内分泌方案治疗。若使用内分泌方案治疗失败,建议行二线化疗紫杉类药物治疗。在治疗过程中,应充分与患者沟通这些治疗的益处和不良反应。

目前的前列腺癌尤其是 mCRPC 老年患者的

治疗,基本是泌尿外科医师做出的。从老年科医师的角度来看,无症状的 mCRPC 患者和 80 岁高龄患者的化疗是否会提高其生存率和生活质量,这个问题仍未解决。临床医师在做出治疗方案的选择时,应该考虑到患者的基础状态是否可以耐受化疗不良反应。

④放疗、放射药物和骨靶向治疗:放疗是治疗老年前列腺癌局部疼痛转移的首选方法。不适合或不愿意接受化疗者,Ra-223 可延缓骨相关不良事件,提高老年人的生活质量。

在新诊断的转移性或非转移性前列腺癌患者中,在 ADT 中加入唑来膦酸并不会给患者带来益处。但在 CRPC 和骨转移的患者中,每 4 周推荐 1 次唑来膦酸(4 mg 静脉注射)或地诺单抗(120 mg,皮下注射),可以降低肿瘤相关骨骼并发症和病理性骨折的风险。《建议》建议预防性地补充钙和维生素 D。

⑤免疫治疗:前列腺癌的免疫治疗是一种新的选择。2017 年版指南没有推荐相关的药物或方法。国内关于中药的治疗研究不少,但目前还没有有效的、可信度高的临床观察数据证实这项治疗方案可以被推荐。

前列腺癌疫苗(Sipuleucel-T)是 2010 年 4 月获得美国食品药品监督管理局(Food and Drug Administration,FDA)批准的用于治疗无症状或症状轻微的转移性去势治疗无效的难治性前列腺癌,是迄今为止首个被 FDA 批准的治疗性癌症疫苗。Sipuleucel-T 是一种新型的自体细胞免疫疗法,适用于晚期前列腺癌患者,可以调动患者自身免疫系统来对抗前列腺癌。老年人的耐受性良好。2020 年美国国立综合癌症网络推荐将其用于一线 mCRPC 治疗。实际上前列腺癌疫苗已获批 10 年了,但临床资料仍有待进一步充实,特别是长期作用和不良反应有待更多的临床试验来证实。目前疫苗在我国正处于临床试验阶段,临床证据不足。

⑥姑息治疗:对于预期寿命<1 年的患者,建议对其行姑息治疗。姑息治疗可减少患者的焦虑和抑郁,提高生活质量,减少住院时间。目前关于前列腺癌姑息治疗的研究仍较少,未来应更关注晚期前列腺癌患者的姑息治疗。

中国老年泌尿科收治了不少老年前列腺晚期

癌症患者,但多数共病太多不适合姑息治疗,或者患者不愿接受积极的干预治疗。针对这些患者,有必要制订姑息治疗方案和心理干预措施,以提高患者的生活质量。在这方面还有大量的工作需要临床医师来努力完成。

【文献评述】

SIOG 更新了老年前列腺癌的管理建议,总体而言,健康状况良好的老年人治疗方案的选择应该与年轻人一样。需要强调的是,老年人治疗方案的选择应基于健康状况和共病情况,而非年龄。当然患者的预期生存时间也是需要考量的重点之一。

健康状况的评估应包括有效的筛查工具(如G8)和共病评估工具(如 CISR-G 量表)以及对他人的依赖程度(ADL 评分)和营养状况评估。当患者虚弱、残疾或有严重合并症时,CGA 是必须的,这可能提示需要对患者行额外的干预措施。在做出治疗决定时,应对患者行认知障碍筛查,这应该是对患者最初评估的一部分。

目前我国临床在治疗方案的制订方面最大的不足是忽视了 CGA 的作用,这往往导致治疗不足或过度治疗的弊端。关于激素抵抗的非转移或转移性前列腺癌的药物治疗最近几年有突飞猛进的进展,如地加瑞克、多拉米胺、阿帕他胺等。针对前列腺小细胞/神经内分泌癌的新型化疗方案和靶向治疗,也提供了较多的治疗选择。

泌尿外科医师与老年科医师合作,有助于老年前列腺癌患者的管理。

(郝文科　林洁珊)

参 考 文 献

[1] Droz JP,Albrand G,Gillessen S,et al. Management ofprostate cancer in elderly patients:recommendations of a Task Force of the International Society of Geriatric Oncology. Eur Urol,2017,72(4):521-531.

[2] Mottet N,Bellmunt J,Bolla M,et al. EAU-ESTRO-SIOG guidelines on prostate cancer. Part I:screening,diagnosis,and local treatment with curative intent. Eur Urol,2017,71(4):618-629.

[3] Kirkhus L,Jordhøy M,Šaltytė Benth J,et al. comorbidity scales:Attending Physician Score versus the Cumulative Illness Rating Scale for Geriatrics. J Geriatr Oncol,2016,7(2):90-98.

[4] Heidenreich A,Pfifister D. Prostate cancer:estimated life expectancy:integration of age and comorbidities. Nat Rev Urol,2016,13(11):634-635.

[5] Daskivich TJ,Lai J,Dick AW,et al. Questioning the 10-year life expectancy rule for high-grade prostate cancer:comparative effectiveness of aggressive vs nonaggressive treatment of high-grade disease in older men with differing comorbid disease burdens. Urology,2016,93:68-76.

[6] Adejoro O,Gupta P,Ziegelmann M,et al. Effect of minimally invasive radical prostatectomy in older men. Urol Oncol,2016,34(5):234.

[7] James ND,Sydes MR,Clarke NW,et al. Addition of docetaxel,zoledronic acid,or both to fifirst-line long-term hormone therapy in prostate cancer (STAMPEDE):survival results from an adaptive, multiarm, multistage, platformrandomised controlled trial. Lancet,2016,387(10024):1163-1177.

[8] Vale CL,Burdett S,Rydzewska LHM,et al. Addition of docetaxel or bisphosphonates to standard of care in men with localised or metastatic,hormone-sensitive prostate cancer:a systematic reviewandmeta-analyses of aggregate data. Lancet Oncol,2016,17(2):243-256.

[9] Droz JP,Efstathiou E,Yildirim A,et al. First-line treatment in senior adults with metastatic castration-resistant prostate cancer:a prospective international registry. Urol Oncol,2016,34(5):234-239.

[10] Graff JN,Baciarello G,Armstrong AJ,et al. Effificacy and safety of enzalutamide in patients 75 years or older with chemotherapynaive metastatic castration-resistant prostate cancer:results from PREVAIL. Ann Oncol,2016,27(2):286-294.

第 81 章

《国际老年肿瘤学会老年肿瘤患者骨健康意见书》解读

【文献题目】 老年肿瘤患者的骨健康：国际老年肿瘤学会意见书（Bone health in the elderly cancer patient：A SIOG position paper）

【文献作者】 Body JJ，Terpos E，Tombal B，et al

【文献来源】 Cancer Treat Rev，2016，51：46-53

【文献解读】

◆ **背景介绍**

老年肿瘤患者的骨健康与肿瘤密切相关。肿瘤转移及肿瘤治疗诱导的骨丢失可与年龄相关的正常骨密度（bone mineral density，BMD）降低相叠加，从而增加骨质疏松和骨折的风险。这些事件不仅会损害恶性肿瘤患者的生活质量，而且会加速病情进展甚至导致患者死亡。因此，保持老年肿瘤患者的骨健康非常重要。

多项临床研究表明骨吸收抑制剂，如强效双膦酸盐（bisphosphonates，BP）和地舒单抗（denosumab），可降低患者的病理性骨折发生率，而骨吸收抑制剂在老年肿瘤患者中的应用率却不高。这些因素促使国际老年肿瘤学会（International Society of Geriatric Oncology，SIOG）召开了一次专家小组会议，并于 2016 年发布了《老年肿瘤患者的骨健康：国际老年肿瘤学会意见书》（下文简称《意见书》）。《意见书》主要从乳腺癌和前列腺内分泌治疗、多发性骨髓瘤的溶骨性病变及肿瘤骨转移对骨健康的影响、骨吸收抑制剂在恶性肿瘤患者骨健康中的应用以及骨健康管理等方面给出了建议，为临床医师对老年肿瘤患者的内分泌治疗决策、骨吸收抑制剂的治疗方案和注意事项以及骨健康管理方面提出了指导意见，以期减少老年肿瘤患者肿瘤骨骼相关事件，提高其生活质量，延长其总体生存期。《意见书》适用于老年科、肿瘤科、泌尿外科、血液科的各级医师及纳入骨健康管理团队的专科护士和康复科医师。

◆ **文献要点**

1. **肿瘤与骨健康** 肿瘤与骨健康最显著的关系是骨转移与骨组织之间的相互作用。乳腺癌和前列腺癌的循环肿瘤细胞对骨组织和骨髓微环境具有亲和力，骨髓微环境可以作为休眠肿瘤细胞的储存库，为这些细胞提供"避难所"。这些循环肿瘤细胞可促进成骨细胞产生核因子 κ B 受体活化因子配体（receptor activator of nuclear factor kappa B ligand，RANKL），激活破骨细胞，导致骨形成和骨吸收不平衡。当基质分解时，骨源性因子又刺激肿瘤细胞增殖并分泌溶骨因子。这些相互作用一方面促进了肿瘤在骨（主要在中轴骨）和其他部位的转移，另一方面会导致骨骼相关事件（skeletal-related events，SRE），通常情况下症状显著，对发病率、总体生存期及整体医疗保健费用有重大的负面影响。肿瘤治疗还会诱导骨丢失。用于激素依赖性肿瘤的几种治疗对骨转换、骨密度和骨质量有间接影响，尤其是在老年人中。癌症治疗诱导的骨丢失与生理性骨丢失叠加会促进骨质疏松症的发生与发展，而骨质疏松症与骨折风险密切相关。因此，骨吸收抑制剂可能直接影响癌症患者的存活率。值得注意的是，在评估肿瘤患者骨质疏松和骨折风险时，单独使用双能 X 射线吸收法（dual energy X-ray absorptiometry，DXA）测定骨密度的敏感性相对较低，而骨折风险评估工具（fracture risk assessment tool，FRAX）尚未在癌症人群中得到验证。有研究表明,FRAX 显著低估了癌症治疗诱导的骨丢失作用。

2. 乳腺癌与骨健康

(1)乳腺癌内分泌治疗对骨健康的影响:绝经后女性发生低骨密度、脆性骨折的风险增加。乳腺癌的内分泌治疗可进一步加重骨丢失。芳香化酶抑制剂(aromatase inhibitors,AIs)容易引起腰椎骨密度下降和骨折风险,并且骨折风险增加与芳香化酶抑制剂类型无关。在老年女性中,骨折 3 个月内的死亡率是预期死亡率的 5 倍。有研究报道老年激素受体阳性的早期乳腺癌女性更可能死于与乳腺癌无关的原因。鉴于此,给予乳腺癌患者内分泌辅助治疗前必须仔细权衡长期获益与风险。关于内分泌辅助治疗的风险和获益仍需更多研究来证实。

(2)骨吸收抑制剂治疗及注意事项:双膦酸盐(BP)可抑制破骨细胞介导的骨吸收,地舒单抗可特异性抑制 RANK 配体,从而抑制破骨细胞的形成及功能。研究发现这 2 种骨吸收抑制剂均可预防肿瘤治疗(包括芳香化酶抑制剂)诱导的骨丢失,延长绝经后乳腺癌患者的无病生存期(disease free survival,DFS)。

ZO-FAST 研究发现立即开始唑来膦酸(zoledronic acid,ZA)治疗可增加 AIs 治疗的绝经后乳腺癌患者腰椎和全髋骨密度,而延迟治疗会导致骨密度进行性下降。ABCSG-18 研究发现地舒单抗治疗可明显延迟 AIs 治疗的绝经后早期激素受体阳性乳腺癌患者首次临床骨折时间(*HR* 0.50),骨折发生率(5%)明显少于安慰剂组(15%),其保护作用与 T 值、年龄无关。另外,ZO-FAST 和 ABCSG-18 研究发现无论是唑来膦酸还是地舒单抗治疗,均可延长绝经后乳腺癌患者的 DFS。EBCTCG 荟萃分析强调接受任何一种或任何持续时间双膦酸盐辅助治疗能够降低绝经后乳腺癌复发率并延长生存期,这种获益在老年女性中最明显,但目前尚不清楚为什么这种抗肿瘤作用只在绝经后女性中才能观察到。

这些研究表明必须重视老年乳腺癌患者骨丢失的防治。《意见书》认为对于生殖激素水平较低的老年患者,骨吸收抑制剂治疗对早期乳腺癌患者 DFS 和总生存期(overall survival,OS)的改善是显而易见的。至少在绝经后乳腺癌患者中,对

所有接受 AIs 治疗的患者(与 T 值无关)进行抗骨吸收治疗是可行的。此外,考虑到 75 岁后髋部骨折的风险急剧增加,建议所有 75 岁以上的患者使用双膦酸盐或地舒单抗预防骨丢失。

《意见书》根据欧洲肿瘤内科学会(European Society for Medical Oncology,ESMO)的荟萃分析结果推荐:对接受内分泌辅助治疗的乳腺癌患者应根据风险进行管理。如果骨密度 T 值>-2 且无其他危险因素,应加强锻炼并补充钙和维生素 D,每隔 2 年进行骨折风险评估和骨密度检查;如果患者 T 值<-2,或有≥2 个危险因素(包括年龄>65 岁),有吸烟史、骨质疏松家族史和激素使用史),应在锻炼及补充钙和维生素 D 的基础上,加用双膦酸盐(唑来膦酸、阿仑膦酸盐、利塞膦酸盐或伊班膦酸盐)或地舒单抗。

3. 前列腺癌与骨健康

(1)前列腺癌雄激素剥夺治疗与骨健康:通过睾丸切除术或促性腺激素释放激素类似物进行的雄激素剥夺治疗(androgen deprivation therapy,ADT)是前列腺癌治疗的基石,但这种治疗手段可使骨密度下降,增加脆性骨折的风险,增加住院率。而前列腺癌患者发生骨折会使死亡率增加 1 倍以上。皮质类固醇广泛与化疗和 ADT 联合使用,如阿比特龙必须与 10 mg 泼尼松联合给药,这是另一种增加骨质疏松性骨折风险的治疗手段。

(2)骨吸收抑制剂治疗和注意事项:唑来膦酸、阿仑膦酸钠和地舒单抗用于抗骨质疏松症治疗的剂量可预防 ADT 诱导的骨丢失。地舒单抗还可预防 ADT 诱导的椎骨骨折。为预防无转移的 ADT 治疗患者的骨质疏松症相关骨折,欧洲泌尿外科学会(European Association of Urology,EAU)的指南建议用地舒单抗或双膦酸盐类药物治疗骨质疏松症患者。美国国立综合癌症网络的指南建议,对于 10 年发生髋部骨折可能性≥3%,或者基于 FRAX 推测的发生重大骨质疏松症相关骨折可能性≥20%的患者,可以使用唑来膦酸(每年静脉注射 5 mg)、阿仑膦酸钠(每周口服 70 mg)或地舒单抗(每 6 个月皮下注射 60 mg)。《意见书》建议 75 岁以上的男性前列腺癌患者应以预防骨质疏松症的剂量接受抗骨吸收药物。

双膦酸盐和地舒单抗各有特点,老年男性更容易存在肾功能不全而需要调整双膦酸盐剂量,也更易发生低钙血症和维生素D缺乏,且由于牙科疾病和拔牙更常见,更易发生治疗相关的下颌骨坏死。与唑来膦酸相比,地舒单抗在肾功能不全的情况下无须调整剂量。《建议书》对使用抗骨质疏松症药物的一般建议:①评价肌酐清除率;②在开始使用骨吸收抑制剂前纠正任何既存的低钙血症;③监测血清钙水平,特别是在治疗前6个月内;④除高钙血症患者外,所有患者均应使用钙和维生素D补充剂;⑤调整生活方式,包括负重运动、戒烟、限制酒精摄入;⑥出现症状性低钙血症的患者应暂停使用骨吸收抑制剂,直至恢复正常水平;⑦注意口腔卫生,避免侵入性牙科操作。

4. 多发性骨髓瘤与骨健康 多发性骨髓瘤好发于老年人群,可表现为弥漫性骨质疏松症,可引起骨破坏、贫血、肾脏和免疫功能障碍等并发症。多达80%的患者在诊断时即发现可导致各种SRE的溶骨性病变。根据2015年欧洲骨髓瘤网络(European Myeloma Network,EMN)指南,SIOG意见书给出了对其进行检测和处理的建议(表81-1)。

5. 骨转移的管理和骨骼相关事件的预防
骨转移患者的管理需要多学科团队,包括症状控制专家的配合。治疗一般采取姑息治疗,外照射放疗、内分泌治疗、化疗、靶向治疗、放射性核素及手术都是治疗选择。双膦酸盐和地舒单抗可作为这些治疗的补充,可降低骨骼发病率。

表81-1 欧洲骨髓瘤网络(EMN)关于骨相关并发症管理的推荐[a]

分类	一般性建议	与老年人特别相关的注意事项
检测	全身低剂量CT是检测溶骨性病变的新标准(推荐等级1A);如果全身低剂量CT不可用,则使用传统X线摄影	全身低剂量CT需要时间不到2min,特别适合老年人
治疗	1. 刚诊断的骨病:用唑来膦酸或帕米膦酸治疗(推荐等级1A) 2. 唑来膦酸剂量为4 mg(根据肾功能调整),每3～4周1次,每次15 min,静脉输注 3. 帕米膦酸盐90 mg,静脉输注2～4h,每3～4周1次 4. 对于新诊断的患者,必须连续治疗;如果患者达到非常好的部分缓解或完全缓解,建议双膦酸盐治疗12～24个月;疾病进展时,重新开始双膦酸盐治疗 5. 常规X线摄影显示无溶骨性病变但有症状的患者可能从唑来膦酸治疗中获益(推荐级别1B),但CT或MRI显示无骨受累的患者获益不明确 6. 对无症状患者不推荐双膦酸盐(推荐级别1A) 7. 尽管有望获得Ⅲ期试验数据,但地舒单抗尚未获批用于多发性骨髓瘤患者,其可用于恶性肿瘤引起的高钙血症患者	1. 密切监测肾功能、血电解质、尿白蛋白;使用唑来膦酸和帕米膦酸盐时必须监测肌酐清除率(>30 ml/min) 2. 唑来膦酸:在肾功能受损(肌酐清除率<60 ml/min)患者中,根据药物特性降低剂量;当肌酐清除率<30 ml/min时,不建议使用唑来膦酸 3. 帕米膦酸盐:肌酐清除率为30～60 ml/min,使用标准剂量(90 mg),输注时间>4 h;肌酐清除率<30 ml/min时,不推荐使用帕米膦酸盐 4. 如果肾功能恶化,则停止双膦酸盐治疗,直至肌酐清除率恢复至基线的10%以内(推荐级别1B);肾衰竭不可逆转的长期透析患者也应接受每月1次的双膦酸盐治疗(推荐级别2C),但由于低钙血症风险较高,需要密切监测;在所有其他接受透析的患者中,避免使用双膦酸盐,直至停止透析且肌酐清除率恢复至30ml/min及以上(推荐级别2C) 5. 所有服用双膦酸盐的患者应每日补充600mg钙和800U维生素D3(1A)
预防下颌骨坏死	—	在开始治疗前进行全面的牙科检查并解决所有重大牙科问题(推荐级别2C) 如果发生下颌骨坏死,请中止使用双膦酸盐;如果病情恢复,应在医师指导下酌情恢复治疗

注:[a]. 本推荐内容依据GRADE系统评级;—. 无项目;CT. 计算机体层摄影;MRI. 磁共振成像。

（1）骨吸收抑制剂治疗和注意事项：老年肿瘤患者由于骨密度生理性降低和年龄相关椎骨和非椎骨骨折率增加导致骨折风险较高，再加上肿瘤本身对骨骼的影响，抗骨吸收治疗在老年肿瘤患者中尤为重要，但实际却往往存在应用不足的现象。因此，应重视老年肿瘤患者抗骨吸收治疗的应用。

地舒单抗 120 mg（每 4 周 1 次）与唑来膦酸 4 mg（每 4 周 1 次）相比，在降低骨转移患者 SRE 的总体风险、延迟首次 SRE 时间、发生中/重度疼痛及健康生活质量恶化等方面具有统计学优效性。然而，由于唑来膦酸比较常用，因此，这 2 种治疗方法都是合适的，应根据个体因素和不良反应情况以及治疗方法的成本来选择药物。

尽管应在诊断出骨转移后立即开始双膦酸盐或地舒单抗治疗，以延迟首次 SRE 并减少并发症，但在钙和维生素 D 缺乏的女性中使用会增加其发生严重低钙血症的风险。考虑到老年人中普遍存在维生素 D 缺乏，强烈建议老年前列腺癌患者评估钙和维生素 D 状态，如果缺乏，应进行快速替代治疗，并继续在治疗期间补充。

在老年患者中使用双膦酸盐，需要特别考虑到老年肾功能不全患者和接受合并用药（特别是化疗）的患者。血清肌酐和肾小球滤过率的评估很重要，因为肾功能不全患者可能需要调整唑来膦酸的剂量。地舒单抗是一种替代选择，因为该药不经肾脏清除，但低钙血症在肾功能受损患者中更常见。

（2）骨吸收抑制剂的治疗疗程：美国临床肿瘤学会（American Society of Clinical Oncology，ASCO）和其他指南均指出，应持续使用双膦酸盐，直至患者的整体功能下降为止。然而，当骨转移得到良好控制且 SRE（尤其是骨折）风险较低时，在经过 1 年（每月治疗 1 次）疗程的骨骼"负荷"后，唑来膦酸每 3 月给药 1 次和每月给药 1 次的疗效相似，其持续时间取决于骨并发症的风险评估。关于骨转移进展方面，对近期 SRE 或骨吸收标志物升高的患者，建议其继续治疗，并采取强化唑来膦酸治疗。

与双膦酸盐不同，地舒单抗不储存在骨中，中断给药可能会有风险且有反弹效应。应建议转移性骨病的患者每月 1 次持续治疗，1 年后是否可

以减少给药频率目前尚在研究中。当停止转移性骨病患者的地舒单抗治疗时，可以续惯每 3 个月静脉输注 1 次双膦酸盐或口服氯膦酸盐，但是目前尚无前瞻性临床试验支持该建议。

（3）骨吸收抑制剂治疗的不良事件风险：双膦酸盐和地舒单抗的耐受性通常都很好。应特别注意唑来膦酸的潜在肾不良反应。产品说明书建议当基线肌酐清除率为 30～60 ml/min 时应逐步降低给药剂量，对于严重肾功能恶化或服用有肾不良反应药物的患者不推荐使用唑来膦酸。另外，低钙血症在使用地舒单抗治疗的患者中更常见，尤其是肾功能下降的患者，《意见书》强烈建议患者服用钙和维生素 D 补充剂，并定期监测血清钙以降低低钙血症的风险。

频繁和长期给予强效骨吸收抑制剂相关的最重要不良事件为下颌骨坏死。当每月 1 次静脉给予双膦酸盐或地舒单抗 120 mg 以控制转移灶时，下颌骨坏死的发生率（治疗期间每年为 1%～2%）远高于使用强度较低的口服双膦酸盐或唑来膦酸（每年 1 次，5 mg）或地舒单抗（60 mg，每 6 个月 1 次）治疗时的发生率。

大多数确诊为下颌骨坏死的患者有拔牙史（62%）、口腔卫生差和/或使用牙科矫治器史。由于老年患者牙齿问题的患病率较高，更可能发生下颌骨坏死。在开始唑来膦酸或地舒单抗治疗之前，应该对患者进行预防性牙科治疗，并建议他们注意口腔卫生。如果可能，患者应避免在治疗过程中拔牙，但目前证据尚不足以得出停用唑来膦酸或地舒单抗有助于缓解下颌骨坏死的结论。

6. 与骨健康相关的治疗依从性　无论是治疗肿瘤骨转移还是治疗骨丢失，对于双膦酸盐和地舒单抗来说，必须严格遵守规律给药，以有效降低 SRE 风险，因此，患者的依从性具有非常重要的作用。现有数据来自乳腺癌，总体来讲，静脉注射双膦酸盐比口服双膦酸盐更容易坚持，年龄＞70 岁的女性比＜50 岁的女性更容易坚持给药，地舒单抗比口服和静脉注射双膦酸盐更容易坚持，可作为临床选择药物时的参考。

7. 骨健康的护理　《意见书》肯定了护士在老年肿瘤患者骨健康的多学科管理团队中起重要作用。护士可以很好地识别症状，提示骨骼事件，监测治疗效果和不良反应，在监测老年患者的依

从性方面起关键作用。护士还可以确定患者、家庭及护理人员的教育和社会需求,并向其提供情感支持、协调医疗服务。

《意见书》建议应定期对患者的骨健康进行评估,根据骨痛情况评估患者病情及治疗有效性,注意识别恶性脊髓压迫(malignant spinal cord compression,MSCC)。

《意见书》建议医护需指导患者用药,鼓励患者及其家属向主要联系人报告高钙血症症状。注意不同药物的不良反应并进行管理,监测肾功能、电解质,根据肾功能调整用药,并及时补充维生素 D 和钙剂,避免下颌骨坏死风险。

抗阻运动是一个新兴领域,护士、运动生理学家和物理治疗师可为骨转移患者提供理想的支持。通过抗阻运动的干预可能改善功能、体力、骨密度,增加肌肉力量,提高患者的生活质量。

对老年骨转移患者进行多学科管理护理的主要建议:①每个患者都要有一位主要的联系专家,这个联系专家可由专职护士担任;②应向患者及护理人员提供定时和有针对性的信息;③确保听取每位患者的意见,记录他们的担忧并采取措施;④对处于和面临骨转移风险的患者进行系统监测和整体评估,扩大多学科团队责任,由专科护士负责协调;⑤帮助患者选择监测和评估方法;⑥专科护士应与多学科团队成员之间进行沟通。

【文献评述】

《意见书》为老年肿瘤患者预防骨质疏松、肿瘤导致的骨相关事件提供了详细且操作性很强的干预措施。通过对多项临床研究及现有指南的整合分析,《意见书》为老年科、肿瘤科、血液科、泌尿外科医师详细介绍了骨吸收抑制剂在乳腺癌、前列腺癌治疗诱导的骨丢失、多发性骨髓瘤溶骨性病变、肿瘤骨转移等不同疾病患者中应用的时机、剂量、频次、疗程及注意事项,反映了最新治疗理念和进展,便于临床医师学习和应用。《意见书》通过对肿瘤和骨组织相互作用机制及临床研究的分析,强调骨吸收抑制剂在老年肿瘤患者中的重要性,其不仅可降低骨折发病率,改善患者的生活质量并减轻疼痛,还能延长患者的 DFS。尤其是超过 1/3 的癌症是在 75 岁以上的老年人群中确诊的,在目前骨吸收抑制剂在老年肿瘤患者中的

应用率尚不高的情况下,《意见书》就显得更具有临床指导意义。此外,《意见书》还从患者依从性、骨健康护理方面给予指导,保障骨吸收抑制剂治疗的顺利实施及对不良反应的观察。《意见书》建议成立老年骨转移患者多学科管理团队,虽然目前我国部分医院已经成立包含老年科、康复科、营养科、骨科在内的骨质疏松多学科治疗团队,但《意见书》的建议与国内临床诊疗习惯相比,仍有一定差别,笔者建议有选择地学习。另外,《意见书》建议继续开展针对不断增长的老年肿瘤患者的评估、骨吸收抑制剂治疗的风险和益处、老年肿瘤患者内分泌治疗的风险和益处等方面的高质量循证医学研究,以指导临床诊疗方案。

(孙　燕　胡　予)

参 考 文 献

[1] Body JJ,Terpos E,Tombal B,et al. Bone health in the elderly cancer patient:A SIOG position paper. Cancer Treat Rev,2016,51:46-53.

[2] Kaplan RN,Rafii S,Lyden D. Preparing the "soil": the premetastatic niche. Cancer Res,2006,66(23): 11089-11093.

[3] Weilbaecher KN,Guise TA,McCauley LK. Cancer to bone:a fatal attraction. Nat Rev Cancer,2011,11 (6):411-425.

[4] Johnell O,Kanis JA,Oden A,et al. Predictive value of BMD for hip and other fractures. J Bone Miner Res,2005,20(7):1185-1194.

[5] Hadji P,Body JJ,Aapro MS,et al. Practical guidance for the management of aromatase inhibitor-associated bone loss. Ann Oncol,2008,19(8):1407-1416.

[6] Haentjens P,Magaziner J,Colón-Emeric CS,et al. Meta-analysis:excess mortality after hip fracture among older women and men. Ann Intern Med,2010, 152(6):380-390.

[7] Becker T,Lipscombe L,Narod S,et al. Systematic review of bone health in older women treated with aromatase inhibitors for early stage breast cancer. J Am Geriatr Soc,2012,60(9):176-177.

[8] Coleman R,de Boer R,Eidtmann H,et al. Zoledronic acid(zoledronate)for postmenopausal women with early breast cancer receiving adjuvant letrozole(ZO-FAST study):final 60-month results. Ann Oncol,

2013,24(2):398-405.

[9] Gnant M,Pfeiler G,Dubsky PC,et al. Adjuvant denosumab in breast cancer (ABCSG-18):a multicentre,randomised,double-blind,placebo-controlled trial. Lancet,2015,386(9992):433-443.

[10] Coleman R,Gnant M,Paterson A,et al. Effects of bisphosphonate treatment on recurrence and cause-specific mortality in women with early breast cancer:a meta-analysis of individual patient data from randomised trials. Lancet,2015,386:1353-1361.

[11] Greenspan SL,Nelson JB,Trump DL,et al. Effect of once-weekly oral alendronate on bone loss in men receiving androgen deprivation therapy for prostate cancer:a randomized trial. Ann Intern Med,2007, 146(6):416-424.

[12] Smith MR,Egerdie B,Hernández Toriz N,et al. Denosumab in men receiving androgen-deprivation therapy for prostate cancer. N Engl J Med,2009,361 (8):745-755.

[13] Body JJ,Coleman R,Clezardin P,et al. International Society of Geriatric Oncology (SIOG) clinical practice recommendations for the use of bisphosphonates in elderly patients. Eur J Cancer, 2007, 43 (5): 852-858.

[14] Von Moos R,Body JJ,Egerdie B,et al. Pain and health-related quality of life in patients with advanced solid tumours and bone metastases:integrated results from three randomized,double-blind studies of denosumab and zoledronic acid. Support Care Cancer,2013,21(12):3497-3507.

[15] Stopeck AT,Lipton A,Body JJ,et al. Denosumab compared with zoledronic acid for the treatment of bone metastases in patients with advanced breast cancer:a randomized,double-blind study. J ClinOncol,2010,28(35):5132-5139.

[16] Amadori D,Aglietta M,Alessi B,et al. Efficacy and safety of 12-weekly versus 4-weekly zoledronic acid for prolonged treatment of patients with bone metastases from breast cancer (ZOOM):a phase 3, open-label,randomised,non-inferiority trial. Lancet Oncol,2013,14(7):663-670.

[17] Terpos E,Kleber M,Engelhardt M,et al. European Myeloma Network guidelines for the management of multiple myeloma-related complications. Haematologica,2015,100(10):1254-1266.

[18] Cormie P,Newton RU,Spry N,et al. Safety and efficacy of resistance exercise in prostate cancer patients with bone metastases. Prostate Cancer Prostatic Dis,2013,16(4):328-335.

第三部分

老年疾病常见问题

3

第1篇

老年护理

第 82 章

《美国老年医学会无人扶助老年患者医疗决策立场声明》解读

【文献题目】 美国老年医学会立场声明:无人扶助老年患者的医疗决策(AGS position statement: making medical treatment decisions for unbefriended older adults)

【文献作者】 Farrell TW, Widera E, Rosenberg L, et al

【文献来源】 J Am Geriatr Soc, 2017, 65 (1): 14-15

【文献解读】

◆ 背景介绍

随着人口老龄化,人们逐渐认识到痴呆、谵妄等老年综合征会严重损害老年人的认知功能和决策能力。当这些老年人在疾病终末期和急性加重期需要进行侵入性或强化治疗时完全丧失了做出决策的能力。一项研究显示,在接近生命终点的老年人中,42.5%需要在生命终点做出医疗决策,其中 70.3%在此时缺乏决策能力。在重症监护病房,约 1/4 的死者在整个重症监护期间无医疗决策能力和医疗决策代理人。长期照护中心的患者中有 3%~4%是无人扶助的老年患者。因此,迫切需要明确无人扶助老年患者的数量,准确判断文化和种族因素对护理模式及识别非传统医疗决策代理人的影响。

无人扶助老年患者的人群范围:①对现有医疗决策缺乏提供知情同意能力者;②未签署与当前医疗决策相关的预先指示以及无执行指令能力者;③无家人、朋友或合法授权的医疗决策代理人协助医疗决策过程者。1996 年美国老年医学会(American Geriatrics Society, AGS)发布了有关无人扶助老年患者医疗决策的立场声明,20 年后

发布了 2016 年更新版,即《美国老年医学会立场声明:无人扶助老年患者的医疗决策》(下文简称《声明》),旨在根据临床进展更新内容,为无人扶助老年患者提供更加实际可行、符合伦理的公平方案。《声明》的适用人群为临床医师、卫生保健机构成员、医学伦理委员会成员、卫生保健政策制定者、社区工作人员等。

◆ 文献要点

1.《声明》新增的政策建议

(1)国家有关部门应共同努力,制订各州通用的关于无人扶助老年患者的法律标准。

(2)临床医师、卫生保健组织和相关部门应积极主动预防无潜在代理人的老年人成为无人扶助的老年患者。

(3)临床医师、卫生保健组织、社区及相关部门应制定创新、高效和可行的方法,充分保证无人扶助老年患者医疗决策程序的公平。

2.《声明》新增的临床实践建议

(1)无人扶助老年患者的医疗决策应包括对特殊处理方法的安全保障和程序的公平合理。

(2)临床医师应该考虑为无人扶助的老年患者选择非传统的医疗决策代理人。

(3)临床医师应系统评估无人扶助老年患者的医疗决策能力。

(4)临床医师和卫生保健机构应为无人扶助的老年患者开发在紧急或危及生命情况下制订标准化和系统化医疗决策的路径。

(5)临床医师和卫生保健机构应确保长期丧失行为能力的患者能从多种途径获得熟悉患者病情及具体情况的医疗决策代理人。

（6）将最佳利益标准应用于无人扶助的老年患者时，机构委员会（如伦理委员会）在讨论医疗决策的过程中应综合分析可获得的包括文化和种族因素在内的所有证据。

3.《声明》对政策的建议说明及背景扩展

（1）统一法律标准（创建示范法律标准）：各州对医疗决策代理人的管理条例不明确及缺乏统一性给医疗服务人员带来法律上的困惑。卫生专业人员应该不断努力使立法者认识到修改这些法律的必要性。法律条文的制订应该以患者的意愿和利益为基础而非医师、机构和州政府。AGS支持各州统一与无人扶助老年患者相关的法律标准。

（2）预防无潜在代理人的老年人成为无人扶助者：无潜在代理人的老年人（通常被称为成年孤儿），虽然他们目前有医疗决策能力，但是无代理决策者可能尚未完成包括生前遗嘱或永久授权书在内的预先医疗指示。临床医师、卫生保健组织和其他相关组织不仅要监督、代表他们制订医疗决策的法律条款，而且更应该主动干预以防止他们成为无人扶助者。在社区建立以患者为中心、以初级保健医师和社会工作者为主的跨学科卫生保健专业团队，提供护理预先规划服务（医疗保险和医疗补助服务中心2016年1月已核准允许以医疗记录或生前遗嘱的形式增加护理偏好记录）。这个记录至关重要，特别是当无医疗决策代理者或患者未签署持久授权书时，这个记录可作为制订医疗决策的依据。临床医师应鼓励他们与合适的决策代理人签署卫生保健决策的持久授权书，以这种方式指派适当的代理决策者，通常可以避免通过法院任命监护人的艰难过程。护理偏好记录也将有助于临终偏好的选择，临床医师应尽量收集对他们有益的资料，促进护理预先规划服务的实施。

（3）强化对无人扶助老年患者在医疗决策中的程序公平：由于各州法律法规的差异，采用公共监护人方案来提高患有严重疾病老年人的终末期护理质量仍存在一定的障碍。因此，AGS鼓励临床医师、卫生保健组织、社区及其他利益相关者为无人扶助老年患者开发创新的医疗决策模型。为此，AGS列出一些成功的方案，特别推荐印第安纳波利斯安全网络医院开发的一个成功的项目，研究人员将接受过训练的志愿者与无人扶助的老

年人配对，所有志愿者都由一名具有监护和照护老年人专业知识的律师监督。志愿者接受全面的训练，通常每次与一位患者配对。

4.《声明》对临床实践的建议说明及背景扩展

（1）无人扶助老年患者的医疗决策：卫生保健机构制定的无人扶助老年患者医疗决策应该符合州法律，确保制订过程公开透明、受合法机构的监督，并根据有关原则和程序提出申诉和修改。临床上，医师们在对无人扶助老年患者的诊治过程中，通常是根据自己的临床经验甚至在无人监督的情况下进行的。一项研究表明，在无人扶助老年重症监护患者中，14%生命支持决策的制定无医院或司法监督。临床医师作为医疗决策者的潜在优势是决策的及时性、权衡利弊的有效性以及对预后判断的准确性。然而，一些州的法律禁止临床医师作为医疗决策代理者，即使是在患者提出要求的情况下。临床医师作为医疗决策者代理人的弊端是在医疗决策过程中，不能充分保护无人扶助老年患者避免医师偏见或利益冲突的影响。此外，临床医师在做决策时，通常不会考虑临床团队外的利益、负担及选择。监护人对于那些永久丧失行为能力和无预先指示的患者来说是一个合理的选择，但对于有可能恢复行为能力的急症患者是不合适的。与医疗决策代理人和持久授权书相比，监护制度是受法院监督的，监护制度的弊端是需要时间和财力，还有可能延迟包括生命终末期舒缓治疗在内的适度医疗。患者在暂时丧失行为能力时被指定了监护人，当恢复行为能力时方可解除监护。监护人通常不适用于复杂且需要紧急医疗决策的状况。为保障医疗决策路径的安全，制定医疗决策的团队应该由2名及以上的主治医师和代理人组成，在时间允许的情况下，应由授权的伦理委员会代表患者对治疗决策进行审核。

（2）非传统代理人（非家庭代理人）：并非只有近亲才能成为患者的代理人，患者的亲密朋友、伴侣或同居伴侣、邻居、神职人员或其他熟悉患者价值观和喜好的人都可能是合适的代理人。当然，最合适的代理人应该对患者有爱心、了解患者愿望并且与患者有共同的价值观。临床医师应该了解医院、有关机构及各州法律对非家庭代理人的相关法律法规。如果临床情况允许，临床医师应

该从社会工作者、病案管理人员或州结构人员处招募更多熟知患者情况的人。

（3）评估医疗决策能力：自主决策是一个基本的伦理原则，应该尽可能坚持。轻度认知功能障碍的患者虽然存在决策能力受损的风险，但仍保留了大部分或所有选择的能力，包括指定代理决策者的能力；严重认知障碍患者不能理解复杂的决定，但仍然有能力做出简单的选择或对正在进行治疗的负担和益处表达他们的意见。在认知障碍、谵妄或精神异常的情况下，临床医师应提倡老年人尽可能地参与医疗决策，即使他们已被确诊为无医疗决策能力者，也应尽一切努力减轻疾病加重因素，提高其参与决策的能力。由于能力会随时间变化，即使目前没有医疗决策，也应对老年人进行定期评估。临床医师应充分认识到沟通障碍（如视力或听力丧失、健康知识匮乏、语言和文化差异等）对患者医疗决策能力评估的影响，排除这些障碍后才能对患者的医疗决策能力进行准确的评估。

（4）紧急、危及生命的医疗决策：临床医师和卫生保健机构应开发适合无代理人且丧失行为能力的老年患者，这是在紧急或危及生命的情况（急诊手术）下采用的方法，这些方法允许主治医师和会诊医师在既定协议范围内进行回顾性分析并做出时效性的医疗选择。医疗决策代理人的法律法规不应成为患者自然舒适死去的障碍。对绝症末期的患者不应仅仅因为无医疗决策代理人而进行维持生命的无益治疗。

（5）长期失能：长期住在护理机构的老年患者，在剩余的生命中会不间断地进行医疗决策的选择，因此，在入住护理机构的同时应确定其医疗决策代理人。

（6）利用机构委员会：最佳利益标准通常作为没有预先指示和无法确定医疗决策代理人情况下的最后选择标准。根据这种方法，当不存在或不能或不愿提供患者的愿望信息时，医疗决策者必须依据最佳利益标准，权衡利弊后做出理性的选择。机构委员会（如伦理委员会）在应用最佳利益标准时，应要求综合所有与无人扶助老年患者治疗偏好相关的现有证据（包括文化和种族因素），这些证据可以包括那些没有被合法指定为代理人但仍然参与了患者护理的人员（如初级护理人员）所提供的信息。

【文献评述】

AGS 发布的《声明》是无人扶助老年患者医疗决策的官方声明。在经历了 20 年来探索实践证据的累积后，相比上一版由 AGS 伦理委员会于 1996 年发布的声明来说，其主要更新之处体现在丧失行为能力老年患者的治疗决策方面，《声明》新增了在政策和临床实践上的建议，并对这些建议给出了充分详细的理由，为无人扶助老年患者医疗决策的制订提供了更加切实可行、符合伦理的公平方案。随着我国人口老年化的加剧，同样会面临越来越多的无人扶助老年患者，护理这类缺乏医疗决策能力的老年患者时，临床医师经常需要依赖预先指示者或代理决策者的指导才能实施医疗方案。无人扶助的老年患者是社会中的脆弱群体，代表无人扶助的老年患者做出医疗决策的卫生保健政策制定者、临床医师、卫生保健机构及社区工作人员，对老年人负有特别的职责，必须共同努力并尽心尽力地工作，确保对这一群体的医疗决策以道德和公平的方式进行。然而我国现有的医疗法规很少涉及此领域，这对老年科医师来讲，为无人扶助的老年患者制订医疗决策变得更加具有挑战性。AGS 的这项声明对于该类患者医疗决策的实施有很大的贡献，对我国老年医学的临床规范也有很好的借鉴和指导意义。

（涂　玲）

参 考 文 献

Farrell TW, Widera E, Rosenberg L, et al. AGS position statement: making medical treatment decisions for unbefriended older adults. J Am Geriatr Soc, 2017, 65(1): 14-15.

第 83 章

《世界卫生组织老年综合护理指南》解读

【文献题目】 世界卫生组织老年综合护理指南（WHO clinical guidlines on intergated care for older people）

【文献作者】 Barratt J，Vellas B，Beard J

【文献来源】 Innovation in Aging，2017，suppl 1:1

【文献解读】

◆ **背景介绍**

随着人均预期寿命的增加，全球人口老龄化正在加速。根据世界卫生组织（World Health Organization，WHO）的调查研究，大多数人的寿命都在 60 岁以上。老龄化带来了一系列的老年问题，随着年龄增长，老年人会发生许多潜在的生理变化，60 岁以后，残疾和死亡的主要负担来自与年龄相关的听力、视力及运动能力的丧失，以及痴呆、心脏病、脑卒中、慢性呼吸系统疾病、糖尿病及肌肉骨骼疾病（如骨关节炎和背痛）等。随着增龄，老年人患慢性疾病和依赖照护的风险逐渐增加，同时极大增加了长期照护服务需求者的数量和比例。但是，临床医护人员缺乏对老年人科学、规范的整合护理措施，老年人内在能力下降常表现为听力、视觉、记忆、移动、社交活动等方面的困难，然而这些问题往往被医护人员忽视，因此，迫切需要制订相关的整合护理措施并采取科学规范的干预措施，来防止老年人功能的下降。

2017 年 WHO 发布《世界卫生组织老年综合护理指南》（下文简称《指南》）。《指南》为临床护理提供了循证指导，可以帮助护理人员通过采取适当的方法来发现和管理老年人身体和精神能力的下降，并向老年人提供干预措施。《指南》可作

为国家指导方针的基础，还可作为将老年人保健纳入初级保健方案的基础，不仅体现了以人为本的综合护理，还有助于实现 WHO"老龄与健康全球战略和行动计划"中的关键目标，通过优化老年人内在能力促进健康老龄化。《指南》的适用人群为临床医护人员、卫生保健提供者、医学教育专业人员、医疗保健机构管理者、实施公共卫生项目的实体以及在社区环境中积极参与老年人护理的非政府组织和慈善组织。

◆ **文献要点**

《指南》采用 GRADE 系统来进行推荐强度和证据质量的分级。推荐强度分为"强"和"有条件的"；证据质量分为高质量、中等质量、低质量、非常低质量。

1. 老年人生理和心理功能下降的护理 主要包括体能下降、营养不良、视力障碍、听力障碍、认知障碍及抑郁症状的护理。

（1）体能下降：建议体能下降的老年人进行多种方式的锻炼（证据质量"中等"，推荐强度"强"）。

体能是老年人身体功能的重要组成部分。肌肉质量和力量、躯体功能下降及平衡问题都会影响体能。在 65 岁以上的老年人中，39% 存在体能下降，是成年人的 3 倍多，可以导致老年人生活质量下降及失能。

《指南》提出由于结合多种锻炼方式能更好地改善下肢肌力、平衡能力以及步速、座椅站立试验等指标，因此，建议采用多种锻炼方式相结合的形式来维持老年人的体能。多种方式锻炼包括有氧训练、抗阻训练、灵活性和平衡训练等，主要强调重要肌肉群功能的增强。《指南》推荐应根据老年

人自身疾病及治疗状况提供身体锻炼建议,必要时可咨询专业人员。另外,为老年人创造运动环境与氛围也很重要,提倡运动环境和设施的安全、便捷,推荐老年人与同龄人、朋友或家人结伴锻炼。这些措施有利于老年人自我管理、提高依从性、增强干预效果。对于有认知障碍的老年人或体能严重受损者,应制订个体化运动计划。

(2)营养不良:建议营养不良的老年人服用营养补充剂并向其提供饮食指导(证据质量"中等",推荐强度"强")。

营养不良是由于机体需要与营养素摄入之间不平衡而引起的一系列症状。营养不良包括营养缺乏和营养过剩。据统计,22%的老年人有营养不良。营养不良增加了肌少症及衰弱的风险,还会造成认知功能减退、自我照护能力降低及照护依赖风险增加等。

老年人应常规进行营养筛查,对筛查结果阳性的老年人需进一步行营养评估,评估内容包括营养史、食物摄入情况及体格检查等,如果条件允许,可进行实验室检查,包括血浆白蛋白、转铁蛋白、前白蛋白、视黄醇结合蛋白等的检测。社区应为营养不良的老年人提供健康饮食咨询。健康饮食需保证老年人摄入足够的能量、蛋白质和微量元素。建议老年人摄入蛋白质 1.0～1.5 g/(kg·d),要求优质蛋白(乳清蛋白、酪蛋白和大豆蛋白)占50%以上。当老年人进食量不足目标量的80%时,可考虑口服营养补充,口服营养补充剂能为老年人提供额外的高质量蛋白质、能量以及充分的维生素和矿物质,同时也符合老年人的生理和心理需求。《指南》推荐在两餐之间口服营养补充剂,摄入能量 400～600 kcal/d,这样既可以达到补充营养的目的,又不影响日常进餐。《指南》指出口服营养补充剂可增加营养不良患者的体重、降低死亡率,且不良反应小。进餐时干预也是处理老年人营养不良问题的重要方法,尤其对于独居或孤寡老人而言。所谓进餐时干预是指通过直接或间接的支持来改善老年人的饮食习惯、感受及环境,如鼓励进食、优化就餐环境、方便老年人夹取食物、增加食物的选择或增加食物感官上的吸引力等。当有老年人出现极度消瘦、体重明显下降、吞咽困难、呕吐、慢性腹泻、腹痛或水肿等情况时,应及时就医。

(3)视力障碍:建议老年人接受视力障碍的早期筛查,重视眼部保健(证据质量"低",推荐强度"强")。

视觉是日常活动中的重要感觉之一,而视力障碍是老年人的常见问题之一。老年人视觉障碍限制了他们的行动能力和日常活动。能引起老年人视力下降的常见疾病包括白内障、年龄相关黄斑变性、屈光不正(老视)、糖尿病视网膜病变等。在这些疾病中,老年白内障患者应在初发期就验光,必要时行手术治疗;老年干性黄斑变性可通过药物、饮食来达到一定的治疗及预防作用,湿性黄斑变性可应用抗血管内皮生长因子等药物;老年人屈光不正应及时矫正视力;糖尿病视网膜病变的老年人应控制好血糖、定期复查眼底并及时治疗。大部分老年人视力障碍可以通过早期筛查发现,通过及时干预得到改善,甚至恢复视力。推荐社区卫生服务人员使用 Snellen 图进行视力筛查,检查老年人的视觉敏感度,及时发现病例并提供基础的眼部保健服务或者协助转诊。

(4)听力障碍:建议老年人及时识别和处理听力下降问题,向老年人提供听力筛查和相应的助听设备(证据质量"低",推荐强度"强")。

1/3 的老年人具有不同程度的听力下降。与年龄有关的听力下降是由衰老造成的感觉细胞退化所致,往往不能逆转,但可以通过使用助听器和其他沟通器械来改善听力。通过预防、早期诊断及治疗可以避免 50% 的听力障碍。听力下降会影响沟通,进而导致社会隔离和自主性丧失,并伴有焦虑、抑郁和认知障碍。目前老年人听力下降仍面临诊断和治疗不足的现状,建议社区通过询问、听力检查、耳镜检查、耳语测试等方法加强对老年人的筛查。佩戴助听器是改善老年人听力的首选方法,另外,也可以通过环境改造和行为适应改善老年人的听力状况,例如,与老年人说话时减少背景噪声且吐字清晰等。老年人应避免使用耳毒性药物。慢性中耳炎或突然失聪者应及时转诊。

(5)认知障碍:建议对有认知障碍的老年人采取认知刺激措施(证据质量"低",推荐强度"有条件的")。

认知障碍包括轻度认知障碍(mild cognition impairment,MCI)和痴呆。MCI 是认知功能处于正常与痴呆之间的一种过渡状态,在 65 岁以上老年人中患病率为 10%～20%,MCI 会增加痴呆的风险,超过 50% 的 MCI 患者在 5 年内会进展为痴呆,只有少部分 MCI 患者认知功能可保持稳定,甚至恢复正常。

认知刺激措施推荐老年人参与提高认知和社会功能的活动,是预防和逆转认知能力下降的关键措施。在专业人员实施认知刺激疗法前,可使用痴呆自评 8 项问卷(as-certain dementia 8 questionnaire,AD8)、简易智力状态评估量表(mini cognitive testing,Mini-Cog)、简明精神状态检查(mini-mental state examination,MMSE)等对老年人进行认知功能评估。认知刺激疗法强调以患者为中心,尊重个体差异,组织者可根据参与者的认知能力、兴趣及性别等情况调整课程。除专业的认知刺激疗法外,家庭成员和照护人员也要定期为老年人提供定向信息(如日期、时间、天气、人名等),也可以利用报纸、广播、电视节目、家庭相册及熟悉的用品等来促进交流,让老年人了解时事、刺激记忆、分享他们的经历。当老年人认知功能障碍伴随记忆缺陷、影响他们日常生活能力及社会功能时应及时转诊。

(6)抑郁症状:建议由专业人员根据精神卫生差距行动规划(mhGAP)干预指南对有抑郁症状的老年人采取短期和系统化的心理干预措施(证据质量"非常低",推荐强度"有条件的")。

抑郁症是一种重要的健康问题,可影响 6%～10% 的社区老年人以及 30% 的住院老年人。《指南》指出:如果有足够的人力资源(如社区卫生工作者),可将人际疗法、认知行为疗法及问题解决疗法作为非专业医疗卫生机构的心理治疗方法;对有抑郁症状的老年人可首先考虑问题解决疗法;若老年人存在医学上无法解释的躯体症状又没有满足抑郁症的诊断标准,可采用认知行为疗法。此外,运动干预也可作为系统化心理干预治疗的辅助手段。对已明确诊断为抑郁症的老年人,建议其接受专科治疗。

2. 老年综合征的护理

(1)尿失禁的护理:尿失禁是指膀胱内的尿不受控制自行流出。尿失禁影响着全世界 1/3 的老年人,其与压力性损伤、脓毒症、肾衰竭、尿路感染及死亡率增加密切相关,同时也会造成老年人丧

失尊严、社会活动和性行为受限以及抑郁症等重大心理和社会影响。对于轻度尿失禁患者,首选非药物干预。《指南》中所述的非药物干预措施包括提示排尿、盆底肌训练(pelvic floor muscle training,PEMT)、膀胱训练等。

《指南》建议对有认知障碍的老年人进行排尿提示(证据质量"非常低",推荐强度"有条件的")。排尿提示是指让老年人通过请求他人帮助来完成排尿,需要照护者的积极鼓励。它是一种老年人主动参与治疗的个性化干预措施。证据显示,排尿提示明显减少了老年人 24 h 内尿失禁的次数。

《指南》建议对存在尿失禁问题的老年妇女行PFMT,可以进行单独或联合膀胱训练,并配合自我监测(证据质量"中等",推荐强度"强")。

女性尿失禁很常见,约 75% 的老年妇女会经历不同程度的尿失禁。尿失禁分为急迫性尿失禁、压力性尿失禁和混合性尿失禁。女性往往由于妊娠、分娩等原因,造成盆底肌受损,导致盆底肌功能障碍性疾病,其中最常见的是压力性尿失禁。PFMT 可加强肌肉控制尿道闭合的能力,常用于治疗压力性尿失禁和急迫性尿失禁。PFMT 要求尿道、肛门和会阴部肌肉进行重复、高强度的收缩锻炼,持续时间要尽量长。训练一般要求每组包含 10 次肌肉收缩、每 3 组为 1 次(每组之间应有充分的肌肉放松)、每周进行 2～3 次。PFMT 联合膀胱训练效果更好。膀胱训练是指让老年人遵守严格的排尿时间表,可以先从每 2 h 排尿 1 次开始,之后每次排尿的时间间隔逐渐延长,以改善膀胱控制能力,训练时间至少 6 周。

(2)跌倒风险的护理:在老年人中,跌倒是意外伤害最主要的原因。65 岁以上社区老年人中约 1/3 每年会发生跌倒事件,近 50% 的老年人经常跌倒。在 60 岁以后,每增加 5 岁,致死性跌倒的发生率会大幅度增长。跌倒是由外在和内在因素共同造成的:外在因素包括环境因素、社会因素等;内在因素包括生理、心理、病理、药物等。《指南》也分别从这几个方面提出了建议。

1)建议对有跌倒风险的老年人进行药物评估,并停用不必要或有害的药物(证据质量"低",推荐强度"有条件的")。

药物因素是导致老年人跌倒的主要原因。很

多药物可以影响人的意识、精神、视觉、步态、平衡等,从而导致跌倒。一系列循证研究结果显示,与跌倒发生显著相关的药物包括抗精神病药、抗癫痫药、苯二氮䓬类药物、髓袢利尿药、强心苷类(洋地黄、地高辛)及阿片类药物。此外,多重用药是跌倒的主要风险之一。因此,需定期让专业人员对老年人的用药重新评估,尽量减少个人用药的数量和剂量,尤其是精神类药物。

2)建议有跌倒风险的老年人进行多种方式的锻炼,如平衡、力量、灵活性及功能训练等(证据质量"中等",推荐强度"强")。

随着年龄增长,肌肉质量和力量下降与跌倒之间存在强相关。多种方式指将 2 种及以上运动方式组合在一起,即综合有氧运动、力量训练、平衡训练、协调能力训练、灵敏性训练等。

3)建议对有跌倒风险老年人的住所进行老化改造,消除可能导致其跌倒的环境隐患(证据质量"中等",推荐强度"强")。

居家养老在个人及社会层面上均可节省成本、降低花费、减少养老资源消耗,老年人也更愿意在自己熟悉的环境中养老,因此,居家养老在各国均成为最主要的养老模式。居家养老的先决条件是有适宜老年人居住的生活环境。不良环境是引起老年人跌倒的重要危险因素。《指南》提出,经过充分的培训,非专科卫生保健人员也可为有跌倒风险的老年人提供住所隐患评估,以此降低成本。

4)建议采取多因素干预措施,在评估后采取有针对性的干预,降低老年人跌倒的风险(证据质量"低",推荐强度"有条件的")。

多因素干预指对可干预的跌倒危险因素进行初始评估,并针对评估结果为老年人制订干预措施,通常由多学科团队实施,能够有效降低跌倒发生率。综合评估可包括以下项目:跌倒史、步态、平衡、行动能力和肌力、骨质疏松、害怕跌倒、视力、认知功能、神经学检查、尿失禁、居家环境风险、心血管疾病、药物评估等。评估后由不同的专业人员进行干预,包括护士、临床医师、物理治疗师、运动指导师、职业治疗师、营养师等。根据初始评估结果不同,干预措施也有所不同,包括小组或个人锻炼、心理干预(认知行为疗法)、营养疗法、教育、用药管理、尿失禁管理、改造环境、物理

或职业治疗、社会或社区服务及转诊给专科医师(如眼科医师、神经科医师或心脏科医师)等。

3. **照护人员支持** 《指南》建议向需要照护老年人的家庭成员和其他非正式照护人员提供心理干预、培训及支持,特别适用照护需求复杂、照护人员压力较大的情况(证据质量"中等",推荐强度"强")。

国外研究表明,非正式照护在老年人长期照护中一直占有极其重要的地位。在欧洲,非正式照护者在长期照护中的贡献超过了 3/4,非正式照护人员至少是正式照护人员的 2 倍。在我国,家庭等非正式照护是老年人长期照护的首要选择。

《指南》建议要肯定非正式照护者的重要作用,避免权利和义务不对等的情况,特别是为重度失能失智老人提供照护的家庭成员。《指南》提到心理干预、居家喘息式照护、照护知识及技能培训等。有研究证实,大多数照护者特别是失能老人的照护者往往因社会活动的限制、失眠、心理不适感、绝望、压力、生理问题、工作和职业领域的困惑、情感的混乱(焦虑、抑郁)、空闲时间的减少等原因而造成心理健康失调,从而直接导致照护者和被照护者生活质量的恶化。研究显示,37.5%的非正式照护者有显著的抑郁症状,48.8% 的照护者对生活不满意。喘息服务是指将居家照护的老年人接到"喘息服务"机构,或由专业照护人员入户照护老人,从而给照护者预留"喘息"时间,防止其产生不良身心反应的一种服务方式。喘息服务给照护者提供了一个放松身心、缓解压力的机会。除以上措施,给照护者提供照护知识和技能培训也是有必要的,例如,指导他们如何将老年人安全地从椅子上转移到床上,或者如何帮助老年人洗澡等。由于非正式照护者普遍缺乏专业照护技能,繁重的照护压力往往给他们造成生理和心理上的严重影响,而且有研究显示失能老人的照护质量与其生活质量呈正相关,因此,照护技能的缺乏不仅增加了照护者自身的照护压力,同时也降低了老年人的生活质量。在实际工作中,可以社区作为照护者技能培训的平台,利用线上、线下等多种形式,对照护者提供技能培训和支持,解决照护过程中的困难,以此减轻他们的压力,增加他们的归属感。

【文献评述】

《指南》所提出的建议需要一种以老年人为中心、综合的方式来实施。所有的措施都要建立在对老年人综合评估的基础之上,评估内容包括内在能力、可能会影响内在能力的相关疾病、损伤、行为、风险及所处的环境等。这些评估不仅包括传统的病史采集和体格检查,还包括对老年人自我健康、自我管理的价值、优先选项及偏好的深入分析,根据他们的个人需求和偏好来制订方案。只有当所有服务和提供者都朝着共同目标努力时,才能实现综合照护。另外,要建立强有力的转诊、监测和支持系统,对老年人进行定期和持续的随访,及时发现并发症和功能改变,从而预防紧急情况。特别是在老年人疾病状况、治疗计划和社会角色发生重大变化时,随访和支持显得尤为重要,同时也要加强社区参与和照护人员支持。在人口老龄化的全球大背景下,如何做到健康老龄化关系到老年人的生存质量。年老并不一定意味着健康状况不良,老年人面临的许多健康问题都与慢性疾病有关,大多数慢性疾病可以通过科学的干预措施来预防或延缓其发生及进展。即使是衰弱老人,良好的支持也可以保证他们有尊严地生活,并继续实现自我价值。因此,《指南》的发布十分重要。《指南》以证据为基础,极具实用性,可以此为理论依据,指导从业者对老年人开展综合评估、个体化分类,管理老年人生理和心理功能下降的全过程,使老年人真正获益。

(杨云梅)

参 考 文 献

Barratt J,Vellas B,Beard J. WHO clinical guidlines on intergated care for older people. Innovation in Aging,2017,suppl 1:1.

第 84 章

《美国老年人旅行相关疾病预防指南》解读

【文献题目】 老年人旅行相关疾病预防指南
（Guidelines for the prevention of travel-associated illness in older adults）

【文献作者】 Lee TK，Hutter JN，Masel J，et al

【文献来源】 Trop Dis Travel Med Vaccines，2017，3：10

【文献解读】

◆ 背景介绍

据美国商务部的统计数据，2015 年约 7300 万美国人进行了国际旅行。在近年的美国国际旅行者中老年人占 5%～10%。我国国家统计局的数据显示，截至 2018 年底，中国 60 岁及以上老年人口约 2.49 亿，占总人口的 17.9%，65 岁及以上人口约 1.67 亿，占总人口的 11.9%。中国已成为世界上老年人口最多的国家，也是人口老龄化发展速度较快的国家之一。随着我国人口老龄化的进程加速和经济发展水平的提升，已退休或临近退休的老年人已成为国际旅行者的重要组成部分。

衰老的过程往往会给老年人带来一些生理上的变化，增加一些潜在医学疾患的发病率，使老年旅行者罹患常见旅行相关疾病的风险增高。例如，身体组织器官、听力、视力等随着衰老的自然变化会导致老年旅行者更容易跌倒。衰老过程中器官功能储备的下降和内环境的失调可导致老年人旅行中出现高原病、心肌损伤及脱水的风险增加。免疫衰老使免疫系统的抗原提呈能力和抗原应答能力下降，导致老年人接种疫苗后免疫效果相对较差，罹患疫苗可预防性感染性疾病的风险增加。因此，在旅行前对老年人进行必要的健康

咨询，采取相应措施预防旅行相关疾病，会使老年旅行者从中获益，行程更加安全。鉴于我国老年人旅行需求不断增加，特对 2017 年美国《老年人旅行相关疾病预防指南》（下文简称《指南》）的主要内容进行解读，以供老年人在实施旅行计划时参考。《指南》适用于准备实施旅行计划的老年人。

◆ 文献要点

《指南》采用 GRADE 系统进行推荐强度和证据质量的分级。推荐强度分为"强"和"有条件的"；证据质量分为"高质量""中等质量""低质量"和"非常低质量"。

1. 旅行前咨询和并存病评估

（1）旅行前咨询：计划进行海外旅行的老年人必须在旅行前与一位熟悉旅行医学的医师见面，让医师对其进行风险评估和指导（推荐强度"强"，证据质量"中等"）。随着年龄增长，老年人在旅行前需要考虑或咨询一些问题，如原先存在的健康问题、免疫力的下降、接种疫苗的反应性和风险、可能发生的认知功能改变，以及治疗多种常见慢性疾病药物相互作用。

（2）心血管疾病的评估：患有冠心病的老年人必须在旅行前评估急性的或近期的心脏诊断（推荐强度"强"，质量证据"中等"）。在老年旅行者中，心血管疾病是最常见的死亡原因。飞机上发生的心血管事件是飞机飞行和航班改道中发生医疗意外的常见原因，其中冠心病的加重是主要原因之一。因此，临床医师必须考虑与航空旅行相关的生理问题，如低压性低氧血症可能加重心血管疾病。《指南》建议老年人在出行前仔细阅读国

际航空运输协会已发表的对各种心血管疾病患者的限制条款。

（3）肺部疾病的评估：有慢性肺部基础疾病（如慢性阻塞性肺疾病）或急性肺病（如肺炎）的老年患者必须提前与临床医师讨论旅行计划是否会导致病情加重，如果在飞行过程中需要航班提供额外的氧气，必须提前与航空公司联系（推荐强度"强"，质量证据"中等"）。随着航空旅行高度的上升，动脉血氧分压的下降将导致老年人出现低气压性低氧血症，这可能会加重本身有基础肺部疾病老年旅行者的病情。对于在飞行中可能需要吸氧的老年人，应该与医疗服务人员合作，提前联系航空公司进行协调。

（4）血栓栓塞性疾病的评估：发生静脉血栓栓塞（venous thromboembolism，VTE）高风险的老年患者如果旅程超过 3h，必须考虑穿戴合适的紧身弹力袜，或者在行程前一天和到达后一天皮下注射依诺肝素（推荐强度"强"，质量证据"中等"）。与长时间旅行相关的血流淤滞是导致 VTE 的重要因素。高龄、恶性肿瘤以及近期有外科手术和既往血栓病史者都是发生 VTE 的高危人群。

2. 旅行前的疫苗接种　临床医师认识到随着年龄增长，免疫系统也会发生一些特征性的改变，即所谓的"免疫衰老"，它可能导致疫苗保护效能的下降及保护时间的缩短。但大多数疫苗没有替代方案来弥补免疫衰老。因此，《指南》建议老年旅行者进行必要的非旅行相关的疫苗接种（如季节性流感疫苗、肺炎链球菌肺炎疫苗等），并根据旅行目的地的常见流行疾病有针对性地接种疫苗（如黄热病、甲型肝炎、乙型肝炎、狂犬病、伤寒、脊髓灰质炎、日本脑炎等）。

（1）非旅行相关的免疫接种：确保老年旅行者获得最新的非旅行相关免疫接种，包括肺炎链球菌肺炎疫苗（Pneumovax® 和 Prevnar 13®）、破伤风疫苗、白喉伴无细胞性百日咳疫苗（Tdap）、带状疱疹减毒活疫苗（Zostavax®）及季节性流感疫苗（推荐强度"强"，质量证据"高"）等。

美国免疫实践咨询委员会推荐 65 岁以上的老年人常规接种季节性流感疫苗、Tdap、Prevnar 13®、Pneumovax® 和 Zostavax® 5 种疫苗。由于流感是旅行者最常遇到的临床情况，接种疫苗可预防感染，因此，需重视老年人旅行前的疫苗接

种。一项荟萃分析显示，无论疫苗与流行病毒株是否匹配，接种流感疫苗对局部或广泛暴发的流感均有预防作用。接种流感疫苗还可降低老年人流感相关并发症的发生率，减少流感相关住院及死亡。考虑到飞机座位拥挤，旅行中感染流感的风险很高，洗手的机会又有限，加之流感疫苗的低成本和良好的安全性，在老年旅行者中接种流感疫苗是必要的。然而，由于流感疫苗对部分老年人的预防作用有限，如果前往流感活动地区，老年旅行者自备奥司他韦、扎那米韦等药物也是合理的措施。奥司他韦、扎那米韦、帕拉米韦等神经氨酸酶抑制剂是甲型和乙型流感的有效治疗药物，早期尤其是发病 48 h 之内应用抗流感病毒药物能显著降低流感重症发生率和死亡。但药物预防不能代替疫苗接种，这些抗病毒药物只能在医师指导下作为没有接种疫苗或接种疫苗后尚未获得免疫能力的重症流感高危人群紧急情况下的预防措施。此外，目前对老年旅行者中肺炎链球菌、带状疱疹、破伤风、百日咳、白喉、麻疹、腮腺炎及风疹等病原体感染或发病率的研究数据相对较少，同时由于这些疫苗费用较高、可及性较差，在我国按美国指南推荐老年旅行者常规接种前文所述的 5 种疫苗并不可行。

我国一项对 1998—2008 年流感疫苗效果研究的 meta 分析发现，针对老年人的队列研究，流感疫苗对 ≥60 岁老年人的流感样疾病的预防效果为 53%。国内现已批准上市的流感疫苗有三价灭活流感疫苗（IIV3）和四价灭活流感疫苗（IIV4）。每年接种流感疫苗是预防流感最有效的措施，高危人群的预防接种是防控重点。2019 年 7 月，健康中国行动推进委员会制定并发布了《健康中国行动（2019—2030 年）》，其中在"慢性呼吸系统疾病防治行动"中建议慢性呼吸系统疾病患者及老年人等高危人群主动接种流感疫苗和肺炎链球菌疫苗。

（2）旅行相关的免疫接种：根据旅行目的地是否为相关疾病的流行区域选择性接种必要的疫苗，包括黄热病、甲型肝炎、乙型肝炎、狂犬病、伤寒、脑膜炎、脊髓灰质炎、日本脑炎等。

1）黄热病：黄热病疫苗只应考虑用于前往流行地区的老年旅行者和需要免疫接种证明才能旅行的个体。在接种疫苗之前，临床医师应考虑旅

行者的个人情况来权衡风险和获益（推荐强度"强"，质量证据"高"）。

　　黄热病减毒疫苗对几乎所有的接种者都高度有效，97%～100%的接种者都能产生中和抗体，不良反应罕见，但可能会很严重，老年接种者的风险也由此升高。2012 年的一项综述显示，死于黄热病疫苗相关的嗜内脏性疾病（YEL-AVD）的旅行者甚至多于黄热病本身。因此，在建议老年旅行者接种疫苗之前，应谨慎权衡相关因素，包括目的地黄热病传播强度、旅行时间、接触蚊子的可能性及未来前往流行地区的旅行计划等。当判断风险大于接种疫苗的益处时，应签发医疗豁免书。

　　2）甲型肝炎：老年旅行者应接种 2 剂甲肝疫苗（推荐强度"强"，质量证据"高"）。甲型肝炎是世界范围内的健康问题，仅次于流感，是第二位常见的可通过接种疫苗预防的旅行相关传染病。甲型肝炎在儿童中引起的症状往往较轻微，但在未接种疫苗的成年人中可引起严重后果，在老年人中发病率和死亡率更高。证据显示，甲型肝炎疫苗可在儿童和成年人中产生强大的免疫反应。D'Acremont 等比较了 18～45 岁受试者与 50 岁以上人群的免疫反应，结果显示，在首次接种疫苗后，较年轻和较年长受试者的血清保护率分别为 100% 和 65%，在增强接种后分别为 100% 和 97%。该数据表明，在免疫衰老的情况下，只要老年患者接受 2 剂，甲肝疫苗在该群体中还是一种非常有效的疫苗。

　　3）伤寒：前往流行地区的旅行者应考虑接种纯化 Vi 多糖肠外疫苗或口服减毒活疫苗预防伤寒（推荐强度"强"，质量证据"中等"）。前往印度次大陆的旅行者发病率最高。虽然该疫苗没有专门针对老年患者进行研究，但据报道，在英国和美国的研究中，该疫苗对海外旅行者的有效性分别为 65% 和 80%。因此，为前往伤寒流行地区的旅行者接种疫苗至少能提供一定程度的预防保护。

　　4）脑膜炎球菌：前往脑膜炎奈瑟菌流行地区（如麦加）的老年旅行者需考虑或必须接种脑膜炎球菌疫苗（推荐强度"强"，质量证据"非常低"）。流行性脑脊髓膜炎（简称"流脑"）是由脑膜炎奈瑟菌引起的急性化脓性脑膜炎，具有发病急、进展快、传染性强、隐性感染率高及病死率高等特点。对于前往高风险地区（如非洲）的旅行者，特别是

前往麦加朝圣的旅行者，建议进行预防性疫苗接种。美国疾病预防控制中心建议年龄≥56 岁、计划前往脑膜炎奈瑟菌流行地区的人使用脑膜炎球菌多糖结合疫苗（MPCV）。目前中国上市的脑膜炎球菌疫苗包括脑膜炎球菌多糖疫苗（MPV）、MPCV 和含 MPCV 的联合疫苗。2019 年中华预防医学会《中国脑膜炎球菌疫苗预防接种专家共识》建议，旅行者若到流脑流行区或流脑正在暴发的地区旅行、工作或居住，出发前应接种脑膜炎球菌疫苗。

　　5）日本脑炎：前往流行地区的老年人必须接种日本脑炎疫苗（推荐强度"强"，质量证据"中等"）。日本脑炎病毒感染是东亚和东南亚病毒性脑炎的最重要原因，影响约 25 个亚洲国家，主要发生于儿童，但随着自然免疫力的减弱也多见于老年人。2009 年，一种细胞培养来源的灭活疫苗（Ixario）被批准用于 >17 岁成人的日本脑炎预防，与小鼠脑源灭活疫苗（JE-vax）相比，该疫苗的不良反应要小得多。Cramer 等完成的一项开放标签、多中心研究表明，Ixario 在一组年龄 64～83 岁的患者中具有良好的耐受性，并且在第 2 次给药 42 天后具有 65% 的血清保护率。

　　3. 特定的旅行相关话题

　　（1）旅行者腹泻：需提前为严重腹泻老年旅行者的治疗做准备（推荐强度"强"，质量证据"高"）。2017 年，Riddle 等发布的《旅行者腹泻防治指南》建议在严重的腹泻旅行者病例中使用抗生素。虽然该指南并不是针对特定年龄的人群而制定，但它适用于老年人群。需要注意的是，老年人须慎用氟喹诺酮类抗生素。

　　（2）疟疾预防：确保老年旅行者得到良好的行前教育，能了解坚持个人防护措施的重要性，能知晓在疟疾流行地区旅行后如果出现发热，应尽早接受治疗和护理（推荐强度"强"，质量证据"高"）。有研究发现，与返回英国的年轻旅行者相比，年长旅行者（50 岁以上）死于疟疾的可能性几乎高出 10 倍。因此，建议老年旅行者前往疟疾流行区域时采取避免虫媒的个人防护措施（如在皮肤上使用避蚊胺、在衣服上使用氯菊酯等）。治疗疟疾的药物包括多西环素、甲氟喹、氯喹和阿托伐醌，这些药物在老年旅行者中耐受性良好。

　　（3）时差反应：如成年旅行者的旅程超过 5 个

时区,建议在出发前2天和到达目的地后的前3天在就寝时间段服用褪黑素,以助于缩短时差反应的持续时间,在老年人中其安全性优于唑吡坦或地西泮(推荐强度"强",质量证据"低")。需要强调的是,老年人服用这类调节睡眠的药物需在医师指导下选择合适的种类和剂量,避免出现嗜睡、跌倒等不良事件。

(4)海拔与高原病:当前往海拔超过2500 m的地区时,老年旅行者必须提前接受高原病相关的知识教育,并由医师开具乙酰唑胺进行预防,但需避免同时使用高剂量((每天325 mg))阿司匹林(推荐强度"强",质量证据"中等")。特别是对有心脑血管疾病的老年人,要做好旅行评估和防范措施。

(5)旅行保险:建议老年患者了解他们的医疗保险政策及海外保险覆盖范围,并考虑在旅行前购买旅行保险,因为许多美国国内保险政策不包括国际航空医疗服务(推荐强度"有条件的",质量证据"低")。

【文献评述】

《指南》结合循证医学证据和文献回顾,针对老年人准备国际旅行时的广泛考虑,作出了较为全面的建议和证据总结,对于我国老年人旅行相关疾病的预防同样具有十分重要的参考价值。在解读其内容时,笔者加入了我国目前的相关情况介绍,以便读者通过对比来加深了解。《指南》也存在一定的局限性:①在旅行医学领域,特别是与老年旅行者群体相关的实践领域,当前严格的循证医学证据较少,因此,《指南》中的不少建议推荐级别较低,证据质量较差,仍有待进一步开展大样本随机对照研究来证实。②《指南》中的一些建议,包括疫苗接种和旅行相关疾病防治药物的选择主要基于美国的现实情况,不一定完全适合其他国家和地区,每个国家应根据各自的国情和疫苗/药物的可及性做出合理的推荐。③目前对旅行相关疾病的基础研究相对较少,如老年人接种某旅行相关疫苗时,"免疫衰老"对疫苗疗效的实际影响和基础机制,不同年龄老年人或高龄老人的腹泻、疟疾、时差反应、高原病的发生率及具体差异也尚不清楚,这些都有待进一步研究和探索。④老年旅行者常有高血压、糖尿病、慢性肝病、慢性肾脏病等多种慢性疾病共存的情况,设计丰富的适老性出游方式和旅行产品对老年人健康和安全极为重要,但目前与老年人旅行相关的风险评估规范或长效管理机构尚需建立和完善。⑤随着生活水平的提高和人均寿命的延长,老年人的旅行意愿和付诸行动日渐强烈,因此,需要在全社会开展旅行相关卫生宣教、法律普及、科学引导及健康服务等活动,使老年人具备自我防护意识和自我管理能力,开心、快乐地享受晚年生活。

(王朝晖　苏冠华)

参 考 文 献

[1] Lee TK, Hutter JN, Masel J, et al. Guidelines for the prevention of travel-associated illness in older adults. Trop Dis Travel Med Vaccines, 2017, 3:10.

[2] 国家免疫规划技术工作组流感疫苗工作组. 中国流感疫苗预防接种技术指南(2019-2020). 中华流行病学杂志, 2019, 40(11):1333-1349.

[3] D' Acremont V, Herzog C, Genton B. Immunogenicity and safety of a virosomal hepatitis A vaccine (Epaxal) in the elderly. J Travel Med, 2006, 13(2): 78-83.

[4] 中华预防医学会. 中国脑膜炎球菌疫苗预防接种专家共识. 中华流行病学杂志, 2019, 40(2):123-128.

[5] Cramer JP, Dubischar K, Eder S, et al. Immunogenicity and safety of the inactivated Japanese encephalitis vaccine IXIARO® in elderly subjects: Open-label, uncontrolled, multi-center, phase 4 study. Vaccine, 2016, 34(38):4579-4585.

[6] Riddle MS, Connor BA, Beeching NJ, et al. Guidelines for the prevention and treatment of travelers' diarrhea: a graded expert panel report. J Travel Med, 2017, 24(suppl_1):57-74.

第2篇

老年患者围手术期管理

第 85 章

《美国促进恢复学会关于术后谵妄预防的围手术期质量改进倡议共识》解读

【文献题目】 美国促进恢复学会关于术后谵妄预防的围手术期质量改进倡议共识（American Society for Enhanced Recovery and Perioperative Quality Initiative Joint Consensus Statement on Postoperative Delirium Prevention）

【文献作者】 Hughes CG，Boncyk CS，Culley DJ，et al

【文献来源】 Anesth Analg，2020，130（6）：1572-1590

【文献解读】

◆ 背景介绍

术后谵妄在老年患者中非常常见。2015 年以来，美国老年医学会、欧洲麻醉学会及中华医学会老年医学分会等均推出了相关的指南和共识，并提出相应的解决方案。2020 年美国促进恢复学会（American Society for Enhanced Recovery，ASER）及围手术期质量改进倡议会（Perioperative Quality Initiative，POQI）对相关文献研究进行追踪、复习及循证评价，共同制定了《美国促进恢复学会关于术后谵妄预防的围手术期质量改进倡议共识》（下文简称《共识》）。基于术后谵妄对老年患者治疗结局的巨大风险，《共识》编写者期望能为临床实践提供最新的循证资料，并通过改变策略降低术后谵妄风险和潜在威胁，达到最终改善预后的目的。

术后谵妄是一种发生在麻醉和手术后的老年综合征，表现为精神状态的急性改变，可涉及认知和注意力的改变及意识水平的波动。谵妄在大手术后发生率为 10％～50％，重症监护病房（intensive care unit，ICU）中发生率为 80％。

术后谵妄者更容易出现功能衰退、日常活动的依赖及术后认知功能障碍，如不对其进行常规筛查，这些症状极易被忽视，从而让患者失去早期诊断和干预的机会，进而导致住院时间增加，护理费用升高，加重再住院率。

虽然术后谵妄常见于老年人群，但《共识》并没有限定应用人群年龄，可将其内容应用于所有年龄层患者的围手术期评估及干预。

◆ 文献要点

1. 对存在术后谵妄风险患者的检出与告知

（1）《共识》推荐医院和卫生系统制订相应程序，以减少术后谵妄的发生率和不良预后，程序应基于多学科文献检索和质量评估来制订，并不断更新（推荐强度"强"，证据级别"D"）。

如前所述，鉴于术后谵妄发生率高以及存在不良临床结局和高昂费用，所有相关学科均应参加这一多学科的质量改进，以最大限度地识别高风险患者；进程应采用以患者为中心的护理途径，对其进行常规筛查；质量改进过程的实施应被持续评估。研究揭示，相当部分的谵妄是可以预防的（部分高达 40％）。

（2）《共识》建议由医疗团队进行术后谵妄高风险患者的识别（推荐强度"强"，证据级别"C"）。

虽然理论上来看，所有有效的谵妄预防策略在整个围手术期都可提供给每位老年患者，但由于资源限制,此方法可行性不高,因此,在制订预防谵妄的护理计划及进行优化资源配置时,对高风险患者的识别显得尤为重要。

目前的量表包含了部分前置性危险因素(表85-1),但认知功能障碍、功能受损、衰弱表型及营养不良往往没有被常规纳入识别策略中,这样可能会错失最优化处理患者的机会,并且增加患者的潜在风险。术后谵妄的风险也受到手术类型、药物暴露等因素的影响,常见的可逆性危险因素见表85-2。目前尚无证据支持谵妄和前述危险因素之间存在因果关系。血压、血糖及术中缺氧提高了谵妄风险,但能否成为干预靶点尚待观察。

表85-1 术后谵妄的前置性危险因素

基本状况	神经心理系统	心血管系统	呼吸系统	代谢/消化系统	肾脏/血液系统
增龄	认知功能受损	高血压	慢性阻塞性肺疾病	糖尿病	慢性肾脏病
共病	痴呆	心力衰竭	吸烟	营养不良	生化结果异常
重病	器质性疾病	缺血性心肌病	—	低蛋白血症	围手术期贫血
酒精及药物滥用	中风病史	—	—	低体重	—
储备功能低或脆弱	抑郁	—	—	—	—
失能	有限的认知能力	—	—	—	—
居住于养老机构	谵妄病史	—	—	—	—

注:—. 无项目。

表85-2 术后谵妄的可逆性危险因素

术中	术后	药物暴露
手术复杂性	贫血	苯二氮䓬类药物
手术入路	疼痛	苯海拉明
手术时长	睡眠障碍	东莨菪碱
心肺旁路	肾功能不全	氯胺酮
输液	心房颤动	哌替啶
血压	感染	吗啡
血糖控制	缺氧	唑吡坦
镇静深度	机械通气	抗组胺药

(3)《共识》建议医师告知术后谵妄高风险者可能出现的风险(推荐强度"弱",证据级别"D")。

《共识》指出,考虑到法律后果和谵妄对患者潜在的长期影响,医师应当与患者及家属讨论术后谵妄的风险。此外,通过对谵妄风险的讨论,可增加患者及家属对护理计划的理解和参与,减少发生谵妄时的痛苦,还能对出院计划的制订提供额外信息。

2. 术后谵妄的评估 《共识》推荐医院和卫生系统制订相应的专门程序以评估老年高危患者术后谵妄风险(推荐强度"强",证据级别"C")。

《共识》建议医疗机构制订和实施包括谵妄评估在内的一系列经过验证的日常围手术期评估流程,缺少此类流程往往导致医护人员无法识别谵妄。谵妄诊断的"金标准"需要精神病学家使用诊断和统计手册进行正式评估,在实际工作中往往受制于时间和资源,因而评估工具(表85-3)可能是更合理的选择。《共识》对评估未作出具体推荐,ICU 谵妄评估方法(confusion assessment method for the ICU,CAM-ICU)和护理谵妄筛查量表(nursing delirium screening scale,Nu-DE-SC)是目前应用较广、较简短的评估量表,其敏感性受到一定因素的影响。

表85-3 常用谵妄评估工具

评估工具	敏感性	特异性
意识模糊评估法	43%～100%	90%～98%
ICU 谵妄评估方法	28%～100%	89%～100%
护理谵妄筛查量表-98	29%～95%	69%～90%
NEECHAM 意识模糊量表	87%～95%	78%～95%
重症监护谵妄筛查清单	74%～99%	64%～82%

注:ICU. 重症监护病房。

3. 减少术后谵妄的策略

(1)《共识》建议使用综合非药物干预技术来预防老年高危患者术后谵妄(推荐强度"强",证据级别"B")。

不少证据支持综合非药物谵妄预防方案可减少术后谵妄发生,不会造成患者损伤。实施该类综合预案可减少谵妄发生,缩短住院时间,提升患者满意度,降低医院成本。有效减少谵妄的措施有疼痛管理、定向沟通、药物审核、增强睡眠、营养支持、恢复使用听觉和视觉辅助设备等,这些措施需要针对具体医院、不同手术方式及不同患者进行调整。简化版的干预措施(仅包含增强适应、营养支持及早期活动)亦被证明可以改善腹部手术或骨科手术患者谵妄的严重程度和持续时间。证据支持减少束缚措施可减少老年髋部骨折术后谵妄,是否适用于其他手术类型还尚待证实。此外,老年科会诊也是综合干预的组成部分。设立专门的医疗单元似乎对减少谵妄无效。

(2)《共识》建议对老年高危外科患者尽量减少使用会增加术后谵妄风险的药物(推荐程度"强",证据级别"C")。

《共识》指出,老年高危外科患者的药物数量以及精神药物的使用都与谵妄有关。多重用药往往导致药物间相互作用,进而产生中枢神经系统损伤效应,《共识》强烈建议老年人尽量减少药物使用。与术后谵妄高度相关的药物有抗胆碱能药物(包括苯海拉明)和苯二氮䓬类药物。在阿片类药物中,哌替啶与术后谵妄有关,应避免使用,而其他阿片类药物似乎与谵妄关系不大,低于麻醉剂量的氯胺酮可引发精神症状,增加术后谵妄风险。然而围手术期医疗活动中常无法完全避免患者使用上述药物,因此,只能尽可能地限制这些药物的使用。尽管目前还缺少关于围手术期避免使用这些药物(ICU 中使用苯二氮䓬类药物除外)可减少谵妄的前瞻性数据,但限制此类药物的使用应当没有什么风险。

围手术期患者应在医疗点与阶段转换前调整药物,这对转出 ICU 的患者尤其重要,对大多数老年患者而言,药物不合理使用多始于 ICU,并在院内或院外持续。

(3)《共识》提出目前尚不能确定在全麻过程中老年高危外科患者使用脑电图监测可以减少术后谵妄风险(推荐程度"无",证据级别"无")。

大型研究、系统回顾及 meta 分析均提示,常规脑电图可以减少实施全麻的择期大手术或心胸外科手术患者的术后谵妄。这些研究表明,在接受普通脑电图检查的老年患者中使用经过处理的脑电图斜视可能会降低术后谵妄风险。鉴于研究设计的差异和麻醉深度对术后谵妄的影响,这一发现的机制尚不清楚。然而,一项大型但设计欠佳的研究提示,使用处理后的脑电图引导麻醉管理并未降低老年患者(≥60 岁)心脏和非心脏大手术后谵妄的发生率或持续时间。因此,使用处理后的脑电图是否有助于预防更脆弱的老年患者或其他人群的术后谵妄,仍需要进一步研究来确定。但部分 POQI 参与者认为,由于前述大型试验设计和数据处理存在瑕疵,目前仍有足够的证据支持在全麻高危老年手术患者中使用脑电图监测来降低术后谵妄的风险。

目前的发现表明,脑电图的使用可以避免深度麻醉,特别是避免暴发抑制。术中暴发抑制与术后谵妄增加有关,但前述大型试验中避免暴发抑制(其次是避免过度镇静)的减少并未带来术后谵妄的减少。目前尚不清楚脑电图抑制是一种可改变的因素,还是仅能提示患者先前存在的脆弱性。

(4)《共识》认为目前尚不能确定特定的麻醉药或麻醉剂量可减少术后谵妄风险(推荐程度"无",证据级别"无")。

《共识》指出,研究尚不支持使用特定的麻醉药来减少术后谵妄的发展。接受静脉注射异丙酚与吸入七氟醚或地氟醚的术后谵妄率相近。此外,吸入氙气或 N_2O 对老年外科患者术后谵妄的发生率没有影响。

麻醉深度可能是减少术后谵妄的靶点,但使用脑电图监测来调控麻醉深度的试验和仅监测脑电图的对照试验,并未全部得到理想结果。在神经轴的麻醉与之类似,较轻的镇静深度(无论有无脑电监护)与较重的镇静深度相比,并未全部显示出更低的谵妄发生率。

(5)《共识》认为目前尚不能确定局部/近端阻滞作为主要麻醉技术可降低术后谵妄风险(推荐程度"无",证据级别"无")。

几项大型研究和系统评价分析了以下肢骨折手术为主的手术中,采用神经轴阻滞替代全麻作为主要麻醉技术对术后谵妄发生率的影响。部分研究提示,即使是认知障碍患者,全麻也并未带来谵妄风险的增加。另一项回顾性研究则提示,神经轴麻醉术后谵妄率较低。以上结果可能并不适用于其他外科手术,因此,研究人员对局部/近端阻滞麻醉的谵妄预防作用尚无法做出定论。

(6)《共识》建议优化术后疼痛管理,以降低术后谵妄风险(推荐程度"弱",证据级别"C")。

术后疼痛控制不佳与谵妄之间的关系已被证实,恰当的疼痛控制是预防谵妄的重要组分。虽然目前研究对于阿片类药物使用与发生谵妄之间的关系尚未达成一致,但阿片类药物一直是术后控制疼痛的支柱,其致幻作用及其他不良反应限制了高危患者的应用。美国老年医学会提倡多模式药物治疗和区域神经阻滞技术来加强疼痛管理和减少阿片类药物的使用,有助于防止术后谵妄。

在骨科和结肠手术后患者的疼痛控制中,有效使用局部技术可在减少阿片类处方的同时减少谵妄的发生。关节置换围手术期使用帕瑞昔布,以及心脏术后使用对乙酰氨基酚能减少阿片类药物消耗及谵妄发生率。然而,加巴喷丁、氯胺酮及局部镇痛用于其他术后患者,虽然能减少阿片类药物的使用,却不能减少谵妄的发生,另外,氯胺酮反而可能增加精神症状及术后谵妄风险。

(7)《共识》认为目前尚不能确定使用预防性药物可降低术后谵妄风险(推荐程度"无",证据级别"无")。

POQI审核了包括抗精神病药物、镇静药、镇痛药、类固醇及其他类型药物的谵妄预防试验。《共识》指出,由于研究规模和质量有限,尚不能确定预防性使用抗精神病药物的效果。一项纳入7项研究的meta分析发现,相较于安慰剂或不干预措施,抗精神病药物的使用对谵妄发生率没有显著影响,在ICU患者中进行的预防性氟哌啶醇的研究未发现外科和创伤亚组的谵妄结果有差异。预防性使用抗精神病药物的潜在危害包括镇静、锥体外系症状、直立性低血压及心律失常。

预防性使用镇静药或镇痛药的研究涵盖了右美托咪定、氯胺酮和加巴喷丁。预防性右美托咪定输注(而非用于镇静作用),在一些亚组和某些给药模式下对预防谵妄有一定好处,但在其他模式下对术后谵妄无益。术中弹丸式注射氯胺酮并未显示其可以减少术后谵妄,其余术中、术后使用氯胺酮的研究,也无法支持其预防谵妄的结论。此外,氯胺酮具有潜在危害,包括术后幻觉和噩

梦。围手术期加巴喷丁给药在骨科和脊柱试验中没有起到谵妄预防作用。帕瑞昔布和对乙酰氨基酚在单一试验中已经被证实可以减少谵妄。

目前的证据不支持使用类固醇和他汀类药物预防术后谵妄。少量可信度不高的研究提示,褪黑素和利瓦西明有谵妄预防作用。

(8)《共识》建议ICU医疗计划应包含使用右美托咪定镇静的内容,以减少术后机械通气患者的谵妄风险(推荐程度"强",证据级别"B")。

《共识》指出ICU是医院成功预防谵妄的关键科室。更深的镇静水平与谵妄风险增加有关,而改善唤醒和降低镇静程度为目标的整体方案可降低谵妄发生率。不少随机对照研究显示,与氯拉西泮、咪达唑仑、异丙酚或吗啡相比,使用右美托咪定镇静改善了内科、外科及ICU患者的谵妄结果。另有2项试验显示右美托咪定和异丙酚镇静对谵妄没有区别,这2项研究在镇静目标和谵妄测量上存在方法学局限。

包含在护理流程中的早期活动、物理治疗及作业治疗已被证明能减少ICU及住院患者的谵妄发生率。包含疼痛控制、调整觉醒和呼吸情况、轻度镇静、减少苯二氮䓬类药物的使用、监测和管理谵妄、早期活动及家庭参与的综合措施有显著减少ICU中谵妄和提高生存率的独立作用。

4. 未来其他领域的研究　在阐述对目前预防术后谵妄的认识后,POQI还提出了以下5个方面的内容,需要更多研究人员投入更多努力:①神经炎症和其他潜在的病理生理过程导致的术后谵妄的机制;②术后谵妄与长期不良结局之间的因果关系及机制;③麻醉后护理单元与门诊手术流程中谵妄发作的研究;④术后谵妄持续时间、严重程度及亚型(如运动或临床表型);⑤术后谵妄发病时的治疗选项。

【文献评述】

《共识》制定者认为在围手术期实践中应尽量贯彻以下观念或措施:通过固定流程识别高危患者,告知其风险,并启动日常谵妄评估;减少谵妄风险的技术应包括多组分非药物干预;尽量减少药物处方和相关事件,优化术后疼痛管理;使用包含右美托咪定的术后镇静方案。此外,有希望但当前证据不足的措施包括使用其他特定麻醉药、

将区域/神经轴阻滞作为主要麻醉方式以及使用预防性药物以降低术后谵妄风险等。

术后谵妄作为一种标志性负性事件,发生频率相当高,与老年外科患者短期、长期结局指标密切相关,而且会加重照护和经济负担。医护人员可以将术后谵妄事件视作提升老年人群生存质量和预防终点事件的重要干预靶点。同时,术后谵妄干预涉及术前风险评估、术式选择、术中麻醉监测与实施以及术后照护策略等诸多环节,需要医院外科、内科、麻醉科、ICU、老年科及护理等多专业、多部门的共同协作。客观地讲,目前该领域受重视的程度仍显不足,针对性机制研究和原始干预研究尚处于起始阶段,行之有效的预防措施依旧稀少。相较于其他医学问题,该领域的持续进步可能需要医院工作模式乃至医疗体系做出相应改变,而非将目光仅仅局限于单一专业和单一环节。

(刘怡欣　董碧蓉)

参 考 文 献

Hughes CG, Boncyk CS, Culley DJ, et al. American Society for Enhanced Recovery and Perioperative Quality Initiative Joint Consensus Statement on Postoperative Delirium Prevention. Anesth Analg, 2020, 130(6): 1572-1590.

第 86 章

《英国麻醉协会痴呆患者围手术期管理指南》解读

【文献题目】痴呆患者围手术期管理：麻醉师协会指南（Guidelines for the peri-operative care of people with dementia：Guidelines from the Association of Anaesthetists）

【文献作者】White S，Griffiths R，Baxter M，et al

【文献来源】Anaesthesia，2019，74（3）：357-372

【文献解读】

◆ 背景介绍

当今医疗界对痴呆患者围手术期照护管理的方案仍比较缺乏，尤其是针对老年痴呆患者围手术期的药理、医学法律、护理等方面的匮乏，使老年痴呆患者和家属都无法得到良好的医疗服务。2019 年英国麻醉协会制订的《痴呆患者围手术期管理：麻醉师协会指南》（下文简称《指南》）提供了解决方案和可行的建议。

目前对于老年痴呆患者及其亲属或照护者如何在手术和麻醉期间得到最好的支持，尚无统一的指导方案，同时医护人员对于老年痴呆患者的围手术期缺乏系统理论和实践指导体系。

即使像英国这样发达且医疗健康保障比较健全的国家，公众对于认知障碍疾病的就医率也比较低。在常规临床护理诊疗中，对于认知障碍还没有完善的术前筛查，在外科手术人群中也少有痴呆的诊断。在当今全球痴呆发病率逐年升高的情况下，对于临床神经科医师、精神科医师、麻醉师及护理人员来说，遇到需要手术的痴呆患者这类特殊群体，有必要对他们在术前和术后的用药、麻醉、护理等方面进行规范化指导，因此，《指南》的制定十分有必要。

《指南》推荐的围手术期护理原则适用于所有类型的痴呆和轻度功能障碍患者，包括阿尔茨海默病、血管性痴呆、帕金森病痴呆、正常压力脑积水等。《指南》适用于麻醉师、外科医师、内科医师、神经病学专科医师、精神科专科医师、心理学专科医师、专业护理人员、其他与认知障碍患者相关的工作人员以及患者的家属和照护者。

◆ 文献要点

1.《指南》内容的全面性和实用性 英国麻醉协会工作小组回顾了当前围手术期护理方案的相关研究，经过专家权衡并制定了最佳方案。《指南》主要推荐要点包括以下 10 个方面：①提出了认知障碍患者应获得与其他人群相同的医疗保健标准和机会；②通过术前评估识别患者是否罹患认知障碍并对其进行管理和随访；③术前向患者及其亲属解释围手术期认知功能恶化的风险；④择期或紧急手术的患者同样需要对认知障碍做严格评估；⑤护理人员和亲属可以参与围手术期医疗的所有阶段；⑥邀请护理人员或亲属在手术前后陪同患者进入手术室；⑦麻醉应以尽量减少患者围手术期认知下降为目标；⑧麻醉师应全面参与手术过程各阶段对认知障碍患者进行的护理和多学科交流；⑨麻醉科应有一名麻醉专业人员来负责认知障碍患者；⑩相关工作人员应接受认知障碍患者疼痛评估和管理的培训。

由此可见，《指南》提出的这些问题涉及围手术期各个方面规范管理的要素和流程，内容全面，易读易用。《指南》在对患者及家属的教育以及对医护培训、基础治疗、社会支持等方面的介绍均反映了最新理念及管理方案和治疗措施的进展。对麻醉师、专科临床医师和专业护理人员的指导不无裨益。

2.《指南》规范了围手术期认知功能的术语

《指南》针对围手术期认知功能［包括术后认知功能障碍（postoperative cognitive dysfunction，POCD）］发生的时间进行了定义（认知下降发生于术后 7 天到 1 年，可能持续至术后 1 年），指出了 POCD 的危害性，如死亡率升高、生活质量受损等。这些术语的规范使术前预防、术后管理的理念得以加强，统一了临床医护人员的认知。《指南》对术后谵妄（postoperative delirium，POD）进行定义，强调了诱发 POD 的多种因素，包括可控的（麻醉时间、术后住院时间延长等）和不可控的因素（高龄和痴呆）。此外，《指南》建议使用"围手术期神经认知障碍"术语并描绘围手术期间认知障碍发生的各种情况。这些定义对规范围手术期认知障碍和相关并发症的诊断、预防及管理奠定了基础。

3. 痴呆评估和诊断实施人员的精细分工

《指南》强调通过痴呆筛选工具在术前对老年患者进行评估和识别。评估过程中，护理人员或亲属提供患者的相关信息，包括患者记忆、行为方面的细微变化。全科医师负责执行，但更多推荐专科医师，如记忆诊所、老年科或神经科医护人员进行认知测试和影像扫描。全科医师定期评估并开具药物处方。《指南》强调术前与全科医师和精神科医师的充分交流，了解患者认知、行为、酒精及药物使用等信息。从这一点来看，社会和医疗保障体系需要更多从事认知障碍的相关专业人员，而对这些人员规范化培训工作的开展十分重要。

4. 对家属/照护者、手术医师、麻醉师及护理人员共同关注问题的解释和指导

（1）麻醉是否会导致痴呆：临床上很难区分麻醉的神经不良反应，以及疾病本身及手术和围手术期并发症是否会导致或加重痴呆的发生，这些都是临床实践过程中不得不面对且需要鉴别和处理的临床问题。荟萃分析显示，挥发性麻醉药可引发与阿尔茨海默病相关的病理变化，如增加淀粉样肽（Aβ）的产生和聚集、诱导 tau 蛋白过度磷酸化、神经原纤维缠结形成等。但是静脉麻醉药和阿片类药物似乎不会改变痴呆的发生。

未来的研究需要更好地进行术前认知评估、麻醉相关认知发展轨迹及危险因素的识别和描绘，以揭示麻醉、疾病及手术对认知损害带来的影响。

（2）麻醉药和痴呆相关药物之间是否会有相互作用：痴呆人群普遍接受多种药物处方，这就增加了多种药物与麻醉药之间相互作用而产生不良反应的可能性。《指南》提供了常用促智药物的代谢动力学，列举了它们与麻醉药之间的相互作用和可能的机制，如胆碱酯酶抑制剂应在择期手术前停止，因为术中可能延长去极化神经肌肉阻断药的作用，但停药的同时会面临认知功能恶化的风险。因此，《指南》建议控制药物相互作用的风险，低剂量使用神经肌肉阻断剂，择期术前使用胆碱酯酶抑制剂。需要注意的是，中止治疗需要考虑个体化，不作硬性要求，而且要与痴呆患者及其亲属/照护者商定后再作出决定。

《指南》为临床医师的术前用药提供了建设性的指导方案，可及时帮助痴呆患者顺利渡过手术难关。

针对目前围手术期痴呆患者在使用临床常用药物（如抗抑郁药、非典型抗精神病药物）时的困惑，《指南》指出选择性 5-羟色胺再摄取抑制剂与麻醉药的相互作用，可能诱发 5-羟色胺综合征。治疗苯二氮䓬类药物和治疗幻觉的非典型抗精神病药物（如利培酮）可增强麻醉药的药理效应。这些建议在手术麻醉和临床日常医护工作中非常实用，可避免某些药物相互作用而产生严重不良反应，具有很好的实践指导意义。

（3）影响认知恢复的因素：临床麻醉师、认知专科医师、家属及照护者都十分关注患者是否术后发生认知障碍的恶化。《指南》指出在手术取得一次性成功、术中生理紊乱程度最小、无并发症等情况下，患者的认知预期可恢复到术前水平。手术如果能减轻基础疾病的症状或疼痛，术后认知能力可得到改善，避免进一步恶化。

（4）亲属和照护者的参与意识及其对患者关注度的提高：痴呆患者比单纯手术住院患者面临更大的挑战。《指南》强调：应在护理意识、照护者支持、住院护理等方面给予亲属和照护者更多的帮助和支持；亲属和照护者需要与痴呆患者有时间交流，使用肢体语言、非语言交流等进行充分和有效的沟通；需要提高医院环境（手术期间照护）条件。这些相关措施，反映了《指南》对痴呆患者

及其亲属/照护者人文关怀的重视。

（5）痴呆患者围手术期管理的首席负责制：《指南》强调临床医师（麻醉师、外科医师或老年科医师）应担任首席临床医师的角色，负责对痴呆患者的围手术期护理；协调执行《指南》的指导方针，包括组织围手术期护理多学科临床小组等；协调其他护理人员、专职医疗人员、机构管理人员的工作；在理事会内部和外部组织对痴呆患者护理的法律和临床业务培训，包括疼痛、镇痛及谵妄的管理；创造适合患者的手术室环境；实施护理质量评估及质量改进措施。这些策略考虑到在痴呆患者围手术期治疗中各个角色发挥的作用。

（6）多学科协作管理制度的健全：首席临床医师应建议信托机构使用国家官方文件，以确保所有工作人员针对认知障碍患者采取个性化服务，如改变常规做法，灵活探访时间，让护理人员有机会参与外科病房查房；超越传统的外科护理模式，需要对认知障碍患者实施优质护理以及多学科、多专业协作，老年科医师、老年精神病学家和痴呆专科护士要对复杂患者进行早期转诊和针对性管理。制订和实施上述策略需要痴呆患者和护理人员的共同参与，确保围手术期服务的顶层设计和各方协作，以满足痴呆患者的需求。

（7）健全法律、法规对围手术期痴呆患者及照护者的支持：日常中遇到法律保障方面的问题，遇到限制民事行为能力的痴呆患者，麻醉师和手术医师应该如何处理？

《指南》建议，需要手术和麻醉的痴呆患者可以进行决策，医师不应根据痴呆的诊断就认为患者缺乏行为决策能力。对于术后认知变化风险高的患者，应帮助并鼓励他们在术前作出可能的决定。痴呆患者的行为决策能力可能因症状而波动，因此，需要在围手术期对其进行重新评估，并且尊重照护者和亲属提出的需求。

向医院的法律部门、老年科医师或老年精神病医师进行咨询，可以为实际的临床工作指明方向。根据《精神能力法案》规定，没有行为决定能力的患者，必须由代表患者最大利益的第三方为他们作出是否治疗的决定。若患者想拒绝包括心肺复苏在内的治疗，需要提前告知。

由保护法任命的代理人可以代表痴呆患者作出医疗决定。如果无确定的代理人，或者在紧急情况下，医师可以为无行为决策能力的患者作出决定，并为其提供必要的治疗。此外，对激越或谵妄的痴呆患者，应从其最佳利益（如防跌倒或受伤）考虑，允许使用束缚措施。

这些措施充分体现了对痴呆患者和照护者的尊重及人文关爱，以及通过相关法律法规对医护人员的保护。

5. 对痴呆患者的术前、术中、术后评估及护理

（1）术前评估和管理的注意事项：常规对患者进行术前认知评估、对术后风险进行分级、对治疗作出决策并制订管理计划十分重要。术前评估部门最好进行多学科联合交流，为外科手术痴呆患者涉及的复杂因素和相关问题提供参考。

术前评估和干预主要有以下内容：让患者进行全面的用药回顾，询问患者的饮酒和药物史，判断所服用药物与麻醉药相互作用的可能性，确定患者围手术期使用的药物对其认知功能可能造成的伤害和影响；检查个人辅助设备（助听器、眼镜、义齿）；与患者讨论常见的生理和精神问题；使用有效的评分系统，对痴呆患者的虚弱程度进行评估；尽可能由患者亲属或护理人员陪同患者进行术前检查；为亲属和护理人员在患者围手术期间的陪同提供便利条件；术前应确认合法的委托人。

这些注意点和考虑的措施恰恰是临床日常工作十分欠缺的，可加以借鉴和参考。

（2）日间手术的好处：痴呆患者住院时间越长，认知能力受影响越大，病情可能会持续进展。日间手术能更快地使患者回到正常的生活中，减少POD的可能性。进行需要麻醉的日间手术时，需要注意麻醉药的剂量、相互作用、镇痛效果，并对患者术后的认知变化进行识别。

（3）术中护理：需要多学科合作，合理安排时间。

1）麻醉类型的优化选择：《指南》强调了麻醉师应该尽可能在最短时间内使用最低的有效剂量，预期起止时间，并减少或避免使用容易产生"谵妄"的药物。麻醉师可以使用替代药物，如用丙泊酚代替苯二氮䓬类药物、用甲氧氯普胺代替苯甲嗪。使用抗胆碱能药物会使老年人的认知能力、躯体功能下降，增加死亡率。《指南》建议通过风险评估量化抗胆碱能负荷。阿片类药物可导致一些帕金森性痴呆患者的肌肉僵硬。这些利弊之处和注意事项对指导痴呆患者围手术期麻醉方案和工作要点提供了重要的参考经验。

2）脑监测的重点及其对术后并发症的指导：痴呆患者的多种处方使麻醉过程增加了重要器官缺血的可能性，从而影响大脑多区域功能连接。脑电监测有益于减少麻醉剂的使用剂量，合理使用可降低全麻老年患者 POCD 的发生率。依据脑氧饱和度和脑功能监测（双频谱指数）来调整麻醉深度和脑氧含量，以减少老年患者 POCD 的患病率。这些工作要点对术后并发症的预防可以起到很好的监控预测和警示作用。

（4）手术后护理：对于术后嗜睡或谵妄，《指南》建议通过简单的评分系统对患者进行诊断和量化，采取积极的多方面干预，管理术后谵妄（包括非药物措施应对突发的认知障碍或谵妄）。这些也是针对日常护理管理误区做出的经验性指导。

麻醉师应识别谵妄的诱发因素并告知术后护理人员，以预防可能的致病因素，如避免给便秘的患者使用昂丹西酮治疗恶心，或者在患者使用泻药的同时开具阿片类镇痛药。麻醉师应明确术后如何记录疼痛，应根据患者年龄、肾功能及呼吸功能合理使用镇痛药，减少阿片类镇痛药的使用。另外，还应积极处理患者非认知方面的影响，包括营养状况、合并症（贫血、呼吸障碍）等。

术后认知功能障碍患者围手术期预防策略包括优化慢性疾病和其他可改变的诱发因素。《指南》建议将这些人转回当地的机构服务网，由全科医师、记忆诊所或精神病专家对其进行认知评估和管理。

6. 麻醉师定期培训制度的健全 围手术期痴呆护理方案已成为麻醉学院的课程。《指南》强调所有的麻醉师必须具有评估患者个人行为的技能，这些可作为医师强制性培训的一部分。负责痴呆护理的麻醉师应每年组织 1 次痴呆围手术期管理的部门培训会议，包括精神状况测评、在围手术期减少谵妄的风险技巧等。工作测评围绕痴呆患者围手术期管理开展，鼓励各层次人员提高知识技能水平、改善服务态度。

【文献评述】

目前，中国痴呆患者超过 1000 万，轻度认知功能障碍患者 3100 万，卒中后痴呆患者 950 万，总计 5000 多万痴呆与认知障碍人群。中国 60 岁以上人群痴呆患病率为 5.3%。虽然痴呆在我国已越来越受到关注，老年人的照护服务工作也取了一些进展，然而对于如此庞大的人群来说，我国痴呆和认知专科医师还处于严重短缺状态，痴呆患者接受正规护理的比例也很少，大多数患者由家中非专业人员照顾，同时医疗专业照护服务供给匮乏、社会知晓率低、家庭照护经济负担沉重。

1. 老年痴呆患者围手术期的临床诊治现状和诊疗误区 目前，我国对于老年痴呆患者围手术期相关疾病的发生率、知晓率、患病率没有数据可查，而这部分在特殊时期需要特殊照护的患病人群尤其需要得到关爱和帮助，这对于提高我国痴呆和认知障碍人群的医疗服务质量十分必要。对于这部分人群，日常围手术期护理还存在许多误区：缺乏对痴呆相关临床问题的发现；缺乏对药物配伍禁忌的认识，手术外科医师术前、术后用药不规范，认知专科医师被邀请的频率明显增加；对有认知功能下降高风险的患者在术后没有进行认知功能评估和回访；麻醉师记录术后疼痛不规范；术后外科医师镇痛、镇静药物的使用不规范，从而导致患者发生认知障碍。这些现状和误区亟待开展相关工作进行全面提高和改进。

2. 结合我国国情的痴呆患者围手术期管理的借鉴、思考及展望 《指南》来自英国麻醉师协会工作小组，对围手术期痴呆患者手术前、中、后的管理做了较为全面的阐释，给出了有临床和社会实践意义的指导方案，为麻醉师、临床手术医师、护理人员、照护者及家属提供了有参考价值的实践方案，尤其在药理、麻醉方式、医学法律和法规、围手术期护理的注意事项、护理质量改进及培训方案的制订等方面均做出了较为细致和具体的考虑和推荐，这些措施对我国痴呆且需要手术的老年患者而言，不失为一种能使其得到较好的个体化全程医疗服务的优化模式，值得借鉴与参考。尤其是痴呆患者围手术期的整体护理方案、麻醉学院提供相关课程等举措更是我国相关医疗健康部门需要学习和借鉴的内容，这些工作围绕痴呆患者的围手术期管理而开展，鼓励各层次人员提高知识技能水平，最终改善医护人员的服务水平，提高患者的健康水平。

　　当然,《指南》所涉及的医学法律、法规相关背景、护养机构和模式、文化理念、人文关怀等内容,在我国还存在与西方国家较大的差异。西方国家的医护基础设施和政策,在我国相关医疗和培训机构、法律机构中都可以借鉴和完善,其中对麻醉师、医师、护理及护养机构人员的系统培训显得尤为重要。

　　国家卫生健康委员会于2020年发布了《探索老年痴呆防治特色服务工作方案》,明确到2022年,试点地区公众对老年期痴呆防治知识的知晓率达80%,建立健全老年期痴呆防治服务网络,建立健全患者自我管理、家庭管理、社区管理、医院管理相结合的预防干预模式,倡议建立国家三级痴呆防控策略,构建我国痴呆防治的专业人才队伍体系,完善我国痴呆护理服务设施和水平。相信在不久未来,借鉴《指南》并结合我国国情,研究人员可以提出相应的改良措施,对我国痴呆患者的围手术期能进行全程个体化管理,并且建立医护-患者和家属-机构各个层面的比较优化和完善的痴呆照护管理体系。

（潘晓东）

参 考 文 献

[1] White S,Griffiths R,Baxter M,et al. Guidelines for the peri-operative care of people with dementia: Guidelines from the Association of Anaesthetists. Anaesthesia,2019,74(3):357-372.

[2] Jia LF,Du YF,Chu L,et al. Prevalence,risk factors, and management of dementia and mild cognitive impairment in adults aged 60 years or older in China:a cross-sectional study. Lancet Public Health,2020,5 (12):661-671.

第 87 章

《美国围手术期评估和质量改进学会老年衰弱患者围手术期管理建议》解读

【文献题目】 美国围手术期评估和质量改进学会老年衰弱患者围手术期管理建议［Recommendations for preoperative management of frailty from the Society for Perioperative Assessment and Quality Improvement（SPAQI）］

【文献作者】 Alvarez-Nebreda ML，Bentov N，Urman RD，et al

【文献来源】 J Clin Anesth，2018，47：33-42

【文献解读】

◆ **背景介绍**

衰弱是一种最具老年特征的临床综合征，是伴随增龄引起的机体退行性改变，以及多种慢性疾病共存导致的生理储备下降和抗应激能力减退。越来越多的临床研究表明，相较于年龄因素，衰弱评估能更好地预估老年患者的术后功能恢复情况及死亡风险。

衰弱老人面对手术这样的强应激，可增加术后并发症，导致残疾、失能甚至死亡等不良结局。衰弱老人围手术期的管理受到外科学、老年医学、麻醉学、护理学、药学等多学科的关注，成为跨学科研究的热点。

2010 年，美国学者 Makary 等应用衰弱评估预测老年患者外科手术后并发症，证实了衰弱可独立预测老年患者术后并发症、住院时间及需要老年护理的风险。2012 年美国外科学会/美国老年医学会共同制定的《优化老年手术患者术前评估指南》中首次建议把衰弱列入老年患者的术前评估内容。自此，越来越多的临床研究将衰弱引入术前评估，根据患者衰弱程度制订围手术期优化治疗方案。

基于以上背景，美国围手术期评估和质量改进学会（Society for Perioperative Assessment and Quality Improvement，SPAQI）召集了老年病学、麻醉学和术前评估领域的专家，在已有证据基础上，制定了《美国围手术期评估和质量改进学会老年衰弱患者围手术期管理建议》（下文简称《建议》）。《建议》总结了衰弱评估和筛查原则，提出了择期中高风险手术衰弱患者围手术期的管理流程以及有助于改善衰弱患者预后的基本干预措施。

《建议》主要适用于老年手术患者，也适用于各级外科医师、麻醉科医师、老年科医师及全科医师，可指导并规范其对衰弱老人围手术期管理的医疗行为。

◆ **文献要点**

1. **衰弱的定义和评估** 《建议》首先定义了衰弱，指出衰弱是与年龄相关的多维状态，以生理储备下降、适应能力丧失和对应激的脆弱性增加为特点。同时，《建议》推荐并介绍了目前被临床广泛接受的 2 种衰弱评估方法，即衰弱指数（frailty index，FI）和衰弱表型（frailty phenotype）。

衰弱指数基于全面的老年综合评估，其得分来自跨学科的多个变量，包括认知状态、情绪、力量、平衡、营养、日常生活能力、睡眠、大小便、并存疾病等。衰弱指数的优点是可识别对围手术期患者进行干预的领域；其缺点是耗时，需要老年医学专门技能，而且一些患者不能配合完成测评，如认知功能障碍者。

衰弱表型（Fried 量表）评估包括 5 个参数：①不明原因体重下降；②疲乏；③握力下降；④行

走速度下降；⑤体力活动下降。这 5 个参数中，≥3 条可被诊断为衰弱综合征；<3 条为衰弱前期；0 条为无衰弱。Fried 量表评估简便，不需要老年综合评估的专门知识，其缺点是不能提供具体的干预方向。

2. 衰弱的筛查 关于衰弱的筛查，《建议》介绍了目前常用的量表，包括 FRAIL 量表（表 87-1）、埃德蒙顿衰弱量表、衰弱指数、改良衰弱指数、临床衰弱量表等，可根据患者的需要和实际条件进行选择。《建议》推荐使用快速简便的筛查工具，如 FRAIL 量表或埃德蒙顿衰弱量表，强调认知功能评估应包含在筛查工具中。如果被筛查为衰弱或衰弱前期和/或有认知障碍的患者，应视为手术高风险患者。对于衰弱筛查阳性的老年人，应对其进行全面的老年综合评估，判断衰弱的严重程度并制订可能的干预措施。

表 87-1 FRAIL 量表

序号	条目	询问方式
1	疲乏	过去 4 周内大部分时间或者所有时间感到疲乏
2	阻力增加或耐力减退	在不用任何辅助工具及不用他人帮助的情况下中途不休息爬 1 层楼梯有困难
3	自由活动下降	在不用任何辅助工具及不用他人帮助的情况下，走完 1 个街区（100m）较困难
4	疾病情况	医师曾经告诉你存在 5 种以上如下疾病：高血压、糖尿病、急性心脏病发作、脑卒中、恶性肿瘤（微小皮肤癌除外）、充血性心力衰竭、哮喘、关节炎、慢性肺病、肾脏疾病、心绞痛等
5	体重下降	1 年或更短时间内出现体重下降≥5%

3. 衰弱患者围手术期管理 《建议》认为，一旦确定了衰弱的诊断，积极的衰弱管理可以减少衰弱患者手术后的不良事件，改变衰弱患者的预后。衰弱的管理包括共同决策、康复及多学科团队共同管理。

（1）共同决策：共同决策是指准备手术计划时，在全面老年综合评估的基础上，医务人员应充分告知患者及家属各种手术方案的利弊，通过权衡利弊，医患充分沟通后，了解患者对治疗的预期目标，最后共同作出是否手术的选择。

（2）康复：包括术前体育锻炼、营养干预、心理支持等。对于衰弱老年患者术前应根据衰弱程度和共病情况制订个体化干预措施。

已有证据表明与常规治疗相比，康复治疗可以减轻术后疼痛，改善身体功能并缩短住院时间。关于实施康复的时机，《建议》认为，择期高风险手术康复治疗的时间应至少在手术前 4 周开始并持续至出院后，建议衰弱患者每周进行 3 次 20～30 min 的有氧训练、抗阻训练、伸展运动及上下肢运动训练。

围手术期营养支持是影响衰弱患者手术后结局的重要因素，充足的蛋白质摄入可减少感染等术后并发症。《建议》推荐使用 NRS 2002 筛查工具识别营养不良或有营养不良风险的患者，建议对这些患者进行积极的营养干预，补充途径首选肠内营养，推荐使用口服营养补充剂。《建议》强调围手术期应补充充分的蛋白质，推荐术前每天蛋白质摄入量为 1.5g/kg。严重营养不良的患者应推迟手术。

系统评估表明心理干预可以减轻术后疼痛、恢复日常生活能力、缩短住院时间。深呼吸、冥想、视觉影像、音乐疗法等可以缓解患者的焦虑情绪。

（3）多学科团队共同管理：多学科共同管理由老年科、外科及麻醉医师等联合实施。该模式已应用于骨科、血管外科、泌尿外科的择期和急诊手术中，实践表明，多学科共同管理减少了衰弱患者的术后并发症，缩短了住院时间。对于患有老年疾病、老年综合征、器官功能损害或认知功能障碍的衰弱患者，多学科共同管理的原则是早期评估和优化患者管理，缩短手术时间，减少术后并发症。围手术期患者管理流程见图 87-1。

综上，《建议》对衰弱老年患者围手术期管理的重点强调内容如下：①择期手术的老年患者术前准备应包含衰弱的筛查；②在衰弱诊断的基础上应考虑进行全面的老年综合评估；③衰弱老人

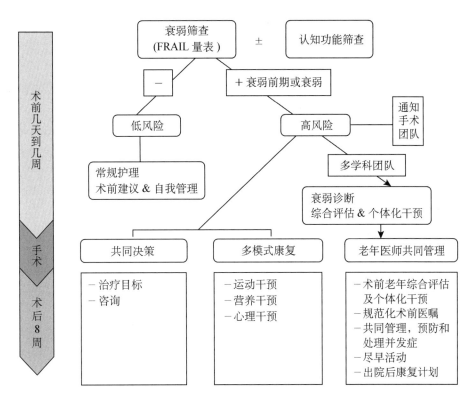

图 87-1 围手术期患者管理流程图

围手术期管理应体现个体化；④与患者充分沟通、进行康复训练（运动、营养、心理支持）、多学科共同管理等可以改善衰弱老年患者的手术预后；⑤未来的研究应进一步全面检视现有干预手段对患者住院时间、术后并发症、死亡率、再入院率以及患者功能恢复、认知稳定性和生活质量的影响。

【文献评述】

自 2010 年美国学者 Makary 首先应用衰弱评估预测老年患者手术并发症以后，包括麻醉科、骨科、心血管外科、器官移植等在内的专业人士在各自领域进行了衰弱临床结局的研究，衰弱患者围手术期管理研究正在广度和深度上全面发展，衰弱已成为临床相关学科的研究热点。

在近 10 年的实践中，衰弱可导致患者术后并发症增多、住院时间延长、费用增加，甚至死亡率上升，这些已成为临床相关学科的普遍共识。

SPAQI 发布的《建议》是首次由老年病学、麻醉学、外科学等学科术前评估领域的专家，在既往研究的基础上，专门针对衰弱老年患者围手术期的管理而制定。《建议》全面界定了衰弱的定义，要求所有老年人术前都应进行衰弱筛查评估，同时推荐了筛查评估的常用工具，分析了不同评估量表的优缺点。《建议》强调对所有筛查为衰弱或衰弱前期和/或有认知障碍的患者，应视为手术高风险患者，应对其进行全面的老年综合评估，并有针对性地制订个体化干预措施。

《建议》对围手术期的时间做了延展，择期高风险手术的干预时间从术前 4 周持续到术后 8 周。对于运动康复的时间和运动类型，《建议》也给予了具体建议；对于有营养不良风险或营养不良的衰弱患者，应对其进行积极的营养干预，而且强调要补充充分的蛋白质。

以上重点都较以往各专科学会提出的对围手术期衰弱患者的管理建议更全面、更具有操作性。

《建议》对中国衰弱老年患者围手术期管理有良好的指导和参考意义，有利于厘清各学科专业人员对衰弱的认识，规范多学科团队管理衰弱患者围手术期的医疗行为。当然，《建议》基于的临床研究还欠缺学科和手术种类的广泛性,高质量的前瞻性研究还不多,不同研究也没有采用统一的筛查评估工具,干预措施也不尽相同,大多数终点指标停留在术后并发症、住院时间、医疗费用等近期效益上,缺乏对术后远期转归的追踪。

国内关于衰弱患者围手术期管理的研究还处于起始阶段,学习并借鉴《建议》的意义在于提高相关学科专业人员对围手术期衰弱患者的重视,着力结合我国人群特点,研究并制订符合我国患者的衰弱评估量表。在医疗实践中,医师要真正把衰弱作为影响手术患者预后、导致不良结局的健康问题来对待,并依此让患者获益。

(肖　谦)

参 考 文 献

Alvarez-Nebreda ML,Bentov N,Urman RD,et al. Recommendations for preoperative management of frailty from the Society for Perioperative Assessment and Quality Improvement (SPAQI). J Clin Anesth,2018,47:33-42.

第 88 章

《欧洲麻醉学会老年患者围手术期静脉血栓栓塞预防指南》解读

【文献题目】 老年患者围手术期静脉血栓栓塞预防的欧洲指南（European guidelines on perioperative venous thromboembolism prophylaxis：Surgery in the elderly）

【文献作者】 Kozek-Langenecker S，Fenger-Eriksen C，Thienpont E，et al

【文献来源】 Eur J Anaesthesiol，2018，35（2）：116-122

【文献解读】

◆ 背景分析

静脉血栓栓塞（venous thromboembolism，VTE）是包括下肢深静脉血栓形成（deep venous thrombosis，DVT）、肺栓塞和血栓后综合征在内的一组血栓栓塞性疾病。DVT 是指血液在深静脉内不正常凝结引起的静脉回流障碍性疾病，常发生于下肢，少见于肠系膜静脉、上肢静脉、颈静脉或颅内静脉系统，若血栓脱落并阻滞于肺动脉则会导致肺栓塞。大量临床研究表明，年龄＞70 岁、有合并症（如心血管疾病、恶性肿瘤或肾功能不全）的老年患者，外科手术后 VTE 的风险显著增加。

近年来，随着人们生活方式的改变和平均寿命的延长，高龄手术患者日趋增多，围手术期 VTE 的发病率明显增高。因此，筛查 VTE 的高危因素，对 VTE 进行风险分级、纠正可修正风险及预防围手术期持续血栓至关重要。为此，2017 年 9 月欧洲麻醉学会静脉血栓栓塞工作组发布了《老年患者围手术期静脉血栓栓塞预防指南》（下文简称《指南》），旨在指导和规范老年患者围手术期 VTE 高危因素的筛查、风险评估及预防，并针对这些危险因素和预防措施提出推荐意见，帮助临床医师选择最佳管理策略，从而降低老年患者围手术期 VTE 发病率，达到最佳治疗结局。

《指南》主要适用于 70 岁以上的老年手术患者，特别是有合并症（如心血管疾病、恶性肿瘤或肾功能不全）的老年患者。此外，《指南》还适用于各级外科医师、麻醉科医师、老年科医师及全科医师，可以指导他们对老年患者围手术期 VTE 进行正确的风险筛查、评估、早期活动干预及药物预防。

◆ 文献要点

1. **老年人静脉血栓栓塞的危险因素** 全球大规模流行病学研究表明，VTE 主要发生于老年人，很少发生于青春期前的患者中。与 DVT 和肺栓塞一样，其发病率随年龄增长而显著增加。

Cushman 等对美国中年人（＞45 岁）和老年患者的 VTE 病因进行了调查（$n=21\ 680$），结果发现：随着年龄增长，65 岁以上患者的 VTE 发病率是 45～54 岁患者的 3 倍；在 75 岁以上年龄段，男性发病率是女性的 2 倍；其中 48％ 接受调查的 VTE 患者，没有前期创伤、手术、制动或诊断出癌症的病史。Silverstein 等追踪了美国一个县（106 470 名居民）25 年间的人口，发现 VTE 的发生率随男女年龄的增长而显著上升。Oger 的一项关于法国社区人口 VTE 发病率的研究发现了更多有关年龄作为 VTE 危险因素相关性的证据，对于 75 岁以上患者，VTE 发生率超过 1％，这项研究还显示，肺栓塞率占总 VTE 的比例也随年龄增长而增加。

Tsai 等的研究表明,在老年住院患者中,主要存在以下合并症:艾滋病、贫血、关节炎、充血性心力衰竭、凝血障碍、高血压、淋巴瘤、转移癌、神经系统疾病、肥胖、瘫痪、肺循环疾病、肾衰竭等,没有转移和体重减轻的实体瘤是 VTE 发生率增加的独立相关因素。出现上述情况中的 2 种或更多种时,诊断 WieVTE 的可能性增加 180%～450%。

绝经后雌激素替代治疗会增加 VTE 的风险,这种风险在治疗的第一年可能最高。在权衡激素替代治疗的风险和获益时,应充分考虑这些风险。

糖尿病仍然是所有患者中发生 VTE 的有争议的危险因素。美国一项基于人群的病例对照研究发现,糖尿病和糖尿病并发症并不是发生 VTE 的独立危险因素。与之相反,中国台湾一项最近的全国性队列研究表明 2 型糖尿病患者发生 VTE 的风险要比普通人群高。因此,仍需进一步研究来得出更充分可靠的结论。

VTE 危险因素的分级:①强风险因素,包括髋部或腿部骨折、关节置换术、大型外科手术、严重创伤、脊髓损伤等;②中等风险因素,包括膝关节镜手术、中心静脉置管、化疗、充血性心力衰竭或呼吸衰竭、激素替代治疗、恶性肿瘤、脑卒中、既往 VTE 病史、血栓形成等;③弱风险因素,包括卧床休息超过 3 天、年龄增长、腹腔镜手术、肥胖、静脉曲张等。

2. 手术对老年患者发生静脉血栓栓塞和肺栓塞的影响 老年患者的生理储备有限,更容易受到手术和疾病的侵害。老年患者常因高龄引起各系统功能减弱和储备下降而导致机体应对应激的能力下降,此种状态被广泛定义为虚弱状态。多项研究发现,在接受结直肠癌手术、全髋置换术和全膝置换术的患者中,年龄为 70 岁以上、女性、较高体重指数、双侧肢体同时手术以及手术时间超过 2 h 是术后发生 VTE 的独立危险因素。美国的一项研究对所有($n = 4833$)于 1988—2005 年进行首次关节镜膝关节手术的患者进行了是否发生 DVT 或肺栓塞的随访,共有 18 例发生了术后 VTE,且都在外科手术后 6 周内出现。随着患者年龄的增长、手术住院时间的增加,术后 VTE 风险会显著增加。

但是也有学者认为,年龄与 VTE、肺栓塞之间的关联可能受到那些具有 VTE 危险因素潜在共病的干扰,年龄的增长可能代表共病增加、活动减少及高凝状态。Dagrosa 等对 12 123 例在 2009—2012 年接受机器人辅助腹腔镜根治性前列腺切除术的患者进行了评估。单因素分析表明,存在下列术前共病的概率与年龄增长相关:充血性心力衰竭、心肌梗死、哮喘、短暂性脑缺血发作、出血性疾病、慢性阻塞性肺疾病、经皮冠状动脉介入治疗史、心脏手术史等。这些共病的存在与年龄因素一起,使术后 VTE 风险显著增加。

3. 老年患者围手术期早期活动计划对术后 VTE 风险的影响 Pearse 等对实施快速康复方案的全膝关节置换术后患者早期行走的结果进行了研究。早期活动定义为在膝关节置换术后不到 24 h 开始行走。研究纳入的所有患者均接受了低分子肝素(low molecular weight heparin, LM-WH)的血栓预防治疗,并在术后穿了弹力袜。在早期活动组中,92.8% 的患者在手术后 24 h 内成功开始行走,DVT 的发生率从对照组的 27.6% 降至早期活动组的 1.0%。Chandrasekaran 等发表了一项小规模研究,其中将术后第一天早期动员(下床活动)的 50 例患者与术后第一天严格卧床休息的 50 例患者进行了比较。结果发现,与对照组(发生 VTE16 例)相比,早期活动组 VTE 并发症的发生率显著降低。此外,在早期活动组中,患者活动的距离越长,发生血栓栓塞并发症的概率越低($P = 0.005$)。Freeman 和 Maley 曾观察到,在心脏外科,如果接受体外循环支持的重症监护病房(intensive care unit, ICU)患者持续卧床,发生 VTE 的可能性会增加,同时因其肺功能降低,会增加肺炎风险。为了应对这些风险,研究人员引入了包括早期拔管和早期动员在内的方案,该方案包括在手术当天进行的一系列运动锻炼,如在床边活动或起床坐到椅子上,术后方案包括每天起床移动到椅子上 2～3 次,并在房间里行走。早期拔管和早期活动方案均成功地减少了患者的并发症和住院天数。

4. 老年围手术期患者使用药物预防静脉血栓栓塞的时机及药物剂量选择 对老年患者 VTE 的预防方案通常是从非年龄特异性 VTE

预防试验中推算出来的。目前仍缺乏高质量的研究来指导有关预防老年人 VTE 的时机及药物剂量。

Ramanathan 等研究了药物预防 VTE 的中断对 9961 例外科手术患者 VTE 的影响。与持续预防治疗(入院 24 h 内开始,无间断)相比,治疗中断(中断>24h)与更多的 VTE 相关($P<0.01$)。

在老年患者中,将不同种类的低分子肝素彼此间比较或与普通肝素进行比较的数据有限。在一项纳入 210 例患者(中位年龄 81 岁)的单中心回顾性研究中,每天使用磺达肝癸钠 2.5 mg 或 1.5 mg 的血栓预防方案,治疗耐受性良好,并且在预防 VTE 方面有效,而不会显著增加出血风险。DIRECT 临床试验包含了肌酐清除率<30 ml/min 的重症患者($n=138$),预防性给予这些患者每天 5000 U 达肝素,没有观察到达肝素在患者体内蓄积。另一项试验包含了肌酐清除率中位数为(34.7 ± 11.4)ml/min 的患者,这些患者随机接受每天 1 次依诺肝素或亭扎肝素。研究发现,在给予亭扎肝素的患者中 Xa 因子并未明显积累,但在给予依诺肝素的患者中有 Xa 因子蓄积($P<0.000\,1$)。因此,在肾功能不全的患者中更推荐使用亭扎肝素。最近的一项加拿大共识指出,对患恶性肿瘤的老年患者,尚无证据推荐其使用低分子肝素或普通肝素中的某一种。相反,Tincani 等建议选择普通肝素用于肾衰竭、出血风险高且可能需要快速逆转抗凝作用的患者。

一项最近的荟萃分析研究了 29 403 例择期关节置换术后的患者,比较了使用低分子肝素或者直接口服抗凝剂预防 VTE 的情况。结果发现,给予直接口服抗凝剂发生 VTE 或 VTE 相关死亡的风险与使用低分子肝素相似,但出血风险显著降低。与低分子肝素相比,某些患者使用直接口服抗凝剂(如阿哌沙班)显示出更高的有效性,但安全性相似,利伐沙班和达比加群的功效和安全性与低分子肝素相似。对于老年患者,在择期关节置换术后使用直接口服抗凝剂与依诺肝素相比,在预防 VTE 方面显示出相似的疗效,但安全性更高。

目前正在观察他汀类药物在抗血栓形成疗法中的作用。它们已显示出可通过减少促炎性细胞因子、趋化因子和炎症敏感性血浆标志物(主要是 C 反应蛋白)而发挥抗炎作用。某些随机试验和 Cochrane 系统回顾显示他汀类药物具有显著降低症状性 VTE 的积极作用。与其他降脂药相比,他汀类药物对 VTE 具有剂量依赖的预防和治疗作用。Perez 和 Bartholomew 更进一步解读了 JUPITER 试验的结果,提出不要单独使用他汀类药物作为预防 VTE 和抗凝的替代治疗,尤其是对于 VTE 高风险的患者。

【文献评述】

VTE 是全球围手术期患者主要的致死、致残病因,也是导致医院内患者非预期死亡的重要原因。国内外多个指南和共识均指出,老年住院患者因受年龄、共病等独立因素的影响,是发生 VTE 的高危人群。因此,早期对老年住院患者进行全面的 VTE 风险识别和评估以及及时准确的预防,可以显著减少医院内 VTE 的发生。规范的治疗能够有效降低 VTE 的病死率,减少血栓后综合征的发生。

笔者通过对《指南》的解读,结合近年来国内外其他相关指南,提出以下推荐意见。

1. 年龄超过 70 岁是术后 VTE 的危险因素。

2. 推荐对所有老年手术患者进行术前 VTE 风险评估和筛查。国际上不同指南对 VTE 风险评估提出了各自不同的方案,例如:美国胸科医师协会指南使用 Caprini 模型对每项危险因素进行量化评分,不同因素赋予不同分值,通过累计总分对 VTE 风险进行分层;欧洲泌尿外科学会指南则综合多项指南创建了自成体系的 VTE 风险分级简易模型,将风险分为 3 个等级,进一步对相应风险等级术式发生 VTE 的风险基线值做出了评估。在我国,针对老年外科患者围手术期 VTE 风险的评估暂无章可循,因此,笔者认为目前可采用与非老年人群相同的评估方法进行不同专科围手术期老年患者的评估,同时应密切关注可增加 VTE 风险的合并症,如充血性心力衰竭、肺循环障碍、肾衰竭、淋巴瘤、转移癌、肥胖症、关节炎、绝经后雌激素治疗等,并积极治疗合并症。

3. 推荐对老年人和体弱患者进行可能叠加

VTE 风险的手术,如双侧膝关节置换术等。

4. 对于老年人,推荐采用术后早期活动及物理措施来预防 VTE。物理措施包括足底静脉泵、间歇充气加压装置及梯度压力弹力袜等。《指南》推荐物理措施与药物预防联合应用。

5. 对老年患者 VTE 的药物预防,推荐采用与非老年人群相同的剂量及用药时间。对外科大手术患者 VTE 药物预防的启动时间,可以选择早期(术后 12 h 内)给药,也可以晚期(术后 12 h 后)给药。对于 VTE 药物预防的持续时间,建议行 19～42 天的抗血栓预防,而非短期(4～14 天)预防措施。

6. 对合并有慢性肾脏病的老年患者,在使用药物预防 VTE 前,应评估其基线肾功能和风险-效益比,可选择低剂量普通肝素,或者可以根据体重调整剂量的低分子肝素及直接口服抗凝剂。在治疗中,应监测肾功能,定期评估风险-效益比。

7. 推荐对老年人和体弱患者给予多方面综合干预措施来预防 VTE,根据风险评估制定个体化治疗策略,合理选择干预措施,包括物理措施等。

（李崇健　张存泰）

参 考 文 献

[1] Kozek-Langenecker S, Fenger-Eriksen C, Thienpont E, et al. European guidelines on perioperative venous thromboembolism prophylaxis: Surgery in the elderly. Eur J Anaesthesiol, 2018, 35(2): 116-122.

[2] Gould MK, Garcia DA, Wren SM, et al. Prevention of VTE in nonorthopedic surgical patients: Antithrombotic Therapy and Prevention of Thrombosis, 9th ed: American College of Chest Physicians Evidence—Based Clinical Practice Guidelines. Chest, 2012, 141 (2 Suppl): 227-277.

[3] TikkinenK, CartwrightR, GuyattG, et al. EAU Guidelines on Thromboprophylaxis in Urological Surgery [2017-07-20]. http://uroweb. org/guideline/thromboprophylaxis.

[4] 林庆荣,杨明辉,侯志勇. 中国创伤骨科患者围手术期静脉血栓栓塞症预防指南(2021). 中华创伤骨科杂志,2021,23(3):185-192.

[5] Anderson DR, Morgano GP, Bennett C, et al. American Society of Hematology 2019 guidelines for management of venous thromboembolism: prevention of venous thromboembolism in surgical hospitalized patients. Blood Adv, 2019, 3(23): 3898-3944.

第89章

《美国外科医师协会/美国老年医学会老年患者围手术期管理指南》解读

【文献题目】 老年患者围手术期管理：美国外科医师协会全国质量改进项目和美国老年医学会的最佳实践指南（Optimal perioperative management of the geriatric patient：A Best Practices Guideline from the American College of Surgeons NSQIP and the American Geriatrics Society）

【文献作者】 Mohanty S，Rosenthal RA，Russell MM，et al

【文献来源】 J Am Coll Surg，2016，222（5）：930-947

【文献解读】

◆ 背景介绍

截至 2020 年，我国 60 岁及以上人口 2.64 亿，占总人口的 18.7％；65 岁及以上人口 1.9 亿，占总人口的 13.5％。社会老龄化伴随的健康问题日益受到关注。可以预见，临床医学将面临越来越多的老年患者，其中需要外科治疗（包括普通外科手术、骨科手术等）的老年患者也会不断增加。老年患者有特殊的病理生理特征，包括组织器官、退行性改变、脏器功能减退、营养不良风险增加、储备能力不足、代偿能力降低、机体对麻醉和手术耐受力下降等。因此，老年外科患者围手术期治疗和护理有其特殊性。为了对老年外科患者的健康状况进行全面评估，为老年外科患者提供最佳的围手术期治疗和护理，2010 年，美国外科医师协会（American College of Surgeons，ACS）、美国老年医学会（American Geriatrics Society，AGS）和约翰-A-哈特福德基金会合作，制定了《老年患者手术护理指南》。指南的第一部分为 ACS 全国质量改进项目（ACS-NSQIP）/AGS 实践指南——老年外科患者最佳术前评估，并于 2012 年出版。2016 年，指南的第二部分出版，即《ACS-NSQIP/AGS 最佳实践指南：老年患者围手术期管理：美国外科医师协会全国质量改进项目和美国老年医学会的最佳实践指南》（下文简称《指南》）。该指南提供了老年外科患者围手术期治疗和护理的基本框架。

老年患者的外科围手术期治疗和护理涉及手术室、老年医学科、麻醉科、内科、康复科、营养科、药剂科等多科室，因此，《指南》制定专家组由 28 个来自多学科的专家团队组成，包括来自 ACS、AGS、美国麻醉师协会、ACS 老年外科工作组和 AGS 老年医学专家组的成员。专家小组检索了 1995 年 1 月 1 日至 2014 年 12 月 31 日的系统性综述、荟萃分析、实践指南和临床试验，最终参考了 143 篇文献，结合文献结果和专业协会的声明及专家讨论，《指南》针对术前、术中和术后 3 个阶段，提出一系列共识性建议。

《指南》适用于围手术期（从术前即刻到术后和出院过渡期）的老年患者，可帮助临床医护人员制订治疗和护理的基本框架。

◆ 文献要点

1. **术前即刻处理** 《指南》从患者的目标、偏好、预先指示、术前空腹、药物管理等方面给出了专家建议。

有研究表明，60 岁以上的老年患者中，有 50％需要在生命最后几天对治疗作出决定，但 2/3 的患者缺乏作出决定的能力。因此，在术前即刻明确患者目标、偏好和预先指示非常重要。《指南》建议医疗团队（包括外科医师和麻醉师）应确保在手术前讨论患者的目标和治疗偏好,包括对老年人可能很重要的具体结果,如术后功能下降、独立性丧失、护理负担等。医疗团队还应确保接受手术的老年患者有预先指示和指定的代理决策者,这些信息应记录在患者的病历中。只要有可能,医疗团队应考虑对接受手术的预后不良的老年患者进行早期姑息治疗咨询,尤其是那些预估术后存活时间不超过6个月的患者。

接受麻醉的患者需要术前空腹,但过长的禁食时间可使患者口渴、饥饿等不适感增加。有研究表明,缩短禁食时间2~3 h,术后并发症风险并没有显著增加。此前美国麻醉医师协会在术前禁食指南中推荐,清饮料禁食时间为2 h,淀粉类固体食物禁食时间为6 h,油炸及肉类食物禁食时间>8 h。针对老年患者,《指南》推荐在需要全身麻醉、区域麻醉或镇静/镇痛的选择性手术前至少2 h禁食清流质,如水、不含果肉的果汁、碳酸饮料、清茶、咖啡等。对于接受非紧急外科手术的老年患者,建议在需要全身麻醉、区域麻醉或镇静/镇痛的择期手术前6 h或更长时间禁食清淡膳食和/或奶制品。对于油炸和脂肪类食物,需要禁食8 h以上。需要注意的是,这些推荐可能不适用于患有影响胃排空或液体量的合并症(如糖尿病、食管裂孔疝)患者。

老年患者常合并多种基础疾病而需要长期服药。《指南》建议在术前即刻,医护人员需要评估患者的用药情况,停用非必需药物,一般要考虑停药的可能性、中断药物治疗可能引起的疾病进展及药物与麻醉药的相互作用等。对于必需药物建议继续使用。

2. 术中管理　《指南》从麻醉、镇痛、围手术期恶心和呕吐、预防术后并发症和低体温、液体管理等方面给出了指导和建议。

麻醉药对全身器官及生理功能都有广泛的影响,并且麻醉药之间还存在复杂的相互作用,因此,《指南》提出没有足够证据为所有老年人推荐"最佳"麻醉方案。在决定适合每个患者的麻醉方案时,应考虑与衰老相关的生理变化。区域麻醉是指中枢神经系统内的神经阻滞,包括硬膜外注射和蛛网膜下腔注射或"脊髓麻醉"。这些技术可以与全身麻醉结合成为复合麻醉方式,也可用于围手术期镇痛。最近一项Cochrane综述表明,区域麻醉在某些特定患者和手术中可能会带来好

处,但由于研究的异质性和区域技术风险,这个结论还存在争议。因此,《指南》指出目前还没有确切的证据证明区域麻醉作为老年人手术麻醉的主要方式时,其与全身麻醉相比具有优越性。

围手术期疼痛会引起一系列病理生理改变,也与许多术后并发症相关,如疼痛可引起老年患者失眠、活动受限、局部器官功能恢复延迟、尿潴留、排痰能力降低等。从减少并发症和伦理的角度出发,《指南》建议完善每位老年患者的疼痛史和体格检查,并为其指定适当的镇痛方案。针对老年患者的敏感性和生理状态,镇痛时维持适当的滴定,必要时使用预防性肠道药物,如大便软化剂和刺激性泻药。避免使用美国老年医学会Beers标准中定义的潜在不适当药物,如巴比妥酸盐、苯二氮䓬类、非苯二氮䓬类催眠药(依佐匹克隆、唑吡坦、扎来普隆)、喷他佐辛、甲哌丁啶、骨骼肌松弛药(卡洛普洛多、氯唑沙宗、美他沙酮、甲吗啉、甲氧萘啶)。另外,《指南》建议减少阿片类药物的应用,可增加区域性技术,如神经阻滞或周围神经阻滞。与全身镇痛相比,部分患者的区域技术可以减轻疼痛、减少镇静频率、减少气管插管和机械通气持续时间、缩短胃肠功能恢复时间、降低围手术期心肌梗死的风险、降低围手术期心血管并发症的风险等。非阿片类镇痛药和其他方法(如针灸、音乐疗法、按摩、冷冻疗法等)也可用于老年患者的围手术期镇痛。

围手术期恶心和呕吐是全身麻醉的常见并发症,会导致患者术前恐惧和焦虑。适当的风险分层对于预防和处理老年患者的恶心和呕吐十分重要。避免通常在这种情况下使用的药物(如东莨菪碱)可能会引起术后谵妄。《指南》建议对所有接受手术的老年患者评估术后恶心和呕吐的危险因素,对于中风险或高风险的老年患者,应根据指南和当地规范的基线风险因素采取预防性干预措施。同时,《指南》建议医疗团队应熟悉美国老年医学会Beers标准中用于术后恶心和呕吐的预防和治疗药物,仔细权衡其益处和风险。

老年患者因皮肤萎缩和皮肤完整性下降,容易引起周围神经损伤和压力损伤。一项研究发现老年患者术中压疮发生率为8.5%。对此,《指南》建议老年患者在术中保持正确的骨突定位并使用衬垫保护,以保持皮肤完整性,减少对周围神

经的压迫。另外,老年患者容易出现术中肺部误吸。《指南》建议医疗团队应尽可能使用硬膜外麻醉,避免使用中长效神经肌肉阻滞剂,确保拔管前神经肌肉功能充分恢复。围手术期低体温定义为<36.0 ℃的温度。几乎所有的麻醉药都能抑制体温调节功能。尤其在老年患者中,由于肌肉量、代谢率和血管反应性降低导致体温调节改变,容易出现体温过低。体温过低与术后不良事件有关,包括感染、心脏事件、凝血异常及耗氧量增加等。《指南》建议手术持续 30 min 以上时,需要检测患者的核心体温,为避免体温过低,应使用暖风机或温热的静脉输液为患者保暖。

老年患者由于心、肺、肾功能减退等原因,对容量的调节能力下降,围手术期容易出现液体过负荷。目前主流观点推荐目标导向的液体管理策略,但对于其定义和监测方法并未形成一致共识。Cochrane 研究发现使用液体和/或血管活性药物来实现灌注目标显著增加了全身血流量,同时未提高死亡率。2014 年的一项研究表明,心输出量导向的血流动力学治疗对术后结局没有影响。《指南》建议静脉输液时需要考虑衰老、麻醉药、镇痛药和抗焦虑药对患者生理的综合影响。《指南》还指出目前没有足够的证据支持针对优化老年患者生理参数(目标导向治疗)的特定液体管理策略或干预的最佳实践声明。

3. 术后管理 《指南》从谵妄、肺部并发症、跌倒、营养、泌尿系统感染、身体功能下降、压疮、护理过渡等方面给出了指导和建议。

术后谵妄的发生与年龄显著相关,表现为认知功能和注意力的急剧下降。谵妄分为低活动性谵妄(表现为意识缺失和运动活动减少)、亢奋性谵妄(表现为好斗或激动)和混合亚型。根据患者的不同,谵妄患病率从 9%～44% 不等,并与较差的手术结局、较长的住院时间、功能下降、更高的住院率、更高的死亡率、更高的医疗支出有关。30%～40% 的谵妄是可以预防的。《指南》建议医疗团队应评估谵妄的危险因素,包括年龄>65岁、慢性认知功能下降或痴呆、视力或听力下降、严重疾病(如入住重症监护室)、感染等,并针对这些危险因素实施预防谵妄的策略。医疗团队可使用筛查工具对所有老年患者进行每天术后谵妄检查,以尽早治疗。所有被确定为高风险的成年人

(如入住重症监护室的患者)都应由适当的医疗团队成员使用经过验证的工具定期评估谵妄。如果出现谵妄,管理的第一步是调查可能的原因。《指南》建议医疗团队应评估所有发生谵妄术后患者可能的诱发因素,包括未控制的疼痛、缺氧、肺炎、感染、电解质异常、尿潴留、肠梗阻、药物治疗及低血糖症。在解决诱发因素后,《指南》建议对谵妄患者进行非药物干预,注意应仅对那些对自己或他人造成重大伤害并有激动、过度活跃的谵妄行为的患者进行药物干预。非药物干预包括重新调整日历和时钟的位置、保持安静的环境、避免使用约束装置、放置熟悉的物品、使用辅助设备(如眼镜、助听器等)等。《指南》推荐药物干预时使用最低有效剂量,例如,使用氟哌啶醇时可以从0.5/1.0 mg(口服/肌内注射/静脉注射)开始,根据定时评估(每 15～60 min)结果调整剂量,也可以使用利培酮、奥氮平、喹硫平和齐帕西酮。《指南》建议医护人员应该实施预防老年患者术后谵妄的综合措施,包括每天体力活动、认知重新定向、家庭成员在可能的情况下待在床边、睡眠管理、早期活动或康复训练、视力和听力障碍的适应训练、营养管理、疼痛管理、合理用药、充足的氧合、预防便秘及尽可能减少患者束缚(如导尿管、心电图连线等)。

肺部并发症会增加手术后死亡的风险。有几种术后策略可用于预防老年患者的肺部并发症,包括筛查吞咽困难的体征和症状。《指南》建议医疗团队应实施术后策略以预防老年人肺部并发症,包括吞咽评估、床头调高、起床用餐、肺部物理疗法、深呼吸练习、硬膜外镇痛等。

社区中约 30% 的老年人每年都会摔倒。住院患者的摔倒估计每年在 70 万～100 万。一项回顾性研究表明,1.5% 的外科手术住院患者发生术后跌倒。《指南》建议所有术后老年患者均应通过识别危险因素(如精神状态改变、脱水、经常上厕所、跌倒历史、步态/活动能力受损、药物治疗及视力障碍)进行跌倒风险评估。对所有老年患者均应采取跌倒预防措施,但预防措施不应干扰术后早期活动和行走。具有特定跌倒危险因素的老年患者术后应接受预防跌倒的针对性护理。

老年住院患者营养不良的发生率高达 38%。医疗团队应尽一切努力尽早开始正常的食物摄入

或肠内喂养。《指南》建议每天评估老年患者的营养摄取能力（包括误吸的风险）。使用义齿的患者应将义齿放在易取易放之处，鼓励患者在进食和进食后 1 h 内抬高床头并坐直。对有吞咽困难症状和体征的患者，应进行吞咽评估。老年患者应至少在术后前 5 天每天接受体液状态的评估，如每天记录输入量/输出量和体重。

泌尿系统感染占医院内感染的 32%～40%，并会增加医疗负担。《指南》建议医疗团队在对患者留置导尿管前直至拔除尿管这段时间，应实施策略以防止泌尿系统感染。医疗团队应评估留置导尿的指征，如生殖泌尿系统手术、广泛盆腔解剖手术、需要监测尿量、急性尿潴留等。留置导尿管期间应每天评估适应证，尽早拔出导尿管。

老年患者在住院期间和出院后功能下降的风险很高，约 30% 的老年患者因住院而出现功能下降。功能下降的风险因素包括高龄、虚弱、认知障碍、行动不便、抑郁、社交功能低下及其他老年综合征（如跌倒、大小便失禁、压疮等）。《指南》建议医疗团队采取预防措施，以防止术后老年人的功能下降。干预措施包括病房设置、人员配备以及以患者为中心的护理和治疗（如家庭参与、早期活动、早期康复锻炼、营养支持等）。

70 岁以上老年住院患者的压疮有 2/3 会进展。《指南》建议医疗团队应评估所有老年患者的术后压疮风险，并实施多种干预措施。《指南》指出，应用 Braden 量表、Waterlow 评分或 Norton 风险评估量表等，这些评估工具可能比临床判断更准确。

护理过渡指旨在确保患者在医疗机构之间移动时的护理连续性和协调性的干预措施。将患者从医院转移到社区往往是一个没有系统、没有标准化的过程。由于知识水平和沟通的问题，在转诊过程中，患者对住院后康复的理解通常很差。《指南》建议医疗团队在患者出院前评估其社会支持和健康需求，让家庭成员和照护者也参与出院计划的讨论。患者或护理人员应收到一份完整的药物及剂量清单，以便出院后继续用药，清单中应强调住院期间用药的改变。患者出院前应接受营养、认知、行动能力、功能状态及谵妄的评估，以此制订随访计划。《指南》希望通过合适的护理过渡帮助患者尽快康复，缩短住院时间和再次住院概率。

【文献评述】

全球正面临人口老龄化问题，许多国家的人均预期寿命已到 70 岁以上，预计到 2050 年，全球 65 岁以上的成年人数量将达 16 亿。人口老龄化的结果是患者的老龄化，因此，因各种疾病或外伤需要手术的老年患者也越来越多。由于老年患者群体生理和病理方面的特殊性，目前针对该群体的手术相关指南很少。考虑到临床的迫切需要以及相关指导的缺乏，ACS 和 AGS 在 2012 年发布了《老年外科患者手术护理指南》，在 2016 年又发布了《指南》，为临床医师和护理人员提供了框架性的指导意见。

《指南》对其他相关指南中对老年患者的推荐意见进行了回顾和整合，如美国麻醉医师协会关于术前禁食的推荐指南，美国老年协会和美国麻醉医师协会关于镇痛药物的推荐指南，日间麻醉协会关于术后恶心呕吐的推荐指南，美国外科医师协会和美国内科学会关于预防术后肺部并发症的推荐指南，美国老年协会和英国国家卫生与临床优化研究所关于术后谵妄的推荐指南，欧洲肠内和肠外营养学会关于老年肠内营养的推荐指南，美国卫生保健流行病协会关于导管相关尿路感染的推荐指南。这样的整合一方面使指南对老年患者有更针对性的具体推荐，另一方面又方便了临床医护人员的查阅和执行。对于其他未涉及的部分，《指南》也结合老年患者的相关研究，提出了推荐意见，如老年患者术前非必需药物的停用、压疮和神经损伤的预防、跌倒的预防、术后功能下降、出院及护理过渡等。这些推荐意见的提出充分考虑到临床可操作性。对于目前仍然存在争议的部分（如围手术期液体管理等），《指南》也做了阐述，期盼更多的临床研究可以提供询证依据。

在借鉴《指南》的同时，需要注意其特定的背景。首先，美国人种的多样性以及语言和宗教信仰的多样性，使《指南》需要兼顾不同人群的需求，因此，《指南》特别强调术前患者需求的满足及沟通顺畅的必要性。其次，中国老年患者在营养状态、疼痛耐受程度、术后跌倒及肺部并发症等方面，与美国人群有不同之处，在这些方面需要有更具针对性的推荐意见。最后，在全球经历新型冠状病毒肺炎疫情的形势下,控制感染成为新的需求,对老年患者的推荐意见也需要做出相应的调整。令人欣喜的是,国内已经发布了数个针对我国老年患者的围手术期指南,为临床诊疗提供了有力支持。

《指南》针对老年患者围手术期的最佳管理,从术前即刻、术中和术后 3 个阶段,从预防、护理和治疗多维度提出了推荐意见。临床医护人员可以在这个框架指导下,为老年患者提供针对性的诊疗,以改善患者预后,减少并发症的发生,提高患者术后生活质量。在借鉴《指南》的同时,也期待国内更多针对老年患者的临床研究。

（吴志雄 郑松柏）

参 考 文 献

[1] Mohanty S,Rosenthal RA,Russell MM,et al. Optimal perioperative management of the geriatric patient:A Best Practices Guideline from the American College of Surgeons NSQIP and the American Geriatrics Society. J Am Coll Surg, 2016, 222（5）: 930-947.

[2] Silveira MJ,Kim SYH,Langa KM. Advance directives and outcomes of surrogate decision making before death. N Engl J Med, 2010, 362（13）: 1211-1218.

[3] American Society of Anesthesiologists Committee. Practice guidelines for preoperative fasting and the use of pharmacologic agents to reduce the risk of pulmonary aspiration:application to healthy patients undergoing elective procedures:an updated report by the American Society of Anesthesiologists Committee on Standards and Practice Parameters. Anesthesiology,2011,114(3):495-511.

[4] Guay J,Choi P,Suresh S,et al. Neuraxial blockade for the prevention of postoperative mortality and major morbidity:an overview of Cochrane systematic reviews. Cochrane Database Syst Rev,2014,2014 (1):CD010108.

[5] American Society of Anesthesiologists Task Force on Acute Pain Management. Practice guidelines for acute pain management in the perioperative setting: an updated report by the American Society of Anesthesiologists Task Force on Acute Pain Management. Anesthesiology,2012,116(2):248-273.

[6] Aronovitch SA. Intraoperatively acquired pressure ulcers: are there common risk factors? Ostomy Wound Management,2007,53(2):57-69.

[7] Grocott MP,Dushianthan A,Hamilton MA,et al. Perioperative increase in global blood flow to explicit defined goals and outcomes following surgery. Cochrane Database Syst Rev,2012,11(11):CD004082.

[8] Pearse RM,Harrison DA,MacDonald N,et al. Effect of a perioperative,cardiac output-guided hemodynamic therapy algorithm on outcomes following major gastrointestinal surgery:a randomized clinical trial and systematic review. JAMA,2014, 311(21):2181-2190.

第3篇

老年社区健康问题管理

第90章

《美国预防服务工作组社区老年人跌倒干预措施建议声明》解读

【文献题目】 社区老年人跌倒干预措施：美国预防服务工作组建议声明（Interventions to prevent falls in community-dwelling older adults: US Preventive Services Task Force recommendation statement）

【文献作者】 US Preventive Services Task Force

【文献来源】 JAMA，2018，319(16)：1696-1704

【文献解读】

◆ 背景介绍

跌倒的高发生率、高致残率和高死亡率使跌倒成为老年人的威胁，老年人跌倒已成为一个普遍且日益严重的全球公共健康问题。跌倒常导致治疗跌倒相关伤害的大量医疗支出，而且当老年人跌倒时，其影响可能远远超出能够量化的范围。

在美国，跌倒是造成65岁及以上老年人伤残和死亡的首要原因。在美国社区老年人中，2014年有28.7% 65岁及以上老年人发生了跌倒，约280万老年人因跌倒而急诊就诊，约80万老年人因跌倒住院，超过2.7万老年人因跌倒死亡。老年人90%以上的髋部骨折因跌倒引起，25%髋部骨折的老年人在6个月内死亡。2015年，美国发生了2900万次的老年人跌倒事件，其中37.5%的跌倒老年人需要进行药物治疗或者1天以上的限制活动。据估计，3.3万老年人因跌倒而致死。过去10年中，在美国，因跌倒而死亡的老年人数量急剧增加。

美国预防服务工作组（US Preventive Services Task Force，USPSTF）在对预防跌倒的干预措施进行评价时，不考虑提供某种医疗措施的费用问题。USPSTF认为，临床决策的制订除考虑研究证据外，还应考虑更多问题。临床医师应该充分理解这些证据，但应根据患者的具体情况给予个体化决策。因此，USPSTF在其2012年版本的基础上，再次进行了系统性回顾研究。2018年4月17日，更新后的《社区老年人跌倒干预措施：美国预防服务工作组建议声明》（下文简称《声明》）发布在JAMA上。《声明》的适用人群为社区中65岁及以上、无骨质疏松症及维生素D缺乏的老年人。

◆ 文献要点

1. USPSTF建议和证据总结 USPSTF分别定义了推荐等级（表90-1）和净获益的把握度等级（表90-2）。

USPSTF回顾了针对无骨质疏松症及维生素D缺乏的社区老年人预防跌倒相关措施的益处和危害的研究证据，提出了仅适用于无骨质疏松症及维生素D缺乏的社区老年人（65岁及以上）的建议：

（1）建议对社区65岁及以上跌倒风险增加的老年人进行运动干预来预防跌倒（B级推荐）。

（2）建议临床医师有选择性地对社区65岁及以上跌倒风险增加的老年人进行多因素干预。当决定某项干预措施是否适合某个体时，患者和医师应该根据跌倒史、现有的合并疾病情况以及患者的价值观和偏好等因素权衡利弊（C级推荐）。

（3）不建议对社区65岁及以上的老年人通过补充维生素D来预防跌倒（D级推荐）。

2. 临床考虑事项

（1）简要风险评估：《声明》指出，在决定这些建议的适用人群时，初级保健医师可以合理地考

表 90-1 美国预防服务工作组(USPSTF)定义的推荐等级及实践建议

等级	定义	实践建议
A	USPSTF 推荐此干预措施,有高度把握该干预有较高净获益	提供此干预
B	USPSTF 推荐此干预措施,有高度把握该干预有中等净获益,或者该干预有中等到高等净获益	提供此干预
C	USPSTF 推荐根据专业判断和患者倾向性,向患者选择性提供此干预措施,至少有中等把握该干预的净获益较小	根据个体情况选择性提供此干预
D	USPSTF 不推荐此干预措施,有中等至高度把握该干预无获益或危害大于获益	不推荐提供此干预
I	USPSTF 认为目前的研究证据不足以评价此干预措施的获益与危害的平衡,因为证据不足、证据质量差或研究证据结果冲突,获益与危害的平衡关系未能确定	阅读"临床考虑事项"部分,如果提供此干预,患者应该理解获益和危害平衡关系的不确定性

表 90-2 美国预防服务工作组(USPSTF)关于净获益的把握度等级划分

把握度等级	描述
高	可获得的研究证据通常包括在代表性一级干预人群中进行的设计良好的多项研究的一致性结果。这些研究评价了预防性干预措施对健康相关结局的作用,因此,将来的研究结果不太可能会对该结论有很大影响
中	可获得的研究证据不足以决定该预防性干预措施对健康相关结局的作用,但是估计的把握度受限于下列因素:研究的数量,各研究中的样本量或质量;各研究结果不一致;研究结果应用于常规初级医疗实践的普遍性受限;证据链缺乏连贯性 随着信息增加,已观察到的效果的强度或方向可能改变,且这种改变可能足以改变结论
低	可获得的研究证据不足以评价对健康相关结局的作用。证据不足是因为以下原因:研究数量有限;研究设计或方法中有重要缺陷;各研究结果不一致;证据链中有空白环节;研究结果不能推广到常规初级医疗实践;针对重要健康相关结局缺乏信息;信息增加后能够对健康相关结局做出估计

虑少数危险因素,来识别跌倒风险增加的老年人。年龄与跌倒风险密切相关。医师通常用跌倒史来评估患者未来跌倒增加的风险,并通常将跌倒史与行动能力、平衡、步态等其他关键危险因素同时或顺序考虑。识别跌倒高危人群的实用方法是评估跌倒史或身体功能问题及活动受限水平。《声明》建议临床医师可以使用起立-行走计时测试等步态和行动量表来评估老年人的跌倒风险。

(2)干预措施

1)运动干预:尽管 USPSTF 回顾的大多数研究中包括了团体锻炼,但是有效的运动干预通常包括在专业人员指导下的个人和团体锻炼及物理治疗。鉴于 USPSTF 回顾研究中运动干预措施的异质性,很难识别出特别有效的特定运动成分。最常见的运动干预成分是步态、平衡和功能性训练,其次是阻力训练、柔韧性训练和耐力训

练。尽管研究中运动干预的持续时间在 2~42 个月之间,但最常见的是每周 3 次、持续 12 个月的运动干预。

USPSTF 在此次回顾性研究中发现,有充分证据表明运动能中等程度地降低跌倒风险,这在关于不同跌倒相关结局的研究中都有发现。USPSTF 还发现了足够的证据证明运动的危害很小。潜在危害包括运动带来的疼痛和淤伤以及与之矛盾的跌倒增加。因此,USPSTF 得出结论:运动在减少跌倒方面带来中等程度的净获益,把握度中等。

2)多因素干预:USPSTF 发现有充分的证据表明多因素干预措施可以少量降低跌倒风险,并且危害很小。USPSTF 得出的结论是:多因素干预措施可以在减少跌倒方面带来较小的净获益,把握度中等。

多因素干预包括对可改变的跌倒危险因素进行初始评估,并随后根据初始评估中确定的问题对患者进行个性化干预。初始评估可以包括多学科老年医学综合评估或多因素结合的综合评估,如平衡、步态、视力、直立性低血压、药物、环境、认知和心理健康水平等。初始评估结果不同,干预措施也有所不同,可以包括团体或个人运动、心理干预(认知行为治疗)、营养治疗、教育、用药管理、尿失禁管理、环境改善、物理或职业治疗、社会或社区服务以及转诊给专科医师等。

3)其他干预:USPSTF 也回顾了关于环境改善、用药管理、心理干预以及不针对个人风险状况的组合干预等干预措施,但是关于这些干预措施的研究太少、样本量太小、异质性太大。因此,USPSTF 无法得出任何明确的结论,即在单独应用的情况下,尚缺乏充分的证据支持或反对使用它们作为干预措施来预防社区老年人的跌倒。

4)维生素 D 和钙剂的补充:骨折是与跌倒相关的重要伤害,USPSTF 已经发布了 2 项预防骨折的相关建议声明。USPSTF 建议对所有 65 岁及以上的老年女性以及 65 岁以下风险较高的女性进行骨质疏松症的筛查。

USPSTF 在此次回顾性研究中发现,有充分的证据表明补充维生素 D 并不能预防跌倒。补充维生素 D 对减少跌倒次数和跌倒人数没有影响,而且有轻到中度危害。一项每年补充高剂量维生素 D 的研究显示了跌倒的增加。另一项关于维生素 D 补充剂的研究发现,联合服用维生素 D 和钙补充剂会增加肾结石的发病率。因此,USPSTF 得出结论,补充维生素 D 在减少跌倒方面没有净获益,把握度中等。

在关于补充维生素 D 和钙预防骨折的相关建议中,《声明》指出:对于男性和绝经前女性而言,没有足够的证据来判定补充维生素 D、钙或者钙+维生素 D 能预防骨折;对于绝经后女性而言,尚缺乏足够的证据来判定每天补充 400 U 以上的维生素 D 和 1000 mg 以上的钙能预防骨折。USPSTF 不推荐绝经后女性每天补充 400 U 剂量以下的维生素 D 或 1000 mg 剂量以下的钙剂。

3. 其他考虑事项 USPSTF 认为,尽管回顾性研究证据并不支持常规对所有老年人进行深入的多因素风险评估和综合风险管理,但是有理由

对特定的患者进行多因素风险评估。对这些患者的病史采集应该包括患者既往跌倒的情况及存在的共病情况等重要内容。美国老年医学会建议对过去 1 年内有 2 次跌倒(若伴有步态或平衡问题者跌倒 1 次)、存在步态或平衡问题或有急性跌倒的老年人进行多因素风险评估和多组分干预。USPSTF 认为,根据美国老年医学会的建议,评估平衡和行动能力、视力、直立性低血压,以及回顾药物使用及家庭环境情况,都是多因素风险评估和综合管理中的有效组成部分。随访和综合管理识别出的危险因素对于保证该评价管理策略的有效性也是必须的。

《声明》提到:识别高跌倒风险老年人的评估工具,还需要相关研究来进行临床验证;还需要更多研究来证实相关措施(单独使用而不是作为多因素干预的一部分)预防跌倒的机制,如改善环境、用药管理、心理干预等;需要进一步研究对不同年龄组,尤其是 85 岁以上老年人采取干预措施的有效性;需要开展更多研究以确定运动干预措施的有效组成部分。

4. USPSTF 对 2012 年版的更新说明 USPSTF 在 2012 年发布了关于社区老年人跌倒的干预措施建议声明。与此次《声明》干预措施建议一致的是,推荐运动(B 级推荐)和选择性提供多因素干预(C 级推荐)来预防社区高跌倒风险老年人的跌倒。2012 年版声明建议社区老年人补充维生素 D 来预防跌倒(B 级建议),而《声明》强烈不推荐对社区无骨质疏松症及维生素 D 缺乏的老年人补充维生素 D 以预防跌倒(D 级建议)。

关于补充维生素 D 建议强度的更改是因为以往的研究证据发现,补充维生素 D 可使跌倒人数减少,据此,2012 年版声明也推荐补充维生素 D 来预防跌倒(B 级推荐)。而当前的回顾性研究排除了以往纳入的维生素 D 缺乏或不足的社区老年人,认为在这些人群中补充维生素 D 是治疗措施而不是预防措施。另外,当前的回顾研究还探讨了其他的跌倒相关结局,包括跌倒次数和损伤性跌倒,而在之前的回顾研究中仅考虑了跌倒人数。根据修订了人群纳入范围及考虑因素的回顾性研究结果以及新近研究证据,USPSTF 发现针对不伴维生素 D 缺乏或不足的社区老年人,补充维生素 D 对预防跌倒并无获益,因此,《声明》

给出了强烈不推荐的结论。

【文献评述】

USPSTF 为了更新 2012 年版本,再次进行了系统性回顾研究。USPSTF 回顾了来自 62 项随机临床试验($n = 35\,058$)的数据,这些研究数据来源于 *Medline*、*PubMed*、*Cumulative Index to Nursing and Allied Health*、*Cochrane Central Register of Controlled Trials* 上发表的相关英文文献,发表时间自 2010 年 1 月 1 日至 2016 年 12 月 30 日。此外,USPSTF 重新评估了 2010 年的回顾研究。USPSTF 还根据相关系统综述、专家建议,以及在 clinicaltrials.gov 上显示的正在进行中的试验,补充了文献搜索,监测时间持续至 2018 年 2 月 7 日。

USPSTF 针对 65 岁及以上的社区老年人,对护理相关初步干预措施对预防跌倒的有效性和危害,以及跌倒相关的致残率和死亡率,进行了系统性的证据回顾研究,但仅限于居住在社区的老年人以及可在初级护理中实施或转诊的干预措施。那些专门招募的患有神经系统疾病和其他特殊疾病(如维生素 D 缺乏、骨质疏松症和视力损害)的试验被排除在外。因此,这些结论可能不适用于这些人群。身体功能的变化(如平衡力、耐力或行走速度的变化)和心理结果(如对跌倒的恐惧)通常与跌倒有关,并且在预防跌倒的研究中经常被报道,但是它们也被排除在此次回顾性研究中。

USPSTF 回顾的研究采用多因素干预、运动、补充维生素 D、环境改善、心理干预及多种干预措施联合使用来预防跌倒,降低跌倒相关的发病率和死亡率。但是由于其中很多干预措施的研究太少、研究样本量太小、使用了不同的量表、异质性太大等原因,使 USPSTF 无法得出任何明确的结论。然而,许多在跌倒预防方面没有足够证据的干预措施,在其他方面有论据支持其实施。USPSTF 仅重点研究了 3 种经常被研究的干预类型,分别为多因素干预(26 项试验)、运动(21 项试验)和补充维生素 D(7 项试验),并关注跌倒次数的减少、跌倒人数、伤害性跌倒的减少及伤害性跌倒人数等结局。即使是重点研究的多因素干预和运动干预,也由于纳入研究的异质性而很难确定其可能有效的具体成分。

《声明》最突出的一点就是,强烈不建议对社区 65 岁及以上无骨质疏松症及维生素 D 缺乏的老年人通过补充维生素 D 来预防跌倒。补充维生素 D 对减少跌倒次数和跌倒人数没有影响,而且有轻至中度的危害。这一点声明,恰好是我国最需要吸取和借鉴的,可以避免健康老年人对维生素 D 的过度补充。

《声明》的另一项建议提到,对于男性和绝经前女性而言,没有足够的证据来判定补充维生素 D、钙或者钙＋维生素 D 能预防骨折;对于绝经后女性而言,缺乏足够的证据来判定每天补充 400 U 以上的维生素 D 和 1000 mg 以上的钙能预防骨折。USPSTF 不推荐绝经后女性每天补充 400 U 剂量以下的维生素 D 或 1000 mg 剂量以下的钙剂。这一项建议,也非常值得我们采纳。我国老年人一定要科学地补充维生素 D 和钙剂,健康无骨质疏松症老年人补充额外、过度的维生素 D 和钙剂,是有害而无益的。

引起社区老年人跌倒的危险因素很多,包括生理、病理、药物、心理、环境及社会因素等。这些危险因素相互作用、相互影响。有效识别跌倒的危险因素,对高风险老年人进行有效的针对性干预是非常重要的。对于社区老年人跌倒的更多有效干预措施,尤其是在 85 岁以上高龄老年人中干预措施的有效性,还需要更多大样本研究来证实。

(史晓红)

参 考 文 献

[1] US Preventive Services Task Force. Interventions to prevent falls in community-dwelling older adults: USPreventive Services Task Force recommendation statement. JAMA, 2018, 319(16): 1696-1704.

[2] 北京医院,国家老年医学中心,中国老年保健医学研究会老龄健康服务与标准化分会,等. 居家(养护)老年人跌倒干预指南. 中国老年保健医学, 2018, 16(3): 32-34.

[3] 李金鑫,李宁,高婷,等. 社区老年人群预防跌倒干预措施: 美国预防服务工作组推荐声明. 中国卒中杂志, 2018, 13(10): 1063-1071.

[4] US Preventive Services Task Force. Prevention of

falls in community-dwelling older adults: U. S. Preventive Services Task Force recommendation statement. Ann Intern Med,2012,157(3):197-204.

［5］ Guirguis-Blake JM, Michael YL, Perdue LA, et al. Interventions to prevent falls in older adults: updated evidence report and systematic review for the US Preventive Services Task Force. JAMA, 2018, 319 (16):1705-1716.

［6］ U. S. Preventive Services Task Force. Screening for osteoporosis: U. S. preventive services task force recommendation statement. Ann Intern Med,2011, 154(5):356-364.

［7］ US Preventive Services Task Force. Vitamin D, calcium, or combined supplementation for primary prevention of fractures in community-dwelling adults: US Preventive Services Task Force recommendation statement. JAMA,2018,319(15):1592-1599.

［8］ Bergen G,Stevens MR,Burnes ER. Falls and fall injuries among adults aged≥65 years-United States, 2014. MMWR Morb Mortal Wkly Rep, 2016, 65 (37):993-998.

［9］ Bhasin S,Gill TM,Reuben DB,et al. A Randomized Trial of a Multifactorial Strategy to Prevent Serious Fall Injuries. N Engl J Med,2020,383(2):129-140.

第 91 章

《英国国家卫生与临床优化研究所学习障碍老年人的照护和支持指南》解读

【文献题目】 学习障碍老年人的照护和支持:英国国家卫生与临床优化研究所指南(Care and support of people growing older with learning disabilities: National Institute for Health and Care Excellence guideline)

【文献作者】 National Institute for Health and Care Excellence.

【文献来源】 https://www.nice.org.uk/guidance/ng96

【文献解读】

◆ **背景介绍**

世界卫生组织将学习障碍定义为从发育的早期阶段起,儿童获得学习技能的正常方式受损,这种障碍来源于认识处理过程的异常,由一组障碍构成,表现在阅读、拼写、计算和运动功能方面有特殊和明显的损害,除外单纯缺乏学习机会、智力发展迟缓和后天的脑外伤或疾病。

国际学术界对学习障碍的研究起源于 19 世纪初,最早的概念由美国教育心理学家 Kirk 教授于 1963 年提出,初期研究主要集中于儿童或特殊人群,近年来延伸到老年人群,但其定义一直存在争议。2016 年英国国家卫生与临床优化研究所(National institute for Health and Care Excellence, NICE)发布了《学习障碍患者心理健康问题的预防、评估和管理指南》,对所有医疗机构学习障碍患者心理健康问题的预防、评估和管理提出了推荐建议。2018 年 NICE 发布了《学习障碍老年人的照护和支持:英国国家卫生与临床优化研究所指南》(下文简称《指南》),旨在为有学习障碍的老年人及其家人和照护者提供所需的照顾和

支持,从而促进其健康生活。目前我国学术界对学习障碍还没有明确的界定,同时,对学习障碍者尤其是老年患者的特殊健康和社会需求关注不足,为此,本文对《指南》的重点内容进行解读。《指南》的适用人群为有学习障碍的患者及其家庭成员、照护者或支持者。

◆ **文献要点**

1. **学习障碍的定义** 在《指南》中,学习障碍被定义为满足 3 个核心标准,分别为低智商(通常 IQ 值<70)、严重的社会或适应能力障碍和发生于儿童期。学习障碍按程度可分为轻度、中度、重度和极重度。学习障碍与一些特殊的学习困难有所不同,如失读症并不会影响智力。《指南》没有特定的年龄限制来定义老年人,因为有学习障碍的成年人通常在不同的年龄段会比正常人较早经历与年龄相关的困难。

2. **《指南》推荐的总体原则** 《指南》涵盖了各种环境中的照护和支持,包括学习障碍者及其家人的住所、临时住所、生活支持及特殊住所,还包括日间服务、住宅和疗养院以及初级和二级医疗保健机构。《指南》共推荐了 107 条建议,分为 7 个部分,分别为总体原则(13 条建议)、组织及提供照护和支持(14 条建议)、识别和评估照护和支持需求(10 条建议)、规划和审查照护和支持(13 条建议)、健康需求的明确和管理(37 条建议)、临终关怀(13 条建议)、人员技能和专业知识(7 条建议)。

《指南》推荐坚持以人为本的原则,确保学习障碍的老年人与其他人一样享有同等的基于自身需求、兴趣和喜好的照护和支持,而不论年龄、失能、变性、婚姻与伴侣、怀孕与产假、种族、宗教与

信仰、性与性取向、社会经济状况及其他方面的情况。《指南》对健康、社会照护和住房服务进行合理调整,以确保学习障碍的老年人及其家庭成员和照护者能够充分获取这些服务,为人们的交流和信息需求提供支持,确保有学习障碍的患者及其家庭成员、照护者和支持者获取顺畅的信息。社会照护和初级保健从业人员应定期评估学习障碍者的沟通需求是否随着年龄增长有所改变。参考《2005 年智力法案》,《指南》鼓励学习障碍者参与决策,对于不能做出决策者,应进行最大利益决策,让学习障碍者及其家人、照护者和支持者共同参与这个过程。

3. 组织并提供照护和支持的推荐建议 卫生保健和社会照护专员应了解当地学习障碍老年人的需求和可提供的支持,规划和调整当地服务资源。照护专员应确定其所在地区有学习障碍的成年人数量,并以此来判定与提供支持方面存在的差距,组织服务并计划未来的支持。应确保照顾学习障碍者的家庭成员、照护者或支持者能够获得适合年龄的社区支持服务和资源。为学习障碍者提供住房选择;在当地提供各种家庭和社区支持选项;考虑使用远程医疗、远程照护等技术来补充支持;在社区提供验光、听力和口腔方面空缺的服务,以满足他们随年龄增长而不断变化的需求。精神卫生专员应制定协议,以确保学习障碍者(包括高龄老人)能够获得老年人的主要精神卫生服务。照护专员和服务提供者应确保学习障碍者有平等机会获得一系列社区服务;在针对学习障碍的服务与常规老年人服务之间建立联系,从而有助于发现存在的差距并为服务开发提供共享信息;为学习障碍者提供聚会和社交机会;提供多种基于社区的体育锻炼计划,并鼓励学习障碍者参与以改善健康;为学习障碍者安排参加教育、就业和志愿服务的机会。此外,地方政府应考虑引入改善交通的相应规划,使有学习障碍的老年人交通更便利。

4. 识别和评估照护和支持需求的建议

(1)评估老年人对照护和支持的需求:确保老年人对照护和支持需求的所有评估均以优势为本,以人为中心,并尽早进行。进行照护和支持需求评估的从业人员(以下简称从业人员)应获得被评估者的完整病史,了解他们的日常行为,警惕学习障碍者日常行为的任何变化。有学习障碍的老年人可能难以表达他们的健康需求,当他们的需求发生变化时,需要考虑是否可能与年龄有关,并帮助学习障碍者了解随年龄增长对生活需求的变化。

(2)评估家庭成员和照护者的需求:从业人员应考虑学习障碍者的家人和照护人员的需求、能力及愿望。学习障碍者与他们的家人和照护者之间可能存在相互照护,由于他们的家人和照护者可能年龄较大,同样存在自己的支持需求。根据 2014 年《护理法》,从业人员必须向照护学习障碍者的人提供相应的照护者评估。根据评估结果,为家庭成员和照护者提供支持以帮助他们进行照护工作。每年至少评估 1 次照护者的需求和境况,查看其是否发生重大变化,并积极鼓励照护者申请护理人员资格注册。

(3)规划、审查照护和支持的推荐建议:从业人员应定期为患者制订以人为中心的可以满足不断变化的需求和愿望以及促进独立的计划。适度让他们的家庭成员、照护者和支持者参与进来。在制订照护和支持计划时,要满足患者及其家庭成员的需求,向他们的家庭成员或照护者提供帮助及相关信息,这也是照护支持计划的一部分。从业人员应与患者及其照护者共同进行未来规划,以帮助他们在关键时刻做出决定。不论患者年龄和学习能力如何,鼓励并支持学习障碍者在家中保持积极活跃和生活独立的状况,包括做家务、自己做决定和计划、组织集体活动等。随着年龄增长,可对其居住环境进行合理的调整,如考虑电话、日常生活设备、远程医疗监控及家庭环境的改造等。对于由从业人员提供照护支持的患者,至少每年审查 1 次其居住需求,确保患者、家庭成员或照护者共同参与决策。

5. 明确健康需求和管理建议

(1)照护协调与信息共享:卫生保健机构的管理人员应确定 1 名主要负责人作为学习障碍者及其家庭成员、照护者和支持者的联络人员。确保照护和支持团队的每个人都能定期分享有关患者健康状况和正在接受的治疗的相关信息,并进行交流。例如,定期召开多学科会议,让患者参与所有的讨论。初、中级照护团队应至少需要 1 名工作人员具备与学习障碍有关的知识和技能,并充当样板、示范,分享好的经验,利用学习障碍专业知识来保证工作人员了解他们的需求。在患者的健康记录中记录其学习障碍情况和做出的调整,并在患者转诊时与下一位医师或照护者共享信息,在征得患者同意的情况下,确保社区和急症环境中的所有相关从业人员都能获得这些信息,并且记录患者特定的需求或愿望,如与其他人的沟通或相关活动有关的需求。

(2)健康体检和筛查:应充分认识到学习障碍者可能需要额外的健康监测,以帮助从业人员识别与年龄有关的症状。向学习障碍的老年人提供年度健康体检,在必要时及时转诊到专科门诊。向患者解释年度健康体检包含的内容以及如何安排。将年度健康检查确定的所有措施记录在患者的健康行动计划中。向学习障碍的老年人提供与其他老年人相同的常规筛查和健康检查。与患者讨论随着增龄可能发生的变化,询问他们年龄相关性疾病的症状或现有疾病的变化,并对其进行监测,包括血压、胆固醇、癌症、痴呆、糖尿病、吞咽困难、癫痫、听力障碍、视力障碍、失禁、骨质疏松、营养不良、围绝经期综合征、心理健康状况及甲状腺功能等。进行年度健康体检时,给予他们其他可提供服务的信息。在每年1次的健康体检期间,询问他们多久看一次牙医,检查他们是否了解保护牙齿和口腔的重要性。在年龄增长、逐渐变老时,给患者提供清晰、可获得且实用的信息和建议,使他们保持健康。在设计和提供乳腺筛查服务时,应解决有学习障碍老年女性接受乳腺检查的具体障碍。

(3)初级保健:初级保健和社区服务应确保有学习障碍的老年人在任何可能的情况下见到相对固定的全科医师和其他医疗保健从业人员,有助于从业人员熟悉患者的病史,与患者建立良好的人际关系,了解患者的日常行为和沟通需求。分配一名指定的工作人员以老年人喜欢的、能理解和配合的方式提醒有学习障碍的老年人预约筛查和健康检查。如患者被诊断有健康问题,应向患者及其家人、照护者或支持者提供有关症状和管理、治疗获益和潜在不良反应以及如何使用处方药方面的信息。通过了解并调整健康建议以适应患者的个人选择和喜欢的活动来支持健康状况的自我管理。

(4)口腔护理:照护专员和管理人员应确保相关人员具有口腔卫生知识,以便为学习障碍者提供支持,让他们保持良好的口腔卫生并向其提供牙科服务。牙医诊所应该确保这些服务易被学习障碍者获得,例如,可通过以下方式:通过电话提醒患者预约、以易被理解的方式发送信件、建议学习障碍者出门时带一位照护者或支持者。确保员工具备与学习障碍者进行交流的能力。

(5)门诊预约:医院应该为患者及其家人、照护者或支持者在门诊就诊前提供参观医院以及与员工会面的机会,该员工将对患者进行相应的测试或检查,查看将要使用的设备,并确定哪些设备需要调整。

(6)住院前和住院期间的照护:在计划入院时,安排1次入院前的计划会议,会议包括医院联络小组或联络护士,社区学习障碍小组代表,患者本人及其家庭成员,照护者或支持者。在召开会议时完成入院前文件的填写,其中包括患者的入院认证信息,还要讨论任何需要的合理调整,如安排患者在入院前参观医院、与学习障碍联络护士会面等。

医院应积极鼓励员工使用入院前文件和标记系统,以使所有相关的医院员工了解该患者的学习障碍情况,在患者出院时,再回顾这一方法的效果如何。医院应该制订相关政策和指南,使患者选择的照护者能够在整个住院期间一直陪伴在他们身边。医院工作人员应该继续向有学习障碍者提供卫生保健和个人照护,即使患者有家庭成员、照护者或支持者的照顾。

(7)出院照护:如果患者同意,可邀请患者本人、家人、照护者或支持者参加出院前会议。如出院计划涉及家庭成员或照护者的支持,需考虑以下因素:他们提供支持的意愿和能力;他们的境况、需要和愿望;他们与患者的关系;他们是否有短暂休息的需求。当患者出院时,给患者(及其家人和照护者)一份出院计划副本,24 h内给他们的全科医师一份副本。确保每个人都知道接下来该如何对患者进行照护和支持。患者出院后,医院学习障碍联络护士、社区学习障碍小组和初级保健医师应该共同努力,不断提供支持,以帮助患者管理自己的健康状况。

(8)痴呆:在早期阶段向学习障碍者及其家

人、照护者和支持者解释学习障碍与痴呆之间的联系。解释痴呆的症状,通常如何进展以及可获得哪些支持。照护专员应确保为正在评估或已经诊断痴呆的学习障碍者的家人、照护者和支持者提供信息,也可以考虑提供培训。

6. 临终关怀的推荐建议 《指南》推荐为学习障碍的老年人及其家人、照护者和支持者提供及时、以人为本的信息,包括临终关怀服务。提供临终关怀的医师应该花时间去了解患者及其家人、照护者和支持者的需求,确定参与患者临终计划的人员,定期询问患者愿意和谁一起讨论自己的临终计划。临终关怀服务也需要家庭和社会的支持。例如,若患者难以沟通,可以向其家人、照护者或支持者了解患者的需求和愿望,包括与信仰、文化、营养、输液及疼痛管理相关的需求和愿望。与其他共同参与患者日常生活的人员共享关于学习障碍老年人临终关怀护理的专业知识,为学习障碍老年人的家属及照护人员提供关于药物、疼痛、营养及液体管理等知识的培训信息和支持项目,使老年人能够按自己意愿选择去世场所。确保老年人支持团队的关键成员有知识、有信心、有理解力,能与老年人针对疾病和死亡的相关问题进行交流。常规的临终关怀服务应在老年人缓和治疗、临终关怀和去世后全程帮助老年人、家属、照护者以及其他与老年人一起生活的人,并做出合理调整。

7. 人员技能和专业知识的推荐建议 健康和社会照护服务的管理者应确保老年人服务部门的工作人员具有相应的专业知识来帮助和支持具有不同背景的学习障碍老年人;确保学习障碍照护工作人员知晓并具有相关技能来支持人们随着年龄增长而改变的需求,在所有环境下均应能提供技能支持;向为学习障碍老年人服务的工作人员和为老年人服务的从业人员提供彼此分享专业知识的机会,作为相关人员知识和技能进步的一种途径。工作人员应知晓可以提供哪些当地服务,以为学习障碍老年人及其家人、照护者提供支持,帮助他们在护理和支持的项目方面做出更好的选择。

8.《指南》应用于实践的具体建议 《指南》对如何将 NICE 的推荐建议付诸实践,提出了以下 8 个具体建议。

(1)通过常规的沟通渠道来提高认识,确定员工在自己的实践中应该包含的内容。

(2)确定对该主题感兴趣的潜在人群,以拥护《指南》并支持《指南》的使用,对其进行改进。

(3)根据建议进行基线评估,以了解当前提供的服务是否还存在差距。

(4)考虑需要哪些数据来衡量改进程度,并计划如何收集这些数据。

(5)制订一项行动计划,包括将指南付诸实践所需的步骤,并确保准备就绪。

(6)一个小的项目小组可以制订行动计划,该小组可能包括指导原则支持者、高级组织赞助商、参与相关服务的人员、财务和信息专业人员等。

(7)在项目组的监督下实施行动计划,大型项目可能还需要项目管理支持。

(8)审查并监督整个项目组对《指南》的实施情况,与参与改进的人员及合作伙伴共享进度。

【文献评述】

《指南》对学习障碍的研究提出了 5 点建议:①在家中的照护和支持模式。应衡量年龄较大的学习障碍者能够在家庭中生活并接受照护和支持模式的有效性和成本效益。②识别患者的健康状况。对于年龄较大的学习障碍者,以不同方式识别与年龄相关的健康状况及其他身心健康状况的效果和成本效益;探讨通过常规和专科医疗服务,如何及早发现学习障碍者的健康状况,保障学习障碍者平等获得保健服务的机会。③教育和培训计划。为学习障碍者及其家人和照护者提供信息和建议并支持自我管理慢性健康状况教育计划的有效性和成本效益。④针对家庭成员和照护者的痴呆教育和培训计划。对于痴呆患者及其家庭,应评估培训计划的有效性、成本效益、可接受性及病情进展的风险。⑤关于临终关怀的预先计划。对年龄较大的学习障碍患者及其家庭成员和照护者,应评估临终关怀计划的有效性和成本效益,制订相关程序来记录和遵循学习障碍老年人对其临终关怀决定的意愿。

总之,由于老年人群的寿命大大延长,存在学习障碍的老年人口增长速度快,学习障碍者的健康状况较一般人群差,尤其是在获取健康体检、口腔检查等医疗保健服务方面面临阻碍。《指南》可帮助照护专员和服务者为逐渐年老的学习障碍人群及其家人和照护者确定并提供所需的照护和支持,包括全面调整和计划、服务提供和组织、提供无障碍信息、建议和支持、识别和评估人们多种需求、照护计划,以及患者对健康、社会照护、住房、临终关怀等服务的获取。然而,目前我国对学习障碍的研究尚处于探索阶段,在学习障碍老年人的特殊需求及管理等诸多方面尚无统一认识和计划。《指南》有助于我国学习障碍者在年龄增长的同时获得相应的帮助和服务,改善自身生活质量。

(李　耘　马丽娜)

参 考 文 献

Care and support of people growing older with learning disabilities:National Institute for Health and Care Excellenceguideline[2018-04-11]. https://www. nice. org. uk/guidance/ng96

第92章

《美国预防服务工作组将补充维生素、钙或联合补充作为社区成年人骨折一级预防建议声明》解读

【文献题目】 美国预防服务工作组建议声明：补充维生素、钙或联合补充作为社区成年人骨折的一级预防（VitaminD，calcium，or combined supplementation for the primary prevention of fractures in community dwelling adults：US Preventive Services Task Force recommendation statement）

【文献作者】 US Preventive Services Task Force

【文献来源】 JAMA，2018，319（15）：1592-1599.

【文献解读】

◆ **背景介绍**

由于人口老龄化，骨质疏松性骨折是美国发病率和死亡率居于高位的疾病。2005年，美国发生了约200万例骨质疏松性骨折；预计到2025年，每年的发病人数将超过300万例。对患者而言，髋部骨折1年内许多患者不能独立行走，50%以上需要日常生活照护，20%～30%的患者会死亡。鉴于此种情况的严重性和普遍性，美国预防服务工作组（US Preventive Services Task Force，USPSTF）基于对有关维生素D、钙和联合补充用于社区成年人（定义为不住在疗养院或其他护理机构环境中）骨折的一级预防研究证据，于2018年发布了《美国预防服务工作组建议声明：补充维生素、钙或联合补充作为社区成年人骨折一级预防》（下文简称《声明》），这也是对2013年版建议的更新。

◆ **文献要点**

1. 相关研究证据 《声明》纳入的研究证据不包括在与骨代谢相关的已知疾病（如骨质疏松症或维生素D缺乏症）、服用已知与骨质疏松相关的药物（如长期类固醇药物）或以前骨折的人群中进行的研究。

USPSTF通过对研究证据的分析发现，由于缺乏足够证据，尚无法确定维生素D和钙补充剂单独或联合应用对男性和绝经前女性骨折发生率的影响。同时证据表明，每天补充400 U或更少的维生素D，联合1000 mg或更少的钙，对社区绝经后女性骨折的发生率没有影响。高剂量维生素D和钙补充，无论是单独或联合应用，对社区居住的绝经后女性骨折的影响证据不足。

值得注意的是，USPSTF通过分析发现，有明确证据表明补充维生素D和钙会增加肾结石的发病率，但这一损害的严重程度较小。一些仅评估维生素D补充剂的研究表明，心血管疾病事件没有增加。

2.《声明》对证据的评估 针对社区绝经后女性，USPSTF对研究证据评估得出的明确结论是每天补充＞400 U维生素D和＞1000 mg钙的获益证据缺乏，且利弊平衡尚不确定。中等强度证据表明每天补充≤400 U维生素D和1000 mg以内的钙对社区居住的绝经后女性骨折的一级预防尚无净获益。

针对男性和绝经前女性，USPSTF的证据评估结论是单独或联合补充维生素D和钙对骨折一级预防获益的证据不足，获益与损害之间的平衡尚不能确定。

3.《声明》基于证据的建议　《声明》建议,目前研究证据不足以评估维生素 D 和钙补充(单独或联合应用)对男性和绝经前女性骨折一级预防获益与损害的平衡(Ⅰ级建议);目前证据不足以评估每天补充＞400 U 维生素 D 和＞1000 mg 钙在社区绝经后女性骨折一级预防中的利弊平衡(Ⅰ级建议);《声明》不建议每天补充≤400 U 维生素 D 和 1000 mg 钙用于社区绝经后女性骨折的预防(D 级建议)。

《声明》指出,上述建议适用于社区居住且无症状的成年人。"社区居住"指不生活在疗养院或其他照护机构中。上述建议不适用于有骨质疏松病史、确诊为骨质疏松症和/或维生素 D 缺乏症及跌倒风险增加者。

【文献评述】

骨质疏松性骨折是全世界范围内老年人群的常见问题,对健康老龄化构成严重威胁。20%～30%的患者在髋部骨折后 1 年内死亡,且男性死亡率明显高于女性。研究显示,低骨质量、年龄和跌倒史是发生骨质疏松性骨折的主要危险因素。虽然绝经前女性骨折的风险增加,但绝经前女性的绝对骨折风险非常低。大型临床试验女性健康倡议研究(WHI,$n=36\,282$)显示,每天补充 400 U 维生素 D 和 1000 mg 钙在骨折终点上无任何获益。因此,《声明》认为每天补充不超过 400 U 维生素 D 和 1000 mg 钙并不能预防骨折。对高剂量维生素 D 和钙(单独或联合)的研究结果并不一致,因此,采用更高剂量维生素 D 和钙来预防骨折的证据依然不足。WHI 研究显示服用维生素 D 和钙的女性肾结石会显著增加,而高剂量维生素 D 补充剂的心血管事件没有增加。

USPSTF 在另一份建议中指出补充维生素 D 并不能减少发生跌倒的数量或跌倒的人数。其他研究发现每年补充高剂量(50 万 U)维生素 D 甚至可能与更多的致伤性跌倒和骨折有关。

总之,由于缺乏足够的证据,补充维生素 D、钙或联合补充作为社区成年人骨折一级预防措施的有效性尚不能确定,还需要更多研究以明确上述措施在减少绝经后女性和老年男性骨折发生率中的作用,也需要更多研究以评估维生素 D 补充剂对不同人群的影响。此外,对补充剂的潜在危害,特别是钙与潜在不良心血管结局之间的关系还需要进一步研究。

(张新军)

参 考 文 献

[1] US Preventive Services Task Force. VitaminD,calcium,or combined supplementation for the primary prevention of fractures in community dwelling adults:US Preventive Services Task Force Recommendation Statement. JAMA, 2018, 319(15):1592-1599.

[2] Women's Health Initiative Investigators. Calcium plus vitamin D supplementation and the risk of fractures. N Engl J Med,2006,354(7):669-683.

[3] Khaw KT,Stewart AW,Waayer D,et al. Effect ofmonthly high-dose vitamin D supplementation onfalls and non-vertebral fractures:secondary andposthoc outcomes from the randomised, double-blind, placebo-controlled ViDA trial. LancetDiabetes Endocrinol,2017,5(6):438-447.

第 93 章

《英国社区成年人营养不良
管理指南》解读

【文献题目】 社区成年人营养不良管理指南——包括适当使用口服营养补充剂的途径[A guide to managing adult malnutrition in the community. Including a pathway for the appropriate use of oral nutritional supplements(ONS)]

【文献作者】 Holdoway A,Anderson L,Mcgregor L

【文献来源】 https://www.malnutritionpathway.co.uk/library/managing_malnutrition.pdf

【文献解读】

◆ 背景介绍

英国有超过 300 万人有营养不良或有营养不良风险,其中大多数(约 93%)生活在社区。仅应对营养不良这一问题,英国每年估计花费超过 190 亿英镑。为减少营养不良对人体健康与社会保健部门财政的影响,英国在 2012 年发布了《社区成年人营养不良管理指南——包括适当服用口服营养补充剂的途径》,并于 2017 年进行了更新(下文简称《指南》)。《指南》旨在帮助社区医疗卫生人员提高对营养不良风险特别高、需要进行营养干预的关键患者群体以及与疾病相关的营养不良个体的认识,协助医护人员优化治疗方案,建立良好的营养护理。《指南》同时包含合理应用口服营养补充剂的内容。《指南》的适用人群为老年科医师和全科医师。

◆ 文献要点

1. **营养不良概述** 营养不良可以指营养过剩或营养不足,本文具体指营养不足,即由于能量、蛋白质和其他营养物质的缺乏而对身体(体型、体格及身体成分)、功能和临床结局产生不利影响。大多数营养不良与疾病有关,但也有一些社会性和机械性(如牙齿)因素也会导致营养不良。

营养不良会减少肌肉力量,导致衰弱,增加跌倒风险。营养不良使免疫应答和伤口愈合受损,最终延缓疾病和手术后恢复时间,使患者更频繁地入院,使其心理社会功能受损,甚至死亡率增加。管理营养不良的患者,会使医疗成本增加 3~4 倍。通过改善患者的营养状况可以改变临床结局,减少卫生保健资源的利用及相关成本。

2. **营养不良的筛查** 《指南》列举了可能具有较高营养不良风险的人群:①慢性疾病(包括慢性疾病的急性发作期),如慢性阻塞性肺疾病、癌症、胃肠道疾病、肾脏或肝脏疾病及炎症性疾病(如类风湿关节炎、炎性肠病等);②进行性神经系统疾病,如痴呆、帕金森病、运动神经元疾病;③急性疾病,没有食用足够的食物超过 5 天(在医院比在社区更常见);④虚弱,如体弱、行动不便、高龄、抑郁、近期出院等;⑤社会问题,如社会支持不足、出行困难、难以获得或准备食物;⑥康复,如脑卒中后、受伤、癌症治疗等;⑦生命终结/姑息治疗,根据疾病阶段制订和调整相关建议。

《指南》对何时启动营养不良筛查作了推荐。营养不良筛查的启动时机:①机会性筛查,即在一个新的照护环境中第一次接触彼此,如在全科医师首次接诊、第一次家访、第一次门诊预约及第一次入院时。筛查的其他机会包括患者与当地护士或社区药剂师联系时,如在药物使用情况审查中。②出现相关临床征兆时启动筛查,包括计划外的体重减轻、变瘦、皮肤脆性增加、伤口愈合不良、压力性溃疡、神情淡漠、肌肉萎缩、食欲缺乏、味觉改变、吞咽困难、排便习惯改变、衣服变得宽松及合并慢性疾病等,当然还要考虑有营养不良风险的人群。

《指南》建议在社区人群中进行营养不良筛查,并推荐在筛查时使用英国肠内肠外营养协会提出的营养不良通用筛查工具(malnutrition universal screening tool,MUST),该量表具有可信度较高及稳定性较好的特点。MUST 量表包含 3 个维度评价(表 93-1),即体重指数评分、无意识体重下降评分和急性疾病影响评分。按总分可分为低风险、中风险和高风险。低风险累计总分为 0 分;中风险累计总分为 1 分;高风险累计总分 2 分及以上。

表 93-1 MUST 营养不良通用筛查工具

维度	划分标准	得分
BMI 评分	>20 kg/m²	0 分
	18.5~20 kg/m²	1 分
	<18.5 kg/m²	2 分
无意识体重下降	<5%	0 分
	5~10%	1 分
	>10%	2 分
急性疾病影响	无急性疾病状态	0 分
	急性疾病状态和/或>5 天没有足够营养摄入	2 分

注:BMI. 体重指数。

《指南》依据风险分层设计了饮食宣教手册,给出了筛查及监测复查推荐。对低风险人群,建议保持每年 1 次的营养不良风险评估,具有营养不良风险的人群可适当频繁一些;对中风险人群,建议在水或牛奶中加入粉状营养补充剂,1~3 个月后再次进行营养不良风险评估,或者依据患者的临床需要适当提前;对高风险人群,给予合适的饮食建议(发放红色宣教手册),包括口服营养补充剂(oral nutritional supplements,ONS),并建议对其进行密切监测;如果患者没有改善,则需要进一步寻求营养师和更多相关专家的支持。

MUST 量表信度和效度高、内容简单、耗时少,然而该量表在国内还未广泛用于社区营养筛查,人口及种族特异性也需要纳入考虑范围内。

3. **营养不良的管理** 大多数情况下,患者的营养不良可在医护人员指导下通过优化食物摄入量及使用 ONS 来改善。《指南》提供了优化食物摄入的部分建议:均衡饮食,增加口服摄入量(包括食品强化、增加零食和补充营养液等),给予ONS;解决营养不良相关的社会问题,协助进食,确保采购食物的能力(包括活动能力和经济能力),协助准备和料理食物等。

《指南》强调对营养不良或有营养不良风险的人群应制订合理的照护计划,其管理策略应与营养不良的风险分层挂钩。照护计划应包括如下流程:记录风险→矫正/管理潜在的原因→建议→确定干预目标→监测。同时,应依据具体临床和社会情况予以优化调整。建议包含全科医师、营养师、护士、职业治疗师、物理治疗师、语言治疗师、社区药师等多学科团队参与照护过程。医学教育全球研究小组也制定了促进最佳营养照护的战略,给出了筛查→干预→监测的照护路径,这与《指南》推荐的流程是相似的。营养不良的管理目标不限于但可以包括以下内容:①优化恢复,如手术后及压疮的恢复;②提高机动性;③减少衰弱和跌倒的风险;④防止体重进一步下降;⑤增加重量/肌肉质量;⑥提高力量;⑦增加营养摄入;⑧提高个人生活质量或承担日常生活活动能力;⑨减少感染、复发或病情恶化。

4. **优化营养摄入——基于证据的营养不良管理方法** 英国国家卫生与临床优化研究所强调早期识别营养不良的重要性以及口服营养支持对改善营养不良的作用(基于高质量/A 级证据)。

(1)充分营养摄入的饮食建议:这些建议必须具有可行性才会有效。

1)建议调整日常食物(如奶酪、全脂牛奶)的选择,在不增加食物摄入量的情况下增加能量和蛋白质含量。

2)鼓励少食多餐,多进食营养丰富的食物和流质食物。

3)克服口服摄入食物的潜在障碍。

4)在使用强化营养食物时应小心谨慎,以确保满足患者包括蛋白质和微量营养素在内的所有营养素需求,可以考虑服用复合维生素和矿物质补充剂。

5)急慢性疾病可能会对食欲和进食能力、食物来源和准备饮食产生不利影响。

（2）使用 ONS 优化口服营养摄入量：通过 ONS，增加服用的总能量、蛋白质及微量营养素摄入量。ONS 通常是在正常饮食之外使用，而不是作为一种食物替代品在最想服用的时候服用。ONS 也可添加到日常食物中，如果冻和酱汁中。

来自包括英国国家卫生与临床优化研究所在内的系统综述证据均表明，ONS 是一种临床和成本有效的营养不良管理方法，特别是对于体重指数较低（<20 kg/m²）的人群。有证据表明：在 12 周内，ONS 不会减少正常食物摄入量，可以增加能量和蛋白质摄入量，改善体重，并有身体功能上的好处（如提高握力和生活质量）；可以减少如压疮、伤口愈合不良、感染等并发症，降低急性老年患者的死亡率，减少入院和再入院。在社区，坚持 2～3 个月每天 300～900 kcal 的 ONS 补充（如每天 1～3 个单位的 ONS），即可带来临床获益。根

据具体临床需要，ONS 补充的时间可更短，或者更长（最长 1 年）。

（3）ONS 产品的范围和选择：ONS 有各种各样的口味（如牛奶、果汁、酸奶等）、款式（如液体、粉末、布丁、预增稠型等）、类型（如高蛋白、含纤维、低容量等），能量密度在 1.0～2.4 kcal/ml，适合不同患者的需求和个人喜好。还有一些粉末状营养补充品可以通过处方购买，也可以自己购买。每份标准 ONS 可提供 300 kcal 能量、12 g 蛋白质和各种维生素及矿物质。ONS 通常用于身体虚弱、高龄或被诊断为痴呆、慢性阻塞性肺疾病和癌症的群体，大多数人可以使用最常用的标准（1.5～2.4 kcal/ml）。表 93-2 展示了常见的 ONS 类型及适宜人群。在决定最合适的产品时，应考虑临床、社会方面实际可能影响患者依从性的因素：如肾功能、饮食不耐受（如乳糖不耐受）、适口性、产品成本及个人购买能力。

表 93-2　常见的 ONS 类型及适宜人群

ONS 类型	适宜群体
高蛋白型	适用于 COPD 患者、创伤患者、术后患者、某些类型的癌症患者及身体虚弱的老年人
含纤维型	适用于肠胃紊乱的群体（不适合那些需要无纤维饮食的患者）
预增稠型	适用于有吞咽困难或吞咽障碍的人
低容高能型	适用于不能大量摄入饮食的患者（如 COPD 患者），这样的患者可能更容易耐受，有助于提高其依从性

注：COPD. 慢性阻塞性肺疾病。

（4）开始使用 ONS：首先，通过提供的"启动包"（提供一系列产品/口味）或样品来测试并选择患者偏好的口味，以提高其依从性。建议每天使用 2 单位（或 1～3 单位）ONS 并持续 3 个月。

对于那些需要 ONS 作为唯一营养来源和有复杂营养需求的人，建议其寻求注册营养师的帮助。只提供 1 种或 2 种营养素的 ONS（如蛋白质或碳水化合物），应在注册营养师的监督下使用。如果对 ONS 的依从性较差，需探究其原因，并在适当时向营养师或其他保健专业人员咨询。

（5）ACBS 标准 ONS 处方适应证：ONS 的适应证包括疾病相关营养不良、短肠综合征、难治性吸收不良、营养不良患者的术前准备、炎性肠病、全胃切除术后、吞咽困难、肠瘘。如果给不符合 ACBS 标准的人开具处方，要注意记录使用 ONS 的理由。

（6）停止 ONS：当口服摄入量达到预期目标、个体情况稳定且不再有营养不良风险时，可停止 ONS。应继续监测以检查个体是否保持稳定。

【文献评述】

由于能量、蛋白质和其他营养物质缺乏所致的营养不良，对身体（体型、体格及身体成分）、功能及临床结局会产生以下不利影响：肌肉力量减少、衰弱、跌倒风险增加；使免疫应答和伤口愈合受损，最终延缓疾病和术后恢复时间；使患者更频繁地入院/再入院；使患者的心理社会功能受损，甚至死亡率提高。通过改善患者的营养状况可以改变临床结局，减少卫生保健资源的利用及相关成本。

要重视有营养不良风险的人群，并在恰当的时机进行筛查，制订合理的照护计划，如记录风险

→矫正/管理潜在的原因→建议→确定干预的目标→监测。同时,需依据具体临床和社会情况予以优化和调整。给予患者摄入充足营养物质的饮食建议,合理使用 ONS。

社区发生的营养不良往往比医院更容易被忽视,社区营养不良在我国的关注度仍有待提高,选择并制订适合我国实际情况的社区营养不良筛查工具和管理流程是医护人员需要关注和解决的重要议题。

《指南》是一部实用性建议,其官方网站上也提供了丰富的支持材料和培训内容,可供医护人员参考。

（周洪莲　黄帅文）

参 考 文 献

[1] Holdoway A, Anderson L, Mcgregor L. A guide to managing adult malnutrition in the community. Including a pathway for the appropriate use of oral nutritional supplements（ONS）[2020-12]. https://www. malnutritionpathway. co. uk/library/managing_malnutrition. pdf

[2] Goisser S, Guyonnet S, Volkert D. The Role of Nutrition in Frailty: An Overview. J Frailty Aging, 2016,5(2):74-77.

[3] Meijers JM, Halfens RJ, Neyens JC, et al. Predicting falls in elderly receiving home care: the role of malnutrition and impaired mobility. J Nutr Health Aging,2012,16(7):654-658.

[4] Higashiguchi T, Arai H, Claytor LH, et al. Taking action against malnutrition in Asian healthcare settings: an initiative of a Northeast Asia Study Group. Asia Pac J Clin Nutr,2017,26(2):202-211.

[5] Cawood AL, Elia M, Stratton RJ. Systematic review and meta-analysis of the effects of high protein oral nutritional supplements. Ageing Res Rev, 2012, 11 (2):278-296.

第4篇

康复技术

第 94 章

《加拿大脑卒中后康复、恢复和社区参与最佳实践指南》解读

【文献题目】 加拿大脑卒中后最佳实践建议:卒中后康复、恢复和社区参与(Canadian stroke best practice recommendations:Rehabilitation,recovery,and community participation following stroke)

【文献作者】 Robert T,Nancy MS,Norine F,et al

【文献来源】 Int J Stroke,2020,15(7):763-788.

【文献解读】

◆ 背景介绍

脑卒中(下文简称卒中)是导致成年人残疾的主要原因,康复过程为卒中患者提供了最佳恢复机会。理想情况下,当筛查提示患者已发生中度或严重致残卒中时,专业医护人员应对患者及家属进行深入评估。卒中单元医护人员之间及其与患者和家属之间的紧密沟通,是确保患者从急症治疗到积极康复、重新融入社区的关键要素。康复是一个渐进的、动态的、以目标为导向的过程,旨在使残障人士达到卒中前的身体和社会功能水平。一旦患者病情稳定就可以开始治疗。一般来说,轻度卒中患者可在 6 个月内完全康复,而中重度患者的卒中康复可能需要数年时间。康复计划可在多种环境下进行,这取决于卒中的初始严重程度、疾病进展及康复设施的可用性,如住院康复单元、门诊护理诊所、社区诊所、社会康复中心、家庭等,因此,整个医疗保健系统的整合和协调十分重要。

《加拿大卒中后最佳实践建议:卒中后康复、恢复和社区参与》(下文简称《建议》)是加拿大在《卒中后康复和恢复》基础上于 2019 年更新的第 6 版的第一部分,强调整个医疗保健系统整合和协调的重要性,以确保及时和无缝地护理卒中患者,从而促进患者的康复,改善临床结局。《建议》的适用人群为中度或重度致残卒中患者,住院康复单元、门诊护理诊所、社区诊所和社会康复中心的康复专业团队,以及患者家属及家庭护理员。

◆ 文献要点

1. **卒中康复初始评估** 在卒中后的最初几天内,采用标准化方法对患者的功能和认知状态进行综合评估,以制订个性化康复护理计划。一种类型以上残疾且需要 2 种或 2 种以上康复学科服务的患者,应参加住院跨学科项目,单一残疾患者通常可从门诊或社区服务中获益。

2. **卒中康复单元护理** 卒中单元(stroke u-nit)的护理特点是有经验的跨学科卒中团队,在特定的环境内对卒中患者的管理。与接受其他替代服务的患者相比,接受卒中单元护理的患者更可能存活、回家并重拾独立性。

3. **卒中住院康复** 卒中后早期康复动员旨在降低医疗并发症的风险,包括深静脉血栓形成、压疮、肩痛及呼吸道感染。非常早期动员(如增加卧床锻炼频率)可明显提高康复疗效。适当的治疗强度是提高住院康复成功率的另一个重要因素。

4. **门诊和家庭卒中康复** 患者出院后,通常需要门诊治疗,以继续实现康复目标。根据资源的可用性和患者的特点,持续治疗可采取多种形式,包括"日间"医院康复、社区康复或家庭康复等模式。研究表明,任何形式的持续康复治疗都优于无附加治疗。建立门诊康复计划与持续住

院服务相比,服务模式之间的差异微乎其微。对急性卒中后一些轻中度残疾的患者采取早期出院后支持治疗(early supported discharge,ESD)的服务形式,鼓励患者回到家中继续康复训练,可取得与参加住院患者康复计划相同或更好的结果。在资源相对不足的情况下,ESD 服务是可取的,同时 ESD 服务还与患者满意度提高和住院时间显著缩短有关。

5. 卒中后上肢管理

(1)卒中后上肢管理的建议:卒中后最常见的症状之一是由于肩关节偏瘫导致手臂、手和腕臂功能降低,从而限制患肢活动,降低患者日常生活能力,并可能导致疼痛和活动范围减少。该单元推荐了许多技术和治疗模式,然而影响治疗方案选择的可能因素包括康复机构内设施的可用性、治疗师培训及对单个患者的适当性和针对性。

(2)活动范围:痉挛在卒中后轻瘫的患者身上相对常见。痉挛使患者很痛苦,可干扰其功能恢复,并阻碍康复进展。如处理不当,可能会在相关关节失去活动度而导致挛缩。临床实践中常通过增加活动范围、伸展运动和应用夹板来预防或治疗卒中后痉挛或挛缩,但仍缺乏证据支持。A 型肉毒毒素可减轻手指、手腕和肘部的局灶性痉挛,并减轻疼痛,上肢功能能否改善尚不确定。在初步康复完成后,应将持续监测纳入后续方案和系统中,以识别需要治疗的痉挛。对于痉挛的复杂病例,强烈建议转诊至痉挛综合治疗经验丰富的医师。

(3)卒中后肩痛和复杂区域疼痛综合征(complex regional pain syndrome,CRPS)的治疗建议:肩痛和手臂运动障碍与参与康复活动的频率减少、住院时间延长及生活质量下降有关。由于肩痛一旦产生就很难治疗,因此,应强调卒中后早期预防。不正确的搬动、定位和扭转会对肩部施加压力,产生负面影响,应尽量避免。

6. 卒中后下肢管理

(1)卒中后下肢管理建议:卒中后,运动障碍会对患者的平衡和行走能力产生负面影响,影响因素包括偏瘫、感觉障碍、共济失调、失用症、痉挛、认知障碍及视觉感知缺陷等。与上肢运动功能一样,《建议》提供了广泛的治疗选择。新增加

的建议包括功能性电刺激(functional electrical stimulation,FES)改善步态、生物反馈技术、虚拟现实训练以及使用平衡板来改善平衡。

(2)卒中后下肢痉挛:下肢痉挛也会对卒中后的平衡和活动能力产生负面影响。下肢痉挛最常见为马蹄内翻足畸形,通常会影响大步走的摆动阶段。在卒中晚期,使用 A 型肉毒毒素治疗可减少上肢和下肢痉挛,但无法改善功能。与上臂痉挛一样,在初步康复后,应将持续监测纳入后续方案和系统,以确定需要治疗的痉挛情况。对于痉挛管理的复杂病例,强烈建议转诊至痉挛综合治疗经验丰富的医师。

(3)跌倒预防和管理:认知障碍和身体残疾使卒中患者跌倒的风险更高。康复期间,不安全的步态、禁锢在轮椅上和视野缺失也是跌倒的重要危险因素。在住院康复期间跌倒的患者回家后更容易跌倒,因此,需要早期筛查跌倒高风险患者以采取适当的预防措施。

7. 卒中后吞咽困难和营养不良的评估与管理　吞咽困难是卒中后常见的现象,与增加肺炎、营养不良等并发症的发生风险有关。虽然吞咽困难的筛查方案是许多指南推荐的标准方法,但仍缺乏有效的循证证据。在干预措施方面,除改良饮食质地、使用增稠液体等方法,吞咽疗法还有多种形式,包括行为干预、电刺激、药物、针灸及非侵入性脑刺激等,这些方法均有助于吞咽功能的恢复。

吞咽困难会导致营养不良和较差的结局。虽然口服营养补充剂可减少营养不良风险,但常规补充剂并不能改善营养不良结局。即使患者不能通过口服、肠内置管或鼻胃管维持其营养状况,也不能减少喂养。与经皮穿刺可能引起的死亡风险或依赖性相比,内镜下胃造口置管更可能降低肺炎、喂养管堵塞或泄漏的风险。

8. 视觉和知觉障碍的康复　卒中后可能会出现一些感觉问题,其中最常见的是视觉缺失,其他问题包括失认症、视觉幻觉和图像运动障碍。有视觉障碍的人往往有更多的致残性卒中风险,且更常见于右侧大脑病变。视力问题会影响患者对康复计划的参与度、日常生活能力及生活质量,导致独立性丧失、社会孤立、行动能力受损及抑郁。干预措施包括自上而下的方法,如视觉扫描、

反馈或提示、虚拟现实和心理练习,其重点是修复缺陷,还有自下而上的方法,如棱镜、半视野、补眼、肢体激活等。

9. 改善中枢疼痛的康复　中枢性卒中后疼痛(central post-stroke pain,CPSP)是一种神经系统疾病,其特征是身体某一部位持续或间歇性疼痛,常伴有与大脑受损区域相对应的感觉异常。中枢性疼痛是最难治疗的疼痛之一。尽管缺少循证依据,抗抑郁药和抗癫痫药仍然是最常用的神经源性疼痛治疗。

10. 改善语言和交流的康复　失语症是一种后天的交流障碍,它损害了患者处理语言、说话及理解他人的能力。失语症与住院时间延长、住院并发症、整体神经功能障碍及死亡率有关。失语症的主要治疗方法是语言治疗。通过语言治疗,患者可重新学习和练习语言技能,并学会使用其他方式进行交流。

11. 对卒中患者、家人及照护者的支持　卒中患者、家庭和非正式护理人员在医院、家庭及其他社区环境之间穿梭时,会经历多种生活变化和挑战。目前的建议是强调对照护者进行适当的评估、培训以及持续社会和心理支持的重要性,还要强调远程医疗干预对康复的潜在应用价值。

12. 对卒中患者、家人及照护者的教育　对卒中患者、家人及照护者进行卒中康复教育是过渡期护理的重要组成部分。教育有助于卒中二级预防,并促进慢性疾病的自我管理。有效教育策略的组成部分包括动手技能培训、提高解决问题的能力、使用交互式工作簿和/或一些后续强化手段。在卒中患者所有过渡环境中实施教育和技能培训计划,最终目的是通过自我管理提高患者和非正式照护者的自我效能。

13. 跨专业护理计划和沟通　在住院和门诊护理之间过渡是一个复杂的过程,依赖于诸多专业人员的沟通和协调,以避免护理分散和延误。如果执行不力,护理的安全性和质量就会受到影响,与药物相关不良事件和再次入院的风险也会增加。出院小结是保证医院护理提供者与初级保健医师、健康团队之间进行有效沟通以达到护理标准的关键组成部分。

过渡计划是出院计划的一部分,也是支持过渡的重要依据。计划实施人员包括卒中患者、家属、护理人员及跨专业团队的所有成员。过渡计划的目标是确保护理机构之间安全、高效地过渡,同时保持护理的连续性和服务的协调性,以优化恢复和二级预防。过渡计划应包括出院前需求评估,家访,护理团队与卒中患者、家属及照护者之间的协商,出院后的后续计划和沟通等。

14. 卒中后社区参与的建议　对于卒中患者和他们的家庭成员来说,出院后有一段艰难的调整时期,因为他们需要重新融入并参与以前的职业和社会生活。职业恢复、追求休闲是社会参与的重要组成部分。例如,驾驶是卒中前许多人日常生活的一部分,因此,恢复驾驶通常是卒中患者及其家属的首要任务。对于卒中时正在工作的人来说,重返工作岗位也是重要的问题之一。虽然很少有人将休闲评估作为主要结果,但对各种计划和干预措施的评估有助于提高卒中后患者休闲的参与度。卒中后性功能障碍很常见,与未得到帮助的患者相比,得到避免性功能障碍帮助的患者在卒中后性生活更活跃、性满意度更高。

15. 卒中后长期护理　卒中康复后,顽固的遗留残疾者可能需要入住长期护理机构。预测患者出院后到长期护理院的独立危险因素包括高龄、日常生活能力差及缺少照护者。如果有一个全面的出院计划,从住院治疗过渡到长期护理院的患者可能会体验到与出院回家的患者相当程度的生活质量。

【文献评述】

《建议》是一套综合性的循证指南,旨在解决卒中后患者的康复过程、护理过渡以及恢复生活角色和社区参与等问题。这些建议强调了筛查和评估的重要性,并提供了有效的康复干预措施。

笔者关注了《建议》修订和新推荐的内容,发现最显著的变化是删除了详细描述卒中对患者和家庭成员的社会影响部分。关于重返工作岗位、重新驾驶、从事休闲活动以及与性相关的话题,现在都包含在"卒中后的过渡与社区参与"部分。根据新的证据,本次更新关于上肢康复和活动能力的建议,强调使用非瘫痪手臂和适应性补偿技术,以实现基本的日常生活活动。针对下肢,《建议》提供了关于生物反馈和平衡训练的更详细的建议。

对卒中患者而言,回到社区可能面临很大的

挑战,需要社区向卒中患者、家属及护理人员提供所需的知识和技能,以促进所有护理机构和提供者之间的成功过渡,最大限度地恢复和优化患者躯体功能,提高生活质量及卒中后的社区参与。重要更新和新增内容包括成功过渡的关键组成部分,强调社区将所有过渡期的评估和干预措施纳入其中,包括远程康复服务的建议。远程康复服务解决了更多农村和偏远社区的资源缺口。

《建议》仍在不断修订中,每2~3年会定期更新1次,并根据新的证据提出新的建议,修改或删除旧的建议。

(彭 雯)

参 考 文 献

Teasell R, Salbach NM, Foley N, et al. Canadian stroke best practice recommendations: Rehabilitation, recovery, and community participation following stroke. Int J Stroke, 2020, 15(7): 763-788.

第 95 章

《美国退伍军人事务部和美国国防部脑卒中康复管理临床实践指南》解读

【文献题目】 美国退伍军人事务部和美国国防部脑卒中康复管理临床实践指南（Management of Stroke Rehabilitation Working Group. VA/DoD Clinical practice guideline for the management of stroke rehabilitation.）

【文献作者】 Management of Stroke Rehabilitation Working Group

【文献来源】 https：//www. healthquality. va. gov/guidelines/Rehab/stroke/

【文献解读】

◆ 背景介绍

在美国，每年有近 80 万人患脑卒中（下文简称卒中），其中约 75％首次发生，25％为复发性卒中。目前卒中是美国第五大常见死亡原因，也是致残的主要原因。即使所谓"仅轻度"或"好转中"的卒中患者，也只有 28％能顺利出院回家，16％需要紧急住院进行康复治疗，11％需要进入专业护理机构进行治疗。由于中枢神经系统的受损区域不同，卒中引发的残疾可以有多种表现，包括肢体活动障碍、感觉障碍、言语和吞咽障碍、认知问题以及抑郁或焦虑等情绪障碍。早期康复干预对降低卒中后残疾的严重程度、后期并发症的风险以及减少潜在的终身残疾至关重要。

2019 年 7 月，美国退伍军人事务部（United States Department of Veterans Affairs，VA）和美国国防部（United States Department of Defense，DoD）发布了《美国退伍军人事务部和美国国防部脑卒中康复管理临床实践指南》（下文简称《指南》），内容涉及 6 个方面（卒中康复管理的方法和时机，运动疗法，吞咽困难的管理，认知、语言和感

觉治疗，心理康复治疗，其他功能康复），以从整体水平改善患者的健康。《指南》的适用人群为所有卒中后的康复患者。

◆ 文献要点

1. **康复治疗的时机和方法** 《指南》针对康复治疗时机和方法的建议如下：①建议在一个规范化的卒中住院病区采用多学科团队进行全面康复，以提高急性卒中后出院回家的可能性（强建议，已审核，已修正）；②建议康复应在患者病情稳定后尽早开始（强建议，未审核，已修正）；③没有足够证据建议实施 24～48 h 的早早期康复治疗以改善患者功能（不支持也不反对，已审核，新增建议）；④没有足够证据支持或反对早期出院后支持治疗（early supported discharge，ESD）（不支持也不反对，已审核，新增建议）。

卒中使患者及其家属承受了巨大的心理和情感打击，患者经常会因为情绪焦虑、沮丧等丧失恰当的康复时机。由专门的康复小组（包括卒中专科医师、护士和康复治疗师）提供的团队式康复训练可显著提高卒中患者出院回家的可能性。研究显示，规范的团队治疗在患者死亡、独立生活能力和出院回家方面的结果显著优于普通医疗机构。即使是由卒中康复专家组成的流动式卒中治疗小组，以会诊形式对非专用病房的患者提供治疗，也优于普通内科病房的常规治疗，但死亡、独立性和出院回家的结果不如固定地点、规范化的康复治疗机构。

《指南》建议患者一旦病情稳定，就应积极开始卒中后康复治疗。早期康复可以显著改善患者的日常功能、缩短住院时间和降低再入院率。但是对

于是否应在卒中后 24～48 h 就进行早早期康复，目前的研究结果并没有提示统计学上的益处。

ESD 是一个由康复治疗师、护士和内科医师组成的多学科团队，可以在患者出院至家中后进行卒中后护理和康复。ESD 可以缩短住院时间，并在一定程度上改善日常活动能力，但并不能改善患者的生活质量和再入院次数。因此，虽然早期出院具有更好的成本效益，但它可能会限制患者充分发挥康复的潜力。工作组认为没有足够证据推荐使用或不使用 ESD。

2. 运动治疗

(1)上肢和下肢运动康复：①推荐特定任务练习以改善上肢和下肢运动功能、步态、姿势及日常生活活动(强建议，已审核，新更新)。②建议卒中后进行有氧运动以提高最大步行速度(强建议，已审核，新更新)。③建议对非门诊患者提供有体重支持的跑步机训练(body-weight support tread-mill training，BWSTT)作为辅助的步态训练(弱建议，已审核，已修正)。④建议将有节奏的听觉提示作为一种干预模式，以提高步行速度(弱建议，已审核，已修正)。⑤建议通过约束诱导运动疗法(constraint-induced movement therapy，CIMT)和改良的约束诱导运动疗法(modified constraint-induced movement therapy，mCIMT)对轻瘫患者的拇指、两根手指和手腕进行至少 10°的主动伸展运动(弱建议，已审核，已修正)。⑥没有足够的证据来推荐或反对使用镜子疗法来改善患者肢体功能(不支持也不反对，已审核，已修正)。

目前已有的证据支持通过特定任务训练来改善患者的上肢和下肢运动功能、步态、姿势和日常生活活动(activities of daily living，ADL)。这些干预措施也被称为"特定任务的实践""以任务为导向的实践""重复性任务实践"等，即在单一治疗过程中多次、重复练习任务或练习任务中的一部分，以促进 ADL。建议每次训练都要包含多关节、多肌肉，而不仅仅是单一关节和肌肉。特定任务练习对 ADL 的改进可持续 6 个月以上，甚至可达 4 年。

有证据表明，有氧运动(如快走、游泳、骑自行车)可提高卒中后的步行速度。BWSTT 使用身体吊带将患者部分悬吊在天花板或框架上，以减

轻患者在跑步机上的相对重量，并提供行走姿势技术支持，用以改善步态。目前的研究结果不完全统一，但总体来说，使用 BWSTT 的好处略大于坏处，而且因为它为非卧床患者提供了一种安全的步态训练方式，大多数患者愿意尝试。因此，工作组决定采用"弱"建议。需要注意的是，使用 BWSTT 时要正确使用安全带，以防止腹股沟的压力增加，导致局部皮肤磨损和破裂。

在步态训练中使用有节奏的听觉暗示有助于通过时间节律点来协调运动，刺激大脑重叠区域，从而提高步行速度。这种治疗方式已用于卒中和其他运动障碍患者。虽然近年未发表与节律性听觉提示相关的新研究，并且既往相关研究证据质量也较低，但基于其相对较低的成本和设备要求，以及对提高步速的利大于弊，建议将此模式作为常规步态训练的辅助治疗。

CIMT 和 mCIMT 是通过多种约束干预方式，帮助患者克服不使用轻瘫上肢的习惯，以增加患肢运动功能。CIMT 包括 3 个部分：①固定健侧上肢，防止其在日常活动中使用；②轻瘫上肢每天频繁重复约 6 h 的特定任务运动；③将特定指令的临床技能转移到家庭环境中，以提高 ADL 和工具性日常生活活动(instrumental activities of daily living，IADL)。CIMT 和 mCIMT 的主要区别在于每天的治疗时间，CIMT 每天需要＞3 h 的治疗时间，而 mCIMT 每天仅需要≤3 h 的治疗时间。目前证据表明，CIMT 可改善大多数患者的上肢功能指标。但这种改善可能是源于患者的补偿策略或对非轻瘫上肢的依赖，而不是真正改善了轻瘫上肢的使用功能。

使用镜像治疗是使用一面镜子，将非轻瘫肢体的运动反射回患者身上，产生一种轻瘫肢体正在运动的视觉错觉。这种疗法的原理是通过大脑半球间交流的刺激激活受损半球的皮质。目前关于使用镜像治疗的证据仍模棱两可。

(2)技术辅助性物理康复：①建议采用功能性电刺激、神经肌肉电刺激或经皮神经电刺激作为辅助治疗以改善上肢和下肢运动功能(弱建议，已审核，新更新)。②建议采用功能性电刺激治疗肩关节半脱位(弱建议，未审核，已修正)。③对于足下垂患者，建议提供功能性电刺激或传统的踝足矫形器来提高步态速度，因为两者的效果是一样

的(弱建议,已审核,新更新)。④建议提供机器人辅助运动治疗作为常规辅助治疗措施,以改善患者上肢功能缺损的运动技能(弱建议,已审核,已修正)。⑤没有足够证据推荐在步态训练中使用机器人设备(不支持也不反对,已审核,已修正)。⑥建议提供虚拟现实(virtual reality,VR)来增强步态恢复(弱建议,已审核,新更新)。⑦没有足够证据来推荐或反对使用 VR 来改善日常生活能力和非步态运动功能(不支持也不反对,已审核,新更新)。⑧没有足够证据推荐使用经颅直流电刺激(transcranial direct current stimulationt,tDCS)来改善日常生活能力(不支持也不反对,已审核,已修正)。⑨没有足够证据推荐使用或不使用重复经颅磁刺激(repetitive transcranial magnetic stimulation,rTMS)来改善上肢或下肢运动功能(不支持也不反对,已审核,已修正)。

有证据表明,电刺激可能有益于步态速度、上肢运动功能和日常活动能力。有 3 种不同模式的电刺激可用于卒中康复,即神经肌肉电刺激(neuromuscular electrical stimulation,NMES)、功能性电刺激(functional electrical stimulation,FES)和经皮神经电刺激(transcutaneous electrical nerve stimulation,TENS)。FES 和 NMES 主要用于可见收缩的肌肉群。FES 还可通过创造更好的关节或肢体位置来改善肩关节脱位。TENS 主要用于感觉层面的刺激,使患者的目标肌肉群活跃起来。

机器人技术是通过编程来执行被动运动、主动辅助运动或对患者的运动进行抵抗,最常见的是一种类似游戏的形式,即使用视频屏幕,通过视觉反馈或听觉反馈进行调整。还有一些人工智能技术能够根据患者的能力自动适用,从而使患者以更自然的模式练习动作,并增加特定任务模式的练习量。当缺乏辅助时,该设备可以帮助患者进行运动,从而比标准疗法更早地实现更有控制的运动,并且减少对工作人员的依赖。机器人技术用于卒中的康复治疗相对较新,目前证据有限。在步态、速度或独立行走方面,机械控制与机器人技术之间没有差异。

VR 是一种基于计算机的、交互式的、实时发生的多感官环境。已有研究证实 VR 对步态恢复有效,并且即使与传统方式疗效相同,使用 VR 治疗的患者体验也更愉快。2010 年卒中康复临床实践指南曾建议使用 VR 进行步态康复,但目前仍没有足够证据推荐使用 VR 来改善 ADL 和非步态运动功能。

tDCS 是一种无创的神经刺激形式,通过放置在头部的电极来传递低压直流电刺激,以调节神经活动。目前,tDCS 还没有被美国食品药品监督管理局(Food and Drug Administration,FDA)批准用于任何疾病的临床治疗,也没有足够证据建议使用 tDCS 改善卒中患者的 ADL,其有效性、具体治疗方案和长期安全性仍有待进一步研究。rTMS 是一种非侵入性的神经刺激形式,它利用头皮上的线圈产生的快速脉冲磁场来调节大脑的特定部位。rTMS 已被 FDA 批准仅用于治疗难治性重性抑郁症。工作小组发现没有足够的证据推荐或反对使用 rTMS 来改善卒中后的上肢和下肢功能。

(3)药物治疗:①对于有运动障碍的患者,没有足够证据推荐在卒中后 30 天内使用选择性 5-羟色胺再摄取抑制剂(selective serotonin reuptake inhibitor,SSRIs)来改善运动恢复和功能结果(不支持也不反对,已审核,新增建议)。②推荐使用肉毒杆菌毒素用于疼痛、功能损害、康复能力降低或者影响正常姿势或皮肤护理的局灶性痉挛患者(强建议,未审核,已修正)。③建议对其他干预措施无法有效控制的严重慢性下肢痉挛患者提供鞘内巴氯芬治疗(弱建议,未审核,已修正)。

支持 SSRIs 改善近期卒中患者运动功能的证据比较混杂。早期研究表明卒中后使用 SSRIs 可以改善运动功能和日常活动功能。但近期的一项研究发现,经 6 个月治疗后不仅功能结局并无差异,氟西汀与安慰剂相比反而骨折风险增加了 1 倍。因此,工作组提出了不支持也不反对的建议。

自 2010 年卒中康复临床实践指南出版以来,使用肉毒杆菌毒素治疗卒中后痉挛已成为标准治疗,尤其是对于疼痛、功能受损、康复能力下降或影响正常姿势的局灶性痉挛患者,推荐其使用肉毒杆菌毒素。但在一些患者中,局灶性痉挛的治疗可能使功能恶化,例如,对通过使用下肢伸展肌痉挛来帮助患者站立、转移或行走。因此,《指南》不推荐所有卒中后痉挛患者都使用这种治疗方法。肉毒杆菌毒素注射的优点是可以直接注射在受影响的肌肉部位,而不限制其他肌肉的功能,效果持续时间长(约 3 个月),而且没有镇静作用或其他系统性不良反应,但其治疗费用相对较高,并且需要接受过充分培训的、有经验的医疗人员来实施。

鞘内巴氯芬的使用已被证明可以减少慢性卒中患者的下肢痉挛。工作组认为,对于口服药物或肉毒杆菌毒素无效或不合适的患者,鞘内巴氯芬的使用是合理的。但巴氯芬泵是一个昂贵、侵入性的装置,植入后患者必须每 3~6 个月进行 1 次经皮注射补充泵液。使用这种方法有潜在的危害,包括植入手术并发症或补充泵时的腹部损伤。最令人担忧的是,由于泵或导管故障、储液器不适当的使用或不适当的泵程序导致巴氯芬的停用或过量。这种病例在文献中有报道,虽然比较罕见,但可能危及生命。因此,患者的个人意愿至关重要。

3. 吞咽困难的治疗 在吞咽困难治疗方面,《指南》建议如下:①建议除常规的吞咽困难治疗外,还应实施下颌抗阻训练(chin tuck against resistance,CTAR)或摇床训练来进行辅助治疗(弱建议,已审核,新更新)。②建议对未行气管造口术的患者进行呼气肌力量训练(expiratory muscle strength training,EMST)以治疗吞咽困难(弱建议,已审核,新更新)。③没有足够证据来推荐或反对舌腭阻力训练(tongue to palate resistance training,TPRT)来治疗吞咽困难(不支持也不反对,已审核,新更新)。④没有足够证据推荐使用或不使用 NMES 治疗吞咽困难(不支持也不反对,已审核,新更新)。⑤没有足够证据推荐使用或不使用咽部电刺激(pharyngeal electrical stimulation,PES)治疗吞咽困难(不支持也不反对,已审核,新更新)。⑥对于卒中后有吞咽困难而需要管饲的患者,建议在鼻胃管基础上提供胃造瘘以维持最佳营养(弱建议,已审核,新更新)。

吞咽困难可能是卒中的毁灭性和极具危险性的后遗症,尤其是会导致营养不良。在卒中患者中,营养不良与死亡率增加、住院时间延长、无法康复及功能状态差有关。27%~64%的患者在卒中后会出现吞咽困难,从而导致感染风险增加和临床疗效差。

舌骨上肌在吞咽动作中至关重要,CTAR 或振动练习可以通过针对舌骨上肌的等距、等速或等张收缩训练改善卒中后吞咽困难患者的口咽吞咽,目前已作为治疗吞咽困难的常规辅助手段。CTAR 方法是通过将下巴用力地压在充气橡胶球或专用设备上,从而将阻力训练结合在一起。摇床训练是在仰面平躺时,抬起头及颈部,肩不离开床面,下颌尽力接近前胸,眼睛看到脚趾。与单独的传统吞咽困难治疗(口腔运动锻炼、额外吞咽、热刺激及治疗性或代偿性运动的组合)相比,CTAR 运动和/或摇床运动有更明显的改善。

EMST 已被发现能改善卒中患者的吞咽功能。EMST 方案包含了一个压力释放阀装置,通过它患者可以强行排出空气。当通过 EMST 装置可以听到气流的冲击,表明压力释放阀已经打开时,就确认试验的成功。EMST 的目标是改善患者的咳嗽反应和舌骨上肌的收缩,这在吞咽过程中起到了保护气道的关键作用。目前研究证实,EMST 可有效激活舌骨上肌,显著改善吞咽功能,降低误吸风险。但需要注意的是,EMST 造成呼吸压力增加,可能引起患者的心理负担。不过,这种治疗工具价格相对低廉,便于携带,可广泛使用和实施。

TPRT 是一种用力地将舌头压在上腭进行的训练,可以提高舌的力量。TPRT 易于操作,因而应用广泛。但 2017 年 Kim 等对 41 例皮质脑卒中 5 个月后的患者进行了检查,发现 TPRT 联合传统吞咽疗法并不优于单纯的传统吞咽疗法。

NMES 是一种应用表面电极覆盖在颏下和喉区域的皮肤,通过电刺激引起口咽肌肉的收缩,刺激吞咽感觉输入的技术。尽管有一些证据支持 NMES 可以作为治疗传统吞咽障碍的辅助手段,但大量研究至今尚未证实 NMES 的一致性治疗效果。

PES 通过从支配咽部的脑神经向吞咽皮质创造更多的感觉输入来改善吞咽功能,从而驱动有益的神经改变。PES 是一种侵入性治疗,在置入的鼻胃管(nasogastric tube,NGT)内装有一对位于咽中水平的电极,可以进行电刺激。这种疗法目前还没有得到 FDA 的批准,但只能进行临床试验。

对于卒中后严重吞咽困难的患者,可通过 NGT 或经皮内镜胃造口术(percutaneous endoscopic gastrostomy,PEG)直接将营养补充到胃。

当需要长期肠内喂养时,直接向空肠补充营养是另一种值得考虑的选择。荟萃分析发现,与 NGT 相比,PEG 管的放置与营养状况改善相关,可以减轻压疮的发生。值得注意的是,虽然补充置管营养的目的之一是降低吞咽困难患者的误吸风险,但实际上 PEG 和 NGT 的放置均与吸入性肺炎有关。另外,PEG 置入是一种侵入性手术,可能并发出血、局部感染、腹膜炎及器官穿孔的风险。NGT 植入相对风险较低,但如果导管反复移位,需要重新植入时,风险就会增加。

4. **认知、语言、感官训练**　《指南》的建议如下:①没有足够证据推荐使用或不使用任何特定的认知康复方法或药物疗法来改善认知结果(不支持也不反对,已审核,新更新)。②没有足够证据推荐或反对使用强化语言训练来治疗失语症(不支持也不反对,已审核,新增建议)。③对于卒中后出现单侧空间忽视(unilateral spatial neglect,USN)的患者,除传统的治疗方法外,没有足够证据推荐使用或反对使用半视野眼补片(不支持也不反对,已审核,新更新)。

一项系统性回顾研究和一项多中心随机对照研究都分析了认知康复对卒中后记忆缺陷的有效性,发现其短期内可以改善记忆,但没有持续性(12 个月)。卒中后语言和认知障碍的自然改善率会随卒中后时间推移而下降。这使早期治疗语言障碍成为实现独立生活和提高生活质量的重要一步。但直至目前,最佳干预时机和治疗剂量均不清楚。

USN 被定义为无法对大脑损伤侧的刺激产生有意义的反应、报告或定向。急性右半脑卒中患者中有 2/3 受 USN 影响。USN 的传统疗法包括针对缺陷一侧的补偿策略,如言语暗示、视觉扫描、头部转动(本体感受)、锚定技术、肢体激活辅助及环境适应。对于卒中后的 USN 患者,除传统疗法外,还可选择一种半视野眼补片。半视野眼补片可以看作是一种矫正视力类型的限制诱导治疗,通常用深色、非透明胶带遮挡半个眼镜。理论上 USN 通过减少对健侧半球的刺激,增强对患侧半球的刺激,导致半球间作用平衡。但目前的 2 项随机对照研究却显示 USN 未能改善半边空间忽视,不过,因其简单易行、费用低廉,并且潜在危险很小,工作组决定提出证据不足的建议。

5. **心理健康治疗**　《指南》在心理健康治疗方面的建议如下:①对于预防卒中后抑郁症,由于存在骨折风险,目前没有足够证据支持或反对使用选择性血清素再摄取抑制剂或血清素去甲肾上腺素再摄取抑制剂(不支持也不反对,已审核,新增)。②建议提供 SSRIs 或 5-羟色胺-去甲肾上腺素再摄取抑制剂(serotonin norepinephrine reuptake inhibitors,SNRIs)治疗卒中后抑郁症(弱建议,已审核,新更新)。③建议采用认知行为疗法(cognitive behavioral therapy,CBT)治疗卒中后抑郁症(弱建议,已审核,新增建议)。④没有足够证据推荐使用药物治疗[SSRIs/SNRIs]和心理疗法(CBT)联合治疗卒中后抑郁症(不支持也不反对/已审核,新增)。⑤没有足够证据推荐使用或不使用药物疗法或心理疗法来治疗卒中后焦虑症(不支持也不反对,已审核,新增)。⑥建议提供运动作为卒中后抑郁或焦虑症状的辅助治疗(弱建议/已审核,新更新)。⑦建议提供身心锻炼(如太极、瑜伽、气功)作为卒中后抑郁或焦虑症状的辅助治疗(弱建议,已审核,新增)。

卒中后抑郁的发病率高达 30%,与残疾和死亡率的增加有关,其防治工作很重要。使用 SSRIs 或 SNRIs 可预防卒中后抑郁。但要注意这些药物可能带来一些不良影响,如氟西汀会导致骨折风险。另外,高达 2/3 的卒中患者不会发展为抑郁症。因此,大部分患者不需要接受使用 SSRIs 或 SNRIs 预防卒中后抑郁。

目前的证据支持 SSRIs 或 SNRIs 治疗新发生的卒中后抑郁症。疗效方面,SSRIs(西酞普兰、氟西汀、帕罗西汀、舍曲林)、SNRIs(度洛西汀、文拉法辛)、去甲肾上腺素再摄取抑制剂(瑞波西汀)和三环类抗抑郁药(咪丙胺、地丙咪嗪、去甲雷公汀、氯丙咪嗪)没有显著差异。但由于不良反应的存在,建议不要将三环类抗抑郁药作为抑郁症的一线治疗。SSRIs/SNRIs 的常见不良反应包括嗜睡、口干、腹泻、恶心、烦躁、头晕、头痛及性欲或性功能减退,并且骨折风险增加。这些情况在治疗中均需注意。

CBT 是一种短期的结构化心理疗法,其重点是通过教导患者识别、挑战和改变有害的思想和行为模式来解决当前的问题。有证据支持使用 CBT 治疗卒中后抑郁症,但这些研究的质量普遍较低。最近一些高质量研究报告则显示阴性结果。此外,CBT 的长期有效性仍不清楚。

研究发现,不管是何种方式的运动都可以改善卒中后的抑郁和焦虑症状,但没有持久效果。太极、瑜伽和气功这些类型的身心锻炼结合呼吸和冥想技术,可以促进和保持身心健康,对卒中患者的情绪和功能有利,而且这种低强度的运动危害/负担非常小。

6. 其他功能 《指南》建议如下:①没有足够证据支持或反对使用任何具体评估或干预措施以帮助患者重返工作岗位(不支持也不反对,已审核和修正)。②没有足够证据建议使用或不使用任何具体评估或干预措施来促进患者恢复驾驶(不支持也不反对,已审核和修正)。

长期以来,人们一直认为工作对卒中患者的整体心理健康有益,并且会长期改善其认知状况,因而重返工作岗位是一项迫切的目标。然而,证据审查没有发现任何有效性结果以支持卒中患者重返工作岗位,同样也没有发现任何干预措施可加速患者重新驾驶。但基于生活需要,工作组建议对所有患者进行身体、认知及行为功能的评估,以确定能否恢复驾驶。

【文献评述】

《指南》从 6 个方面详细为卒中后康复治疗提供了可靠的临床指导建议。需要特别强调的是,卒中后康复需要跨学科团队协作管理,并且患者及其家属也是团队的重要成员。基于《指南》内容的全面性、证据的充分性和推荐等级的严谨性,笔者建议使用《指南》作为成人卒中后的康复治疗指导,以使患者尽快恢复身体功能,回归家庭和社会。

(刘 娟)

参 考 文 献

[1] Management of Stroke Rehabilitation Working Group. VA/DoD clinical practice guideline for the management of stroke rehabilitation [2019-07]. https://www.healthquality.va.gov/guidelines/Rehab/stroke/.

[2] Sall J,Eapen BC,Tran JE,et al. The Management of Stroke Rehabilitation:A Synopsis of the 2019 U.S. Department of Veterans Affairs and U.S. Department of Defense Clinical Practice Guideline. Ann Intern Med,2019,171(12):916-924.

第 96 章

《欧洲脑卒中患者物理和康复医学专业实践循证意见书》解读

【文献题目】 脑卒中患者物理和康复医学（PRM）专业实践循证意见书——欧洲 PRM 立场（欧洲联盟医疗协会 PRM 部分）〔Evidence-based position paper on Physical and Rehabilitation Medicine professional practice for persons with stroke. The European PRM position（UEMS PRM Section）〕

【文献作者】 Küçükdeveci AA, Stibrant Sunnerhagen K, Golyk V, et al

【文献来源】 Eur J Phys Rehabil Med, 2018, 54（6）：957-970

【文献解读】

◆ 背景介绍

脑卒中（下文简称卒中）是目前世界范围内第三大致残原因。随着人口老龄化进程不断加速，卒中的绝对数量持续增加而死亡率下降，导致卒中幸存者人数不断增加。超过 30% 的卒中幸存者存在持续残疾，需要长期康复照护。然而，整个欧洲的卒中治疗过程、康复服务、康复后的跟进服务、卒中护理系统、卒中护理资源在不同的国家和区域仍存在很大差异。这种异质性与卒中幸存者的死亡率、预后及功能康复密切相关。专门的卒中治疗中心死亡率低，预后良好，但仅有 30% 的卒中患者在此接受治疗，而几乎 1/3 卒中幸存者未能得到康复治疗。

2018 年欧洲联盟医疗协会发布了《脑卒中患者物理和康复医学（PRM）专业实践循证意见书——欧洲 PRM 立场（欧洲联盟医疗协会 PRM 部分）》（下文简称《意见书》），旨在减少卒中复发的异质性，提高 PRM 医师对卒中患者的专业实

践质量，促进和改善卒中幸存残疾者的功能康复，提高生活质量。《意见书》的适用人群为物理和康复医学（physical and rehabilitation medicine, PRM）医师，因为卒中康复是以综合康复模式为核心，为卒中患者制订康复计划，着重改善其机体功能，是 PRM 医师的主要专业领域之一。而 PRM 医师接受过充分的专业培训，具备组织和管理卒中幸存者的资格。《意见书》涵盖了 PRM 医师在卒中康复每个领域中的作用，对 PRM 医师人群具有极强的指导意义。

◆ 文献要点

《意见书》首先强调了 4 个问题：①团队合作的重要性。在卒中的护理和康复中，跨学科团队合作可以改善卒中患者的身体功能，提高其生存率。②开始康复的时机。许多临床实践指南建议患者卒中后尽早开始康复，但开始康复的最佳时间目前尚无定论。对于上肢功能障碍、有行动和步态问题、吞咽困难、失语及视力等缺陷，《意见书》建议在卒中后 2 周内尽早开始康复干预。③对卒中复发的认识。卒中的复发风险很高，需密切监测患者的神经系统功能状态，对卒中的二级预防应进行长期管理。④对转换过渡的管理。卒中患者在不同的医疗服务单元之间转换。PRM 医师应该对患者、家庭及照护者给予教育、培训和支持，为患者适应家庭环境和重新融入社区制订出院计划。

《意见书》共 78 项建议，包括 1 条总体建议、3 条《国际疾病分类》（international classification of diseases, ICD）关于 PRM 医师在医学诊断中作用的建议、4 条《国际功能、残疾和健康分类》（international classification of functioning, ICF）对

PRM 医师在 PRM 诊断和评估中作用的建议、69 条 PRM 管理过程建议和 1 条 PRM 专业实践未来研究建议。

1. 总体建议 PRM 医师对卒中患者的专业作用是改善世界各地卒中幸存者的康复，包括急性期、急性后期和长期功能康复，为卒中幸存者制订全面的康复计划。

2. 根据 ICD 对 PRM 医师在卒中医学诊断中作用的建议

(1)密切监测卒中并发症和继发性疾病，如营养不良、压疮、深静脉血栓形成、膀胱和肠道功能障碍、感染(尿路和肺部)、卒中后抑郁、偏瘫、肩痛、中枢性疼痛、疼痛综合征、痉挛、挛缩、疲劳、跌倒、卒中后骨质疏松症、癫痫等。并发症可导致额外的进行性损伤，进一步增加原有的残疾水平。

(2)卒中有很高的复发风险，在康复过程中应密切监测卒中幸存者的神经系统功能状态。

(3)在卒中患者神经系统状况恶化时，应进一步检查(影像学、化验检查等)，并请神经专科医师会诊。

3. 根据 ICF 对 PRM 医师在卒中诊断和评估中作用的建议

(1)对卒中幸存者进行基于 ICF 框架的跨学科评估，包括身体功能、结构损伤、活动受限、环境障碍和改进，以及患者个体的看法和期望值等。

(2)功能评估：以 ICF 为基础确定具体康复项目，并采取康复计划。该过程包括 4 个阶段：①评估，确定患者的问题和需要；②目标设定，确定康复目标计划；③干预，对患者进行教育和医疗；④重新评估，根据设定的目标来评估干预效果。

(3)PRM 医师对卒中患者评估以下 ICF 类别的最低限度，包括机体功能、身体结构、活动和参与、环境因素等方面的诸多项目。

(4)应使用标准化方法和有效评估，或者采用与 ICF 相关的衡量工具进行评估。

4. 对 PRM 管理流程的建议

(1)纳入标准(何时及为何开始 PRM 干预)

1)在整个卒中治疗过程中，只要患者需要康复，PRM 医师就应该及时进行干预。

2)所有卒中患者都应接受康复，尽早做好准备参与康复。

(2)项目定义(PRM 整体目标和策略)

1)PRM 的总体目标和战略：改善受损身体的功能和结构，防止进一步损伤和并发症，优化活动和参与能力，提高生活质量。

2)康复计划由 PRM 医师领导的多学科康复团队与其他专业人员通过合作来确定。

3)康复方案及 PRM 干预是根据康复过程中的评估结果和目标设定的，要考虑到患者发病前的身体状况、认知，以及卒中幸存者的心理、社会及职业状况。

4)康复计划的制订要以患者为中心，基于共享决策、文化适合，并结合患者及家庭成员、护理人员和康复团队的既定目标和偏好。

5)PRM 干预措施的实施要根据卒中后的不同阶段(急性、急性后期、长期)以及卒中幸存者康复的不同状况来进行，如：专门的卒中病房、急性期 PRM 科室、急性后期一般 PRM 单位；以医院为基础的门诊诊所或日间医院；社区康复设施及基于治疗的家庭康复。

6)PRM 医师应就政策和规划提供咨询意见，以满足卒中幸存者的功能需求。

(3)团队合作(专业人员参与和特定的团队工作模式)

1)卒中康复由多学科康复团队提供，PRM 医师负责领导和协调，与其他学科协作。核心小组成员包括 PRM 医师、康复护士、物理治疗师、职业治疗师、言语治疗师、临床心理学家及社会工作者，他们在卒中康复方面具有丰富的经验。其他专业人员包括营养师、矫形师、运动治疗师、职业咨询师、康复助理或康复工程师以及其他医师，如神经科医师、整形外科医师、神经外科医师及精神病医师。

2)在整个卒中治疗过程中，应清楚记录核心康复小组的角色和责任，并与卒中幸存者及其家属和照护者沟通。

3)多学科康复团队需定期举办会议，讨论和更新个体康复计划，决策过程应包含卒中幸存者及其家属和照护者的意见。

(4)PRM 干预：PRM 干预主要包括药物治疗(全身及局部药物、注射针剂、神经阻滞等)、物理治疗、职业治疗、演讲和语言治疗、吞咽困难管理、营养治疗、认知干预、心理干预(包括对患者、家属和照护者的询问)以及膀胱、肠道和性管理,还有使用辅助适应技术和矫形器,向患者提供适配的体育活动、职业康复、教育、培训和支持。

1)吞咽困难患者的管理和营养支持:①建议卒中后进行吞咽功能评估(临床床旁评估、视频透视或纤维内镜检查),确认有无吸入性肺炎、营养不良、脱水或其他并发症。②恢复性吞咽运动和代偿技术,优化吞咽效率和安全性(如饮食性状改变、口腔卫生)。③神经肌肉电刺激、重复经颅磁刺激和针刺被认为是卒中后吞咽困难的有效辅助疗法。④对卒中患者应进行营养状况筛查,并为营养不良患者或有营养不良风险的患者提供营养支持。⑤对于不能安全吞咽的人,应在卒中后的第一周开始经鼻胃管肠内喂养,吞咽困难持续2~3周以上者应考虑经皮胃造瘘术。

2)上肢康复:①卒中患者应从事重复性的、逐步适应的、特定任务的活动,有目标的上肢和躯干训练,增强运动控制,恢复受损肢体的感觉和运动功能。②训练伸展运动、感觉刺激和神经发育技术,改善上肢功能。③运动疗法、心理练习、镜像疗法、感觉障碍干预、虚拟现实,均有利于改善上肢功能。④电刺激腕部、前臂和肩部肌肉,增强上肢力量,改善功能。⑤对于轻中度运动障碍的卒中幸存者,应进行适度的力量训练以改善上肢功能,但不应加重痉挛或疼痛。⑥卒中患者应接受个体化职业治疗,改善日常生活活动能力和工具性日常生活活动能力。⑦机器人辅助治疗可用于增强上肢运动康复。⑧手腕夹板可能对卒中后虚弱或痉挛导致的手部活动障碍患者有效,可防止挛缩,保持关节活动范围并处于抗挛缩位置,防止局部不良反应发生。⑨适应性和辅助设备可用于改善日常生活活动的安全性和活动能力。⑩肌内注射肉毒杆菌毒素可减轻上肢局灶性挛缩,增加活动范围,改善穿衣、卫生等日常生活活动能力。⑪全面性致残性挛缩患者可口服抗痉挛药物,如替扎尼定或巴氯芬。⑫在康复的早期阶段实施关节保护策略,保持正确的关节位,防止肩膀疼痛和半脱位。⑬处理偏瘫肩痛,包括关节盂肱骨和/或肩峰下皮质类固醇注射、肩胛上神经阻滞、肩部肌肉电刺激、肩胛下肌和/或胸肌注射肉毒杆菌毒素、肩关节矫形术、全身抗感染治疗、肩部肌肉按摩活动技术及针灸等。

3)下肢康复(行动、平衡、步态):①应在卒中24 h后尽早开始活动,除非有禁忌证。②适应性的、密集的、目标导向的和重复性的任务训练,可以改善转移和行动能力。③基于地面和跑步机的步态训练(有或没有体重支持)、阻力训练、有节奏的听觉刺激、心血管调节、生物反馈、虚拟现实训练和机电(机器人)步态训练可用于改善移动和行走。④平衡能力差和有跌倒危险的卒中幸存者应接受平衡训练,如躯干再训练、坐立训练、力量平台生物反馈、虚拟现实训练或水疗。⑤采用足部矫形器和功能性电刺激,改善伴足下垂卒中患者的步态。⑥利用拐杖、助行器或轮椅等助行设备,提高行动效率和安全性。⑦进行有氧运动筛查后,将个体化有氧训练纳入康复计划,以增强心肺健康,降低卒中复发的风险。⑧抗痉挛姿势、夜间和辅助站立时的踝关节夹板(防止局部不良反应)、活动范围练习和拉伸,可预防和减少挛缩。⑨下肢肌内注射肉毒杆菌毒素、口服替扎尼定或巴氯芬等抗痉挛药物以及鞘内应用巴氯芬可用于卒中后下肢痉挛患者。

4)沟通交流和认知障碍的康复:①对所有卒中患者均应进行沟通障碍筛查,包括失语症、构音障碍和言语失用症。②康复及保健人员应参加教育和培训,帮助有沟通困难的卒中幸存者及其家人和照护者,能与他们有效沟通。③有交流障碍的卒中幸存者应接受语言治疗及个体化康复方案。④以计算机为基础的治疗、约束诱导疗法、群体语言疗法、沟通伙伴训练、反复经颅磁刺激和药物治疗(多奈哌齐、美金刚)可以改善卒中失语症幸存者的语言和沟通技巧。⑤增强通信设备和环境改造,加强功能沟通。⑥所有卒中患者都应该进行认知功能筛查,包括注意力不集中(或单侧忽视),评估认知缺陷对日常生活活动的影响。⑦单侧忽视的康复干预包括视觉扫描训练、阶段性警报、四肢激活、躯干旋转、镜像治疗、虚拟现实、光动力刺激、颈部肌肉振动、重复经颅磁刺激等。⑧使用认知技能训练来提高注意力、记忆力和执行功能,以改善卒中后的记忆功能。⑨对于卒中后失用症,建议行特殊的手势或策略训练。⑩体育锻炼是改善卒中后认知功能障碍的辅助疗法。

5)并发症/继发性疾病的预防和处理:①评估

卒中复发危险因素,提供教育、治疗和指导,做好二级预防。②卒中后抑郁等情绪障碍可考虑辅助方法,如教育、社会支持、心理治疗和体育锻炼。③卒中后尿失禁患者的管理策略,包括膀胱再训练、定时提示排尿、盆底练习、间歇导尿、应用抗胆碱能药物和/或改变环境和生活方式。④为卒中后大便失禁的患者制订排便管理计划,包括均衡饮食、液体摄入、体育锻炼和有规律的排便计划,使用口服泻药、栓剂或灌肠剂,腹部按摩,指直肠刺激和指粪便排泄。⑤采取措施防止皮肤破裂和压疮形成。减小皮肤表面摩擦和压力,提供适当的支撑面,避免过湿,保持足够的营养和水分,经常翻身,保持良好的皮肤卫生,使用特殊的床垫和轮椅垫。⑥对卒中后中枢疼痛的患者需要进行跨学科疼痛管理,包括药物、锻炼、心理社会支持、运动皮质刺激等。⑦进行跌倒风险筛查,综合考虑医疗、功能、认知和环境因素,为患者和家属量身定制跌倒预防和培训方案。⑧卒中后早期骨质流失十分常见,对卒中患者需评估骨质疏松症,治疗包括运动以及钙和维生素 D 的补充。

6)转换过渡的管理:①卒中患者及其家属和照护者应通过教育、信息共享、技能培训、心理社会支持和社区服务,为不同环境之间的转换做好准备。②为卒中幸存者提供资讯、设定目标、解决问题及提升自我效能感等,以协助他们自我管理,适应及处理与卒中有关的残疾。③社区康复中,远程医疗技术(如视频、网络支持和远程康复等)能帮助患者获得持续保健支持,特别是对于偏远地区的卒中患者。④出院前家访、家庭改造等职业治疗干预,可为卒中幸存者建立一个安全、有利的家居环境。⑤对可能重返工作岗位的卒中幸存者,提供全面的职业评估和职业康复服务。⑥与卒中幸存者(包括他们的伴侣)讨论性问题,提供教育、咨询及适当的治疗。⑦鼓励卒中幸存者参加娱乐和休闲活动,向其提供有关的社区活动信息,以及参与这些活动的技能发展。

(5)结果评估标准:PRM 医师决定康复评估标准。通常采用日常生活活动和工具性日常生活活动量表作为主要结局标准,其他次要结果测量(如认知障碍、失语症、行动能力、灵活性)也可以使用。

(6)治疗时间/持续时间/强度(全面实用的PRM 方法):①由 PRM 医师领导的多学科康复团队,根据卒中幸存者的具体需求和目标,结合患者的实际情况,与患者家人和照护者一起确定治疗持续时间和治疗强度。②PRM 医师必须意识到住院时间越长,康复强度越大,康复治疗结果可能会更好。

(7)出院标准(何时和为何终止 PRM 干预):①根据患者需求,由 PRM 医师为主导的多学科团队来决定患者是否从家、护理机构、社区康复机构、门诊康复机构离开。②PRM 医师要制订出院后随访计划,以确保卒中幸存者能得到持续的康复照护。

5. PRM 医师专业实践的科研推荐 卒中康复领域的研究包括多种新型治疗的有效性,如重复经颅磁刺激、经颅直接电刺激、药物、多模式干预(药物＋运动、脑刺激＋运动)、新技术(虚拟现实、穿戴传感器、通讯交流系统、远程康复)、卒中护理的有效模式、标准的效果评价方法、计算机适应性测验等。

【文献评述】

卒中是致残性疾病,随着卒中幸存者人数的不断增加,卒中残疾人数也不断增加。然而,卒中康复目前存在的主要问题是治疗过程及康复护理在不同国家和区域存在很大差异,而这种差异直接导致了卒中幸存者预后和死亡率的显著不同。因此,制订针对卒中患者康复的指导意见书十分必要,对于如何消除卒中康复的异质性,促进和改善卒中幸存者的功能康复和生存质量具有十分重要的意义。

《意见书》具有以下特点:①形式简单明了。78 项建议按照三级目录排列,以条目形式列出,层次清晰,内容醒目,对于 PRM 医师的作用和实践要求一目了然。②强调 PRM 医师在卒中康复的多学科团队中发挥主导作用。卒中康复是PRM 医师的主要专业领域,职责是为卒中幸存者制订全面的康复计划,以改善患者的功能康复。《意见书》强调了 PRM 医师在卒中患者康复中的专业指导作用及跨学科团队合作的重要性。③涵盖内容详尽全面。《意见书》系统回顾了近 10 年的文献,提出了 78 项 PRM 干预建议,涵盖了PRM 医师在卒中康复每个领域中的作用,不仅包括 PRM 干预计划与策略,而且包含对管理流程和卒中患者转换过渡的指导。《意见书》对于改善PRM 医师对卒中患者的专业实践质量具有极强的指导意义。④强调要关注卒中患者的家属及照护者,加强与他们的沟通,征求他们的意见,共同制订康复计划,并为家属和照护者提供教育、培训和支持。

《意见书》的不足之处是,其对 PRM 医师的临床实践只是做了提纲挈领的指点,但一些具体的实践方法及操作规范还需要进一步详尽地学习和掌握。

《意见书》代表欧洲联盟的官方立场,通过欧洲医学专家联盟指定了 PRM 医师对卒中患者的专业指导作用。《意见书》的发布给 PRM 医师提供了诊断、评估、管理等多方面的指导,对消除卒中康复的异质性、提高卒中患者的生活质量具有十分重要的作用和意义,是一部非常实用的专业指导手册。

(苏　慧)

参 考 文 献

Küçükdeveci AA,Stibrant Sunnerhagen K,Golyk V,et al. Evidence-based position paper on Physical and Rehabilitation Medicine professional practice for persons with stroke. The European PRM position (UEMS PRM Section). Eur J Phys Rehabil Med,2018,54(6):957-970.

《欧洲物理和康复医学会急慢性疼痛患者物理和康复专业实践意见书》解读

【文献题目】 急慢性疼痛患者物理和康复医学专业实践：欧洲物理和康复医学会意见书［Evidence-based position paper on Physical and Rehabilitation Medicine professional practice for persons with acute and chronic pain. The European PRM position (UEMS PRM Section)］

【文献作者】 Fazekas G，Antunes F，Negrini S，et al

【文献来源】 Eur J Phys Rehabil Med，2018，54（6）：952-956

【文献解读】

◆ 背景介绍

美国每天约 2530 万成年人在忍受不同程度的疼痛；而全球约 20% 的患者遭受疼痛的折磨。我国慢性疼痛患者约 8000 多万。患者的疼痛程度越严重，失能/残疾的可能性越大。

为了给物理和康复医学（physical and rehabilitation medicine，PRM）医师在疼痛管理中的作用提供循证医学证据，欧洲医学专家联盟的专家们于 2016 年 7 月 3 日在 PubMed 上筛选出 477 篇文献，最终纳入 11 篇强调 PRM 医师在治疗中作用的的文章。在此基础上，2018 年欧洲医学专家联盟物理和康复医学专业委员会撰写了《急慢性疼痛患者物理和康复医学专业实践：欧洲物理和康复医学会意见书》（下文简称《意见书》）。《意见书》的意义在于强调了 PRM 医师在疼痛管理中的重要性，而不是强调各种治疗措施，并提出治疗疼痛的近期目标是缓解症状、改善功能、减少疼痛复发及失能的发生，远期目标是使患者的健康状况得到改善，避免慢性疾病的发生。《意见书》的适用人群为

康复科医师、全科医师及其他临床科医师。

◆ 文献要点

1.《意见书》概述 在康复诊疗中，各种程度的"疼痛"是接受康复治疗患者最常见的主诉。患者的疼痛程度越严重，失能或残疾的可能性就越大，也就是说疼痛程度与失能或残疾呈正相关。特别是肌肉骨骼系统的慢性疼痛（包括腰痛）是患病率、致残率最高的，也是给医疗卫生系统造成负担最大的疾病。而康复医学是对各种疾病功能障碍进行处理的临床医学分支，又称功能医学，肌肉骨骼系统的急慢性疼痛大多数情况下会影响机体功能，同时物理治疗是康复医学的重要治疗手段，对慢性疼痛的康复有比较好的疗效。

《意见书》结合循证证据从总体建议、《国际疾病分类》（international classification of diseases，ICD）的诊断、《国际功能、残疾和健康分类》（international classification of functioning，ICF）的诊断、康复医学的管理和流程、康复医学的干预措施、多学科诊疗团队、干预方式的实施、预后评估的标准 8 个方面对 PRM 医师在急慢性疼痛康复中的作用给出了 15 项建议。

2.《意见书》的特点

（1）证据充分且说服力强：《意见书》虽然从 477 篇文献中最终只选取了 11 篇文献，但都是 Cochrane 综述，它们囊括了很多临床研究，有极强的临床实用价值，因此得到国际公认。而且《意见书》运用了德尔菲函询法，把从 PubMed 上筛选出的文献进行了 4 轮函询，最后成稿的意见书得到 90% PRM 机构的专业实践委员会成员及所用函询专家的同意，同时也给出了证据强度和推荐

强度。排除掉的文献比率如此高的原因是:《意见书》要强调 PRM 医师在治疗中的作用,而更多文章涉及的是患者的疼痛状况(主要是腰痛,但也有粘连性关节炎和骨关节炎)以及缓解疼痛的干预措施(包括经皮神经电刺激、普拉提等),而这些干预措施没有强调 PRM 医师在疼痛治疗中的作用,不符合《意见书》编写的宗旨。

(2)更符合现代医学模式:随着人类社会发展和疾病谱的变化,人们逐渐认识到原有生物医学模式的不足,而现代生物-心理-社会医学模式,更强调关心患者、关注心理治疗、恢复社会功能、注重技术与服务的共同提高。《意见书》认为 PRM 医师的治疗模式与当前临床医学模式相一致,他们在处理各类疼痛方面具有独特优势,而且专业的 PRM 可以充分利用他们所在机构的专家、设备等医疗资源进行综合治疗。

3. 笔者对《意见书》的解读

(1)《意见书》重点突出、目标明确:疼痛是"一种不愉快的感觉和伴有实际或潜在组织损伤的情绪体验",这些体验会对人体造成多种近期及远期不良影响,因此,寻求康复治疗患者最常见的主诉及疼痛治疗方法成为 PRM 医师最主要的目的。如果短期得不到及时治疗,急性疼痛会迁延不愈转化为慢性疼痛,继而导致患者致残、失能的发生,甚至严重影响患者的身心健康。《意见书》提出 PRM 医师要将治疗急慢性疼痛作为主要目标,同时提出了短期和长期目标。

《意见书》的建议:无论什么病因导致的疼痛,均建议专业 PRM 医师将疼痛作为干预的主要目标,在短期内缓解患者症状,改善机体功能,减少失能发生或疼痛复发,长期目标是改善患者的健康状况,避免慢性疾病的发生(Ⅳ级证据,A 级推荐)。

(2)《意见书》条理清晰、言简意赅:疼痛可以分为损伤性疼痛、炎症性疼痛、肿瘤性疼痛、退行性变性疼痛、先天性疾病及其他原因造成的疼痛,疼痛如果得不到缓解,会造成患者活动受限、畸形、致残、失能、食欲下降、睡眠障碍、紧张、恐惧等应激障碍的发生。《意见书》从疼痛的病理诊断、功能评估等方面提出 PRM 医师要对不同原因导致的疼痛予以及时治疗,解决疼痛症状,减少并发症的发生,对于疼痛导致的功能改变做

出正确评估。评估除了要对临床结局做出正确判断外,还要评估患者的功能恢复、个人感受等,同时根据患者的个人需求和意愿进行综合治疗,注意患者对治疗方案的依从性。主要建议有以下 3 条。

1)建议 PRM 医师根据患者基本病理情况作出全面诊断后,首先针对具有伤害性、神经性或混合性的疼痛进行治疗(Ⅳ级证据,A 级推荐)。

2)由于诊断患者与疼痛有关的功能(伤害性、神经性或混合性)是临床疼痛评估的基本条件,建议 PRM 医师在获得患者的病史和临床检查(包括功能评估)后,根据患者的个人需求和意愿,对疼痛给患者功能造成的影响做出正确评估(Ⅳ级证据,A 级推荐)。

3)建议 PRM 医师对患者从急性到慢性的疼痛综合征进行完整的功能评估(Ⅳ级证据,A 级推荐)。

(3)《意见书》提出了管理流程及多学科团队的重要性:PRM 医师要严格遵循当前对不同疼痛综合征所提供的循证医学指南。例如,对于外科手术患者,PRM 医师可以遵循相关指南,通过与外科、麻醉、护理、营养、心理等多学科协作,制订治疗和康复计划,缓解患者的焦虑、恐惧及紧张情绪,提高依从性,减少围手术期应激反应及术后并发症,缩短住院时间,提高患者康复速度,减少手术患者的生理及心理创伤应激反应。主要建议有以下 2 条。

1)建议 PRM 医师严格遵循当前对于不同疼痛综合征所提供的循证医学指南进行管理(Ⅳ级证据,A 级推荐)。

2)建议 PRM 医师在管理与伤害性和神经性疼痛相关的所有疼痛状况时要使用统一术语(Ⅳ级证据,A 级推荐)。

(4)《意见书》强调 PRM 医师在管理团队中的地位:在慢性疼痛的处理中,康复医师是主力军,具有凝聚力和领导力,建议书提出这些问题都需要由 PRM 医师牵头并组织协调,在多学科诊疗团队中根据患者的症状及临床特点制订康复方案、诊疗规范,明确工作目标,引导团队了解疼痛在治疗过程中的重要性。在患者康复过程中,会出现大量的疼痛问题,如脑卒中后疼痛、脊髓损伤后神经性疼痛、截肢后疼痛及肿瘤康复期的各种

疼痛等,PRM 医师既要提供专业的、正确的、规范的综合康复处理建议,也要确保诊疗计划的有效实施。主要建议有以下 2 条。

1)建议由专业的 PRM 医师确定治疗和康复计划,并在疼痛综合征的康复方面对多学科康复团队进行管理(Ⅳ级证据,A 级推荐)。

2)对于慢性疼痛综合征患者的管理,建议由 PRM 医师牵头组织协调康复团队提供专业的综合康复(Ⅳ级证据,A 级推荐)。

(5)《意见书》对制订疼痛康复与干预方案的建议:《意见书》提出无论是在康复中心,还是在康复门诊都要由专业的 PRM 医师提供专业的综合康复方案。慢性疼痛患者会去康复门诊接受康复训练。相对于麻醉疼痛医师,PRM 医师对慢性疼痛的处理手段更加多样化,不但有药物治疗,还要有物理治疗和康复训练指导,不但处理疼痛本身,还要关注患者的功能恢复,由 PRM 医师根据患者的个人需求和临床特点,在多种干预模式治疗的基础上,制订利于症状和功能恢复的个体化治疗方案,这样更符合现代医学整体观。只有在正规保守治疗无效的情况下,才会转介到其他相关科室进行镇痛或手术治疗,但需要在 PRM 医师指导下进行。主要建议有以下 2 条。

1)任何治疗疼痛的机构,包括多学科疼痛诊所、康复中心、康复门诊都要由专业的 PRM 医师管理,并提供专业的综合康复方案(Ⅳ级证据,A 级推荐)。

2)在专业 PRM 医师管理的治疗团队中,对于慢性疼痛患者的治疗方案主要由临床医师制定,由疼痛专科医师治疗,再加上至少 2 名其他相关专业的医师参与到治疗中(Ⅳ级证据,A 级推荐)。

(6)《意见书》对制订个体化运动方案的建议:运动疗法对缩短病程、减少慢性疼痛发病率、改善身体功能有重要作用。循证医学证据证实,个体化的体育锻炼适用于任何疼痛患者。PRM 医师擅长制订个性化治疗方案,因此,《意见书》建议 PRM 医师在治疗计划中尽可能根据患者年龄、性别、身体状况、个人意愿采用个体化运动方式进行镇痛治疗,同时建议 PRM 医师应鼓励患者在任何疼痛阶段都要克服疼痛,坚持身体功能锻炼,因

为在康复治疗的基础上增加运动训练可进一步提高治疗效果。主要建议有以下 4 条。

1)建议 PRM 医师根据患者的个人需求和临床特点,在多模式干预治疗的基础上,制订利于症状和功能恢复的个体化治疗方案(Ⅳ级证据,A 级推荐)。

2)建议 PRM 医师制订治疗和康复方案时要包括所有药物和可能的非药物镇痛治疗(Ⅰ级证据,A 级推荐)。

3)循证医学证据证实,个体化体育锻炼适用于任何疼痛患者,而 PRM 医师擅长制订个性化治疗,因此,建议 PRM 医师在治疗计划中尽可能根据患者情况采用个体化运动方式进行镇痛治疗(Ⅰ级证据,A 级推荐)。

4)建议 PRM 医师鼓励患者在任何疼痛阶段都要克服疼痛,坚持身体功能锻炼,因为功能恢复是疼痛治疗要面临的主要问题,也是重返工作岗位的重要前提(Ⅳ级证据,B 级推荐)。

(7)疼痛康复治疗的预后评估:疼痛作为继体温、脉搏、呼吸、血压之后的第五大生命体征,对其进行客观有效的评估是保证患者预后的重要一步。《意见书》建议 PRM 医师在治疗疼痛综合征时,要根据患者的特点,包括临床症状、体征、生活质量、疼痛和残疾程度(表 97-1)作为预后评估的标准,以便通过评估标准衡量患者的生活质量和失能程度,更有针对性地进行康复治疗,有效促进患者疼痛和功能障碍的改善,保证患者的身心健康,提高患者的生活质量,降低医疗经济成本。

《意见书》的主要建议:建议 PRM 医师在治疗疼痛综合征时,要根据患者的临床症状、体征,以及有关生活质量、疼痛和失能/残疾程度的评估量表作为预后评估的标准(Ⅳ级证据,B 级推荐)。

总之,《意见书》强调了 PRM 医师在 PRM 机构中的主要作用是缓解疼痛。患有复杂性疼痛的康复患者可受益于由 PRM 专家领导的多学科团队的专业能力。个体化康复治疗方案应基于医学和功能评估,方案中应包括广泛的药物和非药物干预措施,使患者最终能够从身心上得到全面康复,重返工作岗位,恢复社交能力,回归社会。

表 97-1 伤残等级评定标准

伤残等级	评定标准
一级伤残	完全丧失劳动能力,生活完全不能自理
二级伤残	社交困难,不能独立工作,需要随时有人照看
三级伤残	社交困难,生活不能完全独立,需要有人照看
四级伤残	社交受限,活动、工作范围受限制
五级伤残	交往、工作、生活能力等部分受限
六级伤残	活动能力降低,生活中有些活动受限制
七级伤残	暂时活动不受限制,但长期活动必定受到一定限制,工作时间大量减少
八级伤残	工作连续性不强,社交受限制,活动能力部分受限
九级伤残	工作能力下降,生活大部分被限制
十级伤残	生活部分受限,工作能力有所下降

4.《意见书》的局限性 《意见书》筛选的文献较少,因更多文献涉及的是患者的疼痛状况(包括腰痛、粘连性关节炎、骨关节炎等),以及缓解疼痛的干预措施(如经皮神经电刺激、普拉提等),而这些干预措施没有强调 PRM 医师在疼痛治疗中的作用,不符合《意见书》编写的宗旨而被排除。因此,今后还需要更多循证医学证据的支持。

【文献评述】

《意见书》的突出特点是强调了 PRM 医师在急慢性疼痛治疗中的作用,而且比治疗疼痛的方法更为重要,这一点对我国康复医学的发展具有指导意义。首先,我国康复医学还是一门新兴学科,在人们的传统观念中,对于各种行动障碍(如脑卒中造成的瘫痪等后遗症以及"颈椎病""腰椎间盘突出症""肩周炎"等肌肉骨骼疼痛疾病),大多数患者会就诊于中医科,通过中医按摩或针灸治疗缓解症状。其次,对于疼痛的治疗,目前我国的临床诊疗科室还有疼痛科。大多数医疗机构的疼痛科医师主要是麻醉医师。虽然麻醉医师的镇痛技术非常优秀,也非常值得康复医师学习,但在整体管理慢性疼痛患者方面还应吸收康复医师的经验。再次,我国大部分医师没有接受过正规康复医学的训练,不知道康复医学会对患者带来什么样的帮助,因此,给患者的选择要么是药物,要么是手术,并没有把这些患者转介到康复科就诊。最后,很多康复医师并不具备准确

诊断和处理慢性疼痛的能力和手段,也没有能力解决患者面临的问题,这就导致大量的慢性疼痛患者得不到规范化治疗。

在我国,康复科与疼痛科在临床工作中有交叉,但各有侧重。康复科更侧重肌肉骨骼系统等影响患者功能的慢性疼痛,以及在康复过程中出现的各种疼痛问题,而疼痛科需要处理各种难治性疼痛,如癌痛、疱疹后神经痛、三叉神经痛等。因此,我国康复医学会疼痛康复专业委员会提出"康复科应向疼痛科学习技术,疼痛科应向康复科学习理念,交叉融合,共同提高"。

(冯淑芝)

参 考 文 献

[1] Fazekas G, Antunes F, Negrini S, et al. Evidence-based position paper on Physical and Rehabilitation Medicine professional practice for persons with acute and chronic pain. The European PRM position (UEMS PRM Section). Eur J Phys Rehabil Med, 2018,54(6):952-956.

[2] 毕胜.疼痛康复指南.北京:人民卫生出版社,2020.

[3] 中华医学会外科学分会,中华医学会麻醉学分会. 中国加速康复外科临床实践指南(2021).协和医学杂志,2021,12(5):658-665.

[4] Fulop A, Lakatos L, Susztak N, et al. The effect of trimodal prehabilitation on the physical and psychological health of patients undergoing colorectal surgery: a randomised clinical trial. Anaesthesia,2021,

76(1):82-90.

［5］　Gaglani A, Gross T. Pediateic pain management. Emerg Med Clin Notth Am,2018,36(2):323-334.

［6］　乔钧,董煜琳,温子星,等.传统健身运动处方治疗老年慢性下腰痛的临床观察.老年医学与保健,2021,27(4):843-846.

第5篇

老年安宁缓和医疗

第 98 章

《国际缓和医疗协会对缓和医疗定义的更新共识》解读

【文献题目】 缓和医疗——基于国际缓和医疗协会(IAHPC)2018 共识所形成的定义(Palliative care-2018 IAHPC consensus based definition)

【文献作者】 International Association for Hospice & Palliative Care

【文献来源】 https://pallipedia.org/palliative-care-2018-iahpc-consensus-based-definition

【文献解读】

◆ 背景介绍

国际关于缓和医疗(palliative care)尚缺乏统一定义,不利于缓和医疗的开展和比较,对于一些内容也需要"与时俱进"。世界卫生组织(World Health Organization,WHO)关于成年人缓和医疗的定义是在 2002 年制定的,将缓和医疗局限在危及生命的疾病上。2017 年,The Lancet 委员会指出,在欠发达地区,许多急性情况(如营养不良、低出生体重、出血热、外伤、中毒等)因受医疗条件限制,难以得到及时有效的治疗,但这些问题同样给患者带来很大的痛苦。将缓和医疗的定义限制在危及生命的疾病上,可能会使医务人员忽视那些因健康问题带来的痛苦。2018 年 WHO 也提出了一项实用指南,旨在帮助医疗体系、医护机构及医务工作者在人道主义危机救治中整合缓和医疗的理念及技术,医疗团队在尽一切努力挽救患者生命的同时,不能忽视患者在身、心、社、灵方面所经受的痛苦。2018 年,国际安宁缓和医疗协会(International Association for Hospice & Palliative Care,IAHPC)建议对 WHO 关于缓和医疗的定义进行审查和修订,提出要明确"什么是缓和医疗? 何时应用? 对谁应用? 由谁实施?",并对

88 个国家的 400 多名成员进行了调查。2020 年,IAHPC 公布了调研过程,就缓和医疗的定义达成共识,同年发布了《缓和医疗——基于国际缓和医疗协会(IAHPC)2018 共识所形成的定义》(下文简称《共识》)。《共识》的适用人群为医务人员及相关政府工作人员等。

◆ 文献要点

1. 更新的缓和医疗定义 更新的定义:"针对那些因严重疾病而遭受健康相关重大痛苦的所有年龄段患者,尤其是接近生命末期患者所进行的积极的全人照护,旨在提高患者及其亲友和照护者的生活质量。"

在新定义中,"健康相关"是指与任何种类疾病和外伤相关,而不限于癌症等几类疾病;"重大痛苦"是指痛苦没有医学干预则无法缓解,并且痛苦影响到了躯体、社会、灵性和/或情绪诸多方面的功能;"严重疾病"是指具有高死亡风险、对生活质量和日常功能造成了负面影响,以及在症状、治疗及照护者压力方面造成沉重负担的疾病状况。

《共识》新定义与 WHO 2002 年定义最主要的区别在于其对缓和医疗受众群体的描述。旧定义中缓和医疗是面对遭受"危及生命疾病"的患者及其亲友,而新定义强调了"健康相关重大痛苦"。这体现了从"以疾病为中心"到"以患者为中心"的理念转变,更强调缓和医疗的宗旨是针对患者的痛苦体验,而非针对疾病的诊断和预后。

2. 缓和医疗实施要点 《共识》从缓和医疗的实施层面进一步阐述了什么是缓和医疗。

(1)缓和医疗主要内容:包括预防、早期识别、全面评估、管理躯体疼痛及其他不适症状,在管理

躯体痛苦之外,还包括心理困扰、灵性痛苦和社会需求,即身、心、社、灵。这些干预措施应尽可能以证据为基础。

(2)促进有效沟通:通过沟通帮助患方确定照护目标,这不是放弃不管,而是帮助患者尽可能高质量地生活到离世,即"全人、全家"理念。

(3)贯穿整个病程:从病程早期即可开始缓和医疗,优先考虑患者需求,而不是根据疾病的诊断和预后,即"全程"理念。

(4)尽早开始缓和医疗:只要需要,缓和医疗可以随时启动,并且与治愈性治疗并行,两者并不矛盾。①在诊疗中早期整合缓和医疗,可能会对病情产生积极影响,可以延长患者的生存期;②慢性疾病常需要对因治疗来缓解症状;③在传染病暴发等背景下,正如 WHO 指南的建议,对重症患者在积极挽救生命的同时,需要整合缓和医疗来缓解患者的痛苦;④终末期疾病患者只有到了治愈性治疗不再获益阶段才不需要治愈性治疗,可以进入安宁疗护或善终服务;这里所指的"治愈"是针对原发病的病因,而不是产生症状的"原因"。

(5)支持亲友和照护者:无论在患者患病期间还是离世后,均为其亲友及照护者提供帮助和支持("全家")。患者离世后的哀伤陪伴同样重要。

(6)了解地区差异:不同地区、不同人群的心理需求不尽相同,要及时了解;认可和尊重患者及其家庭成员的文化、价值观和信仰。

(7)实施场所:适用于所有卫生保健场所,包括居住地和各级医疗及护理机构。初级缓和医疗与初级医疗保健相结合,这是缓和医疗普及的关键。

(8)分级诊疗:社区初级缓和医疗可由接受过基本缓和医疗培训的人员提供,即"全社区"。对于复杂病例,可请求专业缓和医疗小组会诊或共管,如果需要,可设立更高级别的缓和医疗专家远程咨询,提供第三方建议,也可因急性问题短期住院,末期入住安宁疗护病房或专门的宁养机构,即"全队"。

3. 实施缓和医疗一体化措施 IAHPC 在更新缓和医疗的定义和内容要点后,还向各国政府提出了以下建议,以实现缓和医疗一体化。

(1)政策法规方面:在卫生法律、国家医疗项目和国家医疗预算方面,制订更多涉及缓和医疗的政策和相关准则。

(2)支付方面:确保将缓和医疗纳入医疗保障计划。

(3)基本药物与技术:确保可获得用于疼痛控制和缓和医疗所需的基本药物和技术,包括儿童配方。

(4)医疗卫生服务中整合缓和医疗:确保缓和医疗成为所有卫生服务的一部分(从社区医疗到医院),确保每个患者都能得到评估并且可获得基本缓和医疗服务,并配备专业团队可供转诊和咨询。

(5)特殊人群服务:确保包括儿童和老年人在内的弱势群体可以获得充分的缓和医疗服务。

(6)鼓励开展研究与教育培训:与院校、学术界和教学医院合作推进缓和医疗的研究,并将培训作为医学教育所必需的一部分,包括医学生、住院医师、专科教育和继续教育。

【文献评述】

迄今为止,国内在安宁缓和医疗方面所用术语和概念也尚未统一,"姑息医疗""舒缓医疗""缓和医疗"等词汇也会经常在不同的场合出现,其与"安宁疗护"的区分以及与"安宁缓和医疗"定义之间的区别也缺乏明确的共识。明确缓和医疗的定义和服务范畴,对于正确开展缓和医疗具有重要意义。

目前很多医务人员对于缓和医疗的理解尚有偏差。从缓和医疗的定义中可以看出,缓和医疗的目的不是加速或延缓死亡,而是肯定生命的意义,并承认死亡是一个自然的过程。在这个过程中,尽量缓解患者及其亲友的痛苦,帮助患者有尊严、安详地离世;缓和医疗是让患者"更好地活",而不是让患者"快点死";缓和医疗所针对的是患者的需求,解决患者及其亲友的痛苦,与针对病因的治疗并不排斥,不是"全"或"无"的概念,不是说"没治了"才想到缓和医疗。

在老年人群死亡原因分析中,癌症占 17%~23%,非癌症疾病离世患者数量远多于癌症患者。末期重要器官衰竭疾病患者约占死亡人群的 30%,其特点就是病情复杂,往往需要对因治疗与对症治疗并行。有时临床上难以判断急性加重是否会危及生命,例如,心力衰竭或慢性阻塞性肺疾病急性发作是否是"人生的最后 1 次"。还有 1/3 老年患者的主要死亡原因是痴呆或衰弱、生活质量差及照护负担重。新的缓和医疗定义不仅关注"危及生命的疾病",同样关注严重慢性疾病和伴有失能等复杂疾病患者的需求,这正是老年安宁缓和医疗的特色,而且充分考虑到老年患者的疾病特点和功能下降轨迹。

我国正在逐步推进安宁缓和医疗工作。2017年,国家卫生健康委员会(原国家卫计委)发布了《安宁疗护实践指南(试行)》《安宁疗护中心基本标准(试行)》及《安宁疗护中心管理规范(试行)》,以地区试点形式,推进安宁疗护工作,从2017年的5个市(区)试点,扩大到2019年的71个市(区)试点。"安宁疗护""缓和医疗"越来越多地被提及。中国老年保健医学研究会缓和医疗分会、生前预嘱推广协会等学术社团、社会团体也在大力推广缓和医疗。相信在政府、医务人员、社会人士的共同努力下,我国的缓和医疗将会更快更稳地前行。

(朱鸣雷 刘晓红)

参 考 文 献

[1] International Association for Hospice & Palliative Care. Palliative care-2018 IAHPC consensus based definition//Pallipedia. Houston:IAHPC[2020-06-26]. https://pallipedia.org/palliative-care-2018-iahpc-consensus-based-definition

[2] World Health Organization. Integrating palliative care and symptom relief into responses to humanitarian emergencies and crises:a WHO guide. Geneva:World Health Organization,2018[2021-10-27]. https://apps.who.int/iris/bitstream/handle/10665/274565/9789241514460-eng.pdf? ua=1.

[3] 金爽,刘晓红. WHO关于人道主义危机救治中缓和医疗指南解读. 中国实用内科杂志,2020,40(8):647-649.

[4] Radbruch L,De Lima L,Knaul F,et al. Redefining Palliative Care-a New Consensus-based Definition. J Pain Symptom Manage,2020,60(4):754-764.

[5] International Association for Hospice & Palliative Care. Serious health-related suffering (SHS)//Pallipedia. Houston:IAHPC[2021-10-27]. https://pallipedia.org/serious-health-related-suffering-shs/(2020-06-26).

[6] International Association for Hospice & Palliative Care. Serious illness//Pallipedia. Houston:IAHPC[2021-10-27]. https://pallipedia.org/serious-illness/(2020-06-26).

第 99 章

《美国国家综合癌症网络缓和医疗临床实践指南》解读

【文献题目】 美国国家综合癌症网络缓和医疗临床实践指南（National Comprehensive Cancer Network clinical practice guidelines in oncology--palliative care）

【文献作者】 National Comprehensive Cancer Network

【文献来源】 https://www.nccn.org/professionals/physician_gls/default.aspx #palliative

【文献解读】

◆ **背景介绍**

2019 年美国预计有超过 176 万人被诊断为癌症，超过 60 万人死于癌症。全球癌症发病率正在上升，与之相关的是有症状和残疾的癌症幸存者人数不断增加。一项大规模观察性队列研究报告显示，超过 1/3 的癌症患者在生命最后数周存在中至重度不同症状（疼痛、恶心、焦虑、抑郁、睡眠不足、呼吸困难、困倦、食欲缺乏和疲劳），缓和医疗能够帮助肿瘤患者及家属控制这些症状。在过去的 20 年，肿瘤患者整个疾病过程中的生活质量越来越受到重视。针对肿瘤的缓和医疗始于临终关怀，目前已经整合为癌症综合照护的一部分，通过早期介入改善患者预后。

美国国家综合癌症网络（National Comprehensive Cancer Network，NCCN）每年更新发布 1~2 版缓和医疗临床实践指南，2020 年发布了《美国国家综合癌症网络缓和医疗临床实践指南》（下文简称《指南》）。《指南》的主要内容包括缓和医疗的定义和标准、缓和医疗概述、肿瘤团队评估-干预-再评估、缓和医疗专家咨询标准、抗癌治疗获益及负担、各种相关症状的管理、社会支持/资源管理、患者/家属/照护者对生命末期的准备（过渡到安宁疗护）、预立医疗自主计划、对加速死亡请求的回应、临终患者住院管理、姑息镇静、死亡后干预及缓和医疗药物目录。《指南》旨在通过为初级肿瘤学团队提供指导，帮助每位癌症患者在整个疾病发展过程中体验到尽可能高的生活质量。《指南》主要面向肿瘤科医师，对老年科医师也有重要借鉴意义。

◆ **文献要点**

笔者结合老年科医师的临床实践需求，解读《指南》的部分要点。

1. **症状管理流程** 《指南》指出肿瘤患者常见症状包括疼痛、呼吸困难、厌食/恶病质、恶心和呕吐、便秘、腹泻、恶性肠梗阻、谵妄、失眠及嗜睡，提出的缓和医疗症状管理流程包括症状评估、缓和医疗干预原则、干预后结果和再评估。

（1）症状评估：评估症状的性质、原因、病因是否可逆，评估症状严重程度及其对患者及家属/照护者造成的影响（包括社会心理及灵性痛苦）。

（2）缓和医疗干预原则：影响干预的因素包括患者预期寿命、病因是否可逆、患者意愿、患者对干预措施的耐受性、症状给患者及其家属/照护者带来的痛苦程度。患者的预期寿命分为数年、数月~数年、数周~数月、数天~数周（濒死期）4 个大致时间段。患者的预期寿命越长，症状给患者及其家属/照护者带来的痛苦程度越大，患者的治疗意愿就越强，对干预措施的可耐受性就越好，对症状的干预措施就越积极和多样化，患者甚至会考虑手术干预。患者的预期寿命越短，其对干预措施的可耐受性越差，对症状的干预措施就越单一和简单,因此,应尽量在减少患者痛苦的前提下达到症状的控制,提高患者末期生活质量。

(3)干预后结果和再评估:干预后结果分为理想结果和不理想结果。理想结果包括充分的症状控制、患者及其家属/照护者痛苦减少、足够的自我掌控感、生活质量的提高及照护者负担下降。如干预结果理想,则保持动态的症状评估和与患者及其家属/照护者的持续沟通;如干预结果不理想,则需重新对症状进行评估,并加强现有缓和医疗干预,必要时转诊给缓和医疗专业团队。

2. 社会支持/资源管理 缓和医疗强调对患者和家属的支持,其中社会支持是很重要的方面。《指南》根据患者预期寿命不同,提出了不同的评估和支持建议。

对预期寿命较长(非濒死期)的患者,社会支持评估的内容侧重患者及其家属/照护者对疾病的应对能力、照护者的可获得性、居家环境安全性、经济情况及特殊文化需求。《指南》给予的支持建议包括:确保对照护者/家属的教育和支持;对照护者的负担和压力予以回应;为家属及其照护者提供喘息服务。

对预期寿命很短(数天~数周/濒死期)的患者,社会支持评估应侧重患者及其家属/照护者对预后的认识、患者对舒适性的愿望及复杂哀伤的风险。给予患者的支持建议包括:与患者及家属讨论疾病预后;提供与患者文化、宗教信仰一致的舒适照护;提供情感支持;向患者及其家属和照护者解释死亡过程和预期出现的问题;对照护者的要求和压力予以回应。

理想的社会支持是使患者及其家属获得充足的社会支持和资源管理,患者生活质量得到改善,有足够的自我掌控感,照护者负担减轻,患者及其家属和照护者的痛苦减轻。同时,应保持动态评估,与患者及其家属和照护者持续沟通。

如给予的社会支持效果不理想,需要重新评估之前的缓和医疗干预措施,必要时加以强化,并考虑请社工、心理治疗师和/或精神科医师介入,终末期患者可以考虑转介给缓和医疗专业团队。

3. 患者及其家属和照护者对生命末期的准备以及到安宁疗护的过渡 无论是患者、家属,还是照护者,均应对患者即将到来的生命末期做一定的准备,以平稳过渡到安宁疗护。《指南》同样

是根据患者预期寿命不同,给出了不同的评估和干预建议。

对预期寿命较长(非濒死期)的患者应采取的措施:评估患者及其家属和照护者对预后的认识,评估其对疾病预期病程的理解;持续与患者及其家属和照护者针对预后和预期照护需求进行明确、一致的讨论;制订预立医疗自主计划,评估患者的决策能力及其是否需要医疗代理人,引导患者表达关于生活质量的价值观和偏好;确定患者是否需要专业的缓和医疗,是否已准备好或是否有资格接受安宁疗护。

对预期寿命较短(数周~数月、数天~数周/濒死期)的患者应采取的措施:对患者及其家属和照护者进行死亡过程教育;在确保初级保健医师和初级肿瘤团队持续参与照护的同时,解决转诊的潜在需求;必要时提供信息和其他转诊,包括社会心理评估(遗产问题、哀伤陪护)、灵性评估(需要时给予支持)和丧葬/祭奠服务;应充分尊重患者及其家属和照护者在死亡过程中的目标和需求。

缓和医疗干预后,应对干预结果进行评价。对预期寿命较长的患者,可接受的干预结果包括:患者及其家属和照护者痛苦减少;有自我掌控感;照护者负担下降;生活质量提高;家庭关系加强;个人成长和价值感增强。对于预期寿命很短的患者,理想的干预结果包括:患者及其家属和照护者痛苦减少;有足够的自我掌控感;照护者负担下降;生活质量提高。如果干预结果不理想,应对缓和医疗干预措施进行再评估,并尽可能强化。

4. 预立医疗自主计划 预立医疗自主计划体现了以患者为中心的缓和医疗服务理念,在我国尚未充分推广和实施。《指南》给出的相关评估和干预具体建议值得临床医师在工作中借鉴。

对于预期寿命数年或数月~数年的患者,评估和干预的内容包括:评估决策能力和医疗代理人需求;询问是否有生前预嘱和医疗决策代理人,若没有,建议指定代理人或者请社工介入;探究患者对未来的恐惧,并提供情感支持;讨论个人价值和医护照料偏好;如果患者鉴于目前疾病状态,对未来治疗有明确目标,医师应给出未来照护方案的建议;在病历中记录并随时可以获取患者的价值观、偏好及任何决策,包括患者对维持生命治疗

的态度;鼓励患者和家人、医疗代理人共同讨论愿望;启动关于缓和医疗讨论,包括安宁疗护;向患者介绍缓和医疗团队。

对于预期寿命数周～数月的患者,评估和干预的内容包括:确定患者及家属关于离世地点的选择;当病情发生变化时,再次确认患者的决定,给予合适的治疗建议,满足患者需求;确保在病历上完整记录患者的预立医疗计划,包括维持生命治疗的选择,并确保整个医护团队成员都能看到并知晓;当患者及其家属和照护团队的决策不一致时,考虑请缓和医疗专家会诊;探究患者对死亡的焦虑,并解决患者关心的问题。

对于预期寿命数天～数周的患者,评估和干预的内容包括:再次确认患者及其家属关于维生治疗的决定,如是否进行心肺复苏;适当鼓励患者和家属不选择心肺复苏,选择不做有创抢救,允许和接受自然离世;确保预立医疗计划的实施;询问患者关于器官捐献和尸体解剖的意愿。

针对上述3种情况进行缓和医疗干预后,都需要对干预结果进行评价。如果干预结果理想,如充分的预立医疗自主计划、患者及其家属和照护者的痛苦减少、患者有足够的自我掌控感、生活质量提高及照护者负担下降,下一步需要照护团队保持对患者的动态评估和与患者的持续沟通。如上述缓和医疗干预后,结果不可接受,需进一步探究患者为什么不愿意制订预立照护计划,探究患者对疾病的恐惧和焦虑,如果患者讨论预立医疗自主计划时存在困难,应转诊至缓和医疗专业团队,必要时转诊给精神科医师以评估患者的精神心理状态。

5. 对加速死亡请求的回应　临床工作中经常会有末期或饱受疾病折磨的患者或其家属向医师提出加速死亡请求(requests for hastened death),如何回应这样的问题常令医师感到困难。《指南》从缓和医疗角度提出了很多值得学习的建议。首先,《指南》强调加速死亡请求意义非同寻常,收到该类请求,最合适的初始回应就是强化缓和医疗照护;其次,应核实请求的确定性,并寻找提出加速死亡请求的原因。再次,从症状管理、精神/心理、家庭社会关系及灵性等方面对患者重新进行再评估和进一步干预,缓解患者痛苦,区分患者是"在当前状态下不想活"还是"希望加速死亡"。最后,与患者及其家属和照护者召开家庭会议,明确"为什么是现在"提出这样的请求,评估患者是否担心给照护者增加负担及选择自我放弃的原因,并反复强调医师对患者的照护义务。

《指南》提醒临床医师务必了解当地关于医疗辅助性死亡的法律法规。安乐死目前在中国尚不合法。另外,《指南》也建议医师要审视自己对特定患者需求的反应,处理具体患者和抽象考虑这个问题是完全不一样的,可请伦理委员会、缓和医疗专业团队或有经验的同事来会诊。

6. 濒死期患者的住院管理　对于住院的临终患者,《指南》提出的生命末期照护"清单",可帮助临床医护人员从躯体、社会、心理、实践等几个方面对照护工作进行对照梳理,同时对一些特定问题给出的具体建议也值得借鉴。生命末期照护"清单"如下。

(1)躯体方面:①如有条件,对患者做安宁疗护评估。②强化舒适护理,根据风险评估结果启动皮肤安全性护理流程,包括定时翻身,根据需要处理伤口前预先给药,若有条件,更换减压床垫,做好眼部、口腔护理,保持其湿润,处理尿潴留及粪便嵌塞。③关闭植入的除颤器,对特定患者考虑关闭起搏器。④终止不必要的诊断性检查和治疗,如输血、穿刺、血糖监测、血氧饱和度测量、吸痰等。⑤症状评估替代生命体征监测。⑥不能口服药时,选择合适的给药途径,调整最佳药物剂量,静脉推注联合静脉滴注可能是最快速有效的控制症状的方法,单纯静脉滴注起效缓慢。⑦处理终末期分泌物(死亡"嘎嘎"音),更换体位,控制肠内外所给液体量,避免深部吸痰。⑧处理谵妄和呼吸困难,对于难治性躁动和激越患者考虑使用姑息镇静。⑨准备讨论器官捐献和尸检问题。

(2)心理和社会方面:①帮助患者及其家属和照护者接受终止不必要治疗,如全肠外营养、输血、静脉水化、透析及不增加患者舒适性的药品;②寻求社工及宗教信仰支持;③确保患者及其家属了解濒死期症状和体征,并清楚在整个临终过程中,他们都会得到支持和帮助;④提供预期的丧亲支持;⑤有条件的鼓励子女探望,并帮助父母对子女进行适龄地哀伤辅导;⑥尊重患者的风俗习惯;⑦确保照护者理解并尊重患者的预立医疗计划;⑧鼓励患者表达悲伤。

（3）实践方面：①启动院内善终服务流程；②确保患者的预立医疗计划有书面记录并被执行；③讨论患者及其家属/照护者的抢救意愿，若心肺复苏不太可能有效，可推荐其他选择，如拒绝心肺复苏或允许自然死亡，提高对患者舒适性的照护；④给患者及其家属和照护者提供共处的时间和空间；⑤如有需求，提供丧葬信息。

7. 姑息性镇静 姑息性镇静通常用于描述与濒死患者相关的治疗，该治疗是在严密监控下应用药物，达到深度镇静，使患者处于无意识状态，目的是缓解顽固性（难治性）症状所致的难以忍受的痛苦。《指南》指出，姑息性镇静有2个前提条件：①确认患者存在难治性、顽固性痛苦症状；②由2名医师判定，患者预期寿命为数小时～数天。难治性症状是指尽管经过复杂的多学科缓和医疗处理仍不能充分控制且深度困扰患者的症状。

《指南》强调，姑息性镇静前需由患者本人和/或其代理人/家属签署书面知情同意书。涉及的内容包括：与患者和/或代理人讨论疾病现状及预后、治疗目标及可预期的结果；说明持续给予镇静药可能使患者丧失意识；将姑息性镇静的伦理要求告知患者/代理人/家属和照护团队成员；应用姑息性镇静时常终止延长生命的治疗（如人工营养支持/水化），不再进行心肺复苏。

《指南》建议，镇静治疗方案的选择应根据患者对近期和目前使用药物的反应而定。监测症状时应根据患者反应和药物之间相互作用确定最佳镇静方案。用于姑息性镇静的经典药物为咪达唑仑、劳拉西泮和丙泊酚。《指南》特别指出：镇静后，持续的疼痛和症状管理干预仍是需要的，另外，应为患者的代理人、家属和医护人员提供社会心理支持。

8. 死亡后干预 安宁离世是指患者、家属及照护者都没有遭受可以避免的痛苦，总体上遵从了患者和家属的意愿，并符合临床、文化及伦理上安宁离世的标准。《指南》指出，患者离世后，应对家属、照护者和医疗团队予以支持。具体值得借鉴的建议包括以下3个方面。

（1）针对家属和照护者：患者离世时，如果家属不在场，应及时通知家属；为家属提供与患者遗体共处的时间；进行哀悼；评估家属关于宗教仪式或精神支持的愿望；如果不打算进行尸检，应去除遗体身上的管路和导线；遗体处理过程中要确保尊重；告知家属器官捐献、尸体解剖事宜；完成死亡证明等相关文书，为丧葬承办人员提供相关信息。

（2）针对丧亲者的支持：正式表达对逝者的哀悼（卡片、电话或信）；向丧亲者提供社区或机构内相关丧亲服务的信息；应家属要求参加情况说明会；应识别出有延长哀伤障碍风险的家庭成员。

（3）针对医疗照护团队

1）一般性支持策略：允许讨论影响照护的个人因素，营造讨论患者死亡的安全氛围，并常规地通过纪念仪式为团队成员提供内省和缅怀的机会。

2）对医护团队的具体支持策略：回顾与患者死亡相关的医疗问题，探讨影响患者照护质量的问题，回顾患者家属和工作人员对患者死亡的情绪反应，识别存在延长哀伤障碍、道德痛苦或情感耗竭风险的团队成员，并考虑为团队成员安排哀悼逝者的礼仪（默哀、致辞等）。

【文献评述】

《指南》主要是面向肿瘤科医师制定的，但其中关于症状管理、社会支持、对生命末期的准备、预立医疗自主计划、对加速死亡请求的回应、濒死期患者的住院管理、姑息性镇静、死亡后干预等内容对老年科医师，无论是在照护癌症末期老年人，还是在照护非癌症末期老年人，都有值得借鉴之处。在没有特殊说明的情况下，缓和医疗临床实践指南所有证据和推荐均为2A级（证据级别较低，推荐意见一致认为合理）。另外，由于社会资源的可及程度不同，《指南》的部分建议在中国的实施具有局限性，如纳入缓和医疗项目、为家属提供喘息服务等，因此不能照搬。

透过《指南》不难看出，对患者的缓和医疗照护是一个连续、动态的过程。无论是症状控制还是心理、社会、灵性支持，缓和医疗照护从评估→适合的干预→再评估→再干预，是一个不断评估、持续干预和关注的过程。另外，在缓和医疗照护的实施过程中，评估和干预的内容均与患者的预期寿命有关，预期寿命长短不同，评估和干预的侧重点也不同。这与老年医学充分关注患者整体预后的理念相契合。

缓和医疗是老年医学重要的组成部分,中国的老年缓和医疗处于起步阶段,任重道远。

（张改改　刘　谦　刘晓红）

参 考 文 献

［1］National Comprehensive Cancer Network. National Comprehensive Cancer Network Clinical Practice Guidelines in Oncology--Palliative Care［2020-07-02］. https://www. nccn. org/professionals/physician_gls/default. aspx # palliative.

［2］Siegel RL, Miller KD, Jemal A. Cancer statistics, 2019. CA Cancer J Clin,2019,69(11):7-34.

［3］Ferris FD,Bruera E,Cherny N,et al. Palliative cancer care a decade later:accomplishments, the need, next steps--from the American Society of Clinical Oncology. J Clin Oncol,2009,27(18):3052-3058.

［4］Seow H,Barbera L,Sutradhar R,et al. Trajectory of performance status and symptom scores for patients with cancer during the last six months of life. J Clin Oncol,2011,29(9):1151-1158.

［5］Spence RA, Blanke CD, Keating TJ, et al. Responding to patient requests for hastened death:physician aid in dying and the clinical oncologist. J Oncol Pract,2017,13(10):693-699.

第 100 章

《成年人预立医疗自主计划定义共识》解读

【文献题目】 成年人预立医疗自主计划多学科定义共识（Defining advance care planning for adults：A consensus definition from a multidisciplinary delphi panel）

【文献作者】 Sudore RL，Lum HD，You JJ，et al

【文献来源】 J Pain Symptom Manage，2017，53（5）：821-832

【文献解读】

◆ 背景介绍

随着医疗水平的不断提高，原本无法挽救的生命都可以通过医疗技术予以维持，与此同时，人们的自主意识在逐渐增强、生命价值观在不断完善。每个人都享有追求从出生到死亡高质量的医疗照护权利。而预立医疗自主计划（advance care planning，ACP）可以帮助患者及其医疗代理人和临床医师在患者生命末期做出尊重患者医疗意愿的决策。

尽管 ACP 越来越受到关注，但在全球范围内一直缺乏用于指导临床、研究和政策制定的 ACP 共识。2016 年来自美国、加拿大、新西兰和澳大利亚的 52 位医师、研究者、政策制定者；以及患者/代理咨询委员会，共同发布了《成年人预立医疗自主计划多学科定义共识》（下文简称《共识》）。《共识》旨在为成年人制订 ACP 共识定义，重点讨论个人价值观和治疗偏好，当前的医患共同决策与未来的医疗决策，以及哪些成员应该参与这一过程等问题。

《共识》的适用人群：①临床医师、医疗保健人员、政策制定者及相关研究人员；②具有决策能力的成年人（即丧失决策能力之前）；③医疗代理人。

◆ 文献要点

归纳起来，《共识》具有以下特点：①《共识》专家组由跨专业的国际 ACP 专家组成，经 10 轮讨论后达成一致意见；②《共识》对人生目标和 ACP 策略进行了说明，解释了如何以最佳方式支持成年人 ACP；③《共识》仅适用于成年人，不涉及儿童、父母、监护人或缺乏决策能力的成年人；④指定代理人应为可信赖的人，广义的可信赖人应包括指定的代理人、家人及朋友；⑤在适当情况下，根据患者准备的情况决定是否讨论结局（好转或不良结局）；⑥《共识》主要侧重未来医疗照护偏好；⑦《共识》实施的前提条件是遵守各国及当地的法律。在参考和应用《共识》时，需要关注以下方面。

1. **明确 ACP 共识定义** 政策制定者越来越多地注意到 ACP 是一项能够改善以价值为导向的医疗服务计划。例如，美国医疗保险和医疗救助服务中心（the Centers for Medicare and Medicaid Services，CMS）批准向医疗卫生服务人员提供 ACP 咨询费用，将 ACP 作为临床示范项目纳入医疗保健服务体系中。是否支付咨询费取决于 ACP 完成与否，因此需要一个通用 ACP 定义。《共识》明确了预立医疗自主计划是对任何年龄段成年人，在任何健康状态下，通过了解和分享个人人生价值观和人生目标，确立对未来医疗照护意愿（偏好）的过程。其目的是个人在患有慢性或重性不可治愈疾病时，能够得到与其价值观、目标和医疗偏好相一致的医疗照护服务。

2. **《共识》对预立医疗自主计划定义的意义** 广义的 ACP 定义适用于临床医师、医疗保健系统、政策制定者及相关研究人员。目标是确保患者所接受的医疗照护与患者的价值观和目标相一致。患者和临床医师在 ACP 过程中是相互依赖、相互依存的。医师不能在没有得到患者意见之前进行医疗决策,在 ACP 过程中应重点关注患者意愿,而医师应为 ACP 提供最优化策略,但《共识》仅适用于具有决策能力的成年人(即丧失决策能力之前)。患者本人是 ACP 实施过程中主要医疗决策者。《共识》建议患者在丧失行为能力之前应指定医疗代理人。不少患者即使在生命终末期时仍具有自我决策能力,此时医疗决策仍由患者本人决定。患者通过反复思考,表达其个人价值观和人生目标,有助于日后在做出重要决定时可以考虑这些意愿和偏好,也有助于在患者失去行为能力时,医疗代理人及时参与,帮助患者做出符合患者意愿的医疗决策。指定的医疗代理人是 ACP 的重要组成成员,在医患双方达成共识后应指定医疗代理人。西方国家与东方国家文化背景不同,医疗代理人可能并非家人,而是"可信赖者",广义上包括家人和朋友(亲友)。医方与医疗代理人和家庭成员共同讨论至关重要,能够有效避免医疗冲突。

3. ACP 的应用特点 ACP 是动态变化过程,经医方、患方及医疗代理人之间反复讨论,确定患者的医疗照护意愿。患者的医疗照护意愿会随着个人情况和环境变化而发生改变,因此,ACP 应该是一个连续的动态过程,即 ACP 是随患者健康状况的变化而改变的过程。尤其是在疾病状况发生变化时(好转或恶化),可重新审视个人愿望。ACP 沟通过程中可能存在以下几种情况:①有些人不想沟通,要求直接记录本人的医疗意愿;②有些人可能对医疗保健系统缺乏信任;③有些人可能受限于识字和语言能力问题,无法将本人愿望记录在法律文件中。《共识》建议应保留完整过程,翔实记录 ACP 讨论的内容,最后形成文书和/或法律文件,即预立医疗指示(advanced directs,AD),以确保所提供的医疗照护符合患者意愿。鉴于其重要性,对话内容和记录的文档都被视为支持成年人 ACP 的策略。值得注意的是,尽管国际上对于口头预立医疗指示使用有不同的法律,但都应将沟通内容记录在医疗文书中。

4. ACP 讨论的内容 ACP 主要包含两个方面:①患者的个人人生目标和价值观,即个人在生活中最重要的理念和优先事项,如希望个人愿望的实现、宗教信仰以及在生命末期舒适、独立、有尊严或延长生命的愿望;②具体医疗措施,如是否进行心肺复苏、人工喂养及其他具体的个体化医疗计划。因此,ACP 讨论应从个人的人生目标和价值观开始,医师应将其转化为具体的医疗照护实施计划。

5. ACP 是针对未来医疗的决策 在疾病急性期或加重期制定的未来医疗决策,往往会影响当下的医疗照护。需要澄清的概念是,ACP 和医患共同决策基于不同的理论框架,是截然不同的过程,不应混为一谈。在不同国家,有关自主权、ACP 法案、医疗代理人等内容,均应遵循不同的法律标准,有的国家法律要求诊疗方案获益和风险的知情必须作为共同决策的一部分。ACP 是从讨论患者价值观和人生目标到与当前医疗照护相关共同决策的持续过程。《共识》强调 ACP 应为"未来"医疗决定做准备。

6. ACP 实施过程 支持和实施成年人 ACP 策略应包括患方和医疗服务提供方。《共识》认为所有患者均应获得 ACP,但前提是患者能够得到需要的医疗信息,医方需要为之准备讨论内容,即为患方做好充分的信息准备。ACP 适用于健康状态不同的成年人,预后可能不适用于所有个体,因此,在 ACP 实施过程中是否告知预后这一共识难以达成。但是 ACP 讨论的是未来医疗决策,因此应更为具体,应确保患方在了解临床现状和预后的前提下进行医疗决策。《共识》强调,在适当的时候,要根据患者个人意愿和信息准备情况来讨论预后。

7. ACP《共识》定义声明及最佳策略 《共识》达成 3 个定义声明:①ACP 是一个帮助任何年龄或处于任何健康状态的成年人了解和表达本人的价值观、生活目标和未来医疗照护意愿(偏好)的过程;②ACP 目标是帮助并确保人们在患有严重疾病和慢性疾病期间获得与其价值观、目标和偏好一致的医疗照护;③在 ACP 过程中包括选定和备选 1 位或多位可信赖者,以便患者在不能作出决定的情况下选择符合患者本人意愿的医疗照护决策。

在 ACP 制订过程中应注意最佳策略:①ACP 应

将患者、可信赖的人及医疗卫生服务提供者召集在一起,针对患者对医疗照护的偏好进行讨论。②ACP 讨论内容应该与患者的意愿相匹配,如医疗照护的程度以及想知道关于其健康和预后的信息等。③当患者的健康状态或其生活环境发生变化时,应重新制订医疗照护计划。④ ACP 的第一步应侧重医疗照护的总体目标,为患者提供详细的医疗信息,并让患者在完全知情的情况下作出对其重要的医疗照护决策。⑤可以确定 1 位或多位可信赖的人,以便在患者无法作出决定时帮助其作出医疗照护决策。⑥随着时间推移,患者的健康状况会发生变化,ACP 可以聚焦在未来医疗照护决策的具体计划上。⑦医疗照护计划是医疗服务提供者遵守当地医疗法律、基于患者对不断变化的健康状况和了解预后的情况下达成的决定。⑧记录患者的个人价值观和对医疗照护的选择很重要,应在与可信赖的医疗代理人和医疗卫生服务提供者交谈后完成。⑨应保存好患者对医疗照护偏好的记录,以便在需要时可以找到,并随时间推移进行更新。

8.《共识》对 ACP 定义的局限性　《共识》ACP 的定义仍存在一定的局限性:①定义不包括儿童、父母、监护人或缺乏决策能力的成年人,它还不符合普通民众的使用标准;②所有参与的专家都来自西方国家,文化背景差异可能导致《共识》出现选择偏倚和信息偏倚。亚洲六国 ACP 共识正在撰写过程中,未来需要更多研究进一步完善定义以供非专业人员使用,使其更具有普适性,并确定该定义可否可作为评价 ACP 质量的指标,从而改善 ACP 临床实践。

【文献评述】

笔者认为,《共识》的制定无论是对社会还是对个人都非常有意义,但其过程不是一蹴而就的,是各方面认识不断提高的过程。美国 ACP 已比较成熟并被纳入法律范畴,当然也是历经了几十年医疗法律意识的不断进步,1914 年通过了《患者知情权法案》,1976 年通过了《自然死亡法案》,1992 年又通过了《患者自主决定权法案》等。《共识》正是在此基础上达成的,2016 年美国、加拿大、新西兰、澳大利亚 4 国联合发布了《共识》,其核心内容是预立医疗自主计划是对任何年龄成年人,在任何健康状态下,通过了解和分享个人的人生价值观、人生目标,确立对未来医疗照护意愿(偏好)的过程。其目标是个人在患有慢性或重症不可治愈疾病时,能够得到与其价值观、目标和医疗偏好相一致的医疗照护服务。我国台湾在2000 年立法通过了《安宁缓和医疗条例》,承认了自然死亡的合法性,并认定预立医疗指示具有法律效力。2015 年通过了《患者自主权立法》,并于2019 年开始实施,规定患者可以通过签署书面预立医疗决定来选择在疾病终末期、不可逆昏迷状况下、永久植物人状态、重度失智及其他特殊情况下,拒绝或接受某些医疗措施。有关 ACP,2019年 9 月中国香港也发起了有关预立医疗指示和患者在居住处离世的立法建议公众咨询文件,内地虽然尚未开始 ACP,但针对这方面生前预嘱协会也做了非常多的工作,如我国生前预嘱协会推出的"我的 5 个愿望",面向普通公民,通过手机APP 就可自行填写,并随时更改。相信随着人们对于生命自主意识的不断提升以及追求更好的生命质量和死亡质量,ACP 会逐渐被医患双方接受。

(孙晓红　路　菲　刘　硕　刘晓红)

参 考 文 献

[1] Sudore RL,Lum HD,You JJ,et al. Defining advance care planning for adults:A consensus definition from a multidisciplinary delphi panel. J Pain Symptom Manage,2017,53(5):821-832.

[2] Diamond IR,Grant RC,Feldman BM,et al. Defining consensus:a systematicreview recommends methodologic criteria for reporting of Delphi studies. J Clin Epidemiol,2014,67(4):401-409.

第 101 章

《欧洲肿瘤内科学会支持治疗与缓和医疗意见书》解读

【文献题目】欧洲肿瘤内科学会支持治疗与缓和医疗意见书〔European Society for Medical Oncology(ESMO) position paper on supportive and palliative care〕

【文献作者】Jordan K，Aapro M，Kaasa S，et al

【文献来源】Ann Oncol，2018，29(1)：36-43

【文献解读】

◆ 背景介绍

医学肿瘤学应是以患者为中心的医护照料，即从诊断起，在疾病的所有阶段向患者提供支持治疗与缓和医疗干预，并充分考虑到疾病及诊疗对患者生活质量的影响。以患者为中心的整合医护服务是让医患双方都能广泛接受的最佳方式。患者需求在每个疾病阶段是不同的，因此，确定以患者为中心的最佳医护模式和标准是一项挑战。考虑到肿瘤患者的需求以及与实际提供的医护照料之间日益扩大的差距，欧洲肿瘤内科学会(European Society for Medical Oncology，ESMO)对2003年发布的相关文件进行了整理和更新，并于2017年发布了《欧洲肿瘤内科学会关于支持治疗与缓和医疗意见书》(下文简称《意见书》)，以期使支持治疗与缓和医疗得到广泛理解，纳入各级卫生系统，并得到研究证据的支持。《意见书》呼吁欧洲和欧洲以外的卫生部门让癌症患者平等地获取资源，得到最好的以患者为中心的医护照料。

◆ 文献要点

《意见书》从3个方面进行了阐述并提出建议，包括以患者为中心的干预措施、多学科团队(multidisciplinary team，MDT)及整合医疗资源在干预过程中的应用以及以患者为中心的综合照护教育及研究。

1. 以患者为中心的干预措施

(1)建议使用"以患者为中心的医护照料"概念：充分考虑患者需求，整合医护照料，包括向患者提供支持治疗和缓和医疗。

(2)个体化：患者能够表达需求，肿瘤科医师应进行详细的查体和心理评估，结合肿瘤专科治疗，MDT例行评估和讨论，并保持连续性。

(3)早期：从肿瘤诊断到死亡的全过程，应持续提供以患者为中心的整合医护照料。对于那些早期诊断的患者，治疗期相对较短，能够长期生存或完全治愈，因此，康复与防治肿瘤治疗的不良反应是最重要的。

(4)生存期及康复期：由于抗癌疗效的提高使患者的生存期延长。《意见书》鼓励在康复治疗中并行缓和医疗，以预防、减少患者(诊断或复发时)不适和并发症，为患者做好接受抗癌治疗的准备，减少患者抗肿瘤治疗引起的急性或慢性后遗症，在治疗中应尽量帮助患者保留部分自理能力及社会功能。

(5)终末期：为帮助患者适应终末期来临的变化，在化疗和放疗过程中，应早期做出照护规划，在适当时候讨论预立医疗自主计划，在疾病任何时候都可以让患者说出他们的临终愿望。了解患者和家庭成员的需求，沟通技巧必不可少。专业人员要尊重患者意愿(包括尊重患者拒绝治疗的权力)，做出生存期预测和诊疗计划。

2. 多学科团队及整合医疗资源

(1)MDT：MDT应该有肿瘤科医师、安宁缓和医疗专家、护士、影像科医师、外科医师、药剂师、其他专科医师、神职人员及志愿者的参与。一份更广泛 MDT 的职业清单可在肿瘤学年鉴上查阅。

MDT 的组成、任务和职责应根据患者需要、资源及国家的不同而选择不同的配置,通常应包括照顾各种躯体、心理、社会和灵性需求的医疗和非医疗人员。但由于资源有限,并非所有肿瘤中心都有庞大的 MDT,也并非所有患者都需要 MDT 支持。作为最低限度,MDT 应定期对患者的躯体、心理和社会需求进行常规评估,并提供干预措施。肿瘤科经治医师负责协调,并定期评估以患者为中心的医护照料的有效性。

如果由于财务或组织上的限制,肿瘤中心内部没有足够的工作人员来满足所有患者的需求,应将患者转诊至其他中心或其他受过专业训练的人员(如物理治疗师或心理治疗师)。

(2)整合医疗资源:尽管对于"整合"的定义还没有达成共识,但是将缓和医疗纳入肿瘤治疗的理念近年来得到很大关注。通过整合来协调照护过程,Hui 和 Bruera 在系统综述的基础上总结了5 大类(临床结构、临床过程、教育、研究及管理)38 项整合条目。

ESMO 将扩大与世界各地其他专业医疗协会的合作,比如欧洲缓和医疗协会、跨国癌症支持护理协会等,以获得更多的整合资源。

3. 综合照护教育及研究

(1)教育:国家级协会应促进以患者为中心的医护照料的医学继续教育,以确保专业人员了解该领域的新发展。按照 ESMO/美国临床肿瘤学会(American Society of Clinical Oncology, AS-CO)在医学肿瘤学全球课程建议中的规定,对肿瘤科医师进行支持治疗和缓和医疗培训,包括癌症患者的躯体、心理、社会和灵性的基本知识,主要讨论抗癌治疗的并发症、支持性医护措施、缓和医疗、终末期照护等内容(表 101-1)。

表 101-1　以患者为中心的干预措施(举例)

评估	监测和干预:定期了解患者的健康状况,最好用 PROMs* 或其他有效评估工具进行评估	管理癌症相关症状和患者其他需求	抗癌治疗相关不良反应和并发症的管理(包括预防)
• 癌症和抗癌治疗相关症状、不良反应、并发症	• 抗癌治疗的不良事件,特别是在免疫治疗情况下	• 疼痛	• 恶心和呕吐
• 心理障碍、苦恼	• 遵守/坚持肿瘤治疗(如口服抗肿瘤药物)	• 疲劳	• 贫血
• 睡眠问题		• 恶心和呕吐	• 中性粒细胞减少症
• 精神和灵性问题	• 非计划就诊和/或非计划住院的频率	• 便秘、腹泻	• 疲劳
• 共病	• 特殊幸存者的需要	• 厌食、恶病质、早饱	• 疼痛
• 营养状况	• 应对机制	• 呼吸困难	• 感染
• 性问题	• 对疾病、治疗和护理方案的理解	• 水、电解质失调	• 皮肤不良反应
• 预后及应对癌症疾病情况	• 患者和照护者的信息(包括必要时社工的帮助)	• 骨转移患者骨骼相关事件的预防	• 神经不良反应
• 家庭和/或照护者问题	• 治疗决策	• 焦虑	• 免疫相关不良事件
• 社会经济问题	• 预立医疗自主计划	• 抑郁	• 腹泻、便秘
	• 为生命末期和死亡做准备	• 睡眠障碍	• 黏膜炎症
	• 家庭困境和照顾角色	• 减压穿刺	• 肾损害
	• 专业支持网络	• 耐力、阻力和平衡训练	• 心脏不良反应
	• 丧失自主权	• 支持了解疾病本身以及诊断、治疗方案和预后	• 性功能问题
	• 压力	• 支持患者和亲友决策过程	• 内分泌失调
	• 灵性和宗教需求	• 组织和协调社区支助网络	• 关节痛
	• 其他监测和干预问题	• 应对生命受限的期望	• 预防 CTIBL#
		• 其他管理问题	• 预防不孕症
			• 中心置入装置的维护
			• 水、电解质紊乱
			• 其他症状管理问题

注:PROMs. 患者报告的结果测量系统;CTIBL. 癌症治疗引起的骨丢失。

（2）研究：ESMO 愿意在支持治疗和缓和医疗上投入更多的研究经费，呼吁开展更多研究为以患者为中心的整合医护照料提供必要证据。采用前瞻性、高质量的干预研究评估缓和医疗干预对综合结局的影响，仅将生活质量纳入癌症临床试验是不够的。此外，还需要一种务实的癌症研究方法使以患者为中心的整合医护照料研究与癌症治疗研究并行。

【文献评述】

ESMO 成立于 1975 年，是欧洲领先的肿瘤学组织，是肿瘤学教育和信息的参考学会。一直以推动癌症护理和治疗为使命，致力于推进肿瘤医学专业的发展，以多学科方法促进癌症的治疗和护理。

《意见书》是 ESMO 对 2003 年版本的更新。长期以来，肿瘤学与外科、放射肿瘤学和药物癌症疗法的发展共同影响患者的生活质量，但是患者多种多样的个性化需求仍然不是常规癌症治疗的重要组成部分。ESMO 针对肿瘤患者的需求及其与实际提供的医护照料之间日益扩大的差距，在 2017 年更新的内容对今天的肿瘤治疗乃至医学的发展，都有深远的意义。我国已经明确提出"要构建优质高效的医疗服务体系"。这要求医疗服务必须是优质高效的服务，其内涵和外延已经不是传统的以疾病为中心的情况，而是走向了以人为本、以疾病为中心。医学肿瘤学应包括以患者为中心的医护照料，在疾病所有阶段有 MDT 及整合医疗资源可供使用，向患者积极提供支持治疗与缓和医疗干预。

《意见书》提出了整合医疗资源的概念，尽管在 2017 年对于"整合"的定义还没有达成共识，但《意见书》依然在系统综述的基础上总结了 5 大类（临床结构、临床过程、教育、研究和管理）38 项整合条目，并在未来一直致力于增加研究、教育、支持医疗及缓和医疗资源。

整合（integration）源自拉丁语"integer"，意即全部或整体，也就是将"部分"加以组合或是使"部分"成为"一体化"。笔者认为，无论是《意见书》中提到的整合医疗资源，还是在 20 世纪 90 年代健康照护相关文献中不断出现的整合性照护及其相关名词，这些用词意涵虽然不完全相同，但反映了全球医疗照护体系的发展趋势，它映照了过去健康照护系统不连贯、片段化的问题，将诊断、治疗、照护、复健、健康促进等相关服务的投入、传递、管理及组织链接在一起，是改善服务的可近性、质量、用户满意度及效率的一种方法。

在世界各国的医疗改革中，希望医疗资源、健康照护有更多的协调与整合。正如联合国提出的"2030 可持续发展目标"所言：以健康、幸福、公平、永续为核心价值，秉持全人服务医疗，谨遵"全科、全人、全家、全社区"的照顾理念，建构无围墙的医院和以人为本的医疗服务。

（侯　莉　金　爽　葛　楠）

参 考 文 献

［1］ Jordan K，Aapro M，Kaasa S，et al. European Society for Medical Oncology（ESMO）position paper on supportive and palliative care. Ann Oncol，2018，29（1）：36-43.

［2］ Cherny N，Sullivan R，Dafni U，et al. A standardised，generic，validated approach to stratify the magnitude of clinical benefit that can be anticipated from anti-cancer therapies：the European Society for Medical Oncology Magnitude of Clinical Benefit Scale（ESMO-MCBS）. Ann Oncol，2015，26（8）：1547-1573.

［3］ Cherny N，Catane R，Kosmidis P. ESMO takes a stand on supportive and palliative care. Ann Oncol 2003，14（9）：1335-1337.

［4］ Kavalieratos D，Corbelli J，Zhang D et al. Association between palliative care and patient and caregiver outcomes. A systematic review and metaanalysis. JAMA 2016，316（20）：2104-2114.

［5］ Hui D，Bruera E. Integrating palliative care into the trajectory of cancer care. Nat Rev Clin Oncol，2016，13（3）：159-171.

第 102 章

《英国国家卫生与临床优化研究所成年人生命末期医护照料指南》解读

【文献题目】 成年人生命末期医护照料:提供服务指南(End of life care for adults:service delivery)

【文献作者】 National Institute for Health and Care Excellence

【文献来源】 https://www.nice.org.uk/guidance/ng142

【文献解读】

◆ 背景介绍

英国国家保健署(National Health Service, NHS)将生命末期医护照料的时间定义为生命最后 1 年。2019 年 10 月英国国家卫生与临床优化研究所(National Institute for Health and Clinical Excellence,NICE)发布了《成年人生命末期医护照料:提供服务指南》(下文简称《指南》)。《指南》基于证据,适用于任何疾病或状况的生命末期患者,主要为预期生存期数周或数月的患者及其照护者和亲友提供医护照料与支持,为急性医疗机构、社区初级医疗保健和缓和医疗专业机构提供建议,确保所有机构中的患者能够获得医护照料服务。《指南》主要包括 12 方面的推荐内容、术语定义、主要研究方向的建议、推荐的原因和影响,对提升成年人生命末期医护照料质量有指导作用。开展生命末期医护照料服务时,《指南》可以与 NICE 其他指南一起应用。

《指南》适用范围:①医疗和社会服务专员、规划者或协调员;②提供生命末期医护照料服务的机构;③医务人员和社会工作者;④生命末期患者及其家人和照护者。服务对象包括处于以下境况中的人群:①不可治愈疾病的晚期或进展期;②衰弱或共病提示患者未来 12 个月死亡风险增加;

③在出现急性状况时存在死亡风险;④由突发灾难性事件(人道主义危机)引起的危及生命的急性情况。

◆ 文献要点

1. 术语定义

(1)预立医疗自主计划(advance care planning,ACP)指任何专业人员和患者及其照护者针对未来的医护照料进行讨论的过程,内容包括个人的顾虑、愿望、核心价值观、医护照料目标,个人对于疾病的认识及预后,未来对患者有益并能获得的医护照料。

(2)生命末期:指生命的最后几周、几个月,某些患者可能是数月或数年。处于生命末期的个体包括以下人员:不能治愈疾病的晚期或进展期患者、未来 12 个月内死亡风险增加的衰弱和共病患者、发生急症有死亡风险者、由突发灾难性事件引起的危及生命的急症患者。

(3)照护者(carers):指在日常生活中帮助患者的人员,通常是亲属、伴侣或朋友,不是医疗照护机构的工作人员或志愿者。年轻照护者特指年龄 <18 岁的照护者。国际安宁缓和医疗协会(International Association for Hospice & Palliative Care,IAHPC)定义"caregiver"为任何提供照护的人员,"formal caregiver"指专业人员、社工和志愿者,"informal caregiver"指非机构中、未接受过培训的人员,通常指家庭成员或朋友。英国、新西兰和澳大利亚使用"carers",而美国、加拿大使用"caregivers"。

(4)服务机构管理者:指监督医疗和社会照护服务并为公共服务结果负责的专员、策划者及服务提供者。

（5）整体需求评估：指对患者的感受、灵性需求、医疗和社会需求的全方位评估，旨在保证患者的顾虑和问题能够被识别，从而得到支持。

（6）医护照料的主导者：指承担患者医护照料主要责任的多学科团队成员，通常是高年资医师或护师。

（7）多学科团队：指来自不同临床专业、组织和机构，为患者医护照料进行共同决策的一组人员。

（8）生命末期患者的其他重要人员：指患者的家庭成员以及被患者认为重要的人员，如伴侣或好友，也可以是参与医护照料计划讨论的其他人员。中国一些专家建议采用"亲友"一词，包括亲人和好友。工作人员在询问患者的重要人员时，不能对他们的关系做出假设，如异性关系。

（9）个体化医护照料和支持计划：指患者或非常熟悉他们的人员根据患者的整体生活状况和家庭情况，积极参与制定全面管理内容。个体化医护照料和支持计划不应与个体化医疗混淆。个体化医疗指的是基于患者的生物风险因素和治疗反应的预测因素，针对个体需求制订治疗策略的过程（如癌症诊疗）。

（10）服务提供者：指为生命末期患者提供医护照料服务的所有机构，包括初级、二级、三级服务机构，以及急救和安宁服务机构。

（11）医患共同决策：指医师和社工与患者的共同决定，使患者处于医护照料的中心地位。共同决策的关键在于：①充分考虑照护和治疗的选择，权衡风险和获益；②讨论对患者可行的多种方案的选择；③达成共识时一定要有医务人员和社工的共同参与。

2. 主要推荐

（1）识别生命末期患者及其照护者和重要亲友：建立生命末期识别体系，如支持治疗与缓和医疗指标工具（the supportive and palliative care indicators tool，SPICT），可以促使医务工作者和社会工作者开始与患方讨论预立医疗自主计划，支持患者的医护照料意愿并向其提供需要的服务。

（2）评估整体需求：应该对生命末期患者进行整体需求评估并记录，以便在患者有需求时向其提供医护照料服务。照护机构管理者应该为工作人员提供相应培训，工作人员也需要掌握对照护者需求评估的技能。

（3）支持照护者：照护机构管理者和工作人员应该向照护者提供支持，在识别照护者需求后，应考虑年轻照护者与年老照护者需求的差异。

（4）提供信息：①与不同年龄照护者进行沟通时，向其提供信息的原则是一致的；②对于有学习障碍的患者，可以参考 NICE 指南；③了解患者的意愿、希望知道的信息及偏好的信息途径（如口头语言、文字、邮件或其他方式），当情况发生变化时应再次询问，尽量支持患者积极参与决策。

（5）核查当前治疗：建立治疗核查制度，以满足生命末期患者不断变化的需求，减少无效医疗负担。不同服务机构应协同工作，共享诊疗相关信息。医护照料服务的主导者应该保证患者及其照护者和重要亲友有机会参与医护计划的讨论，内容包括：为了优化医护照料服务和提高生活质量所做出的治疗改变（如减少不必要的就诊次数、安排患者在居住地附近就诊、新的治疗或停止无意义的治疗）和社区服务支持。

（6）ACP：建立实施 ACP 的政策和流程，确保生命末期患者获得 ACP 服务，同时应考虑到接受医护照料服务不足的患者和弱势群体，支持患者的照护者和亲友；建立 ACP 记录系统，保证患者的居住地、可能入住的医院、护理院、安宁院可以随时获取相关信息。决策能力评估参考 NICE 指南，当患者失去决策能力时，帮助照护者和亲友做出决定。建议以下人群开始讨论 ACP：具有急性医疗风险、患有运动神经元疾病、共病、痴呆等患者。器官捐献建议参考 NICE 相应指南。

（7）核查患者需求：建立需求核查系统以保证生命末期患者定期与医护照料团队成员讨论其躯体变化、照护需求和意愿，根据具体情况（尤其是出院时或治疗目标改变时），重复评估患者的整体需求和 ACP。

（8）不同服务机构间的交流和信息共享：生命末期患者应该获得不同机构医务人员和社会工作者的联合服务，以保证沟通顺畅，对患者的需求和医护照料达成共识；应用电子信息共享系统，确保不同服务机构和团队更高效地获取信息及更新信息。

（9）提供多学科医护照料：为医务人员和社工

提供高质量的专业技能培训。多学科医护照料包括：①满足患者的复杂需求及患方支持需求；②预测、预防和减少危急状况；③尽可能满足患者对照护及离世场所的愿望。工作人员需要具备以下技能并提供相应服务：处理疾病（躯体）相关问题（症状管理、水化和营养、告知患者如何获取药物）、躯体及社会心理问题、灵性和宗教文化相关问题。

（10）提供生命末期整合医护照料服务

1）通过三级医护提供生命末期整合服务：由家庭医师或其他医务人员、社工提供社区初级医护照料，由宁养院或医院医务人员和社工提供二级和三级医护照料。对于获得医护照料服务不足者或弱势群体，应该提供更多支持。医务人员和社工之间应该保持沟通顺畅。

2）整合医护照料应该做到以下几点：为患者及其照护者和亲友提供信息，包括多学科团队成员组成（主要负责人）、各自的作用及如何获得服务；对患者进行整体需求评估，尽可能讨论和满足患者的意愿和需求；保证不同专业团队和不同服务机构之间的合作；定期讨论和评估医护照料服务、患者整体需求和 ACP；多学科团队成员之间共享对患者的医护照料信息。

（11）不同医护照料机构之间的转诊：建立不同医护照料机构之间的转诊体系，从而达到顺利和快速的转诊，协助患者能够到达其希望的医护照料场所和离世场所。

（12）提供工作时间之外的医护照料服务：患者及其照护者和亲友应该获得以下 3 个方面的信息。

1）每天 24 h、每周 7 天的专业服务，工作人员能够获得患者的病历记录和 ACP，根据照护需求变化做出明智决定。

2）工作时间之外的在线服务建议。

3）工作时间之外的药学服务，以保证患者能够获得症状管理药物。

3. 主要研究方向

（1）早期转诊：针对非癌疾病末期患者，目前的争议是早期评估和转诊至缓和医疗专科机构是否能改善其结局。目前关于癌症患者转诊至缓和医疗专科的最佳时机已有大量研究，证据提示早期转诊会给患者带来更好的结局，但对于非癌末期患者的证据非常有限，需要进一步研究早期识

别并提供缓和医疗服务与常规诊疗的结局差异。

（2）电子信息共享系统：《指南》提出，参与医护照料的多学科团队成员共享生命末期患者的信息。在英国 NHS 和安宁服务中，应用互联网的电子数据库和信息共享系统正在变得成熟，但尚缺乏证据明确哪个系统性能最佳、共享信息更可靠。

（3）非癌生命末期患者的随访模式：目前英国缺乏非癌末期患者在生命末期随访最佳频次的研究证据。有计划、定期、以社区为基础的随访与按需随访的区别仍待探究。尽管相关研究已经在其他国家开展，但各国的医疗系统差别很大。非癌患者的"常规照护"往往以需求为导向，由专家和初级照护工作人员提供，患者在家中或照护机构中得到良好支持可能是合适的，但是，如果患者独自生活或缺乏专业支持，可能会导致症状或功能恶化，有可能面临严重问题和计划外住院的风险。对居家患者进行定期、计划性探访的政策可能改善症状管理、维持躯体功能、预防严重问题，并可以避免急诊和住院，但可能给患者、家庭和医疗系统带来额外负担，尚需进一步开展研究提供循证依据。

（4）出院与转诊：目前少有证据研究生命末期患者出院和在不同机构之间转诊的问题。最主要的转诊形式是从医院到家庭或原住所（如护理院）。由于存在医疗护理问题或未满足的社会照护需求，出院通常会延迟。延迟出院可能使生命末期患者及其照护者和亲友感到痛苦，不能如愿回到希望居住的场所；通过使用关键设备、药品及改善社会照护，可能会在社区较好地解决其中某些问题。2 个机构之间的清晰沟通以及转移流程和转诊交通的支持是确保患者及时出院的关键因素。

【文献评述】

《指南》对相关术语进行定义有助于规范统称及明确概念，由于《指南》并未对社会工作者进行定义，考虑到社会工作者是安宁缓和医疗、生命末期照护工作团队的重要成员，因此，笔者建议补充以下内容：①社会工作者，简称社工，是取得资格的专业人员。不能将社工与义工、志愿者的角色混淆。②医务社会工作者。医务社会工作是指综

合运用医务社会工作专业知识和方法,为有需要的个人、家庭机构和社区提供专业医务社会服务,帮助其舒缓、解决和预防医务社会问题,恢复和发展社会功能的职业活动。医务社会工作者除了需要掌握通识性社会工作知识外,还要掌握基本医学知识,包括医疗体系、保障体系、医疗流程、疾病诊疗、康复规律等。③老年安宁疗护社工,指具备相应专业价值观,拥有家庭功能维系、带领团队、渲染生命等知识,并能通过专业照护方法与服务技巧对生存时间有限的(≤6个月)老年服务对象及其亲友提供缓解极端痛苦、维护死亡尊严、哀伤陪伴等服务,旨在拓展其生命广度和提高生命质量的具有专业资质的社会工作者。

NICE 提出的 12 项推荐意见是英国部分地区已有医护照料服务中值得推广的方法,然而,不同地区之间仍然存在差异。推荐意见的推广,有助于识别需要医护照料的人员,保证生命末期患者获得适当的整合医护照料且居住在意愿场所,避免不必要的就诊和住院,及时停止不必要的干预,避免重复医疗,减轻诊疗负担,但可能会增加社区服务需求。

老年生命末期医护照料是老年医学的重要组成部分,老年人群常因共病、老年问题、社会支持和医疗保障问题,使生命末期的医护照料服务更加复杂、更具挑战性。《指南》呈现了成年人生命末期医护照料服务体系的框架,提出了需要进一步研究的方向,对我国老年医务工作者未来工作有一定借鉴作用。应根据我国老年人群的特征、不同地域医疗卫生资源配置的具体情况,结合本土化的相关研究证据,探索和构建我国老年人生命末期医护照料体系,并细化相关内容。

(刘　谦　张改改)

参 考 文 献

[1] National Institute for Health and Care Excellence. End of life care for adults:service delivery NICE guideline［2020-07-09］. https://www. nice. org. uk/guidance/ng142.

[2] 洪懿. 医务社会工作的探索与思考. 现代医院, 2019,19(7):979-981,985.

[3] 刘斌志,郑先令. 论老年临终关怀社会工作者的核心能力及培育策略. 重庆工商大学学报(社会科学版),2019,36(3):56-66.

第 103 章

《美国疼痛管理护理学会与安宁缓和医疗护理协会生命末期疼痛管理共识》解读

【文献题目】 美国疼痛管理护理学会与安宁缓和医疗护理协会生命末期疼痛管理共识（American society for pain management nursing and hospice and palliative nurses association position statement：pain management at the end of life）

【文献作者】 Patrick C，Carol M，Judith AP

【文献来源】 Pain Manag Nurs，2018，19（1）：3-7

【文献解读】

◆ **背景介绍**

生命终末期患者的疼痛问题迄今仍未得到充分认识和有效治疗。多项调查显示，终末期患者的疼痛总体发病率在 50% 以上，最高可达 75%。疼痛治疗不足更为常见，尤其是婴幼儿、儿童以及发育和认知受损的人群，包括老年人、有药物滥用史、社会地位和经济条件低下的人群等。终末期患者疼痛发病率高，但疼痛治疗不足很常见，控制疼痛是改善患者尤其是终末期患者生活质量最重要的措施。疼痛和其他症状的专业化医护照料是安宁缓和医疗的重要组成部分。伦理原则包括行善、无伤害、自主和公正，同样适用于终末期患者的照护。伦理原则应该服务于人们对善终的渴求，而善终的基本核心是"无痛状态"。对终末期患者的疼痛和不适症状进行有效管理，不仅可提高患者的生活质量，还能延长其寿命，而不是加速死亡。

2017 年《美国疼痛管理护理学会和安宁缓和医疗护理协会生命末期疼痛管理共识》（下文简称《共识》）发布，其核心内容包括实现最佳疼痛管理的障碍、伦理思考及对医护人员的建议。《共识》针对护士、医师和机构提出了终末期疼痛管理的

建议，对高效、安全地缓解患者痛苦具有指导意义。《共识》的适用人群为患有严重疾病、生存期处于数天～数月的患者，以及提供缓和医疗服务的护士、医师和机构。

◆ **文献要点**

1. 了解最佳疼痛管理的障碍

（1）来自患者及其家庭成员的障碍：①患者和/或家属通常将疼痛作为病情恶化的标志，担心疼痛加剧是疾病进展的预兆，因而否认患者疼痛；②患者及其家属自认为疼痛是疾病的自然组成部分，无法缓解；③患者选择忍受；④认知和情感因素；⑤对成瘾和滥用的恐惧。

（2）来自卫生保健提供者的障碍：①对疼痛的评估不充分，包括否认疼痛的存在，在需要时没有根据患者特殊需求选择评估量表；②缺乏对疼痛的全面认识，包括心理、社会、文化和灵性方面；③担心造成伤害、造成不良影响和/或对阿片类药物耐药；④担心肿瘤转移；⑤担心药物成瘾；⑥担心法律问题；⑦开处方者自以为是，没有寻求疼痛或安宁缓和专业人士的帮助；⑧排斥有效的非药物治疗措施。

（3）来自卫生保健系统的障碍：①处方限制、阿片类药物的限制或费用限制，均阻止了患者的适当治疗；②保险付费范围有限，包括许多有效的治疗，如物理和职业治疗及心理健康咨询等；③缺乏足够的疼痛科专家和安宁缓和医疗专家；④缺乏足够的难治性疼痛的案例教育和资源的支持。

2. 伦理思考 伦理原则包括行善、无伤害、自主和公正，同样适用于终末期患者的照护。伦理原则应该服务于人们对善终的渴求。一项回顾

研究显示,81%的受访者(包括患者、家属和医护人员)认为善终的基本核心是"无痛状态"。这正是向患者提供善终服务时最应关注的问题。护士有减轻患者疼痛的道德责任,提供缓解痛苦的药物应符合伦理原则和相关法律。研究表明,严重疾病患者使用阿片类药物或镇静药与死亡无直接关系,特别是在按照治疗原则提供阿片类药物时。对终末期患者的疼痛和不适症状进行有效管理,不仅可提高患者的生活质量,还能延长寿命,而不是加速死亡。

3. 对医护人员的建议

(1)医疗护理建议:①为医务人员提供循证医学教育,有助于改善临终患者的疼痛管理;②充分认识对所有患者,尤其是终末期不能用言语表达患者的疼痛和不适症状进行综合管理的重要性,需要了解总体疼痛的重要意义;③所有医务工作者都有责任支持患者愿望和目标的实现;④强调通过综合评估,制订并实施高效和安全的疼痛管理计划。

(2)教育建议:①认识到疼痛管理是一项医疗核心价值和人权;②认识到所有的疼痛都需要治疗;③对公众进行教育,使其了解临终时疼痛管理的障碍、疼痛的有害影响以及正确进行疼痛管理的重要性;④教育公众,让公众了解国家虽然对阿片类药物实行管控,但同时也有责任减轻患者的痛苦。

(3)医疗服务可及性的建议:①每个患者均可获得最有效的药物治疗和非药物治疗;②保证患者在需要时能够获得疼痛科和安宁缓和医疗专业人士的帮助;③保证患者在需要时能够获得安宁疗护服务;④应采取适当的方法以减少法律、监管和医疗保健报销的障碍;⑤当存在药物滥用风险时,应与药物成瘾专家沟通协调。

(4)研究建议:建议持续开展疼痛和其他症状管理的相关研究。

【文献评述】

《共识》针对那些患有严重疾病、生存期处于数天至数月的患者,为护士、医师和机构提供了非常精练且实用的疼痛管理建议。明确了行善、无伤害、自主和公正的伦理原则同样适用于终末期患者。伦理原则应服务于人们对善终的渴求,而善终的基本核心是"无痛状态"。应充分认识到对所有患者,尤其是终末期不能用言语表达患者的疼痛和不适症状进行综合管理的重要性。医护人员有减轻患者疼痛的道德责任。疼痛管理是一项医疗核心价值。基于上述认知基础所形成的《共识》,其核心内容包括了解最佳疼痛管理障碍、伦理思考及对医护人员的建议。这些建议对医务人员高效、安全地缓解患者痛苦具有很好的指导意义。

(卜 丽 边明艳 刘晓红)

参 考 文 献

[1] Patrick C,Carol M,Judith AP. American society for pain management nursing and hospice and palliative nurses association position statement:pain management at the end of life. Pain Manag Nurs,2018,19(1):3-7.

[2] Jacob NH,JenniferT,Kate LL. Hospiceuse and pain management in elderly nursing home residents with cancer. J Pain Symptom Manage,2017,53(3):561-570.

[3] Herr K,Coyne PJ,McCaffery M,et al. Pain assessment in the patient unable to self-report:Position statement with clinical practice recommendations. Pain Manag Nurs,2011,12(4):230-250.

[4] Meier EA,Gallegos JV,Thomas,LPM,et al. Defining a good death(successful dying):literature review and a call for research and public dialogue. Am J Geriatr Psychiatry,2016,24(4):261-271.

第 104 章

《不列颠哥伦比亚省临床实践指南中心缓和医疗哀伤与丧亲部分指南》解读

【文献题目】 无法治愈性癌症或晚期疾病患者的缓和医疗指南(第三部分：哀伤与丧亲)(Palliative care for the patient with incurable cancer or advanced disease. Part 3：Grief and Bereavement)

【文献作者】 Family Practice Oncology Network and the Guidelines and Protocols Advisory Committee

【文献来源】 https：//www2. gov. bc. ca/gov/content/health/practitioner-professional-resources/bc-guidelines/palliative-grief-and-bereavement♯bereavement

【文献解读】

◆ 背景介绍

在提供安宁缓和医疗服务时,应向有需求的丧亲者提供哀伤和丧亲照料,然而,初级医护照料工作者常缺乏相关知识和技能,因此,制订相关指南十分重要。

2017 年不列颠哥伦比亚省临床实践指南中心(Clinical Practice Guidelines and Protocols in British Columbia,BC)发布了《无法治愈性癌症或晚期疾病患者的缓和医疗指南》(下文简称《指南》)。《指南》主要包括三大部分内容:照护路径、疼痛和症状管理、哀伤与丧亲。本文主要介绍哀伤与丧亲部分,旨在为老年安宁缓和医疗(geriatric hospice palliative care,GHPC)初级医护照料工作者提供相关知识技能和评估工具,从而对丧亲者进行照护。《指南》适用人群为 GHPC 的照护对象,不仅包括患者,还包括患者的亲友和照护者,其涵盖时程直至患者离世后丧亲者能走出哀伤、恢复内心平静、开始新生活。识别和管理丧亲者哀伤与延长哀伤障碍是安宁缓和医疗的重要工作。

◆ 文献要点

1. 相关术语

(1)哀伤(grief):指因所爱之人亡故而经历的情感过程,强调的是个体内心过程。正常哀伤可以表现为麻木感或不相信所爱之人已离世,因为离别引发焦虑,哀悼过程中伴有抑郁症状,但最终可以恢复到正常状态。哀伤也可以是非正常的。

(2)预期性哀伤(anticipatory grief):指因预期即将发生的丧失而产生的哀伤。虽然即将离世的患者本人也可以产生预期性哀伤,但这个概念多针对亲友而言。预期性哀伤可以使亲友有时间逐渐接受患者即将离世的事实,有助于他们帮助患者完成未了的事务。

(3)丧亲(bereavement):失去生命中重要的人的经历,强调的是丧失事件的客观部分。

(4)延长哀伤障碍(prolonged grief disorder,PGD):在关系亲近者离世 6 个月后,丧亲者对死者的思念仍持续弥漫在生活中,有关死者的一切总是萦绕心头,而这些反应已经严重损害了丧亲者的社会功能。

哀伤、丧亲、哀悼(mourning)是不同的概念。哀伤是指由于丧失引起的复杂的心理和身体反应,丧亲也包含在丧失当中。哀伤不仅仅指丧亲,还包含了其他方面的丧失,如预期性哀伤、象征性哀伤。哀伤相对于丧亲更侧重内在的、深层的情绪反应。哀悼指一些侧重于行为层面的活动,常通过一些仪式来表达,受文化的影响比较明显,如穿黑色服装、披麻戴孝等。

有学者根据不同时期将哀伤分为 4 种情况：①患者重病期间，亲友体验到的离世前哀伤；②患者离世时，丧亲者感受到的急性哀伤；③丧亲者适应患者离世期间产生的相对持久的哀伤；④丧亲者不能适应患者离世形成的延长哀伤障碍。

2. 哀伤的评估和管理

（1）评估：成人哀伤态度量表是简易自评量表，其中的问题可用来判断丧亲者哀伤反应程度和应对能力，用以识别哀伤程度和脆弱性。评分超过 23 分提示丧亲者严重脆弱，需要专业的哀伤辅导。

此外，还需要评估以下内容：①丧亲者有无潜在加速死亡的想法？如果有，可评估自杀风险。②丧亲者的能力和应对机制，以前遇到相同状况是怎样度过的？③丧亲者的保护性因素和恢复能力，丧亲者是否有内在信念或能力做出有效应对？是否愿意接受社会支持？是否具有乐观性格？在应对死亡时是否具备灵性或宗教信念的支持？

（2）管理

1）非药物管理：医师与丧亲者的关系是最有效的治疗方法之一，有助于治疗丧亲者哀伤。确认丧亲者属于正常哀伤，并持续给予支持是照护的主流方法。必要时应安排定期随访，并进行以下方面的管理：①承认失去，用合适的语言与丧亲者及其家庭成员进行交流。②教育丧亲者，帮助丧亲者认识到自己的反应是正常的，与丧亲者讨论哀伤的时候有什么样的期待。③对丧亲者进行生活方式管理，探讨如何帮助丧亲者，如休息、锻炼、社交、灵性支持、家庭支持、情感支持等。④提供资源，如向丧亲者推荐相关内容手册等适合的读物。

2）药物管理：正常哀伤不需要药物治疗。医师应该警惕丧亲者潜在的疾病及非正常哀伤，并予以相应治疗，但是阻止哀伤的正常反应（抑郁、焦虑、失眠和愤怒）是不明智的。

3）其他：包括丧亲者和照护者支持小组、在线支持小组、灵性照护和/或基于信仰的社区、安宁缓和医疗项目、志愿者支持等。在丧亲者要求的适当情况下，可适当转介并进行个体咨询。

3. 延长哀伤障碍

（1）风险因素：①共病、精神疾病、认知障碍和药物滥用。②并存应激源，如家中还有其他重病患者。③死亡当时的情况，被认为是可预防的死亡、突发死亡、意外死亡、因暴力或创伤造成的死亡、过早死亡、自杀、看到尸体或领取死亡通知的过程不顺利等。④缺乏支持，指社会孤立，或者哀伤不被他人理解或认可，或者存在文化或语言障碍。⑤与逝者存在复杂的关系、爱恨情仇的纠葛、不安全依恋、过度依赖的婚姻关系等。⑥社会支持差。⑦丧亲者是逝者的配偶或父母。

（2）评估

1）评估工具：儿童与死亡、哀伤风险评估工具、哀伤流程、哀伤评估和支持指导、照护者问卷等。《指南》提供了以上多种评估工具、问卷和可利用资源，但由于其中部分涉及版权问题，也需要进一步汉化以及进行信度和效度验证，此处不再列出，读者可从网站中阅读和参考。

2）评估时间：2～8 周评估哀伤相关的抑郁及其他健康问题（睡眠、营养等）；6 个月时评估丧亲者是否存在延长哀伤障碍、是否未治疗等。

（3）诊断标准：在近 1 个月中丧亲者每天思念逝者，或达到痛苦和影响生活的程度（即强烈而不受控制的想法、睡眠障碍、自杀意念），并且在 6 个月或以上时间中，存在以下 9 种症状中的 5 种：①难以继续生活或重新融入正常生活；②麻木感/分离感；③对死亡的过度痛苦或愤怒；④生活空虚感；⑤认为没有逝者的未来将毫无意义；⑥难以接受死亡；⑦由于失去而感到迟钝、茫然或震惊；⑧逃避失去的提醒；⑨丧亲后难以信任他人，社会退缩。这些症状可影响社交、工作、自我照顾或其他方面。

4）哀伤管理：85% 丧亲后的哀伤属于正常哀伤，不需要药物干预。首先进行非药物管理，对失眠者进行睡眠卫生教育。苯二氮䓬类药物对于急性哀伤作用有限；由于褪黑素没有成瘾性，可能对睡眠有帮助，每晚 3～10 mg 是缓和医疗和老年人常用的剂量。延长哀伤障碍治疗前需要评估丧亲者的生活、人格、文化和疾病情况，并转介给哀伤辅导专业人员、心理专家或精神科医师。哀伤管理流程见图 104-1。

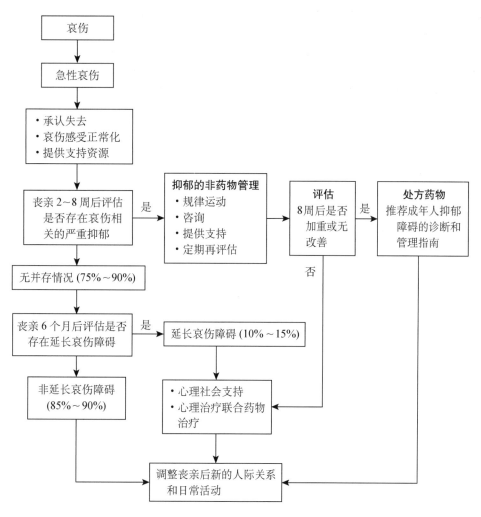

图 104-1 哀伤管理流程图

【文献评述】

本文的解读选取了《指南》的部分内容,主要包括相关定义、哀伤的评估与管理、延长哀伤障碍等。对术语进行定义有助于读者明确概念,区分哀伤、丧亲、哀悼的不同之处。《指南》关于哀伤和延长哀伤障碍的评估和管理内容具有可操作性和适用性,对开展临床工作具有指导意义,尤其是哀伤管理流程图,清晰地展现了评估和管理的重点内容,值得从事老年医学和安宁缓和医疗工作者借鉴。

由于国内专业领域对于哀伤和丧亲等定义及翻译表述尚未统一,对哀伤、预期性哀伤、丧亲、延长哀伤障碍等定义,本文参考了国际安宁缓和医疗协会(International Association for Hospice & Palliative Care,IAHPC)的解释,以帮助读者更好地理清概念。

在老年安宁缓和医疗工作中,对丧亲者进行哀伤照护时,应意识到每个人对于失去都会感到痛苦,不必改变正常的哀伤情绪。倾听、支持和提供信息有助于缓解丧亲者的哀伤情绪。同时要识别脆弱群体,如老年丧亲者、社会孤立者等。要区分正常哀伤和抑郁,治疗非正常哀伤相关的抑郁,重视延长哀伤障碍的管理,进一步规范评估和管理流程。

(刘 谦 金 爽 张改改)

参 考 文 献

[1] Family Practice Oncology Network and the Guidelines and Protocols Advisory Committee. Palliative care for the patient with incurable cancer or advanced disease. Part 3:

Grief and Bereavement［2020-07-21］. https://www2. gov. bc. ca/gov/content/health/practitioner-professional-resources/bc-guidelines/palliative-grief-and-bereavement ♯bereavemen.

［2］ Pallipedia：the Free Online Palliative Care Dictionary ［2020-07-21］. https://pallipedia. org.

［3］ Meichsner F,O'Connor M,Skritskaya N,et al. Grief before and after bereavement in the elderly：An approach to care. Am J Geriatr Psychiatry,2020,28（5）：560-569.

第 105 章

《欧洲关于在初级医疗保健中开展 缓和医疗的倡议书》解读

【文献题目】 在初级医疗保健中开展缓和医疗的倡议书(Palliative care in primary care：European Forum for Primary Care position paper)

【文献作者】 Rotar Pavlič D，Aarendonk D，Wens J，et al

【文献来源】 Prim Health Care Res Dev，2019，20：e133

【文献解读】

◆ 背景介绍

预计未来人口死亡人数将超出医院的承受能力，因此需要在尽可能多的场所提供缓和医疗服务。虽然缓和医疗在欧洲作为专科与全科同时发展，但仅有部分人群接受了缓和医疗的部分服务。欧洲各国努力制订政策，鼓励更多终末期患者能在家中离世，许多终末期患者也希望在家中离世，但实际只有很小比例(17%~34%)患者能够实现，死亡地点除了个人决定之外，还取决于可获及哪些支持。面对疾病终末期所涉及的各种问题，缓和医疗可采取一系列方法来预防和减轻痛苦，包括早期识别、评估、治疗疼痛以及其他躯体、心理或灵性问题。初级医疗(primary health care，PHC)在提供有效缓和医疗方面有巨大潜力，尤其是以居家为基础的缓和医疗。初级医疗团队成员有责任协调医护服务，确保服务的连续性，并协助医疗决策以及转诊给专业缓和医疗服务团队。

2015 年至 2017 年，欧洲初级医疗论坛(European Forum for Primary Care，EFPC)以电子版形式发布了《在初级医疗保健中开展缓和医疗倡议书(草案)》。该项目论坛开始即与国际初级缓和医疗网络、欧洲缓和医疗协会初级医疗咨询组开展了合作，召开多次工作组会议，讨论初级医疗中缓和医疗开展的障碍、机会以及成功和失败的案例。主要议题有：①开展社区缓和医疗的障碍和促进因素；②初级医疗中的缓和医疗教育；③缓和医疗相关研究；④呼吁和制订相关政策。工作组进一步细化并更新了倡议书，于 2019 年正式发布《在初级医疗保健中开展缓和医疗倡议书》(下文简称《倡议书》)。《倡议书》讨论了初级医疗背景下有关缓和医疗服务的模式、政策、教育及研究的变化，重点关注了居家缓和医疗的优势，以期为基于不同人群的缓和医疗服务模式提供证据。《倡议书》的适用人群为初级医疗的提供者、决策者和研究人员。

◆ 文献要点

1. 开展社区缓和医疗的障碍和促进因素

(1)初级医疗中提供缓和医疗的临床实践：欧洲国家在初级医疗中所提供的缓和医疗程度和类型差异很大。《倡议书》列出了不同国家在初级医疗中开展缓和医疗的情况，特别是成功案例。

1)德国通过网络化将不同服务领域和不同地区相衔接，提供缓和医疗服务。

2)葡萄牙建立社区支持团队(3 位医师、3 位护士、1 位心理师、1 位社工和 1 位执行助理)，为有缓和医疗需求的患者(主要是居家不能活动的复杂患者)提供缓和医疗会诊以及为初级医疗团队提供咨询。

3)比利时建有覆盖全国的缓和医疗支持网络，主要提供咨询服务(并不替代别人提供服务)。该网络有 8 个等效全职(full-time equivalent，

FTE)护士岗位、0.5 个 FTE 具有缓和医疗经验的全科医师岗位、0.5 个 FTE 精神科医师岗位、2.5 个 FTE 行政岗位及 1 个 FTE 协调员岗位。该缓和医疗支持团队主要对复杂病例给予个体化建议、制订个体化疼痛控制方案、租赁药品泵并帮助居家使用、缓和镇静、抽腹水等。

4)爱尔兰在政策上认可初级医疗团队提供缓和医疗。由具有强化临床技能的护士组成社区干预团队,可以在家庭、养老院或社区酌情为急性疾病患者提供快速的整合干预,以避免患者因急性疾患住院。社区干预团队与医院和社区医师有密切联络。

5)立陶宛初级医疗团队中纳入新成员(如秘书),在初级医疗机构中开展新的服务,如家庭病房、缓和医疗、提供服务信息的办公室等,以取代传统上被视为全科医师的工作。

6)团队大多数终末期患者的医护照料由多学科和多机构团队来提供,共同满足患者在不同的医疗和社会照护服务之间的转诊需求,从而获得不同的服务。

《倡议书》认为,团队的规模和构成应基于需求、任务目标和内容。缓和医疗团队包括护士、医师、社工、志愿者、牧师、相关健康服务人员和其他治疗师。各成员专业明确,身份是次要的(可以兼职),在团队中各自都有明确分工和位置。迄今,缓和医疗提供组织服务的最佳模式尚未确定。其主要团队包括:①居家照护团队,应与初级医疗团队、缓和医疗咨询团队、长期照护机构和社区缓和医疗部门密切合作。②缓和医疗咨询团队,目标是影响和改善对晚期不可治愈患者的医护照料,也是不同层级健康服务之间的纽带。缓和医疗咨询团队面临的挑战是,专科人员和初级医疗团队之间潜在分歧与冲突。晚期转诊意味着团队必须具有特别的适应力和创新力,以确保对患者的最佳医护照料。③综合照护团队,由各种专业人员组成,包括社工、护士、牧师、药剂师、心理医师、志愿者及内科医师。团队主要处理躯体、社会、心理及灵性问题。

(2)目前的障碍:初级医疗团队所处的地位有利于向患者推荐早期缓和医疗。他们与患方的长期联系是及时安排缓和医疗的良好基础。然而仍有许多障碍影响了初级医疗团队为患者制订照护

计划:①缺乏与需求相关的缓和医疗知识、技能和经验;②对疾病发展缺乏确定性和预见性,对需要缓和医疗的患者不能有效识别;③与癌症及非癌疾病加重期(如急性心力衰竭)相比,对于终末期器官衰竭和老年痴呆患者的缓和医疗需求,全科医师的识别能力有限,可能较晚识别,有可能延误转诊至缓和医疗机构的时机;④与患者的沟通不理想;⑤与其他专业人员的沟通和协作不理想,缺乏专科或专家支持;⑥时间有限,工作负担重;⑦对全科医师在缓和医疗中应起到的作用(医护照料与协调)仍不清楚;⑧对于缓和医疗定义的认识不足,公众对其了解有限;⑨财务制度不允许,缓和医疗无法从医保报销。

(3)促进因素:不同国家在组织缓和医疗和使用有效工具方面有以下类似的促进因素。

1)做好教育与培训,扩展整个实践团队的能力,进行以实践为导向的教学。

2)教育公众、增加政府支持开展公共倡议活动。

3)识别缓和医疗需求的工具。

4)主动、审慎地了解(非急性的)缓和医疗需求(急症需要去医院处理)。

5)连续性医护照料和多学科合作及网络化。

6)承认和动员非专业医务人员所提供的照护服务。

7)使用特定的专业化服务。

8)团队氛围、专业指导和网络化。

9)雇用具有资质的业务助理。

10)多学科缓和医疗咨询团队可为全科医师提供更多学习机会和帮助,并对居家服务提供情感支持。

11)财务报销的安排、规定。

总之,这些因素有时在一个国家或地区是促进因素,但在另一个国家或地区可能是阻碍因素。

2. 初级医疗中的缓和医疗教育

(1)毕业前教育:医学生缓和医疗教育对于培养未来的临床医师、照护者、卫生保健工作者至关重要。不幸的是,未来的临床医师和护士持续报告缓和医疗是他们感到苦恼和措手不及的领域。医务人员在本科或研究生阶段仍然得不到足够的缓和医疗教育。

欧洲姑息治疗学会 2007 年指南建议缓和医

疗的教学时间:疼痛和症状管理(占教学时间的55%),社会心理和灵性方面(20%),沟通技能(10%),基本概念(5%)、伦理和法律问题(5%)、团队合作原则和自我反思(5%)。

本科生在缓和医疗教育方面的问题是:教学内容缺乏一致性,教学碎片化、临时性、缺乏协调性,教学往往侧重于获取知识和技能,而不是端正态度。

(2)毕业后教育:研究生(或专科)培训计划包括了缓和医疗的讲座和研讨会,但是很少或根本没有机会从培训中获得临床经验。对大多数课程的评估仅限于课程期间获得的临床专业知识。目前尚没有正式评估缓和医疗教育项目对处理情绪和沟通能力方面的影响,或对于形成正确态度方面的影响。

《倡议书》建议,将全面的缓和医疗研究生课程整合到住院医师培训项目中,这是一种有效进行生命末期医护照料教育的好方法。在类似项目中,不仅普遍感受到住院医师的临床技能和知识的提高,而且也观察到他们对于缓和医疗普遍持积极态度。进行专业的缓和医疗培训,可以在欧洲国家提升所需要的缓和医疗技能,能够将缓和医疗整合到初级医疗团队实际工作中。培训还应包括诸如各种随时应招的服务系统,以及如何在居家照护中引入资深护师(nurse practioner,NP)等内容。

3. **缓和医疗相关研究** 缓和医疗和初级医疗的研究都面临着一些挑战。缓和医疗研究的关键挑战是,患者正经历着功能衰退和痛苦,几乎没有精力来参与研究这些额外任务。此外,亲友照护者已经负担很大,研究可能会带来新的负担,研究人员应承担这些负担以保护患者及其亲友。

迄今,已经对癌症、心力衰竭、慢性阻塞性肺疾病、痴呆、衰弱、末期肝病、末期肾病和结核病的特定患者进行了研究,也进行了症状管理研究(如疼痛管理和阿片类药物处方,其他不适症状、抑郁和焦虑等),还有的研究内容是关于终末期医护照料的沟通、研发和使用识别患者缓和医疗需求的工具、评价和提高缓和医疗质量以及症状的自我管理等。服务组织方面的研究包括生前预嘱、缓和医疗服务的连续性、非工作时间的医护、多学科

缓和医疗服务,以及护理院、安宁疗护机构和医院中的缓和医疗。研究主要在北美以及澳大利亚、英国、荷兰、比利时、西班牙、德国等开展。

4. **呼吁和制订政策** 《倡议书》展示了终末期患者在家中离世过程中,家庭缓和医疗可以帮助患者及其亲友和照护者,使患者减轻症状,并且对照护者的哀伤无负面影响,其好处显而易见。

由于不同国家提供服务的差异很大,建立共识必须考虑到欧洲不同国家和区域在提供缓和医疗时的文化差异。为了使人们在生命末期能接受缓和医疗,可以发展一种公共卫生流程。EFPC系列工作组的结论如下。

(1)缓和医疗是人道主义需求。

(2)有效的缓和医疗服务应整合到现有医疗保健系统中,特别是社区和居家医护照料中。

(3)初级医疗团队应给予末期患者及其亲友更大的掌控感,能够充分知情并共同决策。

(4)支持照护者纳入初级缓和医疗很有必要。

(5)为患者提供照护的工作人员,应该在医院专家和专业缓和医疗团队的初步指导和支持下,向患者提供不复杂的缓和医疗服务(即不需要由专业缓和医疗人员来提供的服务)。

(6)应实施跨学科的医护照料,关注重点是有效沟通、个体化医护照料方案及不同医护照料方之间的协调。

(7)在缓和医疗全程中,初级医疗干预的各项基本要求应在国际上被业内人士认可。

(8)应改善缓和医疗中专业和领域之间的沟通,包括信息化建设和整合教育。

【文献评述】

安宁疗护是缓和医疗的一部分,主要针对那些预期生存期不超过 6 个月的严重疾病患者,目前是中国政府部门应用的名词。开展社区居家安宁疗护的关键在于,让严重疾病患者及终末期疾病患者能够在家中得到其所需要的整合医护照料服务,包括医疗、护理、药物配送、设施改造、设备租赁、生活照护、照护者支持、社区协调等多方面服务。将缓和医疗整合到初级医疗中,利用初级医疗在社区的优势,更好地服务于社区有缓和医疗需求的患者,这也是缓和医疗在社区的发展趋

势。让缓和医疗服务变得可及,让患者和照护者能表达感受、努力缓解不适症状,这是初级医疗团队关注的重点。以社区为导向的初级医疗和整合各种初级保健服务的流程对缓和医疗的质量十分重要。同时,专业性安宁疗护团队也可以整合到社区医疗中,通过多种形式(如会诊、咨询意见、指导、培训等)支持社区医务人员开展安宁疗护服务,甚至可以为复杂案例直接提供服务。《倡议书》总结了欧洲各国在初级医疗开展安宁疗护方面的模式、讨论了该工作的障碍和促进因素、人才教育、相关研究及政策制定等内容,对于我国开展安宁疗护工作有参考意义。

我国安宁疗护的工作试点已经取得初步成效,上海、北京等第一批试点城市已经建设了社区安宁缓和病房,国内一些大型高水平综合医院已进行了安宁疗护的学术推广和人员培训,并指导社区医疗机构开展安宁疗护服务,各级政府及社会机构也开始广泛宣传安宁疗护的相关知识。相信随着安宁疗护理念的普遍推广、专业团队培训的增加、配套服务及医保政策的完善,安宁疗护同样可以在社区为患者提供有效、高质量的服务。

(梁 真 朱鸣雷 刘晓红)

参 考 文 献

[1] Rotar Pavlič D, Aarendonk D, Wens J, et al. Palliative care in primary care: European Forum for Primary Care position paper. Prim Health Care Res Dev, 2019, 20: e133.

[2] Gomes B, Calanzani N, Curiale V, et al. Effectiveness and cost-effectiveness of home palliative care services for adults with advanced illness and their caregivers. Cochrane Database Syst Rev, 2013, 6: 1-279.

[3] Groot MM, Vernooij-Dassen MJ, Crul BJ, et al. General practitioners (GPs) and palliative care: perceived tasks and barriers in daily practice. Palliat Med, 2005, 19(2): 111-118.

[4] Gamondi C, Larkin P, Payne S. Core competencies in palliative care: an EAPC White Paper on palliative care education-part 1. European Journal of Palliative Care, 2013, 20: 86-145.

第 106 章

《欧洲慢性和渐进性神经系统疾病缓和医疗共识》解读

【文献题目】 慢性和渐进性神经系统疾病缓和医疗:共识综述总结(Palliative care in chronic and-progressive neurological disease: summary of a consensus review)

【文献作者】 Oliver D, Borasio GD, Caraceni A, et al

【文献来源】 European Journal of Palliative Care, 2016, 23(5): 232-235

【文献解读】

◆ 背景介绍

许多罹患神经系统疾病的患者都有缓和医疗需求,尤其对于一些渐进性疾病,如肌萎缩侧索硬化症和运动神经元疾病、亨廷顿病、帕金森病、进行性核上性麻痹、多系统萎缩及多发性硬化症,缓和医疗的作用已经得到证实。其他神经系统疾病,如脑卒中、脑外伤和脑肿瘤的患者也可能从缓和医疗中受益。缓和医疗的介入,可以为罹患慢性和渐进性神经系统疾病的患者及其照护者提供帮助。

欧洲缓和医疗协会(European Association for Palliative Care, EAPC)与欧洲神经病学会(European Academy of Neurology, EAN)进行合作,2016 年 1 月在《欧洲神经病学杂志》发表了《慢性和渐进性神经系统疾病缓和医疗:共识综述总结》(下文简称《共识》)。《共识》旨在对慢性和渐进性神经系统疾病患者实施缓和医疗提供指导意见,适用于各级神经科医师、缓和医疗团队人员和照护人员。

◆ 文献要点

《共识》主要对缓和医疗的早期介入、多学科

团队合作、医患沟通、症状控制、照护者支持、临终关怀(包括对加速死亡的愿望)以及培训和教育方面提出了建议,可归纳为以下 7 个方面。

1. **缓和医疗早期整合** 在癌症治疗中,缓和医疗和多学科团队合作的作用已经得到大量证据支持。有研究显示,缓和医疗和多学科团队合作可以提高神经系统疾病患者的生活质量,并缓解相关症状。因疾病不同,缓和医疗介入时机不同。例如:肌萎缩侧索硬化症和运动神经元疾病患者的平均预期生存期是 2~5 年,因此,诊断之初即应有缓和医疗的介入;而帕金森病患者的平均预期生存期为 15 年,因此,缓和医疗团队可能到疾病晚期才会介入其中。

2. **多学科团队** 所谓多学科团队,即每个团队成员都具有各自的专业知识和技能,并与其他成员紧密合作。团队应至少包含以下专业人员中的 3 种:医师、护士、社会工作者、心理医师/心理咨询师、营养师、康复治疗师(物理治疗师、作业治疗师及语言治疗师)等。患者经过多学科团队评估后获得专业的缓和医疗照护。越来越多的证据显示,通过多学科团队进行医护照料,肌萎缩侧索硬化症、运动神经元疾病和多发性硬化症患者的满意度提升、生存期延长。

3. **沟通** 医师应与患者及其亲友进行开放性沟通,讨论目标设定和治疗方案。沟通需要参照经过验证的模型来进行。强烈建议在早期进行预立医疗自主计划,尤其对那些可能随着疾病进展而出现沟通障碍和认知能力下降的患者。

许多研究表明,清晰有效的沟通能够改善专业人员对渐进性疾病(如肌萎缩侧索硬化症)患者的照护。但是来自神经系统疾病的证据较少,沟

通相关的问题可能会对神经科医护照料服务带来一定的挑战，这需要在神经科医护工作者中加强宣教。

4. 症状管理 缓和医疗中症状管理原则应当应用于神经系统疾病的治疗。躯体症状需要全面的鉴别诊断、药物和非药物治疗及定期复查。建议主动评估患者的躯体和心理问题，以减少紧急干预和计划外医护人员的工作强度、频率及需求。

迄今为止，虽然缓和医疗在缓解神经系统疾病患者的症状、改善患者生活质量方面的证据有限，但研究在持续增加中。一项针对肌萎缩侧索硬化症、多发性硬化症和帕金森病患者的研究表明，缓和医疗对缓解疼痛、呼吸困难、睡眠障碍及消化道症状有效，并能提高患者的生活质量。

5. 照护者支持 缓和医疗应全面评估患者的照护需求，包括心理和社会需求。同时，对照护者的需求也应进行评估。证据表明，评估照护者需求并向其提供支持，可以减轻照护者的负担并减轻长期照护的不良影响。神经系统疾病患者在很大程度上依赖照护者的支持，在疾病晚期可能会出现认知障碍，照护者可能会感到难以应对，出现压力、焦虑、疲惫、生活质量下降及其他不良事件。在患者离世后，照护者及患者亲友都需要得到支持。

专业医护人员也可能感到负担越来越沉重，特别是当他们担当长期照护角色、面对被照护者越来越多的依赖和认知下降时，专业人员会产生持续失落感，感到无助及生活没有意义。适时的建议、培训和支持可能会减少职业倦怠和情绪困扰的风险。

6. 安宁疗护 评估和识别疾病终末期（数周和数月）征象并进行适当处理非常重要。一些证据表明，通过症状和体征的评估可以识别生命终末期，如吞咽障碍、反复感染、吸入性肺炎、功能明显下降、认知障碍、体重减轻及其他趋于复杂的症状。对生命末期的识别可以帮助患者及其亲友和专业照护者对症状管理和社会心理支持做好计划，并且为患者离世做好准备。

许多神经系统疾病患者对临终阶段的痛苦会感到恐惧，有些人会想加速死亡（如安乐死或医师

协助自杀）。在荷兰，31%的肌萎缩侧索硬化症患者会考虑加速死亡，其中69%的患者会付诸实施。医护人员应充分让患者及其亲友讨论他们对死亡的恐惧、担忧及人生愿望。《共识》中提到鼓励专业人员就死亡进程与患者及其亲友进行开放式讨论，适当给予解释，并鼓励针对超适应证的治疗和干预手段进行公开、定期的讨论，包括他们对加速死亡的愿望。然而笔者认为鉴于中国有不同的文化背景，应鼓励讨论死亡，提倡自然死亡，不建议在现阶段提出加速死亡。

随着病程发展，慢性和渐进性神经系统疾病患者可能出现认知障碍、谵妄、沟通困难、意识丧失等情况，患者的决策能力也会下降，因此，持续与患者进行定期讨论非常重要。持续有效的沟通有助于管理患者的躯体症状和情绪障碍。

7. 培训教育 神经科团队可能很少接受过缓和医疗和如何告知患者及其照护者坏消息的培训，反之，缓和医疗团队对神经系统疾病相关的特定问题、干预措施、药物适用范围及有效性等方面的了解也是有限的。缓和医疗理念应纳入神经科医师的培训和继续教育中，理解和管理晚期神经系统疾病患者的症状也应纳入缓和医疗专业人士的培训和继续教育中。对照护有复杂需求患者（尤其是不同认知水平的患者）的专业人员，都应进行沟通技能的培训。

【文献评述】

《共识》为慢性和渐进性神经系统疾病患者、照护者、神经科医护人员、缓和医疗团队成员提供了相对全面的指导意见。《共识》尤其指出了在慢性和渐进性神经系统疾病患者中早期进行预立医疗自主计划的必要性，相较于接受缓和医疗的其他疾病终末期患者，慢性和渐进性神经系统疾病患者更可能随着疾病进展而出现沟通障碍和认知能力下降，以致医护人员在医疗决策、照护方面仍存在很大的困难。因此，神经科医师在诊断此类患者时，应考虑疾病进程，及时建议患者就诊缓和医疗团队，以便早期制订计划。

目前缓和医疗仍是一门新兴学科，在慢性和渐进性神经系统疾病方面具体的症状控制、照护方法等细节问题尚未有足够多的循证实践支持，因此，《共识》对具体临床实践过程中的问题未能

提供足够的参考。其他疾病(如癌症或其他系统疾病末期)的研究可能会对慢性和渐进性神经系统疾病的缓和医疗提供借鉴和指导,但慢性和渐进性神经系统疾病患者具有特殊症状和需求,因此,未来仍需要更多缓和医疗临床研究和证据支持。

《共识》制定小组专家大多数来自欧洲,文化背景的差异可能导致他们在理念、沟通实践上也存在差异。例如,在荷兰、卢森堡、比利时等国家,安乐死是合法的,他们可能会在预立医疗自主计划、死亡讨论中将安乐死也纳入考虑范围。在中国,尚未支持安乐死,因此,对这方面的内容不能照搬全收。笔者建议中国医师在沟通过程中,把中国传统文化理念与缓和医疗理念相结合,避免患方产生抵触心理。相信随着缓和医疗在中国的逐步推行与实践,神经系统疾病患者及其照护者的生活质量也将得到改善。

(肖小华　陈冬妮　孙晓红　刘　硕)

参 考 文 献

[1] Oliver D, Borasio GD, CaraceniA, et al. Palliative care in chronic and progressive neurological disease: Summary of a consensus review. European Journal of Palliative Care, 2016, 23(5): 232-235.

[2] Higginson IJ, McCrone P, Hart SR, et al. Is short-term palliative care cost-effective in multiple sclerosis? A randomized phase II trial. J Pain Symptom Manage, 2009, 38(6): 816-826.

[3] Veronese S, Gallo G, Valle A, et al. Specialist palliative care improves the quality of life in advanced neurodegenerative disorders: NE-PAL, a pilot randomised controlled study. BMJ Support Palliat Care, 2017, 7(2): 164-172.

[4] Borasio GD, Sloan R, Pongratz DE. Breaking the news in amyotrophic lateral sclerosis. J Neurol Sci, 1998, 160(Suppl 1): 127-133.

索 引

老年疾病
防治指南解读

（第二卷）

主　编　李小鹰　董碧蓉

副主编　刘晓红　王晓明　张存泰　刘幼硕
　　　　陈　琼　彭丹涛　郑松柏

中华医学电子音像出版社
CHINESE MEDICAL MULTIMEDIA PRESS
北　京

图书在版编目（CIP）数据

老年疾病防治指南解读/李小鹰，董碧蓉主编. 一北京：中华医学电子音像出版社，2022.9
ISBN 978-7-83005-373-4

Ⅰ. ①老…　Ⅱ. ①李…②董…　Ⅲ. ①老年病－防治－指南　Ⅳ. ①R592-62

中国版本图书馆 CIP 数据核字（2022）第 097755 号

老年疾病防治指南解读

LAONIAN JIBING FANGZHI ZHINAN JIEDU

主　　编：李小鹰　董碧蓉

策划编辑：裴　燕

责任编辑：刘　溪

校　　对：张　娟

责任印刷：李振坤

出版发行：中华医学电子音像出版社

通信地址：北京市西城区东河沿街 69 号中华医学会 610 室

邮　　编：100052

E - mail：cma-cmc@cma.org.cn

购书热线：010-51322677

经　　销：新华书店

印　　刷：北京云浩印刷有限责任公司

开　　本：889mm×1194mm　1/16

印　　张：75.75

字　　数：2234 千字

版　　次：2022 年 9 月第 1 版　　2022 年 9 月第 1 次印刷

定　　价：320.00 元（一、二卷）

内容提要

　　《老年疾病防治指南解读》的作者均系国内资深老年医学专家,分别从背景介绍、文献要点、文献评述的角度对近年来国内外发表的226篇老年医学相关指南、共识进行解读,内容涵盖老年综合评估与老年综合征、老年常见疾病诊治、老年疾病常见问题等领域。除此之外,编者们还从自身临床经验出发,总结了这些指南或共识的指导意义、不足之处及应用前景,内容客观、严谨,指导性强。

　　本书是我国首部全方位介绍国内外老年疾病防治指南的专著,是一部充分反映老年医学临床前沿且实用性强的专业书籍,极大开拓了临床医师的视野,对临床一线老年医学科医师、其他相关专业医师、医学生,以及其他领域的老年工作者都有重要的参考价值。

编委会

何琪杨	中国医学科学院北京协和医学院生物技术研究所	李 耘	首都医科大学宣武医院
洪华山	福建医科大学附属协和医院	李崇健	华中科技大学同济医学院附属同济医院
侯 莉	江苏大学附属医院	李娇娇	中国医学科学院北京协和医院
侯莉明	空军军医大学西京医院	李沁洁	上海交通大学附属第六人民医院
侯永兰	青海省人民医院	李瑞超	华中科技大学同济医学院附属同济医院
胡 雯	四川大学华西医院		
胡 衍	长海医院	李绍杰	复旦大学附属华东医院
胡 予	复旦大学附属中山医院	李小鹰	中国人民解放军总医院
胡才友	广西壮族自治区江滨医院	李燕明	北京医院
胡世莲	安徽省立医院	李怡帆	中日友好医院
胡秀英	四川大学华西医院	梁 真	深圳市人民医院
华 琦	首都医科大学宣武医院	梁玉祥	四川大学华西医院
华 震	北京医院	梁远锋	广东省人民医院
黄 昱	复旦大学附属华东医院	廖 鑫	华中科技大学同济医学院附属同济医院
黄宏兴	广州中医大三院		
黄帅文	华中科技大学同济医学院附属同济医院	林 帆	福建省立医院
		林 燕	中国医学科学院北京协和医院
纪立农	北京大学人民医院	林洁珊	广东省人民医院
贾建军	中国人民解放军总医院	林秀芳	四川大学华西医院
贾建平	首都医科大学宣武医院	林展翼	广东省人民医院
蹇在金	中南大学湘雅二医院	刘 博	首都医科大学附属北京同仁医院
姜 珊	北京医院	刘 娟	江苏省人民医院
蒋宇钢	中南大学湘雅二医院	刘 丽	四川大学华西医院
蒋月强	华中科技大学同济医学院附属同济医院	刘 谦	首都医科大学附属北京同仁医院
		刘 强	浙江医院
矫 玮	北京体育大学	刘 硕	中国医学科学院北京协和医院
金 爽	中国医学科学院北京协和医院	刘德平	北京医院
康 琳	中国医学科学院北京协和医院	刘国辉	华中科技大学同济医学院附属协和医院
康冬梅	中国科学技术大学附属第一医院		
康丰娟	中国人民解放军总医院	刘宏斌	中国人民解放军总医院
雷 平	天津医科大学总医院	刘梅林	北京大学第一医院
李 岱	天津医科大学总医院	刘尚昕	北京医院
李 杰	吉林大学第一医院	刘疏影	首都医科大学宣武医院
李 晶	北京医院	刘晓红	中国医学科学院北京协和医院
李 静	复旦大学附属华东医院	刘怡欣	四川大学华西医院
李 新	天津医科大学第二医院	刘幼硕	中南大学湘雅二医院
李 燕	云南省第一人民医院	楼慧玲	广州市第一人民医院

卢学春	中国人民解放军总医院		医院
鲁　翔	南京医科大学附属逸夫医院	单培彦	山东大学齐鲁医院
路　菲	中国医学科学院北京协和医院	邵　蕾	首都医科大学附属北京同仁医院
路桂军	北京清华长庚医院	沈　焓	北京医院
罗　镧	南通大学附属医院	沈　琳	山东大学齐鲁医院
吕纳强	中国医学科学院阜外医院	石　卉	中国人民解放军总医院
吕佩源	河北省人民医院	石新蕊	首都医科大学宣武医院
吕泽平	国家康复辅具研究中心附属康复医院	史晓红	北京医院
		史哲新	天津中医药大学第一附属医院
马　慧	复旦大学附属中山医院	苏　慧	空军军医大学西京医院
马　清	首都医科大学附属北京友谊医院	苏冠华	华中科技大学同济医学院附属协和医院
马大童	吉林大学第一医院		
马丽芳	哈尔滨医科大学附属第一医院	苏佳灿	长海医院
马丽娜	首都医科大学宣武医院	孙　强	中国医学科学院北京协和医院
马文斌	中国医学科学院北京协和医院	孙　燕	复旦大学附属华东医院
马玉芬	中国医学科学院北京协和医院	孙晓红	中国医学科学院北京协和医院
梅　伟	华中科技大学同济医学院附属同济医院	孙新宇	北京大学第六医院
		孙雪莲	四川大学华西医院
苗海军	新疆医科大学第一附属医院	唐　毅	首都医科大学宣武医院
母东煜	四川大学华西医院	唐北沙	中南大学湘雅医院
倪江东	中南大学湘雅二医院	唐健雄	复旦大学附属华东医院
聂　玥	长沙市第三医院	陶　军	中山大学附属第一医院
宁晓暄	空军军医大学西京医院	陶雪飞	四川省人民医院
欧阳敏	中南大学湘雅二医院	滕振杰	河北省人民医院
潘　鹏	长海医院	田金洲	北京中医药大学东直门医院
潘　琦	北京医院	铁长乐	中日友好医院
潘晓东	福建医科大学附属协和医院	童朝晖	首都医科大学附属北京朝阳医院
彭　雯	华中科技大学同济医学院附属协和医院	涂　玲	华中科技大学同济医学院附属同济医院
彭丹涛	中日友好医院	万　军	中国人民解放军总医院
蒲城城	北京大学第六医院	万　雷	广州中医药大学第三附属医院
齐　强	北京大学第三医院	王　健	北京回龙观医院
齐元琨	山东大学齐鲁医院	王　林	天津医科大学第二医院
乔成栋	兰州大学第一医院	王　璐	复旦大学附属华东医院
秦明照	首都医科大学附属北京同仁医院	王　茂	华中科技大学同济医学院附属同济医院
邱　蕾	北京医院		
曲　璇	中国医学科学院北京协和医院	王　琼	中南大学湘雅二医院
阮　磊	华中科技大学同济医学院附属同济	王　双	四川大学华西医院

王 薇	北京医院		医院
王 莹	上海市第六人民医院	杨 旗	首都医科大学朝阳医院
王蓓芸	上海交通大学附属第六人民医院	杨 泽	北京医院
王朝晖	华中科技大学同济医学院附属协和医院	杨丰建	复旦大学附属华东医院
		杨继红	北京医院
王丹丹	北京医院	杨云梅	浙江大学附属第一医院
王宏伟	复旦大学附属华东医院	姚帼君	深圳市第二人民医院
王华丽	北京医院第六医院	姚健凤	复旦大学附属华东医院
王丽静	中南大学湘雅医院	殷铁军	华中科技大学同济医学院附属同济医院
王任杰	四川大学华西医院		
王文志	北京市神经外科研究所	尹 又	上海长征医院
王小众	福建医科大学附属协和医院	于 欣	北京大学第六医院
王晓明	空军军医大学西京医院	于逢春	北京市海淀医院
王行环	武汉大学中南医院	于海婷	首都医科大学附属北京安定医院
王雅宁	中国医学科学院北京协和医院	于普林	北京医院
韦军民	北京医院	玉燕萍	复旦大学附属华东医院
魏文斌	首都医科大学附属北京同仁医院	岳冀蓉	四川大学华西医院
吴 璇	中国人民解放军总医院	曾宪涛	武汉大学中南医院
吴红梅	四川大学华西医院	詹俊鲲	中南大学湘雅二医院
吴剑卿	江苏省人民医院	张 俐	苏州市立医院
吴欣娟	中国医学科学院北京协和医院	张 倩	北京医院
吴秀萍	哈尔滨医科大学附属第一医院	张 冉	武汉大学中南医院
吴永华	苏州市立医院	张 为	广西壮族自治区江滨医院
吴志雄	复旦大学附属华东医院	张春玉	大连医科大学附属第二医院
武 亮	北京小汤山医院	张存泰	华中科技大学同济医学院附属同济医院
武力勇	首都医科大学宣武医院		
肖 谦	重庆医科大学附属第一医院	张改改	北京华信医院
肖小华	深圳市第二人民医院	张桂娟	青海省人民医院
谢 瑛	首都医科大学附属北京友谊医院	张红雨	山东大学齐鲁医院
解恒革	中国人民解放军总医院	张宏业	广东省中医院
解子怡	中国医科大学	张杰文	河南省人民医院
邢 浩	中国医学科学院北京协和医院	张洁尘	复旦大学附属华东医院
徐 运	南京大学医学院附属鼓楼医院	张庆娥	首都医科大学附属北京安定医院
许 乐	北京医院	张四方	中南大学湘雅二医院
许静涌	北京医院	张新军	四川大学华西医院
闫双通	中国人民解放军总医院	张亚同	北京医院
严 苓	浙江医院	张占军	北京师范大学
严金华	华中科技大学同济医学院附属同济	张长杰	中南大学湘雅二医院

章军建	武汉大学中南医院	周　骁	中日友好医院
章如新	复旦大学附属华东医院	周　雁	北京医院
赵　明	北京医院	周洪莲	华中科技大学同济医学院附属同济医院
赵韶华	山东大学齐鲁医院		
赵卫红	江苏省人民医院	周晋萌	北京医院
赵性泉	首都医科大学附属北京天坛医院	周晓辉	新疆医科大学第一附属医院
赵忠新	上海长征医院	朱　江	山东大学齐鲁医院
郑　凯	华中科技大学同济医学院附属同济医院	朱爱琴	青海省人民医院
		朱宏丽	中国人民解放军总医院
郑洁皎	复旦大学附属华东医院	朱静吟	复旦大学附属华东医院
郑松柏	复旦大学附属华东医院	朱明炜	北京医院
钟　远	上海交通大学附属第六人民医院	朱鸣雷	中国医学科学院北京协和医院
钟益珏	江苏省人民医院	诸国华	首都医科大学宣武医院

序

老年人是一个独特的群体,老年疾病的预防、诊断、评估及治疗策略与一般人群显著不同。《"十四五"公共服务规划》显示,2025年我国人均预期寿命可达78.3岁。中国已成为世界上老龄化速度最快和老年人口规模最大的国家。

为积极应对人口老龄化带来的挑战,国家出台了一系列方针政策,如《"健康中国2030"规划纲要》《关于建立完善老年健康服务体系的指导意见》等,提出到2022年和2030年,二级及以上医院建立老年医学科比例要分别达到50%和90%,并将其作为政府工作指标之一,还明确提出2022年80%以上的综合医院、康复医院、护理院和基层医疗卫生机构要成为老年人友善医疗卫生机构。《老年医学科建设与管理指南(试行)》规定:老年医学科应当以老年患者为中心,采用老年综合评估常规模式、共病处理模式和多学科团队工作模式,对老年患者进行医疗救治,最大限度地维持和恢复老年患者的功能状态。因此,近年全国各省市新建立的老年医学科如雨后春笋般涌现,老年医学人才队伍日益壮大,老年医学学科建设和人才培养急需老年医学专业相关书籍。

中国人民解放军总医院李小鹰教授自2012年作为中华医学会老年医学分会候任主任委员起,在国家卫生健康委员会科教司的领导和世界卫生组织老年医学专家们的帮助下,组织并举办了首批老年医学专科师资培训班。与此同时,为建立老年医学专科系统,李小鹰教授带领首批师资骨干主编了《老年医学高级教程》《中华老年医学》《国家医学电子书包——老年医学(适用于5年制医学院校)》《老年医学(住院医师规范化培训教材)》及《老年医学(专科医师规范化培训教材)》等大量老年医学专业教材。但迄今为止,国内始终缺乏临床一线医师急需的、紧缺的、能全面解读老年疾病防治规范的专著。

为此,李小鹰教授和四川大学华西医院董碧蓉教授牵头成立编写小组,在近2年的时间里,组织国内老年医学领域专家完成了文献检索、框架设定、文献分析评述等工作,并结合我国老年医学临床一线工作实际和经验,经多次讨论、修订,共同编写了《老年疾病防治指南解读》一书。

本书分两卷,汇集并解读了2016—2020年国内外有关老年疾病的防治指南,从老年综合评估与老年综合征、老年常见疾病诊治和老年疾病常见问题3个部分,针对老年综合评估、衰弱与肌少症、慢性疼痛、营养不良、跌倒、睡眠障碍、多重用药、老年急危重症、老年常见肿瘤、老年护理、老年患者围手术期管理、康复技术、老年安宁缓和医疗等诸多老年相关问题做了详细解读。这是一部具有鲜明中国特色、紧密结合临床实践的指南解读,尤其适合我国老年医学、全科医学及其他学科医师参考,亦可供医学院校师生参阅。

特此,对本书主编李小鹰教授和董碧蓉教授及各位副主编和全体编委们的辛勤付出表示衷心感谢!

天意怜幽草,人间重晚晴。希望本书的出版对提高我国老年医学学科建设和临床诊治水平起到重要的推动作用,可以真正助力我国老年医学人才培养!希望社会各界同仁携手努力,为中国老年医学事业的建设添砖加瓦,为实现健康中国贡献力量!

中国科学院院士 陈可冀

2022 年 6 月

前　言

　　人口老龄化已成为我国重大社会问题,也是我国中长期发展的基本国情。2020年全国第七次人口普查显示,我国老年人口已达2.68亿,老龄化水平提高到18.5%,成为世界上老龄化速度最快和老年人口规模最大的国家。然而,对比国际老年医学专科70余年的发展历史,我国老年医学专科于2018年才被国家卫生健康委员会确认为三级学科(二级学科内科学和全科医学的下属学科)。因此,迫切需要一部适宜中国临床实践的老年疾病防治指南解读,以进一步助力我国老年医学人才队伍培养。

　　《老年疾病防治指南解读》分为两卷,作者均系国内资深老年医学专家,从背景介绍、文献要点、文献评述的角度,全面汇集并解读了2016—2020年国内外有关老年疾病的防治指南或专家共识。每一卷均涵盖老年综合评估与老年综合征、老年常见疾病诊治、老年疾病常见问题三部分内容。第一卷解读了106个国外老年疾病防治指南及专家共识;第二卷解读了120个国内老年疾病防治指南及专家共识。除此之外,每位专家更是从自身临床经验出发,对这些指南或专家共识的参考意义、不足之处及应用前景分别进行了精彩评述。

　　本书是首部全方位介绍国内外老年疾病防治指南的专著,是一部充分反映老年医学临床前沿、实用性强的专业书籍。本书的出版是对现有国内外老年疾病防治指南的进一步推广,必将极大地开拓临床医师的视野,给广大老年医学专科医师的临床实践带来理论指导,有助于提高临床医师对老年疾病的防治水平,为老年医学领域的研究者开展老年人群循证医学研究提供可靠的依据。

　　本书的出版得益于各位专家在繁忙工作之余的辛勤付出,在此向他们致以深深的谢意。本书编者以诚挚之心,请大家对不妥之处提出宝贵意见和建议,以便再版时进一步修改和完善。

2022年6月

目 录

第一卷　国外老年疾病防治指南解读

第一部分　老年综合评估与老年综合征

第二部分　老年常见疾病诊治

第三部分　老年疾病常见问题

第二卷　国内老年疾病防治指南解读

第一部分　老年综合评估与老年综合征

第二部分　老年常见疾病诊治

第三部分　老年疾病常见问题

第一部分

老年综合评估
与老年综合征

第1篇

老年综合评估

第 1 章

《老年综合评估技术应用中国专家共识》解读

【文献题目】 老年综合评估技术应用中国专家共识

【文献作者】 中华医学会老年医学分会

【文献来源】 中华老年医学杂志，2017，36（5）：471-477

【文献解读】

◆ 背景介绍

老年综合评估（comprehensive geriatric assessment，CGA）是筛查老年综合征的有效方法，它打破了专科界限，涉及医学多学科领域，实现了"以患者为中心"的个体化医疗模式，同时也是老年医学工作者的必备技能。

老年人疾病涉及躯体、心理、社会、环境等方面。大量资料表明，心理、社会、环境等因素已构成慢性疾病的重要原因，传统医学评估已不能满足老年评估的需求。CGA 以患者为中心，全面评估患者的躯体、心理、社会、环境及功能等方面的问题，不仅能避免临床漏诊，还能评估虚弱老年人的整体健康情况，是诊断老年疑难病的最基本方法。老年人疾病往往表现不典型，易发展为急危重症。对老年人干预后其整体健康状况及慢性疾病改善情况不如成年人明显。因此，临床医师需要用 CGA 来发现老年人疾病早期的微小变化（如跌倒高风险、衰弱前期等），使这些进展中的疾病能得到早期发现和及时干预，从而获得最佳效果。CGA 成本低、效益高、有多方面获益，主要是人力成本，不需要特殊设备，而且其他费用较低。医务人员、医疗机构、社保部门、患者及其家属等都能从 CGA 中获益，因此，CGA 是一项多赢项目。

鉴于我国 CGA 工作起步较晚，缺少可供参考的操作规范，中华医学会老年医学分会于 2017 年发布了《老年综合评估技术应用中国专家共识》（下文简称《共识》）。《共识》可为临床医师开展 CGA 工作提供指导意见，其适用人群为老年病科各级医师、护师，而且对社区全科医师也有重要参考价值。此外，医院其他专科医师也可参考《共识》原则对老年人进行合理诊疗。

◆ 文献要点

《共识》首先强调应选择具有康复潜力的虚弱老年人作为评估对象。根据能否从 CGA 中获益，《共识》介绍了其适宜对象和不适宜对象。具有康复潜力的虚弱老年人是评估的主要适宜对象，因为他们是从中获益最多的。

针对评估的实施，《共识》对老年病多学科团队诊疗做了积极推荐。由于老年人疾病的特殊性（共病、老年综合征、表现不典型等）和复杂性（治疗矛盾多、心理社会因素交织在一起等），专科医师不可能解决老年患者的所有问题，老年病专科医师和护士也难以完成如此艰巨的工作，因此，需要组建多学科团队（包括医师、护师、药师、康复师、社工、心理治疗师及营养师等）为老年人提供全方位服务。多学科团队可融合各自专业知识朝着同一目标而努力，是照顾老年人的一条捷径，也是完成老年医学各项工作的根本保证。

此外，《共识》推荐 CGA 技术要实行分级评估。可根据被评估者所处环境（医院、门诊、养老机构、居家）及其基础疾病和功能状态的不同，开展不同形式的 CGA。对于住院老年人，为更全面获得老年综合征相关信息，建议采用比较全面的评估方式。对于门诊老年人或社区卫生服务中心的老年人,建议采用速评的方法,例如,通过询问老年人体重是否减轻或计算体重指数来初步判断其营养问题;采用 FRAIL 问卷评估衰弱情况;询问老年人有无漏尿或便秘,初步判断其是否存在二便问题;通过测量步速、握力和小腿围对肌少症进行初步筛查;请患者记住 3 个单词,1 min 后再询问,可初步判断老年人是否有认知问题。对于入住养老机构或居家的老年人,可采用自评或他评相结合的简单评估方法。积极推进分级评估有助于将老年人健康状态管理切实有效地落实到延续性医养护一体化(医院—社区—中长期照护机构—居家)服务体系中。

《共识》提出完整的 CGA 技术包含 17 项内容(一般情况、视力、听力、口腔问题、躯体功能、营养状态、精神和心理状态、衰弱、老年肌少症、疼痛、睡眠状态、尿失禁、压疮、社会支持、居家环境、共病及多重用药)。因《共识》内容涉及面广泛,对某些单项只做了简单的概述,每一项内容只推荐经过信度、效度检验的方便可行的初筛方法,并未从定义、临床表现及诊治层面详细展开介绍。若某项内容可用多个量表进行评估,《共识》会简述其各自特点,并结合国内外实施情况,提出其应用情境及注意事项。

医学的目标是治愈疾病,有些疾病可通过外科治疗而治愈,但老年病一般是慢性疾病,多数情况下只能控制病情进展而无法治愈。因此,目前老年医学的首要目标是维持功能(老年人日常生活能力)。随着高龄和虚弱老人数量的增加,临床出现了大量老年综合征患者。这不仅使老年人患病率和病死率升高,而且相较于慢性疾病来说更易致残。因此,CGA 技术的评估目标是对老年综合征进行早期识别和及时干预,以改善老年人功能状态,提高其生活质量。

《共识》在推荐使用老年综合征筛查工具及方法时,要结合老年人特点,选用恰当的方法。对于病情复杂的老年人,根据评估结果,必须对所发现的问题及时进行干预,以确保患者获益,这才称得上是真正达到了 CGA 的目标。应组织多学科团队制订切实可行的综合防治方案,一般包括药物处方、康复处方、营养处方、心理处方及危险因素防控等。

防治方案的实施需要老年人具有较高的依从性,更需要医务人员和家属的指导。尽管评估是准确的,防治方案是合理的,但如果患者不能很好地落实,也无法从中获益。因此,在确定评估和防治方案后,老年人的依从性是能否获益的关键。在实施防治方案后,应建立随访机制。随访可以对治疗的效果、可行性及不良反应等进行追踪,必要时需加以调整。

最后,《共识》提出对老年综合征患者进行分层管理。对无老年综合征人群,建议对其施行传统老年慢性疾病管理模式;对于老年综合征低危人群,建议进入单科会诊模式;对于老年综合征高危人群,建议启动老年多学科团队诊疗。

【文献评述】

《共识》是国内首次针对 CGA 而编写,对推动 CGA 在国内的开展具有重要的指导意义。《共识》包含以下 5 个特点:①评估对象明确。《共识》把能从 CGA 中获益的日常生活能力受损老年人(虚弱老年人)作为适宜对象,不能从中获益的晚期患者或相对健康的老年人为不适宜对象,使有限的卫生资源得以合理利用。②评估内容较全面。《共识》对老年人日常生活能力、跌倒、营养、认知、焦虑、抑郁、衰弱及肌少症等近 20 个老年综合征评估方法进行了简要介绍。这些都是老年人生命后期面临的主要医疗问题,常牵一发而动全身,严重影响老年人功能状态和生活质量,应及时对其进行评估和干预。③评估场所依据病情而定。《共识》介绍了影响评估的主要因素,如一般老年人可在社区评估,病情复杂者应在医院或养老院评估。《共识》还介绍了不同场所的评估内容侧重点应不同,例如,对住院老年人应针对入院原因、入院前功能状态、疾病对功能的影响等因素进行评估;对养老院老年人应侧重对营养状态、基本生活活动能力及移动平衡能力的评估,而工具性日常生活活动能力并不重要;对社区老年人应重点评估其功能状态、居家安全隐患及社交等方面。④对评估人员有要求。《共识》强调多学科团队应参与各自专业评估、制订防治计划和实施方案、定期随访等。⑤评估后应有管理策略。对存在老年综合征者,《共识》提出多学科团队管理流程,这对临床实践有重要的指导意义。

虽然《共识》的发布有助于临床 CGA 操作越

来越规范,但目前我国 CGA 工作刚起步,形势不容乐观。经过几年的推广与普及工作,除几家国家老年医学中心及部分大型医院 CGA 开展相对较好之外,其他各地尚处于起步阶段。部分从业人员积极性较高,但政策落地困难重重。笔者认为,今后 CGA 技术的大力推广和应用还需要从以下 3 个方面努力:①解决物价问题。CGA 总体成本不高,主要是人力成本,物价问题不解决,开展 CGA 工作几乎不可能。这就需要各地医院积极申报物价,力争早日获批。②建立多学科团队。若老年人病情较复杂,就需要多学科团队会诊,制订综合可行的防治计划,多学科团队不健全将影响防治计划的制订。③提高老年人依从性。CGA 强调对评估所发现的问题必须进行干预和随访,以确保老年人能从中获益,这样才能真正达到 CGA 的目标。目前针对老年综合征的防治计划中,多数为非药物疗法,以生活行为干预为主。

干预老年人生活方式时,老年人往往依从性差,使各项政策的执行较为困难。这就需要加强卫生宣传,提高老年人的依从性。

(王　琼　寰在金)

参 考 文 献

[1] 中华医学会老年医学分会.老年综合评估技术应用中国专家共识.中华老年医学杂志,2017,36(5):471-477.

[2] (澳)约翰·莫塔.全科医学.张泽灵,刘先霞,译.5版.北京:科学技术文献出版社,2019.

[3] 寰在金.老年人综合评估.中华老年医学杂志,2012,31(3):177-181.

[4] 于普林,王建业.加强老年人衰弱综合征的防治研究.中华老年医学杂志,2015,34(12):1281.

[5] Chen XJ,Mao GX,Leng SX. Frailty syndrome:an overview. Clin Interv Aging,2014,9:433-441.

第 2 章

《居家(养护)老年人共病综合评估和防控专家共识》解读

【文献题目】 居家(养护)老年人共病综合评估和防控专家共识

【文献作者】 中国老年保健医学研究会老龄健康服务与标准化分会,《中国老年保健医学》杂志编辑委员会

【文献来源】 中国老年保健医学,2018,16(3):28-31

【文献解读】

◆ 背景介绍

《居家(养护)老年人共病综合评估和防控专家共识》(下文简称《共识》)的发布旨在提高医务人员对老年人共病的识别、综合评估及防控水平,改善共病老年人躯体、功能、心理、社会等问题。医务人员更准确地理解并遵循共识,可以及时对共病老年人进行多项目、多维度的综合评估,制订和实施防控措施,降低老年人共病发生率、死亡率及致残率,提高老年人生存质量和健康期望寿命,对推动健康中国建设具有重要战略意义。

随年龄增长,老年人因组织器官衰老、生理功能减退而易患多种慢性疾病。老年慢性疾病人群普遍存在共病现象,共病已成为威胁人类生存与健康的严重隐患,也是目前全球关注的热点。

全球老年人群共病患病率为 58.1%～72.3%。共病导致老年人多科就诊、过度医疗、多重用药、治疗不连续、死亡风险高及医疗资源消耗增加等现象。老年人共病的评估和防控已成为当前老年医学面临的重大课题之一。但目前对慢性疾病的防控指南多侧重单病种的管理,未涉及居家(养护)老年人共病的综合评估与防控。

受我国国情和传统文化习俗的影响,养老照护机构供不应求,因此,老年共病患者多以居家养护为主。《共识》可用于指导医务人员对患多种慢性疾病居家老年人群的综合评估和长期防控,以改善老年人的功能状态,提高其生活质量。

◆ 文献要点

1. 居家(养护)老年人共病的综合评估
2008 年世界卫生组织基于流行病学与公共卫生学正式将共病(multimorbidity)定义为共存于同一患者体内病理不同、不互相依赖的 2 种或 2 种以上的慢性疾病。共病可表现为 2 种或 2 种以上的躯体疾病共存,可以是躯体疾病和精神心理疾病共存,也可以是躯体疾病和老年综合征共存。伴随全球老龄化进程的加快,共病患病率随增龄而增高,已成为威胁人类生存与健康的严重隐患。共病导致重复检查、过度医疗、多重用药、治疗不连续及医疗资源消耗增加,使医疗决策更加复杂和困难,临床干预效果减弱,导致老年患者生活质量明显下降。

(1)综合评估的目的:居家(养护)老年人共病综合评估是对共病老年人躯体疾病、功能状态、心理健康和社会环境进行多项目、多维度的综合评估,是整合多学科的诊断和处理过程,更全面地综合分析老年问题。通过综合评估可达到以下目的:①及早发现患者潜在的功能缺陷;②明确患者的医疗和护理需求;③制订可行的治疗干预策略;④对患者进行随访,评估干预效果,调整治疗计划和策略;⑤向老年人提供适宜的居家照护环境,安排合理的长期医护服务,制订和实施保护老年人健康和功能状态的综合治疗计划。综合评估的最终目的是改善共病老年人的躯体、功能、心理及社

会等各方面问题,最大限度地提高老年人的功能和生活质量。

(2)综合评估的内容

1)评估共病的模式:慢性疾病之间的关联并非偶然,共病的高度关联性存在一定的分布规律。确定老年共病模式及高发共病组合中显著相关的慢性疾病,有利于预测某些类型疾病的临床风险,有助于疾病归类、制订综合治疗计划、进行预后评估及卫生资源的合理分配,从而使慢性疾病的预防措施更为精准和高效。目前国内外学者识别共病模式的常用方法有疾病计数、比值比、因子分析、关联规则、聚类分析、网络分析等。中国学者研究了 14 种常见慢性疾病,共形成 804 种共病组合模式,通过计算慢性疾病共病的相对风险比(RR)和实际预期比(O/E)来衡量疾病间的相关性。其结果与国外研究结果一致,哮喘、脑卒中、心脏病、糖尿病或血糖升高、血脂异常、与记忆相关疾病、肾脏疾病、肝脏疾病及肺部慢性疾病均属于老年共病的高风险疾病,因此,在综合评估及防控中应对这些慢性疾病引起重点关注。

2)识别需要进行共病综合管理的老年病患者:共病老年人病情较复杂(有多种慢性疾病,有老年综合征,伴不同程度的功能损害及心理、社会问题等),部分患者多种疾病控制理想,并未引起明显的生活质量下降,且有一定恢复潜力。由此来看,应首先通过综合评估来识别可进行共病管理和干预且能获益的脆弱老年人,这些老年人包括:①需要多种治疗或日常活动有困难的老年病患者;②在多种医疗机构寻求治疗的老年病患者;③存在非预期住院合并多种疾病的老年病患者;④常规服用≥10 种处方药,或者常规服用处方药种类<10 种但特定不良反应风险增高的老年病患者;⑤同时患有慢性生理及心理疾病的老年病患者;⑥易疲劳或易跌倒的老年病患者。

3)评估患者意愿:老年共病的评估和管理要体现"以患者为中心"的治疗理念,在充分尊重患者本人及其家属意愿的基础上,权衡共病的治疗风险与潜在获益,同时还需兼顾患者生活状况、自我管理、家庭支持、心理健康、社会问题等。在临床可行性、患者意愿、治疗复杂性、预后等方面与患者进行充分沟通后,可共同制订个体化管理方案。制订方案时应注意以下几点:①当遇到治疗可改善一种状况但会使另一种状况恶化,或者治疗可带来远期获益却有短期伤害,或者使用的多种药物各有利弊且需要权衡时,要参考患者意愿;②确保患者充分了解治疗方案的利弊,考虑治疗和干预的效果及患者对不良反应的接受程度;③使用恰当的方法使患者充分知情并能从诸多结局(如延长生命、减轻疼痛、维持功能等)中进行选择,依据患者优先选择的结局制订治疗方案;④尊重患者知情同意后的决定,并制订最终治疗方案;⑤对于认知功能障碍的患者,需要尊重其直系亲属或健康照护者的意愿来共同制订治疗方案。如果患者的选择不合理,或者可能导致不良预后,不建议患者坚持自己的选择。

2. 居家(养护)老年人共病的防控

(1)识别并控制共病的危险因素:共病的发生与发展受生物医学、心理健康、社会环境、生活行为等多种因素的影响。这些因素可大致归纳为两类:一类是生活方式,如吸烟、肥胖、活动量少、文化水平低及贫困等,不健康生活方式的逐步积累会增加共病的可能性;另一类是临床因素,如高脂血症、高血压等多种慢性疾病。只有识别和认识共病多层面的危险因素,尽早进行预防和干预,才能做好居家(养护)老年人共病的防控。

(2)共病多重用药的原则:共病老年人因患多种疾病,常辗转于多个专科就诊,接受多种诊疗方案,治疗药物亦多为数种药物的简单叠加,常同时服用 5 种以上药物,包括处方药、非处方药、中成药、保健品等。伴随增龄,老年人各脏器结构和功能逐渐衰退,药代学、药效学也发生相应改变,同时服用多种药物会显著增加药物间相互作用,导致不良反应的发生,引起"处方瀑布",从而影响患者的治疗依从性,延长其住院时间,增加不良预后的发生。因此,共病老年患者多重用药时应遵循以下原则:①以患者为中心,优先解决患者所关注的、对其健康和生活质量有重大影响的问题,选择获益最大、损害最小且可以改善患者生活质量的药物方案;②优先考虑非药物治疗方式,如戒烟、改变饮食习惯、运动锻炼、物理治疗、心理治疗等;③避免不合理用药及药物滥用,可参考美国老年医学会 2012 年发布的《老年人潜在不适当用药标准(修订版)》、老年人不恰当处方工具、老年人潜在不恰当处方筛选工具、中国老年人潜在不适当用药目录等,在用药时进行适当的"减法";④加强药物不良反应的监测和辨别,减少药物不良反应对老年共病患者的身体影响,以免造成医源性损害;⑤用药前预先评估患者的预期寿命,如老年人不足以从干预用药措施中获益,应避免使用这些干预用药;⑥患者用药情况会随病情变化而不断改变,应长期、全程监控,定期再评估,治疗终止后还要随访观察获益或有害的结果;⑦考虑到社会不同层面的影响,要全面评估老年共病患者的年龄、经济条件、受教育程度、具体病情及依从性等特点,制订合理用药方案。

(3)建立与共病相关的全科、多学科整合模式:老年共病患者多病共存,不适宜单病种专科诊疗模式。目前的多学科会诊医师只是被动参与,尚缺乏团队配合和有效评估,因此,需要建立以老年科医师、临床药师、营养师、康复理疗师、老年护师、社会工作者、患者本人及其家属组成的多学科整合团队,才能更准确地对患者进行综合评估,有效解决老年共病患者存在的复杂临床问题。多学科团队最早由美国约翰·哈特福德基金会于20世纪90年代发起,经过临床不断实践和完善,已逐步形成"以患者为中心"的老年医学整体治疗理念。多学科整合模式可明显提高医疗质量,增强治疗效果,降低医疗费用,减少不适当用药,有效控制和减少老年共病的发生。

(4)居家(养护)治疗的连续性:老年共病患者因患多种慢性疾病,常往返于多个专科就诊,包括不同医疗机构的数个门诊、病房及急诊,这样易导致治疗不连续,出现过度检查、多重用药、重复治疗及治疗过程中出现冲突、不衔接等情况,造成医疗资源浪费和医源性伤害。另外,慢性疾病多迁延不愈且病程较长,在共病的不同阶段,患者有不同的需求,因此,需要长期、持续性的健康干预并定期追踪随访和评估效果,及时调整干预方案。在共病的防控过程中,需做到以下4个方面:①医疗机构或社区卫生服务中心需建立完整、规范的老年共病患者疾病档案,实行家庭医师、社区及医院联动机制,分级诊疗是实现对患者连续性健康管理的重要保障;②为居家(养护)老年人提供医疗干预措施时要着眼于患者的长期健康需求;③为居家(养护)老年人提供综合性服务,包括治疗性、康复性和支持性保健服务;④建立随访制度,居家(养护)老年人可定期或根据实际情况到相应的医疗机构重新评估共病状况,医师根据情况变化做出治疗上的调整,并完整记录调整的原因、过程及监测指标。

【文献评述】

老年人在因增龄引起器官老化与功能衰退的基础上常合并多种慢性疾病、老年综合征及不同程度的功能障碍,还会出现复杂的心理和社会问题。诊疗中的重复检查、过度医疗、多重用药、治疗不连续、医疗资源消耗增加等情况会导致医疗决策更加复杂和困难。目前对慢性疾病的防控多侧重单病种的管理,还未涉及老年慢性疾病共病患者的综合评估和干预。在参考国内外研究证据的基础上,国内学者制定了《共识》,提出老年共病的概念、综合评估、危险因素、药物治疗、多学科团队干预、长期连续的防控措施,为更好地综合管理居家(养护)老年共病患者制定了规范。

因国情不同,在使用《共识》时不可生搬硬套、盲目借鉴,需根据我国医疗服务体系特点,建立适合我国共病老年人的综合评估和防控模式。笔者认为该模式应涉及政府、医疗机构、社区及患者4个参与主体,应分别从生物、心理、社会环境和生活行为4个方面协同管理。首先,应通过行政行为强化老年人共病管理,建立防控干预和评估体系;其次,应制定共病老年人防治临床指南,规范临床诊疗路径,应用多学科整合模式管理老年共病患者;再次,应将老年共病防控纳入社区慢性疾病管理系统中,为老年人提供长期、持续的综合健康管理服务;最后,老年人在自我管理共病危险因素的同时,要获得家庭支持。希望通过全方位、多环节的综合管理,可以提高医务人员对我国居家(养护)老年人共病的识别、评估、预防及治疗水平。

(乔成栋)

参 考 文 献

[1]　中国老年保健医学研究会老龄健康服务与标准化分会,《中国老年保健医学》杂志编辑委员会.居家(养护)老年人共病综合评估和防控专家共识.中国老年保健医学,2018,16(3):28-31.

[2]　World Health Organization. The World Health Re-

port 2008-primary health cared(now more than ever). New York:The World Health Report,2008.

[3] Nobili A,Garattini S,Mannucci PM. Multiple diseases and polypharmacy in the elderly: challenges for the internist of the third millennium. J Comorb, 2011,1:28-44.

[4] Xu XL,Mishra GD,Jones M. Mapping the global research landscape and knowledge gaps on multimorbidity: a bibliometric study. J Glob Health,2017,7 (1): 010414.

[5] Sartorius, N. Comorbidity of mental and physical disorders: a key problem for medicine in the 21st century. Acta Psychiatr Scand, 2018, 137 (5): 369-370.

[6] Tinetti ME,Mcavay GJ,Chang SS,et al. Contribution of multiple chronic conditions to universal health outcomes. J Am Geriatrics Soc,2011,59(9): 1686-1691.

[7] 张冉,路云,张闪闪,等. 中国老年人慢性病共病患病模式及疾病相关性分析. 中国公共卫生,2019,35 (8):1003-1005.

[8] Van den BusscheH,Koller D,Kolonko T,et al. Which chronic diseases and diseases combinations are specific to multmorbidity in the elderly ? Results of a claims data based cross-sectional study in Germany. BMC Public Health,2011,11:101.

[9] Nagel G,Peter R,Braig S,et al. The impact of education on risk factors and the occurrence of multimorbidity in the EPIC-Heidelberg cohort. BMC Public Health,2008,8:384.

[10] Wikström K,Lindström J,Harald K,et al. Clinical and lifestyle-related risk factors for incident multimorbidity: 10-year follow-up of Finnish population-based cohorts 1982-2012. Eur J Intern Med,2015,26 (3): 211-216.

[11] American Geriatrics Society 2012 Beers Criteria Update Expert Panel. American Geriatrics Society updated Beers Criteria for potentiallyinappropriate medication use in older adults. J Am Geriatr Soc, 2012,60 (4): 616-631.

[12] 谭潇,于普林. 老年医学团队工作. 中华老年医学杂志,2015,34(7):706-708.

[13] Wieland D,Boland R,Baskins J,et al. Five-vear survival ina Program of all-inclusive Care for elderly Compared withalternative institutional and Home and Community-basedCare. J Gerontol A Biol Sci Med Sci,2010,65(7):721-726.

第 3 章

《居家(养护)老年人身体健康评估服务标准(草案)》解读

【文献题目】 居家(养护)老年人身体健康评估服务标准(草案)

【文献作者】 中国老年保健医学研究会老龄健康服务与标准化分会,《中国老年保健医学》杂志编辑委员会

【文献来源】 中国老年保健医学,2018,16 (3):25-27

【文献解读】

◆ 背景介绍

2013 年中华医学会老年医学分会第三次修订了《中国健康老年人标准》,既考虑到老年相关疾病对健康状态的影响,也关注到躯体健康、认知功能、精神心理、自我评价、社会参与度等多维度评价指标。世界卫生组织指出老年人健康最好的测量指标是功能,机体功能的内在能力可能比病理改变程度能更好地衡量老年人对健康照护的需求量。

2020 年我国 60 岁以上人口已达 2.64 亿(18.7%)。目前我国养老模式是"9073",即 90% 老年人居家自我照护,7% 老年人享受社区照护,3% 老年人享受机构养老服务,养老模式以居家(社区)为主。建立符合我国国情和文化的老年人健康评估标准,是提高老年人生活质量和内在能力的重要前提。

国内老年医学事业发展不平衡,许多地区基层卫生保健机构对老年健康相关多维度评估的普及和认知仍然有限,相关专业人员不足,这就给居家(养护)老年人健康评估的具体实施带来很大困难,老年人健康评估及综合管理面临严峻挑战。

《居家(养护)老年人身体健康评估服务标准(草案)》(下文简称《标准》)旨在通过评估居家养护老年人的健康状况,促进全方位健康指导及诊疗计划的实施,规范照护方案,从而实现分层个体化的精准服务,改善老年人生活质量。《标准》适用人群为居家(包括社区)养老的人群及其照护者。

◆ 文献要点

1. 评估内容及工具

(1)老年人的健康评估应为多学科整合评估,评估人员包含社区医师(全科医师)、专科医师、护士、康复师、营养师、心理医师(心理咨询师)、社会工作者、养老护理员、护工、老年人及其家属等。评估内容包括生理健康、营养健康、心理健康、认知功能、日常生活活动(activities of daily living, ADL)能力、环境适应能力、社会经济地位等方面。

(2)2013 年《中国健康老年人标准》指出了健康老年人的标准:重要脏器的增龄性改变未导致功能异常;无重大疾病;相关高危因素控制在与其年龄相适应的达标范围内;具有一定的抗病能力。评估方法主要是健康体检,分自测问卷、体格检查、实验室检查、辅助检查 4 个部分,通常由社区医师(全科医师)、专科医师、护士解读评估结果。需要注意的是,此标准所阐述的相关高危因素指心脑血管疾病等慢性疾病相关危险因素,主要有超重、肥胖、吸烟、高血压、糖尿病、血脂紊乱等。健康老年人应保持健康的生活方式,如戒烟戒酒、低盐饮食、正常活动等,并将血压控制在正常范围,如血压＜140/90 mmHg(单纯收缩压增高的高龄老年人收缩压可控制在＜150 mmHg,以避免舒张压过低)。

此外,糖化血红蛋白控制在 5.0%～6.5%(血糖正常者)或 6.0%～7.0%(糖尿病且无慢性并发症者),胆固醇控制在 3.1～6.2 mmol/L,低密度脂蛋白胆固醇控制在 1.8～3.9mmol/L,高密度脂蛋白胆固醇＞1.0 mmol/L,甘油三酯控制在 0.8～2.3 mmol/L。以上健康体检结果若未提示心、脑、肝、肾等重要器官功能异常,视力、听力基本正常,手、足功能基本正常,则考虑躯体健康良好。

(3)营养健康状态评估通常由营养师来完成,体重指数(body mass index,BMI)和微型营养评估(mini nutritional assessment,MNA)是主要评估工具。BMI 被公认为是反映蛋白质、营养不良及肥胖的可靠指标,计算公式为 BMI ＝ 体重(kg)/[身高(m)]^2,20～25 kg/m^2 提示营养状况良好。MNA 简版(总分 14 分)主要用于营养风险筛查,总分≥12 分为正常,总分＜12 分提示存在营养不良风险(8～12 分)和营养不良(＜7 分),此时需要进一步行营养评估。可以使用 MNA 完整版作为进一步评估的工具,总分≥24 分表明营养状况良好。

(4)老年人心理健康的表现是处事乐观积极、自我满意或自我评价好。抑郁和焦虑是老年人常见的情绪问题,尤其多见于患多种慢性疾病、功能残障、经历丧亲之痛及社会角色转变的老年人群。建议 60 岁以上的老年人定期进行抑郁筛查。简化版老年抑郁量表包含 15 项是非题,可自评或评估者口头提问,通常由心理医师(心理咨询师)操作,5 min 即可完成,简单快捷。根据评分结果可将老年人分为心理健康、轻度抑郁和重度抑郁 3 个层次进行管理。

(5)认知功能(包括感知、思维、注意、智能、自知能力等)减退是老年人常见和重要的致残原因。通常由神经内科医师或心理医师操作,评估工具包括简易精神状态检查(mini-mental state examination,MMSE)和简易智力状态评估量表(mini cognitive testing,Mini-Cog)。MMSE 评估范围涵盖定向力、注意力、计算力、即刻及短期记忆、语言及听从简单口头/书面指令的能力,满分为 30 分,≤23 分可诊断为痴呆,其敏感性及特异性较高,但易受年龄、教育程度等因素影响。Mini-Cog 操作简单,且不需要辅助器具,不受文化程度影响,更适合认知功能的筛查。

(6)日常生活活动(ADL)能力是指老年人基本生活所需的能力,特别是老年人独立在家时具备的维持基本生活所需的自我照顾能力。ADL 量表由神经内科医师、护士、养老护理员、护工、老年人及其家属等来完成。初筛问题为:"您是否可以自己洗澡?"若老年人回答为否定,则使用 Barthel 日常生活功能量表(Barthel 指数)进行评估,满分为 100 分,60 分以上为生活基本自理,40～60 分为中度功能障碍,20～40 分为重度功能障碍,20 分以下为完全依赖。ADL 完全无依赖的老年人,可进一步行工具性日常生活活动(instrumental activities of daily living,IADL)能力评估,初筛问题为:"您是否需要别人帮忙购物和理财?"若得到肯定回答,则采用 Lawton 量表进一步评估,内容为独立生活于社区需具备的能力,如做饭、打电话、服药、处理财务、使用交通工具(旅行)、购物、洗衣、做家务等,每项 1 分,总分越高表示老年人越独立。对老年女性而言,上述 8 项均需评估(总计 8 分);老年男性可不评估做饭、洗衣和做家务 3 项(总计 5 分)。

(7)环境适应力主要指老年人适应环境(家庭、机构、社区)及与其他人员(家庭成员、养老护理员、医师、护士、邻居等)相处的能力。评估内容包括居家环境、家庭功能和社会支持 3 项,主要由社会工作者、养老护理员、护工、老年人及其家属等进行评估。评估居家环境可以采用 25 个条目的家庭跌倒事故筛查工具,如果所有答案均为"否",表示居室环境安全。家庭功能包括家庭成员基本资料、家庭类型与结构、家庭成员的关系、家庭功能与资源及家庭压力等,常用涵盖适应度(adaptation,简称"A")、合作度(partnership,简称"P")、成长度(growth,简称"G")、情感度(affection,简称"A")和亲密度(resolve,简称"R")的 APGAR 家庭功能量表评估,7 分以上为正常。社会关系和社会支持采用 10 个条目的社会支持评定量表进行评估,总分＜20 分提示社会支持较少,总分 20～30 分提示社会支持一般,总分 30～40 分提示社会支持较好。社会功能和居住环境的评估内容主要是经济基础、家庭成员等社会支持系统,以明确可以照顾和支持患者的人员,了解照护者的心理和经济负担情况。良好的社会支持系统能增强老年人的适应和应对能力。

（8）社会经济地位是一个综合反映个人或群体社会地位的指标，通常用教育、职业、收入及居住地区等来衡量，一般由社会工作者、老年人及其家属进行评估。要促进老年人的健康公平，政府需要建立和完善老年人医疗保障和医疗救助政策，在卫生资源的配置上，应向农村和西部地区倾斜，缩小地区间差距，促进老年人的健康公平，实现健康老龄化。

2. 评估流程

（1）健康状态稳定及机体功能正常老年人的评估流程：老年人是慢性疾病高发群体，疾病稳定和机体功能正常标志老年人健康状态良好。定期健康体检能够早期识别疾病相关危险因素并进行有效防治，进而可减轻疾病发展，反之可导致病情恶化和机体功能下降。无重要器官疾病的亚健康状态或疾病控制较好的慢性期老年人，多选择居家养护或在基层社区接受照护，由社区医师（全科医师）等基层保健人员来完成老年人营养、心理、精神、认知、ADL 能力、环境适应力及社会经济地位等方面的综合评估。针对老年人的评估工具应简便易行，多采用问卷形式，便于社区医师（全科医师）等基层保健人员掌握老年人的基本情况。《标准》指出应建立健康档案，对老年人定期随访，不断调整和优化居家老年人的健康服务管理。

（2）健康状态恶化及机体功能下降老年人的评估流程：健康状况恶化的老年人包括体格检查中发现新的功能障碍或可能造成健康状况恶化的共病老年人，以及有新增症状或病情加重及实验室检查异常的老年人，这些老年人应就诊于二级及以上医院门急诊。医院除救治急性疾病老年人外，还应对老年人进行上述功能评估。《标准》建议严重疾病或功能障碍逐渐加重的老年人就诊于老年医学科，从而可以获得多学科团队全面系统的老年评估及管理，最大限度地恢复功能。病情缓解的老年人可根据功能障碍程度选择回归社区或入住公共健康卫生系统养老机构。

【文献评述】

《标准》详细解析了对居家（养护）老年人的评估内容、评估工具及评估方法，特别强调了评估人员的职责，将老年健康评估进一步系统化、规范化及标准化，为居家（养护）老年人身体健康的有效服务提供了基本保障。

对于健康状况稳定的老年人，应强调内在能力的锻炼，加强对老年人环境适应力和社会经济地位的评估。研究发现，社会经济地位对老年人各项健康指标具有显著正向影响，体育锻炼、合理饮食、居住环境、医疗服务可及性、社区服务丰富性、生活满意度、社会参与度等变量在社会经济地位与老年人健康水平的关系中存在积极效应，同时也与老年人生活质量的提高密切相关。对于健康状态及功能较差的老年人，应充分发挥二级及以上综合医院老年医学科的作用，及时针对急症老年人进行医疗救治，最大限度地维持和恢复老年患者的功能状态很有必要。同时，老年医学科应通过医院与社区和养老机构建立固定联系，进行定期远程会诊、联网培训，并与基层双向转诊，实现老年患者治疗管理的延续性及全程化照护。

我国医疗卫生体系和养老保障服务体系面临着老龄化的巨大挑战，《"健康中国 2030"规划纲要》提出，大力提高老年健康服务水平、完善配套养老保障服务、改善老年人健康状况，是科学有效应对老龄化的关键。实现"健康老龄化"应是相关从业者共同努力的目标。

（白小涓　韩璐璐）

参 考 文 献

中国老年保健医学研究会老龄健康服务与标准化分会，《中国老年保健医学》杂志编辑委员会.居家（养护）老年人身体健康评估服务标准（草案）.中国老年保健医学，2018,16(3):25-27.

第4章

《居家(养护)失智老人评估、康复和照护专家建议》解读

【文献题目】 居家(养护)失智老人评估、康复和照护专家建议

【文献作者】 中国老年保健医学研究会老龄健康服务与标准化分会,《中国老年保健医学》杂志编辑委员会

【文献来源】 中国老年保健医学,2018,16(3):34-39

【文献解读】

◆ **背景介绍**

2020年第七次全国人口普查数据显示,我国60岁及以上人口为2.64亿,占18.7%,与2010年相比,上升5.44个百分点,人口老龄化程度进一步加重。年龄可作为失智症发病的重要独立危险因素,年龄越大,患失智症的风险越高,对晚期认知障碍的影响也越大。据世界卫生组织统计数据显示,截至2019年,全球约有5000万失智症患者,预计到2050年会增加至1.52亿。目前,我国失智老人已超过1000万,约占老年人口总数的5%,短时间内已成为全球增速最快、数量最多的国家,占全球失智老人总数的20%。

目前我国的养老模式是"9073",即90%老年人选择居家自我照护。而失智老人中约94%在家中接受照护,其照护者主要是家庭成员、保姆等,这些人员往往缺乏专业的照护知识。因宣传及学习途径有限,公众对失智老人的认识还不足,另外,我国目前仍缺乏对居家(养护)失智老人的评估、管理、照护及康复的建议或指南性文件。在此背景下,《居家(养护)失智老人评估、康复和照护专家建议》(下文简称《建议》)发布,可为居家照护者对失智老人的照护提供参考和借鉴。《建议》

的适用人群为居家(养护)的轻中度失智老人和从事失智老人照护的家庭照护者及专业照护者。

◆ **文献要点**

《建议》包括7个部分:失智症的概念、分类及主要特点;失智老人居家养护的重点问题与对策;失智老人居家养护要点;居家环境改造及照护辅助器具;居家认知功能维持与训练;痴呆的行为精神症状(behavioral and psychological symptom of dementia,BPSD)照护;失智居家老人常用安全监测智能辅助器具与健康大数据的应用。下文对《建议》的重点内容进行解读。

1. 失智症的概念、分类及主要特点

(1)老年失智症:指老年人认知领域中的记忆力、注意力、语言、执行力、推理、计算力、定向力等功能中的一项或多项受损和/或伴精神行为症状,导致老年人日常生活能力下降,不同程度影响老年人的社会功能和生活质量,严重时可由于各种并发症导致老年人死亡的一组疾病。

(2)分类:《建议》按病因对失智症进行分类,其中以阿尔茨海默病最常见,占30%~50%。

(3)主要特点:隐匿发病、进展缓慢,根据病因或大脑损害部位的不同,可累及记忆力、语言、注意力、执行力、视空间、信息处理速度等对应领域,进而导致相应的临床表现,如记忆力下降、注意力不集中、语言能力受损、定向力障碍、精神行为症状等。

2. 失智老人居家养护的重点问题与对策

《建议》从医疗、照护、社区3个方面概括了失智老人居家养护存在的问题及应对策略。

(1)医疗方面的建议:对居家养护的失智老人

进行标准医学评估,在失智老人首次就诊时建立全面翔实的认知档案,作为基线水平留档;对居家养护老年人应建立由政府支持的随访管理体系,从而为失智老年人进行连续的随访管理。失智症是一种进行性功能逐渐衰退的疾病。研究证实,年龄、性别、生活方式及其他疾病等都是失智症的危险因素,随着年龄增长,衰老导致器官和系统功能下降,合并多种慢性疾病又会加快失智症的进程。因此,对失智老人随访管理,可以早期识别失智老人的变化,改变照护策略,提高失智老人的生活质量,延缓其疾病进程。

(2)照护方面的建议:《建议》指出,目前在失智老人照护方面还存在很多问题。这些问题主要包括以下 3 个方面:①供需矛盾大,即失智老人多,而专业照护人员严重不足;②由于失智老人疾病较严重和复杂,导致照护者负担繁重,长期承受着心理、生理、社交及经济等压力;③居家照护者往往没有经过专业培训,对失智老人的精神行为症状不理解,甚至存在耻辱感。针对照护者存在的这些问题,《建议》提出应认真调研照护者的主要问题,并借鉴国外经验研究的相应对策,如:①将失智照护列入慢性疾病扶持项目,扩大医保报销范围;②在社区建立照护者社会支持体系;③为家庭照护者提供专业培训,扩大宣教力度与范围。

(3)社区方面的建议:根据我国当前形势,亟须建立以社区为平台的模式,依靠社区提供服务支撑,积极开展对失智老人家庭、照护者及社会等方面的评估,为公共卫生政策制定者提供依据。家庭评估内容主要包括环境、经济、家庭成员、生活方式及健康观念等;对照护者的评估可以使用量表从照护者负担、紧张指数、满意度等方面进行评估;社会评估内容主要包括老年人社会支持评估、老年歧视或受虐评估、老年人文化差异评估及老年孤独评估等。

3. 失智老人居家养护要点　《建议》对居家养护原则及失智老人日常照护进行了概括。随着病情进展,失智老人的生活能力呈进行性下降,需要长期照护,而《建议》的内容可为照护者提供借鉴与参考。

(1)居家养护原则:①尊重并鼓励老年人,承认老年人的价值;②帮助失智老人维持自理能力,

延缓疾病进展;③重视随访管理。照护过程中应坚持"以人为本"的照护理念。

(2)失智老人日常照护:①《建议》推荐使用失智老人照护问题评估单,并根据评估单向失智老人提供照护服务,主要包括个人料理评估(如吃饭、穿衣、个人卫生等)、家庭业余活动爱好评估(如文化程度、个人爱好等)、社会事务评估(如工作、购物、社交等)、精神行为症状评估(如幻觉、激惹行为等)。②《建议》指出居家养护的失智老人在条件允许的情况下可以进行体育锻炼,参与家庭日常活动及怀旧活动(如观看老电影、老照片等),通过增加多感官刺激和认知刺激的活动达到增强失智老人体质、维护其社会功能、改善其认知功能的目的。③为失智老人提供稳定、熟悉、安全的生活环境。④做好失智老人日常活动风险防范。失智老人由于自理能力及活动能力逐渐丧失,常存在吞咽功能障碍、自伤、走失、跌倒等风险,因此,需要加强相关的风险防范。

4. 居家环境改造及照护辅助器具　《建议》指出应对失智老人居家环境进行适老化改造并添加智能辅助器具。失智老人的认知功能进行性下降,常用的生活用具已不再适合,而适老化改造及智能辅助器具的使用应尽可能让失智老人参与日常活动,提高其生活自理能力。

5. 居家认知功能维持与训练　通过认知功能维持与训练,尽可能延缓失智老人认知功能恶化趋势,维持或部分恢复其受损的认知功能,使失智老人尽可能利用残存的认知功能达到更高的日常生活能力和社会交往能力,从而提高其生活质量。

(1)失智症非药物疗法:《建议》指出失智症非药物治疗主要包括认知行为疗法、情感治疗(回想疗法、确认疗法和现实定位)、认知训练或认知康复、认知刺激疗法等。目前失智症尚无特效治疗药物,非药物疗法是失智症的重要干预策略。

(2)认知功能维持与训练原则:《建议》指出认知功能训练应遵循"以人为中心"以及与失智老人建立和谐信赖关系的原则。

(3)认知训练方法:《建议》推荐失智老人根据中国老年医学学会认知障碍分会编写的《中国认知障碍患者照料管理专家共识》进行训练,包括记

忆力训练、定向力训练、语言交流能力训练、视空间与执行能力训练、计算能力训练等。

6. 痴呆的行为精神症状(BPSD)照护 《建议》从 BPSD 照护原则、BPSD 识别与评估、BPSD 非药物治疗、使用改善认知抗精神药物的注意事项 4 个方面对 BPSD 的照护进行概括。BPSD 主要表现为妄想、幻觉、焦虑、淡漠、抑郁、烦躁、欣快、激越、攻击、易激惹等,这些症状都是照护者面临的巨大挑战,《建议》为居家照护者的 BPSD 照护提供了参考。

(1)BPSD 照护原则:①专业照护与家庭照护结合;②"以人为中心"的个性化照护方法;③定期评估效果,持续改进;④首选非药物照护干预;⑤保护老年人安全,隔离危险品。

(2)BPSD 的识别与评估:《建议》推荐采用神经精神问卷、老年抑郁量表等评估工具。识别与评估是缓解 BPSD 症状的前提,要详细记录 BPSD 症状出现的诱发因素。《2018 中国痴呆与认知障碍诊治指南》中也指出,对 BPSD 症状的应对措施应以预防和改善失智症的危险因素开始。

(3)BPSD 的非药物治疗:《建议》指出非药物治疗需要照护者具有很强的人文关怀能力,强调尊重、鼓励、眼神交流、肢体接触、平等对待等。更为重要的是,照护者需要具备"侦探"能力,能及时发现 BPSD 的诱因。

(4)使用改善认知及抗精神病药物的注意事项:《建议》指出使用药物过程中应及时识别药物不良反应,并根据医嘱调整用药方式。失智老人因病因、症状、个人情况等差异,使用的药物不同,药物不良反应也不同。此外,居家照护者中近 70%缺乏专业的照护培训,因此,对药物不良反应的识别是照护者进行失智照护的重要挑战。《建议》列举了常用药物的不良反应及其表现,但居家照护者在实际应用时还需要接受相应的培训。

7. 常用安全监测智能辅助器具与健康大数据的应用 我国老年人口基数大,社会养老负担重,将物联网、互联网和大数据应用于失智老人的日常护理与健康监测中,可以实现各环节的数字化和标准化,同时具有实时性和高效性,可显著降低人力成本和时间成本,是未来解决失智老人康养问题的重要辅助手段。

【文献评述】

老龄化造成全球失智老人急剧增加,严重影响老年人生活质量。失智老人往往兼具失智和失能,需要专人全程照护 5~10 年甚至更长时间。以失智老人居家为主的康复与照护势在必行,专业的照护能延缓失智老人疾病进程、维持和促进其身体功能,因此,采用最佳证据制订以居家养护为主的对策,对提高失智老人生活质量、促进家庭和社会和谐具有重要意义。《建议》梳理了失智老人居家养护的重点问题与对策、居家养护的要点、居家认知功能维持与训练、失智老人 BPSD 居家照护、适老化居家环境改造及安全监测智能辅助器具与健康大数据的应用,特别提出了失智老人居家照护的先进理念和七大具体措施,为居家养护的失智老人及其家庭照护者提供了详细、可操作的指导。目前还缺乏失智老人居家照护计划的制定原则、共病管理、多学科团队支撑等内容,而且《建议》主要源于文献研究和经验总结,尚缺乏最佳证据支持,因此,《建议》制定工作组还需要按照临床指南和规范对《建议》的内容不断完善,并动态修订与补充,以适应失智老人居家照护的需求。我国失智老人居家评估、康复与照护尚处于初级阶段,《建议》无疑为提升目前居家失智老人照护者的照护理念和能力提供了指导,以达到改善居家失智老人健康状态和生活质量的目的。

(胡秀英 郭 玲 刘 丽)

参 考 文 献

中国老年保健医学研究会老龄健康服务与标准化分会,《中国老年保健医学》杂志编辑委员会.居家(养护)失智老人评估、康复和照护专家建议.中国老年保健医学,2018,16(3):34-39.

第 5 章

《老年健康生活环境的宜居(适老)性评估标准(草案)》解读

【文献题目】 老年健康生活环境的宜居(适老)性评估标准(草案)

【文献作者】 国家老年医学中心,国家卫生健康委北京老年医学研究所,北京医院,等

【文献来源】 中国老年保健医学,2018,16(5):12-18

【文献解读】

◆ 背景介绍

老年健康与宜居的生活环境密切相关。大量研究证据表明,不适老的生活环境可导致老年人出现一系列健康问题(如感染、压疮、跌倒等意外伤害,以及生活能力下降、心理障碍等),不仅严重影响老年人健康,甚至可危及老年人生命。目前我国的现状:①老年宜居环境水平低下。我国老年人居住环境适老化程度低,安全性问题较突出。老年人的住房内普遍缺乏必要的适老设计,导致活动不便且易发生意外伤害;户外环境适老性差,没有电梯及无障碍通道,道路不平整,交通混乱,活动及休息设施匮乏;社区养老服务设施配套不足,养老服务能力薄弱。②老年宜居环境建设相关标准、政策不完善。因此,用于评估和指导老年宜居环境建设的相关标准和规范亟待制定,公共政策支持体系尚待完善。

为此,国家老年医学中心等单位于2018年制定了《老年健康生活环境的宜居(适老)性评估标准(草案)》(以下简称《标准》),旨在科学规范老年宜居环境建设,通过标准化老年宜居生活环境的评估方法,规范老年宜居环境建设实践,进而提升老年人健康状况与生活质量,增强老年人幸福感和获得感,有效应对人口老龄化。《标准》主要适用三类人群:一是老年健康服务从业者;二是建筑装修专业人员;三是居家、社区及养老机构的老年人。

◆ 文献要点

《标准》共分三部分:第一部分提出了老年人生活环境的基本评估方法,这是《标准》制定的基本思路和主要理念;第二部分明确提出了适老化环境与健康评估的适用标准,这部分是《标准》的完整呈现;第三部分提出了评估老年人生活环境后进行适老化环境改造的规范,这是《标准》在老年健康生活环境评估中的实际应用。

1. 老年人生活环境的基本评估方法

(1)《标准》强调评估养老/适老化生活环境的要点是以人为本:"以人为本"就是以人的生命健康为本。评估养老/适老化生活环境的核心要素有两点:一是能否预防事故和疾病,能否防止老年人精神和身体功能恶化;二是能否增强老年人的独立生活能力。

(2)《标准》认为养老/适老化环境评估的关键是健康需求评估:一是视觉需求(如照度、色彩等);二是听觉需求(如降低噪声等);三是身体平衡需求(如设立扶手、地面防滑、少坡道、少阶梯、设立桌椅和康复器械等);四是心智需求(如满足心理快乐等);五是营养运动需求(如平衡膳食、适度运动等);六是急救需求(如对急救人员、药品、器具、车辆、呼叫器、联系急救中心等的需求);七是医疗保障需求(如专业诊室以及慢性疾病、共病、多重用药管理等);八是临终需求(如对舒缓医疗、长期照护适用设备等的需求)。

(3)《标准》提出了适老化生活环境与健康评

估内容的相关因素:一是物理环境,如建筑设计的路面、照明、死角、阶梯、厅堂等处的安全因素(要做到防跌倒、防身体伤害等),包括通风、加热、阳光、声音、颜色等诸多元素;二是人文环境,如社区社交,包括家庭成员之间的关系及邻里关系;三是文化氛围,如保持乐观的生活方式和正向的思维方式,注重老年人的心理因素(兴趣、舒适性、习惯性等);四是适老设施,如是否设立便利的老年人支持设施等。

(4)《标准》规定了适老化环境与健康评估的基本流程:总体来讲就是从健康角度出发对老年人生活环境进行评估、改造、再评估。具体包括以下 7 个步骤:①老年个体的综合评估;②获取老年人健康需求;③老年人居住环境标准化评估;④通过评分确定是否与健康需求相符;⑤拟定个性化适老生活环境的管理方案;⑥按标准化规范改善/改造为宜居生活环境;⑦老年人居住后,综合评估其生活独立性、适用性、安全性、满意度,以及健康问题是否有所改善等。

2. 适老化环境与健康评估的标准

(1)适用范围:在老年人的居家环境、公共环境、机构环境(如养老院、医院等)等的设计上不仅要适老,还要有适幼、适残障人士的全龄化思路,应符合适老化环境与健康的基本要求。

(2)总则:一是空间布局体现安全性;二是设备与设施考虑适用性;三是制定老年个体居住环境与健康需求相差的评分等级(待定)。

(3)具体细则:《标准》将老年人最常接触的生活环境划分为 3 类,包括居家环境(如卧室、门厅、卫生间、厨房等)、社区和公共户外环境(如电梯、楼梯、楼道、单元门,以及商场、电影院、公园、公共卫生间等)及机构环境(如医院和养老机构的居住空间、活动室、卫生间、走廊等)。通过设施的可移动性又可将上述环境中的设施分为不可移动的建筑硬件和可移动的家居硬件。另外,《标准》从安全性(防跌倒、防意外伤害)、适用性等方面对评估细则进行了说明。总体来说,《标准》着重强调评估时应注意以下 4 个方面。

1)防跌倒、外伤等意外:地面要防滑、防绊,地面台阶要防跌倒,要有适宜的照明(如提高照明度标准、卧室设置夜灯、户外设置路灯等),家具要有圆角设计,配备相应的辅具(如卧室伸手可及范围

内有可撑持的家具,在门厅、卫生间、走廊等易跌倒地点设置扶手,卫生间安置淋浴凳,厨房灶具设置报警功能等)。

2)适用性辅助器具的配置:电梯按钮操作盘高度要适合乘轮椅者使用,应在户外设置座椅(间隔 30～50 m)、指示牌、垃圾桶等。

3)无障碍通道设计:室内动线流畅,方便通过;电梯、楼道适合轮椅及担架通过。

4)机构环境的多用途、多功能设计:机构环境要满足老年人疗养、生活需求,突出多功能性(例如,走廊空间是老年人使用率较高的公共区域,可同时体现通行、疏散、休憩、停留、交往、聊天等综合功能),同时应配备相关辅具,方便医疗和照护人员操作。

3. 评估老年人生活环境后进行适老化环境改造的规范 老年人适老化生活环境的改造有两大目标,一是安全性,核心要维护老年人健康和预防疾病;二是适用性,关键要兼顾老年人与照护者的使用要求。

(1)《标准》强调适老宜居空间的基础保障是无障碍与通用设计理念

1)无障碍理念:旨在消除社会上针对老年人、孕妇、残疾人和儿童,在不同程度上存在的物理、制度、信息及意识上的 4 种类型障碍,强调平等地参与社会活动是所有人都应拥有的权利。为了实现此项权利,需要消除那些通过利用社会资源对特定人群造成不便的障碍,无障碍化就是解决这些问题的手段,也是社会文明程度的衡量标志。

2)通用设计理念:"面向所有的人,无论年龄与能力,不通过(大规模)改造,不使用特殊的东西,最大限度地缔造出便于使用的产品和环境设计"。该理念涵盖了 7 大原则:①公平使用;②灵活使用;③简单直观;④易于获取信息并使用;⑤容错能力强;⑥高效而舒适;⑦使用途径及使用方法广泛。

无障碍理念与通用设计理念相辅相成,构成了评估老年人生活环境后进行适老化环境改造的基本原则。

(2)《标准》提出对适老宜居生活所需支援用品的帮助与支撑:老龄社会追求的目标是打造一个不分年龄、能力、体格、残障,而且能让所有人都能便利生活的社会。身体功能衰退的老年人及残

疾人在日常生活中所面临的障碍需要通过使用合适的支援用品来解决。《标准》对适老化环境改造过程中涉及的支援用品进行了详细的描述,主要包括通用品和辅具用品。

1)通用品:即采用通用设计的方便大部分人群使用的产品。通用品的种类繁多,包括各种日用品,如衣物、家电、IT机器、汽车、住宅设备、电梯等产品。通用品的5大属性可概括为:①能简单适应各种人群的身体与知觉特性;②通过视觉、听觉、触觉等辅助手段,可以简单地进行交流;③使用直观简单,不会有心理负担;④失能人群也可操作,可以简单移动、靠近,身体没有负担,方便使用;⑤充分考虑材料、构造、功能、使用方法、环境等因素,保证安全使用。

2)辅具用品:"因身心功能衰退引起日常生活困难的老年人或身心残障者在日常生活中所使用的辅助用品以及对这些人群进行功能训练的用品及辅助装具"。相对于通用品,辅具用品不限人群,是专门为残疾人或老年人设计的,主要分为4类:一是移动、移乘福祉类,如拐杖、步行器、步行车、老年人车、轮椅、坡道板、高差消除机(升降机)、楼梯升降机(爬楼机)、移位机等;二是起居与就寝类,如特殊床、防压疮用品、排泄与洗浴用品等;三是交流辅具类;四是自助品(如辅助自立活动的用具等)。

(3)《标准》制定了改善适老宜居环境的方法

1)营造安全、安心、舒适的居住环境:老年人及残疾人可能因为疏忽和居住环境中存在缺陷而发生家庭内意外,因此,在日常生活中需要考虑改善住宅适老环境,防患于未然,降低发生意外的风险。

居住环境适老化改造包括设计从道路到住宅单元门前或玄关的高度差及门槛高度差,设立家用电梯,注意地面防滑,使用缓冲材料和扶手,设立适老化家具(棱角防撞、布局合理),布置椅子、桌子的位置(易起坐、易清扫),设立紧急求助系统等。

在颜色、照明、室内装饰改造方面应注意以下4个方面:①居住空间的色彩。一般而言,适合老年人的颜色是较沉稳的颜色,但在部分墙壁上使用一些比较强烈、鲜艳的色彩可以使整体氛围发生变化,让老年人拥有更好的心情。在改变墙壁颜色困难的情况下,可以调整挂画、窗帘、桌布等物品的颜色。同一房间内的地板应使用统一的颜色,以避免产生视觉高度差。卫生间及洗浴设施等以白色或浅色为宜。绿色植物可以在改善室内空气质量的同时,促进使用者的身心健康。②居住空间环境的照明。一般认为,为保证室内有适宜光照,北方较冷的地区冬季南向居室每天应至少有3 h日照,其他朝向的居室日照时间还需多一些。夏季应尽量减少日照时间,防止室温过高。夜间或白天自然光线不足时,要使用人工光线照明。设置人工照明时应考虑照明度适宜,避免过暗或过亮;照射角度适宜,避免直射眼睛;光源组成尽量接近日光;防止过热和空气污染;玄关、走廊及楼梯的照明可以采用感光开关和运动传感开关;照明设备要方便维修。③居住空间的室内装饰。装饰材料的材质和颜色、详细的家具布局等应尽可能尊重使用者的意见,能让使用者感到安心、舒适。④居住空间的温度调节。老年人比年轻人更难适应温度变化,因此,应注重室内冷气和暖气的合理设置。

2)营造和谐、方便、健康的生活环境

①营造健康的生活方式:树立良好的生活方式是健康长寿的基石。《标准》从"衣食住行"4个方面推荐了健康的生活方式。

A. 衣:老年人对冷热的适应能力减弱,因此,老年人衣物的选择既要满足保暖性,又要尽量做到轻便、适宜行动。此外,应根据不同老年人的实际身体情况,个体化选择或改造衣物,如肥胖或患有平跖足的老年人,建议将鞋后跟垫高2 cm,以维持足弓,保护下肢关节。有条件的老年人也可以选择具有保健功能的服装,如含负氧离子、远红外线的衣物。

B. 食:应做到合理膳食、均衡营养、少食多餐,具体可参照《中国老年人膳食指南(2016)》。对于有吞咽障碍及80岁以上的老年人,尤其应注意进食安全,建议选择软食,减缓进食速度,预防呛咳和误吸。

C. 住:老年人的住宅环境应保持安静,空气新鲜,没有污染和噪声。同时,老年人要保持良好的作息时间。

D. 行:老年人安全出行非常重要。"行"不仅指走路,还应包括户外锻炼、外出旅游等。老年人的锻炼应以有氧运动为主,必须循序渐进,锻炼时间由短至长,运动量由小到大,避免过度锻炼,预防运动损伤。

②营造丰富多彩的文化生活:使老年人老有所为、老有所乐,老有所学。丰富多彩的文化生活是老年人得到精神慰藉、获得认同感及幸福感的最好方法。子女应经常看望或联系父母,让老年人享受天伦之乐。

③提供方便的购物、就医等生活服务:老年人的居住环境应具备生活服务(购物、就餐、就医等便捷)的特点。

④提供完善的社区居家养老、临终关怀服务体系:适宜老年人居住的环境应具备健全的助老服务体系。社区应向老年人提供基本生活照料、日常服务代办、救助救济、法律援助、心理咨询、临终关怀等服务。

(4)《标准》提出要创造适老宜居友好的城市环境:适老宜居友好的城市建设应采用通用设计的理念,通过硬件(物质方面的城市建设)和软件(人员的支援和政策制度的支持)两方面的建设,最大限度地使所有人(尤其是老年人、儿童、孕妇、残疾人)的社会生活无障碍化。特别是对于老年人而言,一个适老宜居友好的城市环境能使其在社会中安全、舒适、便捷、和谐、健康地生活,使老年人能安全、安心地度过晚年。

【文献评述】

《标准》是我国制定的第一部针对老年人生活环境(居家、社区和机构)是否适老宜居而进行系统性评估的标准。《标准》从老年人生活环境适老性的基本评估方法、具体评估标准及评估后的改造规范 3 个方面进行了详细描述。《标准》的制定对包括老旧住房适老化改造、社区养老设施建设、社区养老服务、社区无障碍环境等方面在内的老年社区宜居环境建设提供了重要的指导依据。《标准》的推广与实施将推动我国老年宜居环境建

设,提高老年民生福祉,促进经济发展,增进社会和谐,从而有效应对人口老龄化挑战,推动老龄事业全面协调可持续发展。

当然,《标准》还尚待完善,例如,在适老化环境与健康评估的标准中,尚未制定出老年个体居住环境与健康需求相差的评分等级,无法进一步量化等级评定。《标准》为老年人生活中常见的场景提供了适老性评估和改造的一般性指导意见,并列出部分示例,但仍未涵盖专门针对各类失能老年人群生活环境的差异化评估和改造标准。《标准》的制定是一项极为复杂的工作,涉及临床医学、康复医学、护理学、心理学、建筑科学、环境科学、材料科学等诸多学科。相信随着相关学科的发展,相应的标准会不断完善和更新,从而为老年人创造更加安全、便利、舒适、无障碍的宜居环境,帮助老年人安享晚年。

(李 岱 雷 平)

参 考 文 献

[1] 国家老年医学中心,国家卫生健康委北京老年医学研究所,北京医院,等.老年健康生活环境的宜居(适老)性评估标准(草案).中国老年保健医学,2018,16(5):12-18.

[2] 北京医院,国家老年医学中心,中国老年保健医学研究会老龄健康服务与标准化分会,等.居家(养护)老年人跌倒干预指南.中国老年保健医学,2018,16(3):32-34.

[3] 中国老年保健医学研究会老龄健康服务与标准化分会,中国老年保健医学杂志编辑委员会.居家(养护)老年人身体健康评估服务标准(草案).中国老年保健医学,2018,16(3):25-27.

[4] 中国老年保健医学研究会老龄健康服务与标准化分会,北京老年医院,北京市老年健康服务指导中心,等.医疗服务机构老年综合评估基本标准与服务规范(试行).中国老年保健医学,2018,16(3):3-10.

第 6 章

《老年人心理健康评估指南(草案)》解读

【文献题目】 老年人心理健康评估指南(草案)

【文献作者】 中国老年保健医学研究会老龄健康服务与标准化分会,《中国老年保健医学》杂志编辑委员会

【文献来源】 中国老年保健医学,2018,16(3):40-41

【文献解读】

◆ 背景介绍

随着医学模式的转变和现代医学的发展,老龄健康的概念已发生改变,其涵盖内容除身体各方面生理功能的健康之外,还包括基本认知、记忆、情绪、社会交往等多方面的心理健康和社会功能良好。我国人口老龄化市场研究报告指出,2015—2035 年我国将进入急速老龄化阶段,老年人口将从 2.12 亿增加至 4.48 亿。我国老龄化过程中出现了"未富先老"、老年家庭"空巢化"现象,而且养老机构将成为未来老年人,尤其是高龄、孤寡、失能、失智老年人居住的主要场所,这些现象均使老年人的心理健康问题成为日益突出的社会问题。

目前国内尚缺乏适合中国国情、有针对性的老年心理健康测量工具和参照标准,而常用的国外问卷的部分内容并不适合中国国情,有的问卷偏长,不宜用于老年人群,有的问卷则太过陈旧,不适合应用。因此,中国老年人心理健康评估指南专家组以科学的心理学理论为基础,结合以往研究和实践成果,制定了《老年人心理健康评估指南(草案)》(下文简称《指南》),为全面评估我国老年人心理健康状况提供了可靠的科学测量工具。

《指南》适用于老年医学科和精神科医师、护师及心理评估师,也适用于养老机构和居家养护的老年人、照护者、社区专业养护者及基层全科医

师,以全面评估老年人的心理健康状况。

◆ 文献要点

老年人心理健康研究与促进不仅是保障老年人健康、惠及民生的重大举措,而且是保障社会经济持续发展、构建和谐社会的重大举措。如何科学定义心理健康、如何客观评估我国老年人的心理健康是《指南》的要点内容。

1.《指南》指出老年人心理健康的标准 专家组结合我国老年人的心理健康实际情况和国内外心理学家有关老年人心理健康的标准进行综合研究,指出应从以下 5 个方面判断老年人的心理健康。

(1)有健全的人格,情绪稳定,意志坚强。

(2)有正常的思维、正常的感知觉和良好的记忆力。

(3)有良好的人际关系。

(4)能保持正常的行为。

(5)能正确认知社会,与大多数人的心理活动一致。

2.《指南》提出心理健康的概念 心理健康指个体内部心理和谐一致,且外部适应良好的稳定的心理状态,具体包括认知效能、情绪体验、自我认知、人际交往和适应能力 5 个维度。

3.《指南》推荐对老年人进行心理健康评估 《指南》从老年人心理健康、心理健康的评估维度(认知效能、情绪体验、自我认识、人际交往和适应能力)进行了详细的阐述。老年人保持基本的日常认知功能是保证生活质量的重要环节,同时需要通过不断学习新事物来提高认知效能。老化情绪是老年人对各种事物变化的一种特殊精神神经反应,如衰老和疾病、精神创伤、环境变化等反应会因人而异,表现也复杂多变,会严重干扰和损害

老年人的生理功能和防病能力,从而加速衰老和老年性疾病的发生与发展。因此,老年人要在与他人和环境相互作用中保持良好和积极的情绪,不断调适自己,积极应对自身老化带来的各种困难及所面临的生活事件。老年人要凭借自己丰富的阅历,参与社会活动,主动与他人联系和沟通,获得家人及社会支持,只有这样才能正确地认识自我。这些措施是积极老龄化的重要环节。

4.《指南》阐述了心理健康的评估工具 《老年心理健康量表》(包含 65 道题目)由中国科学院老年心理研究中心根据心理健康评估维度,采用文献回顾、专家评定、个人访谈等方法制定而成。在全国范围内采用分层取样,对该量表的信度和效度进行检验后,结果发现:5 个分量表和总量表的 Cronbach α 系数为 0.75～0.95;各项信度、效度指标均符合心理测量学要求;量表总分与主观幸福感、抑郁、健康自评和满意度、经济、婚姻和子女满意度、参与状况等均显著相关($P < 0.01$);该量表可区分心理健康和心理异常的老年群体(两组总分和各分量表分比较,P 均 < 0.001)。此外,针对该量表还制定了老年心理健康全国常模,为全面评估我国老年人心理健康状况提供了适合中国国情的可靠测量工具。目前该评估量表具有纸质版和电子版,具有既可线上使用又可线下使用且操作性很强的优势,可为老年个体和群体的施测提供相应的心理健康指数报告。

【文献评述】

我国人口老龄化加速,信息时代给老年人带来技术和物理方面的"双重隔离",再加上丧偶、失独、独居、亲友去世、经济拮据、人际关系等生活问题,老年人群已成为心理健康高危人群。与此同时,老年人也是极易被忽略的人群。随着经济发展和生活水平的提高,老年人作为一类特殊群体,心理健康状况更加受到社会的关注,如何维护和促进老年人的心理健康尤为重要,因为这既关系到老年人的个体幸福与安康,又与家庭和社会的和谐发展密切相关。全面客观地评估老年人的心理健康水平是维护和促进老年人心理健康的基础和前提,《指南》为临床老年医学科和精神科医师、护师、心理评估师,以及养老机构、居家养护的老年人及其家庭照护者和社区专业养护者提供了详细且操作性很强的心理健康评估方法,可通过改善老年人心理健康状况,达到提升其生活质量的目的,让老年人老有所养、老有所乐。目前老年人心理健康领域的研究逐渐增多,例如,老年人常见的心理问题及其原因;随增龄会发生哪些心理改变;长寿老人在心理上有哪些优势;不同家庭结构对老年人心理状态有何不同影响。从事这些研究的专业人员也可从《指南》中获得研究思路的指导和帮助。

《指南》的不足之处是未提及在不同养老模式、不同地域、不同职业群体、不同文化程度的老年人群中如何规范使用相关量表,也未提及如何减少测试者主观因素的影响。笔者建议通过进一步完善评估工具及方法、改进研究设计、扩大研究对象范围等措施,深入研究老年人心理健康领域的相关问题。

(朱爱琴　张桂娟　侯永兰)

参 考 文 献

中国老年保健医学研究会老龄健康服务与标准化分会,《中国老年保健医学》杂志编辑委员会. 老年人心理健康评估指南(草案). 中国老年保健医学,2018,16(3):40-41.

第 7 章

《中国老年人上肢功能评估技术应用专家共识(草案)》解读

【文献题目】 中国老年人上肢功能评估技术应用专家共识(草案)

【文献作者】 中国老年保健医学研究会老龄健康服务与标准化分会,《中国老年保健医学》杂志编辑委员会

【文献来源】 中国老年保健医学,2019,17（4）：39-41

【文献解读】

◆ 背景介绍

开展老年人疾病防治新模式、科学有效地实施老年人健康管理是实现健康老龄化的必然要求。中国人口老龄化进程加快,老年人口数量急剧增多,近千万残疾的老年人无法完成日常生活活动。而老年人日常生活活动离不开上肢功能的参与,上肢活动能力下降将直接影响老年人日常生活活动能力和社会参与能力。上肢功能评定应始终贯穿整个康复治疗过程,对老年人进行可靠、有效、敏感的上肢功能评估可以帮助医师全面了解老年患者上肢功能情况,满足康复精准评估、精准治疗的原则。

《中国老年人上肢功能评估技术应用专家共识(草案)》(下文简称《共识》)的制定旨在对老年多学科团队工作者尤其是康复治疗师,在应用老年人上肢功能评估技术时提供规范化指导,从而帮助这些专业人员更准确地制订精确的康复治疗计划,指导老年人进行上肢功能康复训练,促进老年人上肢康复。

◆ 文献要点

1.《共识》对中国老年人上肢功能评估的建议

（1）评估对象:适用于在医院、机构及居家环境中存在上肢功能障碍的老年人,年龄＜75 岁,但不适用于截肢的老年患者。

（2）评估人员:一般由以康复科为主的老年多学科团队组成,包括康复治疗师、老年科医师、护士等相关专业人士。评估人员经过培训后能熟悉评估流程及熟练地选择并应用功能评估量表,方可对老年人进行评估。

（3）评估内容:上肢功能的评估包括初次访谈评估和进一步量表评估。

1）初次访谈评估:通过问诊初步确定患者上肢有无疼痛感、麻木感、单侧忽略等;通过触诊,确定患者肩关节有无脱位、对线问题,观察有无水肿、肌肉萎缩、肌腱短缩等问题。

2）进一步量表评估:可根据初步访谈结果来确定评估量表。对于一侧上肢偏瘫且处于软瘫期的老年人,应侧重上肢运动功能测试;对于手外伤的老年人,应侧重关节活动度的测量及手功能测试;对于肩周炎、肩袖损伤的老年人,应侧重疼痛、关节活动度（range of motion,ROM）的评估。

《共识》按照《国际功能、残疾和健康分类》(international classification of functioning, disability and health, ICF)原则,对老年人上肢功能的 3 个维度进行了全面分类和梳理:①结构障碍,如上肢长度、围度、对线等;②功能障碍,如感觉功能障碍(如痛觉、浅感觉、深感觉等)和运动功能障碍(如肌力、ROM、肌张力、运动控制等);③活动与参与障碍,包括移动能力、辅助活动及一些日常生活活动障碍等。

每个维度上肢功能障碍对老年人整体功能均会有不同程度的影响。临床实践中的评估与治疗

更注重老年患者的整体生活质量、移动能力以及日常生活能力的改善与提高。例如,老年人由于长期卧床出现四肢肌肉萎缩,短期来看可导致患者肌力下降,从长期整体视角来看,老年人的移动能力(如翻身、从卧位到坐位等)及日常生活能力(如洗脸、喝水、吃饭等)均会有所下降,从而影响老年人的生活质量。

(4)评估工具:《共识》从结构、功能、活动与参与 3 个层面分别介绍所需的评估工具。

1)结构方面:以上肢肌肉情况变化为主的评估工具,如徒手肌力检查法(manual muscle test,MMT)及握力、捏力检测等。临床实践中,医务人员常用工具软尺来了解肌肉有无萎缩、肥大、肿胀,以及两侧肢体是否等长等。

2)功能方面:包括感觉功能和运动功能评估。感觉功能的评估需要了解患者受影响的感觉类型、所涉及的肢体部位、感觉受损的范围和程度等。评估工具有棉签、大头针等。运动功能的评估需要了解患者肌肉和神经的损害程度和范围,了解患者关节活动受限和引起不适的程度,评估工具有量角尺、握力器及 MMT,还可借助相关的评估量表。以上肢运动模式为主的量表有 Brunnstrom 评定法、上田敏评定法、Fugl-Meyer 量表上肢运动功能测试部分等;以上肢运动功能变化为主的量表有偏瘫上肢功能评定(functional test for the hemiplegicupperextremity,FTHUE)、运动功能状态量表、上肢运动能力测试、上肢动作研究量表等;以手运动功能变化为主的量表有 Wolf 运动功能测试量表(Wolf motor function test,WMFT)、组块测试、手功能 Jebson 测试(Jebsen hand function test,JHFT)、九孔柱测试(nine-hole peg test,NHPT)、简易上肢功能评定量表及运动活动日志等。

3)活动与参与方面:评估上肢功能障碍对于老年人移动能力及辅助活动的影响程度。《共识》并未阐述相应的评估工具,但在中国临床实践中,康复治疗师常采用移动能力评估(modified rivermead mobility index,MRMI)、日常生活活动(activities of daily living,ADL)能力评估等方法来评估老年人的活动与参与能力。

(5)5 个重点量表:结合中国临床实践,《共识》重点介绍了 5 个评估量表(Brunnstrom 评定法、Fugl-Meyer 上肢运动功能测试、FTHUE、手的实用性评估和 NHPT)的一般概念、适用范围和检查方法。

1)Brunnstrom 评定法:上肢 Brunnstrom 六阶段分期主要以老年偏瘫患者上肢运动模式变化为主,把肌力、肌张力改善与运动模式转换相结合,从而反映患者运动功能的状态及变化情况。该量表适用范围为中枢神经系统损伤后出现运动功能障碍及运动控制障碍的老年人。Brunnstrom 认为中枢性损伤引起的瘫痪是一种失去运动控制的质变过程,并将此过程分为弛缓、痉挛、共同运动、部分分离运动、分离运动和正常 6 个阶段。指导者分别让患者在相应体位下做一些动作,根据动作表现做出分期判断(表 7-1)。

表 7-1 上肢 Brunnstrom 六阶段分期

分期	上肢	手
Ⅰ	弛缓,无任何运动	弛缓,无任何运动
Ⅱ	开始出现痉挛及联合反应	仅有细微的手指屈曲动作
Ⅲ	屈肌、伸肌共同运动模式达高峰	可做钩状抓握,但不可伸指
Ⅳ	异常运动开始减弱,可做以下 3 个动作中的 1 种:①肩 0°、肘屈曲 90°时,前臂旋前、旋后;②肘伸直时,肩前屈 90°;③手背可触及腰后部	能侧方抓握及松开拇指,手指可随意做小范围伸展
Ⅴ	出现分离运动,可做以下 3 个动作中的 1 种:①肘伸直,肩外展 90°;②肘伸直,肩屈曲 30°~90°,前臂旋前、旋后;③肘伸直,前臂中立位,臂可上举过头	上肢出现以下 2 个动作中的 1 种:①用手掌抓握,能握圆柱状及球形物体,但不熟练;②能随意全指伸开,但范围不等
Ⅵ	运动协调正常或接近正常	①能进行各种抓握;②可全范围伸指;③可进行单个指活动,但可能比健侧稍差

2）Fugl-Meyer 量表上肢运动功能测试：Fugl-Meyer 运动功能评分作为偏瘫患者运动能力评价方法，是由 Brunnstrom 六阶段分期进一步量化发展而来，也是国际上使用最广泛的上肢功能评估量表。该量表因量化而被广泛采用，能较详细地对瘫痪侧肢体进行功能评定，有较高的有效性和可靠性。但在实际工作中，笔者感觉该量表仍存在不足之处，如因其评估项目繁多、耗时长等因素使临床应用受到限制。该评估方法专门用于脑卒中偏瘫患者的测评。该量表总分 66 分，每项评分标准为 0 分、1 分或 2 分，共包括 10 项内容（表 7-2）。

表 7-2　Fugl-Meyer 量表上肢运动功能测试

序号	评估部位	运动功能检查	评分标准
I	上肢反射活动	（1）肱二头肌反射	0 分：不能引出反射活动
		（2）肱三头肌反射	2 分：能够引出反射活动
II	屈肌共同运动	（1）肩关节上提	0 分：完全不能进行
		（2）肩关节后缩	1 分：部分完成
		（3）外展（至少 90°）	2 分：无停顿充分完成
		（4）外旋	
		（5）肘关节屈曲	
		（6）前臂旋后	
III	伸肌共同运动	（1）肩关节内收内旋	0 分：完全不能进行
		（2）肘关节伸展	1 分：部分完成
		（3）前臂旋前	2 分：无停顿充分完成
IV	伴有共同运动的活动	（1）手触腰椎	0 分：没有明显活动
			1 分：手必须通过髂前上棘
			2 分：能顺利进行
		（2）肩关节屈曲 90°（肘关节 0°时）	0 分：开始时手臂立即外展或肘关节屈曲
			1 分：肩关节外展及肘关节屈曲发生较晚
			2 分：能充分顺利地进行
		（3）在肩关节 0°、肘关节 90°时前臂旋前或旋后	0 分：在进行该活动时，肩关节 0°但肘关节不能保持 90°，或完全不能完成该动作
			1 分：肩关节正确位时，能在一定范围内主动完成该动作
			2 分：完全旋前或旋后，活动自如
V	分离运动	（1）肩关节外展 90°、肘关节 0°位时前臂旋前	0 分：一开始肘关节就屈曲，前臂偏离方向不能旋前
			1 分：可部分完成这个动作，或者在活动时肘关节屈曲或前臂不能旋前
			2 分：能顺利完成
		（2）肩关节屈曲度 90°～180°、肘于 0°位时前臂旋前旋后	0 分：开始时肘关节屈曲或肩关节外展发生
			1 分：在肩部屈曲时，肘关节屈曲，肩关节外展
			2 分：能顺利完成

（待　续）

序号	评估部位	运动功能检查	评分标准
		(3)在肩关节屈曲30°～90°、肘关节0°位时前臂旋前或旋后	0分:前臂旋前或旋后完全不能进行,或肩肘位不正确
			1分:能在要求肢位时部分完成旋前旋后
			2分:能顺利完成
Ⅵ	正常反射活动(该阶段得分为2分,患者在第Ⅴ阶段必须得6分)	(1)肱二头肌反射	0分:至少2～3个反射明显亢进
		(2)指屈反射	1分:1个反射明显亢进,或者至少2个反射活跃
		(3)肱三头肌反射	2分:反射活跃不超过1个且无反射亢进
Ⅶ	腕稳定性	(1)肘关节90°、肩关节0°	0分:不能背屈腕关节达15°
			1分:可完成腕背屈,但不能抗阻
			2分:有些轻微阻力仍可保持腕背屈
		(2)肘关节90°、肩关节0°时关节屈伸腕	0分:不能随意运动
			1分:不能在全关节范围内活动腕关节
			2分:能平滑、不停顿地进行
Ⅷ	肘伸直,肩前屈30°时	(1)腕背屈运动	评分同Ⅶ(1)项
		(2)腕屈伸运动	评分同Ⅶ(2)项
		(3)腕环行运动	0分:不能进行
			1分:活动费力或不完全
			2分:正常进行
Ⅸ	手运动	(1)手指共同屈曲	0分:不能屈曲
			1分:能屈曲但不充分
			2分:(与健侧比较)能完全主动屈曲
		(2)手指共同伸展	0分:不能伸
			1分:能放松主动屈曲的手指
			2分:能充分主动地伸展
		(3)握力1:掌指关节伸展并且近端和远端指间关节屈曲,检测抗阻握力	0分:不能保持要求位置
			1分:握力微弱
			2分:能够抵抗相当大的阻力抓握
		(4)握力2:所有关节于0°位时,拇指内收	0分:不能进行
			1分:能用拇指捏住一张纸,但不能抵抗拉力
			2分:可牢牢捏住纸
		(5)握力3:拇指和示指可夹住一支铅笔	评分方法同握力2
		(6)握力4:能握住一个圆柱状物体	评分方法同握力2、握力3
		(7)握力5:能握住球形物体(如网球)	评分方法同握力2、握力3、握力4

(待 续)

（续 表）

序号	评估部位	运动功能检查	评分标准
X	手协调性与速度：指鼻试验（快速连续进行 5 次）	（1）震颤	0 分：明显震颤 1 分：轻度震颤 2 分：无震颤
		（2）辨距不良	0 分：明显或不规则辨距障碍 1 分：轻度、规则辨距障碍 2 分：无辨距障碍
		（3）速度	0 分：较健侧慢 6 s 1 分：较健侧慢 2～5 s 2 分：两侧差别＜2 s

3）FTHUE：FTHUE 是由 Rancho Los Amigos 医院治疗师 Wilson、Baker 和 Craddock 于 1984 年设计并发布的，可针对整个偏瘫上肢功能进行评定。2004 年中国香港作业治疗师方乃权等对其进行了修订，并结合东方人的生活和文化习惯汉化为香港版本（functional test for the hemiplegic upper extremity-Hong Kong，FTHUE-HK）。FTHUE-HK 结合了偏瘫运动模式和上肢功能变化的特点，在评估过程中将上肢和手作为一个整体，以任务为导向对上肢和手的功能进行整体评估，而不是单纯评估单独的近端部分或简单的手部功能。该评定方法适用于偏瘫患者上肢运动功能障碍的评估。检查方法如下：将 12 个测试活动按照复杂性（运动技能、感觉、认知能力、判断力及一般偏瘫上肢的复原趋势）排列成 7 个顺序等级，共有 12 个测试任务，除等级一无测试项目外，其余 6 个等级分别有 2 个任务。活动的复杂性涉及偏瘫上肢恢复普遍趋势、运动控制、感觉整合、认知和判断等。每一等级任务都有最低限度运动要求及关键动作，患者必须同时通过每一级的 2 个任务方能升级。一般情况下，只需 15 min 便能完成测试。相较于 Brunnstrom 运动分期及 Fugl-Meyer 测试注重评估偏瘫上肢功能障碍的情况，FTHUE-HK 更偏向于评价卒中患者在恢复期日常生活任务中使用上肢的能力，这更利于作业治疗师指导并制订相应的治疗方案。具体评估设备和操作方法分别见表 7-3 和表 7-4。

4）手的实用性评估：根据受测者的动作完成情况进行综合评估，以确定手的能力级别。该评估适用于所有老年患者，简单易操作，临床应用广泛。为使评估更准确，提高可比性，必须选择专用的评估工具。

表 7-3 偏瘫上肢功能测试设备一览表

任务	设备
A～C	不需要特殊的设备
D	0.45 kg 重的手提袋
E	塑料或其他不易碎的广口瓶，口径约 25.4 cm，有螺旋塞
F	湿毛巾或用 29.6 ml 凝胶（中等）代替
G	5 个 2.54 cm 大小的木块和 1 个盒子
H	碗、勺子和 10 个弹珠
I	谷物盒（约 15.24 cm×5.08 cm×22.86 cm）
J	塑料杯
K	锁匙和锁头
L1	1 副筷子、1 个盘子、1 个碗、5 个 2.54 cm 大小的泡沫
L2	5 个普通的衣服夹子

表 7-4 偏瘫上肢恢复 7 个阶段等级表

等级	需要的最少活动
1	患侧肩、肘、手尚未有任何活动能力 任务：无
2	患侧肩或肘开始有少许活动能力 任务 A：联合反应 任务 B：患手放于大腿上
3	肩或肘可大约提至腹部，手指能开始轻微弯曲 任务 C：健侧手将衣服塞入裤子里，提患侧手臂 任务 D：提起袋子（维持 15 s）

（待 续）

（续　表）

等级	需要的最少活动
4	肩或肘可提至胸部,手指能进行基本抓放活动
	任务 E:患手稳定瓶子,用健手打开瓶盖
	任务 F:将湿毛巾拧干
5	肩及肘可高举过头,手指可进行较轻微的抓放活动
	任务 G:拿起并搬移小木块
	任务 H:用勺子进食
6	肩、肘及腕部都能独立并协调地活动,但手指活动仍欠灵活
	任务 I:提举盒子
	任务 J:用塑料杯子喝水
7	上肢和手都能活动自如,但复杂或粗重工作时仍有不足
	任务 K:用钥匙开锁头
	任务 L1:控制筷子(利手)
	任务 L2:控制夹子(非利手)

进行手的实用性评估时,有 5 项规定动作:①健手在患手的帮助下剪开信封;②用患手在空中拿住钱包,手从钱包中取出硬币,包括拉开、合上拉链;③用患手在空中垂直撑伞保持 10 s 以上;④患手用未经改造的大指甲剪(长约 10 cm)剪健手指甲;⑤用患手系健侧衬衫袖口的纽扣。上肢能力的判断标准:①失用手,5 个动作均不能完成;②辅助手 C 级,5 个动作只能完成 1 个;③辅助手 B 级,5 个动作只能完成 2 个;④辅助手 A 级,5 个动作只能完成 3 个;⑤实用手 B 级,5 个动作只能完成 4 个;⑥实用手 A 级,5 个动作均能完成。

5)NHPT:用于评估手灵活性的量表。该量表同样适用于所有老年患者,且在特定情况下具有耗时短、针对性强、可信度高的特点。评估者只需记录患者完成任务所用的时间,可在不同阶段进行评估和比较,对评估治疗计划的实施效果具有参考价值。

检查方法如下:用具为一 121 mm×121 mm×43 mm 的方木排,木排中间排列 3 × 3 的小孔(9 个),每个孔直径 7 mm,深 13 mm,中心距 32 mm;另有 9 个小柱,直径 4 mm,长 30 mm,置于 20 cm×22 cm 的方毛巾上。测试时让受试者以自己的最快速度将这 9 个小柱依次放入 9 个小孔

中,然后再依次拔下来,记录整个过程的总时间。

NHPT 测试的动作包括手指(尤其是拇指、示指)捏起、移动、释放小木棍的能力,以及手腕背伸、肘和肩关节的配合能力,同时也是一种测试手指灵活性的量表。NHPT 测试所用的小圆柱规格小,其对手功能要求较高。研究表明,NHPT 测试具有很高的重测信度。

2.《共识》对老年人上肢功能训练的指导建议

《共识》建议均基于作业治疗常用模式——人类-环境-作业活动模式(the person-environment-occupation model,PEO),从社会整体角度分析老年患者的上肢功能障碍。随着年龄增长,老年人的身体功能相对下降,因此,对老年人评估后制定的作业治疗方案也要与成年人有所区别。基于 PEO 模式,作业治疗指导原则应强调尽可能多地让老年人主动参与活动,并设计安全、轻松、省力的作业活动。以下是对评估后作业治疗的指导建议。

(1)居住环境改造:在通过评估确定老年人的上肢功能水平后,结合其居住环境,开出环境改造处方,移除可能导致老年人受伤的物品,这些措施可以很好地预防跌倒,防止身体再次受伤,如设立地标、使用防滑垫和扶手、安装电话和呼救铃、宽敞的通道、合适的床椅高度及桌角尖利物的改造和调整等。对于有工具性日常生活活动(instrumental activities of daily living,IADL)功能障碍的老年人,应评估需要向其提供何种生活服务,如整理家务、代缴水电费、医疗护理等。

(2)主动参与:根据 Tyson(1995 年)的观点,"患者做什么或做得怎么样都无关紧要,最重要的是主动参与"。结合老年人的生活习惯制订训练方法,让其主动参与,可以更好地锻炼上肢功能。治疗人员需要帮助和指导老年人去完成,帮助老年人提升生活的意志力及重建生活角色的动机,从而重建新的生活模式。

(3)改变生活方式:如正确的下蹲方式、降低速度、双手操作及避免从事过于繁重的活动等。治疗人员可对老年患者进行节省体能的宣教,教会他们使用辅助器具。

(4)手功能训练:可在治疗人员指导下进行,如敲击乐器、拿不同大小和形状的物品、做手指操等。考虑大多数老年人视力和听力不好、手灵活

性不佳,不推荐其进行过于精细的训练活动,如剪纸、编织、雕刻等。建议向老年人提供大一号的训练工具而非常规大小的工具(如纸牌、麻将等)。训练过程中应提高音量或者为老年人佩戴助听器,或者使用交流板书写交流内容,这样既能减少听力差的影响,又能对老年人肌力和体能进行训练,提高老年人的参与度。

(5)ADL能力训练:训练内容应更贴近老年人的日常生活,注重休闲娱乐及爱好,进行自我照顾训练(参加仪容小组)、室内及社区移乘训练、体能活动训练(早操、太极、八段锦等),向老年人传授适应性技巧,鼓励老年人参加节日庆典,积极进行社交及户外社区活动等,可向老年人提供适宜的辅具以帮助其替代缺失的功能并独立完成相关活动。对于部分失能老年人,应避免其过度依赖陪护和照料,以免引起生活能力下降和生活内容贫乏,最终导致生活乐趣和信心的逐渐丧失。对伴有认知障碍者,在ADL训练中加入认知训练,如与家人聊天回忆当天所做的事情、对某一作业活动进行步骤排序、与家人一起玩纸牌游戏或现实导向训练、进行计算机辅助记忆力训练和缅怀治疗等,也可通过增加周围环境的提醒标记来提高老年人的注意力,降低其再次受伤的危险。针对失眠、抑郁、焦虑的老年人,行为治疗、香薰治疗、音乐疗法、生活重整计划及加入重燃动力治疗小组等都是改善认知的良好方式。

除此之外,基于ICF模式的物理治疗对于老年人上肢功能的恢复也十分重要。物理治疗是指应用力、电、光、声、水、温度等物理学因素来治疗疾病的方法,其中通过徒手或应用器械进行运动训练来治疗伤、病、残患者,以帮助患者恢复或改善功能障碍的方法称为运动疗法。《共识》对物理治疗的指导建议:①维持与改善关节活动范围训练;②适当的关节松动技术;③增强肌力和肌耐力训练;④协调性功能训练;⑤物理因子治疗。

【文献评述】

现代老年医学的目标不仅是延长老年人的"生命长度",更应关注老年人的"生命宽度",即最大限度地维护/改善老年人的功能和提高其生活质量。老年人的"功能"涉及3个进阶层次,分别为基本日常生活活动(basic activity daily living,BADL)、IADL和高级日常生活活动(advanced activity of daily living,AADL)。无论哪个层次的功能维护都离不开上肢功能的参与,手的活动能力下降将直接影响患者ADL能力和社会参与能力。因此,探讨如何规范地评估和维护/改善老年人上肢功能具有非常重要的临床指导意义。这也是《共识》的主旨所在。

老年多学科团队在进行老年综合评估及上肢功能评估时,应根据老年人的临床实际情况,结合自身临床经验和智慧,基于循证临床决策的理念进行。应考虑老年人及其家属的价值意愿,优选安全、有效、经济的上肢功能评估方法并掌握其规范应用技巧(如5个重点介绍的量表),及时提出评估后的精准治疗建议,从而提升对老年人上肢功能障碍的诊治水平。正如《共识》在结语中所描述:"老年人上肢功能评估技术的规范应用可以帮助老年人提高生活质量,达到生活质量的最高境界,即老年人利用好一切自己所拥有的能力、家庭的资源,以及社会提供的服务,过着有尊严、有质量的晚年生活。"

受目前可获得的循证证据支持限制,《共识》仍有以下不足之处:仅列出了上肢功能评估的方法及相关应用场景,且以偏瘫患者的评估应用居多,仍缺乏对普通老年人上肢功能筛查性的评估策略,同时缺乏如何对筛查后的具体疾病(如骨折、肩袖损伤等)行进一步针对性、系统性的评估策略。相信随着未来新的临床研究证据的出现,这部分内容会得到逐步完善。

(吴红梅　梁玉祥　郝勤建)

参 考 文 献

[1] 中国老年保健医学研究会老龄健康服务与标准化分会.《中国老年保健医学》杂志编辑委员会. 中国老年人上肢功能评估技术应用专家共识(草案).中国老年保健医学,2019,17(4):39-41.

[2] 陈旭娇,严静,王建业,等.老年综合评估技术应用中国专家共识. 中华老年医学杂志,2017,36(5):471-477.

[3] Straus SE, Richardson WS, Haynes RB. Evidence-based Medicine: how to practice and teach EBM. 5th edition. Churchill Livingston,2019.

第8章

《中国老年人跌倒风险评估专家共识(草案)》解读

【文献题目】 中国老年人跌倒风险评估专家共识(草案)

【文献作者】 中国老年保健医学研究会老龄健康服务与标准化分会,《中国老年保健医学》杂志编辑委员会

【文献来源】 中国老年保健医学,2019,17(4):47-48,50

【文献解读】

◆ 背景介绍

跌倒是全球老年人面临的重要健康问题,是老年人伤残、失能及死亡的重要原因。跌倒的现状如下:①老年人跌倒的发生率随年龄增长显著升高。每年约30%的65岁以上老年人和高达50%的80岁以上老年人会发生跌倒,10%的老年人每年至少跌倒2次。在我国,跌倒已成为国内65岁以上老年人因伤致死的首位原因。据统计,我国每年发生跌倒的老年人至少有2500万,可造成约50亿元的医疗损失和600亿元的社会损失,给个人、家庭及社会带来沉重负担。②老年人跌倒可预防。老年人跌倒的危险因素有很多,包括生理因素、病理因素、药物因素、心理因素、环境因素、社会因素等。针对这些因素,大部分老年人的跌倒可得到有效干预。③跌倒干预的前提是跌倒风险评估。老年人跌倒风险评估是做好跌倒干预工作的基础和前提,借助评估可以了解老年人跌倒相关的危险因素和风险严重程度,对于制订有效的干预策略和措施至关重要。

2011年9月6日发布的《老年人跌倒干预技术指南》提供了适合我国国情的个人、家庭和社区3个层面的干预措施和方法,附录中添加了老年人跌倒风险相关评估工具和量表。在此基础上,中国老年保健医学研究会老龄健康服务与标准化分会联合多学科专家,归纳和整理国内外常用的跌倒风险评估工具并结合我国老年人跌倒现状研究,于2019年共同制定了《中国老年人跌倒风险评估专家共识(草案)》(下文简称《共识》)。《共识》涉及既往病史评估、跌倒风险评估量表、躯体功能评估、环境评估和心理评估5个方面,并提出相对应的评估工具和技术手段共计11条。《共识》适用于社区和养老服务机构的相关人员。

◆ 文献要点

1. **老年人跌倒的定义** 老年人跌倒是指年龄在60岁及以上者发生突发、不自主的、非故意的体位改变,倒在地上或更低的平面上。按照国际疾病分类(international classification of diseases,ICD)-10,跌倒可分为两类:一类是从一个平面至另一个平面的跌落;另一类是同一平面的跌倒。

2. **老年人跌倒风险评估**

(1)既往病史评估:有跌倒史的老年人平衡能力下降更为显著。据世界卫生组织统计数据显示,全球每年有30%～50%的≥65岁养老机构老年人发生跌倒,40%发生过多次跌倒。另有研究显示,约2/3有跌倒史的老年人会再次发生跌倒,有跌倒史的老年人再次发生跌倒的概率比无跌倒史的老年人高4.64倍。有跌倒史的老年人再次跌倒后造成的伤害较无跌倒史的老年人更为严重,有跌倒史的老年人因担心再次发生跌倒常陷入"跌倒－丧失信心－不敢活动－衰弱－更易跌倒"的恶性循环。疾病在老年人跌倒中发挥着重

要作用。急、慢性疾病可引起机体感知功能障碍，中枢神经系统疾病往往表现为认知能力、反应能力及运动协调能力的下降，脑卒中、心肌梗死常与损伤性跌倒相关，视力障碍和严重骨关节病及软组织损伤可影响老年人的平衡功能，增加跌倒风险。由于老年人的药物敏感性和耐受性与其他人群不同，更容易发生药物不良反应，且服用药物的数量越多，跌倒的风险越高。降压药、抗心律失常药、镇静催眠药、抗胆碱能药、抗组胺药、非甾体抗炎药等任何可引起机体反应迟钝、平衡障碍或诱发直立性低血压的药物均可增加老年人跌倒的风险，跌倒风险随服药数量的增多而显著升高。因此，《共识》提出在进行跌倒风险评估时，应仔细询问老年人有无跌倒史，以及与跌倒密切相关的疾病史，尤其应关注帕金森病、痴呆、脑卒中、心脏病、视力障碍及严重骨关节病等疾病情况，以及与发生跌倒相关的药物史情况。

（2）跌倒风险评估量表：跌倒风险的综合评估内容广泛，应综合考虑引起老年人跌倒的危险因素，如跌倒史、认知状态、活动能力、行走辅具应用状况、用药史、既往史等，这样的评估结果能较全面地反映跌倒风险的严重程度，但此类量表多注重对老年人跌倒内在因素的评估。临床用于评估跌倒风险的量表较多，常用量表包括 Morse 老年人跌倒风险评估量表（Morse fall scale，MFS）、Hendrich Ⅱ跌倒风险评估模型、托马斯跌倒风险评估工具、老年人跌倒风险评估工具（fall risk assessment tool，FRA）等。《共识》推荐使用 MFS 和 FRA 对老年人跌倒风险进行评估。MFS 的临床应用较广泛，具有较高的诊断效率、灵敏度、特异度等，尤其适用于老年住院患者跌倒风险的预测，且评估过程简单，耗时 2～3min，能够实现快速评估。FRA 测量简便、内容简洁、容易理解，虽然耗时较长（10～15min），但评估内容全面，具有良好的区分效度，较多关注步态及活动能力，更适合老年患者，尤其适合康复科、老年科、骨科老年人跌倒风险的评估，且效果良好。

（3）躯体功能评估：躯体功能评估对预测老年人跌倒风险有重要作用。随着年龄增长，老年人身体各项功能逐渐衰退，肌力减弱、关节活动度减小、感官能力减退、认知功能下降等使老年人的躯体功能容易受到损害，直接影响老年人的日常生活活动（activities of daily living，ADL）能力，从而增加跌倒风险。大多数老年人存在平衡障碍，尤其是患有心脑血管疾病、骨关节或肌肉疾病及视力、听力减退的老年人，他们平衡能力差、步态不稳，是跌倒的高危人群。良好的平衡能力是进行各项日常活动的基础，老年人日常活动能力下降、平衡功能障碍、步态协调性异常等均与跌倒的发生有密切关系。《共识》针对老年人躯体功能的评估主要包括 ADL 评估（Barthel 指数）和步态或平衡功能评估两个方面。

ADL 包括基本日常生活活动（basic activity daily living，BADL）能力和工具性日常生活活动（instrumental activities of daily living，IADL）能力。在诸多 BADL 评定方法中，Barthel 指数目前在临床应用最广泛、研究最多、信度最高，主要评估老年人进行日常生活自理活动和功能性活动的能力。步态异常和平衡功能障碍是跌到发生的重要因素。有学者认为，预测未来跌倒最一致的指标是步态或平衡异常，并且有步态或平衡问题的患者未来跌倒的风险更高。平衡功能评估量表通过特定的行为活动对老年人的平衡能力进行评估，进而评估并预测其发生跌倒的可能性。《共识》推荐起立-行走计时测试（times up and go test，TUGT）、Berg 平衡量表（Berg balance scale，BBS）、Tinetti 步态和平衡测试量表、功能性伸展测试（functional reach test，FRT）来有效评估老年人的步态和平衡功能，继而评估跌倒风险。这些量表的信度和效度均表现良好：TUGT 能有效评估老年人日常生活的平衡、步行等功能性移动能力，简单、易行；BBS 被认为评估平衡功能的"金标准"，是目前应用非常广泛的平衡功能评估量表，能动态反映平衡功能变化过程，既可用于住院患者，也可用于社区老年人，在国外医院及养老机构中已作为一种重要的跌倒风险评估工具，操作简单、快捷；Tinetti 步态和平衡测试量表是一个定性测试工具，主要用于评估步态行走能力及肢体平衡能力，侧重于评估运动控制功能；FRT 是一个测试前后运动平面稳定性的工具，通过受试者向前伸臂的表现情况对其平衡状态进行判断，是一项简单评估老年人动态姿势稳定性的测试，简便、经济，但该测试结果受多种因素影响，建议与其他评估工具联合使用。

针对以上评估手段,《共识》指出,评估老年人躯体功能时应根据老年人的具体情况选择合适的评估工具。

(4)环境评估:对于健康状况较好、能独自活动的老年人而言,环境因素对跌倒的影响更为显著。研究显示,30%～50%的跌倒与不良环境因素相关。大多数老年人的跌倒发生在室内,我国老年人跌倒有 50%以上发生在家中。居家老年人的家庭环境安全极易被忽视,室内光线昏暗、地面过于光滑或不平坦、通道杂乱、家具摆放位置不当、卫生间无扶手等都会成为老年人跌倒的诱因。居家环境危险因素对能独自活动者和不能独自活动者均会构成威胁。因此,《共识》提出对所有老年人的家庭都要进行家庭环境评估,并建议使用居家危险因素评估工具(home fall hazards assessments,HFHA)进行评估。通过评估老年人的家庭环境,不仅可以及时发现和去除相关危险因素,还能增加老年人对跌倒危险因素的了解,有利于进一步居家适老化改造,减少老年人跌倒的发生。

(5)心理评估:与老年人跌倒相关的心理方面的研究一直备受关注。跌倒自我效能是指个体在进行日常生活活动时对自己不发生跌倒的信心程度,是预测跌倒风险的一个重要指标,并且不依赖于躯体功能及其他危险因素。自我效能越低的老年人越容易产生跌倒恐惧心理,尤其是有跌倒史的老年人。21%～39%的老年人在跌倒后会产生对跌倒的恐惧,老年人常因害怕跌倒的发生,在日常生活中过于谨慎而减少活动,导致身体功能和对外界环境的适应能力降低,反而进一步增加跌倒风险。因此,积极对老年人进行跌倒心理评估,通过评估跌倒相关心理反应(如焦虑、恐惧、沮丧、不自信等)来预测跌倒风险,有助于临床医师有针对性地指导老年人消除不良心理因素,对预防跌倒有重要意义。

《共识》推荐国际版跌倒效能量表(falls efficacy scale-international,FES-I)和特异性活动平衡自信量表(activities-specific balance confidence scale,ABC)对老年人进行跌倒相关的心理评估。这 2 个量表的信度和效度均较高,预测能力好,对老年人跌倒自我效能的评估具有重要价值。FES-I 是一种自测型的信念量表,主要测定老年人在不发生跌倒的情况下,对从事简单或复杂身体活动的担忧程度。该量表涵盖内容广泛,包含更多的跨文化条目,适用于不同国家、不同文化背景下的社区及卫生服务机构老年人。ABC 是一份平衡自信调查问卷,共有 16 个条目,涵盖日常生活中的基本任务和社区中难度较大的任务。ABC 要求被测者利用目测类比评分法给自己在行使任务活动时的平衡信心打分,该测试适用于活动功能较高的老年人,但不能独立应用于老年人跌倒风险的评估,可以联合使用平衡测试量表来评估老年人活动能力的高低。

鉴于跌倒在老年人群中发生率高且可带来严重后果,基于上述提到的 5 个方面评估内容,《共识》提出对所有老年人均须进行跌倒风险评估,尤其是有跌倒史的老年人。《共识》建议对处于跌倒低风险状态的老年人进行简要的评估,而对处于跌倒高风险状态的老年人应进行全面且详细的评估。

【文献评述】

及早甄别跌倒高风险人群,积极采取有针对性的干预措施,是有效预防老年人跌倒的重要举措。《共识》将评估定义为将客观实际同所确定的标准进行比较的过程,并明确指出评估是任何预防计划的重要组成部分,贯穿于干预活动的始终,这与世界卫生组织推荐的伤害预防"四步走"公共卫生方法的工作理念相一致。当前,国内外医学界对老年人跌倒相关风险的评估内容仍缺乏统一认识。国内外有多种量表可用于老年人跌倒风险的评估,但每个量表评估的侧重点不同,而且受文化背景、生活模式、教育水平等因素的影响,不同量表在不同国家实际应用中的效果相差甚远。因此,选择预测能力好、灵敏度高、特异性强的跌倒风险评估工具,对跌倒的预防和后续干预具有重要意义。《共识》在广泛搜集和整理相关文献的基础上结合我国当前国情而提出,涵盖既往病史评估、综合评估、躯体功能评估、环境评估和心理评估 5 个方面,提出相对应的评估工具和技术手段共 11 条,评估内容系统且全面,为我国防控老年人跌倒提供了科学依据。

遗憾的是,《共识》仅提出了评估的大致框架和技术手段,却没有明确指出评估人员应如何根据目标人群及其身体特点有针对性地选择相应的评估手段或评估工具组合。希望国内学者在今后能进一步开展多中心大规模临床试验,在临床应用和科研实践中对《共识》内容不断加以完善,为跌倒风险评估工作提供借鉴和参考。

(刘尚昕 于普林)

参 考 文 献

[1] 中国老年保健医学研究会老龄健康服务与标准化分会,《中国老年保健医学》杂志编辑委员会.中国老年人跌倒风险评估专家共识(草案).中国老年保健医学,2019,17(4):47-58,50.

[2] World Health Organization. WHO gobal report on falls prevention in older age〔2021-10-15〕. https://apps. who. int/iris/handle/10665/43811.

[3] 魏婷,艾莹滢.老年人跌倒风险评估工具的研究进展.上海护理,2019,19(12):48-51.

[4] 王雅磊,刘腊梅,张振香.老年人跌倒评估工具的研究进展.中国老年学杂志,2019,39(9):2294-2298.

第2篇

衰弱与肌少症

第 9 章

《中国衰老与抗衰老专家共识》解读

【文献题目】 中国衰老与抗衰老专家共识(2019 年)

【文献作者】 何琪杨,刘光慧,保志军,等

【文献来源】 老年医学与保健,2019,25（5）：551-553

【文献解读】

◆ 背景介绍

积极应对人口老龄化已经成为我国的基本国策,在科技角度研究出更好的干预方法和药物,才能实现健康老龄化。随着时代发展,健康已成为国民追求美好生活的主题之一,临床医学的工作重心也从"以疾病为中心"转变为"以健康为中心",老年健康成为晚年幸福生活的刚需。国内外对"衰老"的基础研究及干预技术取得了大量成果,尤其以衰老细胞为靶点的干预研究及长寿基因与老年健康的研究成果较为显著,学科研究水平不断提高,学术刊物不断增加,迎来了老年医学术繁荣的新时代。

不同学科专家对"衰老"问题的认识差距较大,仍缺乏共识,这就延缓了能有效解决老年健康和养老问题的政策和方案的产生。为了更好地促进多学科交流,在 2013 年版共识的基础上,专家组成员修改并制定了《中国衰老与抗衰老专家共识(2019 年)》(下文简称《共识》)。《共识》最大限度地凝聚了国内外老年基础医学领域的普遍学术观点,初步实现了多学科交叉融合,为未来的学术研究和临床健康干预的应用指明了方向。《共识》适用人群为从事老年基础医学、临床医学和衰老生物学研究的人员及健康从业者。

◆ 文献要点

1. 衰老是老年医学的核心科学问题 衰老(aging)是指随着年龄增长人体出现形态和功能衰退的现象。衰老既是生物学的基本科学问题,也是老年医学的核心科学问题。"衰老"一词在我国已有 2000 多年的应用历史,具有深厚的文化内涵。"衰老"顾名思义是指"因衰退而变老",这句话比较准确地概括了中老年期人体真实的特征变化。为了更好地传承中华文化,广泛使用"衰老"一词是值得提倡的,也可以促使公众更好地理解老年医学。需要强调的是,衰老不是疾病,衰老会引起身体多种多样的变化,如头发花白、走路变慢、睡眠困难、记忆力衰退等。这些变化是人体随增龄自然发生的,并不是疾病。衰老与疾病有区别,不能把衰老作为疾病进行治疗。任何宣称"衰老可以治疗"的观点,都是一种误解或是以盈利为目的的非科学宣传。

2. 细胞衰老是认识老年健康和老年疾病的关键问题 细胞是组成人体组织和器官结构的基本单位。衰老发生的机制必然体现在细胞水平上,把老年健康和老年性疾病的基础问题归结到细胞衰老,更能确定这些基础问题的本质。细胞衰老(cellular senescence)是指细胞停止增殖、体积膨大、颗粒增多的现象,最典型的细胞衰老标志物是 β-半乳糖苷酶,其染色阳性,衰老标志分子(如 p16、p21、p27 等)表达持续升高。细胞衰老可分为复制性衰老、早熟性衰老和发育性衰老 3 种类型。

由于衰老细胞是活细胞,至少能存活 1～2 年,对周围微环境有巨大的影响。衰老细胞能分泌多种炎性因子、细胞因子、蛋白酶及基质蛋白,此现象被称为衰老性分泌表型(senescence-associated secretory phenotype,SASP)。SASP 可导致体内慢性炎症,加重老年性疾病,促进肿瘤细胞的增殖和转移。

3. 衰老、衰弱及老年综合评估　衰老在人体中的发生是一个连续的过程，与后期疾病的关系尚缺乏定论。老年患者是高度异质性的个体，其基因型具有多样性，表观遗传也明显不同，生活环境及经历差异极大，导致出现的疾病类型多种多样。结合基因组、蛋白质组、代谢组等多组学数据，以及衰老标志物的评估指标及心理和社会因素，才能实现对老年健康的精准干预和老年疾病的精准防治。

4. 抗衰老科技是主动追求健康、干预衰老的重要途径　抗衰老（anti-aging）是指基于衰老发生机制，采用各种生物学技术和相关产品延缓衰老的科学策略，使用"抗衰老科技"的术语更能准确体现衰老干预中老年健康的产业定位。可以说，抗衰老是改善老年健康最根本的手段。抗衰老的目标是提高老年人的健康寿命，减少患病率。抗衰老的干预策略主要有以下 5 个方面：①基因修饰抗衰老。②补充干细胞或相关因子抗衰老。③药物或生化产物干预衰老信号通路抗衰老。具有干预衰老信号通路的生物化学反应产物有亚精胺、褪黑素、烟酰胺腺嘌呤二核苷酸等；临床已经使用的药物包括治疗糖尿病的二甲双胍、免疫抑制剂西罗莫司等。④靶向衰老细胞抗衰老。⑤限食疗法抗衰老。

靶向衰老细胞抗衰老策略的理论依据是随着年龄增长，人体中的衰老细胞明显增多，导致出现老年病相关症状，同时衰老细胞分泌的炎性因子和其他分子引起次级病理反应，促进病情发展。如果能清除衰老细胞，就有可能减轻病情，改善健康状况。据不完全统计，目前已经找到近 20 种具有清除衰老细胞作用的化合物。一旦临床试验取得成功，将极大地推动老年医学的发展。

限食疗法抗衰老的理论基础是热量限制（calorie restriction，CR），又称卡路里限制，是指限制热量但保证足量蛋白质和维生素的饮食方法。这是目前唯一经过广泛科学验证且十分有效的衰老干预方法。CR 的改善健康、延长寿命作用，已经在多种生物（如酵母、线虫、果蝇、小鼠、恒河猴中）证实。CR 的作用机制与改善代谢特性会引起机体产生酮体，增加机体对胰岛素的敏感性，增强抗氧化能力。限食疗法是根据 CR 机制限制食物，从而改善健康的一种临床干预方法。该疗法必须在医师的指导下实施。尤其对于自律性差、依从性差的人群来说，通过医师的帮助可以达到限食效果。英国医师 Mosley 根据 CR 机制研究及其他研究成果，推出了"5＋2"限食疗法。该疗法的特点是每周 5 天正常饮食，2 天只摄入平时食物量的 1/4。限食疗法是应用较多的改善健康的方法，有坚实的科学证据，值得临床推广和应用。

5. 长寿机制与老年健康长寿　长寿指个体的寿命超过该物种平均预期寿命的现象。就人类而言，到 90 岁才可以称为长寿老人。长寿老人患病少，患病时间晚，健康寿命长，是健康老龄化的榜样。决定人类长寿的主要因素有基因与表观遗传、医疗科技、生活方式、心理状态、环境因素等。根据发达国家的人群研究结果，70 岁之前的生活方式和环境因素对寿命的影响较明显，年龄越大，遗传因素对人类寿命的影响越重要。可以说，要活到百岁，长寿基因和表观遗传因素起决定性作用。

长寿基因是指与延长寿命密切相关的基因。需要指出的是，人体内并不存在负责长寿功能的特有基因。这些基因在体内具有多种多样的生理功能，且在疾病发展中也起重要作用，也许这种"多能性"是长寿所必需的。环境因素也是影响长寿的重要因素。环境污染导致疾病增加、寿命缩短。良好的环境可以促进长寿和老年健康，我国百岁老人较多的地区与这些地区土壤中微量元素硒的分布有一定程度的重叠性，这也说明硒在人体健康中的重要性。

6. 老年科学的特色发展与中医药学　近年来，随着衰老生物学及老年基础医学领域更多研究成果的出现，原来的术语已难以涵盖研究发展趋势，老年科学（geroscience）应运而生。老年科学强调从改善健康的角度来减少疾病的发生。美国国立健康研究院专门设立基金，促进老年科学的学科发展。中医药学在我国历史悠久，有大量的治疗方法，可用于治疗疾病、干预健康。结合中医药学优势，我国会在老年科学领域获得更多的研究成果。

【文献评述】

《共识》是在著名的老年医学专家陈可冀院士和童坦君院士的指导下,由中国老年学和老年医学学会抗衰老分会的部分专家执笔,联合全国从事衰老、老年医学、抗衰老及老年健康研究的 400 多位专家,在 2013 年版的基础上,广泛征求各方意见编写而成。随着我国科技的快速发展,国家对老年医学研究经费的投入也在不断增加,从事衰老及相关领域的研究人员也在快速增加,衰老与抗衰老方面的研究成果不断涌现,部分领域已达到了全球领先水平。虽然《共识》起到了进一步促进学科发展和学科交叉的作用,但仍有很多问题没有涉及,对部分问题的表述凝练度仍不够,这些问题都有待在未来的共识中进一步完善和提高。

我国科技工作者完全有信心通过科学创新来应对人口老龄化的挑战,引领老年医学学科发展,为促进人类健康贡献智慧。

(何琪杨)

参 考 文 献

[1] 何琪杨,刘光慧,保志军,等. 中国衰老与抗衰老专家共识(2019 年). 老年医学与保健,2019,25(5):551-553.

[2] 何琪杨. 人类寿命到底能延长多久. 科学通报,2016,61(21):2331-2336.

[3] De Cabo R,Carmona-Gutierrez D,Bernier M,et al. The search for antiaging interventions:from elixirs to fasting regimens. Cell,2014,157(7):1515-1526.

[4] Campisi J,Kapahi P,Lithgow GJ,et al. From discoveries in ageing research to therapeutics for healthy ageing. Nature,2019,571(7764):183-192.

[5] Gorgoulis V,Adams PD,Alimonti A,et al. Cellular senescence:defining a path forward. Cell,2019,179(4):813-827.

[6] De Cabo R,Mattson MP. Effects of intermittent fasting on health,aging,and disease. N Engl J Med,2019,381(26):2541-2551.

第 10 章

《肌少症共识及 2017 肌肉衰减综合征 中国专家共识(草案)》解读

【文献题目】 肌少症共识;肌肉衰减综合征中国专家共识(草案)

【文献作者】 中华医学会骨质疏松和骨矿盐疾病分会;中华医学会老年医学分会老年康复学组,肌肉衰减综合征专家共识撰写组

【文献来源】 中华骨质疏松和骨矿盐疾病杂志,2016,9(3):215-227;中华老年医学杂志,2017,37(7):711-718

【文献解读】

◆ 背景介绍

肌少症(sarcopenia)是由 Irwin Rosenberg 于 1989 年首次提出,用于描述与年龄相关的骨骼肌质量与功能的下降。肌少症发病隐匿,随增龄加重,不良影响广泛。从 2010 年欧洲老年人肌少症工作组(European Working Group on Sarcopenia in Older People,EWGSOP)发表首个影响广泛的肌少症共识以来,有关肌少症在全球的研究和关注度都明显增加。

我国肌少症研究尚处于初期阶段,学者们对肌少症的形成机制认识不足、评估方法未统一、诊治方法欠规范。2016 年由中华医学会骨质疏松和骨矿盐疾病分会发布的《肌少症共识》(下文简称《2016 共识》)和 2017 年由中华医学会老年医学分会老年康复学组发布的《肌肉衰减综合征中国专家共识(草案)》(下文简称《2017 共识(草案)》)。《2016 共识》和《2017 共识(草案)》均从定义、流行病学、发病机制、诊断及治疗方案方面全面阐述了中国专家对肌少症的意见。前者侧重于对肌少症发病机制和潜在治疗药物的总结,后者更注重于肌少症的临床评估、诊断流程及康复医

学治疗方案的操作性建议。在实践中,这两个共识可以帮助并提升医务工作者的肌少症诊疗水平。《2017 共识(草案)》撰写组希望通过制定、更新中国肌少症共识,提高医务工作者对肌少症的认识及诊疗水平,降低肌少症对老年群体带来的危害及经济损失。《2017 共识(草案)》适用人群为老年肌少症患者。

◆ 文献要点

1. **肌少症的定义** 《2016 共识》和《2017 共识(草案)》分别采用了 2010 年 EWGSOP 和 2011 年国际肌少症工作组(Internationale Working Group on Sarcopenia,IWGS)对肌少症的定义,两者基本一致。肌少症是一种与年龄增长相关的进展性、广泛性全身骨骼肌质量与功能丧失,合并体能下降、生存质量降低以及跌倒与死亡等不良事件风险增加的临床综合征。该定义强调了骨骼肌质量下降和功能下降是 2 项必备条件,虽然二者均随年龄增长而下降,但肌肉功能(力量与输出功率)下降速度较质量下降速度更显著。

2. **流行病学** 由于研究人群的异质性和诊断标准的差异,肌少症患病率在已有报道中差别较大,但较为一致的观点是:①肌少症患病率随年龄增长而增高;②肌少症患病率与性别相关,男性可能更易患肌少症。不同居住场所的老年人,肌少症患病率可能有差别。肌少症患病率在社区老年人群中为 1%～29%,在长期居住于护理院的人群中为 14%～33%,在急诊老年人中约为 10%。理论上,不同居住场所的老年人群整体健康状况会有差别,这可能是护理院患病率高于社区患病率的原因。《2016 共识》认为,亚洲人肌

少症患病率低于欧美人群,可能是由于在诊断标准切点的相对四肢骨骼肌质量(relative appendicular skeletal muscle mass,RASM)值上,亚洲人低于欧洲人。我国近 10 年有关肌少症患病率的研究逐渐增多。上海 70 岁以上人群女性发病率为 4.8%,男性发病率为 13.2%;西部地区 60 岁以上人群总体发病率为 9.8%(男性为 6.7%,女性为 12.0%);农村发病率为 13.1%,城市发病率为 7.0%,农村老年人较城市老年人更易患肌少症。此外,《2016 共识》还认为肌肉含量与骨密度呈正相关,肌肉含量下降是骨质疏松症的重要危险因素。

3. 发病机制 肌少症的发病机制尚未完全明确。《2016 共识》根据已有研究证据,从以下 7 个方面详细梳理了发生肌少症所涉及的病理生理机制。

(1)运动减少:运动减少增加了肌肉的丢失。

(2)营养因素:肌少症与蛋白质摄入不足及营养不良有关,但尚未有研究表明营养不良是肌少症的独立危险因素。

(3)神经-肌肉功能减弱:骨骼肌 α 运动神经元丢失、肌源性干细胞数量和募集能力下降、骨骼肌 Ⅰ 型和 Ⅱ 型纤维含量减少。

(4)增龄相关激素变化:涉及胰岛素抵抗、雄激素水平下降、维生素 D 水平低下,其与肌肉蛋白合成、肌肉量、肌肉强度、肌肉功能下降相关。

(5)促炎性反应细胞因子:涉及血浆白细胞介素(interleukin,IL)-6、肿瘤坏死因子 α(tumor necrosis factor-α,TNF-α)和 C 反应蛋白水平增高。

(6)肌细胞凋亡:肌肉活检显示老年人肌细胞凋亡数明显高于年轻人,可能是肌少症的基本发病机制。

(7)遗传因素:目前已发现一些可能的肌少症风险基因,如 *GDF-8*、*CDKN1A*、*MYOD1*、*IGF2*、*ACTN3*、*ACE* 等,但尚未得到不同种族、更多人群的一致性研究证实。此外,《2016 共识》对肌肉与骨骼相互作用的生理机制进行了总结。骨骼和肌肉共同调节的全身因素及骨骼和肌肉的相互作用,为肌少-骨质疏松综合征的概念提供了理论支持,但目前国际主要的肌少症共识尚未将其纳入肌少症范畴。

4. 筛查及诊断方案

(1)筛查目标人群:《2017 共识(草案)》采纳了 2014 年版共识的推荐,筛查目标人群主要包括老年人常见慢性疾病患者和与肌少症相关的老年综合征患者(表 10-1)。2019 年亚洲肌少症工作组(Asia Working Group for Sarcopenia,AWGS)肌少症共识(下文简称《2019 亚洲共识》),在急慢性医疗机构和临床研究中保留了与此相似的筛查目标人群。在筛查流程上,2018 年 EWGSOP 发布的共识(下文简称《2018 欧洲共识》)和《2019 亚洲共识》均对其进行了更新,在诊断流程之前增加了"发现病例"的筛查步骤,推荐采用肌少症简易五项评分问卷等量表工具或小腿围测量等方法筛选需要进入诊断流程的人群。

表 10-1 《2017 共识(草案)》推荐的肌少症筛查目标人群

目标人群	人群特点
社区人群	60 岁以上人群;合并慢性疾病(慢性心力衰竭、慢性阻塞性肺疾病、糖尿病、慢性肾功能不全、结缔组织病、结核分枝杆菌感染及其他慢性消耗性疾病);近期有入院史;长期卧床者
疾病患者	日常步行速度≤1.0 m/s 者;营养不良者;近期出现跌倒者;合并抑郁状态或认知障碍者;1 个月内不能察觉的体重变化>5% 者;近期出现临床可见的力量、体能或健康状况下降或受损者

(2)诊断指标:肌少症的诊断主要从肌力、活动能力和肌肉质量 3 个维度进行评估或测定。《2016 共识》和《2017 共识(草案)》均将握力、步行速度和肌肉质量作为诊断的依据指标。握力是肌力简便易行的测量方式,步行速度是老年人躯体活动能力(即体能)的代表性指标,与老年人整体健康状况密切相关,二者都是肌肉功能的测量指标。当同时满足肌肉功能指标下降和肌肉质量下降时,才能诊断肌少症,这与当前肌少症的定义相符合。

(3)诊断指标切点:《2016 共识》和《2017 共识(草案)》参照国际指南和我国现行的有限研究资料,对诊断指标的临界值做出了规定。在握力的临界值划分上,《2016 共识》推荐男性<25 kg,女

性<18 kg,《2017 共识(草案)》推荐男性<26 kg,女性<18 kg,这 2 个共识中男性临界值均高于《2018 欧洲共识》的标准(16 kg),但低于《2018 欧洲共识》(27 kg)和《2019 亚洲共识》(28 kg)的标准。对于步行速度和肌肉质量,《2016 共识》和《2017 共识(草案)》均推荐步行速度≤0.8 m/s和肌肉质量低于同种族健康成年人骨骼肌质量2 个标准差为切点。步行速度的切点与其他各国共识一致。《2017 共识(草案)》推荐的肌肉质量诊断临界值,与 AWGS 在 2014 年和 2019 年发布的共识一致。《2017 共识(草案)》的诊断切点见表 10-2。

表 10-2 《2017 共识(草案)》推荐的肌少症诊断切点

维度	内容
肌肉质量	低于同种族年轻成人(<35 岁)骨骼肌质量平均值 2 个标准差,或者 DXA 测量男性< 7.0 kg/m², 女性<5.4 kg/m²,或者 BIA 测量男性<7.0 kg/m²、女性<5.7 kg/m²
握力	男性<26 kg,女性<18 kg
体能状况	常速步行速度≤0.8 m/s

注:DXA. 双能 X 射线吸收法;BIA. 生物电阻抗分析法。

(4)诊断流程:《2016 共识》和《2017 共识(草案)》在诊断流程上基本一致,由于肌肉功能检测更为便捷,肌肉质量测量方法更不易操作,这 2 项共识均推荐优先进行步行速度或握力检测来判断患者是否存在肌肉功能下降,再进行肌肉质量的测量以明确诊断。其差别在于,《2016 共识》推荐首先进行步行速度测量,步行速度正常者需要加做握力测量;而《2017 共识(草案)》建议握力和步行速度测量不分先后。《2017 共识(草案)》推荐的诊断流程图见图 10-1。

(5)测量工具及评估方法:《2017 共识(草案)》对肌少症相关的肌肉质量评估、肌肉力量测定和体能测试的常用方法进行了介绍和推荐。目前肌肉质量测量的最常用方法是双能 X 射线吸收法(dual X-ray energy obsorptiometry,DXA)和生物电阻抗分析法(bioimpedance analysis,BIA)。DXA 放射暴露剂量低,在实际操作中已替代 CT、MRI 等肌肉质量评估的传统"金标准";

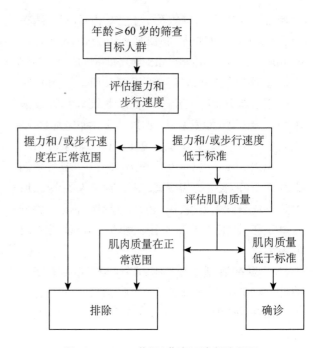

图 10-1 2017 共识(草案)》诊断流程图

而 BIA 具备便携、价廉、无害等优点,且随着算法的改进,其精确性也在不断提高,已被越来越多地应用于临床实践和研究中。超声评估技术正在应用于肌肉质量评估的研究中。

目前常用的骨骼肌质量指标包括四肢骨骼肌质量(appendicular skeletal muscle mass,ASM)、全身非脂肪体重(fat-free lean body mass,LBM)、全身骨骼肌质量(total skeletal muscle mass,TMM)。为消除个体间差异,将上述指标用身高或体重进行校正。用除以体重来校正的指标有全身骨骼肌质量参数(skeletal muscle index,SMI)和四肢骨骼肌质量指数(appendicular skeletal muscle mass index,ASMI);用除以身高的平方来校正的指标有相对骨骼肌指数(relative skeletal muscle index,RSMI)和相对四肢骨骼肌质量(RASM)。《2017 共识(草案)》指出,中国的研究发现以身高的平方进行校正的指标与握力降低、体能下降、跌倒风险、活动困难及死亡率的相关性更好。

在肌肉力量测量方面,推荐握力、膝关节屈伸力量及吸气峰流速为评估手段。握力作为肌少症诊断指标的优势:简单方便;与下肢力量、股四头肌力矩、腓肠肌肌肉横截面积等显著相关;低握力预测个体活动能力低下效能优于肌肉质量下降,与日常生活能力等功能状况相关性好。膝关节屈伸力量评估虽然更精确,但必须依赖相关设备。呼吸肌群力量评估包括最大吸气峰流速测定、最大吸气压等,但目前这些测试在肌少症诊断治疗中的应用非常有限。

体能评估方法推荐起立-行走计时测试(timed up and go test,TUGT)、正常步速测试、简易体能状况量表(short physical performance battery,SPPB)和肌少症简易五项评分问卷。这些体能测试方法在老年人照护中应用广泛,与老年人的日常生活能力和生存率均显著相关。肌少症简易五项评分问卷是近年美国学者开发的针对肌少症的筛查问卷。上述体能评估法均被 EWGSOP 共识推荐用于肌少症的临床实践或研究。但《2019 亚洲共识》认为 TUGT 受肌肉功能以外的影响因素较多,故不推荐将其用于肌少症的诊断指标。

5. 治疗方案　肌少症的治疗方法包括康复运动、营养干预和药物治疗。《2016 共识》和《2017 共识(草案)》分别介绍了药物治疗的研究进展和康复运动治疗的具体方案。

(1)药物治疗:目前还没有批准以肌少症为适应证的药物。一些药物可能对肌肉健康有益,包括同化激素、活性维生素 D、β 肾上腺素能受体激动剂、血管紧张素转化酶抑制剂(angiotensin converting enzyme inhibitor,ACEI)、生长激素等。

1)同化激素和选择性雄激素受体调节剂(selective androgen receptor modulators,SARMs):睾酮和合成类固醇激素是同化激素。睾酮可增加老年人的肌强度,增加肌量,减少脂肪量,对男性和女性均有效,但其安全性尚有争议。诺龙是注射用合成类固醇激素,可增加肌纤维面积和肌量,但对肌强度、机体功能状态无有益影响。SARMs 类药物(如 MK-0773、LGD-4033、BMS-564929、Enobosarm 等)尚在临床研究阶段,对瘦肉量、肌量可能有益,但整体而言并不优于睾酮。

2)活性维生素 D:活性维生素 D 被中华医学会原发性骨质疏松诊疗指南推荐为骨质疏松的治疗用药,常用于 65 岁以上的老年人。活性维生素 D 的使用可增加肌肉强度、降低跌倒风险。

3)生长激素类药物:研究提示,生长激素可增加老年人的瘦肌量,但存在关节肌肉疼痛、水肿、腕管综合征、高血糖和心血管疾病风险、男性乳房发育等不良反应。生长激素释放肽(即胃饥饿素)会增加摄食和生长激素分泌,研究显示,其可使癌症患者、老年肌少症患者摄食增加和获得肌量,但其安全性还需要进一步研究。

4)交感神经 β_2 受体激动剂:克伦特罗在心力衰竭患者中能使肌量增加,然而大规模病例对照研究表明短效 β_2 受体激动剂会增加骨质疏松性骨折的危险,非短效 β_2 受体激动剂没有影响。Espindolol 是一种吲哚洛尔的 S-对映体,Ⅱ 期临床研究提示其可增加肌量、握力,并降低脂肪量。

5)ACEI:培哚普利可增加左心室收缩功能障碍老年人的行走距离,但目前尚缺少 ACEI 对骨骼肌作用的直接证据。

6)其他药物:如肌肉生长抑制素抗体、活化素 Ⅱ 受体配体捕获剂(ACE-031)等,可能改善肌量及瘦肉量。这些以肌肉为靶点的新型药物尚在研发中。

(2)康复运动治疗:相对于药物治疗效果的不确定性,康复运动治疗改善增龄所致的肌肉质量与功能下降的有效性已得到广泛认可。《2017 共识(草案)》对各类运动处方方案进行了基于证据的推荐。

1)抗阻训练:多项荟萃分析与系统性回顾研究均认为,包括渐进性抗阻训练在内的主动力量训练能显著增加老年健康者或慢性疾病患者的肌肉体积、质量、肌力、功率及骨密度,提高患者的步行速度、步行距离、日常生活活动能力及生存质量,减少脂肪组织,降低跌倒与原发或伴随疾病发作或加重的风险。多数研究者建议训练处方设置为每周 3～5 天,每天至少 10 min,采用中[自觉劳累程度分级量表(rating of perceived exertion,RPE)5～6 级]至高(RPE 7～8 级)强度训练。长期的规律训练能带来持续获益。相比年轻人,老年人可能需要更高的维持训练量,介入时间也应更早。力量训练联合氨基酸或蛋白质摄入是否具有叠加效应一直存在较大争议,这方面仍有待进一步研究。

2)有氧运动:新近研究认为有氧运动训练对改善肌少症存在两方面的积极作用。首先,它能降低身体脂肪比例,减轻慢性炎症,降低代谢性疾病风险,提高心肺功能与活动功能,改善耐力;其次,在合适的运动处方下,有氧运动训练能诱导出与抗阻运动等效的肌肉体积增加。

3）柔韧性训练与平衡训练：老年人常用的康复训练方案。虽然这两种训练方式在肌少症中的研究很少，但已证实它们在改善老年人整体健康方面具有非常确切的作用。参照美国运动医学学院的指南，柔韧性训练每周至少 2 天，每天进行 10 min，强度控制在 RPE 5～6 级，包括颈、肩、肘、腕、髋、膝、踝关节，平衡训练需每周进行 3 次以上。

除上述训练方式外，少数文献还提及滑雪、血流阻断、全身震动、光疗等多种被动治疗，均已取得积极的治疗效果，但尚需进一步临床研究证实。

（3）营养干预：《2016 共识》和《2017 共识（草案）》均建议老年人保证充足的蛋白质摄入。《2017 共识（草案）》推荐我国老年人蛋白质的摄入量应维持在 1.0～1.5 g/(kg·d)，并适量增加富含亮氨酸等支链氨基酸的优质蛋白。这 2 项共识均提到普通维生素 D 会给老年患者带来增加肌肉强度、预防跌倒的获益。《2016 共识》建议筛查老年人维生素 D，对缺乏维生素 D 的患者进行普通维生素 D 的补充治疗。Meta 分析并未显示仅给予营养干预能改善肌肉质量、肌力和步行速度。

【文献评述】

笔者通过分析后发现，《2016 共识》和《2017 共识（草案）》均从定义、流行病学、发病机制、诊断及治疗方案方面全面阐述了肌少症的中国专家意见。《2016 共识》侧重于对发病机制和潜在治疗药物的总结，《2017 共识（草案）》更注重临床评估、诊断流程和康复医学治疗方案的操作性建议。这 2 项共识为老龄相关领域从业人员、医务工作者，尤其是老年医学工作者提供了详细且操作性很强的肌少症实践指导方案。

在肌少症的筛查及诊断方面，《2016 共识》和《2017 共识（草案）》对目标筛查群体有较清楚的界定，并且在后续共识中得到沿用。后续共识在诊断流程之前增加了肌少症简易五项评分问卷等量表工具或小腿围测量的"发现病例"的筛查步骤，从而提高了肌少症的检出率。《2016 共识》和《2017 共识（草案）》对诊断指标及切点值均作了明确的界定，但对于切点值的选取，不同共识之间存在差异，这对患病率的可比性有一定的干扰。

这 2 项共识均给出了清晰的肌少症诊断路径，并且《2017 共识（草案）》还提供了详细的测量仪器和评估方法，这在很大程度上提高了共识在临床实践者中的可用性。遗憾的是，目前还没有批准以肌少症为适应证的药物。尽管多种药物展现了增加肌肉量、改善肌肉力量及功能的潜能，但其引发的不良反应却不能忽视。相比而言，运动康复治疗及营养干预仍是肌少症较为安全、有效的治疗方法。

需要注意的是，尽管肌少症与衰弱、恶病质、少肌性肥胖等老年人常见临床情况有相似或重叠的表现，但彼此间又有本质的不同。肌少症特指与增龄相关的骨骼肌质量下降和功能下降；衰弱表型可包括力量和活动耐量下降，但衰弱并不从骨骼肌质量方面进行定义；恶病质往往是严重疾病的后果，是复杂的代谢紊乱综合征，骨骼肌丢失的同时伴或不伴脂肪组织的丢失；少肌性肥胖指个体在肌肉丢失的同时合并脂肪组织含量增加，目前认为肌少症和少肌性肥胖可能并非同一综合征。

临床实践者，尤其是老年医学相关工作者，需要熟悉肌少症的流行病学及主要发病机制，掌握肌少症筛查人群的界定以及筛查、鉴别及诊断方法，根据患者的个体情况，帮助患者制订个性化肌少症运动、营养方案，并运用肌肉力量、肌肉质量、体能状况三大主要评估指标以及日常生活活动能力、生存质量、跌倒史、死亡等次要指标，指导肌少症诊疗方案的改进。同时，需要开展更多途径、更多形式的肌少症教育，从而认识、了解、重视肌少症，延长健康寿命，实现健康老龄化。

（孙雪莲　董碧蓉）

参 考 文 献

[1] 中华医学会骨质疏松和骨矿盐疾病分会.肌少症共识.中华骨质疏松和骨矿盐疾病杂志,2016,9(3):215-227.

[2] 中华医学会老年医学分会老年康复学组,肌肉衰减综合征专家共识撰写组.肌肉衰减综合征中国专家共识（草案）.中华老年医学杂志,2017,36(7):711-718.

[3] Cruz-Jentoft AJ, Baeyens JP, Bauer JM, et al. Sarcopenia:European consensus on definition and diag-

nosis：Report of the European Working Group on Sarcopenia in Older People. Age Ageing, 2010, 39 (4):412-423.

［4］ Cruz-Jentoft AJ, Bahat G, Bauer J, et al. Sarcopenia: Revised European consensus on definition and diag-

nosis. Age Ageing,2019,48(4):601.

［5］ Chen LK, Woo J, Assantachai P, et al. Asian working group for sarcopenia:2019 consensus update on sarcopenia diagnosis and treatment. J Am Med Dir Assoc,2020,21(3):300-307.

第 11 章

《老年人肌少症口服营养补充中国专家共识》解读

【文献题目】 老年人肌少症口服营养补充中国专家共识(2019)

【文献作者】 中华医学会老年医学分会,《中华老年医学杂志》编辑委员会

【文献来源】 中华老年医学杂志,2019,38(11):1193-1197

【文献解读】

◆ 背景介绍

肌少症是一个与增龄相关的疾病。全球目前约5000万人罹患肌少症,预计至2050年患病人数将高达5亿,老年人肌少症将是未来全球面临的重大健康问题之一。数据显示,65岁及以上老年人中近1/3患肌少症(患病率为14%~33%),80岁及以上老年人患病率更是高达50%~60%。据估计,2000年美国花费在肌少症上的直接医疗费用近18.5亿美元,占总医疗费用的1.5%。近年来,中国人群肌少症的流行病学调查研究较多,数据显示,社区老年人肌少症的患病率为8.9%~38.8%,男性患病率高于女性,且随增龄,肌少症的患病率显著增高,80岁及以上老年人肌少症患病率可高达67.1%。中国西部地区人群肌少症患病率高于东部地区。肌少症是一种复杂的多因素疾病,其与营养存在密切关系。在中国大量营养不良的老年人患肌少症,而肌少症患者又常因吞咽、咀嚼等摄入障碍及营养吸收障碍而加重营养不良。

营养不良是老年肌少症的主要病因之一,对能量摄入不足的老年肌少症患者,应及时予以营养干预。口服营养补充(oral nutritional supplements,ONS)是以增加能量和营养为目的,将能提供多种宏量营养素和微量营养素的营养液体、半固体或粉剂的制剂作为饮料,或者加入饮品和食物中经口服用。近年来国内外先后制定了许多关于肌少症诊治的共识及指南,营养干预作为防治肌少症的关键一环,对老年人而言仍有一定难度及不可控性。ONS使用方便、安全,符合生理,可使肌少症患者获益,但缺乏相关共识。中华医学会老年医学分会组织相关专家于2019年制定并发布了《老年人肌少症口服营养补充中国专家共识(2019)》(下文简称《共识》)。《共识》主要回顾了近10年来国内外发表的研究成果及循证医学证据,汇集了多位专家意见,为国内ONS在老年肌少症中的应用提供参考及依据,其适用人群为老年肌少症患者。

◆ 文献要点

1. **老年肌少症口服营养补充** 国内外研究显示:①通过口服补充含氨基酸或蛋白质的制剂有助于预防及治疗老年肌少症;②补充维生素D可改善老年人肌肉力量和步态;③ω-3脂肪酸补充剂可增加肌肉蛋白质的合成,阻止肌肉的分解代谢;④抗氧化素可减少肌肉的氧化应激损伤,对维持肌肉质量与功能有一定作用。目前临床使用的ONS制剂多为整蛋白型,《共识》推荐摄入以动物蛋白(如乳清蛋白、酪蛋白等)为主要来源的蛋白质补充剂。具体建议如下。

(1)推荐ONS:当肌少症患者(包括肌少症前期人群)进食量不足目标量[推荐目标量为20~30 kcal/(kg·d)]的80%时,推荐ONS。

(2)ONS制剂摄入量:400~600 kcal/d。

(3)ONS服用时间:在两餐间服用,或50~

100 ml/h 啜饮。

（4）ONS 不能满足患者对维生素 D 及 ω-3 脂肪酸等营养素需求：此时可额外单独增加相关营养素的补充。

（5）使用禁忌证：有吞咽障碍（洼田饮水试验 3 级及以上）、消化道梗阻、腹泻、消化道大出血、严重应激状态、严重代谢紊乱等情况。

2. 肌少症合并其他疾病的口服营养补充

（1）合并糖尿病可使用对血糖影响小的糖尿病专用配方。

（2）合并恶性肿瘤可选择高脂肪、低碳水化合物、富含 ω-3 脂肪酸的配方。

（3）合并心功能不全者应选用高能配方，避免摄入过多的液体。

（4）合并肝功能不全者宜选含中链甘油三酯的配方。

（5）合并肾功能不全者可选用富含优质蛋白的配方。

（6）慢性便秘患者需要选用富含膳食纤维的配方。

此外，《共识》还详细推荐了不同配方肠内营养制剂的主要营养成分含量（每 100 ml）及适宜人群。

3. 口服营养补充制剂不耐受处理 患者在 ONS 时最容易出现的不耐受情况是腹胀、腹泻及腹痛等，一般可通过调整肠内营养制剂的温度、浓度或速度，或者酌情增加一些辅助药物（如消化酶、微生态制剂、胃肠动力药物、通便药物等）来提高患者的耐受性，必要时可更换肠内营养制剂产品。若因乳糖不耐受而出现腹泻的患者，可更换为不含乳糖的 ONS 制剂。

4. 口服营养补充制剂实施中的肌少症及营养评估 应定期监测患者肌肉质量、力量及功能的变化，评价其脏器功能状态，及时处理并发症，科学调整营养支持方案。住院患者应每 1～2 周监测评估 1 次，而社区患者应每 4 周随访 1 次，干预结束后每 3 个月随访 1 次。《共识》给出了具体的肌少症 ONS 实施流程（图 11-1）。

5. 实施流程中的评估细节 《共识》在实施流程中涉及了肌少症的诊断及营养筛查和评估，笔者补充以下内容。

（1）依据 2017 年《肌肉衰减综合征中国专家共识（草案）》，肌少症的诊断主要依据肌肉质量、握力、体能状况的评估或测定（表 10-2）。

（2）营养评估：《中国老年患者肠外肠内营养应用指南（2020）》指出老年患者营养不良发生率高，推荐对其进行常规营养筛查，可以使用微型营养评定简表（mini-nutritional assessment short form，MNA-SF）和营养风险筛查 2002（nutritional risk screening 2002，NRS 2002），从疾病严重程度、进食情况、实验室检查、体重及体成分测量、老年综合评估等方面对患者的营养状态进行全面评估。

1）MNA-SF：主要适用于 65 岁及以上的社区、门诊及住院老年人，一共 6 个问题，最高分 14 分，总分 12～14 分代表正常营养状况，总分 8～11 分代表有营养不良风险，总分＜7 分代表营养不良。

2）NRS 2002：主要适用于 90 岁以下老年住院患者，包含营养状况评分、疾病严重程度评分和年龄调整评分，三部分评分之和为总评分（若 70 岁以上加 1 分）。总评分 0～7 分，若 NRS 2002 评分≥3 分，可确定患者存在营养不良风险。

【文献评述】

《共识》回顾了近 10 年来国内外发表的研究结果及循证医学证据，简明扼要地阐述了老年肌少症患者 ONS 的目的和意义，给出了清晰明确的 ONS 补充选择方案、评估和干预流程及不耐受情况的处理措施。ONS 具有简单、方便、价格较低的特点，而且能满足老年患者口服进食的心理愿望，临床实用性强。目前 ONS 制剂种类齐全，国外甚至已开发出蔬菜、水果、巧克力、草莓、咖啡等 10 余种味道的 ONS 制剂，但与天然饮食相比，其口感仍较差。Bolton 等对肿瘤患者长期 ONS 的依从性研究发现，54% 的患者因口味原因而停止 ONS。影响 ONS 总体评价的相关因素依次为口感、香味、外观、饮后口感、风味强度、口腔包裹感、甜度、厚度等，其中主要是口感。笔者同样观察到部分老年人在住院期间可以较好地坚持服用 ONS 制剂，但回归家庭后，依从性逐渐下降。因此，在医务人员实际操作过程中，应通过调整制剂口感、心理辅导及联合多种督促手段，尽可能提高老年患者 ONS 的依从性。增龄及肌少症均为

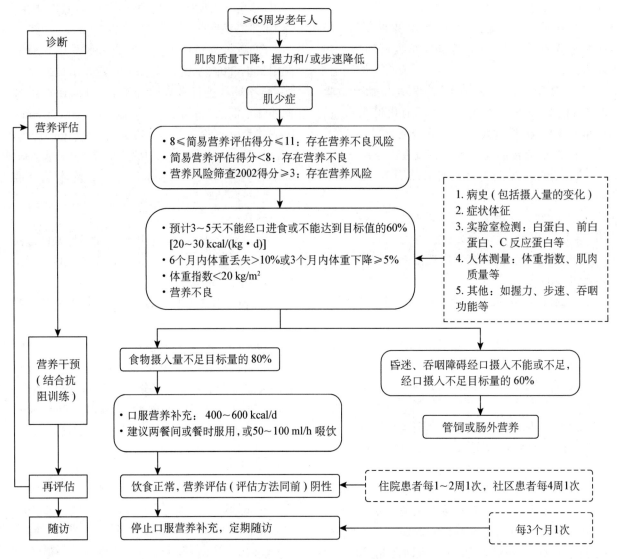

图 11-1　肌少症口服营养补充临床实践流程图

呛咳的独立危险因素,因此,对 ONS 肌少症老年人随访过程中,要动态评估其吞咽功能。

(林秀芳　董碧蓉)

参 考 文 献

[1] 中华医学会老年医学分会,《中华老年医学杂志》编辑委员会.老年人肌少症口服营养补充中国专家共识(2019).中华老年医学杂志,2019,38(11):1193-1197.

[2] 中华医学会肠外肠内营养学分会老年营养支持学组.中国老年患者肠外肠内营养应用指南(2020).中华老年医学杂志,2020,39(2):119-132.

[3] 中华医学会老年医学分会老年康复学组,肌肉衰减综合征专家共识撰写组.肌肉衰减综合征中国专家共识(草案).中国综合临床,2018,34(3):193-199.

[4] 中华医学会骨质疏松和骨矿盐疾病分会.肌少症共识.中华骨质疏松和骨矿盐疾病杂志,2016,9(3):215-227.

[5] 孙建琴,张坚,常翠青,等.肌肉衰减综合征营养与运动干预中国专家共识(节录).营养学报,2015,37(4):320-324.

[6] Bolton J, Abbott R, Kiely M, et al. Comparison of three oral sip-feed supplements in patients with cancer. J Human Nutr Dietetics,1992,5(2):79-84.

第 12 章

《老年患者衰弱评估与干预
中国专家共识》解读

【文献题目】老年患者衰弱评估与干预中国专家
共识
【文献作者】中华老年医学分会
【文献来源】中华老年医学杂志，2017，36（3）：
251-256
【文献解读】

◆ 背景介绍

衰弱是老年人失能前的窗口期。随着全球老
龄化进程加快，老年人口增多，老年衰弱已经成为
老龄化社会的严峻问题，也是老年人群主要的公
共卫生问题。衰弱是一种老年综合征，其患病率
随增龄而增高，是导致老年人失能的重要原因，与
死亡率密切相关。

我国老年人群衰弱的患病率较高，容易被临
床医师忽视。衰弱患病率随年龄增长而增高，高
龄老人衰弱患病率更高，而我国的人口特点会导
致未来衰弱患者绝对数量快速增加。老年人健康
状况的异质性较大，衰弱概念的提出可以很好地
反映这种健康异质性。衰弱作为典型的老年综合
征，在老年人群中非常常见。衰弱患者是医疗服
务需求相对集中的人群，但有些临床医师认为衰
弱是衰老过程中的正常现象，没有考虑衰弱对老
年人和疾病预后的影响。衰弱老人生活质量差，
预后不佳，衰弱与临床负性事件的发生风险密切
相关，并具有一定程度的可逆性。能够及早认识
衰弱并进行适当干预，可最大限度地预防不可逆
临床负性事件的发生，维持老年人的功能状态，提
高老年人的生活质量。

据此，中华老年医学分会组织相关专家于
2017年制定并发布了《老年患者衰弱评估与干预

中国专家共识》（下文简称《共识》）。《共识》旨在
提高医护人员对老年衰弱的识别、评估、预防及治
疗水平，规范老年衰弱的临床诊治，促进老年衰弱
的相关研究。《共识》的适用人群为老年患者。

◆ 文献要点

1. 老年衰弱的定义和流行病学 衰弱体现
了老年人健康状态的异质性和复杂性，其定义的
核心为生理储备功能下降导致的抗应激能力减
退，但临床使用的衰弱定义多种多样，包括临床综
合征或非特异状态。《共识》倾向于把衰弱看作一
种非特异状态，但也提到了衰弱为老年医学领域
的常见综合征。总体而言，衰弱是一种与增龄相
关且涉及多系统变化的生理储备功能下降的非特
异状态或老年综合征。

衰弱老人发生临床负性事件的风险显著增
高，与失能和多病共存不同，但密切相关，可相互
促进和影响。衰弱具有一定的可逆性，衰弱概念
的提出有助于临床医师理解和解释老年人的非特
异性临床症状，在临床实践中不能孤立地针对单
个慢性疾病。衰弱概念的提出为维持老年人功
能、预防失能、避免死亡等不可逆负性临床事件的
干预措施预留了时间窗。

老年衰弱的患病率与研究所用的诊断方法有
关，国内的研究数据也相对较少。总体而言，随年
龄增长，高龄老人衰弱的患病率较高，女性高于男
性，入住医疗机构（医院、养老院等）的老年人衰弱
患病率高于社区老年人。随着我国老龄化进展和
公众对衰弱认识的不断加深，老年人衰弱的患病
率会逐渐升高。

2. 衰弱的危险因素 衰弱的危险因素有很

多,包括但不限于高龄、遗传因素(特定族裔或基因携带者)、社会经济相关因素(经济条件差、教育程度低、未婚及独居等)、不良生活方式、躯体疾病及其他老年综合征(跌倒、疼痛、营养不良、肌少症、多病共存、活动能力下降、多重用药、睡眠障碍、焦虑、抑郁等)。《共识》指出衰弱往往是多种慢性疾病、某次急性事件或严重疾病的后果,目前尚无单一变量或标志物可以很好地识别衰弱,需要使用多个变量或者构建临床预测模型来更好地识别老年衰弱。总之,任何系统和器官的疾病和功能失调均有可能成为衰弱的危险因素。在特定的老年综合征中,不恰当的药物应用、营养不良(包括能量摄入不足及营养素缺乏)、血清 25-羟维生素 D 水平降低(<50 nmol/L)可增加衰弱的发生率。

3. 衰弱的特征、筛查、评估与分级　衰弱的临床特征可视为老年人存在衰弱的线索或出现衰弱的预警,主要为非特异性表现(疲劳、无法解释的体重下降、反复感染等)、脑功能下降、平衡功能和步态受损、跌倒、谵妄等。衰弱的其他特征为功能状态变化较大、功能独立和需要人照顾交替出现。

在衰弱的筛查与评估方面,《共识》与随后发布的《亚太地区衰弱管理临床实践指南》类似,均建议对所有 70 岁及以上老年人以及最近 1 年内非刻意节食情况下出现体重下降(≥5%)的人群进行衰弱的筛查和评估。但是,《共识》并未明确是否需要对具有衰弱临床特征的老年患者进行筛查。笔者认为,对具有衰弱临床特征的老年患者需要进行衰弱的筛查和评估,甚至需要进行全面老年综合评估。衰弱患者从老年综合评估中可有较大获益。

《共识》指出在目前的研究和临床实践中,衰弱的筛查和评估工具经常被混用。通常而言,筛查工具要求简洁且敏感性较高,而评估工具要求临床实用性强且具有较高的特异性和准确度,并具有实用性和生物学理论支持,可以准确预测治疗反应及临床负性事件的发生。《共识》提到的衰弱筛查和评估工具包括 Fried 衰弱综合征或衰弱表型、Rockwood 衰弱指数、FRAIL 量表(国际老年营养和保健学会)、SOF 指数(骨质疏松性骨折研究)、Kihon 检查列表、临床衰弱量表、Gérontopôle 衰弱筛查工具、Groningen 衰弱指示工具、埃德蒙顿衰弱量表及多维预后评价工具等。

《共识》简单介绍并推荐了 3 种衰弱评估工具,分别为 Fried 衰弱综合征或衰弱表型、Rockwood 衰弱指数和 FRAIL 衰弱量表,同时指出 Fried 衰弱综合征在临床和研究中应用最广,适用于医院和养老机构。衰弱指数的评估是基于健康缺陷理论发展而来的,可将多种复杂健康信息整合成单一指标,有利于反映老年人的整体健康状况。Rockwood 衰弱指数在评估老年人衰弱程度、预测临床预后,以及评估老年人健康服务需求、公共卫生管理及干预等临床研究方面具有优势,但其评估项目较多,需要专业人员进行。FRAIL 量表较简单,便于快速临床评估。《共识》指出目前尚无针对中国老年人衰弱的评估和筛查方法,呼吁研究者开发适合中国人的衰弱评估工具。

《共识》建议使用 Fried 衰弱综合征和临床衰弱量表将衰弱划分为 3 级(健康期、衰弱前期和衰弱期)和 9 级(从非常健康到终末期)。需要注意的是,临床衰弱量表是加拿大研究者提出的,其对衰弱等级的划分与日常生活活动能力的评估有一定重叠。

4. 衰弱的干预　《共识》认为衰弱的治疗尚处于初步探索阶段,针对衰弱的预防和干预措施较为有限,目前的观点认为,对衰弱早期进行干预效果较好,而对重度衰弱患者进行干预效果不佳。《共识》结合衰弱的病因、病理及生理变化,结合现有证据提出了几类干预措施,如运动锻炼、营养干预、共病及多重用药管理、多学科团队合作的医疗护理模式、减少医疗伤害及药物治疗等。干预目的是改善衰弱状态,提高老年人的生活质量。

运动锻炼包括有氧耐力运动、抗阻运动等。衰弱老人往往无法完成目前指南或共识推荐的运动量。《共识》指出即使最衰弱的老年人,也可能从任何可耐受的体力活动中获益。安全性是运动干预的基石,在保证安全性的前提下,运动干预应兼顾科学性、有效性(终身性、趣味性、多样性)、个体化等特点,并强调重视衰弱患者安全风险的评估及运动过程中必要的保护措施。对无法进行主动运动的重度衰弱患者,可考虑被动运动方式。

《共识》提到的营养干预措施包括:①补充能量或蛋白质,摄入富含亮氨酸的食物或营养补充剂。老年人日常所需要的蛋白质略高于年轻人,衰弱或肌少症老年人比正常老年人需要更多的蛋白质[1.2 g/(kg·d) vs. 0.89 g/(kg·d)],应激状态下可增加至 1.3 g/(kg·d)。②补充维生素 D。建议当血清 25-羟维生素 D 水平＜100 nmol/L 时考虑每天补充 800 U 维生素 D_3。值得注意的是，这些推荐参考的证据多为观察性研究或者专家意见，在应用这些推荐或建议时，应与患者进行充分沟通。

在疾病管理方面，《共识》强调重视共病管理，特别是处理可逆转疾病，建议根据 Beers 标准、老年人处方筛选工具(screening tool of older person's prescriptions, STOPP) 及提示医师正确治疗筛查工具 (screening tool to alert doctors to right treatment, START) 评估用药情况，以减少不合理用药，同时提出老年综合评估和多学科团队医护模式也可能对衰弱的评估和管理带来益处。《共识》提出不同亚组老年人的干预模式侧重点也各不相同：对于社区老年人，可进行基于老年综合评估的综合干预；对入住护理机构和住院的老年人，可采用针对性的康复训练以改善功能；对住院衰弱患者应根据病情进入老年评估管理单元和老年人急性期病房。目前这些特色的老年照护模式在我国尚处于起步阶段，应鼓励在国内开展以患者为中心的衰弱老人照护模式。

最后，《共识》提出应减少医源性损害，特别注意有创检查或治疗可能会给老年衰弱患者带来更多的不良结局，增加患者负担，降低生活质量。因此，《共识》建议对中重度衰弱老人，应仔细评估诊疗的风险和获益，避免过度医疗。目前衰弱的非药物干预是未来研究的重点。随着生物医学技术的进步及对衰弱诊断和治疗靶点的研究，期待后续能出现专门针对衰弱的有效治疗药物。

【文献评述】

《共识》为涉及老年人医疗服务的临床或研究工作者，特别是老年科医师及衰弱相关研究者提供了详细的介绍，针对衰弱的筛查、评估及干预提供了操作性较强的措施，并指出我国衰弱研究的不足、今后研究的方向及未来研究的重点。

在筛查和评估方面，《共识》提出了常用衰弱工具的临床使用场景及不足之处。例如，在使用 Fried 衰弱综合征评估工具时，部分变量不易测量

(如体力活动下降)，给出的界值不能外推到所有人群，该工具也未包含其他重要系统功能障碍的变量(如认知功能)。在实际应用中，多数研究者在应用 Fried 衰弱综合征评估工具时进行了适当修改。《共识》认为，可以用简单的活动来替代明达休闲时间活动问卷，提出步行 2 h 约消耗 270 kcal 能量，这为 Fried 衰弱综合征评估工具的应用提供了便利，但需要更多研究来验证。因此，《共识》呼吁研究者应开发适合中国人的衰弱评估工具，并强调早期识别及干预衰弱的重要性。

在干预方面，《共识》与随后发布的《亚太地区衰弱管理临床实践指南》有很多相似之处，这为衰弱患者的干预提出了建设性的意见和建议。值得注意的是，虽然《共识》考虑了目前最新研究证据，但未对这些证据进行质量评价，证据的来源多为观察性研究，很多随机对照试验也将衰弱患者排除在外，证据具有明显的间接性，外部真实性值得商榷。因此，临床医师在应用《共识》推荐的内容进行衰弱评估和干预时，应向患者充分说明目前证据的局限性，考虑患者的意愿和价值观，与患者共同做出医疗决策。

（郝秋奎 董碧蓉）

参 考 文 献

[1] 中华老年医学分会. 老年患者衰弱评估与干预中国专家共识. 中华老年医学杂志, 2017, 36(3):251-256.

[2] Rockwood K, Mitnitski A, 于普林, 等. 老年医学与衰弱老年人的医疗服务. 中华老年医学杂志, 2009, 28(5):353-365.

[3] 郝秋奎, 董碧蓉. 老年人衰弱综合征的国际研究现状. 中华老年医学杂志, 2013, 32(6):685-688.

[4] Clegg A, Young J, Iliffe S, et al. Frailty in elderly people. Lancet, 2013, 381(9868):752-762.

[5] Rockwood K, Song XW, Mitnitski A. Changes in relative fitness and frailty across the adult lifespan: evidence from the Canadian National Population Health Survey. CMAJ, 2011, 183(8):487-494.

[6] Dent E, Lien C, Lim WS, et al. The Asia-Pacific Clinical Practice Guidelines for the Management of Frailty. J Am Med Dir Assoc, 2017, 18(7):564-575.

第3篇

慢性疼痛

第 13 章

《老年患者慢性肌肉骨骼疼痛管理中国专家共识》解读

【文献题目】 老年患者慢性肌肉骨骼疼痛管理中国专家共识(2019)

【文献作者】 纪泉,易端,王建业,等

【文献来源】 中华老年医学杂志,2019,38(5):500-507

【文献解读】

◆ 背景介绍

我国是世界上人口最多的国家,也是老龄化进展最快的国家之一,预计到 2040 年,老年人口将达 3.74 亿,占人口总数的 24.48%。年龄≥60 岁被定义为老年人,世界卫生组织指出"老龄人有许多症状,疼痛是其中最常见的症状之一"。文献报道社区独立生活老年人慢性疼痛发生率为 25%~76%,需要护理的老年人疼痛发生率高达 83%~93%,只有 5% 的老年人为单纯一种疼痛,62% 的老年人同时具有 3 种及以上慢性疼痛,严重影响生活质量,需要向老年人提供更多家庭与社会照护。同时疼痛诊疗及相关费用也是社会医疗负担的重要组成部分,美国疾病控制与预防中心(Centers for Disease Control and Prevention, CDC)统计 2017 年疼痛诊疗及其相关费用总额达 6350 亿美元,居所有疾病支出榜首位。如何解决疼痛问题是世界各国都要面临的一项社会难题。为适应疼痛诊疗需求,国际疾病分类(international classification of diseases,ICD)-11 新增对疼痛的明确分类。在按疼痛发生部位和发病机制的分类中,老年人慢性疼痛主要为肌肉软组织疼痛、骨关节疼痛、神经病理性疼痛等,这几类疼痛在老年人中最常见,常导致老年人的日常活动被动减少,平衡协调功能下降,行动缓慢甚至丧失,

增加了跌倒的风险,同时也明显增加了睡眠障碍、情感障碍、认知功能障碍等的发生率。由中华医学会老年医学分会联合中国医师协会疼痛科医师分会共同制定的《老年患者慢性肌肉骨骼疼痛管理专家共识(2019)》(下文简称《共识》)正是为了加强对老年人慢性肌肉骨骼疼痛(chronic musculoskeletal pain of the elderly,CMPE)的临床干预和管理、缓解老年人的 CMPE 而制定,可进一步规范和推广国内 CMPE 的诊疗措施。《共识》适用人群为老年人和 CMPE 诊疗医务人员。

◆ 文献要点

1. CMPE 的发病特点与发生机制 CMPE 患病率高,是导致老年人致残的重要原因,其发生与多种因素相关,如社会经济发达地区患病率高、女性群体患病率高。一些疾病和手术可继发出现术后肌肉骨骼系统慢性疼痛,如椎间盘源性疼痛、膝关节置换术后慢性疼痛等。老年人的退行性改变、骨骼力线的改变、肌肉量与质的减少、营养不良等均会明显增加慢性肌肉骨骼疼痛的发生。科学准确地评估疼痛是诊断和治疗 CMPE 的前提和基础,也是疗效评估的重要手段。老年人的疼痛评估一直是一项难题,存在很多干扰因素影响评估的准确性。在人体图上标注出疼痛部位的方法是目前国际上采用的较好确定疼痛部位的方法。疼痛程度的评估目前多采用数字模拟评估法,较视觉模拟评分更容易被老年人理解和应用;同时还应评估可导致疼痛发作和缓解的因素、发作的频率、既往疼痛治疗的情况,包括用药情况与其他治疗方式等。要特别注意对 CMPE 老年人的心理评估,CMPE 人群常合并抑郁、焦虑等心

理改变,但老年人对心理评估量表的问题理解相对局限,疼痛发展过程变化问卷(pain stages of change questionnaire,PSOCQ)是近年来建立的较为全面且常用的心理学评估方法,但在老年人中的应用还应不断探索。CMPE 治疗的一项基本出发点就是改善老年人的生活质量,因此,在最早接诊时即应开始对老年人的生活质量进行评估。

目前关于 CMPE 的发生机制还没有十分确定。疼痛按发生机制可分为伤害感受性疼痛和神经病理性疼痛。伤害感受性疼痛与机体损伤和炎症反应有关;神经病理性疼痛与机体神经损伤、痛觉系统的外周敏化和中枢敏化有关。慢性疼痛多是两种疼痛并存,称为混合性疼痛。肌肉骨骼系统慢性疼痛的发生机制可能包括炎性反应、局部纤维化、外周敏化、中枢敏化等。

2. CMPE 的治疗

(1)治疗原则:CMPE 的治疗原则应遵循多学科团队管理的优势,在针对病因治疗的基础上,以保护结构、改善功能、提高生活质量为根本出发点,尽量采用精准、微创的手段消除/减轻疼痛。在疼痛治疗前,应对老年疼痛患者进行全面的查体与评估,控制好基础疾病;以患者为核心,让患者根据实际情况参与治疗与康复的整体方案制订中,共同决策;同时针对患者的心理因素进行相应的调整,必要时邀请心理专家共同参与心理干预;治疗与康复锻炼并进,开展疼痛科普教育,使院内治疗与院外康复和锻炼相结合,调动老年人的疼痛自我管理。所以,CMPE 的治疗是一种综合治疗,在目标明确的前提下,发挥多学科团队的优势,标本兼顾,按生物-心理-社会模式进行综合管理与治疗。

(2)药物治疗:药物治疗是老年人最容易接受的治疗方式之一,但也是治疗中最容易出现问题的一种治疗方式。老年人普遍存在基础疾病多,同时服用多种药物的情况,为解除疼痛而增加镇痛药时,必须考虑各种药物间的相互作用和老年人的自身状况,努力减少药物不良反应或药物间相互影响而带来的严重不良反应。因此,CMPE 的药物治疗应遵循以下基本原则。

1)优先选择不良反应小的药物。

2)从低剂量开始,根据疼痛控制情况和患者自身状况逐渐调整剂量。

3)考虑共病和药物间的相互作用,保证用药安全性,必要时可向临床药师咨询。

4)结合疼痛特点和老年人特点选择给药时机和剂型。

5)利用药物作用机制的不同发挥药物互补协同作用,减少单一药物的高剂量用药。

6)配合一些非药物治疗方法联合使用。

7)对治疗效果进行动态评估,随时调整治疗方案,提高疗效,减少不良反应。

非甾体抗炎药(nonsteroidal anti-inflammatory drugs,NSAIDs)是目前使用剂量最大的镇痛药,分为选择性抑制剂和非选择性抑制剂,此类药物临床应用较多,对老年人使用时需特别注意消化道溃疡、出血、心血管不良事件等问题,对于已存在胃肠道溃疡病史、凝血功能障碍及肾功能不全的患者应慎用,需长期服药者要同时辅以胃黏膜保护剂或质子泵抑制剂。对乙酰氨基酚在国外相关指南中被推荐为治疗骨关节炎、腰背痛的一线药物,但需要特别注意,长期使用药物会造成肝损害,每天总量不超过 2.4 g,根据老年人自身情况应再适当减量。在 2016 年美国 CDC 关于阿片类药物用于慢性疼痛治疗的指南中明确指出阿片类药物不是慢性疼痛的首选药物,只有在 NSAIDs 等药物和非药物治疗均不能取得满意效果且在权衡阿片类药物的收益与风险后才可以短时间使用。老年人使用阿片类药物时更要注意恶心、呕吐、便秘、嗜睡、呼吸抑制等不良反应。曲马多通过弱阿片受体激动活性及对去甲肾上腺素再摄取抑制的双重作用来镇痛,镇痛强度约为吗啡的 1/10~1/8,相对不良反应少,但也应从小剂量开始逐渐滴定。抗抑郁药和抗惊厥药主要应用于存在神经病理性疼痛的患者。抗惊厥药主要抑制神经元异常放电,而抗抑郁药的镇痛机制较为复杂,有以下 4 点:①作用于脑干-脊髓背角疼痛抑制系统,包括导水管周围灰质区内啡肽和中缝核的 5-羟色胺镇痛系统;②抗抑郁药直接或间接影响内源性阿片系统;③三环类抗抑郁药除了抑制 5-羟色胺和去甲肾上腺素再摄取外,还有 N-甲基-D-天冬氨酸(N-Methyl-D-aspartic acid,NMDA)受体拮抗作用、钙离子和钠离子通道阻滞作用、抗组胺作用等;④作用于蓝斑核的去甲肾上腺素镇痛系统。

这些药物应特别注意从小剂量开始,逐渐增加至有效剂量并维持,减量时也应逐渐减少。尽管近年来有学者提出了"软组织高压学说",肌肉松弛药在治疗腰背痛方面被逐步重视,但老年人使用时应特别注意预防跌倒,男性患者还应注意小便无力或困难的问题。我国老年人普遍存在骨质疏松问题,抗骨质疏松药的使用在 CMPE 患者中应引起重视,但目前对抗骨质疏松治疗药物的使用尚无共识,长期应用会增加患者发生非典型性骨折的风险。

(3)非药物治疗:进行外科手术需要严格把握适应证。老年人基础疾病多,各脏器储备功能下降,手术麻醉风险明显增加,同时老年人也普遍存在术后恢复慢、康复锻炼难度大、植入物易松动等问题而影响最终手术效果,因此,对老年人实施手术治疗必须持谨慎态度。微创介入治疗相对于开放手术治疗明显减少了手术创伤,提高了治疗效果,为老年人药物治疗效果不佳或因药物不良反应而无法耐受时提供了治疗选择。影像学的发展,特别是近几年超声扫描技术在疼痛治疗中的广泛应用,极大提高了治疗的精准性和疗效。对于老年人常见的神经根性疼痛可以进行选择性神经根阻滞镇痛,局部注射药液和/或脉冲射频消除神经根的炎症水肿,也可以根据病情选择椎间盘射频或椎间孔镜减轻神经根的压迫。对于脊椎椎体的压缩性骨折,无论是骨质疏松椎体骨折、血管瘤,还是肿瘤转移导致的椎体破坏,均可以采用经皮椎体成形术(percutaneous vertebroplasty,PVP)或经皮椎体后凸成形术(percutaneous kyphoplasty,PKP),对于恢复椎体高度、减轻患者疼痛有明显的疗效。最新研究显示,采用脊神经后支射频联合神经阻滞对于骨质疏松性椎体骨折也具有良好的镇痛与治疗效果。对于小关节紊乱导致的腰背部疼痛可以采用超声引导下小关节注射、脉冲射频或射频热凝等不同微创治疗手段。膝骨关节炎可以采用关节腔内注射术,对于伴关节腔内积液的患者给予糖皮质激素腔内注射效果较好,对于透明质酸钠腔内注射的治疗效果目前还有学术争议。对于腰椎术后疼痛综合征、顽固性神经病理性疼痛或复杂区域疼痛综合征等可使用脊髓电刺激控制持续性剧烈疼痛。

CMPE 的治疗还应重视心理干预治疗。对老年人群心理健康问题一直关注度不够。CMPE 与精神心理障碍间存在复杂的交互作用,疼痛持续一段时间后多会出现焦虑、抑郁等表现,会进一步加重疼痛的主观感受,同时已存在精神心理障碍的人群罹患慢性疼痛的概率也会明显增高。因此,在治疗 CMPE 疼痛时必须评估患者是否同时存在精神心理障碍,并给予相应的药物治疗和心理疗法。目前常用的心理治疗方法包括认知行为治疗、引导式景象刻画、生物反馈疗法等,但相关研究并不多,还需进一步深入探讨。

CMPE 常引起老年人的运动障碍、行动迟缓/不能,严重影响其生活质量。安全有效的康复锻炼可以减轻 CMPE 程度、部分恢复体力活动,是一种重要的治疗补充。锻炼方式包括适当的拉伸、力量增加、抗阻训练、有氧运动等,对于改善腰背痛具有明显的辅助作用。一些物理治疗也可以对老年人肌肉张力过高导致的疼痛起到很好的缓解作用,如经皮电刺激、体外冲击波等,具有一定的疗效。急性疼痛或慢性疼痛急性加重期可适当使用辅助支具,以限制活动,减少进一步损伤,减轻疼痛和保障安全。

祖国传统医学中的针灸、按摩、针刀、银质针及中药(如膏药等),对 CMPE 也有一定的治疗效果。特别是针灸,对于治疗肌筋膜疼痛、骨关节炎、腰椎间盘突出症等有一定效果,推拿正骨在治疗椎间盘突出症、腰椎滑脱、小关节紊乱等方面具有较好的效果。祖国传统健身方法中的八段锦、太极拳等都是很好的老年人锻炼方式,可用于针对腰痛、骨关节炎、纤维肌痛、颈肩痛等的辅助治疗。不要忽视这类适合老年人的锻炼方法。

【文献评述】

《共识》可面向广大医务人员、老年人群、老年人群生活照护者、老年社区护理人员和管理者,旨在加强对 CMPE 的临床干预和管理,进一步规范和推广国内 CMPE 的诊疗措施。《共识》自发布以来受到了广大老年人和 CMPE 诊疗医务人员的欢迎,并取得了一定的推广与规范作用。

《共识》强调对 CMPE 的多学科团队管理的综合治疗原则,并提出了老年人对疼痛的自我管理。CMPE 是老年人中最常见的一类慢性疼痛,其发生机制复杂,包括生理、心理、社会等多方面。

药物治疗因其使用方便、见效快、剂型多等优点，被老年人普遍接受，药物治疗中应注意是否需要与抗抑郁药、抗惊厥药联合应用，但特别需要关注的是老年人的多重用药问题，镇痛药的使用应尽量遵循小剂量、短疗程、动态监测的原则。发展精准的临床微创治疗策略、制订符合老年人特点的个体化治疗方案、适当辅助功能锻炼、发展智能化远程疼痛管理是未来发展的重要方向。此外，《共识》还强调CMPE治疗的一项基本出发点应是改善老年人的生活质量，因此，在最早接诊时即应开始对老年人的生活质量进行量表评估，发挥多学科团队优势，依据生物-心理-社会医学模式对患者进行综合管理与治疗。

（华 震 樊碧发）

参 考 文 献

［1］ 纪泉,易端,王建业,等.老年患者慢性肌肉骨骼疼痛管理中国专家共识（2019）.中华老医学杂志,2019,38(5):500-507.

［2］ Blyth FM, Noguchi N. Chronic musculoskeletal pain and its impact on older people. Best Pract Res Clin RheumatoI,2017,31(2):160-168.

［3］ 吕岩,程建国,樊碧发,等.ICD-1l慢性疼痛分类中文编译版.中国疼痛医学杂志,2018,24(11):801-805.

［4］ Stanos SP. Topical agents for the management of musculoskeletal pain. J Pain Symptom Manage, 2007,33(3):342-355. DOI:10.1016/j.jpainsymman.2006.11.005.

［5］ 中华医学会骨质疏松和骨矿盐疾病分会.原发性骨质疏松症诊疗指南（2017）.中国全科医学,2017,20(32):3963-3982.

［6］ Kean WF, Rainsford KD, Kean IR. Management of chronic musculoskeletal pain in the elderly:opinions on oral medication use. Inflammopharmacology, 2008,16(2):53-75.

［7］ Zis P, Daskalaki A, Bountouni I, et al. Depression and chronic pain in the elderly:links and management challenges. Clin Interv Aging, 2017, 12:709-720.

［8］ Watson CPN. Bonica'smanagement of pain,4th edition. Journal of Pain & Symptom Management, 2010,40(2):315-319.

［9］ Stanos SP, Galluzzi KE. Topical therapies in the management of chronic pain. Postgrad Med,2013, 125(Suppl 1):s25-33.

［10］ Derry S, Conaghan P, Da Silva JA, et al. Topical NSAIDs for chronic musculoskeletaI pam in adults. Cochrane Database Syst Rev,2016,4:CD007400.

第 14 章

《中国老年人慢性疼痛评估技术应用共识(草案)》解读

【文献题目】 中国老年人慢性疼痛评估技术应用共识(草案)

【文献作者】 中国老年保健医学研究会老龄健康服务与标准化分会,《中国老年保健医学》杂志编辑委员会

【文献来源】 中国老年保健医学,2019,17(4):20-22

【文献解读】

◆ 背景介绍

1. 概述 世界卫生组织指出"老龄人口有许多症状,疼痛是其中的常见症状之一"。我国是世界上人口最多的国家,也是老龄化进程较快的国家之一。预计到 2050 年,我国老年人口将达 4.83 亿,我国将进入深度老龄化阶段。研究表明,社区独立生活的老年人慢性疼痛发生率为 25%~76%,需要护理的老年人比例为 83%~93%,其中 62% 的老年人同时具有 3 种以上慢性疼痛疾病,严重影响老年人的生活质量,造成极大的社会负担。为应对日益严峻的疼痛诊疗挑战,2018 年国际疾病分类(international classification of diseases,ICD)-11 新增了"疼痛"分类,2007 年"疼痛科"在我国被正式批准建立,可专门为疼痛患者提供诊疗服务。但由于我国各地区经济发展不均衡,疼痛诊疗能力差异巨大,难以满足人民群众对疼痛诊疗的迫切需求,更无法应对日益增长的老年疼痛诊疗挑战。

老年人的疼痛评估是一项难题:一方面,老年人会误认为疼痛是年龄增长的必然结果,属于正常现象,这就使老年人在出现慢性疼痛时一拖再拖,直到疼痛难忍或出现并发症时才就诊,使疼痛治疗变得更为棘手;另一方面,老年人的各种功能均处于下降状态,沟通与理解的难度增加,甚至有些老年人逐渐出现认知功能障碍,无法与他人沟通。迄今为止,还没有一种疼痛评估方法能达到客观准确、简便易行且适用于所有人群。因此,提高对老年人慢性疼痛的诊疗水平,对老年人进行正确评估是准确诊断、精准微创治疗、巩固疗效及随访的基础。

2. 老年患者疼痛的特点及现有的相关指南与专家共识 目前国际上有各种疼痛治疗的权威指南,如美国国立综合癌症网络和欧洲肿瘤内科学会(European Society for Medical Oncology,ESMO)的癌痛指南、国际头痛协会的《头痛诊疗指南》等。其中英国老年病协会、加拿大卫生部等机构发布了专门针对老年疼痛的相关指南,包含老年疼痛的诊断、评估及治疗等方面,但国内目前针对老年疼痛的指南/共识成果极其有限,中国老年保健医学研究会老龄健康服务与标准化分会发布的《中国老年人慢性疼痛评估技术应用共识(草案)》(下文简称《共识》)是国内首部关于老年患者疼痛评估的专家共识,是国内老年疼痛规范化诊疗的初步探索。《共识》的适用人群为老年慢性疼痛患者及相关医护人员。

◆ 文献要点

1. 老年患者疼痛评估

(1)疼痛的初步主观评估内容:疼痛是如何发生的、疼痛的发展过程、疼痛感觉像什么、如何描述感受到的疼痛;疼痛的部位,向何处放射;疼痛强度如何;疼痛与时间有何关系;疼痛发作的时间特点;使疼痛减轻或加重的因素是什么;疼痛发生时有无伴随症状;疼痛发生后的治疗情况和治疗

效果的评价,治疗中有无并发症发生;疼痛对日常生活(特别是睡眠)的影响;是否患有其他疾病;既往有无药物滥用史、精神障碍史、外伤史、手术史等;是否使用过特殊药物等。

(2)疼痛部位评估:准确的描述疼痛部位能帮助医师确定患者疼痛的来源。老年人经常对自己的疼痛描述不清,可让其用手指指出疼痛点或画出疼痛部位。《共识》提倡使用 45 区体表面积评分法进行评估,同时在相应的疼痛区内,使用 4 种不同颜色加以涂盖,分别表示无疼痛、轻度疼痛、中度疼痛和重度疼痛,最终通过查表计算疼痛范围所占全部体表面积的百分比。45 区法可反映疼痛的范围、强度,也可用于定量分析。

(3)疼痛强度评估:《共识》推荐临床常用的疼痛强度评估方法有视觉模拟评分法(visual analogue scale,VAS)、口述描绘评分法(verbal rating scale,VRS)、数字评分法(numeric rating scale,NRS)、简化 McGill 疼痛问卷(short-form Mcgill pain questionnaire,SF-MPQ)、面部表情疼痛量表修订版(faces pain scale revised,FPS-R)等。

(4)行为观察:疼痛,特别是慢性疼痛对人体的生理和心理都会造成严重不良影响,导致疼痛人群出现思维及行为变化。医务人员可以通过这些表现间接了解患者的疼痛程度,特别是那些有沟通障碍、表达障碍的人群。2002 年美国老年医学会(American Geriatrics Society,AGS)提出 6 种与老年人疼痛相关的表情或行为:①面部表情,包括皱眉、伤心表情、惊恐面容、做鬼脸等;②语言和发音,包括叹气、呻吟、叫喊、呼吸重、求帮助等;③身体运动,包括身体僵硬、姿势紧张、活动受限、步态或活动度改变;④人际交往改变,包括攻击、抵制护理、社交减少、孤僻、辱骂他人等;⑤活动方式和日常行为改变,包括拒绝进食、食欲改变、休息时间增加、休息方式改变、日常活动突然停止等;⑥精神状态改变,包括哭喊、易怒、抑郁等。UBA 疼痛行为量表对一些与疼痛相关的行为进行了定量测定,包括 10 项疼痛行为指标,每一项用无、偶尔、经常进行评定,患者在各项行为指标上的总分即为疼痛行为得分。

2. 认知障碍患者的疼痛评估 使用患者疼痛评估工具,约 1/3 痴呆老人存在中至重度疼痛,重度痴呆者的疼痛更为严重。非痴呆老年人及轻度痴呆可正常沟通的老年人能对疼痛进行自我评估及表述,仍可作为疼痛诊断的"金标准",但中至重度痴呆者存在显著的语言、记忆力方面的能力下降及行为学改变,常使疼痛评估存在偏差或不完善,导致镇痛药物的不恰当使用。因此,熟悉并掌握痴呆与疼痛的相互关系并选择恰当的疼痛评估工具非常重要。

(1)痴呆老年人的疼痛评估流程

1)充分获取病史,寻找疼痛病因。详细的病史采集和准确的体格检查,对寻找痴呆老年人的疼痛病因很重要。

2)对痴呆认知功能进行分级,尽量获取疼痛自我评估。痴呆老年人存在不同程度的认知障碍,导致其对疼痛自我评估首次成功率仅为 23.9%,因此,对认知功能进行分级是选择合适评估工具的关键。

3)针对重度痴呆老年人,应观察其行为变化,选择合适的观察性评估量表。对重度痴呆老年人,很难获取其对疼痛的自我评估,因此,应着重观察这类老年人与疼痛相关的行为学改变情况,进行行为学评估。

(2)依据不同情况选择不同的疼痛评估量表

1)依据痴呆类型不同:①对阿尔茨海默病患者,可选取重度痴呆疼痛评估表(pain assessment in advanced dementia,PAINAD)、痴呆动态行为强度观察量表第 2 版(mobilization observation behaviour intensity dementia-2,MOBID-2)、非语言疼痛指标表(checklist for nonverbal pain indicators,CNPI);②对血管性痴呆患者,可选取 CNPI、MOBID-2。

2)依据评估场所不同:①医院,可选取 CNPI、PAINAD、Algoplus、Doloplus-2、Abbey 疼痛评估量表(Abbey pain scale,Abbey-PS)、非沟通型患者疼痛评估表(non-communicative patient's pain assessment instrument,NOPPAIN)、老年人疼痛护理评估表-2(elderly pain caring assessment-2,EPCA-2);②养老院,APS、PAINAD、、Algoplus、MOBID-2、NOPPAIN、CNPI、CNP 疼痛评估表(CNP pain assessment tool,CPAT)、Mahoney 疼痛量表(Mahoney pain scale,MPS)、沟通障碍疼痛评估量表(pain assessment in the communicatively impaired,PACI)、沟通能力受限老年人疼痛

评估表(pain assessment checklist for seniors with limited ability to communicate,PACSLAC)、PACSLAC-Ⅱ、荷兰版 PACSLAC(PACSLAC-D)、痴呆老年人疼痛评估量表(pain assessment for the dementing elderly,PADE);③临终关怀中心,可选用 Doloplus-2、APS、临终关怀不适评估量表(hospice approach discomfort scale,HADS)。

3)依据评估者不同:①包括护士及护士助理在内的医疗评估者,可使用 Doloplus-2、PAINAD、MOBID-2、MPS、APS、PACSLAC、NOPPAIN;②非医疗看护人员,可使用 PADE、MOBID-2、PACSLAC。

在上述量表中,有疼痛分界值的量表包括 APS、Algoplus、CPAT、Doloplus-2、MPS、NOPPAIN、PAINAD、PACI。

(3)对疼痛的重新评估:选择合适的镇痛药进行试验性治疗,再对疼痛进行重新评估。

有研究认为,应将评估量表在患者疼痛治疗前后的结果是否出现显著不同作为其临床实用性的重要指标,这样的量表包括 PAINAD、PAINE、PADE、CNPI、Algoplus、MOBID-2、疼痛行为观察评估表(observational pain behavior assessment instrument,OPBAI)。

(4)痴呆老年人的疼痛评估量表:依据近 5 年的系统综述及相关指南推荐,《共识》主要推荐 4 种常用且信度和效度较高的观察性评估表。

1)Doloplus-2:Doloplus-2 包含 AGS 建议中的 5 项,但不包括心理状态的评估。英国疼痛医学会和老年医学会联合发布的 2018 年《老年人疼痛评估指南》推荐将 Doloplus-2 用于痴呆老年人的疼痛评估。Doloplus-2 包含 3 个维度(躯体反应、精神运动反应和心理社会反应),共 10 个条目,每个条目 0～3 分,总分 30 分,分值越大且评分在 5 分(包括 5 分)以上者,表明可能存在疼痛。此量表已被证实可应用于急性疼痛评估,可在病房、养老院等机构中使用,评估者为护士,每次评估 6～12 min。其信度和效度总体评级如下:中度效度,内在信度为 0.67～0.84,重复测量信度为 0.62～0.98,评分者信度为 0.73～0.97。李荼香等的研究表明,中文版 Doloplus-2 量表内在信度为 0.813,分半信度为 0.777,Doloplus-2 量表得分与词语描述量表评分有显著相关性,因子分

析的贡献率是 61.274%。Chen 等的研究表明,中文版 Doloplus-2 内在信度为 0.73,进一步显示其具有较好的信度和效度。

2)PAINAD:PAINAD 仅包含 AGS 建议中的 3 项,即面部表情、语言及发声改变、身体动作。英国疼痛医学会和老年医学会联合发布的 2018 年《老年人疼痛评估指南》推荐将 PAINAD 用于痴呆老人的疼痛评估。它包含 5 个条目,分别为呼吸、负面声音表达、面部表情、身体语言及可安抚程度,每个条目根据具体情况打分(0～2 分),总分 10 分。但目前缺少评分与疼痛的关系。PAINAD 已被证实可应用于急性疼痛评估,在养老院及社区等区域使用,评估者为护士或护工,每次评估 2～5 min。总体信度和效度如下:中度效度,内在信度为 0.69～0.85,评分者信度为 0.75～0.97,重复测量信度为 0.88～0.90。彭美慈等研究表明,中文版 PAINAD 的信度为 0.52,因样本量小(仅有 11 例),需进一步进行信度和效度评估。

3)PACSLAC:PACSLAC 是唯一包含 AGS 建议中全部 6 项的观察性评估量表,有 PACSLAC-2 和 PACSLAC-D 2 个简化版本。Chow 等的系统综述推荐将该量表用于痴呆老人的疼痛评估。它包含 4 个部分(60 个条目):面部表情(13 项)、活动/身体运动(20 项)、社会/人格/心理指标(12 项)、生理指标/饮食睡眠改变/声音改变(15 项),每个条目 0 或 1 分,总分为 60 分,但目前缺少得分与疼痛的关系。PACSLAC 已被证实可应用于养老院、社区等机构,评估者可为护士或非专业的看护者,评估时间<5 min。信度和效度评估如下:中等效度,内在信度为 0.80～0.92,评分者信度为 0.86。目前尚无中文版 PACSLAC。

4)APS:APS 包含 AGS 建议中的 5 项,但不包括心理状态评估。目前无相关系统综述及指南推荐。它最早在澳大利亚被应用于痴呆晚期患者的疼痛评估,包含 6 个条目:声音、表情、肢体语言改变、行为改变、生理学改变及体格/身体改变,每个条目 0～3 分,总分 0～18 分。评估疼痛的标准如下:无疼痛(0～2 分)、轻度疼痛(3～7 分)、中度疼痛(8～13 分)及重度疼痛(≥14 分)。APS 已被证实可应用于养老院、临终关怀机构及老年病房,评估者为护士、实习医师等,评估时间约 1 min。信度和效度评估如下:中度效度,内部一致性信度为

0.52～0.74，评估者信度为 0.824～0.84，重复测量信度为 0.657。目前尚无中文版 APS。

【文献评述】

《共识》服务于基层医务人员，是国内首部关于老年疼痛患者疼痛评估的专家共识，也是国内老年疼痛规范化诊疗的初步探索，对帮助临床医师做出正确诊断、制订治疗方案具有重要意义。目前国际上有各种疼痛治疗的权威指南，如美国国立综合癌症网络及欧洲肿瘤内科学会（European Society for Medical Oncology，ESMO）的《癌痛治疗指南》、国际头痛协会的《头痛诊疗指南》等。英国老年病协会、加拿大卫生部等机构发布了专门针对老年疼痛的相关指南，包含老年疼痛的诊断、评估及治疗等方面，但目前国内针对老年疼痛的指南/共识成果极其有限，就现状来看，痴呆老年人的疼痛评估临床应用现状不佳，相关评估量表良莠不齐，将来仍需从疼痛基础研究、优化评估量表、相关临床知识等方面加强研究。疼痛评估是疼痛治疗的前提，疼痛评估缺少客观证据，因此，更需要医务人员仔细观察、认真聆听与询问，客观地使用量表，对患者进行综合动态评估。此外，对于痴呆老年人的疼痛评估和管理，多学科团队合作非常必要，包括医师、护士、心理学家、看护人员、计算机人员及工程师等。

（张宏业 邱蕾 华震）

参 考 文 献

［1］ 中国老年保健医学研究会老龄健康服务与标准化分会，《中国老年保健医学》杂志编辑委员会. 中国老年人慢性疼痛评估技术应用共识（草案）. 中国老年保健医学，2019，17（04）：20-23.

［2］ Shahar I，Mendelson G，Gerbi S，et al. Pain assessment and management by nurses in a geriatric setting：discrepancies between guidelines and documented practice. Pain Manag Nurs，2018，19（5）：456-463.

［3］ Elliott AM，Smith BH，Penny KI，et al. The epidemiology of chronic pain in the community. Lancet，1999，354(9186)：1248-1252.

［4］ Boerlage AA，van Dijk M，Stronks DL，et al. Pain prevalence and characteristics in three Dutch residential homes. Eur J Pain，2008，12（7）：910-916.

［5］ Zanocchi M，Maero B，Nicola E，et al. Chronic pain in a sample of nursing home residents：prevalence，characteristics，influence on quality of life（QoL）. Arch Gerontol Geriatr，2008，47(1)：121-128.

［6］ Phongtankuel V，Amorapanth PX，Siegler EL. Pain in the geriatric patient with advanced chronic disease. Clin Geriatr Med，2016，32（4）：651-661.

［7］ Rapo-Pylkkö S，Haanpää M，Liira H. Chronic pain among community dwelling elderly：a population-based clinical study. Scand J Prim Heal. Care，2016，34(2)：159-164.

［8］ Laubenstein S，Beissner K. Exercise and movement-based therapies in geriatric pain management. Clin Geriatr Med，2016，32（4）：737-762.

［9］ Gibson SJ. IASP global year against pain in older persons：highlighting the current status and future perspectives in geriatric pain. Expert Rev Neurother，2007，7(6)：627-635.

第 15 章

《老年慢性非癌痛药物治疗中国专家共识》解读

【文献题目】 老年慢性非癌痛药物治疗中国专家共识

【文献作者】 老年慢性非癌痛诊疗共识编写专家组

【文献来源】 中国疼痛医学杂志,2016,22（5）：321-325

【文献解读】

◆ 背景介绍

1. 概述 世界卫生组织将亚太地区年龄≥60岁者定义为老年人。我国已进入老龄化社会,2020年第七次全国人口普查数据显示,我国60岁及以上老年人口2.64亿（18.70%）。据推测,2040年我国60岁及以上人口将增至3.74亿,占人口总数的24.48%,中国将进入老龄化高峰期。

慢性非癌痛（chronicnon-cancer pain,CNCP）是指非肿瘤性疾病或损伤引起的持续时间超过1个月的疼痛。慢性非癌痛的发生率随年龄增长而增高。中国45%～85%的老年人经历过某种类型的疼痛,慢性疼痛不仅夺走了老年人自主活动的能力、安稳的睡眠和愉快的心情,也给老年人带来躯体和精神上的痛苦,是诱发新疾病及出现意外情况的"罪魁祸首"。剧烈而持续的疼痛还容易诱发老年人基础疾病急性发作与加重,如突发心肌梗死、脑血管意外、心力衰竭等。睡眠剥夺以及抑郁和焦虑情绪,使老年人很容易被慢性疼痛击垮,失去生存信心,严重影响其生活质量和预期寿命。

2. 诊治现状 慢性非癌痛在一些发达国家的诊断和治疗率较低,70%～80%的慢性非癌痛患者并未得到应有的重视和充分的治疗。在中国,81.6%的慢性非癌痛患者处于治疗状态,但有高达33.3%的患者对疼痛治疗不满意,原因主要是药物未能缓解疼痛。此外,老年患者还普遍存在多种疾病共存及多重用药问题。这不仅严重影响老年人的日常生活,也给社会带来沉重的经济负担。

2016年老年慢性非癌痛诊疗共识编写专家组发布《老年慢性非癌痛药物治疗中国专家共识》（下文简称《共识》）。《共识》对推动镇痛药物在中国老年慢性非癌痛患者中的合理应用起到了较好的规范和促进作用,其适用人群为老年慢性疼痛患者及相关医护人员。

◆ 文献要点

1. 老年慢性非癌痛常见类型 常见类型包括慢性肌肉骨骼疼痛（chronic musculoskeletal pain,CMP）和神经病理性疼痛（neuropathic pain,NP）。CMP涉及人体运动系统的150多种疾病,包括常见的慢性关节痛、颈肩痛、腰背痛、脊柱相关疼痛、肢体痛、纤维肌痛及肌筋膜炎等。NP分为周围性和中枢性两种类型,前者主要包括带状疱疹后遗神经痛、糖尿病痛性神经病、三叉神经痛、根性神经病变等;后者主要包括脑卒中后疼痛、脊髓损伤性疼痛、脊髓空洞症疼痛、压迫性脊髓病疼痛等。敏化（sensitization）是神经病理性疼痛的特征性表现。

2. 老年慢性非癌痛评估

（1）疼痛强度评估:①视觉模拟评分法（visual analogue scale,VAS）,可靠性强,简单易行,应用最为普遍;②数字评分法（numeric rating scale,NRS）,操作简单,适用于无意识障碍且语言表达正常的患者;③Wong-Baker面部表情疼痛量表,适用于交流困难、意识不清或不能用言语准确表达的老年患者。应根据患者具体情况选用合适的评估方法。

(2)疼痛性质评估:包括 ID pain 量表、神经病理性疼痛评估量表(douleur neuropathique 4 questions,DN4)等,评估患者是否伴发神经病理性疼痛。《共识》建议使用 ID pain 量表进行神经病理性疼痛筛查,使用 DN4 量表鉴别神经病理性疼痛与伤害感受性疼痛。

(3)疼痛问卷表:综合评估疼痛强度及疼痛性质的评估量表,包括 McGill 疼痛问卷及简化 McGill 疼痛问卷(short-form Mcgill pain questionnaire,SF-MPQ)等。

(4)心理评估:慢性疼痛常合并焦虑、抑郁,因此,在对患者治疗前应明确患者的心理状况,这一点非常重要。常用的心理评估量表有 7 项广泛性焦虑障碍量表(generalized anxiety disorder-7,GAD-7)、抑郁症筛查量表[如 9 项患者健康问卷(patient health questionnaire-9 items,PHQ-9)]等,以评估患者是否存在心理障碍及其严重程度。

(5)功能评估:慢性疼痛常导致睡眠、躯体活动能力及社会功能损害,可通过简明健康状况调查量表、Nottingham 健康概况量表、生命质量指数等对患者的生活质量及功能状态进行评估。

3. 老年慢性非癌痛治疗 老年慢性非癌痛的治疗是个长期、持续的过程,治疗目的不是完全无痛,而是将疼痛控制到患者能耐受的合理水平,帮助患者恢复身体功能、提高生活质量。不仅要缓解疼痛,还要治疗抑郁、焦虑、睡眠障碍等共患疾病。临床采用药物、康复锻炼、物理治疗、心理治疗、微创介入治疗等综合治疗手段,其中药物治疗是控制疼痛的基本方法。

(1)常用镇痛药物

1)口服药物:老年人由于肝肾功能及代偿能力减退,影响药物代谢,容易使药物蓄积而产生不良反应,因此,《共识》建议采用最低有效剂量和尽量短的疗程以减少药物相关风险。常用口服药物按药理学特点分类如下。

①对乙酰氨基酚:临床应用广泛的药物之一。主要通过抑制中枢神经系统前列腺素合成及阻断痛觉神经末梢冲动,产生解热、镇痛作用,无外周环氧合酶抑制作用,因此,其抗炎作用弱,而镇痛作用稍弱于非甾体抗炎药(nonsteroidal anti-inflammatory drugs,NSAIDs),主要适用于轻、中度疼痛,特别是慢性肌肉骨骼疼痛的治疗。

②NSAIDs:NSAIDs 是目前治疗慢性肌肉骨骼疼痛的一线用药,主要通过抑制环氧合酶活性,减少前列腺素合成而发挥镇痛、抗炎作用,包括传统 NSAIDs(洛索洛芬、双氯芬酸等)和选择性环氧化酶抑制剂(塞来昔布等)。NSAIDs 对各类肌肉骨骼疼痛均有效,其镇痛效果强于对乙酰氨基酚。但需要注意,NSAIDs 会增加胃肠道、心血管事件风险,除肝、肾不良反应外,其对血小板功能还具有潜在不良影响。

③阿片类药物:阿片类药物通过与中枢和外周神经系统内的阿片受体结合,抑制伤害性传入信号的产生和传递而产生镇痛作用。常用药物包括强阿片类药物(吗啡、羟考酮、芬太尼)、弱阿片类药物(可待因)、阿片受体部分激动剂(丁丙诺啡)等。阿片类药物主要适用于对 NSAIDs 等药物疗效差的中、重度慢性疼痛患者,不应作为一线药物。

④曲马多:曲马多为人工合成的中枢性强效镇痛药,通过弱阿片受体激动活性及去甲肾上腺素再摄取抑制的双重效应起到镇痛效果。其镇痛强度为吗啡的 $1/10 \sim 1/8$,常用于中、重度疼痛,可减轻慢性疼痛带来的抑郁和焦虑症状。与其他阿片类药物相比,曲马多不良反应更少,因此,在老年人中应用较为安全。

⑤复方镇痛药:复方阿片类药物是由对乙酰氨基酚/布洛芬和弱/强阿片类药物(如可待因、羟考酮、曲马多、氢可酮等)按固定比例组成的复合镇痛药。临床常用复方镇痛药有氨酚羟考酮片、氨酚曲马多片、洛芬待因缓释片、氨酚双氢可待因片等。这 2 种不同机制的药物在镇痛方面有相加或协同作用,组成复方制剂后单药剂量减少,镇痛作用增强,不良反应减少,适用于急、慢性中重度疼痛的治疗。

⑥抗抑郁药:抗抑郁药可增加神经系统 5-羟色胺、去甲肾上腺素及多巴胺浓度,抑制兴奋性神经递质的释放,从而起到钝化痛觉通路、增强疼痛下行抑制系统的作用。抗抑郁药是治疗神经病理性疼痛的常用药物。对伴有焦虑、抑郁的慢性疼痛患者,抗抑郁药可通过缓解患者的心理障碍而

改善疼痛,而对无抑郁症状的患者,也可改善其疼痛症状,同时改善疲劳感及睡眠障碍,提高生活质量。按化学结构及作用机制,抗抑郁药可分为三环类抗抑郁药、单胺氧化酶抑制剂、5-羟色胺再摄取抑制剂、5-羟色胺-去甲肾上腺素再摄取抑制剂、去甲肾上腺及 5-羟色胺受体拮抗剂等。临床常用代表药物有阿米替林、度洛西汀等。

⑦抗惊厥药:治疗慢性疼痛常用的抗惊厥药包括钙通道调节剂(加巴喷丁、普瑞巴林)和钠通道阻滞剂(卡马西平、奥卡西平)。加巴喷丁、普瑞巴林是治疗神经病理性疼痛的一线用药,两者不良反应相似,均为嗜睡和头晕。使用抗惊厥药时应遵循夜间起始、逐渐加量及缓慢减量的原则。钠通道调节剂常用于三叉神经痛的治疗,不良反应有镇静、头晕、步态异常、转氨酶增高、低钠血症等。老年人对卡马西平较敏感,可引起精神错乱、激动不安、焦虑、房室传导阻滞、心动过缓等,因此,应慎用并加强监测。

2)外用药物:外用镇痛药包括 NSAIDs 类外用药、外用局麻药、外用辣椒碱、外用阿片类药物等。与口服药相比,外用制剂直接作用于病变部位,局部药物浓度高,具有起效快、全身不良反应少、患者耐受性好等优势,是慢性肌肉骨骼疼痛患者的首选给药途径。

①外用 NSAIDs 药物:目前临床证据最充分、处方量最大的外用镇痛药。外用吸收量仅相当于口服 NSAIDs 的 $3\% \sim 5\%$,全身不良反应罕见。对于局部轻、中度慢性肌肉骨骼疼痛患者,可作为一线用药,也可作为增效剂与口服药联合用于控制中、重度疼痛。目前常用的外用 NSAIDs 包括氟比洛芬、双氯芬酸、洛索洛芬等。

②利多卡因外用制剂:利多卡因外用制剂可通过阻断周围神经痛觉感受器的门控钠通道,用于轻中度骨关节炎、神经病理性疼痛、腰痛等的治疗,尤其适合伴有皮肤痛觉超敏的患者。常用剂型有 5% 利多卡因凝胶贴膏和复方利多卡因软膏。不良反应主要为局部轻微皮肤刺激。

③辣椒素(碱)制剂:主要通过影响 C 型感觉神经元上的神经传导介质 P 物质的释放、合成及储藏而起到镇痛和止痒的作用,包括贴剂和软膏,适用于短期缓解肌肉关节轻度疼痛。此类药物缺点是有烧灼和疼痛感、易污染衣物、需反复使用,因此,

会影响患者的依从性和疗效,使其临床应用受限。

④丁丙诺啡贴剂:作为 μ 阿片类受体部分激动剂,丁丙诺啡具有不易产生药物依赖、呼吸抑制风险低等优势。其长效制剂丁丙诺啡透皮贴剂 7 天持续释放,依从性高,老年、肾功能不全者不需要调整剂量,在老年慢性非癌痛治疗方面有明显优势,可作为二线药物控制疼痛,提高患者生活质量。老年患者可能出现恶心、呕吐、眩晕等不良反应。

3)注射制剂:NSAIDs 类药物、对乙酰氨基酚、曲马多及阿片类药物等均有注射制剂,但一般不适合长期使用,仅用于慢性疼痛急性发作及暴发痛明显的患者,或者在急性创伤、围手术期使用。

4)其他药物:包括肌肉松弛剂、抗骨质疏松药等。乙哌立松是临床应用较多的肌肉松弛剂,可作用于脊髓运动神经元和骨骼肌,缓解骨骼肌痉挛,改善局部血液循环,常用于慢性腰背痛的治疗。原发性骨质疏松症最常见的症状是腰背痛或全身骨痛,以老年人多见。治疗药物包括钙剂和维生素 D,可酌情加用骨吸收抑制剂(双膦酸盐、降钙素、选择性雌激素受体调节剂等)或骨形成促进剂(甲状旁腺激素等)。

(2)老年慢性非癌痛药物选择建议:《共识》建议,老年慢性非癌痛的药物治疗应根据疼痛性质、程度,结合老年人生理特点及药理学特点,平衡风险与获益,个体化选择,合理用药。应优先使用不良反应最小的药物(从外用开始),低剂量起始,逐渐加量。对反复发作的重度疼痛患者应选用能快速起效的药物和短效药物,对持续疼痛患者应规律给予缓释或控释药物。

【文献评述】

《共识》对慢性非癌痛的分类、疼痛评估、疼痛药物的治疗等进行了规范化指导,科学准确评估是疼痛治疗的前提,老年患者面临认知功能障碍、沟通困难等,使评估更具有挑战性。《共识》还提出要考虑疼痛对身体功能和生活质量的影响。治疗过程中要动态评估、判断疗效,及时调整治疗方案。《共识》对推动镇痛药物在中国老年慢性非癌痛患者中的合理应用起到了很好的规范和促进作用。老年患者普遍存在多种疾病共存及多重用药问题。流行病学研究显示,我国 60 岁以上老年人

中,至少患有1种慢性疾病的占74.8%,50%以上老年人患有3种以上慢性疾病。多病共存的特点决定了患者需同时使用多种药物,随之而来的结果是,除医疗费用直线上升外,还会出现药物不良反应。老年人药物不良反应率比成年人高3倍,原因主要为肝肾功能减退导致药物代谢和排泄降低、药物敏感性改变及多药合用等。老年人由于生理或疾病原因,出现视力、听力、记忆力下降及认知功能障碍,其用药依从性较差。以上因素减小了镇痛药物的治疗窗口,常导致患者治疗不足或过度治疗,不良事件发生风险明显增加。这不仅严重影响老年人的日常生活,也带来沉重的社会经济负担。因此,在对药物安全剂量的把控及药物滥用等方面(尤其是老年人)还需要更加规范的指导。应重视共病及药物相互作用,选择作用机制互补、有协同效应的药物联合使用,以减少不良反应。在治疗过程中,应动态评估疗效、及时调整方案,在治疗稳定、有效的基础上,逐步减量、停药。另外,慢性疼痛常与焦虑、抑郁有交互影响,因此,应重视患者的心理干预,加强疼痛自我管理。对药物治疗效果不佳的患者,可考虑康复治疗、中医治疗、微创介入治疗或手术治疗。

(程　玮　华　震　樊碧发)

参 考 文 献

[1] 老年慢性非癌痛诊疗共识编写专家组.老年慢性非癌痛药物治疗中国专家共识.中国疼痛医学杂志,2016,22(5):321-325.

[2] Merskey H,Bogduk N. Task force on taxonomy of the international associationfor the study of pain, classification of chronic pain:descriptions of chronic pain syndromes and definition of pain terms. 2nd ed. IASP Press,Seattle,WA,1994.

[3] Chu MC,Law RK,Cheung LC,et al. Pain management programme for Chinese patients:a 10 year outcome review. Hong Kong Med J,2015,21(4):304-309.

[4] 神经病理性疼痛诊疗专家组.神经病理性疼痛诊疗专家共识.中国疼痛医学杂志,2013,19(12):705-710.

[5] Briggs AM,Cross MJ,Hoy DG,et al. Musculoskeletal health conditions represent a global threat to healthy aging:areport for the 2015 World HealthOrganization world report on ageing and health. Gerontologist,2016,56(Suppl 2):243-255.

[6] Briggs AM,Woolf AD,Karsten D,et al. Reducing theglobal burden of musculoskeletal conditions. Bulletinof the World Health Organization,2018,96(5):366-368.

[7] Treede RD,Rief W,Barke A,et al. Chronic pain as asymptom or a disease:the IASP classification ofchronic pain for the international classification ofDiseases(ICD-11). Pain,2019,160(1):19-27.

[8] Blyth FM,Noguchi N. Chronic musculoskeletal painand its impact on older people. Best Pract Res ClinRheumatol,2017,31(2):160-168.

第4篇

营养不良

第 16 章

《营养风险及营养风险筛查工具营养风险筛查2002 临床应用专家共识(2018 版)》解读

【文献题目】 营养风险及营养风险筛查工具营养风险筛查 2002 临床应用专家共识(2018 版)

【文献作者】 许静涌,杨剑,康维明,等

【文献来源】 中华临床营养杂志,2018,26(3):131-135

【文献解读】

◆ **背景介绍**

目前临床营养领域,对于营养筛查(nutritional screening)、营养风险筛查、营养风险(nutritional risk)等相关概念认识模糊,对于筛查工具的选择及应用尚存争议。营养筛查是临床营养启动的第一步。营养风险筛查 2002(nutritional risk screening,NRS 2002)是国内外指南推荐的成人住院患者的首选筛查工具,可对患者进行营养风险筛查。随着临床研究的增加及循证医学证据的积累,应用 NRS 2002 进行营养风险筛查已成为临床实践的重要组成部分。2017 年,"营养风险筛查"和"营养风险"的概念写入了《国家基本医疗保险、工伤保险和生育保险药品目录》(下文简称《药品目录》),"营养风险"成为肠外肠内营养用药医保支付的基本依据,该政策沿用至今。这就增加了临床工作者对正确理解营养风险概念、合理应用营养风险筛查工具 NRS 2002 的需求。

2018 年中华医学会肠外肠内营养学分会(Chinese Society of Parenteral and Enteral Nutrition,CSPEN)制定并发布了《营养风险及营养风险筛查工具营养风险筛查 2002 临床应用专家共识(2018 版)》(下文简称《共识》),旨在深入解读营养风险及相关概念,指导 NRS 2002 的临床应用,对临床医师开展规范、合理的临床营养支

持,贯彻执行国家医疗保险及单病种支付政策,推进营养用药支付制度的改革发挥重要作用。《共识》适用于成年人特别是老年住院患者及相关医护人员。

◆ **文献要点**

1. **基本结构** 《共识》是 CSPEN 的"营养风险-不足-支持-结局-成本/效果比"(Nutritional risk-Undernutrition-Support-Outcome-Cost/effectiveness ratio,NUSOC)多中心分享数据库协作组(下文简称 NUSOC 协作组)成员共同制定的专家共识,包括制定背景、名词术语、量表介绍及专家共识四部分。基本理念来源于 NUSOC 协作组自 2004 年至今的理论探索和实践经验,同时参考了国内外该领域的高质量循证医学证据。

2. **《共识》是 NUSOC 协作组十余年工作的结晶** 《共识》第一部分是背景介绍,主要涉及了 NRS 2002 从诞生到在国内应用的历史沿革和大事件。NRS 2002 是由丹麦哥本哈根大学 Jens Kondrup 教授牵头的丹麦肠外肠内营养学会专家组的 4 名教授基于 12 篇研究报道(其中 10 篇随机对照研究、2 篇非随机对照研究)制定的营养筛查工具。此后,欧洲肠外肠内营养学会(European Society of Parenteral and Enteral Nutrition,ESPEN)组织了由 Kondrup 教授牵头的工作组,用 10 篇研究报道(9 篇随机对照研究和 1 篇观察性研究)对该工具进行了修订,增加了年龄因素(年龄＞70 岁),总分增加至 7 分。在此基础上,应用 128 篇随机对照研究进行了回顾性、有效性验证,于 2002 年德国慕尼黑 ESPEN 年会上正式发布。

2004 年 12 月,NUSOC 协作组结合中国人流

行病学调查数据,将 NRS 2002 工具进行汉化修正,按三阶段计划开展前瞻性调查研究,包括前瞻性横断面调查研究(第一阶段)、以临床结局为效应指标的前瞻性队列研究(第二阶段)和以卫生经济学指标为效应指标的前瞻性队列研究(第三阶段),用中国人群数据做了 NRS 2002 的临床有效性验证。2013 年,原国家卫生和计划生育委员会委托 NUSOC 协作组制定了卫生行业标准《临床营养风险筛查》(WS/T427-2013)。

3.《共识》反映临床和国家政策需求 2009 年,"重度营养风险"的说法已经出现在《药品目录》中,但没有详细解释,实用性不强。2017 年版《药品目录》在凡例中提出:参保人员使用西药部分第 234～247 号"胃肠外营养液"、第 262 号"丙氨酰谷氨酰胺注射液"、第 1257 号"肠内营养剂"时,需经"营养风险筛查明确具有营养风险时方可按规定支付费用"。其中明确提及"营养风险筛查"和"营养风险"两个概念,在营养用药领域引领了政策潮流。2019 年版《药品目录》中,凡例第十八条、十九条再次明确指出使用"胃肠外营养剂"和"肠内营养剂"时,需经营养风险筛查明确有营养风险,这更体现了应用 NRS 2002 进行筛查在营养用药医保支付方面的核心地位,也体现了《共识》的现实意义。

4. 正确理解营养风险及营养风险筛查《共识》的第二部分介绍了相关名词概念。营养风险和营养风险筛查已成为专有科学名词,正确理解这两个名词是正确应用的前提。营养风险是因营养有关因素对患者临床结局(如感染相关并发症等)发生不利影响的风险,不是指发生营养不良的风险,需用 NRS 2002 进行筛查。这是 2019 年全国科学技术名词审定委员会发布的《肠外肠内营养学名词》中的定义,这是首次将这个曾经有争论的科技名词从国家标准层面给予了认可。

营养筛查→营养评定(nutritional assessment)→营养干预(nutritional intervention)是国内外指南共同推荐的营养支持疗法步骤。营养筛查是第一步,包括营养风险筛查和营养不良筛查。营养风险筛查特指应用 NRS 2002 进行的营养筛查,其结论是"营养风险",而营养不良风险筛查工具较多,其结论为"发生营养不良的风险",这二者之间有本质的区别。2018 年,笔者在《欧洲

临床营养杂志》发表述评,从筛查工具起源、验证、证据级别及其与临床结局的相关性等多个方面,对比了 NRS 2002、营养不良通用筛查工具(malnutrition universal screening tool,MUST)及微型营养评定简表(mini-nutritional assessment short form,MNA-SF)等几个筛查工具,明确指出了 NRS 2002 的优势及实用价值。

从 NRS 2002 的发展轨迹看,其应用范围越发广泛。2010 年一项调查显示,欧洲各地进行营养筛查的医疗机构比例从 21% 上升至 67%,应用较多的筛查工具是地方自制的缺乏循证依据和临床有效性验证的工具,总体比例超过 50%,其次是 NRS 2002,总体比例约 20%。笔者于 2020 年 4 月在国内 35 个城市 64 家三甲医院进行的围手术期营养管理调查显示,NRS 2002 是我国最常用的筛查工具(占 66.7%),且营养风险成为术前营养支持的最常用指征。从指南和共识角度来看,从 2003 年起,NRS 2002 已逐渐成为各大营养学会指南推荐的营养筛查工具,其中包括美国 ASPEN 和重症学会、美国消化医师学会、ESPEN 及 CSPEN。随着加速康复外科的实施,NRS 2002 也写入了该领域的指南和共识,得到广泛推广。

5.《共识》的实用性《共识》的第三部分是共识的主体,目的在于"手把手"地教会读者 NRS 2002 的操作方法。NRS 2002 包括 3 个部分:①营养状态受损评分,包括体重变化、饮食变化及体重指数;②疾病严重程度评分;③年龄评分。共识从指标的内涵和临床操作方面进行了详细的解释。在这里,笔者在《共识》基础上做一些补充。

首先,是年龄,因为 NRS 2002 最初建立时的局限性,其适应年龄被限定为 18～90 岁,而对于 18 岁以下但身体发育接近成年人的患者和 90 岁以上的人群,虽然目前缺乏高质量研究,但仍然可以考虑使用,以提供 NRS 2002 更新的证据。

其次,从适用人群来看,NRS 2002 是住院患者的首选筛查工具。相对于其他筛查工具,NRS 2002 将疾病严重程度进行独立评分,即评价患者住院的主要疾病是否及如何影响患者的营养状态和营养需求。从另一角度讲,患者营养相关指标的变化应当是疾病导致的,而非饥饿、增龄等其他原因。疾病的核心病理生理变化是炎症反应,炎

症反应的程度影响营养物质的代谢。因此,对于住院患者,不仅要关注其入院时疾病所导致的体重及饮食变化,还要关注住院后可能进行的治疗或操作带来的潜在营养问题,这样就能更好地理解"营养风险"与"结局"的相关性及其对"不良结局"的指向性。

最后,关于疾病严重程度评分的病种方面,《共识》只列出 12 种疾病,推荐营养支持团队采取"挂靠"的方式进行评价。究其原因,NRS 2002 在建立和最初验证参考的文献仅限于 12 个病种,这些文献为随机对照研究,对照组多为空白对照,而目前如果进行干预与空白对照的研究将严重违反伦理,因此,无法增加 NRS 2002 列表中的病种。基于此,回顾原文也可以得到"挂靠"的方法,即疾病严重程度约等于患者营养需求的增加程度,特别是蛋白质需求的增加。其中"1 分"代表由于慢性疾病并发症入院,非卧床,蛋白质需求轻度增加,但可通过强化膳食或口服营养补充满足;"2 分"代表由于疾病(如大手术或感染),患者卧床,蛋白质需求增加,但仍可通过人工营养满足;"3 分"代表接受呼吸机支持、血管活性药物等治疗的重症患者,蛋白质需求明显增加,且无法通过人工营养满足,但营养支持可以减缓蛋白质分解及氮消耗。这样,既能从本质上理解疾病严重程度对营养的影响,又能合理应用该项评分。

《共识》推荐对于所有患者在入院时进行营养风险筛查,对有风险的患者须制订营养诊疗计划。随着营养医师队伍的扩大及专业化提高,营养诊疗的概念从最初临床医师主导的肠内肠外营养,扩展到包含营养医师进行的营养咨询、膳食指导、口服营养补充、肠内肠外营养等多层次、多途径营养管理模式。这种基于"个体化"的以营养支持团队为主导的全程营养管理模式也逐渐成为目前临床营养的前沿标准,2019 年 Lancet 杂志发表的一篇随机对照研究指出,对于 NRS 2002 筛查有风险的内科患者,这种个体化营养管理模式会改善患者的结局指标。

《共识》指出,对于初次筛查无风险的患者入院 1 周后可重复筛查,以判断其是否存在风险。2020 年,ESPEN 围手术期营养支持共识也提及对接受手术的患者,至少要在术前 10 天进行营养筛查,以便有足够时间对术前有风险的患者进行

必要的营养支持。笔者的研究发现,术前 NRS 2002 评分≥5 分的患者,术前营养支持 7~10 天,即可改善结局,主要表现为感染并发症发生率的下降。这些进展也将成为《共识》更新的证据。

【文献评述】

《共识》为临床工作者了解正确的营养风险及营养风险筛查定义,合理应用 NRS 2002 提供了详细且操作性强的指导,有利于指导临床营养的规范化应用,最终使患者获益,并且能为医疗资源的合理分配提供必要的理论及实践支持。

《共识》亦存在不足之处。例如,《共识》的定位是指导临床实践,以实用性为目的,为经验性介绍,因此,尚缺乏系统的文献检索和评价,缺少专家投票及推荐意见等级。另外,《共识》还存在一些内容性错误或缺失,如在"营养状态受损评分"和"疾病严重程度评分"中均缺少了 0 分的项目,这个问题将在更新的版本中给予订正。

在接下来的版本中,NUSOC 协作组将结合国内外研究进展,进一步体现和普及 2019 年版《肠外肠内营养学名词》中的标准名词,进一步明确将 NRS 2002 筛查有营养风险作为制订营养干预计划的指征和医保报销适应证的价值,进一步说明有风险的患者如何进行下一步营养评定及营养不良评定。构建成熟的基于营养风险筛查和营养风险的全程化营养诊疗模式,以期做到营养支持"规范应用、患者受益"。

(许静涌)

参 考 文 献

[1] 许静涌,杨剑,康维明,等.营养风险及营养风险筛查工具营养风险筛查 2002 临床应用专家共识(2018版).中华临床营养杂志,2018,26(3):131-135.

[2] 全国科学技术名词审定委员会.肠外肠内营养学名词.北京:科学出版社,2019.

[3] Kondrup J,Allison SP,Elia M,et al. ESPEN guidelines for nutrition screening 2002. Clin Nutr,2003,22(4):415-421.

[4] 赵敏,孙大力,蒋朱明.营养风险-不足-支持-结局-成本/效果(NUSOC)多中心数据库协作组 2017 年第40 次工作坊《纪要及共识》.中华临床营养杂志,2018,26(4):256-258.

[5] 赵敏,李卓,蒋朱明,等.肠外肠内营养学与转化医

学 T3 阶段转化——规范应用患者受益临床研究设计探讨. 中华临床营养杂志,2019,27(5):257-264.

[6] Jie B,Jiang ZM,Nolan MT,et al. Impact of preoperative nutritional support on clinical outcome in abdominal surgical patients at nutritional risk. Nutrition,2012,28(10):1022-1027.

[7] 许静涌,蒋朱明.学习 2017 年版医保药品目录肠外肠内营养用药支付限定以患者有营养风险患者受益为基础的体会. 中华临床营养杂志,2017,25(5):268-271.

[8] 许静涌,蒋朱明,韩晓菲,等. 从临床角度理解 2017 年版国家医保目录凡例第十二条. 中国医疗保险,2018,3:48-51.

[9] Mueller C,Compher C,Ellen DM,et al. A. S. P. E. N. clinical guidelines:Nutrition screening,assessment,and intervention in adults. JPEN J Parenter Enteral Nutr,2011,35(1):16-24.

[10] Van Bokhorst-de van der Schueren MA,Guaitoli PR,Jansma EP,et al. Nutrition screening tool:does one size fit all? A systematic review of screening tools for the hospital setting. Clin Nutr,2014,33(1):39-58.

第 17 章

《老年患者家庭营养管理中国专家共识(2017版)》解读

【文献题目】 老年患者家庭营养管理中国专家共识(2017版)

【文献作者】 中国老年医学学会营养与食品安全分会,中国循证医学中心,《中国循证医学杂志》编辑委员会,等

【文献来源】 中国循证医学杂志,2017,17(11):1251-1259

【文献解读】

◆ 背景介绍

老年人营养不良风险高,受生理功能减退、失能、易患病、病程长、病种复杂等多种因素影响,老年人存在营养缺乏与营养过剩的双重问题。老年人营养问题所致经济负担较重,营养不良可致感染等并发症发生率增高、再入院率和住院时间增加,从而增加住院费用。老年人营养干预起效周期长,解决老年患者营养问题需要极强的专业支撑和较长的管理周期,在住院期间完全改善老年患者的营养问题有些不太现实。老年人营养干预获益大,对社区老年人常规进行个体化家庭营养管理可提高其免疫力,降低感染及入院率,改善患者生理功能、满足其心理需求,还可促进医疗资源的优化配置。但国内家庭营养管理起步较晚,仍处于探索阶段,目前无成熟模式可进行推广。

目前我国已形成以居家为基础、社区为依托、机构为支撑的"9073"养老模式,未来对家庭营养管理有极大的需求。政府职能部门已在政策层面上对老年人群营养健康问题给予极大关注。为此,中国老年医学学会营养与食品安全分会和中国循证医学中心组织相关专家于2017年制定并发布了《老年患者家庭营养管理中国专家共识

(2017版)》(下文简称《共识》)。《共识》是老年患者家庭营养管理专家共识系列总论,旨在整合高质量营养资源,普及老年患者营养管理适宜技术,创新老年营养供给模式,为老年人提供优质的营养管理服务,使绝大部分老年患者的营养问题能够在社区和养老机构解决。《共识》的适用人群为居家或社区老年人群。

◆ 文献要点

下文针对《共识》的主要内容进行本土化反思,主要体现在以下5个方面。

1. 我国尚无高质量系统评价 2015年Hamirudin系统评价了54项有关社区老年人营养风险筛查的研究,筛查工具包括微型营养评定-简表(mini-nutritional assessment short form,MNA-SF)、营养不良筛查工具(malnutrition screening tool,MST)、营养不良通用筛查工具(malnutrition universal screening tool,MUST)等,结果显示,社区老年人营养不良风险发生率为20%~83%。由于慢性疾病和营养状况相互关联,通常患慢性疾病的老年人营养状况更差。

国内对慢性疾病老年人营养状况的研究较多但较分散,目前尚无高质量系统评价对此类研究进行整合和总结。曾平等使用MNA-SF对北京市朝阳区4个社区共941例≥65岁的老年人进行营养调查,结果显示,患≥3种慢性疾病为营养不良的高危因素。徐家珠等用MNA量表评估住院老年人的营养状况,结果显示,患慢性疾病的老年人营养不良和潜在营养不良高达76%。存在营养风险或营养不良的患者感染发生率、病死率及医疗费用均较营养正常患者高。

2. 针对社区老年人群尚无统一的筛查量表　营养风险筛查是快速简捷地判断社区老年人是否需要进一步行全面营养评估和营养治疗的方法。目前针对社区老年人的研究尚无统一的筛查量表。

常用的营养风险筛查工具有主观整体评估法（subjective global assessment，SGA）、2002 营养风险筛查（nutritional risk screening 2002，NRS 2002）、MUST 和 MNA-SF。这些评估工具的可靠性和预后准确性（敏感性和特异性）不同，且使用便利性和患者的可接受程度也不同。

MNA-SF 是基于 MNA 的简表，属于营养筛查工具，检测营养不良的敏感性达 96%，包含饮食改变、体重改变、应激、神经精神因素、运动能力及体重指数（或小腿肌围）6 个方面的问题。MNA-SF 的评分标准：12～14 分代表正常营养状态，8～11 分代表有发生营养不良的风险或可能性，0～7 分代表营养不良状态。

2012 年 Skipper 等分析了 MNA-SF、NRS 2002、SGA 的敏感性和特异性，认为 MNA-SF 更有助于筛查老年患者的营养风险。欧洲临床营养与代谢学会（European Society for Clinical Nutrition and Metabolism，ESPEN）建议使用 NRS 2002 监测老年住院患者的营养风险，而在养老机构、社区和家庭护理中使用 MNA。2013 年中华医学会肠外肠内营养学分会老年支持学组发布的《老年患者肠外肠内营养支持中国专家共识》中明确推荐使用 MNA-SF 作为老年患者营养风险筛查工具。2015 年石汉平教授在营养不良的三级诊断中也提出，相比于 SGA，MNA-SF 更适合 ≥ 65 岁老年人。MNA-SF 的简易性和可快速操作性增加了其在临床实践中的适用性，在大型筛查中更为实用。

3. 关于营养筛查频率尚无一致意见　营养风险可能发生在不同疾病的不同阶段，且因年龄、性别等诸多原因，个体差异较大，定期筛查可及时发现营养问题。目前对筛查频率尚无一致意见。有研究指出，对在社区居住的老年人可每 3～6 个月筛查 1 次，如一般情况、饮食能力或饮食行为发生变化，甚至出现严重健康问题，需更密切地监测其营养状况。

由 MNA-SF 筛查出暂无营养风险的老年人并不能排除其将来出现营养不良的可能。因此，对筛查阴性的患者需要定期再次筛查，对住院患者一般每周都要进行筛查和评估，而对于某些特殊疾病（如恶性肿瘤、糖尿病、脑卒中）患者，更应强调定期筛查的重要性。糖尿病本身是营养不良的危险因素，同时营养不良也是导致糖尿病患者出现不良结局的影响因素。《中国糖尿病医学营养治疗指南（2013）》建议应对糖尿病患者进行常规营养指标监测和营养评估。《卒中患者吞咽障碍和营养管理的中国专家共识（2013 版）》建议卒中患者在住院时需要进行营养筛查，必要时每周重复筛查，监测其是否有营养风险。对于出院患者，可根据老年人是否患有基础疾病决定营养不良风险筛查的周期，做到常规监测、定期评估。

4. 全球尚无针对社区老年患者营养状态评估的统一指标　营养评估是营养干预的基础，目前全球尚无针对社区老年患者营养状态评估的统一指标，而对社区老年人营养评估的研究多数借鉴住院老年患者评价相关指标体系。

ASPEN 将营养评估定义为"使用以下组合诊断营养问题的全面方法：病史、营养史、用药史，体格检查、人体测量学方法、实验室数据"。营养评估不是由某一项指标或某一个量表决定的，而是需要临床营养师了解患者的饮食史、病史、目前临床状况、人体测量数据、实验室数据、物理评估信息、日常功能及经济信息，估计患者的营养需求，并在通常情况下选择治疗方案。临床技能、资源可用性及配置决定了临床医师实施临床营养评估的具体方法。

2012 年《老年患者肠外肠内营养支持中国专家共识》提出：①有营养不良相关高危因素的住院老年患者应进行全面营养状态评估，并据此制订营养干预计划；②筛查出存在营养风险的老年住院患者，在条件允许的情况下应进一步接受全面、专业的营养状态评估，以确定营养不良严重程度，并由家庭营养管理团队制订营养改善计划。

2015 年 ESPEN 在《营养不良诊断专家共识》中指出要收集患者的如下信息进行营养评估：①人体测量指标；②体成分测定（生物电阻抗、双能 X 射线吸收法、生物电阻抗分析法）；③体重丢失情况；④厌食情况；⑤食物摄取量；⑥生化指标。资料收集完成后，应由营养专业人员对患者进行综合营养评估。

家庭/社区老年人营养筛查和评估可根据实际情况由易于实施的工作人员进行,如在社区卫生服务中心,可由营养专科护士进行早期营养筛查,由社区营养师或全科医师进行营养评估;如在养老机构,可由机构的护士、医师分别实施;对定期门诊随访患者可由门诊医师/临床营养师负责;对居住地较远的老年人可通过电话筛查。在营养支持条件较好的综合型医院,可进行个体化营养支持管理,针对每位老年人进行营养筛查和营养评估。所有从事社区/家庭营养筛查和评估的医务人员都应进行系统规范的培训,熟悉并掌握营养筛查与评估的操作步骤及注意事项。

5. 我国多学科家庭营养管理体系尚处于起步摸索阶段 国外家庭营养管理产生于 20 世纪 70 年代,其积极作用早已被肯定,目前已形成较完善的家庭营养管理团队和实施体系。为保证患者获得连续且全面的协调照护,满足其治疗疾病和康复的需求,国外家庭肠内营养的管理由接受过专科培训的多学科专业团队协同向患者提供服务。多学科团队包括医院营养管理团队、社区营养管理团队、营养公司护士、预算负责人等。其中医院营养管理团队由医院临床营养师、胃肠外科医师、营养专科护士、口腔健康顾问及理疗师等组成,其主要职责是评估患者的营养需求,制订、调整肠内营养方案,并早期实施肠内营养;社区营养管理团队包括社区营养师、全科医师、社区联络护士、访视护士,其主要职责是为患者提供从医院到社区家庭的营养管理延伸服务,如患者的转介联络、家庭肠内营养操作指导、更换鼻饲管、康复状况评估等。营养公司护士配合医院和社区团队为患者配制合理的肠内营养制剂,负责后续相关材料的供给、更换、回收等,为患者及家属提供必要的技术培训,并为患者及家属开通热线咨询服务。预算负责人主要负责肠内营养的经费管理。为保证患者能在一个合适的环境下得到足够数量和优质的肠内营养,上述成员都必须接受包括营养支持、伦理与法律、如何寻求专家指导等内容的培训。

目前,我国尚无多学科家庭营养管理的相关研究报道,多数是护理或营养师团队单独对患者进行本专业相关的干预研究。国内家庭营养治疗还处于起步摸索阶段,多停留在研究阶段,尚无成熟的运作及管理模式。由于国内社区的营养延伸服务还未形成,社区营养管理团队力量十分薄弱,家庭营养管理工作基本由大型医院临床营养师兼任。他们不仅在院内负责评估患者的营养状况、制订和调整肠内营养方案,实施肠内营养管理,还承担患者出院后家庭肠内营养的跟踪随访工作(主要通过线上门诊和电话随访,几乎没有上门随访指导)。

2011 年 Klek 等的队列研究纳入 203 例患者,结果发现,与之前给予 12 个月传统饮食相比,接受 12 个月个体化多学科家庭营养管理后,再入院次数、住院时间、入住重症监护室时间、肺炎、呼吸衰竭、泌尿系统感染及贫血的发生率均显著降低,平均住院费用从 764.65 美元降至 142.70 美元。2014 年 Majka 等通过系统评价发现:营养干预后并发症的减少情况没有统计学意义(RR 0.53,95%CI 0.27～1.05;发生感染并发症的 RR 0.77,95%CI 0.48～1.24);干预后住院费用显著减少,平均减少 623.08 美元(95%CI －745.64～－500.53,P＜0.01)。研究提示多学科综合营养干预能有效降低医疗费用,但尚无证据证明多学科家庭营养管理能减少并发症的发生。

【文献评述】

我国拥有全球最多和增速最快的老年人群,老年患者已成为我国慢性疾病防治最主要的目标人群。老年患者受生理和病理双重因素影响,同时存在营养缺乏和营养过剩双重问题。《共识》为老年患者家庭营养管理专家共识系列总论,涵盖家庭营养管理团队、临床路径及家庭营养干预的共性内容及困境。《共识》的分论将以老年人群家庭肠内营养适应证为框架陆续推出,以期全面推进家庭营养管理工作培训和人才储备,提高家庭营养管理质量,保障老年人的健康,其中《老年吞咽障碍患者家庭营养管理中国专家共识(2018 版)》已发布,对该共识的解读详见第 54 章。

(胡 雯 母东煜)

参 考 文 献

[1] 中国老年医学学会营养与食品安全分会,中国循证

医学中心,《中国循证医学杂志》编辑委员会,等. 老年患者家庭营养管理中国专家共识(2017版). 中国循证医学杂志,2017,17(11):1251-1259.

［2］　中华人民共和国国家统计局(人民日报). 中华人民共和国 2019 年国民经济和社会发展统计公报［2019-2-28］. http://www. stats. gov. cn/tjsj/zxfb/202002/t20200228_1728913. html.

第 18 章

《老年患者低钠血症诊治中国专家建议》解读

【文献题目】老年患者低钠血症的诊治中国专家建议

【文献作者】《老年患者低钠血症诊治中国专家建议》写作组

【文献来源】中华老年医学杂志，2016，35（8）：795-804

【文献解读】

◆ 背景介绍

低钠血症指血清钠低于 135 mmol/L，伴或不伴细胞外液容量改变的临床状况，是临床最常见的电解质紊乱。老年人群低钠血症更为常见，其危害性可有以下表现：①急性、严重低钠血症会加重患者病情，升高死亡率；②合并基础疾病的患者发生低钠血症会加重病情，导致预后差、死亡率高；③慢性低钠血症纠正过快可引起严重神经功能损伤以致死亡；④慢性低钠血症可能会增加老年人跌倒和骨折的风险，从而诱发各种基础疾病和并发症，甚至导致死亡。低钠血症在住院患者中的发生率为 15％～30％，其在老年人群中更为普遍，平均危险性是 13～60 岁人群的 2.54 倍。在老年医学科就诊的急诊患者中，低钠血症的患病率接近 50％。

近年来老年患者的低钠血症日益引起关注，美国和欧洲已相继推出低钠血症的诊疗指南，旨在规范临床低钠血症患者的诊治与预防。2016年 8 月中华医学会老年医学分会《老年患者低钠血症诊治中国专家建议》写作组制定并发布了《老年患者低钠血症的诊治中国专家建议》（下文简称《建议》），旨在规范我国老年患者低钠血症的诊断与治疗。《建议》适用人群为老年低钠血症患者。

◆ 文献要点

《建议》的内容包括低钠血症的定义、分类、病因、诊断、鉴别诊断、发病机制、治疗（处理流程、治疗药物、血液净化治疗）及预防。下文对《建议》的重点内容进行解读。

1. 低钠血症的分类和病因

（1）分类：低钠血症的分类依据指标不同（血钠水平、血渗透压水平、病情进展速度、临床症状严重程度）而不同，具体分类方法见表 18-1。

表 18-1　低钠血症的分类

分类指标	分类
钠浓度（mmol/L）	130～135：轻度低钠血症
	125～129：中度低钠血症
	＜125：重度低钠血症
血浆渗透压 [mOsm/(kg·H_2O)]	＜280：低渗性低钠血症
	细胞外容量减低：低容量性
	细胞外容量正常：等容量性
	细胞外容量增多：高容量性
	280～295：等渗性低钠血症
	＞295：高渗性低钠血症
进展速度	＜48 h：急性低钠血症
	≥48 h：慢性低钠血症
临床症状	注意力不集中、易怒、性格改变、抑郁：轻度症状低钠血症
	恶心不伴呕吐、意识模糊、头痛：中度症状低钠血症
	呕吐、心脏呼吸窘迫、异常和深度嗜睡、癫痫、昏迷（格拉斯哥昏迷评分≤8分）：重度症状低钠血症

（2）病因：引起低钠血症的病因较多，低渗性低钠血症是临床最常见的低钠血症。低钠血症的常见病因见表18-2。其中抗利尿激素不适当分泌综合征（syndrome of inappropriate antidiuretic hormone，SIADH）病因复杂而广泛，是低钠血症的首要原因，其与脑耗盐综合征（cerebra salt washing syndrome，CSW）、抗利尿不适当肾病综合征（nephrogenic syndrome of inappropriate antidiuretic hormone，NSIAD）的病因和临床表现有诸多不同，诊断时须加以鉴别。

表18-2　低钠血症的常见病因

分类		常见病因
低渗性低钠血症	低容量性	胃肠道疾病、利尿药、脑耗盐综合征
	等容量性	抗利尿激素不适当分泌综合征、抗利尿不适当肾病综合征、糖皮质激素缺乏、甲状腺功能减退、运动相关低钠血症、低溶质摄入、原发性烦渴症
	高容量性	心力衰竭、肝硬化、肾脏疾病（急性肾损伤、慢性肾脏病、肾病综合征）
等渗性低钠血症		高糖血症、假性低钠血症（高脂血症、高蛋白血症）
高渗性低钠血症		重度高糖血症合并脱水、使用甘露醇

老年患者低钠血症发病率高于非老年患者的原因：①共病可导致低钠疾病多发，如慢性充血性心力衰竭、慢性肾脏病、脱水、支气管肺炎、神经系统疾病（如脑卒中）、恶性肿瘤等；②多重用药可导致低钠血症，常见药物有噻嗪类利尿药、选择性5-羟色胺再摄取抑制剂、镇静催眠药、卡马西平等；③维持水稳态的能力下降，如肾小球滤过率下降、尿浓缩能力下降、醛固酮水平下降、精氨酸加压素水平增加、心房利钠肽水平增加、口渴机制的敏感性降低等。

2. 低钠血症的诊断步骤　低钠血症的诊断步骤分为四步。第一步：确定有无低钠血症。根据实验室血生化检查即可初步诊断低钠血症。第二步：确定是否为低渗性低钠血症。血浆渗透压若＜280 mOsm/（kg·H_2O），可以确定是低渗性低钠血症。第三步：确定是否有抗利尿激素［如精氨酸加压素（arginine vasopressin，AVP）］释放增加。有无AVP释放增加可通过尿钠测定来判断，若尿钠浓度＞30 mmol/L，且患者没有肾脏病或使用利尿药，则应考虑有AVP释放增加。第四步：确定AVP释放增加的病因。可能的原因有两点：一是导致细胞外液容量减少的疾病，如CSW、呕吐、原发性肾上腺功能减退等；二是细胞外容量正常状况疾病，如SIADH、继发性肾上腺功能减退、甲状腺功能减退等。具体诊断流程见图18-1。

3. 老年患者低钠血症的治疗流程　老年患者低钠血症的综合治疗应强调个体化，总体治疗原则包括：①对症治疗，纠正低钠血症。对症治疗应根据低钠血症发生的急慢性及严重程度，进行个体化处理，包括重度、中度、轻度低钠血症的不同治疗方案。②对因治疗，寻找病因，治疗原发病，去除诱因。③治疗并发症。

（1）严重症状低钠血症的治疗

1）紧急处理预防脑疝和大脑缺血引起的神经系统损伤。

2）查找原因，密切监测生命体征及生化指标，积极寻找低钠血症的原因，停止导致低钠血症的药物及其他可能因素。

3）对于急性严重症状低钠血症，血钠的纠正速度不必严格限制，也不必过度纠正引起的血钠升高。

4）补钠。配好3%高渗盐水，以备应急所需。对于体重异常患者，可考虑2 ml/kg的3%高渗盐水静脉输注，不必限于100 ml。因脑功能恢复需要时间，且应用镇静药、插管等均会影响判断，因此，不必要求重度低钠血症患者症状立即恢复。如果患者同时存在低钾血症，纠正低钾血症可能使血钠增加。处理流程详见图18-2。

（2）中度症状低钠血症的治疗

1）应给予有限的高渗盐水、等渗盐水、口服钠盐、限水或普坦类药物治疗。

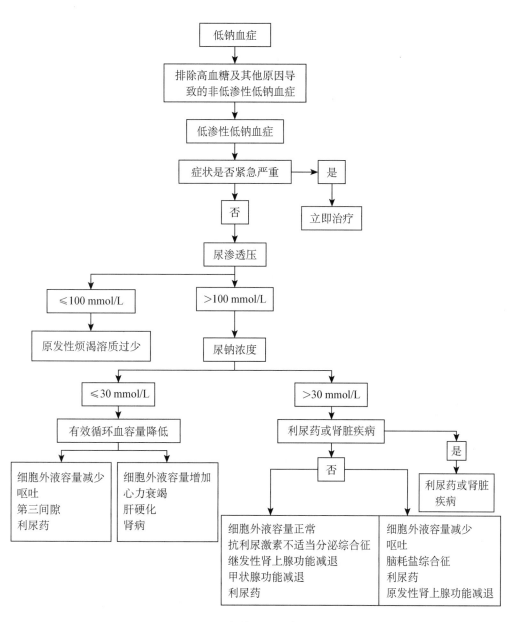

图 18-1　低钠血症的诊断流程

2）检测血钠浓度。如果血钠浓度增加，但症状不改善，建议寻找其他能解释症状的诊断；如果对因治疗中血钠进行性下降，建议像严重症状低钠血症一样进行管理。

（3）无或轻度症状慢性低钠血症的治疗

1）去除原因，对无症状的慢性低钠血症患者，不推荐以单纯升高血钠浓度为目标的治疗。去除诱因，停用非必需的液体、药物及其他能导致低钠血症的因素，并根据病因治疗。

2）监测临床表现和生化指标，根据患者血容量进行相应治疗。对低容量性慢性低钠血症，以恢复细胞外容量治疗为主；对高容量性慢性低钠血症，以限制液体量、预防容量超负荷治疗为主；对等容量性慢性低钠血症，治疗总策略是限水，若患者不能配合限水，需药物治疗。

3）纠正速度不宜过快，否则可导致渗透性脱髓鞘综合征。

（4）慢性低钠血症过度纠正时的处理

1）如果 24 h 血钠增加幅度＞10 mmol/L，48 h 增加幅度＞18 mmol/L，应立即采取措施降低血钠并停止积极补钠治疗。

2）在严密监测尿量和液体平衡的情况下口服

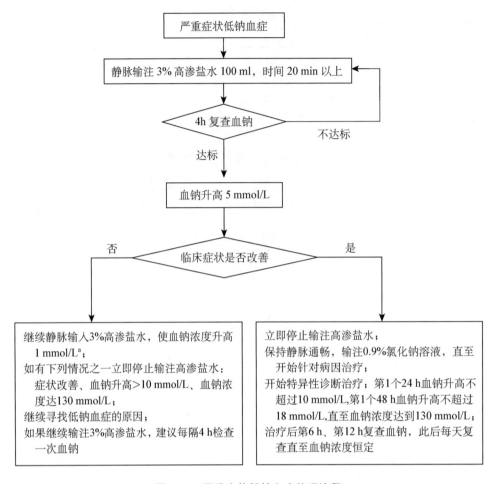

图 18-2　严重症状低钠血症处理流程

注：ᵃ 输液量为患者体重（kg）×预想升高的血钠浓度（mmol/L）。如 70 kg 体重患者，血钠浓度上升 1 mmol/L，输注 3% 高渗盐水 70 ml，上升 0.5 mmol/L，输注 3% NaCl 35 ml。

补充水分或按 10 ml/kg 输注 5% 葡萄糖溶液，输注速度 3ml/(kg·h)。

3）持续输液治疗，每小时复测血钠水平，直至血钠降至目标值。

4）如上述处理仍不能改善，可以考虑给予糖皮质激素（如地塞米松 4 mg，每 6 h 给药 1 次）治疗（24～48 h）。

4. 老年患者低钠血症的药物治疗　用于老年低钠血症患者的药物包括氯化钠、非肽类 AVP 受体拮抗剂、尿素、氢化可的松及其他药物（5% 葡萄糖、碳酸氢钠、低剂量袢利尿药等）。治疗药物详见表 18-3。

5. 老年患者低钠血症的非药物治疗　对于伴有少尿的急、慢性肾衰竭或伴有多器官功能不全及无尿的低钠血症患者，纠正严重低钠血症可

能需要采用血液净化的治疗方法。

（1）常规间断血液透析治疗由于治疗时间短（4～5h），透析液中钠浓度较高（136～140 mmol/L），治疗过程中血钠和血容量波动较大，不推荐用于严重低钠血症的治疗。

（2）临床上通常采用连续性肾脏替代治疗方法治疗严重低钠血症。血钠浓度的变化与患者病死率没有直接关系，但仍需要根据患者的血钠情况调整透析液或置换液中钠的浓度，并以每 12～24 h 递增一个浓度梯度来缓慢纠正低钠血症。

6. 老年患者低钠血症的预防　老年患者低钠血症的病因和诱因往往由多种因素导致，因此，预防老年患者低钠血症，首先应辨析其原因和诱因，进行针对性预防。

表 18-3 老年低钠血症的治疗药物

药物类别及名称	适用于低钠血症的类型	用法	注意事项
氯化钠（NaCl）			
食盐	老年慢性轻度	适量增加摄入	—
氯化钠片	老年慢性轻度和中度	1～3 次/天	—
0.9％NaCl 注射液	急性、低容量性、症状性、无法确认等容或低容时	0.9％NaCl 100ml，静脉滴注 2～3 次/天	＞5 天慎用
3％NaCl 注射液	中重度、症状型	微量泵静脉滴注 10～15ml/h（中度）15～20ml/h（重度）	监测血钠浓度、随时调整速度
5％NaCl 注射液	重度、症状型	微量泵静脉滴注 5～10ml/h	监测血钠浓度、随时调整速度
非肽类 AVP 受体拮抗剂			
托伐普坦	合并慢性充血性心力衰竭等容或高容型 SIADH 伴发	15mg，1 次/天 7.5mg，1 次/天（虚弱老人起始根据血钠水平调整剂量）	6～8h 监测血钠浓度，随时调整剂量 禁忌证：低容型、对口渴不敏感、与强效 CYP3A 抑制剂合用、无尿症、托伐普坦过敏
尿素	非肾功能受损患者	30～60mg/d	监测肾功能
氢化可的松	肾上腺皮质功能减退伴发老年全身炎症反应综合征	10mg 静脉滴注，1 次/天，3～5 天	存在高血压和容量负荷增加风险

注：AVP. 精氨酸加压素；SIADH. 抗利尿激素不适当分泌综合征。

（1）避免过度限盐：对曾经出现低钠血症的老年患者应当定期监测电解质，不要过度限盐或采用"无盐饮食"。

（2）治疗原发病：大多数患者伴有一些基础疾病，如甲状腺功能减退症、肾上腺皮质功能减退症、肿瘤、感染、慢性充血性心力衰竭、神经系统疾病等，因此，预防低钠血症的发生，需治疗和改善原发疾病。

（3）合理用药：老年患者用药复杂，而一些药物和低钠血症的发生密切相关，如噻嗪类利尿药、抗精神病药物，尤其是一些抗抑郁药。因此，在用药中应严密监测血钠浓度，及时减量或停用，并应避免使用对肾，尤其是肾小管有不良反应的药物。

（4）运动中补液：老年人运动过程中补充等渗液体而非低渗液体能够预防运动相关性低钠血症。

（5）避免医源性低钠：胃肠镜检查时的消化道准备、碘剂造影后补充大量液体、腹泻、洗胃等，也容易造成低钠血症，因此，在补液过程中需要酌情补充等渗溶液。

【文献评述】

我国老年人群特别是住院患者中低钠血症的发生率较高，笔者课题组完成的中国人民解放军总医院高龄住院患者低钠血症流行病学调查显示：2013 年 1 月至 2016 年 12 月，在第一医学中心住院的高龄患者（年龄≥80 岁）中诊断为低钠血症的有 4364 例，占同期高龄住院患者（17 693 例）的 24.67％，其住院期间的死亡率为 11.71％；随着患者低钠血症程度的加重，住院时间明显延长，死亡率明显升高；与轻度低钠血症组比较，中度和重度低钠血症显著升高了患者的院内死亡率。因此，熟悉和掌握老年低钠血症患者的诊断和处理原则对临床医师十分重要。

《建议》是国内首部针对老年低钠血症患者的诊治建议，为临床医师提供了实用性很强的诊治规范。《建议》的主要亮点：①介绍了老年低钠血症的 4 方面危害，指出导致这些危害的基础之一是临床医师对老年低钠血症的诊疗方案尚未完全熟悉和掌握，离早识别、早治疗、早恢复的目标尚有差距；②在诊断部分，强调了老年人群最常见的低渗性低钠血症的分类及诊断特点，总结了诊断流程，清晰明了，易懂易记；③在治疗部分，强调了急性严重症状低钠血症的治疗原则、处理流程及老年患者针对性病因治疗的细则，并且介绍了过度纠正低钠血症的危害及处置方法；④提出了 5 项措施预防老年患者低钠血症的发生。

做到早期识别和正确处理能降低低钠血症的发生率和病死率。相信随着《建议》的推广和临床医师的不断学习，老年患者低钠血症的诊治工作一定会得到不断提高。

（李小鹰）

参 考 文 献

[1] 《老年患者低钠血症诊治中国专家建议》写作组. 老年患者低钠血症的诊治中国专家建议. 中华老年医学杂志,2016,35(8):795-804.

[2] Soiza RL,Talbot HS. Management of hyponatraemia in older people:old threatsand new opportunities. Ther Adv Drug Saf,2011,2(1):9-17.

[3] Verbalis JG,Goldsmith SR,Greenberg A,et al. Diagnosis,evaluation and treatment of hyponatremia: expert panel recommendations. Am J Med,2013,126(10):1-42.

[4] Spasovski G,Vanholder R,Allolio B,et al. Clinical practice guideline on diagnosis and treatment of hyponatraemia. Nephrol Dial Trannsplant,2014,29(2):1-39.

[5] Zhang X,Li XY. Prevalence of hyponatremia among older inpatients in a gegeral hospital. Eur Geriatr Med,2020,11(4):685-692.

第 19 章

《中国老年患者肠外肠内营养应用指南(2020)》解读

【文献题目】 中国老年患者肠外肠内营养应用指南(2020)

【文献作者】 中华医学会肠外肠内营养学分会老年营养支持学组

【文献来源】 中华老年医学杂志,2020,39(2):119-132

【文献解读】

◆ **背景介绍**

增龄相关的器官和消化功能减退、合并急慢性共病影响、多重用药,以及社会和精神问题等,都是老年患者营养风险和营养不良高发的主要因素。老年患者的营养不良可使体内多种蛋白质水平降低,进而影响机体器官功能和免疫功能;创伤应激产生炎症反应和免疫抑制,蛋白质分解旺盛而合成显著下降,会加重营养不良,影响细胞组织修复,升高病死率。一项涉及全国 14 个城市 30 家大医院,纳入 10 184 例≥65 岁住院患者的营养状况调查显示,营养风险发生率为 46.42%,营养不良和营养不良风险为 49.71%,明显高于成年住院患者。而国内临床营养治疗不规范现象较为多见,调查发现,住院期间 61.3% 存在营养风险的老年患者未接受营养支持治疗,在 38.9% 接受营养支持的患者中,肠外营养使用率(19.6%)高于肠内营养(11.9%)。国内多中心调查发现,存在营养风险[营养风险筛查 2002(nutritional risk screening 2002,NRS 2002)评分≥3 分]是不良临床结局的危险因素,而且可增加医疗费用。多个研究证实,规范营养治疗可显著减少营养风险和营养不良患者的住院并发症,改善卫生经济学效益。

为此,中华医学会肠外肠内营养学分会老年营养支持学组在 2013 年《老年患者肠外肠内营养支持中国专家共识》基础上,总结国内外老年营养支持治疗领域的新证据,发布了《中国老年患者肠外肠内营养应用指南(2020)》(下文简称《指南》)。《指南》的适用人群为老年营养不良及营养风险患者。

◆ **文献要点**

1. **建立临床营养支持团队的意义** 临床营养支持团队需要多学科人员构成,由老年病专科医师牵头,建立包括医师、临床专科护士、营养师、药师等在内的营养支持团队(nutrition support team,NST)(证据 B,强推荐)。在 NST 组成中,老年病学专家发挥协助组建和管理的作用,营养(医)师、临床药师、物理康复师和护士作为团队主要成员,外科、口腔科、神经科、心理医学科等临床专科医师为管理团队提供技术保障。已有许多研究证实 NST 的存在的确能提高营养支持的效价比,尤其在降低营养支持并发症、降低住院患者医疗费用、减少住院时间等方面发挥重要作用。NST 的主要工作目标是为老年患者提供合理的营养支持,包括:①识别是否存在营养不良或营养风险;②制订合理的营养支持方案;③提供安全、合理、有效的营养支持;④监测及评价营养支持的效果。

2. **确定老年患者的能量与蛋白质目标** 老年住院患者的能量需求可通过间接测热法进行个体化测定(证据 C,弱推荐)。一般老年患者可将每天 20～30 kcal/kg 作为能量供给的目标(证据 B,弱推荐)。老年住院患者的蛋白质摄入量需结合临床实际情况设计,每天 1.0~1.5 g/kg 为目标蛋白质摄入量,乳清蛋白制剂更易消化利用(证据 C,弱推荐)。接受肠内营养治疗的老年住院患者,应结合疾病状态及胃肠道耐受能力,选择适宜脂肪供能比的制剂(证据 A,强推荐)。推荐接受肠外营养治疗的老年住院患者脂肪供给可适当增加(一般不超过非蛋白质热量的 50%)(证据 C,弱推荐)。老年术后患者接受营养治疗时适当补充谷氨酰胺可减少感染并发症,同时应监测患者的肝肾功能并限制谷氨酰胺剂量[≤0.5g/(kg·d)](证据 B,弱推荐)。住院老年患者可考虑在药理范围内补充 ω-3 脂肪酸,可能具有改善临床预后的作用(证据 C,弱推荐)。

老年住院患者的能量需求测定有多种方式,静息能量消耗(resting energy expenditure,REE)目前被认为是测定人体能量消耗的"金标准"。鉴于老年人 REE 存在较大的个体化差异,能量消耗应采用间接能量测定仪进行实时测定,而不应单纯使用公式进行估算或预测。国内外多个指南认为,一般老年患者可将每天 20~30 kcal/kg 作为目标量,该范围的目标能量摄入能够改善患者的长期预后,降低病死率。一般认为,肾功能正常的老年患者满足每天 1.2~1.5 g/kg 的蛋白质目标摄入量,并且增加简单的锻炼活动能够得到更显著的临床获益。患有严重肾脏疾病[肾小球滤过率<30 ml/(min·1.73m^2)]且未接受透析的患者需要限制蛋白质摄入。含乳清蛋白的肠内营养制剂比只含酪蛋白的肠内营养制剂更容易满足老年人的蛋白质需求。老年人摄入总脂肪量应该占总能量的 20%~30%,一般老年患者长期应用优化脂肪酸配方的肠内营养制剂,如含较高中链脂肪酸、ω-3 脂肪酸有助于改善脂代谢。对于部分肠道吸收不良、严重胰腺外分泌不足或严重高脂血症患者,则可以考虑选择低脂肪比例的肠内营养制剂。肠内营养或肠外营养配方中添加谷氨酰胺,可改善危重症和大手术后老年患者营养代谢,维护肠道屏障功能和免疫功能,减少肠道菌群异位及感染等严重并发症。对于存在多器官功能衰竭或血流动力学不稳定需要升压药支持的老年休克患者,过高剂量谷氨酰胺[>0.5 g/(kg·d)]反而会升高病死率。在老年患者的肠外营养配方中减少部分 ω-6 脂肪乳而增加药理剂量 ω-3 脂肪

酸,可减少炎性因子水平,降低感染率、全身炎症反应综合征的发生率及住院时间。

3. 老年患者的营养筛查和评估　老年患者营养不良发生率高,《指南》推荐常规进行营养筛查,可使用微型营养评定简表(mini-nutritional assessment short form,MNA-SF)和 NRS 2002 营养筛查工具(证据 A,强推荐)。从疾病严重程度、进食情况、实验室检查、体重及体成分测量、老年综合评估等方面,对患者营养状态进行包括营养综合评估在内的全面评估(证据 C,强推荐)。

国内外多个指南均推荐 NRS 2002 作为住院患者营养风险筛查工具,其同样适用于老年住院患者。研究证实,比较 MNA-SF、NRS 2002、主观整体评估法(subjective global assessment,SGA)等多种方法的敏感性和特异性,MNA-SF 更有助于老年患者的评估。营养评估包括营养不良诊断和代谢能力评估,除此以外,还应包括对老年常见的躯体功能状态、精神心理状态、衰弱及肌少症评估、疼痛、共病、多重用药、社会支持、睡眠障碍、视力、听力、口腔、味觉等多重综合因素的评估。

4. 老年患者的肠内营养　存在营养不良或营养风险且胃肠道功能正常或基本正常的老年患者应首选肠内营养,应根据患者特点制订合理的肠内营养计划,以改善营养状况、维护脏器功能、改善临床结局(证据 A,强推荐);标准整蛋白配方适合大多数老年患者的肠内营养;长期应用优化脂肪酸的配方可改善脂代谢、降低心血管事件发生率(证据 B,强推荐)。膳食纤维有助于减少管饲肠内营养患者腹泻和便秘的发生,膳食纤维摄入≥25 g/d 有助于减少管饲患者的便秘和临床结局(证据 A,强推荐)。老年患者存在营养不良或营养风险时,在饮食基础上口服营养补充(oral nutritional supplements,ONS)可改善营养状态,但并不影响饮食摄入量(证据 A,强推荐)。ONS 每天 400~600 kcal 和/或 30 g 蛋白质,餐间分次口服坚持 30~90 天,可改善老年患者营养状况和临床结局(证据 A,强推荐)。蛋白质含量高的 ONS,可减少老年住院患者发生并发症、压疮的风险,并可促进肌少症老年患者的肌力,改善其生活质量;对于髋骨折和骨科手术的老年患者,提供围手术期 ONS 可减少手术后并发症(证据 A,强推荐)。添加 β-羟基-β-甲基丁酸盐复合物的高蛋

白型 ONS 有助于增加肌肉量,改善老年住院患者的生活质量(证据 B,弱推荐)。通过调整制剂口感、心理辅导及联合多种督促手段,可提高老年患者 ONS 的依从性(证据 C,强推荐)。鼻胃管适用于较短时间(2~3 周)接受肠内营养管饲的老年患者;管饲时应抬高上身 30°~45°,可减少吸入性肺炎的发生(证据 C,强推荐,99%)。接受腹部大手术且预计术后需要较长时间管饲的老年患者,建议术中放置胃/空肠造口装置。当施行近端胃肠道吻合后,可通过放置在吻合口远端的空肠营养管进行肠内营养(证据 C,弱推荐)。需要长期营养支持治疗的老年患者,相比鼻胃管更推荐其使用经皮内镜胃造口术(percutaneous endoscopic gastrostomy,PEG);对管饲肠内营养应用预计超过 4 周以上者,推荐放置 PEG(证据 A,强推荐,97%)。对有高吸入性肺炎风险患者,应选择经各种途径的空肠置管技术[如鼻空肠管、空肠造口术或经皮内镜下空肠造口术(percutaneous endoscopic jejunostomy,PEJ)](证据 C,弱推荐)。

肠内营养是有胃肠道功能老年患者首选的营养支持手段,老年患者肠内营养的适应证、禁忌证与成年人一致,只有肠道不能耐受或无法进行肠内营养时,才考虑选用肠外营养。标准整蛋白配方适合大多数老年患者的需求,氨基酸和短肽类肠内营养制剂则适合少部分胃肠功能不全(如重症胰腺炎等)的老年患者,高能量密度配方有利于实现老年患者的营养充足性。选用优化脂肪酸配比的制剂,以中链甘油三酯、单不饱和脂肪酸为主要脂肪来源,既可快速供能,又可减轻肝脏代谢负担,减少脂质过氧化,长期应用有益于降低心血管疾病的发生风险。膳食纤维可改善长期接受管饲肠内营养老年患者的肠道功能,减少腹泻和便秘的发生。

ONS 是存在营养风险或营养不良且常规饮食不能满足机体需求(少于目标量的 60%)的老年患者首选的营养干预方式。Philipson 等的大样本回顾性研究证实,ONS 组降低了平均住院时间 2.3 天(21.0%),减少医疗费用 4734 美元(21.6%)。包括 36 项随机对照试验的系统评价表明,补充高蛋白 ONS 具有临床、营养和功能方面的益处,包括减少并发症和再住院率、提高握力

及增加总能量和蛋白质摄入量等。近年研究发现,老年患者应用 ONS 后,由于生活质量显著改善,并发症减少,卫生经济学等的获益也较明显。

管饲肠内营养可保证老年患者的能量和营养素供给,改善其营养状态。鼻胃管是最常使用的肠内营养途径,对于仅需要 2~3 周的肠内营养,首选经鼻胃管;对于接受腹部大手术需要进行肠内营养的患者,建议在术中放置空肠喂养管或鼻胃管。研究证实,在营养素获取量、营养状态改善、导管移位及重置等方面,PEG 优于鼻胃管,如果患者需要超过 4 周的肠内营养治疗,在没有禁忌证和征得患者及其家属意愿的前提下,应考虑经 PEG 给予肠内营养。

5. 老年患者的肠外营养 老年患者的胃肠道功能严重障碍或不能使用肠内营养时,建议给予全肠外营养(total parenteral nutrition,TPN)(证据 B,强推荐)。需要营养支持治疗的老年患者,如 EN 提供的能量和蛋白质低于机体目标需要量的 60% 时,建议给予补充性肠外营养(supplementary parenteral nutrition,SPN),以满足老年患者对能量和蛋白质的需求,维持其营养状态和器官功能,改善临床结局(证据 A,强推荐)。入院时营养状态正常的老年患者,若肠内营养不能满足 60% 以上营养需求,建议 7 天后启动肠外营养。合并中等以上营养不良的老年患者,若入院后 72 h 不能正常进食或通过肠内营养获得足够营养素,建议启动肠外营养(证据 B,强推荐)。对于老年危重症患者,肠外营养的启动时间应为:低营养风险者(NRS 2002≤3 分或 Nutric 评分≤5 分),术后 7 天肠内营养未能达到 60% 目标喂养量;高营养风险者(NRS 2002≥5 分或 Nutric 评分≥6 分),进入重症监护病房后 72 h 肠内营养未达到目标量(证据 A,强推荐)。老年患者的肠外营养应采用全合一方式将各种营养物质混合后再予以输注,以减少代谢并发症的发生(证据 B,强推荐)。自配型肠外营养处方符合个体化治疗原则,适合有特殊需要的老年患者;多种规格工业化多腔袋可减少血流感染,适合病情稳定和短期应用的老年患者(证据 A,强推荐)。老年患者的肠外营养处方中应包括常规剂量的静脉用脂溶性和水溶性维生素、微量元素制剂(证据 B,强推荐)。周围静脉是老年患者 SPN 短期应用的首选,肠外

营养的营养液渗透压不超过 900 mOsm/L，但应注意预防浅静脉炎的发生（证据 C，弱推荐）。对于高渗透压（＞900 mOsm/L）或需要长期接受肠外营养（＞14 天）的患者，建议通过中心静脉输注；对于经皮穿刺中心静脉置管的危重症患者，锁骨下静脉途径是首选，但使用时间不宜超过 30 天；经外周置入中心静脉导管有低穿刺风险和较少感染并发症，应为老年患者肠外营养输注的主要途径（证据 B，弱推荐）。

TPN 是胃肠道功能严重障碍老年患者获得营养素和维持生命的唯一手段。SPN 是指肠内营养不足时，部分能量和蛋白质需求由肠外营养来补充的混合营养支持治疗方式。SPN 的优点是在肠内营养维护肠屏障功能的基础上，通过肠外营养满足患者对能量和蛋白质的需求，促进机体蛋白质合成，快速纠正营养不足或维持营养状态，进而促进机体蛋白质合成代谢，维护组织细胞及器官功能，促进重症状态下自噬的修复，以达到改善患者临床结局的目标。Heidegger 等的随机对照试验研究发现，对肠内营养不能达到目标喂养量 60% 的危重患者，进入重症监护病房后的第 4～8 天应给予 SPN，能量供给近 100%，与继续肠内营养相比，SPN 组的 28 天院内感染率显著降低（$P=0.033\,8$）。Jie 等的研究发现，对 NRS 2002 评分在 3～4 分的低营养风险患者给予营养支持，其临床受益并不明显；而对 NRS 2002 评分 ≥5 分的高营养风险患者给予营养支持时，其感染和非感染性并发症均显著减少。Heyland 等的研究显示，对 Nutric 评分 ≥6 分的危重患者，其营养支持疗效也明显优于 5 分以下的患者。因此，病情程度和营养状态决定 SPN 的启动时间，只有合理应用才能获得结局改善。"全合一"是将患者所需的全部营养素混合后再输注的方法，具有符合生理、促进机体蛋白质合成、降低单个营养素浓度和渗透压、减少肝肾等器官代谢负荷及减少代谢并发症等优点。研究证实，与单瓶输注相比，"全合一"模式可减少 44% 治疗相关不良事件发生率。工业化多腔袋有减少处方和配制差错、减少杂质和微生物污染、节省人力资源及使用方便等优点，队列研究显示，多腔袋对比自配型可显著降低血流感染的发生率（$P<0.01$）。多腔袋这种标准化肠外营养解决方案，对于病情较稳定和需

要短期肠外营养治疗的外科患者，能够保障安全，改善临床便利性，使营养治疗效果最大化。

6. 营养支持治疗并发症的防治　有再喂养综合征风险的老年患者，给予营养治疗前应常规监测患者的电解质及代谢物水平，纠正机体水、电解质紊乱，补充维生素 B_1，应用营养治疗的同时应监测代谢指标（证据 B，强推荐）。经鼻胃管肠内营养应定期监测胃残余量；如果胃残余量较大（＞250 ml），应考虑调整肠内营养方式，如改变置管位置、降低喂养频率、更换喂养途径或停用肠内营养（证据 C，强推荐）。在对老年患者实施肠外营养过程中，应常规监测其肝肾功能、血脂、血糖等代谢并发症，特别是对存在再喂养综合征高危风险者，规范的预防措施可减少并发症的发生（证据 B，强推荐）。血流感染和导管相关感染并发症是老年患者肠外营养中的重点监测内容。若怀疑患者发生导管相关血流感染时，应进行导管末端培养，同时经皮及导管抽静脉血送培养。预防性应用抗生素对预防导管相关感染并无益处（证据 B，强推荐）。老年患者接受较长时间 TPN 治疗，易发生肠外营养相关性肝病，尽早恢复进食或肠内营养及控制感染是预防性治疗的重要方法（证据 C，弱推荐）。

7. 常见老年病的营养支持治疗

（1）心力衰竭患者的营养干预：营养咨询干预可以改善老年慢性心力衰竭患者的临床预后，营养支持治疗首选肠内营养，如伴有严重胃肠道功能障碍者，可以选择肠外营养；应避免液体过量，高能量密度肠内营养配方有助于液体管理（证据 B，强推荐）。

（2）慢性阻塞性肺疾病（chronic obstructive lung disease，COPD）患者的营养干预：稳定期营养不良的 COPD 患者可选择 ONS，建议采用较高脂肪比例的肠内营养配方；蛋白质摄入 1.5 g/(kg·d)；增加 ω-3 脂肪酸和膳食纤维的摄入有益于改善患者的肺功能和结局；对于食欲不佳者可使用促进食欲的药物帮助其更好地进食（证据 C，弱推荐）。急性期 COPD 患者营养支持首选肠内营养，存在禁忌证者可予以肠外营养；如肠内营养无法满足 60% 的能量需求，应给予 SPN；建议肠外营养处方中脂肪占非蛋白能量的 35%～65%，氨基酸为 1.3～1.5 g/(kg·d)，并补充足量微营养素（证据 A，强

推荐)。COPD 机械通气患者的营养支持同一般原则,但应注意避免过度喂养和控制脂质输注速度(证据 C,强推荐)。

(3)阿尔茨海默病患者的营养干预:建议对存在营养不良的阿尔茨海默病患者予以 ONS 治疗(证据 A,强推荐);仅建议在其病情变化或紧急情况下短期应用管饲肠内营养(证据 B,弱推荐,86%)。如果不能耐受喂养管或有肠内营养禁忌时可给予肠外营养;一般不推荐对阿尔茨海默病终末期患者应用人工营养支持,必要时应结合患者的意愿来决定(证据 B,弱推荐)。

(4)老年糖尿病患者的营养管理:老年糖尿病患者接受营养支持治疗的适应证与非糖尿病患者一致,应首选肠内营养;超重或肥胖患者不必严格限制能量摄入,应保持体重稳定(证据 C,强推荐)。住院老年糖尿病患者营养支持中不应过度限制碳水化合物的摄入(证据 D,弱推荐)。选用低升糖指数碳水化合物也能抑制餐后血糖的快速升高(证据 C,强推荐)。对于肾功能正常的老年糖尿病患者,建议其蛋白质摄入量为 1.0~1.5 g/(kg·d),如果已经发生肾功能不全,可以减少蛋白质摄入量甚至<0.8 g/(kg·d)(证据 C,弱推荐)。老年糖尿病患者可以使用糖尿病适用型肠内营养配方(证据 A,强推荐)。住院老年患者的血糖控制水平可适当放宽,避免发生低血糖,同时也要警惕发生高血糖导致的急性并发症的风险(证据 A,强推荐)。

(5)老年围手术期患者的营养干预:营养状态良好老年患者在术前无须营养支持,对重度营养不良老年患者在术前应给予营养支持 10~14 天,免疫增强型肠内营养有益于减少术后并发症(证据 A,强推荐)。老年患者在术后需要接受营养支持的情况:术前因重度营养不良而接受营养支持的患者;严重营养不良由于各种原因术前未进行营养支持的患者;严重创伤应激、估计术后不能进食时间超过 7 天的患者;术后出现严重并发症需长时间禁食或存在代谢明显增加的患者(证据 B,强推荐)。老年围手术期营养支持首选 ONS,其次是管饲肠内营养,管饲肠内营养无法实施或肠内营养无法提供充足的能量和蛋白质时,应补充或选择肠外营养(证据 A,强推荐)。ONS 应该在术后 24 h 内开始,如果 ONS 无法进行,应给予管

饲肠内营养(证据 A,强推荐)。

(6)吞咽障碍患者的营养干预:应当基于对患者吞咽功能的分级和营养评估的结果制订营养支持治疗方案(证据 C,弱推荐)。当患者存在营养风险或吞咽障碍达到或超过 5 级时,在采取食物性状改进和代偿性方法治疗后,仍然不能满足患者营养摄入时,建议给予管饲肠内营养(证据 B,强推荐)。

(7)压疮患者的营养干预:对存在营养风险或营养不良的高危且罹患压疮老年患者采取营养支持治疗时,应首选富含高蛋白的 ONS;富含精氨酸、维生素 C 和锌的特殊营养素可促进伤口愈合(证据 B,强推荐)。

(8)衰弱患者的营养干预:增加能量和蛋白质摄入有助于改善衰弱老人的营养状态,但不一定能改善其功能状态和死亡率;富含必需氨基酸的营养补充可能有助于改善腿部肌肉和活动能力(证据 B,强推荐)。对衰弱老人应该进行联合营养和运动的综合干预(证据 A,强推荐)。

(9)肌少症患者的营养干预:充足的蛋白质供给和合理的摄入模式,有助于减缓肌少症的发生,推荐老年人蛋白质供给量为 1.2~1.5 g/(kg·d);亮氨酸可提高骨骼肌蛋白质合成率,减少合成代谢抵抗,乳清蛋白富含亮氨酸比例应占 60% 或以上(证据 A,强推荐)。存在营养不良或营养不良风险的肌少症患者首选 ONS;补充维生素 D 和 ω-3 脂肪酸可改善老年人的肌力下降,并预防跌倒(证据 B,强推荐)。

(10)终末期老年患者的营养干预:终末期老年患者以舒适为目的,而非延长生命,不建议对其进行营养评估和干预;建议患者饮水和进食,但不强求;给予终末期患者相应的照护以减轻痛苦(证据 D,弱推荐)。

【文献评述】

《指南》是由中华医学会肠外肠内营养学分会老年营养支持学组主导制定的符合国际指南编撰标准和中国国情的临床营养指南,是指导临床医师进行营养支持治疗的重要参考资料。《指南》结合老年患者的代谢特点和器官功能状况,对营养支持治疗的关键步骤——"筛查、评定及干预",进行了系统全面的阐述,并对临床常见的 10 种老年

疾病的营养治疗提出了较为具体的营养干预方案,有很好的可行性和可及性,具有较高的实用价值。以《指南》为理论依据,联合系统培训等医学继续教育活动,可提高我国临床营养实践水平,也是推动我国临床营养学科发展的必经之路。

(朱明炜　韦军民)

参 考 文 献

[1] 中华医学会肠外肠内营养学分会老年营养支持学组.中国老年患者肠外肠内营养应用指南(2020).中华老年医学杂志,2020,39(2):119-132.

[2] 曹丰,王亚斌,薛万国,等.中国老年疾病临床多中心报告.中华老年多器官疾病杂志,2018,17(11):801-808.

[3] 崔红元,朱明炜,陈伟,等.中国老年住院患者营养状态的多中心调查研究.中华老年医学杂志,2021,40(3):364-369.

[4] Jie B,Jiang ZM,Nolan MT,et al. Impact of nutritional support on clinical outcome in patients at nutritional risk:a multicenter,prospective cohort study in Baltimore and Beijing teaching hospitals. Nutrition,2010,26(11-12):1088-1093.

[5] Zhong JX,Kang K,Shu XL. Effect of nutritional support onclinical outcomes in perioperative malnourished patients:a meta-analysis. Asia Pac J clin-Nulr,2015,24(3):367-378.

[6] 潘洁,崔红元,朱明炜,等.老年患者住院和出院时营养风险和应用量表的营养不良检出率多中心对比调查研究.中华临床营养杂志,2019,27(2):65-69.

第5篇

跌 倒

第 20 章

《预防老年人跌倒康复综合干预专家共识》解读

【文献题目】 预防老年人跌倒康复综合干预专家共识

【文献作者】 中国康复医学会老年康复专业委员会专家共识组,上海市康复医学会专家共识组

【文献来源】 老年医学与保健,2017,23(5):349-352

【文献解读】

◆ 背景介绍

老年人跌倒是重要的公共卫生问题。截至2020年底,中国60岁及以上老年人有2.64亿,占总人口的18.7%,老龄化受到了社会的极大关注。2017年中国康复医学会老年康复专业委员会专家和上海市康复医学会专家在《老年医学与保健》杂志上发布了《预防老年人跌倒康复综合干预专家共识》(下文简称《共识》)。《共识》明确指出预防老年人跌倒的风险因素以及评估和干预措施,具有明确的临床指导功能。

老年人跌倒与生物学因素、疾病因素、功能水平、行为因素、环境因素有关。《共识》专家组由35位来自多学科的专家团队组成,包括来自老年、康复、神经、骨科、体医结合、护理、管理等领域的成员。专家小组检索了从2006—2016年的系统综述、实践指南、临床试验,结合文献结果共同讨论,针对老年人跌倒的风险因素、多因素跌倒风险评估、跌倒预防康复综合干预等提出了一系列建议。

《共识》根据国内外成就、最新科研成果及专家讨论结果,结合老年人特点,提出跌倒预防的相关建议,可以指导医护人员、患者及家属了解老年人跌倒的风险因素,帮助医护人员进行多因素跌倒风险评估及跌倒预防康复综合干预。《共识》旨在通过规范跌倒的管理,减少老年人跌倒的发生,降低跌倒发生的概率和跌倒后损伤的危害程度。《共识》适用人群为医护人员、老年人及其家属,医护人员可从中了解老年人跌倒的风险因素以及预防跌倒的康复综合干预措施,从而制订评估与治疗的基本框架。

◆ 文献要点

1. **跌倒的风险因素** 《共识》指出跌倒受多种因素影响,包括内在因素和外在因素,需要对老年人进行有效、多维度康复干预。其中内在因素包括生理因素、疾病、心理因素、药物及不良反应等;外在因素包括环境危险因素、身体活动量及社会因素。

跌倒与大脑认知密切相关。人体平衡功能的维持有赖于中枢神经控制下的感觉和运动系统功能的共同参与和相互协作。大脑皮质高级中枢及认知注意力对运动控制和平衡功能有重要影响,正常中枢神经系统信息的加工整合需要精确的身体信息输入以及准确而快速的运动系统反应的参与。维持人体平衡的任何一个环节出现异常,都可能会导致跌倒的发生。因此,要从老年生理学、运动学、认知学等老年衰退性多种病因机制中寻求方法。认知注意、双重任务完成能力等功能以及执行功能的缺失与跌倒均有密切联系。研究证实,认知执行功能是正常步行及姿势失衡控制的一个重要因素,姿势控制能力不佳,会影响注意力资源的分配,使个体无法对危险作出准确应对,尤其是当本体感觉和视觉输入降低时,身体为了维持姿势稳定,需要增加认知功能中的注意力需求。

跌倒是人体平衡丧失的结果,关节机械稳定性丧失(如老年人肌肉、关节囊、韧带等结构和本体感受器都存在退行性改变),本体感觉也随之退化。本体感受器接受信息效能差,传导速度下降,容易导致老年人跌倒。

内在风险因素主要包括年龄、性别、种族等生物学因素、疾病因素及功能水平因素。年龄越大,跌倒风险越大。随着增龄和衰老,老年人从组织形态结构到器官生理功能都会出现一系列衰退。整体表现为身高下降、脊柱弯曲、视力减弱、听力下降、肌力减退、痴呆、行动缓慢、反应迟钝等。神经系统方面,老年人脑回萎缩,脑沟变宽,大脑半球内的脑室扩大,脑膜也有增厚。老年人大脑区域的神经细胞减少,但程度不一致。由于神经细胞有衰老变化,会使神经递质的合成减少或增加,从而引起神经活动改变。同时,脊髓神经元退化、数量减少,周围神经纤维进行性变性、数量减少,会导致神经传导速度减慢、反射降低或消失。本体感觉下降,会影响本体感觉信息的输入,前庭觉降低、半规管纤毛细胞退化致体位控制反应障碍。老年人虹膜和睫状肌的变化使其对黑暗的适应过程变慢,视敏度和对强光的耐受性下降。这些功能改变会降低老年人的姿势反应及平衡控制效率,容易造成老年人失衡与跌倒。与男性相比,女性更容易发生跌倒。老年女性身体活动较少、肌肉力量薄弱,常伴下肢功能障碍及认知功能障碍。此外,女性更年期后容易出现骨质疏松,这也同跌倒有紧密的联系。男性由于从事激烈的危险活动、吸烟、酗酒等行为,往往导致其跌倒后的死亡率升高。

《共识》指出疾病因素也是跌倒的危险因素之一。常见的神经系统疾病有脑卒中、帕金森病、脑瘫、脑外伤、周围神经疾病等。许多神经系统疾病会存在认知障碍,如注意力障碍(警觉、维持、分配)、记忆障碍(显性记忆、隐性记忆)、执行功能障碍、空间位置觉障碍等,这些功能障碍严重影响患者的肢体协调能力,导致前庭功能调节障碍,影响人体姿势控制。骨骼肌肉系统疾病主要存在本体感觉、肌肉力量、姿势控制等正常功能的改变,同样会增加跌倒风险。心血管疾病患者由于心脏及血管功能障碍,导致脑部血流灌注减少、氧气供应不足,使老年人头晕、体力不支,进而引起跌倒。

若老年人有泌尿系统疾病或其他原因伴随尿频、尿急、尿失禁等症状而匆忙去洗手间时,易导致跌倒,排尿性晕厥等也会增加跌倒的发生风险。

老年人的功能水平也是影响其姿势稳定性的重要因素。以往研究中,认知功能对跌倒的影响未受到重视,但随着研究的不断深入,研究人员发现良好的认知功能对预防老年人跌倒有非常重要的作用。大脑联合区接受来自感觉皮质的信息并对其进行加工和整合,然后将这些信息传至大脑皮质,而大脑皮质负责对动作进行编排以及精细、灵活地控制和调节。由中枢神经系统退化或病变引起的认知障碍,大多数体现在注意力障碍(如警觉、维持、分配)、记忆力障碍、执行功能障碍和空间位置觉障碍方面,这些功能障碍往往会导致肌肉力量、反应速度、平衡能力、步态等协同运动能力的下降。有数据显示,认知障碍患者每年有 $60\%\sim80\%$ 发生跌倒,是正常人的 2 倍,加强认知功能与跌倒风险研究有积极的临床意义。认知功能中注意力是一切生理活动的共同特性,是任何认知功能形成的基础,根据参与器官的不同,可分为听觉注意、视觉注意等。注意力资源缺失会导致老年人对危险事物、危险环境的警觉性降低,从而导致跌倒。存在认知障碍的老年人,其步行及姿势控制能力下降会影响其注意力资源的分配,无法对危险做出准确应对,同时将抽象思维转化为具体行动的能力下降,影响正常的运动输出,从而导致跌倒风险的增加。执行功能缺失也是影响正常步行及姿势控制的一个重要因素,执行功能的缺失与跌倒有密切关联。老年人肌力水平、平衡功能、步态功能等也是跌倒的重要危险因素。下肢肌肉力量对未知站立姿势及保持运动过程中姿势的稳定性起着十分重要的作用,是人体保持平衡的重要因素。另外,老年人步态的步高、步长、连续性、平稳性等特征的改变与跌倒风险的增加存在很大的关联性。多数老年人为弥补其功能活动的下降,常采取谨慎的步行方式,如减小步幅、减慢步速等,而不连续的行走模式、足不能抬到一个合适的高度也会增加老年人跌倒的风险。此外,情感因素(如沮丧、抑郁、焦虑、情绪不佳等)及其导致的与社会隔离等均会增加跌倒风险。沮丧可能会削弱老年人的注意力,对跌倒的恐惧也会降低老年人的生活质量,并且部分老年人出于自尊不想寻求他人的帮助而减少活动需求,长此以往会进一步增加跌倒风险。

行为因素是影响跌倒的风险因素。老年人危险的行为习惯也增加了跌倒风险。平衡失调或者体能较差的老年人经常为了证明自己的独立性或因缺乏家人和朋友的帮助而做出他们力所不能及的行为,如爬梯子、爬到高处搬重物、挂窗帘、着急接电话等。老年人与年轻人相比,服用药物的种类更多,有跌倒风险的药物包括抗焦虑药/催眠药(如地西泮等)、抗精神病药(如多巴胺 D2 受体激动剂和 5-羟色胺多巴胺受体拮抗剂)、抗抑郁药(特别是三环类抗抑郁药和选择性 5-羟色胺再摄取抑制剂)、抗高血压药物(特别是利尿药)等。2010 年美国老年医学会《老年人跌倒预防临床实践指南》指出,精神类药物(如镇静催眠药、抗焦虑药、抗抑郁药等)或抗精神病药(如新型抗抑郁药、抗精神病药等)应适当减量或停用。长期服用这些药物容易引起机体警觉性改变、判断力及协调能力下降、头晕、平衡机制改变,并出现识别能力下降、适应障碍、躯体过于僵硬或虚弱。轮椅、拐杖、假肢等辅具的不恰当使用,以及不合适的鞋子、磨损的鞋底、鞋跟过高等会都会增加行走过程中跌倒的风险。

外在风险因素包括环境因素和社会因素。环境因素与个体的体能状态相互影响。环境因素包括家庭环境因素、社区公共环境因素及医疗机构环境因素。跌倒的发生并不是由单一因素造成的,而是许多危险因素与环境因素的交互作用造成的。实际生活中环境危险因素较常见,目前环境适老化尚未广泛应用于居家、社区及医疗环境中。住宅内台阶高度不均匀、台阶过窄、台阶表面过于光滑、室内灯光昏暗,以及地板上过于松散的地毯、散乱的电线,还有浴室内湿滑的地面等都是容易引起居家老年人跌倒的危险因素。社区环境中的危险因素有雨雪或苔藓覆盖的湿滑路面、昏暗的路灯、障碍物、崩裂的花园小路等。危险环境应有警示标识,有潜在危险的障碍物需移开。

人所处的社会环境及其拥有的社会资源也是跌倒的重要影响因素。社会地位越低、社会资源越缺乏,跌倒风险越大。

生物学风险因素与行为和环境风险因素之间的相互作用也会增加跌倒风险。例如,老年人肌肉力量下降会导致身体功能降低和躯体虚弱,会加剧因不良环境而导致跌倒发生的概率。

综合以上老年人跌倒的危险因素,需对老年人进行精准的评估和训练,以预防跌倒。

2. 多因素跌倒风险评估 《共识》建议对老年人先进行跌倒风险因素的筛查。社区卫生人员通过 3 个简单的问题,便可将高跌倒风险的老年人筛查出来,并对其进行多因素风险评估。这 3 个问题包括:①在过去的 1 年里是否发生 2 次及 2 次以上跌倒? ②是否有步行或平衡困难? ③是否有急性症状? 若有一项回答"是",需要对老年人进行多因素跌倒风险评估;若问卷回答全部为"否",需要继续询问老年人过去一年里是否发生过跌倒,若发生过跌倒,应对其进行步态和平衡能力测试。《共识》提出跌倒的多因素风险评估应该从询问病史、体格检查、功能评估及环境评估着手。

(1)询问老年人的跌倒史、药物史及相关危险因素史。例如:询问跌倒发生时周围的环境、发生的频率、跌倒时的症状、有无损伤及其他结果;询问精神类药物(如镇静催眠药、抗焦虑药、抗抑郁药)、抗精神病药物(如新型抗抑郁药或抗精神病药物)、抗高血压药物等的服用情况;询问骨质疏松症、尿失禁、心血管疾病、抑郁症等急、慢性医学问题。

(2)体格检查包括神经系统、肌力、足踝、心血管系统、视力等方面。评估和检查大脑认知功能、本体感觉、反射、皮质功能、锥体外系、小脑功能及下肢周围神经功能,还应检查足踝功能;测定心率、直立位脉搏、血压,并且在条件允许的情况下观察颈动脉窦刺激后心率和血压的反应;评估老年人是否有颈动脉窦高敏综合征,对于因颈动脉窦高敏综合征反复发生不明原因晕厥的老年人需置入双腔起搏器;评估老年人是否有心脏起搏器;评估老年人是否有白内障、青光眼等眼科疾病,以及是否佩戴多焦镜片等。

(3)功能评估十分重要,包括肌力、平衡功能、步态功能、认知功能、日常生活活动能力、辅具使用能力及心理功能等。评估时应注意老年人的肌肉力量,尤其是下肢肌肉力量。平衡功能可利用专业的平衡功能仪进行评估,也可借助量表评估。对老年人进行一些简单的平衡功能检查,例如,老年人站立位时对其进行干扰，观察其恢复平衡的运动对策（踝策略、髋策略、跨步策略）。对于坐位或仰卧位老年人，也可对其进行各方向的干扰，观察其恢复平衡的能力。此外，常用的平衡功能评估量表包括 Berg 平衡量表、Tinetti 平衡功能评定等，常用的平衡功能仪多为计算机化的动态平衡仪，可精准评估老年人的视觉、本体感觉和前庭觉功能。步态功能主要观察老年人的步行状况，包括步行节奏、对称性、流畅性、身体重心偏移、躯干在行走中的趋向性、上肢摆动、行走中的神态等总体情况。根据步态周期的时相与分期特点观察其首次着地的方式、站立中期足跟是否着地、迈步相是否足拖地等。大致了解踝关节、足趾、膝关节、髋关节、躯干、骨盆、肩及头颈部在步行周期中不同时期的变化是否正常。认知功能评估可采用简易精神状态检查（mini-mental state examina-tion，MMSE）和蒙特利尔认知评估量表（Montre-al cognitive assessment，MoCA）进行。认知障碍易导致老年人注意力警觉、注意力维持及注意力分配功能发生不同程度的障碍，从而影响其维持正常姿势的水平。日常生活活动能力评估常采用Barthel 指数量表评定，如对穿衣、吃饭、洗澡、大小便等行为的评定。辅具评估包括是否恰当运用轮椅、拐杖、助行器等辅助设备和装置，使用的辅助工具是否适当，辅助工具的使用方法是否正确等。心理评估至关重要，评估老年人是否有焦虑、抑郁以及对于跌倒的恐惧感。采用汉密尔顿抑郁量表和汉密尔顿焦虑量表评估老年人的心理状态。

（4）环境评估主要是评估环境设计是否合理，常见的不合理环境包括不合理的楼梯设计、不均匀的台阶高度、台阶过窄、台阶表面光滑、不合适的扶手设计、地板上过松软的地毯、松散的电线，以及行走时周围恶劣的环境、崩裂的花园小路、雨雪或苔藓覆盖的湿滑地面等。可采用预防老年人跌倒家居环境危险因素评估量表进行评估。

3. 跌倒预防康复综合干预　老年人跌倒预防干预需要专业的康复治疗人员，在完成老年人疾病诊疗后，同时需进行多因素康复综合措施以降低跌倒发生率。康复综合干预措施包括认知功能训练、肌力训练、协调功能训练、平衡功能训练等。

认知功能通常包括注意力、记忆力、定向力、视知觉、空间知觉及动作运用等基本因素，其中注意力贯穿于认知的整个过程，也体现在任何一个有目的的自主活动中。研究表明，60 岁以后认知能力明显衰退，但是，人可以通过不断的学习和锻炼来延缓和改变认知能力的衰退。注意力的策略性靶向训练包括注意力维持训练、警觉训练、转移训练、选择训练、广度训练、执行功能训练等。除上述认知功能训练外，还可进行认知-平衡双重任务训练。认知-平衡双重任务是指人体同时执行认知任务和平衡任务。平衡功能训练的过程是人不断接受新事物的过程，认知平衡双重任务训练可在平衡功能训练仪上进行。在训练的动态发展过程中，训练者通过观察屏幕上特定图片或声音提示，注意力集中在自身姿势动作中，不断修正错误，在训练过程中，下意识地提高了观察事物和集中注意力的能力。认知平衡双重任务训练有助于改善平衡功能，延缓认知能力衰退。

《共识》提出可以通过平衡功能训练仪中的小游戏加强靶向注意力训练，这是有效预防跌倒的康复干预手段之一。老年人通过重心维持训练、左右摆动训练、前后摆动训练、游戏目标引导的重心转移训练等策略性靶向训练康复方案，训练前后左右方向上的重心摆动及主动调整注意力的能力，通过显示屏向患者提供身体重心变化，利用实时的视觉和听觉反馈实现对身体重心的控制和注意力的转移训练，提高患者站立对称性、静态和动态稳定性。这些训练项目中涵盖了注意、记忆、知觉、判断等方面内容，平衡能力训练的过程就是认知能力不断提高和发展的过程，也是人体平衡功能提高的过程。

美国老年医学会、英国老年医学会制定的老年人预防跌倒指南指出，肌力、步态及平衡功能训练可以减少老年人跌倒。适宜的力量训练可以缓解老年人的肌流失，改善肌肉功能，提高平衡能力，进而对预防和缓解骨质疏松及老年人跌倒有很大作用。常见的肌力训练有等速肌力训练、抗阻训练、器械训练等。等速肌力训练是指运用等速运动的工作原理和等速仪器对肌肉进行训练的技术。训练时不管老年人用多大的力量，肢体运动的速度都不会超过预先设定的速度，老年人的主观用力只能使肌肉张力增高，力矩输出增加，而不能产生加速度,且整个关节活动中任何角度都能承受相应的最大阻力。老年人肌肉力量弱,普遍患有骨质疏松和膝骨关节炎。等速仪器提供的阻力相对较小,可有效避免关节负担的加重,训练时不会引起老年人运动损伤,此外,等速训练时可同时训练主动肌和拮抗肌,提高训练效率。美国运动医学学会认为,可以使用自由重物或固定器械进行单关节或多关节训练,来增加老年人的力量和肌肉体积,包括沙袋、哑铃、弹力带等。在使用哑铃等器械进行抗阻训练时,老年人很容易在屏气状态下完成动作,这样会加重心血管负担。弹力带训练是一种柔性抗阻训练,集合了力量训练、平衡练习的特点,且负荷可以改变。老年人可根据自身情况调整动作的难度、幅度、次数,随时随地、安全有效地进行训练。器械训练依靠器械进行主动、助力、抗阻或被动运动,利用器械的重量、杠杆作用、惯性力量及器械的依托来扩大关节运动幅度,发展动作协调性,增强肌力。器械训练包括胸部推举训练、坐姿划船训练、水平腿部推蹬训练、腿部伸展弯曲训练、臀部外展内收训练、身体伸展弯曲训练等,这些训练可通过激活四肢和躯干肌群,改善关节活动范围,增强四肢、躯干稳定性,强化腰腹核心力量,最终达到预防跌倒的目的。

协调功能是影响人体运动功能的重要因素,它代表人体不同部位协同配合完成身体活动的能力,是肌肉神经系统、时间感觉、空间感觉以及环境观察与适应调整能力的综合表现。老年人步履蹒跚,跌倒发生率高,除肌力减退、平衡能力下降以外,协调能力下降也是重要原因。协调能力训练方式包括肢体协调性训练、全身协调性训练、定位和方向性运动训练等。老年人动作协调性差,训练时应以全身协调性训练为主,训练协调能力的同时可以改善肌力和平衡能力。因此,长期坚持协调能力训练的老年人,可以有效改善运动功能,从而预防跌倒。情景模拟训练和 imoove 多功能康复训练是常见的协调功能训练。

平衡功能训练是预防跌倒的重要措施。人体平衡功能的维持有赖于中枢神经控制下的感觉和运动系统的共同参与和相互协作,精确的身体信息输入、正常中枢神经系统信息的加工与整合以及准确而快速的运动系统反应,是维持人体平衡

的 3 个必备条件,其中任何一个环节出现异常都可能会导致跌倒的发生。平衡功能训练应循序渐进,可借助或不借助仪器进行。训练时注意支撑面由大到小,身体重心由低到高,从静态平衡到动态平衡,从自我保持平衡到破坏平衡,从睁眼到闭眼,从注意保持平衡到不注意下保持平衡。《共识》指出应同时进行本体感觉、视觉和前庭觉训练。根据不同的视觉环境(睁眼、闭眼、视觉干扰),足支撑面(稳定、不稳定)可整合成 6 种条件,来分别评估和训练患者的视觉功能、本体感觉功能、前庭觉功能、平衡策略及重心稳定。通过阻断或打破视觉、本体感觉、前庭觉 3 种感觉中的 1 种或 2 种,观察余留的感觉系统功能。如在患者闭眼足底支撑板摆动时,视觉传导被阻断,本体感觉传入受阻,此时主要依赖前庭觉维持平衡,该模式主要评估和训练前庭觉功能,视觉和本体感觉功能的训练亦如此。以上感觉系统的传入多次被阻断或打破后,可达到训练感觉系统功能的目的。步态训练可帮助纠正老年人的异常步态,可通过三维运动解析来进行指导。

预防老年人跌倒的常规干预方案有多种。在医疗机构中居住的老年人,患有或可疑患有维生素 D 缺乏症、有步态异常和平衡异常以及患有其他跌倒风险疾病时,每天至少需要补充维生素 D 800 U。老年人的服药也十分重要,抗精神类药物可以阻断中脑-边缘系统和中脑-皮质系统多巴胺受体。其中肌张力、肌肉协调运动与平衡调节功能有赖于调节中枢的神经递质多巴胺和乙酰胆碱的动态平衡,因此,精神类药物(包括镇静催眠药、抗焦虑药、抗抑郁药)和抗精神病药物(包括新型抗抑郁药或抗精神病药物)应当减量甚至停用,如果确实需要可适当减量。环境干预包括对已评估的障碍物进行移除,对危险因素进行再评估和干预,以提高老年人日常活动的安全性,例如,可完善居住环境中地板、灯饰、家具、扶手,以进行避障能力训练等。对于视力有关障碍以及有白内障手术适应证的老年人,应尽快进行手术,以降低跌倒风险。《共识》建议老年人步行时(尤其是走楼梯时),不要戴多焦镜片。对于因颈动脉窦高敏综合征反复发生晕厥的老年人需置入双腔起搏器。老年人步行时应穿低跟且与地面有较大接触面积的鞋来降低跌倒风险。日常生活中应穿低弹性鞋

底的鞋和低跟鞋。直立性低血压的治疗应贯穿老年人跌倒预防干预措施中。防跌倒宣教和常规护理均需进行。跌倒预防教育应着重针对有跌倒风险的老年人及其家属、相关医护人员等,增加跌倒预防意识,降低跌倒风险。

4. 政策的重视与支持 《共识》指出了国家政策重视和支持的重要性。跌倒预防需要完善卫生及社会服务系统,需要各级政府的支持、媒体的防跌倒宣传、卫生技术人员的专业指导等,最终通过科学的方法共同预防老年人跌倒。

【文献评述】

目前,全球人口老龄化形势严峻,随之而来的老年人跌倒问题是不可忽视的重要公共卫生问题。世界卫生组织指出跌倒损伤是世界各地非故意伤害死亡的第二大原因,全球每年约68.4万人因跌倒而死亡,其中80%以上发生在低收入和中等收入国家。预防策略应侧重于教育、培训、创造较安全环境、优先关注与跌倒有关的研究及制订降低风险的有效政策。2006—2011年,中国、美国、英国均有针对老年人跌倒的相关指南发布,为医护工作者提供了相应的指导意见。

《共识》对其他相关指南中预防老年人跌倒的推荐意见进行了整合。以往指南对老年人跌倒预防侧重于步态、平衡训练、家居改造、减少药物使用、维生素D补充等方面,随着研究人员对姿势控制研究的不断深入,《共识》发现认知功能对预防老年人跌倒有重要作用,这是以往指南中较为

缺少的。《共识》将认知功能障碍增加为风险因素之一,同时认为认知功能训练是预防跌倒的重要训练方式之一。基于《国际功能、残疾和健康分类》(international classification of functioning, disability and health,ICF),人体的健康状态与身体功能、身体结构、活动和参与、环境因素等有关。对老年人焦虑、抑郁等心理问题的关注也是《共识》不同于以往指南的亮点。此外,《共识》在预防老年人跌倒方面,不仅考虑跌倒的临床问题,还考虑跌倒的功能问题。预防老年人跌倒的康复综合干预把老年人功能放在首位,通过提高平衡功能、认知功能、步态功能等预防老年人跌倒,从而提高老年人的生活质量。

《共识》总结了老年人跌倒的风险因素、多因素风险评估及康复综合干预,充分考虑了临床可操作性,医务人员可以此为指导,为有跌倒风险的老年人提供针对性诊疗。跌倒涉及老年人、医务人员、家属、社会环境与政策等多方面,笔者期待更多关于老年人跌倒的研究以及更多社会支持政策的发布。

(郑洁皎)

参 考 文 献

中国康复医学会老年康复专业委员会专家共识组,上海市康复医学会专家共识组.预防老年人跌倒康复综合干预专家共识.老年医学与保健,2017,23(05):349-352.

第6篇

睡眠障碍

第 21 章

《卒中相关睡眠障碍评估与管理中国专家共识》解读

【文献题目】 卒中相关睡眠障碍评估与管理中国专家共识

【文献作者】 北京神经内科学会睡眠障碍专业委员会,北京神经内科学会神经精神医学与临床心理专业委员会,中国老年学和老年医学学会睡眠科学分会

【文献来源】 中华内科杂志,2019,58(1):17-26

【文献解读】

◆ 背景介绍

卒中是国内神经内科医师面对的主要疾病之一。卒中相关睡眠障碍(stroke-related sleep disorders,SSD)是卒中后常见症状,临床多见却易被忽视。卒中可出现偏瘫、失语等常见表现,越来越多的研究开始关注卒中后焦虑、抑郁、认知下降及睡眠障碍。SSD 不仅增加卒中死亡及复发风险,而且对卒中的康复与预后会造成不利影响。规范评估和管理 SSD 不仅可以减少卒中复发,还可促进神经康复、改善卒中整体预后。2019 年 1 月,北京神经内科学会睡眠障碍专业委员会和神经精神医学与临床心理专业委员会,联合中国老年学和老年医学学会睡眠科学分会,组织国内卒中领域及睡眠领域专家,参考国内外重要研究成果,通过研讨并广泛征求专家意见,共同制定并发布了《卒中相关睡眠障碍评估与管理中国专家共识》(下文简称《共识》),旨在规范卒中相关睡眠障碍患者的诊治与管理,其适用人群为卒中相关睡眠障碍的患者及相关医护人员。

◆ 文献要点

1. 卒中相关睡眠障碍的概念 SSD 是指在卒中后首次出现或卒中前已有的睡眠障碍在卒中后持续存在或加重,并达到睡眠障碍诊断标准的一组临床综合征。考虑到卒中与睡眠障碍实际出现时间的先后顺序,SSD 实际上包括卒中后睡眠障碍和卒中伴随睡眠障碍(既往睡眠障碍在卒中后持续存在或加重)2 种类型。

《共识》的推荐意见和证据等级采用美国心脏病学会/美国心脏协会的循证医学推荐分类及证据级别。推荐分类:①Ⅰ类(强)(获益>>>风险);②Ⅱa 类(中)(获益>>风险);③Ⅱb 类(弱)(获益≥风险);④Ⅲ类(中)(获益=风险);⑤Ⅲ类(强)(有害,风险>获益)。证据级别:①A 级;②B-R 级(随机);③B-NR 级(非随机);④C-LD 级(有限数据);⑤C-EO 级(专家意见)。

2. 卒中相关睡眠障碍的评估及管理推荐意见

(1)评估的一般原则

1)对所有卒中患者,均建议进行睡眠障碍的评估(Ⅰ类,B-NR 级)。卒中患者中睡眠障碍高发,其中包括失眠、睡眠呼吸暂停、快速眼动期睡眠行为障碍、不宁腿综合征、昼夜节律失调等,而临床医师往往忽视对睡眠障碍的评估。

2)评估时应关注卒中部位、严重程度以及与 SSD 的发生、发展及转归的相关性(Ⅱb 类,B-NR 级)。

3)符合 SSD 诊断的患者,建议尽可能明确睡眠障碍的亚型及病因,从而采取更有针对性的临床处理措施(Ⅰ类,B-NR 级)。

(2)管理的一般原则

1)按照指南规范治疗卒中(Ⅰ类,A 级)。

2)根据 SSD 亚型选择针对性治疗方法(Ⅰ

类,C-EO 级)。

3)全面筛查并控制影响睡眠的多种因素,包括睡眠呼吸障碍、疼痛、焦虑、抑郁等(Ⅰ类,A级)。

4)指导患者规律作息和保持良好的睡眠(Ⅰ类,A级)。

5)对于 SSD 的处理应该依据动态评估结果进行相应调整(Ⅰ类,A级)。

3. 六大类卒中相关睡眠障碍的评估及管理推荐意见

(1)卒中相关失眠

1)评估

①研究卒中部位等信息,以确认卒中在失眠发生中可能的作用,尤其是对卒中后首次发生失眠的患者(Ⅱb类,B-NR级)。临床研究显示,一些特定部位(如右侧大脑半球、丘脑、脑干等)的卒中会引起失眠,尤其是卒中后首次失眠患者。由于导致失眠的病因众多,仅用卒中部位来解释失眠病因的临床证据尚不充分,因此,需要进一步研究。

②排除可能引起失眠的其他病因,包括其他类型睡眠障碍、躯体疾病、精神疾病、药物及环境因素等(Ⅰ类,A级)。

③选用合适的量表评估失眠患者的睡眠质量(Ⅱa类,B-NR级)。可用于评估睡眠质量的常用量表是阿森斯失眠量表和匹兹堡睡眠质量指数量表,对于日间嗜睡的患者可以采用 Epworth 思睡量表,并发焦虑者可以采用广泛焦虑量表或状态特质焦虑问卷等进行评估。

④根据临床需要,应用多导睡眠图(polysomnography,PSG)进行评估(Ⅰ类,A级),如:主诉夜间失眠,缺乏日间症状;存在认知障碍,对失眠病史叙述困难;睡眠中存在异常现象(鼾症/呼吸暂停、行为异常)等。

2)管理

①睡眠卫生教育及认知行为疗法在卒中相关失眠治疗中有积极作用(Ⅱa类,B-NR级)。

②针灸治疗可以改善卒中相关失眠(Ⅱa类,B-R级)。

③非苯二氮䓬类药物(如酒石酸唑吡坦及右佐匹克隆)可以改善卒中相关失眠患者的睡眠质量,且不良反应较小(Ⅱa类,B-R级)。

④经临床研究证实疗效的中成药,可改善老年卒中及卒中急性期失眠患者的睡眠质量,降低神经功能损害程度(Ⅱa类,B-R级)。

(2)卒中相关睡眠呼吸紊乱(sleep disoreded breathing,SDB)

1)评估

①阻塞性睡眠呼吸暂停(obstructive sleep apnea,OSA)在卒中患者中有很高的患病率,针对高危患者应进行常规 OSA 评估和管理(Ⅰ类,A级)。

②便携式睡眠呼吸监测装置、SDB 问卷及 PSG 监测可作为卒中相关 OSA 常规筛查及评估手段(Ⅰ类,A级)。

2)管理

①卒中相关 OSA:应早期、个体化积极治疗(Ⅰ类,B-R级)。

②卒中急性期

A. 对于体位性 OSA、轻-中度 OSA 或不耐受/不接受持续气道正压通气治疗患者进行睡眠体位指导(Ⅰ类,B-R级)。

B. 对于中重度 OSA 患者且体位指导无效时,持续气道正压通气是治疗卒中相关 OSA 的一线方法(Ⅰ类,B-R级)。

C. 经无创气道正压治疗不能纠正缺氧和频繁呼吸暂停者以及意识障碍进行性加重、呼吸道感染、窒息及中枢性肺通气不足者,可考虑有创辅助通气治疗(Ⅰ类,C-EO级)。

D. 在卒中单元的组织建设中,建议增加睡眠呼吸监测评估及睡眠呼吸学科专家的参与(Ⅱa类,C-EO级)。

E. 多学科综合处理包括呼吸科、神经内科、耳鼻喉科医师的联合共同管理(Ⅱa类,C-EO级)。

③卒中恢复期

A. 生活方式指导,包括减重、戒烟、戒酒、慎服镇静催眠药物和肌肉松弛药物等(Ⅰ类,C-EO级)。

B. 体位相关性 OSA 尽量保持侧卧位睡眠(Ⅰ类,B-R级)。

C. 经 PSG 监测,若 OSA 持续存在,且呼吸暂停低通气指数每小时≥15 次,需长期随访和治疗(Ⅰ类,B-NR级)。

(3)卒中相关快速眼动睡眠期行为障碍(rapid eye movement sleep behavior disorder,RBD)

1)评估

①卒中患者睡眠中出现复杂运动行为,应做RBD评估,并注意与卒中部位尤其是脑干梗死的关系(Ⅰ类,C-LD级)。

②采用合适量表评估疑似 RBD 及其严重程度(Ⅰ类,C-EO级)。

③视频 PSG 是确诊 RBD 的"金标准",但须考虑到卒中的严重程度及患者的配合程度,应在权衡利弊后采用(Ⅰ类,C-EO级)。

2)管理

①明确诊断为 RBD 的卒中患者首选非药物治疗手段,包括安全的睡眠环境、规律的作息时间、避免使用兴奋性药物、避免摄入酒精等(Ⅰ类,C-EO级)。

②可酌情选择治疗 RBD 常用药物治疗卒中相关 RBD,但是需要权衡获益与风险(Ⅱb类,C-EO级)。

(4)卒中相关日间思睡

1)评估

①对卒中患者及早进行日间思睡评估,尤其是对丘脑、脑干、皮质下及多发梗死的患者(Ⅱa类,C-LD级)。

②临床疑似卒中相关日间思睡,可以采用Epworth 嗜睡量表进行评估(Ⅱa类,C-EO级)。

③对于确诊卒中相关日间思睡,建议进行PSG 及多次睡眠潜伏期试验以鉴别其他类型睡眠障碍(Ⅱa类,C-LD级)。

2)管理

①非药物治疗

A. 积极进行睡眠卫生管理,包括良好的睡眠环境、规律的作息时间、日间适量的运动、睡前行为指导等(Ⅰ类,C-EO级)。

B. 高压氧治疗、康复训练可能获益(Ⅱb类,C-LD级)。

②药物治疗

A. 多巴胺类药物及莫达非尼等中枢兴奋剂可能获益(Ⅱb类,C-LD级)。

B. 积极治疗与白天过度睡眠相关的其他睡眠障碍,如不宁腿综合征、睡眠呼吸暂停等,可能会改善日间思睡临床症状(Ⅱa类,B-NR级)。

(5)卒中相关不宁腿综合征/睡眠中周期性肢体运动

1)评估

①入睡困难的卒中患者,应询问其入睡前腿部不舒服的感觉(Ⅰ类,A级)。

②卒中伴语言障碍者,无法配合不宁腿综合征量表评估,可通过临床观察患者行为推测可能存在的不宁腿综合征(Ⅱb类,C-EO级)。

③ PSG 监测可确诊不能使用问卷和量表的疑似不宁腿综合征(Ⅱa类,B-NR级)。

④有不宁腿综合征家族史、使用多巴胺能药物和铁剂能改善症状,这些证据可支持不宁腿综合征临床诊断(Ⅰ类,A级)。

⑤如同时存在睡眠中周期性肢体运动,则支持不宁腿综合征的诊断(Ⅱa类,B-NR级)。

⑥建议对卒中患者筛查不宁腿综合征/睡眠中周期性肢体运动,特别是基底节、内囊及放射冠区卒中患者(Ⅱb类,C-LD级)。

2)管理

①非药物治疗,包括控制肥胖、吸烟、饮酒等(Ⅱb类,B-NR级)。

②遵循相关指南治疗高血压、糖尿病及高脂血症(Ⅱb类,B-NR级)。

③依据国际不宁腿综合征治疗指南推荐的药物治疗卒中相关不宁腿综合征,需要权衡获益与风险(Ⅱb类,C-EO级)。

(6)卒中相关昼夜节律失调性睡眠-觉醒障碍(circadian rhythm sleep wake disorders,CRSWDs)

1)评估

①对卒中患者及早进行 CRSWDs 评估,尤其是临床出现睡眠-觉醒节律颠倒现象的卒中患者(Ⅰ类,C-EO级)。

②对语言障碍或严重认知障碍的卒中患者,主要基于详细的病史和来自知情者报告的临床印象(Ⅰ类,C-EO级)。

③确诊为 CRSWDs 的卒中患者,应尽可能明确病因(Ⅰ类,C-LD级)。

④体动记录仪有助于确诊 CRSWDs(Ⅰ类,C-EO级)。

⑤建议对卒中患者筛查 CRSWDs,特别是纹状体、丘脑、中脑及脑桥卒中者(Ⅱb类,C-LD级)。

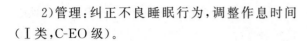

2)管理:纠正不良睡眠行为,调整作息时间(Ⅰ类,C-EO级)。

【文献评述】

《共识》明确了SSD的定义、分类及评估与管理,既与国际接轨又围绕中国人群特点,内容简明,重点突出,为国内卒中伴睡眠障碍规范化诊疗的初步探索,对临床医师作出正确诊断、制订治疗方案具有重要的意义,对临床实践有很好的指导意义和实用价值。SSD是卒中后常见症状,加强对SSD的评估与管理,对改善患者预后、提高其生活质量有很大的作用,同时可以提高临床医师对SSD的认识,学会如何规范处理SSD,而且对临床医师的发展和医药卫生事业的发展也有一定的促进作用。老年卒中患者多伴随多个系统基础病,因此,临床医师对疾病诊断、疾病用药、用药剂量、药物不良反应等都需要严格把控,在实践中不断完善,以助于制定更完善的共识。此外,仍需要多学科,包括神经科、精神科、心内科、呼吸科等各个科室的共同协助,不断提高诊疗质量。

(于逢春)

参 考 文 献

北京神经内科学会睡眠障碍专业委员会,北京神经内科学会神经精神医学与临床心理专业委员会,中国老年学和老年医学学会睡眠科学分会.卒中相关睡眠障碍评估与管理中国专家共识.中华内科杂志2019,58(1):17-26.

第 7 篇

多重用药

第 22 章

《老年人多重用药安全管理
专家共识》解读

【文献题目】 老年人多重用药安全管理专家共识

【文献作者】 中国老年保健医学研究会老年内分泌与代谢病分会,中国毒理学会临床毒理专业委员会

【文献来源】 中国糖尿病杂志,2018,26(9):705-717

【文献解读】

◆ 背景介绍

我国老年人口占全球老年人口的 1/5。21 世纪 20—40 年代将是我国老年人口增长最快的时期。以 60 岁作为老年人标准,平均每年将增长 4％以上,2026 年将达 3.04 亿,2039 年将达 4 亿。老年人常多病共存,我国约 42％的老年人同时患有 2 种及以上疾病,以高血压、糖尿病、冠心病、脑卒中、慢性呼吸系统疾病组合最为常见,且患病率呈逐年增高的趋势。因此,多病共存的老年人多重用药情况不可能避免而且非常普遍。多药联合可能增加药物相互作用的机会,部分会导致严重后果。药物间不良反应(adverse drug interaction,ADI)是因为合用药物导致药物疗效和/或不良反应发生变化,其本质是因为药物代谢的抑制(使药物相对过量,导致不良反应或疗效显著增加)或药物代谢的诱导(使剂量相对不足,导致疗效显著降低)造成的。老年患者肝、肾功能减退以及体脂变化会显著改变药物的分布、代谢及排泄,增加发生药物相互作用的风险,造成严重临床后果,甚至残疾和死亡。

2018 年中国老年保健医学研究会老年内分泌与代谢病分会和中国毒理学会临床毒理专业委员会组织制定并发布了《老年人多重用药安全管理专家共识》(下文简称《共识》),旨在促进临床医师加强对老年人群多重用药的风险评估管理,以避免、减少多药联合治疗时的不良药物-药物相互作用,提高老年人群用药安全水平。《共识》的适用人群为老年多重用药患者及相关医护人员。

◆ 文献要点

1. 老年人多重用药现状

(1)老年人多病共存、联合用药比例高:我国老年人平均患有 6 种疾病,治疗中常多药合用(包括与其他药物相互作用且风险未知的中成药),平均 9.1 种,多者达 36 种。

(2)多药联用增加 ADI 发生风险:老年人 ADI 发生率较年轻人群高。联合用药品种越多,ADI 发生率越高。有调查统计显示:合用 5 种药物时,ADI 发生率为 4.2％;合用 6～7 种药物时为 7.4％;合用 11～15 种药物时为 24.2％;合用 16～20 种药物时为 40.0％;合用 21 种及以上药物时为 45.0％。

2. 老年人多重用药药物相互作用的原因

(1)老年人生理功能减退导致药动学和药效学改变:随增龄,老年人各种生理调节功能降低,代偿恢复速度减慢,维持机体内环境平衡稳定的能力下降,对药物反应的适应性和应变能力减弱。肝肾功能减退者,因药物在体内的代谢减慢,排泄过程也延迟,可导致药物在体内的浓度增加,因而发生药物不良反应的风险也增加。老年人体内脂肪和水的比例明显增加,可导致脂溶性药物蓄积,药物的清除也会减慢。随年龄增长,老年人对药物的耐受性差异增大,对作用于中枢神经系统的药物更加敏感,因此,药物相互作用导致中枢神经

系统不良反应也更严重。

（2）多药合用影响药动学过程：药物在体内吸收、分布、代谢及排泄各环节均有可能发生药动学相互作用，最终影响血药浓度，改变其药理作用和不良反应强度。参与药动学相互作用的机体因素如下。

1）药物代谢酶：Ⅰ相代谢酶如细胞色素 P450（CYP450）酶，Ⅱ相代谢酶如二磷酸尿苷葡糖醛酸转移酶（UCT）、谷胱甘肽 S-转移酶（CST）、甲基转移酶等。药物代谢酶的基因多态性也会造成药物代谢速度不同，从而影响疗效和不良反应。

2）药物转运蛋白：如有机阴离子转运多肽1B1（OATPIB1）、P-糖蛋白（P-gp）、有机阳离子转运体（OCT）等，抑制或诱导这些转运蛋白会改变药物在体内的分布和排泄，导致药物相互作用。

（3）多药合用影响药效学：多药合用在药效学方面存在疗效的相加、协同或拮抗作用，或者存在不良反应的相加作用。药效学的相互作用可发生于以下 3 种情况：①受体激动剂和拮抗剂竞争受体结合；② 神经递质的释放灭活和再摄取（如 5-羟色胺综合征）；③不良反应的相加，如 QT 间期延长、高钾血症、血管神经性水肿等。

3. 老年人多重用药的风险管理原则 医师、药师、患者及其家属均应提高安全用药的认识，最大限度地减少多重用药给患者带来的药源性损害。

（1）医师

1）联合用药应注意个体化，遵循从小剂量开始，逐渐达到适宜的个体最佳剂量。

2）联合用药应"少而精"。在保证疗效的情况下，尽量减少用药数量，优先选择相互作用小的药物。

3）根据各种药物药理学特点，选择药物各自的最佳服药剂量和时间，延长联合用药的时间间隔，在保证疗效的同时降低药物相互作用的风险。

4）向患者告知所处方药物的不良反应及发生药物相互作用的可能性。

（2）药师

1）鼓励药师参与临床查房、会诊及药物治疗工作。药师应在充分知晓患者病情的前提下参与药物治疗方案的制订，监测疗效与安全性，对患者进行教育。

2）强化药师为用药安全共同负责的理念，认真审核处方或医嘱，识别潜在的用药风险及错误，减少老年患者的药源性损害。

3）向患者讲解如何发现药物严重不良反应。

（3）患者及其家属

1）鼓励老年患者按时门诊随访，知晓自己健康状况，一旦出现药物治疗相关不良事件，及时就诊。

2）家属要协助患者提高用药依从性。

3）教育老年患者及其家属避免随意自我调整药物治疗方案。

4. 老年患者常用药物相互作用的潜在危害及处理

（1）降糖药

1）二甲双胍：在体内无须肝脏 CYP450 酶代谢，而是直接以原型经肾脏排泄。血管内注射含碘造影剂可能诱发急性肾损害，对于肾功能不全者需要调整用药。

2）α 糖苷酶抑制剂：阿卡波糖与华法林合用，凝血酶原国际标准化比值升高，出血风险增加。伏格列波糖在体内无药动学相关的药物相互作用。

3）磺脲类：主要经 CYP2C9 代谢。合并使用 CYP2C9 抑制剂（如氟康唑、胺碘酮）、CYP2C9 诱导剂（如卡马西平、利福平、苯巴比妥）会影响其代谢。

4）格列奈类：瑞格列奈经 CYP2C8 和 CYP3A4 代谢；那格列奈主要经 CYP2C9 和 CYP3A4 代谢；米格列奈直接经 Ⅱ 相代谢酶 UGT 代谢，极少量经 CYP2C9 代谢。氯吡格雷的代谢产物能显著抑制 CYP2C8，显著增加严重低血糖风险，临床应该避免联合使用。

5）二肽基肽酶Ⅳ抑制剂：沙格列汀主要通过 CYP3A4/5 代谢，与 CYP3A4/5 强抑制剂合用时，每天剂量不超过 2.5 mg。西格列汀是 P-gp 的底物，与地高辛合用时可升高地高辛的最大血药浓度，两者合用时需谨慎。阿格列汀、利格列汀和维格列汀在人体内基本不经 CYP450 酶代谢，不存在药物代谢酶相关的相互作用。维格列汀与血管紧张素转化酶抑制剂（angiotensin converting enzyme inhibitor，ACEI）合用时，可能会增加血管神经性水肿的风险。

6）噻唑烷二酮类：罗格列酮、吡格列酮主要经 CYP2C8 代谢。CYP2C8 抑制剂（如吉非贝齐、氯吡格雷）、CYP2C8 强诱导剂（如利福平）会影响其血药浓度。

7）钠-葡萄糖共转运蛋白 2 抑制剂：相互作用较少见。

（2）降压药

1）钙通道阻滞剂：主要经肝脏 CYP3A4 代谢，CYP3A4 强抑制剂（如伊曲康唑、氟康唑、克拉霉素钠等）、CYP3A4 强诱导剂（如利福平、卡马西平、苯巴比妥、苯妥英钠等）能影响其血药浓度。氨氯地平也具有 CYP3A4 中等抑制作用，与辛伐他汀合用时，辛伐他汀每天剂量不能超过 20 mg。

2）ACEI、血管紧张素受体阻滞剂（angiotensin receptor blocker，ARB）类药物：在体内很少经 CYP450 酶代谢，较少发生药动学相互作用。但与保钾利尿药合用可导致高钾血症，与脑啡肽酶抑制剂（沙库巴曲）合用可增加血管神经性水肿的风险。糖尿病患者合用 ACEI 和阿利吉仑，可双重阻断肾素-血管紧张素-醛固酮系统，加重低血压、高血钾及肾功能恶化的风险，因此，应避免联合使用。

3）β 受体阻滞剂：脂溶性 β 受体阻滞剂（如普萘洛尔、美托洛尔等）主要经 CYP2D6 代谢。CYP2D6 抑制剂（如普罗帕酮、美托洛尔、氟西汀、帕罗西汀等）可能减慢其代谢，导致严重心动过缓。比索洛尔在体内经 CYP3A4 代谢，与 CYP3A4 强抑制剂可能存在药物相互作用。

（3）血脂调节药

1）3-羟基-3-甲基戊二酸单酰辅酶 A 还原酶抑制剂辛伐他汀、洛伐他汀和阿托伐他汀为脂溶性他汀类药物，在体内主要通过 CYP3A4 代谢，与 CYP3A4 强抑制剂合用时会增加横纹肌溶解风险。他汀类药物是 OATP1B1 底物，与 OATP1B1 抑制剂（如环孢素）合用时会增加横纹肌溶解的风险。瑞舒伐他汀、普伐他汀和匹伐他汀在体内较少被代谢，但是与 OATP1B1 抑制剂合用仍然存在严重的相互作用。

2）苯氧酸类（贝特类）药物非诺贝特对 UGT 和 CYP2C8 没有抑制作用，药物相互作用极少见。

3）胆固醇吸收抑制剂（依折麦布）没有诱导肝脏 CYP450 酶的作用。

（4）抗血小板及抗凝药

1）阿司匹林：体内不经 CYP450 酶代谢，但是与甲氨蝶呤竞争肾脏有机阴离子转运体，可能减慢甲氨蝶呤的排泄，增加其不良反应。因此，阿司匹林不宜与其他非甾体抗炎药合用，以免减少心血管保护作用。

2）氯吡格雷：奥美拉唑、艾司奥美拉唑能与氯吡格雷竞争 CYP2C19 和 CYP3A4 的代谢，导致氯吡格雷活性过程受阻。因此，可选择兰索拉唑、泮托拉唑和雷贝拉唑。

3）替格瑞洛：替格瑞洛主要经 CYP3A4 代谢，CYP3A4 强抑制剂（如克拉霉素、伊曲康唑、酮康唑等）能减慢其代谢，利福平能加快其代谢。

4）华法林：S-华法林的活性占 75%，在体内主要经 CYP2C9 代谢，能够显著抑制 CYP2C9 活性的药物均能影响华法林的抗凝活性。一般来说，华法林和其他药物合用没有绝对禁忌，通过检测国际标准化比值、及时调整剂量可以实现安全合用的目的。

5）利伐沙班：利伐沙班通过 CYP3A4、CYP2J2 和非 CYP 依赖的机制进行代谢，与 CYP3A4 和 P-gp 强抑制剂合用，可能增加出血风险。

6）达比加群：达比加群酯是 P-gp 的底物，与 P-gp 抑制剂禁止合用。

（5）镇静催眠药

1）苯二氮䓬类：咪达唑仑、三唑仑、阿普唑仑需要 CYP3A4 代谢，与 CYP3A4 强抑制剂合用可加强镇静催眠作用，与阿莫非尼等合用会导致过度神经抑制作用。劳拉西泮、奥沙西泮、夸西泮无须 CYP3A4 代谢，较少发生代谢性药物相互作用。

2）非苯二氮䓬类镇静催眠药：主要有唑吡坦、佐匹克隆。唑吡坦经 CYP3A4 和 CYP1A2 代谢，CYP3A4 强抑制剂、强诱导剂（如利福平和圣约翰草提取物）会影响其血药浓度。

（6）抗抑郁/焦虑药：单胺氧化酶 A 抑制剂吗氯贝胺与选择性 5-羟色胺再摄取抑制剂合用可能会导致严重的 5-羟色胺综合征，临床治疗中须谨慎合用。

（7）抗感染药

1）大环内酯类抗菌药物（阿奇霉素除外）通常对 CYP3A4 和 P-gp 具有较强的抑制作用，与 CYP3A4 底物药物（如辛伐他汀、阿托伐他汀、阿司咪唑等）、P-gp 底物药物（如秋水仙碱等）存在临床意义的相互作用。

2）碳青霉烯类药物与丙戊酸存在严重的药物相互作用，临床应禁止合用。

3）绝大多数 β 内酰胺类和氨基糖苷类药物水溶性强，在体内无须肝脏 CYP450 酶代谢，一般不存在临床意义的药物相互作用。

4）某些具有甲巯四氮唑结构的头孢菌素与乙醇或含有乙醇的药品（如藿香正气水）合用可能发生"双硫仑样反应"，临床应避免合用。

5）氟喹诺酮类药物尤其是环丙沙星和依诺沙星能够抑制 CYP1A2，显著减慢茶碱、咖啡因经 CYP1A2 的代谢，可能造成茶碱中毒。

6）利奈唑胺是非选择性单胺氧化酶抑制剂，与单胺类药物、5-羟色胺能药物合用可能导致 5-羟色胺综合征。

7）三唑类抗真菌药物的抗真菌机制为抑制真菌细胞的 CYP450 酶，因此，对真核细胞和人类 CYP450 酶系统中的 CYP3A4、CYP2C9 和 CYP2C19 均有不同程度的抑制作用。

【文献评述】

对《共识》的学习和推广有助于加强临床老年人群多重用药风险管理与评估，避免、减少多药联合治疗时的不良 ADI，对提高老年人群用药安全水平将起到实际的指导作用。ADI 造成的危害持续存在，老年人多病共存，联合用药比例高，且老年人生理功能减退，导致药动学和药效学改变，进而使 ADI 比例增加。合理的药物联用对减少 ADI 十分重要，需要医师、药师、患者及其家属的广泛参与。正视药物相互作用问题是提高医疗质量、保障患者用药安全所必须关注的重点。

（严金华　张存泰）

参 考 文 献

中国老年保健医学研究会老年内分泌与代谢病分会，中国毒理学会临床毒理专业委员会. 老年人多重用药安全管理专家共识. 中国糖尿病杂志，2018，26（9）：705-717.

第 23 章

《老年人慎用药物指南》解读

【文献题目】 老年人慎用药物指南

【文献作者】 中国老年保健医学研究会老龄健康服务与标准化分会,《中国老年保健医学》杂志编辑委员会,国家老年医学中心

【文献来源】 中国老年保健医学,2018,16(3):19-23

【文献解读】

◆ 背景介绍

《老年人慎用药物指南》(下文简称《指南》)分为三部分,分别为老年人忌用的不当药物、老年人应避免使用的不当药物及老年人慎用的不当药物,共包含 53 种(类)药物,主要根据治疗药物分类和器官系统进行分类。第一部分主要根据治疗药物分类,显示了 34 种忌用的可能不合适的药物和类别,以避免老年人使用;第二部分主要根据器官系统进行分类,总括了老年人应避免使用的不当药物,以避免可能来自药物的会加重老年人某些疾病和证候的作用;第三部分列出了老年人慎用的 14 种药物。《指南》制定的主旨是改善临床医师对老年患者处方药的选择,评估老年人群体内用药模式,教育临床医师和老年患者使用适当的药物,并评估健康结果、保健质量、药物成本及利用率等。《指南》的主要适用人群为老年患者及临床医师。

◆ 文献要点

1. 老年人忌用的药物

(1)抗胆碱能类药物[不包括三环类抗抑郁药(tricyclic antidepressant,TCA)]

1)第一代抗组胺药(单药或为复方药组分):卡比沙明、氯苯那敏、氯马斯汀、赛庚啶、右溴苯那敏、右氯苯那敏、苯海拉明(口服)、多西拉敏、盐酸羟嗪、异丙嗪、曲普利啶。

忌用理由:高度抗胆碱能;随着年龄增长,药物清除率下降,用催眠药时,耐受性会增强;有更大的意识模糊风险,有口干、便秘及其他抗胆碱能作用和不良反应。

用药推荐:避免使用。证据质量:高(来自羟嗪和异丙嗪)。推荐强度:强。

2)溴苯那敏:在特殊情况下使用,如严重过敏反应、紧急治疗时可适当应用。证据质量:中。

(2)抗帕金森病药物:苯托品、苯海索。

忌用理由:不建议用于预防抗精神病,可引起锥体外系症状,仅在治疗帕金森病更有效时可用。

用药推荐:避免使用。证据质量:中。推荐强度:强。

(3)解痉药物:颠茄生物碱、利眠宁、双环维林莨菪碱、溴丙胺太林、东莨菪碱。

忌用理由:高度抗胆碱能,但效果不确定。

用药推荐:避免使用,除外短期姑息治疗以减少口腔分泌物时。证据质量:中。推荐强度:强。

(4)抗血栓药物

1)双嘧达莫口服短效(不适用于阿司匹林缓释组合):忌用理由是可能导致直立性低血压。可选用更有效的替代药品,心脏压力测试时可以静脉注射应用。

用药推荐:避免使用。证据质量:中。推荐强度:强。

2)噻氯匹定:忌用理由是有更安全有效的药物可取代。

用药推荐:避免使用。证据质量:中。推荐强度:强。

(5)抗感染药物:呋喃妥因。

忌用理由:可能出现肺部不良反应;有更安全有效的药物可取代;尿中药物浓度(肌酐清除率<

60 ml/min)不足的患者无疗效。

用药推荐:长期抑郁症患者;肌酐清除率<60 ml/min的患者避免使用。证据质量:中。推荐强度:强。

(6)心血管药物

1)α₁受体阻滞剂:多沙唑嗪、哌唑嗪、特拉唑嗪。

忌用理由:有直立性低血压的高风险;不建议将其作为高血压的常规治疗;可替换为风险/效益比更好的药物。

用药推荐:避免用作抗高血压药物。证据质量:中。推荐强度:强。

2)α中枢激动剂:可乐定、胍那苄、胍法辛、甲基多巴、利血平(>0.1 mg/d)。

忌用理由:有不良中枢神经系统影响的高风险;可能导致心动过缓和直立性低血压;不推荐作为高血压的常规治疗。

用药推荐:避免将可乐宁作为一线抗高血压药。证据质量:低。推荐强度:强。

3)抗心律失常药物(Ⅰa、Ⅰc、Ⅲ类)

①第一类:胺碘酮、多非利特、氟卡尼、伊布利特、普鲁卡因胺、普罗帕酮、奎尼丁、索他洛尔。

忌用理由:数据表明,与大多数老年人的心律节律控制相比,速度控制可以带来更好的利弊平衡。

用药推荐:避免使用抗心律失常药物作为心房颤动一线治疗药物。证据质量:高。推荐强度:强。

②第二类:决奈达隆胺碘酮。

忌用理由:与多种不良反应相关,包括甲状腺疾病、肺部疾病和QT间期延长。

用药推荐:避免使用。证据质量:低。推荐强度:强。

③第三类:丙吡胺。

忌用理由:丙吡胺是一种有效的负性强心药,可能诱发老年人心力衰竭;强抗胆碱能;应首选其他抗心律失常药物。

用药推荐:避免使用。证据质量:低。推荐强度:强。

④第四类:决奈达隆。

忌用理由:一直有研究报道使用决奈达隆治疗持续性心房颤动或心力衰竭患者的结局很差。

一般来说,心房颤动患者的心率控制优于节律控制。

用药推荐:避免用于持续心房颤动或心力衰竭的患者。证据质量:中。推荐强度:强。

⑤第五类:地高辛(>0.125 mg/d)。

忌用理由:在治疗心力衰竭时,使用更高的剂量并无额外收益,而且可能增加不良反应风险;可减慢肾清除率而导致不良反应。

用药推荐:避免。证据质量:中。推荐强度:强。

⑥第六类:硝苯地平(立即释放)。

忌用理由:有潜在的低血压、引起心肌缺血的风险。

用药推荐:避免。证据质量:高。推荐强度:强。

⑦螺内酯(>25 mg/d)

忌用理由:在心力衰竭老年人中,高钾血症的风险更高,尤其是服用>25 mg/d或同时服用非甾体抗炎药、血管紧张素转化酶抑制剂、血管紧张素受体阻滞剂或钾补充剂时。

用药推荐:避免用于心力衰竭或肌酐清除率<30 ml/min的患者。证据质量:中。推荐强度:强。

(7)中枢神经系统药物

1)第三代TCA(单用或组合):阿米替林、利眠宁-阿米替林、氯米帕明多塞平(≥6mg/d)、丙咪嗪、奋乃静-阿米替林。

忌用理由:高抗胆碱能,镇静,并引起直立性低血压;低剂量多塞平(≥6mg/d)的安全范围等同于安慰剂。

用药推荐:避免。证据质量:高。推荐强度:强。

2)抗精神病药物[一代(常规)和二代(非典型)]

①美索达嗪:忌用理由是可增加脑血管意外(中风)风险和痴呆患者的死亡率。

用药推荐:避免用于痴呆患者的行为问题,除外非药物治疗选项已失败,而且患者威胁自我或他人。证据质量:中。推荐强度:强。

②硫利达嗪:忌用理由是其为高抗胆碱能药物,有延长QT间期的风险,可增加脑血管意外(脑卒中)风险和痴呆患者的死亡率。

用药推荐:避免用于痴呆患者的行为问题,除外非药物治疗已失败,而且患者威胁自我或他人。证据质量:中。推荐强度:强。

3)巴比妥类药物:异戊巴比妥、仲丁巴比妥、布他比妥甲苯比妥、戊巴比妥、苯巴比妥、司可巴比妥。

忌用理由:身体高度依赖,入睡耐药,低剂量和过量有风险。

用药推荐:避免使用。证据质量:高。推荐强度:强。

4)苯二氮䓬类药物

①短效和中效药:阿普唑仑、艾司唑仑、劳拉西泮、奥沙西泮、替马西泮、三唑仑。

忌用理由:老年人对苯二氮䓬类药物敏感度增加,长效药剂代谢慢。一般认为,苯二氮䓬类药物可增加老年人的认知障碍、谵妄、跌倒、骨折及机动车事故风险。

用药推荐:避免应用苯二氮䓬类药物(任何类型)治疗失眠、激动或谵妄。证据质量:中。推荐强度:强。

②长效药:氯拉䓬酸、利眠宁、利眠宁-阿米替林、克利-利眠宁、氯硝西泮、地西泮、氟西泮、夸西泮。

忌用理由:可用于癫痫症、快速眼球运动睡眠障碍、苯二氮䓬戒断、酒精戒断、严重广泛性焦虑紊乱、围手术期麻醉及临终关怀。

用药推荐:避免。证据质量:中。推荐强度:强。

5)水合氯醛:忌用理由是耐药发生在 10 天内,超过推荐剂量 3 倍风险大于药效。

用药推荐:避免。证据质量:低。推荐强度:强。

6)甲丙氨酯:忌用理由是身体高度依赖,非常安静。

用药推荐:避免使用。证据质量:中。推荐强度:强。

7)非苯二氮䓬类催眠药:右旋佐匹克隆、唑吡坦、扎来普隆。

忌用理由:为苯二氮䓬受体激动剂,老年人不良事件(如谵妄、跌倒、骨折)的发生类似苯二氮䓬类药物;改善睡眠延迟和持续时间的作用不明显。

用药推荐:避免长期使用(>90 天)。证据质

量:中。推荐强度:强。

8)麦角甲磺酸盐、异舒普林:忌用理由是缺乏疗效。

用药推荐:避免。证据质量:高。推荐强度:强。

(8)内分泌药物

1)雄激素:甲基睾酮、睾酮。

忌用理由:有潜在的心脏问题,前列腺癌患者忌用。

用药推荐:避免使用,除非患有中/重度性腺功能减退症。证据质量:中。推荐强度:弱。

2)干粉甲状腺激素:忌用理由是涉及心脏效应,可选择更安全的药物。

用药推荐:避免。证据质量:低。推荐强度:强。

3)雌激素和/或孕激素:忌用理由是有潜在致癌(乳腺癌和子宫内膜癌)证据,对老年女性无心脏和认知保护作用的相关证据。

用药推荐:避免口服和贴剂。证据质量:高。推荐强度:强。

4)阴道局部药膏:阴道外用雌激素治疗阴道干燥是安全的,特别是对乳腺癌患者阴道外用雌二醇剂量<25 μg(每周 2 次)是有效的。

用药推荐:患者可以接受阴道内使用低剂量雌激素治疗性交困难、下尿路感染等阴道症状。证据质量:中(外用)。推荐强度:弱(局部)。

5)生长激素:忌用理由是其对身体组织的影响很小,但与水肿、关节痛、腕骨隧道综合征、男性乳房发育症、空腹葡萄糖受损相关。

用药推荐:避免使用,除外后垂体切除激素替代治疗者。证据质量:高。推荐强度:强。

6)胰岛素:忌用理由是其有更高的低血糖风险,并不改善高血糖。

用药推荐:避免使用。证据质量:中。推荐强度:强。

7)甲地孕酮:忌用理由是其对体重影响小,会增加老年人血栓事件和死亡风险。

用药推荐:避免使用。证据质量:中。推荐强度:强。

8)磺酰脲类药物

①氯磺丙脲:忌用理由是老年人半衰期延长,能够造成低血糖延长,导致抗利尿激素分泌异常

综合征。

用药推荐:避免使用。证据质量:高。推荐强度:强。

②格列本脲:忌用理由是可增加老年人低血糖风险。

(9)胃肠道药物

1)甲氧氯普胺:忌用理由是可引致锥体外系不良反应,如迟发性运动障碍,虚弱老年人的风险更大。

用药推荐:避免使用,除非胃轻瘫患者。证据质量:中。推荐强度:强。

2)矿物油:忌用理由是可导致误吸和不良反应,而且可选择更安全的替代药物。

用药推荐:避免使用。证据质量:中。推荐强度:强。

3)曲美苄胺:忌用理由是其为效果较差的止吐药之一,可引起锥体外不良反应。

用药推荐:避免使用。证据质量:中。推荐强度:强。

4)镇痛药哌替啶:忌用理由是哌替啶不是有效的口服镇痛药,常用剂量可能会导致神经不良反应,而且有更安全的替代药物。

用药推荐:避免使用。证据质量:高。推荐强度:强。

5)非 COX 选择性非甾体抗炎药物(口服):阿司匹林(>325 mg/d)、双氯芬酸、二氟尼柳依托度酸、非诺洛芬、布洛芬、酮洛芬、甲氯灭酸、甲芬那酸、坎贝奈、美洛昔康、萘丁美酮、萘普生、奥沙普秦、吡罗昔康、舒林酸、托美丁。

忌用理由:可增加高危人群胃肠道出血和溃疡的风险,包括 75 岁以上老年人及口服或肠外使用皮质类固醇激素、抗凝血剂或抗血小板药物者。使用质子泵抑制剂或米索前列醇可减少风险,但没有消除风险。由非甾体抗炎药造成的上消化道溃疡、大出血及穿孔的发生率在接受治疗 3~6 个月的患者中约 1%,在治疗 1 年的患者中为 2%~4%。随用药时间延长,这一趋势持续增加。

用药推荐:避免长期使用,除非其他替代药无效和耐药,可服用胃保护药(质子泵抑制剂或米索前列醇)。证据质量:中。推荐强度:强。

6)吲哚美辛

①酮咯酸(包括注射用药):忌用理由是增加

高危人群胃肠道出血和溃疡的风险。在所有的非甾体抗炎药中,消炎痛的不良反应最大。

用药推荐:避免使用。证据质量:中。推荐强度:强。

②喷他佐辛(代替吗啡的合成镇痛药,不易上瘾):忌用理由是阿片类镇痛药可导致中枢神经系统不利效果,包括混乱和幻觉,比其他麻醉药品更常用,而且是一种混合激动剂,也是一种拮抗剂,可选择更安全的替代药物。

用药推荐:避免使用。证据质量:低。推荐强度:强。

(10)骨骼肌松弛剂:异丙基甲西双脲、氯唑沙宗、环苯扎林、美他沙酮、美索巴莫、奥芬。

忌用理由:大多数肌肉松弛剂因抗胆碱能导致的不良反应而使老年人耐受不良,如镇静、骨折风险等;老年人有效耐受剂量不清楚。

用药推荐:避免使用。证据质量:中。推荐强度:强。

2. 老年人应避免使用的药物 本类药物包含因药物-疾病或药物-综合征交互作用可能引起疾病加重的药物。

(1)心血管系统

1)心力衰竭

①非甾体抗炎药和 COX-2 抑制剂:避免使用理由是药物可能促进液体潴留,加剧心力衰竭。

用药推荐:避免使用。证据质量:中(非甾体抗炎药)。推荐强度:强。

②药物:非二氢吡啶类钙通道阻滞剂(仅避免用于收缩性心力衰竭)。

地尔硫䓬维拉帕米的证据质量:中。

吡格列酮、罗格列酮、西洛他唑决奈达隆的证据质量:高(噻唑烷二酮);低(西洛他唑);中(决奈达隆)。

2)晕厥:外周 α 受体阻滞剂,如多沙唑嗪、哌唑嗪、特拉唑嗪、氯丙嗪、硫利达嗪、奥氮平。

避免使用理由:增加直立性低血压或心动过缓的风险。

用药推荐:避免使用。证据质量:高(α 受体阻滞剂);中(抗精神病药)。推荐强度:强(TCA);弱(α 受体阻滞剂和抗精神病药)。

(2)中枢神经系统

1)慢性惊厥或癫痫

①药物:安非他酮。

避免使用理由:可降低癫痫发作阈值;如患者控制良好可以接受。

用药推荐:避免使用。证据质量:中。推荐强度:强。

②其他药物:氯丙嗪、氯氮平、马普替林、奥氮平、硫利达嗪、替沃噻吨 曲马多。

2)谵妄:所有三氯乙酸抗胆碱能药,如苯二氮䓬、氯丙嗪、皮质类固醇、H_2受体拮抗剂、哌替啶、镇静催眠药、硫利达嗪。

避免使用理由:避免给谵妄或谵妄高风险的老年人使用,因为 TCA 可诱导或加剧老年人谵妄,如长期使用后停药,需逐渐减量,以避免出现戒断症状。

用药推荐:避免使用。证据质量:中。推荐强度:强。

3)痴呆和认知损伤:抗胆碱能药。

避免使用理由:有不利于中枢神经系统的效应。

用药推荐:避免使用。证据质量:高。推荐强度:强。

避免使用苯二氮䓬的理由:避免抗精神病药物用于痴呆的行为问题,除外非药物选择失败、患者危害自己或他人。

避免使用 H_2 受体拮抗剂的理由:抗精神病药物与增加痴呆患者脑血管意外的风险和死亡率相关。

4)跌倒史或骨折:抗惊厥药、抗精神病药、苯二氮䓬、非苯二氮䓬类催眠药、右佐匹克隆、扎来普隆、唑吡坦、TCA 和选择性 5-羟色胺再摄取抑制剂。

避免使用理由:导致共济失调,使精神运动功能受损,出现晕厥和额外跌倒;苯二氮䓬类药物的短效制剂比长效制剂更不安全。

用药推荐:避免使用,除非无更安全的替代药物;避免使用抗癫痫药物,癫痫治疗除外。证据质量:高。推荐强度:强。

5)失眠:口服减充血剂、伪麻黄碱、肾上腺素兴奋剂、安非他明、哌甲酯、匹莫林、可可碱、茶碱、咖啡因。

避免使用理由:有中枢神经系统兴奋剂的作用。

用药推荐:避免使用。证据质量:中。推荐强度:强。

6)帕金森病:所有抗精神病药物(喹硫平和氯氮平除外)。

避免使用理由:多巴胺受体拮抗剂有可能恶化帕金森病症状。

用药推荐:避免使用。证据质量:中。推荐强度:强。

(3)胃肠道

1)慢性便秘

①口服抗毒蕈碱治疗尿失禁。

避免使用理由:会使便秘恶化。

用药推荐:避免使用,除非无替代。证据质量:高(尿失禁药)。推荐强度:弱。

②达非那新,非索罗定,奥昔布宁(口服),索利那新,托特罗定,曲司非,二氢吡啶 CCB,地尔硫䓬,维拉帕米,第一代抗组胺药,溴苯那敏(各种),卡比沙明,氯苯那敏,氯马斯汀(各种),赛庚啶,右溴苯那敏,右氯苯那敏,苯海拉明,多西拉敏,盐酸羟异丙嗪,曲普利啶,抗胆碱能药和解痉药,抗精神病药,颠茄生物碱,克利,利眠宁。

证据质量:所有其他。推荐强度:中至低。

2)胃或十二指肠溃疡史:阿司匹林(>325 mg/d),非 COX-2 选择性非甾体抗炎药。

避免使用理由:可能会恶化现有溃疡或导致新的或额外的溃疡。

用药推荐:避免使用,除非替代药无效,患者可服用胃保护剂(质子泵抑制剂或米索前列醇)。证据质量:中。推荐强度:强。

(4)肾和尿道

1)慢性肾脏病 4 期和 5 期

①第一类:非甾体抗炎药。

避免使用理由:可能增加肾损伤风险。

用药推荐:避免使用。证据质量:中。推荐强度:强。

②第二类:三氨蝶呤(单独或组合)。

证据质量:低。推荐强度:弱。

2)女性尿失禁(所有类型):女性雌激素口服和透皮(不包括阴道内雌激素)。

避免使用理由:加重尿失禁。

用药推荐:女性避免使用。证据质量:高。推荐强度:强。

3）下尿路症状、良性前列腺增生：吸入性抗胆碱能药强烈的抗胆碱能药物,除外用于尿失禁的抗毒蕈碱剂。

避免使用理由：可能会减少尿流量并导致尿潴留。

用药推荐：男性避免使用。证据质量：中。推荐强度：强（吸入药）。

4）压力或混合型尿失禁：α受体阻滞剂、多沙唑嗪、哌唑嗪、特拉唑嗪。

避免使用理由：加重尿失禁。用药推荐：女性避免。证据质量：中。推荐强度：强。

3. 老年人需慎用的药物

（1）阿司匹林（用于心脏病一级预防）

慎用理由：年龄≥80岁老年人缺乏有效的证据。

用药推荐：年龄≥80岁老年人慎用。证据质量：低。推荐强度：弱。

（2）达比加群酯

慎用理由：年龄≥75岁个体出血风险比用华法林更高；肌酐清除率＜30 ml/min的个体缺少有效性和安全性证据。

用药推荐：年龄≥75岁或肌酐清除率＜30 ml/min者慎用。证据质量：中。推荐强度：弱。

（3）普拉格雷

慎用理由：老年人出血的风险更大,高风险（患心肌梗死或糖尿病）老年人用药的风险可抵消获益。

用药推荐：年龄≥75岁。证据质量：中。推荐强度：弱。

（4）抗精神病药物：卡马西平、卡铂顺铂、米氮平、5-羟色胺-去甲肾上腺素再摄取抑制剂、选择性5-羟色胺再摄取抑制剂、三环类抗抑郁药、长春新碱。

慎用理由：可恶化或引起抗利尿激素分泌不当综合征或低钠血症,老年人初始或改变剂量时由于增加不良反应风险,需密切监测血钠水平。

用药推荐：慎用。证据质量：中。推荐强度：强。

（5）血管扩张剂

慎用理由：可能加剧晕厥病史者的晕厥发作。

用药推荐：慎用。证据质量：中。推荐强度：弱。

【文献评述】

老年人随着年龄的增长、生理功能的减退、器官功能的退化、药物代谢的减慢及服用药物种类的增加,在用药方面需要额外慎重。《指南》将老年人慎用药物分为老年人忌用的不当药物、老年人应避免使用的不当药物及老年人慎用的不当药物3个部分,列出了53种（类）临床常用药物的药名、忌用理由、用药推荐等方面内容,可指导临床医师选择老年患者的处方药,为临床医师评估老年人用药模式提供指导,同时为其评估老年患者的健康结果、保健质量、药物成本及药物利用率等奠定基础。

（杨　泽）

参 考 文 献

中国老年保健医学研究会老龄健康服务与标准化分会,《中国老年保健医学》杂志编辑委员会,国家老年医学中心.老年人慎用药物指南.中国老年保健医学,2018,16(3):19-23.

第 24 章

《老年人维生素 D 临床应用
专家共识（2018）》解读

【文献题目】 老年人维生素 D 临床应用专家共
识（2018）
【文献作者】 中华医学会老年医学分会骨代谢疾
病学组
【文献来源】 中华老年医学杂志，2018，37（9）：
953-961
【文献解读】

◆ 背景介绍

维生素 D 缺乏症在老年人中较为常见，并且
与多种老年疾病密切相关。随着增龄，老年人群
中维生素 D 缺乏的比例明显升高。多种原因和
机制导致了老年人维生素 D 缺乏，老年人单靠饮
食和日晒难以有效维持维生素 D 的充足状态。
2017 年发布的《国民营养计划（2017—2030 年）》
指出：建立满足不同老年人群需求的营养改善措
施，促进"健康老龄化"。对不同的老年人群需要
制订不同的维生素 D 补充策略，为了规范合理使
用维生素 D 制剂，中华医学会老年医学分会骨代
谢疾病学组制定了《老年人维生素 D 临床应用专
家共识（2018）》（下文简称《共识》）。《共识》适用于
老年人群及老年医学工作者。

◆ 文献要点

《共识》从经典途径和非经典途径分别阐述了
补充维生素 D 的循证证据和相关指南推荐，阐明
了活性维生素 D 和普通维生素 D 的作用差异，对
适合老年人的维生素 D 剂型和剂量做出推荐，为
老年人选择合适的维生素 D 补充剂提供依据。

1. 维生素 D 的经典途径作用　维生素 D 经
典途径作用一般是指维生素 D 作用于肠道、肾脏

和骨骼的维生素 D 受体（VDR）从而发挥其调节
钙磷代谢的作用。

（1）维生素 D 对骨骼系统的影响

1）对一般健康老年人应用维生素 D 剂量的推
荐：《共识》参考了《2011 年美国内分泌协会维生素
D 缺乏和防治指南》《2013 ESCEO 推荐建议：老年
或绝经妇女补充维生素 D》《2014 年中国维生素 D
与成年人骨骼健康应用指南》中的推荐，建议老年人
常规补充维生素 D 600～1000 U/d。维生素 D 严重
缺乏者可补充更高日剂量的维生素 D_2 或维生素 D_3，
以维持 25-羟维生素 D 浓度持续＞30 μg/L，维生素
D 可耐受最高摄入量可达 2000 U/d。

2）对骨质疏松老年人应用维生素 D 剂量的
推荐：《共识》引用了多项循证医学证据来阐明补
充维生素 D 联合/不联合钙剂对防治骨质疏松及
骨折风险的影响。尽管有可能是由于临床病例选
择的偏差、受试者依从性低导致部分研究得出补
充钙剂＋维生素 D 未显著降低意向治疗人群的
骨折发生率，但综合更多研究及荟萃分析显示，老
年人补充维生素 D（600～1000 U/d）联合/不联合
钙剂可有效降低非椎体骨折风险，改善肌肉力量
和平衡，降低跌倒风险。与普通维生素 D 相比，
活性维生素 D（骨化三醇 0.25～1.0 μg/d）在提升
骨密度、降低绝经后骨质疏松和高危女性跌倒风
险方面有更多研究结果支持。结合《2014 年骨质
疏松预防和治疗医师指南》《2010 年绝经后女性
骨质疏松管理声明》《2015 年中国骨质疏松性骨
折诊疗指南》以及 2009 年和 2013 年英国骨质疏
松诊断和治疗相关指南等的推荐，《共识》建议老
年骨质疏松患者补充维生素 D 800～1000 U/d，
以有效预防和治疗骨质疏松，减少骨折。

3)对于已发生过骨折的老年人补充维生素 D 的推荐:《共识》引用了 2 项来自丹麦的随机、双盲、安慰剂对照研究和一项英国的随机对照研究,来揭示有骨折史的老年人补充普通维生素 D+钙剂提升骨密度、降低骨转换、减少跌倒发生率的作用。《共识》引用了一项 2016 年的荟萃分析来进一步证实以上结论。在活性维生素 D 方面,骨化三醇单用或与钙剂联用可提高绝经后椎体骨折女性椎体骨密度和钙浓度。结合各国指南意见,《共识》推荐老年骨折患者补充维生素 D 800～1000 U/d,联合使用钙剂可提高骨密度,减少骨丢失,降低再骨折风险。

(2)维生素 D 对肌肉系统的影响

1)补充维生素 D 可改善神经肌肉功能和肌力、减少跌倒风险:维生素 D 能够调节肌肉的钙代谢,促进肌细胞终末分化,增加肌肉力量,优化肌细胞形态,诱导神经生长因子合成,通过神经甾体激素样作用调节神经传递,增强神经肌肉协调性,改善平衡功能,从而降低跌倒风险。老年人补充维生素 D 1～3 年(800～1000 U/d),可观察到肌力、步态和平衡功能的改善。

2)补充维生素 D 治疗肌少症:肌少症是老年人功能减退的始动环节,维生素 D 缺乏是肌少症的重要危险因素之一。补充维生素 D 可增加肌少症患者 Ⅱ 型肌纤维数量和体积,改善肌肉力量和质量,降低跌倒风险。

多项指南和共识建议对所有肌少症老年人进行血清 25-羟维生素 D 水平检查,当血清 25-羟维生素 D 低于正常值范围时,应予补充,建议维生素 D 的补充剂量为 600～800 U/d,维生素 D 补充的剂量应足以提高 25-羟维生素 D>100 nmol/L,维生素 D_2 或维生素 D_3 均可,每周补充维生素 D 50 000 U 是安全的。

2. 维生素 D 的非经典途径　维生素 D 除了有调节钙磷代谢、维持骨骼肌肉健康的作用外,还有许多非骨骼效应,在大多数细胞类型中都存在 1-α 羟化酶、1,25-二羟维生素 D_3 和 VDR,维生素 D 通过非经典途径发挥其他一些重要生理作用。

(1)维生素 D 对免疫系统的调节作用:免疫细胞中存在 VDR,具有代谢维生素 D 的作用。维生素 D 作用于免疫细胞,参与免疫调节,降低相关免疫疾病的发生风险。在多种免疫性疾病的患者中常见维生素 D 不足或缺乏,如 1 型糖尿病、毒性弥漫甲状腺肿、风湿性关节炎、系统性红斑狼疮、系统性硬化症、多发性硬化症、炎症性肠病、桥本甲状腺炎等疾病患者的维生素 D 水平均较低。动物实验结果显示,1,25-二羟维生素 D_3 抑制胶原诱导性关节炎的发生。Ma 等进行的一项病例对照研究结果也证实,25-羟维生素 D 水平每增加 5 nmol/L,毒性弥漫性甲状腺肿、慢性淋巴细胞性甲状腺炎和产后甲状腺炎的风险分别下降 1.55 倍、1.62 倍和 1.51 倍。

(2)维生素 D 对肿瘤细胞和患者生存率的影响:维生素 D 通过 2 次羟化成为 1,25-二羟维生素 D_3,活性维生素 D_3 通过依赖 VDR 途径,调节细胞的增殖分化,诱导细胞凋亡,抑制恶性肿瘤血管生成。维生素 D 水平与肿瘤患者生存率呈正相关。25-羟维生素 D 水平越高的结直肠癌患者拥有更高的生存率。

(3)维生素 D 对糖尿病的作用:2 型糖尿病的主要发病机制是胰岛 β 细胞功能受损和胰岛素抵抗。维生素 D 可作用于 β 细胞,促进胰岛素分泌,调节 β 细胞的增殖、分化,并抑制其凋亡。补充维生素 D 后,葡萄糖刺激的胰岛素分泌得以恢复,糖耐量改善。一项单盲、前瞻性随机安慰剂对照临床试验,纳入糖化血红蛋白控制不佳和维生素 D 缺乏的 2 型糖尿病患者 42 例,将其随机分为维生素 D 组和安慰剂组,维生素 D 组给予 3000 U/d 维生素 D_3 治疗。结果发现,12 周后补充维生素 D_3 的 2 型糖尿病患者血糖控制更佳,糖化血红蛋白正常患者比例增加。

(4)维生素 D 对高血压的影响:维生素 D 通过抑制血管平滑肌细胞的增殖、抑制血管钙化,影响细胞因子和肾素-血管紧张素-醛固酮系统活性。流行病学调查显示,人群维生素 D 水平与血压呈负相关。补充维生素 D 可有效降低高血压患者的血压。

(5)维生素 D 对肺结核的影响:维生素 D 能增强巨噬细胞和单核细胞的趋化和吞噬能力,从而提高杀灭和清除结核菌的作用,肺结核患者补充维生素 D,可有效改善临床症状,提高痰阴转率。25-羟维生素 D 水平与活动性肺结核患者细菌负荷呈负相关。在孟加拉国进行的一项随机、双盲、安慰剂对照试验结果表明,维生素 D_3 可有效提高肺结核患者痰阴转率。

(6)维生素 D 对慢性肝病的影响:维生素 D_3

由维生素 D 结合蛋白运送至肝脏,在 25-羟化酶作用下形成 25-羟维生素 D_3。慢性肝病影响维生素 D 的羟化,使血清活性维生素 D 水平降低,对炎症及纤维化抑制减弱,加重慢性肝病的进展,补充维生素 D 有助于改善慢性肝病。

维生素 D 缺乏或不足会加重非酒精性脂肪性肝病脂质沉积、坏死性炎性反应及纤维化进展,增加非肥胖人群的非酒精性脂肪肝患病率。补充维生素 D_3 可改善非酒精性脂肪肝和/或非酒精性脂肪肝肝炎。

(7)维生素 D 对抑郁症的影响:流行病学调查显示,老年人的情绪低落和抑郁与低水平维生素 D 相关,并且维生素 D 水平与抑郁症严重程度呈负相关,补充维生素 D 可显著改善抑郁。

维生素 D 通过减轻氧化损伤、激活单胺类神经递质的释放、调节免疫、促进神经元分化成熟等机制在抑郁症的发生发展中起着重要作用。

(8)维生素 D 对慢性心功能不全的影响:维生素 D 缺乏与慢性心功能不全及心力衰竭进展有明显的关系。心力衰竭患者普遍缺乏维生素 D 且预后不良。低水平 25-羟维生素 D 与脑钠肽水平和血浆肾素活性相关,且会增加心力衰竭患者住院率及发病率,导致全因死亡率升高,因此,低水平 25-羟维生素 D 被认为是心力衰竭患者住院和死亡的独立危险因素。

动物研究中,维生素 D 缺乏与能量代谢的变化、心脏炎症、氧化应激、纤维化和细胞凋亡、心脏肥大、左心室改变及收缩功能障碍相关,且维生素 D 缺乏的持续时间会影响心脏的这些改变。对 222 例因缺血性心脏病而行冠状动脉造影的患者分析后发现,维生素 D 不足与冠状动脉慢血流现象、内皮功能障碍及亚临床动脉粥样硬化相关。

补充维生素 D 可降低心力衰竭患者的病死率,维生素 D 水平的增加可以促进饮食中钙的吸收,从而使细胞外钙离子激活,促进心肌收缩。补充维生素 D 还可以改善心室重构,有利于左心室收缩功能的改善。

3. 老年人如何选择维生素 D 维生素 D 分为普通维生素 D 和活性维生素 D。普通维生素 D 本身不具有生物活性,须分别在肝、肾经过 2 次羟化成为 1,25-二羟维生素 D_3 而发挥活性作用。

老年人自体维生素 D 生成量低于年轻人群,并且肠道钙吸收率随增龄而降低,老年人还存在维生素 D 受体减少、肝肾功能下降等因素,因此,活性维生素 D 更适用于老年人群,尤其是高龄老年人群。

一定量的普通维生素 D 和活性维生素 D 补充均能有效提高髋部、椎体骨密度,降低跌倒风险。部分研究认为活性维生素 D 能更显著提高骨密度,并且更有效减少跌倒发生。

目前有维生素 D_2 和维生素 D_3 2 种制剂应用于临床,大部分观点认为维生素 D_3 与维生素 D_2 等效或更优。例如:《维生素 D 缺乏的评价、预防及治疗指南》《新编药物学(第 16 版)》《2016 营养性佝偻病防治全球共识》等均认为两者等效;《维生素 D 与成年人骨骼健康应用指南(2014 年标准版)》《儿科临床药理学(2015 年版)》以及荟萃分析结果均显示,维生素 D_3 优于维生素 D_2;国际骨质疏松基金会和英国骨质疏松学会也推荐维生素 D_3 为优选。《共识》综合以上证据和观点,推荐将维生素 D_3 作为首选的普通维生素 D 制剂用于治疗老年人维生素 D 缺乏。

【文献评述】

维生素 D 缺乏是世界范围的公共健康问题,《共识》推荐对健康老年人从维护肌骨健康的角度适当补充维生素 D,对罹患骨质疏松症、肌少症、有骨折病史、跌倒风险高的老年人按照《共识》推荐剂量补充维生素 D。老年人维生素 D 不足和缺乏与多种老年疾病密切相关,如哮喘、慢性阻塞性肺疾病、感染、代谢综合征、炎性肠病、多囊肾病、帕金森病、精神分裂症、白癜风、脱发等全身各个系统疾病均与维生素的作用相关。重视老年人维生素 D 营养状态、及时有效补充维生素 D,可以更好地预防和治疗老年人相关疾病的发生、发展,提高其生活质量,延长其生存时间。

(吴永华 张 俐)

参 考 文 献

中华医学会老年医学分会骨代谢疾病学组.老年人维生素 D 临床应用专家共识(2018).中华老年医学杂志,2018,37(9):953-961.

第 25 章

《老年人维生素 D 营养素强化
补充规范共识》解读

【文献题目】 老年人维生素 D 营养素强化补充
规范共识

【文献作者】 中国老年保健医学研究会老龄健康
服务与标准化分会,《中国老年保健医学》杂志编
辑委员会

【文献来源】 中国老年保健医学,2019,17(4):
42-45

【文献解读】

◆ 背景介绍

维生素 D 是维持生命所必需的一种脂溶性
维生素,属类固醇衍生物,又称"抗佝偻病维生
素"或"阳光维生素"。维生素 D 除具有调节钙
磷平衡、维持骨骼健康的功能外,也被发现与血
糖异常、心血管疾病、恶性肿瘤等多种疾病风险
相关,因此,人体内的维生素 D 含量水平备受关
注。老年人因维生素 D 的吸收和合成能力下降
明显,仅依靠日常光照及一般膳食补充方式已
无法满足自身需求,需添加维生素 D 膳食营养
补充剂以预防及干预维生素 D 缺乏及不足。为
明确老年人中维生素 D 营养状况并提供相关推
荐剂量及干预方式,中国老年保健医学研究会
老龄健康服务与标准化分会于 2019 年发布《老
年人维生素 D 营养素强化补充规范共识》(下文
简称《共识》)。《共识》推荐按照"检-评-补"的个
性化干预方式,通过定期监测、评价关注老年人
体内的维生素 D 水平,利用含有维生素 D 的食
物及膳食营养补充剂对维生素 D 实施针对性、
科学性的补充。《共识》适用人群为老年人及相
关医护人员。

◆ 文献要点

1. **维生素 D 的生理作用** 维生素 D 在肝脏
代谢为 25-羟维生素 D。25-羟维生素 D 也是血液
中维生素 D 的主要形式,随后 25-羟维生素 D 在
肾脏转变为具有生物活性的二羟基代谢物——1,
25-二羟维生素 D 和 24,25-二羟维生素 D。

(1)经典途径:1,25-二羟维生素 D 经过维生
素 D 结合蛋白运输至靶器官,与维生素 D 受体结
合,从而发挥其经典作用,包括促进肠道内钙磷吸
收、促进肾小管内钙的重吸收等,从而有利于骨骼
矿化。另外,1,25-二羟维生素 D 还可直接作用于
成骨细胞,并通过成骨细胞间接作用于破骨细胞,
从而影响骨形成和骨吸收,维持骨组织与血液循
环中的钙磷平衡。

(2)非经典途径:维生素 D 受体还存在于许
多其他组织中,1,25-二羟维生素 D 作用于这些组
织细胞的维生素 D 受体后,发挥非经典作用,包
括抑制细胞增殖、刺激细胞分化、刺激胰岛素合
成、刺激肾素合成、抑制甲状旁腺激素合成、促进
骨骼肌细胞钙离子内流等。近年研究表明,维生
素 D 还具有改善肌力、降低跌倒风险、参与调节
免疫系统、抑制肿瘤细胞增殖、诱导肿瘤细胞凋
亡、有助于 2 型糖尿病患者血糖控制、降低高血压
患者血压水平等多重作用。维生素 D 缺乏对老
年人的多种生理功能(如视觉功能、心肺功能、肝
肾功能、神经系统功能、肌肉骨骼系统功能等)均
有很大影响。

2. **常见影响维生素 D 及其补充的因素** 影
响维生素 D 及其补充的因素包括遗传和非遗传
因素。在观察性人群研究中,影响维生素 D 水平

的因素包括膳食(如低钙摄入、乳糖不耐受、膳食限制、素食等)、地理气候、生活方式(室内工作、习惯穿防晒着装)、老龄、深色皮肤色素沉淀、纯母乳喂养婴儿、肥胖、不活动、肾功能减弱的老年人、慢性肾脏病、恶性吸收障碍或其他疾病(克罗恩病、囊性纤维化、严重肝脏疾病)、摄入存在交叉反应药物(如抗排卵药、利福平、西咪替丁、噻嗪类、类固醇皮质激素)、摄入降低维生素 D 吸收的药物(矿物油、泻剂、奥利司他、考来烯胺)等。在维生素 D 干预中,除了上述影响因素外,基线维生素 D 水平、干预类型和剂量也会影响干预效能。以下列出一些常见的影响因素。

(1)年龄:高龄是维生素 D 缺乏症的风险因素,随着年龄增长,维生素的吸收和合成能力均有下降。目前我国缺乏全国性的数据,鲁玲等对 3210 例 50～70 岁京沪城乡老年人的研究发现,维生素 D 缺乏和不足分别高达 69.2% 和 24.4%。其他小规模研究发现我国 60 岁以上老年人缺乏率为 80%～90%。提示随着年龄增长,维生素 D 缺乏率逐渐增加。

(2)性别:根据贵阳居民的调查发现,20～59 岁时,男女维生素 D 的缺乏比例无明显差异,但 60～79 岁差异明显,男女缺乏比例分别为 42.9% 和 64.8%。中国一项对五个城市的调研发现,在年龄≥59 岁人群中,男女严重缺乏的比例分别为 4.5% 和 9.1%。提示女性或有更高的维生素 D 缺乏率。

(3)地区/维度:根据上述五城市调研结果,维生素 D 缺乏从高到低依次为北京(73.5%)、乌鲁木齐(66.8%)、杭州(60.6%)、大连(42.1%)、广州(39.6%)。而其他单点人群调查研究发现,维生素 D 缺乏或不足的比例分别为:春季 98.8% 缺乏和秋季 78.8% 缺乏(沈阳,年龄＞60 岁),84.2% 维生素 D 缺乏和 14% 维生素 D 不足(北京,年龄 60～86 岁),68% 维生素 D 缺乏和 30% 维生素 D 不足(上海,年龄 51～80 岁),55.4% 维生素 D 缺乏和 33.09% 维生素 D 不足(贵阳,年龄 60～79 岁),22.5% 维生素 D 缺乏和 40.3% 维生素 D 不足(香港,年龄＞50 岁)。这些数据提示随着纬度的升高,居民体内生素 D 水平呈下降趋势。

(4)季节:体内维生素 D 水平受光照影响很大,研究发现人群夏秋季节的维生素 D 水平比冬春季节更高,尤其是北方地区居民。如对沈阳 60 岁以上老年人的调查发现,维生素 D 缺乏比例春季和秋季分别为 98.8% 和 78.8%,而对香港 50 岁以上人群的调查发现,夏季和冬季血清 25-羟维生素 D 水平无明显差异。

(5)肥胖:维生素 D 是脂溶性维生素,当个体肥胖时,维生素 D 可能会储存在体脂中从而影响其浓度。观察性研究发现,无论是成人还是青少年,肥胖或超重均与维生素 D 缺乏相关。在一项中国人群的干预研究中,体重指数每增加 1 kg/m^2,血清 25-羟维生素 D 升高幅度减少 1.9 nmol/L,体重正常组(体重指数 18.5～25 kg/m^2)对比超重组(体重指数≥25 kg/m^2),升高幅度差距达 12.8 nmol/L。

(6)遗传因素(维生素 D 代谢相关基因):在维生素 D 代谢通路上主要有 5 个基因参与调控。这 5 个基因分别为:①GC,编码维生素 D 结合蛋白;②CYP2R1,编码 25-羟化酶;③CYP27B1,编码 1α-羟化酶;④VDR,编码维生素 D 受体;⑤CYP24A1,编码 24-羟化酶。在人群干预试验中,Yao 等发现携带 6 个风险遗传位点的个体相比于携带 0～1 个风险位点的个体,干预后的 25-羟维生素 D 增幅＜13.2nmol/L,即需要额外补充 860 U/d 维生素 D 才能达到同等效果。

总之,维生素 D 在不同年龄、性别、地区、生活方式、疾病状况及遗传背景中存在差异,此外,包括基线维生素 D 水平、干预剂量和类型等因素对于维生素 D 的干预效能起到影响作用,这也提示针对不同个体进行个性化维生素 D 干预,有助于达到更好的干预效果。

3. 维生素 D"检-评-补" 针对目前老年人维生素 D 不足的普遍性、功能的重要性、补充的复杂性及个体的差异性,《共识》推荐按照"检-评-补"流程,首先针对机体维生素 D 含量进行检测,后结合维生素 D"金标准"及个体状态给予评价,从而提出个性化调整补充推荐量,最终改善维生素 D 水平。在补充过程中应阶段性重新进行"检-评-补"流程,及时调整维生素 D 补充剂量。

(1)维生素 D 的检测

1)维生素 D 代谢物:超过 50 种,包括 25-羟维生素 D_1,25-二羟维生素 D 等。其中 25-羟维生素 D 是维生素 D 在肝脏中第一次羟化的产物,因其半衰期较长(约 3 周),浓度相对较高,不受血钙、血磷及甲状旁腺素的影响,现已成为评估人体维生素 D 状况的公认指标。目前检测 25-羟维生素 D 的方法主要有色谱分析法和免疫分析法。色谱分析法包括液相色谱-串联质谱和高效液相色谱法,二者都是首先根据分子化学特性对样本进行液相分离,而后采用质谱或紫外检测器对维生素 D 及其衍生物定性和定量。液相色谱-串联质谱因其选择性强、特异性高、定性定量更准确,从而成为目前测量 25-羟维生素 D 的"金标准"。与之相比,免疫分析法(如酶联免疫法、放射免疫法及全自动电化学发光免疫法)则存在抗体间交叉反应而导致目标选择性差、特异性不足,有可能无法准确衡量甚至低估 25-羟维生素 D 的真实水平。

2)样本选择:血清或血浆均常用于 25-羟维生素 D 的检测,但均要求专业人员采集静脉血得到。近期干血斑(dried blood spot,DBS)技术的进展也为维生素 D 检测提供了新的样品收集方式。干血斑即采集指尖血滴于特制卡片上。干血斑法相比传统静脉血采集更为方便,个人在家即可自行完成样本采集,而且自然风干后即可常温运输。鉴于干血斑简便易用的优点,个体可自行定期监测维生素 D 水平,因此,干血斑技术将是未来的重要发展方向之一。

(2)维生素 D 评价:目前国际上通常以血液 25-羟维生素 D 作为衡量维生素 D 营养状况的"金标准",根据该指标与骨健康相关结局的关系,可以明确人群维生素 D 水平的缺乏标准。基于维生素 D 与骨健康的关系,美国内分泌协会在 2011 年将维生素 D 缺乏、不足及充足分别定义为 25-羟维生素 D<50 nmol/L、25-羟维生素 D 50~75 nmol/L、25-羟维生素 D≥75nmol/L,而 25-羟维生素 D<25 nmol/L 为严重缺乏。

维生素 D 的安全剂量范围较宽,并且少有长期使用超大剂量维生素 D 的现象,因此,维生素 D 中毒的报道罕见。生理剂量补充普通维生素 D 导致高钙血症的风险很小,因而无须常规监测血钙及尿钙。目前认为导致维生素 D 中毒的血清 25-羟维生素 D 水平通常>500 nmol/L,其对应的维生素 D 补充剂量多为长时间每天补充超过

30 000 U 维生素 D。

(3)维生素 D 补充

1)维生素 D 的补充方式:在老年人中,维生素 D 的补充有膳食补充及皮肤合成 2 种选择。膳食补充优先选择含维生素 D 的食物,如深海鱼类、动物肝脏等(表 25-1)。但有研究发现,在使用富含维生素 D 食物的情况下,依旧有 32% 的人群出现维生素 D 缺乏,且我国居民日常膳食中富含维生素 D 的食物较为缺乏,因此,《共识》建议考虑维生素 D 膳食营养补充剂。

表 25-1 食物中的维生素 D 来源

来源	含量
鱼肝油	维生素 D_3 400~1000 U/匙羹
野生三文鱼	维生素 D_3 600~1000 U/3.5 盎司
人工饲养三文鱼	维生素 D_2 或维生素 D_3 100~250 U/3.5 盎司
三文鱼罐头	维生素 D_3 300~600 U/3.5 盎司
沙丁鱼罐头	维生素 D_3 300 U/3.5 盎司
金枪鱼罐头	维生素 D_3 236 U/3.5 盎司
新鲜香菇	维生素 D_2 100 U/3.5 盎司
蛋黄	维生素 D_3 或维生素 D_2 20 U/个

2)维生素 D 的种类与补充途径:目前,国内外均有维生素 D_3 和维生素 D_2 不同种类膳食营养补充剂应用于临床实践,但相对而言,部分研究认为维生素 D_3 效果优于维生素 D_2。另有研究显示,单次大剂量给药后,维生素 D_2 较维生素 D_3 代谢更快且生物利用度更低。因此,国内外不同组织仍推荐维生素 D_3 作为治疗维生素 D 缺乏的首选制剂。部分研究比较了不同给药方式治疗维生素 D 缺乏的效果,结果发现,肌内注射给药似乎效果更佳,尤其适用于口服给药吸收不良的患者,但用药相对麻烦且易造成局部注射部位疼痛,而口服给药更为方便,患者依从性更好。因此,目前多数指南、研究均推荐口服维生素 D。

3)维生素 D 补充推荐剂量:2014 年《中国维生素 D 与成年人骨骼健康应用指南》推荐 65 岁及以上老年人,维生素 D 摄入量为每天 600 U。《老年人维生素 D 临床应用专家共识(2018)》建议老年人每天常规补充维生素 D 600~1000 U。

其他主要国家/机构维生素 D 推荐及制定方法见表 25-2。值得注意的是,我国维生素 D 推荐量是基于国外数据推导而出的,鉴于维生素 D 代谢及其与疾病的关系在不同族裔间存在明显差异,除了参考国外数据,仍需要更多来自中国人群的研究。近期,林旭研究组开展了亚洲首个评估维生素 D_3 与血清 25-羟维生素 D 剂量效应关系的临床试验,该研究在 76 例维生素 D 缺乏成年人中,使用不同维生素 D_3 剂量(每天分别补充 0 U、

400 U、800 U、1200 U、2000 U)干预 16 周,发现补充维生素 D_3 后,血清 25-羟维生素 D 水平在第 6 周达到平台期,每天最高 2000 U 的维生素 D_3 补充量仅能改善 80% 的维生素 D 缺乏,该摄入量仍未达到膳食营养素推荐供给量(recommended dietary allowance,RDA)的要求,即需要满足大多数健康人群(>97.5%)的需要量。该项研究提示,目前我国指南对于维生素 D 的推荐量可能是低估的,因此,推荐量宜就高不就低。

表 25-2 维生素 D 参考摄入量

国家/机构	类型	成年人(U/d)	老年人(U/d)	方法
中国《老年人维生素 D 临床应用专家共识》	-	-	600~1000	参考 IOM(2011)和欧洲关于老年或绝经后女性的补充建议
中国《中国居民膳食营养素参考摄入量》(程义勇,2013)	RNI	400	600(>65 岁)	参考 IOM(2011):在无内源性维生素 D 合成时,为使 50% 人群血清 25-羟维生素 D 平均水平达 50 nmol/L,人群平均维生素 D 摄入量至少为 313 U/d。向上取整为 320 U/d。设 CV=10%,则 RNI 为 384 U/d,取整后为 400 U/d。老年人因代谢效率和受体敏感性下降,EAR 变异增加,设 CV=40%,即 RNI 为 600 U/d
WHO/FAO(WHO,2004)	RNI	200	400(51~65 岁)600(>65 岁)	基于相应年龄段在最少阳光暴露时,为维持血浆 25-羟维生素 D 浓度的需求量
美国(IOM,2011)	RDA	600	600(51~70 岁)800(>70 岁)	满足 >97.5% 的人群达到血清 25-羟维生素 D≥50 mmol/L
欧盟(EFSA,2016)	AI	600	600	根据荟萃回归分析,当最低限度皮肤合成时,为使大部分人可以满足血清 25-羟维生素 D 浓度为 50 nmol/L 的需求量
澳大利亚(NHMRC)	AI	200	400(51~70 岁)600(>70 岁)	基于相应年龄段在最少阳光暴露时,为维持血浆 25-羟维生素 D 浓度的需求量

注:IOM. 美国医学研究所;WHO. 世界卫生组织;FAO. 联合国粮食及农业组织;EFSA. 欧洲食品安全局;NHMRC. 澳大利亚国家健康与医学研究理事会;CV. 变异系数;RNI. 推荐营养素摄入量;RDA. 膳食营养素推荐供给量;AI. 适宜摄入量。

综上,一方面考虑到我国目前相关临床试验数据的缺乏,另一方面考虑老年人因代谢效率和受体敏感性下降,其变异增加,摄入范围宜更宽,笔者建议老年人的推荐量可参照《老年人维生素 D 临床应用专家共识(2018)》,即在一般老年人群中,推荐维生素 D 的补充量为每天 600~1000 U。

【文献评述】

鉴于维生素 D 水平在不同年龄、性别、地区、生活方式、疾病状况及遗传背景中存在差异,个性化维生素 D 干预是未来维生素 D 干预管理的重要发展方向。一项基于 94 项干预的综述发现,剂量/体重比、补充剂类型(维生素 D_2 或维生素 D_3)、年龄、同期钙剂补充和基线 25-羟维生素 D 可分别解释 34.5%、9.8%、3.7%、2.4%、1.9%。在中国人群中,林旭研究组系统评估了遗传和非遗传因素对干预后 25-羟维生素的影响,发现包含 6 个遗传风险位点的遗传风险分数对个体 25-羟

维生素 D 干预响应的解释度为 50%，高于非遗传因素（基线水平、体重指数、性别）的解释度（48%）。尽管这些研究提示了维生素 D 影响因素的作用程度，但目前的证据量仍有限，还需要更多的研究来证实，从而为个性化维生素 D 干预提供线索。

基于已有的综述研究证据，基线维生素 D 水平是影响维生素 D 干预效果的重要因素。一项综述研究纳入全球 136 篇临床试验，发现年基线 25-羟维生素 D 水平是干预后 25-羟维生素 D 水平的重要预测因素之一，成人每增加 1 nmol/L 基线 25-羟维生素，其补充水平预测可增加 0.6 nmol/L，分组分析欧洲、北美、亚洲、非洲分别为 0.6 nmol/L、0.7 nmol/L、0.8 nmol/L、1.1 nmol/L。与之相似，另一项针对中东和北非人群的综述提示可增加 0.8 nmol/L。而一项针对 50 岁以上高加索人的荟萃分析并未发现更高的基线 25-羟维生素 D 与更低的补充效能有关。这些研究均证明，基线 25-羟维生素 D 水平可影响维生素 D 的干预效能，且亚洲人群的影响程度可能介于欧美和非洲人群之间，因此，定期监测维生素 D 水平有助于更好地调整补充剂量。

由于日常膳食中维生素 D 含量低，单纯依靠膳食来源的维生素 D 不能满足人体对维生素 D 的正常需求，因此，通过"膳食营养补充剂"补充维生素 D 是一个有收益的方式。鉴于维生素 D 及其补充受到多种因素的影响，笔者推荐对老年人按照"检-评-补"的个性化干预方式，定期监测、定期调整并实施针对性、科学性的补充措施，从而更好地改善老年个体维生素 D 营养状态，以降低维生素 D 缺乏相关疾病的发生风险，提高老年人晚年生活质量，减轻全社会医疗卫生负担。

（杨　泽）

参 考 文 献

中国老年保健医学研究会老龄健康服务与标准化分会，《中国老年保健医学》杂志编辑委员会.老年人维生素 D 营养素强化补充规范共识.中国老年保健医学，2019，17(4):42-45.

第 26 章

《中国老年人潜在不适当用药判断标准(2017 年版)》解读

【文献题目】 中国老年人潜在不适当用药判断标准(2017 年版)

【文献作者】 中国老年保健医学研究会老年合理用药分会,中华医学会老年医学分会,中国药学会老年药学专业委员会,等

【文献来源】 药物不良反应杂志,2018,20(1):2-8

【文献解读】

◆ 背景介绍

潜在不适当用药(potentially inappropriate medication,PIM)是指使用此类药物的潜在不良风险可能超过预期获益,这类药物是一类高风险药物。我国已经进入老龄社会,预计到 2050 年,中国老龄人口将达总人口的 31%,进入重度老龄化阶段。老年人群易罹患多种慢性疾病,造成多科就诊、多重用药问题较为普遍,加之老年人生理功能衰退,导致药动学及药物敏感性逐渐改变,易出现药物不良反应,增加药物-药物相互作用等用药相关风险。1991 年,美国老年医学会专家 Beers 等首次发表了主要针对门诊和长期照护患者的老年人 PIM 标准,被称为 Beers 标准。Beers 标准于 1997 年、2003 年、2012 年、2015 年和 2019 年分别进行了更新。目前国际上广泛应用的有 Beers 标准和欧洲的老年人不适当处方筛查工具(screening tool of older persons' prescriptions,STOPP)/提示医师正确治疗筛查工具(screening tool to alert doctors to right treatment,START)。由于我国药品市场供应、临床诊疗与其他国家和地区存在差异,美国 Beers 标准在我国使用受到限制,亟须制订符合我国实际情况的老年人 PIM 判断标准。

2014—2016 年,由首都医科大学宣武医院相关专家牵头,联合中国人民解放军总医院、北京医院及其他机构的老年临床医学、临床药学等专家,在借鉴美国、加拿大、日本、法国、挪威、德国、韩国、奥地利、泰国等国家老年人 PIM 判断标准的基础上,参考国家药品不良反应监测中心、全军药品不良反应监测中心、北京市药品不良反应监测中心及北京市参与"医院处方分析合作项目"的 22 家医院 60 岁以上老年患者的用药数据,初步研制出《中国老年人疾病状态下潜在不适当用药初级判断标准》和《中国老年人潜在不适当用药目录》。2016 年,中国老年保健医学研究会合理用药分会、中华医学会老年医学分会、中国药学会老年药学专业委员会、中国药理学会抗衰老与老年痴呆专业委员会及中国药理学会药源性疾病学专业委员会共同组织相关领域专家,采用德尔菲法专家论证,分别对上述 2 个初研标准进行了 3 轮修订,为便于临床查找与使用,对其进行了适当简化,并将两者合并,命名为《中国老年人潜在不适当用药目录》,于 2017 年 11 月联合发布。考虑到与其他国家和地区表述的一致性,故又将其修订为《中国老年人潜在不适当用药判断标准(2017 年版)》(下文简称《标准》)。《标准》可为临床医师、药师、护士等评估老年人用药情况、减少药物不良事件的发生提供指导。

◆ 文献要点

1.《标准》的制定目标 《标准》旨在为临床医药工作者开展老年人合理用药提供技术支持,在进行临床决策时,可依据不同标准并结合患者的具体情况,充分考量治疗带来的效益与风险,再采

取最优的治疗方案。临床药师在处方或医嘱审核中应将相关内容作为关注点,以促进老年患者合理用药,降低 PIM 的发生率。

2. 中国老年人潜在不适当用药的判断标准

《标准》共纳入 13 类 72 种/类药物,每种/类药物附 1~6 个用药风险点。13 类药物包括精神药物、神经系统用药、解热镇痛抗炎与抗风湿药、心血管系统用药、抗感染药物、内分泌系统用药、抗过敏药、血液系统用药、消化系统用药、麻醉药与麻醉辅助用药、骨骼肌松弛药、泌尿系统用药及呼吸系统用药。根据专家评价的指标赋值均数把药物分为高风险药物和低风险药物,2015 年版标准将高风险药物分为 35 种/类,低风险药物分为 37 种/类。《标准》将 2015 年版标准 12 种/类高风险药物调整为低风险药物,将 2015 年版标准 7 种/类低风险药物调整为高风险药物,至此,《标准》中的高风险药物为 30 种/类,低风险药物为 42 种/类。老年人应避免使用高风险药物,谨慎使用低风险药物。《标准》中的高风险药物调整情况见表 26-1。

表 26-1　2015 年版本和 2017 年版本界定的高风险药物及风险强度

药物名称	风险强度	
	2015 年版	2017 年版
神经系统用药		
劳拉西泮	高	高
阿普唑仑	低	高
苯海索	低	高
氯氮䓬	高	高
硝西泮	高	高
巴比妥类(苯巴比妥除外)	高	高
苯巴比妥	高	高
氯硝西泮	高	高
地西泮	高	高
苯妥英钠	高	高
精神药物		
阿米替林	高	高
氯丙嗪	高	高
多塞平	高	高
马普替林	高	高
氯氮平	低	高
奋乃静	高	低
氟奋乃静	高	低
氟哌啶醇	高	低
氟西汀	高	低
解热、镇痛、抗炎、抗风湿药		
萘丁美酮	高	高
吲哚美辛	高	高
≥2 种非甾体抗炎药合用	高	高
保泰松	高	高
吡罗昔康	高	高
萘普生	低	高
心血管系统用药		
利血平(>0.1 mg/d,降压 0 号、复方利血平片等)	高	高
胺碘酮	高	低

（待　续）

（续　表）

药物名称	风险强度	
	2015 年版	2017 年版
地高辛(>0.125 mg/d)	高	低
多沙唑嗪	低	高
可乐定	高	高
硝苯地平(常缓剂型)	高	低
普鲁卡因胺	低	高
内分泌系统用药		
生长激素	低	高
血液系统用药		
噻氯匹定	高	高
华法林	高	低
消化系统用药		
莨菪碱类	高	高
颠茄生物碱	高	高
抗感染药物		
氨基糖苷类抗生素	高	低
加替沙星	高	低
抗过敏药		
异丙嗪	高	低
麻醉药与麻醉辅助用药		
哌替啶	高	高
吗啡、吗啡缓释片	高	低

3. **中国老年人疾病状态下潜在不适当用药的判断标准**　《标准》共纳入 27 种疾病状态下 44 种/类药物。疾病主要涉及神经系统、心血管系统、泌尿系统、消化系统、呼吸系统、内分泌系统及其他 7 个系统;药物涉及神经系统用药(镇静催眠药)、精神用药(抗精神病药、抗抑郁药和精神兴奋药)、解热镇痛抗炎与抗风湿药(非甾体抗炎药)、心血管系统用药(抗高血压药、血管活性药)、消化系统用药、抗过敏药、内分泌系统用药(激素类药物和降血糖药)、麻醉药与麻醉辅助用药、血液系统用药(抗血小板聚集药)、泌尿系统用药及抗胆碱药。根据用药频度,将 44 种/类药物分为 A 级、B 级警示药物,用药频度≥3000 的药物为 A 级警示药物,用药频度<3000 的药物为 B 级警示药物。A 级警示药物包括 25 种疾病状态下 35 种/类药物,推荐临床医师与临床药师优先警示;B 级警示药物包括 9 种疾病状态下 9 种/类药物。《标准》根据疾病状态将药物进行整理,标注了用药风险点和使用建议,其中疾病状态下避免使用的药物见表 26-2。

表 26-2　中国老年人疾病状态下避免使用的潜在不适当用药

疾病状态	潜在不适当药物	用药风险点	使用建议
神经系统			
癫痫或癫痫发作	硫利达嗪、安非他酮、马普替林	降低癫痫发作阈值	避免使用
谵妄	苯二氮䓬类、氯丙嗪、三环类抗抑郁药、糖皮质激素、抗胆碱药;硫利达嗪	诱发或加重谵妄	避免用于有谵妄高风险者,停药须缓慢

（待　续）

（续　表）

疾病状态	潜在不适当药物	用药风险点	使用建议
痴呆或认知功能受损	苯二氮䓬类	中枢神经系统不良影响	避免使用
失眠	去氧肾上腺素、匹莫林	中枢神经系统兴奋作用	避免使用
	三唑仑	认知障碍和行为异常	采用非药物治疗,若必须行药物治疗,可选用半衰期短的苯二氮䓬类药物
帕金森病	抗精神病药、甲氧氯普胺、异丙嗪	加重帕金森病症状	避免使用
认知功能受损	抗胆碱药	中枢神经系统不良反应,增加痴呆患者的卒中及死亡风险	避免使用
预防脑卒中	双嘧达莫	无效	换用阿司匹林或噻氯匹定
心血管系统			
心力衰竭	非甾体抗炎药、地尔硫䓬、维拉帕米、吡格列酮、罗格列酮、西洛他唑	液体潴留、加重心力衰竭	避免使用
晕厥	氯丙嗪、奥氮平、多沙唑嗪、特拉唑嗪、胆碱酯酶抑制剂	有直立性低血压或心动过缓的风险	避免使用
直立性低血压	氯丙嗪	增加直立性低血压和跌倒风险	换用强效抗精神病药(如氟哌啶醇),并连续监测血压
高血压	非甾体抗炎药	水钠潴留,导致高血压	换用对乙酰氨基酚或阿司匹林,密切监测血压
	利血平	高剂量可能导致抑郁症和锥体外系反应	换用其他降压药
泌尿系统			
肾功能不全	非甾体抗炎药	水钠潴留,加重或导致肾衰竭	避免使用
慢性肾病Ⅳ/Ⅴ期	氨苯蝶啶	增加肾损伤风险	避免使用
尿失禁	雌激素(除阴道用药)、多沙唑嗪、哌唑嗪、特拉唑嗪	加重尿失禁	避免用于女性
下尿路症状、前列腺增生	抗胆碱药	尿流变细,尿潴留	避免用于男性
消化系统			
消化性溃疡	非甾体抗炎药	加剧原发溃疡,导致新溃疡	避免使用,仅在其他药物疗效不佳且同时服用胃黏膜保护剂时才可使用
慢性便秘	抗精神病药、三环类抗抑郁药、溴丙胺太林托特罗定、抗胆碱药	加重便秘	避免使用,除非无其他选择
	奥昔布宁(口服)	加重便秘	避免使用,除非无其他选择
其他			
跌倒或骨折史	苯二氮䓬类、扎来普隆	精神运动功能受损、跌倒	避免使用,除非其他可选择药物不可用

（待　续）

（续　表）

疾病状态	潜在不适当药物	用药风险点	使用建议
	抗精神病药	共济失调、损伤精神运动功能、晕厥及跌倒	避免使用
青光眼	三环类抗抑郁药	加重青光眼	换用选择性 5-羟色胺再摄取抑制剂
疼痛	哌替啶(长期使用)	跌倒、骨折、药物依赖	采用非药物治疗,若必须行药物治疗,可换用对乙酰氨基酚或可待因、吗啡
痛风	噻嗪类利尿药	加重或导致痛风	换用其他降压药

4.《标准》与 2019 年版 Beers 标准的比较

(1)适用年龄:《标准》适用于≥60 岁的老年人,2019 年版 Beers 标准适用于≥65 岁老年人。

(2)关注内容

1)《标准》主要关注 3 个方面内容:①老年人的 PIM;②老年人与疾病状态相关的 PIM;③老年人应避免或慎用的 PIM。

2)2019 年版 Beers 标准包括 5 个方面内容:①老年人的 PIM;②老年人与疾病状态相关的 PIM;③老年人应慎用的 PIM;④老年人应避免的药物-药物相互作用;⑤老年人肾功能不全应尽可能避免使用或减少剂量的药物。

(3)药物分类:《标准》与 2019 年版 Beers 标准关注的药品种类基本相近。其差异是:《标准》额外关注了华法林、氯吡格雷、茶碱、加替沙星、万古霉素、氨基糖苷类抗生素、克林霉素等药物;2019 年版 Beers 标准额外关注了质子泵抑制剂、矿物油、去氨加压素、睾酮、甲睾酮、雌激素、呋喃妥因等药物。

5.《标准》的局限性

2019 年版 Beers 标准列出了老年人避免使用存在相互作用的 10 种/类药物:肾素-血管紧张素系统抑制药(血管紧张素转化酶抑制剂、血管紧张素Ⅱ受体拮抗剂、阿利吉仑)或保钾利尿药(阿米洛利、氨苯蝶啶);阿片类药物;抗胆碱药;抗抑郁药(三环类抗抑郁药、选择性 5-羟色胺再摄取抑制药和 5-羟色胺-去甲肾上腺素再摄取抑制药)、抗精神病药、抗癫痫药、苯二氮䓬类药物、非苯二氮䓬类药物及苯二氮䓬受体

激动催眠药(如"Z-药物");激素类药物(口服或胃肠外);锂盐;外周 α_1 受体阻滞药;苯妥英钠;茶碱;华法林。如华法林与胺碘酮、环丙沙星、复方磺胺甲噁唑、大环内酯类药物(不包括阿奇霉素)、非甾体抗炎药合用,可能增加出血风险,应避免联合使用。2019 年版 Beers 标准列出了老年人根据肾功能尽可能避免使用或减少剂量的药物,包括环丙沙星、复方磺胺甲噁唑等 22 种/类药物。但是,《标准》仅给出老年人 PIM 的判断标准和老年人疾病状态下 PIM 的判断标准,暂未提到药物-药物相互作用,也未提及肝、肾功能不全患者的潜在用药风险。

【文献评述】

PIM 可增加老年人药品不良反应/事件的发生风险及其他风险,导致再住院率和病死率增加。对于《标准》中所列出的药物,在老年患者的治疗中或在某些特定疾病状态下,应避免使用、减少剂量或加强监测措施。《标准》在各国 PIM 标准的基础上,结合中国老年人的疾病特征和用药特点而制定,更符合中国老年患者的疾病谱。但我国老年慢性疾病患者普遍存在同时使用多种药物以及中成药与西药联合用药等现象,《标准》并未涉及药物-药物相互作用及与中成药有关的 PIM 指导依据,也未提及肝、肾功能不全患者有关的 PIM 指导建议,因此,临床应根据《标准》审查我国老年患者的 PIM 情况,并对其进一步完善和更新。

(胡世莲)

参 考 文 献

中国老年保健医学研究会老年合理用药分会,中华医学会老年医学分会,中国药学会老年药学专业委员会,等.中国老年人潜在不适当用药判断标准(2017 年版).药物不良反应杂志,2018,20(1):2-8.

第 27 章

《中国老年人用药管理评估技术
应用共识(草案)》解读

【文献题目】 中国老年人用药管理评估技术应用共识(草案)

【文献作者】 中国老年保健医学会老龄健康服务与标准化分会,《中国老年保健医学》杂志编辑委员会

【文献来源】 中国老年保健医学,2019,17(4):16-19

【文献解读】

◆ 背景介绍

为老年人开具处方的过程较为复杂,包括确定需要用的某种药物、选择最佳药物、确定最适合患者生理状态的剂量和给药计划、监测药物的有效性和不良反应,以及对患者进行针对预期不良反应及依从性的用药教育。

药物使用不当的严重后果属于可避免的药物不良事件(adverse drug event,ADE)。对老年人进行评估时应始终牢记可能出现 ADE,出现任何新的症状时,都应考虑其与药物相关,直到证明为其他原因所引起。

为老年患者开具处方存在特殊的困难。上市前进行的药物试验通常未纳入老年患者,并且所批准的剂量可能并不适合老年人。由于药动学(即药物的吸收、分布、代谢和排泄)和药效学(药物的生理作用)存在年龄相关性变化,故在使用药物时应特别谨慎。

老年人用药必须特别注意药物剂量。随着年龄增长,身体脂肪相对于骨骼肌的比例逐渐增加,可能导致分布容积增加。即使老年人没有肾脏疾病,但随着年龄增长,肾脏功能自然下降,可以导致药物清除率的降低。老年人的药物储库增大及

药物清除率降低使药物半衰期延长,也使血浆药物浓度升高。

综上所述,为规范老年人用药管理,2019 年中国老年保健医学研究会老龄健康服务与标准化分会发布了《中国老年人用药管理评估技术应用共识(草案)》(下文简称《共识》)。《共识》的适用人群为使用药物治疗的老年患者及相关医护人员。

◆ 文献要点

1. 老年人用药基本原则

(1)用药前充分权衡利弊:成年人药物不良反应发生率随增龄而升高,但是文献表明,年龄并不是独立的危险因素,不良反应发生率主要与老年人的疾病状况及多重用药等医疗因素有关。除了皮疹、胃肠道反应等一般症状外,老年人药物不良反应更多见精神症状、跌倒、大小便失禁等,可能进一步加重原患疾病,影响老年人的生活质量,甚至导致骨折、长期卧床、血栓等严重不良事件,使老年人丧失生活能力。另外,老年人药物不良反应一般较成年人严重,住院老年人药物不良反应发生率为 27.3%,比成年人高 3 倍以上。由于老年人药物不良反应发生率高、病死率高,因此,老年人选用药物需要充分权衡利弊、遵循个体化及最佳受益原则,确保用药合理性。

(2)避免多重用药:老年人常同时患有多种疾病,需要接受多种药物治疗,即所谓的多重用药。定义"多重药物"的药物数量是可变的,但通常定义为 5~10 个或以上。虽然多重药物最常指处方药物,但是将所用的非处方药和草药/保健药数量也考虑在内是很重要的。

多重用药可导致一系列后果，如随着年龄增长，老年人代谢状况发生变化且药物清除率降低，因此，老年人发生药物不良反应的风险更高，增加所用药物数量会使该风险更加复杂。多重用药会增加发生药物间相互作用及开具其他不合理处方的可能性。多重用药会增加出现"处方瀑布"的可能性，即将一种药物不良事件误认为一种新的疾病，并开具另一种药物对其进行治疗。另外，多重用药还将增加失眠、便秘、衰弱、疼痛等老年综合征相关症状的发生。

在中国，老年人多重用药问题更为普遍。老年人主诉多、合并症多，习惯于多医院、多科室就诊，从而取得多张药物处方，另外，老年人凭广告、经验选来的非处方药物、保健品、中草药及民俗疗法等，也容易造成用药重复。

（3）制订个体化给药剂量：老年人衰老过程就是各器官功能发生改变的过程，特别是代谢和清除药物的器官——肝脏和肾脏功能下降。后果之一就是药物在体内的药动学及药效学发生一系列变化，药物不良反应发生率增高。老年人发生不良反应，其中80％是药动学原因所致，并且具有剂量依赖性。同时，老年人是一组健康状况极不均一的群体，由于衰老进程、代谢和药效靶点变化不一、疾病状态不同，导致药效的个体差异特别突出，尤其是高龄老人。同年龄的老年人使用相同剂量，有的会无效，有的会出现不良反应，由此来看，老年人的有效剂量可相差数倍甚至十几倍。目前还没有公认的与老年人年龄相关的用药剂量规律可循。但是考虑到安全性，一般建议老年人采取小剂量给药原则，用药过程中可根据疗效及耐受性逐渐调整剂量。考虑到药物的有效性及安全性，应根据老年人的肝、肾功能调整用药剂量。我国普通人群中慢性肾脏病的发病率约11％，而老年慢性肾脏病的发病率高达36％～40％，其中大部分为肾功能减退。对老年或慢性肾脏病患者，即使采用标准剂量的治疗方案，某些经肾脏代谢的药物在体内的清除率也明显减慢，血药浓度-时间曲线下面积增大，可能引起严重的不良反应。老年人的肾功能不能只根据血肌酐判断，一定要计算肌酐清除率，根据肌酐清除率减少给药剂量或延长给药时间。对于肝功能受损的患者，目前并没有统一的评价肝功能的方法来调整给药剂

量，需根据实际情况酌情减量或选择其他药物。

1）老年肾脏功能与药物剂量调整：肾功能的评估主要是指对肾小球滤过功能的评估，肾小球滤过率（glomerular filtration rate，GFR）是评估肾小球功能最准确、最重要的参数。目前临床常根据血肌酐（serum creatinine，Scr）、内生肌酐清除率（creatinine clearance，Ccr）以及血清胱抑素C等来反映GFR的变化，但其准确性受多种因素影响。

Scr水平在老年人中测定值偏低，常不能真实地反映GFR的变化。Ccr虽较Scr敏感，但在伴有肾功能损害的老年患者中常高估GFR。另外，在测定Ccr时，尿液标本的收集和尿肌酐的测定往往会有较大的误差。胱抑素C评估GFR的有效性高于Scr和Ccr，但在心绞痛、心肌梗死、哮喘、肿瘤及一些慢性炎症性疾病中，血清胱抑素C的水平可明显增高。

估算肾小球滤过率（estimated glomerular filtration rate，eGFR）的计算公式：研究表明，肾功能评估最好采用测定GFR（即mGFR），如放射性核素肾图测定，或采用基于年龄、体重、性别、种族等因素校正Scr的推算公式来估算GFR（即eGFR）。与操作复杂且昂贵的mGFR相比，使用eGFR更为方便、实用。目前临床上常用的计算eGRF的公式为改良简化的MDRD方程和CKD-EPI公式。简化的MDRD方程（Scr单位为μmol/L）为mGFR $= 186 \times (Scr/88.4) - 1.154 \times$ 年龄$^{-0.203} \times$（女性$\times 0.742$）；中国改良简化的MDRD方程（Scr单位为μmol/L）为c-aGFR $= 186 \times (Scr/88.4) - 1.154 \times$ 年龄$^{-0.203} \times$（女性$\times 0.742) \times 1.233$。CKD-EPI公式见表27-1。

目前，慢性肾脏病防治指南中推荐使用含有多个变量的CKD-EPI公式，认为其在评估肾功能及估算药物剂量方面优于其他公式。尽管如此，在以上公式的推导过程中，均未涵盖大样本老年人群资料，对老年人尤其是中国老年人肾功能的评估可能仍存在较大偏差。因此，研究学者建议在临床上采用2～3种方法对老年患者的肾功能进行综合评估。

尤其是慢性肾脏病4期（eGFR＜30 ml/min）以后，患者的全身状况可能会以多种方式影响药物吸收、蛋白结合、分布、代谢及排泄过程。除GFR

表 27-1 CKD-EPI 公式

性别	血肌酐值(μmol/L)	CKD-EPI 方程
女性	$\leqslant$62	$cGFR=144\times(Scr/62)^{-0.329}\times(0.993)^{age}$
	>62	$cGFR=144\times(Scr/62)^{-1.209}\times(0.993)^{age}$
男性	$\leqslant$80	$cGFR=141\times(Scr/80)^{-0.411}\times(0.993)^{age}$
	>80	$cGFR=141\times(Scr/80)^{-1.209}\times(0.993)^{age}$

注:CKD-EPI. 慢性肾脏病流行病学合作组;^{age}. 年龄。

显著减退导致药物及其代谢产物的清除率降低之外,尿毒症毒素及继发的各种内环境紊乱,还可通过改变血浆结合蛋白和/或肝脏的代谢,水、电解质和酸碱平衡,以及大分子蛋白或转运酶的活性而影响药物在体内的代谢过程。此外,老年人或慢性肾脏病患者可经常出现胃肠功能紊乱等,也可导致药物吸收减少和生物利用度降低。因此,老年人或尿毒症患者中药物剂量的调整很难有一个统一而清晰的模式,临床上即便调整了药物剂量,也需要在用药后仔细观察患者是否出现肾脏不良反应。

临床上对经肾代谢药物剂量的调整一般通过以下步骤进行。首先,需要了解拟使用药物的药动学情况;其次,要评估患者的肾功能和全身营养状况;最后,根据肾功能状况决定用药剂量和方法,如减少剂量、延长给药间隔或两者兼之。

2)老年肝脏功能与药物剂量调整:老年人的肝脏发生萎缩,肝细胞减少,结缔组织增加,重量减轻,90 岁的老年人肝脏重量仅为正常人的50%。老年人的血流量较 20 岁青年人少 40%～50%,因此,肝的新陈代谢和解毒功能降低。在肝功能检查时,虽然丙氨酸氨基转移酶、麝香草酚浊度试验正常,但肝脏的解毒能力和对蛋白质的合成能力降低,以白蛋白减少尤为明显,白蛋白与球蛋白的比例呈 1:1[正常值为(1.5～2.5):1]。老年人常伴有低蛋白血症,血浆蛋白结合药物的能力也有所下降,导致血液中的游离型药物浓度增加。

(4)及时停药:老年人慢性疾病需要药物长期控制,随着年龄增长、生理特点变化及疾病进展,原有药物可能不再适合当前的状态,需要停药调整,避免严重不良反应的发生。此外,一些对症治疗药物在症状消失或作用不明显时应该停用,没有必要长期使用,这样反而会增加不良反应风险。

以下是老年人需要停药的几种常见情况:①出现新的症状,考虑为药物不良反应时可停药;②疗程结束后停药;③对症治疗药物应及时停药。

(5)老年药物处方的质量控制:多种措施可促进提高药物处方的适当性和整体质量,这些措施包括避免用药不当、恰当使用所需药物、监测药物不良反应和药物浓度、避免药物相互作用、患者参与,以及结合患者的经济情况及疾病观、生死观等。

减少老年人处方不当的方法包括教育性干预、计算机化医嘱录入和决策支持、由医师和临床药师领导的多学科团队治疗等。关于这些干预措施的现有资料普遍显示,处方不当的情况会显著改善。

2. **多重用药的管理策略** 患者初次就诊时,医师或药师应详细询问患者曾经及目前正在使用的药物,准确记录服药种类、剂量及时间。另外,需要判断哪些是患者治疗疾病的主要药物,哪些是辅助治疗药物,甚至哪些是不必要的药物。清晰简洁的患者用药清单有助于医师或药师指出哪些是不适合老年患者服用的药物,哪些药物之间的相互作用存在潜在的危险,对于这些药物需特别监测,必要时应停药。在门诊试图减少多重用药是相对困难的,医师和药师可通过做好患者教育工作,说明其中的利害关系,并定期随诊,及时得到患者用药的反馈信息,对存在潜在危险性的药物或长期服用后治疗效果不明显的药物进行调整。

药师应特别注意对老年患者提供详尽的建议,并在出现问题时协助医师寻找实际的解决办法。近年来用药(医嘱)重整审核工作逐渐成为老年健康用药管理的必要技术。

临床医师由于时间有限,在接诊患者时很可

能未询问用药史或患者用药剂量等,由医师或护士采集的用药史往往不全,因而引发诊疗问题。当医师工作繁忙时,或入院接诊询问患者用药史有疏忽时,药师是最好的帮手,可以进行必要的弥补,特别是采用药物重整的方式。并不是每位老年人都能将每一种服用的药物全部记清,药师应该能引导患者尽可能回忆起服用的全部药物。老年患者因为一种疾病就诊,叙述病情及药物时也会围绕特定疾病进行,若不进行引导很可能遗漏其他系统疾病用药。药师可根据患者的主诉情况及常见老年综合征发散性提问,如:睡眠情况如何、是否需要药物辅助入睡;大便频率及性状如何、是否存在便秘、是否需要通便药物;是否频繁起夜、是否存在下尿路症状等。同时,还应询问以上症状是否使用药物治疗。这样既不会遗漏患者的用药清单,还可以发现一些亟待解决的老年用药问题。

在老年人转诊时对其进行用药核查具有重要意义:①可以根据用药清单确定老年人是否存在不适当用药,在参考 Beers 标准的同时根据老年人疾病情况,可以提出建议——减药或者调整治疗方案,避免长期使用此类药物造成的不良反应。②审核用药是否存在临床意义较大的相互作用——降低药效或增加不良反应风险,可通过改变给药间隔或换药来尽量减少由于相互作用对患者造成的伤害。③可以对一些对症治疗药物的疗程进行初步判断,对症治疗药物长期使用不仅疗效不肯定,而且可能增加不良反应,如长期使用质子泵抑制剂控制反酸症状。④转诊医疗时医嘱转录过程是用药差错高发的环节,一些音似的药物、多品规的药物容易发生转录错误。药师通过核查用药,可以促进老年人健康用药、精简用药种类。

对老年人开处方的逐步方法应包括:定期审查目前的药物治疗;停止不必要的药物治疗;考虑非药物替代策略;考虑更安全的替代药物;使用尽可能低的有效剂量;包括所有必要的有益药物。

3. 老年人不适当用药的评价标准　目前,国际上并没有通用的老年人不适当用药评价标准以及减少老年人多重用药的方案和流程。医师及药师通常根据临床经验,并参考老年人健康用药辅助工具,如 Beers 标准、老年人不恰当处方工具

(inappropriate prescribing in the elderly tool, IPET)、老年人不适当处方筛查工具(screening tool of older persons' prescriptions,STOPP)等。在这些标准和工具中列出了老年人不宜使用的药物,为临床医师提供了很好的参考,但仍然存在某些缺陷而不能满足临床需要。真正解决多重用药应注意以下原则:①抓住疾病的主要矛盾;②充分考虑药物相互作用及药物对疾病的影响;③避免重复用药。

(1)Beers 标准:1991 年,美国老年医学会建立了判断老年患者潜在不适当用药的 Beers 标准,并对该标准进行了多次修订。Beers 标准在识别老年患者潜在不适当用药、减少不合理用药及降低治疗费用等方面发挥了积极作用。Beers 标准让专家明确了对老年人"潜在不当"的药物和药物种类,医疗提供者为 65 岁及以上的老年人开具处方时应考虑避免这些药物。这些药物的不良反应风险较高,对老年人来说可能效果不佳,可以由更加安全或有效的药物或非药物治疗来替代。

虽然 Beers 标准得到证据支持,但美国老年医学协会建议临床医师必须在处方决策中考虑多种因素,包括使用常识和临床判断。临床中严格遵守标准并不总是可行的,其中包括一些常见的缺陷:标准中的一些药物是否为老年人绝对避免使用的药物还有待商榷,如胺碘酮、阿米替林、多沙唑嗪等;未涉及药物相互作用;没有考虑老年人进行姑息治疗或医院治疗的所有特殊情况等。

(2)FORTA 清单:该清单评定并列出了 4 类药物(明确的益处;证实有效但功效有限或存在某些安全性问题;有效性或安全性有问题,需要考虑替代方案;明确避免和寻找替代方案),评级基于个体患者及药物适应证。该工具由德国学者开发,由老年病学家小组进行一致性验证,但其对临床结果的影响研究正在进行中。

(3)STOPP 标准:该标准于 2008 年引入中国。《共识》将 2003 年的 Beers 标准与 STOPP 进行了比较,结果发现,STOPP 和 Beers 标准在几个方面重叠,但 Beers 标准包含一些不常用的药物,STOPP 则考虑到药物相互作用和同类药物的重复。2 项研究发现,使用 STOPP 发现因药物相关不良事件而需要住院治疗的老年人比例高于 2003 年 Beers 标准。在爱尔兰的一系列随机试验

中,根据 STOP/提示医师正确治疗筛查工具 (screening tool to alert doctors to right treat-ment,START)标准向主治医师提供可能不适当的药物标准,减少了住院期间不良药物事件数量,并降低了药物费用,但是不减少住院时间。

4. 药物治疗方案风险评估和减缓策略 药物治疗方案风险评估即 PUIA 模式,分别对药理作用(pharmacological action,P)、药物的用法用量(use,U)、药物相互作用(interaction,I)及不良反应(adverse drug reaction,A)进行评估。对药物治疗方案风险的评估对患者的用药疗效及安全性至关重要,可以从以下几方面考虑。

(1)药物有效性:药物是否能够有效控制或治愈疾病及减少并发症是治疗方案风险评估中的重要部分,药师可协助医师共同完成。药师作为医疗团队中的一员,应具备对药物疗效进行评估的能力,通过用药前后相关指标的监测来评价药物治疗是否有效。

在临床上,患者的年龄、体重、营养状况、病情轻重、疾病发展的阶段各不相同,而且往往合并不同疾病。此外,患者的经济情况、生活条件、工作性质、精神状态等多种因素都会直接或间接地影响药物疗效。医师主观态度也起着一定作用。观察药物治疗反应的流程见图 27-1。

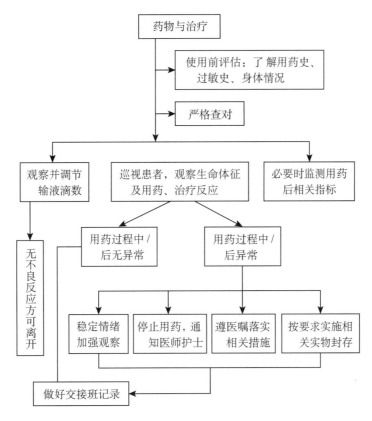

图 27-1 观察药物治疗反应的流程

(2)药物潜在不良反应风险:临床药师应根据患者的药物治疗方案,随时调整药学监护的重点,对于潜在不良反应风险较大的药物应随时与临床医师沟通,密切监测不良反应或调整治疗方案。药师应熟悉老年人常见药物不良反应的发生情况,分析患者的内在因素(年龄、性别、遗传、疾病、药物不良反应史等)对药动学及药效学的影响,预测治疗过程中可能出现的较严重的不良反应。

(3)患者的疾病状态与不良反应的关系:老年人多种慢性疾病共存,药物与疾病间的相互影响也是复杂的。药师应根据患者的初始状况对病情及治疗过程有整体的了解,对治疗过程中可能出现的严重不良反应有一定的预判性,培养专业敏感性,有利于发现治疗方案中潜在的问题。

(4)老年人的社会支持情况:社会支持的强弱与老年人的身心健康及生活质量密切相关,与心血管疾病、老年痴呆、抑郁症等均存在一定联系。同样,老年人的社会支持情况也是药物治疗方案风险评估的影响因素之一。社会支持情况会影响老年人药物治疗的效果、用药依从性等多方面,药师能够充分了解患者的社会支持程度对药物的选择具有重要意义。对于罹患高血压、糖尿病等需要长期用药的老年人来说,药师应尽可能了解老年人如何获取药物、当地可提供的药物品种等相关信息,以确保老年人用药的连续性。对于痴呆的老年患者,要明确是否有照护者,是老伴、儿女还是其他雇佣人员,照护者的认知功能如何,照护时间是否覆盖老年人的日常活动时间,了解这些信息是十分重要的。由于痴呆患者用药存在危险性,能否在正确的时间使用正确的药物完全取决于照护者,在选择药物时应尽量选择给药方便、每天 1 次的药物。为视力较差的老年人选择降血糖药物时,也应询问老年人是否能够正确调整胰岛素笔的刻度,对于独居老人应尽量避免一天多针的强化降糖方案,易增加低血糖风险。

【文献评述】

老年人往往存在多脏器功能减退、多种疾病共存,需要多重用药。老年患者在多重用药下,各脏器负担进一步加重,容易造成药物不良反应。因此,为老年人开具处方的过程需要额外慎重,要确定用药种类并选择最佳药物。《共识》为老年患者及相关医护人员在药物选择、给药计划、监测药物有效性和不良反应等方面给出了建议。

《共识》从用药前充分权衡利弊、避免多重用药、制订个体化给药剂量(特别是肝脏、肾脏功能下降的老年人)、停药、老年人药物处方的质量控制等方面制定了老年人的用药原则。《共识》在老年人多重用药管理策略方面给出具体建议,阐述了老年人不适当用药的评价标准,同时给出药物治疗方案风险评估方法及减缓策略,为规范老年人用药管理提供了建议。

(张亚同)

参 考 文 献

中国老年保健医学会老龄健康服务与标准化分会,《中国老年保健医学》杂志编辑委员会.中国老年人用药管理评估技术应用共识(草案).中国老年保健医学,2019,17(4):16-19.

第 28 章

《老年人药物相关性跌倒预防
管理专家共识》解读

【文献题目】老年人药物相关性跌倒预防管理专家共识

【文献作者】广东省医学会

【文献来源】今日药学,2019,29(10):649-658

【文献解读】

◆ **背景介绍**

跌倒是我国 65 岁以上老年人因伤害死亡的第一位原因,每年至少有 30% 65 岁以上老年人和 50% 80 岁以上老年人跌倒,全球每年约 28.3 万人死于跌倒。随着我国人口老龄化不断加剧,跌倒给老年人造成的疾病负担不容忽视。老年人跌倒死亡率随年龄增长急剧上升,跌倒还可导致老年人失能、降低活动能力、影响身心健康等。药物因素是跌倒的重要可调控因素,《老年人跌倒干预技术指南》指出,是否服药、药物剂量及复方药都可能引起跌倒,很多药物可以通过影响人的意识、精神、视觉、步态、平衡等而引起跌倒。防控老年人药物相关性跌倒是降低跌倒发生率的重要管理措施。老年人跌倒的评估和预防简明指南推荐,对因跌倒而就医或在过去一年中反复跌倒及表现出步态和/或平衡异常的老年人应提供多因素跌倒风险评估(包括药物评估),多因素干预中针对药物不良反应的应对策略为停药及更换药物。

为了进一步完善我国现有老年人药物相关性跌倒预防政策,填补相关预防管理措施的空白,广东省药学会参考国内外老年人药物相关性跌倒的相关指南与专家共识,全面综合最新文献,结合我

国老年人临床用药情况及药物不良反应预防现状,于 2018 年制定并发布了《老年人药物相关性跌倒预防管理专家共识》(下文简称《共识》)。《共识》适用于老年人群及相关医护人员。

◆ **文献要点**

1. 药物相关性跌倒原因分析

(1)可引起跌倒的药物种类

1)《老年人跌倒干预技术指南》提出可引起跌倒的药物包括 3 类:①精神类药物,如抗抑郁药、抗焦虑药、催眠药、抗惊厥药等;②心血管药物,如抗高血压药、利尿药、血管扩张药等;③其他类药物,如降糖药、非甾体抗炎药、镇痛药、多巴胺类药物等。精神类药物与中国老年人潜在不适当用药(potentially inappropriate medication,PIM)目录中精神及神经类 PIM 相同;心血管类药物(同时在 PIM 目录中)包括多沙唑嗪、硝苯地平(常释型)、可乐定、螺内酯;其他存在于 PIM 目录中的药物还有胰岛素、布洛芬等。

2)《共识》将引起跌倒的药物分为 4 类:①作用于中枢神经系统的药物;②作用于心血管系统的药物;③降糖药;④其他可引起药物相关性跌倒的药物,包括第一代抗组胺药(如氯苯那敏、苯海拉明、异丙嗪等)、氨基糖苷类抗菌药物(如庆大霉素、链霉素、妥布霉素)、胃肠解痉药(如曲美布汀、阿托品、东莨菪碱等)。《共识》将降糖药单独分类,以提高医师对该类药物不良反应的重视程度。

(2)导致跌倒风险增加的药物机制及不良反应:详见表 28-1。

表 28-1　可导致跌倒的药物种类、作用机制及不良反应

药物	类别	药物种类及作用机制	可导致跌倒的不良反应
作用于中枢神经系统的药物	典型抗精神病药	吩噻嗪类(如氯丙嗪、异丙嗪、奋乃静)、硫杂蒽类(如氟哌噻吨)、丁酰苯类(如氟哌啶醇)、苯甲酰胺类(如舒必利) 阻断脑内多巴胺 D2 受体，α_1、α_2肾上腺素受体，毒蕈碱 M 受体，组胺 H 受体等	锥体外系反应、迟发型运动障碍、抗胆碱作用与认知障碍、直立性低血压、镇静等
	非典型抗精神病药	氯氮平、奥氮平、利培酮等 对 5-羟色胺受体有较高的阻断作用	直立性低血压、镇静、诱发癫痫发作、类帕金森病等
	抗抑郁药	选择性 5-羟色胺再摄取抑制剂：氟西汀、舍曲林、帕罗西汀、西酞普兰和氟伏沙明 5-羟色胺-去甲肾上腺素再摄取抑制剂：文法拉辛、度洛西汀和米那普仑 去甲肾上腺素和特异性 5-HT 能抗抑郁药：米氮平 去甲肾上腺素多巴胺再摄取抑制剂：安非他酮 三环类和四环类抗抑郁药：阿米替林、多塞平 单胺氧化酶抑制剂：吗氯贝胺	锥体外系反应、运动不能、直立性低血压、镇静及抗胆碱作用等
	抗癫痫药	乙内酰脲类：苯妥英钠 亚芪胺类：卡马西平 巴比妥类：苯巴比妥 琥珀酰亚胺类：乙琥胺 侧链脂肪酸类：丙戊酸 苯二氮䓬类 新型抗癫痫药：托吡酯、拉莫三嗪左乙拉西坦	思维混乱、视物模糊、笨拙或步态不稳、眩晕、嗜睡、协调障碍、困倦、骨质丢失、共济失调、震颤等
	镇静催眠药	苯二氮䓬类：艾司唑仑、地西泮、阿普唑仑等，为非选择性激动抑制性 γ-氨基丁酸受体 非苯二氮䓬类：右佐匹克隆、佐匹克隆、唑吡坦、扎来普隆，为选择性激动抑制性 γ-氨基丁酸受体	苯二氮䓬类：镇静、催眠、抗焦虑、抗惊厥(抗癫痫)及肌肉松弛等 非苯二氮䓬类：镇静催眠，但肌肉松弛作用较苯二氮䓬类药物弱，日间镇静和其他不良反应较少
	其他	拟多巴胺药：复方左旋多巴，如苄丝肼左旋多巴等 左旋多巴和多巴胺受体激动剂：如吡贝地尔、普拉克索等 阿片类镇痛药：如吗啡、芬太尼、哌替啶等	直立性低血压 降低警觉或抑制中枢神经系统、直立性低血压、肌肉松弛等
作用于心血管系统的药物	降压药	—	低血压、直立性低血压、减少脑部血流灌注、肌肉无力、晕眩
	利尿药	—	血容量不足、直立性低血压或血压下降以及缺钾导致的乏力、倦怠等

（待　续）

（续　表）

药物	类别	药物种类及作用机制	可导致跌倒的不良反应
作用于心血管系统的药物	Ia类抗心律失常药物	丙吡胺、奎尼丁和普鲁卡因胺，可通过抗胆碱能特性或通过QT间期延长等机制诱发不良反应	室性心动过速等
	治疗慢性心功能不全药物	地高辛	突发心律失常、头晕、精神障碍等
降糖药		胰岛素/胰岛素类似物和口服降糖药	低血糖导致的头晕、共济失调、昏迷、震颤等
第一代抗组胺药	—	氯苯那敏，苯海拉明，异丙嗪	镇静、嗜睡、疲倦、乏力、眩晕、头痛、精神运动性损伤、视物模糊等，尤其老年人对抗组胺药较敏感，易发生低血压、精神错乱、痴呆、头晕等
氨基糖苷类抗菌药物	—	庆大霉素、链霉素、妥布霉素	前庭功能失调，造成恶心、呕吐、眩晕、眼球震颤及平衡障碍；耳蜗神经损害，表现为听力减退或耳聋
胃肠解痉药	—	曲美布汀、阿托品、东莨菪碱	眩晕、视力调节障碍、困倦等

注一．无项目。

（3）联用药物数量：老年人常患有多种慢性疾病，联合多种药物治疗及多重用药的潜在问题会持续增加。多重用药导致健康状况恶化，如认知功能障碍、虚弱、跌倒、发病率和致残率增加，甚至死亡率增加。服用药物（特别是同时使用4种及以上）的老年人发生跌倒的风险更高。早期研究发现，医师给患者开药种类越多，PIM发生率越高，其影响程度超过老年人疾病本身的严重程度。同时研究表明，高血压合并冠心病的高龄老人长期应用降压药、扩张血管药等，尤其是多重用药产生的药物不良反应（如低血压、减少脑部灌流、肌肉无力、眩晕等运动或神经系统功能的改变），已成为跌倒发生的危险因素。

2. 药物相关性跌倒危险因素风险分层　根据循证研究结果，药物相关性跌倒强影响因素为：①抗精神病药、抗抑郁药物、抗癫痫药物、苯二氮䓬类药物、髓襻利尿药、强心苷类（洋地黄、地高辛）及阿片类药物；②多重用药。药物相关性跌倒弱影响因素药物为受体阻滞剂、血管紧张素转化酶抑制剂、血管紧张素Ⅱ受体阻滞剂、α受体阻滞剂、噻嗪类利尿药、抗心律失常药、血管扩张药、沙坦类药、抗帕金森药、降糖药、抗组胺药、氨基糖苷类抗菌药、胃肠解痉药。

研究表明，老年人中抗胆碱能药物的使用率较高，胆碱能药物可能会对中枢神经系统和周围神经系统产生不利影响，1级抗胆碱能药物中常用的是呋塞米、华法林和单硝酸异山梨酯。药物抗胆碱能负担与跌倒增加的风险有关。使用这些药物的老年患者常见表现或主诉症状为谵妄。

3. 药物相关性跌倒的预防管理措施

（1）老年人药物相关性跌倒评估：为了保证治疗和护理工作的顺利进行，在患者入院后，护理人员和医师要共同对患者跌倒的危险性进行评估，了解患者的情况，给予高危者足够的重视，并进行较为全面的护理。老年患者的跌倒评估分为两级。第一级为跌倒风险评估，针对医院门诊或者社区中心老年人的跌倒风险评估，采用跌倒风险评估流程图。关于跌倒风险评估量表目前较多，如Morse跌倒风险评估量表、Hendrich Ⅱ跌倒风险评估模型、托马斯跌倒风险评估工具、跌倒危险评估表等，其中Morse跌倒风险评估量表在临床应用较广泛。第二级是确认患者是否存在药物相关性跌倒危险因素,评估时机为患者入院(或就诊)以及增加或改变药物剂量或种类时。《共识》确定了具体的药物相关性跌倒评估及预防管理流程。

(2)药物相关性跌倒预防管理措施细则:经过门诊、社区或住院评估,根据老年患者的药物使用情况采取相应的预防管理措施。《共识》根据致跌倒相关药物因素的分层发布了预防管理措施细则,供老年患者参考,具有较强的可操作性。

1)有针对性设置防跌倒标识:针对存在药物相关性跌倒强相关因素的患者,于住院患者床头或门诊患者药盒上粘贴防跌倒表标识。目前与跌倒发生显著相关的药物及因素包括抗精神病药、抗抑郁药、抗癫痫药、苯二氮䓬类药物、髓袢利尿药、强心苷类(洋地黄、地高辛)、阿片类药物及多重用药。

2)慎重应用药物:美国研究人员提出,PIM是老年人使用后发生潜在不良风险超过预期获益的高风险药物,并建立了 Beers 标准。国外研究显示,老年住院患者 PIM 为 $34.2\%\sim47.6\%$,国内 PIM 检出率为 $53.5\%\sim72.4\%$。国内一项研究以中国老年人 PIM 判断标准检出 PIM 使用率为 69.3%,明显高于国外水平。精神类 PIM 与老年人跌倒相关,《老年人跌倒干预技术指南》也指出,精神类、心血管类和其他药物也可引起跌倒风险增加。《共识》指出,对于使用精神类药物(如抗抑郁药、镇静催眠药等)的患者,应优先考虑行为治疗、心理治疗等非药物治疗方法,以减少精神类药物的使用,确需使用时也应维持最小剂量。此外,老年人催眠药物的品种可优先选择非苯二氮䓬类,并避免长期应用。应用选择性 5-羟色胺再摄取抑制剂和抗癫痫药物期间,应定期监测骨密度,避免因跌倒导致骨折,老年人罹患过敏性疾病时可优先选择中枢抑制作用较弱的第二代抗组胺药。

(3)常见致跌倒相关不良反应的预防与管理

1)神经系统相关不良反应的预防管理:不良反应包括急性肌张力障碍、类帕金森综合征、迟发性运动障碍、急性肌张力障碍、静坐不能、震颤等。不良反应发生时间从用药后一周至数年后不等。预防措施主要包括选择引起相关不良反应较少的药物,从小剂量开始治疗,逐步、缓慢增加剂量,监

测血药浓度等。处理措施主要包括减量、换药、口服或肌内注射抗胆碱能药物、口服苯二氮䓬类药物、加用维生素 E 和维生素 B_6,加用多奈哌啶或褪黑素,电休克疗法治疗(仅有个案报道),深部脑刺激(适用严重病例)等。

2)直立性低血压的预防管理:常发生在药物快速加量或剂量偏大时,出现直立性低血压的时间常为开始服用时,继续服用药物可能会改善。预防措施主要包括长期卧床患者应缓慢下床或在站立前静坐几分钟,便于血液回流。同时,老年人需注意避免长时间站立等可减少静脉回流的动作,尤其是在炎热天气下的长时间站立。处理措施主要包括通过双足背屈、蹲坐或弯腰等方式增加站立位静脉回流,加快心率,从而升高血压。对于静脉回流差的人群可考虑穿弹力袜等方式增加直立时静脉回流血量,减少直立性低血压的发生。

3)低血糖的预防管理:预防措施主要为尽量避免联用多种降糖药。处理措施包括随身携带碳水化合物类食品,服用 α-糖苷酶抑制剂者需使用葡萄糖或蜂蜜来纠正低血糖。

4)其他预防措施:研究显示,个性化干预模式可以提高老年住院患者对药物相关性跌倒的知行力。《共识》通过健康宣教、环境和衣鞋改善以及针对跌倒高危患者的具体措施,旨在达到降低跌倒率的效果。其中健康宣教、环境和衣鞋改善、髋关节保护器、保护性约束的主要实施对象为住院患者及其家属;跌倒检测系统主要实施对象为居家老年人,是远程医疗系统的一部分,包括视频式跌倒检测系统、环境式跌倒检测系统和穿戴式跌倒检测系统 3 类。

①健康宣教:提高患者及其家属对药物引起跌倒的认知,这是药物性跌倒管理的重要环节,包括讲解、现场指导及示范。应向患者及其家属强调跌倒会导致软组织损伤、脱臼、骨折、颅脑损伤等,严重时会危及生命。研究表明,跌倒引起的骨折与呋塞米有关。应告知患者药物不良反应可导致跌倒,根据相关药物的应用情况指导患者及其家属进行预防和管理,如服用相关药物后尽量卧床休息,减少活动,使用易导致直立性低血压等药物者在起床时需静坐片刻方可站立行走等。此外,护理人员应向患者介绍病房环境,告知跌倒后的应对措施。由于老年患者记忆力和听力下降,

应根据患者的情况决定宣教的内容和方式。有研究指出,有些患者会马上忘记 40%～80% 的健康宣教信息,记住的信息中有 50% 是错误的。因此,对服用镇静类药物的住院患者而言,常规防跌倒安全宣教并不能很好地使患者掌握或理解防跌倒的相关知识,从而导致患者容易发生跌倒而受到伤害。回授法即在健康宣教后,让接受宣教的患者用自己的语言复述宣教的内容,对于患者领会错误或者是没有理解的内容,宣教者应再次进行宣教和纠正,直到患者正确掌握宣教内容为止。使用回授法对使用镇静类药物的住院患者进行防跌倒宣教,能提高住院患者防跌倒知识的掌握程度,降低跌倒发生率,减少护理不良事件。

②环境、衣鞋改善:应为药物相关性跌倒高风险住院老年人创造防跌倒环境,保证光线明亮、过道通畅、地面干燥,在跌倒高危区域放置和张贴防跌倒提示,病床高度设置为最低位,并固定脚轮刹车,设置床头及浴室等呼叫装置等。老年人着装也应重视,不宜遮挡视线或阻碍活动,宜穿着大小和长短适宜的裤子及防滑鞋。行走不便者可使用合适的辅助行走器具。

③髋关节保护器的使用:可减少患者髋部骨折。躁动患者可采取保护性约束。还可根据跌倒检测系统的检测结果对老年跌倒高风险患者进行实时监控,通过相关数据判断并处理老年人的跌倒事件。

【文献评述】

《共识》制定了详尽的老年人药物相关性跌倒评估流程和药物相关性跌倒预防管理措施,提供了更科学合理的管理策略措施,建立了符合我国国情的药物相关性老年人跌倒预防服务体系,为药物相关性跌倒预防管理措施的应用提供了临床指导,并为患者用药安全提供了保障。由于跌倒是多因素事件,如何排除其他导致跌倒的单独或共同因素作用以及确定药物在致跌倒中起作用的权重,尚待探讨。此外,单独应用药物和联合应用药物对跌倒风险的作用,仍需分类讨论。

(高　超　于普林)

参 考 文 献

广东省医学会. 老年人药物相关性跌倒预防管理专家共识. 今日药学,2019,29(10):649-658.

第 29 章

《药源性（抗胆碱能）认知功能障碍健康管理共识》解读

【文献题目】 药源性（抗胆碱能）认知功能障碍健康管理共识

【文献作者】 广东省药学会

【文献来源】 今日药学，2019，2911：721-731

【文献解读】

◆ 背景介绍

认知功能障碍指记忆、注意、语言、执行、推理、计算、定向力等多个领域中的一项或多项功能受损。认知功能障碍包括轻度认知障碍（mild cognition impairment，MCI）和痴呆（dementia）两类。MCI 指记忆力或其他认知功能进行性减退，尚未影响日常生活能力，未达到痴呆的诊断标准；痴呆指认知功能损害已导致患者日常生活能力、学习能力、工作能力及社会交往能力明显减退的综合征。随着老龄化社会的到来，美国 60 岁以上老年人每隔 4 岁，MCI 发生率呈指数型增加，总体说来，65 岁以上老年人群中 MCI 患病率为 15%～20%，痴呆患病率为 10%～12%，相当一部分 MCI 会于 5 年内进展为痴呆。泰国、英国及中国等的流行病学研究也有类似统计数据。认知功能障碍会增加其他并发症的发生风险，用于治疗及护理该类患者所需人力、物力极大，且有效治疗手段极其有限，这种疾病将给社会和家庭带来沉重的负担。

认知功能障碍的病因有多种：①人口学因素；②血管性因素；③药物不良反应；④内分泌因素；⑤代谢因素；⑥中毒因素；⑦其他。其中，药物不良反应是导致认知功能障碍的重要因素之一，以具备抗胆碱能活性的药物（以下简称抗胆碱能药物）为主。由于老年人常多病共存同时多药共用，

常存在较高的抗胆碱能药物使用负担，虽然大多数抗胆碱能药物并不是主要以其抗胆碱能作用而使用的，但在治疗其他疾病时存在的抗胆碱能不良反应累积效应所造成的负担非常显著，会加重老年患者的认知功能障碍。

药源性痴呆是导致认知功能障碍的重要因素之一，以抗胆碱能药物为主。老年人常用的 25 种药物中有 10 种存在抗胆碱能活性，常用于治疗过敏反应、抑郁症、高血压、帕金森病、头晕、哮喘、精神症状、行为问题等，其常见不良反应为口干、便秘及中枢神经不良反应等。由于老年人合并多种疾病，加之机体生理功能的改变，更易产生与抗胆碱能相关的不良反应。

药源性痴呆是可以积极预防及早期干预的。抗胆碱能药物对于老年人认知的影响可分为急性认知损伤（如谵妄）和慢性认知损伤（如加重认知功能障碍程度）。据统计，老年人群每天服用 5～9 种处方药物，而 50% 的门诊老年患者至少服用一种抗胆碱能药物，10%～33% 的老年痴呆患者使用抗胆碱能药物。一些研究报道抗胆碱能药物引起的认知障碍是可逆的。一些研究显示抗胆碱能药物引起的是非退行性认知损伤，且不会持续进展为痴呆，而另外一些研究结果显示，抗胆碱能药物可能会增加持续认知缺陷的发生风险，如 MCI 或痴呆，且导致进一步认知功能损害。对于认知功能障碍的患者，早期预防、筛查及鉴别可以逆转的病因尤为重要，可有效延缓甚至逆转痴呆进程。

2018 年广东省药学会发布了《药源性（抗胆碱能）认知功能障碍健康管理共识》（下文简称《共识》）。《共识》旨在对目前引起认知损伤风险

增加的抗胆碱能药物进行总结,以降低认知损伤的发生风险,为临床使用抗胆碱能药物、精简老年患者治疗用药提供参考,达到减少老年人认知功能障碍发生和发展的目的。《共识》的适用人群为应用抗胆碱能药物的老年患者及相关医护人员。

◆ **文献要点**

1. 抗胆碱能药物的定义、分类及测评工具

(1)《共识》从病理生理机制分析了抗胆碱能药物如何导致认知和非认知症状,继而给出抗胆碱能药物的定义。狭义的抗胆碱能药物主要以阻断 N 受体及 M 受体而产生相应的神经效应。广义的抗胆碱能药物是指所有具有抗胆碱能活性的药物,根据治疗目的可大致分为两类:一类是以抗胆碱能活性为主要治疗目的的药物(如抗帕金森药物、抗痉挛药、抗烟碱受体及抗毒蕈碱受体药物等);另一类是具备抗胆碱能活性但不作为主要适应证的药物(如抗组胺药、抗精神病药、抗抑郁药等),该类药物的抗胆碱能作用在临床常被忽视。

(2)《共识》列举了可以对抗胆碱能负担进行量化的量表。抗胆碱能药物不良反应常为多种药物的累积效应,而非单一药物过量,但治疗过程中医师常会忽视不同药物的累积抗胆碱能活性。如何量化抗胆碱能药物的累积效应呢?近几年来,有文献报道了有关评价药物抗胆碱能负担的量表,分别为抗胆碱能药物量表(anticholinergic drug scale,ADS)、抗胆碱能风险量表(anticholinergic risk scale,ARS)和抗胆碱能负担量表(anticholinergic cognitive burden,ACB)。ADS 主要评估抗胆碱能药物外周不良反应;ARS 主要评估抗胆碱能药物外周及中枢不良反应;ACB 主要评估抗胆碱能药物认知负效应,用于快速识别与认知障碍相关的药物。下文主要介绍 ACB。

ACB 量表研究小组根据药物抗胆碱能活性对认知损伤(谵妄、轻度认知损伤、痴呆及认知衰退)的影响,对药物进行评分,分为轻度(1 分)、中度(2 分)和重度(3 分)3 个等级。造成轻度认知损伤的药物有阿利马嗪、阿尔维林、阿普唑仑、阿替洛尔、盐酸安非他酮等;造成中度认知损伤的药物有颠茄生物碱、卡马西平、奥卡西平、金刚烷胺、

环苯扎林等;造成重度认知损伤的药物有阿米替林、阿莫沙平、阿托品、溴苯那敏、氯丙嗪等。

药物抗胆碱能总负担分数通过计算 ACB 分数日均值而得到。ACB 分数日均值的计算公式如下:

$$ACB\ 分数日均值 = \frac{\sum_{n=A}^{X}(药物\ X\ 的服用天数 \times X\ 药的\ ACB\ 值)}{从开始服药到评估当天的服药天数}$$

当 ACB 分数日均值在 0~0.49 时,药物抗胆碱能总负担分数为 0;ACB 分数日均值在 0.50~1.49 时,药物抗胆碱能总负担分数为 1 分;ACB 分数日均值在 1.50~2.49 时,药物抗胆碱能总负担分数为 2 分;ACB 分数日均值 >2.5 时,药物抗胆碱能总负担分数≥3 分。对有谵妄、轻度认知损伤或痴呆用药史的患者,临床医师在开具有明显抗胆碱能活性药物时,需考虑多种药物的累积效应。当患者服用的药物抗胆碱能总负担分数≥3 分时,医师需要考虑换用其他药物(ACB 分数 <3 分)或换用抗胆碱能活性较低的药物,即将总的药物 ACB 分数降低(<3 分)。

2. 认知障碍的管理与治疗

(1)认知功能障碍的评估工具:目前最常用的认知功能评估工具为简易精神状态检查(mini-mental state examination,MMSE)和蒙特利尔认知评估量表(Montreal cognitive assessment,MoCA)。MMSE 是最常用的总体认知功能筛查量表,主要评估定向力、注意力、记忆力、语言、视空间等方面,可用于对中、重度认知损害的评估,对轻度认知功能损害不敏感,受文化程度的影响较大。MoCA 可评估的认知领域较 MMSE 广,如注意与集中、执行功能、记忆、语言、视空间结构技能、抽象思维、计算、定向力等,可用于 MCI 筛查,敏感性和特异性较高。

(2)认知功能障碍的管理流程:对于怀疑为 MCI 的患者,均应进行侧重点为认知功能、功能状态、药物治疗情况及神经或精神异常的全面的病史和体格检查以及实验室检查,主要目的是将 MCI 从正常衰老或痴呆中区分出来,以鉴别其他原因(如抑郁症、甲状腺疾病、药物治疗作用及维生素 B_{12}/叶酸缺乏)所致的有可能可逆的 MCI 类型。MCI 的诊断和管理流程见图 29-1。

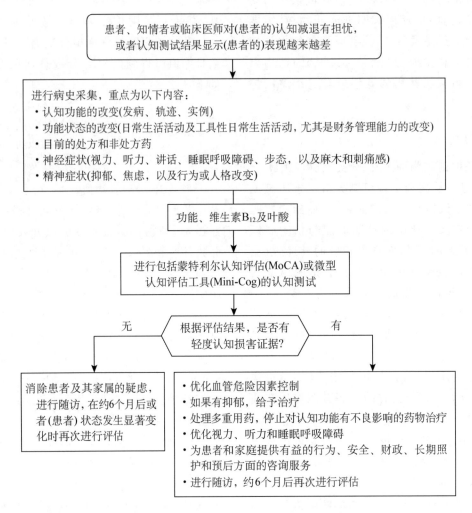

患者、知情者或临床医师对(患者的)认知减退有担忧，或者认知测试结果显示(患者的)表现越来越差

进行病史采集，重点为以下内容：
- 认知功能的改变(发病、轨迹、实例)
- 功能状态的改变(日常生活活动及工具性日常生活活动，尤其是财务管理能力的改变)
- 目前的处方和非处方药
- 神经症状(视力、听力、讲话、睡眠呼吸障碍、步态，以及麻木和刺痛感)
- 精神症状(抑郁、焦虑，以及行为或人格改变)

功能、维生素B₁₂及叶酸

进行包括蒙特利尔认知评估(MoCA)或微型认知评估工具(Mini-Cog)的认知测试

根据评估结果，是否有轻度认知损害证据？

无

消除患者及其家属的疑虑，进行随访，在约6个月后或者(患者)状态发生显著变化时再次进行评估

有

- 优化血管危险因素控制
- 如果有抑郁，给予治疗
- 处理多重用药，停止对认知功能有不良影响的药物治疗
- 优化视力、听力和睡眠呼吸障碍
- 为患者和家庭提供有益的行为、安全、财政、长期照护和预后方面的咨询服务
- 进行随访，约6个月后再次进行评估

图 29-1　轻度认知障碍(MCI)的诊断和管理流程

3. 认知功能障碍的预防及治疗

(1)认知功能障碍的预防：防止认知损伤的主要手段是预防。预防原则：①识别及控制危险因素进行一级预防；②根据病因进行针对性治疗或对症治疗，进行二级预防；③在不能根治的情况下，尽量延缓病情，进行三级预防。

导致 MCI 的其他危险因素包括：①人口学因素，如老龄、性别、低教育水平、低社会支持、未婚等；②血管危险因素，如高血压、糖尿病、高血脂、心脏病、动脉硬化、肥胖、高同型半胱氨酸血症等；③脑卒中，包括卒中病灶的体积、部位、脑白质病变等；④遗传学因素，如 ApoEε4 基因、Notch 3 基因突变等；⑤系统性疾病，如肝功能不全、肾功能不全、肺功能不全等；⑥代谢性疾病，如维生素缺乏；⑦内分泌疾病，如甲状腺功能减退；⑧药物性

因素，如抗胆碱能药物作用；⑨中毒，如酒精中毒、毒品滥用等。以上危险因素可分为不可逆因素(人口或遗传特征)和可逆因素(心血管危险因素、系统性疾病、代谢性疾病、内分泌疾病、药物不良反应及中毒等)。积极防治可逆危险因素(如心血管危险因素、药源性因素及系统代谢性疾病)能够降低认知障碍的发生，同时有可能降低 MCI 进展至痴呆及痴呆进一步加重的风险。

目前抗胆碱能药物对老年人认知功能具有负面影响的证据越来越多。有临床研究显示，24% 的社区老年人群 12 个月内(＞65 岁)所用药物平均 ACB≥2 分，即为高抗胆碱能负担，在这些 ACB≥2 分的老年人群中按照药物使用频率由高到低排序，依次为 β 受体阻滞剂(美托洛尔、阿替洛尔)、利尿药(呋塞米、氨苯蝶啶)、华法林、口服

激素(泼尼松、氢化可的松)、抗膀胱刺激征药物(曲司氯铵、奥昔布宁、托特罗定、琥珀酸索非那新、氢溴酸达非那新、弗斯特罗定)、三环类抗抑郁药(去甲替林、阿米替林、多塞平、丙米嗪、地昔帕明、氯丙帕明)、曲唑酮、抗抑郁药(文拉法辛、帕罗西汀、氟伏沙明)、地高辛、抗组胺药(H_2 受体阻滞剂)、喹硫平、阿片类药物(可待因、芬太尼、环苯扎平)、安非他酮、硝酸异山梨酯、吗啡、抗精神病药物(奋乃静、硫利达嗪、氯丙嗪、甲基吩噻嗪、氯氮平、氟哌啶醇、利培酮、奥氮平、阿立哌唑、帕利哌酮、丙戊酸镁)、抗平滑肌痉挛药物(阿托品、盐酸双环维林)、心血管药物(卡托普利、肼屈嗪)、抗癫

痫药(卡马西平、奥卡西平)、苯二氮䓬类(阿普唑仑、地西泮、氯氮卓)。对上述药物进行聚簇分类并统计用药患者的比例为:①心血管药物(46%);②三环类抗抑郁药及其他抗抑郁药(20%);③抗膀胱过度刺激征药物(13%);④精神活性药物及其他(21%)。

表 29-1 列出了 2015 年版 Beers 标准中有关抗胆碱能药物的使用建议、理由及证据强度,表 29-2 列出了 2015 年版 Beers 标准中,在谵妄、痴呆或认知功能受损状态下由于药物与疾病或药物与症状相互作用可能加重疾病或症状的老年人抗胆碱能药物的使用建议、理由及证据强度。

表 29-1　2015 年版 Beers 标准有关老年人潜在不适当用药推荐(抗胆碱能药物部分)

药物	理由	使用建议	证据等级	推荐强度
第一代抗组胺药:溴苯那敏、卡比沙明、氯苯那敏、氯马斯汀、赛庚啶、右旋溴苯那敏、右氯苯那敏、茶苯海明、苯海拉明(口服)、多西拉敏、羟嗪、氯苯甲嗪、异丙嗪、苯丙烯啶	抗胆碱能作用强;清除率随年龄增长而下降;用作催眠药时耐受性增强;有意识混乱的风险;有口干、便秘等抗胆碱能不良反应;使用苯海拉明治疗严重过敏反应的应急处理是合理的	避免使用	中	强
抗帕金森病药物:苯托品、苯海索	不推荐用于出现抗精神病药物引起的锥体外系反应患者;已有其他更有效的抗帕金森病药物	避免使用	中	强
解痉药:阿托品(不包括眼部用药)、颠茄生物碱、环奎二苯酯-氯氮卓、双环维林、莨菪碱、丙胺太林、东莨菪碱	抗胆碱能作用强,疗效不确切	避免使用	中	强
丙吡胺	潜在负性肌力作用可能引起老年患者心力衰竭;抗胆碱能作用强;首选其他抗心律失常药	避免使用	低	强
地高辛	心房颤动治疗:不用作一线药物,可能与死亡率上升相关,有其他更有效的替代药物	避免用作心房颤动一线药物	中	强
	心力衰竭治疗:可能增加患者住院风险,可能与死亡率上升相关,高剂量不增加疗效,但可能增加不良反应风险	避免用作心力衰竭一线药物	低	强
	肾脏清除率下降可增加地高辛的不良反应,4 期或 5 期慢性肾脏病患者需减量	用于心房颤动或心力衰竭治疗剂量不超过 0.125 mg/d	中	强
硝苯地平常释剂型	潜在低血压风险;诱发心肌缺血的风险	避免使用	高	强

(待　续)

（续　表）

药物	理由	使用建议	证据等级	推荐强度
单独或联合使用抗抑郁药:阿米替林、阿莫沙平、氯米帕明、地昔帕明、多塞平（＞6 mg/d）、丙米嗪、去甲替林、帕罗西汀、普罗替林、曲米帕明	抗胆碱能作用强,导致镇静及直立性低血压;低剂量多塞平（≤6mg/d）安全性与对照组相当	避免使用	高	强
第一代（传统）及第二代（非典型）抗精神病药	脑血管意外（卒中）风险增高,认知功能发生率、痴呆患者病死率增高;避免使用抗精神病药治疗痴呆患者的行为异常、谵妄等问题,除非非药物治疗（如行为干预）失败或不可行,或者患者对自己或他人造成威胁	避免使用,除非用于精神分裂症,双相情感障碍或短期用于化疗患者的止吐治疗	中	强
苯二氮䓬类（短效和中效）:阿普唑仑、艾司唑仑、劳拉西泮、奥沙西泮、替马西泮、三唑仑	老年人对苯二氮䓬类药物敏感性增高,对长效制剂的代谢减慢;增高老年人认知功能受损、谵妄、跌倒、骨折及交通事故的风险	避免使用	中	强
镇痛药:哌替啶	常用口服剂量镇痛效果差;与其他阿片类药物相比,谵妄等神经系统不良反应风险更高;有更安全的替代药物	避免使用,特别是慢性肾脏病患者	中	强
抗血栓药:口服短效双嘧达莫	有更有效的替代药物,可允许用于心脏压力测试的静脉给药	避免使用	中	强
骨骼肌松弛药:卡利普多、氯唑沙宗、环苯扎林、美他沙酮、美索巴莫、邻甲苯海明	因其抗胆碱能不良反应及骨折风险高,在老年人群中耐受性差;老年患者可耐受剂量的疗效尚不确定	避免使用	中	强

表 29-2　2015 年版 beers 标准中其他有关老年人潜在不适当用药推荐（抗胆碱能药物部分）*

疾病/症状	不适当药物	理由	使用建议	证据等级	推荐强度
谵妄	抗胆碱能药物、抗精神病药物、苯二氮䓬类药物、皮质类固醇、H₂ 受体拮抗剂:西咪替丁、尼扎替丁、雷尼替丁、哌替啶、镇静催眠药	可诱发或加重谵妄,避免用于患有谵妄或有发生谵妄高风险的老年人;抗精神病药物治疗痴呆所致行为异常或谵妄,除非非药物治疗（如行为干预）无效或不可行,并且老年患者对自己或他人可造成威胁;抗精神病药可增加痴呆患者脑血管意外（卒中）及死亡风险	避免使用	中	强
痴呆或认知功能受损	抗胆碱能药物、苯二氮䓬类药物、H₂ 受体拮抗剂、非苯二氮䓬类-苯二氮䓬类受体激动剂:右旋佐匹克隆、唑吡坦、扎来普隆;抗精神病药物（长期或临时使用）	因中枢神经系统不良反应而避免使用;避免使用抗精神病药物治疗痴呆所致行为异常或谵妄,除非非药物治疗（如行为干预）无效或不可行,并且老年患者对自己或他人可造成威胁;抗精神病药可增加痴呆患者脑血管意外（卒中）及死亡风险	避免使用	中	强

注:*. 本表格内容是 2015 年版 Beers 标准中有关在谵妄、痴呆或认知功能受损状态下,由于药物与疾病或药物与症状相互作用可能加重疾病或症状的老年人抗胆碱能药物的使用建议、理由及证据强度。

由于老年人常多病共存,同时多药共用,因而存在较高的抗胆碱能药物使用负担,因此,临床医师应对老年人抗胆碱能药物的使用更为审慎,应加强对抗胆碱能药物相关问题的宣教,以降低抗胆碱能药物的相关不良事件。对于存在认知损伤风险、谵妄或有老年痴呆用药史的老年患者,更应尽可能避免应用上述具有显著抗胆碱能活性的药物治疗,或者替换为 ACB 值较小的药物治疗,同时应减少抗胆碱能药物的数量。

(2)认知功能障碍的治疗

1)药物治疗:对 MCI 的可逆性病因进行针对性治疗(二级预防),如对叶酸、维生素 B_{12} 缺乏导致的 MCI 患者,需补充叶酸和维生素 B_{12};对甲状腺功能减退导致的 MCI 患者,应进行激素替代治疗;对脑卒中导致的 MCI 患者,应积极治疗脑卒中,以尽量减轻认知障碍后遗症;对酒精中毒导致的 MCI 患者应补充维生素 B_1。

但是总体来说,目前尚无证据证实有针对 MCI 的有效药物。相关研究并未证实胆碱酯酶抑制剂可以降低 MCI 进展至痴呆的风险,相反,会导致不良反应增多,因此,不推荐胆碱酯酶抑制剂和美金刚用于 MCI 的治疗,目前也尚无食品药品监督管理局批准的 MCI 治疗药物。对于抗胆碱能药物所引起的药源性认知功能障碍的治疗,目前也尚无证据证实有有效的治疗药物。

2)非药物治疗:非药物治疗主要包括适度身体锻炼、生活行为干预、认知训练、进行社交及做一些益智活动等,非药物治疗对 MCI 老年人的认知功能可能有小而有益的作用。

【文献评述】

1.《共识》的突出特点 ①全面列出了针对导致认知功能障碍的广义抗胆碱能药物,并给出了使用建议及推荐强度,使基层医师、全科医师、老年科医师在使用该类药物时更方便且易查询,尽可能避免在老年人(特别是出现认知损伤的老年人)中使用可能加重谵妄或 MCI/痴呆等疾病或症状的潜在不适当用药(抗胆碱能药物部分)。②使用抗胆碱能药物测量工具量化老年人的抗胆碱能负担,从而帮助临床医师尽可能选择低 ACB 值药物,以减少药物对认知功能的损害。③胆碱酯酶抑制剂对于药源性痴呆被证实是无效的。④非药物治疗包括适度身体锻炼、生活行为干预、认知训练、进行社交及做一些益智活动等,对 MCI 老年人的认知功能可能有小而有益的作用。

2. 对未来研究的建议 ①在临床试验中尽量使用一致化的 MCI 和痴呆诊断标准,以提高应用和综合研究能力;②纳入特定病理学特征的生物学标志物。

(郑 凯)

参 考 文 献

广东省药学会.药源性(抗胆碱能)认知功能障碍健康管理共识.今日药学,2019,29(11):721-731.

第二部分

老年常见疾病诊治

2

第 1 篇

呼吸与感染

第 30 章

《老年人流感和肺炎链球菌疫苗接种中国专家建议》解读

【文献题目】 老年人流感和肺炎链球菌疫苗接种中国专家建议

【文献作者】 老年人流感和肺炎链球菌疫苗接种中国专家建议写作组,中华医学会老年医学分会呼吸学组,中华老年医学杂志编辑部

【文献来源】 中华老年医学杂志,2018,37(2):113-122

【文献解读】

◆ **背景介绍**

流行性感冒(简称流感)和肺炎是导致老年人相关疾病发生及死亡的重要原因,疫苗接种是预防这些疾病的重要手段之一。我国大部分地区流感疫苗及肺炎链球菌疫苗接种率均较低,且公众对疫苗接种的认知不足。2018年中华医学会老年医学分会呼吸学组组织国内专家,基于流感和肺炎链球菌性疾病的流行病学、疾病负担以及疫苗安全性、有效性的证据,结合我国实际情况和多国接种指南或策略,制定并发布了《老年人流感和肺炎链球菌疫苗接种中国专家建议》(下文简称《建议》)。《建议》旨在更好地指导我国老年人流感及肺炎链球菌疫苗接种及疾病防控,规范地推动我国老年人流感和肺炎链球菌疫苗接种工作,更好地预防老年人流感和肺炎链球菌性疾病。《建议》的适用人群为医务人员尤其是临床医师。

◆ **文献要点**

1. **流感疫苗**

(1)流感的病原学特点和流行病学特点:根据病毒核蛋白和基质蛋白抗原可将流感病毒分为甲(A)、乙(B)、丙(C)和丁(D)四型。A型流感病毒

根据病毒表面血凝素(hemagglutinin,HA)和神经氨酸酶(neuraminidase,NA)的蛋白结构和基因特性,又可分为多种亚型,目前发现的 HA 和 NA 分别有 18 个(H1～H18)和 11 个(N1～N11)。B 型流感分为 Victoria 系和 Yamagata 系。A 型流感病毒的 H1N1 和 H3N2 亚型以及 B 型流感病毒 Victoria 系和 Yamagata 系是造成人类流感的主要病原体。流感病毒具有抗原性易变、突然暴发及迅速传播的流行病学特征,每年均可引起季节性流行,并且常在人群聚集场所暴发。流感病毒优势毒株和活动强度随时间和地区变化。

我国地域广阔,了解流感的流行病学特点能为我国分区域确定流感疫苗免疫接种的合适时机提供依据。气候因素是流感季节性的最强预测因素,其中,低温是北方地区冬季流感和年度周期性强度的预测因子,而南方地区春季流感活动性主要与降雨量有关。A 型流感的年度周期性随纬度增加而增强,且其在空间和季节特征上呈多样化形式,而 B 型流感在我国大部分地区呈单一冬季高发。

(2)老年人流感的疾病负担及我国目前接种现状:由于免疫反应降低及机体功能下降等综合因素,老年人是流感病毒感染的高危人群,感染流感病毒后可引起一系列严重并发症或导致原有慢性疾病的急性加重,从而加重疾病负担,导致高住院率及高死亡率,也会进一步加重经济负担。我国流感疫苗的整体接种率较低,应大力推广老年人群接种流感疫苗。

(3)流感疫苗的发展历史:《建议》简单介绍了流感疫苗的发展历史,总体说来,流感疫苗的研发

随流感病毒分离、流行毒株变化及培养技术的成熟而不断演变。从1933年第一株流感病毒被成功分离开始，疫苗的研发得到了迅速发展，单价A型（H1N1）灭活流感疫苗、二价流感疫苗和三价流感疫苗先后问世，之后又研发了包含B型流感病毒两系组分的四价疫苗。

根据生产工艺，流感疫苗可分为基于鸡胚、基于细胞培养和重组流感疫苗。目前国际已经上市的流感疫苗有流感灭活疫苗、流感减毒活疫苗和重组流感疫苗，均包括三价或四价疫苗。其中，流感灭活疫苗包括全病毒疫苗、裂解病毒疫苗和亚单位疫苗3种。我国现已批准上市的流感疫苗有三价灭活流感疫苗和四价灭活流感疫苗。

（4）老年人接种流感疫苗的有效性和安全性：老年人接种流感疫苗是否有效是大家最关心的问题，接种疫苗是否安全也是大家最担心的问题。《建议》从流感疫苗的免疫原性及持久性、应用获益、安全性3个方面进行了阐述。

1）从免疫原性及持久性来看，流感疫苗通过诱导机体的体液免疫和细胞免疫反应发挥保护作用。通常接种流感疫苗2～4周后，体内可产生具有保护水平的抗体，6～8个月后抗体滴度开始衰减，接种1年后血清抗体水平显著降低。因此，流感疫苗需要每年接种。

2）从应用获益来看，多项研究表明，接种流感疫苗是目前预防老年人罹患流感的有效手段。接种流感疫苗不但可以预防流感样疾病，降低老年人流感相关并发症发生率，减少流感相关门急诊、住院及死亡人数，还可以明显降低老年人慢性疾病住院率及死亡率。同时，接种流感疫苗能降低流感本身及其引起的慢性疾病急性加重所导致的医疗费用，具有较好的成本效益。

3）从安全性来看，灭活流感疫苗在成年人中的接种总体上是安全的。常见不良反应为一过性局部反应，而发热、全身不适、肌痛及其他全身不良事件较少发生。但应注意，既往接种三价灭活流感疫苗后即刻发生过敏反应（数分钟到4h内发生的过敏反应）的人群应避免再次接种。

（5）我国老年人流感疫苗接种建议：《建议》总结了美国、加拿大、澳大利亚、新西兰、新加坡、韩国以及欧洲国家对老年人流感疫苗的接种建议，均推荐老年人每年接种1剂流感疫苗。结合我国情况，《建议》提出了我国老年人流感疫苗接种建议。因制定《建议》时，我国批准上市的流感疫苗均为三价灭活流感疫苗，因此，《建议》只给出三价灭活流感疫苗的接种建议。

1）接种对象和接种时间：建议年龄≥60岁的老年人每年流感流行季节前接种1剂TIV。我国各地每年流感活动高峰出现的时间和持续时间不同，为保证受种者在流感高发季节前获得免疫保护，建议老年人最好在10月底前完成免疫接种，对10月底前未接种的老年人，整个流行季节都可以接种。《建议》特别指出，有下列情况者应优先接种：①慢性基础疾病者；②在医疗卫生机构、养老院、疗养院工作的医护人员。

2）接种方法及禁忌：首选上臂三角肌肌内注射，每次1剂（0.5 ml）。对流感疫苗中任何成分过敏者不予接种。

3）不良反应及处理：接种疫苗总体安全，对于常见不良反应，一般无须治疗，多数情况下1～2天会自然消失。对于出现罕见不良反应的患者，应建议及时就诊治疗。

4）接种注意事项：存在免疫缺陷性疾病或使用免疫抑制剂，需在接种前告知医师；为预防疫苗接种后发生过敏反应，应随时准备适当的监测和抢救措施；发热、急性感染和慢性疾病急性发作期应推迟接种；接种疫苗后观察30min再离开接种室。

2. 肺炎链球菌疫苗

（1）肺炎链球菌性疾病的病原学和流行病学：肺炎链球菌是带荚膜的双球菌，荚膜多糖是肺炎链球菌重要的致病因子，根据其组成差异，可将肺炎链球菌分为90多个血清型。肺炎链球菌主要通过呼吸道飞沫直接传播或由定植菌导致自体感染。肺炎链球菌可局部播散到鼻窦或中耳导致感染，吸入下呼吸道可导致肺炎。当细菌侵入血液循环，可引起侵袭性感染，导致侵袭性肺炎链球菌性疾病（invasive pneumococcal diseases，IPD），如脑膜炎、肺炎链球菌性肺炎及伴发的菌血症等，死亡率均较高。临床诊断的肺炎链球菌性肺炎患者中80%为非菌血症性肺炎，20%为菌血症性肺炎。与流感不同，大多数肺炎链球菌性疾病呈散发状态，暴发不常见，但可在封闭人群（如养老院、幼儿园或其他机构)暴发。

因为肺炎链球菌对常用抗菌药物(如青霉素类、头孢菌素类、大环内酯类等)耐药率高,因此,接种疫苗是降低肺炎链球菌抗生素耐药率的有效手段之一。

(2)老年人肺炎链球菌感染的疾病负担和我国接种现状:肺炎链球菌是导致老年人社区获得性肺炎的主要病原体,肺炎链球菌感染是导致老年人患病和死亡的重要原因。IPD 在老年人群中具有高发病率和高死亡率的特点。我国目前尚缺乏全国性老年人肺炎链球菌疫苗接种流行病学调查数据,从目前的资料来看,肺炎链球菌疫苗在老年人中接种率低,因此,需要在我国老年人群中大力开展并推广肺炎链球菌疫苗的接种工作。

(3)肺炎链球菌疫苗的发展历史:《建议》简单介绍了肺炎链球菌疫苗的发展历史。最初研发的肺炎链球菌疫苗为全细胞疫苗,之后被血清型特异性的肺炎链球菌多聚糖疫苗(pneumococcal polysaccharide vaccin,PPSV)所取代,研究人员于 1946 年、1977 年和 1983 年先后研发了 6 价 PPSV、14 价 PPSV 和 23 价 PPSV,之后又研发了肺炎球菌结合疫苗(pneumococcal conjugate vaccine,PCV)。PCV 是由肺炎链球菌荚膜多聚糖与载体蛋白质结合而制成,根据其包含的肺炎链球菌血清型,目前有 7 价、10 价和 13 价 PCV(分别简写为 PCV7、PCV10 和 PCV13)。美国免疫实施顾问委员会建议 PCV13 可应用于所有年龄≥65 岁的老年人。我国目前应用于老年人的流感疫苗为 PPSV23。

(4)老年人接种肺炎链球菌疫苗的有效性和安全性:《建议》从免疫原性及持久性方面对比了 PPSV 和 PCV 的不同,PPSV 只含多糖抗原,能诱导血清型特异性 IgA、IgM 和 IgG(以 IgG2 亚型为主)抗体,从而对肺炎链球菌感染具有特异性保护作用。接种 PPSV23 后,体内抗体水平升高,并随时间延长而降低,健康成年人一般 5 年内能维持较高水平,老年人接种后 7 年内抗体逐渐降至基线水平。同 PPSV 相比,PCV 能够诱导辅助 T 淋巴细胞与 B 淋巴细胞相互作用,产生更强的免疫反应和免疫记忆。针对老年人群而言,PCV13 较 PPSV23 能诱导更高的抗体水平。

从应用获益来看,目前 PPSV23 对 23 种常见的肺炎链球菌血清型均有免疫作用,可降低肺炎链球菌性疾病的发病率、住院率及死亡率。并且,同时接种肺炎链球菌疫苗和流感疫苗还能带来协同获益,且不会增加不良反应。老年人接种 PPSV23 具有很好的成本效益。

从安全性来看,接种 PPSV 总体安全,部分 PPSV 接种者有注射部位疼痛、肿胀、红斑等轻度局部反应,一般持续时间在 48 h 以内,很少有加重的局部反应和中度全身反应(如发热、肌痛)的发生,也很少发生严重的全身不良反应(如过敏反应)。

(5)我国老年人肺炎链球菌疫苗接种建议:《建议》总结了澳大利亚、新西兰、美国及欧洲国家对老年人肺炎链球菌疫苗的接种建议,即对于免疫功能正常的老年人,均推荐接种 PPSV23 或 PCV13。我国批准用于老年人的肺炎链球菌疫苗为 PPSV23(通用名为 23 价肺炎球菌多糖疫苗),因此,《建议》只给出了 PPSV23 的接种建议。

1)接种对象和接种时间:建议 60 岁及以上老年人接种 1 剂 PPSV23,通常不推荐免疫功能正常者复种。但在首次接种时,对于年龄<65 岁并伴有慢性肾衰竭、肾病综合征、功能或器质性无脾及免疫功能受损的老年人,可开展复种,2 剂 PPSV23 至少间隔 5 年。《建议》指出,对于有慢性基础疾病者,如老年人常见的慢性肺疾病、慢性心血管疾病、慢性肝病及糖尿病等,以及功能性或解剖性无脾者及免疫功能受损者,建议优先接种。

2)接种方法和禁忌:首选上臂三角肌皮下或肌内注射,每次接种剂量为 1 剂(0.5 ml)。对 PPSV23 疫苗任何成分过敏者不予接种。

3)不良反应:常见不良反应为发热(一般≤38.8 ℃)及注射部位局部反应(如疼痛、红斑、发热、肿胀及局部硬结)。局部反应多发生于接种后 3 天内,一般 5 天内可消失。其他全身不良反应包括虚弱、乏力、肌痛、头痛等。

4)注意事项:对于心血管和/或肺功能严重受损者,接种疫苗时的全身反应可能引起危险,须给予适当护理或慎用;发热、急性感染和慢性疾病急性发作期应推迟接种;接种疫苗后观察 30 min 再离开接种室。

【文献评述】

《建议》为广大医务人员尤其是临床医师在老年人接种流感疫苗和肺炎链球菌疫苗方面的相关知识提供了规范、系统、科学的指导,对于推动我国老年人流感和肺炎链球菌疫苗接种工作,更好地预防老年人流感和肺炎链球菌性疾病具有重要意义。

(王丽静)

参 考 文 献

老年人流感和肺炎链球菌疫苗接种中国专家建议写作组,中华医学会老年医学分会呼吸学组,中华老年医学杂志编辑部.老年人流感和肺炎链球菌疫苗接种中国专家建议.中华老年医学杂志,2018,37(2):113-122.

第 31 章

《慢性阻塞性肺疾病急性加重抗感染治疗中国专家共识》解读

【文献题目】 慢性阻塞性肺疾病急性加重抗感染治疗中国专家共识

【文献作者】 慢性阻塞性肺疾病急性加重抗感染治疗中国专家共识编写组

【文献来源】 国际呼吸杂志,2019,39(17):1281-1296

【文献解读】

◆ 背景介绍

慢性阻塞性肺疾病(chronic obstructivepulmonary disease,COPD)是最常见的慢性气道疾病,与高血压、糖尿病一样,可造成社会和经济的沉重负担,同时也是"健康中国行动(2019—2030年)"重点防治的疾病。慢性阻塞性肺疾病急性加重(acute exacerbation of COPD,AECOPD)是绝大多数 COPD 患者死亡的独立危险因素,其防治水平直接影响患者生存。50%～70%的 AECOPD 由感染引起,抗菌药物的合理使用能有效逆转 AECOPD 的预后,是诊治策略的核心组成部分。AECOPD 合并感染的病原体五花八门,包括细菌、病毒、不典型病原体、结核和非结核分枝杆菌、真菌、寄生虫等,因致病源、感染部位、被感染人群及合并基础疾病不同,其临床表现及疗效各不同。AECOPD 患者多为老年人,老年人多合并较多基础疾病,存在免疫缺陷,会影响治疗效果,感染性疾病控制困难。

目前 AECOPD 患者抗感染诊疗的困境包括:①传统的病原学方法存在缺陷。经典微生物学检查方法包括肺部标本涂片、培养及生物学标志物检测等,其结果受标本质量、操作人员经验和技术的影响,阳性率较低。病原体诊断延误或无

法确诊,无法实现及时的临床精准治疗,会直接影响患者的疗效和预后。②病原体高通量大数据基因检测结果是困扰临床实践的问题。核酸分子扩增、生物芯片、基因测序、宏基因组测序等新的病原学检测技术和方法近年来被逐渐应用于临床,致病体(细菌、病毒和真菌)的检出率大幅度提高。它们具有高通量、高敏感性、高特异性的优点,但如果不能辩证分析,这些检查提供的大数据让会临床一线医务人员眼花缭乱,而且这些结果可能有假阳性率,因此,临床工作中需要非常慎重地解读数据,提高对这类新型检查方法结果的判读能力。③经验性抗感染治疗缺乏共识,导致耐药发生率增高。临床往往需要在无病原学诊断结果的条件下及早开始经验性抗感染治疗,但目前在对抗菌药物的选择、剂量及疗程方面仍未有统一共识,容易被不合理使用,诱发病原菌出现耐药、广泛耐药甚至全耐药,从而给治疗带来更大的困难。

基于此,2019 年慢性阻塞性肺疾病全球创议(global initiative for chronic obstructive lung disease,GOLD)指南和 2011 年欧洲下呼吸道感染管理指南分别针对 AECOPD 使用抗生素的指征提出了一些建议,但仍缺乏专门针对中国 AECOPD 患者抗感染治疗的系统共识或指南。2019 年慢性阻塞性肺疾病急性加重抗感染治疗中国专家共识编写组经过系统的文献检索和反复的讨论撰写了《慢性阻塞性肺疾病急性加重抗感染治疗中国专家共识》(下文简称《共识》)。《共识》引用了最新研究证据,综合专家组对 AECOPD 抗感染治疗领域的认识和经验,体现"学术性"与"临床实用性"的和谐组合,对临床一线医务工作者有很

好的指导作用。《共识》的适用人群为各级各类呼吸与危重症医学科医师、老年医学科医师、全科医师及其他临床学科医师。

◆ **文献要点**

1.《共识》对 AECOPD 诱因进行全面剖析
AECOPD 的诱因复杂多样,包括感染、吸烟、环境污染、吸入过敏原、应用镇静药、维持治疗中断等,也可能包括合并症导致的症状加重,如合并气胸、胸腔积液、肺栓塞、充血性心力衰竭、心律失常等。总体来说,50%～70% AECOPD 由感染引起,及时有效的抗感染治疗对提高 AECOPD 疗效十分重要。然而,引起感染的病原体众多,包括呼吸道细菌、病毒、非典型病原体、特殊病原体等。《共识》从感染的评估和病原学检查方面给出了详细的指导。

(1)系统评估寻找 AECOPD 诱因:《共识》建议对患者的临床表现(咳嗽、气促、咳痰等)、感染病原学、炎症标志物、感染标志物、胸部影像学、合并症及环境因素等进行综合评估,寻找相关诱因。

(2)全面感染病原学检查和危险因素评估:《共识》指出,AECOPD 感染的病原体可能是多样的,包括病毒、细菌、非典型病原体和真菌。

1)常见的病毒包括鼻/肠道病毒、呼吸道合胞病毒和流感病毒,但多种呼吸道病毒均可作为感染病原体。

2)常见的细菌在国外与国内的报道方面均存在差异,但位居前五位的病原菌(流感嗜血杆菌、卡他莫拉菌、肺炎球菌、铜绿假单胞菌、肺炎克雷伯菌)基本相似。然而,随着新检测技术的临床应用,更多的病原体被发现,这体现了 AECOPD 感染病原体的多样性。

3)对于多数 AECOPD 患者,经验抗感染治疗的有效率还是比较高的。关键问题是及时认识导致预后不良或耐药菌/特殊病原体感染的危险因素。《共识》明确提出,AECOPD 预后不良的危险因素包括年龄≥65 岁、第 1 秒用力呼气容积(forced expiratory volume in one second,FEV_1)≤50% 正常预计值、每年急性加重≥2 次、合并心脏疾病、需要持续氧疗及应用机械通气等。关于铜绿假单胞菌感染,其危险因素包括:①近 1 年住院史;②经常(>4 次/年)或近期(近 3 个月内)抗菌药物应用史;③极重度 COPD(FEV_1<30% 正常预计

值);④应用口服糖皮质激素(近 2 周服用泼尼松>10 mg/d);⑤近期分离培养出铜绿假单胞菌。此外,《共识》指出,需要有创机械通气的患者特别容易有非发酵菌、肠杆菌科细菌、金黄色葡萄球菌、嗜麦芽窄食单胞菌等多重耐药菌感染。识别此类人群,可及时对患者进行系统病原学评估和调整抗感染药物。

2. 患者分层的抗感染药物应用流程 《共识》明确指出,基于 AECOPD 的异质性,应对患者分层,结合病原学检测和治疗反应,优化抗感染治疗。其核心观点如下。

(1)《共识》明确提出需要和不需要使用抗感染药物治疗的指征。《共识》建议 AECOPD 抗感染药物的应用指征包括 2 个方面:①AECOPD 患者出现脓性痰,伴有 3 项症状加重(呼吸困难加重、咳痰量增多、脓痰),或者包括脓性痰在内的任何 2 项症状加重;②严重 AECOPD 需要机械通气。对于无脓痰者,建议加强支气管扩张剂雾化吸入治疗,暂不给予抗菌药物。同时强调,需要密切观察患者病情变化,评估后续是否出现需要使用抗感染药物治疗的指征(肺部湿啰音增加、痰量增多、喘息加重等)。

(2)个体化选择抗感染药物应依据患者是否存在预后不良的危险因素和铜绿假单胞菌等耐药菌感染的危险因素,给予患者不同的治疗药物,体现个体化原则。

(3)以近年细菌耐药的监测数据为指引,《共识》对常见的耐药菌感染给出了针对性治疗建议,对临床一线医务人员有较好的指导作用。

(4)《共识》建议给予患者初始治疗后应观察72 h,再结合临床和痰病原学检查结果调整治疗方案。

3.《共识》对多种特殊病原体或特殊情况提出具体的指导建议

(1)抗病毒药物治疗:《共识》明确提出呼吸道病毒感染是 AECOPD 的常见病因,需要重视病毒感染的评估和治疗。然而,由于缺乏相关研究依据,只有在考虑或证实流感病毒感染时(尤其是起病 48 h 内)给予神经氨酸酶抑制剂为主的抗流感病毒药物治疗,不推荐其他抗病毒药物治疗。

(2)抗真菌药物治疗:COPD 是肺部真菌感染的独立危险因素,但肺部真菌感染的早期诊断是

有挑战性的问题,需要综合考虑。《共识》明确指出,不能单纯用痰真菌检查阳性作为诊断依据。当考虑肺部曲霉菌感染时,推荐按照美国感染疾病学会《肺曲霉病治疗指南》进行治疗,以伏立康唑为首选药物,当患者不耐受或药物无效时,可以尝试伊曲康唑、泊沙康唑、卡泊芬净或两性霉素等。联合治疗仍缺乏临床研究证据。

(3)经验治疗效果不佳的原因分析:《共识》明确指出,初始抗感染经验治疗反应不佳源于诸多因素。其中常见原因有 4 个方面:①糖皮质激素与支气管扩张剂使用不规范;②初始治疗未能覆盖感染病原微生物,如铜绿假单胞菌、耐药肺炎链球菌、其他非发酵菌、金黄色葡萄球菌等;③曲霉菌感染;④并发院内感染。《共识》建议对患者进行包括临床表现(痰液性状等)、下呼吸道标本微生物检查、胸部影像学等系统评估和综合分析,适时调整抗感染药物治疗。

(4)AECOPD 合并院内获得性肺炎(hospital acquired pneumonia,HAP):COPD 是 HAP 的独立危险因素。对于需要有创机械通气的患者,继发 HAP 的风险高。《共识》建议按照 HAP 诊治指南,对患者进行肺炎严重程度评分,按照评分、痰病原学检查结果等因素综合考虑抗感染药物治疗方案,必要时采用联合抗感染药物治疗。

(5)对 AECOPD 合并社区获得性肺炎(community acquired pneumonia,CAP)给出单独治疗建议:《共识》明确提出,CAP 是 COPD 的合并症,也是死亡风险增加的危险因素,建议按照有基础肺疾病的 CAP 进行治疗。

(6)AECOPD 合并支气管扩张:合并支气管扩张的 AECOPD 并不少见,过去的指南没有对此问题提出明确建议。《共识》明确提出,对此类患者的抗感染治疗时间延迟至 14 天,并提出需要对此类患者进行深入研究。

(7)雾化吸入抗菌药物:目前,雾化吸入抗菌药物治疗 AECOPD 仍然处于探索阶段,《共识》中提及氨基糖苷类、多黏菌素类等雾化吸入治疗的问题,以期激励更多的临床研究。

【文献评述】

总体来说,2019 年发表于《国际呼吸杂志》的《共识》,是国内第一个针对 AECOPD 抗感染治疗的共识。《共识》为呼吸与危重症医学科、老年医学科、社区康复全科医护人员提供了详细且操作性很强的干预措施。

《共识》在内容上逐层递进:首先从剖析 AECOPD 的诱因开始,提出感染是 AECOPD 的重要原因,指出控制感染对治疗 AECOPD 的重要意义;然后总结了目前 AECOPD 感染病原学的检测方法及其意义;最后系统阐述了 AECOPD 初始经验性抗感染治疗策略和 AECOPD 合并某种特定感染情况下的抗感染方案。此外,《共识》还讨论了 COPD 合并其他肺部感染性疾病(CAP 和支气管扩张)的治疗方案,以及 AECOPD 吸入抗菌药物治疗方案。

《共识》明确提出了 AECOPD 患者分层的抗感染药物应用流程,即基于 AECOPD 的异质性,对患者分层,结合病原学检测和治疗反应,优化抗感染治疗。《共识》还强调:应明确需要和不需要使用抗感染药物治疗的指征;依据患者是否存在预后不良的危险因素和铜绿假单胞菌等耐药菌感染的危险因素个体化选择抗感染药物,实现抗生素个体化治疗原则;对常见耐药菌行针对性治疗;对治疗结果进行监测和调整。此外,《共识》还对多种特殊病原体或特殊情况给出了具体的指导建议。《共识》既包含国内和国际相关领域的最近研究进展,也结合了中国专家在 AECOPD 临床诊治的经验,其内容尤其贴近临床实践,适合中国国情,明确提出患者评估的流程、患者分层的经验治疗和针对性治疗方案。笔者对《共识》亮点进行解读,剖析其核心内容如何与临床实践结合,期盼可以给临床一线医务人员提供参考,提高 AECOPD 抗感染药物的合理使用和药物总体疗效。

(鄞孟洁　陈荣昌)

参 考 文 献

慢性阻塞性肺疾病急性加重抗感染治疗中国专家共识编写组.慢性阻塞性肺疾病急性加重抗感染治疗中国专家共识.国际呼吸杂志,2019,39(17):1281-1296.

第 32 章

《中国呼吸重症康复治疗
技术专家共识》解读

【文献题目】 中国呼吸重症康复治疗技术专家
共识

【文献作者】 中国康复医学会重症康复专业委员
会呼吸重症康复学组,中国老年保健医学研究会
老龄健康服务与标准化分会,《中国老年保健医
学》杂志编辑委员会

【文献来源】 中国老年保健医学,2018,16(5):
3-11

【文献解读】

◆ 背景介绍

呼吸重症患者由于疾病或外伤等因素,造成
气体吸入、肺部气体交换、气体转运 3 个环节受到
不同程度的影响,动脉血氧分压低于正常,伴或不
伴二氧化碳分压升高,且长期卧床活动量减少,易
导致心肺功能障碍,这是死亡率增加或住院时间
延长的重要原因。为提高呼吸重症患者的存活
率,改善患者生活质量,呼吸重症康复尤为重要,
其重要意义在于以下 3 个方面:①改善通气状况,
维护现存功能。重症肺炎、呼吸机相关肺炎
(ventilator-associated pneumonia,VAP)是重症
监护病房(intensive care unit,ICU)患者的常见
疾病或并发症,早期可通过呼吸肌训练、咳嗽训
练、体位引流等改善通气状况、维护现存功能。
②早日促进身体功能恢复。不能进行有效锻炼的
呼吸重症患者可以使用经皮神经肌肉电刺激,短
期内可改善呼吸重症患者骨骼肌代谢、保持肌肉
功能。③预防并发症。对呼吸重症患者早期进行
康复干预可有效预防严重肌萎缩和肌无力、关节
僵直或挛缩、深静脉血栓等,同时可控制肺炎、预
防 VAP 发生。

2018 年国内呼吸、重症、康复等领域的资深
专家共同从康复医学、康复治疗、康复护理 3 个方
面,讨论了重症呼吸系统疾病的诊治、康复流程及
具体治疗方法,最终发布了《中国呼吸重症康复治
疗技术专家共识》(下文简称《共识》),旨在为相关
医务人员对呼吸重症的康复提供参考。《共识》的
适用患者为呼吸重症患者。

◆ 文献要点

1. 常见呼吸重症疾病 有关重症肺炎、支气
管哮喘(急性发作)、呼吸衰竭、急性呼吸窘迫综合
征等常见呼吸重症疾病的研究有很多,其中一项
研究对 330 例急性呼吸衰竭的 ICU 患者进行了
不同层次的康复活动训练,结果发现,治疗组患者
下床活动更早,在 ICU 停留时间缩短,住院时间
减少,住院总费用减少。还有研究发现早期康复
治疗能有效减少呼吸衰竭重症患者的机械通气时
间,降低 VAP、神经肌肉萎缩等并发症,减少患者
住院时间。此外,近年来呼吸重症康复被逐渐应
用到肺癌患者中,肺康复训练护理模式相较于传
统常规康复护理办法,加强了肺功能恢复,减少了
不良反应,提高了患者的整体生活质量,对治疗有
极大的帮助。另有研究报道,早期康复治疗能明
显降低重症肺炎机械通气患者的并发症,改善预
后效果。对于《共识》所给出的常见呼吸重症疾
病,除支气管哮喘(急性发作)外均有循证医学证
据可参考。对于支气管哮喘(急性发作),还需进一
步研究康复治疗的可行性,但对稳定性支气管哮喘
患者进行康复治疗的效果已经得到证实。另外,
《共识》所推荐的只是常见呼吸症状疾病,在临床实
践中,呼吸重症康复的对象包含《共识》所推荐的疾

病,但不仅局限于这些疾病。

2. **康复介入及暂停时机** 传统观念甚至多数临床医师都认为,康复治疗不适宜在呼吸重症监护病房(respiratory intensive care unit,RICU)开展,而应在患者病情稳定并从 RICU 转入普通病房甚至出院后方可开展。近年来,随着康复医学在国内的迅猛发展,各专业医师已逐渐意识到康复治疗在疾病整体治疗中的重要作用,尤其是在神经重症、脑卒中、心血管监护病房、各种重大手术围手术期治疗中,医师们也越来越强调康复治疗的早期介入有助于疾病恢复,减少并发症,提高远期生活质量。因此,对于康复介入时机,《共识》推荐在患者生命体征平稳后立即进行,即在呼吸重症分期的早期进行。这与《神经重症康复中国专家共识》所推荐的时间一致,即在入住重症医学科 24～48 h 后进行,应与临床救治同步。康复治疗的暂停时机是在生命体征明显波动,疾病有可能进一步恶化并危及生命时。因此,结合《共识》推荐,在实际临床应用中应以患者的安全为第一要素。

3. **呼吸重症分期** RICU 收治的主要病种较多,掌握呼吸重症疾病的一般规律和特点,对选择康复治疗介入及暂停时机、准确进行康复评估并制订科学的康复治疗计划具有重要的指导意义。考虑到呼吸重症疾病临床特点的多样性,并从临床分期在康复治疗中的具体应用价值这一角度出发,《共识》建议将呼吸重症临床过程分为三期,即早期、极期和恢复期。

4. **康复评定** 康复评定包括一般状况评估、运动感觉评估、意识障碍评估、吞咽障碍评估、肺功能评估、呼吸肌评估、心功能评估、呼吸困难评估、疼痛评估、营养状态评估、心理状态及睡眠评估 11 项评估内容。虽然肺功能、呼吸功能、心功能的评估在呼吸重症疾病患者中较为重要,但是整体整合生理学医学新理论体系认为机体的基本调节方式是以呼吸、循环、代谢为主体,配合消化、泌尿、神经、运动、睡眠等系统的整体整合一体化进行调节。因此,对于呼吸重症患者也应进行整体评估。同样,康复治疗也应在此理论体系指导下进行,既要突出重点又要兼顾整体。

5. **康复治疗技术**

(1)常规康复治疗:当患者处于意识不清、镇静状态或尚不能进行主动运动时可采用被动运动。当患者无意识障碍时,康复治疗以被动运动与辅助运动相结合的方式向主动运动为主的方式转变。

(2)物理因子疗法:应用天然或人工物理因子(如阳光、空气、海水、电、光、声、磁、冷、热、水等)作用于人体,预防和治疗疾病,恢复或改善身体结构与功能,达到康复目的。物理因子疗法是治疗呼吸系统疾病、促进康复的重要手段之一。低中频脉冲电疗法可应用于呼吸功能障碍、呼吸肌萎缩等的康复治疗。高频电疗法可应用于支气管炎、肺炎、支气管哮喘等患者的康复。紫外线有明显的抗菌作用,可减少抗生素的用量和治疗时间。超声波疗法可有效治疗迁延性肺炎,可用于呼吸康复及支气管哮喘的治疗。磁疗可应用于喘息性支气管炎、支气管哮喘等的康复治疗。物理因子疗法的禁忌证是肺部出血、咯血、肺部肿瘤等。

(3)呼吸肌训练:呼吸训练中的重要组成部分。不同的肺源性与非肺源性呼吸功能障碍都可能导致呼吸肌功能的绝对和/或相对下调,从而导致呼吸困难、运动耐受性下降及生存质量降低。当呼吸功能障碍导致患者呼吸困难时,专门针对呼吸肌的训练可能会减轻患者的呼吸困难。对呼吸肌功能训练集中在力量和耐力两个方面,其中又以吸气肌训练研究更为常见。

制订呼吸肌训练处方时,首先应考虑功能超负荷原则,涉及训练的时长、强度与频率,也就是受训者需要完成更长时间、更高强度和/或更高呼吸频率的呼吸负荷训练,使肌肉在大于通常所能承受的负荷下进行锻炼,以挑战极限而增加其功能。在制订力量训练型处方时,除了考虑训练强度的个体化,还需要考虑气流流速,两者由于肌肉的力量-收缩速度曲线而相互影响,即肌肉不可能在克服高强度阻力下以快速收缩的形式对外做功。

(4)胸廓放松训练:呼吸重症的患者常采用浅而快的上部胸式呼吸,这种呼吸模式多使用胸锁乳突肌、斜角肌、肋间肌、膈肌等呼吸肌,呼吸效率差,易导致呼吸肌疲劳。通过对患者进行徒手胸部伸张(肋间肌松动术、胸廓松动术)、胸廓辅助法、胸部放松法、呼吸体操等训练,能有效维持和改善胸廓活动度,增强吸气深度,调节呼气节律,从而达到改善呼吸困难的目的。

(5)保持呼吸道通畅:呼吸重症患者需要保持呼吸通畅,《共识》建议的方法与气道廓清技术内容一致。《重症患者气道廓清技术专家共识》指出:①气道廓清联合治疗优于单一方案,但胸部物理治疗可能有助于降低呼吸机相关性肺炎和肺部感染发生率,不能缩短机械通气时间和 ICU 住院时间;②高频胸壁振荡的排痰效果优于其他机械振动排痰,对于长期机械通气患者,高频胸壁振荡也可能是一种安全、舒适、有效的插管后气道廓清方式,但对脱机成功率无明显影响;③与高频胸壁振荡相比,肺内叩击通气在改善小气道阻塞和呼吸肌力量相关的肺功能指标、健康状况评估量表评分以及减少痰中炎性细胞方面更有效;④呼气末正压/振动呼气末正压用于 COPD、支气管扩张、囊性纤维化患者的气道廓清,相对于常规物理治疗,其疗效更明确,治疗效果取决于所选装置、设定阻力及患者的依从性;⑤机械咳嗽辅助技术可用于呼气肌无力的患者,但对气道阻塞性疾病患者有加重阻塞的风险,应谨慎使用;⑥机械咳嗽辅助技术可用于呼气肌无力的患者,气道阻塞性疾病患者应谨慎使用。气道廓清疗效的评价包括分泌物量与黏稠程度、咳嗽强度及临床结局。总之,气道廓清技术包含种类繁多的评估和操作技术,临床宜根据对患者的精准评估和判断,结合对具体技术的掌握情况,合理选择、规范应用。

(6)运动训练:随着对 ICU 获得性无力和卧床导致一系列机体变化的认识,人们对危重症患者早期活动和康复训练越来越重视。机械通气患者早期活动也在逐步展开,很多文献证明其安全性和可行性。运动过程中的心血管反应受中枢和外周机制以及它们与动脉压力感受器的相互作用所控制。因此,根据患者情况,在严密监测的基础上,《共识》建议无禁忌证的危重患者尽早开始训练。

(7)吞咽训练:目的是恢复或提高患者的吞咽功能,改善因不能经口进食所产生的饥饿、失落、恐惧及抑郁,增加进食的安全,减少因食物误吸所引起的各种并发症,进而改善身体营养状况,提高患者的生存质量。

(8)脱机训练:有创正压通气是治疗各种呼吸衰竭的重要手段,已在临床广泛应用且效果肯定。但机械通气导致的并发症,如延迟撤机会增加呼吸机相关性肺炎、呼吸机相关性肺损伤、呼吸机诱发的膈肌功能不全等,延长患者住院时间,增加病死率。因此,早期脱机训练可增加脱机成功率,减少并发症。

(9)心理治疗:呼吸重症患者焦虑抑郁的发病率较高,不仅影响患者的生活质量,还会增加其病死率和自杀率。心理治疗对减轻患者的恐惧、紧张、抑郁情绪,提高患者对疾病的正确认识并树立战胜疾病的信心,增加患者对临床治疗及康复的依从性和积极性有非常重要的作用,不同的心理治疗方法可以贯穿重症康复的全过程。重症患者的心理治疗由专业心理治疗师以个别心理治疗模式,选择合适的患者进行治疗。

(10)音乐治疗:音乐治疗可以使重症患者身心放松,缓解其紧张焦虑情绪。音乐治疗可与物理治疗、作业疗法、言语治疗等同时开展,运用音乐的旋律、节奏、强弱变化等对患者生理及情绪的夹带作用(一种在组织间连接的神经元之间的交流形式),对患者进行主动呼吸训练、平衡转移训练、步行训练,以改善和提高其认知功能,促进疾病康复。

6. 康复护理　在康复护理方面,如遇到机械通气的患者,应注意患者的体温、脉搏、血压、意识变化及尿量等。机械通气过程中要密切观察患者的自主呼吸频率、节律与呼吸机是否同步,并对患者进行镇静镇痛评分,必要时调整镇静镇痛药物的剂量,保证患者处于安全、舒适、配合的状态。观察患者的胸廓运动,听诊双肺呼吸音,检测气囊压力(控制在 25 cmH$_2$O 左右),检查通气效果,监测相关参数。每天至少进行 1 次动脉血气分析,根据结果调整呼吸机参数并记录。如无禁忌,保证床头抬高>30°。建立人工气道的患者应行声门下分泌物吸引,无须定期更换呼吸机回路,当管路破损或污染时应及时更换。机械通气患者应选择合适的湿化方式,加强湿化,保持气道湿润。可使用热湿交换器或含加热导丝的加热湿化器作为湿化装置。如使用热湿交换器,每 5～7 天更换 1 次,当热湿交换器受污染、气道阻力增加时应及时更换。应按需吸痰,评估气道分泌物的性状。机械通气患者应选择鼻肠管进行肠内营养支持,使用氯己定进行口腔护理。应每天评价撤机指征，对符合脱机指征的患者，遵医嘱脱机。接受机械通气的患者如无禁忌，尽可能早期开展康复运动，以预防下肢深静脉血栓。

《共识》关于氧疗护理的意见是采取各种给氧方式，但并没有阐述具体的氧疗护理方法。呼吸重症疾病的复杂及多变性，使氧疗护理需要根据专业人员的判断灵活掌握，不同疾病又有不同应对措施，这也是《共识》未给出具体氧疗措施的原因。

【文献评述】

《共识》为呼吸重症相关医师、康复治疗师及护理人员提供了详细且操作性很强的干预措施，并强调呼吸康复治疗是一门多学科与个体化相结合的综合干预措施，存在并贯穿于呼吸疾病患者的整体治疗和恢复过程中。《共识》包括疾病本身的治疗与护理、全身与呼吸系统的功能锻炼、作业练习、康复指导、心理辅导干预等，旨在减轻呼吸疾病患者在院内外的呼吸困难状况，提高患者的运动耐力，改善其生活及生存质量，并维持良好的精神心理状态。随着呼吸康复理念的普及和深入，康复知识与技术快速地向基层推广，医护人员逐渐开始接受呼吸康复理念，呼吸危重症患者的分级诊疗及梯队治疗理念也在不断推进，有理由相信基层医院及社区医疗中心将成为我国呼吸康复的新领地。随着康复理念的下沉和普及，必将为广大呼吸道疾病患者带来福祉，势必会减轻家庭及社会经济负担，助力于我国大健康事业的发展。

（武　亮）

参 考 文 献

[1] 中国康复医学会重症康复专业委员会呼吸重症康复学组,中国老年保健医学研究会老龄健康服务与标准化分会,《中国老年保健医学》杂志编辑委员会.中国呼吸重症康复治疗技术专家共识.中国老年保健医学,2018,16(5):3-11.

[2] 燕铁斌.重症康复,应与临床救治同步.中国康复医学杂志,2018,33(2):127-129.

[3] Yosef-Brauner, Adi N, Ben Shahar T, et al. Effect of physical therapy on muscle strength, respiratory muscles and functional parameters in patients with intensive care unit-acquired weakness. Clin Respir J, 2015,9(1):1-6.

[4] 中国病理生理危重病学会呼吸治疗学组.重症患者气道廓清技术专家共识.中华重症医学电子杂志(网络版),2020,6(3):272-282.

[5] Eltringham SA, Kilner K, Gee M, et al. Impact of Dysphagia Assessment and Management on Risk of Stroke-Associated Pneumonia: A Systematic Review. Cerebrovasc Dis,2018,46(3-4):97-105.

[6] Crowley JC, Gropper MA. IV Immunoglobulin: A Useful Tool for the Severe Pneumonia Toolbox? Crit Care Med,2016,44(1):250-251.

[7] Damuth E, Mitchell JA, Bartock JL, et al. Long-term survival of critically ill patients treated with prolonged mechanical ventilation: a systematic review and meta-analysis. Lancet Respir Med,2015,3(7):544-553.

[8] McClave SA, Taylor BE, Martindale RG, et al. Guidelines for the Provision and Assessment of Nutrition Support Therapy in the Adult Critically Ill Patient: Society of Critical Care Medicine (SCCM) and American Society for Parenteral and Enteral Nutrition (A. S. P. E. N.).JPEN J Parenter Enteral Nutr,2016,40(2):159-211.

[9] 杨树森.不同心功能状态的血流动力学监测.中国实用内科杂志,2018,38(1): 16-19.

[10] Zambon M, Greco M, Bocchino S, et al. Assessment of diaphragmatic dysfunction in the critically ill patient with ultrasound: a systematic review. Intensive Care Med,2017,43(1):29-38.

第 33 章

《中国老年慢性阻塞性肺疾病临床诊治实践指南》解读

【文献题目】 中国老年慢性阻塞性肺疾病临床诊治实践指南

【文献作者】 中国老年医学学会呼吸病学分会慢性阻塞性肺疾病学组

【文献来源】 中华结核和呼吸杂志,2020,43(2):100-119

【文献解读】

◆ 背景介绍

慢性阻塞性肺疾病(chronic obstructivepul-monary disease,COPD)是一种常见的慢性呼吸道疾病,以持续呼吸道症状和气流受限为特点。COPD 发病率高,致死率和致残率也很高,社会经济负担重,是全球公认的公共健康问题之一。老年人呼吸系统发生老化、呼吸生理功能减退,是 COPD 的高发人群,应尤为关注。由于人口老龄化和持续危险因素的暴露,COPD 的发病呈持续上升趋势。中国肺部健康研究结果显示,我国 COPD 总体患病率为 8.6%,60～69 岁和 ≥70 岁老年人 COPD 患病率分别为 21.2% 和 35.5%。COPD 位居老年人群疾病负担第三位,仅次于缺血性心脏病和脑卒中。老年 COPD 患者临床症状缺乏特异性,常合并存在多种疾病,诊断不足问题严重,因此,老年人群 COPD 的诊治面临挑战。为此,中国老年医学学会呼吸病学分会慢性阻塞性肺疾病学组制定了《中国老年慢性阻塞性肺疾病临床诊治实践指南》(下文简称《指南》)。《指南》密切结合老年人群 COPD 的特点,有针对性地提出诊治意见,以指导临床医师对老年 COPD 患者进行个体化诊治和管理。《指南》适用于各级别呼吸科医师、内科医师、全科医师以及参与老年疾病诊治及照护的医护人员。

◆ 文献要点

1. **老年 COPD 诊断** 漏诊和诊断延迟是 COPD 诊断普遍存在的问题,这一问题在老年患者中尤为显著。活动后气短是 COPD 的主要症状,但在老年人群中缺乏特异性,常被老年人误以为是年老的表现,认为通过减少活动可以避免气短症状的出现。此外,老年人常并存多种其他疾病,往往将气短症状归咎于冠心病、慢性心功能不全、肥胖等原因。针对这一问题,《指南》制定了老年 COPD 的诊断流程,在诊断流程中提出了疑诊 COPD,即老年就诊者同时存在活动后气短、慢性咳嗽、咳痰等任何一项呼吸道症状或任何一项 COPD 危险因素,均应怀疑 COPD,此时需要进一步行肺功能检查及相应的鉴别诊断来排除其他疾病,以确诊 COPD。老年 COPD 诊断流程简便清晰,实用性强,有助于提醒临床医师对老年 COPD 患者保持高度警惕性,提高对老年 COPD 的识别力和检出率。

2. **老年 COPD 初始诊断后的全面评估** 老年 COPD 患者合并症多,与 COPD 的治疗和预后相互影响,而且老年 COPD 患者中严重肺功能受损比例高,易出现 COPD 并发症。基于老年 COPD 的这些特点,《指南》提出老年 COPD 一经诊断,需要对患者进行全面评估。老年 COPD 的全面评估除包括我国成年人 COPD 指南中提到的症状、气流受限程度和急性加重风险评估外,还应同时评估老年人是否出现 COPD 常见的并发症(如慢性肺源性心脏病和呼吸衰竭)、合并症(如心血管疾病、代谢性疾病等)以及哮喘和 COPD

并存的情况。哮喘和 COPD 都是常见的慢性呼吸道疾病,老年人二者并存较为常见。与单纯 COPD 相比,合并哮喘患者症状多、肺功能下降更快、生活质量更差、急性加重更为频繁、病死率更高,同时会患有更多的合并症,如胃食管反流性疾病、骨关节炎、骨质疏松、焦虑、抑郁等。在治疗方面,与单纯 COPD 不同,合并哮喘患者吸入糖皮质激素可有获益。《指南》特别强调对老年 COPD 患者识别其是否合并哮喘的重要性,并提出了诊断流程,同时强调初步诊断后还需要在后续治疗过程中随访评估 COPD 与哮喘并存的情况。

3. 老年 COPD 稳定期药物治疗 《指南》根据老年人群特点,强调老年 COPD 稳定期药物治疗应基于全面评估,遵循个体化治疗原则,综合考虑疾病严重程度、急性加重风险、合并症、肝肾功能、药物不良反应、药物可及性、治疗费用、患者对药物的治疗反应、吸入装置的性能、患者对吸入装置的偏好等因素,权衡利弊风险,制订个体化治疗方案。

《指南》以表格形式介绍了老年 COPD 稳定期治疗药物,同时简明扼要地总结了药物选择的注意事项,如:①首选吸入治疗;②对 COPD 合并哮喘患者不推荐单独吸入长效 β_2 受体激动剂(long acting beta 2 agonist,LABA);③对单纯 COPD 患者不推荐单纯使用吸入性糖皮质激素(inhaled corticosteroid,ICS);④对 COPD 稳定期患者不推荐长期口服糖皮质激素;⑤低/中等剂量 ICS 吸入适合 COPD 合并哮喘患者,常需联合 LABA 和/或长效抗胆碱能药物(long acting muscarinic antagonist,LAMA),以方便临床医师参考。《指南》同时强调,选择合适的吸入装置对老年 COPD 患者的重要性,还建议综合考虑患者本人、吸入装置及药物本身因素,合理选择吸入装置。此外,由于老年患者肝肾功能减退,常合并慢性基础疾病,易出现药物不良反应,《指南》又特别强调了老年 COPD 患者的用药安全性。

在老年 COPD 药物治疗方案中,《指南》推荐首先识别老年 COPD 患者是否合并哮喘,并对 COPD 合并哮喘患者给出治疗建议:推荐首选 ICS/LABA 治疗;如果 ICS/LABA 治疗仍不能有效控制症状或仍出现急性加重时,若吸入技术及依从性均良好且无明显激素相关不良反应的患

者,可加用 LAMA;不推荐单独吸入 LABA;需要随访评估 COPD 合并哮喘的诊断及治疗效果。此外,《指南》强调了临床医师关注的外周血嗜酸性粒细胞计数和呼出气一氧化氮(fractional exhaled nitric oxide,FeNO)在选择治疗药物中的意义。《指南》还参考了国内外文献,提出目前的推荐意见:外周血嗜酸性粒细胞计数<100/μl,治疗方案中含 ICS 获益的可能性小;外周血嗜酸性粒细胞计数>300/μl,治疗方案中含 ICS 获益的可能性大。但是外周血嗜酸性粒细胞计数存在较大变异,我国 COPD 患者是否存在同样的相关性和类似的嗜酸性粒细胞计数界值尚不清楚,同时鉴于规律吸入 ICS 存在增加肺炎风险的可能,《指南》不推荐对老年 COPD 患者单纯根据外周血嗜酸性粒细胞计数预测含 ICS 方案的治疗效果,而是应结合临床情况综合判断。另外,现有证据分析结果表明,FeNO 不能用于预测 COPD 患者对 ICS 治疗的反应。

4. 老年 COPD 稳定期管理模式 《指南》基于老年 COPD 特点,首次提出了基于全面评估的老年 COPD 循环管理模式,强调不仅要重视 COPD 疾病本身的影响,同时要将患者作为整体,建立包括合并症在内的多学科评估循环管理模式。

5. 老年 COPD 急性加重期管理 目前慢性阻塞性肺疾病急性加重(acute exacerbation of COPD,AECOPD)的诊断完全依赖于临床表现。老年 AECOPD 临床表现缺乏特异性,且老年人常合并多种疾病,因此,老年 AECOPD 的鉴别诊断更为重要。《指南》强调进行老年 AECOPD 诊断时,要结合患者基础疾病、临床表现及相关检查(如心电图、胸部 X 线片、CT、血 D-二聚体、血脑钠肽等),以除外与 AECOPD 具有相似临床表现的疾病。同样,对老年 AECOPD 患者进行病情评估时,需要特别关注合并症、并发症、基础肺功能、认知功能及全身营养状况等对疾病严重程度的影响,综合判断老年 AECOPD 的严重程度。

在老年 AECOPD 治疗中关于糖皮质激素的选择方面,《指南》建议权衡糖皮质激素应用的获益与风险,选择全身糖皮质激素或雾化吸入糖皮质激素。关于抗菌药物的选择,《指南》建议以当地细菌流行病学资料及耐药情况为依据,根据

AECOPD病情严重程度，并结合是否存在铜绿假单胞菌感染危险因素、年龄、基础肺功能等进行分层选择。《指南》还提出需要关注老年AECOPD患者的侵袭性肺曲霉菌(invasive pulmonary aspergillosis,IPA)感染问题，对于某些老年AECOPD患者，尽管接受了广谱抗生素和糖皮质激素治疗，仍然表现出呼吸困难加重及临床状况恶化、肺部出现新的浸润影及痰中检测到曲霉菌时，应高度怀疑IPA，条件允许应尽可能进一步明确诊断，必要时考虑经验性抗真菌治疗。

《指南》强调老年AECOPD患者出院前应尽早启动维持治疗方案。出院后尽早(1个月内)随访，评估恢复情况。老年人是否正确掌握吸入技术是常规随访的评估项目之一。早期随访可评估长期氧疗需求，并可根据情况调整当前治疗方案，此后可进入COPD稳定期循环管理模式，每3~6个月进行随访评估和相应治疗策略的调整，预防COPD再次急性加重。

6. 老年COPD合并症　合并存在多种疾病是老年COPD的特点，这些合并症在诊断、治疗及预后等方面与COPD互相影响。《指南》强调在临床工作中应对老年COPD患者注意识别合并症。在治疗方面，《指南》建议无论对于COPD还是合并症，都应遵循各自疾病的诊断治疗原则，但同时也要适时考虑疾病之间的相互影响。当COPD与合并症多病同时治疗时，宜尽量从简，避免多药治疗时药物之间的相互作用，尤其对于肝肾功能减退的老年患者，使用时须谨慎，并通过调整剂量、监测药物浓度、更换药物等措施，尽量避免可能出现的不良反应。

《指南》较全面地阐述了老年COPD常见的多个系统合并症：①心血管系统合并症常见冠状动脉粥样硬化性心脏病、高血压、心律失常及心力衰竭，《指南》重点阐述了这些疾病与COPD的相互影响以及选择治疗药物时的注意事项，供临床医师参考。同时，《指南》强调心血管疾病是COPD患者最常见的合并症，可显著增加老年患者住院和死亡风险。合并心血管疾病时，COPD患者的康复锻炼尤其要注重心肺功能检测，个体化制订运动处方，密切关注康复锻炼对心血管系统的影响。②在内分泌代谢疾病方面，《指南》重点阐述了糖尿病、骨质疏松、血脂异常和动脉粥样

硬化与COPD的相互影响及治疗建议。③在神经精神疾病方面，《指南》重点阐述了脑卒中、焦虑/抑郁及认知功能障碍对COPD治疗和康复的影响。④在呼吸系统疾病方面，《指南》重点强调了合并支气管扩张、阻塞性睡眠呼吸障碍和肺结核对COPD的影响，同时强调需要注重对肺癌的筛查。⑤在消化系统疾病方面，《指南》着重阐述了胃食管反流是COPD急性加重的独立危险因素，需要关注对该疾病的识别和治疗。⑥老年COPD患者急慢性肾病患病率高，但易漏诊，原因在于即使老年患者的血清肌酐浓度正常，其可能已存在中度(肾小球滤过率为30~60 ml/min)甚至严重肾功能减退，要予以重视。此外，《指南》还重点介绍了老年COPD营养不良/肌少症及营养支持。营养不良和肌少症与COPD之间存在密不可分的联系，合理营养支持、饮食及运动方案的调整等对改善患者营养状态、缓解病情、改善肺呼吸功能和预后有积极的作用。

7. 老年COPD肺康复训练　肺康复治疗可减少COPD患者的呼吸困难症状，提高其运动能力及健康状况，改善其生活质量，增加患者参加社会生活的能力。肺康复治疗已成为COPD患者管理的重要部分，对老年COPD患者尤其重要。《指南》介绍了肺康复的内容，包括患者评估(明确诊断和严重程度)、建立长期治疗与随访计划、运动锻炼和呼吸锻炼方案、健康教育以及营养支持和社会心理支持等。《指南》较详细地介绍了疾病评估、体能评估和肺康复训练的具体内容，以及COPD急性加重期的康复治疗，以指导临床医护人员。《指南》强调实施肺康复计划前，应对每位患者进行评估，包括评估其潜在需求(吸氧)、病情评估、体能评估、营养状态和认知功能评估，鉴别导致运动受限的原因，目的是掌握患者病情，确保患者运动安全，以制订个体化运动处方。

【文献评述】

《指南》充分考虑了老年人群的特点和老年COPD诊治中存在的问题，提出了针对老年COPD患者的诊治建议。《指南》提出的COPD诊治流程和"疑诊COPD"概念有助于临床医师对老年COPD识别能力和检出率的提高，以尽可能做到早诊断、早干预，改善老年COPD患者的预

后。在老年 COPD 药物治疗方案中,单纯 COPD 和 COPD 合并哮喘患者药物治疗方案不同,预后存在差异,而《指南》特别强调应首先识别 COPD 患者是否合并哮喘。《指南》重视老年 COPD 合并症问题,强调对老年 COPD 患者进行包括合并症在内的全面评估和基于全面评估的多学科循环管理模式。在老年 COPD 肺康复方面,《指南》提供了较为详细的指导。《指南》对临床医师关注的问题进行了简明扼要和重点突出的总结和推荐,方便临床医师参考,同时也应考虑临床医师对《指南》实用性和指导性的需求以及临床医师工作的繁忙。《指南》尽可能采用流程图和表格形式,基于国内外文献提出了清晰、简洁、有针对性的建议,可以指导临床医师对老年 COPD 患者进行个体化诊治和管理。未来还需要开展更多关于老年 COPD 的研究,探索更多基于老年 COPD 的循证医学证据,对《指南》进行更新。

(方秋红　童朝晖)

参 考 文 献

中国老年医学学会呼吸病学分会慢性阻塞性肺疾病学组.中国老年慢性阻塞性肺疾病临床诊治实践指南.中华结核和呼吸杂志,2020,43(2):100-119.

第 34 章

《新型冠状病毒肺炎疫情期间痴呆患者居家照护的建议》解读

【文献题目】新型冠状病毒肺炎疫情期间痴呆患者居家照护的建议

【文献作者】康丰娟,王炜,周波,等

【文献来源】中华老年多器官疾病杂志,2020,19(3):217-220

【文献解读】

◆ 背景介绍

痴呆(dementia)老人在特殊、突发、应激情况下的管理是居家照护面临的重要挑战。新型冠状病毒肺炎疫情防控期间,人们被要求减少聚集、戴口罩、减少物理接触、勤洗手等,这就约束了痴呆老人的自主行为,而痴呆老人对此并不能完全理解,往往带来安全防控的巨大压力。为此,康丰娟等于 2020 年制定并发布了《新型冠状病毒肺炎疫情期间痴呆患者居家照护的建议》(下文简称《建议》),旨在帮助痴呆照护者在面临疫情防控和其他突发事件时,能够举一反三,减少突发事件对痴呆患者及其家庭生活的冲击,保障照护安全。《建议》的适用人群为痴呆患者及照护者。

◆ 文献要点

1.《建议》提出疫情防控期间的基本建议 建议内容对于及时处置和防范照护风险具有普遍的指导意义。

《建议》推荐的 7 条基本建议,重点围绕痴呆照护的特殊性来防范疫情对痴呆老人和照护者的直接冲击。例如,为避免配偶照护者感染后,痴呆老人会面临生存危机,《建议》建议基层医疗机构应了解痴呆老人家庭成员结构并定期巡视指导,建议家庭其他成员及时参与痴呆老人的照护工作。当老人平时过于依赖配偶照护,而配偶照护者同时身患病痛时,其他家庭成员更应该积极参与照护过程,熟悉并了解照护的方法,给予配偶照护者充分的休息和喘息时间。一旦配偶照护者因病住院,患者不会产生不适现象,从而有效避免精神行为问题的发生,同时也会避免患者尚在而配偶照护者却先行离开的悲痛局面。

合理安排居家生活、避免过度干预、加强感情沟通及降低应激反应是提高老年人居家隔离适应性、降低痴呆老人感染风险的重要措施。一旦痴呆老人因感染住院,照护者应及时告知医师老人的痴呆诊断,争取精神科医师的会诊,有效控制临床诊治过程中的感控风险。

疫情防控期间痴呆老人出现问题时,不可能像平时一样方便地到医院就诊,为此,《建议》提出痴呆老人照护问题的分析思路:①患者的反应如何?②因何发生?③有问题吗?④是什么问题?⑤问题对谁而言?⑥应该怎么做?⑦由谁来做?⑧效果如何?指导家庭照护者学习判断事情发生的原因、急缓、严重程度及非药物处理的基本方法。

2.《建议》指出疫情防控对痴呆老人居家照护的两面性 两面性的提出对于其他应激事件下痴呆老人的居家照护具有重要的启示意义。

《建议》指出陪伴其实就是高质量的照护。由于疫情防控需要,子女等开始居家,与老人共同生活的时间明显增多,这就给双方提供了拉近情感距离的机会。此时如果能够利用这段时光变"被动"照护为"主动"陪伴,了解老人的生活习惯,控制代际冲突,给老人一些实质性的陪伴,如共同做家务、讲故事、晒照片、做运动等,对于避免疫情防控的不良影响、防止痴呆症状的加重大有裨益。在此也要提醒照护者及家庭成员,不仅在疫情期间可以这样做,在老年人日常生活中的每一天都可以进行此类的互动活动。

《建议》特别提到疫情防控期间的封闭性管理措施给居家照护可能带来一系列负面影响。例如:熟悉的照护者因无法返回或生病而突然更换,家人探望减少,痴呆老人不能适应这些情况的变化而诱发寻人、漫游等精神行为问题,会增加走失风险;子女与老人临时共同居住并承担照护责任,但是缺乏经验或需要兼顾工作,痴呆老人由于缺乏主动交流和活动而出现认知功能的快速衰退;痴呆老人每天习惯性外出活动和社会交往的规律被打破,会诱发行为问题,使睡眠颠倒,导致认知功能和社会活动能力的快速减退;居住环境狭小、室内活动空间受限,会导致老人体力减退,增加跌倒等风险;家庭成员对防控措施的接受程度不一致或认识不统一,容易诱发家庭冲突、代际冲突和矛盾激化;面对疫情产生的恐惧、焦虑、抑郁等不良情绪容易在家庭成员间互相传染,从而干扰照护工作的正常进行;周围人员戴口罩会引起痴呆老人识别障碍,痴呆老人拒绝戴口罩又会给照护者带来无助感,等等。

这些负面影响的产生,除了与疫情防控措施直接相关外,还反映出平时照护工作缺乏规划,缺乏应急情况下的适宜替代方案。如果能按照疫情防控期间的基本建议采取相应的防范措施,再遇到类似情况时会有效避免或减少由此带来的不便及焦虑情绪。

3.《建议》浓缩出痴呆老人疫情防控期间及常态时期居家照护的重要突发问题和护理难题 《建议》针对这些难题给出了具体的应对措施和解决方案,以提升照护者的照护技能。

突发问题主要指可能对痴呆老人的生命安全造成威胁的问题。任何情况下,安全问题是照护痴呆老人的首要问题,保证老人安全是痴呆照护的前提与保障。安全问题涉及走失、跌倒、呛噎、慢病管理、居家药品管理、误服等多方面,无论哪方面出现问题,都可能对患者产生严重影响,甚至危及生命。照护者在居家照护时要及时发现并纠正安全隐患,也要熟悉常见突发问题及意外情况的正确处置方法及处置流程,防患于未然。

平时严重困扰照护者并与照护负担密切相关的护理问题包括睡眠紊乱、主动活动能力退化、焦虑不安、兴奋激越、异常行为增多、无目的漫游等。疫情防控期间的居家封闭、限制外出、白天无所事事、家人探视减少等,使相关护理难题更加突出。照护者身体和情绪压力也会影响照护质量,容易导致过度干预或失于防范。

《建议》对这些问题的发生原因以及可以采取的药物或非药物干预措施分别进行了讲解。对照护者进行针对性的学习培训,在专业人士的帮助下可以将患者的行为影响和安全隐患降到最低。

4.《建议》提出了专业的痴呆照护指导措施 针对疫情防控期间防护用品使用和医疗服务的特殊情况,《建议》提出应给予照护者专业的痴呆照护指导,有效防控新型冠状病毒感染的风险。

疫情防控期间,做好个人防控措施是防止感染的有效途径。但是部分痴呆患者可能会不配合甚至抗拒个人防控措施,如拒绝戴口罩、洗手、开窗通风等,这是照护者所担心和恐慌的问题。若因防控措施不到位而使患者发生感染,同样会加重照护者负担。痴呆老人由于判断力下降,无法预测照护者的行动,不了解照护者所实施的照护活动内容,会出现"我到底会被怎么样"的想法而变得不安,从而不配合防控措施的实施。对防护用品不习惯或使用不熟练,可能是痴呆老人拒绝防控措施的主要原因。针对使用防护用品的具体问题,《建议》给出了诸多专业性指导,包括让患者信任的人进行帮助、把防控措施设计成小游戏、采用替代方法等,这些措施均被证明是有效的。

痴呆老人或其他家庭成员出现身体不适或原有病情加重等问题时,既担心赴医院就诊时感染新型冠状病毒,又担心耽误诊治而延误病情。这些现实的照护问题如果解决不好,将会严重影响照护者的照护质量。对此,《建议》提出做好诊前准备、节约就诊时间、规范就诊流程的处置预案,概括为一个知情者、一个症状列表、一份病历资料、一张服药清单、一些必要物品、一医一患一诊室及一米以上间隔等。

5.《建议》指出应给予痴呆照护者以心理支持和关爱,共担疫情防控和痴呆老人照护责任 保证照护者的心身健康是照护痴呆老人不可忽视的重要内容。对患者的治疗包含对照护者的保护,对照护者的干预包含对患者照护效率的提高。照护负担不仅影响照护者,同时也会对痴呆患者产生负面影响。当照护者处于压力中时,其对痴呆患者的照护会减少,对患者的需求会不敏感甚至漠视,这样会加速患者病情进展,甚至引发冲动行为。基于此,《建议》提出了接纳、倾诉、放松、寻求支持、减少信息关注等具体方法,通过多种方式对照护者给予心理支持,从而缓解或消除照护负担,保护照护者的心身健康。

【文献评述】

这些居家照护建议不但在疫情防控期间发挥了指导作用,而且对于建立、健全常态下的居家照护计划和应对策略,并将这些计划和策略用于应对其他特殊状况下的照护难题,具有重要的指导意义。

新型冠状病毒肺炎疫情防控之下,痴呆患者出现的各种问题具有这一时期的特殊性,但更像一面镜子,折射出对日常痴呆老人照护能力的不足以及对于各种问题缺乏预见性及相关应对预案的现状。希望这些具体建议能引起相关人员在疫情防控期间及其他特殊时期对痴呆老人照护工作的重视,通过举一反三,将有关建议

和措施延伸到日常照护中。

(解子怡 康丰娟 解恒革)

参 考 文 献

[1] 康丰娟,王炜,周波,等.新型冠状病毒肺炎疫情期间痴呆患者居家照护的建议.中华老年多器官疾病杂志,2020,19(3):217-220.

[2] Xiang YT,YangY,Li W,et al. Timely mental health care for the 2019 novel coronavirus outbreak is urgently needed. Lancet Psychiary,2020,7(3):228-229.

[3] 中华人民共和国国家卫生健康委员会疾病预防控制局.《新型冠状病毒感染的肺炎疫情紧急心理危机干预指导原则[2020-01-17]. http://www. nhc. gov. cn/jkj/s3577/202001/6adc08b966594253b2b791be5c3b9467. shtml.

[4] Brook SK,Webster RK,Smith LE,et al. The psychological impact of quarantine and how to reduce it:rapid review of the evidence. Lancet,2020,395(10227):912-920.

[5] Wang HL,Li T,Barbarino P,et al. Dementia care during COVID-19. Lancet,2020,395(10231):1190-1191.

第 35 章

《老年新型冠状病毒肺炎诊断和治疗专家共识》解读

【文献题目】 老年新型冠状病毒肺炎诊断和治疗专家共识

【文献作者】 中国医师协会老年医学科医师分会，国家老年医学中心

【文献来源】 中国医师杂志，2020，22（2）：161-165

【文献解读】

◆ 背景介绍

新型冠状病毒肺炎（简称新冠肺炎）传染性强，老年患者起病相对隐匿，临床表现不典型，多合并基础疾病，容易漏诊和误诊。老年人罹患新冠肺炎容易发展为重型和危重型，且病死率高。中国疾病预防控制中心对我国报告的 72 314 例新冠肺炎病例进行了流行病学调查，结果显示，新冠肺炎确诊病例粗病死率为 2.3％，60～69 岁为 3.6％，70～79 岁为 8.0％，≥80 岁达 14.8％。在死亡病例中，大多数为≥60 岁和/或患有基础疾病的患者，如高血压、心血管疾病、糖尿病等。

为了更好地指导老年新冠肺炎患者的救治工作，参考《新型冠状病毒肺炎诊疗方案（试行第六版）》（下文简称《第六版诊疗方案》）和老年人感染相关诊疗策略，中国医师协会老年医学科医师分会和国家老年医学中心于 2020 年制定了《老年新型冠状病毒肺炎诊断和治疗专家共识》（下文简称《共识》），以期规范临床实践，提高老年新冠肺炎患者的救治成功率，降低病死率。《共识》适用人群为 60 岁及以上的老年新冠肺炎患者。

◆ 文献要点

1. 老年新冠肺炎的临床特点

（1）临床表现：新冠肺炎的潜伏期为 1～14 天，多为 3～7 天，也有潜伏期超过 14 天的报道。主要临床表现为：发热、乏力、疲劳、全身酸痛、关节痛等全身症状；干咳、鼻塞、流涕、咽痛、气短、呼吸困难等呼吸道症状；腹泻、食欲缺乏、恶心等肺外表现。《共识》强调：老年患者起病相对隐匿，临床表现不典型：发热和呼吸道症状可不明显，有时仅表现为食欲缺乏、精神和认知状态改变、体力下降等；有些也表现为原有基础疾病的恶化。不明原因的呼吸急促和心率加快是老年呼吸道感染的敏感指标，这在一定程度上可以减少误诊、漏诊的发生。随着病例累积，目前已充分认识了老年新冠肺炎临床表现的不典型性。

（2）实验室检查：一般检查的部分内容与《第六版诊疗方案》相关内容一致。在病原学检查部分，《共识》提出对于鼻咽拭子新型冠状病毒核酸检测阴性的临床疑诊病例，建议留取痰液和/或下呼吸道分泌物样本补充检测，以提高诊断阳性率。对有症状的疑似患者，根据具体情况进行其他病毒性肺炎常见病原体的快速抗原检测和多重聚合酶链反应核酸检测，特别是老年人容易罹患的呼吸道病毒（如流感病毒、腺病毒、呼吸道合胞病毒、巨细胞病毒等）感染疾病，以及细菌性肺炎等相关病原体检测，以便明确诊断和鉴别诊断。《共识》强调 D-二聚体升高、外周血淋巴细胞进行性减少、炎症因子升高多见于重型和危重型患者。越来越多的研究证实血栓与凝血功能障碍及免疫功能紊乱是新冠肺炎病情快速进展的重要原因。新

冠肺炎患者出现免疫功能紊乱、炎症失控的 2 个典型特征是细胞因子风暴和淋巴细胞减少,这是感染后免疫促炎过程和抑炎过程的代表特征。老年人 T 淋巴细胞分化和增殖能力减弱,感染后 T 细胞消耗,更容易出现淋巴细胞进行性减少,这也是老年患者发展为重症比例较高的重要原因。

(3)胸部影像学检查:《共识》提出老年人合并肺部基础疾病者较多,如慢性阻塞性肺疾病、陈旧性肺结核等,胸部 X 线检查有一定局限性,建议行胸部 CT 检查。另外,在疾病监测过程中,出现双肺多发磨玻璃影,需注意与心力衰竭等疾病相鉴别。《新型冠状病毒肺炎影像学诊断指南》也强调,并不推荐将普通 X 线检查作为首诊影像学检查。目前首选胸部 CT 检查已在临床实践中得到广泛认可。

2. 老年新冠肺炎的诊断与鉴别诊断

(1)诊断:老年新冠肺炎的诊断标准与新冠肺炎诊断标准相同。老年患者可能存在临床症状不典型、流行病学史采集难度较大、病毒核酸检测配合不佳等情况,为提高老年患者早期诊断率,《共识》提出以下注意事项。

1)医护人员和照护人员应密切观察患者的日常症状和体征,包括意识状态改变(嗜睡或烦躁)、呼吸状态改变(如呼吸频率增快或减慢、呼吸幅度改变、胸腹矛盾运动、辅助呼吸肌活动)、无特殊诱因下基础疾病恶化(如血压、血糖、心率、心律等变化)等不典型症状,此时需要考虑肺炎的可能。

2)采集流行病学史时可适当放宽时限,并尽可能同时对患者本人、共同居住者或照护人员进行详细询问。老年人的活动范围和人员流动性较年轻人少,在流行病学史询问方面尤其要针对家庭聚集性发病情况进行详细询问。

3)对于临床高度怀疑但呼吸道标本病毒核酸阴性者,建议隔离观察和多次病原学送检。《共识》提出的放宽流行病学史采集时限、对疑似病例隔离观察和多次病原学送检,经临床实践证实,不仅对于老年人,而且对于其他症状不典型患者来说,均是提高早期诊断率的有效手段。

(2)鉴别诊断:老年新冠肺炎的鉴别诊断需要根据老年人自身特点加以注意。

1)老年人抗感染和免疫功能下降,一方面诊断新冠肺炎需要与流感病毒、腺病毒、呼吸道合胞病毒等已知病毒性肺炎及细菌性肺炎相鉴别,另一方面需要警惕多种病原体混合感染。

2)衰老和免疫紊乱导致老年人成为自身免疫性疾病高发人群,因此,更需要与血管炎、皮肌炎等相关肺部病变及机化性肺炎等相鉴别。

3)老年人吞咽功能障碍发生率高,各脏器功能代偿性减弱,需要注意与老年常见吸入性肺炎、心力衰竭等相鉴别,并警惕合并这些疾病的可能。

3. 老年新冠肺炎的临床分型及重症患者的早期识别

(1)临床分型:与《第六版诊疗方案》相同,老年新冠肺炎的临床分型分为轻型、普通型、重型、危重型。需要注意的是,发病初期的轻型可发展成普通型甚至重型,老年新冠肺炎更容易发展为重型或危重型,因此,对于轻症老年患者也需要加强呼吸频率、心率、外周血氧饱和度等指标的监测,注意复查血常规、外周血炎症标志物,如白细胞介素(interleukin,IL)-6、C 反应蛋白、铁蛋白等,复查 D-二聚体和凝血功能,复查胸部 CT,及早预警。在《共识》中,重型老年病例的诊断标准是呼吸频率≥25 次/分,并将合并严重控制不良的慢性基础疾病(如糖尿病、心脑血管疾病、结构性肺疾病、恶性肿瘤等)和免疫抑制人群的老年患者判定为重型,旨在早期加强干预,改善预后。

(2)重症患者的早期识别:《新型冠状病毒肺炎诊疗方案(试行第八版)》(下文简称《第八版诊疗方案》)对成人重型/危重型的高危人群和早期预警指标给出明确的标准。根据以往老年肺炎诊治经验,《共识》比《第八版诊疗方案》早 6 个月提出老年重症患者早期识别指标,并强调老年新冠肺炎发病后生命体征与基础健康状态的对比尤为重要,在发病后第一周尤其要注意密切监测,及早发现患者症状、体征恶化的征象,以便及时采取干预措施。《共识》与《第八版诊疗方案》相比,增加的内容如下。

1)合并慢性基础疾病(包括老年人常见的营养不良),特别是近期这些疾病症状进行性加重且原用药物控制不理想的情况。

2)合并免疫功能缺陷的情况(包括 90 天内曾接受肿瘤放化疗治疗)。

3)存在以下因素之一:①容易发生误吸的危险因素;②肥胖;③近一年内曾因肺炎住院治疗;

④精神状态异常;⑤症状较重(如极度疲乏);⑥外周血淋巴细胞明显减少和/或进行性下降;⑦血氧饱和度≤95%(静息、呼吸空气状态下);⑧低氧血症与心率改变不同步;⑨肺外器官功能明显障碍;⑩合并其他病原体感染。

4)如无基础疾病,存在以下体征之一:①心率≥120次/分;②动脉收缩压<90 mmHg;③体温>40 ℃或<35 ℃;④意识障碍。

4. 老年新冠肺炎的治疗

(1)与《第八版诊疗方案》相同,老年新冠肺炎的治疗原则主要是提高对重型/危重型高危人群和早期预警指标的识别,加强对高危人群轻型、普通型患者的监测,及时发现异常指标、早期干预,减少向重型、危重型转化;对于重症、危重症患者,应积极防治并发症,治疗基础疾病,预防继发感染,及时进行器官功能支持。《共识》同时强调了老年患者的个体化治疗、尽量避免药物不良反应、注意药物之间相互作用、加强对症治疗,积极缓解患者发热、咳嗽、焦虑、睡眠障碍等不适。

(2)加强监测:根据治疗原则,需要加强患者监测。《共识》给出了具体的监测指标,主要包括生命体征监测、感染相关辅助检查指标监测以及心电图、胸部影像学检查等,同时强调注意动态监测外周血淋巴细胞计数、D-二聚体、肌钙蛋白、炎症因子水平(有条件者)等,同时注意这些指标与肺血管血栓栓塞、急性心肌梗死相关指标的鉴别。

(3)对症支持治疗:主要包括卧床休息、保证能量摄入、注意水和电解质平衡、维持内环境稳定等。结合老年人是"肌少症""营养风险""营养不良"高危人群的特点,《共识》提出对患者进行营养风险筛查并尽早启动肠内营养,并根据营养需求及患者耐受情况选择合适的营养支持途径,预防误吸。推荐老年患者能量供给量25～30 kcal/(kg·d),重症患者应予以充足的营养支持,但在休克、严重呼吸衰竭时应避免足量的肠内营养,可在3～7天内逐渐达标。

(4)药物治疗

1)《共识》强调不应因新冠肺炎治疗而影响基础疾病的治疗:需按时、规律、规范服用基础疾病治疗药物,并根据病情变化进行药物方案的合理调整。

2)抗病毒药物:随着临床研究证据越来越多,抗病毒治疗药物不断调整。根据《第八版诊疗方案》,可用于老年患者的抗病毒药物包括α-干扰素雾化吸入、利巴韦林静脉输注与干扰素或洛匹那韦/利托那韦口服联合应用(不推荐单独使用洛匹那韦/利托那韦和利巴韦林)、阿比多尔口服等。目前有研究对α-干扰素、利巴韦林抗病毒治疗提出不同意见:α-干扰素雾化吸入可以增加呼吸道黏膜细胞ACE2表达,由于新型冠状病毒正是通过结合ACE2感染人体,使用干扰素雾化吸入的利弊有待进一步研究;由于T淋巴细胞过度活化、消耗而导致外周血淋巴细胞进行性减少是新冠肺炎发展至重症的重要原因,利巴韦林的常见不良反应包括引起外周血白细胞减低,因此,老年患者需慎用包含利巴韦林的抗病毒治疗方案。

基于此,《共识》强调老年患者抗病毒治疗要慎重考虑各方面的因素。应结合老年医学临床实践经验和患者的器官功能状态,充分考虑老年患者的药动学特征,选用不良反应相对少的药物;应关注药物相互作用,观察药物不良反应;对引起明显不良反应、损害器官功能的药物应及时停用并做适当处理。在使用所有药物前,均应详细查阅说明书,特别注意药物的药动学参数、不同人群的用法和用量及不良反应。

3)抗菌药物:在新冠肺炎的治疗中应避免盲目或不恰当使用抗菌药物,尤其是联合使用广谱抗菌药物。但老年人由于口腔卫生不良、误吸、胃食管反流等因素的存在,容易合并细菌感染,《共识》提出需要加强对老年新冠肺炎患者合并细菌感染的评估,选择恰当的药物。

4)糖皮质激素:《共识》提出对于病情进展快、高热、症状明显的老年重症患者,可酌情短期内(3～5天)使用糖皮质激素,建议其剂量不超过相当于甲泼尼龙1～2 mg/(kg·d),而《第八版诊疗方案》建议其剂量不超过相当于甲泼尼龙0.5～1 mg/(kg·d)。在临床实践中应谨慎使用糖皮质激素。

5)恢复期血浆治疗:康复者恢复期血浆治疗属于免疫治疗,适用于病情进展较快的重症及危重症患者。此外,随着免疫病理研究的深入,其他免疫治疗药物亦被《第八版诊疗方案》推荐:静脉注射新型冠状病毒人免疫球蛋白可应急用于病情进展较快的普通型和重型患者;托珠单抗可试用于实验室检测 IL-6 水平升高且双肺广泛病变者及重型患者。也有研究提示,早期应用胸腺肽 α-1 可以保护 T 细胞免受过度激活,这是预防重症的关键步骤,但尚有待进一步研究。

(5)呼吸支持:随着临床实践经验的积累,呼吸支持治疗的内容不断得到细化和调整,《共识》建议老年新冠肺炎患者的呼吸支持参见《第八版诊疗方案》,但同时提出应结合老年患者的实际情况来定,老年患者的呼吸支持注意事项始终具有重要价值,其中部分内容已包含在《第八版诊疗方案》增加的内容中,在此不再赘述。此外,《共识》还推荐以下内容。

1)老年患者常合并多种基础疾病,对缺氧耐受性差,容易出现心力衰竭,故氧疗和呼吸支持治疗应更加积极。

2)对于老年患者,经鼻导管高流量氧疗较无创机械通气依从性高。

3)应特别注意合并慢性阻塞性肺疾病、肥胖低通气、睡眠呼吸障碍等基础疾病患者的氧疗目标,个体化调节吸氧浓度并加强监测,避免过高浓度的吸氧。

(6)并发症预防:《共识》结合老年患者特点,提出心肌损伤和心力衰竭、静脉血栓栓塞症、消化道出血、吸入性肺炎 4 种常见并发症的具体预防措施,对临床实践有很好的指导意义。其中预防性使用抗凝药物、加强护理、减少误吸等内容已出现在现行诊疗指南增加的内容中。

(7)心理评估与支持:新冠肺炎作为新发急性呼吸道传染病,已成为重大公共卫生事件,患者的心理压力也用逐渐受到重视。老年人群更易出现疾病带来的心理障碍,《共识》建议在治疗过程中应加强对患者的心理疏导和干预,同时应积极处理焦虑、抑郁、失眠等症状,必要时辅以药物治疗。

(8)中药治疗:参照《第六版诊疗方案》"中医治疗"内容进行辨证施治。中医更强调个体化综合治疗,尤其适用于老年人。《共识》提出对轻型、普通型者可结合"治未病"理念,参照目前诊疗方案,充分利用现代医学技术平台发挥中医药的主导作用;对重型、危重型患者,应在现代医学为主导的诊疗方案下,选好中医药切入点,着眼于主要症状的改善,积极起到辅助协同作用;在恢复期要突出中医药特点,对患者的整体状态进行调理,尽

快恢复和维护机体功能。这些观点更需要中西医协同诊疗,以降低死亡率,提高患者生活质量。

5. 老年新冠肺炎的出院标准及注意事项

出院标准需按照现行诊疗指南执行。《共识》提出鉴于老年新冠肺炎患者病情的特殊性和复杂性,某些潜在的并发症可能会严重影响患者的预后,因此,需要结合老年人特点,进行动态综合评估,适时调整策略。《第八版诊疗方案》增加了早期康复内容,强调应重视患者的早期康复介入,针对新冠肺炎患者呼吸功能、躯体功能及心理功能障碍,积极开展康复训练和干预,尽最大可能恢复体能、体质及免疫功能。这些措施对老年患者尤为重要。

【文献评述】

《共识》结合老年人特点为老年新冠肺炎的诊断和治疗提供了详细的指导,并且具有良好的可操作性,对规范临床实践、提高老年新冠肺炎的救治成功率、降低病死率起到重要作用。经临床实践验证,《共识》在减少漏诊和误诊、早期识别重症患者、进行个体化治疗等方面有诸多可取之处。由于撰写人员当时对新冠肺炎认识尚浅,相关研究数据匮乏,《共识》仍存在不足之处,如:"临床表现"中未提及嗅觉及味觉障碍;"抗病毒治疗及呼吸支持治疗"的内容尚需根据临床实践不断细化和调整;未涉及早期康复内容及接种新冠疫苗预防新冠肺炎等内容。

寻找有效遏制新冠肺炎疫情策略的脚步从未停止。目前已有灭活疫苗、腺病毒载体疫苗、重组亚单位疫苗等多个新冠疫苗在我国上市。老年人是重型、危重型新冠肺炎的高危人群,通过对《共识》的解读,希望临床医务工作者能加深对老年新冠肺炎甚至老年呼吸道感染性疾病的认识,不断跟踪和掌握最新研究成果,更新疾病诊治进展,更好地维护老年患者的健康。

(李燕明　王丹丹)

参　考　文　献

[1] 中国医师协会老年医学科医师分会,国家老年医学中心.老年新型冠状病毒肺炎诊断和治疗专家共识.中国医师杂志,2020,22(2):161-165.

[2] 中国疾病预防控制中心新型冠状病毒肺炎应急响

应机制流行病学组. 新型冠状病毒肺炎流行病学特征分析. 中华流行病学杂志,2020,41(2):145-151.

[3] Huang CL,Wang YM,Li XW,et al. Clinical features of patients infected with 2019 novel coronavirus in Wuhan,China. Lancet,2020,395 (10223):497-506.

[4] Wang DW,Hu B,Hu C,et al. Clinical characteristics of 138 hospitalized patients with 2019 novel coronavirus-infected pneumoniain Wuhan,China. JAMA, 2020,323(11):1061-1069.

[5] 中华医学会呼吸病学分会肺栓塞与肺血管病学组,中国医师协会呼吸医师分会肺栓塞与肺血管病工作委员会,全国肺栓塞与肺血管病防治协作组,等. 新型冠状病毒肺炎相关静脉血栓栓塞症防治建议(试行). 中华医学杂志,2020,100(11):808-813.

[6] Diao B,Wang CH,Tan YJ,et al. Reduction and Functional Exhaustion of T Cells in Patients With Coronavirus Disease 2019 (COVID-19). Front Immunol,2020,11:827.

[7] 中国研究型医院学会感染与炎症放射学专业委员会,中国性病艾滋病防治协会感染(传染病)影像工作委员会,中华医学会放射学分会传染病学组,等.

新型冠状病毒肺炎影像学辅助诊断指南. 中国医学影像技术,2020,36(3):321-331.

[8] 国家卫生健康委员会办公厅,国家中医药管理局办公室. 新型冠状病毒肺炎诊疗方案(试行第八版)[2020-08-19]. http://www. nhc. gov. cn/yzygj/s7653p/202008/0a7bdf12bd4b46e5bd28ca7f9a7f5e5a/files/a449a3e2e2c94d9a856d5faea2ff0f94. pdf.

[9] Ziegler CGK,Allon SJ,Nyquist SK,et al. SARS-CoV-2 Receptor ACE2 Is an Interferon-Stimulated Gene in Human Airway Epithelial Cells and Is Detected in Specific Cell Subsets across Tissues. Cell, 2020,181(5):1016-1035.

[10] Liu YP,Pang Y,Hu ZH,et al. Thymosin alpha 1 (Tα1) reduces the mortality of severe COVID-19 by restoration of lymphocytopenia and reversion of exhausted T cells. Clin Infect Dis, 2020, 71 (16): 2150-2157.

[11] Kabinger F,Stiller C,Schmitzová J,et al. Mechanism of molnupiravir-induced SARS-CoV-2 mutagenesis. Nat Struct Mol Biol,2021,28(9):740-746.

第 36 章

《新型冠状病毒肺炎疫情期间老年糖尿病患者疾病管理与应急指引》解读

【文献题目】 新型冠状病毒肺炎疫情期间老年糖尿病患者疾病管理与应急指引

【文献作者】 中国老年保健医学研究会老年内分泌与代谢病分会编写组

【文献来源】 中国糖尿病杂志,2020,28(1):1-6

【文献解读】

◆ 背景介绍

糖尿病是老年人常见疾病,糖尿病患者需要进行长期疾病管理,以减少并发症的发生。新型冠状病毒肺炎(简称新冠肺炎)疫情防控期间,人们会被限制外出和聚集,老年糖尿病患者到医疗机构接受常规糖尿病随访和诊疗也会受到限制,因而会影响糖尿病的控制。为此,中国老年保健医学研究会老年内分泌与代谢病分会编写组制定并发布了《新型冠状病毒肺炎疫情期间老年糖尿病患者疾病管理与应急指引》(下文简称《指引》),旨在帮助老年糖尿病患者安全度过新冠肺炎疫情防控期。《共识》的适用人群为老年糖尿病患者及其亲属和照护者。

◆ 文献要点

1.《指引》的八条建议 《指引》指出老年糖尿病患者是新冠肺炎高危人群,并针对疫情期间老年糖尿病患者如何预防新冠肺炎提出以下 8 条建议。

(1)控制好血糖

1)如果血糖控制良好,可维持原有治疗方案并注意监测血糖。

2)如果血糖控制不达标,条件允许可去医院就诊,或通过互联网医院、微信平台等咨询专业医务人员,及时调整治疗方案。

3)糖尿病病情严重的患者要在做好防护的条件下及时就医。

(2)需要注意控制好糖尿病相关疾病,如伴有高血压、高脂血症及糖尿病慢性并发症患者,应坚持遵医嘱接受药物治疗。

(3)注意科学合理的饮食。

(4)适量运动,保持健康体质。

(5)注意心理健康,保持心情愉悦,及时疏导不利情绪。

(6)减少暴露于病毒的机会,如减少外出、外出佩戴口罩、减少聚集性活动等。

(7)注意科学防护,如正确选择和佩戴口罩、注意手部卫生、居室开窗通风、注意室内卫生、居家物品合理消毒等。

(8)出现可疑新型冠状病毒感染的相关症状时应及时就诊,以排除或确诊新冠肺炎。

这些基本建议不但在疫情防控期间发挥指导作用,而且对于常态下糖尿病患者的居家照护同样具有指导意义。

2.《指引》提出老年糖尿病患者在新冠肺炎疫情期间血糖管理的要点 这些要点主要包括血糖控制目标和血糖监测次数。对于老年糖尿病患者在疫情期间的血糖控制目标应"个体化",没有统一标准。每周血糖监测次数和时间点与正在接受的降糖治疗相关。

疫情期间不方便就医的可以在家中采用便携式血糖仪监测血糖:①仅接受口服降糖药治疗的患者,建议每周监测 1～2 次空腹血糖;②接受基础胰岛素治疗患者,建议每周监测 3～4 次空腹血糖;③接受预混胰岛素治疗的患者,建议每周监测

3～4 次空腹和晚餐前血糖；④接受更复杂胰岛素治疗方案的患者，建议维持疫情前的血糖监测方案，或者在医师指导下制订血糖监测方案。

对于血糖控制水平，还没有固定标准，《指引》对空腹或餐前血糖水平的控制有如下建议：①健康状况良好者，应控制在 5.0～7.2 mmol/L；②中等健康程度患者（合并多种慢性疾病、日常活动能力受限制及存在轻至中度认知功能障碍），应控制在 5.0～8.3 mmol/L；③健康状况较差者（生活上需要长期护理、日常活动能力丧失及中至重度认知功能障碍），应控制在 5.6～10.0 mmol/L。

3.《指引》提出应对高血糖和低血糖的措施

《指引》进一步提出老年糖尿病患者在新冠肺炎疫情期间以对高血糖和低血糖的措施，以对患者进行应急指引。

在防疫期间，如果血糖控制不达标且客观条件不允许去医院就诊时，可以在家中治疗轻至中度高血糖：一是通过互联网医院、微信平台中医务人员提供的爱心咨询服务来获得医务人员对治疗方案调整的指导和帮助；二是通过适当增加体力活动和合理控制饮食来改善血糖。但血糖水平明显增高并出现危及生命的糖尿病急性并发症（如酮症酸中毒和高血糖高渗综合征等）时，应立即去医院就诊。

在关注高血糖的同时，也应及时关注与处理低血糖，因为严重低血糖可能导致昏迷、大脑严重受损及死亡。在防疫期间，患者应注意识别低血糖症状。轻度低血糖可表现为心慌、头晕、视物模糊、出冷汗、饥饿感、乏力、焦虑、脾气改变等；严重低血糖可表现为意识改变、行为改变、定向力和对周围事物的感知能力改变、抽搐及昏迷。如果没有低血糖症状，空腹血糖＜3.9 mmol/L 时也提示有低血糖。轻度低血糖（血糖水平＞2.9 mmol/L 且能找到低血糖发生的原因）患者，可暂时居家治疗，如果意识清楚，应迅速进食含碳水化合物的食物或含葡萄糖的食物或饮料，并可通过互联网医院或医务人员在互联网上提供的爱心咨询服务来获得医务人员对治疗方案调整的指导和帮助。如果出现意识不清、昏迷、行为改变等症状，家属应尽早将患者送往医院救治。如果血糖水平＜2.9 mmol/L，应尽早安排去医疗机构就诊，或者立即联系急救中心派救护人员来家中救助，并送

医疗机构治疗。注意低血糖在得到纠正后，要及时了解低血糖的原因并向医师咨询如何预防。

4.《指引》提出糖尿病患者居家自我管理措施

《指引》对于老年糖尿病患者在新冠肺炎疫情期间购买血糖仪和血糖试纸以及管理所服用的药物给出了具体的应对建议和解决方案，以提升患者居家自我管理能力。

老年糖尿病患者不方便在外购买血糖仪、血糖试纸时，可选择手机或电脑网络购买，由物流配送，操作方便。居家期间，老年糖尿病患者应特别注意不能随意更换及停用药物。对于正在服用的降糖药、降压药、调脂药及抗血小板药物，患者可以凭处方去药店或通过互联网药店购买正在使用的药物，或者根据医师的建议改用其他药物，不得随意自行服用其他药物来替换正在使用的药物，以免导致药物不良反应或使病情加重。

5.《指引》对老年糖尿病患者安全就医提出建议

《指引》针对疫情防控期间老年糖尿病患者安全就医给予指导，以有效防控新型冠状病毒感染的风险。

在新冠肺炎疫情期间，老年糖尿病患者去医院就诊时应注意以下事项：佩戴口罩出门，携带好自己的门诊病历和近期就诊记录、近期化验单、自我血糖监测记录表、就诊卡等；既往有低血糖症状发作患者，可准备果汁、葡萄糖片、水果糖或几块饼干随身携带；安全乘坐电梯，进电梯前要戴好口罩，尽量不要用手指直接接触按钮；安全出行，尽量避免乘坐公共交通工具，或者选择错峰出行；遵守医院防疫规定，按照医院流程就诊；进入医院候诊区应分散候诊，减少聚集；配合完成新冠肺炎流行病学史调查；高效就医，减少不必要的就诊次数；安全交费、化验和取药，在这些过程中须佩戴口罩，减少交叉感染机会；诊疗结束后应尽快离开医院。

6.《指引》提供糖尿病患者居家就诊渠道

《指引》列出了常用的提供疾病诊治和咨询的互联网医院和平台，方便患者居家就诊及咨询，并提供了新冠肺炎相关的防控知识和咨讯的正规渠道。

糖尿病患者可通过以下途径或来源了解新冠肺炎防控知识：《新型冠状病毒肺炎公众防控指南（第一版）》《协和新型冠状病毒肺炎防护手册》、国家卫生健康委员会官方微信公众号"健康中国"、

国家卫生健康委员会公共卫生医疗管理处文件公告等。

【文献评述】

新冠肺炎疫情防控期间，许多老年糖尿病患者到医疗机构接受常规糖尿病随访和诊疗受到限制，因而可能会影响糖尿病的控制。《指引》针对疫情期间，老年糖尿病患者如何预防新型冠状病毒、如何进行血糖管理、如何安全就医以及如何应对高血糖和低血糖给出了具体的应对建议和解决方案，以期提升老年糖尿病患者的居家自我管理能力，帮助其安全度过防疫期。

（纪立农）

参 考 文 献

中国老年保健医学研究会老年内分泌与代谢病分会编写组.新型冠状病毒肺炎疫情期间老年糖尿病患者疾病管理与应急指引.中国糖尿病杂志,2020,28(1):1-6.

第 2 篇

心 血 管

第 37 章

《中国 75 岁及以上稳定性冠心病患者运动康复专家共识》解读

【文献题目】 75 岁及以上稳定性冠心病患者运动康复中国专家共识

【文献作者】 中华医学会老年医学分会,75 岁及以上稳定性冠心病患者运动康复中国专家共识写作组

【文献来源】 中华老年医学杂志,2017,36（6）:599-607

【文献解读】

◆ 背景介绍

随着我国人口老龄化进程的加快,老年冠心病患者日益受到关注。心脏康复作为冠心病的有效治疗手段,其地位日益凸显。2018 年,由中华医学会老年医学分会组织编写了《75 岁及以上稳定性冠心病患者运动康复中国专家共识》(下文简称《共识》),以期为高龄稳定性冠心病患者的运动康复工作提供科学实用的指导和帮助。《共识》适用于高龄冠心病患者。

◆ 文献要点

1.《共识》明确了目标人群 《共识》的目标人群是年龄≥75 周岁的稳定性冠心病人群范畴,包括慢性稳定性劳力型心绞痛、急性冠状动脉综合征后稳定期、无症状缺血性心脏病以及痉挛性心绞痛和微血管病性心绞痛患者。

2.《共识》制定了运动康复目标、内容和原则 《共识》分析了高龄稳定性冠心病患者的人群特点,并围绕该人群特点,制定了适宜的运动康复的目标、内容和原则。高龄冠心病患者的特点是共病多、并发症多、合并用药多,药物间不良相互作用增多,病情往往比较复杂。结合上述特点,《共

识》提出相应的建议。

（1）高龄稳定性冠心病患者运动康复的目标:高龄冠心病患者康复的首要目标为改善日常生活活动能力及生活质量,同时做好二级预防工作,降低不良事件发生率及再住院率,改善远期预后。

（2）运动康复的特点

1）除主动运动康复外,《共识》增加并强调了被动康复的内容。主动运动康复是根据患者危险分层,让患者在专业康复指导下主动参与、主动活动肢体,并视情况给予患者医学监护的一类康复训练。制订个性化运动处方是高龄患者参与主动运动康复的关键。当患者危险分层较高、极高龄（80 岁以上）、有基础疾病、长期卧床、失能、虚弱、无主观运动意愿等情况时,主动运动康复受限,而被动康复显得尤为重要。被动康复主要包含以下内容。

①被动运动康复:被动运动适用于大多数病情稳定的患者(包括中高危、虚弱、持续昏迷或意识不清的患者)。助力运动适用于病情中低危、稳定恢复中的患者。训练可由被动运动过渡至助力运动,进而为主动运动训练打好基础。

②物理因子治疗:如冷热疗、电疗、磁疗、超声疗法、紫外线及红外线疗法、正压顺序循环等,对因长期制动、卧床等导致的肌肉萎缩、软组织挛缩、压疮、肢体疼痛、感染、深静脉血栓形成等一系列并发症具有预防和治疗作用,同时对患者可能存在的认知、睡眠、心理障碍等也具有一定疗效。物理因子治疗种类丰富,常根据患者情况联合应用多种治疗,但必须严格掌握适应证、禁忌证,操作必须遵循规范,操作人员须经过专门培训。

③治疗师手法康复:康复治疗师的各种手法

治疗技术对中高危及极高龄患者更为重要。如呼吸康复技术,适用范围广,具有良好作用,包括辅助排痰、呼吸模式重塑等多个方面,其中尤以呼吸肌训练最为重要。心肺功能重度低下的患者,呼吸肌肌力训练可以作为一种向有氧训练过渡的有效替代治疗。关节松动、牵伸技术、放松训练、转移训练及作业疗法等都可以运用于合并存在相关问题的患者。

④传统中医康复:传统医学很多治疗方法可以为康复治疗所借鉴,如常用的针灸、推拿、火罐、刮痧、中药熏蒸等。在高龄患者心脏康复中,中医传统功法的应用十分值得提倡,尤其适用于中高危或运动能力较差的患者。药膳也被提倡融入高龄患者心脏康复的营养指导中。

注意事项:患者接受各种被动康复治疗时,应严格遵守各种疗法的适应证及禁忌证,按照相关规范进行操作,同时还应全面结合对患者临床病情的评估。

2)高龄冠心病患者的运动形式与年轻患者相同,但《共识》强调了肌力训练与平衡训练的重要性。运动形式包含有氧运动训练、肌力训练及平衡训练。高龄患者常伴随肌力和肌肉量的减少(肌少症),会表现出肌肉密度降低而肌内脂肪含量增高。肌力训练不仅有利于延缓患者肌肉量降低,提高肌肉做功与代谢能力,也有利于提高胰岛素敏感性、降低心肺负担、保持平衡功能、延缓骨质疏松等,对冠心病及控制相关危险因素也具有多种良好作用。训练时以大肌群循环抗阻训练为主,应避免屏气、Valsalva 动作等。高龄患者跌倒风险及跌倒后不良事件发生率高,平衡协调能力的提高能显著降低跌倒风险、节省体能消耗。训练时,可灵活设计动作,融入趣味性及群体参与性,着重强调安全保护,防止跌倒等意外的发生。

3)运动强度的确定可有多种方法,且设定的强度水平应较低。高龄患者运动康复应更注重于延缓功能衰退。运动强度的确定推荐以个体化心肺运动试验(cardiopulmonary exercise testing, CPET)获得的峰值耗氧量(VO_{2max})、无氧阈等参数为基础,一般采用中低等强度($40\% \sim 70\%$ VO_{2max})或无氧阈强度作为靶强度较为适宜。在无条件进行 CPET 检测时,可以采用心率储备法[靶心率=(最大心率-静息心率)×靶强度%+

静息心率],初始时靶强度可根据患者病情设置,训练稳定后建议以 $50\% \sim 70\%$ 作为靶强度。若无检测心率的条件,可酌情采用主观用力感觉量表(rating of perceived exertion, RPE)评分或查阅运动代谢当量表作为强度指导。此外,延长运动时间比增加运动强度更为重要,强度的调整应在患者运动能达到足够时间后进行。

(3)运动康复的基本原则:《共识》提出,制订高龄稳定性冠心病患者运动康复计划时的基本原则是安全性、科学性、有效性(终身性、趣味性、多样性)、个体化。其中,安全性是基石,科学性及有效性是核心,个体化是康复的关键。

关于主动和被动康复的选择,原则为:低危患者,只要病情、身体条件允许,应尽量鼓励其参与以主动运动康复为主的训练;中高危患者,应强调被动康复的应用,但仍应尽可能安排主动运动康复,并视病情逐步合理增大主动运动康复所占的比例。

3.《共识》强调了全面综合评估的概念并制定了详细可执行的评估方式　对高龄老年冠心病患者进行康复运动前必须进行全面(包括运动耐量和患者健康状况)的综合评估,进而做出运动风险评估和危险分层,用以指导运动处方的制订和实施。

(1)运动耐量的评估:运动耐量评估是危险分层的重要依据,可据此制订运动处方、评估康复疗效。运动耐量评估的"金标准"为心肺运动试验。但高龄冠心病患者常无法进行该试验,《共识》建议使用简明代谢当量(metabolic equivalent, MET)法进行评估(表 37-1)。

表 37-1　代谢当量(MET)快速评估表

您是否能完成以下内容	代谢当量(MET)
照顾自己	1
吃饭穿衣或者上厕所	2
以 2~3 km/h 的速度在平地步行 1~2 个街区	3
在家里做些轻体力劳动,如扫地、洗碗等	4
爬一层楼梯或者攀登一座小山	5
以 4 km/h 的速度平地步行	6
跑一小段距离	7

(待　续)

（续 表）

您是否能完成以下内容	代谢当量（MET）
在住宅周围进行重体力劳动,如刷地板、提起或挪动重家具等	8
参加适度的娱乐活动,如打高尔夫球、打保龄球、跳舞、网球双打、投篮、射门等	9
参加紧张的运动,如游泳、网球、足球、篮球、滑雪等	10

（2）综合评估:综合评估包括一般状态评估、功能障碍评估和日常活动功能评估。可据此提出维持或改善功能状态的康复处理方法（表 37-2）。表中"低危"指所有专项危险因素均为低危,即为低危运动风险;"中危"指有任何一项专项危险因素,即为中危运动风险;"高危"指有≥3 个专项危险因素或有任何一项为高危因素,即为高危运动

风险。

4.《共识》制定了运动处方 《共识》根据危险分层按低中高危分开详述,可操作性强。《共识》阐述了运动处方的制定原则（表 37-3）。

5.《共识》阐述了不同疾病人群运动康复的特殊要求 如前文提到,《共识》的目标人群具有共病多的特点,因此,《共识》还分述了合并不同疾病人群运动康复的特殊要求。

（1）合并糖尿病:高龄冠心病患者参与心脏康复时应重视对糖尿病或糖耐量减退的筛查。一般病情控制稳定、无其他严重脏器并发症的糖耐量减退和糖尿病患者都适宜参与心脏运动康复。禁忌证包括:糖尿病酮症酸中毒、空腹血糖＞16.7 mmol/L、增殖性视网膜病、肾病（血肌酐＞1.768 mmol/L）、急性感染等。在训练时间的安排上忌空腹训练,餐后 2 h 内开始为宜,90 min 时即时降糖作用最强,应避免在降糖药/胰

表 37-2 高龄稳定性冠心病患者综合评估简表

	一般状态评估				
组别	营养（MAN-SF）	衰弱（FRAIL 量表）	跌倒风险（跌到风险评估表）	焦虑状况（SAS）	抑郁状况（GDS）
低危	正常营养状况	强壮（0 分）	风险低（1～2 分）	无焦虑	无抑郁
中危	有营养不良风险	衰弱前期（1～2 分）	风险中等（3～9 分）	轻度焦虑	轻度抑郁
高危	营养不良	衰弱（3～5 分）	风险高（10 分及以上）	中度焦虑	中度抑郁

	功能障碍评估			
组别	心功能评估（NYHA 分级）	心绞痛状态（CCS 分级）	呼吸功能（MRC 分级）	认知功能（MMSE）
低危	Ⅰ级	Ⅰ级（一般日常活动不引起心绞痛）	无呼吸功能障碍	正常:27～30 分
中危	Ⅱ级	Ⅱ级（日常活动轻度受限）	轻度呼吸功能障碍（0～1 级）	认知功能障碍:＜27 分
高危	Ⅲ级	Ⅲ级（日常活动明显受限）	呼吸功能障碍（2～3 级）	痴呆:≤22 分

	日常活动功能评估	
组别	日常生活活动能力评估	工具性日常生活活动能力评估
低危	日常生活活动能力良好:100 分	基本正常:≤20 分
中危	轻度功能障碍:＞60 分	轻度障碍:21～59 分
高危	中度功能障碍:41～60 分	重度障碍:60～79 分

注:MAN-SF. 简易营养评估表;FRAIL. 衰弱评估量表;SAS. 焦虑自评量表;GDS. 老年抑郁量表;NYHA. 美国纽约心脏病学会心功能分级;CCS. 加拿大心血管病学会劳累性心绞痛分级;MRC. 医学研究会呼吸困难量表;MMSE. 简易精神状态检查。

表 37-3 运动处方的制订

危险分层	有氧训练					
	运动形式	运动强度[a]		运动时间	运动频次	其他
		峰值耗氧量	RPE			
低危	动作稍激烈复杂的运动,如踏车、游泳、健身操、娱乐性球类等活动	起始50%,逐步达到 60%～70%,不宜超过80%	11～13	15～30 分/次起始,逐步延长至 60 分/次	3～7 次/周	以主动运动康复为主,可适当安排部分被动康复辅助患者训练,以缓解疲劳、加速恢复
中危	踏车、手摇车、老年医疗体操等为宜	起始<50%,逐步达到 40%～60%,最高不超过70%	11～13	可从15～30 分/次起始,逐步延长至60分/次	3～5 次/周	尽量以主动运动康复为主,加强被动康复辅助训练
高危	以卧位踏车、手摇车、坐位老年有氧操等为宜	起始<30%,逐步达到 20%～40%,不超过40%～50%	10～12	可从 5～10 分/次起始,逐步延长至30～60 分/次,运动中可短暂休息,一般不超过 5min 为宜	3～5 次/周	被动康复占主要地位,尤其是被动/助力运动、呼吸训练、作业治疗等,尽量增加主动运动康复比例

危险分层	肌力训练				
	运动形式	运动强度		运动时间	运动频次
		1RM	RPE		
低危	弹力带或器械。器械采用抗阻训练、渐进抗阻训练、等速肌力训练等方式。推荐核心稳定训练,常利用悬吊装置、bobath 球、泡沫筒等器械	60%～80%,最高不超 80%	13～16	10～15 个/组,4～10 肌群/次	每次 3～4 组/肌群,2～3 次/周
中危	肌力训练以弹力带训练为主,也可采用器械以渐进抗阻训练方式进行。视情况可安排低强度核心稳定训练	40%～60%,最高不超 70%	11～13,最高不超 16 分	8～15 个/组,3～4 肌群/次	每次 3～4 组/肌群,2～3 次/周
高危	以弹力带、橡皮球训练为主,极虚弱患者也可采用多点等长训练,但应避免屏气等。视情况可安排悬吊装置下的核心稳定训练	20%～30%,最高不超过 40%	10～11,最高不超过 13 分	8～15 个/组,1～3 肌群/次	每次 1～3 组/肌群,2～3 次/周

注:[a]. 对于身体情况很差或极高龄老人,其运动强度按运动时心率较安静时增加不超过 20 次/分为标准;RPE. 主观用力感觉量表;1RM.1 次重复最大负荷量。

岛素作用高峰期训练。监测患者血糖水平(＞16.7mmol/L 或＜3.9 mmol/L 时忌运动训练),定期检查血乳酸、血肌酐水平,使糖化血红蛋白控制在 7.5％～8.0％为宜。

运动中低血糖的处理:对患者进行相关教育,告知低血糖的紧急处理方式。运动前药量未减者,运动中需注意补充糖分。胰岛素注射部位原则上以腹壁脐周为佳,尽量避开运动肌群。长时间运动者,可以在运动过程中进食缓慢吸收的糖类。低血糖的发生与运动前的血糖有关,若运动前血糖＜5.6 mmol/L,应进食糖类后再运动。运动中若出现低血糖和迟发性低血糖,均应立即进食含 10～15 g 糖类的食物,15 min 后血糖如果仍＜3.9 mmol/L,再给予同等量食物。对于进食后未能纠正的严重低血糖患者,应立即送医疗中心抢救。

(2)合并心力衰竭:急性心力衰竭患者宜先行临床治疗,待症状和血流动力学状况稳定或改善后,尽早行心脏康复。

慢性心力衰竭患者(包括接受过埋藏式除颤仪、心脏起搏器及心脏再同步治疗者)原则上均应参与心脏康复,但起始阶段训练应在医疗监护下进行,以便观察患者对训练的反应,防止发生意外。评估时多采用低水平运动或症状限制性运动负荷试验、6 min 步行试验、MET 活动调查表等。有氧训练时延长训练时间(如果能耐受)是首要目标,增加训练强度是次要目标。对置入心律转复除颤器患者,最大靶心率可定为除颤器探测频率减去 20～30 次/分。

(3)合并脑卒中:患者因高级中枢的损伤可以引起认知、语言、运动、感觉、平衡等多种功能障碍,并导致癫痫、直立性低血压、下肢静脉血栓、疼痛、压疮等并发症,这些因素都严重限制了患者参与心脏康复。因此,应在参与前对患者进行意识、认知、心理、语言、吞咽、运动、感觉、平衡等各方面功能以及日常生活活动能力和社会参与能力的评定。参与过程中除了心血管相关问题外,还需要注意对脑卒中后遗症及并发症的干预,以及脑卒中复发的预防。

《共识》指出,对于严重脑卒中的冠心病患者,应以卒中康复和治疗并发症为主。心脏康复方面应主要强调药物二级预防及被动康复技术的应用。如果脑卒中影响较轻,则可适当进行心脏主动康复,训练的设计需要根据患者的功能障碍情况进行变动,遵循个体化治疗方案。训练时,如果患者功能条件允许,应建议其参与常规运动康复。肌张力障碍的患者,在进行运动训练时应避免诱发或加重痉挛。疼痛、下肢静脉血栓、直立性低血压的患者,应密切注意症状变化。

(4)合并其他运动障碍性疾病:高龄患者由于受到与年龄相关的功能退化或并发症(如肌肉减少症、骨性关节炎、腰椎间盘突出、颈椎病、帕金森

病等)的影响,可能引起各种运动功能障碍。在运动形式的选择和运动设计上,应尽量利用患者残存功能开展训练。在运动强度的选择上,应注意不加重劳损、运动损伤、并发症病情,选择患者能耐受的强度。在运动时间的选择上,应选择起始阶段患者能耐受的时间,逐步延长,可采用间歇性训练的方法延长运动时间。在运动频率选择上,一般不低于 3 次/周。应重视对运动障碍本身的康复,设计康复方案时应尽量兼顾各方面。在患者训练意外风险较高时,应在监护措施下进行训练。

(5)合并外周动脉疾病:间歇性跛行患者在制订训练计划时,应根据患者的症状表现及缺血程度来确定。康复计划的实施推荐在监护下进行,最好持续 3 个月以上。在有氧运动形式的选择上,以步行运动更为有效,推荐采取训练→休息→训练循环模式安排训练。每次治疗由短时间运动和间隙休息组成,目标训练时间为 60 分/次,3 次/周。运动形式以步行运动更有效,强度以可在 3～5 min 引起跛行症状强度的 80% 为标准,嘱患者运动至适宜的可耐受量,然后简短休息,以使症状缓解或消除后再运动。肌力训练根据患者情况可适当进行。

6. 冠心病药物对运动耐量的影响 《共识》还介绍了冠心病药物对运动耐量的影响。治疗冠心病的药物主要有 β 受体阻滞剂、他汀类药物、钙通道阻滞剂、硝酸酯类药物、代谢类药物,其作用机制多为改善心肌缺血、降低心脏负荷、改善心绞痛症状,以此提高运动耐量。部分药物还有一些需要特殊注意的地方。

(1)β 受体阻滞剂:在刚开始使用时由于其对心输出量及骨骼肌供血的抑制作用,在使用初期对运动耐量会产生一定的负面影响。

(2)他汀类药物:冠心病二级预防的基石。他汀类药物引起的肌痛或乏力等症状,可能导致患者运动耐量下降或对运动训练的依从性变差。其原因不明,有研究认为可能与该类药物致骨骼肌细胞内线粒体受损及能量供应不足有关。

(3)代谢类药物:如曲美他嗪,可通过优化心肌细胞能量代谢和氧利用效率的作用,改善心肌细胞代谢和抗缺血,同时改善心肌和骨骼肌的能量供给,提高运动耐量。代谢类药物与其他抗心

绞痛药物联合，可进一步增强患者的运动耐量（1.1～1.5 MET），改善患者生活质量，其与运动疗法联合使用的协同作用还可进一步提高患者的运动耐量。

（4）其他药物：如伊伐布雷定，可选择性抑制窦房结的起搏功能，减慢心率，减少心肌耗氧量。在慢性稳定性心绞痛患者中，与阿替洛尔相比，伊伐布雷定可减少心绞痛发作次数，提高患者的运动耐量。

高龄冠心病患者常合并多种疾病，在选择提高运动耐量药物时，应综合考虑患者肝肾功能及全身状况，合理选择药物，以达到改善预后、缓解症状的目的。

【文献评述】

《共识》面向 75 岁以上的老年人群，针对该部分人群的特点，指定了切实可行的心脏康复指导措施。从运动康复目标、运动康复方式及内容、运动强度等不同维度进行了分述，同时体现了中西医结合的特色，在运动方式中加入了传统医学的康复方式。此外，结合高龄人群共病多及多重用药的特点，《共识》还从冠心病合并不同疾病及多重用药的角度，详述了如何进行运动康复，提出了相关要点，值得临床学习和推广。

（张　倩　刘德平）

参 考 文 献

中华医学会老年医学分会,75 岁及以上稳定性冠心病患者运动康复中国专家共识写作组.75 岁及以上稳定性冠心病患者运动康复中国专家共识.中华老年医学杂志,2017,36(6):599-607.

第 38 章

《高龄老年(≥75 岁)急性冠状动脉综合征患者规范化诊疗中国专家共识》解读

【文献题目】 高龄老年(≥75 岁)急性冠状动脉综合征患者规范化诊疗中国专家共识

【文献作者】 中国老年医学学会心血管病分会

【文献来源】 中国循环杂志,2018,33(8):732-750

【文献解读】

◆ 背景介绍

我国已进入老龄化社会。随着年龄增长,人体逐渐老化,机体的生理功能发生有规律的变化,各个组织、器官将会出现一系列慢性退行性变化,并呈现各自的特点。动脉硬化是心血管系统老化的一个重要特征。急性冠状动脉综合征(acute coronary syndrome,ACS)是指由于冠状动脉斑块破裂(或侵蚀)致血栓形成和急性狭窄或闭塞而产生的临床综合征,是老年人常见病,也是冠心病致死致残的主要原因。高龄是冠心病发病的独立危险因素,也是 ACS 患者最强的死亡预测指标之一。

然而,一个不可否认的现实是既往许多临床随机对照研究通常将高龄患者剔除,故使现有的欧美和中国的 ST 段抬高型心肌梗死(ST-segment elevation myocardial infarction,STEMI)和非 ST 段抬高型心肌梗死(non-ST-segment elevation myocardial infarction,NSTEMI)诊治指南在真实世界中的推广和应用受到一定的限制。因此,迫切需要制订专门针对中国老年 ACS 患者诊疗的专家共识来指导临床工作。

为规范诊治并提高老年 ACS 患者的救治成功率,改善其生活质量和长期生存率,中国老年医学学会心血管病分会参考国内外最新相关指南和研究进展,结合我国临床专家在临床实践中积累的临床经验,制定了《高龄老年(≥75 岁)急性冠状动脉综合征患者规范化诊疗中国专家共识》(下文简称《共识》),为临床医师对老年 ACS 患者的规范化诊治提供有价值的指导。《共识》适用于中国高龄老年 ACS 患者。

◆ 文献要点

1.《共识》强调了高龄老年 ACS 临床表现的特殊性 高龄老年 ACS 的临床分型与非老年人有所不同,NSTEMI 患者比例较高。中国老年 ACS 患者的心血管危险因素谱、诱因、临床表现及预后都与中青年患者有很大的不同。高龄老年心肌梗死患者的死亡率明显高于一般成年人,80 岁以上急性心肌梗死患者的死亡率为 80 岁以下者的 2 倍。

临床研究指出,仅<50%的高龄 ACS 患者有典型心绞痛症状。由于高龄 ACS 患者症状不典型,容易漏诊或误诊,临床医师需特别注意,当老年患者出现不典型症状以及急性心力衰竭、心律失常及神经系统症状和体征时,应首先怀疑 ACS 的可能。应及时记录 18 导联心电图,尽早发现心肌缺血及特殊改变。心肌损伤标志物肌钙蛋白有最终确诊或排除急性心肌梗死的价值。

2.《共识》提出高龄老年 ACS 危险分层 危险分层是选择治疗策略的前提,对所有高龄老年

STEMI 患者均须依据其临床表现进行 Killip 心功能分级,以评价患者的心功能和循环功能状态,进行风险评估并指导救治。对所有高龄老年非 ST 段抬高型急性冠状动脉综合征(NSTE-ACS)患者,均须按临床表现并计算 GRACE 评分进行风险评估。

高龄是 ACS 患者院内大出血的独立危险因素,出血又与 ACS 及经皮冠脉介入术(percutaneous coronary intervention,PCI)患者致残率及病死率的增加密切相关。与出血相关的危险因素主要包括:①不可干预因素,如高龄、女性、慢性肾功能不全、贫血、既往卒中、低体重、糖尿病史、高血压病史、遗传因素等;②可干预因素,如抗血栓药物种类、剂量、疗程,以及围术期因素等。CRUSADE 评分是用于评估 ACS 和 PCI 术后患者院内出血风险的主要工具。CRUSADE 评分被 2015 年欧洲心脏病学会 NSTE-ACS 指南推荐用于评估患者出血风险的方法。《共识》推荐对高龄老年 ACS 患者,应常规使用 CRUSADE 评估出血风险。

3.《共识》提出高龄老年 ACS 再灌注治疗策略

(1)大量证据表明,血运重建[PCI 或冠状动脉旁路移植术(coronary artery bypass graft,CABG)]可改善不同年龄 ACS 患者的临床预后。由于 PCI 较 CABG 创伤更小、实施更加方便,更适用于绝大多数高龄 ACS 患者。

对于高龄老年 STEMI 患者,急诊 PCI 虽然风险高,但可显著降低病死率,因此,应首选直接 PCI 进行再灌注治疗。术前需要充分评估急诊 PCI 风险(包括出血风险),并落实好防范措施,必要时给予主动脉内球囊反搏(intra-aortic balloon pump,IABP)等循环支持策略。对高龄 ACS 伴多支血管病变患者,尽管完全血运重建有利于获得最大的临床益处,但个体化处理十分重要。许多高龄 ACS 伴多支血管病变患者也需"分期手术"或不完全血运重建,以减少并发症,达到最佳疗效/风险比。

多个临床试验或亚组分析揭示,老年 NSTEACS 同样可以从常规急诊 PCI 治疗中获益。对极高危 NSTE-ACS 患者应给予急诊(< 2 h)PCI,但需积极应对将要发生的极高风险,可在 IABP 等循环支持保驾下实施,以确保患者安全。对高、中、低危患者,可在强化药物治疗基础上,根据医疗条件和患者病情及风险评估的实际情况,给予早期(< 24 h)、常规(≤ 72 h)或延迟(> 72 h 至出院前)PCI 或 CABG。急诊 PCI 时,伴冠状动脉多支病变,其策略风险高,与 STEMI 伴多支病变相同,通常仅处理罪犯血管。对高龄老年 NSTEACS 中、低危患者,根据 SYNTAX 积分,再决定择期血运重建策略(PCI 或 CABG)。

(2)《急性 ST 段抬高型心肌梗死诊断和治疗指南》将≥75 岁患者列为溶栓相对禁忌证,《高龄老年冠心病诊治中国专家共识》不建议≥80 岁患者溶栓治疗。《共识》建议首选重组人组织型纤溶酶原激活剂半量的 TUCC 方案或 TNK-tPA 方案,也可使用尿激酶或链激酶等改良溶栓方案。

4.《共识》推荐高龄老年 ACS 的药物治疗

(1)抗血小板药物:抗血小板药物治疗是 ACS 抗血栓治疗和急诊 PCI 的基石。目前临床应用的抗血小板药物主要有阿司匹林、P2Y12 受体拮抗剂(氯吡格雷、替格瑞洛和普拉格雷)以及血小板糖蛋白 Ⅱ b/Ⅲ a 抑制剂(glycoprotein inhibitors,GPI)替罗非班等。

1)对于高龄老年 ACS 患者,在急诊 PCI 首选时,只要无禁忌证,阿司匹林联合 P2Y12 受体拮抗剂氯吡格雷或替格瑞洛是临床标准治疗;对于急诊 PCI 患者,需给予负荷剂量。长期使用替格瑞洛应警惕出血风险,有普拉格雷高出血风险者应禁用。

2)高龄老年 ACS 患者行急诊 PCI 术中和术后,在双联抗血小板和肝素化的基础上,对于血栓病变负荷重、有强指征且加用 GPI 时,应评估出血风险并调整不同方案或剂量,避免严重出血并发症的发生。

3)对于双联抗血小板治疗无禁忌者,可以置入新一代药物洗脱支架。

4)为预防支架内血栓,对急诊 PCI 成功置入药物洗脱支架的高龄老年 ACS 者,术后双联抗血小板治疗应持续至少 1 年,置入金属裸支架者至少 4~5 周。

(2)抗凝药:抗凝药主要包括肝素、比伐卢定、华法林和新型口服抗凝药(novel oral anti coagulants,NOAC)。

1)肝素:①合并严重肾功能不全的高龄老年

ACS患者在抗凝时应首选普通肝素。②依诺肝素的有效性不劣于普通肝素,但可增加老年患者出血风险,因此,在使用依诺肝素时,应根据患者年龄及肾功能调整剂量。③磺达肝癸钠即戊糖肝素,理论上只抗因子Xa,故疗效明确,出血并发症更低,磺达肝癸钠只用于不行直接PCI的患者,禁用于急诊PCI患者。

2)比伐卢定是凝血酶(Ⅱa)直接抑制剂,疗效明确稳定,出血并发症少,对高龄老年出血高危患者更安全,是首选抗凝药。对于肾功能损伤患者,比伐卢定需减量使用,并根据估算肾小球滤过率调整剂量。

3)强化抗栓时应关注的问题:某些高龄ACS患者(如合并心房颤动、静脉血栓栓塞性疾病或接受瓣膜置换)须三联抗栓治疗(在阿司匹林和氯吡格雷基础上加1种口服抗凝药,如华法林、新型口服抗凝药等)。此时,如何达到抗缺血与防出血之间的平衡十分重要。

因严重出血风险很高,高龄老年合并心房颤动的ACS患者不宜长期使用三联抗栓治疗。如果必须三联抗栓治疗时,须减少华法林用量,或缩短三联抗栓治疗时间,尽早改为华法林联用1种抗血小板药物治疗。

NOAC分为直接凝血酶(Ⅱa)即达比加群酯和Xa抑制剂沙班类(即利伐沙班、阿哌沙班和阿度沙班)。对高龄老年ACS患者,如合并血栓高危心房颤动或肺栓塞而需要抗凝治疗但同时又为出血高危者,如无禁忌,可参照最新国际临床研究选择NOAC联合氯吡格雷双联抗栓治疗方案。

(3)注意事项:对所有高龄老年ACS患者,只要无禁忌证,均应选择硝酸酯类和β受体阻滞剂抗心肌缺血药物治疗,以控制缺血症状和预防缺血复发,但须监测血压和心率变化。对所有高龄老年ACS患者,只要无禁忌证,均应给予中、小剂量他汀类药物治疗。为使低密度脂蛋白胆固醇达标,可与依折麦布联合使用。

高出血风险患者规避策略及出血处理策略:高龄老年ACS患者PCI出血规避策略包括抗栓药物优化和PCI技术规避。前者主要是抗凝药的减量、选择安全制剂和优化使用方案;后者主要是经桡动脉入路PCI和应用股动脉入路的封堵。鉴于高龄老年患者的出血风险较高,《替格瑞洛临

床应用中国专家共识》对该类人群的使用仍持谨慎态度,建议在应用时须评估出血风险。在技术规避策略方面,首选经桡动脉入路能显著降低PCI术后出血发生率。对经股动脉入路患者,应使用血管封堵装置。

5.《共识》提出高龄老年ACS的并发症及处理措施 高龄老年ACS患者心力衰竭的发生率高,预后差,因此,及时诊断和规范急救是挽救生命的关键。除常规处理和药物治疗外,在辅助循环(常用IABP)支持下尽早给予冠状动脉血运重建十分关键。对于机械并发症患者,须紧急给予IABP循环支持,立即组织心脏外科和介入团队会诊,择机行手术修补或介入封堵治疗,以挽救患者生命。

若24 h内反复发作恶性心律失常≥3次,则为电交感风暴,此时的治疗原则:除血流动力学暂时稳定者可给予抗心律失常药物外,均应立即给予电除颤治疗,同时在药物控制基础上行急诊PCI以缓解心肌缺血,抗心律失常药物除给予胺碘酮外,特别注意要静脉给予β受体阻滞剂和强镇静药(如地西泮)治疗,并纠正低钾和低镁血症,密切观察患者血压、心率和心功能变化。

老年ACS患者合并心房扑动或心房颤动的比例为8%～21%,心房扑动多为早期暂时表现,很快转为心房颤动或与心房颤动交替出现。治疗原则是在抗心肌缺血并行急诊PCI基础上,控制心室率、防治心力衰竭及抗凝治疗。高龄老年ACS患者合并心房颤动的抗栓策略,需首先应用CHA 2DS2-VASc评分系统评估患者的缺血性卒中风险以明确抗凝治疗的指征;若有抗凝指征,还应使用HAS-BLED评分系统评估其出血风险。

另外,高龄老年ACS急诊PCI合并心房颤动(CHA 2DS2-VASc评分≥3分)需抗凝,但出血风险也很高(HAS-BLED评分≥3分),此时还可考虑给予射频消融治疗心房颤动或给予左心耳封堵新技术预防脑卒中。当然,也应充分评估其操作风险和成功率。

6.《共识》提出高龄老年ACS合并症的处理策略 降压治疗的目标和用药与抗心肌缺血和心力衰竭一致,但降压不可太快,幅度不可太大,血压不可太低。所有高龄老年ACS患者都应给予他汀类药物降脂治疗。高龄老年ACS合并糖尿

病、血糖升高者应控制好血糖,可以酌情放宽血糖控制目标,避免低血糖。

高龄老年 ACS 患者合并慢性肾功能损伤很常见,需要有效保护,防止进一步损伤。肾素-血管紧张素-醛固酮系统拮抗剂和他汀类降脂药均可保护肾功能。高龄老年 ACS 患者,无论是急诊 PCI 还是择期 PCI,术中应减少造影剂用量;只要心功能允许,在术前开始、术中和术后充分水化以及时排出造影剂,可有效防范造影剂所致急性肾损伤。

7.《共识》提出高龄老年 ACS 外科治疗策略

高龄老年 ACS 伴多支病变患者,若已成功完成了 IRA 急诊 PCI,如果择期 PCI 风险大,或有禁忌证或费用过高,均应建议择期 CABG;如果 CABG 高风险甚或有禁忌证时,也可在安全保驾措施下采取只对严重狭窄病变行 PCI 的部分血运重建策略。高龄老年 STEMI 并发机械并发症的患者,均应建议其行外科手术修补和 CABG。若血流动力学恶化,应随时行急诊外科修补+CABG,以获得生存机会。

高危左主干病变、左前降支明显扭曲、慢性完全闭塞病变不宜 PCI、糖尿病多支血管病变患者,在适合左内乳动脉行左前降支旁路移植时,冠状动脉杂交手术无疑是一种较理想的选择。

【文献评述】

高龄患者的 STEMI 和 NSTE-ACS 发生率逐年增高。这一极高危人群中存在的明显心血管解剖和功能衰老变化给临床医师在对本病的早期诊断和实施有效治疗时提出了挑战。《共识》为临床医师对高龄老年 ACS 患者的日常生活提供了有用的指导。但是,针对某一老年个体患者而言,内科药物治疗(尤其是抗血小板和抗凝)和冠状动脉血运重建策略的选择还须基于对患者具体临床风险评估以及冠状动脉解剖和功能学测定,综合多学科作用,同时还应考虑外科医师的技能及患者意愿等,这些措施对优化高龄老年 ACS 患者的治疗、改善其临床预后尤为重要。希望今后有更多的临床随机对照研究能够关注高龄老年 ACS 患者的诊断和治疗。

(刘宏斌)

参 考 文 献

[1] 中国老年医学学会心血管病分会.高龄老年(≥75岁)急性冠状动脉综合征患者规范化诊疗中国专家共识.中国循环杂志,2018,33(8):732-750.

[2] 中华医学会心血管病学分会,中华心血管病杂志编辑委员会.急性ST段抬高型心肌梗死诊断和治疗指南.中华心血管病杂志,2015,43(5):380-393.

[3] 中华医学会老年医学分会,高龄老年冠心病诊治中国专家共识写作组.高龄老年冠心病诊治中国专家共识.中华老年医学杂志,2016,35(7):683-691.

《中国高血压防治指南和 2014 老年人高血压特点与临床诊治流程专家建议》解读

【文献题目】 中国高血压防治指南(2018 年修订版);老年人高血压特点与临床诊治流程专家建议

【文献作者】 《中国高血压防治指南》修订委员会;中华医学会老年医学分会,中国医师协会高血压专业委员会

【文献来源】 北京:人民卫生出版社,2018;中华老年医学杂志,2014,7(33):689-701

【文献解读】

◆ **背景介绍**

年龄≥65 岁、血压持续或 3 次以上非同日坐位收缩压≥140mmHg 和/或舒张压≥90mmHg,可定义为老年高血压。《中国居民营养与慢性病状况报告(2015 年)》显示,我国≥60 岁人群高血压患病率城市为 60.6%,农村为 57.0%,高血压知晓率、治疗率和控制率分别为 53.7%、48.8% 和 16.1%。老年高血压是我国老年人群心脑血管疾病发病和死亡最重要的危险因素,其临床特点、诊治原则和处理流程与非老年人群有诸多不同,掌握这些内容有助于提高高血压的治疗率和控制率。为此,笔者对《中国高血压防治指南(2018 年修订版)》(下文简称《指南》)中"老年高血压"部分以及《老年人高血压特点与临床诊治流程专家建议》(下文简称《建议》)进行重点解读。《指南》"老年高血压"部分和《建议》均适用于老年高血压患者。

◆ **文献要点**

1. 老年高血压的临床特点

(1)收缩压增高,脉压增大。单纯收缩期高血压(isolated systolic hypertension,ISH)是老年高血压最常见的类型,占老年高血压的 60%~80%,在≥70 岁高血压人群中可达 80%~90%。收缩压增高会明显增加卒中、冠心病及终末期肾病的风险。

(2)血压波动大。高血压合并体位性血压变异和餐后低血压者增多。体位性血压变异包括直立性低血压和卧位高血压。血压波动大,影响治疗效果,可显著增加心血管事件的发生风险。

(3)血压昼夜节律异常的发生率高。夜间低血压或夜间高血压多见,清晨高血压也增多。

(4)白大衣高血压和假性高血压增多。

(5)高血压常与多种疾病(如冠心病、心力衰竭、脑血管疾病、肾功能不全、糖尿病等)并存,使治疗难度增加。

2. 老年高血压的诊治原则

(1)改善生活方式:改善生活方式需要坚持,包括戒烟、科学饮酒、限盐等合理饮食、适度体育锻炼及保持良好心态和心理健康。

(2)老年高血压的药物治疗

1)研究证据:荟萃分析显示,药物治疗可显著降低卒中、冠心病和全因死亡率。HYVET 研究(≥80 岁)结果显示,药物治疗可显著减少卒中(30%)、全因死亡(21%)、心力衰竭(64%)和心血管事件(34%)。我国临床试验结果表明,老年人甚至高龄老人可从抗高血压药物治疗中获益。

2)药物治疗的起始血压水平(证据与推荐水平):65~79 岁的老年人,如血压≥150/90 mmHg,应开始药物治疗(Ⅰ,A);血压≥140/90 mmHg 时可考虑药物治疗(Ⅱa,B);≥80 岁的老年人,收缩压≥160 mmHg 时开始药物治疗(Ⅱa,B)。其

中症状明显或合并糖尿病、冠心病、心力衰竭和肾功能不全的患者,血压≥140/90 mmHg 时开始药物治疗。

3)降压目标值(证据与推荐水平):老年高血压治疗的主要目标是收缩压达标,共病和衰弱患者应综合评估,再个体化确定血压起始治疗水平和治疗目标值。对于 65~79 岁老年人,第一步应降至 150/90 mmHg 及以下,如能耐受,目标血压<140/90 mmHg(Ⅱa,B)。≥80 岁老年人,应降至 150/90 mmHg 及以下(Ⅱa,B),但一般情况下不宜<130/60 mmHg。多病共存患者治疗过程中如果收缩压<130 mmHg 且耐受良好,可以继续治疗而不必回调血压水平。双侧颈动脉狭窄程度>75%时,中枢血流灌注压下降,降压过度可能增加脑缺血风险,降压治疗应以避免脑缺血症

状为原则,宜适当放宽血压目标值。衰弱的高龄老人降压时,应注意监测血压,降压速度不宜过快,降压水平不宜过低。

4)药物应用原则:推荐老年高血压的治疗药物有利尿药、钙通道阻滞剂、血管紧张素转化酶抑制剂及血管紧张素受体阻滞剂,这些药物均可作为初始或联合药物治疗。应从小剂量开始,逐渐增加至最大剂量。对无并存疾病的老年高血压患者不宜首选 β 受体阻滞剂。利尿药可能降低糖耐量,诱发低血钾、高尿酸和血脂异常,须小剂量使用。α 受体阻滞剂可用作伴良性前列腺增生或难治性高血压患者的辅助用药,但高龄老年人以及有体位血压变化的老年人在使用时应注意直立性低血压的出现。图 39-1 为初诊老年高血压的处理流程。

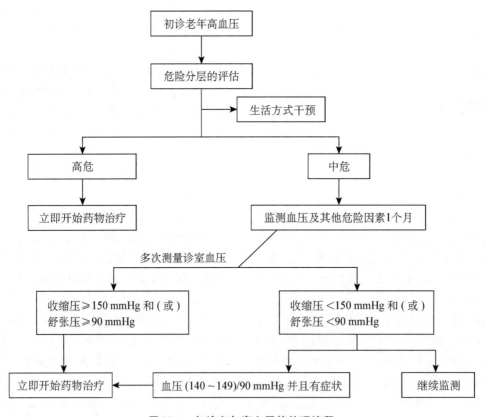

图 39-1　初诊老年高血压的处理流程

3. 老年高血压常见类型的诊断标准和处理流程　老年人常见的高血压类型包括 ISH、清晨高血压、高血压多病共存、难治性高血压、高血压合并体位性血压变异、高血压合并餐后低血压、白大衣高血压、假性高血压等。

(1)老年 ISH

1)诊断标准:收缩压≥140 mmHg,舒张压<90 mmHg。

2)处理原则:①当收缩压≥150 mmHg、舒张压为 60~90 mmHg 时,应起始单药治疗。

②当舒张压＜60 mmHg,如收缩压＜150 mm-Hg,可继续观察,不使用药物;如收缩压为 150～179 mmHg,应谨慎用小剂量降压药;如收缩压≥180 mmHg,则用单药小剂量开始,谨慎联合用药。③降压药可用小剂量利尿药、钙通道阻滞剂、血管紧张素转化酶抑制剂/血管紧张素受体阻滞剂等,也可用复方制剂,用药中要密切观察病情变化。其处理流程见图 39-2。

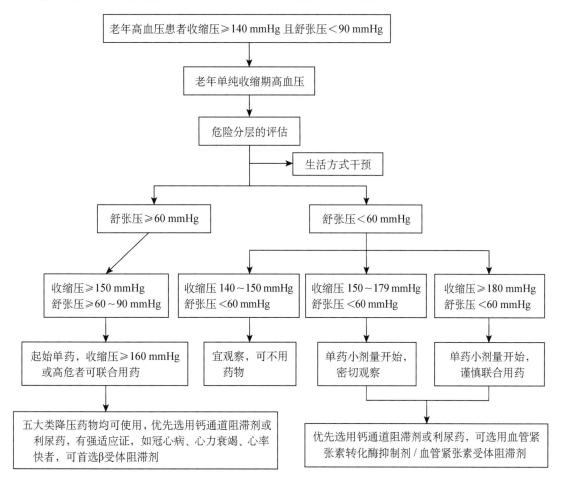

图 39-2　老年单纯收缩期高血压的处理流程

（2）老年清晨高血压

1）诊断标准:清晨醒后 1 h 内自测血压或起床后 2 h 的动态血压≥135/85 mmHg,或早晨 6 时至 10 时的诊室血压≥140/90 mmHg。

2）处理原则:应用 24 h 缓释或控释降压药,能有效遏制用药后 18～24 h(最后 6 h)间血压的升高;也可睡前用药(适用于反杓型和非杓型清晨高血压患者)。其处理流程见图 39-3。

（3）老年高血压多病共存

1）诊断标准:老年高血压合并多种疾病(如心脑血管疾病、糖尿病、肾脏病等)共存的状态,并存的疾病须分别诊断。我国人群脑卒中发生率远高

于西方人群,若血压长期控制不理想,共病患者更易发生靶器官损害。

2）处理原则:一是针对共存疾病进行综合防治,二是个体化降压方案应兼顾多病,三是密切观察所用的多种药物反应,以防止心脑低灌注或肾功能减退等影响。个体化降压策略见表 39-1。

（4）老年难治性高血压

1）诊断标准:在改善生活方式基础上,足量应用 3 种不同机制降压药物,或至少需要 4 种药物,才能使血压达标,可定义为老年难治性高血压。目前尚无公认的诊断标准,例如,控制血压时间是 3 个月还是 4～6 个月仍不统一。

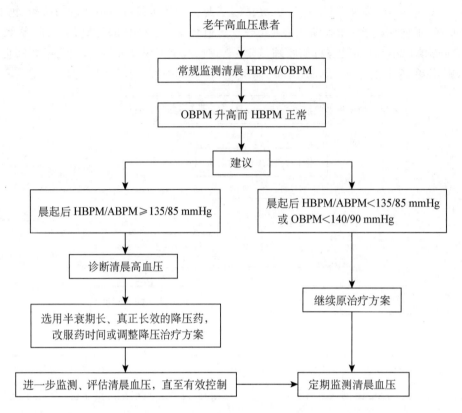

图 39-3 老年清晨高血压的处理流程

注：ABPM. 动态血压监测；HBPM. 家庭血压监测；OBPM. 诊室血压。

表 39-1 老年高血压多病共存的降压策略

并存疾病	降压目标	推荐药物
脑卒中	急性期血压持续升高 200/110 mmHg，缓慢降压(24 h 降压幅度＜25%)；慢性期血压目标为 140/90 mmHg	慢性期 ACEI/ARB、利尿药、长效 CCB
冠心病	血压控制目标为＜140/90 mmHg	β 受体阻滞剂和 ACEI 或 ARB 血压难以控制或并发血管痉挛性心绞痛时联合 CCB
慢性心力衰竭	血压控制目标为＜140/90 mmHg	若无禁忌证，选择利尿药、β 受体阻滞剂、ACEI、ARB 及醛固酮拮抗剂；血压不达标时联合氨氯地平或非洛地平
心房颤动		首选 ACEI/ARB，对持续性快速心房颤动可用 β 受体阻滞剂或非二氢吡啶类 CCB 控制心室率
肾功能不全	血压控制目标为＜140/90 mmHg，有蛋白尿且能耐受者可进一步降低	若无禁忌证首选 ACEI 或 ARB；降压未达标时可联合二氢吡啶类 CCB；有液体潴留可联用袢利尿药
糖尿病	血压控制目标为＜140/90 mmHg，若能耐受可进一步降低	首选 ARB 或 ACEI，可联合长效二氢吡啶类 CCB 或噻嗪类利尿药

注：CCB. 钙通道阻滞剂；ACEI. 血管紧张素转化酶抑制剂；ARB. 血管紧张素受体阻滞剂。

2)处理原则:一是判断是否为假性难治性高血压;二是仔细寻找影响血压的原因和并存的疾病因素(包括药物相关原因);三是排除老年人常见的继发高血压(如呼吸睡眠暂停综合征、肾动脉狭窄、原发性醛固酮增多症等);四是加用药物。其处理流程见图 39-4。

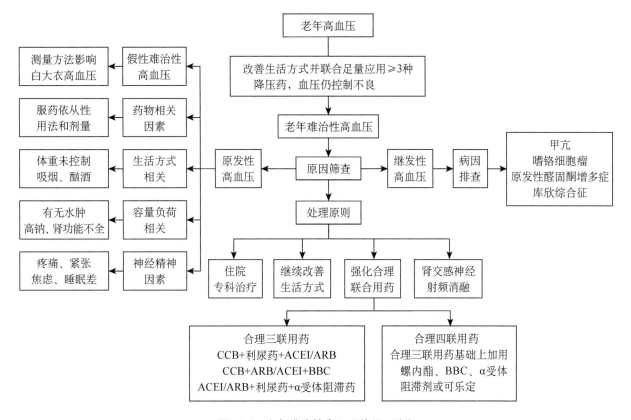

图 39-4　老年难治性高血压的处理流程

注:CCB. 钙通道阻滞剂;ACEI. 血管紧张素转化酶抑制剂;ARB. 血管紧张素受体阻滞剂。

(5)老年高血压合并体位性血压变异

1)诊断标准:①直立性低血压(又称体位性低血压)是从卧位转为立位后 3 min 内出现收缩压下降≥20 mmHg 和/或舒张压≥10 mmHg,可伴有或不伴低灌注症状;②卧位高血压是指卧位时收血压≥140 mmHg 和/或舒张压≥90 mmHg,立位时血压不高甚至降低,如伴有立位时低血压则称为卧位高血压-立位低血压综合征。

2)处理原则:首先应考虑非药物疗法,如缓慢变换体位、使用弹力袜或腹带等;卧位高血压应考虑卧位时间段的用药方案。其处理流程见图 39-5。

(6)老年高血压合并餐后低血压

1)诊断标准:符合以下 3 项标准中的 1 项即可诊断。这 3 项标准为:①餐后 2 h 内收缩压比餐前下降 20 mmHg 及以上;②餐前收缩压不低于 100 mmHg,而餐后<90 mmHg;③餐后血压下降未达到上述标准,但出现餐后心脑缺血症状(心绞痛、乏力、晕厥、意识障碍)。测定方法:餐前和餐后 2h 内血压(每隔 15 min)测定,或 24 h 动态血压测定。

2)处理原则:一是基础疾病的治疗及诱因的去除;二是非药物疗法六大措施,即餐前饮水、低糖餐食、少食多餐、餐后坐卧、餐中禁酒、餐前禁药(降压药);三是药物治疗,包括改善内脏血流、抑制葡萄糖吸收、增加外周血管阻力等药物,但药物疗效尚缺乏循证医学证据。其处理流程见图 39-6。

(7)老年白大衣高血压

1)诊断标准:未经治疗的老年患者经过多次随访诊室血压≥140/90 mmHg,但动态血压监测

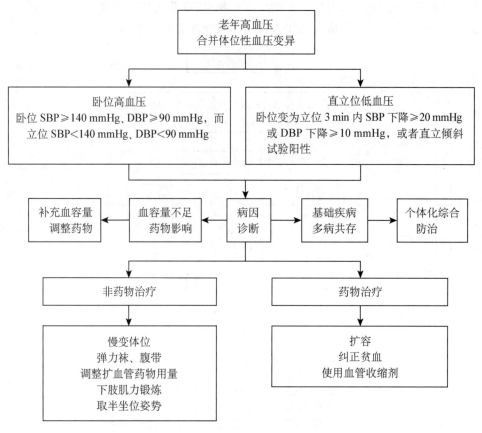

图 39-5 老年高血压合并体位性血压变异的处理流程

注:SBP. 收缩压;DBP. 舒张压。

正常(24 h 均值＜130/80 mmHg,白天均值＜135/85 mmHg),家庭自测血压正常(均值＜135/85 mmHg)。

2)处理原则:一是对患者长期进行诊室外血压监测以便了解其是否出现持续性高血压;二是评估患者整体心血管风险以对危险因素(血糖、血脂、尿酸等)进行积极干预;三是如果没有其他心血管危险因素,干预可仅限于生活方式改善。药物降压治疗白大衣高血压的效果尚存在争议。

(8)老年假性高血压

1)诊断标准:用袖带法所测血压值高于经动脉穿刺直接测得的血压值(收缩压差值≥10 mmHg,舒张压差值≥15 mmHg)可诊断为假性高血压,主要原因是动脉硬化僵硬度增加。当老年高血压患者降压药治疗无效,且存在长期或严重高血压而无靶器官损害时,应考虑假性高血压。检查方法:① O'sler 法,即袖带法测压时,当加压超过患

者收缩压约 20 mmHg 时,仍能清楚扪及患者桡动脉或肱动脉波动,即为 O'sler 阳性;②血管造影,前壁血管钙化有助于诊断;③自动次声血压探测仪,通过测定低频柯氏音震动的能量来探测血压,可反映动脉内血压值;④经导管动脉内测压,这是诊断假性高血压的"金标准"。

2)处理原则:一是诊断明确的患者无须降压治疗,二是需针对动脉硬化的易患因素进行干预治疗。其处理流程见图 39-7。

【文献评述】

我国 60 岁以上人群高血压患病率超过50%,而治疗率不足 50%,控制率仅为 16.1%。老年高血压是我国老年人群心脑血管疾病的第一位"杀手",其临床特点、诊治原则和处理流程与非老年人群有诸多不同。《指南》"老年高血压"部分和《建议》对老年高血压临床表现、诊断标准、药物

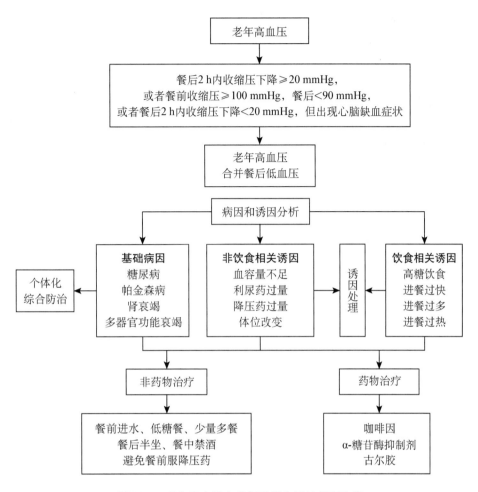

图 39-6 老年高血压合并餐后低血压的处理流程

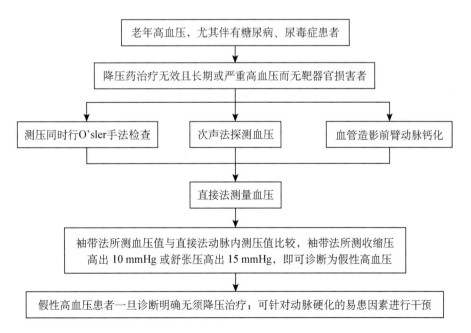

图 39-7 老年假性高血压的处理流程

治疗起始血压值和目标血压值做了详尽介绍,并对常见老年高血压类型(ISH、清晨高血压、高血压多病共存、难治性高血压、高血压伴直立性血压变异、餐后低血压等)的特点及诊治流程以图文并茂的形式进行了阐述,这对于提高临床医师正确诊治老年高血压,提高治疗率和控制率,从而降低心脑血管疾病发病率和死亡率至关重要。

(李小鹰)

参 考 文 献

[1] 《中国高血压防治指南》修订委员会.中国高血压防治指南(2018年修订版).北京:人民卫生出版社,2018.

[2] 中华医学会老年医学分会,中国医师协会高血压专业委员会.老年人高血压特点与临床诊治流程专家建议.中华老年医学杂志,2014,7(33):689-701.

第 40 章

《中国老年高血压管理指南 2019》解读

【文献题目】 中国老年高血压管理指南 2019

【文献作者】 中国老年医学学会高血压分会,国家老年疾病临床医学研究中心,中国老年心血管病防治联盟

【文献来源】 中华老年高血压杂志,2019,24(1):1-23

【文献解读】

◆ 背景介绍

高血压是老年人常见的慢性疾病之一,50%以上的老年人患有高血压。2012—2015 年全国高血压分层多阶段随机抽样横断面调查资料显示,60 岁以上人群高血压患病率为 53.2%,而高血压知晓率、治疗率和控制率分别为 57.1%、51.4%和 18.2%。同时,高血压是罹患脑卒中、心肌梗死乃至造成心血管死亡的首要危险因素。因此,高血压和高血压引起的心血管疾病会造成巨大的医疗负担,但此前国内外并无专门针对老年高血压的防治指南。

2017 年,中国老年医学学会高血压分会联合国家老年疾病临床医学研究中心和中国老年心血管病防治联盟,成立了《中国老年高血压管理指南》筹备委员会。经过国内高血压领域专家的共同努力,历时 2 年,《中国老年高血压管理指南 2019》(下文简称《指南》)终于在《中华高血压杂志》《中华老年多器官疾病杂志》《中国心血管杂志》及 *Journal of Geriatric Cardiology* 同步发布。《指南》是我国首部针对老年高血压防治的指导性文件,适用于老年高血压患者及相关医护人员。《指南》突出老年人特色,对老年人降压目标、特定人群的治疗、血压波动、多重用药、血压管理等问题做了详细阐述,旨在提高老年高血压人群的知晓率、治疗率和控制率,更好地做好我国高血压的防治工作,本文就《指南》的主要内容进行解读。

◆ 文献要点

1. **老年高血压的特点** 《指南》指出,根据流行病学数据,老年人群高血压患病率随增龄而显著增高,表现为容量负荷增多和血管外周阻力增加。这是由于随着年龄增长,大动脉弹性下降,动脉僵硬度增加,神经-体液系统和自主神经调节异常所致。这些病理生理基础决定了老年高血压具有以下临床特点。

(1)收缩压升高为主,脉压增大常见。据统计,我国老年单纯收缩期高血压患病率为 21.5%,占老年高血压总人数的 53.21%。

(2)异常血压波动。由于血压调节能力下降,老年人血压水平易受各种因素(如体位、进餐、情绪、季节或温度等)影响,称为异常血压波动。最常见为直立性低血压、餐后低血压、血压昼夜节律异常等。

(3)常合并多种疾病,并发症多,特别是高龄患者。据统计,高龄老年高血压患者合并糖尿病、高脂血症、冠心病、肾功能不全和脑血管疾病的检出率分别为 39.8%、51.6%、52.7%、19.9%和 48.4%。

(4)假性高血压发生率增加。老年高血压患者伴有严重动脉硬化时,可出现袖带加压时难以压缩肱动脉,所测血压值高于动脉内测压值的现象,称为假性高血压。当收缩压测量值异常升高,但未合并相关靶器官损害或药物降压治疗后即出现低血压症状时,应考虑假性高血压的可能。

上述临床特点导致老年高血压管理相对于一般高血压人群具有一定的特殊性。因此,《指南》针对老年高血压的上述特点,综合国内外相关指

南和循证医学证据,全面、详细地阐述了高血压管理方针和策略。

2. 血压测量　《指南》强调了血压测量在老年高血压管理中的重要性。《指南》认为,血压测量是评估血压水平、诊断高血压及观察降压疗效的根本手段和方法。老年高血压具有血压波动大、夜间高血压、清晨高血压、直立性低血压的特点,有别于一般人群,因此,在定期行诊室血压测量的同时,应鼓励老年人开展诊室外血压监测,特别注意临睡前、清晨时间段和服药前的血压水平。

目前老年高血压的诊断还是主要依靠诊室血压,诊室外血压并不作为诊断高血压的依据,但诊室外血压能更真实地反映个体生活状态下的血压状况,因此,同样不能忽略它的价值。诊室外血压可分为家庭血压监测和动态血压监测。家庭血压监测时应选用合格的上臂式家用自动电子血压计,规律监测血压,特别是对于初始治疗阶段血压不稳定者或者调整药物治疗方案时,建议每天清晨和晚上测量血压,连续测量 7 天,取后 6 天血压计算平均值。

3. 老年高血压的诊断与评估

(1)老年高血压的诊断:《指南》中高血压的诊断基本沿用了以前的标准,即年龄≥65 岁,在未使用降压药的情况下,非同日 3 次测量血压,收缩压≥140 mmHg 和/或舒张压≥90mmHg,可诊断为老年高血压;曾明确诊断高血压且正在接受降压药治疗的老年人,虽然血压<140/90 mmHg,也应诊断为老年高血压。

(2)老年高血压的评估:《指南》强调对老年高血压患者需全面、整体地评估心血管疾病危险。评估应包含以下内容:①确定血压水平;②了解心血管疾病危险因素;③明确引起血压升高的可逆和/或可治疗的因素,如有无继发性高血压等;④评估靶器官损害和相关临床情况。对老年高血压患者进行整体危险度评估,有助于确定降压治疗时机、优化治疗方案以及进行心血管疾病风险综合管理。老年高血压的危险分层同一般人群,但因老年本身即是一种危险因素,故老年高血压患者至少属于心血管疾病的中危人群。

此外,《指南》相较于之前的指南特别指出,对于老年人群,还应关注衰弱和认知功能障碍的问题。衰弱是决定降压药耐受性的重要因素,也可

影响高龄老年人降压治疗的获益。因此,对于高龄高血压患者,《指南》推荐在制订降压治疗方案前进行衰弱评估,特别是近 1 年内非刻意节食情况下体重下降>5%或有跌倒风险的高龄老年高血压患者。衰弱筛查推荐 FRAIL 量表和步速测定,如有条件可进一步采用经典 Fried 衰弱综合征标准进行评估。同时,认知功能障碍也与高血压治疗相关,既往研究显示,降压治疗可延缓增龄相关的认知功能下降以及降低痴呆发生风险,老年人血压过高或过低均能增加认知障碍发生风险。早期筛查老年高血压患者的认知功能,将有助于确定合理的降压治疗方案和目标值。

4. 老年高血压的治疗

(1)降压治疗的目的:老年高血压患者降压治疗的目的是通过降低血压,延缓高血压所致心血管疾病进程,最大限度降低心血管疾病发病率和死亡率,改善生活质量,延长寿命。由于老年高血压的特殊性,在其降压治疗中应强调收缩压达标,在能耐受的前提下,逐步使血压达标。在启动降压治疗后,需注意监测血压变化,避免降压过快带来的不良反应。

(2)非药物治疗:非药物治疗在老年高血压治疗中同样具有重要地位,《指南》强调,无论是否选择药物治疗,都要保持良好的生活方式,具体来说,患者需要注意健康饮食、规律运动、戒烟限酒、保持理想体重、改善睡眠、注意保暖等。

(3)药物治疗:药物治疗的基本目标是控制血压至达标水平,以延缓靶器官损害,降低心脑血管疾病发病率和死亡风险。近年来开展了不少针对老年人群甚至高龄老人的相关临床研究,如瑞典老年高血压试验(STOP-Hypertension 研究)、高龄老年高血压患者研究(HYVET 研究)、收缩期血压干预试验(SPRINT 研究)等,这些研究均肯定了药物治疗对老年高血压的重要价值。但是,由于老年高血压患者一般病史较长,常合并明显的心脑肾等靶器官损害及其他慢性疾病,因此,其降压目标值与成人高血压有所区别,如果过度降压,反而会加重脏器缺血缺氧,增加心血管事件的风险。因此,老年高血压的药物治疗与一般人群存在一定差异。

1)药物治疗的起始血压水平和降压目标值:既往国内外的高血压指南对老年高血压启动药物

治疗的血压值和目标值也有阐述,但均比较简略(表 40-1)。《指南》在其他各大指南基础上,结合相关循证医学证据,推荐药物治疗的起始血压水平和降压目标值如下:①年龄≥65 岁,血压≥140/90 mmHg,在生活方式干预的同时启动降压药治疗,将血压降至 140/90 mmHg 及以下。②年龄≥80 岁、血压≥150/90 mmHg 即启动降

压药治疗,首先应将血压降至 150/90 mmHg 及以下,若耐受性良好,可进一步将血压降至 140/90 mmHg 及以下。③经评估确定为衰弱的高龄高血压患者,若血压≥160/90 mmHg,应考虑启动降压药治疗,收缩压控制目标为<150 mmHg,但尽量不低于 130 mmHg。④如果患者对降压治疗耐受性良好,不应停止降压治疗。

表 40-1 国内外指南关于老年高血压的推荐

指南	起始药物治疗的血压值	降压目标值
2017 AHA/ACC	对已发生 CVD 事件或 10 年 ASCVD 风险≥10%,血压≥130/80 mmHg;未发生 CVD 事件且 10 年 ASCVD 风险<10%,血压≥140/90 mmHg	收缩压<130 mmHg
2018 ESH/ESC	健康的老年高血压患者(即使年龄>80 岁)收缩压≥160 mmHg;当收缩压为 140~159 mmHg,且治疗耐受性良好,建议健康的老年人(>65 岁,但≤80 岁)进行降压药治疗	≤80 岁:收缩压为 130~139 mmHg;>80 岁:如果可以耐受,收缩压为 130~139 mmHg
2018 中国高血压防治指南	65~79 岁普通老年人:血压≥150/90 mmHg 时,应开始药物治疗,血压≥140/90 mmHg 时可考虑药物治疗;≥80 岁老年人:收缩压≥160 mmHg	65~79 岁的老年人:首先应降至 150/90 mmHg 及以下;如能耐受,可进一步降至 140/90 mmHg 及以下;≥80 岁老年人:收缩压<150 mmHg
2019 高血压基层诊疗指南	65~79 岁普通老年人:收缩压≥150 mmHg 和/或舒张压≥90 mmHg 时开始药物治疗,收缩压≥140 mmHg 和/或舒张压≥90 mmHg 时可考虑药物治疗;≥80 岁的老年人:收缩压≥160 mmHg	65~79 岁的老年人:首先应降至 150/90 mmHg 及以下;如能耐受,可进一步降至 140/90 mmHg;≥80 岁老年人:收缩压<150 mmHg
2019 NICE	<80 岁老年人:2 级高血压或 1 级高血压合并靶器官损害、心血管疾病、肾脏病、糖尿病、10 年心血管疾病风险≥10%;≥80 岁老年人:诊室血压>150/90 mmHg;对于体弱或多重病症的任何年龄患者都要根据临床情况进行判断	<80 岁老年人:血压≤140/90 mmHg;≥80 岁老年人:血压≤150/90 mmHg

注:AHA. 美国心脏协会;ACC. 美国心脏病学会;ESH. 欧洲高血压协会;ESC. 欧洲心脏病学会;NICE. 英国国家健康与临床优化研究所;CVD. 心血管疾病;ASCVD. 动脉硬化性心血管疾病。

此外,《指南》充分考虑老年患者的特殊性,细化各种临床情况下(合并脑血管病、冠心病、心力衰竭等)老年高血压的降压目标值(表 40-2)。这一点有别于之前所有的指南,为合并不同疾病的老年高血压患者提供了明确的降压范围,是其中一大亮点。

2)老年高血压患者应用降压药的基本原则:

《指南》综合考虑老年人群的临床特点,提出老年人降压药的应用要遵循小剂量、长效、联合、适度、个体化原则,尤其是适度和个体化原则,临床工作者需警惕降压过程中降压过度导致的不良事件。

①小剂量:初始治疗时通常采用较小的有效治疗剂量,并根据需要逐步增加剂量。

表 40-2 不同临床情况下药物治疗的起始血压水平和降压目标值

临床情况	降压目标血压值
合并脑血管疾病	急性脑出血,收缩压<180 mmHg
	急性缺血性脑卒中,收缩压<200 mmHg
	既往缺血性脑卒中或缺血性脑缺血发作,血压<140/90 mmHg
	既往缺血性脑卒中的高龄患者,血压<150/90 mmHg
合并冠心病	<80 岁,血压<140/90 mmHg,若能耐受,血压<130/80 mmHg
	≥80 岁,血压<150/90mmHg,若能耐受,血压<140/80 mmHg
合并心力衰竭	血压<140/90 mmHg,若能耐受,血压<130/80 mmHg
合并慢性肾脏病	血压<140/90 mmHg
合并糖尿病	血压<140/90 mmHg,若能耐受,血压<130/80 mmHg
	舒张压尽量不低于 70 mmHg
合并心房颤动	血压<140/90 mmHg

②长效:尽可能使用 1 次/天、具有 24 h 持续降压作用的长效药物,有效控制夜间和清晨血压。

③联合:若单药治疗效果不满意,可采用两种或多种低剂量降压药联合治疗以增加降压效果,单片复方制剂有助于提高患者依从性。

④适度:大多数老年患者需要联合降压治疗(包括初始阶段),但不推荐衰弱老年人和≥80 岁高龄老年人初始联合治疗。

⑤个体化:根据患者具体情况、耐受性、个人意愿和经济承受能力,选择适合患者的降压药。

3)老年高血压患者降压药的选择:常用降压药包括利尿药、钙通道阻滞剂、血管紧张素转化酶抑制剂、血管紧张素受体阻滞剂、β受体阻滞剂五大类。《指南》推荐,对于老年高血压患者,噻嗪类利尿药、钙通道阻滞剂、血管紧张素转化酶抑制剂、血管紧张素受体阻滞剂可作为降压的起始和维持治疗,但是不建议 β 受体阻滞剂作为老年单纯收缩期高血压患者的首选,除非有 β 受体阻滞剂使用强适应证,如合并冠心病或心力衰竭等。对于大多数高于靶目标值 20 mmHg 以上的老年患者,起始治疗可采用两药联合。如果两种药物联合治疗血压仍不能达标,推荐采用噻嗪类利尿药、钙通道阻滞剂、血管紧张素转化酶抑制剂或血管紧张素受体阻滞剂 3 种药物联合治疗,或者使用单片复方制剂。≥80 岁的高龄患者和衰弱的老年患者,推荐初始降压采用小剂量单药治疗。《指南》还特别指出,单片复方制剂与自由联合降压治疗相比,使用更方便,可增加老年患者的治疗依从性。

当然,降压药的选择应考虑患者的个体化情况,可根据患者的危险因素、亚临床靶器官损害及合并临床疾病情况,优先选择某类降压药(表 40-3)。

表 40-3 特定情况下首选的降压药

特定情况	降压药
无症状靶器官损害	
左心室肥厚	ACEI、CCB、ARB
无症状动脉粥样硬化	ACEI、CCB、ARB
微量白蛋白尿	ACEI、ARB
轻度肾功能不全	ACEI、ARB
临床心血管事件	
既往心肌梗死	β 受体阻滞剂、ACEI、ARB
心绞痛	β 受体阻滞剂、CCB
心力衰竭	利尿药、β 受体阻滞剂、ACEI、ARB、醛固酮受体受体拮抗剂
主动脉瘤	β 受体阻滞剂
心房颤动(预防)	ACEI、ARB、β 受体阻滞剂、醛固酮受体拮抗剂
心房颤动(心室率控制)	β 受体阻滞剂、非二氢吡啶类 CCB
外周动脉疾病	ACEI、CCB、ARB
其他	
单纯收缩期高血压(老年人)	利尿药、CCB
代谢综合征	ACEI、ARB、CCB
糖尿病	ACEI、ARB

注:ACEI. 血管紧张素转化酶抑制剂;CCB. 钙通道阻滞剂;ARB. 血管紧张素受体阻滞剂。

4) 老年人异常血压波动: 老年人由于多种生理因素, 血压调节能力下降, 老年人的血压较中年人群更易受体位、进餐、季节、情绪等因素变化, 可能出现直立性低血压, 直立性低血压伴卧位高血压, 非构型、反构型或超构型血压, 餐后低血压, 晨峰血压升高, 冬季血压明显升高, 白大衣高血压等。老年人异常血压波动往往没有明确有效的药物可以治愈, 但可以纠正不良生活方式, 根据血压波动规律调整用药剂型、剂量和时间, 减少异常血压波动的发生频率, 积极避免相关不良事件。

5) 老年继发性高血压: 对于老年高血压患者, 医师往往容易忽略继发性高血压的可能。其实在老年高血压患者中, 继发性高血压并不少见, 常见病因包括肾实质性病变、肾动脉狭窄、原发性醛固酮增多症、嗜铬细胞瘤/副神经节瘤等。对于怀疑存在继发性病因的患者, 应根据患者临床表现进行筛查, 尽量纠正继发因素, 若不能纠正继发因素, 应根据临床情况, 选择适合的降压药。另外, 由于老年人常因合并疾病而服用多种药物, 因此, 药物(如非甾体抗炎药、甘草等)相关性高血压应引起临床医师足够的重视, 医师应正确评估药物对血压的影响, 及时停用致高血压的药物或者选择合理降压方案。

5. **随访和管理** 对于老年高血压患者, 适当的随访和监测可以评估其治疗依从性和治疗反应, 有助于血压达标, 并及时发现不良反应和靶器官损害。《指南》重视老年高血压患者降压治疗后的随访观察, 建议在启动新药或调药治疗后, 需每月随访评价患者的依从性和治疗反应, 根据血压水平, 及时调整治疗方案, 直到降压达标。随访内容应包括血压值达标情况、是否发生过直立性低血压、是否有药物不良反应、治疗依从性和生活方式改变情况、是否需要调整降压药剂量等, 实验室检查包括电解质、肾功能情况及其他靶器官损害情况。

对于老年高血压患者, 需要系统、长期的随访和管理, 在很大程度依靠社区来完成, 因此, 社区支持和远程管理具有重要价值。社区参与将有效提高老年高血压的知晓率、治疗率和控制率。

【文献评述】

《指南》整体围绕老年高血压的现状和特点, 在老年高血压诊断、药物治疗和联合用药方面给出了细致的阐述, 特别是治疗方面, 有独到和详细的建议。《指南》注重临床应用的实用性, 对于我国老年高血压管理具有重要参考价值, 同时《指南》还特别指出, 对于老年高血压患者, 不仅要关注其血压水平, 还应同时关注其衰弱和认知功能障碍情况, 这将有助于进一步推进高血压防治工作。但目前中国老年高血压的循证医学研究相较于国外, 仍显匮乏及不足。STEP 第一阶段的研究结果已发布于《新英格兰医学杂志》, 为中国老年高血压人群强化降压提供了有力证据。期待后续能开展更多的相关研究, 以进一步完善国内老年高血压管理。

(华　琦　诸国华)

参 考 文 献

[1] 中国老年医学学会高血压分会, 国家老年疾病临床医学研究中心, 中国老年心血管病防治联盟. 中国老年高血压管理指南 2019. 中国心血管杂志, 2019, 24(1): 1-23.

[2] 吴锡桂, 段秀芳, 黄广勇, 等. 我国老年人群单纯性收缩期高血压患病率及影响因素. 中华心血管病杂志, 2003, 6: 456-459.

[3] 华琦, 范利, 李静, 等. 老年人异常血压波动临床诊疗中国专家共识. 中国心血管杂志, 2017, 22(1): 1-11.

[4] 中国老年医学学会高血压分会. 高龄老年人血压管理中国专家共识. 中华高血压杂志, 2015, 23(12): 1127-1134.

[5] American Society of Hypertension Writing Group. Blood pressure and treatment of persons with hypertension as it relates to cognitive outcomes including executive function. J Am Soc Hypertens, 2012, 6 (5): 309-315.

第 41 章

《老年高血压的诊断和治疗中国专家共识(2017 版)》解读

【文献题目】 老年高血压的诊断和治疗中国专家共识(2017 版)

【文献作者】 中国老年学和老年医学学会心脑血管病专业委员会,中国医师协会心血管内科医师分会

【文献来源】 中华内科杂志,2017,56(11):885-893

【文献解读】

◆ 背景介绍

高血压是导致心脑血管疾病的独立危险因素,是老年患者致死、致残的重要原因。随着我国社会老龄化日益加剧,老年高血压已成为公共卫生问题。老年高血压患者降压治疗可显著降低心脑血管事件的发生率及全因死亡率,但老年人是一个独特的群体,高血压的预防、诊断、评估及治疗策略与一般人群不同。

我国老年高血压流行现状:《中国居民营养与慢性病状况报告(2015 年)》数据显示,2012 年我国≥60 岁人群高血压患病率为 58.9%,每 5 个老年人中约 3 人患高血压。老年高血压患者合并心脑血管疾病危险因素、靶器官损害及其他疾病的比例较高。

我国老年高血压的诊治现状:目前我国老年高血压的知晓率、治疗率及控制率仍处于较低水平,同时老年患者肝肾功能下降,常多种疾病共存、多种药物联用、临床表现复杂,容易发生药物不良反应,因此,需要以老年高血压患者为关注对象,进一步提高我国老年高血压管理的质量。老年高血压患者的降压治疗可显著降低其心脑血管事件的发生率及全因死亡率,制定相关专家共识可促进我国老年高血压的规范诊治,改善老年高血压患者的预后。为此,中国老年学和老年医学学会心脑血管病专业委员会和中国医师协会心血管内科医师分会发布了《老年高血压的诊断和治疗中国专家共识(2017 版)》(下文简称《共识》)。《共识》适用于心血管医师及老年内科医师,适用患者为老年高血压患者。

◆ 文献要点

《共识》聚焦老年高血压的病理生理和临床特点、降压目标、诊治流程、药物选择及综合管理。

1. 老年高血压的病理生理及临床特点 随着年龄增长,老年人动脉壁弹性纤维减少、胶原纤维增加,导致动脉硬化、血管顺应性及弹性降低、收缩压升高、舒张压降低、脉压增大。老年人心脏结构改变导致老年高血压患者更易发生心功能不全和心律失常。增龄相关的肾脏结构改变会导致肾脏血流量减少、肾小球滤过率降低、肾小管浓缩和分泌功能受损,使细胞外容量增加,出现水钠潴留;长期高血压又促进肾血管灌注压自身调节的阈值升高并加剧肾功能的减退。同时老年高血压患者的压力感受器敏感性下降,使老年人对血压波动缓冲能力及调节能力降低,血压调节功能受损,使老年高血压患者血压变异性增大,由于口渴中枢不敏感,易发生低血容量,而且在治疗过程中易发生血压波动和药物不良反应。

老年高血压以收缩压增高为主,脉压增大。老年高血压患者的血压波动大,血压易随情绪、季节和体位变化明显波动,使心脑血管事件及靶器官损害的风险增加,导致治疗难度增加。老年高血压患者易发生直立性低血压及餐后低血压,当伴有糖尿病、低血容量或使用利尿药、扩血管药及

精神类药物时更容易发生;老年人常见诊室高血压或白大衣高血压、血压昼夜节律异常、清晨高血压,常与多种疾病并存;老年人继发性高血压,如肾血管性高血压、肾性高血压、原发性醛固酮增多症及嗜铬细胞瘤等较常见,容易漏诊,如果血压在短期内突然升高、原有高血压突然加重,或应用多种降压药治疗后血压仍难以控制,应注意排查继发性高血压;部分老年患者可能存在隐匿性高血压、假性高血压,需加强血压监测,必要时可通过测定无创中心动脉压或者直接测量动脉内压力以明确诊断。

2. 老年高血压降压目标及治疗方案 老年高血压治疗的主要目标是保护靶器官,最大限度地降低心脑血管事件和死亡风险,推荐≥65 岁老年患者血压控制目标为<150/90 mmHg,若能耐受,可降至 140/90mmHg 及以下;对于高血压合并心、脑、肾等靶器官损害的老年患者,建议采取个体化、分级达标治疗策略,耐受良好者可降至140/90mmHg 及以下;对于年龄<80 岁且一般

状况好、能耐受降压的老年患者,可降至 130/80 mmHg 及以下;≥ 80 岁的患者,可降至150/90 mmHg 及以下,如能耐受降压治疗,可降至 140/90mmHg 及以下。

老年高血压患者常同时合并多种疾病,存在多种心脑血管疾病危险因素和/或靶器官损害,过度降压或血压降低速度过快会减少重要脏器的血流灌注,增加老年患者跌倒、晕厥的风险。老年高血压治疗应遵循可耐受前提下的"平稳降压、逐渐达标"个体化治疗原则,使患者长期获益。对于有症状的严重颈动脉狭窄患者,不应过快过度降低血压,如能耐受,可降至 140/90 mmHg 及以下。对于伴有缺血性心脏病的老年高血压患者,在强调收缩压达标的同时应关注舒张压,在可耐受的前提下逐步达到收缩压降压目标。老年人的血压受季节变化影响,存在夏季血压低、冬季血压高的特点,需严密监测其血压变化并及时调整降压药。

老年高血压的治疗包括非药物治疗和药物治疗,具体诊治流程见图41-1。非药物治疗是降压

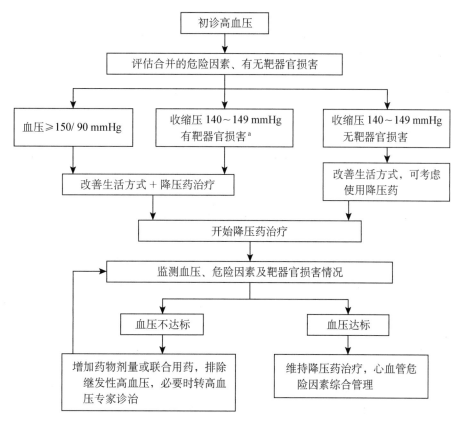

图 41-1 老年高血压的诊治流程

注:[a]. 靶器官损害包括左心室肥厚、微量白蛋白尿、无症状动脉粥样硬化(颈动脉内中膜增厚或主动脉斑块)、踝臂指数<0.9 或脉搏波传导速度增快等。

治疗的基础,应鼓励患者纠正不良生活习惯,保持健康生活方式,包括限制食盐摄入、平衡膳食、戒烟、避免被动吸烟、限制饮酒、坚持规律有氧运动、适度减重、保持心理健康等。老年人应避免过度控制饮食及限制食盐摄入,避免营养不良及电解质紊乱,强调老年人过度、过快减轻体重可影响其生活质量,甚至导致跌倒、免疫力降低而诱发其他疾病。

药物治疗是降压治疗的主要措施,合理药物选择有利于提高血压达标率、预防靶器官损害,降低心脑血管疾病的患病率及死亡率。在药物选择时需考虑药物代谢、作用机制、降压效果、相关不良反应等,尽量选用能平稳降压、安全性良好、不良反应少、服用方便的药物。推荐长效钙通道阻滞剂(calcium channel blockers,CCB)、利尿药、血管紧张素转化酶抑制剂(angiotensin converting enzyme inhibitor,ACEI)、血管紧张素受体阻滞剂(angiotensin receptor blocker,ARB)及 β 受体阻滞剂用于老年高血压的初始治疗,根据患者是否存在靶器官损害、并存疾病、心脑血管疾病的危险因素等情况选择降压药。合并冠心病的老年高血压患者如无禁忌证,首选 β 受体阻滞剂和 ACEI,ACEI 不能耐受时使用 ARB 替代;血压或心绞痛难以控制时,可使用 CCB。合并慢性心力衰竭的老年高血压患者若无禁忌证,首选 β 受体阻滞剂、ACEI、利尿药及醛固酮拮抗剂治疗,ACEI 不能耐受时可使用 ARB 替代;合并糖尿病的老年高血压患者首选 ACEI 或 ARB;合并慢性肾脏病的老年高血压患者,若无禁忌证,首选 ACEI 或 ARB,从小剂量开始并监测肾功能和血钾变化,慢性肾脏病 4 期[估算肾小球滤过率 < 30 ml/(min·1.73m²)]的高血压患者可使用 CCB、袢利尿药、α 受体阻滞剂及 β 受体阻滞剂,慎用 ACEI 或 ARB;伴有前列腺增生症状的老年高血压患者可使用 α 受体阻滞剂。

药物治疗应从小剂量开始,根据疗效调整剂量,α 受体阻滞剂应睡前服用,治疗中需要监测患者的血压、心率变化,监测立位血压,及时发现直立性低血压,必要时行 24 h 血压监测。注意有无药物相关不良反应,如水肿、头痛、皮疹、咳嗽、血管神经性水肿等,定期复查肝肾功能及电解质情况,必要时调整降压药。

当单药常规剂量不能达到降压目标时,应联合使用降压药使血压达标。老年高血压患者常需要服用 2 种或以上的降压药使血压达标,可根据老年个体特点选择不同作用机制的降压药。确定联合治疗方案时应考虑患者的基线血压水平、并存的心血管疾病危险因素及靶器官损害情况。

3. 高龄老年高血压患者的管理 高龄老年患者由于血管硬化、血管顺应性降低、血压自动调节能力差,血压波动时容易发生脑血管循环障碍,因此,在强调降压达标的同时,应避免过度降低血压,重在改善生活质量。如果高龄老年高血压患者健康状况良好,建议将血压控制在 < 150/90 mmHg,如能耐受,可降至 140/90mmHg 及以下。由于高龄患者常合并多种疾病并联合使用多种药物,其临床表现复杂,容易发生药物不良反应,因此,应谨慎选择降压药,从小剂量开始,尽量避免血压降低速度过快和大幅度血压波动,注意警惕直立性低血压与餐后低血压,根据患者对降压药的反应调整剂量或种类。在患者能耐受的前提下,逐渐使血压达标。若治疗过程中患者出现头晕、心绞痛等心脑血管灌注不足症状时应减少降压药剂量并寻找可能的诱因。

虚弱的老年患者在启动治疗前,应评估衰弱状态后再确定个体化治疗方案,应避免血压过低和血压波动过大,保证组织器官血流灌注。

4. 老年高血压患者的综合管理及注意事项 老年高血压患者常并存其他疾病或存在心脑血管病的危险因素,因此,不仅要关注降压治疗,更应加强综合管理,进行血脂、血糖管理及抗栓治疗。

合并血脂异常的老年高血压患者可从他汀类药物治疗中获益,通常中小剂量的他汀类药物治疗可使多数老年患者的总胆固醇和低密度脂蛋白胆固醇达标;合并糖尿病的老年高血压患者,如果健康状况好、无低血糖发作、预期寿命长,糖化血红蛋白的控制目标为 < 7.0%,而健康状况较差的患者,糖化血红蛋白的控制目标可放宽至 7.5% ~ 8.0%,尽量避免选用易发生低血糖的降糖药物,治疗过程中应加强血糖监测;合并心脑血管疾病的老年高血压患者,应在血压 < 150/90 mmHg 时使用小剂量阿司匹林,用药过程中应监测出血风险。老年患者常服用多种药物,在治疗过程中需要注意药物间相互作用并监测不良反应。

【文献评述】

《共识》聚焦老年高血压的测量、病理生理和临床特点、降压目标、诊治流程、药物选择及综合管理,对促进我国老年高血压的防治工作发挥了积极作用。近年来,多个高血压诊治指南的更新对老年高血压的防治策略有新的启示。

《中国高血压防治指南 2018 年修订版》推荐老年高血压治疗的主要目标是收缩压达标,对共病和衰弱患者应进行综合评估,个体化确定血压起始治疗水平和治疗目标值。对 65～79 岁的老年人,血压应首先降至 150/90 mmHg 及以下,如能耐受,目标血压<140/90 mmHg;≥80 岁老年人应降至 150/90 mmHg 及以下。双侧颈动脉狭窄程度>75%时,中枢血流灌注压下降,降压过度可能增加脑缺血风险,降压治疗应以避免脑缺血症状为原则,宜适当放宽血压目标值。衰弱的高龄老年人在降压时应注意监测血压,降压速度不宜过快,降压水平不宜过低。

2018 年欧洲心脏病学会/欧洲高血压协会高血压管理指南基于 SPRINT、HYVET 等多项随机对照试验研究证据,改变了以往对于老年人尤其是高龄群体降压治疗的保守态度,提出更低的降压目标会降低更多的心血管事件和全因死亡率。推荐 65～80 岁高血压患者的收缩压控制在 130～139 mmHg(2013 年版指南为 140～150 mmHg);对于 80 岁以上的患者,血压<140/90 mmHg,若良好耐受,收缩压控制目标为 130～139 mmHg(2013 年版指南为 140～150 mmHg);强调舒张压<80 mmHg(2013 年版指南建议<90 mmHg,糖尿病患者<85 mmHg)。此外,该指南还强调将收缩压降至 120 mmHg 及以下不增加高血压患者的获益,反而会增加风险。

2019 年英国国家卫生与临床优化研究所成人高血压指南建议的诊室血压目标:80 岁以下患者<140/90 mmHg,80 岁以上患者<150/90 mmHg。建议合并 2 型糖尿病、存在直立性低血压症状、年龄>80 岁的患者监测坐位和立位血压。对于有明显直立性低血压或存在直立性低血压症状的患者,应以立位血压设定血压目标。动态血压或家庭自测血压监测的血压目标:80 岁以下患者<135/85 mmHg,80 岁以上患者<145/85 mmHg。

所有老年高血压患者均需进行虚弱及合并症的临床评估以决定个体化治疗方案。

2020 国际高血压学会全球高血压实践指南建议≥65 岁的高血压患者,若能耐受,可将血压降至 140/90 mmHg 及以下;合并冠心病、糖尿病、慢性肾脏病、慢性阻塞性肺疾病、有卒中史患者的血压目标值为<140/80 mmHg,衰弱患者需根据耐受性等情况制订个体化治疗目标。起始治疗可考虑低剂量两药联合治疗,≥80 岁或衰弱患者可起始单药治疗。该指南同时建议加强血脂、血糖、尿酸管理,合并心血管疾病的患者应考虑使用抗血小板治疗。

老年高血压患者降压治疗可显著降低心脑血管事件及全因死亡率,采用个体化、分级达标的降压策略并加强综合管理,合理选择降压药,改善老年人的生活质量,减少靶器官损害、心脑血管事件及死亡风险,使老年高血压患者在降压治疗中获益。

(付志方　刘梅林)

参 考 文 献

[1] 中国老年学和老年医学学会心脑血管病专业委员会,中国医师协会心血管内科医师分会.老年高血压的诊断与治疗中国专家共识(2017 版).中华内科杂志,2017,56(11):885-893.

[2] 《中国高血压防治指南》修订委员会.中国高血压防治指南 2018 年修订版.心脑血管病防治,2019,19(1):1-44.

[3] Williams B, Mancia G, Spiering W, et al. 2018 ESC/ESH Guidelines for the management of arterial hypertension:The Task Force for the management of arterial hypertension of the European Society of Cardiology and the European Society of Hypertension:The Task Force for the management of arterial hypertension of the European Society of Cardiology and the European Society of Hypertension. J Hypertens,2018,36(10):1953-2041.

[4] National Guideline Centre (UK). Hypertension in adults:diagnosis and management. London:National Institute for Health and Care Excellence (UK),2019.

[5] Unger T,Borghi C,Charchar F,et al. 2020 International Society of Hypertension Global Hypertension Practice Guidelines. Hypertension,2020,75(6):1334-1357.

第 42 章

《脑小血管病相关认知功能障碍中国诊疗指南(2019)》解读

【文献题目】 脑小血管病相关认知功能障碍中国诊疗指南(2019)

【文献作者】 中华医学会老年医学分会老年神经病学组,脑小血管病认知功能障碍诊疗指南中国撰写专家组

【文献来源】 中华老年医学杂志,2019,38(4):345-354

【文献解读】

◆ **背景介绍**

脑小血管病认知功能障碍是老年患者的常见症状,但临床识别率低,严重影响老年人的生活质量。血管性认知障碍以脑小血管病为主,占血管性痴呆的 2/3。2010 年 Lancet 描述脑小血管病主要临床表现为认知障碍,可早期伴行走困难、饮水呛咳、情感障碍及影像学脑小血管特征。老年人脑小血管病认知障碍发生率高,易呛咳、误吸,导致肺内感染、跌倒等严重并发症,认知障碍往往使患者表达不清,因此,难以早期发现疾病。我国老年人以居家养护为主,脑小血管病认知障碍因其隐匿性及进展缓慢的特点,易被患者及其家属忽略,从而延误治疗。相关诊治指南的制定可以提高临床医师对脑小血管病的诊断及治疗水平,但国内外长期以来一直没有脑小血管病认知障碍的诊治指南及共识。

2019 年 4 月中华医学会老年医学分会老年神经病学组和脑小血管病认知功能障碍诊疗指南中国撰写专家组在《中华老年医学杂志》发布了《脑小血管病相关认知功能障碍中国诊疗指南(2019)》(下文简称《指南》)。《指南》在总结国内外血管性认知障碍指南、共识及相关权威前沿研究的基础上编制而成。参考的指南和共识包括 1993 年美国国立神经疾病卒中研究所和瑞士神经科学研究国际学会发布的指南、2006 年美国国立神经疾病和卒中研究院发布的指南、2011 年美国心脏协会和美国卒中协会发布的指南、2014 年国际血管性行为与认知障碍学会发布的血管性痴呆/血管性认知障碍指南、2011 年我国发布的血管性认知障碍诊治指南及 2018 年由来自全球 27 个国家的专家共同制定的血管损伤认知障碍分类研究指南。《指南》适用于有血管病变的老年人群。

◆ **文献要点**

1.《指南》总结了脑小血管病认知功能障碍的临床特点 多发于老年人群,患病率高,起病隐匿,表现多样;认知障碍多为轻中度,主要累及注意力、加工速度和执行功能;早期伴有步态、情绪、行为、膀胱功能障碍等非认知障碍表现。

2.《指南》介绍了脑小血管病认知功能障碍的评估方法

(1)认知领域的神经心理学量表评估主要有两种,一种是痴呆筛查量表,可采用简易精神状态检查(mini-mental state examination,MMSE),另一种是轻度认知功能障碍筛查量表,可采用蒙特利尔认知评估量表(Montreal cognitive assessment,MoCA)。

(2)记忆力评估可使用听觉词语学习测验。

(3)注意力/执行功能的评估量表可选用连线测验、数字符号测验、数字广度测验、色词干扰测验等。

(4)语言功能障碍常用的评估量表有波士顿

命名测验(Boston naming test,BNT)和词语流畅性测验(verbal fluency test,VFT)及汉语失语成套测验等。

(5)检测视空间结构功能的量表有 Rey-Osterrieth 复杂图形测验、画钟测试、积木实验等。

(6)日常能力检测可选用日常生活活动(activities of daily living,ADL)能力检测量表等。

(7)精神行为评估推荐神经精神量表(neuropsychiatric scal,NPI),抑郁检测可采用汉密尔顿抑郁量表。

3.《指南》描述了脑小血管病认知功能障碍的影像学特征 脑小血管病认知功能障碍的患者有 6 个影像学特征,具体影像学指标包括新发小的皮质下梗死、血管源性白质高信号、腔隙性脑梗死、脑微梗死、脑微出血、血管周围间隙扩大等。2017 年 Stroke 报道新发的皮质下小梗死患者(n=116,男性 68 例,女性 48 例)发生痴呆的风险最高,皮质下梗死引起痴呆风险大于皮质和小脑梗死,小血管疾病起源的梗死比大血管起源的梗死对痴呆的贡献更大。2000 年 Erkinjuntti 等提出皮质下血管性痴呆的 MRI 标准包括广泛的缺血性脑白质损伤和腔隙状态。其中广泛的缺血性脑白质损伤界定为:广泛的脑室周围及深部脑白质损伤,广泛性的帽(平行脑室测量>10 mm)或不规则的晕(不规则边缘并延伸到深部白质,宽>10 mm),以及弥漫融合性的白质高信号[形状不规则>25 mm,或广泛的白质变化,白质或深部灰质的腔隙梗死(1 个或以上)]。2014 年 VASCOG 指南指出腔隙性脑梗死引起认知功能障碍的 MRI 表现为多发腔隙性梗死(>2 个),其中有 1~2 个足以引起认知损害的关键部位,合并广泛的缺血性脑白质损伤。2015 年发表于 *Alzheimers Dement* 的一项研究表明,脑微梗死与认知功能障碍相关,皮质小的脑微梗死超过 3 个(病变不与白质高信号相邻,最大直径 5 mm,圆形或椭圆形,不与其他结构连接)可出现显著认知功能下降,包括语言、视空间和执行功能。2017 年发表于 *Neurology* 的一项研究表明,对 2602 例受试者平均随访 5.2 年,在 T_2^* 或 SWI 序列上脑叶皮质及皮质下≥3 个脑微出血灶可呈现整体认知、处理速度和记忆功能的下降,这与血管性痴呆相关。2017 年发表于 *JAMA Neurol* 的一项研究

显示,对 2612 例老年人随访 5 年,皮质下血管周围间隙短轴>3 mm,血管性痴呆的风险增加 4 倍。

4.《指南》推荐了脑小血管病认知功能障碍的诊断标准

(1)认知功能障碍:主观报告认知功能下降以及客观检查存在认知功能损害。

1)轻度认知功能障碍:①出现一个或多个认知功能域的认知下降;②认知功能障碍不足以影响生活独立性。

2)痴呆或重度认知功能障碍:①≥2 个认知域的障碍;②认知缺陷足以导致生活独立性受损。

(2)确定存在脑小血管病,应存在以下证据之一:①白质和深部灰质中有多处腔隙性梗死;②缺血性白质改变;③血管周围间隙扩大;④皮质小梗死和微出血。

(3)确定脑小血管病是引起认知功能损害的相关证据:应同时具备临床证据和脑小血管病影像学证据。

1)临床证据:①认知损害与脑小血管病事件具有时间、部位的相关性。脑血管事件证据包括脑卒中病史记录和卒中体征;②无脑血管病事件发生但信息处理速度、复杂注意、执行功能显著受损,且同时存在以下 3 种症状中的至少 1 项,分别为早期步态障碍、早期排尿控制障碍(无法由泌尿系统疾病解释)和人格情感障碍。

2)脑小血管病影像学证据足以解释存在的认知功能障碍:①存在 2 个以上脑干以外的腔隙性脑梗死,其中 1~2 个存在于关键部位,合并有广泛脑白质高信号;②广泛的脑室周围及深部脑白质损伤,表现为广泛性的帽(平行脑室角测量>10 mm)或不规则的晕(垂直脑室测量>10 mm、脑室周围白质病变呈不规则边缘并延伸至深部),以及弥漫融合性的白质高信号(不规则形状最长轴直径>25 mm)或广泛的白质变化(广泛白质病变,已无局灶性)及深部灰质或白质的腔隙性脑梗死(1 个及以上);③皮质新发小梗死;④微梗死,表现为皮质及皮质下微梗死灶>3 个,但仍需大样本研究提供相应证据;⑤微出血,表现为皮质及皮质下脑微出血数量≥3 个,但仍需大样本研究提供相应证据;⑥血管周围间隙扩大,皮质下血管周围间隙短轴直径>3 mm 为扩大的血管周围间

隙,血管性痴呆风险增加 4 倍,但仍需大样本研究提供相应证据。

(4)排除标准:排除足以解释记忆或其他认知损害的其他影像学改变或疾病,如:无皮质和/或皮质下的非腔隙性脑梗死、脑出血;脑白质特殊原因(多发性硬化、结节病、脑部放疗);脑部病变(如阿尔茨海默病、路易体痴呆、额颞叶痴呆、帕金森病、肿瘤、脑积水、外伤、梅毒、艾滋病、克雅氏病等);严重精神疾病、癫痫、酒精及药物滥用、中毒、代谢异常等。

5.《指南》强调了脑小血管病认知功能障碍的治疗原则　总的治疗原则是处理脑小血管病及其危险因素和抗痴呆治疗。

【文献评述】

目前国内外尚无完整的脑小血管病相关认知功能障碍诊疗指南,但脑小血管病致认知障碍的患病率高,且临床发病隐匿,不易识别,而血管因素是可防可控的,因此,制订相应的临床诊治指南十分迫切。《指南》结合国内外血管认知障碍领域的权威共识、指南及前沿研究,经中华医学会老年医学分会老年神经病学组及脑小血管病专家多次商讨,提出完整的诊断治疗标准。《指南》发布后,各学术会议进行了宣讲和推广,受到业内医师的欢迎和好评,临床实用性强,填补了此领域的空白。

认知领域的研究日新月异,可以帮助医务工作者更准确地诊断出各种类型的痴呆,同时也希冀有更好的治疗药物问世,能使广大认知障碍患者受益。

(彭丹涛)

参 考 文 献

中华医学会老年医学分会老年神经病学组,脑小血管病认知功能障碍诊疗指南中国撰写专家组.脑小血管病相关认知功能障碍中国诊疗指南(2019).中华老年医学杂志,2019,38(4):345-354.

第 43 章

《多廿烷醇治疗老年人血脂异常临床应用专家共识》解读

【文献题目】 多廿烷醇治疗老年人血脂异常的临床应用专家共识

【文献作者】 中华医学会老年医学分会,多廿烷醇治疗老年血脂异常的临床应用专家共识写作组

【文献来源】 中华老年医学杂志,2017,36(8):831-835

【文献解读】

◆ 背景介绍

多廿烷醇是一种纯天然植物调脂药,主要成分包括二十八烷醇(60%~70%)、三十烷醇(10%~15%)和二十六烷醇(4.5%~10.0%),通过激活腺苷酸激酶(AMP-kinase,AMPK)而磷酸化羟甲基戊二酰辅酶 A(hydroxyl methylglutarylcoenzymeA,HMG-CoA)还原酶,从而降低低密度脂蛋白胆固醇(low density lipoprotein cholesterol,LDL-C)、总胆固醇(total cholesterol,TC),升高高密度脂蛋白胆固醇(high density liptein cholesterol,HDL-C)水平,且对 HMG-CoA 还原酶的表达和含量无影响。药动学表现为多廿烷醇吸收迅速,口服 1 h 后出现第 1 个峰值,4 h 达最高峰值,绝大多数经粪便排泄,仅 1% 经尿排泄。单药调脂与他汀类药物相比,对老年 TC 和 LDL-C 作用相似,且不良事件发生率更少;联合其他调脂类药物的调脂作用较单用他汀类药物效果更显著,且可减少他汀类药物的用量。长期服用可以延缓或逆转动脉粥样硬化进程、明显降低不良事件发生率、心脑血管事件发生率和病死率、改善生活质量,其他有益作用包括改善生活质量和抗血小板聚集,提高基础代谢率。

2018 年中华医学会老年医学分会专家组发布了《多廿烷醇治疗老年人血脂异常的临床应用中国专家共识》(下文简称《共识》)。《共识》是对 2008 年《新型调脂植物药——多廿烷醇临床应用中国专家共识》的更新及完善,旨在推动多廿烷醇在老年血脂异常患者中的合理应用,更好地发挥其对动脉硬化性心血管疾病的预防和治疗作用。《共识》的适用人群为老年人、肝肾功能异常和不能耐受他汀类药物的高胆固醇血症患者、高低密度脂蛋白胆固醇血症、低高密度脂蛋白胆固醇水平患者。

◆ 文献要点

1. 多廿烷醇调脂治疗的机制及临床研究

多廿烷醇于 20 世纪 80 年代后期由古巴科学家发现,1991 年获得新药证明,目前已在全球 30 个国家销售,并获得多项专利。多廿烷醇是一种由甘蔗蜡或蜂蜡提纯得到的纯天然植物调脂药,含 8 种长链脂肪伯醇混合物,主要成分为二十八烷醇、三十烷醇和二十六烷醇,这样的构成比和纯度对调脂机制有重要作用,可显著降低 LDL-C 和 TC 水平,升高 HDL-C 水平,另外,与贝特类药物联合用于混合型高脂血症的治疗,能更有效降低 LDL-C 和甘油三酯水平,升高 HDL-C 水平。

(1)多廿烷醇调脂的作用机制:研究认为,多廿烷醇的调脂作用主要是通过激活 AMPK 来实现的,AMPK 激活后进而磷酸化 HMG-CoA 还原酶,导致其功能降低,从而降低 LDL-C 水平,但对 HMG-CoA 还原酶的表达和含量无影响,这一机制在目前药用剂量范围(5~40 mg/d)内呈剂量依赖性。

（2）多廿烷醇调脂的临床研究

1）单独服用多廿烷醇的调脂疗效：多项研究表明，多廿烷醇可降低老年人的 LDL-C 和 TC，升高 HDL-C，随时间和剂量增加，效果更显著；多廿烷醇（10 mg/d）和普伐他汀（10 mg/d）降低老年人 TC 和 LDL-C 作用相似，多廿烷醇不良事件发生率少于普伐他汀。提示中国老年人群应用多廿烷醇的安全性和有效性较高。

2）多廿烷醇联合其他调脂类药物的调脂疗效：研究显示，多廿烷醇联合阿托伐他汀降低 LDL-C 水平较单用阿托伐他汀效果更显著，可减少他汀类药物的用量，进一步增强其调脂作用；同时，循环内皮细胞计数、同型半胱氨酸和超敏 C 反应蛋白水平较单用他汀类药物明显降低。另有研究表明，苯扎贝特（400 mg/d）和多廿烷醇（10 mg/d）联合应用降低甘油三酯、TC、LDL-C 水平比单独应用苯扎贝特更有效。提示多廿烷醇联合他汀或贝特类降脂药能增加降脂效果，减少不良反应，目前未发现药物相互作用导致的临床不良事件。

2. 多廿烷醇对动脉粥样硬化及动脉硬化性心血管疾病终点事件的影响　研究显示，使用多廿烷醇（10 mg/d）治疗后，LDL-C、颈动脉内膜中层厚度水平较基线水平明显下降，并且长期服用可通过对 LDL-C 进行积极的控制起到延缓或逆转动脉粥样硬化进程的作用。研究还显示：多廿烷醇（10 mg/d）比洛伐他汀（20 mg/d）更能提高跛行患者的初始跛行距离、绝对跛行距离和踝臂指数；与抗血小板药噻氯匹定（250 mg/d）和阿司匹林（100 mg/d）相比，多廿烷醇（10 mg/d）不仅可显著提高初始跛行距离和绝对跛行距离，同时能提高踝臂指数，降低 LDL-C。研究提示多廿烷醇对动脉粥样硬化和间歇性跛行有治疗作用，能延缓或逆转动脉粥样硬化进程，改善间歇性跛行。

研究显示，多廿烷醇在显著降低 LDL-C、TC、甘油三酯水平及升高 HDL-C 水平的同时，可明显降低不良事件发生率以及心脑血管事件发生率和病死率。

3. 多廿烷醇的其他有益作用　多廿烷醇可增加体力、耐力和精力；提高肌肉耐力；提高反应敏锐性，缩短反应时间；增加登高动力；增加能量代谢率，消除肌肉痉挛；增强心肌功能；降低收缩期血压；提高基础代谢率和刺激性激素。

（1）改善生活质量作用：研究证明，患者活力、生理功能及身体疼痛等生活质量的改善情况均较用药前显著提高。

（2）抗血小板聚集作用：研究证明，多廿烷醇具有抗血小板聚集的作用，能降低血栓素 B_2 水平，升高 6-酮前列腺素 $F1\alpha$ 的水平。另外，多廿烷醇能抑制胶原、花生四烯酸、二磷酸腺苷和肾上腺素诱导的血小板聚集，此抑制过程呈剂量依赖性，在 $10\sim50$ mg/d 范围内随剂量的增加，其抑制效果加强。多廿烷醇（20 mg/d）和阿司匹林（100 mg/d）的联合疗法优于单一用药，可加强由肾上腺素和胶原诱导的血小板聚集的抑制作用。

4. 多廿烷醇临床应用方法

（1）适应证：可用于高胆固醇血症、高低密度脂蛋白胆固醇血症患者。

（2）禁忌证：对该药任何一种成分过敏者。

（3）剂量：推荐起始剂量为 10 mg/d，推荐最佳治疗剂量为 20 mg/d。肾功能不全患者无须调整剂量；对轻度肝功能受损的高脂血症患者不需要调整剂量。

（4）用法：因胆固醇的生物合成在夜间活跃，推荐每天晚餐后服用，可与他汀类药物合用以提高 LDL-C 达标率，与贝特类药物合用可治疗混合型高脂血症。

（5）安全性：多项动物实验和临床研究表明，可与多廿烷醇合用的药物有抗凝血剂、茶碱、钙通道阻滞剂、阿司匹林、β 受体阻滞剂、甲丙氨酯、利尿药、硝酸酯类药、非甾体抗炎药、抗焦虑药、抗抑郁药、抗精神病药、口服降糖药、地高辛等，未出现任何临床上与相互作用有关的不良反应，提示多廿烷醇具有良好的安全性。

（6）不良反应：多廿烷醇的应用剂量为 $5\sim20$ mg/d，为期 4 年，不良事件有体重减轻、多尿、多食、头痛、头晕及失眠。

【文献评述】

动脉硬化性心血管疾病是导致老年人死亡和影响生活质量的主要疾病，以 LDL-C 或 TC 升高为特点的血脂异常是其重要危险因素。虽然他汀类药物是目前首选降脂药物，但许多患者接受他汀类药物治疗后，胆固醇水平仍不能达标，同时由于老年人多病共存,多重用药,且大多数伴有不同程度的肝肾功能减退,易发生药物相互作用而加重他汀类药物的不良反应。部分患者在尚无肌酶升高或肌病发生时即可出现肌肉无力,从而降低其生活质量并增加跌倒风险,少数患者可出现骨骼肌损害,甚至引发横纹肌溶解而导致死亡。因此,对不能耐受他汀类药物的患者,需要另寻安全有效的降脂药物,采用安全性高的植物降脂药成为老年人安全、合理控制血脂的新选择。多廿烷醇作为纯天然植物调脂药,在降低 LDL-C 和 TC 水平、升高 HDL-C 水平的同时不会影响 HMG-CoA 还原酶的表达和含量。在调脂方面,单药调脂与他汀类药物相比,对老年 TC 和 LDL-C 的作用相似,且不良事件发生率更少,联合调脂药物时较单用他汀类药物效果更显著,且可减少他汀类药物用量。在其他作用方面,长期服用多廿烷醇可延缓或逆转动脉粥样硬化进程,明显降低不良事件发生率、心脑血管事件发生率和病死率,改善生活质量。

《共识》适用于以下人群:①对他汀类药物不耐受的老年患者;②与他汀类药物或贝特类药物合用,适用于需要进一步降低 LDL-C 水平或混合型血脂异常患者,能更有效降低 LDL-C 和甘油三酯水平及升高 HDL-C 水平;③用于老年动脉硬化性心血管疾病患者的一级预防,对那些有改善生活质量需求的人群、肝肾功能不耐受他汀类药物的人群、合并多种常见老年慢性疾病的人群、已服用多种药物的人群及高龄老人获益更大。总之,在老年血脂异常患者中,由于其多脏器功能下降、多种疾病共存、联合用药复杂等情况,选择多廿烷醇治疗血脂异常具有一定优势。

(李 燕 何 旭)

参 考 文 献

中华医学会老年医学分会,多廿烷醇治疗老年血脂异常的临床应用专家共识写作组.多廿烷醇治疗老年人血脂异常的临床应用专家共识.中华老年医学杂志,2017,36(8):831-835.

第 44 章

《血管衰老临床评估与干预中国专家共识(2018)》解读

【文献题目】 血管衰老临床评估与干预中国专家共识(2018)

【文献作者】 中华医学会老年医学分会心血管学组

【文献来源】 中华老年医学杂志,2018,37(11):1177-1184

【文献解读】

◆ 背景介绍

血管是多种器官组成的重要成分,血管衰老是引起人体各器官系统衰老的重要病理、生理基础,是血管相关性疾病发生的主要原因之一。早期发现血管衰老,应用正确的方法延缓和治疗血管衰老,对防控老年人血管相关慢性疾病(特别是心脑血管疾病),应对日益严峻的人口老龄化问题具有重要意义。

随着国家"主动健康"战略的提出,血管健康近些年来越来越受到临床医师的重视。2018年中华医学会老年医学分会心血管学组专家为了临床医师更规范地防治血管衰老及血管衰老相关疾病,制定并发布了《血管衰老临床评估与干预中国专家共识(2018)》(下文简称《共识》)。《共识》着重介绍了血管衰老的评估与干预,可供老年科医师和相关人员学习使用。

◆ 文献要点

1. 血管衰老的定义 衰老的血管在形态学上表现为胶原纤维沉积增加、弹性纤维增加且无序、平滑肌细胞排列紊乱和内膜增厚;在功能上表现为僵硬度增加、对血管舒张因子的敏感性降低、对血管收缩因子的敏感性增加和血管新生能力降

低。血管衰老会增加高血压和动脉粥样硬化的易感性。

目前对血管衰老的定义尚无统一描述。既往认为衰老的血管弹性蛋白和胶原蛋白随增龄而减少,但在对大量人及动物血管标本染色的观察研究后,研究人员发现衰老血管的弹性蛋白和胶原蛋白在总量上并未减少,反而是有功能的弹性蛋白和胶原蛋白减少了。这个重要发现在《共识》中已作详细阐述,这是《共识》的亮点之一。

2. 血管衰老的机制 血管衰老是血管内皮细胞和平滑肌细胞衰老的结果,细胞衰老受环境和基因相互作用调节。就细胞本身而言,两种血管细胞在体内可能经历复制型衰老和诱导型衰老。复制型衰老可能是因为血管的损伤和修复引起的细胞分裂所致;而诱导型衰老可能与血液中有害组分的积累相关。在血管组织层面,祖细胞可能参与了损伤及衰老细胞的更替;若祖细胞枯竭,而内皮细胞和平滑肌细胞自我更新能力降低,则可能导致血管衰老。

血管衰老的机制十分复杂,但由于《共识》的主要目的是制定评估和防治方法,因此,仅从细胞、组织、环境等层面进行了简单描述。当然,血管衰老的机制正是干预血管衰老的靶点。

3. 血管衰老相关疾病 血管衰老又称血管退行性变化,是指血管随着年龄增长,在其他因素的共同作用下发生的功能、结构老化及退化的病理生理过程。由血管老化导致心、脑、肾等靶器官受损而引起的疾病即为血管退行性疾病。

血管衰老的发生早于临床疾病的表现,是发生血管衰老相关疾病(如动脉粥样硬化、高血压,以及心、脑、肾血管疾病和周围血管病)的高危因

素,血管衰老和血管疾病相互作用,衰老血管为血管疾病的发生与发展提供环境,而血管疾病又加速血管衰老的进程。《共识》重点讨论了早发血管衰老、动脉粥样硬化与血管衰老的关系及区别、血管钙化、血管衰老相关的心脏改变、高血压与血管衰老、肾脏疾病与血管衰老、脑血管疾病与血管衰老、外周血管疾病与血管衰老等内容,限于篇幅,《共识》并未描述更多与血管衰老的相关疾病。血管衰老与血管相关疾病互为因果,两者关系十分复杂,血管衰老是这些疾病的基础,同时这些疾病又加重了血管衰老。对这些血管相关疾病和血管疾病的危险因素进行控制,也是延缓血管衰老的有效方法。

4. 重视血管退行性疾病　当主动脉、颈动脉等大动脉因发生老化而僵硬度增加,外围的肌肉动脉却没有出现明显的变化,此时脉搏波的能量更多地向微循环传递,这种现象会导致具有高流量、低阻力血管床的器官受到损害,如心、肾、脑等,从而引起相应的血管退行性疾病。

(1)心脏损害:当主动脉因老化而出现硬化,脉搏波的传播速度增高,在收缩末期就提前到达冠状动脉,从而导致冠状动脉灌注压下降、左心室后负荷增加,促进左心室重塑及功能障碍,甚至出现左心室衰竭,即使尚未出现冠状动脉疾病也会如此。

(2)肾损害:血管老化后,较高的脉搏波压力传递入肾脏微循环,会导致微血管损害,引起肾小球受损,最终导致终末期肾病的发生,而慢性肾脏病反过来也可以通过多种机制促进血管硬化。

(3)脑损害:血管老化后,异常增强的脉搏波传导入脑的微循环中,可能促进脑微血管损害和重塑,并且伴随与年龄相关的微血管丢失,会降低氧气和能量输送效率。颈股动脉脉搏波传导速度(pulse wave velocity,PWV)与认知障碍、认知能力下降和偶发性痴呆相关,是独立于经典心血管疾病危险因素和主动脉僵硬度的脑卒中危险因素。

5. 积极探索血管老化的评估手段　由于血管老化主要表现为大动脉硬度增加,因此,对血管老化的评估主要通过评估促进血管发生老化的危险因素以及测量大动脉硬化情况来确定。

(1)促进血管老化的危险因素评估:除年龄外,高血压是直接促进血管硬化的主要因素。另外,能够促进血管老化的因素还有代谢和生活方式因素。在代谢方面,主要危险因素是糖、脂代谢异常。研究发现,糖化血红蛋白、胰岛素抵抗指数、体重指数、腰围、腰臀比及脂肪质量百分比均与颈股动脉PWV的进展有关。在生活方式方面,饮酒和吸烟会促进PWV升高,运动则可能延缓PWV升高的进程。

(2)血管结构老化的检测:在血管发生老化的过程中,颈动脉内膜中层厚度增加是一项标志性结构改变,临床上通常采用高频B型超声探头测定颈动脉腔-内膜界面与中膜-外膜界面之间的距离。随着年龄增长,颈动脉内膜中层厚度也呈逐渐增加的趋势,并且通过B超测量的颈总动脉内膜中层厚度是心脑血管疾病风险的独立预测指标。

(3)血管功能老化的检测:血管功能老化主要表现为舒张功能受损及硬度升高。血管内皮细胞在受到外力刺激后会释放一氧化氮,导致血管舒张。如果内皮细胞功能受损,则受到刺激后一氧化氮的释放也会减少。临床上通常采用超声测量肱动脉直径在受到切应力作用下的暂时变化,来评估血流介导的血管舒张功能。PWV测量是评估动脉硬度的最常用方法。对于外周动脉可以采用超声或压力计测量,而对于主动脉PWV的测量多采用磁共振成像技术。在PWV的测量结果中,颈股动脉PWV被认为是"金标准",但由于操作比较复杂,临床上也可选择测量肱踝动脉PWV。

(4)血管老化血液生物标志物的检测:在血液中有一些与代谢、氧化应激或炎症反应有关的指标可用来评估血管发生老化的风险,如血糖、血脂、氧化三甲胺、谷胱甘肽、超氧化物歧化酶、C反应蛋白、白细胞介素-6等众多指标。除此之外,还有一些血液生物标志物可以直接反映血管老化的程度,例如,在血管内皮细胞损伤、凋亡或纤维化时会释放出内皮细胞微颗粒,以及在血管内皮细胞损伤修复的过程中发挥重要作用的内皮祖细胞等。但目前仍需进一步寻找针对血管各组分老化情况进行评估的特异性分子标志物。

6. 血管衰老的临床评估　目前常用于血管衰老临床评估的有创与无创方法很多,《共识》重点介绍了临床上常用的几种方法：①Framingham 血管年龄评价公式；②血管功能和结构无创检测；③血管衰老细胞生物学标志物。

为了更方便评估血管的衰老状态，早期发现血管早衰患者，根据《共识》推荐的 Framingham 血管年龄评估公式，笔者的团队同步自主开发了一套血管年龄评估小程序二维码，简化了既往复杂的评估流程，既能方便临床医师应用，又能方便患者自主评估。该程序以弗明汉心脏病中心研究的血管年龄公式为基础，方便实用，更利于临床应用与推广。

7. 血管衰老的临床干预 目前，临床尚无专门延缓血管衰老的方法和药物，但是针对血管衰老的危险因素和血管衰老相关疾病生活方式改变的药物，可以明显延缓血管衰老。

（1）生活方式改善：促进血管发生老化的很多危险因素都与不良生活方式密切相关，除了公认的戒烟、限酒之外，主要通过运动和饮食进行干预。有氧运动可以减弱随年龄增长而加重的动脉硬化，增加动脉顺应性。饮食干预主要是热量限制和钠盐限制。短时间的热量限制即可显著降低 PWV，但是长时间热量限制需要注意其可能的不良反应，如骨密度丢失等。通常用来控制血压的钠盐限制可能在血压变化之外降低动脉僵硬度。具体方案如下。

1）饮食：健康饮食方式因被证明有益于血管健康而受到推荐。结合《中国居民膳食指南（2016）》，《共识》推荐：食物多样，谷类为主；多吃蔬菜、奶类、大豆；适量吃鱼、禽、蛋、瘦肉；少盐少油，控糖限酒。各种营养素的搭配可以参考膳食餐盘。餐盘分为谷薯类、动物性食品、蔬菜、水果四部分，其中蔬菜和谷物比重所占面积最大，提供蛋白质的动物性食物最少。

热量限制饮食是目前最获公认的延长生物体生命周期的措施。热量限制饮食的作用机制包括对胰岛素/IGF-1 通路、Sirtuin 通路、TOR 通路、DNA 修复甚至肠道菌群等多路径的干预。但在具体临床实践中尚无有效临床数据支持，控制热量的摄入需长期坚持。

2）控制体重：肥胖是血管疾病的独立危险因素，肥胖所造成的一系列病理、生理改变将加速血管衰老，因此，控制体重是预防血管衰老的重要措

施。《共识》建议控制体重指数≤24 kg/m²，男性腰围＜90 cm，女性腰围＜85 cm。

3）戒烟：吸烟加速血管衰老并与动脉粥样硬化血管疾病密切相关，戒烟可减少血管疾病风险，任何人群均能从戒烟中获益，因此，对所有人群均应给予戒烟建议。

4）运动：运动可以改善血管功能、延缓血管衰老。有氧运动对血管的益处最大，可改善动脉顺应性、减低动脉僵硬度、恢复血管弹性，从更微观的角度看，可以调动内皮祖细胞，增强内皮祖细胞的内源性血管修复活性，从而改善血管内皮功能、预防血管衰老。药物治疗结合运动训练比药物治疗结合腔内治疗更能改善 6 min 步行距离。运动对机体的作用来自多途径，包括 Sirtuin 信号通路。老年人的运动一定要注意适度，近年来随着康复医学的发展，运动处方越来越受到人们的重视，根据每个人的自身特点，《共识》提出个体化运动处方对预防血管衰老有重要的意义。可联合运用心率储备法、主观劳累程度分级法等方法结合自身主观感觉制订运动强度。常用的有氧运动方式有行走、慢跑、骑自行车、游泳、健身操，以及在器械上完成的行走、踏车、划船等。建议初始从 20 min 开始，逐步增加至 40～60 min，运动频率为 3～7 次/周。

（2）药物应用

1）针对危险因素的药物：传统治疗危险因素的药物被发现具有改善血管功能、降低动脉僵硬度、延缓血管衰老的作用，如针对高血压的降压药、血管紧张素转化酶抑制剂、血管紧张素受体阻滞剂、钙通道阻滞剂、螺内酯等，以及他汀类药物和噻唑烷二酮类的降糖药。

2）改善内皮功能的药物：血管衰老的重要病理基础为血管硬化和内皮功能障碍，前列腺素具有扩张微循环、抑制血小板聚集和改善血管内皮的作用。前列腺素类物质是人体内源性物质，可延缓血管损伤、修复血管内皮，安全性较高。

（3）积极研究血管老化的防治新措施：血管收缩和舒张主要依靠血管内皮细胞释放的内皮素-1 和一氧化氮进行调节，而内皮剪切应力是内皮细胞这一功能的主要调节因子。体外反搏技术可以通过物理方式提高血流内皮剪切应力。体外反搏治疗可以显著提高血浆中的一氧化氮水平，降低

内皮素-1 的水平,增强内皮细胞促进血管舒张的能力。

【文献评述】

血管的结构和功能随增龄而发生改变,这些改变的累积构成了血管衰老的基础,同时血管衰老又是多种血管相关疾病的基础,严重威胁人类健康。因此,深入认识血管衰老机制、评价指标及管理措施将为血管相关性疾病提供新的研究靶点,同时也有助于血管相关疾病的防治,从而改善老年患者的生活质量,降低医疗费用。衰老虽不可逆,但早期发现血管早衰并及时干预是防治心脑血管疾病的新方向。目前国内外尚无专门针对血管衰老的共识,尽管《共识》参考了大量相关文献,也采纳了大量的专家意见和建议,但仍未能完全反映目前有关血管衰老的研究进展,仍存在不足之处,期待后续版本的进一步更新和完善。

(阮　磊　张存泰)

参 考 文 献

[1] 中华医学会老年医学分会心血管学组. 血管衰老临床评估与干预中国专家共识(2018). 中华老年医学杂志,2018,37(11):1177-1184.

[2] Tian XL,Li Y. Endothelial cell senescence and age-related vascular diseases. J Genet Genomics,2014,41(9):485-495.

[3] Cunha PG,Boutouyrie P,Nilsson PM,et al. Early vascular ageing (EVA):definitions and clinical applicability. Curr Hypertens Rev,2017,13(1):8-15.

[4] Gibbons GH,Dzau VJ. The emerging concept of vascular remodeling. N Engl J Med,1994,330(20):1431-1438.

[5] 张乐,张存泰. 血管钙化和血管老化. 中华老年医学杂志,2016,35(10):1046-1050.

[6] Agatston AS,Janowitz WR,Hildner FJ,et al. Quantification of coronary artery calcium using ultrafast computed tomography. J Am Coll Cardiol,1990,15(4):827-832.

[7] 周剑辉,赵权辉,于俊杏,等. 臂踝动脉脉搏波传导速度与慢性肾脏病的关系. 中华高血压杂志,2017,25(4):363-369.

[8] D'Agostino RB Sr,Vasan RS,Pencina MJ,et al. General cardiovascular risk profile for use in primary care:the Framingham Heart Study. Circulation,2008,117(6):743-753.

[9] 李珊珊,张存泰,周洪莲,等. 脉搏波传导速度与心血管危险因素及 Framingham 积分的相关性. 中华老年多器官疾病杂志,2012,11(12):912-916.

[10] Tao J,Wang Y,Yang Z,et al. Circulating endothelial progenitor cell deficiency contributes to impaired arterial elasticity in persons of advancing age J Hum Hypertens,2006,20(7):490-495.

第 45 章

《老年人体外反搏临床应用中国专家共识(2019)》解读

【文献题目】 老年人体外反搏临床应用中国专家共识(2019)

【文献作者】 中华医学会老年医学分会心血管病学组,《中华老年医学杂志》编辑委员会,中国生物医学工程学会体外反搏分会老年学组

【文献来源】 中华老年医学杂志,2019,38(9):953-957

【文献解读】

◆ 背景介绍

增强型体外反搏(enhanced external counter-puIsation,EECP)是一种无创性辅助循环装置,在心电 R 波的同步触发下,于心脏舒张期自下而上对包裹小腿、大腿及臀部的气囊进行序贯充气加压,通过多种机制改善器官缺血。EECP 最初被用于冠心病心绞痛的治疗,随着临床应用不断深入,EECP 在心力衰竭、缺血性脑血管病中的应用也积累了很多的经验并取得疗效。临床研究结果显示,EECP 在糖尿病、眼部缺血性疾病、突发性耳聋、男性勃起功能障碍、睡眠障碍等疾病中同样发挥有益作用。EECP 作为一项安全、无创、有效的治疗措施,其综合改善多系统疾病的功效逐渐受到老年科医师的关注。近年来 EECP 的临床应用也积累了大量新的循证医学证据。为此,中华医学会老年医学分会心血管病学组、《中华老年医学杂志》编辑委员会和中国生物医学工程学会体外反搏分会老年学组的专家,在参考和借鉴国内外最新指南、文献的同时,结合临床经验和我国国情,制定了《老年人体外反搏临床应用中国专家共识(2019)》(下文简称《共识》),以期规范和推广 EECP 在老年医学领域中的应用。《共识》适用于老年人群。

◆ 文献要点

老年人群具有独特的病理生理和心理特点,EECP 在老年患者中的应用具有诸多优势。随着老年人生理功能的衰退,心血管、神经、内分泌与代谢等多个系统疾病以及头晕、睡眠障碍、焦虑、抑郁等一系列老年综合征相继出现,多病共存给老年人带来了多重用药、药物不良反应等问题。衰弱、肌少症、骨关节疾病、认知障碍等因素使老年人主动运动能力大大减退,跌倒风险相应增加。EECP 作为一项被动运动的康复手段,在心脑血管疾病、糖尿病、睡眠障碍、焦虑、抑郁等多个方面的综合作用与上述老年患者的临床特点相呼应,使该项技术在老年患者中的应用更具优越。

1. **EECP 工作原理** EECP 通过机械辅助的方式,在心电触发下,提高主动脉舒张期增压波,改善心肌供血,增强心肌收缩能力;在挤压下半身动脉的同时,挤压双下肢静脉,使回心血量增加,提高心排血量。

2. **EECP 作用机制**

(1)即时血流动力学效应:双脉动血流是 EECP 独特的血流动力学特征,可提高动脉舒张压,降低动脉收缩压,增加心排血量,增加冠状动脉血流。

(2)血管生物学效应:调节血流切应力,改善血管内皮功能,抑制氧化应激和炎症反应,促进血管新生和血管形成。

3. **EECP 用于老年心血管疾病的治疗建议**

(1)冠心病:包括心绞痛、心肌梗死后、冠状动脉支架置入术后、冠状动脉旁路移植术后、非阻塞

性冠心病,尤其是冠状动脉慢血流的患者,建议其接受标准疗程的 EECP 治疗。

(2)慢性稳定性心力衰竭(缺血性,NYHA Ⅱ~Ⅲ级):建议患者接受标准疗程的 EECP 治疗。

4. EECP 用于老年神经系统疾病的治疗建议

(1)对缺血性脑卒中患者,建议急性期血压平稳且病情稳定后尽早接受标准疗程的 EECP 治疗,亚急性期和慢性期可尝试接受标准疗程的 EECP 治疗。

(2)短暂性脑缺血发作、慢性脑缺血,尤其是合并颅内外动脉狭窄的患者,可尝试接受 EECP 治疗。

(3)帕金森病、阿尔茨海默病等神经变性疾病患者可尝试 EECP 治疗。

(4)睡眠障碍患者可尝试 EECP 治疗。

5. EECP 用于其他老年性疾病的治疗建议

(1)对缺血性疾病合并 2 型糖尿病患者,建议其接受标准疗程的 EECP 治疗。

(2)2 型糖尿病患者在生活方式调整和药物治疗的同时,可尝试 EECP 治疗,有利于血糖的良好控制。

(3)糖尿病视网膜病变、糖尿病肾病患者,可尝试 EECP 治疗。

(4)对视网膜中央动脉栓塞、缺血性视神经病变和缺血性视神经萎缩等老年眼部缺血性疾病患者,建议其尽早接受 EECP 治疗,病程较长者可尝试治疗。

(5)对突发性耳聋患者建议尽早接受 EECP 治疗,病程较长者可尝试治疗。

(6)对冠心病合并勃起功能障碍的患者,建议其接受标准疗程的 EECP 治疗。

(7)经传统治疗后效果不佳的勃起功能障碍患者,可尝试 EECP 治疗。

(8)对缺血性疾病合并焦虑症或抑郁症患者,建议其接受 EECP 治疗。

6. EECP 的适应证

(1)心血管疾病:冠心病,如心绞痛、心肌梗死后、冠状动脉支架置入术后、冠状动脉旁路移植术后、非阻塞性冠心病等;慢性稳定性心力衰竭(缺血性,NYHA Ⅱ~Ⅲ级)。

(2)神经系统疾病:缺血性脑卒中、短暂性脑

缺血发作、帕金森病、阿尔茨海默病、睡眠障碍等。

(3)其他老年性疾病:缺血性疾病合并 2 型糖尿病;经生活方式调整和药物治疗后血糖仍控制不佳的 2 型糖尿病;糖尿病视网膜病变和糖尿病肾病;视网膜中央动脉栓塞、缺血性视神经病变、缺血性视神经萎缩等眼部缺血性疾病;突发性耳聋;冠心病合并勃起功能障碍;经传统治疗后效果不佳的勃起功能障碍;缺血性疾病合并焦虑症或抑郁症。

7. EECP 的禁忌证

(1)下肢深静脉血栓,活动性血栓性静脉炎。

(2)中-重度心脏瓣膜病变,尤其是主动脉瓣关闭不全和/或狭窄。

(3)中-重度肺动脉高压(平均肺动脉压>50 mmHg)。

(4)主动脉瘤、脑动脉瘤。

(5)未控制的高血压(血压>180/110 mmHg)。

(6)失代偿性心力衰竭。

(7)可能干扰 EECP 设备心电门控功能的心律失常。

(8)出血性疾病或明显出血倾向。

(9)反搏肢体有感染灶。

8. EECP 的安全评估和风险控制

(1)基础评估:患者的一般情况;基础疾病和并发症;血常规、凝血功能、血脂、血糖、肝肾功能;常规心电图、心脏彩色超声、下肢血管超声等检查。

(2)专项评估:对于严重的特殊临床情况,可针对性地选择临床检验和检查方法进行专项评估,如动态心电图、动态血压、无创血流动力学检测等。

(3)对合并高血压、心动过速、心房颤动、心力衰竭、室壁瘤、下肢动脉阻塞性疾病、合并严重骨质疏松和髋部/股骨头术后的患者、接受抗凝治疗的患者、永久埋藏式起搏器置入后的患者、糖尿病及体形消瘦患者,以及皮肤破损、尿频尿急等患者,注意风险把控,制订个体化方案。

9. EECP 的治疗方案

(1)治疗参数设定:治疗压力宜从最小有效压力开始,逐渐增加,经 3~5 次治疗后达到标准治疗参数。不同疾病类型对治疗压力要求不同:老年心绞痛患者 0.020~0.035 MPa 的压力可更大

程度地改善心肌供血;对缺血性脑血管疾病患者,0.020 MPa 能获得更好的脑血流灌注。同时,设定压力时要考虑患者皮下脂肪和肌肉水平,肥胖者适当增加压力,消瘦者可适当减小压力。通过设定和调整治疗压力和充排气时间,尽量使 D/S>1.2、DP/SP 为 1.5～2.0,以获得更好疗效。但因老年人下肢动脉硬化、多支血管病变、闭塞性病变等原因,可能难以实现上述比值的达标。临床实践证实,即使比值达不到标准,患者仍能从治疗中获益,原因在于 EECP 的疗效除了即时血流动力学效应外,还与其他机制的参与及介导相关,包括提高血流切应力、改善血管内皮功能、促进血管新生等。

(2)反搏疗程制定:推荐 EECP 用于缺血性心脑血管疾病的标准治疗方案是每天 1 h,1 次或 2 次完成,如果患者不能耐受,可适当减少时间。亦有每天 2 h 的反搏方案应用于临床,疗效有待验证。标准疗程为每周 6 h,为期 6 周,累计 36 h,或者每周 5 h,为期 7 周,累计 35 h。但 10～12 h 的短疗程对缓解心绞痛也显示出一定的临床效果。疗程长度可以根据患者病情适当增减。对于冠状动脉病变严重者,标准疗程后继续延长治疗 10～12 h 可进一步获益。EECP 中远期疗效和治疗疗程密切相关。多数慢性缺血性心脑血管疾病患者,推荐常规每年 2 个疗程的 EECP 治疗。对于冠心病冠状动脉 3 支病变、慢性心力衰竭者,可适当增加 1～2 个疗程,会有显著效果。另外,1 个疗程的标准治疗后,每周 2～3 次的维持治疗也是有益的选择。

【文献评述】

EECP 作为一项无创安全的辅助循环装置,经历了近 40 年的曲折发展和经验探索,在多个系统的缺血性疾病中表现出独特的疗效并积累了广泛的循证医学证据。笔者针对《共识》的临床价值、专家热议的焦点及尚待解决的科学问题进行阐述。

1.《共识》的临床价值

(1)《共识》有力拓展了 EECP 在老年患者中的适应证:《共识》是国内外第一个关于 EECP 在老年人中应用的专家共识,专家们在循证医学证据的基础上,结合我国国情和应用现状,创新性地归纳并总结了 EECP 治疗的适应证,包括心血管疾病、神经系统疾病及其他老年性疾病三部分。其中,短暂性脑缺血发作、帕金森病、阿尔茨海默病、睡眠障碍、2 型糖尿病、糖尿病视网膜病变和糖尿病肾病、眼部缺血性疾病、突发性耳聋、勃起功能障碍、焦虑症、抑郁症等疾病均首次被纳入《共识》,这在很大程度上推进了 EECP 在老年患者中的临床应用和科学研究。

(2)《共识》具有很强的实用性和指导性:《共识》在尊重循证医学的同时,强调专家经验在文献制定过程中发挥的作用,针对某一特定临床问题往往给出更个体化、更细致的指导。

1)《共识》针对每种疾病均给出了具体的不同推荐力度的推荐意见。例如:对慢性稳定性心力衰竭(缺血性,NYHA Ⅱ～Ⅲ 级)患者,建议其接受标准疗程的 EECP 治疗;对突发性耳聋患者,建议其尽早接受 EECP 治疗,病程较长者可尝试治疗。《共识》对具体化治疗方案的推荐充分考虑了疾病自身特点、循证医学证据及专家临床经验。

2)《共识》的"安全评估、风险控制和操作相关注意事项"部分,是对国内反搏中心应用经验的汇总,针对老年患者常见的特殊临床问题,给予了具体的可操作性指导,以确保安全性和疗效。"指标监测"分为反搏装置指标和患者指标两个方面,《共识》简明而清晰地指出了如何利用监测数据优化治疗方案,而且特别指出"对于心力衰竭患者,反搏治疗过程中的无创血流动力学监测优先推荐",这为心力衰竭患者行体外反搏治疗时的血流动力学改变提供了可行的监测手段。在"疗效评价"部分,《共识》给出了即时和中长期疗效评价办法。这些具体建议既填补了既往共识的空白,也给临床规范应用 EECP 指明了方向。

3)在治疗方案的制定方面,《共识》推荐了有循证依据的治疗参数和反搏疗程,同时注重不同病种和病情的个体化选择。例如:对老年心绞痛患者,推荐 0.020～0.035 MPa 的压力,而对缺血性脑血管疾病患者,则推荐较低水平的 0.020 MPa 压力;依据多数专家意见,针对多数慢性缺血性心脑血管疾病患者,《共识》推荐常规每年 2 个疗程的 EECP 治疗,而对于冠心病冠状动脉 3 支病变、慢性心力衰竭患者,建议在 2 个疗程基础上,适当增加 1～2 个疗程;老年患者每次治疗的时间及压力设定,根据其耐受情况因人而定、循序渐进。

2. 专家热议的焦点问题

(1)关于冠心病的推荐:从《共识》所列举的国内外大规模临床研究可知,对于各种类型的冠心病患者,EECP 治疗均可带来程度不等的临床获益。在适应证部分,《共识》将冠心病具体到心绞痛、心肌梗死后、冠状动脉支架置入术后、冠状动脉旁路移植术后、非阻塞性冠心病这几种具体的临床类型。需要说明的是,后 4 种临床类型实际上与心绞痛有交叉,但是为了给临床医师更明确的指导,《共识》将后面的类型一一列出,便于强调。

非阻塞性冠心病通常是由冠状动脉微循环障碍所致,在心绞痛患者中普遍存在,但缺乏有效的治疗手段。相对于传统的心外膜冠状动脉血运重建,冠状动脉微循环血运重建对于改善心绞痛患者的症状和预后同样重要。EECP 具有多靶点、多通路作用的优势,能够改善血管内皮功能,促进冠状动脉侧支循环形成和毛细血管床开放,为冠状动脉微循环血运重建开辟了新的路径。临床实践证明,EECP 对该种类型冠心病有明确的疗效并且有较多的循证医学证据支持。因此,《共识》特别强调 EECP 治疗在这一类型心绞痛患者中的应用。

(2)关于心力衰竭的推荐:《共识》推荐纽约心功能分级(NYHA)Ⅱ~Ⅲ级的慢性稳定性心力衰竭患者接受标准疗程的 EECP 治疗,并且将心力衰竭的原因限定为缺血性,其他原因(如扩张型心肌病、病毒性心肌炎、应激性心肌病等)导致的心力衰竭因缺乏循证医学证据支持,未予推荐。由于 EECP 治疗在挤压下肢动脉的同时也挤压静脉,导致回心血量增加,心脏前负荷增加,因此,对急性心力衰竭和 NYHA Ⅳ级的慢性心力衰竭患者,不建议行 EECP 治疗。

(3)未推荐 EECP 用于急性心肌梗死和心源性休克:虽然美国食品药品监督管理局批准 EECP 治疗的适应证还包括急性心肌梗死和心源性休克,但是相关的循证医学证据年代较远。考虑到这两种疾病病情危重、紧急,且目前临床上具备急诊经皮冠脉介入术、急症溶栓、主动脉内球囊反搏、左心室辅助装置甚至体外膜氧合等更有效的

治疗方法,专家们在认真讨论后,对急性心肌梗死和心源性休克未予推荐。实际上关于急性心肌梗死的推荐存在较多争议:多项循证医学证据显示,急性心肌梗死病情稳定后行 EECP 治疗对改善预后有积极作用,专家们对起始治疗的最佳时间窗存在分歧,部分专家认为心肌梗死后血流动力学平稳即可尽早行 EECP 治疗,有的心脏重症监护室尝试在急性心肌梗死 12 h 即开始对血流动力学稳定患者行 EECP 治疗,获得了较好的临床效果。而另有专家认为,度过急性心肌梗死期,即心肌梗死 1 个月后接受 EECP 治疗才是安全的。由于存在上述争议,《共识》没有推荐 EECP 用于急性心肌梗死。实际上,对于急性心肌梗死,在最初的黄金抢救期,应首先考虑经皮冠脉介入术或者溶栓以实现迅速有效的血运重建,之后是否应用 EECP 治疗应结合具体临床情况具体分析。鉴于急性心肌梗死患者的临床情况复杂多样,是否行 EECP 治疗,不但要考虑发病时间,还要根据是否存在 ST 段抬高、是否成功完成血运重建、是否有重度心力衰竭以及其他并发症和合并症、血流动力学是否稳定等具体情况来做个体化处理。期待更多科学研究能为临床决策提供更多的临床数据。

(4)关于缺血性脑血管病的推荐:关于急性缺血性脑卒中患者的治疗时机,《共识》强调"血压平稳且病情稳定后尽早启动 EECP 治疗",即患者生命体征稳定、意识清楚、血压在(90~180)/(60~100)mmHg,不存在严重脑水肿和颅内压升高、出血性转化、癫痫等并发症时,应尽早接受标准疗程 EECP 治疗。

由于缺血性脑卒中亚急性期和慢性期、短暂性脑缺血发作及慢性脑缺血等疾病中 EECP 治疗的循证医学证据尚不充分,而国内很多反搏中心已尝试应用 EECP 治疗这些疾病并取得可观效果,且 EECP 具有确凿的改善脑血流、促使缺血脑组织侧支循环建立等作用,2013 年美国心脏协会/美国卒中协会以Ⅱb 级别推荐将 EECP 作为增加脑血流灌注的治疗手段,因此,《共识》建议上述疾病可尝试接受标准疗程的 EECP 治疗。

(5)关于其他疾病的推荐:虽然 EECP 治疗帕金森病、阿尔茨海默病的研究不多,但由于神

经变性疾病尚无有效的治愈药物，而国内有多项研究已证实EECP用于神经变性疾病的疗效，且EECP安全、无创，因此，《共识》推荐该类疾病患者可尝试接受EECP治疗，一方面为改善患者症状、延缓疾病进展带来一线希望，另一方面，也可促进该领域的临床研究，以积累更多循证医学证据。

睡眠障碍、男性勃起功能障碍以及焦虑、抑郁在老年人群中发生率高，严重影响老年人的生活质量，且无有效治疗方法，尤其在患有多种慢性疾病的老年人群中。专门针对这些疾病的EECP研究较少，多数循证医学证据来自冠心病合并上述疾病的患者。因此，《共识》按照现有临床试验证据，建议缺血性疾病合并上述疾病时或者常规治疗效果不佳时可尝试EECP治疗。

严重下肢动脉阻塞性病变曾被认为是EECP治疗的禁忌，然而随着经验的积累，临床医师发现该类患者多数可以耐受EECP治疗并从中获益。但治疗时需要设定较小的压力，从短时间开始，循序渐进，并加强监测和随访。国外曾有EECP治疗导致左股浅动脉内自膨胀镍钛合金支架被压碎的病例报道，因此，《共识》建议严禁气囊包裹支架置入。

（6）EECP治疗中对血压的要求：鉴于EECP治疗对血流动力学和血压的影响，治疗前要求常规监测血压。若患者血压＞180/110 mmHg，须暂停本次治疗，患者需要首先接受降压治疗，并按照《中国老年人高血压管理指南2019》的要求，将血压控制在150/90 mmHg以下；对已接受多次EECP治疗的高血压患者，某次治疗前血压偏高[（150～180）/（90～110）mmHg]，为保持治疗的延续性和患者的依从性，可在综合评估高血压相关风险后，在密切监测下行EECP治疗；约70%的缺血性脑卒中患者急性期血压升高，血压升高可视为改善缺血脑组织灌注的一种保护性反应，对该类患者的血压要求可适当放宽，同时应警惕脑出血并发症。因此，结合临床试验证据，《共识》指出急性缺血性脑卒中患者接受EECP治疗时血压应控制在180/100 mmHg以下，并密切监护。

（7）EECP治疗中对心率和心律的要求：心动过速时心脏舒张期明显缩短，导致下肢气囊充气、血液逆行以及心脑等脏器灌注过程不能充分完成，一方面影响反搏疗效，另一方面会增加患者不适感，因此，《共识》建议将心率控制在100次/分以下。心房颤动患者因气囊充排气无固定节奏，心室率过快时患者生理和心理两方面的不适感进一步增加，因此，《共识》对心室率的要求更加严格，建议在50～90次/分。

（8）EECP与运动训练相结合，在心脏康复的不同时期发挥不同作用：EECP是心脏康复的重要辅助手段，目前在国内外心脏康复中心有广泛的应用。体外反搏在不增加心率、不增高血压、对心脏负荷无明显影响的情况下，可增加心排血量，改善心脏供血，改善微循环，具有被动的有氧运动生物学效应；而老年心血管疾病患者主动运动能力差，因而，EECP尤其适合被纳入老年人心脏康复整体方案中。EECP与主动运动康复相辅相成，在心脏康复中发挥重要作用。因《共识》篇幅有限，EECP在老年人心脏康复各时期中的具体应用未能在《共识》中详细陈述，依据《心血管疾病康复处方——增强型体外反搏应用国际专家共识》及心脏康复中心专家的经验，笔者在此进行补充说明。

1）院内康复时期（Ⅰ期康复）

①对有适应证、无禁忌证的冠心病患者开始EECP治疗。

②对稳定缺血性心脏病导致的心力衰竭患者可尝试给予30 min的EECP治疗（2～3次），如能耐受，可给予标准EECP疗程。

③对运动康复高危患者可先行EECP治疗，待危险等级下降或运动耐量增加时，再行运动训练。

④对某些存在运动禁忌的患者可先予以EECP治疗，待情况好转再开始运动训练。

⑤对合并运动障碍和严重骨关节疾病的患者，EECP可作为运动训练的替代方式。

2）院外早期康复（Ⅱ期康复）

①每周3～5次EECP（每次1 h）和个体化运动训练。

②对低危组、有运动能力的患者，运动训练与EECP疗法可同步进行。

③对中危组、运动能力较差的患者，EECP治疗14天后，患者体力、精力增加，此时可以在监护

下进行运动训练,直至完成 35～36 h 的锻炼。

④对高危组患者,在 EECP 治疗后运动耐量有所改善时再开始运动训练。

3)院外长期康复(Ⅲ期康复)

①低中危组:进行中等强度以上的有氧运动训练及抗阻训练,必要时可再次接受 EECP 治疗,15～20 天,每天 1 h,保持心脏功能在日常生活中处于更佳状态。

②高危组:每周接受 1～2 次 EECP 治疗。

3.《共识》的不足及尚待解决的问题

(1)《共识》的撰写以循证医学为基础,以专家团队的意见和共识做补充。在循证医学证据缺乏的情况下,如何结合多领域专家的临床经验给出合理的建议是《共识》创作中遇到的最大挑战。除心绞痛、心力衰竭和脑卒中外,《共识》涉及的其他老年常见疾病均存在临床研究数量不多、随机对照研究缺乏、文献年代久远及研究质量不高等问题,而临床应用中,EECP 对上述疾病确实有可观的疗效。如果单纯因为循证医学证据欠充分而不予推荐,那么一方面患者会失去一种安全、有效、简便的治疗手段,另一方面 EECP 的临床应用会被极大地限制而失去造福患者的机会;如果单纯借鉴专家的临床经验而忽视循证医学证据,《共识》必然会损失其科学性和严谨性。为了尽可能恰当地解决上述问题,《共识》中每一项适应证和禁忌证的纳入,都在检索和归纳大量文献及广泛征求专家意见的基础上进行,以期为老年科医师提供一份严谨、科学、实用和具有开拓意义的有价值的指导性文献。

(2)尚待验证的适应证:从 EECP 的作用机制和疾病病理生理学角度推测,某些疾病理论上应该获益,并且临床实践中也确有疗效,但是没有检索到相关的临床研究,或者临床研究质量太差,这种情况并不少见。例如:缺血以外原因引起的心力衰竭,如扩张型心肌病、肥厚型心肌病、应激性心肌病或病毒性心肌炎等;高血压、高脂血症等冠心病危险因素的控制;原发性低血压伴头晕;血管性痴呆;糖尿病足;糖尿病神经病变等。因为缺乏循证医学证据,上述疾病未纳入 EECP 适应证,还需要更多经验积累和高质量临床研究的支持。

(3)禁忌证和风险把控:老年患者是一类脆弱人群,为确保 EECP 治疗的安全性,禁忌证的制订较以往更为严格。例如,《共识》规定了更严格的心脏瓣膜结构,具体描述为“中-重度心脏瓣膜病变,尤其主动脉瓣关闭不全或(和)狭窄”,增加了“脑动脉瘤”。另外,老年缺血性疾病患者常合并多种其他疾病、老年综合征及其他特殊临床情况,病情表现复杂多样。由于 EECP 治疗对全身有系统性影响,因而除了禁忌证,《共识》对合并疾病的风险把控力求给出具体建议。但是,一些疾病理论上可能会受到 EECP 治疗的影响而存在一定风险,但未见相关不良事件的报道,对这些疾病应该如何把握尺度、评估风险,还需要更多经验积累和科学验证。例如:恶性肿瘤切除术后多久接受 EECP 治疗可以避免潜在肿瘤病灶扩散的风险?肝脏多发血管瘤负荷在什么水平之下可以比较安全地接受治疗?已经确诊的主动脉瘤和脑动脉瘤是反搏治疗的禁忌证,但鉴于该类疾病的发生率低而筛查费用高,是否应该将其作为 EECP 治疗前的常规检查?患者的临床情况千变万化,很难对所有情况制定一成不变的规则,《共识》专家组一致认为,临床医师应该把患者安全放在首位,结合实际情况进行个体化分析,评估获益与风险后决定治疗方案,对不确定情况加强监测,循序渐进。

尽管反复推敲、不断修改,《共识》的内容仍然是粗略和初步的,难免有疏漏和不当之处。医学的进步源于对临床问题的不断求索和科学论证,笔者期待广大临床医师对共识中有争议、不确切以及未涉及的问题进一步探讨和求证,希望《共识》对该领域更加深入的基础和临床研究能对临床工作起到引领和推动作用。

(沈 琳 赵韶华)

参 考 文 献

[1] 中华医学会老年医学分会心血管病学组,《中华老年医学杂志》编辑委员会,中国生物医学工程学会体外反搏分会老年学组.老年人体外反搏临床应用中国专家共识(2019).中华老年医学杂志,2019,38(9):953-961.

[2] Suh YS,Ko YG,Lee SH,et al. Crushed stent with acute occlusion in superficial femoral artery after enhanced external counterpulsation. JACC Cardiovasc

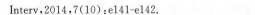

Interv,2014,7(10):e141-e142.

[3] Tikhonoff V, Zhang HF, Richart T, et al. Blood pressure as a prognostic factor after acute stroke. Lancet Neurol,2009,8(10):938-948.

[4] 国际体外反搏学会,中国康复医学会心血管病专业委员会,中国老年学学会心脑血管病专业委员会. 心血管疾病康复处方——增强型体外反搏应用国际专家共识. 中华内科杂志,2014,53(7):587-590.

第 46 章

《中国 75 岁以上老年抗栓治疗专家共识》解读

【文献题目】 75 岁以上老年抗栓治疗专家共识

【文献作者】 海峡两岸医药卫生交流协会老年医学专业委员会

【文献来源】 中国循环杂志，2017，32（6）：531-538

【文献解读】

◆ 背景介绍

近年来，我国心血管疾病患病率处于持续上升阶段，75 岁以上老年人是心血管疾病高发人群，且随年龄增长，其发病率显著增加。老年心血管疾病的防控任务非常艰巨。

我国心血管疾病死亡率居首位，高于肿瘤及其他疾病，每 5 例死亡中就有约 2 例死于心血管疾病。2017 年全球疾病、伤害和风险因素负担研究显示中国 34 个省份居民的前两位死亡原因分别为脑卒中和缺血性心脏病。

高龄患者存在随年龄增长的易栓性病理生理基础，而衰老造成的一系列肝肾功能变化会导致药动学的改变，影响药物治疗效果并造成安全性风险。总结临床研究结果引入新的出血风险评分系统，提出适合我国 75 岁以上高龄患者的评价体系和抗栓建议具有非常重要的意义。我国目前尚缺乏针对 75 岁以上高龄患者血栓栓塞性疾病的评价体系和抗栓建议。从药理学角度出发，通过参考国内外有影响的临床试验和相关指南或共识，对不同抗栓药物进行梳理并提出推荐意见，能为临床医师对 75 以上高龄患者抗栓治疗方案的制定提供更好的依据，据此，2017 年海峡两岸医药卫生交流协会老年医学专业委员会发布了《75 岁以上老年抗栓治疗专家共识》（下文简称《共识》）。《共识》是国内首个针对 75 岁以上高龄患者血栓栓塞性疾病防治的共识。

◆ 文献要点

1. 高龄患者随年龄增长的病理生理变化

高龄患者纤维蛋白原、凝血因子 Ⅶ 和凝血因子 Ⅷ 等水平显著升高，同时血浆黏稠度增加，形成易栓基础。高龄患者细胞色素 P450 酶活性下降，肾小球滤过率下降，导致药物半衰期延长，此外，血浆蛋白水平降低，药物的蛋白结合率下降，游离药物浓度增加，均导致高龄患者易发生药物蓄积。

2. 抗血小板治疗

包括口服抗血小板药物和静脉应用的抗血小板制剂。对 >75 岁的患者，因颅内出血风险明显增加，不建议使用静脉应用的抗血小板制剂。口服抗血小板药物包括阿司匹林、氯吡格雷、替格瑞洛和西洛他唑。

（1）阿司匹林：不可逆的血小板环氧化酶-1 抑制剂。曾经广泛应用于动脉硬化性心血管疾病的一级预防。2018 年发表的 3 项大型临床试验显示，在未经获益和出血风险比评估的人群中，阿司匹林一级预防获益不明显。因此，《共识》推荐：在 75 岁以上人群中，从安全性考虑，不推荐阿司匹林作为冠心病一级预防用药。

（2）氯吡格雷：目前最常用的不可逆竞争性 P2Y12 受体拮抗剂。在稳定冠心病患者中，氯吡格雷可以作为阿司匹林抵抗或不耐受的替代治疗。急性冠状动脉综合征（acute coronary syndrome，ACS）后，如果出血风险高，应考虑使用氯吡格雷而不是普拉格雷或替格瑞洛，因为更强效的 P2Y12 受体拮抗剂（如普拉格雷和替格瑞洛）出血风险高于氯吡格雷。TRIRON-TIMI38 亚组分析显示：普拉格雷对年龄＞75 岁和体重＜60 kg 的患者临床获益不明显，而出血风险升高，除非为高危患者（如合并糖尿病或心肌梗死），净获益可能大于出血风险。基于东亚人群的 KAMIR-NIH 研究显示，替格瑞洛在≥75 岁患者中的 TIMI 大出血风险明显高于氯吡格雷。因此，《共识》推荐：75 岁以上 ACS 患者接受经皮冠脉介入术（percutaneous coronary intervention，PCI）、双联抗血小板治疗至少 12 个月，如出血风险较高推荐应用氯吡格雷而非普拉格雷或替格瑞洛。氯吡格雷是一种前体药物，需要被转化为具有生物活性的代谢产物。细胞色素 P450（cytochrome P450，CYP）2C19 是氯吡格雷活性代谢产物生成过程中的主要酶。依据 CYP2C19 的不同基因型表现，可分为超快代谢型、快速代谢型、中间代谢型和慢代谢型。在亚洲，中间代谢型（约 50％）、慢代谢型（13％～23％）的患者比例远远高于欧美国家。荟萃分析发现，在 PCI 术后接受氯吡格雷治疗的亚洲患者中，CYP2C19 LOF 等位基因携带者的心血管不良事件和支架血栓形成的风险显著高于非携带者，高负荷剂量氯吡格雷的策略不能改善亚洲患者中 CYP2C19 LOF 等位基因携带者的临床结局。CYP2C19 基因多态性检测可能使临床医师开展个性化抗血小板治疗，尤其是在亚洲人群中。

（3）替格瑞洛：一种直接作用、可逆结合的新型 P2Y12 受体拮抗剂，其本身即为活性药物，不受 CYP2C19 基因型的影响。在接受急诊 PCI 治疗的非 ST 段抬高 ACS（NSTE-ACS）患者中，其推荐级别高于氯吡格雷。替格瑞洛与血小板 P2Y12 受体为可逆性结合，起效快，失效也快，可能有利于减少出血风险。

3. 口服抗凝药物　包括维生素 K 拮抗剂华法林、直接凝血酶抑制剂和直接 Xa 因子抑制剂。心房颤动的患病率及发病率均随年龄增长而逐渐增加。一项对我国 13 个省和直辖市自然人群中 29 079 例 30～85 岁人群的流行病学调查提示，心房颤动随年龄增长患病率逐渐增加，在＞80 岁人群中高达 7.5％。心房颤动增加缺血性脑卒中及体循环动脉栓塞的风险，其年发生率分别为 1.92％和 0.24％，其缺血性脑卒中的风险是非心房颤动患者的 4～5 倍，且将导致近 20％的致死率

及近 60％的致残率。国内数据提示，与 CHADS2 积分相比，CHA2DS2-VASc 评分可更准确地预测栓塞事件。心房颤动患者在抗凝治疗开始前和治疗过程中必须对出血风险进行评估，高龄患者更应谨慎。HASBLED 评分被认为是对出血风险最简单可靠的方案。出血风险增高者发生血栓栓塞事件的风险往往也高，这些患者接受抗凝治疗的临床净获益可能更大。因此，只要患者具备抗凝治疗的适应证，仍应对其进行抗凝治疗，而不应将 HASBLED 评分增高视为抗凝治疗的禁忌证。

（1）华法林：预防心房颤动患者血栓栓塞事件的经典抗凝药物，其在心房颤动患者卒中一级与二级预防中的作用已得到多项临床研究的肯定。心房颤动随机研究中，华法林治疗期间大出血的年发生率在 75 岁以下患者中为 1.7％～3.0％；在 75 岁以上患者中，则上升至 4.2％～5.2％。在 BAFTA 试验中，973 例≥75 岁的非瓣膜性心房颤动患者被随机分配到根据国际标准化比值调整剂量的华法林组或阿司匹林组（75 mg，1 次/天），结果发现，在随访超过 2.7 年的时间里，华法林在预防严重卒中/系统性栓塞方面比阿司匹林更有效，出血危险相当。高龄本身并不是心房颤动使用华法林的禁忌证，但可能需要更低的剂量和更严格的监测。因此，《共识》推荐：75 岁以上瓣膜性或非瓣膜性心房颤动患者，应用阿司匹林带来的风险超过获益，不建议用阿司匹林替代华法林；75 岁以上心房颤动患者，华法林抗凝的国际标准化比值目标值设定为 1.6～2.5。

（2）达比加群酯：直接凝血酶抑制剂，特异性阻断凝血酶活性而发挥强效抗凝作用。RELY 研究发现，在心房颤动患者中，达比加群酯（110 mg，2 次/天）与调整剂量的华法林相比，卒中和全身性栓塞发生率相似，但大出血发生率较低；达比加群酯（150 mg，2 次/天）与调整剂量的华法林相比，卒中和全身性栓塞发生率较低，但大出血发生率相似。达比加群酯约 80％经肾代谢，肌酐清除率＜30 ml/min 是应用的绝对禁忌证。因此，《共识》推荐：达比加群酯预防非瓣膜性心房颤动所致血栓栓塞，具有与华法林同等的临床证据水平，用于 75 岁以上高龄患者是安全有效的，但应针对栓塞和出血事件进行评估，明确风险获益比；75 岁

以上高龄患者,推荐使用达比加群酯(110 mg,2 次/天)。肌酐清除率＜30 ml/min 是应用达比加群酯的禁忌证。75 岁以上高龄患者在需要联合应用抗血小板及抗凝治疗时,必须严格评估出血风险。

(3)直接 X a 因子抑制剂:包括利伐沙班、阿哌沙班和艾多沙班。ROCKET-AF 研究发现,利伐沙班(20mg,1 次/天)在预防非瓣膜性心房颤动患者血栓栓塞事件方面的疗效不劣于甚至优于华法林,且具有更好的安全性。ARISTOTLE 研究发现,与调整剂量的华法林相比,阿哌沙班能更有效地降低卒中和体循环栓塞发生率,并降低出血事件的风险和全因死亡率。ENGAGE AF-TI-MI48 研究提示,2 种剂量的艾多沙班(60 mg 或 30 mg,1 次/天)预防心房颤动患者卒中和体循环栓塞的疗效不劣于华法林,但大出血和心血管死亡率均低于华法林。在国内,利伐沙班和艾多沙班已经被批准用于深静脉血栓形成(deep venous thrombosis,DVT)的预防和治疗,单药治疗急性 DVT 与其标准治疗疗效相当。《共识》推荐:直接 FXa 抑制剂(利伐沙班、阿哌沙班和艾多沙班)可用于 75 岁以上患者心房颤动、深静脉血栓的抗凝治疗,应用前需进行血栓事件和出血事件量化评分,评估风险获益比;在肌酐清除率＞15 ml/min 的 75 岁以上非瓣膜性心房颤动患者中,推荐应用直接 FXa 抑制剂。

4. 非口服抗凝药物 包括肝素、低分子肝素(low molecular weight heparins,LMWHs)、磺达肝癸钠和比伐芦定。

(1)肝素、LMWHs:肝素不通过肾脏清除,对于肌酐清除率＜30 ml/min 的患者是一种合理的选择。ExTRACT-TIMI 25 研究纳入 20 500 例 ST 段抬高型心肌梗死患者,他们随机接受肝素或依诺肝素作为溶栓辅助治疗,并根据年龄和肾功能进行剂量调整。结果显示,在≥75 岁的 2500 例患者中,依诺肝素与肝素疗效一致,且无出血增加。因此,《共识》推荐:75 岁以上或严重肾功能不全的患者,肝素仍可作为口服抗凝药物的替代或桥接选择。

(2)磺达肝癸钠:是一种间接 Xa 因子抑制剂,OASIS-5 随机研究了 20 078 例 NSTE-ACS 患者,磺达肝癸钠(2.5 mg,1 次/天)与依诺肝素

(1 mg/kg)相比,两组出血事件发生率在 65 岁以上患者中分别为 4.1% 和 8.0%,在 65 岁以下患者中分别为 1.5% 和 2.5%。因此,《共识》推荐:在 NSTE-ACS 和未接受直接 PCI 的 ST 段抬高型心肌梗死 75 岁以上患者中,推荐使用磺达肝癸钠。

(3)比伐芦定:HORIZONS-AMI、EURO-MAX 等系列研究表明,与肝素联合糖蛋白 II b/IIIa 受体拮抗剂相比,比伐芦定缺血事件发生率相似,但显著降低接受 PCI 的 ST 段抬高型心肌梗死患者的大出血风险,且带来长期获益。2015 年我国 BRIGHT 研究显示,与肝素或肝素联合替罗非班相比,在急性心肌梗死急诊 PCI 围手术期应用比伐芦定可降低出血风险。因此,《共识》推荐:在 75 岁以上 NSTE-ACS 患者接受 PCI 术中,推荐使用比伐芦定抗凝治疗。

【文献评述】

75 岁以上老年人是心血管疾病高发人群,但由于该人群的病生理特点,抗栓治疗的出血风险会随年龄增加而增加,针对高龄患者如何合理应用抗栓药物是亟待回答的问题。因为缺少相应的指南建议,很多医师都凭经验处方药物,缺少理论依据。而《共识》基于国内外多项临床研究结果总结出推荐意见,首次为 75 岁以上老年人的抗栓治疗提供了详细的推荐建议,为临床医师在处理血栓栓塞性疾病过程中合理应用抗栓药物提供了理论依据。《共识》的突出特点是内容全面,无论是口服抗血小板药物、静脉抗血小板制剂,还是口服抗凝药物、非口服抗凝药物,都给出了详细的指导意见,涵盖了冠状动脉粥样硬化性心脏病、心房颤动/心房扑动、深静脉血栓形成等常见老年疾病,从药理角度对不同抗栓药物进行梳理并提出推荐。75 岁以上老年人合并肾功能不全的比例高,《共识》对这部分患者的抗栓治疗也提供了详细的建议。《共识》里的多项推荐意见对于各级医院的医师都具有指导意义,例如,阿司匹林曾经广泛应用于动脉硬化性心血管疾病的一级预防,时至今日,仍有很多医师对于 75 岁以上的高龄老年人处方阿司匹林用于动脉硬化性心血管疾病的一级预防,《共识》指出在这部分人群中,从安全性考虑,不推荐阿司匹林作为冠心

病一级预防用药。

　　以患者为中心,对高龄患者进行分层管理并优化药物治疗原则是一个需要不断深化的过程,《共识》即是一次有益的尝试,为我国高龄患者这一特殊人群的药物治疗提供了一种探索方式。

(沈 姞 李 晶)

参 考 文 献

[1]　海峡两岸医药卫生交流协会老年医学专业委员会.75岁以上老年抗栓治疗专家共识.中国循环杂志,2017,32(6):531-538.

[2]　Arnett DK,Blumenthal RS,Albert MA,et al. 2019 ACC/AHA Guideline on the Primary Prevention of Cardiovascular Disease:Executive Summary:A Report of the American College of Cardiology/American Heart Association Task Force on Clinical Practice Guidelines. J Am Coll Cardiol,2019,74(10):1376-1414.

[3]　中华医学会心血管病学分会,中华心血管病杂志编辑委员会.抗血小板治疗中国专家共识.中华心血管病杂志,2013,3:183-194.

第 47 章

《老年人非瓣膜性心房颤动诊治中国专家建议(2016)》解读

【文献题目】 老年人非瓣膜性心房颤动诊治中国专家建议(2016)

【文献作者】 《老年人心房颤动诊治中国专家建议》写作组,中华医学会老年医学分会,中华老年医学杂志编辑委员会

【文献来源】 中华老年医学杂志,2016,35(9):915-928

【文献解读】

◆ 背景介绍

心房颤动(下文简称房颤)是一种室上性快速性心律失常,是老年人最常见的心律失常类型,65 岁及以上人群的房颤特称老年房颤。年龄是导致房颤发生的独立危险因素,全球疾病负担研究显示,80 岁以上人群房颤患病率高达13%以上。我国近十年房颤及其相关卒中发病率增加显著,与 51～60 岁人群相比,71～80 岁人群房颤患病率增加 5 倍,80 岁以上高龄老年房颤患病率增加 6 倍。老年房颤患者的临床特点是并存疾病多、血栓及出血比例高,因而诊治的复杂性和难度更大,病死率更高。为了更好地了解和掌握老年房颤的临床特点与诊治方法,降低其患病率、相关卒中发生率和死亡率,国内外相继发布了房颤的诊治指南和专家共识。中华医学会老年医学分会、中华老年医学杂志编辑委员会于 2011 年发布了《老年人心房颤动诊治中国专家建议(2011)》,2016 年根据国内外进展发布了更新版《老年人非瓣膜性心房颤动诊治中国专家建议(2016)》(下文简称《建议》)。《建议》适用于老年房颤患者。

◆ 文献要点

1. **老年房颤患者的诊断与评估步骤** 老年房颤患者的诊断与评估分 4 步:确定房颤及分类;评估脑卒中风险;评估出血风险;综合评估全身状况。

(1)确定房颤及分类:房颤的临床特点为心悸、脉律绝对不整;心电图特点为 P 波消失、代之以不规则的房颤波(f 波)及 RR 间期绝对不规则。根据基础疾病情况,房颤可分为瓣膜性房颤和非瓣膜性房颤;根据临床发作情况分为初发房颤(首次明确诊断)、阵发性房颤(持续时间 <7 天)、持续性房颤(持续时间 >7 天)、长期持续性房颤(持续 >1 年)和永久性房颤(无法维持窦性心律)5 类。

(2)评估脑卒中风险:《建议》推荐采用 2010 年欧洲心脏病学会发布的 $CHA_2DS_2\text{-}VASc$ 评分法评估老年房颤患者的脑卒中风险(表 47-1)。$CHA_2DS_2\text{-}VASc$ 评分为 0 分者年卒中发生率为 0%,2 分为 1.3%,4 分为 4.0%,6 分为 9.8%。

表 47-1 $CHADS_2$ 和 $CHA_2DS_2\text{-}VASc$ 评分

项目	$CHADS_2$ 评分	$CHA_2DS_2\text{-}VASc$ 评分
年龄≥75 分	1	2
年龄 65～74 岁	0	1
高血压	1	1
糖尿病	1	1
心力衰竭或左心室功能障碍	1	1

(待 续)

（续 表）

项目	CHADS$_2$评分	CHA$_2$DS$_2$-VASc 评分
既往脑卒中或短暂性脑缺血发作	2	2
女性	—	1
血管疾病（既往心肌梗死、外周动脉疾病、主动脉斑块）	—	1

注：—. 无项目。

（3）评估出血风险：《建议》推荐应用 HAS-BLED 评分预测出血风险。HAS-BLED 中各英文字母代表的含义及其分值："H"代表高血压，计1分；"A"代表肝功能异常（转氨酶是正常值的3倍、胆红素是正常值的2倍以上）、肾功能异常（肌酐≥200 μmol/L），各计1分；"S"代表卒中史，计1分；"B"代表出血史（既往出血、出血倾向、贫血等），计1分；"L"代表不稳定凝血国际标准化比值（international normalized ratio，INR）（过高或不稳定、不达标占60%），计1分；"E"代表年龄＞65岁，计1分；"D"代表药物（抗血小板药物联用、非甾体抗炎药）或酗酒，各计1分。HAS-BLED 总分为9分，总分≥3分为出血高危患者。

（4）综合评估老年房颤患者的全身状况：老年综合评估是老年房颤管理的前提。《建议》推荐：老年患者的综合评估是指导治疗和判断预后的重要指标，主要包括失能评估（日常生活活动量表）、衰弱筛查（FRAIL 量表）、步态异常与跌倒风险评估（起立-行走计时测试）、认知功能评估（简易智力状态评估量表）。同时针对不同老年患者，肾功能（估算肾小球滤过率、CKD-EPI 公式）、营养状态、共病及多重用药评估也很重要。

2. 老年房颤患者的治疗 房颤的治疗原则是缓解症状、保护心功能和预防栓塞，治疗方法一方面是控制室率与节律（药物及非药物），另一方面是抗栓治疗，需要贯穿房颤治疗的全过程。

（1）控制室率和节律的药物治疗

1）慢室率房颤（心室率＜60 次/分）：房颤合并慢室率患者有症状时，非紧急情况可口服缓释茶碱治疗。紧急情况下可给予阿托品 0.5～1.0 mg 静脉注射，或异丙肾上腺素（急性冠状动脉综合征患者禁用）1 mg 溶于 5% 葡萄糖溶液 500 ml 中缓慢静

脉滴注，同时准备必要时安装临时起搏器。

2）快室率房颤（心室率＞100 次/分）：除血流动力学不稳定的快速房颤建议尽快行电转复外，其他类型房颤的室率与节律控制药物治疗如下。

①室率控制：症状轻微的老年房颤患者首选室率控制，常用的室率控制药物有 β 受体阻滞剂、非二氢吡啶类钙通道阻滞剂、洋地黄类药物及胺碘酮等。

②节律控制——快速房颤的药物复律：新发房颤（＜48 h）的转复流程详见图 47-1。对心室率过快致充血性心力衰竭（chronic heart failure，CHF）加重、心绞痛加重或血流动力学不稳定的患者需尽快电复律；持续数周的房颤患者在室率控制后仍有症状或室率不易控制时，可考虑复律治疗。鉴于房颤很容易复发，因此，在复律治疗前应仔细评估转复窦性心律及长期服用抗心律失常药物对患者的获益风险比。药物复律的成功率低于电复律，常用的房颤复律药物有胺碘酮、普罗帕酮和伊布列特。

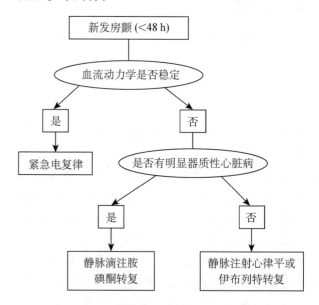

图 47-1 新发房颤（＜48 h）转复流程

老年快速房颤药物转复建议：a. 转复前血电解质和 QTc 间期必须在正常范围，转复前后需密切进行心电监护以观察心律失常情况；b. 无器质性心脏病患者可静脉注射普罗帕酮或伊布列特转复；c. 器质性心脏病患者建议用胺碘酮转复；d. 器质性心脏病患者在无低血压或 CHF 时还可用伊布利特转复；e. 伴有预激综合征的房颤患者，

目前尚无安全有效终止这类心律失常的药物。血流动力学不稳定患者应首选同步电复律,而稳定患者可静脉使用普罗帕酮、伊布利特转律或控制心室率。对于预激综合征伴房颤患者,不建议静脉使用胺碘酮,因其可加速心室率导致室颤。

③节律控制——维持窦律的长期治疗:长期维持窦律的主要目的是为缓解房颤相关症状,减慢病程进展。国内常用的维持窦律药物有 β 受体阻滞剂、胺碘酮、普罗帕酮、索他洛尔、决奈达隆及多非利特。此外,有研究显示中药参松养心胶囊和稳心颗粒对维持窦律有一定效果。

(2)控制室率和节律的非药物治疗

1)房颤电复律:采用体外直流同步复律,能量在 150～200 J,可重复进行数次。电复律在老年人群中可能会导致严重不良反应。电复律法需要基础麻醉,可能出现不良事件,尤其对有左心室功能障碍或 CHF 的患者。

2)房颤心脏起搏治疗:适应证、禁忌证及起搏器选择可参考《植入性心脏起搏器治疗:目前的认识和治疗建议(2010 年修订版)》。

3)经导管消融治疗房颤:经导管消融治疗在房颤治疗中发挥着越来越重要的作用,尤其是在症状非常明显的患者中可作为主要治疗方法,高龄患者由于心肌穿孔和血栓栓塞并发症明显升高及左心房明显扩大,可致成功率降低,故在老年患者中的应用需评估风险与获益。影响结果的因素包括年龄、左心房大小、房颤类型、房颤持续时间、有无二尖瓣反流及其程度、有无基础心血管疾病及其严重程度、术者经验等。

4)房颤外科手术:目前房颤外科手术治疗最为常用的是微创消融手术和心脏直视下消融手术(迷宫手术)。微创消融是在胸腔镜下对相应区域消融,同时还可微创切除血栓最主要来源的左心耳。心脏直视下消融手术效果更好,但需要开胸。主要适用于合并需要外科手术治疗的房颤患者,如冠心病或瓣膜病患者,在冠状动脉旁路移植术或换瓣手术同时行迷宫手术。

(3)老年房颤患者的抗栓治疗:对于血栓高危者,建议使用华法林,维持 INR2.0～3.0 或 1.6～2.5(≥75 岁或 HAS-BLED 评分≥3 分的出血风险高危者),或者使用达比加群或利伐沙班。对于血栓中危者,建议使用华法林,维持国际标准化比值 2.0～3.0 或 1.6～2.5(≥75 岁或出血风险高危者),或者使用达比加群或利伐沙班,或者采用抗血小板治疗,不愿意口服抗凝药或抗凝药禁忌患者,在评估出血风险后,视患者意愿可选用阿司匹林联合氯吡格雷或单独使用阿司匹林。CHA_2DS_2-VASc 评分为低危患者,不使用抗栓药物。

1)华法林:老年房颤患者应用华法林减少卒中风险的获益明确。对血栓风险高危的老年患者,相比于阿司匹林,华法林可显著减少卒中和系统性栓塞风险,80 岁以上患者依然获益。

①华法林适应证及用法

A. 推荐血栓风险中高危的老年房颤患者使用华法林,维持 INR2.0～3.0 或 1.6～2.5(≥75 岁或 HAS-BLED 评分≥3 分的出血风险高危者)。

B. 华法林起始剂量为 1 片/天(每片 2.5 mg 或 3.0 mg),用药前须测定基础 INR,用药后第 3、第 6、第 9 天复查,根据 INR 调整华法林剂量。

C. 若连续 2 次 INR 达 2.0～3.0(≥75 岁者为 1.6～2.5),可每周测 1 次,稳定 1～2 周后可每月测 1 次。

D. 治疗稳定后某次监测 INR 轻度增高或降低可以不急于改变华法林剂量,但需分析原因,并于短期内复查。

E. 如连续 2 次 INR 位于目标范围之外应调整剂量,并加强监测。鉴于华法林的治疗窗较窄,定期评估抗凝治疗强度和稳定性至关重要。治疗目标范围内时间可用于评估华法林治疗的有效性和稳定性,在血栓高危患者中,治疗目标范围内时间>70%才能有效预防血栓。

②华法林使用注意事项

A. 使用华法林的主要风险是出血,尤其是危及生命的大出血,多发生于用法不当或未及时监测导致 INR 过高时,严密监测最重要。

B. 华法林的抗凝作用受多种药物、食物或酒精影响,因此用药期间必须坚持长期随访,定期监测,根据 INR 值调整用药剂量。

C. 不推荐常规限制富含维生素 K 类食物的摄入。

D. 高龄或出血风险高的老年房颤患者首次使用华法林可考虑住院观察。

E. 存在下列情况时暂不宜行华法林治疗:围

手术期(包括眼科和口腔手术)或外伤;高血压未获控制(血压≥160/100 mmHg);严重肝肾功能损害;活动性消化性溃疡;2周内大面积脑梗死;凝血功能障碍、出血性疾病或出血倾向。

③华法林严重出血及高 INR 的处理:抗凝相关严重出血的定义是颅内、脊髓或腹膜后出血,可直接导致死亡或须手术治疗,需要输注浓缩红细胞≥2个单位,血红蛋白浓度下降≥50 g/L。处理严重出血时,建议有血液专科医师的参与,高 INR 的处理见表 47-2。

表 47-2　国际标准化比值(INR)升高或发生出血性并发症的处理

分类	处理
3<INR≤5(无出血并发症)	适当降低华法林剂量或停服1次;1~2天后复查 INR;当 INR 恢复至目标值后调整华法林剂量并重新开始治疗
5<INR<9(无出血并发症)	停用华法林,肌内注射维生素 K_1(1~2.5mg);6~12h 后复查 INR;INR<3 后重新以小剂量华法林开始治疗
INR≥9(无出血并发症)	停用华法林,肌内注射维生素 K_1(5mg),6~12h 后复查 INR;INR<3 后重新小剂量华法林开始治疗;若患者具有出血高危因素,可考虑输注凝血因子
严重出血(无论 INR 水平如何)	停用华法林,肌内注射维生素 K_1(5mg),输注凝血因子;随时监测 INR;病情稳定后需要重新评估华法林治疗的必要性

2)新型口服抗凝药(novel oral anti coagulants,NOAC):目前在我国获批用于非瓣膜病房颤血栓栓塞预防的 NOAC 包括达比加群和利伐沙班。《建议》推荐:在老年房颤患者中应用 NOAC,尤其是不能或不愿接受华法林治疗、以往使用华法林发生出血或 INR 不稳定的老年患者可优先考虑使用。

①NOAC 适应证及用法:NOAC 被推荐用于 CHA_2DS_2-VASc 评分≥1分(或 $CHADS_2$ 评分≥1分)、适用抗凝治疗的老年房颤患者。应用前需要评估患者的出血风险、肾功能、认知功能、合并用药及治疗依从性,并根据患者特点选择适当剂量。对 HAS-BLED 评分≥3分、高龄、肾功能不全的患者可选择低剂量治疗。老年房颤患者 NOAC 的应用剂量建议如下。

A. 达比加群:a. 对年龄<75岁、出血低风险(HAS-BLED 评分<3分)的老年患者,建议剂量为 150 mg,2次/天;b. 建议剂量为 110 mg,2次/天的情况是年龄≥75岁、出血风险较高(HAS-BLED 评分≥3分)、低体重(体重<50 kg)、中度肾功能不全(肌酐清除率 30~50 ml/min)、需联用存在相互作用药物(如维拉帕米)的患者;c. 重度肾功能不全(肌酐清除率<30 ml/min)者禁用。

B. 利伐沙班:a. 一般老年患者可考虑 20 mg,1次/天;b. 年龄≥75岁、出血风险较高、中度肾功能不全患者,建议使用剂量为 15 mg,1次/天;c. 严重肾功能不全(肌酐清除率<15 ml/min)者禁用。

②NOAC 使用注意事项

A. 由于 NOAC 半衰期较短,停用后 12~24 h 抗凝作用即可消失,因此,减少服药遗漏(需评估认知功能)至关重要。

B. 如发现药物漏服,6 h 以内(2次/天的药物)或 12 h 以内(1次/天的药物)可补服1次,超出时限者不再补服。

C. 如不慎超量服用,需严密观察出血反应;误服双倍剂量者,如服用 1次/天的药物,可在 24 h 后继续服用原剂量,服用 2次/天的药物,则需要停用1次,24 h 后恢复原剂量。

D. 使用 NOAC 者不需要常规监测凝血指标,但在下述情况应及时检测:发生严重出血或血栓栓塞事件;需进行手术操作;发现肝肾功能异常;出现可疑药物相互作用或过量用药。

E. 服用达比加群者可测定活化部分凝血酶原时间或蝰蛇抗栓酶直接凝血酶时间,服用利伐沙班者可测定凝血酶原时间,高于正常上限2倍以上者出血风险增加。

F. 治疗过程中应加强门诊随访,至少每 2~3个月1次。

G. NOAC 治疗中需注意评估患者肾功能状况,肾功能正常者每年1次、肾功能减退者每 3~

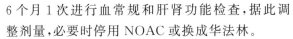

6个月1次进行血常规和肝肾功能检查,据此调整剂量,必要时停用NOAC或换成华法林。

③NOAC出血并发症的处理

A. 对非致命性出血,应及时停药、给予压迫止血或外科手术止血。

B. 血流动力学不稳定的患者可给予扩充容量,必要时输注红细胞、血小板和新鲜血浆。

C. 达比加群所致出血采用利尿、血液透析等措施。

D. 一旦发生致命性出血,有条件者应立即组织相关多学科联合会诊,可考虑输注浓缩凝血酶原复合物(剂量20~30 U/kg,可重复1~2次)或活化的凝血酶原复合物;抗纤溶剂和去氨加压素也可考虑使用;达比加群服用者可用特异性拮抗剂依达赛珠(2.5 g,静脉注射共2次,间隔不超过15 min)。

E. 新鲜冷冻血浆对逆转抗凝作用不大,但可用于扩容;维生素K和鱼精蛋白对治疗NOAC出血无益。

3)抗凝药物的相互转换:不同抗凝药物之间的转换需遵循不中断治疗和尽量减少出血风险的原则,具体用药方法见表47-3。

表47-3 抗凝药物的转换

原用药	换用药	换用方法及注意事项
华法林	NOAC	停用华法林后若INR<2.0,可立即换用NOAC;如INR2.0~2.5,可次日换用;如INR>2.5,需待INR<2.5后再使用
NOAC	华法林	两药联用直至INR达到目标范围后停用NOAC;联用期间监测INR的时间应在下次NOAC服药之前;停用NOAC后24h应检测INR,确保华法林达到治疗强度;换药后1个月内需密切监测INR,以保证INR稳定
注射用抗凝药	NOAC	普通肝素:停药后立即开始服用NOAC;低分子肝素:下次注射低分子肝素时开始服用NOAC
NOAC	注射用抗凝药	下次服用NOAC时开始注射抗凝药
阿司匹林或氯吡格雷	NOAC	阿司匹林或氯吡格雷停用后立即开始服用NOAC
NOAC	NOAC	下次服用原NOAC时开始服用新的NOAC;需注意药物浓度可能升高的情况(如肾功能不全)

注:NOAC. 新型口服抗凝药;INR. 国际标准化比值。

4)房颤/房扑转复窦性心律时的抗凝治疗:房扑或房颤≥48 h或持续不清者,当血流动力学不稳定时需立即复律,同时应尽快启动抗凝治疗并至少持续至复律后4周;血流动力学稳定时,无论CHA$_2$DS$_2$-VASc评分和使用何种复律方法(电复律或药物复律),至少在复律前3周和复律后4周推荐使用华法林抗凝,或者使用达比加群、利伐沙班抗凝。若复律之前3周未进行抗凝治疗,建议复律前进行经食管超声检查,如果左心房无血栓(包括左心耳),只要抗凝治疗达标就可以进行复律,复律后至少维持4周。

房扑或房颤<48 h的患者,若为脑卒中高危者,建议复律前尽快或复律后立即给予静脉肝素或低分子肝素,或者使用NOAC继而长期抗凝治疗;对房扑或房颤<48 h且血栓栓塞低危的患者,复律前可考虑抗凝治疗(静脉应用肝素、低分子肝素或NOAC)或不抗凝治疗,复律后无须口服抗凝药治疗。

所有房颤患者复律后的抗凝治疗策略均应根据血栓栓塞风险评估结果而定。

5)抗血小板药物:阿司匹林预防房颤相关卒中风险的作用有限,且在高龄老年患者中的安全性并不优于华法林,因此不推荐阿司匹林用于针对房颤相关卒中的抗栓治疗,尤其是老年房颤患者。因缺乏证据,目前也不推荐房颤患者应用氯吡格雷单药治疗。对于房颤合并冠心病患者,视合并动脉血栓的风险,决定是否合用抗血小板药物。

应用抗血小板药物的建议:在血栓风险较低的老年房颤患者中,若有抗凝治疗禁忌或不愿接受华法林或NOAC抗凝治疗者,可考虑使用抗血小板药物。阿司匹林推荐剂量为 $75\sim100$ mg/d；如应用氯吡格雷，剂量为 75 mg/d。阿司匹林（$75\sim100$ mg/d）与氯吡格雷（75 mg/d）双联治疗可考虑用于不接受抗凝治疗且 $CHA_2DS_2\text{-}VASc$ 评分为 1 分的老年患者。

6）非药物抗栓治疗：主要有经皮左心耳封堵和外科封闭/切除左心耳手术 2 种方式。左心耳封堵治疗预防血栓栓塞事件不劣于华法林长期抗凝治疗，但因其在老年房颤患者中的研究证据尚不足，不推荐作为常规治疗。经皮左心耳封堵术可用于以下非瓣膜性房颤患者：$CHA_2DS_2\text{-}VASc$ 评分 $\geqslant2$ 分；不适合长期抗凝治疗；长期规范抗凝治疗仍发生卒中或栓塞事件；HAS-BLED 评分 $\geqslant3$ 分。

7）老年房颤抗栓治疗流程：详见图 47-2。

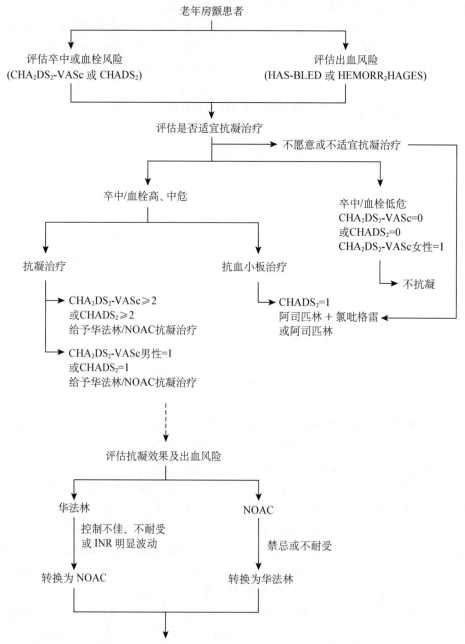

图 47-2　老年房颤抗栓治疗流程

注：NOAC. 新型口服抗凝药；INR. 国际标准化比值

3. 老年房颤特殊人群的治疗原则

(1)老年房颤合并慢性 CHF 的治疗

1)治疗原则:合并 CHF 房颤患者的治疗原则是通过室率控制或节律控制改善 CHF 症状,同时预防血栓栓塞事件。首先要明确并尽量去除引起房颤和心力衰竭的潜在及继发因素,优化 CHF 的基础治疗。

2)室率控制:过快的心室率导致房颤患者心脏泵功能衰退和 CHF 症状恶化,减慢心室率可有效缓解症状和改善心功能,降低发生心律失常性心肌病的风险。

老年房颤合并 CHF 室率控制药物选择建议:①β受体阻滞剂,为控制室率的一线用药,但须注意适用于血流动力学稳定的患者;②洋地黄类,如β受体阻滞剂效果不佳可加用地高辛,应根据肾功能情况调整剂量并注意监测药物反应;③胺碘酮,可用于血流动力学不稳定患者的室率控制;④非二氢吡啶类钙通道阻滞剂:地尔硫䓬可控制快心率伴(或诱发)CHF 的心室率,须注意其负性肌力作用可能加重 CHF;⑤静脉使用β受体阻滞剂或地尔硫䓬,在排除预激的情况下,如存在射血分数保留性心力衰竭伴过快室率,可给予静脉制剂以控制心室率;⑥药物治疗效果不佳或不能耐受的患者,可考虑房室结消融联合心室起搏以控制心室率、改善心功能。

3)节律控制:合并 CHF 的老年房颤患者,节律控制的总体效果并不优于室率控制;但合并慢性 CHF 的患者如经室率控制治疗后仍存在与房颤相关的症状,可考虑进行恢复窦性节律的治疗。对于房颤心室率快伴心肌缺血、症状性低血压或肺淤血症状的患者,药物治疗无反应者可考虑直流电转复。转复和维持窦性心律的治疗药物中,胺碘酮适用于严重 CHF(NYHA Ⅲ/Ⅳ 级)或近 1 个月内出现过 CHF 失代偿的患者,不建议此类患者使用Ⅰ类抗心律失常药。对于难治性症状性房颤合并 CHF 的患者可考虑导管消融治疗。

4)抗栓治疗:合并 CHF 的老年房颤患者发生卒中和血栓风险更高,应积极给予华法林或 NOAC 治疗。

(2)老年房颤合并冠心病抗栓治疗原则:老年房颤合并冠心病患者抗栓治疗的原则应是在平衡冠状动脉血栓、房颤相关脑卒中/血栓风险及抗栓治疗出血风险的基础上进行。老年房颤合并冠心病患者均是房颤卒中高危患者,而冠状动脉血栓风险随冠状动脉事件的发生而动态变化,可划分为急性冠状动脉综合征(acute coronary syndrome,ACS)急性期、慢性期(出院至 1 年、裸支架置入<1 个月、药物支架置入<6 个月)以及稳定的冠心病(ACS 1 年以上、裸支架置入≥1 个月、药物支架置入≥6 个月)。冠状动脉血栓发生的风险在 ACS 急性期最高,慢性期次之,在稳定的冠心病患者中冠状动脉血栓风险相对稳定。老年房颤合并冠心病抗栓策略按冠状动脉血栓风险演变及出血风险分层确定。

1)老年房颤合并不同病情冠心病患者的抗栓治疗原则

①ACS 急性期:按 HAS-BLED 评分将患者分为出血低中危(HAS-BLED 0~2 分)及出血高危(HAS-BLED≥3 分)。出血低中危患者,停口服抗凝药,予以双联抗血小板及肠外抗凝治疗;出血高危患者,停口服抗凝药,予以单抗血小板及肠外抗凝治疗;视出血风险延迟给予双抗血小板,待出血风险控制后予以双抗血小板及肠外抗凝治疗。

②ACS 慢性期:单抗血小板及口服抗凝治疗。单抗血小板包括氯吡格雷和阿司匹林;口服抗凝治疗包括华法林、达比加群或利伐沙班。

③稳定的冠心病:口服抗凝治疗包括控制良好的华法林、达比加群或利伐沙班。对于某些特殊复杂的冠状动脉病变,冠状动脉血栓风险仍然较高,如左主干支架、近端分叉病变或再发心肌梗死者,予以口服抗凝药物加单抗血小板治疗。

2)老年房颤接受冠状动脉介入治疗后的抗栓方案:老年房颤接受冠状动脉介入治疗患者,抗栓治疗策略原则应尽量减少三重抗栓(双抗血小板及抗凝治疗)时间以及选择患者最大获益的支架类型。使用 HAS-BLED 评分对患者进行出血风险评估。出血高危(HAS-BLED≥3 分)老年患者应选择金属裸支架治疗,出血低中危(HAS-BLED≤2 分)患者可选择金属裸支架或药物洗脱支架。

(3)老年房颤合并缺血性脑卒中的治疗

1)急性期治疗:缺血性脑卒中发作 6~8 h,有适应证且有条件患者可行动脉内取栓术,但老年患者应用的安全性及有效性尚需临床验证。

①溶栓治疗:不建议心源性急性缺血性脑卒中老年患者溶栓治疗,因心源性栓子多为机化血栓所至,溶栓疗效较差而出血风险较大。

②抗凝治疗:抗凝治疗的主要目的是进行二级预防,防止复发,因此,开始抗凝的时间根据病灶大小和严重程度而定;原则上缺血性脑卒中急性期不用抗凝药(包括静脉及口服),抗凝治疗在发病2周后除外出血的情况下开始,大面积梗死的脑卒中患者应该延迟到数周(如4周后再用),并征求神经内科医师意见;房颤合并短暂性脑缺血发作患者在除外出血的情况下应立即或尽快开始抗凝治疗。

2)卒中后长期抗栓治疗:可参照图47-2。

(4)老年房颤患者围手术期治疗

1)老年围手术期新发房颤的治疗:围手术期新发房颤多数为良性,需注意有无潜在的心血管疾病、药物中毒、代谢紊乱等。处理目标是控制心室率,血流动力学稳定的房颤大多数于术后24 h自动转复。

①非心脏手术:β受体阻滞剂和非二氢吡啶类钙通道阻滞剂是控制房颤心室率的主要药物,洋地黄类药物仅对有慢性CHF的患者可作为一线用药。

②心脏外科围手术期:β受体阻滞剂、胺碘酮预防和/或治疗术后房颤效果已确定。索他洛尔虽可降低术后房颤发生,但对缓慢心律失常、尖端扭转室速高危人群,尤其是存在电解质紊乱者应限制应用。在症状明显或心室率很难控制的房颤患者中需要房颤复律,可直流电转复,亦可应用胺碘酮或伊布利特进行药物转复。地高辛、维拉帕米、地尔硫䓬对心脏术后房颤的治疗效果证据不足。心脏手术增加了脑卒中的风险,心脏术后发生的房颤若持续48 h以上,最好应用肝素或华法林抗凝治疗。

③围手术期还应注意纠正可能引起房颤的诱因:如有效镇痛、稳定血流动力学、治疗贫血、纠正低氧血症、减少正性肌力药物的使用、纠正水电解质酸碱平衡失调(如低钾、低镁血症)等。

2)老年房颤患者不同围手术期抗栓治疗

①非心脏手术:老年房颤患者多为血栓高危,服用华法林抗凝的患者接受手术治疗时常需肝素桥接。国外研究显示华法林抗凝的房颤患者,围手术期不接受低分子肝素桥接治疗并不增加血栓栓塞事件,且出血并发症减少。我国老年房颤患者是否应桥接抗凝尚需临床验证。NOAC因其半衰期较短及可预见的抗栓作用,不需肝素桥接。

手术相关出血风险依据手术大小分为不需中断抗凝治疗的手术、小出血风险及大出血风险手术。手术分为择期手术、急诊手术(24~48 h)及紧急手术(数小时内)。

A.择期手术:a.使用华法林治疗患者,一般术前5天停用华法林,术后12~24 h恢复使用华法林。b.使用NOAC治疗患者,择期手术术前停药时间见表47-4,术后严密监测出血情况,术后6~8 h确认止血后重新开始给药。如果因手术制动导致下肢深静脉血栓风险增加,术后6~8 h考虑予以小剂量低分子肝素,术后48~72 h根据患者出血风险及再次手术的可能决定是否恢复NOAC。

表47-4　新型口服抗凝药(NOAC)择期手术术前停药时间

CrCl值(ml/min)	达比加群		利伐沙班	
	较高风险	高风险	较高风险	高风险
≥80	≥24 h	≥48 h	≥24 h	≥48 h
50~80	≥38 h	≥72 h	≥24 h	≥48 h
30~50[a]	≥48 h	≥96 h	≥24h	≥48 h
15~30[a]	未显示	未显示	≥36 h	≥48 h
<15	禁用	禁用	禁用	禁用

注:[a].需减少药物剂量,达比加群110mg,2次/天,利伐沙班15mg/d;CrCl.肌酐清除率。

B. 急诊或紧急手术：使用华法林治疗的患者，如 INR>1.5，建议静脉或口服低剂量维生素 K_1(2.5～5.0 mg)，或输注冷冻血浆或凝血酶原浓缩物能加速逆转华法林的抗凝疗效，使 INR 正常后手术。使用 NOAC 治疗患者，使用最后一剂 12～24 h 后手术。

②心脏手术

A. 术前使用 NOAC 患者：接受电生理检查、经导管消融、起搏器置入术的老年患者，术前至少停 NOAC 24 h，并根据患者肾功能状态评估停药时间。如止血充分，术后 68 h 重新开始应用 NOAC，或手术完成拔除动脉鞘管后当晚或次日恢复 NOAC。

B. 术前使用华法林患者：接受机械瓣置换术、冠状动脉旁路移植术血栓高危老年患者，原则上建议肝素桥接治疗，术前 24 h 给予最后一剂低分子肝素，普通肝素术前 4 h 停用。

C. 术前口服抗血小板药物患者：非心脏手术围手术期发生心脏事件低危的患者，术前 7 天停用阿司匹林和氯吡格雷，术后 24 h 充分止血后重新用药；心脏事件高危的患者，建议不停用阿司匹林，停氯吡格雷 5～10 天；冠状动脉旁路移植术患者术前可以不停用阿司匹林，而是停用氯吡格雷 5～10 天，若术前停用阿司匹林，建议术后 6～48 h 重新开始用药。

【文献评述】

笔者是《建议》的通信作者，《建议》的主要特点是突出强调了以下内容：①老年房颤患者的临床特点及诊断筛查流程；②老年房颤患者的综合评估及重要意义；③老年房颤患者在室率控制和节律控制中的治疗特点及注意事项；④老年房颤患者抗栓治疗的原则与流程；⑤特殊人群老年房颤患者治疗的特点及原则。《建议》的制定及更新凝聚了国内老年医学专家的丰富临床经验与创新思维结晶，自发布以来已经明显提高了临床医师对老年特别是高龄老年房颤患者的诊治和管理质量。随着临床研究的不断深入，《建议》还将定期更新，更具临床指导价值。

（李小鹰）

参 考 文 献

[1] 《老年人心房颤动诊治中国专家建议》写作组，中华医学会老年医学分会，中华老年医学杂志编辑委员会，老年人非瓣膜性心房颤动诊治中国专家建议(2016).中华老年医学杂志，2016,35(9):915-928.

[2] 中华医学会老年医学分会.中国老年综合评估技术应用专家共识.中华老年医学杂志，2017,36(5):471-477.

[3] 中华医学会心电生理和起搏分会起搏学组.植入性心脏起搏器治疗：目前的认识和治疗建议(2010 年修订版).中华心律失常杂志，2010,14(4):245-259.

[4] 中华医学会心电生理和起搏分会，中国医师协会心律学专业委员会心房颤动防治专家工作委员会.心房颤动：目前的认识和治疗建议——2015.中华心律失常杂志，2015,19(5):321-384.

第 48 章

《高龄老年冠心病诊治
中国专家共识》解读

【文献题目】 高龄老年冠心病诊治中国专家共识
【文献作者】 中华医学会老年医学分会,高龄老年冠心病诊治中国专家共识写作组
【文献来源】 中华老年医学杂志,2016,35(7):683-691
【文献解读】

◆ 背景介绍

中国心血管疾病患病率处于持续上升阶段,冠状动脉粥样硬化性心脏病(简称冠心病)已经成为威胁国民健康最重要的疾病之一,其患病率随年龄而增长。伴随人口老龄化的加剧,我国高龄老年冠心病患者日益增多,高龄人群冠心病的防治任务日趋严峻。中华医学会老年医学分会组织国内专家编写的《高龄老年冠心病诊治中国专家共识》(下文简称《共识》),针对高龄老年冠心病的常见类型(稳定性冠心病和急性冠状动脉综合征)的临床特点、风险评估及处理原则制定了诊治共识,对老年心血管专科医师及从事老年冠心病诊疗的临床医师规范高龄老年冠心病的诊治有重要参考指导价值。《共识》适用人群为高龄冠心病患者。

◆ 文献要点

高龄冠心病患者临床表现常不典型,在长期高血压、高脂血症、糖尿病等多种心血管危险因素作用下,冠状动脉病变累及广泛且复杂,临床常合并体弱、脏器功能减退、多系统疾病,导致高龄老年冠心病患者心肌缺血事件发生率高、血运重建难度大、并发症发生率高、预后不良。掌握高龄冠心病常见类型(稳定性冠心病和急性冠状动脉综合征)的临床特点、风险评估及处理原则至关重要。

1. 高龄老年稳定性冠心病

(1)发病机制:可逆性的心肌需氧/供氧不匹配,有劳力诱因,也可呈自发性发作。临床类型包括劳力性心绞痛、血管痉挛所致静息性心绞痛、无症状性心绞痛、缺血性心肌病等。

(2)诊断:普通心电图是首选项目,但应慎重判读阴性结果;24 h 动态心电图有助于提高心肌缺血的检出率,建议对疑诊冠心病的高龄老年患者常规应用;年龄不是运动负荷试验(平板运动心电图和药物负荷超声心动图、心肌核素等)的绝对禁忌证,但高龄老人行运动负荷心电图及负荷影像等检查困难较大,因为肌肉力量不足等问题,常会造成假阴性;因为合并存在既往心肌梗死或左心室肥厚等问题,假阳性也比较常见。因此,原则上不建议 80 岁以上老年人做运动负荷试验。如果确有必要,建议行药物负荷试验(如腺苷负荷心肌核素),检查过程中应密切监测患者的症状、体征及心电图变化。

冠状动脉 CT 在冠心病诊断、血运重建、非心脏手术等术前术后评价、心脏病鉴别诊断中具有很大价值,检查中应注意保证高龄人群检查的图像质量能够满足诊断要求,高龄人群造影剂肾病发生率较高,因此,需要更精细地使用造影剂,必要时加以水化。高龄人群普遍存在冠状动脉钙化,可能影响冠状动脉管腔狭窄判读的准确性。

冠状动脉造影是诊断稳定性冠心病的“金标准”。高龄会增加冠状动脉造影风险,对冠状动脉造影适应证的掌握应更为严格,在围手术期的处理应更为周全。

(3)治疗

1)药物治疗:参考冠心病二级预防内容。

2)经皮冠脉介入术(percutaneous coronary intervention,PCI):对于高龄稳定性冠心病患者,在充分药物治疗基础上,如果没有缺血发作的证据,不建议积极行 PCI 治疗。如果仍有反复心绞痛发作,PCI 治疗能够带来生活质量和生存率的获益,在个体化评估的前提下应持积极态度。注意事项包括:高龄稳定性冠心病患者应充分平衡风险,原则上不建议 90 岁以上患者行介入诊断和治疗,应以药物治疗为主,除非发生急性冠状动脉综合征(acute coronary syndrome,ACS)。高龄冠心病患者往往多支血管病变共存,以解决罪犯血管为原则,有条件可采用冠状动脉血流储备分数、血管内超声等腔内影像学检查,应注意围手术期的血糖、血压等管理,建议高龄患者常规采用桡动脉入路,同时注意预防造影剂肾病。因为高龄患者出血风险高,优选新型药物涂层支架或裸金属支架,应根据情况个体化优化双联抗血小板治疗选择。

3)冠状动脉旁路移植术(coronary artery bypass graft,CABG):如身体条件许可,仍可在必要时考虑 CABG。

(4)特殊临床情况

1)无症状性冠心病:对于既往有明确冠心病史的患者,应定期复查,包括行动态心电图检测,及时发现无症状性心肌缺血。其治疗建议同慢性稳定性心绞痛。

2)微血管性心绞痛:表现为劳力诱发心绞痛,有客观缺血证据或负荷试验阳性,但选择性冠状动脉造影正常,且可除外心外膜冠状动脉痉挛。微血管性心绞痛的治疗主要是缓解症状。硝酸酯类药物对 50% 的患者有效。可联合使用长效钙通道阻滞剂或 β 受体阻滞剂。有高脂血症时应使用他汀类药物,合并高血压时可加用血管紧张素转化酶抑制剂(angiotensin converting enzyme inhibitor,ACEI),有助于改善血管内皮功能。也可试用尼可地尔和代谢类药物曲美他嗪。在中医药治疗方面,注射用丹参多酚酸盐可改善高龄老年冠心病患者微血管心绞痛症状。

(5)高龄老年冠心病患者运动及康复:运动及康复可以使高龄老年患者获益,冠心病的康复分为院内康复期、院外早期康复或门诊康复期以及院外长期康复期。推荐高龄老年冠心病患者参照相关指南进行规范运动及康复。

2. 高龄老年急性冠状动脉综合征的诊治

急性冠脉状动综合征(ACS)是一组以急性心肌缺血为共同特征的临床综合征,高龄患者 ACS 的发病机制与其他年龄组没有区别,包括不稳定性心绞痛、非 ST 段抬高型心肌梗死(non-ST-segment elevation myocardial infarction,NSTEMI)和 ST 段抬高型心肌梗死(ST-segment elevation myocardial infarction,STEMI)。高龄老年冠状动脉病变常呈现多支血管多部位弥漫性病变的特点,临床表现为 NSEMI 的比例较高。高龄老年 ACS 患者死亡率高于其他年龄组。

(1)诊断

1)临床症状:高龄患者出现典型心绞痛症状的比例明显低于其他年龄患者,有些老年人表现为无症状 ACS。

2)心电图:心电图 ST-T 段动态改变是确定 ACS 诊断及分类、预后判断的主要依据。高龄患者导致心电图 ST-T 段异常表现原因较多,需注意鉴别。

3)心肌损伤标志物:肌钙蛋白 I 或肌钙蛋白 T 在 ACS 的诊断过程中具有决定性作用。

4)床旁超声心动图检查:有利于诊断及鉴别诊断。

(2)再灌注治疗:如果没有禁忌证,高龄 STEMI 患者直接 PCI 是目前最有效的治疗手段。如果病变不适宜 PCI,建议有条件的医疗单位考虑急诊 CABG 治疗。主动脉内球囊反搏支持下早期完成 PCI 或 CABG 治疗可以改善预后。≥80 岁的患者不建议溶栓治疗。NSTEMI 患者也应积极进行血运重建治疗。

(3)药物治疗

1)他汀类药物:建议常规给予他汀类药物治疗,但高龄患者不建议起始大剂量强化,而应从常规或较低剂量起始并缓慢滴定至适宜的靶目标剂量,需密切监测他汀类药物的不良反应。

2)抗血小板药物:高龄 ACS 患者,急诊 PCI 术前至少顿服氯吡格雷 300 mg 和阿司匹林 100 mg。加用质子泵抑制剂(如雷贝拉唑)对于胃肠道大出血有一定的预防作用。新型 P2Y12 ADP 受体拮抗剂替格瑞洛由于尚未充分在高龄患者中验证,不推荐其作为常规抗血小板药物。高龄 ACS 患者 PCI 围手术期,可根据患者的血栓负荷、出血风险酌情选用血小板糖蛋白Ⅱb/Ⅲa受体拮抗剂(如替罗非班)。高龄 ACS 患者是否应当维持 1 年的双联抗血小板治疗尚存在争议,应根据临床出血风险酌情调整,并规划个体化随访和给药方案。

3)抗凝治疗:低分子肝素在没有禁忌证的情况下,可应用于任何类型的 ACS 患者,包括≥80岁的高龄患者。但应充分评估年龄、体重、肾功能及病变特点等因素,推荐降低至常规剂量的 1/2,使用时间 3~5 天。

4)β受体阻滞剂:适用于各种类型的 ACS 患者。使用要点包括:需从极小剂量起始,并应用短效药物以防止不良反应的发生;关注低血压、低心排状态、心源性休克及严重的缓慢性心律失常风险;对于合并支气管哮喘或慢性阻塞性肺疾病的患者,应当反复评估其临床状态,在症状缓解期应用β受体阻滞剂,建议以心率 55 次/分为靶目标。

(4)并发症

1)急性肾损伤:年龄是急性肾损伤的重要危险因素,推荐在心功能允许情况下水化治疗,以预防造影剂肾病,但水化速度应个体化。对高危患者或慢性肾脏病 3 期以上的高龄患者应视病情而定,必要时可考虑在 PCI 术后 24 h 内行血液滤过。

2)心力衰竭和心源性休克:心力衰竭和心源性休克可出现在各种类型 ACS 急性期,通常提示缺血范围大,冠状动脉病变严重,急诊再灌注治疗是最有效的治疗措施。对于严重肺水肿或心源性休克的患者,除药物治疗外,及时采用机械通气、主动脉内球囊反搏、左心室辅助装置或体外膜肺等治疗。

3)心律失常:一旦发生恶性室性心律,建议首选电复律。药物治疗可以联合使用β受体阻滞剂和胺碘酮,同时积极纠正电解质紊乱。对于 ACS 发生 4 周后仍有恶性室性心动过速、心室颤动及猝死高风险的患者,建议植入式转复除颤器治疗。一过性高度房室传导阻滞通常提示冠状动脉多支病变,可以通过采用临时起搏器治疗,并尽早行血运重建;符合永久性起搏器指征患者可择期安装。

3. 高龄老年冠心病的二级预防 鉴于目前尚无专门针对 80 岁以上高龄冠心病患者抗血小板、他汀类药物的二级预防研究,在制订治疗方案时,须对患者进行全面评估,包括一般身体状况、合并疾病、对药物耐受程度及预期寿命等,个体化治疗是管理高龄冠心病患者的重要原则。

(1)改善生活方式和控制危险因素

1)生活方式改变:健康的生活方式是冠心病二级预防的基石,同样适用于高龄冠心病患者,如:鼓励患者戒烟、限制酒精摄入;合理调整饮食结构;适当控制体重;根据身体情况进行适当体育锻炼或体力活动;保持健康平衡的心理状态。

2)控制危险因素:通过改善生活方式和必要的药物治疗控制心血管危险因素,使患者血压、低密度脂蛋白胆固醇和血糖控制在适当水平。对于一般身体状况良好的高龄患者,建议其血压<150/90 mmHg,糖化血红蛋白不超过 8.0%,低密度脂蛋白胆固醇降低至 1.8 mmol/L 及以下。对虚弱、预期寿命差的患者应个体化管理。

(2)药物治疗

1)抗血小板治疗:抗血小板药物是冠心病患者二级预防的基本治疗药物,包括阿司匹林、P2Y12 ADP 受体拮抗剂,根据患者临床情况单独或阶段性联合应用于冠心病患者;高龄老年患者服用阿司匹林出血风险增加,可适当减量使用,如 75 mg(1 次/天);加用质子泵抑制剂可以减少消化道出血的发生;不能耐受阿司匹林者可用氯吡格雷替代,给予 75 mg(1 次/天);不建议替格瑞洛用于高龄老年冠心病患者的二级预防。

2)调脂建议:已经接受他汀类药物治疗的高龄冠心病患者,不必因为年龄的增长而停止治疗;除非患有影响其预期寿命的其他疾病,应该使用中等强度他汀类药物治疗;对于单用他汀类药物而低密度脂蛋白胆固醇不能得到适当控制的患者,可以联合依折麦布治疗;此外,血脂康也可用于高龄冠心病患者的降胆固醇治疗。

3)β受体阻滞剂:高龄冠心病患者若无禁忌证,同样应长期使用β受体阻滞剂进行二级预防,注意要点同前,也应从小剂量开始逐渐调整至目标剂量。

4)ACEI/血管紧张素受体阻滞剂(angiotensin receptor blocker,ARB)/醛固酮受体拮抗剂:推荐在无禁忌证的高龄心绞痛、心肌梗死(尤其是前壁心肌梗死)患者中使用 ACEI,应及早从小剂量开始,逐渐增至目标剂量,强调长期应用;对于不能耐受 ACEI 的患者,可换用 ARB 治疗。ACEI/ARB 禁用于低血压、高血钾、严重肾功能不全、双侧肾动脉狭窄、孤立肾伴单侧肾动脉狭窄及对本类药物过敏的患者。醛固酮受体拮抗剂可用于已接受 β 受体阻滞剂和 ACEI/ARB 治疗的合并左心室功能障碍、心力衰竭或糖尿病的心肌梗死后患者,但血肌酐升高(男性≥2.5 mg/dl,女性≥2.0 mg/dl)或血钾升高(≥5.0 mmol/L)者禁用,应用时须注意监测血钾。

5)钙通道阻滞剂:不建议将钙通道阻滞剂作为冠心病二级预防的首选用药,可用于常规冠心病二级预防药物不能使血压达标的高龄冠心病合并高血压患者。

6)硝酸酯类药物:可治疗或预防各种类型心绞痛,高龄老年患者易出现直立性低血压、晕厥和心动过速,使用该类药物期间应注意监测这些事件的发生。

7)改善代谢药物:曲美他嗪通过抑制脂肪酸代谢,促进葡萄糖有氧代谢途径,改善心肌细胞代谢,提高运动耐量,可用于高龄老年稳定性冠心病患者。

8)中成药物:中成药物有注射用丹参多酚酸盐,还有口服药通心络、麝香保心丸、复方丹参滴丸、血脂康等,这些药物在稳定性冠心病患者中有较好疗效,其对高龄患者长期预后的疗效还有待更广泛的证据来证实。

4. 高龄冠心病患者非心脏手术的术前心血管评估 越来越多的高龄患者需要行非心脏手术,非心脏手术自身的危险也会增加主要心血管事件发生的风险,故需要运用正确合理的术前评估手段将高龄冠心病患者进行危险程度分级,分别采取不同的诊疗处置方案,从而降低非心脏手术风险。

≥80 岁患者术前评估应包括:既往心肌梗死病史、冠状动脉血运重建史的患者,通过其他有创或无创检查明确冠状动脉中度以上狭窄的无症状冠心病患者,以及具有冠心病危险因素的患者(无论是否具有冠心病临床症状)。

按照术后 30 天心血管死亡率或心肌梗死发生率,可将手术种类分为低危(心脏事件<1%,如

内镜手术、活检手术、白内障手术、乳腺手术等)、中危(心脏事件 1%~5%,如胸腹腔内手术、颈动脉内膜剥脱术、头颈手术、骨科手术、前列腺手术等)和高危(心脏事件>5%,如急诊大手术,主动脉、大血管及外周血管手术,以及伴大量失血和液体丢失的手术等);建议用改良心脏危险指数方法评估患者心脏并发症的发生风险。

5. 高龄老年冠心病患者的合理用药 高龄老人多病共患、多重用药现象普遍存在,用药的不安全因素较多,更易引发药物不良反应和药源性疾病。高龄老年患者用药应遵循个体化、优先治疗、用药简单、适当减量、合理联合等原则。结合老年综合评估的结果,筛查潜在不适当用药,评估获益/风险比,制订个体化合理用药方案。

(1)老年综合评估:包括多层面、多学科评价患者的躯体健康、功能状态、心理健康和社会环境状况,并制订科学、合理和有效的预防、保健、治疗、康复、护理计划。高龄老年冠心病患者合理化使用药物的原则如下。

1)优先治疗:通过评估,结合预后及期望寿命,找出最优先治疗的疾病,根据临床实践指南合理用药。

2)优化药物:纠正药物过度使用或剂量不足导致的治疗效果不佳等情况。

3)平衡利弊:合理配伍,避免药物与疾病、药物与药物的相互作用。

4)患者依从:凡是未按医嘱用药、耐受性差、疗效不确定的药物一律停止使用。

(2)潜在不适当用药(potentially inappropriate medication,PIM)筛查:PIM 是指在用药过程中,出现药物相关不良事件(如骨折、高钾血症、嗜睡、认知损害等)高于药物带来的临床获益。高龄老年患者多重用药现象普遍,PIM 发生率高,推荐高龄老年冠心病多重用药患者,对照目录进行 PIM 初步筛查,避免使用高风险药物,必要时在药师指导下合理使用药物。

(3)精准医疗在合理用药中的应用:有选择地进行基因多态性检测,有助于精准评估个体情况,合理选择药物,但不推荐常规应用。

【文献评述】

《共识》围绕高龄老人在稳定性冠心病、ACS、

冠心病二级预防等临床诊疗问题方面,给予了全面且有针对性的诊断与治疗建议,尤其强调了高龄老年冠心病临床实践中须特别关注的注意事项。高龄老年冠心病的诊疗重点是在客观全面评估高龄老人生理与病理特点基础上,平衡风险与获益,使高龄老年患者的获益最大化。

考虑到高龄冠心病患者存在多种疾病且有非心脏手术的需求,《共识》在术前心血管评估部分,细化了手术危险分层,给予临床医师参考,具有重要的实践指导价值。《共识》最后一部分阐述了高龄老年冠心病患者合理用药的原则性指导建议,强调了临床实践中应尽量规避 PIM,尤其是高龄老年冠心病患者。考虑到目前精准医学的复杂性和相关临床证据尚不充分,不推荐以基因为导向常规选择药物,但肯定了精准医疗对疾病易感性评估、指导个体化和合理化用药方面的潜在应用价值。

需要特别指出,对于高龄冠心病人群,因为缺乏足够、针对性强、高质量的临床研究证据,《共识》中的许多诊疗建议是在结合中老年人群临床研究结果及专家临床经验的基础上制定的,因此,在临床实践中应根据实际情况制订合理的个体化治疗方案。个体化原则应贯穿于高龄冠心病患者管理的全过程。

(吕纳强 党爱民)

参 考 文 献

中华医学会老年医学分会,高龄老年冠心病诊治中国专家共识写作组.高龄老年冠心病诊治中国专家共识.中华老年医学杂志,2016,35(7):683-691.

第3篇

肾 脏

第 49 章

《老年慢性肾脏病诊治中国专家共识（2018）》解读

【文献题目】 老年人慢性肾脏病诊治中国专家共识（2018）

【文献作者】 中华医学会老年医学分会肾病学组，国家老年疾病临床医学研究中心

【文献来源】 中国老年医学杂志，2018，37（7）：725-731

【文献解读】

◆ 背景介绍

我国成年人慢性肾脏病（chronic kidney disease，CKD）的患病率约10.8%，但60岁以上老年人群CKD的患病率高于成年人1～2倍，约＞35%。老年人常有多病共存、多重用药的情况，CKD的临床表现容易被忽视，加之老年人的肾功能在临床上难以正确评估，故老年CKD患者的临床诊治常被延误，健康管理比较困难，容易较快进入终末期肾病（end-stage kidney disease，ESKD）阶段而损害老年人的身体健康，因此，临床需要有老年CKD患者规范化诊治方案。但老年人肾脏结构和功能均有较明显的变化，肾功能评估和肾脏病的某些治疗原则与60岁以下普通成年人之间存在较大差异，加之不少作为循证医学证据的临床研究均将老年患者排除在外，因此，目前临床上常用的肾功能评估方法和相关治疗原则不一定完全适用于老年人群。为此，中华医学会老年医学分会肾病学组和国家老年疾病临床医学研究中心于2018年制定并发布了《老年人慢性肾脏病诊治中国专家共识（2018）》（下文简称《共识》），旨在针对中国日益增多的老年CKD患者在临床诊治中的特殊性进行规范，使老年医学科或肾脏病专科医师能更深入地了解老年人的特点，更好地服务于老年CKD患者。《共识》适用于60岁以上的中国老年人群。

◆ 文献要点

1. **老年人肾功能评估**　老年人肾功能评估一直是争议较多的话题。目前临床上均以血清肌酐水平作为肾功能的评估方法，但多数老年人的肌肉含量明显减少，甚至合并衰弱、肌少症等，血清肌酐的产生量明显降低，仅根据血清肌酐值评价老年人肾功能容易高估其肾功能水平，因此，《共识》不推荐单独使用血清肌酐值来评价老年人肾功能，而是推荐使用基于血清肌酐和/或胱抑素C的CKD流行病学联合研究公式［CKD-EPIcr和/或CKD-EPIcr-cyst］估算老年人的肾小球滤过率。此外，临床上老年人多重用药率较高，造成肾小管间质性肾损伤的概率较大，《共识》建议临床在评估老年肾功能状态时需要特别重视监测肾小管间质功能，以早期发现肾小管间质损伤并早期治疗，防止肾功能隐性进展或恶化。

2. **老年慢性肾脏病的诊断**　老年CKD患者中3期占比最高，对估算肾小球滤过率（estimated glomerular filtration rate，eGFR）＜60 ml/（min·1.73m²）是否为诊断老年CKD的合适界值在临床上仍存在较大争议。2012年KDIGO指南将CKD 3期分为3a、3b两个亚期，并建议通过CKD-EPIcr计算eGFR处于CKD 3a期，但无其他肾损伤标志物的人群需要进一步采用CKD-EPIcr-cyst公式计算eGFR，以明确是否为CKD，减少CKD 3a期的过度诊断。事实上，有不少研究证实当肾功能处于CKD 3a期时，老年患者的肾储备功能已明显受损，例如：CKD 3a期的老年

人群中,急性肾损伤(acute kidney injury,AKI)的发生率是 eGFR≥60ml/(min·1.73m²)患者的 2 倍,发生全因死亡和 ESRD 的风险也明显增加;即使是没有蛋白尿的 CKD 3 期患者,其心血管疾病的患病率和发生心血管事件的风险也远高于年龄、性别校正后的非 CKD 组。因此,《共识》认为2012 年 KDIGO 指南关于 CKD 的诊断及分期也适用于老年患者。其实,在临床上对 CKD 3a 期老年患者应该评估其肾脏储备功能,肾脏储备功能的降低是发生各种肾损伤的基础。此外,衰弱、肌少症等常见的老年状态也可以明显影响肾功能评估和临床预后判断,除肾脏储备功能评估以外,还需要进行老年综合评估,这些均有助于医师对老年 CKD 患者诊治的临床决策、减少治疗不良反应、提升患者生活质量、确立治疗目标,也有助于患者确定在生命末期的治疗意愿。

3. 蛋白尿的治疗　《共识》认为老年人蛋白尿的病因以继发性肾脏病最常见,因此,应首先明确病因。国内外研究均表明,年龄不是肾穿刺活检的禁忌证,老年患者肾穿刺的并发症并没有明显增加。我国老年人肾小球疾病的病理改变以膜性肾病最为多见,其次为微小病变和局灶节段硬化性肾炎。老年膜性肾病或微小病变常可能继发于各种肿瘤,临床上应注意排查。老年继发性肾脏病以糖尿病肾病、高血压肾损害、缺血性肾脏病及淀粉样变性最常见。肾小球疾病的治疗原则和用药需根据肾脏病理改变来确定,与普通成人的诊治没有太大差别,但《共识》认为,在选用糖皮质激素和/或免疫抑制剂时,应谨慎考虑老年患者的合并症及药物不良反应,药物剂量要相对减少。

4. 血压的控制　《共识》认为,尽管目前不少循证医学证据均提示严格的血压控制可以减少CKD 的发生和进展,但过于严苛的血压控制可能使老年患者的全因死亡率明显增加,因此,老年人的血压控制需强调个体化治疗和分级达标的治疗策略,原则是安全、平稳,避免血压明显波动。临床上常用的利尿药、钙通道阻滞剂、血管紧张素转化酶抑制剂(angiotensin converting enzyme inhibitor,ACEI)、血管紧张素受体阻滞剂(angiotensin receptor blocker,ARB)等降压药对老年高血压的治疗均有效,但所有药物均应从小剂量开始应用,并密切观察血压变化,及时调整药物剂

量,避免血压波动过快。非杓型血压、血压晨峰现象、餐后低血压等表现在老年人群中较常见,需要注意这些情况给降压治疗带来的影响。由于可能引起高钾血症等不良反应,不推荐 ACEI 和 ARB 联合使用,此外,长期使用 ACEI/ARB 且同时合并心功能不全的老年 CKD 患者,骤停此类药物可能会加重心功能损伤或导致心力衰竭难以控制。

5. 血糖的控制　合并糖尿病的老年 CKD 患者在选择降糖药物时应考虑肾功能状态,主要原则是防止药物蓄积而出现低血糖反应。临床上通常使用基础胰岛素联合口服降糖药方案,采用甘精胰岛素者症状性低血糖及低血糖的总发生率均较低。合并糖尿病的老年 CKD 患者常伴有明显的血管病变并影响患者预后,《共识》建议应重视评估老年 CKD 患者微血管病变和外周血管疾病,必要时应给予抗凝、抗血小板、前列环素、舒洛地特等药物进行积极治疗。

6. 饮食的控制　优质低蛋白饮食是 CKD 治疗的重要措施,然而,老年 CKD 患者发生衰弱或营养不良的比例较高,且老年人蛋白摄入量与衰弱的发生关系密切,营养不良是老年 CKD 患者预后不良的主要危险因素,因此,老年 CKD 患者在实施低蛋白饮食前必须进行充分的营养评估,《共识》不建议过于严苛地限制老年 CKD 患者的蛋白摄入,并指出积极补充 α-酮酸制剂有助于纠正老年患者的营养不良状况,延缓 CKD 进展。

7. 钙磷代谢平衡　老年 CKD 患者钙、磷代谢紊乱主要表现为血管钙化,血管或瓣膜钙化的CKD 患者是发生心血管疾病最高危的人群。《共识》建议对老年 CKD 3~5 期患者,需要定期评估其血清钙、磷及甲状旁腺激素的变化。严格限制蛋白摄入虽然是防治高磷血症的常用方法,但可能诱发老年患者营养不良,增加死亡风险,因此,磷结合剂的合理使用在老年 CKD 患者的临床治疗中尤为重要。此外,在衰弱和营养不良的老年患者中,高钙血症和低磷血症的发生率较高,若出现血钙增高、软组织或心血管钙化等情况应避免使用含钙的磷结合剂,减少或停用活性维生素 D。

8. 常见合并症的治疗　"A-on-C"即所谓"在CKD 基础上发生的 AKI",主要原因有:①用药不当导致急性肾小管坏死或急性肾小管间质性肾炎,此种情况下须及时停用相关药物,尽量维持体

内酸碱、电解质平衡;②合并感染、心血管疾病等或治疗措施不当引起肾单位血流灌注不足,《共识》建议此种情况的治疗关键在于及时纠正低血压、低血容量和加强抗感染治疗,尽量保证平均动脉压在 80 mmHg 左右,中心静脉压在 $8\sim10$ cmH$_2$O,从而维持肾小球滤过压,恢复肾脏灌注。

老年 CKD 的并发症(如贫血、酸碱失衡、血清电解质异常、低血压、继发性甲状旁腺功能亢进症、血管钙化、淀粉样变等)均是心血管疾病的诱发因素,故患者的左心室肥厚、急性冠状动脉综合征、心律失常及猝死的发生率较高。《共识》认为,除及时治疗各种 CKD 并发症外,临床上对心血管疾病治疗的靶目标,在老年 CKD 患者与高风险的非 CKD 老年患者之间并没有差别,但在用药时需要根据老年 CKD 患者的肾脏功能状况进行调整,选择优化的治疗方案,并需要经常监测肾功能变化和药物不良反应。猝死是老年 CKD 尤其是透析患者死亡的主要原因之一。猝死的预防主要是应用 ACEI/ARB 和 β 受体阻滞剂治疗、避免患者电解质和容量的快速变化、必要时可置入临时或永久除颤器等。

9. 综合治疗 老年 CKD 患者合并症多,常有多重用药,《共识》建议临床上需要联合肾科医师、老年科医师、护士、心理医师、临床药师、营养师、康复师、社会工作者、照护者等组成多学科协作团队,对老年 CKD 患者的基础疾病、并发症及功能状态进行全面评估,早期识别和筛选出与患者预后密切相关的老年综合征并给予早期干预,以提高患者的生活质量。

10. 血液净化治疗 不少研究发现老年 ESRD 患者过早开始血液净化治疗并没有明显获益,相反,在透析后容易出现衰弱、跌倒、认知障碍以及焦虑、抑郁等心理精神疾患。因此,《共识》建议对老年人开始透析治疗前应先进行综合评估,以决定患者是否适合血液净化治疗,确保患者生活质量。临床上对此问题的精确判断常比较困难,"限时透析治疗试验"是一个比较合适的选择,即预先设定一个时间段(通常为 $4\sim6$ 周)的透析来观察患者对透析治疗的反应。在试验治疗期间需要与患者、家属和透析团队的所有成员进行充分沟通,以确定是否实施维持性透析或非透析治疗,从而确保患者的生活质量。动静脉内瘘仍为老年人血液净化治疗最佳的血管通路,但对于血管条件较差和生命预期有限的老年人而言,半永久中心静脉导管是首选。

【文献评述】

我国人口老龄化进程日益严重,老年 CKD 患者数量越来越多,由于老年人本身的特点,老年 CKD 的临床诊治与 60 岁以下的普通成年人有明显差别,由中华医学会老年医学分会肾脏病学组及国家老年疾病临床医学研究中心组织来自全国 23 个省市自治区的 48 位老年科、肾科、内分泌科、心内科、营养科的专家,经过反复讨论和修改,制定了《共识》,对老年 CKD 患者临床诊治中的特殊性进行了规范,这对我国老年 CKD 患者的诊治具有深远影响。从《共识》发布后国内外发表的一系列临床研究结果来看,其相关内容具有一定预见性,具有明确临床价值,特别适合中国老年 CKD 患者的临床诊治。然而,老年 CKD 患者尤其是处于 ESRD 期时病情往往比较复杂,临床诊治涉及的学科范围较广。《共识》为国内首次发布,虽然对老年 CKD 诊治中的一些热点和难点问题进行了相应的规范,但其所涉及的老年 CKD 临床问题尚不够全面。例如,《共识》对老年患者免疫衰老对使用免疫抑制剂的影响、老年 CKD 患者的合理用药问题,尤其是临床上常用的中成药合理使用等均没有涉及,今后在对《共识》的修订和更新时应引起注意。

(程庆砾)

参 考 文 献

[1] 中华医学会老年医学分会肾病学组,国家老年疾病临床医学研究中心.老年慢性肾脏病诊治的中国专家共识(2018).中华老年医学杂志,2018,37(7):725-731.

[2] Fan L, Levey AS, Gudnason V, et al. Comparing GFR estimating equations using cystatin C and creatinine in elderly individuals. J Am Soc Nephrol, 2015,26(8):1982-1989.

[3] 刘旭利,程庆砾,刘海波,等.社区高龄男性慢性肾脏病患者的营养和心理健康状况调查.中华全科医师杂志,2014,13(1):32-36.

[4] 陈姝君,陈海平,李琳,等.1008 例老年健康体检者肾损害情况分析.中华老年医学杂志,2012,31(12):

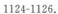

1124-1126.

［5］ Li F,Pei XH,Ye XS,et al. Modification of the 2012 CKD-EPI equations for the elderly Chinese. Int Urol Nephrol,2017,49(3):467-473.

［6］ 宋良晨,赵佳慧,敖强国,等.老年男性慢性肾脏病患者衰弱的影响因素.中华医学杂志,2019,99(40):3126-3131.

［7］ Jin B,Zeng CH,Ge YC,et al. The spectrum of biopsy-proven kidney diseases in elderly Chinese patients. Nephrol Dial Transplant, 2014, 29 (12): 2251-2259.

［8］ Bellizzi V,Chiodini P,Cupisti A,et al. Very low-pro-tein diet plus ketoacids in chronic kidney disease and risk of death during end-stage renal disease: a his-torical cohort controlled study. Nephrol Dial Trans-plant,2015,30(1):71-77.

［9］ Cheng XY,Nayyar S,Wang M,et al. Mortality rates among prevalent hemodialysis patients in Beijing: a comparison with USRDS data. Nephrol Dial Trans-plant,2013,28(3): 724-732.

［10］ Berger JR,Jaikaransingh V,Hedayati SS. End-stage kidney disease in the elderly: approach to dialysis initiation, choosing modality, and predicting out-comes. Adv Chronic Kidney Dis,2016,23(1):36-43.

第4篇

消 化

第 50 章

《肠道微生态制剂老年人临床应用中国专家共识(2019)》解读

【文献题目】 肠道微生态制剂老年人临床应用中国专家共识(2019)

【文献作者】 中华医学会老年医学分会,《中华老年医学杂志》编辑委员会

【文献来源】 中华老年医学杂志,2019,38(4):355-361

【文献解读】

◆ 背景介绍

肠道菌群与人体相互依存,构成了肠道微生态系统,参与机体代谢、能量平衡、免疫调节及多种疾病的发生。伴随增龄,肠道菌群组成和功能发生改变,影响着老年人的健康水平、疾病状态及寿命。增龄后的肠道微生态改变与老年人免疫功能下降(免疫衰老)、低度慢性炎症及合并衰老相关性疾病(艰难梭菌结肠炎、动脉粥样硬化、恶病质、衰弱、癌症、脂肪肝、代谢综合征、2型糖尿病、神经退行性疾病等)有关。大量研究已证实微生态制剂在预防和干预这些疾病中具有巨大的潜力,对老年人群更是可以减缓衰老、延长寿命。

肠道微生态制剂在老年人中的使用备受重视,但目前国内外无针对老年人肠道微生态制剂使用的规范化指南与共识。为此,中华医学会老年医学分会制定并发布了《肠道微生态制剂老年人临床应用中国专家共识(2019)》(下文简称《共识》),旨在规范肠道微生态制剂在老年人及相关疾病中的使用。《共识》的适用人群为肠道疾病(炎性肠病、肠易激综合征、急性感染性腹泻、抗菌药物相关性腹泻、慢性便秘、肝硬化)、肠外疾病(肿瘤放化疗、代谢性疾病、老年危重症)、健康老年人及相关医护人员,同时《共识》也介绍了粪菌移植在老年患者中的应用意义。

◆ 文献要点

1. **肠道微生态的组成及作用** 人体肠道内细菌总数多达 $10^{13} \sim 10^{14}$,是正常细胞数的10倍,基因数的100倍,种类多达1000种。主要包括拟杆菌门、厚壁菌门、放线菌门、变形杆菌门、疣微菌门等,其中前两者占90%左右,此外,肠道内还定植着正常病毒群、真菌群、螺旋体群等。肠道微生物影响着人体重要的生理和代谢功能,并在人类早期发育中促进免疫系统成熟以及维持之后的免疫稳态。健康的肠道微生物群在调节人体营养物质代谢、抵御感染、控制炎症、预防癌症以及通过脑肠轴影响神经系统等各方面起着关键作用。当机体受到年龄、环境、饮食、药物、疾病等因素影响时,就会引起肠道微生态失衡,亦称肠道菌群失衡。肠道菌群失衡主要是指由于肠道菌群组成改变、细菌代谢活性变化或菌群在局部分布变化而引起的失衡状态,表现为肠道菌群在种类、数量、比例、定位转移(移位)和生物学特征上的变化。肠道菌群失衡能够增加多种疾病风险,包括胃肠道疾病(结直肠癌、炎性肠病、肠易激综合征等)、代谢性疾病(肥胖症、2型糖尿病、非酒精性脂肪肝、心血管疾病等)、自身免疫性疾病、呼吸系统疾病(哮喘、囊性纤维化等)及老年性疾病(慢性炎症、神经退行性疾病、认知功能下降、衰弱等)。大量研究已证实微生态制剂在预防和干预这些疾病中具有巨大的潜力,对老年人群更是可以减缓衰老、延长寿命。

2. **老年人肠道菌群的变化** 年龄是影响人体肠道微生态的重要因素。随着增龄,肠道微生

态的构成、多样性、功能均会逐渐改变,这与老年人免疫功能下降(免疫衰老)、低度慢性炎症以及合并衰老相关性疾病(艰难梭菌结肠炎、动脉粥样硬化、恶病质、衰弱、癌症、脂肪肝、代谢综合征、2型糖尿病、神经退行性疾病等)有关。这种慢性炎症状态,使老年人对肠道菌群失衡更敏感,同时,肠道菌群失衡也加重了老年疾病的进程。

与成年人相比,老年人肠道微生态多样性减少,且老年个体间差异更大。不同年龄段老年人拥有不同菌群结构,并受生活方式、饮食、居住环境、药物(尤其是抗生素、非甾体抗炎药)等外在因素以及基因、衰弱、疾病等内在因素的影响,这也是导致老年个体间菌群差异增大的原因。同时,老年人群肠道微生态组成发生改变,具体表现:分解糖的细菌下降、分解蛋白的细菌增加;优势菌减少、非优势菌增加;拟杆菌、变形杆菌增加,乳酸杆菌、双歧杆菌等有益菌数量减少。

3. 微生态制剂在老年常见疾病及健康老人中的应用建议

(1)肠道疾病

1)炎性肠病:炎性肠病导致的慢性炎症可引发肠道氧化功能和代谢环境改变,促发微生态失调。国内外研究结果显示,益生菌可提高美沙拉秦疗效,对炎性肠病有效,且不良反应小。

《共识》推荐:在美沙拉秦基础上联用双歧杆菌三联活菌(培菲康 420 mg,3 次/天,疗程 4~8周)或枯草杆菌二联活菌(美常安 500 mg,3 次/天,疗程≥4 周)。

2)肠易激综合征:肠易激综合征患者肠道中肠杆菌科等促炎菌群相对丰富,而乳酸杆菌和双歧杆菌相应减少,肠道微生物群的稳定性、多样性降低。炎症细胞浸润、免疫细胞功能变化、细胞因子释放,导致了肠易激综合征的发生或恶化。国内外指南和共识推荐益生菌或益生元可用于减轻肠易激综合征症状,且效果肯定。

《共识》推荐:应用双歧杆菌三联活菌(培菲康 420 mg,3 次/天,疗程 4~8 周)、双歧杆菌四联活菌(思连康 1.5 g,3 次/天,疗程 4~8 周)作为辅助用药;可尝试使用枯草杆菌二联活菌、地衣芽孢杆菌活菌、凝结芽孢杆菌活菌片、酪酸梭菌肠球菌三联活菌片、酪酸梭菌活菌等益生菌制剂。

3)急性感染性腹泻:急性感染性腹泻患者常存在肠道菌群失调、肠黏膜屏障功能异常。除口服补液盐、应用抗菌药物、调节水电解质紊乱、应用止泻药外,肠道微生态制剂也是临床常用的治疗药物。国内外指南认为益生菌治疗和预防急性感染性腹泻的作用可有效缩短腹泻病程,且无明显不良反应。

《共识》推荐:在常规补液、纠正电解质紊乱的基础上,采用抗菌药物联用双歧杆菌三联活菌制剂(培菲康 1260 mg,3 次/天),症状控制后益生菌继续服用 1~2 周。

4)抗菌药物相关性腹泻:抗菌药物相关性腹泻除停用抗生素、对症支持、口服甲硝唑或万古霉素、谨用止泻药等治疗外,应用肠道微生态制剂已成为临床上抗菌药物相关性腹泻防治中的重要手段。

《共识》推荐:在常规治疗基础上联用枯草杆菌、肠球菌二联活菌肠溶胶囊(美常安 500 mg,3 次/天,服用至症状受到控制后 2 周)。

5)慢性便秘:慢性便秘是一种常见的老年综合征。便秘患者常伴随肠道专性厌氧菌减少,潜在致病菌和真菌增加,这种菌群变化通过改变短链脂肪酸和 5-羟色胺引起胃肠动力障碍。微生态制剂也是常用治疗慢性便秘的药物。

《共识》推荐(根据国外指南和共识):使用双歧杆菌乳杆菌三联活菌片(金双歧 1~2 g,3 次/天,疗程 2~4 周)、双歧杆菌三联活菌散(小培菲康 1 g,2 次/天,疗程 4 周)、双歧杆菌三联活菌胶囊(培菲康 630 mg,2 次/天,疗程 4 周)、双歧杆菌乳杆菌四联活菌片(思连康 0.5~1.5 g,3 次/天,疗程 4 周)、乳果糖(15~45 ml/d,疗程 2~4 周)。

6)肝硬化肝性脑病:肝硬化是各种慢性肝病发展的终末阶段,由于肠肝轴的存在,患者不同程度地存在肠道菌群失调,表现为大肠埃希菌等病原菌增加和小肠细菌过度生长。肠道菌群失调可进一步导致肠道通透性改变,内毒素和细菌进入门静脉循环,引起免疫激活,最终导致肝脏损伤及全身炎症,严重影响患者预后。国内外指南均推荐使用益生菌预防和治疗肝性脑病。

《共识》推荐:使用地衣芽孢杆菌(整肠生 0.5 g,3 次/天,疗程 4 周)、枯草杆菌二联活菌肠溶胶囊(美常安 0.5 g,3 次/天,疗程 1~2 周)、复方嗜乳酸杆菌(益君康 1 g,2～3 次/天,疗程 2 周以上)、双歧杆菌三联活菌胶囊(培菲康 420 mg,3 次/天,疗程 2 周)、酪酸梭菌二联活菌散剂(常乐康 1 g,3 次/天,疗程 4 周)、乳果糖(30～60 ml/d,疗程 2～4 周)。

(2)肠外疾病

1)需要化疗的疾病:化疗容易引起肠道微生态失衡,具体表现为梭菌、肠杆菌科等有害菌增加,乳杆菌、双歧杆菌等有益菌下降,可引起急性黏膜炎、内源性感染、营养不良等不良反应,最常见的不良反应是化疗诱导腹泻,其发生率可高达 50%～80%,影响化疗疗效。国内外多项研究结果表明,化疗期间使用肠道微生态制剂能有效防治化疗诱导的腹泻。

《共识》推荐:使用枯草杆菌肠球菌二联活菌胶囊(美常安 500 mg,3 次/天)、双歧杆菌乳杆菌三联活菌片(金双歧 2 g,2 次/天)等。

2)需要放疗的疾病:放射性肠炎是放疗常见并发症,临床表现为腹痛、腹泻、黏液血便,严重者出现肠坏死、肠穿孔等。益生菌通过增强肠道屏障功能、提高免疫力和刺激肠道修复机制在放射性肠炎的治疗中发挥了重要作用。国内多项研究结果表明,放疗期间益生菌的使用可防治放射性肠炎。

《共识》推荐:使用地衣芽孢杆菌活菌胶囊(整肠生,口服,0.5 g,3 次/天)、双歧三联活菌肠溶胶囊(贝飞达,口服,420 mg,3 次/天)、酪酸梭菌活菌胶囊(米桑,保留灌肠,1 g,3 次/周)。

3)代谢性疾病:代谢综合征以胰岛素抵抗为基础,主要包括内脏型肥胖、糖尿病或糖耐量受损、血脂代谢紊乱及高血压等,其患病率与年龄相关。肠道菌群通过影响脂多糖、短链脂肪酸、脑肠轴、胃肠激素等调控宿主能量代谢、诱发全身慢性轻度炎症反应,对代谢综合征产生重要影响。服用乳酸双歧杆菌 HN019 被证实能降低体重指数、总胆固醇、低密度脂蛋白胆固醇及炎症因子(肿瘤坏死因子 α、白细胞介素-6)。关于益生元对代谢综合征影响的 meta 分析结果显示,菊粉型果聚糖、抗性淀粉或菊粉对代谢综合征有益,能减轻体重,减少促炎状态,改善血糖和胰岛素稳态,增加高密度脂蛋白胆固醇和降低甘油三酯或低密度脂蛋白胆固醇水平。

《共识》推荐:可试用含双歧杆菌、果聚糖、抗性淀粉、菊粉、低聚果糖的肠道微生态制剂。

4)老年危重症:危重症的肠道微生态特征是共生菌群破坏和潜在的致病菌过度生长,导致肠屏障功能破坏,对院内感染高度易感。益生菌可保护肠道屏障,减少病原菌过度生长,减少细菌易位和内源性感染。Meta 分析结果提示,益生菌使用与感染和呼吸机相关性肺炎减少相关。国内研究结果显示,益生菌的使用可改善危重症患者的预后。

《共识》推荐:使用酪酸梭菌活菌胶囊(米桑 0.4 g,3 次/天)、双歧杆菌三联活菌制剂(培菲康 420～840 mg,2 次/天)、双歧杆菌乳杆菌嗜热链球菌三联活菌片(金双歧 1～2 g,3 次/天)及枯草杆菌肠球菌二联活菌胶囊(美常安 0.5 g,3 次/天)联合双歧杆菌乳杆菌嗜热链球菌三联活菌片(金双歧 2 g,3 次/天),推荐疗程 1～2 周。

(3)健康老年人:随增龄,老年人肠屏障功能下降,导致肠道代谢吸收功能减弱、黏膜修复屏障功能受损、免疫系统功能下降,全身性感染风险增高。研究结果表明,长期、适量服用肠道微生态制剂可通过调整微生物群组分来改善胃肠功能、促进营养物质吸收、提高免疫功能、预防感染、调控血糖血脂等,有助于老年人群的健康。

《共识》推荐:健康老年人长期口服双歧杆菌三联活菌制剂(培菲康 420 mg,3 次/天)、味乐舒(2.0 g,1～2 次/天)改善肠道健康。

4. 新技术粪菌移植在老年疾病中的意义　粪菌移植(fecal microbiota transplantation,FMT)是指将健康人粪便中的功能菌群移植到患者胃肠道内,重建具有正常功能的肠道菌群,以达到治疗肠道和肠道外疾病的目的。FMT 最常用于治疗复发的艰难梭菌感染,且被国内外指南和共识推荐。也有报道 FMT 应用于炎性肠病、肠易激综合征、代谢综合征等多种疾病的治疗。FMT 途径包括经鼻空肠管、空肠造瘘管或回/结肠造口肛侧端、结肠途径肠道深部置管。

5. 微生态制剂应用的注意事项　《共识》推荐益生菌与温凉食物同服,活菌应避免与抗菌药物同时服用。若需同时应用抗菌药物,应加大益生菌剂量或错开服药时间,最好间隔 2～3 h 以上。布拉氏酵母菌、酪酸菌和芽孢杆菌制剂对抗菌药物不敏感,可与抗菌药物同时使用。益生元和益生菌的不良反应较少,安全性高,个别消化道症状会随服用时间延长而逐渐消失。益生菌罕见的不良反应是菌血症,对免疫功能低下的老年人,应注意观察。除地衣芽孢杆菌、酪酸梭菌、凝结芽孢杆菌、枯草杆菌制剂可常温保存外,其他肠道微生态制剂须低温保存,注意避光、密封。由于益生菌是活菌,储存期间易死亡,建议尽量使用出厂时间较近的产品。

【文献评述】

　　人体免疫系统和肠道菌群之间复杂的相互作用维持着肠道稳态。在这种共生关系中,微生物群提供碳水化合物的发酵和消化、维生素合成和肠道相关淋巴组织的发育,防止病原菌定植;而宿主为微生物群的生存提供了基础和营养。两者之间和平共处的共生关系依靠肠道屏障来维持。正常的肠道屏障包括微生物、化学、机械和免疫屏障,肠屏障功能就是指肠道上皮具有分隔肠腔内物质和防止致病性抗原入侵,且同时具有消化吸收营养物质的功能,肠屏障功能一旦受损可引发感染及自身免疫性疾病等。

　　肠道菌群组成肠道微生物屏障,在肠道屏障的维持中起着关键作用,它可以通过影响免疫系统来影响人体的各种生理功能。肠道菌群一方面可以刺激宿主免疫防御,对抗病原体;另一方面通过竞争营养或产生抑制性物质,直接作用于肠道病原体,被称作肠道菌群的定植抗力。肠道菌群还具有定种、定位的特性,正常的肠道菌群一旦组成改变或者发生易位,均可引起肠屏障功能破坏、菌群失调、损伤肠道免疫功能,从而导致各种急慢性疾病。

　　肠屏障功能受各种内源性和外源性因素的影响,如年龄、自身免疫力、疾病状态、营养状态、生活方式、饮食习惯、药物使用,尤其是抗生素的使用等。在肠道缺血/再灌注、胰腺炎、休克、糖尿病、代谢综合征、慢性肾脏病、烧伤、肝脏疾病、败血症、精神疾患等病理情况下,肠道内稳态的破坏可发生细菌易位。细菌易位是指肠腔内的细菌及大分子通过黏膜屏障进入血液或者淋巴系统、肝、脾等器官,而细菌易位又进一步加重肠屏障功能的损害。其中的机制可能涉及局部炎症反应和肠上皮细胞凋亡,但仍不完全明确,需要进一步的深入研究。

　　由此来看,维持肠道菌群定种定位的特性是保护肠屏障功能的关键,临床上可通过充分营养支持、生活方式改善、避免滥用抗生素、补充肠道微生态制剂等途径来实现。对于肠道菌群功能下降的老年人群,如何合理使用益生菌、益生元制剂显得尤为重要,这也正是《共识》发布的意义。

　　近些年,肠道菌群一度成为研究热点,但目前肠道菌群如何影响人体免疫系统、肠道微生态制剂在疾病和维持健康中如何发挥作用的具体机制仍不明确,关于老年人群微生态制剂治疗的大型多中心随机对照临床研究相对较少,如何提高FMT的安全性及具体技术的推广等都亟待解决,这些都将成为未来研究探索和发展的方向。

(杨云梅)

参 考 文 献

中华医学会老年医学分会,《中华老年医学杂志》编辑委员会.肠道微生态制剂老年人临床应用中国专家共识(2019).中华老年医学杂志,2019,38(4):355-361.

第51章

《中国老年人慢性胃炎专家共识》解读

【文献题目】中国老年人慢性胃炎专家共识

【文献作者】中华医学会老年医学分会,中华老年医学杂志编辑委员会

【文献来源】中华老年医学杂志,2018,37(5):485-491

【文献解读】

◆ 背景介绍

慢性胃炎尤其是萎缩性胃炎,随着年龄增长患病率呈上升趋势,老年人是萎缩性胃炎的高发人群,有必要针对老年人慢性胃炎制订诊断与治疗共识,以提高临床医师对老年人慢性胃炎的认识与诊疗水平。为此,中华医学会老年医学分会老年消化学组组织国内专家遵照临床诊疗指南制定的基本方法与程序,历时1年多时间讨论并多次修订后发布了《中国老年人慢性胃炎专家共识》(下文简称《共识》),以供老年病科医师和临床工作者参考。《共识》对老年人慢性胃炎的流行病学、病因、临床表现、诊断、治疗及随访等方面提出了共识性意见,具有较强的临床指导意义,可指导广大老年消化专科医师对临床患者的诊断与治疗。《共识》的适用人群为老年慢性胃炎患者及相关医护人员,下文针对《共识》的相关内容,结合最近研究进展进行解读。

◆ 文献要点

1. **慢性胃炎的中国特色** 随着我国人口老龄化,老年人口不断增多,慢性胃炎已成为老年人常见疾病。由于遗传背景差异与幽门螺杆菌(helicobacter pylori,HP)感染率高发,中国人成为慢性胃黏膜损伤乃至胃癌的高发人群,因此,慢性胃炎的诊断与治疗在我国倍受重视。中华医学会消化病分会持续不断地修订《中国慢性胃炎共识意见》,至今已发布了第六版,反观欧美国家,尚无相关学会制订慢性胃炎的共识意见或指南,说明慢性胃炎是有中国特色的疾病。在疾病分类学上,通用的国际疾病分类(international classification of diseases,ICD)均以病因作为慢性胃炎的亚型分类,而目前国内通用的慢性胃炎诊断是内镜检查结合病理诊断,但以病理诊断为确诊依据,完全不同于ICD分类,因此,慢性胃炎的诊断亦具有中国特色,这种诊断与分类方法对中国人的慢性胃炎诊疗与防治具有现实意义与指导价值,在国内消化领域被广泛认可。

2. **关注病理诊断的完整性** 老年人慢性胃炎是以病理诊断为依据的疾病,对于黏膜病理变化的描述,业内早有共识,要求有5种组织学变化须分级,即HP、炎症、活动性、萎缩及肠化,这5种表现可分为无、轻度、中度和重度4级(分别为0、+、++、+++)、完整病理分级描述可使我国诊断与国际接轨,容易操作,对于病情评估和临床治疗有指导作用。对于有HP感染者应考虑是否有根除指征,对于存在肠化生者,应描述肠化生范围和肠化生亚型及程度,这对胃癌发生危险性的预测有一定价值。对于存在上皮内癌变者,应注明是低级别还是高级别,对低级别癌变应及时随访,而高级别癌变应考虑内镜黏膜下剥离术切除治疗。虽然《共识》强调病理诊断完整性对患者治疗的指导意义,但国内仍有许多医疗机构,尤其是基层医院的病理科医师对此仍认识不足,病理诊断描述单一,完整性不足,因此,消化专科医师应加强与病理专科医师的沟通与交流。

3. **老年人慢性胃炎治疗应遵循个体化原则** 老年人慢性胃炎的治疗目的是缓解症状和改善黏膜组织异常,应尽可能针对病因,遵循个体化原则。老年人慢性胃炎的主要临床表现为上腹痛、腹胀、

早饱感,部分患者缺乏临床症状,仅在胃镜检查后发现黏膜损伤,患者的症状严重程度与内镜病理组织学分级并不完全一致,因此,治疗应结合临床表现、内镜表现及病理学表现,因人而异选择个体化治疗方案。对于部分无症状慢性胃炎患者,排除内镜下糜烂、出血损伤,可以不予治疗。对于部分高龄老人,胃黏膜也存在生理性萎缩,或者出现较严重的完全型小肠型化生,此时发生胃癌的危险性并不高,不建议过度治疗。对于有上腹痛、上腹饱胀、恶心、呕吐或其他消化不良症状同时存在的老年患者,单一药物往往疗效欠佳,建议采用联合治疗,可以联合使用抑酸剂/制酸剂、胃黏膜保护剂、促动力药物、消化酶制剂或抗焦虑/抑郁药等若干种药物中的 2～3 种药物,以缓解患者的主要症状。临床上容易忽视的是部分老年人胰腺的基础外分泌和外分泌储备功能均明显下降,且高龄老人的功能下降尤为明显,慢性胃炎的症状与胰酶分泌不足相关,此时适当补充消化酶制剂往往效果明显。此外,对于部分精神心理因素参与或加重的老年患者,应考虑抗抑郁或抗焦虑药物进行治疗。对这类患者,仅靠抑酸、保护黏膜或胃肠动力药物往往疗效有限。药物选择上应酌情、合规选用选择性 5-羟色胺再摄取抑制剂或三环类抗抑郁药及其复方制剂(如氟哌噻吨、美利曲率等)。

4. 黏膜保护是老年人慢性胃炎的基础治疗
老年人胃黏膜本身存在退化和萎缩,长期服用非甾体抗炎药(nonsteroidal anti-inflammatory drugs,NSAIDs)和胆汁反流可破坏黏膜屏障功能,继而产生炎症、糜烂、出血、肠化生等病变,是黏膜损伤的常见病因,长期黏膜损伤也容易导致胃癌的发生。因此,黏膜保护是老年人慢性胃炎的常用治疗方法,也是基础治疗方法。常用黏膜保护剂包括替普瑞酮、铝碳酸镁、瑞巴派特及康复新液等。对伴有胆汁反流的患者,应选用有结合胆汁酸作用的铝碳酸镁制剂,通过结合胆汁酸减轻或消除反流胆汁导致的黏膜损伤,对长期存在糜烂、炎症的患者,可考虑康复新液治疗,以修复损伤的胃黏膜。对于老年双联抗血小板(阿司匹林联合噻吩吡啶类药物)治疗,目前建议首选质子泵抑制剂,对于 NSAIDs 类药物引起的胃黏膜损伤,替普瑞酮也有较好疗效。由于替普瑞酮和瑞巴

派特通过血液吸收后起作用,除了具备胃黏膜保护作用外,对于 NSAIDs 引起的中、下消化道黏膜损伤,也具有一定的保护作用。现有研究还表明,长期联合替普瑞酮和叶酸治疗慢性胃炎,可部分逆转慢性胃炎的黏膜萎缩与肠上皮化生。这些研究改变了人们长期以来关于肠化与萎缩难以逆转的观念,也为胃癌的防治提供了新思路。由于中国人的遗传素质决定了胃黏膜容易受到损伤,因此增强黏膜保护和修复机制,使胃黏膜在形态和功能上保持完整至关重要。适当使用黏膜保护剂既可促进组织修复、改善微循环,促进前列腺素合成及黏液分泌,又能通过抑制活化炎性反应,消除黏膜上皮细胞内氧自由基,抑制中性粒细胞产生的超氧自由基,减少因 HP 激发的细胞因子炎症反应。因此,黏膜保护剂的使用是老年人慢性胃炎的常用治疗方法,也是基础治疗方法。

5. 老年人慢性胃炎伴幽门螺杆菌感染的治疗　有共识指出,HP 胃炎无论有无症状,伴或不伴消化性溃疡和胃癌,均应定义为一种感染性疾病,因此,对 HP 的根除应抱更积极的态度。但对 HP 根除的适应证及根除治疗方法,国内学者仍有较大争议。由于国人感染 HP 者众多,克拉霉素、甲硝唑及左氧氟沙星等抗菌药物存在广泛耐药,国外学者制定的相关指南或共识通常并不适用于中国国情。虽然 HP 的根除可减轻炎症,延缓萎缩、肠化甚至上皮内癌变的过程,从而降低胃癌发生率,但目前认为最佳的干预时间为萎缩、肠化生及上皮内癌变发生前,越早根除预防胃癌的效果越佳。显然,绝大多数老年人可能已经错过了最佳干预时间。因此,对于老年人(尤其是 80 岁以上的高龄老人)是否通过 HP 根除以预防胃癌发生,应根据患者胃黏膜病变情况、年龄、预期寿命及患者意愿等因素综合评估。对于老年人慢性活动性胃炎伴 HP 感染者,也应进行全面评估后,酌情考虑行 HP 根除治疗。中国"第五次全国幽门螺杆菌感染处理共识"推荐铋剂四联根除方案,即质子泵抑制剂＋铋剂＋两种抗菌药物,疗程为 10 天或 14 天。但由于部分老年人伴存其他疾病,较长抗菌药物的使用也容易导致肠道菌群紊乱等不良后果。近年来随着钾离子竞争性酸阻滞剂伏诺拉生的应用,国外已广泛推荐将其作为根

除 HP 的治疗方法,无论作为一线治疗,还是二线补救治疗,这种方式都有良好的根除疗效。尤其值得关注的是,近期研究表明,一周疗程的伏诺拉生联合阿莫西林 HP 根除率可达理想效果,这种疗程短、使用较少抗菌药物的根除方法对老年人 HP 根除获益更大,相信不久的将来也会作为我国 HP 的治疗共识意见加以推荐。

【文献评述】

随着我国人口老龄化,老年人口不断增多,慢性胃炎已成为老年人的常见病之一。老年人慢性胃炎常见病因为 HP 感染、长期服用 NSAIDs、胆汁反流以及其他生物、理化因素,衰老也可加重胃黏膜萎缩的发生。临床中,老年人慢性胃炎无特异性临床表现,有症状老年患者较中青年患者多,症状主要表现为上腹痛、腹胀、早饱感,与消化不良症状谱相似。部分老年人慢性胃炎缺乏临床症状。内镜下,老年人慢性胃炎表现为黏膜炎性改变,确诊应以病理组织学为依据,诊断可分为慢性非萎缩性胃炎和慢性萎缩性胃炎 2 种基本类型。病因、内镜所见及黏膜病理变化有助于细化胃炎诊断。同时,血清学检查中血清胃蛋白酶原(pepsinogen,PG)Ⅰ、PGⅡ及胃泌素-17 的检测也有助于老年人慢性萎缩性胃炎的诊断。治疗上,可给予黏膜保护剂、抑酸剂或抗酸剂、消化酶制剂、促动力药物、抗氧化剂、中药等药物单用或联合用药。对于老年人慢性活动性胃炎伴 HP 感染者,或长期服用 NSAIDs 的 HP 感染者,应对其进行全面评估后,酌情考虑行 HP 根除治疗,根除方案推荐采用含铋剂四联方案。老年人慢性胃炎治疗的目的是缓解症状和改善黏膜组织学异常,应尽可能针对病因,遵循个体化原则。

(王小众)

参 考 文 献

[1] 中华医学会老年医学分会,中华老年医学杂志编辑委员会.中国老年人慢性胃炎专家共识.中华老年医学杂志,2018,37(5):485-491.

[2] 中华医学会消化病学分会.中国慢性胃炎共识意见(2017 年,上海).中华消化杂志,2017,37(11):721-738.

[3] 郑松柏,王璐.消化酶制剂在老年人消化不良中的应用专家共识(2018)解读.中华老年病研究电子杂志,2018,5(4):1-3.

[4] Majeed M,Majeed S,Nagabhushanam K,et al. Evaluation of the Safety and Efficacy of a Multienzyme Complex in Patients with Functional Dyspepsia:A Randomized,Double-Blind,Placebo-Controlled Study. J Med Food,2018,21(11):1120-1128.

[5] Gong YY,Huang XX,Chen MH,et al. Teprenone improves gastric mucosal injury and dyspeptic symptoms in long-term nonsteroidal anti-inflammantory drug users. J Gastroenterol Hepatol,2019,34(8):1344-1350.

[6] 方燕飞,赵岚,林正烨,等.应用定标活检技术优选慢性萎缩性胃炎的治疗疗程.中华内科杂志,2014,53(3):210-212.

[7] Murakami K,Sakurai Y,Shiino M,et al. Vonoprazan,a novel potassium-competitive acid blocker,as a component of first-line and second-line triple therapy for Helicobacter pylori eradication:a phase III,randomised,double-blind study. Gut,2016,65(9):1439-1446.

[8] Furuta T,Yamade M,Kagami T,et al. Dual therapy with vonoprazan and amoxicillin is as effective as triple therapy with vonoprazan,amoxicillin and clarithromycin for eradication of helicobacter pylori. Digestion,2020,101(6):743-751.

第 52 章

《消化酶制剂在老年人消化不良中应用中国专家共识（2018）》解读

【文献题目】 消化酶制剂在老年人消化不良中应用中国专家共识（2018）

【文献作者】 中华医学会老年医学分会老年消化学组

【文献来源】 中华老年医学杂志，2018，37（6）：605-611

【文献解读】

◆ 背景介绍

消化不良是一组常见临床症候群，主要包括持续性或反复发作性上腹部不适、饱胀、早饱、灼热、隐痛、恶心、呕吐、食欲缺乏等症状，可伴有腹泻，分为功能性消化不良（functional dyspepsia，FD）和器质性消化不良（organic dyspepsia，OD）。发达国家消化不良的发病率为 15%～41%，亚洲不同地区为 8%～23%。老年人消化道结构和功能均存在生理性退化，是 FD 的高发人群。我国广东地区消化不良症状流行病学调查结果显示，老年人消化不良的发生率为 24.5%。老年人也是上消化道和肝胆胰器质性疾病（尤其是恶性肿瘤）的高发人群，因而也是 OD 的高发人群。不论是 FD 还是 OD，补充消化酶制剂都是重要而常用的治疗措施。

《消化酶制剂在老年人消化不良中的应用专家共识（2018）》（下文简称《共识》）由中华医学会老年医学分会老年消化学组组织国内专家，历时2 年，经过多次讨论、数易其稿制定而成。《共识》旨在提高广大临床医师对消化酶与老年人消化不良关系的认识，促进临床医师充分、合理地应用消化酶制剂，从而提高老年人消化不良的治疗水平。《共识》发布后，得到广大同行的普遍肯定，《共识》对老年人消化酶与消化不良的有关问题进行了梳理，有较强的临床指导性。《共识》的适用人群为老年人消化不良患者及相关医护人员。

◆ 文献要点

1. **老年人消化不良的特点** 消化不良可能是临床上最常见的一组症候群，一般将经常规检查（内镜、影像学、生化等）证实存在的相关器质性疾病称为 OD，反之称为 FD。长期以来临床一直强调胃动力、胃泌酸、内脏感觉异常等身心或精神心理因素是 FD 的主要病因，但罗马基金会已认识到，所谓功能性疾病也一定是有某种客观病生理因素在起作用，只是出于习惯仍沿用"功能性"一词，同时认为增龄是重要危险因素之一，增龄相关的消化酶分泌不足也是重要的发病因素，显然，老年人是 FD 的高发人群。老年人同时也是上消化道和肝胆胰器质性疾病（恶性肿瘤、结石、炎症等）的高发人群，因而也是 OD 的高发人群。由此可见，老年人消化不良常是 FD 与 OD 叠加，与中青年人相比，其发病率更高、病情更重。

2. **胰腺外分泌不足是老年人消化不良的重要发病因素** 人体分泌消化酶的腺体包括唾液腺、胃底腺、胰腺、肠腺等，其中胰腺最重要，它分泌的消化酶种类最全（淀粉酶、脂肪酶、蛋白酶等）、量最大，还分泌大量的碳酸氢盐。但是老年人尤其是高龄老人的胰腺从结构到功能全面退化。从结构上看，质量减轻、体积缩小、质地变硬、胰管扩张等，特别是胰腺组织脂肪化、纤维化，腺泡实质减少，而且胰腺外分泌功能细胞——腺泡细胞的超微结构明显退化（如腺泡细胞体积变小，细胞空泡化明显，胞核固缩，胞内线粒体脱水、肿胀和空泡化明显,粗面内质网扩张且排列松散,脂滴、溶酶体数量增多,细胞顶部酶原颗粒减少等)。结构是功能的载体,研究证明,老年胰腺的基础外分泌和外分泌储备功能都是明显降低的。Torigoe 等采用动态磁共振胆胰造影技术评估胰腺外分泌功能与增龄的关系,将 53 例研究对象按照年龄分为 3 组(<40 组、40～70 组和>70 组),以动态图像所显示的胰液在标记区域流淌的距离远近和扫一个序列图像(20 张)时间内胰液分泌次数作为评估胰腺外分泌水平的指标,距离远近具体分为 5 个等级(0 级代表没有胰液分泌,1 级代表距离<5 mm,2 级代表距离 5～10 mm,3 级代表距离 11～15 mm,4 级代表距离>15 mm)。结果显示:3 组研究对象的平均分泌水平等级分别是 2.48、1.48 和 0.36($P<0.001$);平均分泌次数分别是 16.2 次、11.9 次和 4.8 次($P<0.001$),可见胰腺外分泌水平随增龄明显降低。Bülow 等对 995 例健康、血清脂肪酶及淀粉酶水平正常的研究对象,采用肠促胰素增强磁共振胆胰管成像技术,评估胰液分泌量。结果显示:20～29 岁组与 80～89 岁组相比,男性平均值分别为 10.8 ml/min 和 7.3 ml/min,女性分别为 10.2 ml/min 和 6.7 ml/min;高龄老年组下降约 30%;老年人胰腺外分泌功能不全发病率为 11.5%～21.6%。以上都是以无胰腺疾病或糖尿病者为研究对象,如患有胰腺疾病或行胰腺手术后,其外分泌功能(包括胰酶分泌)受损会更为严重,发生所谓胰腺相关器质性消化不良。显然,对老年人消化不良补充消化酶制剂有充分的理论和临床依据。

3. 老年人消化不良的评估 老年人消化不良的评估(包括治疗前和治疗后)应以临床评估为主,在《老年人功能性消化不良诊治专家共识》和《共识》中已有介绍,需要强调的是,对初诊的老年消化不良患者,应做必要的辅助检查(上腹部影像学、内镜、生化等)以鉴别 OD 或 FD,同时要排除因老年人常见慢性疾病及其治疗药物所致的消化不良症状。如疑为胰腺外分泌功能不全,临床评估应有所侧重。消化酶不足或缺乏的实验评估较为客观,方法有很多,如粪常规、粪脂镜检等,这些方法简便易行,可作为筛查方法。粪脂定量和脂肪平衡试验操作繁杂、费时,实际应用少。10 余年来,国外应用较多的是粪弹性蛋白酶-1(fecal

elastase-1,FE-1)测定,FE-1 与胰弹性蛋白酶相关性及稳定性好,且结果不受胰酶替代疗法影响,能更好地反映胰腺外分泌功能,其特异性及敏感性均较高。FE-1 测定方法简便、无创,结果可靠,适合老年患者,FE-1<200 μg/g 为胰腺外分泌功能不全,FE-1<100 μg/g 为严重胰腺外分泌功能不全。FE-1 检测在国内临床应用仅见零星报道。今后需要开展一系列相关工作,例如,与有关供应商合作,进行多中心临床研究,建立我国 FPE-1 检测的规程和正常值,把 FE-1 检测开发成一个常规开展的临床试验检测项目,以客观、准确评估胰腺外分泌功能不全,为临床合理应用消化酶制剂提供科学依据。

4. 消化酶制剂应用的适应证及时机 不少同行认为,老年人普遍消化酶分泌功能减退,且消化酶制剂安全性良好,无须应用适应证及时机,但《共识》专家组仍以严谨的态度,结合国内外文献提出了 5 项消化酶制剂应用的适应证及时机,这一点值得参考。如能结合 FE-1 检测结果,会更为精准。

【文献评述】

《共识》详细介绍了目前临床常用的 5 种消化酶制剂(多酶片、胰酶肠溶胶囊、复方消化酶胶囊、复方阿嗪米特肠溶片和米曲菌胰酶片)的组成成分、工艺特点、临床疗效及禁忌证,不同消化酶制剂各有其特点,临床医师可根据实际需要选用。需要指出的是:虽然胰腺外分泌不足是老年人消化不良的重要发病因素,但并非全部因素,因此,面对老年消化不良患者,全面综合临床评估是基础,再结合必要的辅助检查做出甄别和判断,针对主要的病理生理基础给予单药或联合用药治疗。例如:FD 之餐后不适综合征,以促动力药为主,必要时辅以抑酸剂或消化酶制剂;FD 之上腹痛综合征,以抑酸剂为主,必要时辅以促动力药或消化酶制剂;FD 或 OD 之胰腺外分泌功能不全,以补充消化酶制剂为主,必要时辅以促动力药;对一些伴焦虑、抑郁症状的消化不良患者,同时应给予心理疏导和充分的心理支撑,必要时开具抗焦虑抑郁药物,严重者转精神心理专科诊治。

(郑松柏 王 璐)

参 考 文 献

[1] 中华医学会老年医学分会老年消化学组.消化酶制剂在老年人消化不良中应用中国专家共识(2018).中华老年医学杂志,2018,37(6):605-611.

[2] 中华医学会老年医学分会,《中华老年医学杂志》编辑委员会.老年人功能性消化不良诊治专家共识.中华老年医学杂志,2015,34(7):698-705.

[3] DrossmanDA,Hasler WL. ROME IV-Functional GI Disorders:Disorders of Gut-Brain Interaction. Gastroenterology,2016,150(6):1257-1261.

[4] Stamm BH. Incidence and diagnostic significance of minor pathologic changes in the adult pancreas at autopsy:A systematic study of 112 autopsies in patients without known pancreatic disease. Hum Pathol,1984,15(7):677-683.

[5] Caglar V,Songur A,Yagmurca M,et al. Age-related volumetric changes in pancreas:a stereological study on computed tomography. Surg Radiol Anat,2012,34(10):935-941.

[6] Janssen J,Papavassiliou I. Effect of Aging and Diffuse Chronic Pancreatitis on Pancreas Elasticity Evaluated using Semiquantitative EUS Elastography. Ultraschall Med,2014,35(3):253-258.

[7] Sato T,Ito K,Tamada T,et al. Age-related changes in normal adult pancreas:MR imaging evaluation. Eur J Radiol,2012,81(9):2093-2098.

[8] Glaser J,Stienecker K. Pancreas and aging:a study using ultrasonogrphy. Gerontology,2000,46(2):93-96.

[9] Riccillo FL,Bracamonte MI,Cónsole GM,et al. Histomorphological and quantitative immunohistochemical changes in the rat pancreas during aging. Biocell,2004,28(2):127-134.

[10] Detlefsen S,Sipos B,Feyerabend B,et al. Pancreatic fibrosis associated with age and ductal papillary hyperplasia. Virchows Arch,2005,447(5):800-805.

第 53 章

《中国消化内镜诊疗相关肠道准备指南(2019,上海)》解读

【文献题目】 中国消化内镜诊疗相关肠道准备指南(2019,上海)

【文献作者】 中国医师协会内镜医师分会消化内镜专业委员会,中国抗癌协会肿瘤内镜学专业委员会

【文献来源】 中华消化内镜杂志,2019,36(7):457-469

【文献解读】

◆ 背景介绍

近年来,随着国内消化内镜技术的深入普及,国内外相关研究不断涌现,肠道准备的方法有了新的进展。我国地域辽阔,肠道准备方案存在一定的区域差异,主要体现在宣教方法,泻药使用类型、使用剂量和用药时机,以及祛泡剂的使用方面。肠道准备是高质量内镜诊疗的基础与前提,但是目前鲜有医疗机构定期监测肠道准备合格情况,整体合格率较低,影响了病变检出及癌症筛查。

为进一步改进国内内镜诊疗前肠道准备的方式和方法、提高内镜诊疗质量,2013 年,中国医师协会内镜医师分会消化内镜专业委员会和中国抗癌协会肿瘤内镜学专业委员会组织有关专家进行多次讨论,对国内外相关研究进行总结,并借鉴国外循证依据及相关指南,结合我国实际情况制订了《中国消化内镜诊疗相关肠道准备指南(2019,上海)》(下文简称《指南》),旨在指导和规范我国的肠道准备方法。《指南》的适用人群为结肠镜、小肠镜及胶囊内镜相关的患者、临床医师及医疗机构。

◆ 文献要点

1.《指南》引入了"推荐等级的评估、制定与评价系统"评估证据质量和推荐强度 《指南》将证据质量分为高质量、中等质量、低质量和很低质量4 个等级,推荐强度分为强推荐和弱推荐 2 个等级;证据质量仅为决定推荐强度的因素之一,低质量证据亦有可能获得强推荐。

2.《指南》更改了 2013 年版指南的整体框架并将部分肠道准备的辅助措施列为强烈推荐的必要步骤 2013 年版指南中的辅助措施包括饮食限制、促胃肠动力药物、祛泡剂、联合灌肠、慢性便秘患者的肠道准备,以及患者告知及宣教。近几年的研究发现,其中的饮食限制、祛泡剂以及患者告知及宣教是肠道准备必不可少的重要步骤,因此,《指南》将其列为单独的步骤进行详细阐述。促胃肠动力药物、联合灌肠、慢性便秘患者的肠道准备均作为特殊患者的肠道准备措施分别被纳入相应的部分。

3.《指南》进一步强调了肠道准备工作的重要性并对内镜医师和医疗机构提出了相应的要求 有研究显示,肠道准备不充分可降低结肠镜检查的有效性和安全性,且影响肠镜检查的腺瘤检出率。《指南》建议内镜医师在结肠镜检查时评估肠道准备质量,医疗机构也应定期监测内镜中心整体的肠道准备合格情况。

4.《指南》推荐采用更加丰富和灵活的方式进行告知和宣教以增强患者对肠道准备工作的重视 尽管既往指南也将患者告知及宣教列为肠道准备工作的必要步骤,但是术前指导的形式一般仅强调口头和书面指导。除口头及书面指导外,有多项

研究显示,联合电话、短信或微信指导有助于加强对患者的教育,从而提高肠道准备的质量,有条件的单位可采取基于电话、短信及微信等辅助方式对患者进行肠道准备的告知及宣教,让患者主动参与肠道准备过程,从而提高患者的依从性和肠道准备质量。宣教和告知的信息包括肠道准备的重要性,饮食限制的时间和要求,肠道清洁剂的使用时间、剂量及使用方案,其他措施的应用,依从性的重要性,等等,亦可将内容做成视频或动画形式进行宣教。

5.《指南》提出适当开放饮食限制以提高患者的依从性和耐受性　饮食限制可减少肠道中残留的食物残渣,从而提高肠道准备质量。尽管与进食清流质饮食相比,进食低渣/低纤维是否能提高肠道准备质量尚存在争议,但多项研究显示,内镜检查前进食低渣/低纤维饮食的患者对肠道准备的耐受能力和再次进行类似肠道准备的意愿均较高。此外,有研究发现,与嘱咐患者自行准备低渣饮食相比,使用标准化预包装低渣饮食可提高肠道准备质量以及患者的依从性和满意度。因此,《指南》推荐术前1天采用清流质饮食或低渣饮食/低纤维饮食,有条件者采用标准化预包装低渣/低纤维饮食,有助于提高患者的依从性。

6.《指南》推荐聚乙二醇(3L)的分次剂量方案作为普通人群首选肠道准备方案　复方聚乙二醇的使用方案有了更多国内研究数据的支持。聚乙二醇是目前国内外应用最为广泛的一类肠道泻药。4L聚乙二醇方案口服液体量较大且口味差,5%～15%的患者无法完成肠道准备,不推荐国内常规使用4L聚乙二醇方案进行肠道准备。国内一项纳入318例患者的多中心随机对照研究显示,相较于2L聚乙二醇方案,改良的3L聚乙二醇分次剂量方案(检查前1晚服用1L聚乙二醇,检查4～6 h前服用2L聚乙二醇)可明显提高右半结肠腺瘤检出率、盲肠插管率、操作安全性及患者依从性。此外,亦有研究显示,对于没有肠道准备不充分风险的人群,亦可采用2L聚乙二醇的单次剂量方案。

7.《指南》不再将祛泡剂作为辅助措施而是强烈推荐的步骤　近几年,国内多项研究显示,在口服复方聚乙二醇的基础上,联合应用西甲硅油可显著提高祛泡效果、肠道准备效率及腺瘤检出率,

且患者的耐受程度不受影响。此外,联合应用西甲硅油可有效增加肠道清洁度及内镜镜头清晰度,缩短操作时间。对于胶囊内镜等对肠道清洁度及消化道黏膜清晰度要求较高的内镜检查,更应使用西甲硅油祛泡。

8.《指南》对特殊人群肠道准备的方式和注意事项进行了详细的分类和说明　结合国内外文献资料及我国人群特征,《指南》罗列了影响肠道质量的高风险因素:慢性便秘、未严格按照要求进行肠道准备(如术前高纤维饮食、聚乙二醇服用量不足)、体重指数＞25 kg/m²、年龄＞70岁、结肠外科手术史、伴有其他疾病(如糖尿病、帕金森病、卒中或脊髓损伤病史等)、应用三环类抗抑郁药或麻醉药等。《指南》针对肠道准备不充分患者、疑似炎性肠病患者、活动性下消化道出血患者、高龄患者、儿童和青少年患者以及妊娠期患者均给予了详细的相关推荐。

9.《指南》在小肠镜及胶囊内镜肠道准备方面提出了更多选择　《指南》推荐经口小肠镜检查前,应禁食8～12 h,同时禁水4～6 h即可,经肛小肠镜的肠道准备要求与结肠镜相同。对于小肠胶囊内镜,国外有指南推荐采取饮食限制,采用2L聚乙二醇方案并常规应用祛泡剂进行肠道准备。此外,有研究显示,小肠胶囊内镜前服用2 L聚乙二醇或服用4L清流质亦具有与4L聚乙二醇相似的肠道准备效果。此外,术前联合应用西甲硅油、促胃肠动力药、蓖麻油等药物对提高胶囊内镜的图像质量及全小肠检查成功率有一定价值。

10.《指南》提出需要根据实际情况制订肠道准备方案　尽管市面上有多种肠道清洁剂可供选择,也有不同的用药方案可供选用,在为患者制订肠道准备方案时仍应充分考虑患者的整体健康状况、病史、服药史、偏好、既往肠道准备情况等因素,结合清洁方案的疗效、成本、安全性及耐受性等条件,制订个体化肠道准备方案。

【文献评述】

《指南》在上一版的基础上,回顾了国内外相关研究并借鉴国外循证依据及相关指南,结合我国实际情况,制定了新版《指南》。《指南》采用了国际上比较通用的"推荐等级的评估、制定与评价

系统",使其更加规范。为了提高临床医师对肠道准备的重视及肠道准备的质量,《指南》不仅从应用层面对肠道准备的方法进行了详细阐述,而且对医疗机构也提出了相应的要求,要求医疗机构要定期监测肠道准备的合格情况,并且提供人力和物力对即将接受肠道准备的人群进行详细的指导。《指南》概括了肠道准备的高危风险,让临床医师在制订肠道准备方案时能更精准地识别出高危人群。《指南》对常见泻药的安全性和效果进行了逐一分析,有利于临床医师在尽可能提供良好肠道准备的前提下规避相关风险。《指南》不仅给出了一般人群的常规推荐方案,也针对各种特别人群提出了相应的方案,从而为临床医师制订肠道准备方案的流程提供了更全面的指导。

尽管《指南》从各个层面提出了相应对的肠道准备方案,但最佳的肠道准备方案仍需要根据医疗单位和患者的实际条件及使用习惯,并遵循个体化原则来共同制订。

(潘　鹏　柏　愚)

参 考 文 献

[1] 中国医师协会内镜医师分会消化内镜专业委员会,中国抗癌协会肿瘤内镜学专业委员会.中国消化内镜诊疗相关肠道准备指南(2019,上海).中华消化内镜杂志,2019,36(7):457-469.

[2] Qaseem A,Snow V,Owens DK,et al. The development of clinical practice guidelines and guidance statements of the American College of Physicians: summary of methods. Ann Intern Med, 2010, 153(3):194-199.

[3] Clark BT,Rustagi T,Laine L. What level of bowel prep quality requires early repeat colonoscopy: systematic review and meta-analysis of the impact of preparation quality onadenoma detection rate. Am J Gastroenterol,2014,109(11):1714-1723,1724.

[4] Johnson DA,Barkun AN,Cohen LB,et al. Optimizing adequacy of bowel cleansing for colonoscopy: recommendations from the US multi-society task force on colorectal cancer. Gastroenterology,2014,147(4):903-924.

[5] Wang SL,Wang Q,Yao J,et al. Effect of WeChat and short message service on bowel preparation: an endoscopist-blinded,randomized controlled trial. Eur J Gastroenterol Hepatol,2019,31(2):170-177.

[6] Walter B,Klare P,Strehle K,et al. Improving the quality and acceptance of colonoscopy preparation by reinforced patient education with short message service: results from a randomized, multicenter study (PERICLES-II). GastrointestEndosc,2019,89(3):506-513.

[7] Liu XD,Luo H,Zhang L,et al. Telephone-based re-education on the day before colonoscopy improves the quality of bowel preparation and the polyp detection rate: a prospective, olonoscopist-blinded, randomised, controlled study. Gut, 2014, 63(1):125-130.

[8] Kang X,Zhao L,Leung F,et al. Delivery of Instructions via Mobile Social Media App Increases Quality of Bowel Preparation. Clin Gastroenterol Hepatol, 2016,14(3):429-435.

[9] Rice SC,Higginbotham T,Dean MJ,et al. Video on Diet Before Outpatient Colonoscopy Does Not Improve Quality of Bowel Preparation: A Prospective, Randomized,Controlled Trial. Am J Gastroenterol, 2016,111(11):1564-1571.

[10] Hassan C,Bretthauer M,Kaminski MF,et al. Bowel preparation for colonoscopy: European Society of Gastrointestinal Endoscopy (ESGE) guideline. Endoscopy,2013,45(2):142-150.

第 54 章

《老年吞咽障碍患者家庭营养管理中国专家共识(2018 版)》解读

【文献题目】 老年吞咽障碍患者家庭营养管理中国专家共识(2018 版)

【文献作者】 中国老年医学学会营养与食品安全分会,中国循证医学中心,《中国循证医学杂志》编辑委员会,等

【文献来源】 中国循证医学杂志,2018,18(6):547-559

【文献解读】

◆ 背景介绍

老年人衰老、功能衰退和疾病会导致吞咽障碍,吞咽障碍广泛存在于老年人中。吞咽障碍是影响老年人功能、健康、营养状况,以及增加死亡风险、降低生活质量的危险因素。导致吞咽障碍的疾病包括神经系统疾病、颅脑外伤、退行性变、全身系统疾病、肿瘤、传染病、心理疾病等,其他与营养相关的老年并发症(如肌肉减少症,主要表现为年龄相关性肌肉质量和力量储备下降)也是导致吞咽障碍的主要原因之一。吞咽障碍与营养不良关系密切,可互为因果形成恶性循环。吞咽功能受损使食物、液体的吞咽效率低下,误吸风险增加,社交活动受限,

经口摄食欲望逐渐丧失,进而导致营养不良和/或脱水。吞咽障碍老人住院治疗时间有限、无法满足复健需求,而多学科合作将营养管理延伸至院外(如养老机构、社区、家庭),更符合实际需求。本文将对《老年吞咽障碍患者家庭营养管理中国专家共识(2018 版)》(下文简称《共识》)进行解读。《共识》的适用人群为老年吞咽障碍患者及相关医护人员。

◆ 文献要点

1. 吞咽障碍的概念及发病人群

(1)吞咽障碍为临床多学科常见症状:吞咽障碍是指吞咽过程的异常,即由于下颌、双唇、舌、软腭、咽喉、食管等器官结构和/或功能受损,不能安全有效地把食物输送到胃,导致患者不能获取足够营养和水分。广义的吞咽障碍概念还包含认知精神心理等方面问题引起的行为和行动异常所致的吞咽和进食问题。

世界卫生组织已将吞咽障碍列入国际疾病分类第 10 版及国际功能、残疾和健康分类。需要指出的是,吞咽障碍为症状诊断,非疾病诊断。容易出现吞咽障碍的疾病状态详见表 54-1。

表 54-1 易出现吞咽障碍的疾病状态

分类		举例
引起口咽吞咽障碍的疾病	中枢神经系统疾病	脑卒中、帕金森病、放射性脑病、脑外伤、第四脑室肿瘤、脑干或小脑病变(卒中、外伤、炎症或肿瘤)、脑瘫、手足口病后脑干脑炎、舞蹈症、脊髓灰质炎累及球部、严重认知障碍或痴呆等
	脑神经病变	多发性硬化症、运动性神经元病、吉兰-巴雷综合征等
	神经肌肉接头疾病	重症肌无力、肉毒中毒、兰伯特-伊顿综合征等

(待　续)

（续 表）

分类		举例
	肌肉疾病	多发性肌炎、硬皮病、代谢性肌病、张力性肌营养不良、眼咽营养不良、环咽肌痉挛、口颜面或颈部肌张力障碍、脊髓灰质炎后肌萎缩等
	口咽部器质性疾病	舌炎、扁桃体炎、咽喉炎等感染性疾病,甲状腺肿,淋巴结病,肌肉顺应性降低(肌炎、纤维化)、口腔及头颈部恶性肿瘤或赘生物,颈部骨赘,口腔、鼻咽及头颈部放疗或化疗后,颈椎、口腔或咽喉部手术后,先天性腭裂,以及舌、下颌、咽、颈部的外伤或手术切除等
	其他	抑郁症、癔症、神经性厌食症;牙列不齐或缺齿、口腔溃疡、口腔干燥;气管插管或切开;服用减少唾液分泌或影响精神状态的药物等
引起食管吞咽障碍的疾病	神经肌肉疾病	贲门失弛缓症、硬皮病、其他运动障碍、胃食管反流病、弥漫性食管痉挛、食管憩室等
	食管器质性病变	继发于胃食管反流病的溃疡性狭窄、食管肌炎(缺铁性吞咽困难和普卢默-文森综合征)、食管瘤、化学损伤(如摄入腐蚀剂)、药物性食管炎、对曲张静脉行硬化剂治疗等)、放射性损伤、感染性食管炎、嗜酸细胞性食管炎、食管手术后(胃底折叠术或抗反流术)等
	外源性纵隔疾病	肿瘤(如肺癌和淋巴瘤)、感染(如结核、组织胞浆菌病)、心血管因素(心耳扩张和血管受压)等

（2）老年人吞咽障碍与营养不良密切相关：约 50% 美国居家老年人出现了不同程度的吞咽障碍，年均因吞咽障碍噎呛致死者超 1 万人；误吸、误吸性肺炎、营养不良和脱水是吞咽障碍最常见的并发症。中国吞咽障碍的发生率和并发症情况与国外相似。

吞咽障碍程度与营养不良发生率呈正比。刘琦等对 106 例老年痴呆伴吞咽障碍的患者进行营养状态调查发现，88.68% 的患者存在营养不良风险，吞咽障碍程度每增加一级，营养不良发生率可增加 1.67 倍。

吞咽障碍导致的社会心理问题会加剧营养不良。吞咽障碍患者因害怕呛咳、难以耐受吞咽过程的痛苦，进而产生对进食的抗拒心理。Verdonschot 等对 96 例吞咽障碍患者进行评估，发现 47.3% 的患者出现焦虑、抑郁等问题。此外，进食作为重要的社交活动，痛苦的吞咽过程和日益变窄的食物选择范围，往往导致吞咽障碍患者极易出现焦虑、抑郁等不良情绪。而这些心理问题会直接导致食欲缺乏，造成食物摄入不足，从而加剧营养不良。

吞咽障碍患者住院期间接受营养支持的时间有限，吞咽功能复健的过程也比较漫长，因此，需要将营养支持延伸到院外，继续为患者服务，在家庭或社区环境下进行多学科系统性营养管理，可以提高患者生活质量，降低呛咳、误吸性肺炎及营养不良的发生率，避免因并发症再次入院。

2. 基于个体化目标的吞咽障碍营养管理

（1）基于临床状态制订营养治疗目标：不同临床状态的吞咽障碍患者通过营养管理获得的吞咽障碍改善程度不同，因此，应预先对不同临床状态的吞咽障碍患者制定并告知对应阶段的营养治疗目标，具体可分为一级预防、改善功能、维持功能、降低风险和终末照护五类。临床营养师应根据患者的营养治疗目标、吞咽功能及吞咽障碍改善目的，明确"阶段性"吞咽障碍患者营养管理要点（表 54-2），重点在于保持吞咽障碍患者营养状态良好、预防误吸和脱水、延缓吞咽功能损害。

（2）基于个体吞咽功能和进食意愿制订吞咽障碍营养管理方案：吞咽障碍患者的营养干预方式主要为经口营养和管喂营养。经口营养方法包括食物质构调整、体位改变及姿势的代偿性方法等。

在选择老年出院患者的喂养方式前，首先需要通过多学科团队，即口腔、康复、耳鼻喉、超声影像等临床专科医（技）师筛查与评估吞咽障碍并确定吞咽功能级别后，再由临床营养师根据吞咽功能评级，综合考虑老年人的生活功能、心理情感等影响进食意愿的多方面因素，制订并执行阶段性营养管理方案（表 54-3）。

表 54-2　吞咽障碍老人营养管理分类

分类	吞咽功能	吞咽障碍改善目的	营养管理要点
一级预防	因年龄增长出现口腔退行性变、吞咽功能生理性低下	可通过调整进食方法，加强口腔保健，并辅以间接训练	营养状况尚可
改善功能	患有血管损害等原发性疾病，可能或存在吞咽功能损害	可通过积极的康复训练改善吞咽功能	通过调整食物质构，保证适宜的营养和水分供给
维持功能	中度吞咽障碍	很难通过现有康复训练明显改善吞咽功能；可通过康复训练维持现有吞咽功能	通过调整食物质构、使用部分照护食品和指导用餐环境，维持稳定的营养状态，使营养状态不继续恶化
降低风险	既往存在误吸性肺炎	以不再发生肺炎为康复训练目的	必要时可使用肠内营养治疗，改善营养不良
终末照护	针对终末期老人	通过训练使老人可经口进食少量喜爱的食物	维持平稳生命体征，以老人进食意愿为准，在安全前提下提供少量经口进食

但老年人体重减轻、进食时间延长、抑郁、疲劳等常见于吞咽障碍确诊前，因此，患有可能引起吞咽障碍疾病的社区老人（即社区高危老人）需要利用吞咽障碍指数自评表自查吞咽功能状况，初步分级吞咽功能，以便家庭营养管理的尽早介入。

老年出院患者与社区高危老人的具体营养管理路径可详见《共识》原文，吞咽障碍指数自评表亦可详见《共识》的附录。

3. 吞咽障碍者的管饲

（1）管饲时机选择：为保证进食安全和预防误吸，临床常通过管饲应对吞咽障碍。临床营养师应根据吞咽障碍患者的进食状态按需选择经口进食或经管喂食。胃食管反流严重者可经鼻肠管、胃造瘘术（经皮内镜胃造瘘术）以及空肠造口术喂养或全肠道外营养等。

（2）管饲对比：管饲无法杜绝发生误吸，患者仍可能误吸反流的肠内喂养物。对老年吞咽障碍患者留置胃管时，采取侧卧位可提高置管成功率，优于平卧及半卧位置管。老年吞咽障碍患者往往使用鼻胃管，除了要承担社交活动中的心理负担之外，还要承受长期置管带来的鼻咽部不适感，且发生反流性肺炎的危险性较高，因此，对长期管饲的吞咽障碍患者采用经皮内镜下胃造瘘术更安全有效。

管饲喂养时通常采取符合生理需求的定时喂养方式。持续喂养方式不增加小肠水分含量，可降低腹泻风险。因此，若在患者管饲过程中发生腹泻，可尝试改换持续喂养方式。采用肠内营养泵持续恒温喂养也可有效预防和降低老年吞咽障碍患者发生腹泻等胃肠道不耐受情况。不推荐对吞咽障碍的卒中患者早期应用经皮内镜下胃造瘘术，如果需要长期（>4 周）肠内营养，可酌情考虑经皮内镜下胃造瘘术喂养。2015 年 Gomes 等在 Cochrane 发表的系统评价和 meta 分析中纳入了 11 篇随机对照研究，包含 735 例吞咽障碍患者，经过比较发现，鼻胃管较经皮内镜下胃造瘘术营养干预中断的可能性更大，提示经皮内镜下胃造瘘术对吞咽障碍患者更为有效和安全。

其他避免管饲患者出现胃肠道不耐受的方法还包括：①严格控制肠内营养起始速度，建议 10～20 ml/h 起始，根据耐受情况逐渐增加速度。②没有严格禁忌的患者，可以将头部抬高 30°～45°，以减少吸入性肺炎的发生。③选择管径较细的鼻胃管，可减少膈肌刺激。④严重低蛋白血症的患者存在肠壁水肿，导致开始输注时出现腹泻，可根据临床情况在纠正低蛋白血症的同时给予肠内营养。⑤避免长期使用广谱抗生素。⑥防止喂养液污染。⑦对实施管饲的危重症患者，推荐使用肠内营养输注泵控制速度。⑧控制血糖可提高肠内营养的耐受性。⑨遵循浓度由低到高、容量由少到多、速度由慢到快的原则，并注意保持适宜温度。⑩推荐乳糖不耐受的患者使用无乳糖配方，避免使用含短链碳水化合物的制剂。每 4～6 h 监测胃残余量，可以帮助医师发现患者是否

表 54-3　不同吞咽功能分级营养管理方案

吞咽功能级别		临床表现	进食状态	治疗要点	营养管理策略
无误吸	7 级 正常	无吞咽障碍	经口进食（吞咽障碍普食）	不需要治疗	营养教育
	6 级 轻度问题	主观评估有轻度吞咽问题，存在咀嚼不充分但口腔残留少，无误吸	经口进食（吞咽障碍普食＞吞咽障碍调整饮食）	关注口腔问题（如调整义齿），指导食物选择和烹饪方式；根据实际需求进行康复训练	营养教育＋饮食质地调整
	5 级 口腔问题	存在无行进行期和准备期；口腔期中度或重度障碍，进食时间延长，口腔内残留食物增多。可能存在脱水和营养不良	经口进食（吞咽障碍调整饮食）；可能需要肠内营养（口服营养补充）	康复训练；指导食物选择，饮食质地调整和烹饪方式；吞咽时需他人的提示或监护	营养教育＋饮食质地调整＋训练＋可能肠内营养
存在误吸	4 级 机会误吸	常规经口进食存在误吸风险。通过视频透视吞咽检查可见咽头食物残留；可能存在脱水和营养不良	吞咽障碍调整饮食，常规使用管饲肠内营养（鼻胃管、鼻肠管；经口进食（吞咽障碍调整饮食）＞管饲）	康复训练；通过饮食质地调整防止误吸和营养不良	营养教育＋饮食质地调整＋训练＋肠内营养
	3 级 水分误吸	存在水的误吸，但能咽下食物，吃饭只能咽下食物，但摄取的能量不充分	吞咽障碍调整饮食，经口饮食（吞咽障碍调整饮食）＜管饲（经皮内镜下胃造口术、经皮内镜下空肠造口术）	饮食质地调整有一定效果；需要长期营养支持保证水分和营养供给；在安全前提下进行康复训练	营养教育＋饮食质地调整＋训练饮食＋肠内营养
	2 级 食物误吸	存在水分、固体、半固体食物误吸，基本不可经口进食，可保持稳定的呼吸状态；需要长期管饲营养支持	长期管饲（经皮内镜下胃造瘘术、经皮内镜下空肠造口术）	饮食质地调整效果不确定，长期管饲营养支持；外科治疗	营养教育＋肠内营养
	1 级 唾液误吸	存在唾液误吸，不能经口进食、饮水；无法保证稳定的呼吸状态	长期管饲（经皮内镜下胃造瘘术、经皮内镜下空肠造口术）或需要肠外营养	以维持平稳生命体征为基本目的，长期管饲营养支持；必要时可行肠外营养支持；外科治疗	营养教育＋肠内营养＋肠外营养＋乐趣性进食*

注：*. 在安全前提下制定"一口食"，满足老人经口"乐趣性进食"的意愿。

存在误吸风险。胃残余量＞200 ml 的患者,可减量观察;胃残余量＞500 ml 的患者,应暂停喂养。对有误吸风险的患者,推荐使用空肠喂养,并同时给予胃肠减压。对于便秘患者,推荐使用含膳食纤维的配方。

4. 吞咽障碍宣教

(1)吞咽障碍宣教对象包括患者、家属及陪护:对患者、家属及陪护进行吞咽障碍宣教有助于提升患者的进食意愿和信心,规范家属或陪护的操作并减少并发症。根据教育对象的接受程度和实际教育效果,教育形式和内容应因人而异,以最大限度地帮助患者理解自身病情及其呼吸、营养、补液等方面可能受到的影响及预后。参与吞咽障碍宣教可明显提高家属和陪护的照护能力并改善脑卒中后吞咽障碍患者的吞咽功能、心理状态及生活质量。

(2)吞咽障碍宣教是预防并发症和改善营养不良的简便方法:脑卒中后吞咽障碍患者在实施吞咽障碍宣教后,其肺部感染、误吸和营养不良发生率显著降低。研究发现,吞咽障碍宣教组血红蛋白、血清白蛋白、健侧肱三头肌皮褶厚度和健侧上臂肌围均高于对照组。

【文献评述】

吞咽障碍作为一种老年综合征,广泛存在于老年人群中。吞咽障碍患者应该尽早由包括临床营养师、执业医师、护士、康复治疗师及医疗膳食配制员在内的多学科团队,进行筛查、评估并实施标准化管理方案,以此可以提高吞咽障碍康复疗效,维持体重,减少并发症,降低死亡率,降低接受管喂的患者比例。

老年吞咽障碍患者应尽早由临床专科医(技)师筛查与评估吞咽障碍,根据吞咽功能评级制订并执行"阶段性"营养管理方案。加强营养与其他学科的联动合作,由临床营养师根据多学科团队诊断后制订个体化、阶段性吞咽障碍老人的营养管理方案。根据吞咽障碍程度和医疗资源可及性因地制宜、因时制宜,可提高方案的安全性和依从性。在临床营养师和康复治疗师指导下,建立与吞咽功能分级对应的等级饮食质地调整方案,并通过循证医学方法验证和后效评价,以持续改进个体化训练饮食的调配。以互动形式对患者、家属及陪护开展营养教育工作,重视对医务人员、陪护、家属及吞咽障碍老人的常规营养教育。规范营养教育内容,力求用最简便的方法预防肺部感染、营养不良等并发症的发生。目前,在对老年吞咽障碍患者的筛查、评估和管理中,亟须建立适合我国临床营养师使用的吞咽功能筛查评估量表,建立适合中国国情的吞咽障碍食物标准和对应吞咽功能分级的吞咽障碍调整饮食。

（胡　雯　程　懿　母东煜）

参 考 文 献

［1］ 中国老年医学学会营养与食品安全分会,中国循证医学中心,《中国循证医学杂志》编辑委员会,等. 老年吞咽障碍患者家庭营养管理中国专家共识(2018版).中国循证医学杂志,2018,18(6):547-559.

［2］ 中国吞咽障碍康复评估与治疗专家共识组.中国吞咽障碍康复评估与治疗专家共识(2013 年版).中华物理医学与康复杂志,2013,35(12):916-929.

［3］ 刘琦,刘树群,梁晓.痴呆伴有吞咽障碍患者的营养状况调查研究.泰山医学院学报,2015,36(10):1109-1113.

［4］ Verdonschot RJ, Baijens LW, Serroyen JL, et al. Symptoms of anxiety and depression assessed with the Hospital Anxiety and Depression Scale in patients with oropharyngeal dysphagia. J Psychosom Res,2013,75(5):451-455.

［5］ Gomes CA Jr, Andriolo RB, Bennett C, et al. Percutaneous endoscopic gastrostomy versus nasogastric tube feeding for adults with swallowing disturbances. Cochrane Database Syst Rev, 2015, 5: CD 008096.

第 55 章

《老年人功能性便秘中西医结合诊疗专家共识(2019)》解读

【文献题目】 老年人功能性便秘中西医结合诊疗专家共识(2019)

【文献作者】 李晔,王宝,于普林,等

【文献来源】 中华老年医学杂志,2019,38(12):1322-1328

【文献解读】

◆ 背景介绍

国内外多项大规模流行病学调查显示,老年人功能性便秘的患病率随增龄而升高。便秘严重影响老年人的生活质量,还可引发心脑血管等诸多疾病,消耗大量医疗卫生资源。流行病学调查结果显示,国内 60 岁及以上老年人群功能性便秘患病率为 15%~20%;欧美 65 岁及以上老年人中,男性、女性慢性便秘患病率分别为 16% 和 26%,且 84 岁及以上老年人中,男性、女性患病率可高达 26% 和 34%;老年住院患者的患病率亦高达 33.5%。便秘发生于老年人,与其特定的病理、生理因素相关,老年人膈肌、腹肌、肛提肌及结肠壁平滑肌收缩能力普遍下降,且随增龄胃肠黏膜萎缩、分泌液减少,粪质容易干燥而排便困难。焦虑、抑郁是便秘发病过程中的危险因素,全身器质性疾病及药物等因素亦可引发便秘。西药起效虽快但容易产生依赖性,长期使用可能对身体其他系统产生不利影响;中医治疗则注重综合整体调理,复发率低。中西医治疗便秘各有利弊,中西医融合可以优势互补,目前有中西医融合互补的研究报道,但尚无统一认识。因此,北京中医药学会老年医学专业委员会组织中西医老年病、消化系统疾病专家,发布了《老年人功能性便秘中西医结合诊疗专家共识(2019)》(下文简称《共识》)。

本文对《共识》进行针对性解读,旨在剖析中医、西医在诊疗老年人功能性便秘方面的不同以及互相补充的融合要点。《共识》的适用人群为老年功能性便秘患者及相关医护人员。

◆ 文献要点

1. 老年人功能性便秘的病因及发病机制

(1)便秘乃大肠传导失常所致:其病位在大肠,发病则与脾、胃、肺、肝、肾等脏腑功能失调密切相关。

在病因方面,西医与中医的观点基本一致,随着年龄增长,多脏器(主要是消化系统的脾、胃、肝,还有肺、肾、心脏等)功能减退、失衡,体力下降,活动减少,消化功能下降,胃肠运动功能下降,肌肉(尤其是腹部、盆腔肌肉)力量减弱,最终导致排便不畅。中医认为老年人便秘多与老年久病气血不足、润养失调有关,或者由年老情志不舒、饮食积滞、气机郁滞、传导失职而致。

(2)老年人便秘的病证探究:功能性便秘属于一种功能性肠病,表现为排便困难、排便次数减少或排便不尽感。

按中医理论,老年人功能性便秘证候复杂,非纯虚证或纯实证,复合证型为主,多为 3 个证型以上,随年龄增长兼夹增多,证型由高到低依次为阴虚证、气虚证、热结证、肝郁证、血瘀证。提示本病证候不能用单一的虚实论断,治疗上也需兼顾多方。

2. 老年人功能性便秘的诊断及检查

(1)诊断

1)60 岁及以上老年人出现以下 2 个或 2 个以上症状即可诊断:①至少有 25% 的排便感到费

力;②至少25%的排便为块状便或硬便;③至少25%的排便有排便不尽感;④至少25%的排便有肛门直肠阻塞感;⑤至少25%的排便需要人工方法辅助(如指抠、盆底支持);⑥每周少于3次自发排便。

2)根据肠道动力和直肠肛门功能改变特点可分为4个亚型:①慢传输型便秘,即结肠传输时间延长,主要表现为排便次数减少、粪便干硬、排便费力;②排便障碍型便秘,也称出口梗阻型便秘,主要表现为排便费力、不尽感等;③混合型便秘;④正常传输型便秘,多见于便秘型肠易激综合征,较少见。另外,需除外肠道或全身器质性病因及药物因素所致便秘。

需要说明的是,《共识》在诊断方面对中西医的介绍都是依据罗马Ⅳ诊断标准,临床分型按照西医的客观标准。

(2)检查

1)一般检查:如肛门指诊、钡灌肠或结肠镜检查,可以了解直肠情况、有无肿瘤、出血、嵌顿;血常规、粪便常规、粪便隐血试验可简单排除器质性病变。

肛门指诊可以协助区分便秘亚型,如慢传输还是出口梗阻等。直肠指检可以初步了解肛门括约肌张力,是否存在矛盾的耻骨直肠肌收缩,直肠前突的薄弱区,肛门和直肠部位的肿块、狭窄及粪便嵌塞等。

2)特殊检查:如肠道动力、肛门直肠功能检测等,这些检查是针对长期慢性便秘病症复杂的患者,但高龄患者、有重要脏器疾病、活动不便的老年患者,应对其进行充分评估,避免过度检查。

特殊检查主要指肛门直肠测压、球囊排出试验及结肠传输功能等,对于诊断盆底功能障碍、盆底肌痉挛、巨结肠等有重要价值。用不透射线标志物、扫描、无线动力胶囊进行结肠传输功能检查是判断结肠传输功能的适当方法。其中以不透射线标志物法最常用,因其价格低廉、简便易用,已被广泛应用于临床。

影像学检查(如排粪造影)对于发现直肠前突、肠疝、内套叠或脱垂等与便秘有关的解剖异常很有帮助。慢性便秘患者的排粪造影异常率达90.9%。排粪造影可以清晰地显示后盆腔解剖缺陷及盆底功能状况。磁共振成像排粪造影避免了患者的辐射暴露,而且对于检测显示前盆器官(膀胱、阴道)异常有很大优势。磁共振成像最主要的缺点是患者须保持仰卧位,不能模仿正常的排便姿势。经会阴超声排粪造影有较高的敏感性与特异性,但限于技术条件,其临床应用较少。

辅助检查仍然需要依靠体格检查和辅助检查技术来客观判断老年人便秘的分型和程度。

3. 老年人功能性便秘的治疗

(1)西医治疗:主要通过调节粪便形成过程、促进肠道运动、改善肠道微生态进行治疗。

1)容积性泻药:用药过程中应注意补充适量水分,以防肠道机械性梗阻。容积性泻药通过使水分滞留在粪便中而增加粪便含水量使粪便松软,起到通便作用,用于治疗轻度便秘。

2)渗透性泻药:渗透性泻药产生的肠腔内渗透压梯度可促进水和电解质分泌,从而降低粪便硬度、增加粪便体积,继而促进肠道蠕动。这些生理效应是改善便秘症状的基础,可用于轻、中度便秘患者,药物包括不吸收单糖、双糖(乳果糖、甘露醇等)、糖醇(聚乙二醇)、盐类泻药(硫酸镁)等。

聚乙二醇和乳果糖是最常见的渗透性泻药,在我国应用也非常普遍。《共识》中对聚乙二醇和乳果糖治疗慢性便秘给予了充分的肯定。一些研究结果表明,聚乙二醇在增加每周排便次数、改善粪便性状、缓解腹痛等方面均优于乳果糖,因此,可优先使用聚乙二醇治疗慢性便秘。

3)刺激性泻药:作用于肠神经系统,增强肠道动力,刺激肠道分泌,包括比沙可啶、蓖麻油、蒽醌类药物等,这类药物临床应用广泛,通便起效快。但长期应用会影响肠道水电解质平衡和维生素吸收,可引起不可逆的肠肌间神经丛损害,甚至导致大肠肌无力、药物依赖及大便失禁。

使用这类药物时须慎重,为避免便秘引起老年人发生心脑血管意外的情况,可以在保证排便通畅的短期或间断使用,不应该长期、反复使用。

4)润滑性药物:润滑并刺激肠壁,软化粪便,使其易于排出,适合年老体弱以及伴有高血压、心功能不全等排便费力的患者,包括甘油、液状石蜡、多库酯钠等,可以口服或制成灌肠剂,具有软化大便和润滑肠壁的作用,使粪便易于排出,尤其适用于排便障碍型便秘以及粪便干结、粪便嵌塞的老年患者。

润滑性药物是传统用药,甘油剂(如开塞露)是通过刺激和软化粪便达到通便效果的,尤其对敏感阈增高的出口梗阻型便秘患者有效。液状石蜡有软化大便作用,多用于粪便干结的患者,但易发生肛周渗漏,长期应用会导致脂溶性维生素缺乏,影响胡萝卜素、钙、磷的吸收。多库酯钠是阴离子表面活性剂,该药本身不被吸收,与其他药物合用可增加其他药物在胃肠道的吸收,因而增加疗效,但也增加不良反应。此类药物不宜持久应用。

5)促动力药:作用于肠神经末梢,释放运动性神经递质、拮抗抑制性神经递质或直接作用于平滑肌,增加肠道动力,对慢性传输型便秘有较好效果。目前常用的促动力药物有多巴胺受体拮抗剂和胆碱酯酶抑制剂(伊托必利)、5-羟色胺受体激动剂(莫沙必利和普芦卡必利)。促动力药在改善老年人便意方面有帮助,老年人需要注意心律变化。

6)微生态制剂:可改善肠道内微生态,促进肠蠕动,有助于缓解便秘症状,可作为老年人慢性便秘的辅助治疗。

人类肠道内定植的微生物主要包括细菌、真菌、病毒和古细菌。这些微生物与宿主形成共生关系,通过定植阻力、分泌细菌素和竞争营养物质抵抗外来微生物的入侵,从而降低宿主感染外来微生物的概率。大量研究表明,肠道菌群在调节哺乳动物的发育、代谢及免疫等功能中发挥重要作用。肠道菌群失调在便秘发生中具有一定的影响。肠道细菌可利用饮食中的营养物质作为前体产生代谢产物,说明益生菌除了能直接重塑肠道微生物组成外,还可以通过代谢产物对肠道微生态发挥重要影响。肠道菌群的治疗方法一直备受关注,肠道菌群治疗手段包括益生菌、益生元和合生元。

(2)中医治疗:中医治疗注重综合整体调理,以恢复肠腑通降为要。辨证论治具有一定的特色和优势,因老年人功能性便秘无统一辨证分型,《共识》分析了老年人功能性便秘的临床证候特征,参考了多方面的相关文献,从内服、外用两方面结合证候给出了系列指导意见。

1)内服

①中气不足:虽有便意,但排便困难,汗出气短,便后乏力,神疲懒言,舌淡苔白,脉弱。治法:补益中焦、升清降浊。方药:以补中益气汤加减,药用生白术、生黄芪、麻子仁、陈皮、当归、枳实、莱菔子、升麻等。中成药:芪蓉润肠口服液等。

②脾肾阳虚:排便困难,腹中冷痛,四肢不温,小便清长,舌淡苔白,脉沉弱。治法:温补脾肾。方药:以济川煎加减,药用当归、牛膝、肉苁蓉、泽泻、升麻、枳壳等。中成药:便通胶囊等。

③阴虚肠燥:大便干结,口渴喜饮,皮肤干燥,舌红苔燥,脉弱。治法:滋阴润肠。方药:以增液汤合润肠丸加减,药用生地黄、玄参、麦冬、火麻仁、桃仁、当归、枳壳等。中成药:滋阴润肠口服液、麻仁软胶囊等。

④肝郁化火:大便干结,头晕牙痛,目赤肿痛,苦耳鸣,两肋胀痛,舌边红,苔黄燥,脉弦数。治法:清肝泻火。方药:可以加味逍遥丸加减,药用丹皮、栀子、白芍、柴胡、当归、黄芩等。中成药:当归龙荟胶囊等。

⑤单方验方:决明子 30 g,水煎,分 2 次服,适用于慢性热结便秘;番泻叶或玄明粉,口服,每次 3～6 g,开水泡服,多适用于实证便秘。

⑥其他:消食导滞药、促动力中药、名老中医治疗经验等。

针对患者寒热虚实采取对应治疗,实者泻之,虚者补之。积热者泻之使通,气滞者行之使通,寒凝者热之使通,气虚者补之使通,血虚者润之使通,阴虚者滋之使通,阳虚者温之使通。中医疗法按病程长短、虚实的主次,病程短直接采取通下方法;病程长,迁延不愈,虚实夹杂者,注意在辨证施治基础上联合使用多种治疗方法。旨在调节脏腑功能、气血阴阳,恢复气机的升降出入。

2)外用

①灌肠疗法:生白术、桃仁、肉苁蓉等,制成煎剂达 150～200 ml,用时加温至 40℃灌肠,在肠道内药液保留约 20 min 后排出大便。根据病情需要,可 3～4 h 后重复灌肠,每天不超过 2 次。连续使用不超过 3 天。若应用该治疗后出现明显腹泻或其他严重不良反应,应立即停用。

操作方法:患者取左侧卧位,暴露臀部,插入肛管 10～15 cm 后徐徐注入药液保留。可清洗左半结肠内的粪便,同时刺激结肠蠕动,促进排便,在这方面与西医润滑肠道的药物有类似作用。

②敷贴疗法:将中药方剂制成糊放于神阙穴,

外敷无菌纱布,用胶布固定。有学者将大黄敷脐治疗老年功能性便秘,疗效确切。

敷贴药物按虚实证选择:实证便秘的中药组方可包含大黄、芒硝、甘遂、冰片等;虚证便秘的中药处方可包含肉桂、大黄、丁香、木香、黄芪、当归等。穴位虚证及实证便秘皆可选用神阙穴。敷贴时间及疗程:每天 1 次,每次 6～8 h,3～5 天为 1 个疗程。

(3)非药物疗法

1)针灸治疗:主穴,多选大肠俞、天枢、脾俞、三阴交等;配穴,乏力者加针足三里,腹胀加针大横。针刺时,将治疗部位常规消毒后,选用毫针直刺或斜刺进针,行补法,得气后留针 20 min,留针期间行针 1 次,每天治疗 1 次,阳气不足者可加艾灸,可在针刺基础上加灸神阙、气海。

针刺手法及穴位也可按虚实证候进行选择:实证便秘,以泻法为主,强刺激,腹部穴位如天枢等,以局部产生揪痛感为宜;虚证便秘,针刺手法以补法为主,轻刺激,以局部得气为宜,可加用温针灸或者灸盒悬灸,以热感向皮下组织渗透为佳。手法不同,效果不同。

2)饮食调护:合理膳食,在尊重老年人饮食结构的基础上,提倡多食用促进肠蠕动的粗纤维食物,如黑面包、燕麦片、菠菜、芹菜、萝卜、黄花菜、菌类、木耳、海带等,同时鼓励老年人白天尽量多饮水,慎用或忌用烈酒、浓茶、咖啡、韭菜、蒜、辣椒等刺激性食物,坚持定时定量进餐。另外,尚需结合老年人不同体质,辨体施膳,如:阴虚质,早晚喝牛奶 250 ml 或冲服蜂蜜水;阳虚质,羊肉 100 g,切片加水 500 ml,煮烂入粳米 50 g,每天早晚空腹温服。

饮食调理是治疗便秘的基础。增加水分和纤维素的摄入作为便秘最重要的一线治疗方法,是中西医一致公认的。2011 年以来的 6 项随机对照临床研究比较了摄入纤维素组与使用安慰剂组或不治疗组对成年人慢性特发性便秘的疗效,结果发现,使用可溶性纤维素后,有 86.5% 的患者症状有所改善,而使用安慰剂后症状有改善的患者只有 47.4%。

3)运动按摩:每天晨起可于户外散步或室内慢走 20～30 min;进行呼吸肌及盆底肌群锻炼,每天平卧或坐位时进行腹式呼吸运动,即吸气时鼓腹并放松肛门、会阴,呼气时收腹并缩紧肛门、会阴,气呼尽略加停顿再呼吸,如此反复 6～8 次;行腹部按摩,协助患者取仰卧位或半卧位,嘱患者自然放松,用大小鱼际肌在患者脐周 10 cm 范围内沿顺时针方向按摩,手指施加力量以轻推、揉捏为主,力量速度较轻慢,每次 10～15 min,每天早晚各 1 次;脚底按摩,每晚睡前用热水(39～42℃)给予足浴,联合足底按摩泡足 30 min,指导患者用拇指指腹按摩足底中下部结肠反射区,以刺激肠蠕动。

运动按摩一直是中西医都认可的辅助疗法,通过增加腹压、促进肠道蠕动,切实有效,通过按摩的手法加压按摩、刺激肠道。

4)情志护理:医护人员及时与患者进行沟通,耐心倾听患者主诉,用简洁的语言回答患者所提出的问题,进而缓解患者的不良情绪。同时护理人员需要告知患者有关该类疾病的成功案例,寻求患者家属的帮助,使患者能够时刻感受到来自亲人的关心和照顾,树立正确对抗疾病的信心和勇气。

无论使用中医还是西医方法,医护人员在与老年便秘患者沟通中,要给予充分倾听,细致询问病史及相关情况,给老人以关怀,并详尽解释便秘发生的机制,使患者及家属对诊疗过程充满信心,以便进一步了解便秘发生的原因。

5)生物反馈:生物反馈疗法治疗老年人便秘主要是通过放松盆底肌训练、排便模拟训练和直肠敏感性训练改善直肠感觉及排便动力异常,协助患者建立排便的正常生理功能,以达到治疗目的。

生物反馈治疗是盆底功能障碍的一线治疗方法。西医指南推荐等级:基于中等质量证据的强推荐,1B 级。对生物反馈治疗给予较强的推荐(1B 级)是符合临床实践的。生物反馈治疗可增加自主排便次数,减少手助排便,同时具有更高的排便满意度。生物反馈治疗最大的优点是安全、无创,对改善盆底功能障碍有较好的效果。特别是便携式生物反馈治疗仪有望给患者的家庭治疗带来长期益处。若在治疗前患者存在便秘症状评分较高、高直肠感觉阈值、结肠传输时间延迟,生物反馈疗法对盆底功能障碍的患者效果会较差。

4. 老年人功能性便秘的治疗要点

(1)采取公认的技术手段明确诊断,尊重现代医学循证依据,在中西医各自的常规治疗方法和措施层面上进行合理结合,基于老年人多重用药的安全隐患,积极推广并应用非药物疗法。

《共识》建议诊断标准统一按照西医诊断标准,对患者进行客观检查,在明确诊断基础上,合理综合中西医治疗方案。

(2)小剂量联合使用中西药,也可择期将同类药物替换或交叉使用,以免固定方案的长期使用会产生耐药或引发不良反应。

老年人便秘的治疗更应个体化、综合治疗,交替、联合中西医治疗方案,以更精细地观察疗效,及时发现不良反应。

(3)避免大量或长期服用蒽醌类刺激性泻药,大黄、番泻叶、芦荟、决明子、何首乌等是目前公认的引起结肠黑变病的主要因素,部分蒽醌类泻药有导致肝功能损伤的风险,服药过程中需定期监测肝功能。

动物实验证实,蒽醌类刺激性泻药有致癌作用,因此,为保证老年人排便通畅,避免因便秘诱发心脑血管意外的可能,可间断使用刺激性泻药。

(4)老年人"多病一体"的特点提示临床医师不能仅局限于功能性便秘,还应重视对与便秘相关的合并疾患的干预,并考虑到某些药物的影响,做到整体与局部结合、统筹兼顾。

随着老龄化社会的进程,高龄老人的比例增高,其基础共病较多,常用药物较多,因此,导致便秘的原因需考虑药物相关、其他疾病相关的可能,治疗病因的方案也要考虑在内,包括停药、减量、换药或治疗基础病等。

(5)老年病临床虚证虽然多见,但老年人便秘也常夹有实证或因虚致实证(气滞、血瘀、燥热、痰湿等),此时需要攻补兼施,尤其对于高龄老人,补虚与泻实的灵活应用是治疗的关键,不能一味地补虚。

非病情急骤者,慎用泻下药;体壮证实者,可选用泻下药,但应中病即止,不宜久用,以防损伤正气;慢性便秘者,应结合患者的气血阴阳不足,选用具有相应作用的润下药;因便秘多伴有肠腑气机郁滞,故理气行滞应贯彻始终。

5. 老年人功能性便秘的疗效评价

(1)疾病疗效标准参照《中药新药临床研究指导原则》:"临床痊愈"指便秘、腹部不适等症状消失或基本消失;"显效"指便秘、腹部不适等症状明显改善,疗效指数≥70%;"有效"指:便秘、腹部不适等症状具有好转,疗效指数≥30%;"无效"指未达到上述有效标准或症状加重者。

《共识》参照《中药新药临床研究指导原则》,按临床症状缓解情况计算疗效指数(即疗效指标,又称有效性指标),用于评价药物有效性。疗效指数=(治疗前值-治疗后值)/治疗前值×100%。

(2)评价方法采用尼莫地平法:尼莫地平法是用于评估临床疗效的比较普遍的客观方法,中西药都适用。疗效指数=(治疗前积分-治疗后积分)/治疗前积分×100%,对症状、体征(包括大便频次、大便质地、排便过程、腹胀、腹痛等症状体征及舌脉)于治疗前后进行评估。症状量化分级标准:无症状(0分);轻度(1分),症状轻微,只有关注时才能感觉到,不会影响日常生活、工作和学习;中度(2分),症状尚能忍受,已经影响部分日常生活和学习;重度(3分),症状明显,难以忍受,明显影响日常生活、工作和学习。

(3)平均每周自发完全排便次数:≥3次可视为正常排便。只有患者认为完全排空感觉的自主排便才称为自发完全排便。

该项评估简单易行,只是对其中一个诊断标准进行评估,通俗易懂,易于掌握,但对其他几项诊断标准没有涉及,具有一定局限性。

(4)综合评估:参照衰弱指数模型制定的《中西医结合老年衰弱评估量表》有助于对老年患者复杂的多种健康缺陷并存的整体状态进行科学严谨的评估,可以为中西医结合干预提供疗效评估工具。

加拿大 Mitnitski 等建立了以健康缺陷累积为基础的衰弱指数(frailty index,FI)模型,为老年人健康状态的量化提供了有效方法。FI 已成为西方国家广泛评价老年人衰弱的方法之一,而且已被证实具有较好的稳定性和可重复性。

【文献评述】

功能性便秘在老年人群中患病率高,对老年人生活质量影响大,如未及时诊治,可能引发心脑血管等一系列疾病。《共识》在老年人功能性便秘的病因、发病机制、诊断、检查、治疗及疗效评价几个方面，分别从中医、西医和中西医结合的角度进行阐述。老年人功能性便秘的成因复杂，与老年人的生理、病理、心理、全身器质性疾病及药物等因素相关。在老年人功能性便秘诊断方面，主要依靠体格检查和辅助检查技术来客观判断，参照罗马Ⅳ诊断标准进行老年人便秘的分型和严重程度分级。在治疗上，西医主要通过调节粪便形成过程、促进肠道运动、改善肠道微生态方面进行治疗；中医治疗注重综合整体调理，以恢复肠腑通降为要，辅以针灸、饮食调护、运动按摩、情志护理、生物反馈等非药物治疗。对于老年人功能性便秘可采取《中药新药临床研究指导原则》、尼莫地平法、平均每周自发完全排便次数等多项指标进行综合评估。

　　在临床诊疗上，老年人功能性便秘需要综合考量，注重整体与局部兼顾。中西医各有优势和不足，需要积极配合、互相借鉴、协同诊疗，会使老年人有更大的获益。

（王　薇　许　乐）

参 考 文 献

［1］　李晔,王宝,于普林,等.老年人功能性便秘中西医结合诊疗专家共识(2019).中华老年医学杂志,2019,38(12):1322-1328.

［2］　Ribas Y,Saldaña E,Martí-Ragué J,et al. Prevalence andpathophysiology of functional constipation among women inCatalonia,Spain. Dis Colon Rectum,2011,54(12):1560-1569.

［3］　鞠庆波.李德新治疗便秘临床经验.世界中医药,2010,5(6):400-401.

［4］　裴斌,苏娟萍.苏娟萍教授行气润肠法治疗功能性便秘临床经验.中医临床研究,2014,6(11):84-85.

［5］　汤立东,王垂杰.王垂杰治疗功能性便秘经验.辽宁中医药大学学报,2007,9(3):108-109.

［6］　Ian M Paquette, Madhulika Varma, Charles Ternent,et al. The American Society of Colon and Rectal Surgeons'Clinical Practice Guideline for the Evaluation andManagement of Constipation. Dis Colon Rectum,2016,59(6):479-492.

［7］　Videlock EJ,Lembo A,Cremonini F. Diagnostic testing fordyssynergic defecation in chronic constipation: meta-analysis. Neurogastroenterol Motil. 2013,25(6):509-520.

［8］　Rao SS,Ozturk R,Laine L. Clinical utility of diagnostic tests forconstipation in adults:a systematic review. Am J Gastroenterol, 2005, 100（7）:1605-1615.

［9］　Bozkurt MA,Kocataş A,Sürek A,et al. The importance of defecography in the assessment of theetiology of chronic constipation:an analysis of 630 patients. Ulus Cerrahi Derg,2014,30(4):183-185.

［10］　Pescatori M,Spyrou M,Pulvirenti d'Urso A. A prospectiveevaluation of occult disorders in obstructed defecation usingthe "iceberg diagram". Colorectal Dis,2006,8(9):785-789.

第 56 章

《中国老年人便秘评估技术
应用共识(草案)》解读

【文献题目】 中国老年人便秘评估技术应用共识(草案)

【文献作者】 中国老年保健医学研究会老龄健康服务与标准化分会,《中国老年保健医学》杂志编辑委员会

【文献来源】 中国老年保健医学,2019,17(4):46-47

【文献解读】

◆ 背景介绍

随着我国老龄化社会进程的发展,慢性便秘这种老年人常见综合征的发病率逐渐上升,并随年龄增长而增加。60 岁以上的慢性便秘发病率超过 20%,长年失能老人的慢性便秘发生率甚至高达 80%。慢性便秘对老年人的身体经常造成不良后果,可增加家庭负担。因此,客观、全面、科学地评价老年人便秘成为老年学科面临的刻不容缓的问题。中国老年保健医学研究会老龄健康服务与标准化分会和《中国老年保健医学》杂志编辑委员会,参照国内外老年人功能性便秘诊疗相关的专家共识,发布了《中国老年人便秘评估技术应用共识(草案)》(下文简称《共识》)。《共识》适用于老年人群及相关医护人员。本文对《共识》进行针对性解读,旨在充分解析评估老年人便秘的应用技术要点。

◆ 文献要点

1. 记录一般生活信息 老年人功能性便秘与多种因素有关:①老年人进食量少,食物缺乏纤维素或水分不足,体力活动减少,对结肠运动的刺激减少。②老年人结肠运动功能紊乱,常见于肠易激综合征,系由结肠及乙状结肠痉挛引起,除便秘外同时有腹痛或腹胀,部分患者可表现为便秘与腹泻交替。③老年人肠管张力和蠕动减弱,腹肌及盆底肌张力不足,肛门括约肌减弱,胃结肠反射减弱,排便动力不足。④滥用泻药,形成药物依赖,造成便秘。因此,要充分了解老年人的日常生活、活动情况、家庭情况(包括配偶、子女是否在一起居住等),还要了解其生活习惯、饮食结构(水分和纤维素摄入量)等。

2. 便秘初筛及诊断 关于便秘的诊断,罗马Ⅳ给出了明确的诊断标准,如排便次数减少(每周排便次数<3 次)、粪便量减少(每天<35 g)、粪便干结、排便费力等排便不尽感、肛门阻塞感等,上述症状同时存在≥2 种,3 个月中超过 1/4 时间存在便秘,即可诊断为便秘。

按照上述标准,《共识》列举了 8 个初筛条件,符合 2 种或 2 种以上,从 6 个月前开始发生近 3 个月的,进行相关检查。

3. 评估基础病和用药史 评估老年人是否长期、间断服用泻药以及服用频率(每周次数、用量、种类),是否为处方药。很多老年人因为滥用泻药,形成药物依赖而造成便秘。同时有些药物可以导致便秘或加重便秘,如铁剂、铝镁钙制剂、抗组胺药、抗胆碱药、阿片类药物、抗抑郁药、抗帕金森病药、钙通道阻滞剂、利尿药等。

评估老年人是否合并慢性疾病、使用哪些药物进行治疗(长期、间断、用量、药物名称、频次)、是否有手术史(时间、名称),以便判断是否为继发性便秘(药物或器质性相关)。有些器质性疾病可以导致便秘:①肠管器质性病变,如肿瘤、炎症或其他原因引起的肠腔狭窄或梗阻;②直肠、肛门病

变,如直肠内脱垂、痔疮、直肠前膨出、耻骨直肠肌肥厚、盆底病等;③系统性疾病,如糖尿病、甲状腺功能减退、甲状旁腺疾病、硬皮病、红斑狼疮、低钾、低钙等;④神经系统疾病,如中枢性脑部疾病、脑卒中、多发硬化、脊髓损伤及周围神经病变等,还有痴呆、帕金森病、神经心理障碍等;⑤结肠神经肌肉病变,如假性肠梗阻、先天性巨结肠、巨直肠等。

4. 评估老年人是否存在以下报警症状　评估老年人是否有血便、贫血(头晕、黑矇、心悸、乏力等)、消瘦、腹痛、排便频率或粪便形状明显改变等。了解老年人是否有克罗恩病、溃疡性结肠炎、结肠癌家族史。以上报警症状提示需除外发生消化道肿瘤等器质性疾病的可能,血常规、便常规、结肠镜、肿瘤标志物及影像学等辅助检查可以明确诊断。

5. 明确老年人是否需要心理及精神状态评估　正常排便过程依赖神经反射通路的正常传导,因而也受到各种精神神经因素的影响,如没有养成定时排便习惯、经常忽视便意、抑制排便等,抑郁症或癔症患者常发生便秘。

6. 对老年人进行体格检查

(1)腹部:尤其注意腹部压痛、包块、浅表淋巴结等,为除外器质性便秘提供检查依据。

(2)肛门直肠指诊(有肛裂和肛门脓肿禁做):检查直肠肛门功能,明确是否存在器质性因素或结构改变因素。

7. 对老年人筛选检查评估　血常规提示贫血,粪便隐血试验阳性,提示老年人有消化道出血的可能。对功能性便秘患者,可行结肠道动力测查。对高龄老年患者,应全面、充分评估,避免漏诊、误诊或过度检查。

特殊检查方法包括胃肠通过试验、直肠及肛门测压、直肠-肛门反射检查、耐受性敏感性检查、气囊排出试验、盆底肌电图、阴部神经潜伏期测定试验及肛管超声检查等。难治性便秘患者可以选择这些特殊检查方法。

8. 对老年人便秘进行临床分期　按症状轻重和对生活影响程度,可将便秘分为轻、中、重度。临床分期主要用于指导治疗方案的制订。

9. 对功能性因素引起的便秘患者提供治疗方案　对便秘患者,需要根据便秘轻重、病因和类型,采用综合治疗,包括一般生活治疗、药物治疗、生物反馈训练和手术治疗,以恢复正常排便。

(1)对轻、中度便秘患者,如果是功能性便秘,可以选择经验性治疗。强调多饮水(每天超过1.5 L)、多摄入膳食纤维(每天超过1.5 g)、反复对患者进行便秘相关知识的普及,告知患者及其家属通便药物的作用机制、使用方法和不良反应,按分期选择合适泻药(渗透性泻药、分泌性泻药或可加用促动力药或益生菌)治疗2～4周。

加强对患者教育,采取合理饮食习惯,补充热量,摄入富含膳食纤维的食物,增加饮水量,以加强对结肠的刺激,避免大量饮酒和过多咖啡饮品,养成良好的排便习惯,如晨起排便、有便意及时排便、避免用力排便等,还要注意避免滥用药物。告知患者积极调整心态,平时进行肛门收缩训练。

药物治疗主要针对慢传输型便秘,使用以渗透性通便药为主的复合用药;针对出口梗阻/排便障碍(如粪嵌塞)的患者,应制订规律性排空计划,包括手指刺激、使用甘油栓剂或者乳果糖＋灌肠等,可采用蹲位(足凳)排便,排便时吸气、鼓腹、用双手上托肛门两侧。

1)容积性泻剂:包括可溶性纤维素(果胶、车前草、燕麦麸等)和不可溶性纤维素(植物纤维、木质素等)。起效慢、不良反应小、安全,对轻症便秘有较好疗效,不适于暂时性便秘的迅速通便治疗。

2)润滑性泻剂:能润滑肠壁,软化大便,使粪便易于排出,使用方便,如开塞露、矿物油或液状石蜡。

3)渗透性泻剂:常用药物有乳果糖、山梨醇、聚乙二醇4000等。适用于粪块嵌塞或作为慢性便秘者的临时治疗措施,也是容积性轻泻剂疗效差的便秘患者的较好选择。

4)刺激性泻剂:包括含蒽醌类的植物性泻药(大黄、番泻叶、芦荟)、酚酞、蓖麻油、双酯酚汀等。刺激性泻剂在容积性泻剂无效时使用,不适于长期使用。蒽醌类泻剂长期应用可造成结肠黑变病,引起平滑肌萎缩和损伤肠肌间神经丛,反而加重便秘,停药后可逆转。

5)促动力剂:莫沙必利、伊托必利有促胃肠动力作用,普卢卡必利可选择性作用于结肠,可根据情况选用。

如果粪便硬结,停滞在直肠内近肛门口处或

患者年老体弱、排便动力较差或缺乏者,可用结肠水疗或清洁灌肠的方法。

(2)对经验性治疗效果不理想的患者,可行结直肠功能检查和心理评估。对排便障碍型便秘或混合型便秘患者,可先进行生物反馈治疗,无效时联合使用泻药,可选择短暂、间断使用刺激性泻药。

生物反馈疗法主要用于直肠肛门、盆底肌功能紊乱的便秘患者。该方法主要训练患者在排便时松弛盆底肌肉,使排便时腹肌、盆底肌群活动协调;对便意阈值异常的患者,可帮助他们重视对排便反射的重建,调整对便意感知的训练。对于盆底功能障碍患者,应优先选择生物反馈治疗,而不是手术。

(3)对联合治疗无效的重度患者,需要重新评估,应重点关注者及其家属的依从性、规范治疗等。重视多学科协作,制订综合诊疗方案。如仍无效,应评估手术风险及患者获益。

1)心理疗法:重度便秘者常有焦虑、抑郁等心理反应,应予以认知疗法,使患者消除紧张情绪,必要时给予抗抑郁、抗焦虑治疗。

2)手术治疗:对严重顽固性便秘且上述所有治疗均无效的患者,若为结肠传输功能障碍型便秘,可考虑手术治疗,但手术远期效果仍存在争议。

【文献评述】

《共识》为老年便秘患者及其家属提供了明确的慢性便秘诊断标准,给出了区分器质性便秘和继发性便秘的详细标准和检查方法,并按临床分期提出了分阶段、操作性很强的干预措施。《共识》具有浅显易懂、实用性强的特点,并在最后描绘了一个清晰、简洁的诊疗路径图,为患者、医务工作者提供了一套简便易行的实用评估体系。

当然,随着微创技术的发展,结合国内外最新指南和共识,盆底神经微创手术及生物反馈等治疗手段不断出新,可进一步丰富治疗选择,这就需要应用更精细的评估技术;而对于存在心理精神障碍的患者,心理评估体系(各种评估量表及专业医师的参与等)需要更完善、更精准,才能有的放

矢地予以针对性治疗。

(王 薇 许 乐 邱 蕾)

参 考 文 献

[1] 中国老年保健医学研究会老龄健康服务与标准化分会,《中国老年保健医学》杂志编辑委员会.中国老年人便秘评估技术应用共识(草案).中国老年保健医学,2019,17(4):46-47.

[2] Ribas Y,Saldaña E,Martí-Ragué J,et al. Prevalence and pathophysiology of functional constipation among women in Catalonia, Spain. Dis Colon Rectum,2011,54(12):1560-1569.

[3] 侯晓华.慢性便秘诊治指南对临床医生的指导意义.临床消化病杂志,2013,25(4):218.

[4] Verkuijl SJ, Meinds RJ, Trzpis M, et al. The influence of demographic characteristics on constipation symptoms: a detailed overview. BMC gastroenterology,2020,20(1):168.

[5] Chello C,Carnicelli G,Sernicola A,et al. Atopic dermatitis in the elderly Caucasian population: diagnostic clinical criteria and review of the literature. Int J Dermatol,2020,59(6):716-721.

[6] 中华医学会老年医学分会,中华老年医学杂志编辑委员会.老年人慢性便秘的评估与处理专家共识.中华老年医学杂志,2017,36(4):371-381.

[7] Mearin F,Ciriza C,Minguez M,et al. Clinical Practice Guideline: Irritable bowel syndrome with constipation and functional constipation in the adult. Rev Esp Enferm Dig,2016,108(6):332-363.

[8] Paquette IM,Varma M,Ternent C,et al. The American Society of Colon and Rectal Surgeons' Clinical Practice Guideline for the Evaluation and Management of Constipation. Dis Colon Rectum, 2016,59(6):479-492.

[9] Emmanuel A,Mattace-Raso F,Neri M C,et al. Constipation in older people: A consensus statement. Int J Clin Pract,2017,71(1):1-9.

[10] GabrioBassotti,Dario Gambaccini,Massimo Bellini. Prucalopride succinate for the treatment of constipation: an update. ExpertReview Gastroenterol Hepatol,2016,3(10):291-300.

第 57 章

《老年人慢性便秘的评估与处理专家共识》解读

【文献题目】 老年人慢性便秘的评估与处理专家共识

【文献作者】 中华医学会老年医学分会

【文献来源】 中华老年医学杂志,2017,4(2):7-15

【文献解读】

◆ **背景介绍**

慢性便秘是一个重要的公共卫生问题,严重影响老年患者的生活质量及身心健康,也耗费了大量的医疗经费,是一个棘手的临床难题,因此,如何科学地评估、有效地处理老年人慢性便秘意义重大。老年人慢性便秘不仅常见,且患病率随增龄而增加。多项以社区为基础的大规模流行病学调查研究结果显示,慢性便秘的患病率在 60 岁及以上老年人群中为 15%～20%,84 岁及以上可达 20.0%～37.3%,在接受长期照护的老年人中甚至高达 80%。老年人便秘有其独特特征,与中青年人相比处理难度高,便秘并发的心脑血管疾病、肠梗阻、肠穿孔等严重并发症更为常见,严重危害老年人身体健康。

如何从老年人身体虚弱、共病多、用药多的特点出发,更科学、更全面地评估和处理老年人便秘是每位从事老年医学医师都会面临的问题。从老年人疾病特点出发,对便秘患者进行正确、全面的评估,制订切实可行、适用于老年人的治疗策略,对减少并发症、提高老年人生活质量极为重要。为此,中华医学会老年医学分会 2017 年组织老年病、消化病学专家制定并发布了《老年人慢性便秘的评估与处理专家共识》(下文简称《共识》),旨在规范老年慢性便秘的管理。《共识》的适用人群为老年便秘患者及相关医护人员。

◆ **文献要点**

1. 老年人慢性便秘的诊断 便秘是一种以症状为基础的紊乱,以排便不满意和/或便次减少、排出障碍为主要症状,两者的量化诊断标准均为罗马标准。《共识》对慢性便秘的诊断采用最新的罗马Ⅳ标准,罗马Ⅳ标准对慢性便秘的症状及量化标准与罗马Ⅲ标准相似,而且对功能性便秘的诊断标准引入了自发排便的概念,每周排便次数以患者在未使用药物或其他方式治疗便秘时的每周排便次数为准。

2. 老年人慢性便秘的类型及影响因素

(1)类型:老年人慢性便秘的病因不同于中青年,虽然功能性便秘随年龄增长而增多,是老年人群中最为常见的便秘类型,但老年人继发性便秘的发生率明显高于中青年患者,如结肠肿瘤引起的机械性梗阻以及糖尿病等代谢性疾病引起的神经病变等器质性疾病相关性便秘。老年人多病共存的特点常需同时服用多种药物,这也是引起或加重便秘的因素之一。

(2)影响因素:①结肠动力异常是导致老年人慢传输型便秘的重要原因,在自然老化过程中,消化道发生一系列退行性改变,这些改变是老年人诸多消化道动力障碍性疾病发生、发展的基础。②随着年龄增长,结肠肌间神经丛肠神经元数量和 Cajal 间质细胞数量减少,结肠节段性推进运动和蠕动逐渐减少、减缓,因此,老年人结肠传输时间可达 24 h,明显长于青年人的 18 h,慢传输型便秘在老年人群中极为常见。③随着年龄增长,老年人盆底结构也发生变化,直肠前突、直肠黏膜脱垂和套叠、会阴下降及盆底肌肉肌力减弱等局部结构的变化在老年人群中较为多见,这些盆底功能障碍是出口梗阻性便秘的常见原因。④增龄使老年人的全身疾病增加,如糖尿病、脑血管疾病、帕金森病等病因引起的胃肠道肌病或神经病变等,均可诱发便秘。⑤老年人骨关节炎、偏瘫等慢性疾病可影响日常活动,使胃肠蠕动收缩降低,老年人胸、腰椎压缩性骨折等可引起驼背或姿势改变,亦会导致排便不畅。⑥由于罹患多种疾病,老年人常服用各种药物,如镇痛药、钙通道阻滞剂、含铝抗酸制剂、抗胆碱能药物、抗抑郁药、抗组胺类药物、抗震颤麻痹药等,这些药物均可引起便秘或加重便秘。

3. 老年人便秘的危害性 老年人慢性便秘如不能有效处理,将会造成严重危害,如诱发脑出血、心绞痛、心肌梗死,诱发"粪石性"肠梗阻、肠壁溃疡、肠穿孔、憩室病、痔疮、直肠脱垂、腹壁疝、缺血性结肠炎、失眠、焦虑、抑郁、尿潴留及尿道感染等。

便秘本身并不会产生致命危险,但当老年患者合并心脑血管疾病时,便秘便成为一个潜在的致命性危险因素。便秘患者因排便用力过猛,会使心跳加快,心脏收缩加强,心搏出量增加。高血压患者血压会突然升高而导致血管破裂或堵塞,发生脑出血或脑栓塞;冠心病患者因心肌耗氧量增加,则易诱发"排便性心绞痛",甚至发生心律失常、心肌梗死、心脏室壁瘤破裂等并发症。

便秘是老年缺血性结肠炎的独立危险因素,便秘易造成肠腔内压力增大,致使肠黏膜血供减少,当肠腔压力升高至 90～120 mmHg 时,肠黏膜血流只有正常时的 20%～35%。研究显示,慢性功能性便秘患者的直肠平均收缩压可达 148 mmHg,足以造成肠黏膜血流减少,从而诱发缺血性结肠炎。慢性便秘是老年肠梗阻的常见病因,外科统计因肠梗阻而手术的老年患者中近 20% 为长期便秘形成的粪石所致。老年慢性便秘患者粪便不能排净,粪块嵌塞直肠,常表现为大便失禁,临床称之为假性腹泻。直肠粪块嵌塞所致的假性腹泻常发生于老年虚弱患者,粪块长久嵌塞在直肠壶腹部,导致壶腹部扩张、直肠括约肌松弛,粪块上部稀便自粪块周围间断或持续下泻,临床上极易误诊。

4. 老年人慢性便秘的评估

(1)危险因素评估:老年人慢性便秘的危险因素往往不被重视,易被临床医师忽略。危险因素包括每天液体摄入量、膳食纤维摄入量、活动量等,老年人的身体虚弱、牙齿缺失等往往造成每天液体、膳食纤维、活动量不足,造成粪便干结及粪便量减少而发生便秘。同时,老年人存在多病、丧偶、失能、经济能力下降等常见问题,焦虑、抑郁等心理问题及社会支持缺失在老年人群中也普遍存在,因此,《共识》提出应重视对老年便秘患者的精神心理评估,社会支持亦被《共识》列入老年便秘危险因素的评估内容之一。中青年便秘患者往往有足够的独立生活能力及工作能力,社会支持对中青年便秘患者并不十分重要,但老年患者由于独立生活能力及经济能力下降,社会支持对其有举足轻重的作用。一项对 8 所养老院 420 例慢性便秘患者的研究显示,老年人便秘的发生率与社会支持密切相关,随着他人关心、儿女支持、个人对他人的求助增加,老年人便秘的发生率明显下降。

(2)临床评估:老年人肠道肿瘤多发,故临床评估中对有预警征象的患者应行进一步检查,如大肠镜及相关血液生化、影像学等检查等,以明确便秘是否为器质性疾病所致,排查是否存在肿瘤,这些预警信号包括便血或粪便隐血试验阳性,以及贫血、食欲、体重减轻、腹痛、腹部包块、排便习惯改变等。其他一些与便秘相关的检查技术对慢性便秘类型的诊断及根据检测结果制订更合理治疗方案提供了有意义的指导,如结肠传输试验、肛门直肠测压、球囊逼出试验、肛门直肠(或盆底肌)表面肌电测量等。但老年人慢性便秘的诊断主要依赖病史、体格检查和必要的辅助检查,应避免过度检查,尤其是对伴多种重要器官疾病、活动不便的高龄患者,有创检查应评估患者的接受程度和可行性。对老年人便秘相关用药情况的评估,需详细询问和了解,包括诱发便秘的药物以及目前或既往使用过的通便药物等,了解老年人所用药物的种类、剂量、频率及疗效,对制订更有效的治疗方案具有指导意义。与其他人群相比,认知功能障碍是老年人群特有的疾病谱,会严重影响老年人的生活质量,同时也是诱发并加重便秘的重要因素之一,因此,《共识》将认知功能纳入老年人便秘评估的重点内容之一。

5. 老年人慢性便秘的治疗 根据综合评估

结果,制订合理的老年人便秘治疗方案。严重患者往往需要内科、神经科、精神科及康复科等多学科合作的综合治疗,治疗主要分为药物治疗和非药物治疗两大部分。

(1)药物治疗:临床运用最多的治疗方法。《共识》将药物总体分为八大类:容积性泻药、渗透性泻药、刺激性泻药、润滑性药物、促动力药、促分泌药、微生态制剂、中医药。各类药物作用机制不同,各有特点。其中渗透类泻药(乳果糖、聚乙二醇)在临床上使用最为广泛,其安全有效性具有高级别的循证依据(证据水平Ⅰ级,推荐级别A级)。特别是乳果糖,多项研究证实其对老年慢性便秘患者具有良好的疗效及安全性。刺激类泻药品种繁多,在我国便秘的治疗史上有着悠久的历史,这类泻药起效快、通便效果好,主要通过肠肌间神经丛起作用,长期服用易损伤肠肌间神经丛,导致结肠对肠内容物刺激的反应性降低,使结肠运动功能羸弱,甚至失去自行排便的功能,即所谓"泻药结肠",故《共识》提出不主张老年患者长期服用刺激类泻药,仅建议短期或间断性服用。促动力药普鲁卡比利治疗便秘具有较高的循证医学证据(证据水平Ⅰ级,推荐级别A级),国外研究显示,其对老年慢性便秘患者具有良好的安全性和耐受性。

(2)非药物治疗

1)调整生活方式。这是老年慢性便秘的基础治疗,包括足够的水分(1.5 L/d)及膳食纤维(≥25 g/d)摄入,以及合理适量的运动、正确规律的排便习惯。

2)精神心理治疗。

3)健全社会支持。

4)认知功能训练。

5)生物反馈治疗是盆底功能紊乱便秘患者的一线治疗措施。老年人肛门括约肌萎缩、直肠感觉功能、容受性、顺应性、协调性都有所下降,通过反复训练患者排便时腹肌、盆底肌和肛门括约肌的协调运动促进排便。多项研究显示,对老年患者行生物反馈治疗4周后,疗效明显,排便次数、排便感觉及排便评分均明显好转,有效率达90%。生物反馈治疗需要患者掌握治疗要领,因而不适用于有认知障碍的老年人群。

6)手术治疗:在临床上真正需要手术治疗的便秘并不常见。手术治疗主要用于经规范的非手术治疗无效的顽固性重度便秘患者。术式包括结肠部分或全部切除术、盆底结构矫正及修复手术,其中全结肠切除术的便秘缓解率最高,可达90%,但术后不能忍受的顽固性腹泻发生率高达33%,肠梗阻发生率为10%。有研究对1100例顽固性便秘患者采用改良手术方式(金陵术)治疗,术后随访1年仍显示其良好疗效及患者较高的排便满意度,定期检测排粪造影、直肠肛门测压、胃肠功能质量评分、排便Wexner评分等均显示良好。尽管如此,由于老年人身体衰弱、伴随疾病多,手术风险大,术后并发症多,老年人便秘的手术治疗需更为谨慎,术前应充分权衡利弊。近年来,通过粪菌移植改变肠道微环境治疗老年人慢性便秘(特别是重度及顽固型便秘),显示出良好的疗效,这种无创治疗方法在未来可能会更多地应用于临床。

【文献评述】

据2020年2月公开数据显示,2019年我国65岁以上人口占比为12.6%,已迈入老龄化社会,即将达到深度老龄化社会14%的标准,由此带来的老龄化相关性疾病亦突显其重要性。慢性便秘是老年人常见病、多发病,也是严重影响老年患者生活质量及身心健康的疾病。与中青年相比,老年人便秘有其独有的特征,如何从老年人身体虚弱、共病多、用药多的特点出发,更科学、更全面地评估和处理老年便秘是每位从事老年医学医师都会面临的问题。《共识》是国内外第一个针对老年便秘患者制定的诊治指导意见,结合了老年人便秘的临床特点,强化了在治疗上的多学科合作、综合性处理的重要性。

《共识》根据流行病学结果提出了老年人便秘高发的严峻现实。首先,《共识》规范了老年人慢性便秘的诊断标准,采用最新的罗马Ⅳ标准进行诊断;其次,《共识》根据老年人共病多、用药多的特点,将便秘分成功能性便秘、器质性便秘和药物相关性便秘三大类,根据病史初步诊断患者便秘的可能病因;再次,《共识》评估诱发便秘患者的危险因素,包括每天液体摄入量、饮食情况、活动情况、环境情况、社会支持、精神心理情况等,以寻找便秘的原因;从次,对患者的临床情况进行相关评估,包括排便频率、粪便形状、全身情况、用药情况、粪便、血液检查情况等,特别强调了重视老年便秘患者的报警征象,警惕结肠肿瘤;最后,《共识》系统列出了老年便秘的八大治疗方法,建议根据评估结果,选用最合适的治疗方法,如生活习惯改善、药物治疗、行为治疗、心理治疗、生物反馈治疗、手术治疗及健全社会支持等,提出了多学科共同诊治的模式,同时亦提出结合患者自身条件进行个体化治疗非常重要。

总之,《共识》为老年便秘患者提供了详细、切实可行的评估和处理方法,对规范老年便秘诊治意义重大。

(姚健凤 郑松柏)

参 考 文 献

[1] 中华医学会老年医学分会.老年人慢性便秘的评估与处理专家共识.中华老年病研究电子杂志,2017,4(2):7-15.

[2] Mari A,Mahamid M,Amara H,et al. Chronic Constipation in the Elderly Patient:Updates in Evaluation and Management. Korean J Fam Med,2020,41(3):139-145.

[3] Vazquez Roque M,Bouras EP. Epidemiology and managementof chronic constipation in elderly patients. Clin Interv Aging,2015,10:919-930.

[4] 柯美云,王英凯.老年人慢性便秘的流行病学和研究进展.实用老年医学,2010,24(2):92-94.

[5] Drossman DA.罗马Ⅳ:功能性胃肠病——脑肠互动异常.方秀才,侯晓华,译.4版.北京:科学出版社,2016.

[6] 张晓莉,郑松柏.慢性便秘的流行病学研究现状.中华老年多器官疾病杂志,2014,13(3):178-181.

[7] 姚健凤,虞阳,张伟,等.伴有慢性便秘的老年缺血性结肠炎的临床特点.中华老年多器官疾病杂志,2014,13(3):165-169.

[8] 易保全,岳廷,盖兴文.老年人便秘的危害及常见的治疗方法.中西医结合心血管病电子杂志,2018,6(25):18-19.

[9] 尚星辰,王美峰,林征,等.功能性便秘患者的心理韧性与社会支持应对方式的相关性研究.护士进修杂志,2020,35(1):11-14.

[10] Jandee S,Wetwittayakhlang P,Boonsri P. Efficacy of prucalopride in critically ill patients with paralytic ileus:a pilot randomized double-blind placebo controlled trial. J Gastroenterol Hepatol,2021,36(2):362-366.

第5篇

神经与精神

第 58 章

《中国痴呆与认知障碍诊治指南(一)：
痴呆及其分类诊断标准》解读

【文献题目】 2018 中国痴呆与认知障碍诊治指南(一)：痴呆及其分类诊断标准

【文献作者】 中国痴呆与认知障碍诊治指南写作组，中国医师协会神经内科医师分会认知障碍疾病专业委员会

【文献来源】 中华医学杂志，2018，98（13）：965-970

【文献解读】

◆ **背景介绍**

痴呆(dementia)是一种以获得性认知功能损害为核心，并导致患者日常生活能力、学习能力、工作能力和社会交往能力明显减退的综合征。中国痴呆与认知障碍诊治指南写作组和中国医师协会神经内科医师分会认知障碍疾病专业委员会于 2018 年发布了《中国痴呆与认知障碍诊治指南》，本文对其中的第一部分"痴呆及其分类诊断标准"[下文简称《指南(一)》]进行解读。《指南(一)》适用于痴呆与认知障碍患者及相关医护人员。

◆ **文献要点**

1. 痴呆的定义 痴呆是一种以获得性认知功能损害为核心，并导致患者日常生活能力、学习能力、工作能力和社会交往能力明显减退的综合征。患者的认知功能损害涉及记忆、学习、定向、理解、判断、计算、语言、视空间功能、分析及解决问题等能力，在病程某一阶段常伴有精神、行为及人格的异常。

2. 痴呆的分型 《指南(一)》推荐了 3 种较常用的痴呆分型方法。

（1）按是否为变性病划分

1）变性病痴呆：阿尔茨海默病、路易体痴呆、帕金森病痴呆、额颞叶变性。

2）非变性病痴呆：血管性痴呆、正常压力性脑积水、其他疾病(如颅脑损伤、感染、免疫、肿瘤、中毒及代谢性疾病等)引起的痴呆。

（2）按病变部位划分

1）皮质性痴呆：阿尔茨海默病、额颞叶变性。

2）皮质下痴呆：血管性痴呆、锥体外系病变、脑积水、脑白质病变。

3）皮质和皮质下混合性痴呆：多发梗死性痴呆、感染性痴呆、中毒和代谢性脑病、路易体痴呆。

4）其他痴呆：脑外伤后痴呆、硬膜下血肿痴呆。

（3）按发病及进展速度划分：近年来病情发展较快的"快速进展性痴呆"备受关注，主要包括血管性引起的痴呆、感染性引起的痴呆、中毒和代谢性引起的痴呆、自身免疫性引起的痴呆、转移癌/肿瘤引起的痴呆、医源性/先天性代谢缺陷引起的痴呆、神经变性引起的痴呆、系统性/癫痫引起的痴呆、人类免疫缺陷病毒(human immunodeficiency virus，HIV)引起的痴呆、克-雅病引起的痴呆等。

3. 痴呆的临床诊断思路

（1）确立痴呆诊断：《指南(一)》推荐国际主流痴呆诊断标准，即国际疾病分类(international classification of diseases，ICD)-10 和《精神疾病诊断与统计手册》第 4 版修订版(Diagnostic and Statistical Manual of MentalDisorders，4th edition，revised，DSM-IV-R)，并再一次强调了痴呆是一种获得性认知功能损害综合征。同时，《指南(一)》强调对临床表现不能用谵妄或其他精神疾

病来解释的患者,需要划定其认知功能损害具体范畴,应具备以下 5 项中的 2 项:①记忆及学习能力受损;②推理、判断及处理复杂任务等执行功能受损;③视空间能力受损;④语言功能(听、说、读、写)受损;⑤人格、行为或举止改变。

(2)明确痴呆病因:《指南(一)》推荐应结合患者认知障碍起病形式、各认知域、精神行为损害的先后顺序及特征、病程发展特点以及既往史和体格检查所提供的线索,对痴呆病因做出初步判断,然后选择合适的辅助检查,最终确定痴呆综合征的可能病因,尤其应注意识别可治性、可逆性痴呆,既要明确各种类型痴呆的临床特点及辅助检查特点以帮助诊断,又要强调对可治性痴呆的有效识别。

(3)判定痴呆严重程度:对于不能完成神经心理评估者,《指南(一)》约定了判断痴呆的严重程度标准。

1)轻度:主要影响近记忆力,但患者仍能独立生活。

2)中度:较严重的记忆障碍,影响到患者的独立生活能力,可伴括约肌障碍。

3)重度:严重智能损害,患者不能自理,完全依赖他人照顾,有明显括约肌障碍。

从上述标准可见,《指南(一)》关于痴呆严重程度的分级主要取决于认知功能损害对患者独立生活能力的影响。

(4)各类痴呆的诊断标准:《指南(一)》在此部分对各种类型的痴呆诊断标准做了具体推荐。

1)阿尔茨海默病诊断标准:《指南(一)》初步介绍了目前阿尔茨海默病诊断的主流标准及起源。1984 年美国国立神经病、语言障碍和卒中研究所发布于 Neurology 的标准;阿尔茨海默病及相关疾病协会标准;2011 年美国国立老化研究所和阿尔茨海默病协会(National Institute on Aging-Alzheimer's Association,NIA-AA)发布的标准;国际工作组(International Working Group,IWG)分别于 2007 年和 2014 年发布的 IWG-1 诊断标准和 IWG-2 诊断标准。

2)血管性痴呆诊断标准:《指南(一)》初步介绍了目前血管性痴呆诊断的主流标准及其起源,同时指出血管性痴呆的诊断三要素分别为符合痴呆的标准、有脑血管病变证据以及痴呆和脑血管

病之间有因果关系。在现行诊断标准中特异性较高的包括 ICD-10、DSM-IV、美国加利福尼亚阿尔茨海默病诊断和治疗中心(Alzheimer's Disease Diagnostic and Treatment Centers,ADDTC)标准和美国国立神经疾病和卒中研究院/瑞士神经科学研究国际协会(National Institute of Neurological Disorders and Strokeand the Association International epou la Researche etl'Enseigmenten Neurosciences,NINDS-AIREN)标准。其中,血管性痴呆诊断标准在敏感性和特异性之间均衡较好的是 ADDTC 标准;与其他标准相比,DSM-IV 的敏感性较高但特异性较差,NINDS-AIREN 标准的特异性最高,但敏感性差(II 级证据)。

最新的血管性认知障碍诊断标准是血管性行为认知障碍(vascular behavioral and cognitive disorders,Vas-Cog)2014 年标准,但该标准敏感性、特异性仍有待进一步研究。《指南(一)》推荐新近更新的标准,即中国 2011 年血管性认知障碍诊断标准或 Vas-Cog 诊断标准。

3)额颞叶变性诊断标准:《指南(一)》强调了额颞叶变性是一个神经病理诊断,而额颞叶痴呆(frontotemporal dementia,FTD)则是与额颞叶变性相关的一组临床综合征。FTD 通常包括两大类:以人格和行为改变为主要特征的行为变异型 FTD(behavioural variant FFD,bvFTD)和以语言功能隐匿性下降为主要特征的原发性进行性失语(primary progressive aphasia,PPA)。PPA 又可分为进行性非流利性失语(progressive nonfluent aphasia,PNFA)和语义性痴呆(semantic dementia,SD)。FTD 可与帕金森综合征或运动神经元病等神经变性病共存,这是 FTD 的特殊类型。

《指南(一)》指出,bvFTD 是 FTD 的主要类型,是一种以人格、社会行为和认知功能进行性恶化为特征的临床综合征,推荐诊断标准是 2011 年 Rascovsky 等在国际 bvFTD 诊断联盟(the International Behavioural Variant FTD Criteria Consortium,FFDC)基础上修订的诊断标准。PNFA 特征是句子语法结构错误、流畅性受损,而词语理解能力保留,而 SD 特征为物体命名和语言理解障碍,而流畅性、复述和语法功能保留。《指南(一)》均推荐选用 Gorno-Tempini 2011 年标准进

行诊断。

4) 路易体痴呆诊断标准:《指南(一)》延续了既往观念,指出波动性认知功能障碍、帕金森综合征和形象生动的视幻觉为路易体痴呆三主征。根据2005年路易体痴呆临床诊断标准修订版,《指南(一)》提出快速眼动睡眠行为障碍、对地西泮等神经安定类药物反应敏感、正电子发射体层摄影或单光子发射计算机体层显像技术显示的基底神经节多巴胺转运蛋白减少为路易体痴呆临床诊断的三大提示特征。《指南(一)》强调结合快速眼动睡眠期行为障碍及多巴胺转运蛋白减少的特征,可极大提高路易体痴呆诊断敏感性及特异性。

《指南(一)》仍推荐以痴呆症状与帕金森综合征相隔1年出现作为区分路易体痴呆与帕金森病痴呆的时间分界,但同时指出在临床病理或临床试验等研究中可不加以区分,把路易体痴呆与帕金森病痴呆统称为路易体病或α-突触核蛋白病。2005年修订版路易体痴呆临床诊断标准仍被推荐用以诊断路易体痴呆。

5) 帕金森病痴呆诊断标准:《指南(一)》指出帕金森病痴呆的4个核心认知域(执行力、注意力、视空间、记忆力),任意2项认知域受损均可诊断为帕金森病痴呆。使用下述量表组合诊断帕金森病痴呆的敏感性和特异性均超过80%,这些组合包括:①4项日常生活能力(使用电话、出行方式、管理财务和服用药物)评估,其中服用药物为一项"药丸问卷",问卷包括患者能否管理药物以及能否口头描述药物名称、单次剂量、服用时间等;②认知量表,包括简易精神状态检查、五个单词测试(即刻回忆、延迟回忆)、以"s"开头的单词数目;③帕金森综合评分量表的第一部分(筛查痴呆、幻觉、抑郁和主动性)。

《指南(一)》推荐2007年运动障碍协会帕金森病痴呆诊断标准或2011年中国帕金森病痴呆诊断指南标准用于帕金森病痴呆的诊断。

6) 其他痴呆:《指南(一)》对常见的其他类型痴呆,如特发性正常颅压脑积水(idiopathic normal pressure hydrocephalus,iNPH)、HIV相关认知障碍、亨廷顿病、克-雅病及脑外伤相关认知损害的临床特点及诊断标准做了重要推荐。

《指南(一)》强调了由不明原因脑脊液循环障碍引起的iNPH的可治性,其典型临床表现为步态障碍、认知障碍和尿失禁三联征,影像学上可见非梗阻性脑室扩大,而脑脊液压力正常。诊断主要依据典型临床表现和特征性CT/MRI改变。推荐使用Relkin等提出的国际iNPH诊断标准。

《指南(一)》提出目前关于HIV相关神经认知障碍的临床表现及分型存在不同观点,但总体而言,在已知的多种HIV相关认知损害筛查工具中,使用HIV痴呆评分筛查HIV相关认知损害具有较高的特异性和敏感性。推荐使用2007年美国神经病学分会AIDS工作组重新修订的HIV相关神经认知障碍诊断标准。

《指南(一)》强调了亨廷顿病的临床特征为进行性加重的舞蹈样不自主运动、精神异常和痴呆三联征,并指出亨廷顿病引起的痴呆以信息处理速度减慢、启动迟缓、注意缺陷为主要表现,而早期记忆减退不一定明显。推荐使用Reilmann等提出的亨廷顿病诊断标准。

《指南(一)》指出,克-雅病在我国现阶段多为临床诊断,确诊还需要病理。其主要临床特征包括病程<2年,具备以下4种临床表现中的至少2种:①肌阵挛;②视觉或小脑障碍;③锥体/锥体外系功能障碍;④无运动型缄默症。推荐使用国家疾控中心标准进行克雅病的临床诊断。

《指南(一)》指出,脑外伤是认知损害的重要原因,强调了慢性创伤性脑病是脑外伤相关认知损害的重要原因,其临床特征及分型目前仍存在部分争议,目前推荐Jordan的标准进行诊断。

【文献评述】

《指南(一)》延续了既往指南对痴呆的定义范畴,再次明确了痴呆的定义核心在于"一种获得性认知功能损害伴随相关能力减退的综合征",强调认知功能损害包含多个认知域,除记忆损害外,定向、理解、判断、计算、语言、视空间功能、分析及解决问题等能力的损害也是痴呆临床表现的一部分。《指南(一)》还指出精神、行为和人格异常常伴随在痴呆的自然病程中,同时对部分疾病的新进展做了有效说明。在诊断标准简介部分,《指南(一)》对各种类型痴呆的新旧诊断标准做了对比及推荐,可以有效地服务我国认知障碍亚专科临床医师及研究者。世界人口老龄化的到来一方面标志着社会的进步和发展,另一方面也给社会带来一系列医疗保健和精神卫生问题。由于人口老龄化的迅速发展，老年痴呆的患病率明显增加，据流行病学调查，随着年龄增长，痴呆的患病率也会增高。由于痴呆患病率和致残率高、病程长、治疗开支大等因素，给患者家庭及社会都带来巨大的负担和影响。对于老年痴呆的诊断和治疗，经过若干年的探索，已有许多令人兴奋的发现，特别是早期诊断对老年痴呆的预后有很大的影响。但痴呆及认知障碍的诊断及规范化治疗还需不断完善，尤其以各种变性病为主的痴呆，诊断相对困难，还需要多学科共同探讨，才能在一定程度上减轻痴呆患者所带来的社会压力。

（潘晓东　陈晓春）

参 考 文 献

中国痴呆与认知障碍诊治指南写作组,中国医师协会神经内科医师分会认知障碍疾病专业委员会.2018中国痴呆与认知障碍诊治指南(一):痴呆及其分类诊断标准.中华医学杂志,2018,98(13):965-970.

第59章

《中国痴呆与认知障碍诊治指南(二):
阿尔茨海默病诊治指南》解读

【文献题目】 2018中国痴呆与认知障碍诊治指南(二):阿尔茨海默病诊治指南

【文献作者】 中国痴呆与认知障碍诊治指南写作组,中国医师协会神经内科医师分会认知障碍疾病专业委员会

【文献来源】 中华医学杂志,2018,98(13):971-977

【文献解读】

◆ 背景介绍

阿尔茨海默病(Alzheimer's disease,AD)的发病机制十分复杂,近30年来随着人们对AD神经心理学特征、影像学特征及外周标志物研究的不断深入,对其认识亦不断完善。很多辅助检查,尤其是脑脊液标志物和影像学检查手段的进展,有效提高了AD诊断的准确性,并使AD诊断的时间窗提前。目前国际上针对AD治疗的研究也越来越多,但迄今为止,AD的治疗仍是难点,临床上仍以改善症状、阻止痴呆进一步发展、维持残存脑功能、减少并发症为主要原则。

在众多研究的基础上,国内外发布了多个AD相关诊疗指南,特别是2010年由欧洲神经病学联盟发布的AD诊疗指南、2007年由美国精神病学会发布的阿尔茨海默病及其他痴呆诊疗指南、2010年中华医学会发布的痴呆诊疗指南,以及2011年美国国立老化研究所(National Institute on Aging,NIA)和阿尔茨海默病协会(Alzheimer's Association,AA)发布的AD诊断标准(NIA-AA诊断标准)。2018年,基于新的循证医学证据,中国痴呆与认知障碍诊治指南写作组联合中国医师协会神经内科医师分会认知障碍

疾病专业委员会正式发布了我国最新版痴呆与认知障碍诊治指南《2018中国痴呆与认知障碍诊治指南》,本文对其中第二部分"阿尔茨海默病诊治指南"[下文简称《指南(二)》]进行解读。《指南(二)》适用人群为痴呆与认知障碍患者及相关医护人员。

◆ 文献要点

1. 阿尔茨海默病的诊断标准

(1)推荐一:临床AD诊断可依据1984年版NINCDS-ADRDA或2011年版NIA-AA提出的AD诊断标准进行诊断(专家共识)。

1984年版NINCDS-ADRDA诊断标准要求痴呆的诊断必须由神经心理学检查证实,并且从不同确定程度上规定了AD的诊断标准,包括很可能AD、可能AD、确诊AD,还列出了支持标准和排除标准。

(2)推荐二:有条件进行AD分子影像检查和脑脊液检测时,可依据2011年版NIA-AA或2014年版国际工作组(International Working Group,IWG)-2诊断标准进行AD诊断(专家共识)。这2个版本均把生物标志物纳入AD诊断标准。

2011年版NIA-AA诊断标准将AD分为3个阶段,即AD临床前阶段、AD源性轻度认知障碍阶段和AD痴呆阶段。其最大亮点是将AD视为一个包括临床前无症状阶段及轻度认知损害在内的连续疾病过程,将AD的诊断时间窗前移,并将生物标志物纳入AD痴呆的诊断标准中,以便在研究中应用。根据所测量的生物学特性,可以把现在广为研究的AD生物标志物分为两大类:

第一类是与脑内 β-淀粉样斑块(amyloid β,Aβ)沉积相关的生物标志物,包括正电子发射体层摄影(positron emission tomography,PET)Aβ 阳性以及脑脊液中 Aβ42 水平下降;第二类是与下游神经元变性或损伤相关的生物标志物,包括脑脊液总 tau(t-tau)和磷酸化 tau(p-tau)蛋白水平升高,颞顶叶皮层 2-氟-2-脱氧-D-葡萄糖{2-deoxy-2-[18F]fluoro-d-glucose,^{18}F-FDG}摄取下降,脑结构磁共振成像(magnetic resonance imaging,MRI)表现出的内侧颞叶、基底部、外侧颞叶及内侧顶叶不成比例的萎缩。AD 痴呆的核心临床诊断标准将继续成为临床实践中 AD 诊断的基石,而纳入生物标志物证据的 AD 痴呆研究用诊断标准将会增加 AD 痴呆病理生理学诊断的特异性,对于 AD 的早期诊断和鉴别诊断具有重要的现实意义。2014 年 IWG 发布了对 2007 年版本的修订版——IWG-2 标准,首次将 AD 生物标志物分为诊断标志物和进展标志物。脑脊液 Aβ 和 tau、Aβ PET 显像和 AD 致病基因携带为 AD 的诊断标志物,而脑结构 MRI 和 ^{18}F-FDGPET 为 AD 的进展标志物。

(3)推荐三:应提高对不典型 AD 的诊断意识。非典型 AD 依据 IWG-2 的诊断标准。不典型 AD 包括后部变异型 AD(后皮质萎缩)、少词变异型 AD(logopenic 失语)、额部变异型 AD 及 Down 综合征变异型 AD。

2. 阿尔茨海默病的治疗

(1)胆碱酯酶抑制剂:明确诊断为 AD 患者可以选用胆碱酯酶抑制剂(cholinesterase inhibitors,ChEIs)治疗(A 级推荐)。

ChEIs 存在剂量效应关系,中重度 AD 患者可选用高剂量 ChEIs 作为治疗药物,但应遵循低剂量开始逐渐滴定的给药原则,并注意药物可能出现的不良反应(专家共识)。

ChEIs 增加突触间隙乙酰胆碱含量,是现今治疗轻中度 AD 的一线药物,主要包括多奈哌齐、卡巴拉汀、加兰他敏和石杉碱甲。用法及注意事项:ChEIs 治疗存在明确的量效关系,剂量增高,疗效会增加。现有的 ChEIs 治疗痴呆作用机制不尽相同。多奈哌齐是选择性乙酰胆碱酯酶抑制剂,用法用量为:起始剂量 5.0 mg,1 次/天,服用 4 周后可增至 10.0 mg,1 次/天,晚上睡前服用;

如患者有失眠等睡眠障碍,也可改为早餐前服用。卡巴拉汀为乙酰胆碱酯酶和丁酰胆碱酯酶双向抑制剂,用法用量为:起始剂量为 1.5 mg,2 次/天;如患者服用至少 4 周后对此剂量耐受良好,可将剂量增至 3.0 mg,2 次/天;服用至少 4 周以后对此剂量耐受良好,可逐渐增加剂量至 4.5 mg,以至 6.0 mg,2 次/天。加兰他敏为乙酰胆碱酯酶抑制剂,并可使前烟碱受体发生变构,起始剂量为 5.0 mg,2 次/天,1 周后可改为每次 10.0 mg,2 次/天,餐后服用。

(2)兴奋性氨基酸受体拮抗剂:明确诊断的中重度 AD 患者可以选用美金刚或者美金刚与多奈哌齐、卡巴拉汀联合治疗,对出现明显精神行为症状的重度 AD 患者,尤其推荐 ChEls 与美金刚联合使用(A 级推荐)。

盐酸美金刚是另一类 AD 治疗一线药物,是 FDA 批准的第一个用于治疗中重度痴呆的药物。研究证实,美金刚(20 mg/d)治疗中重度 AD 可改善患者的认知功能、日常生活能力、全面能力及精神行为症状(Ⅰ级证据)。研究提示,在治疗中重度 AD 时,美金刚能选择性改善一些关键认知域障碍,如语言、记忆、定向力、行为、视空间能力(Ⅱ级证据)。研究表明,使用美金刚(10～20 mg/d)可显著减缓 AD 患者从中度向重度的进程,有效防治全面功能和认知功能的衰退(Ⅰ级证据)。美金刚可降低中重度 AD 患者临床恶化的发生率。

美金刚对中重度 AD 患者妄想、激越等精神行为异常有一定治疗作用(均为Ⅰ级证据)。

荟萃分析显示,不同程度 AD 患者对美金刚治疗均有较好耐受性(Ⅱ级证据)。少数患者可能出现恶心、眩晕、腹泻及激越的不良反应。美金刚每天最大剂量 20 mg,用法用量为:为了减少不良反应,起始剂量 5 mg,1 次/天,晨服;第 2 周增加至每次 5 mg,2 次/天;第 3 周晨服 10 mg,下午服 5 mg;第 4 周开始服用推荐的维持剂量,每次 10 mg,2 次/天。可空腹服用,也可随食物同服。

美金刚与 ChEIs 作用机制不同,两者在治疗中可联合应用。研究证实,美金刚与 ChEI 合用治疗中重度 AD,能有效改善患者认知功能及日常生活能力,且与单独使用 ChEI 相比,并不增加不良反应发生率(Ⅱ级证据)。

(3)中药及其他治疗药物:向患者交代治疗益处和可能风险后,可以适当选用银杏叶、脑蛋白水解物、奥拉西坦或吡拉西坦等作为 AD 患者的协同辅助治疗药物(专家共识)。

有较多的临床试验研究了银杏叶提取物(EGb761)对 AD 的治疗作用。临床研究显示,银杏叶提取物(EGb761)对 AD、多发梗死性痴呆和轻度认知障碍治疗有效,可改善患者认知功能、日常生活能力及痴呆相关症状(Ⅱ级证据)。《指南(二)》增加了脑蛋白水解物(cerebrolysin)对 AD 的治疗作用。2 项针对具有神经保护和神经修复功能的脑蛋白水解物的随机对照试验结果显示,其对轻中度 AD 患者认知功能和总体临床印象有显著改善(Ⅰ级证据)。近期一项荟萃分析显示脑蛋白水解物对轻中度 AD 患者的认知功能、总体临床印象及总体获益均有显著改善(Ⅱ级证据)。先前研究认为抗氧化剂维生素 E 可以延迟 AD 患者的发病进程,一项针对中度 AD 的大样本、随机、安慰剂对照研究发现,服用维生素 E(2000 U/d)2 年可延迟痴呆恶化进程,但此试验中仅有少数服用维生素 E 的患者与安慰剂组进行了对比,因此结论尚待探讨(Ⅰ级证据)。

与抗氧化剂相似,非甾体抗炎药降低 AD 发病危险的研究结果也存在争议。他汀类降脂药物无降低 AD 发病风险作用(Ⅰ级证据)。美国精神病学会指南指出,单独应用非甾体抗炎药(如阿司匹林),其临床研究未显示有治疗 AD 的依据,但在控制 AD 危险因素(如高血压、高脂血症、脑卒中)时,建议应用阿司匹林。

【文献评述】

据统计,我国痴呆人数呈逐步增多趋势,其中以阿尔茨海默病为主,因此,需要对阿尔茨海默病进行规范诊疗,且临床医师需要进一步了解国际及国内新进展。《指南(二)》重点介绍了阿尔茨海默病痴呆危险因素及干预,还包括痴呆及其分类诊断标准、痴呆的认知和功能评估、认知障碍疾病的辅助检查、痴呆精神行为症状鉴别诊断和治疗、快速进展性痴呆的诊断、非阿尔茨海默病痴呆的治疗,中国记忆障碍门诊建立规范也有论及。《指南(二)》有助于提高我国的痴呆诊疗临床水平,更好地指导神经科、精神科、老年科及其他相关专科

医师准确、规范地进行痴呆诊疗,让患者取得最大限度的获益,同时,《指南(二)》对 AD 的规范化诊断和治疗要点做了简要解析,并对其与其他 AD 指南的主要差异进行了概述。

《指南》的显著特点有:①结合经济状况,提出 2 种诊断标准;②强调关注不典型 AD;③缺点是参照国际标本编制,缺少本土实证数据,难以判断其是否超越国际版本,国际交流方面可能还会采用 NIA-AA 或 IWG-2 标准。在科研中,如果采用中外诊断标准分别进行诊断,就会在一定程度上增加工作量和操作复杂性。近年来国际上开展了多项针对 AD 病因治疗的临床试验,这些临床试验主要是针对 Aβ 的产生、清除以及 tau 蛋白的治疗,但目前为止仍在研发或临床试验阶段,还未有新药上市。《指南(二)》在临床实践及临床研究中的广泛应用和及时更新,有助于国内 AD 相关的临床实践和研究。

(郭起浩 王 莹)

参 考 文 献

[1] 中国痴呆与认知障碍诊治指南写作组,中国医师协会神经内科医师分会认知障碍疾病专业委员会. 2018 中国痴呆与认知障碍诊治指南(二):阿尔茨海默病诊治指南. 中华医学杂志,2018,98(13):971-977.

[2] Lim A,Tsuang D,Kukull W,et al. Clinico-neuro-pathological correlation of Alzheimer's disease in a community-based case series. J Am Geriatr Soc,1999,47(5):564-569.

[3] Varma AR,Snowden JS,Lloyd JJ,et al. Evaluation of the NINCDS-ADRDA criteria in the differentiation of Alzheimer's disease and frontotemporal dementia. J Neurol Neurosurg Psychiatry,1999,66(2):184-188.

[4] Ranginwala NA,Hynan LS,Weiner MF,et al. Clinical criteria for the diagnosis of Alzheimer disease:still good after all these years. Am J Geriatr Psychiatry,2008,16(5):384-388.

[5] Kazee AM,Eskin TA,Lapham LW,et al. Clinicopathologic correlates in Alzheimer disease:assessment of clinical and pathologic diagnostic criteria. Alzheimer Dis Assoc Disord,1993,7(3):152-164.

[6] Sperling RA,Aisen PS,Beckett LA,et al. Toward

defining the preclinical stages of Alzheimer's disease：recommendations from the National Institute on Aging-Alzheimer's Association workgroups on diagnostic guidelines for Alzheimer's disease. Alzheimers Dement,2011,7(3)：280-292.

[7] Albert MS,DeKosky ST,Dickson D,et al. The diagnosis of mild cognitive impairment due to Alzheimer's disease：recommendations from the National Institute on Aging-Alzheimer's Association workgroups on diagnostic guidelines for Alzheimer's disease. Alzheimers Dement,2011,7(3)：270-279

[8] McKhann GM, Knopman DS, Chertkow H, et al. The diagnosis of dementia due to Alzheimer's disease：recommendations from the National Institute on Aging-Alzheimer's Association workgroups on diagnostic guidelines for Alzheimer's disease. Alzheimers Dement,2011,7(3)：263-269.

[9] Jack CR Jr, Albert MS, Knopman DS, et al. Introduction to the recommendations from the National Institute on Aging-Alzheimer's Association workgroups on diagnostic guidelines for Alzheimer's disease. Alzheimers Dement,2011,7(3)：257-262.

[10] Dubois B,Feldman HH,Jacova C,et al. Advancing research diagnostic criteria for Alzheimer's disease：the IWG-2 criteria. Lancet Neurol, 2014, 13（6）：614-629.

第 60 章

《中国痴呆与认知障碍诊治指南(三):
痴呆的认知和功能评估》解读

【文献题目】 2018 中国痴呆与认知障碍诊治指南(三):痴呆的认知和功能评估

【文献作者】 中国痴呆与认知障碍诊治指南写作组,中国医师协会神经内科医师分会认知障碍疾病专业委员会

【文献来源】 中华医学杂志,2018,98(15):1125-1129

【文献解读】

◆ **背景介绍**

神经心理测验是获得患者心理与行为变化信息的一种方法,通过定性和/或定量的方式,了解不同性质、不同部位及不同阶段脑部病变引起的心理与行为变化,对诊断与鉴别诊断、病情严重程度、疗效评价等多方面都有重要作用。以阿尔茨海默病(Alzheimer's disease,AD)为代表的认知障碍相关疾病,对患者的认知功能、日常生活能力等均有可能产生影响,并可能使患者出现精神和行为症状。对不同领域的脑功能进行评估,需要依靠神经心理学尤其是神经心理测验。中国痴呆与认知障碍诊治指南写作组和中国医师协会神经内科医师分会认知障碍疾病专业委员会于 2018 年发布了《中国痴呆与认知障碍诊治指南》,本文对其中的第三部分"痴呆的认知和功能评估"[下文简称《指南(三)》]进行解读。《指南(三)》的适用人群为痴呆与认知障碍患者及相关医护人员。

◆ **文献要点**

1. 总体认知功能评估 总体认知功能评估工具在临床中使用最为普遍,包括多个认知域的评估,可用于痴呆的筛查、诊断、严重程度分级等

多方面。《指南(三)》中主要介绍了简易精神状态检查(mini-mental state examination,MMSE)、蒙特利尔认知评估量表(Montreal cognitive assessment,MoCA)、阿尔茨海默病评定量表-认知(Alzheimer's disease assessment scale—cognitive section,ADAS-Cog)和临床痴呆评定量表(clinical dementia rating,CDR)。

其中 MMSE、MoCA 量表主要用于筛查痴呆患者。筛查测验一般耗时少,操作简单,具有一定的敏感性和特异性,在做大样本流行病学调查和初步诊断时被使用广泛。MMSE 主要用于痴呆患者的筛查,缺点是对轻度认知障碍(mild cognitive impairment,MCI)患者的敏感性有限。MoCA 主要用于对 MCI 患者的筛查,但是,MMSE 和 MoCA 对文盲和低教育程度人群均不太适用。

ADAS-cog 可用以评定 AD 患者认知功能的变化趋势,在临床药物研究中广泛用于对轻中度 AD 的疗效评估。但该量表耗时长,需要专门的道具,不适用于筛查研究。为了更好地评估血管性痴呆的严重程度,血管性痴呆评估量表在 ADAS-cog 量表的基础上增加了 5 个反应注意/执行功能的题目,以对脑白质病变严重程度有更好的判断能力。

CDR 量表在临床和研究中主要用于痴呆的诊断和严重程度分级,是一个半结构化量表。它对认知和功能两方面 6 个领域进行评估,通过对知情者和患者分别询问,得出各分项得分,然后使用明确的计分公式计算总分,每一项按照严重程度可有"0""0.5""1""2""3"5 级计分。

2. 各认知域的评估

(1)记忆力评估:记忆是信息在脑内编码、储

存和提取的基本过程,可分为工作记忆、情景记忆、语义记忆等多种类型。AD 患者记忆力损害一般是情景记忆中的近期记忆最早受损,临床上的记忆评估主要集中于情景记忆。常用的测试工具有听觉词语学习测验、韦氏记忆量表、非语言材料记忆测验等。其中韦氏记忆量表是目前应用最广泛的全面评估记忆功能的常用成套神经心理测试工具之一,它可以同时比较几种记忆功能的受损情况。

(2)注意/执行功能评估:注意/执行功能是鉴别皮质性痴呆和皮质下性痴呆的重要指标,因而常用来鉴别 AD 和血管性痴呆(vascular dementia,VaD)、额颞叶变性(frontotemporal lobar degeneration,FTLD)、路易体痴呆(dementia with Lewy body,DLB)等。按照执行功能的不同成分可分为抽象概括能力、精神灵活性、信息处理速度、判断力、推理和转换能力、对干扰的抑制能力、解决问题的能力,针对不同成分均有相应的测试量表。临床常用的评估方法有连线测试、Stroop 色词测验、数字广度测验、符号数字模式测验等量表。

(3)语言功能评估:痴呆患者的语言表达、理解、复述、命名、阅读及书写均有可能受到损害,常用的语言功能评估工具主要有言语流畅性测验、波士顿命名检测、北京大学第一医院汉语失语成套测验等。言语流畅性测验是检测言语流畅性最重要的工具,可以评估个体运用言语进行信息传递的流利程度,从而衡量个体的言语能力,因为 AD 患者在语义流畅性方面的相对音位流畅性更差,临床中使用语义流畅性测试(如动物、水果等)更多。波士顿命名检测是目前临床最常用的命名障碍测试量表。北京大学第一医院汉语失语成套测验可对言语表达、理解、复述、命名、阅读及书写进行全面评估,以明确失语类型,在国内应用广泛。

(4)视空间和结构能力:视空间和结构功能障碍是指患者不能正确识别图形或物体,不能判断物体的确切位置。AD 患者早期即可出现视空间障碍,DLB 患者的视空间障碍常更为严重。临床常用评估工具有 Rey-Osterrieth 复杂图形测验、画钟测验等。其中,画钟测验在临床使用非常广泛,操作容易、耗时短,可单独作为认知的筛查试验,也可作为其他成套量表中的一部分使用。

(5)运用:运用功能障碍又称失用症,指不能准确执行其所了解的有目的的动作,主要有观念性失用、观念运动性失用和结构性失用。皮质性痴呆及皮质下痴呆患者均存在失用,皮质基底节综合征患者的失用症状尤为明显。常用的测试方法有运用的输入、输出、词义/非词义模仿、概念系统等,这些评估方法常作为总体评估测试的一部分。

3. 日常功能的评估　日常生活能力下降是痴呆的核心症状之一,所有痴呆患者均应进行日常生活能力的评估。评估日常生活能力的量表版本众多,但一般包含两方面能力的评估:一是躯体生活自理能力,是患者独立生活所必需的基本功能,如吃饭、穿衣、梳洗、如厕、行走、洗澡等;二是工具性日常生活活动能力,包括复杂的日常和社会活动能力,如打电话、购物、做饭、做家务、穿衣、使用交通工具、服药、理财等。日常能力容易受年龄、视力听力障碍、躯体活动障碍等因素的影响,一般需根据受试者的回答及知情者的观察综合判定。

4. 精神行为症状的评估　痴呆的行为精神症状(behavioral and psychological symptom of dementia,BPSD)在很多早期痴呆患者中即可出现,往往随着痴呆的进展而逐渐加重,是痴呆的常见临床表现,常给患者和家属带来巨大的精神和经济负担。《指南(三)》仅讲述了认知和功能的评估,但考虑到精神行为症状对于痴呆患者来说也非常重要,笔者在这里作一下简单介绍。目前临床常用的量表有神经精神量表(neuropsychiatric scal,NPI)、老年抑郁量表(geriatric depression scale,GDS)等。NPI 量表是评估痴呆患者 BPSD 最常用的量表,通过询问 AD 患者的照护者来评估患者的 12 种精神行为症状,包括妄想、幻觉、激越/攻击、抑郁/心境恶劣、焦虑、情感欣快、情感淡漠、脱抑制、易激惹/情绪不稳、异常的运动行为、睡眠/夜间行为、食欲和进食障碍等。NPI 量表除应用于 AD 患者外,在多种认知障碍疾病精神行为异常的评定方面均有应用。

5. 神经心理测试的注意事项　神经心理量表评估对痴呆的诊疗非常重要,能够较为客观地评估患者的痴呆症状,但在临床使用时切不可将其简单化和绝对化。一般情况下,神经心理评估需要施测者进行规范化的培训后方可对患者进行评估,而且要使用标准的引导语及评估流程,以保证不同医疗机构评估结果的可信度。另外,即使进行了规范化测试,由于受到身体、经济、文化等多种因素的影响,评估结果也可能出现很大差异,因此,评估测验结果并不能等同于临床诊断,而只是临床诊断的辅助工具。

【文献评述】

《指南(三)》从总体认知功能、分领域认知功能、日常功能 3 个方面,对痴呆的常用神经心理测试量表进行了简要介绍及推荐,对分领域认知功能又分成了记忆力、注意/执行功能、语言功能、视空间和结构能力、运用 5 个方面进行单独介绍。另外,我国目前临床使用的量表大多数引自国外,由于文化背景、翻译误差等因素,在使用时还需注意国内常模和划界分与国外有所不同。目前痴呆临床药物较少,随着药物研究不断进展,越来越多药物临床试验的开展都需要规范的评估指南作为指导,《指南(三)》恰恰为临床医师提供了诊疗思路。一个规范、严谨的量表评估是临床诊断痴呆的重要辅助手段,神经心理量表的评估对临床医师诊断痴呆以及对痴呆进行分类非常重要,《指南(三)》对各个常用量表的适用及评估范围做了大致解读,但尚缺乏各个量表得分的参考范围,且在实际操作过程中还要考虑患者受教育程度等,这些问题还需要更多的临床研究数据来规范,因此,需要神经科医师及研究人员总结更多的临床数据、临床新进展及新发现来为指南提供进一步的改进,以规范痴呆的认知和功能评估。

(贾建军)

参 考 文 献

[1] 中国痴呆与认知障碍诊治指南写作组,中国医师协会神经内科医师分会认知障碍疾病专业委员会. 2018 中国痴呆与认知障碍诊治指南(三):痴呆的认知和功能评估. 中华医学杂志,2018,98(15):1125-1129.

[2] 王刚. 痴呆及认知障碍神经心理测评量表手册. 北京:科学出版社,2014.

[3] 贾建平. 中国痴呆与认知障碍诊治指南(2015 年版).北京:人民卫生出版社,2016.

[4] Lexak MD,Howieson DB,Loring DW. 神经心理测评.4 版.北京:世界图书出版公司,2006.

第 61 章

《中国痴呆与认知障碍诊治指南（四）：认知障碍疾病的辅助检查》解读

【文献题目】 2018 中国痴呆与认知障碍诊治指南（四）：认知障碍疾病的辅助检查

【文献作者】 中国痴呆与认知障碍诊治指南写作组，中国医师协会神经内科医师分会认知障碍疾病专业委员会

【文献来源】 中华医学杂志，2018，98（15）：1130-1142

【文献解读】

◆ 背景介绍

目前国内外有很多诊断痴呆的辅助检查手段，但对一个认知障碍患者如何进行规范的诊断及鉴别诊断，以及选择何种辅助检查可以提高敏感性和特异性，还需要更加规范、先进的指南来提供指引。

中国痴呆与认知障碍诊治指南写作组和中国医师协会神经内科医师分会认知障碍疾病专业委员会于 2018 年发布了《中国痴呆与认知障碍诊治指南》，本文对其中的第四部分"认知障碍疾病的辅助检查"[下文简称《指南（四）》]内容进行解读。《指南》（四）的适用人群为痴呆与认知障碍患者及相关医护人员。

◆ 文献要点

认知障碍疾病的辅助检查包括体液检查、影像学检查、电生理检查、基因检测等。选择适当的辅助检查可以有效辅助认知障碍疾病的诊断和鉴别诊断，监测疾病进程。

1. 体液检查

（1）血液：对认知障碍患者进行外周血血常规、肝肾功能、甲状腺功能、神经系统特异性抗体等项目的检查有助于因系统性疾病引起的认知障碍病因的鉴别，但是对神经系统变性疾病的诊断，外周血目前尚无特异性指标。对于阿尔茨海默病（Alzheimer's disease，AD）患者，外周血血浆 Aβ 水平尚不能用于疾病诊断，但是研究发现其含量随疾病进展逐渐降低（Ⅱ级证据），因此，可用于辅助评估 AD 的进展和监测疗效。

（2）尿液：尿常规检查对于系统病变引起的认知障碍的鉴别诊断有提示作用。有研究发现尿液中 AD7C 神经丝蛋白在患者和正常人中有明显差异，具有成为生物标志物的潜力。

（3）脑脊液：脑脊液检查是认知障碍疾病诊断中最重要的内容。对脑脊液进行常规检查有助于鉴别因炎症、脱髓鞘疾病等病因引起的认知功能损害。2011 年版 NIA-AA 诊断标准已明确了关于 AD 的诊断学分子标志物：脑脊液的 T-tau、P-tau 和 Aβ42，这是诊断 AD 的重要依据（B 级推荐）。《指南（四）》除了强调这 3 个指标作为 AD 诊断中的重要指标外，还考虑到目前诊断标志物应用的敏感性和特异性的限制，并强调 2 种或 2 种以上指标的联合使用，即在诊断时综合考虑脑脊液生物标志物——Aβ42、Aβ42 和 Aβ40，以及 T-tau 和 P-tau181。如果脑脊液生物标志物都异常，高度提示脑脊液的改变是由 AD 引起的，当 3 个标志物都在正常范围内时，基本可以暂时排除 AD。联合应用 Aβ1～Aβ42 和 Tau 预测轻度认知障碍（mild cognitive impairment，MCI）患者转换为 AD 的准确性已达 80% 以上（Ⅰ级证据）。此外，《指南（四）》中提出对快速进展性痴呆患者需要进行常规 14-3-3 蛋白及自身性免疫脑炎检查，尤其对于老年人，还要对副肿瘤相关的抗体进行

检测,以提高老年人 AD 和其他类型痴呆的诊断及鉴别诊断准确性(B级推荐)。

2. 影像学检查

(1)颅脑磁共振成像(magnetic resonance imaging,MRI):诊断痴呆必需的颅脑 MRI 序列包括 3D-T_1 加权像、T_2 加权像、液体翻转成像(fluid attenuated inversion recovery,FLAIR)和 T_2^* 回波序列(T_2^*-gradient echo),也可以用冠状位 T_1 序列代替 3D-T_1 序列。此外,T_1 增强可更好地显示颅内感染或炎症改变等。

1)AD:结构核磁显示的内侧颞叶,尤其是海马和内嗅皮质萎缩是研究 AD 最经典的发现,67%～100%轻度 AD 患者有海马萎缩,其对轻中度 AD 诊断的敏感性和特异性分别为 85% 和 88%(Ⅰ级证据)。内侧颞叶萎缩在区分轻、中度 AD 与正常人的敏感性和特异性方面均>85%,在鉴别 AD、路易体痴呆(dementia with Lewy body,DLB)和血管性痴呆(vascular dementia,VaD)上的敏感性和特异性均>90%。早发 AD(发病年龄<65 岁)相比晚发 AD,内侧颞叶萎缩不明显,但是顶叶、颞叶外侧和额叶改变更为突出。非典型 AD 首发症状以视空间、视知觉或语言障碍为主,早期常没有内侧颞叶萎缩,而表现为顶叶、枕叶和颞叶皮质萎缩。此外,弥散张量成像可以显示 AD 的早期改变。功能磁共振成像静息状态网络连接可以定量不同脑区活动的时间关联和功能连接,从而提示脑网络的完整性,其对 AD 的诊断和预测价值还有待进一步研究。

2)VaD:VaD 的影像学改变包括脑血管病变及相关的脑萎缩。依据 VaD 的 NINDS-AIREN 诊断标准,通过影像学特点诊断 VaD 的可靠性为 40%～60%(Ⅰ级证据)。一些 VaD 影像学具有特征性,如常染色体显性皮质下梗死、白质脑病的颞极、U 型纤维的顶部、外囊、岛叶区域 T_2 加权像上高信号,脑淀粉样血管变性在磁敏感序列上显示广泛的微出血和脑叶出血。

3)额颞叶痴呆(frontotemporal dementia,FTD):MRI 上表现为额叶和前颞叶显著局限性萎缩,可以不对称,通常为左侧优势半球萎缩明显,患者的顶叶、颞上回后 2/3 及枕叶常不受累。两侧侧脑室前角和颞角扩大,呈"气球样"扩大是该病的影像学特征,MRI T_2 加权像可显示受累脑皮质和白质区高信号,有助于诊断 FTD(Ⅰ级证据)。行为变异型额颞叶痴呆(bvFTD)的内侧颞叶、眶回-岛叶和颞叶前部皮质萎缩,在 T_1 冠状位上表现为"刀边征"。内侧颞叶受累以前部受累为主,即杏仁核受累而海马常保留。语义性痴呆患者的左侧颞叶萎缩病变范围较大,累及颞极、海马旁回和外侧颞叶(Ⅱ级证据),而进行性非流利性失语则表现为明显的左侧额叶后部和岛叶萎缩(Ⅱ级证据)。

4)其他类型痴呆:与 AD 相比,DLB 内侧颞叶相对保留,皮质下结构(如壳核)萎缩明显,而尾状核无显著萎缩,但这些 MRI 改变对于患者早期鉴别意义尚不明确。进行性核上性麻痹(progressive superanuclear palsy,PSP)患者的 MRI 显示中脑和第三脑室周围区域萎缩,轴位显示中脑形态酷似蝴蝶状,矢状位可见中脑显著萎缩呈"鸟嘴征",其厚度<14 mm 时对诊断 PSP 有意义(Ⅰ级证据)。亨廷顿病患者早在发病前很多年就可以出现双侧纹状体的萎缩。克-雅病患者的 DWI 和 FLAIR 像上可以见到典型皮质、纹状体高信号,变异型克-雅病患者的丘脑背侧和内侧核受累而出现"曲棍征"。

(2)功能显像:功能影像学检查包括单光子发射计算机体层摄影(single photon emission computed tomography,SPECT)和正电子发射体层摄影(positron emission tomography,PET)。早期可发现大脑局部血流及代谢活动的改变,可以增加临床诊断及结构影像的特异性。

1)SPECT:当临床诊断为疑似 AD 时,SPECT 检查可以提高诊断准确性,SPECT 阳性诊断 AD 概率为 84%,SPECT 阴性诊断 AD 概率为 52%。^{99m}Tc-HMPAO 多巴胺能 SPECT 影像有助于区分 AD 与 DLB,敏感性和特异性均在 85% 左右。但是多巴胺能显像不能用于突触前多巴胺能缺乏疾病(如帕金森痴呆、多系统萎缩、PSP 等)与路易体痴呆的鉴别。SPECT 前后脑血流比值(额上回内侧/颞内侧)对于区分行为变异型 FTD 和 AD 的敏感性为 87%,特异性为 96%(早发型 AD)和 80%(晚发型 AD)。

2)PET:葡萄糖代谢显像 2-氟-2-脱氧-D-葡萄糖(^{18}F-FDG)是目前最常用于探测人体内葡萄糖代谢的示踪剂。FDG-PET 显像敏感性和特异性要高于 SPECT。AD 患者的低代谢和低灌注区域主要集中在扣带回后部和楔前叶。病例对照研究发现，FDG-PET 对于鉴别正常人与 AD 的准确性为 93%，敏感性为 96%，特异性为 90%。Meta 分析证实其预测 MCI 向 AD 转换的敏感性为 89%，特异性为 85%。DLB 患者表现为内侧枕叶明显的低灌注或低代谢，其扣带回皮质相对保留（扣带回"孤岛征"），初级视觉皮质低代谢对于区分 DLB 和 AD 的敏感性是 90%，特异性是 80%。

（3）分子影像：常用的分子显像有 Aβ 淀粉样蛋白显像和 tau 蛋白显像。

1）淀粉样物质显像：标志物可分为以 ^{11}C 标记和 ^{18}F 标记 2 类示踪剂。常用的 ^{11}C 标记为匹茨堡化合物 B（^{11}C-PIB），其能特异性地与 β 样淀粉蛋白斑块结合，区分 MCI 和健康对照的敏感性可达 75%，^{11}C-PIB 显像区分 AD 时敏感性优于 FDG-PET（89% vs. 73%）。在 AD 患者中 ^{11}C-PIB 阳性率远高于 FTD 患者。但 ^{11}C 标记半衰期只有 20 min，这在一定程度上限制了它的应用。与 ^{11}C 标记相比，^{18}F 具有较长的半衰期，约 110 min。目前已用于临床的有 ^{18}F-PIB、^{18}F-Florbetapir、^{18}F-Flutemetamol 和 ^{18}F-Florbetaben。因此，不同示踪剂对诊断 AD 的敏感性和特异性类似，均在 90% 左右。此外，^{11}C-PIB 可用于淀粉样血管病与其他小血管病变导致脑出血的识别。淀粉样蛋白 PET 可以有效区分 AD 和 FTD，尤其是在年轻患者中。^{11}C-PIB 和 Florbetaben 均可有效区分 AD 与 FTD。

2）tau 蛋白显像：标志物有 [^{18}F]FDDNP、[^{11}C]PBB3、[^{18}F]T807、[^{18}F]T808，喹啉衍生物有 THK-523、THK-5105、THK-5117 及荧光能量共振转移。AD 是最常见的 tau 蛋白病变，但是 PSP、皮质基底节变性、慢性创伤性脑病及各种额颞叶变性（如进行性非流利性失语症和 bvFTD 等）都存在脑内 tau 蛋白的异常沉积。

新一代 tau 蛋白 PET 示踪剂为 ^{18}F 标记 THK 系列喹啉衍生物 {[^{18}F]THK-523、[^{18}F]THK-5105 和 [^{18}F]THK-5117}，对 AD 中 tau 的选择性结合明显高于 Aβ。[^{18}F]-THK5105、[^{18}F]-THK5117 与 tau 的亲和力约是 Aβ 的 25 倍。THK523 不能与皮质基底节变性、PSP 和额颞叶变性等 tau 病理中的 tau 结合，可作为 AD 的

特异性生物标志物，THK-5117 是三者中最好的显示剂，可以用于轻、中、重度 AD 显像。

3）Aβ 与 tau 的 PET 显像对比：对比上述两种显像，Aβ PET 显像广泛而弥散，在认知正常的人群中亦可出现 Aβ PET 显像阳性。类似情况在 tau PET 显像中少见。Aβ PET 显像与痴呆严重程度关联较弱，而 tau PET 显像最初局限于内侧颞叶，随着疾病进展逐渐向新皮质扩散，与脑组织的萎缩相匹配。

总之，功能影像不作为痴呆常规诊断检查，但对临床可疑患者可选用 SPECT 和 PET 检查，以提高诊断准确率（B 级推荐）。

3. 电生理检查　常用的电生理检查有脑电图诱发电位和事件相关电位。

（1）脑电图：脑电图（electroencephalogram，EEG）应用最有意义的痴呆亚型是克-雅病。根据克-雅病患者周期性尖波复合波的特征性脑电图改变，其诊断的敏感性和特异性可分别达 66% 和 74%（Ⅰ级证据）。其他多种痴呆亚型（如 AD、DLB、PD 相关痴呆）均可出现全脑弥漫性慢波。90% 的 AD 患者可有 EEG 异常，表现为 α 波节律减慢、不规则、消失或波幅下降，并可出现广泛性 θ 波，其间混有 δ 波活动。EEG 波谱分析和标准化低分辨率脑电磁层析成像分析可鉴别 AD 与 VaD 以及 FTD 的 EEG 节律及振荡活动的差异（Ⅱ级证据）。定量脑电图较常规 EEG 对诊断痴呆的敏感性更高，尤其在痴呆早期和 MCI 阶段。然而定量脑电图的不同参数或技术方法可能会影响痴呆的诊断率。目前 EEG 对痴呆诊断的敏感性和特异性范围差异较大，作为常规认知功能损害个体的初筛评价方法，其证据尚不足（Ⅰ级证据）。

（2）诱发电位和事件相关电位：诱发电位（evoked potential，EP）和事件相关电位（event-related potential，ERP）对于鉴别不同类型的痴呆有一定帮助。闪光视觉诱发电位 P2 潜伏期在 AD 患者中可选择性延长，对 AD 诊断的准确度为 62%（敏感性 80%，特异性 53%）（Ⅱ级证据）。P300 潜伏期延长对诊断 AD 及 MCI 的敏感性和特异性均达 80%，结合心理学测试及临床评估后敏感性可达 96%，特异性仍达 80%（Ⅲ级证据）。P300 波在 DLB 患者中特异性地表现为"波形梯度倒置"（上升支出现小负波），可有效鉴别 LBD

及其他类型痴呆(Ⅲ级证据)。

4. 基因检测 基因检测在多种认知障碍疾病中发挥重要作用,有明确痴呆家族史的痴呆患者应进行基因检测以帮助诊断(A级推荐)。目前家族性 AD 已明确的致病基因有 *PSEN*1、*PSNE*2、*APP* 基因,其中 *PSEN*1 基因突变占 75%~80%, *APP* 基因突变占 15%~20%, *PSEN*2 基因突变不足 5%。已被证实的 FTD 致病基因有 *MAPT* 和 *C9orf*72 六核苷酸重复扩增、*VCP*、*CHMP*2B、*TARDBP*、*FUS* 等。家族性 FTD 患者基因突变率高于散发性 FTD,以 *MAPT* 和 *PGRN* 最常见,突变率分别为 10%~32%(Ⅱ级证据)和 23%(Ⅱ级证据),而散发性 FTD 患者 *MAPT* 基因突变率约 4%(Ⅱ级证据)。家族性克-雅病和 FFI 致病基因为 *PRN*。伴有皮质下梗死和白质脑病的常染色体显性遗传性脑动脉病与 *Notch*3 基因突变有关。

*ApoE*ε4 基因型是散发型 AD 的易感基因,可用于 MCI 患者危险分层,并预测其向 AD 转化的风险(B级推荐),但不能作为痴呆诊断的依据。随着基因组学研究的深入,越来越多的相关风险基因被报道。AD 其他风险基因包括 *SORL*1、*CLU*、*CR*1、*HLA-DRB*5/*HLA-DRB*1、*HTR*7、*NMNAT*3、*OPCML* 等。

《指南(四)》推荐对具有明确家族史、早发的散发型及具有特殊临床表型的病例可采用靶向捕获二代测序技术进行相应候选基因的筛查,若候选基因检测阴性可根据情况考虑全基因或全外显子测序。

【文献评述】

《指南(四)》详细叙述了认知障碍患者的辅助检查,包括体液检查、影像学检查、电生理检查及基因检测,指出各类检查对不种类型认知障碍的敏感性及特异性,同时指出临床常用筛查手段及提高准确率所用的检查方法,可以帮助临床医师选择合适的辅助检查进行认知障碍的诊断、鉴别诊断及后续随访,更好地监测认知障碍患者病情变化情况,并进一步指导临床用药。《指南(四)》有以下特点:①提供全面辅助检查,供临床医师根据适应证及患者经济状况选择合适的辅助检查;②强调应关注不同类型痴呆及诊治,包括不典型痴呆;③提及国内外一些诊断新进展,包括鼻黏膜上皮活检检测朊蛋白可有助于克-雅病的诊断,嗅觉黏膜 tau 蛋白病理与 AD 和 MCI 有很高的相关性。《指南(四)》给各研究医师提供了新的辅助检查思路,为下一步寻找更多新的生物标志物、探寻无创诊断"金标准"提供了的新方向。《指南(四)》有助于提高我国痴呆诊断水平,更好地指导神经科医师对疾病的规范诊治。

(杜怡峰)

参 考 文 献

[1] 中国痴呆与认知障碍诊治指南写作组,中国医师协会神经内科医师分会认知障碍疾病专业委员会. 2018 中国痴呆与认知障碍诊治指南(四):认知障碍疾病的辅助检查. 中华医学杂志,2018,98(15): 1130-1142.

[2] Hye A, Kerr F, Archer N, et al. Glycogen synthase kinase-3 is increased in white cells early in Alzheimer's disease. Neuroscience letters, 2005, 373(1): 1-4.

[3] O'Bryant SE, Xiao G, Barber R, et al. A serum protein-based algorithm for the detection of Alzheimer disease. Archives of Neurology, 2010, 67(9): 1077-1081.

[4] De La Monte SM, Wands JR. The AD7c-NTP neuronal thread protein biomarker for detecting Alzheimer's disease. J Alzheimers Dis, 2001, 3(3): 345-353.

[5] Molinuevo JL, Blennow K, Dubois B, et al. The clinical use of cerebrospinal fluid biomarker testing for Alzheimer's disease diagnosis: A consensus paper from the Alzheimer's Biomarkers Standardization Initiative. Alzheimer's & Dementia, 2014, 10(6): 808-817.

[6] Mattsson N, Zetterberg H, Hansson O, et al. CSF biomarkers and incipient Alzheimer disease in patients with mild cognitive impairment. JAMA, 2009, 302(4): 385-393.

[7] Chetelat G, Baron JC. Early diagnosis of Alzheimer's disease: contribution of structural neuroimaging. Neuroimage, 2003, 18(2): 525-541.

[8] Scheltens P, Fox N, Barkhof F, et al. Structural magnetic resonance imaging in the practical assessment of dementia: beyond exclusion. Lancet Neurol,

2002,1(1)：13-21.

［9］ Burton EJ,Barber R,Mukaetova-Ladinska EB,et al. Medial temporal lobe atrophy on MRI differentiates Alzheimer's disease from dementia with Lewy bodies and vascular cognitive impairment：a prospective study with pathological verification of diagnosis. Brain,2009, 132(Pt 1)：195-203.

［10］ Yuan Y,Gu ZX,Wei WS. Fluorodeoxyglucose-positron-emission tomography，single-photon emission tomography，and structural MR imaging for prediction of rapid conversion to Alzheimer disease in patients with mild cognitive impairment：a meta-analysis. AJNR Am J Neuroradiol，2009，30（2）：404-410.

第62章

《中国痴呆与认知障碍诊治指南（五）：轻度认知障碍的诊断与治疗》解读

【文献题目】 2018中国痴呆与认知障碍诊治指南(五)：轻度认知障碍的诊断与治疗

【文献作者】 中国痴呆与认知障碍诊治指南写作组，中国医师协会神经内科医师分会认知障碍疾病专业委员会

【文献来源】 中华医学杂志，2018，98(17)：1294-1301

【文献解读】

◆ 背景介绍

轻度认知障碍(mild cognitive impairment，MCI)是指记忆力或其他认知功能进行性减退，但不影响日常生活能力，且未达到痴呆的诊断标准。2003年国际工作组对Petersen于1999年提出的MCI诊断标准进行了修订。虽然美国国立老化研究所2011年标准、阿尔茨海默病协会2011年标准及2013年精神疾病诊断与统计手册第五版分别就阿尔茨海默病所致的MCI及MCI的诊断标准进行了更新，但基本内容与2003年MCI诊断标准一致。2014年国际工作组开始提出主观认知功能减退(subjective cognitive decline，SCD)的术语及研究框架。SCD是指个体主观上认为自己较之前正常状态有记忆或认知功能减退，而客观的认知功能评估在正常范围之内。SCD被视为阿尔茨海默病(Alzheimer's disease，AD)防治的重要关口，对于痴呆的早期诊断及治疗具有重要意义。

中国痴呆与认知障碍诊治指南写作组和中国医师协会神经内科医师分会认知障碍疾病专家委员会于2018年发布了《中国痴呆与认知障碍诊治指南》，本文对其中的第五部分"轻度认知障碍的诊断与治疗"[下文简称《指南(五)》]进行解读。《指南(五)》的适用人群为痴呆与认知障碍患者及相关医护人员。

◆ 文献要点

1. 轻度认知障碍的诊断标准 MCI的诊断标准主要有以下4点。

(1)患者或知情者报告，或有经验的临床医师发现患者有认知损害。

(2)存在一个或多个认知域损害的客观证据(来自认知测验)。

(3)复杂的工具性日常生活活动能力可以有轻微损害，但保持独立的日常生活活动能力。

(4)尚未达到痴呆的诊断标准。

2. 轻度认知障碍的诊断

(1)诊断流程

1)患者或知情者报告，或有经验的临床医师发现患者有认知损害。

2)如果诊断为MCI，应结合认知评估结果，根据损害的认知域对患者进行初步分类，如单认知域遗忘型MCI、单认知域非遗忘型MCI、多认知域遗忘型MCI、多认知域非遗忘型MCI等，揭示出患者的认知损害特征。如果目前尚不满足MCI诊断标准，建议对患者随访，在6个月后或患者认知功能出现明显改变时再行认知功能检查。

3)结合MCI的起病和发展情况、认知损害特征、有或无神经系统原发疾病、精神疾病(或应激事件)或系统性疾病的病史和体征以及必要的辅助检查，做出MCI的病因学诊断。

4)对于目前诊断为MCI的患者，建议对其至

少随访1年,以进一步明确诊断。

（2）诊断内容：与其他疾病类似,MCI的诊断包括病史、体格检查、神经心理评估、体液检测和影像学检查五部分。

1）病史：病史的采集对明确患者认知功能的受损程度及病因尤为重要。对可能存在认知障碍患者的病史采集应包括现病史采集和既往史采集。现病史采集可分为横向采集和纵向采集；既往史采集时要注意可能导致认知障碍的疾病及诱发因素。

《指南（五）》强调,与其他疾病不同,认知障碍患者由于认知损害和自知力障碍,病史采集应尽可能通过对熟悉患者病情的知情者获得或证实,而不是仅仅通过患者本人获取。

2）体格检查：体格检查包括一般体格检查和神经系统检查,主要目的是协助诊断和明确病因。

在神经系统检查中,高级皮质功能查体是认知障碍疾病的重点查体内容,除上述现病史采集中提及的5个认知域以外,定向、计算、运用能力及视知觉等认知域也较常见,应一并检查。同时,还要注意其他神经系统体征,这对明确病因有重要意义。

目前研究发现,MCI除表现为认知功能减退外,还存在一些伴随症状和体征,如步态障碍、嗅觉障碍及听力下降等。这些伴随症状和体征的发生机制及其特异性尚未明确,是未来研究的方向。

3）神经心理评估：指在一定刺激反应情景下评价个体的行为,以获取人脑结构和功能整合的信息,可评价认知障碍严重程度及其对生活能力的影响,是诊断轻度认知功能障碍、痴呆及各种相关疾病的核心工具,也是神经系统查体的组成部分。临床通常先通过认知总体评估患者的一般认知功能,然后针对各个认知域进行针对性评估。神经心理评估内容包括认知功能、日常和社会能力及精神行为症状。

①认知功能评估：在总体认知功能评估方面,简易精神状态检查（mini-mental state examination,MMSE）是最常用的认识筛查量表,但其涉及认知域不够全面,对MCI的敏感性和特异性均不高。蒙特利尔认知评估量表（Montreal cognitive assessment,MoCA）改善了上述缺点,更适用于MCI筛查。

为明确各认知域受累程度,还需要针对各认知域进一步评估。由于不同疾病受累认知域不同,可根据病史及临床检查得到的认知域受累信息,针对受累的认知域进行重点评估。

②日常和社会功能评估：依据MCI的诊断标准——"复杂的工具性日常生活活动能力可以有轻微损害,但仍保持独立的日常生活活动能力",明确患者是否存在日常生活活动能力损害对诊断十分重要。《指南（五）》强调,不应当只根据患者本人和知情者提供的信息评估患者的日常生活活动能力,还需结合诊疗过程中对患者完工具性日常生活活动能力相关任务的完成情况来判断其日常生活活动能力的改变。

③精神行为症状的评估：精神行为症状是一种症状群和综合征,包括抑郁、焦虑、妄想、幻觉、攻击性、冷漠、睡眠障碍和去抑制（社交和性交中不适当的行为）,最早见于痴呆患者,随着研究进展,研究者们发现MCI患者亦存在相似症状,最常见的症状为淡漠、抑郁、焦虑和夜间行为紊乱。

4）体液检查：体液检查的主要目的是对MCI进行诊断和鉴别诊断。《指南（五）》推荐对所有首次就诊的患者进行血液学检测,如全血细胞计数、红细胞沉降率、血电解质、血糖、肝肾功能、甲状腺功能、维生素B_{12}、梅毒血清学检测、HIV等检查。对遗忘型MCI患者可进行脑脊液Aβ42和tau蛋白的检查,以明确病因。

5）影像学检查：为了明确病因,MCI患者的常规影像学检查包括CT和MRI,对经临床和结构影像检查仍不能明确病因的MCI患者,在有条件时,可考虑行正电子发射体层摄影（positron emission tomography,PET）检查,以确定病因诊断。

遗忘型MCI最常见的脑局部变化是海马和内嗅皮质的萎缩。海马体积是区分遗忘型MCI与健康对照组的最敏感指标,敏感性为70%～79%。以内嗅皮质体积为指标,可以把66%的MCI与健康对照组区别,但敏感性不如海马（在同一组患者中,后者的敏感性为70%）,两者相结合可以提高敏感性。海马和内嗅皮质萎缩还是预测遗忘型MCI向AD转化的可靠指标。在临床诊疗中,最常用的海马体积评分是Schelten内侧颞叶萎缩视觉评估量表（visual evaluation of medial temporal lobe atrophy, MTA)和磁共振成像方法——自动海马体积测量,两者的结果高度相关,在区分 AD 患者与 MCI、SCD 患者时具有较好的鉴别能力和准确性。

对于遗忘型 MCI 患者,单光子发射计算机体层摄影(single photon emission computed tomography, SPECT)和 PET 表现为海马、颞顶叶和后扣带回的灌注及代谢降低,具有特异性。有研究显示,遗忘型 MCI 患者的海马葡萄糖代谢降低,双侧颞顶叶葡萄糖代谢率和血流灌注较健康老年人低,而且颞顶叶低葡萄糖代谢是预示遗忘型 MCI 转化成 AD 的可靠指标。匹兹堡复合物 B 等示踪剂可与脑内的 Aβ 相结合,通过 PET 成像,显示脑内 Aβ 沉积的程度和部位,因此,淀粉样蛋白 PET 是一种 AD 早期诊断手段。然而并非向所有的 MCI 患者均推荐淀粉样蛋白 PET 成像,最新指南强调淀粉样蛋白 PET 成像最适合于病因不明确及治疗方案需要调整的 MCI 患者。

3. 轻度认知障碍的治疗 MCI 患者是一组异质性人群,尚无统一防治方案。MCI 的治疗原则分为三级治疗:①识别及控制危险因素进行一级预防;②根据病因进行针对性治疗或对症治疗,进行二级预防;③在不能根治的情况下,尽量延缓病情,进行三级预防。

MCI 的治疗可分为药物治疗和非药物治疗。目前尚无批准用于 MCI 治疗的药物。临床研究中表现出潜在疗效的药物包括胆碱酯酶抑制剂、谷氨酸受体阻滞剂、麦角生物碱制剂、脑细胞代谢复活等。尽管部分药物显示可改善 MCI 症状,但目前尚未发现有药物能阻止或逆转疾病进展,因此,预防和降低 MCI 的发生尤为重要。

非药物治疗包括认知干预、膳食营养、有氧训练、冥想、针灸等。

4. 主观认知功能减退

(1)概念:主观认知功能减退(SCD)是指个体主观上认为自己较之前正常状态有记忆或认知功能减退,而客观的认知功能评估在正常范围之内。

(2)诊断标准

1)SCD 诊断标准:①与之前正常状态相比,自我感觉持续认知功能下降,且与急性事件无关;②经年龄、性别、受教育年限校正后,标准认知测试正常,或未达到 MCI 诊断标准。

2)SCD 叠加标准:具有 AD 临床前期特点的 SCD 为 SCD 叠加标准。其特点如下:①主观记忆而非其他认知域下降;②发病时间＜5 年;③发病年龄≥60 岁;④对认知减退存在担忧;⑤自我感觉记忆力较同年龄人差,有条件的可进一步检测;⑥认知下降得到知情者的证实;⑦携带载脂蛋白 E ε4 等位基因(APOE ε4);⑧有 AD 生物标志物的证据。其中第 4 条是 SCD 叠加标准的必要条件;第 8 条是 AD 临床前期 SCD 的必要条件。目前已有前瞻性研究证实,SCD 个体如果有持续性记忆力下降的主诉或存在对记忆下降的持续担忧,将显著增加未来发生 AD 的风险。因此,持续性记忆力下降或持续担忧应高度警惕 AD 源性 SCD。

3)AD 临床前期 SCD 诊断标准:在满足 SCD 诊断标准的基础上,还要满足 4 个条件。这 4 条件分别是:①主观感觉记忆下降而非其他认知功能下降;②对记忆减退存在担忧;③病理生理标志物(AβPET 或脑脊液 Aβ)阳性;④排除焦虑抑郁及其他可导致认知功能下降的神经系统疾病及系统性疾病。以上 4 条是诊断 AD 临床前期 SCD 的绝对标准,但是,在临床研究中,如果条件受限,不能满足第 3 条时,根据随访结局转化为 AD 痴呆者,也可以反推基线期为 AD 临床前期 SCD。

【文献评述】

SCD 与 MCI 的区别在于是否存在客观的认知功能损害。在临床评价中,SCD 和 MCI 的区别主要基于认知功能评估。目前认为 SCD 诊断是除外性诊断,即在非痴呆人群中除外 MCI,且同时具备 SCD 叠加标准的第 1 和第 4 条,就可以认为是 AD 临床前期 SCD。因此,SCD 的诊断在很大程度上取决于 MCI 的诊断是否精准。

值得提出的是,尽管 SCD 是 AD 的高危人群,但是 SCD 的病因众多,且 SCD 对大多数人来说并不是未来认知下降的标志。因此,对于临床医师,应对寻求治疗的 SCD 患者进行疾病咨询,但不建议在临床工作以外积极寻找和筛查 SCD 患者。但对于研究人员,应积极关注 SCD 与临床前 AD 之间关系的研究。

《指南(五)》在 2003 MCI 诊断标准、美国国立老化研究所 2011 年标准和阿尔茨海默病协会

2011 年标准、2013 年精神疾病诊断与统计手册第五版以及最新研究证据的基础上,对 MCI 的诊断和治疗以及 SCD 的诊断进行了完善,有助于指导临床医护人员更好地理解 MCI 与 SCD 的临床评估全过程及相应的治疗策略,充分利用现有评估工具和治疗手段对 MCI 和 SCD 进行科学有效的评估与治疗。

(唐 毅 石新蕊)

参 考 文 献

[1] 中国痴呆与认知障碍诊治指南写作组,中国医师协会神经内科医师分会认知障碍疾病专业委员会. 2018 中国痴呆与认知障碍诊治指南(五):轻度认知障碍的诊断与治疗. 中华医学杂志,2018,98(17):1294-1301.

[2] Knopman DS, Petersen RC. Mild cognitive impairment and mild dementia: a clinical perspective. Mayo Clin Proc,2014,89(10):1452-1459.

[3] Scheltens P, Leys D, Barkhof F, et al. Atrophy of medial temporal lobes on MRI in "probable" Alzheimer's disease and normal ageing: diagnostic value and neuropsychological correlates. J Neurol Neurosurg Psychiatry,1992,55(10):967-72.

[4] 张慧,张韶伟,于德华,等. 轻度认知功能障碍的药物治疗研究进展. 中华全科医学,2019,17(9):1571-1574,1591.

[5] 认知训练中国专家共识写作组,中国医师协会神经内科医师分会认知障碍疾病专业委员会. 认知训练中国专家共识. 中华医学杂志,2019,99(1):4-8.

[6] Vos SJB, Gordon BA, Su Y, et al. NIA-AA staging of preclinical Alzheimer disease: discordance and concordance of CSF and imaging biomarkers. Neurobiol Aging,2016,44:1-8.

[7] 韩璎. 中国阿尔茨海默病临床前期主观认知下降的诊治策略. 中国临床医学影像杂志. 2018,29(8):534-538.

[8] Jessen F, Amariglio RE, van Boxtel M, et al. A conceptual framework for research on subjective cognitive decline in preclinical Alzheimer's disease. Alzheimers Dement,2014,10(6):844-852.

[9] Jessen F, Amariglio RE, Buckley RF, et al. The characterisation of subjective cognitive decline. Lancet Neurol,2020,19(3):271-278.

第 63 章

《中国痴呆与认知障碍诊治指南(六)：阿尔茨海默病痴呆前阶段》解读

【文献题目】 2018 中国痴呆与认知障碍诊治指南(六)：阿尔茨海默病痴呆前阶段

【文献作者】 中国痴呆与认知障碍诊治指南写作组，中国医师协会神经内科医师分会认知障碍疾病专业委员会

【文献来源】 中华医学杂志，2018，98(19)：1457-1460

【文献解读】

◆ **背景介绍**

近年来的研究表明，阿尔茨海默病(Alzheimer's disease,AD)的发生是一个连续的病理过程，在被诊断为痴呆前的许多年，这一过程就已开始。由于诊断 AD 痴呆期的新药研究屡屡失败，研究人员逐渐认识到 AD 痴呆前状态的研究应成为 AD 研究的重点。

痴呆前阶段具有重要意义。首先，用于痴呆的二级预防认知功能障碍被视为 AD 的一种晚期现象。AD 患者在出现认知功能减退临床症状前，存在一个漫长的病理过程。研究发现，脑脊液 Aβ42 的下降可通过受试者纵向分析推断至症状出现前 20 年，在 AD 出现临床症状前 15 年就可探测到脑脊液 tau 蛋白的变化。因此，AD 痴呆前阶段具有一个漫长的时间。痴呆的二级预防又称"三早"，即早发现、早诊断和早治疗。由于 AD 痴呆前阶段的病程进展在一定程度上可以延缓，AD痴呆前阶段尤其是 AD 临床前阶段有望成为痴呆的二级预防，甚至是降低危险因素的一级预防的最佳时间窗。其次，用于对实验参与者的识别和分期临床前 AD 的建议并不适用于常规临床诊疗，而是为研究人员提供一种通用框架对 AD 病程前期进行早期识别。研究发现，与正常人群相比，只有临床前 AD 第二阶段的患者显示出快速进展。这表明，同时有淀粉样蛋白沉积和神经元损伤的个体更适合 AD 临床试验。

AD 临床前阶段的概念对于旨在预防疾病进展到临床状态的研究以及寻找验证早期疾病修饰治疗效果的研究来说都很重要。因此，研究临床前阶段的自然病程、病理生理和脑结构演变、疾病进展的影响因素以及相关的伦理问题等都是目前的研究方向。中国痴呆与认知障碍诊治指南写作组和中国医师协会神经内科医师分会认知障碍疾病专业委员会于 2018 年发布了《中国痴呆与认知障碍诊治指南》，本文对其中的第六部分"阿尔茨海默病痴呆前阶段"[下文简称《指南(六)》]进行解读。《指南(六)》的适用人群为痴呆与认知障碍患者及相关医护人员。

◆ **文献要点**

1. **痴呆前阶段的概念** 痴呆前阶段包括临床前阿尔茨海默病和阿尔茨海默病源性轻度认知障碍，该阶段在痴呆阶段之前，存在 AD 的病理生理改变，有或无临床症状，但依据患者的临床症状还不能诊断为痴呆。AD 痴呆前阶段强调患者一定要存在 AD 的病理生理改变，而认知障碍则是不存在或者存在但不足以达到痴呆的程度。因此，发现 AD 病理生理改变对于痴呆前阶段，尤其是临床前阶段的无症状期至关重要。

2. **痴呆前阶段的诊断标准** AD 临床前阶段的诊断主要是通过生物标志物来实现的。生物标志物可分为脑内淀粉样变和神经元损伤。

淀粉样蛋白 PET(Aβ PET)显影阳性和/或

脑脊液 Aβ42 含量下降表示脑内淀粉样变。这 2 种指标不可互换，因为有研究报道 2 种指标之间可存在不一致，异常范围为 8%～21%。认知正常的个体可表现为脑脊液 Aβ42 水平异常而 Aβ PET 阴性，这提示脑脊液 Aβ42 可以在 Aβ PET 阳性之前鉴定出该病。一些研究表明，与单独使用脑脊液 Aβ42 相比，脑脊液 Aβ42/Aβ40 与 Aβ PET 的一致性更好。

脑脊液总 tau(t-tau)或磷酸化 tau(p-tau)水平增高、FDG-PET 脑内 AD 样代谢减低以及特定解剖分布（顶叶后部和中部、后扣带回和后颞叶）的灰质丢失、海马萎缩表示早期神经退行性变。脑脊液中的 p-tau 蛋白和 PET 呈现的 tau 蛋白沉积被认为是 AD 病理生理学的特异性标志物。内侧颞叶萎缩、内侧颞叶葡萄糖代谢降低及 t-tau 蛋白水平升高可见于其他疾病，不被认为是 AD 的特异性标志物。此外，神经元损伤标志物不能互换，因为它们测量的是不同的过程。这反映了这些标志物之间的高度不一致性。

神经元损伤标志物之间的一致性较低可能是由多种原因造成的。第一，不同标志物可能反映了 AD 的不同方面。例如，就其性质而言，脑脊液中 tau 蛋白水平可能对弥漫性神经损伤敏感，海马体积测量的是局部变化。MRI 评估的灰质损失可能是源于树突分支的损失和细胞死亡。脑脊液数值反而可能对细胞死亡更敏感，而对树突的变化则不那么敏感。第二，每个神经元损伤的生物标志物可能在 AD 过程的不同阶段出现异常。第三，与对 AD 相对特异性的 β 淀粉样蛋白不同，神经元损伤的标志物对多种疾病都很敏感。海马体积减小可见于海马硬化、TDP-43 蛋白病理疾病及嗜银颗粒病。脑脊液 tau 蛋白升高可见于脑血管疾病、克-雅病和创伤性脑损伤。神经损伤标志物一致性较低的另一个原因可能是脑脊液 p-tau181 和 p-tau231 之间的异质性，其中后者在识别 AD 方面更有优势。这些神经损伤生物标志物的异质性带来了风险，即使存在 β 淀粉样蛋白沉积，尸检时也可能无法捕获 AD 特异性病理。最近一项研究表明，血浆 p-tau217 可在认知障碍出现前 20 年识别出 AD 易感者，提示血液检查有望成为生物标志物的新检测方法。

3. 痴呆前阶段的早期干预　痴呆前阶段的早期预防是 AD 患者二级预防的关键部分。早期干预主要包括药物干预和非药物干预。

尽管 AD 的药物治疗一直被称为"黑洞"，困局重重，但是研究人员仍未放弃 AD 的药物治疗研究。目前，多项针对 AD 痴呆前阶段的药物正在研发中。尽管许多药物已被证实应用于 AD 痴呆阶段的治疗是失败的，但由于痴呆前阶段的病程具有可逆性，以临床前 AD 为对象的药物研究有望带来突破。

AD 药物干预研究的接连失败，使研究人员将注意力转移到非药物干预上。非药物干预包括认知训练、认知刺激、体育锻炼、膳食营养、音乐治疗、正念冥想训练等在内的非药物治疗。相比于单域的非药物干预手段，同时针对危险因素和 AD 发病机制的多领域干预模式可能更为有效。如 FINGER 研究（一项大型随机对照研究），通过对 66～77 岁有痴呆风险的老年人群进行饮食、运动、认知训练及监测血管危险因素的多领域联合干预，2 年后发现，与对照组相比，干预组的认知功能得到明显改善。

与药物干预相比，对于 AD 临床前期开展非药物干预具有优势。首先，AD 的发病机制尚不明确，多种假说被证实与 AD 发病密切相关。复杂的发病机制提示采用单一靶点药物治疗具有局限性，而联合多种非药物干预手段的多靶点、综合性防治可能是防治 AD 的有效策略。其次，一级预防研究发现，约 1/3 AD 患者的发病归因于可干预的危险因素，如血管性危险因素和生活方式等，通过控制这些危险因素可以降低 AD 发病风险。

【文献评述】

AD 痴呆前状态是一个新的概念。这一阶段可有 AD 病理生理改变，无或有临床症状，包括了临床前 AD 和 AD 源性轻度认知障碍。在 AD 痴呆前阶段，神经元还没有大量凋亡，疾病进程在一定程度上具有可逆性。如果在临床症状出现前对患者进行识别，有望在很大程度上延缓疾病进展。因此，AD 痴呆前状态也成为当前针对 AD 新药研究的一个重点。《指南》基于 2007 年版国际工作组（International Working Group，IWG）指南，2011 年版美国国立老化研究所与阿尔茨海默病协会(NIA-AA)临床前 AD 概念性框架和用于研究的标准,以及 2014 IWG-2 诊断标准,具体深入地介绍并阐释了 AD 痴呆前状态的概念、诊断、预警意义及早期干预措施。这将有助于指导临床医护人员更好地理解 AD 痴呆前状态乃至 AD 发病的整个过程,熟悉相应的诊断方法和评估流程,制订早期干预措施,更好地认识 AD 痴呆前状态这一阶段的重要性,充分利用现有的诊断方法对 AD 痴呆前状态进行更精准的诊断。值得注意的是,发现 AD 病理生理改变对于痴呆前阶段,尤其是临床前阶段的无症状期至关重要。《指南(六)》也强调了神经生物学、分子影像学等研究领域的最新研究进展,提供了于活体体内检测 AD 病理生理过程的方法(如 Aβ 在脑内的沉积等)。

(唐　毅　石新蕊　柏　峰　徐　运)

参 考 文 献

[1] 中国痴呆与认知障碍诊治指南写作组,中国医师协会神经内科医师分会认知障碍疾病专业委员会. 2018 中国痴呆与认知障碍诊治指南(六):阿尔茨海默病痴呆前阶段. 中华医学杂志,2018,98(19):1457-1460.

[2] Mattsson N,Insel PS,Donohue M,et al. Independent information from cerebrospinal fluid amyloid-β and florbetapir imaging in Alzheimer's disease. Brain,2015,138(Pt 3):772-783.

[3] Palmqvist S,Zetterberg H,Mattsson N,et al. Detailed comparison of amyloid PET and CSF biomarkers for identifying early Alzheimer disease. Neurology,2015,85(14):1240-1249.

[4] Vos SJB,Gordon BA,Su Y,et al. NIA-AA staging of preclinical Alzheimer disease:discordance and concordance of CSF and imaging biomarkers. Neurobiol Aging,2016,44:1-8.

[5] Vos SJB,Visser PJ. Preclinical Alzheimer's Disease:Implications for Refinement of the Concept. J Alzheimers Dis,2018,64(s1):S213-S27.

[6] Ritchie K,Ropacki M,Albala B,et al. Recommended cognitive outcomes in preclinical Alzheimer's disease:Consensus statement from the European Prevention of Alzheimer's Dementia project. Alzheimers Dement,2017,13(2):186-195.

[7] Mortamais M,Ash JA,Harrison J,et al. Detecting cognitive changes in preclinical Alzheimer's disease:A review of its feasibility. Alzheimers Dement,2017,13(4):468-492.

[8] 韩璎,盛灿. 非药物干预在阿尔茨海默病临床前期的应用现状与展望. 中华神经医学杂志,2020,19(4):325-329.

第 64 章

《中国痴呆与认知障碍诊治指南(七)：阿尔茨海默病的危险因素及其干预》解读

【文献题目】 2018 中国痴呆与认知障碍诊治指南(七)：阿尔茨海默病的危险因素及其干预

【文献作者】 中国痴呆与认知障碍诊治指南写作组,中国医师协会神经内科医师分会认知障碍疾病专业委员会

【文献来源】 中华医学杂志,2018,98(19):1461-1466

【文献解读】

◆ 背景介绍

阿尔茨海默病(Alzheimer's disease,AD)是痴呆的首要病因。截至 2009 年,中国共有痴呆患者 920 万,其中 62.5％为 AD 患者。明确 AD 发病的危险因素,并针对危险因素进行早期防治,是降低或延缓 AD 发病的有效方法之一。

中国痴呆与认知障碍诊治指南写作组和中国医师协会神经内科医师分会认知障碍疾病专家委员会于 2018 年发布了《中国痴呆与认知障碍诊治指南》,本文对其中的第七部分"阿尔茨海默病的危险因素及其干预"[下文简称《指南(七)》]内容进行解读。《指南(七)》的适用人群为痴呆与认知障碍患者及相关医护人员。

◆ 文献要点

1. 危险因素 总体上可将 AD 的危险因素分为不可干预的危险因素和可干预的危险因素两大类。

(1)不可干预的危险因素

1)年龄:年龄是 AD 最大的危险因素,大部分散发性 AD 患者在 65 岁之后起病。研究指出,60 岁以后 AD 的发病率每 10 年会增加 1 倍。但 AD 并不是老化的必然结果,而老化本身也并不足以导致 AD 的发病。

2)性别:性别是影响 AD 发病的另一个重要危险因素。研究结果显示,男性比女性的痴呆患病率低 19％～29％,造成这种差别的可能原因是女性寿命比男性更长。

3)遗传因素:遗传因素是 AD 除年龄之外最明确的危险因素,包括 AD 的致病基因和风险基因。目前已知 AD 的致病基因有 3 个,分别是位于 21 号染色体的淀粉样蛋白前体基因(amyloid precursor protein,*APP*)、位于 14 号染色体的早老素-1 基因(presenilin 1,*PSEN*1)和位于 1 号染色体的早老素-2 基因(presenilin 2,*PSEN*2)。AD 的风险基因是载脂蛋白 E 基因(apolipoprotein E,*APOE*)和分拣蛋白相关受体 1 基因(sortilin-related receptor 1,*SORL*1)。同时,基因组关联分析研究还发现了其他多个与 AD 发病相关的风险基因,包括 *CLU*、*PICALM*、*CR*1、*BIN*1 等,这些等位基因的汇总优势比通常在 1.1～1.5。

4)家族史:不是所有的 AD 患者都有家族史,研究显示,如果一个家庭中有 2 名或 2 名以上的同胞(即兄弟姐妹)罹患 AD,其家庭成员发展为 AD 的风险是普通人群的 3 倍。AD 的这种家族聚集性可能是遗传因素与环境因素共同作用的结

果。来自瑞典双胞胎研究的结果显示,环境因素对 AD 发病也十分重要。

(2)可干预的危险因素

1)心脑血管疾病:不同类型的脑血管疾病均会增加 AD 的患病风险。多个研究也证实了不同脑血管疾病的影像学或病理标志物与 AD 发病风险的增高相关。另外,脑血管疾病与 AD 常同时存在。在 AD 患者的系列尸检研究中,34%～50%病理证实的 AD 患者脑内均有血管性病理改变。约 1/3 诊断为血管性痴呆的患者脑组织中都有 AD 样病理改变。心血管疾病也与 AD 和痴呆发病风险的增加相关。心血管疾病常伴随许多血管性危险因素,如高血压、血脂增高等,同时心血管疾病本身也是 AD 发病的危险因素。

2)血压:血压对 AD 的影响随年龄增长而不同。横断面和纵向研究均证实中年期高血压会增加 AD 的发病风险。一项包含 3707 例日本人和美国人的 Honolulu-Asia 研究发现,中年期未经治疗的收缩期或舒张期高血压与 25 年后的痴呆发病相关,同时也与患者的脑萎缩、老年斑及神经原纤维缠结的形成相关。但是,老年期低血压也成为 AD 发病的危险因素。一项针对 75 岁以上老年人进行的为期 6～9 年的随访研究显示,低血压不仅能促进 AD 的发生,而且会加重 AD 的临床症状。

3)血脂:血脂对 AD 的影响也因年龄段而不同。针对中年期血脂水平与 AD 发病风险关系的流行病学研究支持总胆固醇或低密度胆固醇的增高会增加 AD 的发病风险,但研究结果尚不一致。一项纵向队列研究显示,中年期(平均年龄 50 岁)外周血总胆固醇水平增高会使 AD 的发病风险增加 3 倍,而这种发病风险的增加与 APOE 基因型、教育水平、吸烟、饮酒等无关。而针对老年期血脂水平与 AD 发病风险关系的研究,其结果却缺乏一致性,这些研究的结果显示,老年期外周血胆固醇水平升高可能增高或降低 AD 发病风险,这二者之间也可能无相关性。

4)2 型糖尿病:与血压和血脂相似,流行病学研究显示 2 型糖尿病会导致 AD 的发病风险增加近一倍,但这种相关性多来自中年期血糖水平,老年期血糖水平与 AD 发病风险的相关性仍不明确。

5)体重:体重与 AD 发病风险之间的关系在不同年龄段有所不同。荟萃分析显示,中年期(50岁左右)的肥胖(主要指腹型肥胖)会导致 AD 发病风险增加 59%。脂肪组织会导致胰岛素抵抗、晚期糖基化终末产物生成增多、脂肪细胞因子水平增高,这些都会增加 AD 的发病风险。而老年期体重过低则与此后 5～6 年 AD 发病风险的增加相关,这种体重减轻可能反映了认知功能减退对患者身体状况的影响。

6)吸烟与饮酒:多项研究证实吸烟能增加 AD 的发病风险,特别是在携带 APOE ε4 等位基因的人群中。大量饮酒本身就会导致酒精性痴呆,而中年期大量饮酒会使 AD 的发病风险增加 3 倍,这在携带 APOE ε4 等位基因的人群中更为明显。另一方面,少量至中等量的饮酒则表现出对 AD 发病的保护作用。一项纳入 15 项前瞻性研究的荟萃分析也显示,小至中等量的饮酒能够降低 AD 和痴呆的发病风险。

7)饮食:研究证实,饱和脂肪酸的过多摄入会增加 AD 的发病风险。而地中海饮食(即主要摄入鱼类、水果蔬菜、富含多不饱和脂肪酸的橄榄油、适度饮用红酒而较少食用猪肉等红肉)被多个研究证实能够降低 AD 发病风险,并且这种保护作用不受体力活动及伴随脑血管疾病等因素的影响。然而,也有研究未能重现地中海饮食的保护性作用。其他研究分析了其他饮食因素,如维生素 E、维生素 C 等抗氧化剂的摄入以及叶酸和维生素 B_{12} 的摄入对认知功能的保护作用,但结论尚不一致。

8)受教育水平:多个流行病学研究已经一致性地证明了高教育水平对 AD 和痴呆发病的保护作用,即便在携带 APOE ε4 等位基因的个体中,这种保护作用也得到了很好的体现。较高的受教育水平对 AD 发病保护作用的机制可能归于认知储备的增高。一项包括 3 个队列人群的研究显示,高教育水平对 AD 发病的保护作用并不是减轻脑内 AD 样病理改变,而是提高这些病理改变能够表现出认知功能损害临床症状的阈值。

9)体力活动与脑力活动:中年期的规律体力活动可以降低痴呆和 AD 的发病风险。荟萃分析显示,高强度和中等强度的体力活动可以分别将认知功能减退的风险降低 38% 和 35%。同时多项流行病学研究也证实增加脑力活动能够通过增加认知储备来减低 AD 的发病风险。研究显示，无论是年轻人，还是老年人，通过参加各种增加脑力活动的项目，如打牌、阅读、学习新知识等，均可减少痴呆发病风险。

10）脑外伤：回顾性研究显示，脑外伤史特别是伴随意识丧失超过 30 min 以上的严重脑外伤史，能够增加 AD 的发病风险。荟萃分析结果显示，在有脑外伤史的患者中，男性比女性的发病风险更高。脑外伤后脑内和脑脊液内 Aβ 水平的增高可能是潜在的发病机制。

11）其他：其他因素对 AD 发病风险的影响也有研究，包括情绪、社会交往状况、社会经济地位等。

2. 危险因素评分系统　针对危险因素，研究人员编制了能够预测 AD 发病风险的评分系统，主要有以下几种。

第一个评分系统是基于芬兰的心血管、老化与痴呆队列研究（cardiovascular aging and dementia study cohort，CAIDE）编制的 CAIDE 痴呆风险评分，此后研究人员又先后编制了 4 个评分系统，分别是基于心血管健康认知研究（从 cardiovascular health cognition study，CHS）的老年人群痴呆风险评分、晚发性 AD 风险评分（late onset AD risk score，LOADRS）、基于德国老化、认知和痴呆研究（aging，cognition and dementia，AgeCoDe）的基层医疗单位风险评分和 2 型糖尿病患者痴呆风险评分（type 2 diabetes-specific dementia risk score，DSDRS）。

以上这些不同的评分系统有共同的特征：在所有的评分系统中，年龄都是最强的危险因素，其次是低教育水平和血管性危险因素。血管性危险因素在不同年龄阶段的作用不同，如在中年期，高血压、高胆固醇和肥胖是 AD 的危险因素；在老年期，心脑血管疾病则是 AD 发病的危险因素。当接近痴呆的高发年龄，认知下降、神经心理学检查和颅脑磁共振检查的纳入可提高 AD 的风险预测评估值。

需要指出的是，建立这些评分系统的主要目的是帮助医师和研究人员寻找 AD 高发人群并对其实施早期干预，不能基于评分结果就断定评估对象一定有痴呆发病的高风险，从而给患者造成不必要的担忧。

【文献评述】

《指南（七）》基于各项研究进展调整并完善了 AD 的相关危险因素，并强调了可控性危险因素在预防 AD 中的地位。这也从侧面说明了临床医师在临床工作中乃至日常生活中应注意加强对 AD 可控性危险因素的科普宣传工作，从而有效降低大众的 AD 发病风险。Barnes 等的研究显示，如果能将 AD 的 7 种主要危险因素降低 10%～25%，全世界将减少 110 万～300 万 AD 患者。因此，如果能更好地明确 AD 发病的危险因素，并针对这些危险因素开展早期干预，减少 AD 发病，将极大地减轻社会和家庭负担，这需要未来进一步的实践。这些实践也将帮助临床医师更好地了解和熟悉 AD 的相关危险因素，进而指导其针对这些相关危险因素对大众进行科普教育以及对具有危险因素的人群进行有针对性的早期干预，尽可能延缓其发病过程。值得注意的是，关于 AD 的风险预测模型，《指南（七）》中也强调了其主要目的是帮助医师和研究人员寻找 AD 的高发人群并对其实施早期干预，并不能基于评分结果断定评估对象一定有痴呆发病的高度风险，避免给患者造成不必要的担忧。

（吕佩源　滕振杰）

参 考 文 献

[1] 中国痴呆与认知障碍诊治指南写作组，中国医师协会神经内科医师分会认知障碍疾病专业委员会. 2018 中国痴呆与认知障碍诊治指南（七）：阿尔茨海默病的危险因素及其干预. 中华医学杂志，2018，98（19）：1461-1466.

[2] Prince M，Bryce R，Albanese E，et al. The global prevalence of dementia：a systematic review and metaanalysis. Alzheimers Dement，2013，9（1）：63-75.

[3] Reitz C，Mayeux R. Alzheimer disease：epidemiology，diagnostic criteria，risk factors and biomarkers. Biochem Pharmacol，2014，88（4）：640-651.

[4] Vardarajan BN，Faber KM，Bird TD，et al. Age-specific incidence rates for dementia and Alzheimer disease in NIA-LOAD/NCRAD and EFIGA families：

National Institute on Aging Genetics Initiative for Late-Onset Alzheimer Disease/National Cell Repository for Alzheimer Disease (NIA-LOAD/NCRAD) and Estudio Familiar de Influencia Genetica en Alzheimer (EFIGA). JAMA Neurol, 2014, 71 (3): 315-323.

[5] Pedersen NL, Gatz M, Berg S, et al. How heritable is Alzheimer's disease late in life? Findings from Swedish twins. Ann Neurol, 2004, 55(2): 180-185.

[6] Kalaria RN, Ballard C. Overlap between pathology of Alzheimer disease and vascular dementia. Alzheimer Dis Assoc Disord, 1999, 13 Suppl 3: S115-S123.

[7] Freitag MH, Peila R, Masaki K, et al. Midlife pulse pressure and incidence of dementia: the Honolulu-Asia Aging Study. Stroke, 2006, 37(1): 33-37.

[8] Qiu C, Winblad B, Fratiglioni L. Low diastolic pressure and risk of dementia in very old people: a longitudinal study. Dement Geriatr Cogn Disord, 2009, 28(3): 213-219.

[9] Kivipelto M, Helkala EL, Laakso MP, et al. Apolipoprotein E epsilon4 allele, elevated midlife total cholesterol level, and high midlife systolic blood pressure are independent risk factors for late-life Alzheimer disease. Ann Intern Med, 2002, 137(3): 149-155.

[10] Reitz C, Tang MX, Manly J, et al. Plasma lipid levels in the elderly are not associated with the risk of mild cognitive impairment. Dement Geriatr Cogn Disord, 2008, 25(3): 232-237.

第 65 章

《中国痴呆与认知障碍诊治指南(八)：快速进展性痴呆诊断》解读

【文献题目】 2018 中国痴呆与认知障碍诊治指南(八):快速进展性痴呆的诊断

【文献作者】 中国痴呆与认知障碍诊治指南写作组,中国医师协会神经内科医师分会认知障碍疾病专业委员会

【文献来源】 中华医学杂志,2018,98(21):1650-1652

【文献解读】

◆ 背景介绍

快速进展性痴呆(rapidly progressive dementia,RPD)或是一类进展快速的痴呆综合征,是指痴呆症状出现后在数周至数月内快速进展。病因主要为非神经变性类疾病。神经变性疾病通常表现为慢性进展病程,极少数表现为急性、进展性或波动性病程,常在感染、内环境紊乱等诱因下发生。非神经变性病因包括感染、自身免疫性、血管性、中毒、代谢性、肿瘤等。RPD 病因众多,临床表现复杂,不同的病因可对应截然不同的治疗效果和预后。少数病因可治且预后良好,多数病因为部分可治,某些罕见病因为高度致死性,某些感染/自身免疫原因所致 RPD 为可逆的、可治的,而克-雅病患者一旦发病则快速进展,病程通常 6 个月左右。因此,认识这种痴呆综合征,可以帮助医师明确病因,利于疾病的治疗和预后。

中国痴呆与认知障碍诊治指南写作组和中国医师协会神经内科医师分会认知障碍疾病专业委员会于 2018 年发布了《中国痴呆与认知障碍诊治指南》,本文对其中的第八部分"快速进展性痴呆诊断指南"[下文简称《指南(八)》]进行解读。《指南(八)》的适用人群为痴呆与认知障碍患者及相

关医护人员。

◆ 文献要点

1. 克-雅病 克-雅病是由朊病毒引起的人类中枢神经系统感染性、可传播性、退行性疾病,为 RPD 最常见和最重要的病因,散发型约 85%,家族型 15%,变异型<1%。克-雅病常见发病年龄在 55～75 岁,平均病程约 5 个月,85% 的患者 1 年内死亡。克-雅病在我国现阶段多为临床诊断,确诊需病理检查。临床上散发型克-雅病可根据国家疾控中心推荐的诊断标准进行临床诊断:①具有进行性痴呆,临床病程<2 年;②常规检查未提示其他诊断;③具备以下 4 种临床表现中的至少 2 种,即肌阵挛、视觉或小脑障碍、锥体/锥体外系功能障碍、无运动型缄默症;④以下 3 项辅助检查中至少 1 项阳性,即在病程中的任何时期出现典型的周期性尖慢复合波脑电图改变、脑脊液检查 14-3-3 蛋白阳性、磁共振成像(magnetic resonance imaging,MRI)-弥散加权成像(diffusion weighted imaging,DWI)或液体翻转成像(fluid attenuated inversion recovery,FLAIR)存在 2 个以上皮质异常高信号"缎带征"和/或尾状核/壳核异常高信号。

研究发现 MRI-DWI/FLAIR 序列上所见异常高信号对散发型克-雅病诊断的敏感性、特异性、准确度均较高。皮质 3 个非连续线样高信号或纹状体受累高度提示散发型克-雅病。变异型克-雅病可见对称性丘脑枕高信号。这些异常信号在 DWI 序列更为明显,一般无强化,ADC 序列可为低信号,晚期广泛脑萎缩。不同研究发现脑脊液 14-3-3 蛋白对于诊断散发型克-雅病的敏感

性大致相同,而特异性差别较大。最近一项研究对 1995—2011 年包含 1849 例散发型克-雅病患者的 9 项 Class Ⅱ 研究进行了荟萃分析,结果发现,14-3-3 蛋白诊断散发型克-雅病敏感性为 92%,特异性为 80%,阳性似然比 4.7,阴性似然比 0.1。其他神经变性病(如阿尔茨海默病、路易体痴呆、额颞叶痴呆等)通常表现为慢性病程,但有时可出现亚急性或快速进展,容易被误诊为克-雅病,结合影像学特点可鉴别。

2. 自身免疫相关的快速进展性痴呆 自身免疫性痴呆是一类由自身免疫因素参与或介导的认知障碍,是 RPD 常见的病因之一。早在 1960 年和 1968 年学界就已经报道了桥本脑病和副肿瘤性边缘叶脑炎这 2 种经典的自身免疫性认知障碍。近年来随着自身免疫性脑炎/脑病相关抗体不断被发现,自身免疫性痴呆的病因及临床表现更加复杂多样。虽无确切发病率的数据,目前仍认为自身免疫性脑炎的发病率可能与感染性脑炎相当。鉴于其可治、可逆性,早期识别自身免疫性痴呆非常重要。临床上对自身免疫性痴呆的识别,要从病史、症状体征入手:①起病形式(急性-亚急性起病,通常＜3 个月);②症状,如认知障碍、精神情感行为异常、癫痫、肢体运动障碍(不自主运动、平衡系统)等;③免疫背景,如中枢或系统性自身免疫疾病、免疫病家族史等;④肿瘤因素,如体重减轻、咳嗽、不明原因骨折、黑粪、吸烟史、肿瘤家族史等;⑤感染因素,如果要鉴别感染性脑炎,应询问旅行史、动物接触史、免疫抑制状态、冶游史等。

自身免疫性痴呆是一个宽泛的概念,当前我们所认识的自身免疫性痴呆主要包括两大类:第一类是边缘叶脑炎或自身免疫性脑炎范畴,主要针对两大类抗原,即神经元胞内抗原〔ANNA-1(Hu)、ANNA-2(Ri)、CRMP5(CV2)、Ma2(Ta)、Amphiphysin、GAD-65、GFAP、AK5、NfL、PCA-2/MAP1B 等〕和细胞表面抗原(NMDAR、AMPAR、CASPR2、DPPX、GABAAR、GABABR、mGluR5、GlyRα1、IgLON5、LGI1、MOG、Neurexin 3α 等)。该类自身免疫性痴呆患者经常伴发精神行为异常和癫痫发作。诊断需要综合患者的临床表现、脑脊液检查、神经影像学和脑电图检查等结果,血清和/或脑脊液中检测到上述相关抗

体有助于诊断。因该类自身免疫性痴呆部分合并肿瘤,临床上需要注意筛查肿瘤。

另一类自身免疫性痴呆包括结缔组织病继发的中枢神经系统病变以及非抗体直接介导的原发性中枢神经系统免疫病。如桥本脑病、脑淀粉样血管病合并炎症、狼疮脑病、神经白塞病、干燥综合征伴中枢神经系统损害、乳糜泻、多发性硬化性痴呆等。

桥本脑病是与桥本甲状腺炎相关的自身免疫性疾病,是常见的非副肿瘤自身免疫性脑病。临床表现包括认知障碍、一过性失语、震颤、肌阵挛、共济失调、癫痫、睡眠障碍、头痛等,约 95% 的患者都会出现症状波动。精神症状常见,一般先出现抑郁、人格改变后发展为认知下降。诊断的一个重要指标为血清抗甲状腺过氧化物抗体升高。影像学检测无特异性,可伴脑脊液蛋白轻度升高,脑电图表现为弥漫慢波。该病患者临床症状多样及缺乏特异的诊断标准,诊断一般为排除性诊断,需排除其他病因所致脑病样表现。

脑淀粉样血管病相关炎症是近年来逐渐被认识和重视的脑淀粉样血管病相关的起病相对较急的认知障碍亚型。其发病机制尚不完全明确,推测可能是由自身抗 Aβ 抗体介导的、对血管壁 Aβ 沉积产生的主动自身免疫反应所致。临床表现为急性至亚急性的认知功能减退、头痛、行为改变、癫痫及局灶神经功能症状。典型的 MRI 表现为脑白质病变同时合并脑淀粉样血管病相关出血特征。脑白质病灶可单发或多发,非对称性并延伸至皮质下白质(U 型纤维)。该病对免疫抑制治疗反应较好,因此,提高临床医师对它的识别十分重要。

3. 朊蛋白变性病 常见的神经变性病通常表现为慢性病程,但有时可出现亚急性或快速进展,或认知障碍受全身状态影响而波动。贾建平教授主持的专家组在 *Alzheimer&Dementia* 上发表的关于管理阿尔茨海默病患者快速认知功能下降(rapid cognitive decline,RCD)的专家共识中提出以往研究对阿尔茨海默病相关 RCD 的定义并不一致。若将 6 个月内简易精神状态检查(minimental state examination,MMSE)得分下降≥3 分定义为 RCD 标准,则阿尔茨海默病患者中 RCD 占比近 1/3;若将每年 MMSE 得分下降≥3

分定义为 RCD 标准,则有 33.9％ 的阿尔茨海默病患者为 RCD。皮质基底节变性是最容易被误诊为克-雅病的变性病,其典型表现为皮质症状(失用、异己肢、痴呆等)和锥体外系症状(帕金森综合征、肌阵挛、肌张力障碍等)。额颞叶痴呆患者常表现为精神行为异常、人格改变和语言障碍。路易体痴呆患者具有明显的波动性认知障碍、生动的视幻觉和帕金森综合征,偶尔会有脑电图周期性尖波,容易与克-雅病混淆。

4. 中枢神经系统感染　导致 RPD 的感染性疾病包括病毒、细菌、真菌、寄生虫等,表现为头痛、发热、精神认知障碍、脑脊液细胞或蛋白增高,有上述症状的 RPD 患者应该考虑感染病因。病毒性脑炎有时起病隐匿,单纯疱疹病毒 1 型和 2 型、巨细胞病毒、EB 病毒、肠道病毒感染的患者通常表现为急性脑炎,出现行为和精神状态的改变。梅毒螺旋体感染的患者在病程晚期出现以认知障碍为主的神经系统损害,但一些免疫力差的患者可快速进展。人类免疫缺陷病毒(human immunodeficiency virus,HIV)不但攻击外周免疫系统,而且会入侵中枢神经系统引起神经认知功能障碍,临床上称为 HIV 相关性神经认知障碍。

5. 其他病因　血管性疾病如大面积梗死、关键部位梗死或多发梗死等可导致 RPD。通过神经影像学、脑血管造影等可以鉴别。中毒、代谢性脑病种类很多,辅助检查一般包括电解质、血糖、血钙、血镁、血磷、维生素 B_{12}、同型半胱氨酸、血氨、肝肾功能等。砷、汞、铝、锂等重金属中毒可导致急性认知障碍。Wernicke 脑病为维生素 B_1 缺乏所致,典型患者可出现临床三联征及特异性 MRI 改变。一些颅内肿瘤可也导致 RPD,如原发性中枢神经系统淋巴瘤、血管内淋巴瘤、神经胶质细胞瘤、淋巴瘤样肉芽肿病等。

【文献评述】

《指南(八)》基于 2017 年贾建平教授带领的专家组发布的关于管理阿尔茨海默病患者快速认知功能下降的专家共识及其他相关研究进展,从克-雅病、自身免疫相关的 RPD、非朊蛋白变性病、中枢神经系统感染及其他病因等方面对 RPD 的病因进行了进一步梳理和完善。《指南(八)》有助于临床医师增进对 RPD 病因的了解和认识,有助于指导临床医师进行有针对性的治疗。笔者认为,RPD 病因多样,临床表现复杂,临床上要从病史、体格检查出发,得出初步诊断印象,结合影像学、体液检查、脑电图等手段,进行定性诊断和治疗。

值得注意的是,《指南(八)》中提到 RPD 不同病因对应截然不同的疗效和预后,少数病因可治且预后良好,多数病因为部分可治,某些罕见病因为高度致死性。这也提醒了临床医师应加强对 RPD 病因的掌握,对不同病因的 RPD 进行更明确的诊断,更具体地把握 RPD 患者的病情变化。

(张杰文)

参 考 文 献

[1] 中国痴呆与认知障碍诊治指南写作组,中国医师协会神经内科医师分会认知障碍疾病专业委员会. 2018 中国痴呆与认知障碍诊治指南(八):快速进展性痴呆的诊断. 中华医学杂志,2018,98(21):1650-1652.

[2] Fragoso DC,Goncalves Filho AL,Pacheco FT,et al. Imaging of Creutzfeldt-Jakob Disease:Imaging Patterns and Their Differential Diagnosis. Radiographics,2017,37(1):234-257.

[3] Geschwind MD. Prion Diseases. Continuum (Minneap Minn),2015,21(6):1612-1638.

[4] Wesley SF,Ferguson D. Autoimmune Encephalitides and Rapidly Progressive Dementias. Semin Neurol,2019,39(2):283-292.

[5] Sechi E,Flanagan EP. Diagnosis and Management of Autoimmune Dementia. Current treat Options Neurol,2019,21(3):11.

[6] Auriel E,Charidimou A,Gurol ME,et al. Validation of Clinicoradiological Criteria for the Diagnosis of Cerebral Amyloid Angiopathy-Related Inflammation. JAMA Neurol,2016,73(2):197-202.

[7] Jia JP,Gauthier S,Pallotta S,et al. Consensus-based recommendations for the management of rapid cognitive decline due to Alzheimer's disease. Alzheimers Dement,2017,13(5):592-597.

第 66 章

《中国痴呆与认知障碍诊治指南(九)：中国记忆障碍门诊建立规范》解读

【文献题目】 2018 中国痴呆与认知障碍诊治指南(九)：中国记忆障碍门诊建立规范

【文献作者】 中国痴呆与认知障碍诊治指南写作组,中国医师协会神经内科医师分会认知障碍疾病专业委员会

【文献来源】 中华医学杂志,2018,98(21):1653-1657

【文献解读】

◆ **背景介绍**

随着我国人口老龄化的进程和人类预期寿命的延长,痴呆患病率总体呈不断上升趋势。目前我国有痴呆患者超过 1000 万,轻度认知障碍患者 3100 万,卒中后痴呆患者 950 万,总计 5000 多万痴呆和认知障碍人群。如何对痴呆做到早诊断、早治疗及提高患者生活质量已经成为社会、医务工作者及公众所面临的严峻挑战。20 世纪 80 年代早期和中期,英国、美国等发达国家开始建立"记忆门诊",在门诊进行痴呆疾病的早期诊断,并提供非药物治疗选择,此后便在各国流行。直至 20 世纪 90 年代,我国记忆门诊的雏形才出现,以上海和北京居多,多衍生于医科大学附属医院的神经内科、老年科,名称从最早的"阿尔茨海默病门诊""痴呆门诊""记忆力障碍门诊"到目前多用的"记忆门诊"。近年来,我国临床医师及科研人员对痴呆和认知障碍相关疾病的关注、认识、研究、诊断及治疗有了长足发展,从事该领域的专家队伍逐年扩大,迄今为止,全国共有 200 多家医院开设了记忆门诊,但相对于我国如此庞大的患者人群,与发达国家相比仍比较落后。目前中国的痴呆专科医师仍存在严重短缺现象,各地区对痴

呆的诊断水平参差不齐,在一些大中型城市的非教学三甲医院,痴呆的诊断多由神经科医师完成,因缺乏专门的痴呆诊断训练,痴呆诊断正确率偏低,在县级医院,通常缺乏记忆门诊和痴呆专科医师,多由经验较少的内科医师对痴呆进行诊断,误诊率较高。

中国痴呆与认知障碍诊治指南写作组和中国医师协会神经内科医师分会认知障碍疾病专业委员会于 2018 年发布了《中国痴呆与认知障碍诊治指南》,本文对其中的第九部分"中国记忆障碍门诊建立规范"[下文简称《指南(九)》]进行解读。记忆门诊是目前被广泛接受的旨在早期识别、诊断和治疗痴呆及相关认知功能障碍患者,并提供家庭护理教育、照护者培训的新型诊疗模式。《指南(九)》对记忆门诊参与人员的资质与职责、诊室和影像学检查等硬件设施以及疾病的初诊、复诊、随访、转诊等纵向和横向治疗管理流程进行了规范,为记忆门诊的运作提供操作性指导,促进痴呆患者诊断和治疗的标准化。

《指南(九)》推荐三级医院成立记忆门诊或认知障碍疾病诊疗中心,并通过规范建立和运作记忆门诊所必需的基本要素,汇集临床研究证据、临床实践经验及服务管理理念,为开设记忆门诊提供参考,还可为偏远地区或尚无记忆门诊的医院提供痴呆的诊疗依据。《指南(九)》的适用人群为神经科、老年医学科、全科及相关各临床科医师及医院管理人员。

◆ **文献要点**

1.《指南(九)》的主要特点

(1)坚持科学性:《指南(九)》严格遵循目前国

际上疾病治疗指南的循证医学模式与程序,坚持以科学研究证据为基础。在尽可能全方位检索Pubmed、Embase、中国生物医学文献数据库(CBMDisc)及中文生物医学期刊数据库(CMCC)等近10余年来关于记忆门诊的建立以及痴呆的诊断、治疗相关文献后,由专家组根据证据分级及临床实践经验进行分析,反复讨论有争议的问题,力求达到循证证据与临床经验的共识,随后由多方专家对其评审,最终由中国医师协会神经内科医师分会认知障碍疾病专业委员会发布。

(2)保持前沿性:《指南(九)》既要反映成熟、规范的医学科学规律,又要及时反映科学前沿的研究成果与趋势。因此,在制定指南时专家们特别仔细参考了国际上影响较大的几个最新版痴呆诊治指南,包括《2010年欧洲神经病学会联盟阿尔茨海默病诊疗指南》《2012年欧洲神经病学会联盟痴呆相关疾病诊疗指南》《2014年阿尔茨海默病诊断标准研究进展:IWG-2标准》《2018 NIA-AA研究框架:阿尔茨海默病的生物学定义》等,并将这些国际共识的观点融入《指南(九)》中,以期提出的诊治建议能够反映目前国际上的最新观点。

(3)注重实用性:《指南(九)》力求成为规范记忆门诊建立及痴呆标准化诊疗的工具。因此,在编写过程中专家们特别注重文字的条理性与程序化,尽量减少大篇幅的描述性文字。考虑到我国医疗资源的不均衡性,结合国际指南、我国实际国情及诊治的可及性,介绍了设置记忆门诊所需的基本要素和最佳配备,便于为不同地区、不同级别医院记忆门诊的运作提供操作性指导。

2.《指南(九)》的主要内容　《指南(九)》的内容主要包括两部分:第一部分为中心具备条件,对记忆门诊需具备的人员及硬件条件进行了详尽的说明;第二部分为中心诊疗工作流程,包含了痴呆的筛查、评估、诊断、治疗,以及对患者的管理、照护等多个方面,涵盖了记忆门诊应当提供的一系列服务。

(1)团队协作、各司其职:目前我国设置记忆门诊的主体科室不同,记忆门诊出诊医师既有神经科医师,也有精神科医师和老年内科医师,部分门诊设置了神经心理评估员(师),部分门诊未设专门的神经心理评估人员,仅有护士和研究生承担神经心理评估,普遍缺少社会工作者的介入。因此,《指南》推荐记忆门诊最佳人员构成包括痴呆专科医师、神经心理评估师、护士、康复治疗师、社会工作者、药剂师等成员。要求痴呆专科医师和神经心理评估师在具备基本医学知识和技能的基础上,还须受过痴呆及相关认知障碍理论知识和神经心理评估的系统培训并取得相关资质认证,同时明确界定了各自的职责,确保记忆门诊的健康运作。认知功能障碍属于传统慢性疾病,患者广泛分布于社区,对于痴呆患者需要进行长期的综合指导和管理。从社区全科医师或门诊医师的初筛和推荐,痴呆专科医师做出诊断、制订个性化治疗管理方案,康复治疗师针对性地对患者进行认知康复训练,护士对患者护理及对照护者的支持,一直到社会工作者作为记忆门诊与民间疾病组织间的协调联络人来协助社区医院转诊患者、协助医护人员开展患者就诊后护理宣教培训的全过程,都需要团队成员的分工协作,为痴呆患者提供规范的全方位临床诊疗管理服务。此外,根据国际国内最新指南,认知障碍疾病的精准诊断和研究需要开展影像学和生物标志物检测,这同样需要医院相关科室的配合,共同搭建多学科协作平台,这对记忆门诊的发展和提升至关重要。目前而言,多数记忆门诊尚未具备相应条件,仍待进一步完善。

(2)注重细节、统一标准:《指南(九)》对于记忆门诊所需具备硬件条件的要求十分细化,并考虑不同地区医疗资源的差异,制定了基本配置要求。例如,对于诊室的要求包括:①独立诊间,确保一医一患,且诊室地点固定,并设置醒目的"记忆门诊"标志;②诊疗室需配备必要的办公和诊疗设施,便于完成查体等诊疗工作;③张贴与痴呆相关的科普宣传资料及记忆门诊的诊疗流程图;④有条件的医院需注重环境的布置和人文关怀。对神经心理测评室的要求包括:①需要独立、安静、空气流通的房间;②配备神经心理学测评量表及相关工具;③建立患者随访资料数据库;④配备必要的办公及资料储存设施;⑤对于有条件的医院需配备患者检测时所必需的一些辅助设备,如老花镜等。在辅助检查方面,《指南(九)》建议所在医院的放射科都应能开展颅脑影像学检查,能独立进行颅脑磁共振成像的检查,对于有条件的医院应能进行单光子发射计算机体层摄影(SPECT)的脑葡萄糖代谢等检查和标记 Aβ 的分子示踪剂正电子发射计算机扫描检查,同时要求能进行与认知筛查鉴别相关的血液学及脑脊液指标的检查,对于三甲医院建议配置独立腰椎穿刺检查室。

相对于易克服的硬件条件(诊室房间等),作为重要软件的成套神经心理评估量表则是记忆门诊在专业技术层面所面临的最大挑战。目前不仅缺乏一套完整的、相对统一的用于筛查诊断患者的神经心理评估量表,而且从事评估的人员资质也各异,各个记忆门诊间的检查结果很难共享和流通。《指南》推荐记忆门诊的患者全部进行认知功能筛查,筛查量表可选择简易精神状态检查、蒙特利尔认知评估量表、日常生活活动能力量表,各记忆门诊可根据实际情况选择合适的不同认知域认知评价量表,可根据具体情况选择合适的量表,建议选用国际上已经广泛应用并有中文常模、具有较高敏感性和特异性的神经心理量表(表 66-1)。

表 66-1 《指南(九)》推荐的神经心理评估量表

检测内容	推荐量表
认知自评量表	老年认知减退知情人问卷(IQCODE)
	阿尔茨海默病 8 量表(AD8)
认知筛查量表	简易精神状态检查(MMSE)
	蒙特利尔认知评估量表(MoCA)
	日常生活活动能力(ADL)量表
精神行为症状	神经精神症状问卷(NPI)
鉴别量表	额叶评估量表(FAB)
	Hachinski 量表
记忆功能	听觉词语学习测验(华山版)
	Ray 听觉词语学习测验
	California 词语学习测验
	韦氏记忆量表逻辑记忆分测验
语言能力	波士顿命名测验
	汉语失语成套测验
注意力	数字广度测验
	符号数字模式测验
	数字划消测验
视空间能力	Rey-Osterrich 复杂图形测验
	画钟测试
执行能力	连线测验
	Stroop 色词测验
	词语流畅性测验
痴呆程度评价	临床痴呆评定量表
	总体衰退量表(GDS)

(3)规范流程、确保质量:记忆门诊的设立有利于区分老化相关认知功能下降、轻度认知功能障碍及痴呆相关疾病,为认知功能障碍患者提供更好的就诊及管理平台。AD 管理第一步即是准确发现并诊断疾病,《指南(九)》对记忆门诊中痴呆筛查、初诊、复诊的诊疗工作流程予以详尽、具体的指导,此外还包括了兼顾药物治疗、非药物治疗、患者的照料与护理、照护者支持等在内的全方位治疗管理方案。因此,为推动记忆门诊的规范化建设,推荐各单位在开展记忆门诊时参考规范的诊疗流程图(图 66-1),可根据本单位具体情况进行调整。

《指南(九)》特别强调了记忆门诊会诊制度,推荐每周组织 1 次记忆门诊例会,记忆门诊医师、量表测评师及随访护士参加,对记忆门诊患者进行量表一致性评价、随访依从度评价,综合病史、量表检查、辅助检查,必要时由认知障碍领域专家集体进行讨论,对患者进行最终诊断并制订治疗和随访方案,确保诊疗质量。

(4)长期随访、重视积累:由于 AD 患者的管理需要全方位进行,定期和持续的随访对优化患者治疗和照护是必不可少的。《指南(九)》推荐每 3 个月对患者进行随访,轻度认知障碍患者随访周期可为 6~12 个月,应对痴呆严重程度、治疗有效性、患者依从性、照护者负担及情绪评价进行全面评估,并建立记忆门诊数据库。患者数据的收集和储存不仅是开展科研的重要资源,对观察病情变化也十分重要,因此,每次随访时都必须进行准确一致的评估,以便于研究和分析转归,并有利于将来改进治疗策略。

【文献评述】

记忆门诊是一种新型化专病化管理的医疗模式,是以患者为中心,整合临床、神经心理、影像学和分子生物学诊断技术以及药物和非药物治疗等医疗资源,规范认知障碍疾病的诊治流程和水平,对于痴呆的早期诊断、早期治疗及预防有重要意义。《指南(九)》详细介绍了中心具备的条件和诊疗工作流程。在特点上,《指南(九)》坚持科学性,保持前沿性,注重实用性。

尽管记忆门诊是推迟痴呆发病、早期识别痴呆、延缓痴呆进展、使痴呆患者获得标准化诊断、

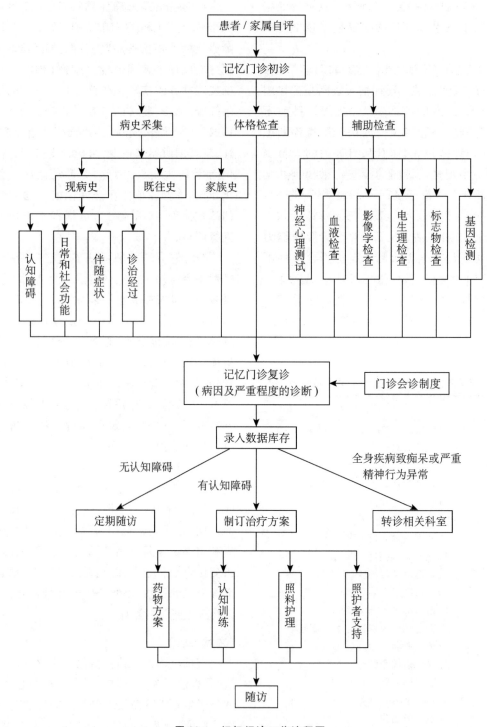

图 66-1 记忆门诊工作流程图

高质量治疗的重要窗口,并被公认是认知障碍疾病诊治及照护指导的最佳模式而发展迅速,但面对日益增长的患病人群,我国对比发达国家的记忆门诊来说,诊疗管理水平还相对落后,目前还存在一定的不足。《指南(九)》对记忆门诊的构建和诊疗流程做了明确规定,这对痴呆患者的标准化诊治和整体管理具有重要的意义,竭诚期望临床医师在实施的过程中提出宝贵意见,使之日臻完善。

(武力勇 刘 丽 贾建平)

参 考 文 献

[1] 中国痴呆与认知障碍诊治指南写作组,中国医师协会神经内科医师分会认知障碍疾病专业委员会. 2018 中国痴呆与认知障碍诊治指南(九):中国记忆障碍门诊建立规范. 中华医学杂志,2018,98(21):1653-1657.

[2] Jia L,Quan M,Fu Y,et al. Dementia in China:epidemiology, clinical management, and research advances. Lancet Neurol,2020,19(1):81-92.

[3] Stähelin HB,Ermini-Fünfschilling D,Grunder B,et al. The memory clinic. Ther Umsch, 1989, 46(1):72-77.

[4] 任汝静,王刚,陈生弟. 对构建我国规范化记忆门诊的思考和展望. 内科理论与实践,2015,10(2):90-91.

第 67 章

《阿尔茨海默病 MR 检查规范中国专家共识》解读

【文献题目】 阿尔茨海默病 MR 检查规范中国专家共识

【文献作者】 中华医学会放射学分会磁共振学组，北京认知神经科学学会

【文献来源】 中华放射学杂志，2019，53（8）：635-641

【文献解读】

◆ 背景介绍

阿尔茨海默病（Alzheimer's disease，AD）是常见的老年性痴呆之一，是一种常见于老年期、隐匿性起病、逐渐进展的中枢神经系统退行性疾病。近年来我国人口呈现老龄化趋势，AD 患病率逐年上升，对我国的公共卫生健康和社会保健体制已构成巨大威胁。2014 年国际工作组（International Working Group，IWG）在《柳叶刀——神经病学》国际期刊上发表了关于 AD 诊断标准的修订版，首次将结构磁共振成像（magnetic resonance imaging，MRI）作为 AD 的进展标志物。MRI 检查具有无辐射、无创、方便易行的特点，有利于对神经退行性疾病进行多次随访复查，并且可以清晰观察大脑的灰白质结构改变，可以清晰地显示 AD 的特征性病变——内侧颞叶萎缩，对 AD 的临床诊断及进展判断具有重要参考价值。2018 年首都医科大学宣武医院神经内科贾建平教授发起了《中国痴呆与认知障碍诊治指南》的撰写，其中认知障碍疾病的辅助检查里明确提出了 MRI 是痴呆诊断与鉴别诊断的常规检查。对痴呆患者进行随访检查时，MRI 有助于判别疾病预后和药物疗效（A 级推荐）。但是该指南只是提出 MRI 检查的必要性，由于 AD 患者的颅脑 MRI 扫描方法与一般扫描不同，目前尚无具体的统一规范化 MRI 扫描方法，使各医院尤其是基层医院在扫描 AD 患者时的操作规范性较差，无法得到完整的影像学资料，且缺乏各级别医院影像同质化互认标准。因此，中华医学会放射学分会磁共振学组联合北京认知神经科学学会共同制定了《阿尔茨海默病 MR 检查规范中国专家共识》（下文简称《共识》）。《共识》将有助于提高放射科技师对 AD 患者扫描的操作规范性，从而协助神经科及精神科医师对 AD 患者进行临床诊断及鉴别诊断。

颅脑 MRI 可以显示脑叶结构形态特征，清晰显示脑叶萎缩、海马萎缩、脑沟扩大等，还可以定量测量海马高度等，为痴呆的诊断及疾病进展提供客观的影像学依据。尤其是内侧颞叶及海马结构作为 AD 的关键影像学特征，对 AD 患者的临床诊断及鉴别诊断至关重要。但是我国目前尚缺少 AD 扫描的规范流程，各医院尤其是基层医院操作欠规范，导致临床医师不能很好地获得重要信息。希望通过《共识》的推广，能规范 MR 扫描流程，实现国内 AD 影像检查的同质互认，协助提高放射科、神经科及精神科医师对 AD 临床诊断及鉴别诊断的水平。《共识》的适用人群为阿尔茨海默病患者及相关医护人员。

◆ 文献要点

1. **AD 的 MR 影像标志物** 目前公认的 AD 病理机制，包括 β-淀粉样蛋白（Aβ）聚集与淀粉样斑块形成，以及 tau 蛋白高度磷酸化和聚集与神经原纤维缠结形成，造成神经元变性、突触丢失和细胞凋亡，导致脑萎缩。MRI 检查具有无辐射、

无创、方便易行的特点,有利于对神经退行性疾病进行多次随访检查,对人体无伤害,是较理想的评价 AD 患者内侧颞叶及全脑叶萎缩的影像手段。研究表明,67%～100% 的轻度 AD 患者出现海马萎缩,其对轻中度 AD 诊断的敏感性和特异性分别为 85% 和 88%,海马萎缩可以作为 AD 患者的早期特异性标志物。

2. 海马解剖结构及 MR 扫描建议 一般临床上遇到隐匿起病,以记忆力进行性下降为起始症状的老年患者,首先要做的就是颅脑 MRI 检查,如未发现明显的颅内炎症、肿瘤、梗死的患者,需要进一步行海马像扫描,查看是否有萎缩。

(1)正常海马解剖结构:学习正常的海马结构及位置,有利于分辨异常的海马形态。

(2)MR 成像设备等工作条件建议:<3.0 T 的 MR 扫描仪,建议行 2D 扫描,3D 扫描会占用很长时间;对于 3.0 T 及以上的 MR 扫描仪,建议 3D 序列扫描,因为 3 T 具有较高的信噪比,可以平衡扫描时间。使用 3D 扫描的优势主要为可以进行回顾性的斜冠状位、斜轴位的重建(即平行及垂直海马平面),有助于观察海马结构。

(3)海马 MR 扫描建议:海马斜轴位的扫描要点为一定要先在矢状位上找到显示海马结构最好的平面,定位线平行于海马长轴及两侧颞叶连线,当两条线均定位准确之后,再进行 T_1、T_2 及 T_2-Flair 的扫描,这样可以将海马更清晰、更全面地显示出来。同样,斜冠状位的扫描需要先在矢状位上找到显示海马最佳的层面,定位线垂直于海马长轴及大脑中线。这样扫描出的层面在显示海马高度的同时,还可以显示脉络膜裂及侧脑室颞角是否有增宽,有利于对海马萎缩程度评分。关于扫描参数设置:扫描参数的设置对图像的清晰度至关重要。《共识》提到层厚 2～3 mm、间距 0.5～1.0 mm 是重叠扫描,而不是等距扫描。使用《共识》中建议的参数扫描,一般均可得到较高质量的图像。

3. AD 的 MRI 评价及鉴别诊断

(1)AD 的 MRI 评价

1)根据病程及症状出现顺序不同,AD 可分为典型 AD 和不典型 AD 2 种类型。典型 AD 发病年龄一般较晚,其影像学最先出现的异常为内侧颞叶尤其是海马的萎缩。海马是主要的储存记忆的部位,其萎缩导致的症状为记忆力下降,影像表现和临床症状相对应。经典的 MTA 萎缩评分由 Scheltens 等在 1995 年提出,是一种视觉评分量表,主要用肉眼根据经验评估海马萎缩及侧脑室颞角扩大程度,方便快捷,且准确度较高。Scheltens 等还对 MTA 萎缩评分进行了一致性检验,得到了较好的一致性结果,并推荐在临床工作中需要快速评价内侧颞叶萎缩程度时可以使用该评分方法。值得注意的是,正常人随着年龄增长也会出现内侧颞叶萎缩,但萎缩程度较 AD 患者明显减轻,因此,需要结合年龄来评估海马萎缩的意义。纵向研究表明,AD 患者早期海马萎缩每年可达 4%～8%,而正常 30～50 岁人群每年海马萎缩 0.1%～0.2%,70 岁时约为 0.8%,80～90 岁时每年萎缩 1.5%～2.0%。另外,MTA 还可见于其他原发性中枢神经系统退行性病变,当出现海马萎缩时,要根据临床症状及其他实验室检查结果进行辨别。

2)除内侧颞叶萎缩,顶叶萎缩在诊断 AD 方面也有明显预测价值;楔前叶萎缩是 AD 特征性的影像学表现,特别是对 MTA 评分正常且患有 AD 的年轻患者尤为重要。随着病程进展,除了内侧颞叶萎缩,AD 患者还可以出现全脑萎缩,此时患者的临床症状多进入重度痴呆表现,如执行力下降、视空间能力下降、情感失常等,严重者可出现行动障碍、大小便失禁等。Silbert 等研究了年龄(84.0±10.7)岁的健康受试者,在随访过程中有 24 人被诊断为 AD 痴呆,15 人正常。该研究发现最终诊断为 AD 痴呆的患者,每年约 2% 会出现全脑皮质萎缩,而与之年龄相配匹的正常老年人每年全脑皮质萎缩者只有 0.4%。

早期 AD 的脑白质病变多轻微,一般使用弥散张量成像(diffusion tensor imaging,DTI)技术能发现纤维联系的缺失。Fazekas 评分多用于 AD 导致的痴呆与其他类型痴呆的鉴别。

(2)AD 的 MRI 鉴别诊断:AD 在临床上的鉴别诊断需要考虑临床症状、影像学表现及生物标志物等。这里主要讲述 MRI 影像学方面的改变。

1)血管性痴呆(vascular dementia,VaD):与 AD 的临床表现相似,VaD 患者也会出现记忆力下降等认知功能障碍。不同的是,VaD 患者伴有脑血管病变。多发梗死性痴呆是多次梗死致使广泛皮层受损而出现的认知功能障碍，如心源性栓塞或动脉粥样硬化易损斑块导致的远端皮质多发梗死，其每次进展均发生于急性脑血管疾病之后，痴呆的严重程度呈阶梯状进展。关键部位梗死性痴呆是指与认知功能直接相关的部分发生梗死导致的痴呆，如脉络膜前动脉闭塞或栓塞导致的海马区梗死，临床上多表现为突然出现的记忆力下降，即发病前正常，在某一时刻症状突然出现，MRI 检查常伴弥散加权成像（diffusion weighted imaging,DWI）上海马区高信号（弥散受限）。小血管性痴呆是指长期慢性血管病变导致颅脑结构严重损伤进而导致认知功能障碍，如 CADASIL 导致的痴呆，MRI 检查多能发现大面积脑白质病变及全脑萎缩。

2）额颞叶变性（frontotemporal lobar degeneration,FTLD）：其病因发病机制尚不清楚，部分有家族史的患者为 tau 蛋白基因突变所致。目前全球范围内关于 FTLD 的流行病学研究尚不充分，我国基本没有该病的流行病学研究。根据其累及的范围及临床出现症状的先后不同，FTLD 可分为 2 种类型：行为变异型额颞叶痴呆（bvFTD）和原发性进行性失语（PPA）。在 MRI 上 bvFTD 表现为明显的右侧额颞叶偏侧性萎缩，即额颞叶联合运动区，临床表现为精神行为障碍、执行功能障碍等；而 PPA 多表现为语言中枢部位的萎缩。PPA 可分为进行性非流利性失语、语义性痴呆及 logopenic 型进行性失语。前两者的病理基础为 FTLD，以额颞叶萎缩、左侧额颞叶萎缩为主；而 logopenic 型进行性失语的病理基础更倾向于 AD，主要萎缩部位为左颞叶后部及顶下小叶。清晰鉴别两者对患者的治疗有重要意义，具体区别还应结合临床症状及其他实验室及影像学检查，长期随访可明确诊断。

3）路易体痴呆（dementia with Lewy body,DLB）：主要是颅内路易小体的沉积所致，与帕金森病等疾病的病理改变类似，在临床表现上也有许多相似之处，目前尚没有针对 DLB 的特异性检查，与其他疾病的鉴别比较困难。其在 FDG-PET 显像中，可以显示为枕叶皮质代谢减低，海马区相对无明显减低，这也与其临床表现——视幻觉为突出表现相对应。颅脑 MRI 中内侧颞叶

无明显萎缩对 DLB 有一定诊断意义。

4）皮质基底节变性（corticobasal degeneration,CBD）：多见于 60～80 岁的老年人，男女发病无显著差异，主要病理表现为脑内星形胶质细胞斑和 tau 蛋白的聚集异常。MRI 出现无明显异常信号的不对称额顶叶、大脑脚萎缩是 CBD 的一大特征，该特征的形成原因可能为"华勒变性"，即一侧皮质萎缩时，其远端神经纤维萎缩即大脑脚处发生萎缩。

5）帕金森病痴呆（Parkinson disease dementia,PDD）：帕金森病患者晚期，也会出现认知功能障碍，此时称为帕金森病痴呆。早期表现为帕金森病的症状，随着疾病进展，开始出现认知功能区域萎缩，并出现痴呆症状。PDD 无 MRI 特征性表现，应从临床症状、病程、实验室检查等方面与其他疾病相鉴别。

4. AD 多模态 MRI 研究进展 随着影像技术的发展，近些年对于 AD 患者影像学方面的研究越来越多。以前因为检查技术的局限性，多是从视觉上判断脑皮质萎缩，虽然简便易行，但精准度较差。而基于体素的形态学分析可以检测脑组织的体积、显示广泛的皮质萎缩，包括内侧颞叶、丘脑、双侧额叶、楔前叶等。DTI 技术可以清晰显示白质纤维早期病理改变，为早期诊断 AD 提供帮助。功能 MRI 也可以显示 AD 患者在静息状态下内侧颞叶、内侧前额叶、后扣带回、楔前叶等脑区功能活动和功能连接降低。

轻度认知障碍（mild cognitive impairment,MCI）是介于正常老化和痴呆期的一种中间状态，如果积极防治，可有效延缓其向 AD 转化的速率。而功能 MRI 的发展为检测 MCI 患者的异常提供了可能。随着技术的进步，功能 MRI 在 MCI 和 AD 患者的诊治中将发挥更重要的作用。

【文献评述】

《共识》目前存在的不足：首先，该检查规范为第一版本，尚需要跨平台验证其可行性；其次，现有 MTA 等评分方法还不能量化评价阈值；再次，痴呆的亚型分类鉴别需要紧密结合临床表现及其他实验室检查结果，MRI 检查只是具有重要的辅助诊断价值；最后，尚需要多模态影像学方法通过临床研究进一步证实其诊断效能。

《共识》在既往指南与共识的基础上,着重提出了 AD 的磁共振扫描规范,给影像科技术扫描人员提供了参考标准,为神经科及精神科医师对 AD 的临床诊断提供重要参考价值。

(韩 璎 杨 旗)

参 考 文 献

[1] 中华医学会放射学分会磁共振学组,北京认知神经科学学会. 阿尔茨海默病 MR 检查规范中国专家共识. 中华放射学杂志,2019,53(8):635-641.

[2] Zhou M,Wang H,Zeng X,et al. Mortality,morbidity,and risk factors in China and its provinces,1990-2017:a systematic analysis for the Global Burden of Disease Study 2017. The Lancet,2019,394(10204):1145-1158.

[3] Villemagne VL,Fodero-Tavoletti MT,Masters CL,et al. Tau imaging:early progress and future directions. Lancet Neurol,2015,14(1):114-124.

[4] Xu Y,Jack CR Jr,O'Brien PC,et al. Usefulness of MRI measures of entorhinal cortex versus hippocampus in AD. Neurology,2000,54(9):1760-1767.

[5] Chetelat Ga,Baron J-C. Early diagnosis of alzheimer's disease:contribution of structural neuroimaging. NeuroImage,2003,18(2):525-541.

[6] 中国痴呆与认知障碍诊治指南写作组,中国医师协会神经内科医师分会认知障碍疾病专业委员会. 2018 中国痴呆与认知障碍诊治指南(四):认知障碍疾病的辅助检查. 中华医学杂志,2018,98(15):1130-1142.

[7] Scheltens P,Launer LJ,Barkhof F,et al. Visual assessment of medial temporal lobe atrophy on magnetic resonance imaging:interobserver reliability. Journal of neurology,1995,242(9):557-560.

[8] Fox NC,Schott JM. Imaging cerebral atrophy:normal ageing to Alzheimer's disease. The Lancet,2004,363(9406):392-394.

[9] Silbert LC,Quinn JF,Moore MM. Changes in premorbid brain volume predict Alzheimer's disease pathology. Neurology,2003,61(4):487-492.

第68章

《阿尔茨海默病的中医诊疗共识》解读

【文献题目】 阿尔茨海默病的中医诊疗共识

【文献作者】 阿尔茨海默病中医诊疗联合共识小组

【文献来源】 中国中西医结合杂志,2018,38(5):523-529

【文献解读】

◆ 背景介绍

阿尔茨海默病(Alzheimer's disease,AD)属于中医学"呆病"范畴。20世纪90年代初,《老年呆病的诊断、辨证分型及疗效评定标准》发表,提出了包括AD在内的痴呆诊疗体系。其后,AD"启动于肾衰,进展于痰瘀火,恶化于虚极毒盛"的病机假说和分期辨证施治方案的提出,使AD中医诊疗进一步规范,并获得了初步临床验证以及学术机构和主管部门的认可。但对于AD中医诊疗共识仍缺乏。

国际阿尔茨海默病协会正式成员——中国老年保健协会阿尔茨海默病分会指南小组制定了《中国痴呆诊疗指南(2017年版)》,2018年又制定了《阿尔茨海默病的中医诊疗共识》(下文简称《共识》)。现根据研究证据和诊疗经验,对其中AD痴呆的病史、检查、诊断、分期、治疗等内容进行解读,部分内容做了更新,以缩小当前科技进展与临床实践之间的差距,供临床医师参考。《共识》的适用人群为阿尔茨海默病患者及相关中西医医护人员。

◆ 文献要点

1. 病史采集 《共识》对病史采集的推荐:①根据患者的发病年龄、症状进展特点及家族遗传史等信息,可以判断AD痴呆的高危个体(共识率为95.09%);②AD痴呆患者的病史信息必须经过知情者和/或照护者的补充和确认(共识率为98.77%);③依据认知、精神行为及生活功能症状特点及持续时间,可以大致判断AD痴呆的进展阶段或严重程度(共识率为98.16%)。

(1)流行病学:AD痴呆的易患人群为老年人,女性略高于男性。

晚发型AD痴呆发病年龄通常在65岁以上,呈散发性。早发型AD痴呆发病年龄通常在45~64岁,个别病例在30岁之前发病,常有家族遗传史(Ⅱ级证据)。

65岁以上老年人AD痴呆的患病率约10%,且年龄每增加6.1岁,患病率增加1倍(不含生物标志物检测异常但没有痴呆临床表现的个体)。在所有AD痴呆病例中,65岁以下占3%,65~74岁占16%,75~84岁占45%,85岁以上占36%。可见,75岁以上老年人为AD痴呆的极高危人群,占所有AD痴呆病例的81%(Ⅱ级证据)。

65岁以上AD痴呆患者确诊后的存活时间平均为4~8年,个别病例可以存活长达20年。70岁以上AD痴呆患者中,61%死于80岁之前,年死亡率为37.3%(Ⅱ级证据)。

(2)病因及病理学:AD的确切病因尚不清楚,但普遍认为与年龄老化密切相关,系多种生物及社会心理因素共同作用的结果。部分AD患者与遗传因素有关。

AD的大致病理学改变为弥漫性脑萎缩,以颞叶内侧萎缩为著。标志性病理组织学改变为淀粉样蛋白斑块和神经原纤维缠结,前者为不溶性β-淀粉样蛋白(Aβ)聚积在神经元周围所致,后者是磷酸化tau蛋白在神经元内形成包涵体,伴神经元脱失。Aβ斑及神经原纤维均可弥漫分布于大脑皮质,但以海马、杏仁核及额叶为著。其他病理组织学改变包括脑淀粉样血管病、神经炎等。

由于 Aβ 斑及磷酸化 tau 蛋白均为病理性蛋白在脑内的异常沉积,故二者可作为生前诊断 AD 的重要生物学标志物。

(3)临床表现

1)早期:轻度痴呆,持续时间约 5.6 年(CDR 1.0 分)。最常见的早期症状是情景记忆损害并影响至少一个其他认知领域,淡漠、退缩和失眠也是常见的早期症状,个人日常生活能力受到影响,但仅限于服药、处理财务、使用交通工具和电话等工具性日常生活活动,偶尔需要帮助。

2)中期:中度痴呆,持续时间约 3.5 年(CDR 2.0 分)。认知损害明显加重,在识别家人和朋友或执行多步骤任务(如穿衣服)方面出现困难。时有妄想或幻觉、激越、行为异常等精神行为症状也是常见的中期症状。除工具性日常生活活动外,少数基本的日常生活活动也出现困难,经常需要帮助。

3)晚期:重度痴呆,持续时间约 3.2 年(CDR 3.0 分)。认知功能所剩无几,失去沟通能力,日常生活如(洗澡、穿衣、如厕、进食等基本的生活活动)完全依赖他人帮助,甚至不会说话、吞咽、步行,常卧床不起,依靠全天候护理。多因感染(如肺部感染)而死亡,也容易因营养不良和脱水而死亡。

2. 辅助检查 《共识》对辅助检查的推荐:①对于拟行 AD 痴呆诊断的患者,临床医师应在适当的场景中使用经过验证的本土化工具进行临床评估(共识率为 98.16%)。②认知功能评估是 AD 痴呆诊断的首选方法,临床医师应正式评估综合认知和至少 4 个认知领域(共识率为 96.93%)。③在做出 AD 痴呆诊断前,临床医师应评估与认知障碍相关的精神行为和生活功能,通过对患者及知情者的面诊,进行观察和量表评估(共识率为 97.55%)。④当病史和常规检查不能明确 AD 痴呆诊断,或者对于早发型痴呆、前驱期或非典型 AD 患者,临床医师应与患者或家属讨论使用血液或脑脊液 AD 生物标志物检测,在可行的情况下,将患者转诊至相关研究中心或专科中心(共识率为 97.55%)。⑤对于有痴呆家族史或快速进展型/非典型痴呆患者,临床医师应与患者或家属讨论使用基因检测,在可行的情况下将患者转诊至相关研究中心或专科中心(共识率

为 98.77%)。⑥在 AD 鉴别诊断的常规检查流程中,临床医师应推荐血常规、生化和血清学检查,以对潜在的可治疗的认知障碍危险因素进行医学评估(共识率为 97.55%)。⑦在 AD 痴呆诊断的常规检查流程中,临床医师应推荐颅脑 CT 和 MRI 检查,在可行的情况下,首选 MRI 头颅冠状位内侧颞叶扫描或海马体成像(共识率为 98.77%)。⑧当病史和常规检查不能明确 AD 痴呆诊断时,或者对于早发型痴呆、前驱期或非典型 AD 患者,临床医师应与患者或其家属讨论使用 PET 生物标志物检测,在可行的情况下,将患者转诊至相关研究中心或专科中心(共识率为 97.55%)

(1)临床评估:常规的神经系统查体多无阳性定位体征。认知功能评估是 AD 痴呆诊断的首选方法,与认知障碍相关的精神行为和生活功能也需要通过观察和量表进行评估。认知测试的诊断性能受语言、文化及教育的影响,应在适当的场景中使用经过验证的本土化工具进行评估。

1)认知测试

①综合认知测试:包括简易精神状态检查(mini-mental state examination,MMSE)、蒙特利尔认知评估量表(Montreal cognitive assessment,MoCA)、阿尔茨海默病评定量表-认知(Alzheimer's disease assessment scale—cognitive section,ADAS-Cog)。

②单一认知领域测试:至少 4 个领域。

A. 记忆:情景记忆损害是 AD 的核心症状。常用的故事延迟回忆(DSR)、霍普金斯词语学习测(HVLT)或加利福尼亚词语学习测试(CVLT-II)及分类线索回忆(CCR)等可以评估情景记忆。

B. 语言:包括命名和词语流利性。常用的中文版波士顿命名测试-30 项(BNT-30)可检测 AD 痴呆的敏感性和特异性分别为 86% 和 74%,检测轻度认知障碍(mild cognitive impairment,MCI)的敏感性和特异性相对较低。单词流畅性评估工具如受控口头词语联想测试(COWAT)检测 AD 痴呆的准确性较高(AUC 0.89),但检测 MCI 的特异性太低。

C. 视空间:包括视空间感知功能和视空间结构能力。使用最广泛的是中文版连线测试-A(TMT-A),检测 AD 痴呆的准确性较高(AUC

0.89），但对 MCI 的准确性较低（AUC 0.66）。相对更为简便的画钟测试-复制图形（CDT-CG）检测 MCI 也有类似的诊断性能，可作为替代测试。

D. 执行：包含灵活决策、反应及解决问题的能力。使用最广泛的中文版连线测试-B（TMT-B）检测 AD 痴呆的准确性较高（AUC 0.91），但对 MCI 的准确性相对较低（AUC 0.70）。相对更为简便的画钟测试-画制图形（CDT-DG）检测 MCI 也有相似的诊断性能，可作为替代测试。

2）行为评估：神经精神问卷（NPI）是常用的精神行为障碍筛查和干预试验结局的评估工具。

3）功能评估：日常生活活动量表是最常用的痴呆筛查和干预试验结局的功能评估量表，包括工具性日常生活活动和躯体性或基本性日常生活活动两部分。

（2）实验室检查：PET 对脑内 Aβ 沉积物测量的专家解读（目测）和脑脊液中 Aβ 和 tau 水平的测量，可以准确地检测 AD 病理。但由于获取脑脊液需要行腰椎穿刺，而且 PET 成像成本又很高，这些生物标志物检测并未得到广泛使用。血浆生物标志物也可以预测 tau 和 Aβ 病理，并在整个临床过程中识别 AD，作为一种简单的可回访的检测方法，具有更好的临床应用前景。

1）血液检查：一种新型超敏单分子阵列，检测血浆 P-tau181 浓度，区分病理确认的 AD 与 FTLD-TDP 的准确性高（AUC 0.95），区分临床诊断的 MCI 中 tau-PET 阳性与阴性的准确性（AUC 0.98）显著优于 $A\beta_{42}/A\beta_{40}$ 比值（AUC 0.77），并能鉴别其他神经变性病（AUC 0.82～0.92）。另一种更新型的超敏血液免疫测定技术，可以检测血浆 P-tau217 浓度，区分病理确认的高可能性 AD 与非 AD 患者的准确性（AUC 0.89）比血浆 P-tau181（AUC 0.72）稍显优势（$P = 0.04$），与基于脑脊液或 PET 的关键测量指标无显著性差异，可在 MCI 出现前 20 年检出 AD，鉴别其他神经变性的准确性也高于 P-tau181（AUC 0.92～0.97）。

脂质过氧化也可能是 AD 诊断和开发新疗法的潜在靶点之一。AD 患者血浆/血清脂质过氧化水平比正常人明显升高，如丙二醛（MDA 1.68，$P = 0.002$）。相反，总的抗氧化能力（TAC-0.81，$P = 0.003$）和超氧化物歧化酶活性（SOD-

2.42，$P = 0.011$）比正常人显著降低。研究人员已从 6 种脂质过氧化物水平获得了令人满意的早期诊断模型（AUC 0.88），以明确个体患有早期 AD 的可能性。

迄今为止，AD 血液生物标志物与中文版认知标准匹配的诊断阈值以及检测分析过程的标准化操作规程尚未建立，有些如 P-tau217 检测仪器及示踪剂在我国还不能获取，需要时可参照个体的认知测试成绩一并考虑。

在血液常规检查中，全血细胞计数、血糖、肝功能、肾功能等常规和生化检查，维生素 B_{12}、叶酸和同型半胱氨酸、甲状腺功能水平，以及梅毒、疏螺旋体和艾滋病血清学变化，对于 AD 具有鉴别意义。

2）脑脊液检查：AD 诊断的脑脊液生物标志物临床应用欧洲共识认为，$A\beta_{1-42}$ 浓度、$A\beta_{1-42}/A\beta_{1-40}$ 比值下降 10%，或者 T-tau 浓度、P-tau 浓度升高 10%，或者 T-tau/$A\beta_{1-42}$ 比值降低 10%，即可诊断 AD，区分 AD 与 NC 或者 AD 与 Aβ-PET 示踪剂 ^{18}F-flutemetamol 视觉读取结果达到最大一致性的敏感性和特异性分别为 80% 和 60%。如果所有 3 个生物标志物都在正常范围内，则可排除 AD。

目前，全球范围内统一的脑脊液 Aβ、tau 及其比值的诊断阈值共识尚未建立，与中文版认知标准匹配的诊断阈值也无相关报道，需要时可参照个体的认知测试成绩一并考虑。

3）基因测序：AD 患者中约 1% 携带一种致病性 AD 基因突变（APP、PSEN1 或 PSEN2），且都在 65 岁之前（最早者可在 30 岁之前）发病。APOEε4 等位基因是 65 岁之后发病的晚发型 AD 的遗传因素。

（3）影像学检查

1）结构影像学：基于磁共振成像（MRI）头颅冠状位扫描的颞叶内侧萎缩（MTA）视觉评分已成为定义 AD 所致神经变性的常规检查。在病理确诊的 AD 中，MTA 发生率达 100%，且与路易体痴呆（DLB）、额颞叶变性（FTLD）的鉴别准确度为 86%～97%。临床上，MTA 视觉评分与海马体积测量有很好的相关性。

MRI 颅脑平扫对发现非 AD 的病理证据也不可或缺，如 VaD 的脑血管疾病证据、FTD 的额颞叶萎缩、皮质基底节变性的不对称额顶叶萎缩、进行性核上麻痹的中脑"蜂鸟征"以及多系统萎缩的中脑"十"字征,均有助于与 AD 的鉴别。

2)功能影像学

①Aβ-PET:AD 被定义为以下任何一个部位 Aβ 示踪剂明显滞留,即额叶、颞叶、顶叶、后扣带回和纹状体。[11]C-匹兹堡化合物 B-PET(PiB-PET)是最早应用的示踪剂,可在 MRI 未发现脑萎缩时显示 AD 脑内 Aβ 沉积,以额叶、颞叶、顶叶和纹状体最突出,PiB-PET 摄取增多与 Aβ 病理分布一致。Aβ-PET 的诊断准确度平均为 0.89,[11]C-PiB 区分 AD 患者与正常人群的准确度(AUC 0.77)稍低于[18]F-florbetapir(AUC 0.84)、[18]F-flutemetamol(AUC 0.87)。

②[18]F-氟脱氧葡萄糖-PET(FDG-PET):AD 的判断标准为内侧顶叶、颞后叶和后扣带回皮质中有局灶性或弥散性[18]F-氟脱氧葡萄糖代谢减低。FDG-PET 可在病理确认的 AD 痴呆症状出现前几年显示脑内 FDG 代谢率逐渐降低,从海马至顶颞叶和后扣带回皮质。[18]F-FDG 是最早应用的 PET 示踪剂,在体内 FDG-PET 特征与验尸诊断一致,可有效区分 AD 与 FTD(AUC 0.90)和 DLB(AUC 0.86)。

FDG-PET 显示的脑内 FDG 代谢率随 AD 进展而持续降低,可用于药物试验中的效果监测。此外,最近的研究显示 FDG-PET-SPM(统计参数映射分数)分类对 MCI 转化为 AD 痴呆的预测价值(AUC 0.85),且优于脑脊液 $Aβ_{42}$(AUC 0.77)和 P-tau(AUC 0.67)。但因缺乏经过验证的标准化数据分析程序及较低的特异性,目前还没有足够的证据支持 FDG-PET 作为早期 AD 常规诊断技术。

③tau-PET:AD 被定义为颞叶(杏仁核、梭状回、颞下回、颞中回、海马旁回)、后扣带回 tau 示踪剂明显滞留。[18]F-AV-1451-PET(tau-PET)显示的颞叶内侧区域 tau 滞留增加与神经原纤维缠结的 tau 病理分期、情景记忆损害和总体认知下降相关,具有 AD 诊断和疗效监测的价值。[18]F-flortaucipir 示踪剂显影的最佳阈值:基底内侧和颞外侧皮质 tau-SUVR 为 1.34,区分 AD 痴呆与非 AD 痴呆的准确性高(AUC 0.95);尤登指数衍生的 SUVR 分界值为 1.27,区分 AD 痴呆与非 AD

痴呆的准确性更高(AUC 0.98)。

3.**诊断标准**　《共识》推荐的诊断标准:①对于有经验的临床医师,应采用以病史和检查证实的认知或行为症状特征为依据的 AD 痴呆诊断"核心标准"进行 AD 痴呆的常规临床诊断(共识率为 89.57%)。②对于首次就诊者或先前的纵向临床评估信息不可用或需要做治疗选择时,临床医师应进行 AD 痴呆的临床分期(共识率为 93.25%)。③在做出 AD 痴呆的临床诊断时,临床医师应除外其他已知的痴呆病因(共识率为 98.77%)

(1)临床诊断标准:目前被广泛用于 AD 痴呆临床诊断的更新标准主要有《AD 诊断指南·AD 痴呆诊断标准》(NIA-AA,2011)和《精神障碍诊断与统计手册(第 5 版)·AD 所致重度神经认知障碍的诊断标准》(DSM-5,2013)。

《共识》推荐《AD 痴呆诊断标准》的"核心标准"用于我国 AD 痴呆的常规临床诊断,同时建议选择适用于中国人群的认知诊断阈值及与之结合的 AD 病理生理诊断阈值,以减少因语言文化差异对诊断准确性带来的影响。

(2)生物学定义标准:继《AD 痴呆诊断标准:研究标准》和《AD 的研究诊断标准:IWG-2 标准》之后,又有《生物学定义 AD 的研究框架》(NIA-AA,2018)发布,AD 生物学诊断就将生前的 AD 定义从临床综合征(即症状/体征)过渡到 AT(N)生物学系统,更具有操作性,适用于研究目的。AT(N)系统中的"A"和"T"分别指 Aβ 和 tau,是 AD 病理变化的代表;"(N)"指神经变性或神经元损伤,是 AD 病理损害的代表。任何 Aβ 阳性即 A+组合(表 68-1)代表了 AD 病理连续谱。反之,任何 Aβ 阴性即 A-组合则代表不是 AD 的病理变化,可排除 AD。

(3)症状分期标准:AD 症状分期标准是根据《生物学定义 AD 的研究框架》中数字分期修订而成的,涵盖从无症状到主观认知功能减退到 MCI 再到痴呆的连续过程,适用于 AD 的临床分期。

通常情况下,对首次就诊或先前的纵向临床评估或认知测试信息不可用时,应进行症状分期。由于症状分期主要依赖医师的临床经验,如果加用或单用一个可靠的痴呆程度分级量表(CDR),可以增加症状分期的客观性和稳定性。

表 68-1　阿尔茨海默病的生物学特征分类

字母	AT(N)特征	生物标志物类别	病理变化
a	A＋T－(N)－	阿尔茨海默病的病理变化	阿尔茨海默病连续谱
b	A＋T＋(N)－	阿尔茨海默病	阿尔茨海默病连续谱
c	A＋T＋(N)＋	阿尔茨海默病	阿尔茨海默病连续谱
d	A＋T－(N)＋	阿尔茨海默病和伴随可疑的非阿尔茨海默病的病理变化	阿尔茨海默病连续谱

注：A＋．Aβ 聚集或相关的病理状态，异常生物标志物包括脑脊液 Aβ$_{42}$ 降低或 Aβ$_{42}$/Aβ$_{40}$ 比值升高或 Aβ-PET 摄取增多；T＋．tau 聚集(神经原纤维缠结)或相关的病理状态，异常生物标志物包括血浆 P-tau181 或 P-tau217 升高或脑脊液 P-tau升高、颞顶叶皮质 tau-PET 摄取增多；(N)＋．神经变性或神经元损伤，异常生物标志物包括 MTA-MRI 增加、FDG-PET 代谢下降、脑脊液 T-tau 水平升高。

数字分期包含所有 AD 生物标志物，专门用于定义 AD 而与临床症状无关。当需要判断 AD 严重程度或所处阶段时，可以采用症状分期的单个数字(表 68-2)加生物标志物谱的单个字母(表 68-1)组合来描述，以增加症状分期的确定性。如 3a 表示该个体处于症状 3 期并具有 A＋T－(N)－生物学特征，4c 表示该个体处于症状 4 期并具有 A＋T＋(N)＋生物学特征。

表 68-2　阿尔茨海默病症状分期

数字	症状分期	认知状况	严重程度描述
1	正常	无损害	无主观报告，也无客观证据表明近期认知能力下降或新发精神行为症状
2	临床前	无症状	主观认知下降(不限于记忆)或伴轻度的精神行为改变，但客观测试无认知障碍；CDR* 0 分
3	极早期	轻度损害	主观认知下降，且客观测试证实认知障碍(可能主要不是遗忘)或精神行为评估的证据；独立进行日常生活活动，但可能对较复杂的日常生活产生可检测的但轻度的影响；CDR 0.5 分
4	早期	轻度痴呆	进行性认知障碍会影响多个领域和精神行为障碍；对日常生活产生明显的影响，主要损害工具性日常生活活动，不再完全独立，偶尔需要帮助；CDR 1.0 分
5	中期	中度痴呆	进行性认知障碍和精神行为改变；对日常生活产生广泛的影响，基本功能部分受损，不能独立生活，经常需要帮助；CDR 2.0 分
6	晚期	重度痴呆	进行性认知障碍和精神行为改变，可能无法进行临床面试；对日常生活产生严重的影响，包括自我照料在内的基本活动受损，完全依赖帮助；CDR 3.0 分

注：CDR．痴呆程度分级量表；*．CDR 已成为 AD 痴呆临床分级的"金标准"，它综合评估痴呆患者认知和功能两个方面，包括记忆力、定向力、判断力和解决问题能力、社会事务、家庭和爱好、个人料理 6 项表现。CDR 得分为 0 分表示正常；0.5 分表示可疑痴呆；1 分表示轻度痴呆；2 分表示中度痴呆；3 分表示重度痴呆。

4. 常规治疗　《共识》对常规治疗的推荐：①对于 AD 痴呆的治疗，临床医师应以药物治疗和非药物治疗结合为原则，以发挥对认知、行为及功能的协同效益(共识率为 98.16%)。②对于轻中度 AD 痴呆，临床医师应在与患者或家属充分讨论可能的获益和风险后，首先提供胆碱酯酶抑制剂治疗(共识率为 96.93%)。③当一种胆碱酯酶抑制剂初始治疗缺乏满意的反应或不耐受时，临床医师可换成另一种胆碱酯酶抑制剂治疗。④对于中重度 AD 痴呆，临床医师应在与患者家属充分讨论可能的获益和风险后，选择美金刚治疗或胆碱酯酶抑制剂治疗(共识率为 96.93%)。⑤当中重度 AD 痴呆患者对胆碱酯酶抑制剂不耐受或无法使用时，或者达到足够且稳定剂量而缺乏满意的疗效时，临床医师应在与患者家属充分讨论可能的获益和风险后，选择或加用美金刚治疗(共识率为 98.16%)。⑥对于 AD 痴呆的精神行为症状,当常规抗痴呆药物和非药物干预缺乏满意的疗效且足以给患者或他人造成严重困扰或危险时,临床医师应在与患者家属充分讨论可能的获益和风险后,选择非典型抗精神病药物治疗(共识率为 98.77%)。⑦对于 AD 相关的攻击、激越等行为症状,临床医师可选择利培酮、奥氮平(共识率为 95.71%)。⑧对于 AD 相关的幻觉、妄想等精神症状,临床医师应选择匹莫范色林(B 级证据),如无法使用或获益不足或反应丧失,可选择利培酮、奥氮平、喹硫平(共识率为 92.01%)。⑨对于 AD 相关的抑郁、淡漠,临床医师可选择对认知无负面影响的常用抗抑郁药(共识率为 95.71%)。⑩对于 AD 相关的失眠,临床医师应建议患者增加白昼活动和日光浴,和/或选择不良反应小的短效助眠药(共识率为 98.77%)。

AD 是一种不可逆的进行性神经退行性疾病,目前没有治愈方法。常规治疗可以改善症状,但有效时间仅持续 6～9 个月,不能减缓或阻止疾病进展。治疗越早,获益越多,但功效因人而异。

(1)认知功能障碍的治疗

1)乙酰胆碱酯酶抑制剂(acetylcholinesterase inhibitors,AChEIs):ChEIs 用于治疗轻中度 AD 痴呆,可改善认知功能、生活能力和总体印象,且耐受良好。

①多奈哌齐:治疗轻度、中度或重度 AD 患者 12 周或 24 周,认知、生活和总体印象改善,23 mg/d 的获益并不高于 10 mg/d,而 10 mg/d 的获益略高于 5 mg/d。我国轻中度 AD 患者接受 10 mg/d(治疗 20 周)可耐受,但合用心血管和脑血管疾病药物会增加不良事件风险。

②卡巴拉汀:9.5 mg(10 cm²)/d 和 13.3 mg(15 cm²)/d 透皮治疗轻度 AD 患者 12 周或 24 周,认知、生活和总体印象改善。我国 AD 患者接受 9.5 mg/24h 贴剂治疗 20 周,认知获益与胶囊相似,但不良事件发生率(39.7%)低于胶囊(49.8%)。

③加兰他敏:24 mg/d 和 32 mg/d 治疗轻中度 AD 患者 6 个月,对认知、生活能力有效且耐受良好,长期使用(2 年)仍可获益并降低病死率,但 24 mg/d 治疗重度 AD 仅认知获益。

2)谷氨酸受体拮抗剂:美金刚单用 20 mg/d

治疗中至重度 AD 患者 24 周,认知、生活和总体印象改善,耐受性良好。但效应尺度很小,临床获益证据有限,对轻度 AD 患者无效。

3)非药物干预:非药物干预对 AD 患者认知功能有一定的改善作用,如有氧运动、有氧运动联合虚拟认知训练、经颅磁刺激联合认知训练、心理社会干预和照护等。

(2)精神行为症状的治疗

1)幻觉、妄想、激越和攻击的治疗

①非药物干预:非药物干预对 AD 患者精神行为症状有肯定的缓解作用。

②非典型抗精神病药:又称第二代抗精神病药,利培酮、奥氮平可减轻 AD 引起的攻击症状,利培酮可减轻 AD 引起的精神病症状,但获益"不显著"或"非常小",且使用 2 周以上就会加重认知损害,使用 36 周的认知评分(MMSE)较安慰剂减少 2.46 分,与一年的自然恶化一致;严重脑血管事件和锥体外系不良反应发生率及死亡率也明显增加。因此,使用前应充分讨论可能的获益和风险,遵循单药、小剂量滴定、短期使用原则,监测认知变化。

2)抑郁、焦虑及淡漠的治疗

①ChEIs:对 AD 患者淡漠缺乏肯定的有效证据。多奈哌齐 10 mg/d 加用甘磷酸胆碱(胆碱能前体)1200 mg/d 治疗轻中度 AD 患者 12～24 周,改善 AD 的冷漠症状效益优于多奈哌齐单用。

②选择性 5-羟色胺再摄取抑制剂。

③选择性 5-羟色胺 1A 受体部分激动剂。

3)失眠的治疗

①步行和步行加明亮的日光浴(每次 30 min,4 天/周,持续 6 个月),比坚持不佳的 AD 患者觉醒时间减少,有效睡眠增加。

②褪黑素对中至重度 AD 痴呆患者的睡眠问题缺乏有益证据,雷米替尼对 AD 引起的轻至中度痴呆患者的睡眠也缺乏任何有影响的证据,苯二氮䓬类药物用于老年 AD 患者失眠存在增加跌倒和痴呆进展风险的证据。

③低剂量(50 mg)曲唑酮对 AD 引起的失眠有效,但与迟发的认知下降之间存在关联。

④老年失眠患者长期(一年)服用唑吡坦的累积剂量较高,会增加 AD 的患病风险。

5. 中医治疗 《共识》对中医治疗的推荐:

①对于 AD 痴呆的中医治疗,临床医师应根据临床分期和基础疾病情况,通过辨证施治进行个体化治疗(共识率为 80.98%)。②当 AD 痴呆患者接受常规治疗缺乏满意的疗效或不可耐受时,临床医师可加用中医序贯治疗,包括改善认知的清宫寿桃丸以及轻微缓解精神行为症状和认知功能的 EGb761 或天智颗粒(共识率为 90.08%)。

记忆减退可作为 AD 痴呆的核心症状。《灵枢·大惑论》始称"善忘",认为"上气不足"所致。东汉时期《伤寒论·辨阳明病脉证并治》又谓"本有久瘀血,故令喜忘",宜抵当汤治疗。宋代《太平圣惠方·卷四》发明"健忘,宜服人参圆(丸)"。直至明代晚期《景岳全书·杂病谟》始名"痴呆证",主张"速扶正气为主,宜七福饮或大补元煎主之"。清代《辨证录·呆病门》又称其为"呆病",提出"呆病无奇法,治痰即治呆"的治疗原则。

最近的研究发现,AD 进展期有多个中医证候演变并呈一定的规律性,"早期肾虚为主,中期痰浊瘀血火热叠加,晚期毒盛正脱",因而提出"早期补肾为主并贯穿全程,中期化痰活血泻火,晚期解毒固脱"的序贯治疗方案,用于 AD 全过程,使中医治疗 AD 从古代的个案经验发展为群体个性化方案,成为国家主管部门 2 次向全国推广应用的诊疗方案和临床路径。

(1)早期:常见肾虚证,以健忘、找词困难、失眠/觉醒障碍、夜尿频多为特征,采用补肾法,方剂如还少丹[宋《洪氏集验方》]。采用清宫寿桃丸[100 粒(14g)/天]治疗早期 AD 患者,从第 4 周开始直至第 52 周,患者认知功能持续改善。与安慰剂相比,52 周认知改善(ADAS-cog/MMSE)2.76 分/0.92 分,改善率(ΔMMSE≥0 分)达 67.24%,与肾虚证改善率相同,显著优于活血药或安慰剂。

(2)中期

1)常见痰蒙证,以失认、失语、淡漠、痰多为特征,采用化痰法,方剂如洗心汤[清《辨证录》]。

2)血瘀证,以幻觉、妄想、夜间行为异常为特征,采用活血法,方剂如血府逐瘀汤[清《医林改错》]。采用银杏叶提取物(EGb761,240 mg/d)治疗轻中度 AD(AD 占 82%,MMSE 14~25 分)伴精神行为症状患者(NPI≥5 分)20 周或 24 周,幻觉、妄想、烦躁等阳性精神症状明显缓解(NPI

评分减少 3.1 分),认知功能也获益(SKT 改善 1.74 分)

3)火扰证,以激越、攻击、谵妄为特征,采用泻火法,方剂如天麻钩藤饮[《中医内科杂病证治新义》]。采用天智颗粒(15 g/d)治疗轻中度 VaD 患者伴精神行为症状(NPI≥5 分)24 周,精神行为症状缓解(NPI 减少 3.30)优于多奈哌齐(减少 2.21),认知功能改善(VADADS-cog 减少 6.20 分)与多奈哌齐相似(减少 6.53 分)

(3)晚期:常见毒盛正脱证,以不咽不语、不动不行、小便失禁、大便失禁、嗜睡为特征,采用解毒固脱法,方剂如黄连解毒汤[唐《外台秘要方》]合遗忘双痊丹[清《石室秘录》]。采用黄连解毒汤(200 ml/d)治疗中重度 AD 患者(MMSE=16.54 分)12 周的临床效果,认知功能(MMSE 增加 0.69 分)和生活能力(ADL 减少 3.40 分)均改善。

采用中医序贯疗法联合常规西药(早中期多奈哌齐 5 mg/d,中晚期加美金刚 20 mg/d)治疗 AD 患者 2 年,显示其明显的协同增效作用,且随疗程延长而增加。18 个月认知评分(ΔMMSE)比单一常规西药改善 1.76 分,改善率(ΔMMSE≥0 分)为 30.76%,较单一常规西药提高 23.36% 而恶化率(ΔMMSE≥4 分)下降 32.91%。24 个月认知评分比单一常规西药改善 2.66 分,改善率为 33.33%,较单一常规西药提高 25.64%,而恶化率降低 48.71%。

【文献评述】

过去 10 年,随着 AD 的循证诊断标准不断发布,AD 的治疗取得了显著进展,各国的 AD 指南也在不断修改和更新,以适应不断增长的服务需求。然而,对于 AD 治疗来说,几乎止步于 ChEIs 和 NMDA 受体拮抗剂,17 年无新药问世。

已完成Ⅲ期临床试验的药物阿杜卡那单抗,其数据经过重新统计,发现其对早期 AD 患者认知和生活功能有"重大益处",准备再次申请上市。我国批准上市的甘露特钠胶囊(GV971)治疗轻中度 AD 患者在统计学上显示了认知改善效果,且这种改善早在第 4 周就开始了。这些给 AD 治疗带来了希望,但没有公开发表的临床试验报告只能用于证据质量评估,目前还不能做出恰当的推荐。

与西方不断更新的知识速度相比,我国在AD评估和管理的知识转化和技术创新方面显得有些缓慢。由于我国的语言、文化、种族特质、医疗环境及所面临的临床问题与西方世界不尽相同,临床实践指南不应照搬。为此,专家组整合新发表的证据并结合其他共识,制定了适合我国临床医师的AD痴呆诊断和治疗指南,以缩短知识更新与实践改善之间的差距,推动我国AD痴呆医疗服务体系和质量改善,帮助患者取得最大收益。

(田金洲)

参 考 文 献

[1] 阿尔茨海默病中医诊疗联合共识小组.阿尔茨海默病的中医诊疗共识.中国中西医结合杂志,2018,38(5):523-529.

[2] World Health Organization. Global Action Plan on the Public Health Responseto Dementia 2017-2025. World Health Organization,2017.

[3] Xiao S,Lewis M,Mellor D,et al. The China longitudinal ageing study: overview of the demographic, psychosocial and cognitive data of the Shanghai sample. J Ment Health,2016,25(2):131-136.

[4] Chen R,Hu Z,Chen RL,et al. Determinants for undetected dementia and late-life depression Br J Psychiatry,2013,203(3):203-208.

[5] Jia J,Zuo XM,Jia XF,et al. Diagnosis and treatment of dementia in neurology outpatient departments of general hospitals in China. Alzheimers Dement, 2016,12(4):446-453.

[6] Zhao M,Lv XZ,Tuerxun M,et al. Delayed help seeking behavior in dementia care:preliminary findings from the Clinical Pathway for Alzheimer's Disease in China (CPAD) study. Int Psychogeriatr,2016,28(2):211-219.

[7] 张明园.老年期痴呆防治指南.北京:北京大学医学出版社,2007.

[8] 田金洲.中国痴呆诊疗指南(2017 年版).北京:人民卫生出版社,2018.

[9] 田金洲,解恒革,秦斌,等.适用于中国人群的痴呆筛查和评估框架.中华内科杂志,2018,57(12):894-900.

[10] 田金洲,解恒革,秦斌,等.适用于中国人群的阿尔茨海默病筛查和诊断框架.中华内科杂志,2019,58(2):91-101.

第 69 章

《帕金森病前驱期诊断研究标准
中国专家共识》解读

【文献题目】 帕金森病前驱期诊断研究标准中国专家共识

【文献作者】 中华医学会神经病学分会帕金森及运动障碍学组,中国医师协会神经内科医师分会帕金森病及运动障碍病专业委员会

【文献来源】 中华老年医学杂志,2019,38(8):825-831

【文献解读】

◆ 背景介绍

1. **帕金森病前驱期定义及意义**　帕金森病(Parkinson disease,PD)前驱期指出现非运动症状乃至轻微运动症状,但还不符合帕金森病临床诊断标准的疾病阶段。该阶段患者未来10年内发展为帕金森病的风险极高。PD前驱期的概念随着对PD疾病发展过程、病理生理机制的不断深入研究而出现,是PD的早期预警、预测乃至早期干预的基础。2015年国际帕金森病及运动障碍病学会(International Parkinson and Movement Disorder Society,MDS)正式发布了MDS帕金森病前驱期诊断研究标准,提供了研究和早期预警PD的标准工具。该诊断标准在2019年进行了一次更新。

PD前驱期的存在为理解PD发病机制、寻找PD生物标志物、对PD患者行早期干预提供了黄金窗口。虽然目前尚无临床试验证据证明某种药物或手术治疗能够逆转PD患者的疾病发展,但是已有多个疾病病程修饰治疗药物,乃至α-突触核蛋白抗体进入Ⅰ~Ⅱ期临床试验。寻找并在前驱期PD患者中应用疾病病程修饰治疗手段,可能是未来PD治疗的重要方向。而在目前阶段,有效的前驱期诊断标准为相应研究纳入合适的受试者提供了参考标杆。

2. **中国帕金森病前驱期诊断的特殊性**　我国人群帕金森病相关基因的构成和危险程度与欧美人群存在较大差异,环境因素的暴露和生活习惯与欧美人群不同,因此,有必要结合中国人相关研究数据制订适合中国人的帕金森病前驱期诊断研究标准,更好地指导我国帕金森病前驱期的相关研究。为此,2019年中华医学会神经病学分会帕金森及运动障碍学组、中国医师协会神经内科医师分会帕金森病及运动障碍病专业委员会制定并发布了《帕金森病前驱期诊断研究标准中国专家共识》(下文简称《共识》),其适用人群为帕金森病患者及相关医护人员。

◆ 文献要点

《共识》由3个部分组成,分别是使用原则、前驱期各项目数值及依据、帕金森病前驱期患病概率计算方法。

1. **使用《共识》的注意事项**

(1)《共识》尚不能预测患者的转化时间:目前尚无任何方法可以准确预测某个高危个体转化为PD的时间,《共识》是基于概率的诊断共识,其关注帕金森病相关症状和体征是否已经出现,这些症状和体征组合准确指向帕金森病的概率。这个诊断标准无法对某一患者由前驱期转化为临床期的时间做出预测。

(2)明确《共识》的适用人群:因PD是一个老年性疾病,虽然有部分患者表现为50岁前起病的青年型PD,但仅占全部PD人群的10%,同时青年型PD患者常与特殊基因型相关且症状相对单

一,与常见 PD 患者间存在一定差异。因此,共识只适用于 50 岁及以上人群。

(3)明确《共识》的应用标准:《共识》不包含必需项目、支持项目的分级,因此,对于任意个体,根据患者的实际情况获得临床资料即可应用《共识》标准,而无最低应用标准。纳入的项目数量少或者无高权重项目纳入,将减少预测 PD 的敏感性而增加特异性。

2.《共识》的项目内容

(1)先验概率及似然比:对于《共识》而言,使用的先验概率为社区全体老年人的 PD 患病率,即未考虑其他任何因素时各人群前驱期帕金森病的患病率。因 PD 与衰老直接相关,各年龄段患病率各不相同,因此,共识采用根据年龄划分,每 5 岁划分为 1 个年龄组,50~54 岁年龄段的先验概率为 0.40%,55~59 岁先验概率为 0.75%,60~64 岁先验概率为 1.25%,65~69 岁先验概率为 2.00%,70~74 岁先验概率为 2.50%,75~79 岁先验概率为 3.50%,80 岁及以上先验概率为 4.00%。

似然比(likelihood ratio,LR)为诊断试验的某种结果在患病组中得到的概率和在未患病组中得到的概率之比,根据诊断结果分为阳性似然比(LR+)和阴性似然比(LR-)。

(2)环境因素

1)性别:男性 LR+ 为 1.13,女性 LR- 为 0.87。

2)长期接触杀虫剂/除草剂:LR+ 为 1.93,LR- 为 1。

3)长期接触溶剂:LR+ 为 1.5,LR- 为 1。

4)饮茶:每天饮茶量≥1 杯为饮茶习惯阳性。LR+ 为 0.55,LR- 为 1.46。

5)饮酒:每周饮酒量≥1 次为饮酒习惯阳性。LR+ 为 0.76,LR- 为 1.06。

6)吸烟:连续或累积吸烟 6 个月或以上者为吸烟习惯阳性。LR+ 为 0.65,LR- 为 1.11。

7)脑外伤史:脑外伤后出现意识丧失为脑外伤史阳性。LR+ 为 3.63,LR- 为 1。

8)食用奶制品:每天食用 1 杯及以上牛奶为奶制品使用阳性。LR+ 为 1.61,LR- 为 0.80。

9)黑质经颅超声高回声信号:使用经颅超声检测,在平行于眶耳线的轴位扫描平面上,黑质回声区域面积 >0.20 cm²。LR+ 为 4.7,LR- 为 0.45。

(3)基因因素

1)阳性 PD 家族史:LR+ 为 3.90,LR- 为 1。

2)*LRRK2、G2385R*:携带 *GA* 或 *AA* 为阳性。LR+ 为 2.41,LR- 为 1。

3)*LRRK2、R1628P*:携带 *CG* 为阳性。LR+ 为 1.95,LR- 为 1。

4)*GBA、L444P*:携带 *TC* 为阳性。LR+ 为 11.49,LR- 为 1。

(4)前驱期症状

1)快速眼动期睡眠行为障碍(rapid eye movement sleep behavior disorder,RBD):多导睡眠图确诊 LR+ 为 130、LR- 为 0.62;量表筛查阳性,LR+ 为 2.3,LR- 为 0.76。

2)日间嗜睡:根据医师诊断判断。LR+ 为 2.2,LR- 为 0.88。

3)嗅觉障碍:客观嗅觉检测结果判断为阳性。LR+ 为 4.0,LR- 为 0.43。

4)抑郁:依据医师诊断判断。阳性 LR+ 为 1.8,LR- 为 0.85。

5)便秘:每周需使用药物 1 次以上或每 2 天的自主排便次数 <1 次为阳性。LR+ 为 2.2,LR- 为 0.80。

6)直立性低血压:存在典型直立性低血压症状且排除该症状是由过度降压治疗引起;卧位血压检测收缩压下降 >20 mmHg 或舒张压下降 >10 mmHg。LR+ 为 2.1,LR- 为 0.90。

7)严重性功能障碍:需要药物干预为阳性。LR+ 为 2.0,LR- 为 0.90。

8)排尿功能障碍:根据医师诊断判断。LR+ 为 1.9,LR- 为 0.90。

9)轻微运动症状:①依据量表,统一帕金森病评定量表第三部分(UPDRS Ⅲ)评分超过 3 分或新版统一帕金森病评定量表第三部分(MDS-UPDRS Ⅲ)超过 6 分时判断为阳性。LR+ 为 10,LR- 为 0.7。②依据定量运动检测,客观定量运动检测结果低于正常人数值 1 个标准差及以下时判断为阳性。LR+ 为 3.5,LR- 为 0.6。③UPDRS 量表、定量检测均为阳性时,LR+ 为 10;UPDRS 量表、定量检测均为阴性时,LR- 为 0.6;UPDRS 量表阳性,定量检测阴性,LR- 为

6；UPDRS 量表阴性，定量检测阳性，LR－为 2.45。

10）多巴胺能神经突触前末梢功能显像：摄取值低于正常人群 2 个标准差及以下为阳性。LR＋为 40，LR－为 0.65。

3.《共识》提供的计算方法 《共识》的使用方法较简易，在系统评估受试者上述各项信息指标后，根据每项检查结果阳性与否将所对应的 LR 值相乘即可获得该受试者的总 LR 值。根据朴素贝叶斯分类法公式可以根据先验概率计算出该受试者的验后概率，即未来 10 年内得 PD 的概率。以下是计算公式：

$$验前比＝先验概率/（1－先验概率）$$
$$验后比＝验前比×LR$$
$$验后概率＝验后比/（1＋验后比）$$

当验后概率，即受试者符合帕金森病前驱期的概率＞80％以上时，其未来患帕金森病的风险极高，满足前驱期诊断研究标准。此时可以认为该受试者为 PD 前驱期患者。

【文献评述】

《共识》由 3 个部分组成，分别是使用原则、前驱期各项目数值及依据、帕金森病前驱期患病概率计算方法。《共识》的理论和方法学基础为朴素贝叶斯分类法，基础思想是对于给出的待分类项，求解在此项出现的条件下各个类别出现的概率，并认为此待分类项属于概率最大的类别。基于此思想，在给定的先验概率下各个 PD 前驱期环境或遗传因素、前驱期症状均可作为条件进行随意组合，同时，各条件可独立更新而不影响诊断标准的大体框架结构。因此，《共识》的一个重要特点为可以自我更新。目前 MDS 帕金森病前驱期诊断研究标准已进行了更新。

（陈　彪　刘疏影）

参 考 文 献

[1] 中华医学会神经病学分会帕金森及运动障碍学组，中国医师协会神经内科医师分会帕金森病及运动障碍病专业委员会.帕金森病前驱期诊断研究标准中国专家共识. 中华老年医学杂志，2019，38（8）：825-831.

[2] Berg D，Seppi K，Behnke S，et al. Enlarged substantia nigra hyperechogenicity and risk for Parkinson disease：a 37-month 3-center study of 1847 older persons. Arch Neurol，2011，68（7）：932-937.

[3] Siderowf A，Jennings D，Eberly S，et al. Impaired olfaction and other prodromal features in the Parkinson At-Risk Syndrome Study. Mov Disord，2012，27（3）：406-412.

[4] Berg D，Marek K，Ross GW，et al. Defining at-risk populations for Parkinson's disease：lessons from ongoing studies. Mov Disord，2012，27（5）：656-665.

[5] Siderowf A，Jennings D，Stern M，et al. Clinical and Imaging Progression in the PARS Cohort：Long-Term Follow-up. Mov Disord，2020，35（9）：1550-1557.

[6] Siderowf A，Lang AE. Premotor Parkinson's disease：concepts and definitions. Mov Disord，2012，27（5）：608-616.

[7] Berg D，Postuma RB，Bloem B，et al. Time to redefine PD? Introductory statement of the MDS Task Force on the definition of Parkinson's disease. Mov Disord，2014，29（4）：454-462.

[8] Berg D，Postuma RB，Adler CH，et al. MDS research criteria for prodromal Parkinson's disease. Mov Disord，2015，30（12）：1600-1611.

[9] Heinzel S，Berg D，Gasser T，et al. Update of the MDS research criteria for prodromal Parkinson's disease. Mov Disord，2019，34（10）：1464-1470.

第70章

《认知功能损害患者睡眠障碍评估和管理的专家共识》解读

【文献题目】 认知功能损害患者睡眠障碍评估和管理的专家共识

【文献作者】 中华医学会神经病学分会睡眠障碍学组,中国医师协会神经内科医师分会睡眠障碍专业委员会,中国睡眠研究会睡眠障碍专业委员会

【文献来源】 中华医学杂志,2018,98(33):2619-2627

【文献解读】

◆ 背景介绍

认知功能损害包括轻度认知障碍(mild cognitive impairment,MCI)和痴呆,这些患者睡眠障碍患病率较高,睡眠紊乱会加速认知功能损害,导致其精神行为症状增加,加重照护者经济与心理负担。因此,对认知功能损害患者的睡眠障碍进行系统的临床评估和管理具有重要的临床和社会意义。《认知功能损害患者睡眠障碍评估和管理的专家共识》(下文简称《共识》)对认知功能损害患者常见的6种类型睡眠障碍的评估和管理给出了系统的建议,包括失眠(insomnia)、日间过度思睡(excessive daytime sleepiness,EDS)、昼夜节律失调性睡眠-觉醒障碍(circadian rhythm sleep-wake disorders,CRSWDs)、睡眠呼吸紊乱(sleep disordered breathing,SDB)、异态睡眠[尤其是快速眼动睡眠行为障碍(REM sleep behavior disorder,RBD)]、不宁腿综合征(restless legs syndrome,RLS)/睡眠中周期性肢体运动(periodic limb movements in sleep,PLMS)。本文对《共识》的主要内容进行解读,以期为临床工作者提供参考。《共识》的适用人群为认知功能损害睡眠障碍患者及相关医护人员。

◆ 文献要点

1. **失眠的评估及管理** 应对认知功能损害患者进行失眠病因筛查。对于早期和轻度认知功能损害患者,可使用匹兹堡睡眠质量指数(Pittsburgh sleep quality index,PSQI)来评估其整体睡眠质量;对能配合进行多导睡眠图(polysomnography,PSG)检查的患者,应检查其是否伴有其他类型睡眠障碍;对不配合检查患者进行体动记录仪(actigraphy,ACT)检测,可用于评估失眠的治疗效果及睡眠觉醒节律变化。

病因治疗是关键。应首选非药物治疗,特别是对居家的患者。镇静催眠药虽然对认知功能损害患者的失眠有效,但应避免长期使用镇静催眠药,尤其是半衰期长的苯二氮䓬类药物(如氯硝西泮等)。需要每2~4周重新评估一次。使用镇静催眠药应遵循选择性和特异性的指征。非苯二氮䓬类药物和褪黑素受体激动剂是认知功能损害患者治疗失眠的首选催眠药,但必须监测其不良反应。痴呆患者可以使用褪黑素缓释剂(2 mg)。除药物治疗以外,失眠认知行为治疗和光照疗法也有一定疗效。

2. **日间过度思睡的评估与管理** 对于认知功能损害患者,特别是护理机构的患者,要常规评估其日间过度思睡(EDS)情况。对于MCI和轻度痴呆患者可以通过Epworth(ESS)、体动记录仪(ACT)、睡眠潜伏期试验(MSLT)或清醒维持试验(MWT)问卷评估EDS严重程度。对于中至重度痴呆者,主要基于详细的病史和来自照护者报告的临床印象来评估,详细了解照护者观察到

的日间嗜睡是关键措施。伴有 EDS 的患者，必须除外 SDB。怀疑有中枢性嗜睡的患者，要警惕发作性睡病或特发性过度嗜睡。

在治疗方面，首先，应改善生活方式和睡眠卫生教育多种方式相结合，包括日间光照、减少夜间光照、参加体育锻炼和社会活动、规律觉醒和睡眠时间等。其次，由 SDB 和/或 RLS 相关睡眠质量不佳而导致的 EDS，应对因治疗（如正压通气治疗和 RLS 的治疗）。还需注意由药物不良反应所致的 EDS，如多巴胺能药物（普拉克索、罗匹尼罗等）可能导致日间思睡。合并中枢性睡眠增多（如发作性睡病和原发性睡眠增多者），应给予相应药物治疗（如盐酸哌甲酯）。

3. 睡眠呼吸紊乱的评估与管理 睡眠呼吸紊乱（SDB）是认知功能损害患者最常见的睡眠障碍。最常见 SDB 类型是阻塞性睡眠呼吸暂停低通气综合征（obstructive sleep apnea-hypopnea syndrome，OSAHS）。因此，应加强对轻中度痴呆患者的 OSAHS 筛查，可应用阻塞性睡眠呼吸暂停低通气综合征危险评估量表（OSASRAS）评估。

持续气道正压通气（continuous positive airway pressure，CPAP）是大多数 SDB 患者的一线治疗方法。对于不耐受 CPAP 的患者，可试用双水平或自动调节 CPAP 呼吸机治疗。有研究显示多奈哌齐在改善 AD 患者认知功能的同时，也能促进睡眠结构恢复正常，并且能改善痴呆患者 OSAHS 的严重程度和血氧饱和度。

4. 快速眼动睡眠行为障碍的评估与管理 视频 PSG 是确诊快速眼动睡眠行为障碍（RBD）的"金标准"，但检查复杂且昂贵，而且痴呆患者也难以耐受 PSG 检查。RBD 筛查问卷（RBDSQ）与香港版 RBD 问卷（RBDQ-HK）均可用于 RBD 筛查。其中，RBDQ-HK 可用于评估 RBD 的发作频率和严重程度；RBD 严重程度量表（RBDSS）可用于评估患者症状的特点。

药物治疗和安全防范措施相结合，能更有效地管理 RBD。首先，强烈推荐采取相关措施，如床旁报警装置，减少伤害和坠床风险，以及取走卧室与床旁具有潜在危险的物品等。其次，应避免认知功能损害患者摄入酒精。低剂量氯硝西泮（0.25～0.50 mg/d）治疗伴认知障碍 RBD 患者有效，必要时可增量至 1.0 mg/d，但应谨慎使用以免出现跌

倒和加重认知损害。睡前 30 min 应用褪黑素（2～12 mg/d）也有一定辅助睡眠的作用。

5. 不宁腿综合征的评估与管理 对于入睡困难的认知功能损害伴失眠患者，应询问入睡前腿部不舒服的感觉，必须符合国际 RLS 4 项核心标准。中重度痴呆患者因无法回答用于临床确诊 RLS 的评估问题，可通过观察（如腿部运动和行为）来诊断临床可能的 RLS。国际 RLS 评定量表可评测 RLS 症状及其对睡眠和生活质量的影响。支持 RLS 临床诊断的标准有 RLS 家族史、多巴胺能药物及铁剂可改善症状。对于临床确诊或临床可能的 RLS 患者，应检查血清铁蛋白，询问共病、使用的药物、酒精滥用、咖啡因的摄入等情况，并进行干预和治疗。如同时存在 PLMS，则支持 RLS 的诊断，可以行 PSG 检测，PSG 可用于诊断不能使用问卷和量表来确诊的疑似 RLS 患者。

非药物治疗可用于轻度 RLS 患者治疗，也可作为严重 RLS 患者的辅助治疗。干预措施包括：避免使用酒精、烟草、咖啡因，以及导致病情恶化的药物（如抗组胺药、抗抑郁药、止吐药）；改变生活方式、睡眠卫生、适度规律的锻炼等。针对缺铁相关 RLS（血清铁蛋白≤75 mg/L 或转铁蛋白饱和度＜20％），必须积极治疗缺铁。非麦角类多巴胺受体激动剂（普拉克索、罗替高汀、罗匹尼罗）是认知功能损害患者伴有中重度 RLS 的一线治疗药物，透皮贴或服用缓释剂型疗效均较好。左旋多巴/苄丝肼或左旋多巴/苄丝肼在睡前服用，但部分患者在使用左旋多巴/苄丝肼后会引起症状加重。加巴喷丁和普瑞巴林是 RLS 二线治疗用药，伴失眠、疼痛、冲动控制障碍和焦虑症情况下可作为初始治疗方案。氯硝西泮只能改善 RLS 的感觉异常，降低睡眠中觉醒次数，但不能治愈 RLS。抗抑郁药和抗精神病药会恶化 RLS/PLMS，需在睡前 6～8 h 服用。

6. 昼夜节律失调性睡眠-觉醒障碍患者的评估与管理 昼夜节律失调性睡眠-觉醒障碍（CRSWDs）在 MCI 期或更早出现，认知障碍患者在出现 CRSWDs 的同时，常有 90％的患者伴有痴呆的行为症状。

在照护者配合下，仔细调查患者入睡和觉醒时间以评估 CRSWDs 的类型是睡眠时相提前综合征还是睡眠时相延迟综合征，至少连续记录

7 天的睡眠日记和/或使用 7 天 ACT 检测可以确诊 CRSWDs，中文版清晨型与夜晚型问卷可以评估睡眠时相类型，并鉴别睡眠觉醒模式和 CRSWDs。

褪黑素和光照结合治疗对痴呆患者有效。镇静催眠药原则上不用于治疗痴呆患者的 CRSWDs，药物治疗应坚持小剂量、短期用药原则，并避免使用苯二氮䓬类药物。

7. 中医治疗　中医遵循整体观念，根据病情进行辨证施治，目前仅有很少的研究。

【文献评述】

认知功能损害患睡眠障碍患病率高，睡眠紊乱加速认知功能损害，导致患者精神行为症状增加，加重照护者的经济与心理负担，对伴有睡眠障碍认知功能损害的患者进行临床评估和管理具有重要的临床和社会意义。中华医学会神经病学分会睡眠障碍学组组织专家对 2018 年 4 月之前正式发表的相关论文、荟萃分析和系统性综述的证据进行了回顾，制定了《共识》。《共识》对认知功能损害患者常见的 6 种类型睡眠障碍给出了系统的评估和管理建议，包括失眠、日间过度思睡（EDS）、昼夜节律失调性睡眠觉醒障碍（CRSWDs）、睡眠呼吸障碍（SDB）、异态睡眠、不安腿综合征（RLS）/周期性肢体运动（PLMs）。《共识》为临床工作者提供了重要参考。

（顾　平　尹　又　赵忠新）

参 考 文 献

［1］　中华医学会神经病学分会睡眠障碍学组，中国医师协会神经内科分会睡眠障碍专业委员会，中国睡眠研究会睡眠障碍专业委员会. 认知功能损害患者睡眠障碍评估和管理的专家共识. 中华医学杂志，2018，98(33):2619-2627.

［2］　Most EI，Aboudan S，Scheltens P，et al. Discrepancy between subjective and objective sleep disturbances in early-and moderate-stage Alzheimer disease. Am J Geriatr Psychiatry，2012，20(6):460-467.

［3］　McCarter SJ，St Louis EK，Boeve BF. Sleep Disturbances in Frontotemporal Dementia. Curr Neurol Neurosci Rep，2016，16(9):85.

［4］　Guarnieri B，Adorni F，Musiccom，et al. Prevalence of sleep disturbances in mild cognitive impairment and dementing disorders:a multicenter Italian clinical cross-sectional study on 431 patients. Dement Geriatr Cogn Disord，2012，33(1):50-58.

［5］　American Academy of Sleep Medicine. International Classification of Sleep Disorders. 3rd ed. Darien，IL:American Academy of Sleep Medicine，2014.

［6］　Knutson KL，Rathouz PJ，Yan LL，et al. Stability of the Pittsburgh sleep quality index and the Epworth sleepiness questionnaires over 1 year in early middle-aged adults:the CARDIA study. Sleep，2006，29(11):1503-1506.

［7］　Morgenthaler T，Alessi C，Friedman L. Practice parameters for the use of actigraphy in the assessment of sleep and sleep disorders:an update for 2007. Sleep，2007，30(4):519-529.

［8］　Dauvilliers Y. Insomnia in patients with neurodegenerative conditions. Sleep Med，2007，8(4):S27-34.

［9］　Ancoli-Israel S，Ayalon L. Diagnosis and treatment of sleep disorders in older adults. Am J Geriatr Psychiatry，2006，14(2):95-103.

第71章

《适用于记忆门诊和痴呆风险筛查的电子化测评工具与应用方案专家共识(2019)》解读

【文献题目】 适用于记忆门诊和痴呆风险筛查的电子化测评工具与应用方案专家共识(2019)

【文献作者】 中国老年学和老年医学会脑认知与健康分会,中国老年医学学会认知障碍分会

【文献来源】 中华老年医学杂志,2019,38(12):1317-1321

【文献解读】

◆ **背景介绍**

随着老年人口占比逐渐攀升,老龄化已成为全球面临的重大挑战。据统计,2050年我国65岁以上人口将达4亿,老龄化带来的经济和社会负担将逐渐加重。老年认知障碍因具备其患病率增速快、欠缺有效治疗方法、照护成本高昂、极大降低老年生活质量等特点,已成为应对老龄化过程中亟待解决的难题之一。我国是老年期痴呆患者总数最多的国家,约占全球痴呆患病总人数的25%;65岁以上老年人痴呆患病率约5.6%,痴呆前驱阶段轻度认知障碍(mild cognition impairment,MCI)患病率约20.8%,即我国约1/4的老年人受到老年认知障碍的困扰。然而,当前老年认知障碍的诊疗普及率和早期筛出率较低,评估、诊断和治疗均由三级医疗单位承担,一、二级医疗单位难以进行痴呆早期筛查评估,从而拖延了潜在痴呆患者的诊治流程。由于诊治经验和诊疗工具的匮乏,基层卫生系统开展老年认知障碍筛查和诊疗工作受到极大限制。

世界卫生组织(World Health Organization,WHO)相继发布《世界老龄化与健康报告》和《中国老龄化与健康国家评估报告》,指出快速增长的老龄服务需求和当前并不健全的服务体系之间的差距亟待解决。基于此,WHO于2018年提出"老年人综合照护指南",描画了对各项能力衰退老年人的筛查和照护方案,尤其鼓励基于社区的早期普查和预防工作。国内发布的《"健康中国2030"规划纲要》也指出要"推进老年医疗卫生服务体系建设,推动医疗卫生服务延伸至社区、家庭……加强老年痴呆症等的有效干预"。国内外应对老龄化政策均十分重视基于社区开展的老年认知障碍预防和干预工作,然而适于开展相关工作的工具体系仍未建设完善,因此,相关工作仍任重道远。老年认知障碍早期筛查和防控是应对老龄化危机的重点工作,大规模认知筛查工具的匮乏和尚不健全的筛查体系极大阻碍了该项工作的开展。

为此,2019年12月,中国老年学和老年医学学会脑认知与健康分会和中国老年医学学会认知障碍分会发布了《适用于记忆门诊和痴呆风险筛查的电子化测评工具与应用方案专家共识(2019)》(下文简称《共识》),高度关注基于基层社区和记忆门诊的老年认知障碍早期筛查,发布便捷高效的快速筛查工具,倡导认知障碍递进式筛查和分级化管理体系。《共识》的适用人群为记忆门诊医患人员。本文就《共识》的研发背景、解决的关键问题、实用价值等要点进行解读。

◆ 文献要点

1. 基于社区和记忆门诊的认知障碍早期筛查

（1）认知障碍的"早筛查、早预防、早干预"已成为业内共识：老年认知障碍是一个疾病连续体，在临床症状出现前数十年即有病理累积出现，行干预效果不佳，针对临床症状明显的认知障碍患者进行的药物干预收效甚微，因此，业内普遍认为在痴呆的前驱期即轻度认知障碍阶段乃至非症状期临床前阶段进行预防和干预是延缓病程进展、提升老年生活质量的关键。但不具备明显临床症状的老年人群鲜少自主就医，这就加大了痴呆早期筛查的难度。另因认知障碍相关知识的普及教育不足，老年人群多认为出现认知下降是随年龄增长的正常现象，无法区分认知障碍和正常老化，从而错过预防和干预的黄金窗口。

（2）基层社区与记忆门诊在认知障碍早期筛查中起到关键平台作用：国内基层社区医疗卫生体系是对广大老年人群进行认知障碍大规模早期筛查的最佳平台。目前基层社区医疗卫生体系存在医护人员培训不足、技术设备支持不够、诊疗数据管理不规范等诸多不足，基层社区卫生体系的筛查潜力尚未得到挖掘和应用。记忆门诊是新型专病化管理的医疗模式，多集中设立于三级医院，民众对记忆门诊的需求量较大而对其开设情况的了解和利用率较低，有需求的人群不能及时就诊，而前来就诊的老年人多数已出现明显的认知损伤甚至失能症状，治疗难度较大。

（3）优化认知障碍早期筛查亟须合适的筛查工具：传统的认知障碍筛查工具为纸笔式神经心理学测验，包括简明快速的综合筛查量表〔如简易精神状态检查（mini-mental state examination，MMSE）和蒙特利尔认知评估量表（Montreal cognitive assessment，MoCA）等〕和涵盖多认知域的成套神经心理学量表。传统筛查工具在进行快速筛查时存在需要专业人员一对一测评、用时长、测评材料不方便查阅等诸多缺点。分子影像技术因依赖大型设备也不适用于基层社区和记忆门诊的大规模快速筛查。因此，研发合适的筛查工具成为开展早期筛查的重点工作，这样的工具应具备以下特点：涵盖患者基本信息、主诉问诊、认知测评等筛查要素；尽量实现患者自主测评，减少医护人力负担；搭载电子化测评管理平台，信息存储取用方便；筛查用时短、结果出具迅速；根据筛查结果提供良好的就医转诊路径和生活指导。

2. BABRI 轻度认知障碍风险快速筛查方案的实用价值

（1）筛查工具的研发基于大型前瞻队列筛查经验和影像学数据支持：《共识》介绍了 BABRI 轻度认知障碍风险快速筛查方案包含的 3 项快速筛查工具，分别是主观认知评估量表（BABRI-SCE）、认知快速测评量表（BABRI-mini MMSE）和情景记忆量表（BABRI-EMT）。上述工具总结了老年群体的认知主诉特点、对 MMSE 进行优化、融合情景记忆心理学范式，最终统合成为实现自主测评、依据队列数据库常模即时给定测评结果、用时仅 6 min 的快速筛查方案，评估结果参照 BABRI 数据库中近万例数据测算得到的老年认知常模而得出，BABRI-EMT 的研发基于影像学分析结果，即在情景记忆任务过程中 MCI 患者与正常老年人表现出脑影像特征的显著差异，情景记忆任务成绩可揭示 MCI 关键脑特征表现。

（2）痴呆筛查方案实现"递进式筛查、分级化管理"：《共识》提出包含 6 min 快速筛查、29 min 多认知域神经心理学测验和分子影像检查的 BABRI 痴呆筛查方案。该筛查方案也是快速筛查方案的转诊方案，推荐大规模快速筛查中发现有认知障碍相关风险的老年人群及早进入临床诊疗，提前认知障碍诊疗窗口；同时对不同认知状况的老年人群进行分流，为最有治疗需求的高危人群提供高效就诊渠道。按照 BABRI 痴呆筛查方案规定的筛查路径，可将老年人群划分为 4 类：通过快速筛查方案的无风险人群；未通过快速筛查方案、通过痴呆风险测评方案的痴呆低风险人群；未通过快速筛查方案和痴呆风险测评方案，通过临床分子影像检查方案的痴呆高风险人群和三级方案均未通过的痴呆确诊人群（通过该方案指未发现异常）。无论是基层社区卫生服务单位、一二级基层医院还是三级医院神经科或记忆门诊都可针对患者的分级诊疗记录对其进行管理和纵向追踪，可极大提高诊疗效率、充分利用医护资源。

（3）方案在"北京市老年人脑健康体检项目"

实践中取得可观成效：为积极防控痴呆、提升北京市老年居民脑健康水平，在北京市卫生健康委员会的领导下，北京市自 2019 年 5 月开始实施"北京老年人脑健康体检（痴呆风险筛查）"一期项目，面向北京市城六区（东城区、西城区、朝阳区、海淀区、丰台区、石景山区）共计 9.6 万老年人开展了认知分级筛查、脑健康科普教育、老龄生活指导、认知康复训练等早期筛查和预防工作。一期项目实施期间对城六区 153 个社区卫生服务中心（站）600 余名项目工作人员进行了针对性、规范化培训，建立起了一支由社区卫生服务机构的医务工作人员、社区家庭医生、志愿者、咨询顾问等构成的专业工作队伍，激发了基层社区开展认知障碍大规模早期筛查的潜力，提升了广大老年群体的痴呆防控意识和能力。2020 年 8 月，为推动脑健康体检服务进一步普及，北京市卫生健康委员会组织开启"北京老年人脑健康体检（痴呆风险筛查）"二期项目，以一期项目筛查经验为基础，为北京十六区预计 10.2 万老年人群提供早期筛查服务，项目将进一步优化集健康体检和教育科普为一体的基层专业队伍建设，优化测评工具和支持技术，逐步完善痴呆早期筛查和防控体系。

【文献评述】

我国认知障碍群体基数大、发病率逐步上升，产生了巨额的医疗照护费用，对患者及其家庭乃至整个社会都带来沉重的经济压力。

鉴于国内认知障碍早期筛查体系尚不完善，没有合适的认知障碍分诊、分检、分级干预流程，认知障碍诊治主要依赖三级医院神经科及部分医院开设的记忆门诊，这就造成有就医需求的痴呆高危人群无法及时获取医疗资源，而有咨询和预防需求的低风险人群也无法从基层医疗卫生服务系统获取基础检测和科普服务。BABRI 快速筛查方案为基层社区和记忆门诊提供了有效的早期筛查和健康管理工具，以实现患者自评、提供个性化指导、电子存储信息、远程技术支持等优势，极大方便了基层工作的开展；筛查确认的低风险人群将获取针对自身检测结果的健康指导和认知训练方案，筛查发现的高风险人群将被及时转介到三级医院进行深入评估，从而起到患者分流的作用，可以充分利用医疗资源，为更多、更有需求的

老年群体提供认知障碍诊疗服务。《共识》针对老年认知障碍早期大规模快速筛查提供了可借鉴方案，为基层民众规划了自社区到医院的分级筛查路径，为医疗系统提供了筛选风险人群、分层管理和纵向追踪的有效工具，在认知障碍筛查体系亟须建立的背景下起到了规范和引领作用。《共识》将作为促进认知障碍筛查体系向全国推广、向广大老年群体普及认知障碍防控知识的基石，呼吁更多旨在提升国内认知障碍筛查体量和质量、促进基层老龄健康服务发展的有效举措落地实施，共同应对愈演愈烈的"银发浪潮"。

（张占军）

参 考 文 献

[1] 中国老年学和老年医学会脑认知与健康分会,中国老年医学学会认知障碍分会.适用于记忆门诊和痴呆风险筛查的电子化测评工具与应用方案专家共识(2019).中华老年医学杂志,2019,38(12):1317-1321.

[2] Jia J,Wei C,Chen S,et al. The cost of Alzheimer's disease in China and re-estimation of costs worldwide. Alzheimers Dement,2018,14(4):483-491.

[3] Collaborators GBDD. Global, regional, and national burden of Alzheimer's disease and other dementias, 1990-2016:a systematic analysis for the Global Burden of Disease Study 2016. Lancet Neurol,2019,18(1):88-106.

[4] Huang Y,Wang Y,Wang H,et al. Prevalence of mental disorders in China:a cross-sectional epidemiological study. Lancet Psychiatry, 2019, 6(3):211-224.

[5] Jia J,Zhou A,Wei C,et al. The prevalence of mild cognitive impairment and its etiological subtypes in elderly Chinese. Alzheimers Dement,2014,10(4):439-447.

[6] Jia L,Quan M,Fu Y,et al. Dementia in China:epidemiology, clinical management, and research advances. Lancet Neurol,2020,19(1):81-92.

[7] Li X,Lu J,Hu S,et al. The primary health-care system in China. Lancet,2017,390(10112):2584-2594.

[8] Thiyagarajan JA,Araujo de Carvalho I,Peña-Rosas JP,et al. Redesigning care for older people to preserve physical and mental capacity:WHO guidelines on community-level interventions in integrated care.

PLOS Medicine,2019,16(10):e1002948.

［9］ Briggs AM,Araujo de Carvalho I. Actions required to implement integrated care for older people in the community using the World Health Organization's ICOPE approach:A global Delphi consensus study.

PLoS One,2018,13(10):e0205533.

［10］ Canter RG,Penney J,Tsai LH. The road to restoring neural circuits for the treatment of Alzheimer's disease. Nature,2016,539(7628):187-196.

第72章

《中国脑血管病一级预防指南2019》解读

【文献题目】 中国脑血管病一级预防指南2019
【文献作者】 中华医学会神经病学分会,中华医学会神经病学分会脑血管病学组
【文献来源】 中华神经科杂志,2019,52(9):684-709
【文献解读】

◆ 背景介绍

脑血管病对我国居民的健康危害严重,高发病率、高死亡率和高致残率给社会、家庭和患者带来沉重的负担,多数患者仍不能完全治愈,严重影响患者的工作和日常生活活动能力。减少脑血管病危害最有效的方法是重视首次发病前的一级预防,针对脑血管病的危险因素积极进行早期干预,努力减少脑卒中的人群发病率。

2015年,中华医学会神经病学分会脑血管病学组完成并发布了第三次修订版《中国脑血管病一级预防指南》。近几年,国内外又有一些新的有关一级预防的大人群研究结果陆续发表,指南需要再次更新。2018年9月至2019年7月,中华医学会神经病学分会脑血管病学组组织多位临床和流行病学专家参与编写,严格按照撰写指南的规范和要求,查阅了大量国内外特别是近几年发表的相关文献,完成了《中国脑血管病一级预防指南2019》(下文简称《指南》)。《指南》引用的文献是截至2018年12月31日正式发表的文章。《指南》的适用人群为脑血管病高危患者及相关医护人员。

◆ 文献要点

1. 脑血管病证据充分的可干预危险因素

(1)高血压:《指南》对高血压的诊断标准与最新修订版中国高血压指南一致。普通高血压患者应将血压降至140/90 mmHg及以下;伴糖尿病或慢性肾脏病的高血压患者应进一步将血压降低至130/80 mmHg。65~79岁老年人可根据具体情况降至150/90 mmHg及以下,如能耐受,还应进一步降低至140/90 mmHg及以下;≥80岁的老年人一般将血压降至150/90 mmHg及以下;《指南》推荐采用家庭自测血压或24 h动态血压监测,有助于识别白大衣高血压或隐性高血压;推荐进行心脑血管事件发病风险的评估,有助于选择启动药物治疗高血压的时机;关于使用哪一类降压药更合理,《指南》认为只要有效,各类抗高血压药物均可使用,具体药物应基于患者的特点和对药物的耐受性进行个体化选择。

(2)糖尿病:《指南》推荐对脑血管病高危人群应定期检测血糖,必要时检测糖化血红蛋白或做糖耐量试验,及早识别糖尿病或糖尿病前期状态。糖尿病患者应首先改进不良生活方式,包括控制饮食、加强身体活动,必要时开始口服降糖药或采用胰岛素治疗。一般糖尿病患者血糖控制目标值为糖化血红蛋白<7.0%;糖尿病合并高血压患者的降压目标应<130/80 mmHg。

(3)血脂异常:《指南》推荐意见如下。

1)40岁以上男性和绝经后女性应每年进行血脂检查;脑卒中高危人群建议定期(3~6个月)检测血脂。

2)他汀类药物作为首选药物,将降低低密度脂蛋白胆固醇(low density lipoprotein cholesterol,LDL-C)水平作为防控动脉粥样硬化性心血管疾病(arteriosclerotic cardiovascular disease,ASCVD)的首要干预靶点,可根据ASCVD风险设定LDL-C目标值。

3)烟酸可用于高密度脂蛋白胆固醇(high density liptein cholesterol,HDL-C)降低或脂蛋

白升高的患者,然而其对预防缺血性卒中的作用尚未得到证实,同时还有增加肌病的风险,故应谨慎使用。

4)贝特类药物可用于糖尿病合并高甘油三酯血症的患者,可能降低非致死性心肌梗死,但同时有可能增加血尿酸水平和痛风的发病风险,其对缺血性脑卒中预防的有效性尚未得到证实。

5)因可能增加不良风险,不推荐贝特类和他汀类药物常规联合应用。可以考虑在给予他汀类药物的基础上联合使用依折麦布,可用于急性冠状动脉综合征患者预防脑卒中;对于合并糖尿病或其他高危因素的人可能获益更多。

6)对不能耐受他汀类药物治疗或治疗未达标的患者,可考虑联合使用非他汀类降脂药物(如纤维酸衍生物、烟酸、依折麦布或 PCSK9 抑制剂),但其是否能降低脑卒中风险目前尚未得到充分证实。

(4)无症状颈动脉狭窄:《指南》推荐意见如下。

1)对已发现的无症状颈动脉狭窄患者,可服用他汀类药物和/或阿司匹林,同时应筛查其他可治疗的脑卒中风险,进行合理的治疗并改变不健康的生活方式,如戒烟、健康饮食、适当的身体活动等。

2)无症状颈动脉狭窄程度≥70%,在有条件的医院可考虑行颈动脉内膜剥脱术和颈动脉支架成形术治疗,如无禁忌证,围手术期与手术后应给予抗血小板治疗。

3)对无症状颈动脉狭窄程度>50%的患者,建议在有条件的医院定期行超声筛查和随访,以评估狭窄的进展和脑卒中风险。

(5)心房颤动:《指南》的推荐意见如下。

1)成年人应定期体检,早期发现心房颤动。确诊为心房颤动的患者,应积极找专科医师治疗。

2)对年龄>65 岁的患者,建议在初级医疗保健机构通过脉搏评估联合常规心电图检查进行心房颤动筛查。高危患者长时程心电监测可提高心房颤动检出率,但应结合经济状况考虑个体可接受的监测时长。根据心房颤动患者绝对危险因素分层、出血风险评估、患者意愿以及当地医院是否可以进行必要的抗凝治疗监测,决定是否进行合适的个体化抗栓治疗。

3)瓣膜性心房颤动患者,如 $CHA_2DS_2-VAS_C$ 评分≥2 分且出血性并发症风险较低的人群,建议长期口服华法林抗凝治疗(国际标准化比值目标范围在 2~3)。

4)非瓣膜性心房颤动患者,$CHA_2DS_2-VAS_C$ 评分≥2 分且出血性并发症风险较低的患者,建议口服华法林抗凝治疗;如有条件也可选择新型口服抗凝药,如达比加群、阿哌沙班、利伐沙班或依度沙班;但对严重肾功能损害(肌酐清除率<15 ml/min)者或透析的非瓣膜性心房颤动患者,不推荐使用上述几种新型抗凝药。

5)非瓣膜性心房颤动患者 $CHA_2DS_2-VAS_C$ 评分为 1 分,且出血风险较低,抗栓治疗可用可不用。如果选择抗凝治疗或阿司匹林治疗,治疗方案需根据个体化原则(出血风险、经济负担、耐受性等)来确定;对于 $CHA_2DS_2-VAS_C$ 评分为 0 分的非瓣膜性心房颤动患者,不推荐抗栓治疗。

6)不适合长期抗凝治疗的心房颤动患者,在有条件的医院可考虑行左心耳封堵术,但患者需能承受至少 45 天的术后抗凝治疗。

(6)饮食与营养:《指南》推荐人们平时膳食种类应多样化,且能量和营养的摄入应合理;增加食用全谷、豆类、薯类、水果、蔬菜和低脂奶制品,减少饱和脂肪和反式脂肪酸的摄入。同时应降低钠摄入量和增加钾的摄入量,有益于降低血压,降低脑卒中风险;当前阶段,食盐摄入量应<6 g/d。具有心脑血管病危险因素者还应注意控制每天胆固醇的摄入量。

(7)缺乏身体活动:《指南》推荐人们选择适合自己的身体活动以降低脑血管病风险。对老年人、脑卒中高危人群应进行最大运动负荷检测后,再制订个体化运动处方。健康成年人每周应至少有 3~4 次、每次至少持续 40 min 中等或以上强度的有氧运动(如快走、慢跑、骑自行车或其他有氧运动等)。日常工作以静坐为主的人群,建议每坐 1 h 应进行短时(2~3 min)身体活动。

2. 脑血管病证据尚不充分的潜在可干预危险因素 这些危险因素包括饮酒、高同型半胱氨酸血症、代谢综合征、超重与肥胖、偏头痛、口服避孕药,以及绝经后激素治疗、睡眠呼吸暂停、高凝状态、炎症与感染、药物滥用等。

3. 阿司匹林在脑血管病一级预防中的应用 阿司匹林用于脑血管病的一级预防尚存争议。早期研究结果多呈阳性,其中女性健康研究(WHS)显示阿司匹林(隔日 100 mg)可使女性脑卒中风险降低 17%,其中缺血性脑卒中降低 24%,出血性脑卒中风险非显著性增高,需输血的胃肠道出血更多见。基于 WHS 研究结果,2014 年美国心脏协会女性心血管病预防指南提出应在考虑 10 年心血管风险是否超出出血风险及年龄因素后再使用阿司匹林进行女性一级预防。

2018 年 3 项大型临床试验结果发布。其中阿司匹林降低初始血管事件研究(ARRIVE)共纳入 12 546 例≥55 岁具有心血管病风险并排除胃肠道和其他出血高风险及糖尿病的患者,对这些患者平均随访 5 年。结果显示:阿司匹林(100 mg/d)组与安慰剂组主要终点事件发生率无统计学差异(4.29% *vs.* 4.48%,P=0.6);阿司匹林组胃肠道出血事件(主要是轻微出血)发生率显著增加(0.97% *vs.* 0.46%,P=0.000 7)。该研究患者的心血管危险因素亦得到较好的控制,推算两组实际的 10 年 ASCVD 发生率不足 10%,因此,整体结论与既往低风险人群中一级预防的研究结果相一致。

近年阿司匹林用于心脑血管病一级预防在我国老年人群中比较普遍,热度较高。但近几年完成的随机对照试验均不支持在 ASCVD 风险<10%的人群中使用阿司匹林进行一级预防。提示近年来随着心血管病危险因素控制的增强,ASCVD 实际风险低于预期风险,从而降低了阿司匹林一级预防的净获益。

阿司匹林在脑血管病一级预防中的应用,总体上需要把握获益大于风险的原则。《指南》做出下列推荐:①对于 ASCVD 高风险(10 年风险>10%)且出血风险低的人群,可考虑使用小剂量阿司匹林(75~100 mg/d)进行脑血管病一级预防。使用阿司匹林时,应充分评估患者的出血风险,权衡利弊,进行个体化选择。②对于治疗获益可能超过出血风险的女性高危患者,可以考虑使用阿司匹林(隔日 100 mg)进行脑卒中一级预防。③可以考虑阿司匹林用于预防慢性肾脏病患者[估算肾小球滤过率<45 ml/(min·1.73m^2)]首次脑卒中的发生。但这一建议并不适用于严重肾病患者[4 期或 5 期,估算肾小球滤过率<30 ml/(min·1.73m^2)]。④不推荐在 ASCVD 中低风险(10 年风险<10%)的人群中使用阿司匹林预防首次脑卒中发生。⑤不推荐 70 岁以上老年人使用阿司匹林预防首次脑卒中发生。

4. 脑卒中首次发病风险评估 早期进行发病风险评估是脑卒中一级预防的重要内容和手段。使用风险评估工具有助于识别脑卒中高危人群,建立基于脑卒中发病风险的个体化预防策略,提高被评估者及医师的脑卒中风险意识,积极控制危险因素,必要时进行颅脑 MRA/CTA/DSA 等血管影像学检查评估及诊治。

我国专家根据前瞻性随访队列研究建立了多个脑卒中首次发病风险评估工具,具有代表性的有缺血性心血管病 10 年发病危险度评估表、中国多省市队列研究评估量表、国人卒中终生风险评估量表、脑血管功能积分、China-PAR 风险预测模型等。其中,China-PAR 风险预测模型与美国汇集队列方程相比,对中国人群 10 年 ASCVD 发病风险的预测更加准确,为我国心脑血管疾病的一级预防提供了实用性评估工具。

以上介绍的几种脑卒中首次发病风险评估工具之间并无太多相互比较的研究证据,具体可根据个人条件或方便程度选用。《指南》推荐使用经过验证的脑卒中风险评估工具,有助于识别脑卒中高风险人群和可能从干预治疗中获益的人群,但对于筛检出的高危个体,具体治疗还应根据其整体风险状况确定个体化方案。

【文献评述】

近几年,不少新的大人群研究结果陆续被报道,相关的指南迫切需要再次更新。与上一版本相比,《指南》更加强调应针对脑血管病主要危险因素积极进行早期干预,并针对可干预的危险因素和证据尚不充分的潜在可干预危险因素都给出了相应的指导意见,同时对阿司匹林在脑血管病一级预防中的应用更新了证据等级。脑卒中首次发病风险评估与预警是脑卒中一级预防的重要内容和手段。《指南》大篇幅阐述脑卒中风险评估工具,具有实际的临床指导意义。

(王文志　盖思齐)

参 考 文 献

[1] 中华医学会神经病学分会,中华医学会神经病学分

会脑血管病学组. 中国脑血管病一级预防指南 2019. 中华神经科杂志,2019,52(9):684-709.

[2] Meschia JF, Bushnell C, Boden-Albala B, et al. Guidelines for the primary prevention of stroke: a Statement for healthcare professionals from the American Heart Association/American Stroke Association. Stroke,2014,45(12):3754-3832.

[3] Wang ZW, Chen Z, Zhang LF, et al. Status of hypertension in China: results from the China hypertension survey,2012-2015. Circulation,2018,137(22): 2344-2356.

[4] Feigin VL, Roth GA, Naghavi M, et al. Global burden of stroke and risk factors in 188 countries, during 1990-2013: a systematic analysis for the Global Burden of Disease Study 2013. Lancet Neurol,2016, 15(9):913-924.

[5] Whelton PK, Carey RM, Aronow WS, et al. 2017 ACC/AHA/AAPA/ABC/ACPM/AGS/APhA/ ASH/ASPC/NMA/PCNA guideline for the prevention, detection, evaluation, and management of high blood pressure in adults: executive summary: a report of the American College of Cardiology/American Heart Association task force on clinical practice guidelines. Hypertension,2018,71(6):1269-1324.

[6] Stevens SL, Wood S, Koshiaris C, et al. Blood pressure variability and cardiovascular disease: systematic review and meta-analysis. BMJ,2016,354:i4098.

[7] Banegas JR, Ruilope LM, de la Sierra A, et al. Relationship between clinic and ambulatory blood-pressure measurements and mortality. N Engl J Med, 2018,378(16):1509-1520.

[8] 中国高血压防治指南修订委员会,高血压联盟(中国),中华医学会心血管病学分会,等. 中国高血压防治指南(2018 年修订版). 中国心血管杂志,2019, 24(1):24-56.

[9] Arnett DK, Blumenthal RS, Albert MA, et al. 2019 ACC/AHA guideline on the primary prevention of cardiovascular disease: executive summary: a report of the American College of Cardiology/American Heart Association task force on clinical practice guidelines. JAm Coll Cardiol, 2019, 74 (10): 1376-1414.

[10] Brunström M, Carlberg B. Association of blood pressure lowering with mortality and cardiovascular diseasea cross blood pressure levels: a systematic review and meta-analysis. JAMA Intern Med,2018, 178(1):28-36.

第73章

《阿尔茨海默病创新药物临床试验中国专家共识》解读

【文献题目】阿尔茨海默病创新药物临床试验中国专家共识

【文献作者】阿尔茨海默病创新药临床试验中国专家小组

【文献来源】中华老年病研究电子杂志，2016，3（1）：1-11

【文献解读】

◆ 背景介绍

阿尔茨海默病（Alzheimer's disease，AD）又称老年痴呆，是一种原因未明的神经退行性疾病。以渐进性记忆障碍、认知功能丧失伴日常生活能力下降和行为改变为特征，其发病率随年龄增长而不断增加。AD是最常见的痴呆类型，占60%～80%。据 *World Alzheimer Report* 2018统计，2018年全球有近5000万AD患者，预计到2050年将增至1.52亿人。痴呆及相关认知功能障碍已成为全社会医疗支出及经济负担加重的重要原因之一，是全人类面临的重大公共卫生事件。这对全球来说是极重的医疗负担。大脑β淀粉样蛋白（β-amyloid，Aβ）沉积形成老年斑，tau蛋白过度磷酸化造成神经纤维缠结及神经元丢失，并伴随胶质细胞增生，这是AD特征性的病理变化。然而，AD的发病机制及治疗依然是世界难题。近年来，AD的诊断标准有较大革新。美国国家老龄问题研究所-阿尔茨海默病协会（NIA-AA）提出了IWG-2诊断标准，该诊断标准细化了AD的临床表型，强调临床前期AD的识别，而且将各类生物标志物（脑脊液Aβ、APOE基因型、MRI或淀粉样蛋白PET扫描等）整合入诊断标准中，使其更适用于临床研究。

目前对AD的治疗仍以改善临床症状为主，代表药物为多奈哌齐、加兰他敏、卡巴拉汀及美金刚，这些药物既不能减轻AD的病理变化，也不能延缓病程进展。对AD具有疾病修饰作用的新药研发已逐步成为抗AD的研究热点，如抑制Aβ斑块形成或促进Aβ清除的药物、抑制tau蛋白纤维缠结形成和促进tau蛋白清除的药物（如β、γ分泌酶抑制剂或α分泌酶促进剂），以及针对Aβ和tau蛋白的单/多克隆抗体等。近年来，几项关于AD的大型药物临床试验（如首个抗Aβ单克隆疫苗AN1792，Bapineuzumab、Solanezumab等针对Aβ及纤维缠结的单克隆抗体，以及γ分泌酶抑制剂Semagacestat等），因不良反应、中期评价疗效不达标等原因宣告失败。有学者指出这可能是因为Aβ沉积、tau蛋白纤维缠结并不是AD真正的致病元凶，或者更可能是因为AD患者出现临床症状后Aβ沉积和tau蛋白纤维缠结等病理生理过程已经进入不可逆转阶段，因此，学者们强调将针对Aβ沉积和tau蛋白纤维缠结的试验药物应用于临床前AD人群。

有研究指出，AD发病时间每推迟5年，其患病率减少50%，因此，AD发病前逐步出现病理生理改变而无临床症状的15～20年是AD防治的关键时间窗。

我国自2006年以来尚无抗AD新药上市，直至2019年12月GV-971问世，但仍缺乏相关的药物临床研究经验。2007年版治疗阿尔茨海默病药物临床试验技术指导原则对规范和优化我国阿尔茨海默病药物临床试验和提高技术水平均起到了重要作用。近年来，国内外在该治疗领域又有了一些治疗理念的更新和治疗方法的进步。紧随国际 AD 药物临床研究动向,抗 AD 创新药物临床试验中国专家小组促成了该项基于新诊断标准及应用生物标志物技术的《阿尔茨海默病创新药物临床试验中国专家共识》(下文简称《共识》),其适用人群为阿尔茨海默病患者及相关医护人员。

◆ 文献要点

1. AD 药物临床研究应特别关注的问题

(1)神经生物学相关的药物研发具有复杂、长程、不确定性因素多等特点,药物临床试验的失败率高,一种药物从研发到上市可能要经历十余年或数十年的时间。AD 药物临床研究通常周期长,脱落率和死亡率较高,在研究数据分析、得出结论时应予以考量。

(2)尤其针对 AD 患者的药物临床试验,应充分考虑受试人群特点、疾病特点、药物自身特点以及这些因素对临床试验研究结果的影响。例如,AD 患者日常照护和药品管理困难,研究方案应针对这些情况具体落实。

(3)AD 患者入组研究的知情同意等伦理问题,也应在试验开始前予以考虑;AD 表型复杂,缺乏敏感、特异的客观诊断依据,研究中的入组和排除标准应具体明确地界定。

(4)老年人群药物安全性要求高,存在多重用药情况,研究中应有完备的不良反应观察记录手册,并有相应的应急预案。

2.《共识》的主要创新点

(1)强调临床前 AD 的识别及针对临床前 AD 的药物临床试验。AD 是一个连续的临床生物学实体,从无症状及病理改变的正常状态到无症状有轻度病理改变的临床前 AD 阶段,再到出现记忆力下降及中度 AD 病理改变的轻度认知功能损害阶段,最后到重度 AD 病理改变及临床表现的痴呆阶段。临床前 AD 阶段可能维持 15~20 年,是对 AD 进行防治的关键时间窗,针对该阶段人群的药物干预或治疗可能有效延缓 AD 的病理生理过程及认知功能损害的出现,为患者带来最大的获益。随着临床诊断技术和临床研究的进展,AD 治疗战略已从 AD 的治疗阶段前移至 AD 的预防。《共识》除对改善症状的药物进行阐述外,对有望控制病程或有疾病修饰作用的药物临床试验也作了一定的讨论和阐释,协助研究者开发在

AD 痴呆症状发生之前各阶段的治疗药物。

(2)强调 AD 生物标志物技术的应用。目前常用特异性 AD 生物标志物有脑脊液生物标志物(如 $A\beta1$-42、t-Tau、p-Tau181、α 突触核蛋白等)和脑影像生物标志物(如 ^{18}FDG、$B^{11}C$-PIB 等示踪的淀粉样蛋白 PET 扫描)。研究者可根据试验目的及试验条件选择相关的生物学标志物,根据基因型筛查(如 $APP\backslash\backslash PSI\backslash\backslash$ p-Tau$\backslash\backslash PS2\backslash\backslash PSEN1$ 的 $E280A$ 突变型、$APOE\varepsilon4$ 等位基因纯合子等)常作为受试人群纳入及分层的手段。《共识》鼓励研究者单独分析生物标志物对结果的影响,并认为这些研究结果可能为将来的新药申请或生物制剂许可证申请提供科学依据。

(3)强调在Ⅰ、Ⅱ、Ⅲ期临床试验设计和方法学方面考虑老年受试人群的特征,包括健康志愿者及患者的特殊性。老年受试者人群有诸多特征,如疾病病理生理过程与正常衰老生理过程的重叠、合并症较多、不良反应发生率高、遵医嘱服药有困难等。《共识》提出抗 AD 临床试验需关注的几个问题,如:随着年龄增长,老年人各脏器的生理功能逐渐出现退行性改变及药动学行为改变,尤其表现在肾脏清除率的降低和肝脏生物转化作用的下降方面,直接影响组织特别是靶器官中的药物浓度及有效药物浓度的维持时间,使药物疗效发生变化并导致药物不良反应的发生。同时,老年人合并疾病和合并用药非常常见,约 25% 的老年患者合并多种疾病且可能同时使用 4~6 种药物,尤其服用某些对转氨酶活性有影响的药物时,联合应用抗 AD 的新型研发药物,可能会出现严重不良反应,研究手册中应包括针对可能出现的严重不良反应的详细应急预案。

(4)强调 AD 患者药物临床试验的管理。针对中重度 AD 患者药物临床研究需要考虑患者的日常照护和药物管理,如对日常照护者进行登记管理,并予以临床药物试验相关的说明或教育,要求照护者按照试验要求督促或协助患者服用试验药物,并如实记录和反映患者不良反应情况。老年人群是抑郁、焦虑、失眠等精神障碍的易感人群,临床药物试验过程中应予以适当关怀,并对受试人群相应的药物处理进行记录,必要时剔除研究人群。

(5)强调 AD 药物临床试验中的伦理学问题。

受试者有不同程度的认知功能障碍,不能对研究方案做出是否同意的决定,或者很难做出决定。因此,不同阶段 AD 患者的药物临床试验应在咨询相关法律、法医人士的基础上,对知情同意书署名要求予以明确界定,其中还可能包括在研究过程中知情同意授权的变更等情况。

(6)强调增加 AD 药物临床试验顺利完成的因素。反复强调受试者在试验成功(如在中期评估时)中的重要作用;将研究过程中预期发生的风险和获益用足够的时间向受试者和照护者充分告知。例如,采用多种随访方式(增加家庭访视、电话随访次数),采取较为灵活的随访时间,为患者提供交通工具或费用,鼓励他们到医院随访等。对患者进行居家安全指导,减少意外发生,确保受试者安全,免费提供其他医疗服务等。当今数据信息时代,采用更为科学的数据分析技术,也可采用其他药物临床试验管理新方式,如 AD 临床药物试验的 APP 研发、在线登录,以及对受试者服药、日常照护、合并症状况追踪等进行实时管理,以最大限度地利用现有数据。

(7)强调 AD 药物临床试验研究数据分析的科学性。由于 AD 药物临床试验通常研究周期长、脱落率、非药物相关的死亡率较高,研究人员应采用更为科学的数据分析技术,以最大限度地利用现有数据。可选择的统计分析方法:①意向性分析法;②符合方案数据分析法;③安全性数据分析法。统计分析方法的选择应根据研究目的、设计方法、观察资料的性质等特点,主要分析内容应包括病例脱落分析、基线值的同质性分析、有效性分析、安全性分析等方面。

【文献评述】

美国食品药品监督管理局和欧洲药物管理局分别于 2013 年和 2009 年发布了抗 AD 药物新药研发的临床试验指南,以指导、规范和监管抗 AD 新药的研发,确保临床试验的安全性、有效性,以及后期的药物说明书和生产等问题。面对我国即将到来的老龄化社会,为了向 AD 患者提供更积极有效的预防和治疗药物,为了最大限度地让老年受试人群从抗 AD 临床药物试验研究中获益,需要使针对抗 AD 药物临床试验的过程具备更科

学、更可靠的有效性和安全性依据,进而才能保证并提高 AD 药物临床试验的质量,这是一项不可回避的课题。《共识》有 7 大创新之处:强调临床前 AD 的识别及针对临床前 AD 的药物临床试验;强调 AD 生物标志物技术的应用;强调在Ⅰ、Ⅱ、Ⅲ期临床试验设计和方法学方面考虑老年受试人群的特征;强调 AD 患者药物临床试验的管理;强调 AD 药物临床试验中的伦理学问题;强调增加 AD 药物临床试验顺利完成的因素;强调 AD 药物临床试验研究数据分析的科学性。值得强调的是,《共识》除提到改善症状的药物外,对有望控制病程或有疾病修饰作用的药物临床试验也作了一定的讨论与阐释,协助研究者开发在 AD 痴呆症状发生之前各阶段的治疗药物。只有对 AD 药物临床试验的设计、实施、结果分析等过程进行全面管理,才能保证 AD 临床药物研发的科学性、规范性和高质量化。

(陈怀红　严　苓)

参 考 文 献

[1] 阿尔茨海默病创新药临床试验中国专家小组. 阿尔茨海默病创新药物临床试验中国专家共识. 中华老年病研究电子杂志,2016,3(1):1-11.

[2] Weuve J,Hebert LE,Scherr PA,et al. Prevalence of Alzheimer disease in US states. Epidemiology,2015,26(1):4-6.

[3] Wang XY,Sun GQ,Feng T,et al. Sodiumoligoman-nate therapeutically remodels gut microbiota and suppresses gut bacterial amino acids-shaped neu-roinflammation to inhibit Alzheimer's disease pro-gression. Cell Res,2019,29(10):787-803.

[4] Schneider LS,Mangialasche F,Andreasen N,et al. Clinical trials and late-stage drug development for Alzheimer's disease:an appraisal from 1984 to 2014. J Intern Med,2014,275(3):251-283.

[5] 关亮. 治疗阿尔茨海默病药物临床试验技术指导原则. 中国现代医生,2007,20:72-75.

[6] Dubois B,Feldman HH,Jacova C,et al. Advancing research diagnostic criteria for Alzheimer's disease:the IWG-2 criteria. Lancet Neurol,2014,13(6):614-629.

第 74 章

《老年期抑郁障碍诊疗专家共识》解读

【文献题目】 老年期抑郁障碍诊疗专家共识

【文献作者】 中华医学会精神医学分会老年精神医学组

【文献来源】 中华精神科杂志,2017,50(5):329-334

【文献解读】

◆ 背景介绍

老年期抑郁障碍(late life depression,LLD)指年龄 60 岁及以上的老年人出现的抑郁障碍,包括首发于老年期及复发于老年期的抑郁障碍,两者之间的区别目前尚不完全清楚。老年期抑郁障碍的易感因素主要包括脑器质性损害基础、躯体疾病共病、药物影响、活动受限、功能损害等躯体因素,焦虑人格、心理弹性下降、负性生活事件、慢性应激等心理因素,以及低文化水平、贫困、独居、照护不良等社会因素。

据世界卫生组织估计,老年期抑郁障碍患者占老年人口总数的 7%～10%。但由于抽样人群或评估工具不同,不同研究报道的老年期抑郁障碍的患病率差异较大。国外研究显示,社区中老年期抑郁障碍患病率为 5%～15%,老年护理机构为 15%～25%。我国的调查资料表明,社区中老年期抑郁障碍患病率为 6.0%～33.5%;伴有慢性躯体疾病的老年人中患病率为 20%～40%;丧偶独居的老年人患病率可高达 62.5%。大部分研究所使用的工具为流行病学调查中心抑郁量表或老年抑郁量表,这些量表是症状严重程度评估量表而非诊断量表,因此,这些研究结果只能提示抑郁症状的发生率而非抑郁障碍的患病率。2018 年的一项荟萃分析显示,老年期重性抑郁障碍的时点患病率为 2.7%。老年期抑郁障碍严重影响患者的生活质量和功能状态,增加了社会经济负担。为此,本文介绍 2017 年《老年期抑郁障碍诊疗专家共识》(下文简称《共识》)的主要内容。《共识》的适用人群为老年抑郁障碍患者及相关医护人员。

◆ 文献要点

1. 病因及发病机制 老年期抑郁障碍的发生可能是遗传、脑结构和功能改变、脑血管病变、炎症、神经内分泌失调、中枢神经递质改变等多种因素综合作用的结果。

2. 临床特点 老年期抑郁障碍的核心症状包括心境低落、快感缺失和兴趣减退,但常被其他主诉掩盖,情感痛苦、动机缺乏等症状常与抑郁密切相关,且年龄越大越明显。其常见临床特征包括焦虑、失眠、躯体症状、精神病性症状、自杀行为、认知功能损害等。

3. 临床评估 完整的临床评估是正确诊断的基础,有助于建立综合治疗和个体化治疗方案。临床评估应从症状学、生物学、心理社会三个方面进行评估。症状学评估包括抑郁评估、认知功能评估、自杀风险评估及其他精神症状评估;生物学评估应涉及共病躯体疾病和神经系统疾病、药物使用、重要实验室和脑影像学检查、营养评定等;心理社会评估应包括生活事件评估、日常生活能力和功能状态评估、家庭状况与社会支持评估等。

4. 诊断与鉴别诊断 老年期抑郁障碍在疾病分类学上并非一个独立的疾病单元,临床上遵循国际疾病分类(international classification of diseases,ICD)-10 诊断标准进行诊断。不少躯体疾病可伴发或导致抑郁障碍,抑郁与躯体状况之间的关系复杂,鉴别诊断时要加以区分,进行完善的病史询问及详细的躯体和神经系统检查,通过辅助检查获得重要的诊断证据。老年抑郁与痴呆之间的区别是非常模糊的,两者之间可能存在复杂的相互关系,目前认为,抑郁是痴呆的发病危险因素或前驱期临床表现,此外,抑郁障碍可以与焦虑障碍、双相情感障碍共同存在。

5. 治疗和管理　老年期抑郁障碍的治疗目标是有效改善症状、减少自杀率、防止复发、促进功能康复、提高生活质量。

老年期抑郁障碍治疗的基本原则包括:①准确识别并鉴别不典型症状,对焦虑、失眠、躯体症状等突出症状选择有针对性的治疗措施,坚持个体化治疗原则;②充分考虑年龄增长对药动学和药效学的影响,调整药物剂量,严密监测不良反应;③老年患者常合并多种躯体疾病,有多种合并用药,治疗时应尽可能减少非必需药物的使用,特别关注药物相互作用;④老年患者治疗依从性差,具有较高治疗中断率及高自杀风险,需加强有关疾病知识宣教,提前做好风险防范;⑤药物治疗与心理治疗并重,物理治疗、体育锻炼及生活方式调整等均可作为治疗选择;⑥巩固维持期治疗与急性期治疗同等重要,应注重复发预防和整体功能康复。

(1)全病程治疗:全病程治疗分为急性期治疗、巩固期治疗和维持期治疗。老年期抑郁障碍患者复发率较年轻患者高,急性期药物治疗后需要更长的巩固维持治疗,时间为 12 个月以上,建议多次复发的老年期抑郁障碍患者接受长期维持治疗。

1)急性期治疗:8～12 周,急性期的疗效决定了患者的疾病结局和预后,需要合理治疗以提高长期预后和促进社会功能康复。

2)巩固期治疗:4～9 个月,此期患者病情不稳定,复发风险较大,原则上应继续使用急性期治疗有效的药物,治疗方案、药物剂量、使用方法保持不变。

3)维持期治疗:维持治疗时间一般 2～3 年或者更长,多次复发(3 次或以上)以及有明显残留症状者应接受长期维持治疗。持续、规范的治疗可以有效降低抑郁症的复发率。维持治疗结束后,病情稳定可缓慢减药直至终止治疗,一旦发现有复发的早期征象,应迅速恢复原治疗。

(2)综合治疗

1)基础治疗:保障营养摄入和积极治疗基础

躯体疾病,鼓励患者规律起居、参加娱乐活动、增加人际交往等,丰富生活内容。体育锻炼可以作为轻中度老年期抑郁障碍患者的一线治疗以缓解抑郁症状,与抗抑郁药合并可用于治疗难治性抑郁。建立和完善由专科医师、基层卫生保健人员、社会工作者及家庭成员共同参与的老年期抑郁障碍多学科团队协同照护模式。

2)药物治疗:抗抑郁药治疗是老年期抑郁障碍的主要治疗措施,需要根据患者不同情况进行个体化用药。在选择药物时建议遵循以下原则:单一用药;起始剂量为成年人推荐剂量的 1/2 或更少,缓慢加量,确保足量、足疗程;提高检查依从性,严密监测药物不良反应;注意药物相互作用;减停或换药应逐渐进行,避免撤药反应等。伴有明显焦虑、疼痛等躯体症状的患者可以选择去甲肾上腺素再摄取抑制剂等抗抑郁药,同时可以考虑短期小剂量合并使用苯二氮䓬类药物及其他抗焦虑药。伴有明显睡眠障碍的患者可选择米氮平、阿戈美拉汀等具有镇静和改善睡眠作用的抗抑郁药。伴有认知损害的患者,可以选择伏硫西汀。伴心血管疾病患者选择安全性较高、药物相互作用较少的治疗药物(如舍曲林、艾司西酞普兰)。难治性抑郁障碍患者可以考虑其他药物增效治疗,如非典型抗精神病药(喹硫平、阿立哌唑等)、锂盐、甲状腺素等。

3)心理治疗:心理治疗能改善老年抑郁障碍患者的无助感、无力感、自尊心低下及负性认知,老年期抑郁障碍治疗更倾向于心理治疗与其他治疗措施联合使用。适用于老年人的心理治疗方法包括支持性心理治疗、认知行为治疗、问题解决治疗、人际关系治疗、行为激活治疗、生命回顾治疗及正念治疗等,一般需要 2～4 个月才能显现疗效。

4)物理治疗:电抽搐治疗的疗效优于药物治疗,电抽搐治疗疗效肯定,起效快,并对自杀、拒食、伴有精神病性症状的患者更有优势,而改良电抽搐治疗安全性更高,更适用于老年期抑郁障碍患者。针对药物疗效不佳或不能耐受抗抑郁药治疗的老年期抑郁障碍患者,可以首选改良电抽搐治疗。较低频率的电抽搐治疗也可作为部分老年期抑郁障碍患者的维持治疗措施。

(3)疾病管理:精神科管理包括一系列干预措

施和管理原则,既要保证患者安全,符合尊重和无害原则,又能最大利益化有助于患者的治疗。主要内容包括建立和维持友好的治疗联盟、对患者和家属进行与抑郁相关的健康教育、商议选择相对恰当的治疗和干预措施、提高患者的治疗依从性。

【文献评述】

老年期抑郁障碍严重影响患者的生活质量和功能状态,增加了社会经济负担。老年期抑郁障碍病因复杂,常伴有躯体疾病,两者也可能互为因果。这一年龄段特有的心理社会应激(如丧亲、社会角色改变、搬迁等)也会诱发或加重抑郁。患者常伴有认知损害,这既可能是脑器质性病变的反映,也可能预示痴呆风险的增加。对老年期抑郁障碍的治疗态度应该更为积极,因抑郁的缓解可以改善老年人的生活质量、降低自杀风险,同时也能提高老年患者的整体健康水平。

尽管临床表现与年轻患者有所不同,但目前仍未见专门针对老年期抑郁障碍的诊断标准。中华医学会精神医学分会老年精神医学组制定了《共识》,对老年期抑郁的病因、特征进行了较为详尽的阐述,提供了细致的评估、诊断、治疗和管理建议。《共识》认为抗抑郁药特别是选择性5-羟色胺再摄取抑制剂和心理治疗均可作为治疗首选,药物治疗时应密切监测不良反应,进行个体化用药和治疗。物理治疗如改良电休克治疗对某些老年抑郁患者更为适宜,并且强调了全病程治疗的概念,巩固和维持期治疗与急性期治疗同等重要。

《共识》还认为疾病的管理同样重要,建立和维持友好的治疗联盟、对患者和家属进行与抑郁相关的健康教育、商议选择相对恰当的治疗和干预措施、提高患者对治疗的依从性,这些都能最大利益化有助于患者的治疗。

(蒲城城 于 欣)

参 考 文 献

[1] 中华医学会精神医学分会老年精神医学组.老年期抑郁障碍诊疗专家共识.中华精神科杂志,2017,50(5):329-334.

[2] 房圆,李霞.心理治疗在老年期抑郁障碍中的应用.中国临床心理学杂志,2018,26(4):831-834.

[3] 姚瑶,高原.老年抑郁症病因及发病机制研究新进展.中华老年病研究电子杂志,2018,5(2):45-49.

[4] 王永军,孙丽丽,贾建军.老年抑郁症与认知功能障碍研究进展.中华老年心脑血管病杂志,2019,021(7):777-779.

[5] 尹进,肖谦,高原,等.老年抑郁障碍筛查方法选择及评价.国际精神病学杂志,2020,47(2):247-250.

[6] Blazer DG. Depression in Late Life: Review and Commentary. J Gerontol A Biol Sci Med Sci,2003,58(3):249-265.

[7] Beyer JL,Johnson KG. Advances in Pharmacotherapy of Late-Life Depression. Curr Psychiatry Rep,2018,20(5):34.

[8] Alexopoulos GS. Mechanisms and treatment of late-life depression. Transl Psychiatry,2019,9(1):188.

第6篇

内分泌代谢

第 75 章

《老年人糖尿病前期干预指南》解读

【文献题目】 老年人糖尿病前期干预指南

【文献作者】 国家老年医学中心，中国老年保健医学研究会老龄健康服务与标准化分会，《中国老年保健医学》杂志编辑委员会

【文献来源】 中国老年保健医学，2018，16（3）：23-24

【文献解读】

◆ 背景介绍

糖尿病在世界范围内的患病率逐年升高，预计到 2030 年，全球糖尿病患者将增至 3.8 亿。糖尿病已成为目前全球患病率较高的慢性非传染性疾病之一。根据 2013 年的研究数据显示，中国成人糖尿病患病率已达 11.6%，预计到 2025 年，糖尿病患病率将达 12.5%。目前，我国≥60 岁老年人糖尿病患病率在 20% 以上。

糖耐量减低与空腹血糖受损是正常与糖尿病之间的过渡阶段，也称为糖尿病前期。这两种糖代谢异常情况可单独出现，也可重叠出现。老年糖尿病前期合并症和并发症多，主要表现为餐后或空腹血糖升高，容易存在心脑血管并发症，尤其老龄相关的多器官功能损害常见，大血管并发症显著增加。

老年人糖尿病前期患病率高，与显性糖尿病一样，心脑血管并发症显著增加，尤其老龄相关的多器官功能损害常见，也可影响其他老年病的诊断及治疗。对处于糖尿病前期的老年人开展有效的血糖干预，可推迟和阻止老年糖尿病的发生，使早期糖尿病得以治愈，对推迟和降低糖尿病慢性并发症的发生、减轻社会经济负担具有重要的社会意义。因此，2018 年中国老年保健医学研究会老龄健康服务与标准化分会老年糖尿病前期干预专业学组根据中国老年人糖尿病前期流行状况、危险因素，制定了《老年人糖尿病前期干预指南》（下文简称《指南》）。《指南》的适用人群为从事老年内科尤其是老年内分泌代谢性疾病专业的临床医务工作者。

◆ 文献要点

1. 概述

（1）老年人糖尿病前期概念：指年龄在 60 岁以上的糖耐量减低（impaired glucose tolerance，IGT）和/或空腹血糖受损（impaired fasting glucose，IFG）患者，其中 IGT 更为多见且更隐匿。与成年人 2 型糖尿病相似，胰岛素抵抗是其最重要的发病机制，因此，针对胰岛素抵抗的干预措施（如减重等）可有效逆转糖尿病。

（2）老年人糖尿病前期主要临床表现：餐后血糖 7.8～11.1 mmol/L（IGT）和/或空腹血糖在 6.1～7.0 mmol/L（IFG），没有明显的"三多一少"症状。常因餐前低血糖症状而误诊。

（3）老年人糖尿病前期的特点：IGT/IFG 具有可逆性，早期诊断并积极干预可有效逆转，但若不加以干预会发展为临床显性糖尿病，并易罹患心、脑、肾等大血管和微血管并发症，危害极大。因此，早期诊断显得尤为重要，尤其是 IGT 需要行葡萄糖耐量试验才能确诊，常规体检仅查空腹血糖会漏诊大多数糖尿病前期的患者。

2. 危险因素

老年人糖尿病前期的病因尚不清楚，除年龄外，与成人 2 型糖尿病发病危险因素类似。

（1）遗传因素。一级直系亲属（父母或兄弟姐妹）有糖尿病患者。有糖尿病家族史的老年人尤其要关注生活方式的影响，做到早期预防。

（2）衰老。老年人体脂增龄性减少使老年人对胰岛素不敏感，对葡萄糖不耐受，表现为血糖和

胰岛素水平的升高,胰岛素分泌高峰延迟,外周抵抗,因此,老年人空腹血糖多正常,而餐后血糖明显升高。

(3)超重及中心性肥胖。老年人 IGT/IFG 患病率与体重密切相关,尤其是中心性肥胖易被忽视,因此,不仅要测量体重指数,还要测量腰围。

(4)高脂血症、高血压及患有心脑血管疾病。多数高血压、高血脂老年患者有糖耐量减低及肥胖,即常合并代谢综合征的多个组分,因此,要综合评估其代谢指标。

(5)既往妊娠史、高龄产妇、有妊娠糖尿病史、巨大儿生产史、曾有不明原因的滞产、合并多囊卵巢综合征者。多囊卵巢综合征的患者多存在胰岛素抵抗,易发生糖尿病。

(6)不良生活方式。老年人因衰弱等原因久坐、体力活动少而更易罹患糖尿病。

(7)社会经济状况。社会经济状况与中老年糖尿病前期呈正相关。饮食结构中以碳水化合物摄入较多的老年人 IGT 多发。

(8)其他因素,如使用一些特殊药物、自身免疫功能下降、病毒感染、生活事件、退休等因素与老年糖尿病前期也相关。

3. 干预获益　《指南》分别对短期、中期、长期干预的获益进行了阐述。

(1)短期干预:早期有效干预可推迟和阻止老年人糖尿病的发生,可使早期糖尿病得以治愈而不再发展成慢性疾病。

(2)中期干预:通过生活干预指导患者全面营养健康的饮食习惯并保持适当的运动,有益于病情好转,使老年人保持健康、增加活力、增强信心,减少并发症的发生风险,并需要加强随访,避免病情进展。

(3)长期干预:通过生活干预和药物治疗,做好病情控制,有利于推迟或降低多种糖尿病慢性并发症的发生。将血糖值控制在正常范围内,将会延长 6～10 年寿命,使老年人免于罹患眼病、肾脏病、截肢、神经性慢性并发症的危害,实现健康老龄化的目标。

4. 干预措施　针对老年糖尿病前期患者进行干预以改变糖尿病进程,减少老年人糖尿病患病率,《指南》提出了具体的干预措施。

(1)人群防治

1)老年人公众健康教育:采用报刊、杂志、广播及社区咨询宣传等形式进行健康宣教。

使老年人认识到糖尿病前期的危害、预防措施及筛查方法等。

2)高危筛查:高危人群包括年龄≥40 岁、有糖尿病家族史、肥胖、曾患妊娠糖尿病或巨大儿生产史的妇女、有心血管疾病病史者。对有上述高危因素的人群进行筛查及跟踪随访,动态观察其血糖、血脂、血压、糖耐量及尿糖。尤其要在高危人群中推行糖耐量检查以早期发现 IGT 患者,提高糖尿病前期的知晓率。

(2)个体防治:《指南》建议根据每个患者的心身、认知、体力、生活、合并疾病及用药情况,制订个体化教育、饮食、运动及药物治疗方案,并密切随访控制效果,监测并发症的发生与发展。

1)心理干预和自我管理:老年人常合并的情绪问题会影响其睡眠并导致血糖波动,因此,需要采取有效措施对老年人进行情绪管理和心理干预。在社区进行糖尿病相关知识宣教和健康教育,以提高老年患者知晓率,加强老年患者自我管理的知识和技能。

2)饮食控制:提倡合理膳食,指导个性化营养处方以优化饮食结构;肥胖者应控制体重。改变不良生活习惯,可使多数老年糖尿病前期患者的病情得以缓解。

3)运动锻炼:老年人应遵循适量、规律、持续的原则进行运动锻炼,尤其要注意避免低血糖的发生。

4)药物防控:老年人在进行药物防控的过程中既要控制高血糖,又要避免低血糖的发生。对于合并多种心脑血管疾病的患者尤其要注意避免低血糖。药物防控应与饮食控制、运动锻炼同时进行,糖尿病前期的生活方式干预比药物防控更重要。对生活方式控制效果不佳者必须进行药物防控,推荐药物有阿卡波糖、二甲双胍、胰岛素增敏剂等不易诱发低血糖的药物,可服用中草药,注意避免选择能升高血糖的药物。

【文献评述】

《指南》详细阐述了老年糖尿病前期的概念、临床表现、特点、危险因素,尤其是对危险因素的详细阐述有助于临床医师及时识别老年糖尿病前期人群并尽早给予干预。早期干预可有效逆转并治愈糖尿病前期。《指南》从短期、中期、长期三个阶段分别总结了老年人糖尿病前期干预的获益，明确了对老年糖尿病前期进行干预的预期目的。为达到"对老年糖尿病前期患者进行干预以改变糖尿病进程，减少老年人糖尿病患病率的目标"，《指南》从人群防治、个人防治两方面提出了临床工作中简单易行的具体干预措施，从而为从事老年内科临床工作的医务工作者针对老年糖尿病前期提供了详细且操作性很强的操作指南。笔者认为《指南》稍显不足之处是药物治疗方面不够翔实，一些最新的可以同时改善心肾功能的药物没有提及，没有充分结合老年糖尿病前期患者肝肾功能及心功能受损等合并症情况进行详细阐述。

（曹彩霞）

参 考 文 献

国家老年医学中心，中国老年保健医学研究会老龄健康服务与标准化分会，《中国老年保健医学》杂志编辑委员会. 老年人糖尿病前期干预指南. 中国老年保健医学，2018，16(3)：23-24.

第 76 章

《中国老年 2 型糖尿病诊疗措施专家共识(2018 年版)》解读

【文献题目】 中国老年 2 型糖尿病诊疗措施专家共识(2018 年版)

【文献作者】 中国老年医学学会老年内分泌代谢分会,国家老年疾病临床医学研究中心(解放军总医院),中国老年糖尿病诊疗措施专家共识编写组

【文献来源】 中华内科杂志,2018,57(9):626-641

【文献解读】

◆ 背景介绍

中国老年糖尿病人群在不断增加,已成为糖尿病的主流人群。但调查显示,有 50% 甚至 2/3 的糖尿病患者在普查前处于未诊断状态,诊断率持续偏低,有很多患者因并发症或缺血性心脑血管疾病就诊时才确诊。老年糖尿病作为 2 型糖尿病的主体,已经明确诊断的患者由于大多数没有临床表现,其治疗也容易被患者本人或接诊专科或非专科医师忽略,从而导致延迟治疗。因此,国内老年糖尿病患者诊疗达标率长期偏低,导致了老年糖尿病并发症高发,未良好控制血糖水平,成为心脑血管疾病的重要危险因素。造成糖尿病国内大流行及控制不良的因素有很多,而广大患者或部分医务工作者对于老年糖尿病患者的控制目标、高血糖的危害及糖尿病的诊疗手段知之甚少。"早发现、早诊断、早治疗、早达标"的概念并未被广大患者及部分医疗工作者理解并付诸实践。在老年糖尿病诊疗领域,国内还缺乏相应的指南或共识。中国老年医学学会老年内分泌代谢分会和国家老年疾病临床医学研究中心(解放军总医院)于 2018 年 9 月发布了《中国老年 2 型糖尿病诊疗措施专家共识(2018 年版)》(下文简称《共识》)。

《共识》的适用人群为基层全科医师或专科医师,对于广大从事老年医学专业的医务工作者来说,也是非常接地气的一部共识。

◆ 文献要点

《共识》涉及老年糖尿病诊疗实践的各个方面,对老年糖尿病诊治相关问题进行了详尽的阐述。主要内容有:①老年糖尿病的流行病学;②老年糖尿病的临床特点;③老年糖尿病治疗策略优化;④老年糖尿病治疗措施;⑤老年糖尿病并发症及合并症的治疗。本文从这 5 个方面对《共识》进行解读。

1. **老年糖尿病流行病学** 既往流行病学资料显示中国老年糖尿病人群在不断增加。依据 2013 年全国糖尿病调查研究,60 岁及以上老年人糖尿病患病率为 20.9%,估算 2017 年 2.4 亿老年人中糖尿病约 5016 万,较 2008 年 3538 万增加 1500 万,老年糖尿病人数还会不断增多,逐渐成为糖尿病的主流人群。国内流行病学调查结果显示,60 岁后糖尿病患病率有随年龄增长而增高的趋势,70 岁后趋于平缓。历次糖尿病普查中均有 50% 甚至 2/3 的糖尿病患者在普查前处于未诊断状态。50% 以上患者不能早期诊断、早期治疗,以致糖尿病的并发症成为老年患者死亡的前五大危害之一。国内报道的糖尿病患者主要死亡原因是心脑血管疾病,其次是恶性肿瘤、肺部感染、肾衰竭等。高血压和血脂紊乱是老年人心脑血管死亡的主要危险因素,约 72% 的糖尿病患者合并高血压和血脂紊乱,三者并存将使心脑血管死亡风险增加 3 倍。

2. **老年糖尿病的临床特点** 针对我国老年 2

型糖尿病的临床特点而言,95％以上均为 2 型糖尿病,少数为 1 型及其他类型糖尿病,分类标准与中青年相同。老年 2 型糖尿病分为老年前患糖尿病和老年后新发糖尿病两种情况,以老年后新发居多。与进入老年已患病者相比,老年后患糖尿病者更多表现为明显胰岛素抵抗和胰岛素代偿性高分泌。老年糖尿病以餐后血糖升高多见,如果仅依靠空腹血糖联合糖化血红蛋白做筛查,会有 1/3 比例的餐后高血糖患者漏诊。老年人群中糖尿病前期患病人数远高于中青年人群。中国老年糖尿病患者的知晓率、诊断率和治疗率均不高,血糖总体控制不理想,各地区差别较大,最低报道血糖控制达标率仅 8.6％。老年患者常合并老年综合征,是老年人群中常见的与年龄相关的疾病组合,包括智能和体能的缺失、自伤和他伤防护能力的下降、跌倒和骨折风险的增加、认知障碍和抑郁等,这些都对老年糖尿病患者的自我管理带来负面影响。

3. 老年糖尿病治疗策略优化

(1)5 个方面评估:约 90％的老年 2 型糖尿病患者合并高血压、血脂异常、腹型肥胖、高尿酸血症、脂肪肝等心血管危险因素。随着年龄增长和糖尿病病程的增加,糖尿病并发症罹患率也在增加,并伴存老年性生理、心理功能异常,因此,《共识》强调对每一位老年糖尿病患者,均需进行 5 个方面的综合性评估,以提高对患者的了解。这 5 个方面分别是了解患者的血糖控制水平,了解患者自身糖调解能力,评估患者是否合并高血压、血脂异常、高尿酸血症和肥胖,评估并发症和脏器功能,评估患者的自我管理水平。

(2)重视"四早"原则:关于诊疗策略的优化,重要的一点是强调"治未病"理念,提倡"四早"原则,即早预防、早诊断、早治疗、早达标。观念的转变很重要,积极进行糖尿病防治知识的学习和宣教,提倡健康生活方式,适度运动。特别是糖尿病高危人群(有家族史者、腹型肥胖者、高血压患者、高甘油三酯血症患者、高胰岛素血症患者),应列为重点防治对象,做好糖尿病一级预防(防发病),定期进行糖尿病筛查,尽早诊断。发现空腹血糖>5.6 mmol/L,或者餐后 2 h 血糖或随机血糖>7.8 mmol/L,或者糖化血红蛋白(hemoglobin A1c,HbA1c)>6.0％,是开始治疗性生活方式干预(therapeutic life-style changes,TLC)的警示点。根据血糖控制情况,及时启动降血糖药物治疗、适时开始胰岛素治疗。我国的大庆研究、芬兰糖尿病预防研究和美国糖尿病预防研究均显示,单纯 TLC 可以使糖尿病的发病率减少 40％～58％,二甲双胍、阿卡波糖和吡格列酮类药物干预研究分别降低糖尿病发病率 77％、88％和 54％。如联合 2～3 种以上口服降糖药治疗后 HbA1c>7％,可以考虑应用胰岛素治疗。对于肥胖、饮食控制差、自身胰岛素分泌水平不低的患者不宜过早应用胰岛素,需先严格控制生活方式管理并加强使用有减轻体重作用的降糖药。控制血糖的同时也要尽早管理伴存的高血压、血脂异常和高尿酸血症。

(3)老年糖尿病患者个性化控制目标的制订:制订个性化控制目标是很重要的临床问题,目的是使患者获得最大利益和最小风险。老年糖尿病患者临床表现存在更多的异质性,在综合评估的基础上,诊疗策略的制订需"关注起点、平衡靶点"。基于对每个患者都力争最优化的治疗和管理又避免过度医疗和规避治疗风险的理念,个性化控制目标包括血糖相关指标及非血糖的其他代谢指标,简化分层如表 76-1 和表 76-2 所示。

表 76-1　血糖相关控制目标

栏目	良好控制标准	中间过渡阶段	可接受标准
HbA1c(％)	≤7.0	>7.0～8.0	>8.0～8.5
空腹血糖(mmol/L)	4.4～7.0	<7.5	<8.5
餐后 2h 血糖(mmol/L)	<10.0	<11.1	<13.9
治疗目标	控制并发症发生	减缓并发症发生	避免高血糖的直接危害

(待　续)

（续　表）

栏目	良好控制标准	中间过渡阶段	可接受标准
适应的患者条件	适用于新诊断、病程短、低血糖风险低、应用非胰岛素促泌剂类降糖药治疗为主、自理能力好或有良好辅助生活条件的老年糖尿病患者。能早发现血糖异常者，有条件的可以控制HbA1c<6.5%	适用于病程＞5年、中等程度并发症及伴发疾病、有低血糖风险、应用胰岛素促泌剂类降糖药或以多次胰岛素注射治疗为主、自我管理能力欠佳的老年糖尿病患者。希望在治疗调整中转向良好控制	适用于伴有影响寿命的疾病、有严重低血糖发生史、反复合并感染、急性心脑血管病变、急性病入院治疗期间、完全丧失自我管理能力、缺少良好护理的患者。需避免高血糖造成的直接损害

注：HbA1c. 糖化血红蛋白。

表 76-2　其他代谢相关指标的控制目标

项目	一般控制标准	严格控制标准	调整期可接受标准
血压（mmHg）	<140/90	<130/85	<150/90
适应的患者条件	复杂病情、长病程、合并脑血管病变	短病程、合并糖尿病肾病蛋白尿者	有缺血性心脑血管病史、长期高血压未控制
LDL-C(mmol/L)	<2.6	<1.8	<4.4
适应的患者条件	无心脑血管病史，心血管病中危	已有心脑血管病史，心血管病高危	无心脑血管病史，心血管病低危
TG(mmol/L)	<2.5	<1.7	<3.5
适应的患者条件	无胰腺炎病史，心血管病中危	有胰腺炎病史，心血管病高危	无胰腺炎病史，心血管病低危
血尿酸(μmol/L)	<420	<360	<300
适应的患者条件	单纯高尿酸血症	有痛风病史，合并肾病	痛风合并痛风石、肾病
体重指数（kg/m²）	<28	<24	每年减少原体重的5%

注：LDL-C. 低密度脂蛋白胆固醇；TG. 甘油三酯。

4. 老年糖尿病治疗措施　老年糖尿病降糖治疗措施包括基础治疗和降糖药治疗两个方面。选择治疗方案时，需掌握患者不同血糖变化的特点，为其提供针对性强、合适、便于操作的降糖药治疗方案，以达到理想的血糖控制效果，要重视糖尿病的基础治疗。

（1）糖尿病教育：重视老年患者的教育和管理，加强糖尿病患者的入门教育和早期定位管理（固定医疗单位和医师）有助于改善预后。

（2）患者自我管理和血糖监测：根据患者血糖控制水平，3～6个月到医院检测 HbA1c 了解总体血糖控制情况，并与医师交流调整降糖治疗方案，居家血糖监测是了解血糖控制状态和提高患者自我血糖管理水平的必要措施。可根据患者治疗的需要选择监测模式（表 76-3）。

表 76-3　患者不同治疗需要可选择的监测模式

监测点	检测模式
最基本的监测点	早、晚餐前
最常用的监测点	三餐餐前＋晚睡前
可选择的监测点	早餐前＋随机餐前/后2 h对应血糖
最全面的监测点	三餐前＋三餐后2 h＋晚睡前
必要时增加的点	凌晨2—3时，或特殊需要时
特殊情况时选用	连续动态血糖监测

（3）饮食治疗：根据患者不同的营养素代谢水平，合理调配饮食结构（碳水化合物占50%～55%，多进食富含膳食纤维、升糖指数低的食物，结合肾脏情况因人而异选择蛋白质的摄入量），注意进餐模式（少食多餐、慢吃、先汤

菜后主食)。

(4)运动治疗:需要兼顾有助于血糖控制和保持良好的人体素质(体重和灵活性)两方面。运动管理需要个体化,根据运动能力和疾病状况安排体力和体能锻炼。

(5)三点平衡:在日常生活中,饮食量、运动量和降糖药剂量之间的变化,是引发低血糖最常见的因素,老年糖尿病患者要注意学会调整"三点平衡"。

(6)降糖药治疗:老年糖尿病重要的支持治疗。老年 2 型糖尿病降糖药选用原则需要考虑两种情况:①糖尿病患者所处疾病发展阶段;②根据当时的血糖水平。以 HbA1c 监测值为参考依据。理想的血糖控制是从初始 HbA1c>7% 开始启用基础降糖药,经单药、多药联合后不能降至 7% 以下,逐渐联合二线用药,力争糖化血红蛋白在 7% 以下。遇到新诊断或未能良好管控血糖的老年糖尿病伴高血糖(HbA1c>9%,FBG>12 mmol/L)、合并感染或急性并发症、处于手术或应激状态、应用拮抗胰岛素作用的药物等特殊情况时,需积极采用胰岛素强化治疗模式。在老年糖尿病常规降糖实践中,不推荐采用操作难度大的多次胰岛素治疗模式。应用胰岛素或者胰岛素促泌剂的老年糖尿病患者,应进行低血糖宣教。对于有严重低血糖发生经历的老年患者,如不能彻底阻断发生原因,血糖控制目标需要放宽,以不发生低血糖又无严重高血糖为目标。

1)非胰岛素促泌剂:由于其安全性良好,是老年糖尿病患者首选药物。代表药物有二甲双胍、糖苷酶抑制剂及二肽基肽酶-4(dipeptidyl peptidase-4,DPP-4)抑制剂。

①二甲双胍:有效剂量 1000 mg/d,最强及最大剂量 2000 mg/d。估算肾小球滤过率(estimated glomerular filtration rate,eGFR)在 45～60 ml/min 时减量;eGFR<45 ml/min 时,不推荐启用二甲双胍;eGFR<30 ml/min 时停用。缺氧或接受大手术时停用。使用碘造影剂时,当天停用二甲双胍即可;若患者拟行大手术,或有心、肾功能不全,需要在造影前后 48 h 停用,并通过多饮水促进造影剂排出。

②糖苷酶抑制剂:包括阿卡波糖、伏格列波糖和米格列醇。患者在用药过程中如果发生低血

糖,可口服或静脉滴注葡萄糖制剂,食用蔗糖或淀粉类食物纠正低血糖的效果较差。阿卡波糖(<10%)和米格列醇(>60%)可不同程度地吸收入血液,当 eGFR<30 ml/min 时不宜使用;而伏格列波糖不吸收入血液,可有效降低肾衰竭透析患者的血糖水平,安全性好。

③格列酮类:包括罗格列酮和吡格列酮。由于此类药物有增加体重、导致水肿、加重心力衰竭和骨质疏松(骨折)的风险,故在老年人中应用存在一定的负面影响。临床除早老年阶段或有特殊需求者外,一般不推荐在老年糖尿病患者中使用。

④肾小管钠糖转运蛋白-2(sodium-dependent glucose cotransporters 2,SGLT-2)抑制剂:包括达格列净、恩格列净和卡格列净。常见不良反应为生殖泌尿系统感染,罕见不良反应如酮症酸中毒,可能的不良反应包括急性肾损伤(罕见)和骨折风险(罕见)。初用药时应注意避免直立性低血压和脱水;不建议重度肾功能不全患者使用。

⑤肠促胰素类药物胰高糖素样肽-1 受体(glucagon-like peptides 1,GLP-IR)激动剂:包括艾塞那肽、利拉鲁肽、利司那肽、贝那鲁肽、度拉糖肽等,适用于胰岛素抵抗、腹型肥胖的糖尿病患者。如果是比较瘦弱或存在胃肠功能异常的老年患者,不宜选用。患者伴肾功能不全时,需要减量使用。

⑥DPP-4 抑制剂:包括西格列汀、沙格列汀、维格列汀、利格列汀和阿格列汀。服用沙格列汀时,需注意患者因心力衰竭住院的概率可增加。利格列汀主要从胆肠代谢,肾衰竭患者无须减量。阿格列汀不经细胞色素 P450 代谢,与其他药物相互间作用极少,联合用药更安全。

2)胰岛素促泌剂

①磺酰脲类:包括格列本脲、格列吡嗪、格列齐特、格列喹酮、格列苯脲。对老年患者来说,这类药物的低血糖风险相对更大,如果服药剂量与饮食量不匹配,会引发低血糖甚至严重低血糖昏迷,其中格列本脲的低血糖风险最大,不宜用于老年患者。对于肝肾功能正常的老年糖尿病患者,可考虑选择每天使用 1 次磺酰脲类药物,或者根据血糖谱的特点选择中短效磺酰脲类药物。缓释(格列齐特)和控释(格列吡嗪)剂型,每天服用 1 次,且体内药物浓度平缓,低血糖发生风险少,推

荐老年患者选用。除格列喹酮不经肾脏代谢排出外,其余磺酰脲类药物均经肝脏代谢肾脏排出,当 eGFR<45 ml/min 时,需停用,可换用或选择格列喹酮,但格列喹酮慎用于 eGFR<30 ml/min 的慢性肾脏病和已行血液透析的患者。

②格列奈类:包括瑞格列奈、那格列奈和米格列奈。瑞格列奈从胆汁排出,慢性肾功能不全的患者可以不用减量,但需注意防范低血糖、体重增加的风险。

5. 老年糖尿病并发症及合并症治疗　糖尿病患者不仅有糖尿病相关的并发症,也有其他心血管危险因素所致脏器损害。《共识》强调了糖尿病并发症的防治重在预防(血糖正常化)和早筛查、早治疗。

(1)心血管病变:对于老年糖尿病患者应早期开始干预和治疗心血管疾病危险因素,及时启动降低低密度脂蛋白胆固醇(low density lipoprotein cholesterol,LDL-C)治疗等综合心血管危险因素管理措施。对糖尿病合并高血压或血脂异常患者,应进行血管病变筛查(如颈动脉及下肢动脉超声)。老年糖尿病患者因伴存自主神经病变,可发生无症状心肌梗死,需要心电图和心肌酶的动态监测明确诊断,及时治疗。

(2)缺血性脑梗死:糖尿病合并的脑血管病变90%以上是缺血性脑梗死,近 1/3 卒中患者的病因与颈动脉重度狭窄和易损斑块有关。老年糖尿病患者脑梗死的一级预防包括积极控制血压和血糖、使 LDL-C 控制在理想水平、戒烟等。对于高危人群,应当定期检查颈动脉 B 超。对已发生脑梗死者,重在防止再发。

(3)下肢动脉闭塞:外周动脉疾病是糖尿病常见的大血管并发症,在老年患者中多发,下肢动脉闭塞最常见。应用彩色多普勒超声技术筛查下肢动脉病变,可以更早及准确检测血管损伤,并行危险分层。治疗上如果患者存在单纯动脉管壁增厚伴散在斑块者,需要加用抗血小板药物。对下肢动脉管腔狭窄>50%、足背动脉搏动缺失或有运动后下肢无力等症状患者,可联合西洛他唑(50~100mg,2 次/天)长期服用;对下肢动脉管腔狭窄>75%、中重度间歇性跛行伴静息痛患者,有条件时需行介入治疗。

(4)糖尿病足:糖尿病足与下肢血管病变和神经病变的双重损害有关。老年糖尿病足患者往往是神经缺血性溃疡或缺血性足溃疡,患者不一定有明显的感染和缺血症状,因此,主动检查十分重要。对于病程长的糖尿病患者,须注意预防足部皮肤破损,认真处置足癣和甲癣。一旦发生足部皮肤溃烂,应尽快到专科就诊,接受多学科综合治疗,降低截肢风险。

(5)糖尿病肾病与慢性肾衰竭:老年糖尿病肾损伤常为多因素致病。遗传因素、高血压、高血糖、肥胖、高尿酸及肾毒性药物是老年慢性肾脏病进展的主要影响因素。有调查显示,老年糖尿病患者合并肾损伤者单纯因糖尿病所致仅占 1/3,高血压影响更大,故选择治疗方法时需考虑包括病因治疗的措施。糖尿病肾病治疗原则:严格饮食管理[限量摄入优质蛋白,0.6~0.8 g/(kg·d)],减轻肾脏负担。治疗措施包括尽早应用肾素-血管紧张素系统抑制剂、严格控制血糖、控制血压、肥胖者减轻体重、控制高尿酸血症及改善肾脏微循环等。

(6)糖尿病视网膜病变与失明:老年患者需要定期行眼底检查,及时发现病变,及早开始治疗,这样获益最大。老年前患糖尿病(长病程)较老年后患糖尿病者视网膜病变更多,眼底病变出血和黄斑变性是导致失明的主要原因。激光光凝治疗是预防失明的有效措施,改善微循环(羟苯磺酸钙、胰激肽释放原酶)、抗感染治疗及抗血管内皮细胞生成治疗的药物是目前正在使用且能有效改善预后的治疗方法。

(7)糖尿病外周神经病变:老年糖尿病患者50%以上合并糖尿病外周神经病变(diabetic peripheral neuropathy,DPN)。以感觉神经、自主神经受损最为常见,临床表现多样。α-硫辛酸、依帕司他、甲基维生素 B_{12} 和中草药(如木丹颗粒等)在改善 DPN 引起的感觉异常、肢体麻木和疼痛方面有一定效果。

【文献评述】

老年糖尿病控制不好而导致的合并症已成为重要的社会和经济负担,老年糖尿病患者对社会帮助的需求相对更多,因此,老年糖尿病患者除了进行自我管理外,还应关注社会支持。社会支持的来源涉及医院外政府老年基本医疗保障、患者参与社会活动和生活的各个方面等,除家庭(亲人和朋友)支持外,社区、邻里乡亲的支持也十分重要,尤其是对存在明显认知障碍、运动受限的患者。老年人得到社会支持程度越高,生活质量越高,糖尿病管理效果越佳,这些措施将会提升老年糖尿病及相关代谢异常疾病的总体管理水平,为社会和人民健康谋福利。

(闫双通)

参 考 文 献

[1] 中国老年医学学会老年内分泌代谢分会,国家老年疾病临床医学研究中心(解放军总医院),中国老年糖尿病诊疗措施专家共识编写组.中国老年 2 型糖尿病诊疗措施的专家共识(2018 年版).中华内科杂志,2018,57(9):626-641.

[2] Shichiri M,Kishikawa H,Ohkubo Y,et al. Long-term results of the Kumamoto Study on optimal diabetes control in type 2 diabetic patients. Diabetes Care,2000,23(Suppl2):21-29.

[3] 李光伟,张平,王金平,等.中国大庆糖尿病预防研究中生活方式干预对预防-糖尿病的长期影响——20 年随访研究.中华内科杂志,2008,47:854-855.

[4] Lindström J,Peltonen M,Eriksson JG,et al. Improved lifestyle and decreased diabetes risk over 13 years:long-term follow-up of the randomised Finnish Diabetes Prevention Study (DPS). Diabetologia,2013,56(2):284-293.

[5] Chiasson JL,Josse RG,Gomis R,et al. Acarbose for prevention of type 2 diabetes mellitus:the STOP-NIDDM randomised trial. Lancet,2002,359(9323):2072-2077.

[6] Kawamori R,Tajima N,Iwamoto Y,et al. Voglibose for prevention of type 2 diabetes mellitus:a randomised,double-blind trial in Japanese individuals with impaired glucose tolerance. Lancet,2009,373(9675):1607-1614.

[7] 田慧,李春霖,方福生,等.糖化血红蛋白诊断糖尿病切点的横断面研究.中华内分泌代谢杂志,2011,27:375-380.

[8] Japan Diabetes Society (JDS)/Japan Geriatrics Society (JGS) Joint Committee on Improving Care for Elderly Patients with Diabetes. Committee Report:Glycemic targets for elderly patients with diabetes:Japan Diabetes Society (JDS)/Japan Geriatrics Society (JGS) Joint Committee on Improving Care for Elderly Patients with Diabetes. J Diabetes Investig,2017,8(1):126-128.

[9] Nathan DM,Buse JB,Davidson MB,et al. Management of hyperglycemia in type 2 diabetes:A consensus algorithm for the initiation and adjustment of therapy:a consensus statement from the American Diabetes Association and the European Association for the Study of Diabetes. Diabetes Care,2006,29:1963-1972.

[10] 中国医师协会内分泌代谢科医师分会.2 型糖尿病合并慢性肾脏病患者口服降糖药应用原则中国专家共识.中国糖尿病杂志,2013,21(10):865-870.

第77章

《老年人骨质疏松症评估技术应用专家共识(草案)》解读

【文献题目】 老年人骨质疏松症评估技术应用专家共识(草案)

【文献作者】 中国老年保健医学研究会老龄健康服务与标准化分会,《中国老年保健医学》杂志编辑委员会

【文献来源】 中国老年保健医学,2019,17(4):23-25

【文献解读】

◆ 背景介绍

骨质疏松症(osteoporosis,OP)是以骨量减少、骨微结构受损为特征,导致骨强度下降、脆性增加、易发生骨折的全身性骨病。OP 好发于老年人群,早期症状不明显,易被漏诊。我国老年人 OP 及 OP 后骨折发病率高且后果严重,OP 患病率>1/3,女性高于男性。骨折是 OP 最严重的并发症,老年女性髋部骨折的死亡率>50%。

老年人 OP 的诊断标准不完善,目前诊断主要参照世界卫生组织推荐的绝经后女性、50 岁及以上男性的诊断标准。然而老年人 OP 有其独有的特点和临床规律,不同 OP 评估技术各有优劣和适用范围。临床医师对此的认识和重视程度都不足。目前针对 OP 的筛查评估技术较多,然而缺乏针对这些评估技术的规范应用指南。为此,中国老年保健医学研究会老龄健康服务与标准化分会以国内外相关指南、共识及现有研究结果为依据,制定了 2019 版《老年人骨质疏松症评估技术应用专家共识(草案)》(下文简称《共识》),旨在优化并规范基于评估证据的各种筛查方法,从而早期识别老年人 OP 并预防骨折,提高老年人生存质量。《共识》的适用人群为各级各类老年医学科、内分泌科、骨科及全科医师,以及其他临床学科的医师。

◆ 文献要点

1. 危险因素与临床表现 老年人 OP 是增龄为主的多种因素共同作用的结果,涉及原发和继发两大方面。原发性因素包括:增龄相关的生理、免疫、炎症及多系统问题;骨重建失衡;老年女性雌激素和老年男性睾酮等性激素水平的生理变化等。继发性因素包括:合并影响骨代谢的相关疾病;使用导致骨质疏松风险加重的药物;老年人咀嚼及消化吸收功能退化所致营养失衡;吸烟、偏食、长期卧床、活动减少、缺少日照等不良生活方式等。典型临床表现包括骨痛、身高变矮或驼背、脆性骨折等。由于老年人自主生活能力下降,骨折后与外界接触和交流进一步减少,患者出现巨大的心理负担,常表现为恐惧、焦虑、抑郁和自信心丧失。

2. 筛查量表 OP 早期常无明显症状,量表筛查作为最简单易行的评估手段,部分弥补了老年人 OP 容易漏诊的不足。然而,量表初筛结果不能用于诊断,量表评估存在 OP 高风险的老年人需进行相关实验室及骨密度检查以明确诊断。OP 初筛量表适用于以下情况:临床症状不明显,活动受限或行动不便者;<65 岁绝经后女性和<70 岁老年男性伴脆性骨折家族史或有 OP 危险因素者;大规模普查;经济落后地区筛查;社区卫生服务中心筛查。国内外 OP 初筛量表很多,下文介绍比较公认且常用的 3 种。

(1)国际骨质疏松基金会(International Osteoporosis Foundation,IOF)骨质疏松风险一分

钟测试题:共 19 题,前 14 题为不可控因素,后 5 题为可控因素。受试者可以在家自己测试,判断"是"或"否"。只要有一题回答"是"即提示 OP 风险,应建议进一步检查或行 FRAX 风险评估。国内有研究认为,该测试可以反映骨质疏松骨密度改变,特别对于测试问题 2 或问题 4 阳性的绝经后女性应引起高度警惕,建议及早诊治。

(2)亚洲人骨质疏松自我筛查工具(osteoporosis self-assessment tool for Asians,OSTA):OSTA 指数=(体重-年龄)×0.2,>-1 为低风险,-1~-4 为中风险,<-4 为高风险。或根据图表上年龄和体重的分布快速查对。OSTA 主要适用于老年女性,国内有研究建议 OSTA 最佳干预界值为-1.7。但 OSTA 选用的指标过少,笔者认为 OSTA 容易漏诊老年肥胖患者的 OP,且易误判老年体重管理良好的患者。

(3)骨折风险评估工具(fracture risk assessment tool,FRAX):FRAX 是世界卫生组织推荐使用的应用最广泛的评估未来 10 年 OP 性骨折绝对风险的软件工具。FRAX 纳入了年龄、性别、身高、体重,以及 7 个骨折风险因子(既往低能量骨折史、双亲髋部骨折史、吸烟、长期服用糖皮质激素、风湿性关节炎病史、每天饮酒量和继发性 OP),同时输入股骨颈的骨密度可提高预测价值。FRAX 髋部骨折概率≥3%或任何主要 OP 性骨折概率≥20%为高风险,建议治疗。然而,FRAX 存在种族和地域差异,中国人的预测结果可能存在一定的偏倚。笔者认为 FRAX 在已诊断为 OP 及已接受 OP 药物治疗的人群中价值有限,并且 FRAX 可能低估了绝经后 2 型糖尿病患者的骨折风险。

3. 骨代谢相关指标 骨代谢相关指标是指从血液、尿液中检测出的影响或反映骨代谢状况的物质,包括钙磷代谢调节指标、骨转换标志物(bone turnover markers,BTMs)、激素与细胞因子。老年人 OP 的危险因素涉及很多方面,而原发性和继发性 OP 的治疗原则明显不同,检测骨代谢相关指标的意义首先在于鉴别诊断。临床上常检测血液 BTMs、甲状旁腺激素、成纤维生长因子 23、甲状腺功能、性激素系列、皮质醇、肿瘤标志物、25-羟维生素 D、1,25-二羟维生素 D 以及血尿的钙、磷、轻链等,用于鉴别原发性骨质疏松、原发性甲状旁腺功能亢进症和 Paget 症等代谢性骨病、甲状腺功能亢进或减退、皮质醇增多症、肿瘤骨转移及多发性骨髓瘤等。

BTMs 是指能从血液、尿液中检测到的骨重建过程中由成骨细胞或破骨细胞产生的以及骨组织合成与分解代谢的产物,包括骨形成指标和骨吸收指标。临床上可供检测的 BTMs 很多,骨形成指标包括血清碱性磷酸酶、血清骨钙素、血清骨特异性碱性磷酸酶、血清 I 型原胶原 C-端前肽、血清 I 型原胶原 N-端前肽;骨吸收指标包括空腹 2h 尿钙/肌酐比值、血清抗酒石酸酸性磷酸酶、空腹血清 I 型胶原交联 C-末端肽、尿吡啶啉、尿脱氧吡啶啉、尿 I 型胶原交联 C-末端肽、尿 I 型胶原交联 N-末端肽。至少同时选取 1 个骨形成指标和骨吸收指标来评估骨重建状态,IOF 推荐的是血清 I 型原胶原 N-端前肽和空腹血清 I 型胶原交联 C-末端肽。

BTMs 检测应过夜空腹采血,检测周期为初次诊断时和药物干预后每 3~6 个月检测 1 次。BTMs 超过参考范围上限 1.5 倍提示骨转换率明显升高,应排除继发性 OP 或其他代谢性骨病。BTMs 的临床意义是 OP 的诊断和分型、骨丢失和骨折风险评估、抗 OP 治疗的方案选择与疗效监测、肿瘤骨转移的诊断和疗效监测、OP 的机制和药物研究等。

4. 骨密度测定技术及应用 骨密度(bone mineral density,BMD)是指单位体积或者单位面积所含的骨矿物质含量,是反应个体有无 OP 的重要指标。下文介绍目前临床和科研常用的 BMD 测定技术。

(1)双能 X 射线吸收法(dual energy X-ray absorptiometry,DXA):DXA 是诊断 OP 的"金标准",被多国指南公认。主要测量部位是中轴骨,包括腰椎和股骨近端,对于髋部或腰椎测量受限者、体重超过 DXA 床承重者、甲状旁腺功能亢进者,可选择非优势侧桡骨远端 1/3 为测量部位。DXA 具有精密度与准确性高、数据库完善、普及率广、简便快捷、放射性及费用较低等优点。当患者存在椎体压缩性骨折、腰椎增生或退变、腹主动脉钙化等情况时,腰椎 DXA 结果将受很大影响,此时应结合股骨和桡骨数据进行分析。

(2)定量计算机断层照相术(quantitative

computed tomography，QCT）：QCT 通常是计算腰椎和/或股骨近端松质骨和皮质骨的体积密度，可部分排除前述椎体压缩性骨折、腰椎增生或退变、腹主动脉钙化等因素的干扰。QCT 常评估松质骨和 CT 扫描同时进行，有利于完善数据诊断 OP。国内 QCT 多中心大样本数据结果表明，QCT＜80 mg/cm³ 为骨质疏松，80～120 mg/cm³ 为低骨量，＞120 mg/cm³ 为正常。QCT 与 DXA 检查费用相当，QCT 的灵敏度与精确度均高于 DXA，脊柱 QCT 预测椎体骨折较 DXA 更敏感。外周 QCT（pQCT）常测量桡骨远端和胫骨的皮质骨 BMD，可评估绝经后女性髋部骨折风险，但不能用于 OP 的诊断和药物疗效评估。高分辨 pQCT 还可显示骨微结构，并可计算骨力学性能参数。

（3）定量超声测定法（quantitative ultrasound，QUS）：QUS 具有舒适、便捷、无辐射等特点，QUS 初筛 BMD 降低者应进一步行 DXA 检查。QUS 的超声速率可以反映骨密度、骨强度、骨弹性和脆性，从骨的生物力学角度看，优于单纯 BMD 测量，尤其适用于外周皮质骨测量。DXA 结合 QUS 进行骨折预测，较单纯 DXA 预测更准确，提示 QUS 具有一定协助诊断 OP 及预测骨折的作用。

（4）骨骼 X 线影像：常规 X 线检查对骨结构的稀疏程度缺乏确切的量化，不能准确判断 OP 严重程度，仅可协助 OP 的诊断和鉴别诊断。胸腰椎侧位 X 线片是 OP 性椎体压缩性骨折首选的检查方法，摄片的范围应分别包括胸 4 至腰 1 和胸 12 至腰 5 椎体，建议采用 Genant 目视半定量法判定压缩性骨折的程度。

（5）骨密度测定技术的应用：不同 BMD 测定方法在 OP 的诊断、疗效监测及骨折风险评估中的优先级别不同。

1）OP 的诊断：首选 DXA，适用于初筛结果为高风险的人群、≥65 岁女性和≥70 岁男性、有可疑脆性骨折者；若无 DXA 设备或不愿接受 DXA，建议 QCT 检查，或结合脆性骨折史和其他椎体影像学检查进行诊断。

2）抗 OP 治疗的疗效监测：在有 DXA 或 QCT 的医疗机构，建议结合有无新发骨折，每年行 DXA 或 QCT，每 3～6 个月检查 BTMs；在无 DXA 的医疗机构，建议结合有无新发骨折，用药 3 个月后行 BTMs、椎体影像学检查。

3）骨折风险评估：DXA 胸腰椎体侧位成像和椎体 X 线评估的特异性和灵敏性相当，QUS 具有一定的独立于 DXA 的骨折风险预测作用。

【文献评述】

《共识》重点阐述骨质疏松相关评估技术，为各级各类老年医学科及其他临床学科的医师提供了各种 OP 评估技术的优化应用建议。其突出之处在于：①不强调老年人 OP 的分类，而是从早发现、早预防的角度介绍各种危险因素；②骨代谢相关指标不局限于骨转换标志物，而是兼顾鉴别诊断的需要纳入相关实验室检查；③《共识》内容严谨翔实、服务临床需求，分别阐述危险因素、临床表现、量表筛查、骨代谢相关指标、骨密度测定及诊断标准。

《共识》的不足之处是有些观点需要更新，对老年人 OP 诊断标准未进行深入讨论，仅用"缺乏"一词，欠缺思考。在 OP 定义中，骨强度下降是 OP 的特征，骨折是 OP 的结果。因此，理想的 OP 诊断标准应能全面反映骨强度和骨折风险。目前学术界公认的 OP 诊断标准是基于 DXA 测量的 BMD 降低和/或脆性骨折史，然而 BMD 仅反映骨强度的 70%，无法准确预测骨折风险，导致部分骨折高风险患者错过最佳防治时机。2016 年美国临床内分泌医师协会和美国内分泌学会正式将 FRAX 骨折风险界值作为诊断标准，纳入绝经后女性 OP 诊治指南。笔者建议国内老年医学专家充分考虑中国老年人的特点，借鉴国际 OP 诊断标准的进展，实现不同 OP 评估技术的优势互补，制订适合中国国情的老年人 OP 诊断标准。结合笔者团队的研究，可将糖尿病病程纳入 FRAX 的骨折风险因子。

（罗　钢）

参 考 文 献

[1] 中国老年保健医学研究会老龄健康服务与标准化分会，中国老年保健医学杂志编辑委员会.老年人骨质疏松症评估技术应用专家共识（草案）.中国老年保健医学杂志，2019，17（4）：23-25.

[2] NIH consensus development panel on osteoporosis

prevention, diagnosis, and therapy, March 7-29, 2000: highlights of the conference. South Med J, 2001,94(6):569-573.

[3] 胡健,欧阳晓俊,刘晔,等. 亚洲人骨质疏松自我筛查工具和体质量指数筛查老年骨质疏松症效果比较. 中华骨质疏松和骨矿盐疾病杂志,2017,10(3):246-251.

[4] Curry SJ,Krist AH,Owens DK,et al. Screening for osteoporosis to prevent fractures: Us preventive services task force recommendation slalement. JA-MA,2018,319(24):2521-2531.

[5] Agten CA,Ramme AJ,Kang S,et al. Cost-effectiveness of virtual bone strength testing in osteoporosis screening programs for postmenopausal women in the United States. Radiology, 2017, 285 (2): 506-517.

[6] Cosman F,de Beur SJ,LeBoff MS,et al. Clinician's guide to prevention and trealtment of osteoporosis. Osteoporos Int,2014,25(10):2359-2381.

[7] Al-Saleh Y,Sulimani R,Sabico S,et al. 2015 Guidelines for osteoporosis in Saudi Arabia:recommendations from the Saudi osteoponsis society. Ann Saudi Med,2015,35(1):1-12.

[8] Engelke K. Quantitative computed tomnogaphy-current status and new developments. J Clin Densiom, 2017,20(3):309-321.

[9] Zyssel P,Qin L,Lang T,et al. Clinical use of quantitaive computed tomography-based finite element analysis of the hip and spine in the management of osteoporosis in aduls:the 2015 ISCD ofcial positions-part Ⅱ. J Clin Densitom,2015,18(3):359-392.

[10] Camacho PM,Petak SM,Binkley N,et al. American Association of Clinical Endocrinologists and American College of Endocrinology clinical practice guidelines for the diagnosis and treatment of postmenopausal osteoporosis-2016. Endocr Pract,2016,22(Suppl 4):1-42.

第 78 章

《中国定量 CT(QCT)骨质疏松症诊断指南》解读

【文献题目】 中国定量 CT(QCT)骨质疏松症诊断指南

【文献作者】 《中国定量 CT(QCT)骨质疏松症诊断指南》工作组

【文献来源】 中国骨质疏松杂志,2019,25(6):733-737

【文献解读】

◆ 背景介绍

骨质疏松症是严重威胁老年人身体健康的慢性疾病之一。骨密度测量是骨质疏松症诊断的主要依据,双能 X 射线吸收法(dual energy X-ray absorptiometry,DXA)、四肢 DXA(peripheral DXA,pDXA)和定量 CT(quantitative computed tomography,QCT)均为可用的方法,具有简单、易普及的特点。我国目前骨质疏松症诊治率偏低,DXA 虽然作为世界卫生组织推荐的诊断骨质疏松症的"金标准",但我国现有骨密度测量仪的数量远不能满足临床需求。CT 扫描仪在全国各级医疗机构已比较普及,仅需配备一套 QCT 体模和分析软件即可开展 QCT 骨密度测量,因此,QCT 在我国具有良好的应用前景。

国际临床骨密度学会(International Society for Clinical Densitometry,ISCD)在 2007 年制定了 QCT 骨质疏松症诊断应用共识,美国放射学院(American College of Radiology,ACR)于 2008 年形成了 QCT 临床应用指南,提出了扫描方案和诊断标准。中国老年学和老年医学学会联合 11 家学会,在全国开展了多中心、大样本 QCT 骨密度和骨折患病率影像学研究,建立了中国人群 QCT 骨密度正常参考值,验证了 QCT 诊断标准在中国人群中的适用性,并于 2018 年发布了《中国定量 CT(QCT)骨质疏松症诊断指南》(下文简称《指南》),旨在制定 QCT 在骨质疏松症诊断中的实施规范,为临床医务工作者在 QCT 临床应用方面提供科学、具体的指导。《指南》的适用人群为全国各级医疗机构医务人员。

◆ 文献要点

《指南》主要有 6 个要点:①确定了腰椎 QCT 的诊断标准;②明确腰椎 QCT 的扫描及测量规范;③推荐 QCT 与低剂量胸部 CT 检查在临床中的结合应用;④阐述 QCT 的优势;⑤QCT 检测的不足;⑥QCT 的质量控制。《指南》可为临床医务工作者在 QCT 临床应用方面提供科学、具体的指导,并促进骨质疏松症的规范诊疗。现对《指南》要点进行解述。

1. 腰椎 QCT 的诊断标准 QCT 测量骨密度的部位通常选取腰椎,腰椎椎骨主要由骨小梁构成,骨小梁的骨转化相对较快,腰椎是最早出现骨量变化的部位,也是骨质疏松最常见的部位。因此,选择腰椎区域作为检测骨密度变化的扫描区域是理想选择。通过腰椎 QCT 骨密度绝对值诊断骨质疏松,取 2 个腰椎椎体松质骨骨密度平均值(常用第 1 和第 2 腰椎)。ISCD 和 ACR 分别于 2007 年和 2018 年提出了国际 QCT 腰椎诊断骨密度的标准。2019 年李凯等对全国多中心 3 个群体的中国人群(1584 例 20~40 岁正常青年人群、3420 例 40~83 岁社区健康人群和因骨质疏松性脊柱骨折而就诊的 432 例骨折人群)进行 QCT 检测,验证了该标准同样适用于包括绝经后女性和老年男性在内的中国人群。同时该研究是目前乃至国际上样本量最大的、数据库覆盖区域最全的 QCT 骨密度正常参值研究,因此,《指南》推荐了中国人群的 QCT 骨密度诊断标准(表 78-1)。

表 78-1　腰椎定量 CT 骨密度诊断骨质疏松标准

诊断	腰椎骨密度值*
正常	体积骨密度>120 mg/cm³
低骨量	80 mg/cm³≤体积骨密度≤120 mg/cm³
骨质疏松	体积骨密度<80 mg/cm³

注:*. 腰椎骨密度值指 QCT 测量的腰椎松质骨体积骨密度,取 2 个腰椎椎体松质骨骨密度平均值。

2. **腰椎 QCT 的扫描及测量规范**　进行腰椎 QCT 扫描时,应包括腰椎侧位定位像,定位像的范围应包括整个腰椎,图像质量应达到可以进行椎体骨折评价的要求,技术员根据定位像判定是否有需要排除的椎体。单排 CT 的腰椎 QCT 扫描计划可选取 $L_1 \sim L_3$ 椎体中部的各一层,分别测量 3 个椎体骨密度值,取平均值作为诊断依据。而多排螺旋 CT 可扫描其中 2 个完整椎体,扫描计划在 $T_{12} \sim L_3$ 范围中的 2 个完整椎体即可,一般选择 $L_1 \sim L_2$ 椎体。多排螺旋 CT 技术及在此基础上衍生的 3D QCT 技术得到发展,使 QCT 可以精准选取目标椎体松质骨区,提高图像空间分辨率,同时三维容积采集比单层扫描的准确性和重复性更高且辐射量更少,使用多排螺旋 CT,其骨密度测量值准确度较 DXA 高 $1.0\% \sim 2.5\%$,故优先推荐多排螺旋 CT。

3. **推荐 QCT 与低剂量胸部 CT 检查结合应用**　QCT 与低剂量胸部 CT 同步进行,在不增加 X 射线剂量和扫描时间的同时可以精准测量腰椎骨密度。胸部低剂量 CT 作为早期肺癌筛查的有效手段,其有效剂量是 $0.30 \sim 0.55$ mSv,是标准胸部 CT 剂量的 $1/10 \sim 1/5$,因此,低剂量胸部 CT 普遍用于临床,QCT 与低剂量胸部 CT 检查相结合,可以在不增加辐射的基础上同时获得肺癌筛查数据和骨密度数据,具有高效、实用的临床价值。

此外,QCT 与低剂量胸部 CT 同步进行,扫描区域可覆盖部分腹部。在 389 例中国健康人群

中发现 QCT 扫描所在横截面的腹部脂肪及皮下脂肪与总腹部脂肪体积和总皮下脂肪体积高度相关。因此,QCT 还能准确测量人体腹部脂肪、肝脏脂肪含量。QCT 测量腹部脂肪及脂肪肝的工作原理是利用体模(包含脂肪样本和水样本)将目标组织的 CT 值转化为对应的物理密度。研究发现 QCT 检测肝脏脂肪含量在测量者间和测量者自身方面均有良好的重复性,因此,QCT 与低剂量胸部 CT 还在脂肪肝的筛查、诊断及随诊方面有良好的临床应用前景。

4. **QCT 的优势**　QCT 测量的是体积骨密度,避免了周围组织和骨骼大小的影响,不受体位影响,在测量肥胖或低体重指数的患者时,QCT 测量的结果更准确。与 DXA 测量的面积骨密度相比,QCT 骨密度测量不受脊柱增生退变及血管钙化等因素的影响,可避免上述因素影响造成的骨质疏松假阴性。

高分辨的 QCT 还可同时测量骨小梁及皮质骨结构,由于骨小梁的骨代谢活性较高,故 QCT 可以区分皮质骨和松质骨,而脊柱松质骨的代谢活性约为皮质骨的 8 倍,因此,QCT 比 DXA(测量整个椎体的皮质骨与松质骨)对骨密度变化更加敏感,可用于监测与衰老、疾病及治疗相关的骨密度变化。研究发现,脊柱 QCT 在检测骨丢失方面具有较高的敏感性,能更好地预测椎体骨折风险。在我国《原发性骨质疏松症诊疗指南(2017)》中,推荐使用 QCT 测量椎体的 BMD 观察骨质疏松药物疗效及预测绝经后女性椎体骨折风险。

此外,在骨科手术前,采用 OCT 骨密度分析系统对手术部位的骨密度评估有助于医师制订手术方案,如根据骨密度高低选择不同的术式。

5. **QCT 的不足**　QCT 除了仪器成本和技术要求高之外,其辐射剂量高于 DXA,被认为是检测骨密度的不足之处。QCT 造成的辐射剂量以有效剂量来表示,与扫描长度、扫描技术参数中的管电流和扫描时间呈明显线性相关。相较 DXA 测量时 $0.01 \sim 0.05$ mSv 的放射剂量,采用单层扫描 3 个椎体方案的有效剂量<0.2 mSv,采用三维扫描 2 个椎体(扫描长度约 10 cm)的有效剂量约为 1.5 mSv;而高分辨率的多排螺旋 CT 用于检查脊椎骨组织微结构需 3 mSv 的放

射剂量,相当于约 1.5 年内接受的自然背景辐射总量。

虽然 QCT 诊断骨质疏松只需做一个部位,根据临床需要选择做脊柱或髋部即可,而且髋部 QCT 测量的骨密度等效于 DXA 结果,但因髋部 QCT 扫描辐射剂量较大(高于 DXA 和腰椎 QCT),因此,不建议首选髋部 QCT 骨密度测量进行骨质疏松症的诊断。

为减少辐射带来的不良影响,临床不建议常规使用 QCT 检测结果预测骨折风险。只推荐当临床需要进行胸、腹、髋部等 CT 扫描时,同时进行 QCT 检测,在没有增加辐射剂量的基础上,更敏感地反应骨密度变化。如果单独进行 QCT 扫描,应尽可能采用低剂量 CT 扫描技术以减少对患者的辐射。

此外,为减少扫描辐射对患者造成的影响,尝试利用既往 CT 扫描的图像进行软件校准分析而得到骨密度值的非同步扫描回顾性方法。与同步扫描方法相比,这种方法利用非同步扫描体模,调整了校准公式系数,从而得到骨密度值。已有研究表明这种方法在骨密度测量时短期重复性良好,与同步扫描获得的结果相当,但长期重复性有待进一步验证。

6. QCT 的质量控制　QCT 骨密度分析系统几乎可以用于临床所有 CT,但测量前需对 CT 进行质控校准,所有 CT 均需执行统一的参数标准,通常每个月进行 1 次校准。目前的 QCT 诊断标准是根据美国 Mindways QCT 系统,采用 120 kV 管电压测量结果,其他品牌的 QCT 产品需对精密度测试、确定适当的统计参数等进行校正。

【文献评述】

《指南》是基于国际 QCT 临床应用共识和国内近年来在 QCT 方面的临床应用研究成果,结合我国国情,为临床医务工作者制定的 QCT 临床应用翔实指导。随着我国经济发展及医疗水平的提高,人均寿命日益增加,人口老龄化日益严重,骨质疏松症已成为我国面临的重要公共健康问题,是不可避免的趋势与挑战。我国已将骨密度检测项目纳入 40 岁以上人群的常规体检内容,以利于对骨质疏松症的早期发现和积极治疗。

DXA 是目前推荐的骨密度检测"金标准",但存在检验仪器不足的现实,而 QCT 作为更可及的骨密度测量工具,可用于骨质疏松症的诊断、疗效监测、骨折风险预测及骨科手术前的规划,是没有 DXA 情况下的重要替代工具。《指南》对 QCT 的诊断标准、操作规范、具体实施方案、优缺点及质控均做了详细指引,为 QCT 的规范临床应用提供了重要依据,对促进骨质疏松症的规范诊疗、提高我国骨质疏松症的诊疗水平具有重要的理论和现实意义。

(曹筱佩)

参 考 文 献

[1] 《中国定量 CT(QCT)骨质疏松症诊断指南》工作组.中国定量 CT(QCT)骨质疏松症诊断指南(2018).中国骨质疏松杂志,2019,25(6):733-737.

[2] 中华医学会放射学分会骨关节学组,中国医师协会放射医师分会肌骨学组,中华医学会骨科学分会骨质疏松学组,等.骨质疏松的影像学与骨密度诊断专家共识.中华放射学杂志,2020,54(8):745-752.

[3] Engelke K,Adams JE,Armbrecht G,et al. Clinical use of quantitative computed tomography and peripheral quantitative computed tomography in the management of osteoporosis in adults:the 2007 ISCD official positions. J Clin Densitom,2008,11(1):123-162.

[4] 李凯,陈捷,赵林芬,等.中国人群定量 CT(QCT)脊柱骨密度正常参考值的建立和骨质疏松症 QCT 诊断标准的验证.中国骨质疏松杂志,2019,25(9):1257-1262,1272.

[5] Engelke K,Lang T,Khosla S,et al. Clinical use of quantitative computed tomography(QCT) of the hip in the management of osteoporosis in adults:The 2015 ISCD Official Positions Part Ⅰ. J Clin Densitom,2015,18(3):338-358.

[6] Guo Z,Blake GM,Li K,et al. Liver fat content measurement with quantitative CT validated against MRI proton density fat fraction:a prospective study of 400 healthy volunteers. Radiology,2020,294(1):89-97.

[7] Crandall CJ,Larson J,Manson JE,et al. A Comparison of US and Canadian Osteoporosis Screening and Treatment Strategies in Postmenopausal Women. J

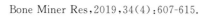

Bone Miner Res,2019,34(4):607-615.

[8] Wang L,Su Y,Wang Q,et al. Validation of asynchronous quantitative bone densitometry of the spine:Accuracy, short-term reproducibility, and a comparison with conventional quantitative computed tomography. Sci Rep,2017,7(1):6284.

第 79 章

《中国老年骨质疏松症诊疗指南(2018)》解读

【文献题目】 中国老年骨质疏松症诊疗指南(2018)

【文献作者】 《中国老年骨质疏松症诊疗指南》(2018)工作组,中国老年学和老年医学学会骨质疏松分会

【文献来源】 中国骨质疏松杂志,2018,24(12):1541-1567

【文献解读】

◆ 背景介绍

骨质疏松症是一种以骨量减低、骨组织微结构损坏,导致骨脆性增加、易发生骨折为特征的全身性骨病。美国国立骨质疏松症基金会(National Osteoporosis Foundation,NOF)估计,美国有1020万骨质疏松症患者,每年发生超过200万例骨质疏松症相关性骨折。骨质疏松症是一种与增龄密切相关的疾病,其发病率及疾病进展程度都与年龄相关。

骨质疏松症诊疗指南在国内外已有数部,但纵观历史,可以发现仍缺乏专门指导老年骨质疏松症的临床指南。为此,中国老年学和老年医学学会骨质疏松分会制定并发布了《中国老年骨质疏松症诊疗指南(2018)》(下文简称《指南》),旨在为临床医师提供老年骨质疏松症诊疗的循证医学证据(证据质量评价遵循 GRADE 证据分级系统),提高临床医师对老年骨质疏松症的诊治水平。《指南》的适用人群为骨科医师、风湿免疫科医师、内分泌科医师、康复科医师、老年病科医师、妇产科医师、中医医师、临床药师、影像诊断医师、护师等专业人员;适用患者为老年原发性骨质疏松症患者。

◆ 文献要点

1. 老年骨质疏松症的筛查与诊断 对于老年骨质疏松症,临床医师所面临的首要问题就是如何筛查、诊断,然后才能决定如何治疗和管理。

骨质疏松症是一种多因素疾病,其危险因素包含了可控因素和不可控因素。临床医师所能做的就是对个体进行骨质疏松症风险评估,筛查高危人群,能够为疾病早期防治提供有益的帮助。筛查的最终目的是早期发现并治疗骨质疏松症患者,以尽量避免骨质疏松性骨折的发生。

《指南》推荐对于≥65岁女性和≥70岁男性,直接采用双能 X 射线吸收法(dual energy X-ray absorptiometry,DXA)进行骨密度检测。对于<65岁绝经后女性和<70岁老年男性,若伴有脆性骨折家族史或具有骨质疏松危险因素,《指南》建议采用国际骨质疏松基金会(International Osteoporosis Foundation,IOF)骨质疏松风险一分钟测试题、亚洲人骨质疏松自我评估工具和/或筛查设备[定量超声(quantitative ultrasound system,QUS)或指骨放射吸收法(radiographic absorptiometry,RA)]进行骨质疏松风险初筛。并且根据初筛结果选择高风险人群行 DXA 或定量 CT(quantitative computed tomography,QCT)检查以明确诊断。

《指南》同时考虑到了不同医疗机构设备的配置差异,故提到对配备有 DXA 的医疗机构,推荐使用 DXA 进行老年骨质疏松症的诊断;对于无 DXA 的医疗机构或不愿接受 DXA 的诊断人群,建议使用 QCT 或结合脆性骨折史和其他椎体影像学检查对老年骨质疏松症进行诊断。

对于大量未配置 DXA、QCT 等设备的社区医院(这些医院有很大的老年患者人群),《指南》也提及了 QUS 及 RA,但两者均不能用于老年骨质疏松症的诊断,仅可作为筛查和风险评估工具。

上述推荐意见可以指导临床医师最大限度地

筛查出老年骨质疏松症患者,避免漏诊。

2. 老年骨质疏松性骨折风险评估 对于老年人群,骨质疏松性骨折的风险评估在临床上具有重要地位,临床上需注意识别骨质疏松性骨折的危险因素,筛查高危人群,尽早防治骨质疏松症,减少初次和再次骨折的发生。老年患者身体功能较差,且合并多种基础疾病,初次骨折后即可能诱发严重并发症,如压疮、尿路感染、肺部栓塞、血栓栓塞等,再发骨折后可进一步诱发更严重的上述并发症,或者在二次手术时发生感染等手术相关并发症,从而增加患者死亡率。骨质疏松症及脆性骨折危险因素包括不可控因素[过早停经史(年龄<45 岁)、脆性骨折史、家族脆性骨折史]和可控因素(低体重、饮酒、高钠摄入、疾病、药物等)。

《指南》指出,对于 DXA 检测结果为骨量减少且伴有一个或多个临床危险因素的人群,以及对于在无 DXA 的医疗机构就诊但初筛结果为高风险的人群,推荐使用骨折风险评估工具(fracture risk assessment tool,FRAX)评估其 10 年髋部骨折及主要骨质疏松性骨折风险(表 79-1)。然而,FRAX 纳入的危险因素有限,并且我国流行病学数据需要进一步更新,FRAX 得出的骨折风险缺乏准确性,使其应用受到限制。指南建议结合不同评估工具及临床危险因素综合评估。

表 79-1 FRAX 骨折风险评估结果判定

FRAX 预测骨新风险	骨折风险判定
髋部骨折概率≥3%或任何主要骨质疏松性骨折概率≥20%	骨质疏松性骨折高风险
任何主要骨质疏松性骨折概率为 10%~20%	骨质疏松性骨折中风验
任何主要骨质疏松性骨折概率<10%	骨质疏松性骨折低风险

跌倒是骨折发生的独立危险因素,应重视对跌倒相关危险因素的评估及干预,如湿滑地面、低强度照明等易导致跌倒的环境因素,患者是否使用镇静药物,是否合并心律失常、直立性低血压、视力不良、维生素 D 缺乏、糖尿病、营养不良等增加跌倒风险的疾病等。

3. 老年骨质疏松症的诊断标准 骨质疏松症的诊断应基于全面的病史采集、体格检查、骨密度测定、影像学检查及必要的生化测定。目前多国指南公认的骨质疏松症诊断标准是基于 DXA 测量的结果(表 79-2),其主要测量部位是中轴骨,包括腰椎和股骨近端。

表 79-2 基于双能 X 射线吸收法(DXA)骨密度 T 值骨质疏松症诊断标准

分类	T 值*
正常	T 值≥-1.0
骨量减少	-2.5<T 值<-1.0
骨质疏松	T 值≤-2.5
严重骨质疏松	T 值≤-2.5,合并脆性骨折

注:*.T 值参考认可的中国人群参考数据库。

甲状旁腺功能亢进、肥胖患者(超过 DXA 床承重量)、测量髋部或腰椎骨密度受限者,可选非优势侧桡骨远端 1/3。考虑到腰椎退行性改变和腹主动脉钙化对于 DXA 腰椎骨密度测量结果的影响,强烈建议同时检测股骨近端和腰椎。

QCT 可分别测量松质骨和皮质骨的体积密度,可反映骨质疏松早期松质骨的丢失状况。QCT 通常与临床 CT 扫描同时进行,可以利用现有 CT 数据来诊断骨质疏松症,适合中国国情。

椎体骨折作为最常见的骨质疏松性骨折类型,常因无明显临床症状而易被漏诊,需要在骨质疏松性骨折的危险人群中开展椎体骨折筛查。胸腰椎 X 线侧位片可作为判定骨质疏松性椎体压缩骨折的首选检查方法。一旦发生骨质疏松性椎体压缩骨折即可诊断为严重骨质疏松症。

《指南》建议患者若出现以下情况须进行胸腰椎侧位 X 线或 VFA 检测,以明确是否存在椎体骨折,即 T 值<-1.0 并包含以下 1 项以上情况:①≥70 岁女性或≥80 岁男性;②既往高度丢失≥4cm;③既往椎体骨折史;④糖皮质激素治疗(泼尼松≥5 mg/d 或超过 3 个月)。

4. 老年骨质疏松症的治疗 对于已确诊为老年骨质疏松症的患者,需要启动基础补充和药物干预。骨质疏松症是一种慢性疾病,患者从确诊开始,就需要长期甚至是终生接受治疗以及疗效监测。

(1)基础补充:对于老年骨质疏松症患者,《指南》强调尽量从饮食中补钙,饮食中钙摄入不足时,可给予足量钙剂和维生素 D。但对伴有骨折高风险的人群应尽快启动抗骨质疏松药物干预。不建议只通过补充钙剂和/或维生素 D 降低老年骨质疏松症患者骨折风险。这强调了药物干预(非单纯的基础补充)在老年骨质疏松症患者治疗中的重要性。

对于老年骨质疏松症患者或老年低骨量人群以及伴有骨折高风险的人群,《指南》同样推荐应尽早启动药物干预,而不是仅仅停留在基础补充层面。

《指南》同时建议对老年骨质疏松症患者给予活性维生素 D 以增加肌肉力量和平衡能力,降低跌倒及骨质疏松骨折风险。对于肝肾疾病导致维生素 D 羟化受阻的老年骨质疏松症患者,《指南》建议首选活性维生素 D。对于需要补充维生素 D 者,不建议单次大剂量补充。建议用药期间定期监测血清 25-羟维生素 D、血钙、血尿水平。

(2)药物治疗

1)双膦酸盐:双膦酸盐类药物的大量高质量循证证据证实其具有确切疗效及明确可控的安全性。对于老年骨质疏松症患者,《指南》推荐可采用双膦酸类药物进行治疗。对于可以口服且依从性较好的患者,给予阿仑膦酸钠可以有效改善腰椎、股骨颈和全髋骨密度,并降低椎体骨折发生风险。对于不能口服或依从性差的患者,选择唑来膦酸可显著降低绝经后骨质疏松症患者的骨折风险并增加骨密度,唑来膦酸是预防椎体骨折最有效的双膦酸盐类药物。

由于对长期使用双膦酸盐可能产生不良事件,《指南》推荐口服双膦酸盐 5 年,或者唑来膦酸静脉用药 3 年后,对患者病情进行评估以确定是否继续用药,即临床上通常所说的是否进入"药物假期"。不推荐过长时间(>5 年)使用双膦酸盐类药物,高骨折风险患者除外。但《指南》未详细阐述高骨折风险患者的定义以及此类患者应使用多长时间的双膦酸盐。2020 版《AACE/ACE 绝经后骨质疏松症诊疗指南》将患者进行了分层管理,并增加了极高骨折风险定义。

一旦患者进入双膦酸盐药物假期,建议定期(停药开始第 1 年每 6 个月 1 次,此后每年 1 次)检测骨密度、每 6 个月检测骨转换标志物。当骨密度降低超过最小有意义变化值,或者骨转换标志物显著升高,或者出现新发骨折时,应考虑继续使用双膦酸盐或其他抗骨质疏松药物治疗,即"药物假期"终止。

随着国民对口腔整形、口腔卫生的关注度越来越高,越来越多的老年人群会面临在治疗骨质疏松症的同时需要对口腔问题进行干预的情况。双膦酸盐与下颌骨坏死(osteonecrosis of the jaw,ONJ)之间存在一定的相关性,虽然双膦酸盐相关的下颌骨坏死(bisphosphonate related osteonecrosis of the jaw,BRONJ)发生率极低,但仍需重视。在双膦酸盐使用期间应注意口腔卫生,尽量避免拔牙等口腔手术。但《指南》未给出如下推荐意见:双膦酸盐类药物停药后何时能进行口腔手术,以及进行口腔手术后何时能使用双膦酸盐类药物。2017 年版《原发性骨质疏松症诊疗指南》提到,存在 ONJ 高风险患者(伴有糖尿病、牙周病、使用糖皮质激素、免疫缺陷、吸烟等)需要复杂侵入性口腔手术时,建议暂停双膦酸盐治疗 3~6 个月后,再实施口腔手术;术后 3 个月如无口腔特殊情况,可恢复使用双膦酸盐。

《指南》明确指出双膦酸盐的使用不会影响骨折愈合,而且还可缩短骨质疏松患者椎体骨折融合时间,建议在老年骨质疏松骨折围手术期根据患者病情酌情考虑使用双膦酸盐抗骨质疏松治疗。

2)雷洛昔芬:雷洛昔芬是一种选择性雌激素受体调节剂(selective estrogen receptor modulators,SERMs)。《指南》建议雷洛昔芬用于老年女性骨质疏松症治疗,以降低椎体骨折风险。但需要注意的是,雷洛昔芬与深静脉血栓和肺栓塞的风险升高相关,用药前应严格评估患者个体血栓形成风险,以明确是否用药。有静脉栓塞病史及有血栓倾向者,如长期卧床和久坐者,应禁用雷洛昔芬。雷洛昔芬不适用于男性骨质疏松症患者。

3)甲状旁腺素类似物:甲状旁腺素类似物中的特立帕肽(重组人甲状旁腺素氨基端 1-34 活性片段)是目前唯一一个获批在国内上市的用于治疗骨质疏松症的促骨形成药物,其能促进骨形成,增加骨密度,降低椎体和非椎体骨折的发生风险,但在降低髋部骨折风险方面无临床数据。

对于椎体或非椎体骨折高风险且骨吸收抑制

剂(双膦酸盐等)疗效不佳、有禁忌证或不耐受的老年骨质疏松症患者,或者椎体或非椎体骨折极高风险老年人群,或者严重骨质疏松症患者,可选用甲状旁腺素类似物,以提高骨密度及降低骨折风险。因上市前动物实验结果发现使用甲状旁腺素类似物 2 年后有形成骨肉瘤的风险,因此,该药物使用说明书明确规定治疗时间不超过 2 年。

因此,对于临床上比较关注的甲状旁腺素类似物治疗前后的序贯治疗方案,《指南》也给予了回答:①甲状旁腺素类似物停药后,可使用其他骨吸收抑制剂序贯治疗,以防止骨密度下降及骨折风险增加,即"促骨形成→抑制骨吸收";②双膦酸盐药物假期期间,可根据患者病情(骨密度明显下降、骨转换标志物显著升高或发生新发骨折时)考虑使用甲状旁腺素类似物序贯治疗,以维持或增加骨密度,即"抑制骨吸收→促骨形成";③对双膦酸盐不耐受或疗效不佳的患者,可考虑使用甲状旁腺素类似物序贯治疗,以维持或增加骨密度,即"抑制骨吸收→促骨形成"。

《指南》建议:单药转换成单药的序贯治疗比联合用药转换成单药能更有效地升高腰椎骨密度,且成本收益更佳。因此,目前更推荐单药转换为单药的序贯治疗模式。

4)维生素 K_2:针对维生素 K_2 治疗绝经后骨质疏松症患者有效性及安全性研究的系统评价结果显示,维生素 K_2 对于绝经后女性骨质疏松症患者短期(6 个月)及长期(≥12 个月)治疗均显示出改善椎体骨密度的作用,并降低了骨折发生风险。对于骨折风险较低或肾功能不全的老年骨质疏松症患者可选择维生素 K_2 治疗,可与其他抗骨质疏松药物联用。

5)中成药:中药/中成药治疗骨质疏松症多以改善症状为主,老年骨质疏松症患者可考虑选用经国家药品监督管理局批准的中成药,如仙灵骨葆胶囊(片)、骨疏康胶囊(颗粒)、金天格胶囊或强骨胶囊等。

对于部分中成药的安全性问题,《指南》认为中药颇具疗效、基本无不良反应,但 2017 版《中国原发性骨质疏松症诊疗指南》则提到近年来有关服用含有补骨质成分的中药制剂导致肝损伤的报告较多,故建议有肝病的骨质疏松症患者禁用该类制剂。

6)降钙素:降钙素能在一定程度上减少骨量丢失并增加骨量。该类药物的另一突出特点是能明显缓解急性期骨痛。但目前国内外各大指南均不再将降钙素列为长期治疗骨质疏松症的药物。对于老年骨质疏松症中重度疼痛的患者,或者处于骨折围手术期的老年患者,《指南》建议使用降钙素类药物,使用时间不超过 3 个月。

5. 疗效监测与评估　抗骨质疏松药物治疗虽然可以降低骨折发生风险,但由于骨折风险的降低在个体不易监测,且部分患者临床症状不明显,无法直观地观察治疗效果,因此,通过合适的临床评估和监测方法确定药物疗效是增加医师和患者信心、改善患者依从性的重要手段。

《指南》指出,在配备有 DXA 或 QCT 的医疗机构,建议结合有无新发骨折,每年使用 DXA 或 QCT 检查骨密度、每 3~6 个月检查骨转换生化标志物及椎体影像学检查等手段以综合监测抗骨质疏松疗效;对于无 DXA 的医疗机构,建议结合有无新发骨折、用药 3 个月后使用骨转换生化标志物、椎体影像学检查以监测抗骨质疏松疗效。《指南》推荐空腹测定血清Ⅰ型胶原 N-端前肽和血清Ⅰ型胶原 C-末端肽交联作为反映骨形成和骨吸收的代表性标志物。

6. 运动与功能锻炼　对于老年骨质疏松症患者的日常运动建议,《指南》的宗旨是"尽力而为、因人而异"。《指南》强调对于老年骨质疏松症患者,运动和功能锻炼不能过激过猛,应制订适合不同年龄阶段、个体健康和体能状态的规律功能锻炼,尤其对于高龄老人,功能锻炼要以保护残存功能和发挥残存功能为目标。

【文献评述】

《指南》由中国老年学和老年医学学会骨质疏松分会发起,成立了包括骨科、风湿免疫科、内分泌科、康复科、老年病、妇产科、中医、影像学、循证医学等领域内的著名专家组成的指南工作组。工作组通过问卷调查形式,遴选了临床医师关注的老年骨质疏松症诊疗过程中可能涉及的临床问题,充分保证了《指南》所涉及相关建议的临床重要性和可行性。工作组对相关临床问题进行了全面的证据检索,使用科学的证据评价分级方式,综合考虑中国患者的偏好及价值观、干预措施成本及利弊平衡,给出 15 条翔实客观且行之有效的推荐意见。意见涵盖老年骨质疏松症的筛查人群及方法、骨折风险评估、原发性骨质疏松症诊断、抗骨质疏松症治疗药物的选择与禁忌、疗效监测和评估、老年患者的功能锻炼等方面,对于推动老年原发性骨质疏松症的标准化诊疗,提升公众对骨质疏松症的预防意识和治疗依从性有重要意义。

《指南》发布于 2018 年,截至 2021 年 11 月尚未更新,因此,2020 年 6 月在中国上市的新型抗骨质疏松药物地舒单抗并未收录其中。地舒单抗是一种全人源单克隆抗体(IgG2 类),以高特异性和高亲和力与核因子-κB 受体活化因子配体(RANKL)结合,阻止 RANKL 与其受体核因子κB 受体活化因子(RANK)结合,从而抑制破骨细胞的形成和活化。针对地舒单抗治疗骨质疏松症的最大规模临床试验是 FREEDOM 3 年研究及10 年延长研究,研究结果显示地舒单抗可持续增加绝经后骨质疏松症患者的骨密度,并降低其椎体、非椎体及髋部骨折的风险。需注意,地舒单抗虽可提高骨密度,但疗程中断后可能出现骨量流失及骨折风险升高。因各种原因停用地舒单抗后,如无禁忌证均需序贯使用其他抗骨质疏松药物,以延缓骨丢失,维持已获得的治疗效果。除此之外,骨硬化蛋白抗体洛莫索珠单抗可靶向结合骨硬化蛋白,具有促进骨形成和抑制骨吸收的双重作用。洛莫索珠单抗可降低椎体骨折风险,但对非椎体及髋部骨折风险的作用证据尚不充分,其常见不良反应包括关节痛、背痛、鼻咽炎等。目前洛莫索珠单抗尚未在国内上市。

(陈　平)

参 考 文 献

[1] 《中国老年骨质疏松症诊疗指南》(2018)工作组,中国老年学和老年医学学会骨质疏松分会,中国老年骨质疏松症诊疗指南(2018).中国骨质疏松杂志,2018,24(12):1541-1567.

[2] Mak JC,Cameron ID,March LM. Evidence-based guidelines for the management of hip fractures in older persons:an update. Med J Aust,2010,192(1):37-41.

[3] OSHK Task Group for Formulation of 2013 OSHK Guideline for Clinical Management of Postmenopausal Osteoporosis in Hong Kong,Ip TP,Cheung SK,et al. The Osteoporosis Society of Hong Kong (OSHK):2013 OSHK guideline for clinical management of postmenopausal osteoporosis in Hong Kong. Hong Kong Med J,2013,19 (Suppl 2):1-40.

[4] Liu GF,Wang ZQ,Liu L,et al. A network meta-analysis on the short-term efficacy and adverse events of different antiosteoporosis drugs for the treatment of postmenopausal osteoporosis. J Cell Bio-chem,2018,119(6):4469-4481.

[5] Mechanick JI,Pessah-Pollack R,Camacho P,et al. American Association of Clinical Endocrinologists and American College of Endocrinology protocol for standardized prodcution of clinical practice guidelines,algorithms,and checklists-2017 update. Endocr Pract,2017,23(8):1006-1021.

[6] Huang ZB,Wan SL,Lu YJ,et al. Does vitamin K2 play a role in the prevention and treatment of osteoporosis for postmenopausal women:a meta-analysis of randomized controlled trials. Osteoporos Int,2015,26 (3):1175-1186.

[7] Cosman F,de Beur SJ,LeBoff MS,et al. Clinician's Guide to prevention and treatment of osteoporosis. Osteoporos Int,2014,25(10):2359-2381.

[8] 夏维波.地舒单抗在骨质疏松症临床合理用药的中国专家建议.中华骨质疏松和骨矿盐疾病杂志,2020,13(06):499-508.

[9] 李宁,李新萍,杨明辉,等.老年髋部骨折的骨质疏松症诊疗专家共识.中华骨与关节外科杂志,2021,14(8):657-663.

第 80 章

《肌肉、骨骼与骨质疏松专家共识》解读

【文献题目】 肌肉、骨骼与骨质疏松专家共识
【文献作者】 中国老年学和老年医学学会骨质疏松分会肌肉、骨骼与骨质疏松学科组
【文献来源】 中国骨质疏松杂志，2016，22（10）：1221-1229，1236
【文献解读】

◆ 背景介绍

随着老龄化社会的到来，骨质疏松症已成为全球性的公共健康问题和前沿研究难题。老年人骨骼肌肉系统的衰退会导致肌肉萎缩、骨质减少，进而引起肌力减退、运动平衡能力下降、步行缓慢、骨脆性增加、易骨折，最终严重影响老年人的生活质量。骨质疏松症是世界医学难题，其危害巨大，防治任务艰巨。据我国首个中国骨质疏松症流行病学调查结果显示，我国 50 岁以上人群骨质疏松症患病率为 19.2%，65 岁以上人群骨质疏松症患病率达 32%，女性为 51.6%。2000—2050年，亚洲老年人数量增加 8 倍，50% 的髋部骨折将会发生。预计到 2050 年，我国骨质疏松性骨折数量将增加至 599 万例，医疗费用约 254.3 亿元。骨质疏松症仍是世界医学难题，其防治任重道远。骨质疏松症属于中老年人常见病和多发病，其发病与多种因素有关，如增龄、激素、营养、遗传、老化、肌肉减少等，具体发病机制仍未阐明。肌肉和骨骼在遗传学和功能学上均息息相关，共同负责人体的运动功能，两者构成了骨骼肌肉系统。中医认为"脾主肌""肾主骨""脾肾相关"，骨骼和肌肉在生理上互相协助，病理上互相影响，因此，有必要寻找肌肉-骨骼共同靶点，从肌肉、骨骼角度共同防治骨质疏松症。骨质疏松症防治方法不够

理想，以往研究多从骨骼着手，较少关注肌肉在骨质疏松症发病中的作用。

为了明确肌肉、骨骼与骨质疏松的关系，寻找防治骨质疏松的肌肉、骨骼共同靶点和作用机制，中国老年学学会骨质疏松委员会成立了肌肉、骨骼与骨质疏松学科组，通过梳理近年肌肉、骨骼与骨质疏松方面的研究成果，结合中国人群特点和骨质疏松防治实际情况，为从肌肉、骨骼角度防治骨质疏松症提供新思路，编写了《肌肉、骨骼与骨质疏松专家共识》（下文简称《共识》），旨在为骨质疏松症的临床诊疗和科学研究提供参考。《共识》的适用人群为老年患者以及各级骨科医师、全科医师及其他临床学科医师和科研人员。

◆ 文献要点

1. 肌肉、骨骼与骨质疏松的相关性 《共识》在骨质疏松与肌肉、骨骼关系方面的要点是肌肉与骨骼相互调控关系和肌少症诊断。为了理清肌肉、骨骼与骨质疏松的关系，通过文献整理和临床实践，专家们认为肌肉和骨骼在遗传学和功能学上息息相关，二者既相互联系又相互调控。老年人中骨质疏松出现的骨量减少与肌肉减少之间存在很多共同风险因素，常共同发病。老年人骨质疏松性骨折常由肌肉减少、活动能力下降和骨量减少共同造成。骨骼肌肉系统的发育、功能及衰老是一个有机的整体，骨密度下降正是肌肉骨骼系统调节失衡的结果。此外，《共识》还介绍了肌少症的定义、诊断标准及测量方法，强调了骨质疏松与肌肉、骨骼关系密切，推荐使用双能X射线吸收法（dual X-ray energy obsorptiometry，DXA）测定骨骼肌质量。《共识》认为肌肉减

少、骨密度下降、骨质疏松是肌肉骨骼系统调节失衡的结果。

2. 肌骨代谢生化标志物对骨质疏松的影响

《共识》在肌骨代谢生化标志物对骨质疏松影响方面的内容包括一般生化标志物、骨代谢调节激素及特异性肌转换指标对骨质疏松的影响。为了方便读者理解这些生化标志物在肌骨代谢状态、疾病诊断、鉴别诊断及疗效判定中的作用，《共识》通过分类介绍反映肌骨代谢状态的不同生化标志物，强调原发性骨质疏松患者的一般生化标志物（血、尿钙磷及肌酐等）通常无明显改变。如果改变明显，应考虑骨质疏松以外的其他代谢性骨病。此外，检测血清 25-羟维生素 D 浓度可反映体内维生素 D 水平，《共识》推荐首选 PINP、CTX 作为反映骨形成和骨吸收程度的骨转换标志物，还认为血液中睾酮/皮质醇比值和尿 3-甲基组氨酸的变化有可能成为潜在的肌转换指标。

3. 肌肉功能、平衡能力及骨密度测试　《共识》在肌肉功能、平衡能力及骨密度测试方面的内容包括肌肉功能（肌力、肌量）测试、平衡能力测试和骨密度测试，提出肌力和平衡能力评定有助于判断跌倒风险。《共识》详细介绍了常用的肌肉功能、平衡能力和骨密度的测量方法及注意事项，方便读者参考借鉴使用。《共识》还提出目前常用的肌量诊断标准有 Baumgartner 诊断标准（1998）、EWGSOP 诊断标准（2010）和 ISCCWG 诊断标准（2011），并推荐使用 DXA 测量肌肉质量和骨密度。

4. 肌肉-骨骼单位是防治骨质疏松的有效靶点　由于以往文献资料未提及肌肉-骨骼功能单位概念，《共识》在肌肉-骨骼单位是防治骨质疏松的有效靶点方面的要点是首次提出肌肉-骨骼单位概念，并围绕肌肉-骨骼单位寻找干预策略和可能的药物作用共同靶点，研究人员一致认为雌激素受体、维生素 D 受体基因、线粒体系统、端粒-端粒酶系统有可能成为肌肉-骨骼单位药物作用的共同靶点。《共识》强调治疗骨质疏松及骨折需要从肌肉-骨骼单位确定共同作用靶点，针对共同靶点进行精准治疗。

5. 增强肌肉、骨骼功能防治骨质疏松的作用与机制　《共识》在增强肌肉、骨骼功能防治骨质疏松的作用与机制方面的内容包括运动锻炼、营养及药物对骨质疏松的作用，重点介绍了不同运动锻炼、营养、药物对肌肉骨骼的作用及其对骨质疏松的防治机制，强调骨质疏松人群应注重个体化运动锻炼，做好运动前评估，制订合理运动处方。此外，运动锻炼防治骨质疏松的机制与机械应力刺激、激素变化、骨代谢信号调节有关。《共识》认为运动锻炼、均衡营养和合理用药可增强肌肉、骨骼功能，有利于防治骨质疏松。

6. 中医药调节肌肉、骨骼功能防治骨质疏松

《共识》在中医药调节肌肉、骨骼功能防治骨质疏松方面的要点是中医药对肌肉、骨骼与骨质疏松的认识，以及防治骨质疏松中肌肉、骨骼的共同靶点。《共识》重点介绍了骨质疏松的中医病因病机，认为其病位主要在肾、脾、经络，病机主要与肾虚、脾虚和血瘀有关，"多虚多瘀"是其病理特点。中医药防治骨质疏松中肌肉、骨骼的有效方法和共同靶点是补肾壮骨、健脾强肌，重要手段是改善血液循环。补肾健脾活血是治疗骨质疏松症和预防骨折的主要原则。《共识》强调辨证施治，推荐临床可辨证使用的 3 种中医证型（脾肾阳虚、肝肾阴虚和气滞血瘀）及相应治则方药。《共识》推荐的中医证型如下。

（1）脾肾阳虚证：腰髋冷痛，腰膝酸软，甚则弯腰驼背，畏寒喜暖，面色苍白，或五更泄泻，或下利清谷，或小便不利，面浮肢肿，甚则腹胀如鼓，舌淡胖，苔白滑，脉沉弱或沉迟。

治法：补益脾肾，强筋壮骨。

方药：补中益气汤（《脾胃论》）合金匮肾气丸（《金匮要略》）加减。

（2）肝肾阴虚证：腰膝酸痛，膝软无力，下肢抽筋，驼背弯腰，患部痿软微热，形体消瘦，眩晕耳鸣，或五心烦热，失眠多梦，男子遗精，女子经少经绝，舌红少津，少苔，脉沉细数。

治法：滋补肝肾，填精壮骨。

方药：六味地黄汤（《小儿药证直诀》）加减。

（3）气滞血瘀证：骨节疼痛，痛有定处，痛处拒按，筋肉挛缩，骨折，多有外伤或久病史，舌质紫暗，有瘀点或瘀斑，脉涩或弦。

治法：活血化瘀，通络止痛。

方药：补肾活血方（《伤科大成》）加减。

【文献评述】

《共识》具有简明扼要、易读易用、肌骨并重的突出特点。所谓简明扼要是指《共识》全文行文流畅、繁简得当,特别是对肌肉、骨骼与骨质疏松关系的梳理和肌肉-骨骼单位及共同作用靶点的提出,有理有据,说服力强。易读易用是指《共识》推荐的肌骨代谢生化标志物和肌肉、骨骼检测方法及共同靶点治则方药容易理解掌握和临床使用。所谓肌骨并重、中西医结合是指《共识》强调增强肌肉、骨骼功能在骨质疏松中的双重防治作用。《共识》提及的肌骨代谢生化标志物,肌肉功能、平衡能力和骨密度测试方法,肌肉-骨骼单位干预策略,中医药调节肌肉、骨骼功能等内容对临床更有指导意义,尤其是肌肉-骨骼单位概念的提出为从肌肉、骨骼角度防治骨质疏松提供了新思路。《共识》的不足之处是肌肉、骨骼与骨质疏松的关系虽然密切,但研究仍不够深入,临床缺乏机制明确的针对肌肉、骨骼共同靶点的有效药物,中医复方虽能发挥协同作用,但还需要收集更多的肌骨同治的循证医学证据。

(黄宏兴　万　雷)

参 考 文 献

中国老年学和老年医学学会骨质疏松分会肌肉、骨骼与骨质疏松学科组.肌肉、骨骼与骨质疏松专家共识.中国骨质疏松杂志,2016,22(10):1221-1229,1236.

第 81 章

《香港老年医学会、内分泌学会和代谢与生殖学会老年糖尿病专家共识》解读

【文献题目】 香港老年医学会、内分泌学会和代谢与生殖学会老年糖尿病专家共识（Diabetes in older people：position statement of The Hong Kong Geriatrics Society and the Hong Kong Society of Endocrinology，Metabolism and Reproduction）

【文献作者】 Wong CW，Lee JS，Tam KF，et al

【文献来源】 Hong Kong Med J，2017，23（5）：524-533

【文献解读】

◆ 背景介绍

香港≥65 岁人群糖尿病患病率 21.4%。老年人在认知功能、躯体功能、预期寿命和社会支持水平方面存在很大的异质性。有研究收集了香港5 所医院因低血糖事件到急诊室就诊糖尿病患者的临床资料，结果发现，78.2% 就诊者年龄在 65岁及以上，14.4% 来自养老院，住院率 81.1%。65 岁以上老年患者住院率及 12 个月内死亡率明显增高。亚组分析显示，血糖控制组［糖化血红蛋白（glycosylated hemoglobin，HbA1c）≤7%］12个月内死亡率显著增高，且严格控制血糖（HbA1c＜6%）的患者住院时间更长。男性、较高的 Charlson 共病指数评分、痴呆及糖化血红蛋白水平较低是预测老年糖尿病患者一年内死亡率的独立危险因素。英国前瞻性糖尿病研究显示：强化治疗组（HbA1c 7%）的微血管并发症风险降低了 25%，在试验结束后随访的 10 年中看到了大血管受益。ACCORD 研究显示，相比于非强化治疗组，强化治疗组没有减少总体上的主要心血管事件和死亡率，强化治疗与较高的低血糖发生率相关。

由于尚没有一个绝对的管理方案可以解决老年群体的所有问题，而且缺乏针对老年糖尿病患者尤其是合并衰弱的老年糖尿病患者管理的临床循证医学证据，因此，有必要制定老年糖尿病管理共识，以减少临床实践中在老年糖尿病管理方面的差异。香港老年医学会、内分泌学会和代谢与生殖学会于 2017 年制定并发布了《香港老年医学会、内分泌学会和代谢与生殖学会老年糖尿病专家共识》（下文简称《共识》）。《共识》的适用人群为老年糖尿病患者。

◆ 文献要点

1. 管理老年 2 型糖尿病患者应综合考虑众多因素

（1）低血糖风险：高龄是低血糖的独立危险因素，老年人容易出现低血糖。随着年龄增长，尽管生理性葡萄糖调节机制完好无损，但老年人低血糖症状变得不明显，低血糖昏迷更为常见。通常情况下，引起自主神经过度兴奋症状（如心悸、震颤、出汗等症状）的生理性血糖水平比引起脑功能障碍（如思维混乱、抽搐和意识丧失）的血糖水平高，这样可以让个体有时间采取措施避免脑功能障碍和严重低血糖，但老年人上述反应逐渐缺失，对低血糖警示症状的感知受损，以及大脑功能正常工作与脑功能障碍表现之间的血糖阈值差距缩小甚至缺失，这些因素都会导致老年人出现严重低血糖的风险增高。

2 型糖尿病病程的延长和后续内源性胰岛素缺乏会影响低血糖的反馈调节机制。此外，神经性低血糖报警症状减弱还会导致低血糖昏迷。对

低血糖的反馈调节受损和无感知的低血糖使严重医源性低血糖风险明增显加。与年龄增长相关的多种合并症、多重用药及认知功能障碍等都是低血糖的危险因素。

(2)老年综合征:糖尿病促使老年人罹患老年综合征的风险增加,如痴呆、抑郁、多重用药、跌倒、骨折、尿失禁、视力障碍、慢性疼痛等。老年综合征的存在会加速老年人功能下降和衰弱,进而导致失能,这部分患者无疑给临床工作增加了管理难度,因此,在老年糖尿病患者的管理计划中除了血糖管理之外还应包括早期识别和管理老年综合征。

1)认知功能障碍:糖尿病患者罹患痴呆的风险增加,其认知功能的下降比例较未患糖尿病的患者高 1.2～1.5 倍。与治疗相关低血糖事件的不良影响,尤其是严重低血糖事件,与老年糖尿病患者痴呆风险增加有关。随着严重低血糖发作次数的增加,老年人罹患痴呆的风险也会逐渐增加。低血糖与痴呆相互影响,互为因果。

2)抑郁症:2 型糖尿病患者罹患抑郁症的风险增加 24%。抑郁症患者患 2 型糖尿病的风险增加 60%。糖尿病合并抑郁症患者很常见,往往不会得到及时的诊断和治疗。与认知功能障碍一样,抑郁症会影响躯体功能和糖尿病患者的自我管理,导致服药和饮食不规律、无法完成自我血糖监测,甚至无法识别低血糖症状及实施自救处理。因此,及早发现抑郁症非常重要,尤其对那些出现临床无法解释症状的糖尿病患者,要警惕抑郁症的发生。

3)多重用药:老年糖尿病患者常多病共存,亦常伴多重用药。由于与年龄相关的药动学和药效学的改变,药物不良反应和药物间相互作用在老年患者中表现明显。老年糖尿病患者使用 4 种或 4 种以上的联合用药会增加严重低血糖事件风险。多重用药还能导致老年综合征的发生,如跌倒、认知损害、尿失禁及营养不良等。

4)跌倒及骨折:糖尿病并发症(如伴有直立性低血压的自主神经功能障碍、伴有步态障碍的周围神经病变和伴有视力下降的糖尿病视网膜病变)和降糖治疗带来的并发症(如二甲双胍相关的维生素 B_{12} 缺乏和由此导致的神经病变)增加了糖尿病患者跌倒的风险。另外,糖尿病本身也是

跌倒的独立危险因素。糖尿病病程越长、血糖控制不佳、合并糖尿病视网膜病变、使用胰岛素或应用噻唑烷二酮类药物的女性糖尿病患者,不仅跌倒风险增加,其骨折的风险也会增高。

5)慢性疼痛和尿失禁:神经性疼痛影响多达 1/3 的糖尿病患者,且在女性中较为普遍。它的发生可能与神经病变的严重程度无关,甚至可能发生在没有糖尿病神经病变的患者身上。其他原因引起的疼痛,如骨骼、关节和背部疼痛,在老年人中也非常常见。尿失禁在糖尿病患者中也很常见,女性尤为明显。有调查发现,1/3 以上的女性糖尿病患者至少每周发生 1 次尿失禁,急迫性尿失禁与增龄有关。导致尿失禁的原因很多,如尿路感染、粪便嵌塞、使用刺激性药物及血糖控制不佳等均可引起多尿,治疗或避免上述原因会减轻尿失禁。疼痛和尿失禁在临床实践中经常被忽视,如果不积极干预,将会导致焦虑、抑郁、社交隔离、跌倒甚至骨折等不良后果。

(3)合并症及其他心血管危险因素:多达 40% 的老年糖尿病患者同时合并 4 种或 4 种以上的慢性疾病。多种合并症会影响患者的自我管理能力。合并症的严重程度会影响治疗结果。研究发现,即使 HbA1c 水平相当,共病较少的糖尿病患者心血管事件发生率较低。一些共病,特别是肾脏损害、肝脏疾病和认知功能障碍会增加严重低血糖的风险,这会使糖尿病患者心血管疾病(心肌梗死、充血性心力衰竭、脑卒中和心血管死亡)的风险增加 1 倍。伴有冠状动脉病变的糖尿病患者在经历低血糖事件时特别容易发生缺血性心脏病。在多病共存的糖尿病患者中,强化葡萄糖控制非但没有好处,还可能导致患者出现与治疗相关的低血糖事件,反过来会加剧心血管事件的发生。

管理其他心血管因素以降低心血管风险也很重要。收缩压≥140 mmHg 会增加心血管事件风险,血压从较高水平降下来可以减少老年糖尿病患者的心血管和微血管并发症。与收缩压 130～140 mmHg 相比,将收缩压降至 130 mmHg 及以下非但看不到进一步获益,反而会增加死亡率。收缩压降低的同时可能导致舒张压＜70 mmHg,后者与较高的心血管疾病风险相关。因此,《共识》建议在能耐受的情况下,老年糖尿病患者的目

标血压宜降至 140/90 mmHg 及以下。

应用他汀类药物促使低密度脂蛋白胆固醇降低约 20%，即可以令糖尿病患者和≥65 岁患者的主要血管事件的发生率降低。这种益处在持续降脂治疗后 1～2 年就可以看到，这表明除了预期寿命非常有限的个体之外，大多数老年人可以从他汀类药物中受益。他汀类药物之外的调脂药是否可以降低心血管风险，这样的证据目前还很有限。

（4）严格控制血糖是否有好处：英国前瞻性糖尿病研究（UKPDS）结果显示，强化治疗组（HbA1c 7%）的微血管并发症风险降低了 25%。在试验结束后继续随访的 10 年中看到了大血管受益，即心肌梗死风险降低 15%。在近年 AC-CORD、ADVANCE 和 VADT 3 个大型研究中，受试者平均年龄 60～66 岁，2 型糖尿病病程为 8.0～11.5 年，其中 32%～40% 有心血管疾病史。ACCORD 研究中，经过 5 年随访，强化治疗组（HbA1c 目标为 6.4%～6.9%）在微血管并发症方面获得一定益处，例如：减少了 30% 的大量蛋白尿和 33% 的糖尿病视网膜病变，并在一定程度上降低了发生糖尿病周围神经病变的风险；强化治疗组没有减少总体主要心血管事件和死亡率，仅非致命性心肌梗死的发生率较低；强化治疗组死亡率较高，导致随访 3.5 年后不得不提前终止强化治疗。这三大研究均显示强化治疗与较高的低血糖发生率相关，严重低血糖的发生率比非强化治疗组高 2～3 倍。上述研究还提示，如果在没有出现慢性并发症之前及早开始治疗，良好的血糖控制是最获益的。强化血糖控制需要 5 年以上时间才能看到微血管获益，看到大血管获益则需要 10～20 年时间。因此，针对预期寿命有限和多病共存的老年糖尿病患者而言，强化血糖控制弊可能会大于利。

（5）个性化血糖管理策略：糖尿病治疗的主要目的是优化血糖控制，避免急性高血糖相关并发症，预防糖尿病微血管和大血管并发症，并尽量减少与治疗相关的低血糖事件的发生。一些为长期获益而设计的糖尿病干预策略并不适合所有的老年人，鉴于老年人的健康状况差异较大，制订治疗方案时需权衡治疗的潜在获益和风险、患者健康和功能状态及每个人的社会支持背景，这种以患者为中心的糖尿病管理策略已经越来越受到重视。

对于相对年轻、健康和活跃的老年人来说，其血糖控制目标与年轻人相同是值得的，目的是防止长期并发症。对于患有多种并发症和预期寿命有限的虚弱老年人，血糖控制的目的是预防急性高血糖相关并发症（如多尿、脱水、高血糖高渗状态、感染及伤口愈合不良），而不是获得长期益处，同时要避免降糖治疗带来的不良反应。建议对健康的老年人，HbA1c 控制目标为 7.0%～7.5%，而对于健康状况很差的老年人，HbA1c 控制目标为 8.0%～9.0%。在降糖药的选择方面，应关注其安全性及较低的低血糖风险，二甲双胍通常被认为是老年人糖尿病一线治疗药物。《共识》建议避免服用可能加重心力衰竭、有骨质疏松和肾功能不全等潜在不良反应的药物。

（6）限制糖尿病饮食：随着年龄增长，老年人的味觉和嗅觉改变，出现厌食、吞咽困难及功能状态下降，老年人进食量随之下降。那些专门为中青年糖尿病患者设计的控制血糖的限制性饮食计划并不适用于所有老年糖尿病患者。相反，严格的饮食控制会限制提供食物的种类和味道，加剧食物摄入量不足，从而导致无意识的体重减轻和营养不良，这对于那些身体虚弱、住在养老院或低体重的老年人来说尤其危险，其发病率和死亡率都会增加。因此，对于上述老年患者，无须严格控制饮食，甚至可以自由饮食，必要时通过更换药物来达到控制血糖的目的。《共识》提倡根据患者的情况进行营养评估，以指导个体化营养干预。

2.《共识》对老年糖尿病患者的管理在以下六个领域达成共识

（1）在确定个体化血糖目标时，需重点考虑的内容包括低血糖风险、躯体和心理健康、合并症及相关的心血管疾病、家庭及社会支持系统。

（2）糖尿病合并症与功能和认知损害密切相关，建议对老年糖尿病患者除常规筛查糖尿病并发症外，还应常规筛查老年综合征。老年综合征与糖尿病密切相关，其对治疗方案的选择以及对生活质量均有相当大的影响。常见老年综合征包括虚弱、认知功能障碍、多重用药、营养、跌倒、听力和视力受损、抑郁、疼痛、尿失禁等。

（3）由于老年人健康状况存在很大的异质性，

因此,血糖和血压目标应个体化。重点应考虑在某个患者的预期寿命之内,应用从长期临床试验中获得的治疗方案能否得到潜在获益。

1)血糖目标:①对于健康的老年人,HbA1c控制目标与普通成年人相似,但应避免出现过度低血糖;②对衰弱、认知功能差或居住养老院的老年人,HbA1c的控制应提高至8.5%;③对那些生命进入终末期的老年人,HbA1c没有设定目标,这个阶段旨在控制症状。需要注意的是,HbA1c水平可能会受到合并疾病(如贫血)的影响。

2)血压目标:①健康的老年人,血压控制目标与普通成人相似(≤140/90 mmHg);②对衰弱、认知功能差的老年人,血压控制目标应<150/90 mmHg,同时避免低血压;③对那些生命进入终末期的老年人,不设定血压控制目标。

(4)鉴于多重用药风险以及与年龄相关的药动学和药效学方面的变化,需要注意以下几点事项。

1)开具降糖药处方时主要考虑以下几点:①低血糖风险;②用药频率与用药方案的复杂性;③耐受性和不良反应,如胃肠不耐受、血容量改变、心力衰竭、骨折风险、体重变化及泌尿生殖系统感染风险;④降糖作用;⑤患者的总体健康状况和生活质量。

2)药物的选择:①二甲双胍通常被选为一线降糖药,具有较强降糖疗效和较低的低血糖风险。胃肠道不耐受、肾功能不全、有乳酸酸中毒风险及存在潜在维生素 B₁₂ 缺乏的老年人应避免应用二甲双胍。②磺脲类降糖药成本低,降糖效果好,它们与较高的低血糖风险相关,应谨慎用于老年人。应避免使用长效磺脲类药物(如格列本脲),因为其引发的低血糖持续时间较长,而且可能会增加死亡率。③DPP-Ⅳ抑制剂低血糖风险低,临床疗效适中,耐受性好,给药方便,缺点是成本较高。④噻唑烷二酮类降糖药低血糖风险低,疗效好,耐受性好,其不良反应包括水钠潴留、体重增加和骨折风险增加。较低剂量的噻唑烷二酮类药物耐受性较好。⑤钠-葡萄糖协同转运蛋白2抑制剂(SGLT-2)低血糖风险低,体重减轻,降糖效果中等,一些心血管安全方面的有利证据,不良反应包括泌尿生殖道感染、尿频和脱水。因其具有一定的降压作用,应用 SGLT-2 的同时宜减少降压

药剂量。针对肾功受损患者应用 SGLT-2 获益有限。⑥α-葡萄糖苷酶抑制剂降血糖效果中等,具有较低的低血糖风险,不良反应包括腹胀和腹泻。⑦胰高血糖素受体激动剂(GLP-1)具有较低的低血糖风险和良好的降血糖效果,并能减轻体重。缺点是费用较高,需要注射,不良反应包括恶心、呕吐和厌食。⑧胰岛素在不同的治疗方案中对降低血糖都是非常有效的,其不良反应包括显著的低血糖风险和体重增加。对于有身体或智力残疾的老年人来说,应用胰岛素治疗,自我管理有一定难度。

(5)严格的糖尿病饮食对一些老年糖尿病患者没有好处,会导致摄入量减少、无意识体重减轻和营养不良。因此,应采用个体化营养方案,以解决个人对食物的喜好和目标,并提供更广泛的食物选择,尤其适用于以下人群:①年龄>80岁;②身体虚弱;③认知能力减退;④未达到标准体重;⑤居住在养老院。

(6)居住于养老院的老年人与居住于社区的老年人不同,他们更虚弱,合并疾病更多,需要较高水平的照护。长照机构的工作人员应接受适当的糖尿病教育和培训。对养老院老年糖尿病患者的管理有以下目标:①预防低血糖;②防止住院治疗;③避免急性代谢并发症;④提供及时的临终关怀和预先照护计划。

【文献评述】

《共识》在与老年糖尿病患者密切相关的六个领域达成共识:①制订个体化糖尿病管理原则的注意事项;②将老年综合征筛查纳入临床考量范围;③血糖和血压控制指标;④药物治疗选择;⑤糖尿病饮食注意事项;⑥养老院老年糖尿病患者血糖管理目标。

随着老年糖尿病人数的增加,考虑到老年人的复杂性和异质性,老年糖尿病临床实践管理观念需要更新,对老年糖尿病患者,不应仅依据成年人糖尿病管理指南来管理,临床实践中需要结合患者个体特征(合并症、虚弱、认知障碍、预期寿命、治疗所致低血糖风险、患者态度、社会支持等)综合考虑疾病病程,以制订专门的治疗目标和管理计划。这种方法最近也被美国糖尿病协会、美国老年医学会等几个国际组织所提倡。《共识》结

合香港本土的临床研究数据和临床医师经验,用以解决老年糖尿病患者血糖控制目标的设定以及与老年人特别相关的问题,例如,引入全面的老年综合评估,旨在筛选和甄别在繁忙临床工作中经常遗漏的老年综合征和患者的社会心理需求,这将有助于指导医师在临床实践中权衡利弊,有针对性地为老年糖尿病患者制订个体化管理方案。

《共识》还有很多临床问题没有涵盖,诸如:①如何实施老年综合评估才可以获得最佳治疗方案;②面对老年人多病共存的情况,如何确立恰如其分的个体化治疗方案;③老年糖尿病患者最佳血压控制目标是多少;④老年糖尿病患者多重用药,如何避免药物间相互作用;⑤老年糖尿病患者抗血小板治疗问题。诸如此类的细节问题亟待进一步解决和完善。

(张春玉)

参 考 文 献

Wong CW,Lee JS,Tam KF,et al. Diabetes in older people:position statement of The Hong Kong Geriatrics Society and the Hong Kong Society of Endocrinology,Metabolism and Reproduction. Hong Kong Med J,2017,23(5):524-533.

第7篇

泌尿生殖

第 82 章

《卒中后神经源性膀胱
诊治专家共识》解读

【文献题目】卒中后神经源性膀胱诊治专家共识
【文献作者】 中国老年医学学会神经医学分会，天津市卒中学会
【文献来源】 中国卒中杂志，2016，11（12）：1057-1066
【文献解读】

◆ 背景介绍

2016 年 12 月中国老年医学学会神经医学分会、天津市卒中学会于《中国卒中杂志》发布了《卒中后神经源性膀胱诊治专家共识》（下文简称《共识》），笔者有幸作为专家委员会成员参与了《共识》的撰写。现将笔者对《共识》的具体解读阐述如下，盼与各位同道互相学习印证。

《共识》的撰写基于如下事实：因卒中已成为我国致残率最高的疾病，由卒中所导致的神经源性膀胱越来越多地见于老年患者，极大影响了这些患者的生活质量，并且提升了死亡率和致残率。因此，中国老年医学学会神经医学分会、天津市卒中学会组织专家委员会通过查阅中华医学会泌尿外科学分会组织撰写的《神经源性膀胱诊断治疗指南》、中国康复医学会康复护理专业委员会撰写的《神经源性膀胱护理指南（2011 年版）（一）》和《神经源性膀胱护理指南（2011 年版）（二）》，参照 Oxford 循证医学系统的确定文献证据水平以及推荐等级标准，撰写了《共识》。

◆ 文献要点

1. **卒中后神经源性膀胱的定义和分类** 《共识》的引言部分首先对所谓"卒中后神经源性膀胱（post-stroke neurogenic bladder，PSNB）"的概念

进行了界定，列举了之前不统一的各种命名方法，如"卒中后排尿困难""卒中后排尿障碍""卒中后尿失禁""卒中后尿潴留"等。在之前的临床工作中，因定义的不甚清晰，曾引起相关诊断和治疗的困难，故而在开放性研究时，亟须制定相关定义，限定范围。随后，引言对相关文献进行分析，统计了 PSNB 的发生率，国内外各种统计研究的急性期发生率为 32%～79%，卒中 3 个月后尿失禁发生率为 12.3%，12 个月后尿失禁占卒中存活者的 1/5 左右。另外，《共识》指出，PSNB 是卒中预后不良和死亡率升高的预测指标。复习文献发现卒中后 3 个月尿失禁组的死亡率为 14.7%，卒中后 10 天内伴有尿失禁的病死率高达 31.2%，显著高于卒中后无尿失禁组。由此可以看出 PSNB 的发病率仍居高不下。

《共识》在 PSNB 的定义部分中指出，在卒中后非意识障碍人群中，出现膀胱储存和排空障碍，表现为尿频、尿急、尿失禁和尿潴留，即可考虑为 PSNB，但需除外由于心理因素、语言和肢体功能障碍不能正确表达尿意和/或不能使用如厕器具等情况的失禁，如：①既往基础疾病导致下尿路症状；②与年龄相关的非神经性因素；③与性别相关的非神经性因素；④药物不良反应；⑤卒中后肢体、认知和语言功能障碍；⑥精神心理因素。PSNB 的诊断必须包括以下 3 个要素：①卒中诊断的确立；②存在下尿路、上尿路功能障碍以及泌尿系统并发症；③两者存在时间相关性并且用其他病因无法解释。

PSNB 的分类推荐使用国际尿控协会（International Continence Society，ICS）的下尿路功能障碍分类法。该分类法通过评估储尿期和排尿期

的膀胱功能、尿道功能,鉴别诊断了特发性膀胱和神经源性膀胱。欧洲泌尿协会(European Association of Urology,EAU)采用的 Madersbacher 分类方法和中华医学会泌尿外科学分会尿控学组采用的廖氏分类法,也都具有指导意义。Madersbacher 分类法将神经源性膀胱分为 4 种:①逼尿肌过度活跃伴括约肌过度活跃;②逼尿肌过度活跃伴括约肌活动不足;③逼尿肌活动不足伴括约肌活动不足;④逼尿肌过度活动不足伴括约肌过度活跃。此分类方法较为贴近临床,便于非泌尿专科医护人员使用。廖氏分类法建议应体现上下尿路功能的不同病理生理变化,可进行如下分类:①依据下尿路功能,评价储尿期和排尿期,根据膀胱的感觉、容量、功能及尿道功能进行细分;②依据上尿路功能,根据从膀胱至输尿管反流、肾盂和输尿管扩张、膀胱壁段的输尿管是否梗阻及肾功能等情况进行细分。依照廖氏分类法,国内对于已经明确诊断神经系统疾病同时伴有排尿功能障碍患者进行了尿动力学检查,提示其中近 1/5 为神经源性膀胱,证实了不同神经系统部位病变的患者神经源性膀胱临床表现不同,影像尿流动力学的表现特点也不同。

《共识》给出了 PSNB 诊疗的总体推荐意见,其中高度推荐级别的意见有:①所有可能影响储尿和/或排尿神经调节过程的中枢性或外周性神经系统病变,均可能影响膀胱和/或尿道功能。病因隐匿者,应尽力寻找神经病变的原因。此处强调了对于神经源性膀胱病因诊断的必要性。②神经源性膀胱临床症状及严重程度的差异性并不总是与神经系统病变的严重程度和部位相一致,因此不能单纯根据神经系统原发病变的类型、程度和水平来臆断膀胱尿道功能障碍的类型。此处强调了神经源性膀胱鉴别诊断与症状学的特殊性。③尿动力学检查作为神经源性膀胱的分类基础,能够阐明下尿路病理生理的变化,为制订和调整治疗方案、随访治疗结果提供客观依据,其中影像尿动力学检查具有极高的临床价值。此处强调尿动力学检查对诊断神经源性膀胱的"金标准"性临床意义。④神经源性膀胱患者下尿路功能障碍可导致上尿路损害,必须明确上尿路病理生理状态。保护上尿路功能是贯穿神经源性膀胱诊断、治疗及随访整个过程的主线。此处强调上尿路功能与

损害在神经源性膀胱诊治过程中的特殊重要性。推荐意见有:神经源性膀胱下尿路功能障碍的分类方法可采用 Madersbacher 和 ICS 分类方法,上尿路及下尿路功能障碍的分类方法也可采用廖氏神经源性膀胱患者全尿路功能障碍的新分类方法。上述 3 种不同分类方法在临床各有其适用的场景,应根据患者尿动力学特点灵活使用。

2. 卒中后神经源性膀胱的检查和诊断 在 PSNB 的检查和诊断方面,《共识》指出中枢和外周双方面的神经调节,即多个传导束和神经核共同协调的结果方才组成下尿路的两项基本功能(储尿和恰当时机排尿)。对 PSNB 患者需要完善病史、专科体格检查、神经电生理及其他检查,高度推荐级别的意见有:①详细的病史采集,注意泌尿系统、肠道、神经系统及性功能的既往史及现病史。应特别注意疼痛、感染、血尿、发热等症状。②详细的神经系统体格检查,尤其是阴部/马鞍区的感觉及反射。应详细检查肛门和直肠的感觉、收缩功能及盆底功能。③尿常规、肾功能、尿细菌学检查、泌尿系统超声、泌尿系统 X 线片、膀胱尿道造影检查等。④在实施侵入性检查之前应进行尿流率、残余尿等非侵入性检查。⑤诊断评估神经源性膀胱尿路功能的"金标准"是影像尿动力学检查。推荐下列检查措施:下尿路及盆底电生理检查,尽力寻找神经病变或缺陷的直接证据,上尿路磁共振尿路造影(magnetic resonance urography,MRU)或计算机断层扫描(computed tomography,CT)三维重建成像以明确肾盂输尿管积水、扩张程度及迂曲状态,以及排尿日记。

3. 卒中后神经源性膀胱的一般治疗 PSNB 的一般治疗强调早发现、早诊断及早治疗。《共识》推荐使用诊治流程图,兼顾卒中、膀胱管理两方面。神经源性膀胱的首要治疗目标是保护上尿路或肾功能,次要目标是恢复或部分恢复下尿路功能,改善尿失禁,提高患者生活质量。在治疗策划过程中应进一步考虑以下问题:患者的残疾状况、治疗成本、技术复杂性及可能出现的并发症。PSNB 有效治疗的"金标准"是确保逼尿肌压力在储尿期保持低压水平,排尿期保持在安全范围之内(高度推荐)。具体而言,高度推荐级别的疗法有保守治疗、自身行为训练和健康教育作为其他疗法的辅助方法、间歇导尿、肢体康复及功能训

练。一般推荐级别的疗法有盆底肌肉锻炼、应用肌电图生物反馈来指导盆底肌训练。可选级别的疗法有任何辅助膀胱排空的方法或手法辅助排尿都必须在尿动力学检查允许前提下施行,并定时随访。针灸疗法可作为改善神经源性下尿路功能障碍的选择方法。卒中后的尿动力学主要表现为逼尿肌过度活动伴急迫性尿失禁,很少发生逼尿肌括约肌协同失调,急性期内可采用经尿道留置尿管和间歇清洁导尿,国内相关研究报道较多,《共识》对导尿方式、尿管的选择等方面均进行了探讨。无菌性间歇导尿的膀胱残尿量和感染率明显低于留置导尿组。

4. 卒中后神经源性膀胱的药物治疗 关于药物治疗,可以根据尿动力学特点选择。《共识》指出,目前尚无针对 PSNB 的特效药物,现有药物也因其不良反应及并发症在卒中患者的临床应用中受到限制。常用药物有阿托品(治疗膀胱刺激症状)、奥昔布宁/丙哌维林(缓解无抑制性和反流性神经源性膀胱功能障碍患者的尿路症状,如尿急、尿频、尿失禁、夜尿、遗尿等)、托特罗定/索利那新[膀胱过度活动引起的尿频、尿急和/或急迫性尿失禁症状的治疗]、特拉唑嗪/阿夫唑嗪(缓解良性前列腺增生而引起的排尿困难症状、降低血压)、坦索罗辛(用于治疗前列腺增生所致的症状,如尿频、夜尿增多、排尿困难等)、盐酸米多君(治疗女性压力性尿失禁)。使用药物治疗 PSNB 时应个性化给药,严格把握用药指征和适应证,除外禁忌证。

5. 卒中后神经源性膀胱的手术治疗及并发症处理 关于 PSNB 的手术治疗,《共识》指出需由泌尿外科专科医师决定并实施。目前临床常用术式包括膀胱壁 A 型肉毒毒素注射术、尿道吊带术、人工尿道括约肌植入术、肠道膀胱扩大术等。对于高位脊髓损伤患者,自己不能完成间歇导尿,可以考虑括约肌切断术;对于年老不能完成间歇导尿的患者可以考虑膀胱造瘘定期更换。组织工程学和干细胞治疗 PSNB 可能是新的方法和方向。

关于 PSNB 的并发症处理,《共识》指出尿路损伤和出血常与操作相关,如出现尿路结石、肾积水和肾功能不全,建议由泌尿外科专科治疗。高度推荐的处理措施:积极控制泌尿系统感染,降低膀胱压,排空膀胱和纠正不正确的排尿方式,去除泌尿系结石,开始经验性治疗前进行尿培养并根据药敏试验选择性使用抗生素。一般推荐的处理措施:大部分无症状性菌尿患者无须抗生素治疗。可选级别的措施:口服蔓越莓提取物、乌洛托品、L 蛋氨酸酸化尿液等。不推荐如下措施:通过常规膀胱冲洗及常规预防性使用抗生素来预防泌尿系统感染。

【文献评述】

综上所述,卒中的发生机制和原因非常复杂,而调节储尿和排尿的神经控制是由复杂的神经回路、反射中枢、促进和抑制神经递质组成,故卒中后神经源性膀胱的发生机制更为复杂,涉及多个学科,分类和研究方法也不统一,很难进行规范及全方位研究。笔者认为,《共识》的制定是希望通过多个科室共同协作来改善 PSNB 的预后,同时探讨康复治疗方法的可行性,指导患者做好膀胱和尿道功能的恢复训练,联合药物、针灸理疗及手术等多种方法才能提高患者的生存质量,减少泌尿系统反复感染,减少出现结石、肾积水及最终的肾衰竭,改善预后。不同类型的卒中对颅内造成影响不同,发生部位不同,易发生的 PSNB 症状不同。以上各种问题仍悬而未决,需要组织多学科团队通过进一步研究形成新的共识,以更好地造福患者、服务临床。

(蒋宇钢)

参 考 文 献

中国老年医学学会神经医学分会,天津卒中学会.卒中后神经源性膀胱诊治专家共识.中国卒中杂志,2016,11(12):1057-1066.

第 83 章

《良性前列腺增生症中医诊治专家共识》解读

【文献题目】良性前列腺增生症中医诊治专家共识

【文献作者】张春和,李曰庆,裴晓华,等

【文献来源】北京中医药,2016,35(11):1076-1080

【文献解读】

◆ 背景介绍

良性前列腺增生(benign prostatic hyperplasia,BPH)是指中老年男性(50岁以上)组织学上前列腺间质、腺体成分的增生和解剖学上前列腺的增大,以尿动力学上膀胱出口梗阻(bladder outlet obstruction,BOO)和临床主要表现的下尿路症状(lower urinary tract symptoms,LUTS)为特征的一种疾病。

1994年美国健康卫生委员会与泌尿外科学会制订了第一版BPH诊疗指南,主要针对BPH诊疗步骤进行了一定的规范,1996年美国泌尿外科学会进一步提出了以症状评分系统为中心的新BPH诊疗指南。欧洲泌尿外科学会和日本泌尿外科学会也分别于1998年和1999年提出了各自的BPH诊疗指南。美国泌尿外科学会与欧洲泌尿外科学会分别在2003年和2004年对各自的BPH诊疗指南进行了更新。由于社会文化发展的不同,各国泌尿外科学会制定BPH诊疗指南的侧重点也有所不同。

2007年中华医学会泌尿外科分会由张祥华等专家制定了中国版《良性前列腺增生临床诊治指南》,为我国在BPH临床诊疗过程中对患者病情严重程度的判断、各种治疗效果的比较以及不同治疗方法的选择等方面提供了明确的标准。

前列腺属中医"精室"范畴,BPH相当于中医学的"精癃"或"癃闭"。中医古籍中有许多关于"癃闭"的记载,如《素问·五常政大论》称:"其病癃闭,邪伤肾也。"《灵枢·本输》说:"三焦者……实则闭癃,虚则遗溺。"《素问·宣明五气》记述:"膀胱不利为癃,不约为遗溺。"《素问·标本病传论》认为:"膀胱病,小便闭。"近年来中医临床医家对BPH中医病因病机及治则治法进行了很多有益的探索,认为BPH发病与肾、三焦、膀胱的功能密切相关,为"本虚标实"之证,脾肾不足为本,肝郁气滞、痰凝、血瘀及湿热为标;临床上根据患者临床证候特点辨证论治,采用中药内服、针灸、穴位贴敷、中药坐浴等可改善BPH引起的下尿路症状,为BPH的保守治疗方法提供了新的临床治疗思路。

现代医学治疗BPH的药物主要包括α受体阻滞剂、5α还原酶抑制剂及5型磷酸二酯酶抑制剂,由于长期服药导致药物耐受性增加,很多老年患者症状缓解不明显。大量的临床研究表明,相比单纯西药治疗,中西医结合治疗BPH在缓解患者临床症状、提高生活质量及减缓病情进展等方面具有明显优势。但目前中医及中西医结合临床研究缺乏统一的中医诊治标准,样本量偏少,质量低,严重影响了中医治疗疗效的进一步提高,迫切需要中医临床专家制定规范化的BPH中医诊治共识来指导临床治疗。

中医诊治BPH有一定的特点与优势,但遵循循证医学的研究较少,缺乏规范化的中医诊疗方案。为此,2016年中华中医药学会男科分会和中华中医药学会外科分会制定并发布了《良性前列腺增生症中医诊治专家共识》(下文简称《共识》），目的是通过总结与评估中医诊治 BPH 的最新研究进展，制订及推广规范化的 BPH 中医诊治方案，提高中医临床水平，对更大程度地受益于患者具有重要的临床意义。《共识》的适用人群为 40 岁以上出现 BPH 下尿路梗阻症状的男性患者。

◆ 文献要点

1.《共识》重视 BPH 现代医学诊断及鉴别诊断的最新研究进展 《共识》首先基于现代医学，阐述了 BPH 发生发展的病理生理机制研究进展，BPH 的发生是一个长期、缓慢、复杂的过程，其具体形成机制尚不十分清楚，目前认为 BPH 的发病与年龄及正常睾丸功能密切相关：40 岁以上男性可出现 BPH 下尿路梗阻症状，其中近 1/2 会出现尿末滴沥，1/4 出现尿线变细、无力，1/5 出现排尿等待，急性尿潴留的风险也从 40~49 岁的 0.2%上升至 80 岁以上的 3%。此外，关节炎、哮喘、焦虑症、抑郁症、心脏疾病、代谢综合征等疾病与BPH 的发生、发展亦有一定的关联性。

BPH 的诊断强调结合临床症状、体格检查，尤其是直肠指检、实验室相关检查、影像学检查、尿动力学检查及内镜检查等进行综合判断。

BPH 的临床症状主要是 LUTS，包括：①储尿期症状，如尿频、尿急、尿失禁及夜尿增多等；②排尿期症状，如排尿踌躇、排尿困难及间断排尿等；③排尿后症状，如排尿不尽，尿后滴沥等。国际前列腺症状评分可以判断 BPH 症状严重程度。临床症状的轻重取决于膀胱出口梗阻的程度，前列腺大小与症状严重程度不一定成比例。

体格检查包括直肠指检、局部神经系统检查及外生殖器检查（排除因尿道外口狭窄或畸形所致的排尿障碍）。实验室相关检查可以了解有无血尿、泌尿系统感染、肾功能损害等。超声是诊断BPH 最常用的方法，其他如静脉尿路造影检查、尿动力学检查及尿道膀胱镜检查。通过以上检查进一步诊断 BPH，另外与前列腺癌、膀胱颈纤维化增生、神经源性膀胱功能障碍、尿道狭窄、膀胱癌及前列腺结石等疾病相鉴别。

2.《共识》强调 BPH 的预防与调护的重要性"未病先防、既病防变"是中医学预防及治疗疾病的基本原则，针对目前认为可能诱发及加重 BPH

的因素，《共识》提出了 7 条预防与调护的建议，包括：①适度锻炼身体，增强抵抗力，避免感受风寒等外感疾病；②调畅情志，切忌忧思恼怒，避免因心理因素导致病情加重；③避免食辛辣刺激性和寒凉食物，戒除烟、酒，多食纤维性食物；④勿长时间憋尿，保持大便通畅；⑤避免长时间压迫会阴部，如久坐等；⑥及时治疗各种感染，尤其是尿路感染；⑦已发生尿潴留的患者，及时导尿或采取其他引流措施。

3.《共识》对 BPH 的中医病因病机的论述简明扼要 中医古籍中无 BPH 的名称描述，现代中医结合有关前列腺的解剖知识及前列腺液的生理功能，将前列腺与精囊腺概属"精室"。精室病变导致的"癃闭"，称之为"精癃"。《素问·五常政大论》称："其病癃闭，邪伤肾也。"《灵枢·本输》说："三焦者……实则闭癃，虚则遗溺。"《素问·宣明五气》记述："膀胱不利为癃，不约为遗溺。"《素问·标本病传论》认为："膀胱病，小便闭。"现代中医临床泌尿外科专家对 BPH 的中医病因病机也进行了积极的探索，认为肾气亏虚为 BPH 发生发展的根本，而瘀血、湿热亦为重要的发病因素，它们互为因果，导致膀胱气化不利，发而为病。

《共识》综合中医古籍认识及现代中医治疗文献研究结果，认为 BPH 的中医病位在精室，与膀胱、肾的关系最为密切，与脾、肝、肺亦有一定关系，强调肾虚血瘀水阻、膀胱气化失司是精癃之基本病机，本虚标实是其病机特点，并对 BPH 临床常见的湿热蕴结证、气滞血瘀证、脾肾气虚证、肾阴亏损证及肾阳虚衰证的中医病因病机进行了详细系统的阐述，为中医临床辨证提供了基本的思路。

4.《共识》对 BPH 中医治疗原则、分型论治及治疗方法的论述更注重现代中医临床实践结果的总结 中医药在 BPH 治疗中扮演重要角色，其治疗形式丰富，包括中药内服、针灸、穴位贴敷、直肠给药等。中医治疗成本低廉，疗效确切，不良反应少，安全性高，经过积极治疗后患者可明显改善临床症状，中西医结合治疗效果更佳。

《共识》根据 BPH"本虚标实"的特点，强调补肾以治虚，治标着重于化瘀通窍，清湿热、散瘀结、利气机以通水道。另外，临床上也应兼顾病位在肺、脾、肝的不同，审因论治，不可滥用通利小便之品。

《共识》遵循中医辨证论治的原则，根据临床证候特点的不同将BPH分为湿热蕴结证、气滞血瘀证、脾肾气虚证、肾阴不足证、肾阳亏虚证、肾虚瘀阻证6种不同证型，分型论治，对每种证型的临床表现、舌脉特点、推荐方药及中成药、随证加减等进行了系统论述。特别是对肾虚瘀阻证推荐了执笔专家们的临床有效经验方前列通窍汤（由黄芪、菟丝子、牛膝、肉桂、水蛭、王不留行、泽泻、肉苁蓉、浙贝母等组成），成药推荐灵泽片（乌灵菌粉、莪术、浙贝母、泽泻）。

中医药治疗BPH形式多样，除中药内服外，《共识》也简要介绍了急性尿潴留，针刺气海、中极、三阴交及艾叶、石菖蒲炒热后布包热敷脐部的方法。慢性进展期采用中药直肠给药的方法。

【文献评述】

《共识》为BPH的中医诊疗提供了较为规范的方案，包括BPH的现代医学诊断、鉴别诊断及预防与调护，重点阐述了中医的病因病机、治疗原则、分型论治及针灸等中医特色外治法。

在病因病机方面，《共识》强调肾虚血瘀水阻、膀胱气化失司是精癃之基本病机，本虚标实是其病机特点。治疗上强调补肾以治虚，治标着重于化瘀通窍，清湿热、散瘀结、利气机以通水道。另外，临床上也应兼顾病位在肺、脾、肝的不同，审因论治，不可滥用通利小便之品。临床上应总结现代中医临床实践的结果分型论治，分为湿热蕴结证、气滞血瘀证、脾肾气虚证、肾阴不足证、肾阳亏虚证、肾虚瘀阻证6种不同证型，《共识》对肾虚瘀阻证推荐了执笔专家们的临床有效经验方前列通窍汤，成药推荐灵泽片。另外，《共识》强调预防与调护的重要性，对针灸等中医特色治疗方法也有推荐。

但笔者对病因病机的论述并没有按BPH的早、中、晚不同阶段加以区分，临床的辨证分型没有提供具体中医证型诊断标准，如主症、次症及舌脉等。另外，临床实践中患者往往表现为复合证型，如肾虚兼见湿热、湿热与瘀血并见等，笔者主要论述了基本证型。《共识》对针灸的论述过于简单，应列于每个临床证型之后加以具体阐述，在预防和调护方面，也缺乏中医特色，可以推荐保健操、中医药膳等。

（张四方）

参 考 文 献

张春和,李曰庆,裴晓华,等.良性前列腺增生症中医诊治专家共识.北京中医药,2016,35(11):1076-1080.

第8篇

五官皮肤

第 84 章

《老年听力损失诊断与干预专家共识(2019)》解读

【文献题目】 老年听力损失诊断与干预专家共识(2019)

【文献作者】 全国防聋治聋技术指导组,中华医学会耳鼻咽喉头颈外科学分会,中华耳鼻咽喉头颈外科杂志编辑委员会,等

【文献来源】 中华耳鼻咽喉头颈外科杂志,2019,54(3):166-173

【文献解读】

◆ 背景介绍

老年听力损失是老年综合征中的一个健康量值,也是老龄化社会重点关注的问题之一。由于听力损失常隐匿出现,因此,提高对老年听力损失的认识、规范相关的医疗行为是实现健康老龄化和积极老龄化的关键任务。首先,要及时发现确实有听力损失的老年人群;其次,要针对问题人群实现个性化、针对性的科学检查、评估,以明确疾病诊断,实施针对性的干预措施。

老年听力损失发病率高。截至 2019 年底,我国 60 岁及以上人口超过 2.5 亿,占总人口的 18.1%,是全球唯一老年人口过亿的国家;另据世界卫生组织发布的数据,65 岁以上老年人约 1/3 有中度以上听力损失。据此估算,我国有中度以上听力损失的老年患者可达几千万。老年听力损失的危害巨大,不仅给个人带来听觉言语交流的困难,还会对老年认知能力下降产生影响,随之还会出现焦虑抑郁情绪和社会隔离感。目前听力检查尚未列入常规体检项目,针对如此庞大的老年听力损失人群,提高全国人民对老年听力损失的认识、做好耳与听力健康的日常保健、早期发现老年听力损失是正确诊断和干预的重要前提。

针对老龄人口日益增加的现状,不仅要关注老年听力损失带来的听觉和言语交流障碍,更要重视由此引发的精神心理、社会隔离及认知层面的问题。因此,对老年听力损失要做到早发现、早诊断和早干预。由全国防聋治聋技术指导组牵头,联合中华医学会耳鼻咽喉头颈外科学分会、中华耳鼻咽喉头颈外科杂志编辑委员会、中华医学会老年医学分会于 2019 年联合发布了我国第一个《老年听力损失诊断与干预专家共识(2019)》(下文简称《共识》),旨在提高全社会层面对老年听力损失的认识,规范医务人员和相关社会工作人员对老年听力损失诊断和干预工作的行为和工作流程,落实耳与听力健康的国家防聋目标。《共识》的适用人群为老年听力障碍者、政府工作人员、为老年人提供医疗保障服务的医务人员、耳鼻喉科和从事听力学的相关工作人员、老年健康服务业者、基层卫生保健工作者等。

◆ 文献要点

《共识》从多角度提出了老年耳与听力健康保健的具体目标和任务,明确了老年听力损失的基本概念、强调了老年听力筛查的重要性、规范了听力损失诊断流程并给出干预康复的基本原则和未来研究的重点。

1.《共识》明确了老年听力损失的基本概念 本文所指的老年听力损失并非仅仅因为增龄所致的听力下降,其概念是指 60 岁以上老年人,因年龄增长、耳科疾病、遗传因素、噪声损伤、耳毒性药物以及代谢性疾病和不良生活习惯等因素导致的听觉功能下降的总称。

注意事项:教科书中提及的老年性耳聋是指

随着年龄增长出现双耳对称性、缓慢进展的、以高频听力受累为主的听力损失。

2. 老年听力损失患者人数众多、形势严峻

1997 年国内的一项横断面流行病学调查显示,60 岁以上老年人听力损失的总患病率为 33.7%。2016 年一项调查发现,听力损失患病率随年龄增长显著升高,在 60～74 岁老年人群中已经占比达 53.65%。2018 年世界卫生组织的数据显示,65 岁以上老年人群中有 1/3 具有中度或中度以上听力损失。以 2018 年末我国大陆人口数据计算,60 岁及以上人口约 2.494 9 亿,其中 65 周岁以上人口约 1.665 8 亿,占总人口的 11.9%。粗略估计,我国＞65 岁中度老年听力损失以上患者约 5000 余万。预计到 2050 年,中国老年人口将达 4.87 亿,占总人口的 34.9%。由此来看,老年人听力损失的防治工作形势严峻、刻不容缓。

3. 老年听力损失的危害性巨大

(1)言语交流障碍:老年听力损失不仅是听不见的问题,更重要的是听得见但听不清语言的内容,即言语识别能力下降。特别是在在噪声环境下和快语速交流情景下,言语识别能力会明显下降。老年听力损失常伴有耳鸣,严重者可影响睡眠质量,并相互影响形成恶性循环。此外,听力损失还与老年人跌倒概率增加相关。

(2)导致社会隔离现象的出现:当听力损失累及中低频率时,安静环境下的言语交流也出现困难。因此,老年人会主动减少社会交往,并逐渐对周围事物不感兴趣,久而久之则变得多疑、猜忌和自卑,甚至出现焦虑、抑郁等精神心理问题以及社会隔离现象。

(3)影响老年人的认知能力:在老年听力损失患者中认知能力下降比较常见。研究发现,阿尔茨海默病在伴有轻、中、重度听力损失老年人中的发病率分别是听力正常老年人的 2 倍、3 倍和 5 倍。但二者之间的具体关系和发生机制目前尚不十分清楚。

(4)出现避险能力的下降:对日常生活中危险警告声(如交通工具鸣笛、火警、周围人的提醒声等)的感知能力下降,对危险警告信号的方位判断出现问题。因此,老年听力损失带来的安全风险不容忽视。

4.《共识》建议提高对早期发现老年听力损失的认识和落实途径　老年听力损失的早期发现极为重要,患者本人或亲近的人应该具备相关的常识,从事老年医学及社区医务工作者应提高认识,以早期发现老年人听力损失,尽早干预。早期发现听力损失的方法如下。

(1)观察法:生活中的自我观察或家庭成员等看护人员的日常听力观察。

(2)医师简单评估法和问卷筛查法:受检者根据日常生活中的经验回答医师提出的听力相关问题,由医师进行评估,也可选用老年听力障碍筛查量表简化版,请受检者在 5 min 内回答听力相关问题,根据得分加以判断。

(3)简易设备筛查法:基于通信工具和数字测听程序的远程听力筛查。目前已实现了基于固定电话、网络软件或手机 APP 的远程听力筛查。

(4)听力计筛查法:这种方法相对上述方法更为专业和灵敏。要由经过听力学培训的专业人员在隔声室环境下,使用纯音听力计进行 500 Hz、1000 Hz、2000 Hz、4000 Hz 和 8000 Hz 的纯音气导测听,若各频率达到筛查规定的标准即视为通过听力筛查。

需要注意的是,医师简单评估法、问卷筛查法和简易设备筛查法这 3 种筛查结果,可能与真实听力之间存在差异。

5.《共识》提出老年听力损失临床诊断的递进程序和原则　面对经筛查发现或自我怀疑有听力损失的老年人,需要经过医学检查和评估做出听力学诊断和基于听力评估的医学诊断。

(1)做好规范的综合病史问询:在老年听力损失的诊断中,病史询问非常重要。主要内容包括以下几点:听力损失的侧别、诱发因素、发生时间、程度、加重或缓解因素等;听力损失对日常生活的影响;是否伴有其他耳部症状,如耳鸣、耳痛、耳溢液等,是否伴随眩晕等;既往史包括外伤史、噪声暴露史、耳毒性药物使用史、慢性疾病史(如高血压、糖尿病、高血脂等)以及吸烟史、饮酒史、家族史等。

(2)完成耳科专科检查和听力学基本检查:首先要完成耳科的专科检查,这个环节非常重要,然后进行准确的听力评估,这是关乎疾病诊断准确性的关键要素之一。

1)听力学基本检查包括:①纯音测听(常规测

试频率的气导和骨导听阈测定,建议加做 3000 Hz 和 6000 Hz 测试);②声导抗测试,包括鼓室图和同侧及对侧镫骨肌声反射测试;③言语测听,包括言语识别阈、言语识别率及噪声下言语测试等。需要注意,对伴有认知功能障碍的患者,其行为测听结果可能不准确,建议增加电生理测试。

2)听力损失程度的评估依据:执行世界卫生组织 1997 年的标准。值得注意的是,由于老年听力损失以高频听力下降为主,因此,言语识别能力的评估相对于纯音听阈的评估来说更为重要。

(3)明确需要加以鉴别重要疾病的诊断和检查

1)位听功能检查:如耳声发射、听性脑干反应、耳鸣匹配等,若伴有眩晕可行前庭功能和平衡功能检查。

2)认知功能评估:包括两大类测评工具,一类反映总体认知,另一类反映单个认知域。注意认知功能的评估应由相关专业人员完成。

3)影像学检查:根据病情酌情选择,主要用于鉴别诊断,包括颅脑 MRI 和颞骨 CT、内耳 MRI 等检查。

6.《共识》强调应明确老年听力损失的发现与诊断流程 建立一套适用于基层的、能分级的、可推广普及的评估体系,对于老年听力损失的早期发现、早期干预具有重要意义。将老年听力损失的发现和筛查落实在社区医院和从事老年护理的机构,发现问题后及时转诊至上级医院(图 84-1)。

7.《共识》强调减少危险因素、注意老年人耳部与听力的健康保健工作

(1)注意慢性疾病预防和相关疾病的健康管理:高血压、糖尿病、高血脂等均可引起听力损失并加速增龄以后听力损失严重的叠加风险。随着年龄增长,老年人患慢性疾病的概率增加,对此要引起足够重视并及时干预。

(2)减少噪声及耳毒性药物等危险因素的暴露和预防:随着年龄增长,身体对外界危险的抵抗力会随之减弱。例如,老年人要注意避免噪声损伤,日常注意合理使用耳机等。老年人药物不良反应的发生率明显高于年轻人,且存在多重用药和药物之间相互影响的可能,要尽量规避氨基糖苷类抗生素和其他耳毒性药物的使用。

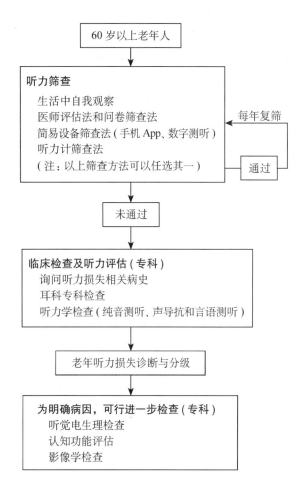

图 84-1 老年听力损失评估流程图

8. 老年听力损失的干预与康复原则 老年听力损失的治疗和干预与病因密切相关。要强调对原发疾病的治疗,同时按照听力损失程度选择适宜的干预方法。总体原则是疾病早期以药物治疗和聆听训练为主,效果不佳时可酌情验配助听器或植入人工耳蜗。

(1)药物治疗:对于常见的内耳疾病,如突发性耳聋、梅尼埃病等引起的听力损失,应参考相关临床指南进行针对性治疗;对伴有耳鸣的患者可使用药物减轻症状,提高生活质量;对伴有眩晕的患者要积极查找原因,通过药物减轻症状,提高生活质量;对伴有全身慢性疾病的老年听力损失患者,应积极治疗原发疾病并开展听觉保护性随访;对伴有轻度认知功能障碍的患者,需要多学科管理、合理用药。

(2)选配助听器:助听器是帮助老年听力损失患者提高听力、改善听觉言语交流的有效手段,建议首选助听器作为听力补偿手段,推荐双耳验配助听器。老年人选配耳背式助听器较为适当;老年人由于对新机器理解缓慢且动作缓慢,要避免过多程序的应用;对于学习接受能力良好者,可根据其需求选择辅助装置;妥善交代使用助听器的各种注意事项,做好跟踪随访和必要的转诊医学治疗。对于重度、极重度听力损失者,使用助听器不能满足听力基本需求时,要及时考虑人工耳蜗植入,如暂时不具备手术条件,则建议使用大功率助听器。

需要注意的是,建议老年人到专业医疗机构或有资质的助听器验配中心进行验配,未经充分的听力评估和医学评估,应避免不恰当使用助听器。

(3)人工耳蜗植入:人工耳蜗植入是目前解决重度或极重度感音神经性听力损失最直接有效的康复手段,对改善老年人言语识别率和交流能力有良好效果。适用于既往具有良好听觉言语基础的老年听力损失患者,临床上应结合老年患者自身的预期寿命和听力下降趋势综合考量,当符合人工耳蜗植入手术适应证时,应尽早植入人工耳蜗,提高生活质量。

目前我国老年听力损失人群接受人工耳蜗植入的比例偏低,可能与认知观念、经济收入、保险政策及担心手术风险等因素有关。

(4)听觉康复训练:老年听觉康复的基本原则包括建立合理的期望值、建立良好的心理状态和培养听觉言语交流习惯、创建良好的康复适应性训练环境、建立个体化方案、积极开展康复适应性训练。

加强对老年听力损失患者进行听觉康复训练可加速其对聆听能力和人工听觉装置使用的接受度,提高老年人的言语识别和交流能力,同时还利于激发老年人的记忆力、注意力等认知能力。在听觉康复训练中,应建立以家庭为中心,辅以康复机构及多学科人员(包括医师、听力师及心理咨询师等)协同参与的康复模式。另外,远程教育和智能手机软件也逐渐成为家庭康复训练的帮手,可以指导老年人学习和掌握。

对因各种原因未使用助听装置干预的老年听力损失患者及其家属和照护人员,要学习并掌握聆听技巧;对已接受人工听觉干预的患者,要学习

听觉康复的认知训练和听力训练。在嘈杂环境中,老年患者需要改进交流策略或配合使用其他辅助技术(如 FM 系统等)来提高人工听觉装置的效果。

9.《共识》布局老年听力损失诊断与干预指南需要的循证依据并提出未来研究方向　《共识》特别提出对老年性听力损失早期发现的重要性和基于明确诊断实施早期干预的必要性,同时强调加强相关研究的紧迫性。具体落实在以下 4 个方面。

(1)推动老年听力损失的病因、危险因素以及多中心、大样本流行病学基线调查,分析相关危险因素,推动病因学研究。

(2)探讨围绕老年人特点开展的预防为主、关口前移的社会化工作模式。通过健康大数据分析,结合人工智能技术,推动老年人群听力筛查,建立科学精准的预警方式,实现老年听力损失的早期干预。

(3)积极探寻致病因素,深入研究发病机制,开展老年慢性疾病对听力损失影响的相关研究,同时开展分子遗传学研究以及诊断技术、干预手段等方法学研究。

(4)探讨老年听力损失与认知功能障碍的相关性研究,加深对老年身体功能衰退的认识,优化听力损失与认知功能障碍的干预模式。

【文献评述】

在"健康中国"大战略背景下,如何实现健康老龄化,为全国老年人提供全方位全周期的健康服务是全社会的重要议题。面对发病率高、危害性大、干预不足、起病隐匿且普遍不被重视的老年听力损失,由韩德民院士领衔的专家团队提出了针对老年人群的最佳耳与听力健康医疗服务建议,强调老年听力损失的危害不仅是听觉言语交流障碍,重要的是其所引发的虚弱、孤独、猜疑、焦虑等精神心理问题,社会隔离现象,以及与老年认知功能减退相关的问题。《共识》于 2019 年 3 月发布后引起广泛关注,与世界卫生组织发布的《降低认知衰退和痴呆症风险指南》预防措施中提出"要及时识别和管理老年人听力损失问题"的核心思想相吻合,具有非常及时的指导意义。

《共识》开篇明确界定了老年听力损失的基本

概念:其一是按当前世界卫生组织对老年人年龄的界定,发展中国家 60 岁以上定义为老年人群;其二是指出老年听力损失不是特指增龄所致,而是强调耳科与其他全身致病因素相互叠加而共同作用所引起老年人出现听力损失的结局。老年听力损失的影响隐蔽,且容易被医患忽视,误认为由年龄增长所致,从而忽视临床早期有效干预。因此,在全国范围内系统性、全面化地开展老年听力损失预防、筛查、诊断、治疗及康复工作,是需要长久执行的工作任务。

《共识》的核心思想符合世界卫生组织于 2017 年发布的老年综合照护(integrated care for older people,ICOPE)原则,达到了"及时识别和处理听力损失问题,提供听力筛查和相应助听设备"的目标,提出了基于中国国情、集专业性与权威性、可应用于实际工作的老年听力损失诊断与干预的工作建议和流程,为实现老年听力损失诊断和干预的规范化发展明确了目标和行动纲领,具有推广价值。

(刘 博)

参 考 文 献

[1] 全国防聋治聋技术指导组,中华医学会耳鼻咽喉头颈外科学分会,中华耳鼻咽喉头颈外科杂志编辑委员会,等.老年听力损失诊断与干预专家共识(2019).中华耳鼻咽喉头颈外科杂志,2019,54(3):166-173.

[2] 韩德民.世界听力报告.北京:人民卫生出版社,2021.

[3] 于普林,黄魏宁,郑宏,等.中国部分城市老年聋患病情况调查.中华流行病学杂志,2001,22(1):35-37.

[4] 于丽玫,孙喜斌,魏志云,等.全国老年听力残疾人群现状调查研究.中国听力语言康复科学杂志,2008,3:63-65.

[5] 胡向阳,郑晓瑛,马芙蓉,等.我国四省听力障碍流行现况调查.中华耳鼻咽喉头颈外科杂志,2016,51(11):819-825.

[6] 胡娴亭,黄治物,陈建勇,等.听力障碍筛查量表用于老年人群听力筛查分析.听力学及言语疾病杂志,2014,22(3):230-234.

[7] 肖玉华,翁卫群,卢红建,等.多学科协作干预对老年性耳聋佩戴助听器者生活质量的影响.实用临床医药杂志,2016,20(22):132-134.

[8] 黄治物,熊素芳,常伟,等.老年听力障碍患者的听觉行为与助听器验配的干预和康复.听力学及言语疾病杂志,2007,15(2):145-147.

[9] 杨仕明,李佳楠,冀飞,等.老年及老年前期人工耳蜗植入的临床初步研究.中华耳鼻咽喉头颈外科杂志,2010,45(10):812-817.

[10] 刘博,李谨,张祎,等.糖尿病患者的耳鸣调查与分析.临床耳鼻咽喉头颈外科杂志,2018,32(8):566-569.

第 85 章

《中国老年人听力健康评估技术
应用共识(草案)》解读

【文献题目】 中国老年人听力健康评估技术应用共识(草案)

【文献作者】 中国老年保健医学研究会老龄健康服务与标准化分会,《中国老年保健医学》杂志编辑委员会

【文献来源】 中国老年保健医学,2019,17(4):37-38

【文献解读】

◆ 背景介绍

随着我国社会老龄化的不断发展,老龄健康服务和标准制定的需求日益增加。实现健康老龄化和积极老龄化的第一需求是开展老龄健康综合评估,其中听力评估技术已成为从事老年医疗人员必备的技能之一。在老年综合征中提及的耳聋问题是老龄化社会需要重点关注的问题之一,听力评估是必不可少的环节。特别是近年国内外许多研究机构都发现老年认知障碍与听力损失之间有一定相关性,老年听力健康问题更得到更多关注,但是还没达到整体规划和专业指导的水平。

老年听力损失发病率高。截至 2019 年底,我国 60 岁及以上人口超过 2.5 亿,占总人口的18.1%,是全球唯一老年人口过亿的国家。另据世界卫生组织发布的数据,65 岁以上老年人中约1/3 具有中度以上听力损失。以此估算,我国有中度以上老年听力损失患者达几千万。老年听力损失起病隐匿、危害大,早期发现的意义重大。规范老年人听力健康检测方法,将老年人听力健康评估技术单独提炼、简化,对相关老年工作者可以提供便捷的指导,易于被非耳鼻喉科和听力学专业人士理解。同时,开展老龄听力健康综合评估及档案建立,是社会应对老龄化进程的必要举措,也是防聋工作的重点任务。

中国老年保健医学研究会老龄健康服务与标准化分会于 2019 年发布了《中国老年人听力健康评估技术应用共识(草案)》(下文简称《共识》,旨在提供规范化的老年人听力健康检测方法及工作流程。《共识》的适用人群为老年人及养老机构,社区和居家从事老年健康和服务业者及基层卫生保健工作者。

◆ 文献要点

《共识》建议为老年人建立健康档案并从多角度明确了听力评估的方法和流程。

1. **建立老年人基本信息档案**　一般信息采集包括姓名、性别、年龄、外伤史、噪声暴露史、耳毒性药物使用史、慢性疾病史(高血压、糖尿病、高血脂等)、烟酒史。可以从老年人既往建档信息中直接调取,新的老年人需建档后录入数据。

2. **使用老年听力障碍筛查量表了解听力健康基本问题**　老年听力障碍筛查量表是一份自评量表,用于评估听力损失对老年人情绪和社会功能的影响。该量表包含 10 个问题(表 85-1),总分40 分。其中 5 个问题与情绪有关,5 个问题与社会功能有关。得分越高表明听力损失的影响越大,总分 0～8 分为听力正常,总分＞10 分需要转诊专科。

注意量表填写要规范。特别注意老年人要在认真阅读指导语后自行填写,根据提问在 5 min之内完成,要仔细回答每一个问题。如果佩戴助听器,要回答不用助听器时的情况。

表 85-1　老年听力障碍筛查量表

问题	选项		
	A	B	C
1. 遇到不熟悉的人时,您会因担心听不清楚而感到窘迫(紧张)吗?	会	有时有点	不会
2. 听力问题使您和家人聊天时会感到有困难(受影响)吗?	会	有时有点	不会
3. 别人跟您小声说话的时候,您觉得听起来很费劲吗?	有	有时候有	没有
4. 听力不好会不会让您感觉自己有缺陷(像残疾人一样)?	会	有时有点	不会
5. 走亲访友时,您是否因听力不好而感到交往困难?	是	有时有点	不是
6. 听力问题会让您经常不愿意参加公众聚会活动吗?	会	有时有点	不会
7. 听力不好会让您和家人争吵吗?	会	有时有点	不会
8. 听力问题让您在看电视或者听收音机广播时会感到有困难吗?	会	有时有点	不会
9. 听力问题会对您的私人及社交活动有影响吗?	会	有时有点	不会
10. 听力问题会让您在酒店就餐与亲友交谈时感到困难吗?	会	有时有点	不会

3. **建立老年人听力检查工作流程图**　对于养老机构、社区和居家从事老年健康和服务业者及基层卫生保健工作者,需要一个简短且精练的老年听力评估工作流程,内容既要具备科学性还要兼顾科普性。为了使工作合理、使流程符合耳鼻咽喉科专业的特点,老年听力损失评估流程图引用了全国防聋治聋技术指导组牵头制定的《老年听力损失诊断和干预专家共识(2019)》中的内容。

4. **老年人听力健康界值的评估和分级**　纯音测听(pure tone audiometry,PTA)是一项最基本、最重要的听力检查方法,包括气导听阈测试和骨导听阈测试,是检查受试者对各频率纯音的听觉反应能力,也是一种标准化的主观行为测试方法,可以反映听力损失的程度和性质。

1997 年世界卫生组织依据患者较好耳的平均气导听阈,将听力损失进行分级,老年听力损失评估流程图引用了全国防聋治聋技术指导组牵头制定的《老年听力损失诊断和干预专家共识(2019)》中的内容。

5. **老年人听力保健知识及听力健康注意事项**　作为一个面向社区、面向基层的听力健康评估技术,健康教育中不仅要阐述评估本身,还要指导患者如何早期发现听力损失的征兆和注意风险防控。要特别注意以下几点。

(1)注意避免噪声。持续噪声刺激及强声刺激会直接损伤内耳器官,用耳机收听时不宜时间过长,佩戴助听器时音量应调控适当。

(2)尽量避免使用耳毒性药物,如庆大霉素、链霉素等。

(3)加强对老年人因为听力下降所致的潜在风险防控。例如,过马路时要注意安全,在家里要安装烟感器,防止因为听不到煤气泄漏的报警声而造成重大事故。

(4)加强对老年听力损失患者家庭成员的健康宣教,理解和学会与听力损失老年人的正确交流方法。

(5)强调对原发疾病的治疗,同时按照听力损失程度选择适宜的干预方法。早期以药物和聆听训练为主,效果不佳时酌情验配助听器或植入人工耳蜗等。

【文献评述】

《共识》主要针对养老机构、社区和居家从事老年健康和服务业者及基层卫生保健工作者,希望养老机构和社区工作者能针对老年人听力健康提供必要的知识,可以提供听力健康的评估分级,可以提供用于评估保健质量、作为长期动态随访的工具等。

《共识》的核心内容取材于《老年听力损失诊断和干预专家共识(2019)》,择精华而撰写。《共识》内容简短,概括性地介绍了老年听力健康评估的关键技术,针对基层工作者具有较好的指导作用。

在阅读《共识》时要注意:①文章多处出现"老年听力损失""老年性聋""老年耳聋""老年听力障

碍""听力下降"等,容易导致非专业人士阅读理解的偏差,在此可以统一为"老年听力损失";②建议对本文涉及的2个老年听力损失共识一起阅读,可以更全面地了解老年听力损失的临床表现、危害、筛查及诊断流程,以及未来要把握的研究方向,从而为老年听力损失患者提供更准确的评估、诊断和干预的知识和信息。

（刘　博）

参 考 文 献

[1]　中国老年保健医学研究会老龄健康服务与标准化分会,《中国老年保健医学》杂志编辑委员会.中国老年人听力健康评估技术应用共识(草案).中国老年保健医学,2019,17(4):37-38.

[2]　全国防聋治聋技术指导组,中华医学会耳鼻咽喉头颈外科学分会,中华耳鼻咽喉头颈外科杂志编辑委员会,等.老年听力损失诊断与干预专家共识(2019).中华耳鼻咽喉头颈外科杂志,2019,54(3):166-173.

[3]　翟秀云,刘博,张玉和,等.老年听力障碍筛查量表在老年性聋调查中的应用与相关性分析.中国耳鼻咽喉头颈外科,2016,23(1):27-30.

[4]　黄治物,杨璐.老年性聋的早期发现、诊断和预防.中华耳科学杂志,2018,16(3):382-388.

第 86 章

《中国老年人视力评估技术
应用共识(草案)》解读

【文献题目】 中国老年人视力评估技术应用共识(草案)

【文献作者】 中国老年保健医学研究会老龄健康服务与标准化分会,《中国老年保健医学》杂志编辑委员会

【文献来源】 中国老年保健医学,2019,17(4):26-27

【文献解读】

◆ 背景介绍

我国已进入老龄化社会。视力检查不仅是白内障、黄斑变性等老年人眼部疾病的主要依据,也是高血压、糖尿病等全身疾病监测的重要指标。因此,视力评估技术已成为从事老年医疗人员必备的技能之一。老龄化社会需重点关注高发的年龄相关眼病,实行标准化的老年人视力评估技术是实现健康老龄化、积极老龄化及开展老龄健康综合评估的关键指标之一。

老年人眼病发病率高,60岁以上的老年人中,视觉器官老化导致视力减退者为47.9%。除生理性退化以外,老年人视力下降还有白内障、黄斑病变、青光眼等多种病理性原因。因此,由于视觉器官老化及各种眼病,老年性视力下降人数急剧增加。老年人视力评估技术缺乏标准规范,目前我国尚缺乏视力评估的规范及标准流程,包括白内障、青光眼、糖尿病视网膜病变等多种老年人易患眼部疾病,早期没有症状。当老年人视觉异常的主观感受出现时,往往已进入疾病中晚期,从而造成不可逆的视力损伤。因此,建立老年人视力评估技术标准化流程,开展老龄眼健康综合评估及档案建立,是社会应对老龄化进程的必要举措,也是防盲工作的重点任务。

中国老年保健医学研究会老龄健康服务与标准化分会于2019年发布了《中国老年人视力评估技术应用共识(草案)》(下文简称《共识》),旨在提供规范化的老年人视力健康检测方法及工作流程。《共识》的适用人群为老年人,在养老机构、社区和居家环境中从事老年健康和服务业者以及基层卫生保健工作者。

◆ 文献要点

《共识》从多角度明确了视力评估应采用分级制度。

首先,从评估者角度来看,《共识》推荐主要使用者为养老机构、社区和居家从事老年健康和服务业者及基层卫生保健工作者。上述人员通过建档、询问、简单眼科检查系列规范流程完成初筛,进而将需要眼科专科检查的患者转诊至专科医院。积极推进分级评估,从老年人居家照护—社区—医院一体化养老体系中开展技术应用,这是适用于老龄化社会健康状态管理的有效方式。

其次,从检查方法角度来看,《共识》推荐基层筛查者使用读报检查法、老年人视力表、Amsler方格等简易视力检查。专科医师使用裂隙灯、验光、眼底彩相、光学相干断层成像等专业仪器检查。该分级流程要求基层使用者仅初筛有无视力障碍,评估老年人会不会加剧跌倒等老年综合征的发生,因此,具有较强的可操作性和可推广性。

最后,从视力健康界值角度来看,在世界卫生组织盲与低视力标准的基础上,根据我国老年人视力分布特点,将视力范围分为重度视力下降(视力<0.05)、中度视力下降(0.05~0.50)、轻

度视力下降(0.50～0.80)3 级;视力界值分为视力明显下降(＜0.5)和视力尚可(≥0.5)2 级,可初步判断老年人的视力健康状态以及是否需要进一步眼科专科检查,是有效且简便易行的分级方法。

【文献评述】

《共识》明确了老年人视力评估不要仅局限于视力检查,更要对全眼健康、慢性疾病监控及生活质量进行综合评测。首先,要求信息采集应包括慢性疾病史(高血压、糖尿病、冠心病、高脂血症等)及用药史,并与老年人社区慢性疾病管理档案对接,从而通过视力评估完成对常见全身性疾病并发症的监测。其次,通过关键问题(如走路、看东西、阅读、看电视是否有困难)的询问评估视力障碍及其程度,在初筛视力问题的同时完成生活质量现况的综合评估。最后,强调老年人眼部保健知识及视力健康教育。《共识》不仅对视力评估的技术流程进行了规范,还特别提出应通过提供必要的眼部保健知识,教育老年人如何保护视力(眼)健康,包括合理用眼方法、常见眼病高危因素、合理膳食、慢性疾病控制等,从而实现老年人视力综合评估应用的推广价值。

(魏文斌 邵 蕾)

参 考 文 献

中国老年保健医学研究会老龄健康服务与标准化分会,《中国老年保健医学》杂志编辑委员会.中国老年人视力评估技术应用共识(草案).中国老年保健医学,2019,17(4):26-27.

第 87 章

《老年皮肤瘙痒症诊断与治疗专家共识》解读

【文献题目】 老年皮肤瘙痒症诊断与治疗专家共识

【文献作者】 中国中西医结合学会皮肤性病专业委员会老年皮肤病学组

【文献来源】 中国皮肤性病学杂志,2018,32(11):1233-1237

【文献解读】

◆ 背景介绍

由于人口出生率下降和寿命增加,全球大多数国家正在面临老龄化。老龄化的概念:一是指老年人口在数量上相对增多,在总人口中所占比例上升;二是指社会人口结构呈现老龄状态。国际上通常的看法是,当一个国家或地区 60 岁以上老年人口占人口总数的 10%,或 65 岁以上老年人口占人口总数的 7%,即意味着这个国家或地区的人口处于老龄化社会。目前发达国家老年人的比例已高达 21%,发展中国家只有 8%,但按数量来说,63% 的老年人生活在发展中国家。根据联合国世界老年人口报告,当前人口老龄化程度已达到了史无前例的高水平,在众多领域对人们的生活产生了重大的影响。

皮肤是人体最大的器官,皮肤疾病在老年患者中的发病率和患病率占有相当大的比重。瘙痒症临床常见,其发生率随年龄增长而增加。老年患者中,瘙痒是皮肤科门诊最常见的主诉,国外统计占 7.3%~37.5%。一项针对≥65 岁老年人所患皮肤疾病的流行病学调查表明,瘙痒症的发病率随年龄增长而逐渐升高,在≥85 岁老年人中发病率最高。多个国家和地区的流行病学研究也表明瘙痒症为老年人的高发皮肤病。

在目前一项最大规模的老年人瘙痒症研究中,4099 例 65 岁及以上门诊患者中 12% 为慢性瘙痒患者,其中 20% 的 85 岁以上患者被诊断为瘙痒症。女性瘙痒症多于男性,亚洲人多于白种人,秋冬季节发病更常见。然而,老年皮肤病学在国内尚很薄弱,国内皮肤科医师关于老年皮肤病学方面的知识甚少。

因此,基于临床重要性与社会需求,中国中西医结合学会老年皮肤病学组于 2018 年制定并发布了《老年皮肤瘙痒症诊断与治疗专家共识》(下文简称《共识》),旨在为解决临床实际问题提供建议,以提高老年瘙痒症患者的生活质量。《共识》的适用人群为老年瘙痒症患者及相关医护人员。

◆ 文献要点

1. **定义** 《共识》对老年皮肤瘙痒症的定义可分为两部分:①定义了"老年"。国外文献中老年人一般指≥65 岁,而《共识》依据中国《老年人权益保障法》中的定义,即老年人为≥60 岁。②定义了"瘙痒"。瘙痒或痒是一种常见的症状,指一种激发欲望去搔抓的感觉。通常将持续超过 6 周的瘙痒定义为慢性瘙痒,瘙痒的种类可以分为皮肤源性瘙痒、系统性瘙痒、神经源性瘙痒及精神障碍性瘙痒,另外还有混合性及不明原因性瘙痒。一般能明确瘙痒原因的皮肤疾病不再使用瘙痒症作为诊断名称。因此,《共识》定义了老年瘙痒症,首先年龄需要符合老年人的定义,即年龄≥60 岁,仅有皮肤瘙痒而无明显原发疹、每天或几乎每天瘙痒且持续 6 周以上。老年皮肤瘙痒症可累及全身或局部皮肤。

2. 老年人皮肤生理特征　皮肤作为人体的最大器官,也是可视老化变化的器官,其生理特征的改变及临床意义尤为重要。皮肤与其他器官一样经历老化过程,但皮肤老化还受外源性影响,可分为内源性老化和外源性老化,后者又称光老化。皮肤老化的因素可分为四大类,即生物学因素、环境因素、机械力老化及其他因素。《共识》指出与老年瘙痒症相关的皮肤老化主要表现为 3 个方面,即免疫衰老、老年皮肤屏障功能受损和老年神经病变。免疫衰老与神经病变不可避免与逆转,而屏障衰老可以缓解,也与治疗相关。皮肤屏障由角蛋白和中间丝相关蛋白终末分化而形成的角质细胞套膜和细胞间脂质组成了"砖墙结构"。受损的皮肤屏障不能阻止潜在的抗原,可导致接触性皮炎的发生增加,且细胞因子释放导致屏障修复是促炎过程,可以导致皮炎的形成。因此,皮肤屏障衰老对于瘙痒症的发生尤为重要。

3. 老年皮肤瘙痒症发病机制　瘙痒机制仍未完全阐明,目前认为皮肤瘙痒的发生是多介质介导、诸多信号通路参与的复杂过程。《共识》将发病机制分为组胺依赖和非组胺依赖 2 种机制,即由组胺和非组胺类介质分别激活不同的神经元。这些介质在皮肤局部增多时,可通过组胺和非组胺途径激活位于真皮和表皮交界处的神经末梢,使瘙痒冲动从外周神经传至脊髓背侧角,然后通过脊髓前联合,沿脊髓丘脑束上升至丘脑对侧板核层。三级神经元中丘脑皮质束通过完整的丘脑网状激活系统将脉冲传递至大脑皮质若干区域而导致痒感。《共识》还专门引用了 *Science* 最新发表的研究,即痒觉异化与随年龄增长的 Merkel 细胞减少相关,化合物 Clozapine N-oxide 可以刺激 Merkel 细胞活性,从而减少小鼠抓挠皮肤的症状,这就解释了为何老年人皮肤对瘙痒更敏感。此外,该研究还表明,Merkel 细胞表面关键蛋白 Piezo2 可控制 Merkel 细胞以抑制皮肤瘙痒。

4. 老年皮肤瘙痒症的诊断与鉴别诊断

(1)诊断思路:《共识》所涉及的老年皮肤瘙痒症的诊断是排他性诊断。首先,需要根据病史询问、体格检查排除其他皮肤疾患导致的瘙痒;其次,需要通过进一步问诊及实验室检查排除系统疾病导致的瘙痒,如消化系统疾病(伴有或不伴有胆汁淤积的肝脏疾病)、神经系统疾病(包括带状疱疹后遗神经性瘙痒、多发性硬化症、颅内肿瘤等)、精神系统疾病(如抑郁症、强迫症、精神分裂症等)、内分泌系统疾病(如慢性肾功能不全、糖尿病、甲状腺功能亢进等)、血液系统疾病(如淋巴瘤、多发性骨髓瘤、缺铁性贫血等)导致的瘙痒。

(2)实验室检查:为排除上述疾患,《共识》提出的实验室检查筛查系统包括血常规、C 反应蛋白、红细胞沉降率、肝功能、肾功能、乳酸脱氢酶、促甲状腺激素、空腹血糖等。即老年慢性皮肤瘙痒症需要符合以下条件:①老年人;②无原发疹,可有或无搔抓性皮损;③每天或几乎每天瘙痒,持续 6 周以上。

(3)鉴别诊断:老年皮肤瘙痒症首先需要与老年人好发的瘙痒性皮肤疾病鉴别,《共识》为了强调老年皮肤瘙痒症的诊断,仅列举了需要与本文定义的"老年皮肤瘙痒症"相鉴别,即无皮肤原发损害的瘙痒性损害。例如,湿疹、老年特异性皮炎、寻常性鱼鳞病、肾源性瘙痒等这些可发生在老年患者,但是由明确的皮肤疾患或系统疾患导致的瘙痒,并不在《共识》的鉴别诊断之内。

5. 老年皮肤瘙痒症的治疗　由于老年患者年龄、合并症、并发症的不同,应强调个体化管理。治疗分为 3 部分:首先,应避免病因或治疗基础疾病;其次,可局部外用治疗;最后,可采用系统治疗。其中行为管理的健康教育(包括避免诱发瘙痒的行为因素、控制烫洗和搔抓行为以及保护皮肤屏障)贯穿于瘙痒管理的全过程。《共识》详细强调了对诱发原因及加重原因的宣教、行为改变、皮肤保持清洁 3 个方面。

(1)局部治疗:据前文所述瘙痒症发病机制中皮肤屏障的作用,使用皮肤屏障保护剂需贯穿治疗始终。另外,可使用含尿素、聚桂醇和薄荷醇的止痒药物,如辣椒碱、多赛平软膏、氯环力嗪软膏、复方利多卡因软膏等。

《共识》推荐钙调磷酸酶抑制剂和类肝素样成分的药物作为老年皮肤瘙痒症一线用药。由于外用糖皮质激素在老年患者局部使用时易导致皮肤脆性增加、皮肤萎缩、紫癜、激素反弹、皮肤感染及毛细血管扩张,因此,《共识》不推荐外用糖皮质激素作为老年皮肤瘙痒症的首选外用药物。

(2)系统治疗:老年人由于正常生理学的年龄

依赖性变化改变了应答、反应及代谢方式,因此,其对内科药物的反应不同,变异很大。老年人的器官功能下降,稳态机制变缓,脂肪含量增加,水容量减少,新陈代谢及对药物的代谢和反应与年轻人不同。药动学与药效学变化、老年皮肤病护理等都有其特点:老年人发生药物不良反应的概率是年轻人的 4 倍,其中超过 2/3 以上是可以避免的。细胞色素 P450 是一个典型的Ⅰ相反应,估计其处理了超过 3/4 的药物,与年轻患者相比,70 岁人群细胞色素 P450 可能会减少 1/3。因此,对于老年皮肤瘙痒症的治疗应强调屏障保护与外用药物,基本原则是低剂量起始,并根据治疗反应缓慢减量。《共识》推荐经常性随访以评估药物不良反应。

1)抗组胺药:第一代抗组胺药的出现是治疗过敏病的里程碑,特点是疗效好、安全、价格低廉,如氯苯那敏、苯海拉明等。但第一代抗组胺药有明显的抗胆碱能作用,对中枢神经系统有镇静作用,其作用超过 12 h,而止痒效果仅维持 4~6 h,且与酒精和许多药物发生相互作用,如镇痛药、催眠药、镇静药等。单胺氧化酶抑制剂也能延长和增强这些药物的抗胆碱能作用。研究还证实,第一代抗组胺药会干扰快速动眼睡眠,妨害学习和行为能力。因此,《共识》建议老年皮肤瘙痒症患者使用第二代抗组胺药。

2)阿片类受体激动剂和拮抗剂:内源性或外源性内啡肽与瘙痒发生机制相关,应用阿片 μ 受体拮抗剂或 κ 受体激动剂可抑制瘙痒。《共识》建议阿片 μ 受体拮抗剂(纳曲酮)起始剂量 12.5 mg/d,每 3~7 天增加 12.5 mg,直至临床达到止痒。κ 受体激动剂纳呋拉啡(2.5~5.0 μg/d)治疗慢性肾脏病相关的顽固性瘙痒有肯定效果。使用此类药物需要注意血压升高或降低、心动过速、肝损害及皮疹等不良反应。

3)抗癫痫类药物:可抑制神经去极化。这一类药物常用于治疗带状疱疹后遗神经痛、伴有疼痛和瘙痒的神经病、肱桡肌瘙痒症、慢性肾脏病相关性瘙痒症和不明原因的瘙痒症,药物安全性较好。诸如加巴喷丁应从小剂量开始使用,100 mg/d 起始口服,可根据瘙痒程度加量,最大剂量不超过 3600 mg/d。使用普瑞巴林建议分 2~3 次服用,每次服用 150~300 mg。肾功能不全患者需要根据说明书调整剂量。

4)选择性 5-羟色胺抑制剂及三环类和四环类抗抑郁药:已知精神情绪因素可以调节"瘙痒阈值",因此,精神科常用药物选择性 5-羟色胺抑制剂及三环类和四环类抗抑郁药对改善瘙痒症状有效。《共识》为了能够切实有效的指导临床,明确了药物指导用量,建议睡前服用多塞平 25 mg 起始,逐步增量,可以口服 25 mg,2~3 次/天,或者米氮平 7.5~15.0 mg 睡前服用。

5)沙利度胺:皮肤科医师熟悉的沙利度胺也有确切的抗瘙痒作用,可能与其中枢抑制、抗炎、免疫调节、神经调节相关。沙利度胺常见头晕、便秘等轻度不良反应,严重不良反应包括周围神经病变、血栓栓塞等,因此,《共识》建议老年患者小剂量起始,50 mg 每晚服用,可增加至每次 50 mg(2 次/天)口服。

老年人系统使用药物需要注意不良反应,因此,《共识》也特别提醒系统治疗老年瘙痒症的药物应为国内外专家指南及共识的推荐用药,这些用药基本是超说明书用药,临床使用时要注意知情同意。

最后,《共识》也特别指出了老年皮肤瘙痒的一种非药物性选择,即光疗。瘙痒相关的炎症性皮肤病对包括窄波 UVB 在内的不同紫外线治疗反应良好。紫外线光疗法可应用于慢性老年皮肤瘙痒症并可与局部和/或全身性治疗联合使用。对泛发性瘙痒患者推荐紫外线光疗,尤其对老年瘙痒患者或全身治疗有禁忌的患者比较适用。

【文献评述】

老年患者中,瘙痒是皮肤科门诊最常见的主诉,瘙痒症的发病率随年龄增长而逐渐升高,在≥85 岁老年人中发病率最高。《共识》对老年皮肤瘙痒症提出了明确的定义:瘙痒或痒是一种常见的症状,指一种激发欲望去搔抓的感觉。持续超过 6 周的瘙痒为慢性瘙痒,分为皮肤源性瘙痒、系统性瘙痒、神经源性瘙痒及精神障碍性瘙痒,还有混合性及不明原因性瘙痒。《共识》从老年人皮肤生理特征以及老年皮肤瘙痒症的发病机制、诊断与鉴别诊断等方面进行了阐述,并从局部治疗、系统治疗 2 个方面细化了老年皮肤瘙痒症的治疗策略。《共识》为老年瘙痒症患者及相关医护人员解决临床实际问题提供了建议，以期提高老年瘙痒症患者的生活质量。

（王宏伟　张洁尘）

参 考 文 献

[1]　中国中西医结合学会皮肤性病专业委员会老年皮肤病学组.老年皮肤瘙痒症诊断与治疗专家共识.中国皮肤性病学杂志,2018,32(11):1233-1237.

[2]　Cao T,Tey HL,Yosipovitch G. Chronic Pruritus in the Geriatric Population. Dermatol Clin, 2018, 36(3):199-211.

[3]　Valdes-RodriguezR, Stull C, Yosipovitch G. Chronic pruritus in the elderly: pathophysiology, diagnosis and management. Drugs Aging,2015,32(3):201-215.

[4]　Weisshaar E, Dalgard F. Epidemiology of itch: adding to the burden of skin morbidity. Acta Derm Venereol,2009,89(4):339-350.

[5]　Paul C,Maumus-Robert S,Mazereeuw-Hautier J,et al. Prevalence and risk factors for xerosis in the elderly: a cross-sectional epidemiological study in primary care. Dermatology,2011,223(3):260-265.

[6]　王宏伟,张洁尘.老年皮肤瘙痒症诊断与治疗专家共识.中国皮肤性病学杂志,2018,32(11):9-13.

[7]　Feng J,Luo JL,Yang P,et al. Piezo2 channel-Merkel cell signaling modulates the conversion of touch to itch. Science,2018,360(6388):530-533.

第9篇

老年疾病外科诊治

第 88 章

《老年腹股沟疝诊断和治疗中国专家共识(2019 版)》解读

【文献题目】 老年腹股沟疝诊断和治疗中国专家共识(2019 版)

【文献作者】 中华医学会外科学分会疝与腹壁外科学组

【文献来源】 中国实用外科杂志,2019,39(8):782-787

【文献解读】

◆ 背景介绍

腹股沟疝是老年人常见病、多发病,老年腹股沟疝患者为主要患病群体。老年人由于衰老、并存疾病、衰弱等多方面因素,围手术期发生不良事件的风险显著增加。由中华医学会外科学分会疝与腹壁外科学组发布的《老年腹股沟疝诊断和治疗中国专家共识(2019 版)》(下文简称《共识》)针对老年患者诊治中的特殊问题,从老年人的定义及年龄分层、诊断及术前准备、麻醉方法及选择、治疗方法及选择、术后早期管理及术后并发症防治 6 个方面给予了推荐方案。《共识》适用于老年腹股沟疝患者及相关医护人员。

◆ 文献要点

1. **老年人的定义及年龄分层** 老年人由于生理储备下降及抗应激能力减退,外界较小刺激即可引起临床事件的发生。无论是腹股沟疝疾病本身特点、临床特点,还是围手术期相关并发症,都与年龄关系十分密切。因此,临床工作需要清晰地定义老年人标准,而且设定年龄分层对临床诊断和治疗十分必要。参考世界卫生组织的标准和我国平均预期寿命,《共识》建议将我国老年人的标准界定为 60 岁,腹股沟疝老年患者年龄分层

为 60~74 岁、74~84 岁、>84 岁。随着我国人口老龄化问题日益突出,以及人口平均预期寿命不断延长,今后有必要定期对该定义及年龄分层进行更新。

2. **诊断及术前准备** 老年患者常合并其他疾病,为减少围手术期并发症的发生,应在术前诊断、患者评估及术前准备等工作中体现更多个性化方案。

老年患者的诊断与检查可依据病史、症状及体格检查确诊,腹股沟区肿块和疼痛是首要依据。若有诊断不明或诊断有困难时可辅助超声、CT 或 MRI 等影像学检查,可帮助确立诊断。影像学检查的优点是可发现伴随的腹部病理情况(如滑疝、闭孔内疝等)并及时处理,特别是在老年嵌顿疝急诊患者群体中。

衰弱的老年患者发生住院不良事件及术后并发症的风险显著高于一般成年人。目前,老年医学领域制定的衰弱评估量表过于繁杂,并不适合外科临床或基层医院应用。《共识》推荐采用临床衰弱量表(clinical frailty scale,CFS)、日常生活活动能力量表及 FRAIL 量表,其中生活自理能力和活动能力可作为老年患者术前衰弱评估的主要指标(表 88-1)。对于筛查衰弱的老年患者应采取充分的预防与安全保护措施,治疗基础疾病,并给予适当的康复干预和营养支持,以降低发生各种不良事件的可能。

关于抗生素使用,该《共识》中明确指出,"择期腹股沟疝手术属清洁伤口(Ⅰ类切口)手术,不常规预防性应用抗生素。对有感染可能的高危人群,预防性应用抗生素可降低感染发生率"。高龄虽作为感染的高危因素之一,尚无充足的证据支

表 88-1　老年腹股沟疝患者衰弱评估量表

项目	内容	0分	1分	2分	3分
年龄	年龄分层	□＞85 岁	□75～84 岁	□60～74 岁	
自理能力	如厕	□完全依赖他人辅助（失禁）	□很依赖	□稍依赖	□完全自理
	吃饭	□完全依赖他人辅助（鼻饲）	□很依赖	□稍依赖	□完全自理
	认知、反应能力	□经常无法反应（痴呆）	□很迟钝	□稍迟钝	□反应正常
活动能力	乘车、购物、家务	□无法外出	□依赖他人可完成	□自行完成但觉疲惫	□轻松完成
	上一层楼且不停顿	□无法完成	□依赖他人可完成	□自行完成但觉疲惫	□轻松完成
	跌倒	□无法行走（坐轮椅）	□经常发生	□偶尔发生	□基本不发生

注：评估结果＞12 分为正常，8～11 分为轻度衰弱，4～7 分为中度衰弱，0～3 分为重度衰弱。

持预防性应用抗生素可以降低切口部位的感染风险，不推荐常规预防性应用抗生素。但老年患者可能有更多感染高风险的人群，如慢性阻塞性肺疾病、免疫功能低下、糖尿病等，应个体化治疗，可以应用抗生素。

3. 麻醉方法及选择　老年患者对麻醉和手术的耐受性明显降低，围手术期麻醉风险高，因此，老年腹股沟疝手术的麻醉有其特殊性。麻醉风险评估是术前评估中至关重要的一个环节，《中国老年患者围手术期麻醉管理指导意见》指出，对老年患者麻醉前访视时更应当仔细评估，提出合理化建议，增加患者的功能储备，进而增加其对麻醉手术的安全性和耐受性。

成人腹股沟疝麻醉方式选择主要与术式相关。制订麻醉方案时，须考虑与正常老化相关的生理变化，没有一种最佳麻醉方案可针对所有老年人。对于老年患者麻醉方案的选择，从安全性角度考虑，建议总体推荐方案为优先局部麻醉，其次为全身麻醉，最后为区域麻醉，短效药物的全身麻醉配合局部浸润麻醉也是好的选择。对于超声引导下的区域麻醉，可在有条件的医院选择性开展。对于特殊情况患者（如缺乏言语交流能力、急症手术有肠切除的可能等），应选择全身麻醉。

麻醉术前评估推荐美国麻醉医师协会（American Society of Anesthesiologists，ASA）评估分级，且临床实践可靠。对于 ASA 分级 1～2 级的老年患者，麻醉方案的选择可参考成人腹股沟疝标准，依据术式选择；对于 ASA 分级 3～4 级的

老年患者，需额外关注其心肺功能，优先推荐局部麻醉。

4. 治疗方法及选择　腹股沟疝只能通过手术才能获得痊愈，非手术方法无法治愈。老年腹股沟疝患者存在特殊的治疗问题，包括手术时机、复发疝手术入路选择、补片的选择、女性疝及嵌顿疝的手术治疗问题等。

Fitzgibbons 等于 2003 年针对成年男性无或轻微症状的腹股沟疝手术时机选择，提出了"观察等待"的临床策略。但是，疝外科领域一直对此存在争议，尤其在老年患者中，随着年龄增长，患者的术后并发症发生率及手术相关病死率均不断增高，而且观察等待的不良结果往往难以接受。因此，近年来更倾向于对于无明显健康问题的腹股沟疝患者推荐手术治疗。结合我国医疗体制及国情，老年腹股沟疝绝大多数为获得性疝，获得性疝程度会逐渐加重，无法自愈，无法保证所有老年腹股沟疝患者密切观察并及时手术，尤其是股疝或疝囊近期明显增大者，更推荐其尽早行手术治疗。对难复性疝，甚至发生过嵌顿的患者，要尽量创造条件手术治疗。

组织间的张力缝合修补虽存在较高的疼痛发生率及复发率等缺点，但在老年患者嵌顿（绞窄）疝等存在感染风险时，仍可能是一种非常有效的手术方式。

老年患者的手术方式目前尚无定论，无论是开放的 Lichtenstein 手术或前入路腹膜前间隙修补术，还是腹腔镜下抑或是完全腹膜外疝修补术

都有各自的特点,应依据患者病情、性别及术者习惯选择手术方式。麻醉方式有时会限制手术方式的选择,这一点在术前制订手术方案时应予以充分考虑。

年龄不是限制选择开放或腹腔镜手术的唯一因素。ASA 分级 1～2 级的老年患者,腹腔镜手术依然安全可靠。对于这样的老年患者,应依据病情需要、患者意愿及术者习惯选择手术方式。而对于合并症较多、无法耐受全身麻醉的老年患者,应选择开放手术,甚至可以在局部麻醉下完成。对老年患者而言,腹腔镜手术可能是开放手术的补充而不是代替方式。

在日间手术体系较为完善的医院,可安全开展老年患者的日间手术治疗,且值得推广,但须严格掌握适应证。在工作开展早期,初始尽量选择原发疝、简单疝,同时无严重合并症的患者,在老年患者中开展要充分与患者及其家属沟通和宣教,建立常态化管理机制以保证术后安全性。

5. 术后早期管理 老年患者有其特殊性,建议术后在活动方面,鼓励尽早离床活动,早期恢复经口进食和日常活动,对于术后疝复发没有影响。如有必要输液,对心、肾功能不全的老年疝患者,建议减缓输液速度,监测尿量、液体出入量。预防跌倒和压力性损伤是老年护理的重点,对诸多危险因素的多因素干预是最有效的预防措施。

老年患者个体差异大,并存疾病多,除日常术后管理外,应针对并存疾病进行管理。对于术前合并慢性阻塞性肺疾病的老年患者,全身麻醉术后应戒烟、早期离床活动、采取有效措施(如应用化痰药物、叩背排痰等)预防咳嗽、控制肺内感染。对于术前便秘的老年患者,建议术后在药物、饮食等方面以保持大便通畅为原则。对于术前合并前列腺肥大的老年患者,硬膜外麻醉和全身麻醉术后建议避免应用影响括约肌舒张的药物,以改善排尿困难。对术前口服心血管药物的老年患者,建议术后遵循专科意见或专科指南以确定是否继续应用或改用其他药物。

对成人腹股沟疝日间手术患者应进行更严密的管理,适当延长观察时间。老年患者术后应常规行心电监护及吸氧,待病情平稳后可离床活动并试行排尿,无异常情况则可返。对于术后存在潜在风险的老年患者,术后观察时间可适当延长,观察期内未发生异常情况者可以返家。此外,须注意使用血小板聚集抑制剂和口服抗凝药物治疗的患者有更高的出血并发症风险(3.9% vs. 1.1%),一般不推荐使用抗凝药的患者行日间手术。

6. 术后并发症防治 尽管手术技术日趋成熟,但老年腹股沟疝术后并发症仍很难避免。除了复发、术后疼痛、慢性感染、阴囊血肿积液、慢性疼痛、精索和睾丸并发症、迟发性补片感染等并发症,老年患者的静脉血栓栓塞(venous thromboembolism,VTE)、尿潴留及术后谵妄(postoperative delirium,POD)发生率高于总群体,需要特别注意。

老年患者首先要行 VTE 风险评估,《共识》推荐参照 Caprini 评分进行风险评估。对低风险患者,采取一般的 VTE 预防措施,如弹力袜、间歇充气加压泵、尽早活动及补充足量液体等;对中高风险且不伴高出血风险的患者要给予低分子肝素预防 VTE。

老年患者口服抗凝和/或抗血小板等药物者甚多,建议术前 7 天停用抗凝药(如华法林),停药后是否需要桥接,由患者停药后血栓形成的风险决定。对心脏机械瓣膜置换术后的高危患者,推荐以治疗剂量桥接,中危患者推荐预防剂量桥接,低危患者可以停药不需要桥接。对 3 个月内发生脑卒中或短暂性脑缺血发作、风湿性心脏瓣膜病者,推荐以治疗剂量药物桥接,而中低危患者不需要桥接。既往有 VTE 病史的患者,如果>12 个月,没有其他危险因素者,可以不桥接。术前服用抗血小板药物(如阿司匹林)须停用 5～10 天,不需要桥接。

老年男性患者术后尿潴留时有发生,主要与以下因素相关:①手术方面,腹腔镜手术后的尿潴留(7.9%)较开放性手术(1.1%)更为常见。②麻醉方面,腰麻和硬膜外麻醉会阻断排尿反射,全身麻醉则会影响括约肌功能恢复,且麻醉深度与麻醉时间会增加尿潴留的发生。有研究报道,>1000 ml 的液体入量会将尿潴留的发生率提高 2～3 倍。③药物方面,β 受体阻滞剂、胆碱能受体阻滞剂和术后镇痛泵的应用与尿潴留发生呈正相关;术前应用镇痛药和抗炎药则与术后尿潴留的发生呈负相关。存在尿道功能障碍史(如前列术后）的患者易发生尿潴留。因此，《共识》推荐在尿潴留风险较大的老年患者中，采用开放性手术、局部麻醉、减少液体入量、术前给予镇痛药、减少术后麻醉类镇痛药以避免留置尿管、对存在尿道功能障碍的患者给予药物治疗等措施，可以预防尿潴留。

老年患者多存在 POD 的高危因素，如高龄（65 岁或以上）、认知功能储备减少（痴呆、抑郁等）、生理功能储备减少（自主活动减少、活动耐量降低、视觉或听觉损害等）、经口摄入减少（脱水、营养不良等）、并存疾病（脑卒中史、代谢紊乱、创伤或骨折、终末期疾病等）、药物应用及酗酒等，因此，相对成年人更易发生 POD。预防老年患者 POD 方式主要包括非药物预防和药物预防。《共识》建议高风险老年患者首先选择非药物预防措施，如镇痛、减少睡眠干扰、早期离床活动、治疗感染、避免留置尿管等。在药物方面，预防谵妄的药物多为抗精神病药物及镇静药，有诱发谵妄的可能，并且增加患者死亡和痴呆患者卒中的风险，除非患者出现激越行为，威胁到自身或他人安全，并且非药物治疗无效时，可使用抗精神病药物改善患者的精神行为异常，否则建议谨慎使用。

【文献评述】

疝是一个在老年人群中好发的疾病，尤其是腹股沟疝的发病率非常高。根据相关文献发表的数据，全球每年约有超过 2000 万的患者接受疝手术。现代疝外科理论将疝称之为"疝病"，认为疝病是由于全身性胶原代谢紊乱引发的局部表现。根据中国流行疝病的流行病学调查，成人腹股沟疝的发病率在 3‰～5‰，60 岁以上老年人的发病率更是高达 1.16%，中国每年接受疝修复手术的患者约占全球数量的 1/10，约 200 万台。这样大体量的患者和手术量，应该有一部指导性的文件来规范老年疝病患者的诊断、治疗及一系列医疗流程。《共识》正是中华医学会外科学分会疝与腹壁外科学组制定的一部具有指导意义的文件。

随着现代外科概念和技术的发展，目前的观点认为疝病是一个良性疾病，对于疝的治疗，唯一有效的治愈方法就是手术，手术的目的是避免并发症，尤其在老年患者中容易出现一定比例的威胁生命的严重并发症，最终影响他们的生活质量。疝与腹壁外科治疗从经典的标准手术演变到当代新的无张力手术方式，这种变革会一直持续，这些变革也正在不断挑战着疝病学领域新的概念、新的技术和新的材料。在这个不断发展的世界里，创新、发展将永远不会停止。由于患者数量巨大，疝病的诊断和治疗质量就是至关重要的，不仅对患者个人有影响，而且对我国的医疗保健体系和医疗资源也会产生很大的影响。

中国的疝和腹壁外科在 20 世纪 90 年代开始快速发展，经过 20 多年的卓有成效工作，目前已经达到了国际先进水平，尤其是疝手术的质量在国际上处于领先水平。2017 年和 2018 年《柳叶刀》分别对中国成人腹股沟疝医疗可及性和治疗质量指数给予 99 分和 100 分的评价，超越许多发达国家并位于全球领先位置。虽然中国的疝与腹壁外科领域已经取得了令全世界瞩目的成就，但发展是无止境的，每一位外科医师都在努力追求卓越，疝外科学亦是一个处于不断发展过程中的科学领域，《共识》的发布将对今后疝外科的发展以及推动疝外科的创新产生很大的指导性意义。

（唐健雄　李绍杰）

参 考 文 献

[1] 中华医学会外科学分会疝与腹壁外科学组. 老年腹股沟疝诊断和治疗中国专家共识(2019 版). 中国实用外科杂志,2019,39(8):782-787.

[2] De Goede B,Timmermans L,van Kempen BJ,et al. Risk factors for inguinal hernia in middle-aged and elderly men:Results from the Rotterdam Study. Surgery,2015,157(3):540-546.

[3] Department of Economic and Social Affairs Population Division. World Population Prospects:The 2017 Revision, Key Findings and AdvanceTables. New York:United Nations,2017.

[4] National Bureau of Statistics of China. Statistical Communique of the People's Republic Of China on the 2015 National Economic and Social Development. China Population Today,2016,33(2):20-39.

[5] 朱响,吴向阳,马宁,等.闭孔疝的临床诊断与治疗分析.中华疝和腹壁外科杂志(电子版),2013,7(6):

64-68.

[6] 中华医学会老年医学分会,解放军总医院老年医学教研室.老年患者术前评估中国专家建议(2015).中华老年医学杂志,2015,34(11):1273-1280.

[7] Frailty in Older Adults-Early Identification and Management (2017)[2019-03-24]. https://www2. gov. bc. ca/assets/gov/health/practitioner-pro/bcguide-lines/frailty-full_guideline. pdf.

[8] 中华医学会老年医学分会.老年患者衰弱评估与干预中国专家共识.中华老年医学杂志,2017,36(3):

251-256.

[9] Tzovaras G, Delikoukos S, Christodoulides G, et al. The role of antibiotic prophylaxis in elective tension-free mesh inguinal hernia repair: results of a single-centre prospective randomisedtrial. Int J Clin Pract, 2007,61(2):236-239.

[10] 中华医学会麻醉学分会老年人麻醉学组.中国老年患者围术期麻醉管理指导意见.国际麻醉学与复苏杂志,2014,35(10):1057-1069.

第89章

《老年骨质疏松脊柱内固定术中国专家共识》解读

【文献题目】 老年骨质疏松脊柱内固定术中国专家共识

【文献作者】 中国健康促进基金会专家共识编写专家组

【文献来源】 中华医学杂志,2019,99(15):1138-1141

【文献解读】

◆ 背景介绍

中国已进入老龄化社会,老年骨质疏松是一种与年龄相关的骨代谢性疾病,随年龄增长,其发病率显著升高。2016年中国60岁以上老年人骨质疏松患病率高达36%。老年脊柱疾病常合并骨质疏松,而骨质疏松导致的螺钉松动、拔出、植骨不融合等问题给临床医师带来巨大的挑战。在骨质疏松患者脊柱内固定手术方面,由于争议较多,缺少相关共识或指南,因此,中国健康促进基金会组织国内脊柱外科及骨质疏松领域专家,通过问卷调查和多轮专家会议讨论,制定了《老年骨质疏松脊柱内固定术中国专家共识》(下文简称《共识》)。《共识》适用于老年骨质疏松患者及相关医护人员。

◆ 文献要点

1.《共识》所涉及患者及手术方式 在《共识》中,老年人是指60岁以上人群。骨质疏松指原发性骨质疏松症,诊断标准参考双能X射线吸收法(dual energy X-ray absorptiometry,DXA),T值≤-2.5 SD或有脆性骨折病史,如有条件可结合定量CT,骨密度≤80 mg/cm³。如患者不足60岁或合并其他类型骨质疏松,亦可依据具体情况参考《共识》。文中脊柱内固定术特指胸腰椎后路经椎弓根内固定术,因为这种术式与骨质疏松关系最为密切且相关研究较多。

2. **骨质疏松在何种程度内可行脊柱内固定术** 随着骨质疏松程度的加重,内固定失败的风险随之升高,目前还没有具体标准来界定何种程度的骨质疏松可以行脊柱内固定术。《共识》认为,对于大多数骨质疏松患者,通过采取提高螺钉高稳定性的方案能够满足内固定需求。对于部分择期手术患者,若骨质疏松非常严重,考虑到内固定失败风险很高,手术需慎重,可先行规范抗骨质疏松治疗后再次评估病情来决定是否需要手术。

3. **提高螺钉稳定性措施及相关注意事项**《共识》将提高螺钉稳定性的方法分为改进螺钉设计、改进置钉技术、骨水泥强化椎弓根螺钉和应用辅助技术4类。其中骨水泥强化椎弓根螺钉的方法提高螺钉稳定性最为显著,目前应用较广泛,但也应注意骨水泥带来的相关风险及翻修困难等问题。术者可结合患者病情或实际情况选择合适方案。

4. **考虑应用骨水泥强化椎弓根螺钉的时机** 骨质疏松患者需要长节段固定、矫形手术、翻修手术、滑脱复位等操作时可考虑应用骨水泥强化椎弓根螺钉。对于伴骨质疏松的单节段腰椎手术,《共识》不推荐常规行骨水泥强化,因有研究表明,在术后规范抗骨质疏松治疗的基础上,骨水泥强化组与非强化组的融合率无明显差异。

5. **骨水泥强化节段的选择** 应用骨水泥强化椎弓根螺钉时,不必强化每一枚螺钉。有研究表明,脊柱内固定术后螺钉松动主要发生在固定近端及远端椎体,中间螺钉松动发生相对较少。

因此,在长节段固定时,为减少骨水泥操作时间及降低相关并发症风险,可针对头端及尾端 1～2 对螺钉进行强化,对于中间的螺钉,可选择性骨水泥强化,对于骨质正常或所受应力较小部位可不用强化。

6. 预防骨水泥渗漏及相关并发症的措施

骨水泥相关的并发症:①骨水泥渗漏入椎管压迫神经根、脊髓、马尾神经等;②骨水泥进入血液造成不良反应,如低血压、休克、心搏骤停、肺栓塞等。钉道有破损、椎体后壁骨折、骨水泥注入量过多、骨水泥黏度较低等均可增加骨水泥渗漏的风险。应当对上述情况采取针对性措施以减少骨水泥相关并发症。《共识》强调预防骨水泥并发症总的原则包括保证钉道的完整性、控制好骨水泥注入量、把握好注入时机、应用高黏度骨水泥等。

7. 骨水泥的注入量及相关并发症预防 每个钉道注入 1～3 ml 骨水泥均可明显增加螺钉抗拔出力,过多注入骨水泥会提高渗漏风险,在注入 2～3 ml 时所提供的螺钉稳定性最强。实际操作中,椎体大小、骨质疏松程度均可影响骨水泥注入量,最终应结合术中影像来确定。注射骨水泥时应保证钉道完整性、控制好注入量、把握注入时机及应用高黏度骨水泥等,以减少骨水泥渗漏。

8. 长节段腰骶固定时应延长固定至髂骨的时机 骨质疏松患者长节段固定跨过 $L_5～S_1$ 后,比非骨质疏松者有更高的远端螺钉松动风险。将固定延长至髂骨能够保护 S_1 螺钉,提高 L_5-S_1 融合率。但骨质疏松仅是固定至髂骨需要考虑的因素之一,而非决定性因素。《共识》认为以下情况可考虑将固定延长至髂骨,但仍需综合评估病情来决定:①躯干冠状面或矢状面明显失衡且需要矫形者;②腰骶部行三柱截骨者;③反复置钉及术中发现 S_1 螺钉稳定性较差时;④腰骶部明显不稳定或翻修手术等。

9. 预防长节段固定交界性后凸/失败的措施

骨质疏松是交界性后凸/失败的危险因素之一,其他危险因素包括高龄、肥胖、固定融合节段选择不当、矢状位力线异常、严重后凸、后方肌肉韧带复合体的破坏等。结合现有研究及专家意见,以下原则和措施可有助于预防其发生:①近、远端固定椎尽量避免停止在后凸顶点;②适度矫形,兼顾整体平衡;③两端固定椎及相邻椎体预防性应用骨水泥强化;④采用非坚强固定(钩或动态固定等);⑤重视肌肉韧带复合体的保护等。

10. 骨质疏松患者脊柱内固定术后注意事项

应重视骨质疏松患者术前及术后规范抗骨质疏松的治疗。《共识》不推荐用延长卧床时间的方法来维持内固定稳定,应术后早期行康复锻炼及抗骨质疏松治疗,以减少骨量丢失及促进骨生成。《共识》建议患者规律复查,观察内固定及融合情况。

【文献评述】

《共识》填补了老年骨质疏松脊柱内固定手术治疗领域的空白,对于提升脊柱医师对骨质疏松脊柱内固定手术的关注程度、规范手术方案的制订及临床操作程序有一定的参考和指导意义。但《共识》涉及的诸多问题尚有很多争议,希望全国同道共同关注这些问题,积极开展相关临床研究,积累更多的循证医学证据,为下一次修订《共识》做准备,不断改进及完善《共识》内容。

(郭新虎 齐 强)

参 考 文 献

[1] 中国健康促进基金会专家共识编写专家组. 老年骨质疏松脊柱内固定术中国专家共识. 中华医学杂志,2019,99(15):1138-1141.

[2] 于普林,石婧. 中国老龄化进程及其对社会经济的影响. 中华老年医学杂志,2014,33(2):113-115.

[3] Bjerke BT,Zarrabian M,Aleem IS,et al. Incidence of Osteoporosis-Related Complications Following Posterior Lumbar Fusion. Global Spine J,2018,8(6):563-569.

[4] Weiser L,Huber G,Sellenschloh K,et al. Insufficient stability of pedicle screws in osteoporotic vertebrae:biomechanical correlation of bone mineral density and pedicle screw fixation strength. Eur Spine J,2017,26(11):2891-2897.

[5] 张思萌,李放,刘秀梅,等. 老年人胸腰椎椎弓根螺钉内固定术后螺钉松动原因分析. 中华老年医学杂志,2015,34(11):1178-1181.

[6] 高明暄,周胜虎,邓晓文,等. 骨质疏松对椎弓根螺钉稳定性影响的实验研究. 中国骨质疏松杂志,2013,19(1):39-42.

[7] Okuyama K,Sato K,Abe E,et al. Stability of transpedicle screwing for the osteoporotic spine. An in vitro study of the mechanical stability. Spine (Phila

Pa 1976),1993,18(15):2240-2245.

[8] Ponnusamy KE,Iyer S,Gupta G,et al. Instrumentation of the osteoporotic spine:biomechanical and clinical considerations. Spine J,2011,11(1):54-63.

[9] Kueny RA,Kolb JP,Lehmann W,et al. Influence of the screw augmentation technique and a diameter increase on pedicle screw fixation in the osteoporotic spine:pullout versus fatigue testing. Eur Spine J, 2014,23(10):2196-2202.

[10] Karami KJ,Buckenmeyer LE,Kiapour AM,et al. Biomechanical evaluation of the pedicle screw insertion depth effect on screw stability under cyclic loading and subsequent pulloutt. J Spinal Disord Tech, 2015,28(3):133-139.

第 90 章

《中国骨质疏松性骨折骨修复策略专家共识(2019)》解读

【文献题目】 中国骨质疏松性骨折骨修复策略专家共识(2019)

【文献作者】 中华医学会骨科学分会青年骨质疏松学组,中国老年学和老年医学学会老年病学分会骨科专家委员会,中国医师协会急救复苏专委会创伤骨科与多发伤学组,等

【文献来源】 中华创伤杂志,2019,35(9):769-775

【文献解读】

◆ 背景介绍

骨质疏松症是以骨量减少、骨组织脆性与骨折风险增加为特征的全身性、代谢性骨病。骨质疏松性骨折是骨质疏松症严重的并发症,具有高龄患者比例大、致残致死率高、社会经济负担重等特点。2018年我国卫生健康委员会发布了首次中国居民骨质疏松症流行病学调查统计结果,65周岁以上人群中骨质疏松症患病率高达32%,女性群体患病率达51.6%。

骨质疏松性骨折是骨质疏松症最严重并发症,女性一生中发生骨质疏松性骨折的危险性可达40%,高于乳腺癌、子宫内膜癌和卵巢癌的总和。骨质疏松性骨折存在患者一般情况差、骨质量低、骨愈合慢及并发症风险高等特点,目前对于该类骨折临床诊疗中的骨缺损修复问题并无统一定论。有关共识认为,骨质疏松性骨折骨修复材料与技术的应用能够有效促进高龄患者术后骨愈合进程,改善康复运动效果,减轻患者家庭经济负担。

中华医学会骨科学分会于2006年、2017年分别发布了2版《骨质疏松性骨折诊疗指南》,对我国骨质疏松性骨折诊疗方法起到了引导与规范作用。骨质疏松性骨折多伴有不同程度的骨缺损,且存在愈合慢、骨折再发率高、内固定失效率高等特点,这就对骨修复材料提出了机械填充与促进成骨两大要求。基于临床需求与科研方向的综合考虑,中华医学会骨科学分会青年骨质疏松学组协同中国老年学和老年医学学会老年病学分会骨科专家委员会、中国医师协会急救复苏专委会创伤骨科与多发伤学组、上海市中西医结合学会骨质疏松专委会制定了《中国骨质疏松性骨折骨修复策略专家共识(2019)》(下文简称《共识》)。《共识》阐述了骨修复材料类型及研究进展,对常见部位骨质疏松性骨折的修复策略做了进一步细化,可供基层医院及各级医疗机构的创伤骨科医师、康复医师参考使用。《共识》的适用人群为老年骨质疏松性骨折患者及上述相关医护人员。

◆ 文献要点

《共识》对骨质疏松性骨折特点及骨修复观念、骨修复材料性能、分部位修复策略及康复辅具等关键问题提出了明确观点,为系统性规范化骨质疏松性骨折临床诊疗提供参考。

1. 骨质疏松性骨折特点及骨修复观念 骨质疏松性骨折的特点可概括为"缺、松、慢、复",即常并发骨缺损、内固定易松动、骨折愈合慢、复发率高。《共识》针对以上特点提出"填充缺损、坚强固定、促骨愈合、预防复发"的骨质疏松性骨折修复理念,提倡临床医师理解并应用骨质疏松性骨折个体化治疗理念。

骨质疏松的病理表现为骨基质及矿物质沉积减少、骨小梁稀疏,进而导致骨生物力学性能下

降、骨强度下降、骨脆性增加。受到轻微创伤或日常活动即可发生骨质疏松性骨折，出现以断端压缩或关节面塌陷为特点的骨缺损。因此，填充骨缺损以恢复肢体长度、支撑塌陷关节面是骨质疏松性骨折的治疗基础。

骨质疏松性骨折患者骨皮质薄、骨松质稀疏，难以获得有效早期稳定，同时因螺钉把持力与内固定系统骨整合能力的下降，以及内固定松动导致的骨折延迟愈合甚至骨不连在极大程度上影响患者预后。因此，针对不同部位特点，合理采用骨修复与骨增强技术以增加内固定稳定性是手术治疗骨质疏松性骨折成功的关键。

骨质疏松病理学表现为成骨细胞与破骨细胞偶联机制紊乱，破骨细胞过度激活导致异常骨吸收与新骨形成受限。成骨细胞与破骨细胞的不平衡状态同样会干扰骨质疏松性骨折正常骨修复过程，导致非力学因素的延迟愈合或不愈合。因此，抑制破骨细胞过度激活、增强成骨细胞活性、平衡破骨与成骨细胞功能是促进骨质疏松性骨折愈合的根本策略。

骨质疏松性骨折制动时期骨质丢失加快，骨质疏松症状加剧导致伤后骨质疏松性骨折再发率显著高于一般骨折。康复辅具不仅是骨质疏松性骨折的非手术治疗方式，也是加速术后康复、改善术后骨量丢失以及预防骨折再次发生的重要手段。

2. 骨修复材料性能　骨修复材料不仅作用于骨缺损填充，还可以提高松质骨孔隙率，增强松质骨强度，有改善内固定的效果。了解骨修复材料的种类、特性，灵活应用骨修复材料贯穿整个骨质疏松性骨折骨修复过程，骨科专科医师对此应充分理解与掌握。

力学传导性和生物诱导性是骨修复材料两大重要特性，不同的修复材料对这两大特性有不同的偏重。骨传导性提供机械稳定、传导力学负荷并增强骨整合，如目前常用的同种异体骨。骨诱导性材料通过生物活性分子增强骨折局部成骨活性，诱导正常的骨重建，促进骨修复，如重组人BMP-2蛋白等一些生物活性因子。目前临床新型骨修复材料兼具骨传导性和骨诱导性，如自体骨和部分人工骨。《共识》对以上常用的几种骨修复材料进行了总结，方便临床医师选择合适的骨

修复材料进行个体化治疗。

从临床应用角度出发提出对骨修复材料的要求是促进骨修复材料发展进步的重要环节。目前材料科学的发展使骨修复材料可以具备良好的骨传导、骨整合性能，但骨诱导性需要更多对骨基质和骨细胞的靶向材料来提升。目前针对骨基质羟基磷灰石的靶向药物主要为四环素类及双膦酸盐类，靶向不同骨细胞的多肽、核酸以及外泌体也有报道，通过靶向分子搭载生物因子或药物，实现对不同靶细胞精确作用是未来"促修复"理念的重要研究方向。

3.《共识》分部位阐述骨质疏松性骨折骨修复策略　骨质疏松性骨折常见于股骨近端、肱骨近端、桡骨远端和胸腰椎，关于以上骨折的治疗已得到广泛讨论。此外，骨质疏松性骨折合并骨缺损还常发生于胫骨平台塌陷性骨折、Pilon骨折以及跟骨骨折等因垂直暴力机制导致的严重骨折。《共识》不仅针对以上常见骨质疏松性骨缺损进行讨论，而且首次完善垂直暴力型骨质疏松骨折骨缺损的修复共识，总结临床创伤专家关于植骨适应证及植骨修复策略的经验与见解。

肱骨近端骨折内侧皮质缺损会影响内固定对肱骨头的支撑，导致肱骨内翻、内固定失效，这是植骨修复的适应证，常采用自体腓骨段等材料植骨支撑内侧壁。桡骨远端骨缺损通常体积较小，稳定内固定有利于早期功能锻炼，采用自体骨移植修复是最理想的选择。骨质疏松性股骨近端骨折多为低能量间接暴力所致，随着髓内钉技术的应用，股骨近端骨折植骨修复的适应证较少。《共识》虽并未对该部位进行讨论，但采用骨水泥等骨增强技术增加头颈钉的把持力、降低内固定失效风险已经在临床得到广泛应用。针对胸腰段骨质疏松性椎体压缩骨折（osteoporotic vertebral compression fractures，OVCF），经皮椎体成形术（percutaneous vertebroplasty，PVP）和经皮椎体后凸成形术（percutaneous kyphoplasty，PKP）均可取得良好疗效，PKP在恢复椎体高度上更具优势，适合压缩较严重的OVCF。对于伴有脊髓损伤的OVCF患者，椎弓根螺钉内固定时可根据术中情况采用骨水泥增强。

垂直暴力是胫骨平台骨折、胫骨远端关节面骨折（Pilon骨折）和跟骨骨折的主要损伤机制。

在垂直轴向暴力作用下经常出现严重的骨缺损,导致关节面塌陷、干骺端短缩,锁定钢板结合合理骨修复及骨增强技术可以有效对抗轴向压力,是这类骨折成功治疗的关键。针对胫骨平台塌陷型骨折,关节面塌陷＞5 mm 是植骨修复的适应证,可采用磷酸钙或硫酸钙注射型骨水泥材料支撑关节面,增加内固定系统稳定性。针对 Pilon 骨折,自体髂骨与同种异体骨均可预防关节面塌陷、促进骨折愈合,可依据骨缺损体积大小选择合适的修复材料。跟骨植骨修复策略仍有争议,在软组织条件允许时,对于 Sanders 分型 II 型及以上、骨缺损＞2 cm³、关节面塌陷＞2 mm 或复位后的关节面较难固定维持者可适当植骨,选用自体骨或同种异体骨更为安全。

4.《共识》强调康复辅具在骨质疏松性骨折诊疗中的特殊地位 复位、固定和功能锻炼是骨折治疗的三大原则,但骨科临床医师最容易忽视功能康复环节。骨质疏松性骨折愈合能力差,制动时间长,制动期间骨丢失加快会进一步导致骨质量下降,容易再次发生脆性骨折而形成恶性循环。早期积极有效的康复治疗可以促进局部血液循环及骨折愈合、减少骨质丢失、避免骨折再发、促进功能恢复,这是打破恶性循环的关键。因此,《共识》强调在充分植骨和稳定内固定的基础上,采用合理的康复方法和先进的康复辅具在骨修复"促愈合、防复发"的理念中具有特殊地位。目前康复辅具的开发与应用是康复治疗的新亮点。《共识》提及了腕关节静态渐进性拉伸夹板和动态拉伸夹板,建议该夹板、无畏动态外骨骼矫形器、跟骨矫形器及动态胸腰段脊柱矫形器,可用于治疗骨质疏松性骨折后关节僵硬。《共识》提倡应早期使用康复辅具,可在促进关节功能恢复的同时促进骨折愈合、减少骨量丢失,是预防再次骨折的有效方法。

【文献评述】

"缺、松、慢、复"的特点使老年骨质疏松性骨折成为有别于成人普通骨折的一类骨折。临床骨科医师需加深对骨质疏松性骨折特点的认识,采用有针对性的骨修复理念治疗该类型骨折。《共识》对骨科医师临床诊疗提出如下要求:①正确理解骨修复材料的特性,选取合适的骨修复材料"填缺损";②针对不同部位骨质疏松性骨折缺损特点,运用合理的内固定手段和填充材料"牢固定";③重视康复锻炼和康复辅具的应用,早期功能锻炼"促修复、防再发"。未来,应研发适合老年疏松骨质的内固定器械、骨修复材料以增强内固定的效能和骨整合能力;应用靶向分子载药精确改善骨质疏松局部微环境,促进骨折愈合;开发适应老年骨质疏松性骨折的康复辅具,实现伤后早期活动,促进骨折愈合,增强骨质,预防骨折复发。

(胡 衍 苏佳灿)

参 考 文 献

[1] 中华医学会骨科学分会青年骨质疏松学组,中国老年学和老年医学学会老年病分会骨科专家委员会,中国医师协会急救复苏专业委员会创伤骨科与多发伤学组,等.中国骨质疏松性骨折骨修复策略专家共识(2019).中华创伤杂志,2019,35(9):769-775.

[2] 中华医学会骨质疏松和骨矿盐疾病分会.骨质疏松性骨折诊疗指南(讨论稿).中华全科医师杂志,2006,5(8):458-459.

[3] 国家卫生健康委员会.国家卫生健康委员会 2018 年10 月 19 日媒体沟通会文字实录-中华人民共和国国家卫生健康委员会[2019-07-17]. http://www. nhc. gowjw/xwdt/201810/d816a5c72f6b45e399v. cn/a1e7214642cd47. shtml.

[4] 张英泽.树立老年骨创伤防治并重的新理念.中华创伤杂志,2020,1:6-8.

[5] 中华医学会骨科学分会骨质疏松学组.骨质疏松性骨折诊疗指南.中华骨科杂志,2017,37(1):1-10.

[6] Miller PD. Management of severe osteoporosis. Expert Opin Pharmacother,2016,17(4):473-488.

[7] 苏佳灿,侯志勇,刘国辉,等.中国骨质疏松性骨折围手术期处理专家共识(2018).中国临床医学,2018,25(5):860-867.

[8] 王红蕾,屈雪,刘昌胜.重视对骨质疏松性骨折骨缺损修复材料的研究.中华创伤杂志,2020,36(1):9-13.

[9] 邱贵兴.老年骨质疏松性骨折的治疗策略.中华老年骨科与康复电子杂志,2015,1(1):1-5.

[10] 张英泽.成人髋部骨折指南解读.中华外科杂志,2015,53(1):57-62.

第91章

《中国前列腺增生症患者经尿道等离子双极电切术治疗指南(2018 标准版)》解读

【文献题目】 中国良性前列腺增生症经尿道等离子双极电切术治疗指南(2018 标准版)

【文献作者】 中国研究型医院学会泌尿外科学专业委员会,中国医疗保健国际交流促进会泌尿健康促进分会,中国医疗保健国际交流促进会循证医学分会,等

【文献来源】 中华医学杂志,2018,98(20):1549-1560

【文献解读】

◆ 背景介绍

人口老龄化是我国面临的严峻挑战,据国家最新数据,2020 年我国 60 岁以上人口已达 2.5 亿,预计到 2050 年将达 5.0 亿。良性前列腺增生(benign prostatic hyperplasia,BPH)是指前列腺移行区平滑肌和上皮细胞的增殖,是老年男性常见病,属于世界卫生组织划分的慢性非传染性疾病之一。慢性非传染性疾病给社会经济造成了巨大威胁,已成为影响健康的主要问题,由其引起的疾病负担也尤为严重。据统计,50 岁以上男性 BPH 发病率超过 50%,且每增长 10 岁发病率增长约 10%,目前我国发病人数已超 1.2 亿。最新的全球疾病负担研究报告显示,BPH 已成为导致全球 55 岁以上男性丧失生活和工作能力的首要因素,严重影响了男性的生活质量、劳动生产率及医疗资源的使用。

BPH 的治疗包括保守治疗、药物治疗和外科治疗,经尿道前列腺电切术(trans urethral resection prostate,TURP)是最常见的外科疗法,具有适应证广、切除彻底、恢复快、疗效持久的优点。此外,自研制出经尿道等离子体双极汽化电切(transurethral electrovaporization of the prostate,TUVP)设备后,电切治疗 BPH 的安全、微创、有效等优势更为突出。经尿道前列腺等离子双极电切术(transurethral plasmakinetic resection of prostate,TUPKP)是在 TUR 和 TUVP 基础上发展起来的治疗 BPH 的一种新的方法,其基本原理是当高频电流通过 2 个电极时激发介质(一般为生理盐水)从而形成动态等离子体,再作用于前列腺组织产生电气化和电凝效果,工作电极通电后激发生理盐水形成具有足够能量的等离子体,可将生物大分子中的离子键、化学键、氢键等打碎,从而崩解而产生小分子气体,如氧气、一氧化碳、氢气、二氧化碳、氮气、甲烷等,达到汽化效果,所以兼有 TUVP 汽化祥的汽化止血和 TURP 电切祥准确切割的两大功能。

研究表明,TUPKP 治疗 BPH 具有以下四大优点:①TUPKP 在前列腺组织表面的温度范围在 40~70℃,这个温度范围对周围组织几乎是无热损伤的,因此,在术后近期尿道的刺激症状轻,也能减少发生闭孔神经反射的概率。②研究表明,等离子球体的组织效应与组织阻抗是密切相关的,考虑到前列腺组织与前列腺包膜阻抗有一定的差别,故 TUPKP 对增生组织切除的效率很高,但包膜穿孔的概率却很低。很显然,该特点提高了 BPH 手术的安全性。③TUPKP 启动时前列腺创面凝固层的厚度为 0.5~1.0 cm,这能够在执行切割的同时具有优良的止血效果,亦可以减少术后创面凝固层坏死脱落的程度。根据经尿道前列腺电切综合征(transurethral resection of prostate syndrome,TURS)的发生机制,使用生理盐水冲洗可从理论上完全杜绝 TURS 的发生。④TUPKP 不

需使用负极板,这也极大提高了安全性。

基于 2015 年欧洲泌尿外科学会(European Association of Urology,EAU)的临床实践指南,现有 TUPKP 的临床证据仍有不足:一是虽然 EAU 的指南指出双极电切术的中短期疗效可靠,但缺少远期研究数据;二是 EAU 的指南中明确指出单极电切适用于 30~80 ml 大小的前列腺切除,但等离子电切在不同大小前列腺治疗中的定位尚不明确;三是缺少对高危、高龄和服用抗凝药物前列腺增生患者行等离子双极电切手术安全性及有效性的研究证据。曾宪涛等针对 15 部相关临床实践指南的循证评价结果亦表明,纳入的临床实践指南整体质量良莠不齐、尚需统一,大部分临床实践指南缺乏优势和劣势分析以及成本-效益分析,应用指南研究评估评价工具第二版评价的得分低。另外,中国人群与欧美人群相比,前列腺生理结构较小,直接引入国外证据必将带来一系列不便,需要进行相关的改编。基于本土化证据进行临床实践指南的研发能更好地服务于中国医患群体。

基于以上背景,中国研究型医院学会泌尿外科学专业委员会、中国医疗保健国际交流促进会、泌尿健康促进分会、中国医疗保健国际交流促进会循证医学分会、国家重点研发计划微创等离子手术体系及云规划解决方案项目组运用循证医学的思维和方法,全面收集、系统评价当前 BPH 的治疗证据,参照 2015 年 EAU 指南使用的标准(表 91-1),联合来自泌尿外科、护理、期刊编辑、外科学、循证医学、循证药学、卫生经济学、临床流行病学等多学科专家,反复研讨,于 2018 年共同制定了《中国良性前列腺增生症经尿道等离子双极电切术治疗指南(2018 标准版)》(下文简称《指南》)。《指南》运用循证医学方法,基于当前最佳证据,针对我国良性前列腺增生症患者经尿道等离子双极电切术治疗难点,经过多次研讨,在围手术期管理、手术治疗方案、术后并发症处理及随访方面提出了系列参考性建议。《指南》适用于老年前列腺增生患者及相关泌尿外科医师和护理人员、老年科医务人员以及从事 TUPKP 治疗 BPH 的教学和研究人员。

表 91-1　2015 年欧洲泌尿外科学会(EAU)指南制定的证据及推荐意见等级标准

项目	描述
证据级别	
1a	证据来自随机试验的荟萃分析
1b	证据来自至少 1 项随机试验
2a	证据来自设计优良的非随机对照研究
2b	证据来自至少 1 项设计优良的类实验性研究
3	证据来自设计优良的非实验性研究,如比较研究、相关研究或病例报告
4	证据来自专家委员会的报告或意见,或者权威的临床经验
推荐等级	
A	基于针对特定的建议的高质量及高一致性的临床研究,包括至少 1 项随机试验
B	基于设计优良的临床研究,但无随机临床试验
C	尽管是非直接适用的临床研究,但质量很好

◆ **文献要点**

1. **TUPKP 治疗 BPH 围手术期管理**　围手术期准备是 TUPKP 手术顺利开展的重要保障。《指南》基于专家组建议,针对术前准备、麻醉方式、术后处理等提出了 4 项推荐意见,其中,1 项推荐等级为 A,3 项为 C。综合而言,TUPKP 手术除了遵循常规外科手术原则外,应特别关注患者是否存在肾功能损害、反复泌尿系统感染的情况,若有这些情况,应及时处理。另外,麻醉的具体方式需综合考虑患者的意愿和身体素质、术者和麻醉师的经验及实施手术的条件。《指南》也对术后的处理(如膀胱持续冲洗、心电监护等)给予可操作性建议,详细内容见表 91-2。

表 91-2 TUPKP 治疗良性前列腺增生围手术期管理推荐意见

主题	推荐意见
术前准备	术前准备遵照外科手术相关原则。若为尿潴留致肾功能损害者,应留置导尿管或作耻骨上膀胱穿刺造瘘,待肾功能改善后再行 TUPKP;若有反复泌尿系统感染者使用抗菌药物治疗(证据级别 4;推荐等级 C)
麻醉方式	腰麻、硬膜外麻醉或全麻均可采用(证据级别 4;推荐等级 C)
术后处理	手术操作完成之后膀胱持续冲洗,视情况进行止血及抗感染治疗,术后生活方式宣教,术后常规心电监护至第 2 天清晨,术后 3~5 天拔除尿管(证据级别 4;推荐等级 A)
术中器械损坏	术中器械断片滞留在腔内时,应立即取出(证据级别 4;推荐等级 C)

注:TUPKP. 经尿道前列腺等离子双极电切术。

2. TUPKP 治疗普通体积、大体积前列腺患者及特殊人群 前列腺体积大小是选择术式的重要考虑因素。目前,就普通体积前列腺患者的外科治疗方案,泌尿外科专家已达成较为一致的共识,即剜除术和切除术均可选用。但就大体积前列腺患者的外科治疗方案尚存争议,如何界定"大体积"以及围绕 TUPKP 与其他术式相比在不同体积前列腺患者中的治疗及安全性方面有何差异,仍欠缺全面性的分析和指导。

针对这一主题,《指南》在自主生产最佳证据的基础上,详细比较了 TUPKP 与 TURP、激光手术、TUPEP、OP 在治疗普通体积和大体积前列腺方面的安全性和有效性(表 91-3),并提出了 10 项推荐意见,其中 6 项推荐等级为 A,3 项为 B,1 项为 C。整体上,无论针对普通体积前列腺还是大体积前列腺患者,TUPKP 均可作为可选择的治疗方案,必要时,术者可根据自身工作经验和患者的意愿选用。但就目前证据而言,泌尿外科专家对"大体积"的界定仍未清晰,多将其定义为前列腺体积>60 ml、>80 ml 或>100 ml。泌尿外科专家未来仍需规范这一概念,便于治疗方案的制定和临床研究项目的开展。

表 91-3 TUPKP 治疗普通体积、大体积前列腺及特殊人群的推荐意见

主题	推荐意见
普通体积前列腺	
TUPKP *vs.* TURP	TUPKP 的有效性与 TURP 相当,安全性优于 TURP,推荐优先选择 TUPKP(证据级别 1b-1a;推荐等级 A)
TUPKP *vs.* 激光手术	两者有效性与安全性整体相当,TUPKP 在手术时间方面更有优势,建议术者根据自身经验基于患者的意愿选用(证据级别 2a-1a;推荐等级 A)
TUPKP *vs.* TUPEP	两者有效性与安全性整体相当(证据级别 1a;推荐等级 A)
TUPKP *vs.* OP	TUPKP 的有效性与 OP 相当,安全性优于 OP;但由于 OP 创伤大,故不推荐使用(证据级别 1b-1a;推荐等级 B)
大体积前列腺	
TUPKP *vs.* TURP	TUPKP 与 TURP 的有效性相当,但安全性比 TURP 好(证据级别 1b-1a;推荐等级 A)
TUPKP *vs.* 激光手术	TUPKP 的有效性与激光手术相当,但安全性略逊于激光手术,其优势在于缩短了手术时间,建议术者根据自身经验基于患者的意愿选用(证据级别 1b;推荐等级 A)
TUPKP *vs.* TUPEP	TUPKP 与 TUPEP 的有效性与安全性相似(证据级别 1b-1a;推荐等级 A)
TUPKP *vs.* OP	TUPKP 除延长手术时间外,其他有效性和安全性指标均与 OP 相当(证据级别 1b;推荐等级 B)

(待 续)

（续　表）

主题	推荐意见
特殊人群	
高风险/高龄人群	有效性与安全性均较好,推荐外科经验丰富的医师基于患者的整体风险评估结果和意愿进行,并加强感染等并发症的预防(证据级别 2b;推荐等级 B)
服用抗凝(栓)药人群	在术前与心血管及麻醉科医师会诊沟通是否停药、桥接(换药)及恢复用药等事宜,建议由手术经验丰富的医师进行(证据级别 4;推荐等级 C)

注:TUPKP. 经尿道前列腺等离子双极电切术;TURP. 经尿道前列腺电切术;TUPEP. 前列腺等离子剜除法;OP. 开放性前列腺切除术。

BPH 多为老年男性患者,常伴随心血管疾病,加大了实施 TUPKP 的困难。《指南》就此汇集了临床专家的治疗经验,强调了组织心血管医师、麻醉科医师等多学科专家会诊的必要性,并建议在尊重患者自身意愿的基础上,请手术经验丰富的医师开展治疗活动。

另外,手术涉及的相关资源和成本投入也是影响 TUPKP 推广的重要因素,然而,目前尚缺乏 TUPKP 与 TURP、激光手术、TUPEP、OP 比较的卫生经济学证据,这一主题的研究仍需临床专家及方法学研究者进一步探讨。

3. TUPKP 治疗 BPH 术后并发症及随访　泌尿外科医师行 TUPKP 治疗 BPH 患者时需充分考量术后并发症的类型及风险,这也涉及后续随访方案的制订。《指南》对既往原始研究、系统评价、荟萃分析、国家相关行业准则进行了充分、系统、全面的分析和整合,基于专家共识,就这一主题达成了 14 项推荐意见,其中 11 项推荐等级为 C,2 项为 B,1 项为 A(表 91-4)。这也是在融合证据和专家观点的基础上,围绕 TUPKP 治疗 BPH 术后并发症的发生率、处理方案、随访一次完整性的详细阐述。《指南》发现,该术式整体上安全性较好,患者术后可能会出现逆行性射精、尿路刺激症状、急性尿潴留、反复泌尿系统感染、膀胱颈痉挛、凝块滞留、尿道狭窄等,前两者发病率较高,但均属于非严重并发症。《指南》在相应处理及随访方面提供了步骤化、情景化的指导意见,便于泌尿外科医师、护理人员等参考。

表 91-4　TUPKP 治疗良性前列腺增生术后并发症及随访的推荐意见

主题	推荐意见
并发症类型	TUPKP 治疗良性前列腺增生患者的并发症种类较多,绝大部分并发症的发生率极低,整体安全性较好,应特别关注术后逆行性射精和尿路刺激症状的预防(证据级别 3;推荐等级 B)
白细胞尿与术前预防性使用抗菌药物	术后白细胞尿不能反映术后菌尿的可能性。预防性使用抗菌药物能够降低术后菌尿症、高热、菌血症及使用额外抗菌药物治疗的风险,磷霉素氨丁三醇具有优势(证据级别 2b-la;推荐等级 B)
预防及治疗性使用抗菌药物的原则	预防及治疗性使用抗菌药物应遵照《抗菌药物临床应用指导原则(2015 版)》,并结合患者的病情决定抗菌药物的选择与使用时间(证据级别 4;推荐等级 A)
包膜穿孔与外渗	轻度的包膜穿孔一般不会引起严重灌洗液外渗,无须特殊处理。如严重交通性穿孔及时发现、渗液不多且生命体征平稳时,应尽快结束手术并于术后应用利尿药,一般可自行恢复;如渗液较多且有严重腹膜刺激征时,可行耻骨上置管引流(证据级别 4;推荐等级 C)
TURS	建议严密观察并采取预防措施:①确保引流通畅,防止因引流不畅而增加膀胱压力,从而增加冲洗液的吸收。②监测中心静脉压、血气、尿量、红细胞比容、血浆 Na^+ 浓度、冲洗液吸收量及心脏情况等。③轻度的灌洗液吸收可酌情使用利尿药,如渗液较多且有严重的腹膜刺激征时,应行耻骨上及腹腔置管引流。对术后早期有恶心、呕吐、低血压或高血压、意识障碍的患者,应及时监测电解质及血浆渗透压,必要时请心内科协助调整心功能(证据级别 4;推荐等级 C)

（待　续）

（续　表）

主题	推荐意见
直肠损伤	按肠损伤原则处理。请相关专业医师会诊，直肠破裂应剖腹进行修补，同时施行乙状结肠造口术，充分引流直肠周围间隙以预防感染扩散（证据级别 4；推荐等级 C）
出血	轻度出血可暂时观察并加快冲洗，严重出血应急诊电切镜下止血，以确保安全；肝功能或凝血功能异常者，应适当使用止血药。术后应避免过早的剧烈活动，加强抗感染、软化大便（证据级别 4；推荐等级 C）
导尿管堵塞	①确认导尿管是否在正常位置；②术中将切除组织彻底清除；③术后应根据冲洗液的颜色调节冲洗速度，避免血凝块形成；④如发现管道堵塞，尽早使用注射器加压反复抽吸，将血块或组织碎片抽吸出来，直至通畅为止；⑤更换导尿管（证据级别 4；推荐等级：C）
膀胱痉挛	首先应通过膀胱冲洗来判断是痉挛还是出血。若为痉挛则按照下述措施处理：①积极镇痛、解痉及止血；②可适当调整水囊大小，同时根据引流液颜色调整冲洗速度，及时将膀胱内部的小血块引流出来，使其发生率明显降低；③术后冲洗液的温度应保持在 $20 \sim 30 ℃$，尤其冬天应减少寒冷对膀胱的刺激；④消除紧张因素，使患者全身放松（证据级别 4；推荐等级 C）
LUTS/OAB	①可疑不稳定性膀胱患者术前尿动力学检查；②术前服用 a_1-肾上腺素受体阻断剂和抗胆碱能药物，减少术后膀胱痉挛和尿失禁的发生；③术后肛门排气后常规使用 a_1-肾上腺素受体阻滞剂和抗胆碱能药物；④拔除导尿管后，如患者仍存在尿频尿急或急迫性尿失禁，可服用 a_1-肾上腺素受体阻滞剂和抗胆碱能药物治疗（证据级别 4；推荐等级 C）
尿失禁	暂时性尿失禁一般无须特殊治疗，患者加强括约肌功能锻炼有助于尿控功能尽早恢复；永久性尿失禁一旦发生，临床治疗比较困难，必要时需要植入人工括约肌进行治疗（证据级别 4；推荐等级 C）
尿道狭窄	术后尿道狭窄应以预防为主。术后尿道狭窄应根据尿道狭窄的部位及程度行尿道扩张或尿道狭窄切开/切除术，或者按尿道狭窄处理（证据级别 4；推荐等级 C）
复发	对于术后复发的患者，可据其严重程度行药物或手术治疗（证据级别 4；推荐等级 C）
随访	术后患者应当在拔出尿管后的 $4 \sim 6$ 周进行检查，以评估治疗反应和不良事件。如果患者的症状得以缓解且无不良事件，则没有必要行进一步评估。在 $4 \sim 6$ 周后随访时建议行 IPSS、Q_{max} 和 PVR 检测（证据级别 4；推荐等级 C）

注：TUPKP. 经尿道前列腺等离子双极电切术；TURS. 经尿道前列腺电切综合征；LUTS. 下尿路症状；OAB. 膀胱过度活动症；IPSS. 国际前列腺症状评分；Q_{max}. 最大尿流率；PVR. 残余尿量。

【文献评述】

BPH 是老年男性患者深受折磨的常见疾病，其直接或间接导致的生产能力丧失、生活质量下降及医疗资源的消耗已不容忽视。尽管国外相关指南对 TUPKP 的施行提出了推荐意见，但在临床实践过程中，新问题的涌现、国内外人群的差异化，无不阻碍着这些证据在我国的临床转化，使相关指南失去真正的"效力"。在这一背景下，《指南》应运而生，极具时代优势，主要体现在以下 3 个方面。

1. 《指南》为我国泌尿外科学领域首部由国内专家全部自主完成的循证临床实践指南　在泌尿外科学科带头人的领导下，集合了来自泌尿外科、护理、外科学、循证医学、循证药学、卫生经济学、临床流行病学的专家以及期刊编辑，最大限度地保证了《指南》涉及领域专家的完整性，也是我国泌尿外科领域第一次跨学科、多学科共同制定的积极尝试。

2. 《指南》方法学流程是完整的，实施是严格的，评价是客观的，结果是可信的　《指南》不仅参考了泌尿外科专业领域 EAU 证据及推荐意见分级方法，而且制订流程与国际指南标准接轨，涉及证据检索、评价、整合，推荐意见的共识与外审，呈现与实际考量，以及未来优先研究方向等多个方面，为国际指南方法与我国传统共识途径做了一次很好的融合，不仅培养了我国泌尿外科领域相关方法学人才，也为我国其他临床专业领域指南的制订提供了范本。

3.《指南》的内容契合临床实际需求　《指南》系统、全面、深入地对现有证据进行了剖析和整合,提出了切实可靠的指导意见。就《指南》推荐内容而言,聚焦 TUPKP 疗法,额外考量了远期研究证据,比较等离子电切在不同大小前列腺患者治疗中的安全性、有效性,探讨 TUPKP 在特殊人群中应用的注意事项,同时针对术后并发症的处理及随访提供了翔实、可操作的指导建议。

综合而言,笔者认为《指南》的制定满足了我国临床实践的真实需求,打破了我国泌尿外科学领域自主研发循证指南的瓶颈,衔接了专业领域现实证据与未来优化研究的盲区,为后续新证据的产生、推荐意见的更新、指南方法学的创新提供了导向作用。

(曾宪涛　王行环)

参 考 文 献

[1] 中国研究型医院学会泌尿外科学专业委员会,中国医疗保健国际交流促进会泌尿健康促进分会,中国医疗保健国际交流促进会循证医学分会,等.中国良性前列腺增生症经尿道等离子双极电切术治疗指南(2018 标准版).中华医学杂志,2018,98(20):1549-1560.

[2] GBD 2016 Disease and Injury Incidence and Prevalence Collaborators. Global, regional, and national incidence, prevalence, and years lived with disability for 328 diseases and injuries for 195 countries, 1990-2016: a systematic analysis for the Global Burden of Disease Study 2016. Lancet, 2017, 390 (10100): 1211-1259.

[3] 曾宪涛,李胜,龚侃,等.良性前列腺增生症临床诊治实践指南的循证评价.中华医学杂志,2017,97(22):1683-1687.

[4] Lee SWH, Chan EMC, Lai YK. The global burden of lower urinary tract symptoms suggestive of benign prostatic hyperplasia: A systematic review and meta-analysis. Sci Rep, 2017, 7(1): 7984.

[5] 曾宪涛,李胜,贺大林,等.前列腺电切手术器械的发展史.河南大学学报(医学版),2017,36(3):221-224.

[6] 王行环,王怀鹏,陈浩阳,等.经尿道等离子体双极电切术治疗良性前列腺增生及膀胱肿瘤.中华泌尿外科杂志,2003,24(5):318-320.

[7] 曾宪涛.中国良性前列腺增生症经尿道等离子双极电切术治疗指南(2018 版)构建研究.武汉:武汉大学,2018.

第 92 章

《中国老年髋部骨折患者麻醉及围术期管理指导意见》解读

【文献题目】 中国老年髋部骨折患者麻醉及围术期管理指导意见

【文献作者】 中华医学会麻醉学分会老年人麻醉学组,中华医学会麻醉学分会骨科麻醉学组

【文献来源】 中华医学杂志,2017,97(12):897-905

【文献解读】

◆ 背景介绍

我国即将进入深度老龄化社会,老年人髋部骨折发生基数大。60 岁以上人口占总人口的比例≥10%,或者 65 岁以上人口占总人口的比例≥7%,即表示进入老龄化社会。据《2020 中国统计年鉴》报道,中国 2019 年 65 岁以上人口为 1.76 亿,占总人口(14.000 5 亿)的 12.57%(≥7%),预计 2022 年约占 14%,进入深度老龄化社会(≥14%),2019 年中国人均预期寿命 77.3 岁(城镇居民已超过 80 岁)。一项来自中国健康与养老追踪调查数据库的研究表明,2015 年中国>45 岁人群髋部骨折发生率 2.36%,>70 岁发生率为 5.42%,而中国 2019 年>70 岁老年人有 1.05 亿,因此,我国老年髋部骨折发生基数大。老年人髋部骨折患者病情危重,围术期麻醉管理风险高。老年髋部骨折患者往往合并多种全身性疾病,最常见的并存疾病包括心血管疾病(35%)、呼吸系统疾病(14%)、脑血管病(13%)、糖尿病(9%)、恶性肿瘤(8%)和肾脏疾病(3%),约 70%患者为美国麻醉医师协会(American Society of Anesthesiologists,ASA)Ⅲ~Ⅳ级。对于这类患者的麻醉和围术期管理存在较大挑战,围术期管理不规范,可能增加术后死亡、心脑血管事件、呼吸系

统并发症、静脉血栓栓塞、围术期神经认知功能障碍等并发症。文献报道,老年髋部骨折后 1 年死亡率 37%,其中 1/4 与骨折直接相关。髋部骨折手术治疗后 1 年的死亡率为 30.1%(男性)和 19.5%(女性),幸存者的残疾率高达 50%。

髋部骨折常见于老年女性患者,主要原因为在骨质疏松的基础上遭受低能量撞击伤所致(摔倒、高处坠落)。老年人髋部骨折发病率、致死率和致残率高,对老年人影响巨大。99%老年髋部骨折需要采用外科治疗,手术能改善患者的预后,但都需要接受麻醉。老年髋部骨折患者往往合并多种全身性疾病,对于这类患者的麻醉和围术期管理存在较大挑战,主要包括术前需在短时间内完善多器官系统评估并调整到合适水平,术中根据患者病情个体化选择麻醉方案并加强术中综合管理,术后提供完善的术后镇痛以利于早期实施康复锻炼。既往国内对于这类患者的麻醉与围术期管理无相关专家共识。

2017 年中华医学会麻醉学分会老年人麻醉学组和骨科麻醉学组联合制定了《中国老年髋部骨折患者麻醉及围术期管理指导意见》(下文简称《指导意见》),主要包括手术时机、术前评估、术中管理,包括麻醉方案的选择和术后管理。《指导意见》制定的目的是为今后这类患者接受髋部骨折手术的麻醉实施及围术期管理提供参考,以期改善患者预后。《指导意见》适用人群为老年髋部骨折拟实施手术治疗患者及相关医护人员。

◆ 文献要点

1. 老年髋部骨折手术时机的选择 《指导意见》建议积极创造条件尽早手术。2014 年美国骨

科医师学会（American Academy of Orthopaedic Surgeons, AAOS）制定的老年髋部骨折指南推荐入院 48 h 内手术可改善预后, 2021 年英国麻醉医师协会《髋部骨折管理指南 2020》建议骨折后 36 h 内手术。2020 年 *Lacet* 发表的一项研究显示, 与标准手术时机相比 (24 h), 髋部骨折超早期手术 (6 h 内) 不能降低严重并发症发生率 (均为 22%)。2017 年中国老年医学学会骨与关节分会创伤骨科学术工作委员会制定了《老年髋部骨折诊疗专家共识 (2017)》, 建议只要患者的身体状况许可, 应尽快手术 (入院 48 h 内), 手术应尽量安排在常规工作时间 (而不是夜间急诊), 以便及时得到有经验医师的支持与帮助。早期手术治疗 (入院 48 h 内实施手术) 除可减轻患者疼痛外, 还可降低术后并发症发生率和死亡率、改善术后自理能力。导致手术延迟的因素通常源于管理和医疗因素。需要尽量避免因管理因素导致的手术延迟。《指导意见》建议组建老年髋部骨折治疗相关科室的多科协作治疗组, 制订相应的治疗流程和路径, 并且定期回顾总结加以改进。总之,《指导意见》建议积极创造条件尽早手术, 条件具备时强烈建议在髋部骨折 24~48 h 实施手术。

2. 术前评估与准备

（1）急诊室处理: 1 h 内完成初级评估, 4 h 内收入专科病房。建议尽早（入院 30 min 内）开始镇痛治疗, 术前骨牵引对缓解疼痛效果有限, 建议在急诊室内早期实施髂筋膜阻滞镇痛。

（2）术前评估: 对老年髋部骨折患者的术前评估, 建议参考 2017 年《中国老年患者围术期麻醉管理指导意见》系统、全面地进行, 重点评估重要脏器及系统功能, 如心功能及心脏疾病、肺功能及呼吸系统疾病、脑功能及神经系统疾病、精神病、肝脏与肾功能、凝血功能与血小板计数以及是否使用抗凝药或抑制血小板聚集的药物。

1）Nottingham 髋部骨折评分 (Nottingham hip fracture score, NHFS): 可预测髋部骨折术后 30 天死亡率（表 92-1 和表 92-2）。

2）心血管评估: 区别心脏病类型、判断心功能、掌握心脏氧供需状况（氧供和氧耗差, 生理储备）是进行心血管系统评估的重要内容。2014 年 AHA/ACC 指南提出不稳定冠脉综合征（不稳定心绞痛和近期心肌梗死）、心力衰竭失代偿期、严

表 92-1　Nottingham 髋部骨折评分

指标	分值 (分)
年龄 66~84 岁	3
年龄 ≥85 岁	4
男性	1
入院（血红蛋白）≤100g/L	1
入院简易精神状态检查（MMSE）≤6 分	1
入院前依赖他人看护	1
1 种以上并存疾病	1
过去 20 年内恶性肿瘤史	1

表 92-2　根据 Nottingham 髋部骨折评分预测 30 天死亡率

分值 (分)	预测 30 天死亡率 (%)
0	0.9
1	1.5
2	2.4
3	3.8
4	6.2
5	9.8
6	15
7	23
8	33
9	47
10	57

重心律失常、严重瓣膜疾病会明显影响围术期心脏事件发生率。另外, Goldman 心脏风险指数是预测老年患者围术期心脏事件的经典评估指标。对疑有心血管疾病的患者酌情行心脏超声、冠状动脉造影、心导管或核素等检查, 尤其是低心排血量的患者, 术前建议行冠状动脉造影筛查, 以明确诊断并评估心功能。对于高血压病患者, 宜行动态血压监测以了解 24 h 血压动态变化, 并明确有无继发心、脑、肾并发症及其损害程度。对心律失常或心肌缺血患者应行动态心电图检查。对室壁瘤的患者, 术前应根据超声检查明确是否为真性室壁瘤。另外, 应根据 AHA 指南对合并有心脏病的患者进行必要的处理。

3）呼吸系统评估: 对术前合并慢性阻塞性肺疾病或哮喘的患者, 应仔细询问疾病类型、起病时

间、治疗情况等。如患者处于急性呼吸系统感染期，如感冒、咽炎、扁桃体炎、气管支气管炎或肺炎，因急性呼吸系统感染可增加围术期气道反应性，易发生呼吸系统并发症，因此，建议患者在控制呼吸道急性期症状后，尽早在区域麻醉下完成手术。老年患者呛咳、吞咽等保护性反射下降，易发生反流误吸性肺炎。对合并肺部疾病的患者，术前应做血气分析检查，正常老年人坐位动脉血氧分压（mmHg）＝104.2－0.27×年龄，仰卧位氧分压（mmHg）＝103.5－0.42×年龄。

4）神经系统包括认知功能评估：老年人神经系统呈退行性改变，表现为日常生活、活动能力降低，对麻醉药品敏感性增加，认知功能下降，发生围术期谵妄和术后认知功能下降的风险升高。患有周围血管疾病、高血压或糖尿病的老年患者常合并脑血管疾病。对于合并或可疑中枢神经系统疾病患者应行颅脑 CT、磁共振、脑电图等检查。以下情况需术前申请神经科医师会诊以明确术前神经系统合并疾病：头痛、阵发性短暂无力、运动障碍、神志异常或慢性局灶症状等。对存在的慢性疾病进行术前评估，如无法控制的癫痫、重症肌无力、帕金森病、阿尔茨海默病、多发性硬化症、肌营养失调、症状性颈动脉病等。

随着老龄化社会的到来，围术期神经认知功能障碍（perioperative neurocognitive disorders, PND）已成为围术期医学的热门话题之一，PND 包括术前已经存在的和术后新发生的神经认知功能损害（如术后神经认知功能障碍）。行择期手术的老年患者中约 22％术前合并认知功能障碍，术前合并认知功能障碍不仅与术后并发症、谵妄、术后神经认知功能障碍及死亡率增加密切相关，而且与术后住院时间延长和医疗费用增加相关。因此，评估术前认知功能具有重要的意义及价值，简单的认知筛查量表具有简便、配合度高、敏感度和特异度适中的优点，目前临床研究常选择简易精神状态检查（mini-mental state examination, MMSE）和蒙特利尔认知评估量表（Montreal cognitive assessment, MoCA）来评估，MoCA 适用于轻度认知功能障碍筛查，MMSE 对中、重度认知功能损伤敏感，因此，可将 MMSE 和 MoCA 联合用于筛查术前不同程度的认知功能障碍。对于存在糖尿病控制不佳、慢性阻塞性肺疾病伴低

氧血症、脑卒中病史、帕金森病史、抑郁、肿瘤经放/化疗等情况的患者，应高度警惕其术前是否合并认知功能障碍，建议在术前对上述高危老年患者常规进行认知功能障碍筛查，对于存在术前认知功能障碍及痴呆的患者，应进一步评估其日常生活能力和精神行为症状，必要时行神经心理测验和实验室及影像学检查，术后重复认知功能筛查或神经心理测验有助于识别新发认知功能损害。

预测髋部骨折术后谵妄发生率的风险评分量表：Kim 等于 2020 年发表了一项有关髋部骨折患者术后谵妄（post-hip fracture surgery delirium, PHFD）的风险评分量表，PHFD 量表基于美国一个大型多中心国家数据库——2016 年美国外科医生学会国家外科手术质量改善计划（American college of surgeons national surgical quality improvement program, ACS-NSQIP）髋部骨折手术患者数据文件（hip fracture procedure targeted PUF, HFPT-PUF），包含 9 项变量，评分为 0～20 分，术后谵妄可能发生率范围 4.5％～92.0％。术前使用 PHFD 风险评分量表筛查高风险患者，有助于围术期早期干预，降低术后谵妄的发生率。

5）静脉血栓栓塞症的评估与预防：建议常规行下肢加压超声筛查深静脉血栓（deep venous thrombosis, DVT）。参照《围术期静脉血栓栓塞症的诊断、预防与治疗专家共识（2017）》评估 DVT 风险。老年髋部骨折患者 wells 评分多＞2 分，需要积极筛查和预防 DVT。

预防 DVT 的基本措施包括抬高患肢、适度补液、避免脱水、控制血糖及血脂、足底静脉泵、间歇充气加压装置、梯度压力弹力袜等。药物预防主要采用低分子肝素和普通肝素皮下注射，建议使用预防剂量低分子量肝素，术前 12 h 停用，术前 24 h 需停用治疗剂量低分子肝素，术前 4～6 h 停用静脉输注的治疗剂量普通肝素。对于下肢远端多条静脉血栓、近端深静脉血栓无法行抗凝溶栓治疗且近期确实需要接受手术的患者，建议术前使用临时下腔静脉滤器（过滤网），以减少并发症的发生，但应尽早取出，以减少术后 DVT 风险。

（3）术前检查：血常规、肝肾功能、电解质、凝

血功能、ECG、胸部 X 线，一般冠心病患者无须冠状动脉造影(除非急性冠状动脉综合征)。有下列情况者建议行心脏超声检查:活动后气促需评估左心室功能者;心脏听诊杂音、结合病史(劳力性心绞痛、不明原因或近期晕厥史、脉搏波形升支平缓、第二心音缺失、无高血压史而心电图提示左心室肥厚)怀疑主动脉瓣狭窄者;慢性心房颤动者。

(4)术前并存疾病的处理:建议患者出现某些情况后推迟手术时间,行内科治疗并改善病情再积极手术。这些情况包括:①血红蛋白<80 g/L;②血钠浓度<120 mmol/L,或>150 mmol/L;③血钾浓度<2.8 mmol/L,或>6.0 mmol/L;④可纠治的出、凝血异常;⑤可纠治的心律失常,心室率>120 次/分。对于新发心房颤动者需排查左心房血栓、低钾血症、低镁血症、容量不足、感染、疼痛、低温等,并及时针对病因治疗;如复律失败或存在复律禁忌,可使用药物将心室率控制在<100 次/分后尽早手术。

(5)术前药物管理:高血压药、抗心律失常药、他汀类药物、苯二氮䓬类药物多无须停药,对手术无影响。长期口服华法林抗凝的患者,停用 5 天(5 个清除半衰期)以上凝血功能才能恢复。对血栓栓塞高危者,建议停药期间使用肝素桥接抗凝,为确保 24～48 h 及时手术,建议主动纠正凝血延长,国际标准化比值>1.5 时,单用维生素 K(1～3 mg)难以迅速矫正,建议使用凝血酶原复合物(20 U/kg)迅速纠正,使国际标准化比值<1.5,不建议首选新鲜冷冻血浆。对心脑血管栓塞事件高危者(如冠状动脉支架置入史、不稳定心绞痛或近期脑卒中),建议不中断阿司匹林。长期口服氯吡格雷患者如需尽早手术,建议补充适量血小板并监测血小板功能(血栓弹力图等)。新型口服抗凝药有直接凝血酶抑制剂(达比加群)、Xa因子抑制剂(阿哌沙班、利伐沙班)等。目前达比加群和利伐沙班的选择性拮抗剂尚未广泛用于临床,建议出血风险高时术前停药 4～6 个半衰期,血栓栓塞风险高时术前停药 2～3 个半衰期;服用达比加群、阿哌沙班和利伐沙班时,若肌酐清除率>50 ml/min,术前停药 3 天,若肌酐清除率30～50 ml/min,术前停药 4～5 天。

3. 术中管理

(1)手术室管理:建议成立由能熟练掌握区域阻滞技术的高年资麻醉医师组成的亚专科小组负责老年髋部骨折患者麻醉。在控制手术室温度的同时应注意患者保暖。

(2)麻醉方法的选择:可用于髋部骨折手术的麻醉方案包括全身麻醉、椎管内麻醉和外周神经阻滞。全身麻醉的优点是便于术中对呼吸、循环的调控,缺点是可能增加术后肺部感染率和深静脉血栓发生率。椎管内麻醉的优点是可能降低围术期感染、深静脉血栓等并发症发生率。对于合并心脏疾病的高龄患者,外周神经阻滞也可能是很好的选择。与既往的荟萃分析结论一致,最近发表的一项英国髋部骨折数据库回顾性分析再次表明,髋部骨折手术不同麻醉方法(椎管内麻醉和全身麻醉)术后 30 天和 90 天的死亡率无显著差别。多项随机对照研究显示,与全身麻醉相比,区域阻滞麻醉改善了术后早期认知功能恢复,但 1 周后的认知功能结局两组间无明显差异。总体来说,现有研究多是回顾性研究、荟萃分析和小样本随机研究,结论的证据级别并不高,尚不能定论椎管内麻醉相比全身麻醉无显著优势。2021 年 11月 NEJM 发表了 REGAIN 研究:在老年人髋部骨折术后 60 天内死亡或无法独立行走发生率方面,腰麻不优于全身麻醉(18.5% vs.18.0%),2种麻醉方式术后谵妄发生率相似。关于腰麻和全身麻醉对髋部骨折术后并发症及预后影响的另外 2 项正在进行的大样本随机对照研究包括 RA-GA-Delirium Study 和 iHOPE Study。研究建议根据患者情况、麻醉医师经验、手术方式及术者要求,选择个体化麻醉方案,避免强求某种麻醉方案而延期手术;建议无禁忌时优先考虑椎管内麻醉;对于需要镇静的区域阻滞麻醉患者,建议采用右美托咪定镇静;对于需要全身麻醉的患者,建议采用基于丙泊酚的静脉麻醉,可以复合泵注右美托咪定。此外,无论选择何种麻醉方案,建议复合神经阻滞术中或术后镇痛(包括置管连续镇痛)。笔者所在单位常按以下流程选择麻醉方案,仅供参考。

1)无禁忌时优先考虑椎管内麻醉

①椎管内麻醉侧卧位前镇痛。超声引导髋关节囊阻滞(PENG block,股神经髋关节支和副闭孔神经髋关节支,纯感觉阻滞)或超声引导腹股沟韧带上髂筋膜阻滞镇痛。

②患侧在上侧卧后,解剖定位联合超声预评估穿刺难易度。

③传统解剖入路($L_{3/4}$、$L_{2/3}$)轻比重单侧腰麻,其次可选择连续硬膜外麻醉和镇痛。

④超声实时引导。$L_{3/4}$ 和 $L_{2/3}$ 穿刺腰麻药物剂量同上,$L_{4/5}$ 和 L_5/S_1 穿刺腰麻药剂量需加量,笔者在骨科手术实施 L_5/S_1 入路等比重丁哌卡因腰麻 MED_{90} 和 MED_{95} 分别为 25 mg 和 26 mg。

2)脊柱畸形(脊柱侧弯、强直性脊柱炎等)等穿刺困难者

①侧卧位超声引导腰丛+骶丛+椎旁神经阻滞(适合同时合并肺部感染、严重心血管疾病等不宜全麻患者)。

②超声引导腹股沟韧带上髂筋膜阻滞镇痛后侧卧,超声引导骶丛阻滞+喉罩全麻。

3)凝血异常或口服抗凝药

①超声引导腹股沟韧带上髂筋膜阻滞+喉罩全麻。

②超声引导髋关节囊阻滞(PENG block)+股外侧皮神经+喉罩全麻。

4)偏瘫:超声引导纯感觉阻滞[PENG Block(阻滞股神经和副闭孔神经髋关节支)或者髂腰肌平面阻滞(阻滞股神经髋关节支)+股外侧皮神经+闭孔神经髋关节支]+喉罩全麻。

5)糖尿病患者

①降低神经阻滞药物浓度降低。

②选择神经毒性低的局麻药。

③避免添加佐剂。

(3)术中监测

1)脆弱脑功能早期预警监测与干预:监测麻醉深度 BIS 40~60、呼气末麻醉药浓度(end-tidal anesthetic gas,ETAG)0.7~1.3 MAC。对于术前合并急/慢性脑卒中病史、短暂脑缺血发作、中重度颅脑血管狭窄、阿尔茨海默病、帕金森病等疾病患者,建议行近红外光谱无创脑氧饱和度监测或经颅超声多普勒监测、电生理学监测等;如果发现监测指标异常,首选提升血压,可选择的升压药包括去氧肾上腺素、去甲肾上腺素、甲氧明、麻黄碱等;调节通气参数,提升动脉血二氧化碳分压,或者增加 FiO_2 提升动脉血氧饱和度、血红蛋白水平以优化动脉血氧含量。一些特殊手术,可以考虑连续监测颈静脉球静脉血氧饱和度,以评价及指导脑氧供需平衡的管理。对脆弱脑功能患者,围术期血压应维持在基线血压至基线血压的 120%。

2)脆弱心功能早期预警监测与干预:老年患者常合并高血压、冠心病、心功能不全、心力衰竭、心律失常、房室传导阻滞及肥厚性心肌病等疾病,导致左心室舒张功能障碍、收缩功能异常、心脏做功效率下降等,患者对于围术期心动过速、低血压、容量负荷过重等事件异常敏感,极易导致围术期严重心肺并发症,甚至心搏骤停。

①5 电极双导联心电图监测:对于围术期监测心律失常和心肌缺血的诊断十分必要,对怀疑心肌缺血患者,可采用 5 电极双导联系统,如 II＋V_5 导联,可发现 80% 以上标准 12 导联心电图检测的异常。术中发现的心肌缺血等心血管事件,是否已经造成心肌损伤,可通过术后检测血清肌钙蛋白含量浓度加以证实,如果血清肌钙蛋白浓度＞0.04 ng/ml,可证实已经发生围术期心肌损伤,如果血清肌钙蛋白浓度＞0.4ng/ml,则需结合临床症状与体征判断有无心肌梗死。对于术中易发生心肌损伤的患者,吸入低浓度麻醉药(如七氟烷等),可以降低围术期心肌损伤的风险。

②心率与心律监测:老年患者术中心率应维持在术前平静状态基础心率,过慢心率(＜40 次/分)与过快心率(＞100 次/分)应及时分析病因并处理;对于明显影响血流动力学稳定的心律失常应给予积极处理,以防止发生严重心血管事件。

③血压监测:术前获取基线血压的信息(基线血压:24 h 动态血压监测平均值＜术前访视 3 次血压平均值＜手术等待间 3 次血压平均值＜入手术间 3 次血压平均值)和日常血压波动范围的信息(日常最高血压和最低血压,以及在血压极值时有无头晕、头痛等中枢神经系统症状)。术中血压监测包括无创血压、有创动脉血压、连续无创动脉血压监测,建议老年患者实施有创动脉血压监测;老年患者围术期血压应维持稳定,上下波动范围不应超过术前基线血压的 20%,尤其对于术前合并脑卒中病史、短暂脑缺血发作病史及中重度颅脑血管狭窄的患者。接受全麻的老年患者,诱导期实施保护性(血管活性药预处理)滴定式(缓慢推注)诱导,椎管内麻醉注意腰麻药剂量和腰麻

平面的调节,老年患者血压下降多与静脉容量血管张力的快速丧失有关,可以连续输注去氧肾上腺素、甲氧明或去甲肾上腺素,推荐的常用剂量为去氧肾上腺素 0.5～5.0 g/(kg·min)、甲氧明 1.5～4.0 g/(kg·min)或去甲肾上腺素 0.05～0.10 g/(kg·min)。此外,全麻药所致的心功能抑制和腰麻高平面导致的心交感抑制,常导致低血压和心动过缓伴行,此时需要考虑使用(或联合使用)麻黄碱、多巴胺或小剂量肾上腺素维持血压。

④心脏前负荷(容量)、心输出量(CO)、每搏输出量(SV)、混合静脉血氧饱和度(SmvO$_2$)或上腔静脉血氧饱和度(ScvO$_2$)监测

A. 心脏前负荷监测:包括压力指标(CVP、PCWP)和容量指标(每搏量变异度 SVV 和脉压变异度 PPV,＞13％提示容量不足);液体反应性指标包括被动抬腿试验、液体冲击试验(5 min 以上输注标准体重液体量 3 ml/kg),观察 SV 的增加率是否超过 10％以及经食管超声心动图监测心室充盈状态。由于老年患者心室舒张功能和/或收缩功能异常,导致心室顺应性严重受损的可能性增加,采用压力反映容量的敏感性降低,因此,其他直接基于容量监测的指标正在广泛用于围术期容量监测,但应注意 SVV、PPV 等指标适应证为机械通气条件(潮气量＞8 ml/kg,呼吸频率＞8 次/分等),液体反应性指标适用于非机械通气患者。

B. CO 及 SV 监测:SV 指数为反映心脏射血功能的"金标准",正常值 25～45 ml/(kg·m^2),其异常与前负荷不足、心脏收缩舒张功能异常有关,通过容量指标监测可除外容量不足因素,心脏收缩舒张功能异常应进行病因及病生理学分析,做针对性处理,术前合并疾病对于术中诊断与鉴别诊断至关重要。微创及无创心功能监测设备均可用于 SV 和 CO 的监测。

C. SmvO$_2$ 及上腔静脉血氧饱和度监测:SmvO$_2$ 为标准全身氧供需平衡监测指标,正常值为 60％～75％,＜50％严重预示患者的全身氧供需失衡,需要分析影响氧供与氧耗的因素并加以处理,以避免因全身氧供需失衡导致代谢性酸中毒及脏器功能衰竭。ScvO$_2$ 可以替代 SmvO$_2$ 反映全身氧供需平衡状态指标,正常值应＞70％,如果＜70％应行病因学分析,以尽快逆转全身氧供需失衡。

(4)外科情况:包括骨水泥综合征、翻修髋过氧化氢冲洗所致空气栓塞、血液保护、导尿管放置、抗生素使用等。

4. 术后管理

(1)一般处理:术后建议氧疗至少 24 h;如留置导尿管,术后争取尽早拔除;及时处理便秘;纠正贫血;进行营养状态评估。

(2)术后镇痛:由于全髋置换术保留髋关节囊,故术后疼痛不及全膝关节置换术后疼痛剧烈持久,临床上骨外科医师较少在全髋假体植入前后行"鸡尾酒"浸润阻滞镇痛。

1)首选神经阻滞镇痛技术:可选择超声引导腹股沟韧带上髂筋膜阻滞(单次或连续)、超声引导髋关节囊阻滞(PENG Block)、股神经阻滞、腰丛阻滞,效果接近硬膜外镇痛。

2)次选硬膜外镇痛:效果确切,但影响术后早期主动康复锻炼、下床活动及术后早期抗凝预防 DVT。

3)静脉镇痛:使用非甾体抗炎药多模式镇痛,应注意消化道溃疡、肾不良反应等。对乙酰氨基酚较为安全,可作为多模式镇痛的选择,要注意肝脏不良反应。应严密监测阿片类药物的呼吸抑制效应。

(3)术后预防 DVT 形成和肺栓塞

1)基本预防和物理预防:①术后抬高患肢,注重预防静脉血栓知识宣教,并指导患者进行早期康复锻炼;②使用足底静脉泵、间歇充气加压装置及梯度压力弹力袜等。

2)药物预防:2019 年发布的《中国骨科手术加速康复围手术期氨甲环酸与抗凝血药应用的专家共识》对髋、膝关节置换术加速康复围术期应用氨甲环酸后抗凝血药做了推荐。主要内容如下:①术后 6～8 h 或出血停止者开始应用抗凝血药;②术后 8 h 仍有出血倾向者,抗凝血药可延迟至术后 12 h;③个别患者术后 12 h 仍有出血,抗凝血药可延迟至术后 24 h;④一般抗凝血药应用 10～14 天,个别患者术后 VTE 风险仍高,可延长至 15～35 天。

抗凝常用方法:①首选低分子量肝素。预防剂量于术后 12 h 后(对于延迟拔除硬膜外腔导管

的患者,应在拔管2～4 h后)恢复使用;治疗剂量于术后24 h恢复使用,出血风险高者,术后48～72 h再恢复使用;注意小概率肝素诱发血小板减少症的发生,严重肾功能损害患者不适合使用低分子肝素。②Xa因子抑制剂,其治疗窗宽,剂量固定,无须常规血液学监测。Xa因子抑制剂分为直接Xa抑制剂和间接Xa抑制剂2种。在直接Xa抑制剂中,阿哌沙班和利伐沙班是国内最新的可用于骨科大手术后VTE的预防药物,可口服,应用方便。与华法林相比,药物与食物相互作用少,阿哌沙班术后12～24 h(硬膜外导管拔除后5 h)给药,利伐沙班术后6～10 h(硬膜外导管拔除后6 h)开始使用。间接Xa抑制剂有磺达肝癸钠等,但对于重度肾功能不全、肌酐清除率＜20 ml/min者,禁忌使用磺达肝癸钠;肌酐清除率＜15 ml/min者,不建议使用直接Xa因子抑制剂。③维生素K拮抗剂(如华法林),价格低廉,可用于长期下肢DVT的预防。其主要缺点为治疗剂量个体差异大,需常规监测国际标准化比值,调整剂量控制国际标准化比值在2.0～2.5,若＞3.0会增加出血风险,且易受药物及食物影响,显效慢,半衰期长。

(4)术后并发症:术后常见的并发症依次为肺部感染(9%)、心力衰竭(5%)、尿路感染(4%)、深静脉血栓形成/肺栓塞(2%)、脑卒中(1%)、深部感染(1%)、心肌梗死(1%)、消化道出血(1%)。术后30天死亡率相关风险由高到低依次为心力衰竭＞深静脉血栓形成/肺栓塞＞消化道出血＞心肌梗死＞肺部感染＞脑卒中＞尿路感染和深部感染。术后并发症的预防和治疗参考《中国老年患者围术期麻醉管理指导意见》。

(5)术后谵妄:谵妄是髋部骨折术后最常见的并发症,发生率在16%～44%。谵妄的发生是一个多因素过程,其可能的机制包括神经炎症、氧化应激、内皮功能障碍、血脑屏障破坏、胆碱能功能下降、神经递质失衡及大脑结构完整性改变。易感因素包括老年(＞65岁)、术前认知功能障碍、痴呆、抑郁和焦虑病史,精神药物史,水电解质紊乱、视听觉障碍等。促发因素包括手术因素(手术时间每增加0.5 h,谵妄发生率增加6%)、疼痛、多种药物使用(麻醉过深、抗胆碱药物、镇静/镇痛药物)、药物/酒精戒断、尿潴留、便秘、感染、脱水、

活动受限、睡眠剥夺等。已有证据尚未发现麻醉方法的选择(全身麻醉或区域阻滞麻醉)对术后谵妄发生率的影响有差异。最近的一项前瞻性队列研究发现,术中低血压发作和低平均动脉压(＜80 mmHg)可增加术后谵妄发生率。谵妄可延长住院时间,增加并发症,使活动受限,影响患者康复,导致预后不良,增加社会、护理和医疗负担,甚至发生恶性循环(谵妄→活动受限及药物治疗→术后并发症→谵妄加重)。

术后应每天对患者进行谵妄筛查。美国精神疾病与诊断手册第5版和国际疾病分类-10中关于谵妄的定义是用于诊断谵妄的"金标准",但是该标准缺少结构化测试方法和标准化操作流程,且每次评估耗时约30 min,主要适用于精神专科医师使用。为便于非精神科医师实施快速、准确的术后早期床旁谵妄评估,研究者开发了多种结构化量表,其中意识错乱评估方法(confusion assessment method,CAM)是目前应用最广泛的量表之一。重症监护室患者的意识错乱评估方法专门为机械通气患者而设计,护理谵妄症状清单适用于护理人员谵妄筛查使用。此外还需重视谵妄的快速筛查方案:3 min谵妄诊断量表(3 min内完成,包括3个定向力项目、4个注意力项目、3个症状项目和10项可观察项目)和4项谵妄快速诊断方案[包括警觉性、认知(定向力和注意力)及精神状态的急性改变],这2个方案与目前公认的标准相比,有很高的契合度,应用也更加广泛。快速筛查方案的应用可简化谵妄的标准诊断流程,有助于谵妄的早期发现与管理。

术前老年科会诊、协助围术期管理能降低患者术后谵妄的发生率和严重程度。建议采用多模式早期干预措施预防和降低谵妄的发生风险,包括高危因素识别、早期快速筛查、监测生理指标、改善认知功能、避免应用影响认知功能的药物、早期活动(包括理疗或康复训练)、维持水电解质平衡(血钠、血钾、血糖和容量)、避免高危药物(减量或停用苯二氮䓬类药物、抗胆碱能药物、抗组胺药和哌替啶;减量或停用其他药物,以减少药物相互作用和不良反应)、有效镇痛(避免使用哌替啶)、改善视力和听力、营养支持、避免医源性并发症(早期拔除尿管、防止尿路感染、避免尿潴留;预防压疮、促进胃肠功能恢复、胸部理疗、吸氧及早期抗

凝)、改善睡眠等。此外,围术期给予右美托咪定可减少术后谵妄发生。术后谵妄的治疗包括非药物干预和药物治疗(可使用氟哌啶醇、非典型抗精神病药物、右美托咪定等治疗术后躁动型谵妄)。

(6)术后康复治疗:对于住院患者,在患者全身状态允许情况下,建议于术后 6 h 内开始康复锻炼,并由多学科康复小组提供帮助,可以采用助行器。出院后的患者,建议向其提供符合当地条件的综合性康复计划并做有计划的回访评估,以改善预后,提高术后生活质量,减少再入院率,降低跌倒风险。建议重视骨质疏松的治疗和预防。

【文献评述】

全球人口包括中国已处于加速老龄化进程,老年人常因骨质疏松和跌倒发生髋部骨折,被称为"人生最后一次骨折",其发病率、致死率和致残率较高。出于镇痛、恢复活动能力和改善预后的目的,99%髋部骨折应接受手术治疗,需要接受麻醉,但这类人群基础状态差(80%患者≥70 岁、约 2/3 为 ASA Ⅲ级、并存多种疾病),且术前评估和优化时间较短,给麻醉和围术期管理带来巨大挑战。《指导意见》为老年髋部骨折手术的麻醉和围术期管理提供了详细且操作性很强的建议及管理措施。

在手术时机方面,《指导意见》建议积极创造条件尽早手术(髋部骨折后 24～48 h);在术前评估方面,建议重点评估心血管、呼吸系统、中枢神经系统和凝血功能;术中管理包括麻醉方法的选择和术中脆弱心脑功能的监测,其中麻醉方法的选择方面一直以来是麻醉学领域争论的焦点。《指导意见》建议根据患者情况、麻醉医师经验、手术方式及术者要求,选择个体化麻醉方案,无禁忌时优先考虑椎管内麻醉,建议腰麻或全麻常规复合外周神经阻滞镇痛。2021 年 NEJM 发表的大型随机对照研究 REGAIN 表明,在老年髋部骨折术后 60 天死亡或无法独立行走发生率以及术后谵妄发生率方面,腰麻和全麻组间没有显著差异。对于这项研究要客观看待,对于术前合并症较少、基础状态好的患者,两种麻醉方法可能对远期预后没有差别,但对于特殊患者(如术前合并肺部感染、超高龄患者等),可能会优先选择腰麻。回顾美国外科医生学会国家外科质量改进计划(NSQIP)数据库,腰麻用于老年髋部骨折手术在 2007—2017 年增加了 50%(2007 年 15.1% *vs.*2017 年 22.9%),且腰麻患者平均年龄逐年升高,均高于全麻组的平均年龄。这可能反映了一种理念,即针对高危患者(合并症重、超高龄等)更倾向于实施腰麻。除了禁忌证,腰麻穿刺失败可能是选择全麻的另一大原因,近 5 年来,笔者所在团队一直致力于椎管内麻醉超声引导技术的改良和优化,并在全国推广,尤其是改良了 Taylor 入路(L_5/S_1)腰麻引导技术,并明确了该入路等比重丁哌卡因腰麻 MED_{90} 和 MED_{95} 剂量,这为老年髋部骨折解剖定位腰麻穿刺困难的患者(如脊柱后凸、脊柱侧弯、强直性脊柱炎等)提供了新的思路和方法。此外,相较于麻醉方法的选择,术中监测和麻醉管理同样重要。2021 年英国麻醉医师协会《髋部骨折管理指南 2020》对麻醉方法的述评认为:与创伤、手术、术后医疗和患者因素(年龄、衰弱状态、认知障碍)对髋部骨折患者预后的影响相比,不同麻醉方法间的差异可能都很小(不能将结果归因于一次 1～2 h 的麻醉),但这并不意味着麻醉的作用不重要,精准而谨慎的实施麻醉可能比麻醉方法的选择更为重要。老年髋部骨折术后管理包括术后镇痛、抗凝、并发症管理及早期康复锻炼。术后镇痛是麻醉医师重点参与的领域,需要采取预防性/多模式/个体化镇痛,随着术后早期抗凝的深入人心以及超声引导区域阻滞的广泛应用,硬膜外镇痛不再是首选,目前首选腰丛及其分支阻滞用于术后镇痛,包括髂筋膜阻滞、股神经＋股外侧皮神经阻滞、髋关节囊阻滞等,可以选择置管连续镇痛,但需要注意术后主动功能锻炼的保护(预防跌倒)。

老年髋部骨折很常见,围术期管理存在诸多挑战,需要多学科团队协作。麻醉医师参与术前镇痛及评估、术中麻醉及综合管理以及术后管理。多学科团队协作的目标是改善患者预后,包括从传统指标(手术成功、死亡率和住院时间)转向以患者为中心的生活质量恢复或接近术前日常生活能力(如活动能力、认知功能等),并减轻社会、患者家庭负担。麻醉医师需要制订专科化临床路径、维持围术期生理循环稳定、优化镇痛、促进早期康复锻炼,并对这类患者随访和不断优化,以改善这类患者的远期预后。

(王 茂 梅 伟)

参 考 文 献

［1］ 中华医学会麻醉学分会老年人麻醉学组,中华医学会麻醉学分会骨科麻醉学组.中国老年髋部骨折患者麻醉及围术期管理指导意见.中华医学杂志,2017,97(12):897-905.

［2］ 中国老年医学学会骨与关节分会创伤骨科学术工作委员会.老年髋部骨折诊疗专家共识(2017).中华创伤骨科杂志,2017,19(11):921-927.

［3］ Brox WT,Roberts KC,Taksali S,et al. The American Academy of Orthopaedic Surgeons Evidence-Based Guideline on Management of Hip Fractures in the Elderly. J Bone Joint Surg Am,2015,97(14):1196-1199.

［4］ Griffiths R,Babu S,Dixon P,et al. Guideline for the management of hip fractures 2020:Guideline by the Association of Anaesthetists. Anaesthesia,2021,76(2):225-237.

［5］ HIP ATTACK Investigators. Accelerated surgery versus standard care in hip fracture (HIP AT-TACK):an international,randomised,controlled trial. Lancet,2020,395(10225):698-708.

［6］ Maxwell MJ, Moran CG, Moppett IK. Development and validation of a preoperative scoring system to predict 30 day mortality in patients undergoing hip fracture surgery. Br J Anaesth,2008,101(4):511-517.

［7］ Fleisher LA,Fleischmann KE,Auerbach AD,et al. 2014 ACC/AHA guideline on perioperative cardio-vascular evaluation and management of patients undergoing noncardiac surgery:a report of the American College of Cardiology/American Heart Association Task Force on practice guidelines. J Am Coll Cardiol,2014,64(22):77-137.

［8］ 中华医学会麻醉学分会老年人麻醉学组,国家老年疾病临床医学研究中心,中华医学会精神病学分会,等.中国老年患者围术期脑健康多学科专家共识(二).中华医学杂志,2019,99(29):2252-2269.

［9］ Neuman MD,Feng R,Carson JL,et al. Spinal Anesthesia or General Anesthesia for Hip Surgery in Older Adults. N Engl J Med, 2021, 385 (22):2025-2035.

［10］ Liu Y,Yang S,Yao W,et al. Minimum effective dose of plain bupivacaine 0. 5% for ultrasound-guided spinal anaesthesia using Taylor's approach. Br J Anaesth,2020,124(6):230-231.

［11］ 周宗科,黄泽宇,杨惠林,等.中国骨科手术加速康复围手术期氨甲环酸与抗凝血药应用的专家共识.中华骨与关节外科杂志,2019,12(02):81-88.

第10篇

老年急危重症

第 93 章

《感染诱发的老年多器官功能障碍综合征诊断与治疗中国指南 2019》解读

【文献题目】 感染诱发的老年多器官功能障碍综合征诊断与治疗中国指南 2019

【文献作者】 中国老年医学学会,国家老年疾病临床医学研究中心(解放军总医院),解放军老年医学专业委员会

【文献来源】 中华老年多器官疾病杂志,2019,18(11):801-838

【文献解读】

◆ 背景介绍

老年多器官功能障碍综合征(multiple organ dysfunction syndrome in the elderly,MODSE)是老年人常见的急危重症,老年人在器官老化和患有多种慢性疾病的基础上,因感染、创伤、大手术等因素的激发,易发生 MODSE,其病死率高达 75%,严重威胁患者生命。

感染是 MODSE 的首位诱因,占发病诱因中的 64%~74%,其中以肺部感染和泌尿系统感染居多。来自中国的调查数据显示,肺部感染是 MODSE 最常见的诱因,占所有感染的 38.1%。感染诱发的老年多器官功能障碍综合征(infection-induced multiple organ dysfunction syndrome in the elderly,i-MODSE)的临床表现与衰竭器官受损程度常不平行,且临床过程多样,病程迁延,治疗矛盾多,受累器官多,难以完全逆转。i-MODSE 是指老年人患感染性疾病(如重症肺炎、泌尿系统感染等)24 h 后,序贯或同时出现 2 个或 2 个以上器官功能障碍或衰竭的临床综合征。因此,临床医务人员需重视 i-MODSE 早期器官损伤的功能评估及多学科救治。规范 i-MODSE 的早期诊断、分级评估及循证管理,对

提高 i-MODSE 的综合救治水平具有重要意义。中国老年医学学会等组织机构于 2019 年制定并发布了《感染诱发的老年多器官功能障碍综合征诊断与治疗中国指南 2019》(下文简称《指南》),旨在为临床一线医务人员提供 i-MODSE 的诊断与救治规范。《指南》的适用人群为老年医学科、重症医学科及全科医师,适用患者为 MODSE 患者。

◆ 文献要点

1. 感染的诊断、评估及治疗 有效预警、及时发现感染并尽早控制是 i-MODSE 患者的首要防控措施,能有效提高患者的生存期并改善预后。

(1)感染的诊断:凡具有下列≥2 项提示临床感染或可疑感染。

1)体温>38℃或<36℃。

2)静息心率>90 次/分。

3)过度通气(呼吸>20 次/分或动脉血 CO_2 分压<32 mmHg)。

4)全血白细胞增多(>$12×10^9$/L),或白细胞减少(<$4×10^9$/L),或有超过 10% 的幼稚白细胞,或中性粒细胞分类增高。

5)血 C 反应蛋白(C reactive protein,CRP)或降钙素原(procalcitonin,PCT)升高。

对于疑似重症感染的患者,建议应用快速序贯器官衰竭评分(quick SOFA,qSOFA)标准进行床旁快速评估,包括呼吸频率≥22 次/分、意识改变、收缩压≤100mmHg 3 项内容。如果符合 qSOFA 标准≥2 项时,需要对器官功能障碍的情况进行系统评估。

尤其需要注意:老年人症状多不典型,如出现不明原因的精神障碍(嗜睡、淡漠等)、血压下降

等,需警惕感染的可能。

(2)老年重症感染的危险因素

1)一般因素:营养不良、长期卧床(>3个月)、老年衰弱等。

2)基础疾病:免疫功能缺陷、糖尿病、急性胰腺炎、胆道及肠道系统疾病、恶性肿瘤或白血病、肝/肾衰竭、器官移植、存在易出血的感染灶、中性粒细胞缺乏等。

3)解剖结构异常或介入干预:中心静脉导管、血液透析、腹膜透析、气管内插管或机械通气、胆道结构异常、近期介入治疗等。

4)药物因素:长期使用抗生素、近期使用类固醇激素、免疫抑制剂、非甾体抗炎药、化疗药物等。

(3)感染的治疗

1)推荐对于明确感染部位,尽早控制感染源(Ⅰ类,B级)。对易于清除感染源的严重感染患者,应在12 h内积极处理,尽快控制感染源。如果留置的静脉导管是可能的感染源,应立即拔除导管,根据病情严重程度立即或适时进行其他部位的中心静脉置管。

2)可以考虑应用物理手段(如血液滤过、免疫吸附等)去除 i-MODSE 患者炎症因子等致病因素(Ⅱb类,B级)。

3)抗感染治疗的时机:推荐在控制感染源的基础上尽早静脉使用有效抗菌药物,并保证有效的组织渗透浓度(Ⅰ类,B级)。

4)药物选择:对于大多数 i-MODSE 患者,根据感染部位,推荐初始经验性抗感染治疗应尽量覆盖所有可能的致病微生物。重症感染患者早期应用广谱抗菌药物治疗,一旦确定病原菌的药敏,则调整为针对性抗菌药物(Ⅰ类,B级)。

5)抗感染治疗的疗程:i-MODSE 患者抗感染治疗疗程应根据具体病情做出调整,经验性治疗不超过5天,建议总疗程7~10天,对于病情危重者,可酌情延长疗程(Ⅱa类,A级)。应当考虑监测 PCT 的水平,用于指导抗菌药物使用的疗程(Ⅱa类,A级)。

2. 循环功能障碍的诊断、评估与治疗

(1)循环功能障碍的诊断与评估

1)推荐对皮肤(表皮灌注程度)、肾脏(尿量)、脑(意识状态)等器官进行组织灌注的临床评价(Ⅰ类,C级),有助于早期确定可能发生的休克并及时干预。

2)推荐在监测血压的同时,对中心静脉血氧饱和度(central venous oxygen saturation,ScvO₂)及其他灌注指标进行监测(Ⅰ类,A级)。

3)推荐对所有怀疑循环衰竭患者进行血清乳酸水平测定(Ⅰ类,C级),患者血清乳酸>1.5 mmol/L,病死率显著增加。

(2)循环功能障碍的治疗

1)液体复苏:推荐对存在循环衰竭的 i-MODSE 患者尽早采取液体复苏(Ⅰ类,C级)。研究显示,2/3 伴低血压的脓毒症患者对初始液体复苏有反应,最初 2 h 对液体复苏有反应的患者病死率较低,因此,对 i-MODSE 患者推荐早期液体复苏。在液体选择方面,推荐应用晶体液对 i-MODSE 患者进行初始复苏和扩容(Ⅰ类,B级)。白蛋白在液体复苏中的效果并不优于生理盐水,羟乙基淀粉会增加急性肾损伤(acute kidney injury,AKI)的发生风险,与体液成分更接近的平衡盐溶液在危重患者的液体复苏中疗效更佳。

2)应用血管活性药物:推荐去甲肾上腺素(norepinephrine,NE)作为首选缩血管药物(Ⅰ类,B级),老年人持续静脉输注 NE 可能导致心律失常、心肌缺血及其他重要器官缺血,因此,应用过程中需密切监测血压、心律、心率、血流动力学及临床状态变化,当器官灌注恢复和/或循环淤血减轻时应尽快停用;当需要使用更多缩血管药物来维持血压时,应当考虑联合应用小剂量血管升压素(0.01~0.03 U/min),但应避免单独使用血管升压素(Ⅱa类,B级)。研究显示,脓毒症休克伴有 AKI 患者应用血管升压素可以提升血压,增加尿量,改善预后。

3. 心力衰竭的诊断、评估与治疗　感染(肺部感染、感染性心内膜炎等)是老年人心力衰竭急性加重的常见病因和诱因,《指南》重点介绍了感染诱发急性心力衰竭(acute heart failure,AHF)的诊断和治疗。

(1)感染诱发老年 AHF 的诊断

1)心力衰竭的症状和/或体征:有休息或运动时出现呼吸困难、乏力、下肢水肿的临床症状,出现心音异常、心脏杂音、肺部啰音等体征。

2)心功能不全的客观检查:左心室射血分数(left ventricular ejection fraction,LVEF)<40%,或者 LVEF≥40%但血清利钠肽升高[BNP>100ng/L 和/或 NT-proBNP>900ng/L],同时符合以下 2 项中的至少 1 条,即左心室肥厚和/或左心房扩大、心脏舒张功能异常。

若同时具备 1)+ 2),即可诊断心力衰竭。需要注意的是,诊断 AHF 时,NT-proBNP 水平应根据年龄和肾功能进行分层:60～74 岁应>900 ng/L,>75 岁应>1800 ng/L;合并肾功能不全[eGFR<60ml/(min/1.73m²)]时应>1200 ng/L。

(2)感染诱发老年 AHF 的治疗

1)推荐有液体潴留证据的 AHF 患者使用利尿药,首选袢利尿药(Ⅰ类,B 级);存在利尿药抵抗的老年 AHF 患者,可以考虑袢利尿药与噻嗪类利尿药合用(Ⅱb 类,C 级);有条件者应考虑行血液超滤治疗(Ⅱa 类,B 级)。

2)对感染诱发的老年 AHF 患者,在袢利尿药基础上,推荐早期加用托伐普坦(Ⅰ类,B 级);鉴于托伐普坦在老年心力衰竭患者中的充分证据,《指南》将该药列为Ⅰ类推荐。老年人服药期间应注意监测血钠。笔者建议:一般血钠>140 mmol/L 需谨慎,>150 mmol/L 需考虑停药。

3)收缩压>90 mmHg 的 AHF 患者可以考虑应用硝酸酯类血管扩张药物,以减轻心脏负荷(Ⅱb 类,B 级);适用于 AHF 合并高血压、冠心病心肌缺血、二尖瓣反流的患者,禁用于收缩压<90 mmHg 者,伴有二尖瓣或主动脉瓣狭窄的患者慎用。

4)对于药物治疗无效的 AHF 或心源性休克患者,可以考虑短期(数天至数周)应用机械循环辅助装置(Ⅱb 类,B 级)。对于药物治疗无效的 AHF 或心源性休克患者,可短期(数天至数周)应用机械循环辅助治疗,包括主动脉内球囊反搏(intra-aortic balloon pump,IABP)、经皮心室辅助装置、体外生命支持装置和体外膜氧合(extracorporeal membrane oxygenation,ECMO)。

4. 呼吸功能不全的诊断、评估与治疗 呼吸功能不全是常见的感染诱发器官功能损害之一,是由于肺内外各种原因引起的肺通气和/或换气功能发生障碍,出现严重缺氧或高碳酸血症,从而引起一系列生理功能和代谢紊乱的临床综合征,

其中急性呼吸窘迫综合征(acute respiratory distress syndrome,ARDS)是以进行性呼吸窘迫和顽固性低氧血症为显著特征的临床综合征。

(1)呼吸功能不全的诊断与评估

1)呼吸功能不全的诊断标准:呼吸室内空气时,动脉血氧分压(PaO_2)<60 mmHg,伴或不伴动脉血二氧化碳分压($PaCO_2$)>50 mmHg。吸氧情况下,PaO_2/FiO_2<300 mmHg 则提示呼吸功能不全。

2)ARDS 的诊断标准:1 周之内急性起病;双肺浸润影,不能用积液、大叶肺不张或结节来完全解释;呼吸功能不全不能用心力衰竭或液体输入过多来解释;呼气末正压通气(positive end expiratory pressure,PEEP)或持续气道正压通气(continuous positive airway pressure,CPAP)>5 cmH₂O 时,PaO_2/FiO_2<300mmHg。

3)呼吸功能不全的评估:轻度呼吸功能不全,血气分析 PaO_2<60 mmHg 和/或 $PaCO_2$>50mmHg,伴 ARDS 时,200mmHg<PaO_2/FiO_2<300mmHg;中度呼吸功能不全,血气分析 PaO_2<60 mmHg 和/或 $PaCO_2$>50mmHg,同时需要机械通气;伴 ARDS 时,100 mmHg<PaO_2/FiO_2<200 mmHg;重度呼吸功能不全且机械通气情况下,PaO_2/FiO_2<100 mmHg。

(2)呼吸功能不全的治疗

1)氧疗:呼吸功能不全患者需尽快予以氧疗,纠正低氧血症,维持血氧饱和度(SpO_2)≥95%[伴慢性阻塞性肺疾病(chronic obstructive pulmonary disease,COPD)者,SpO_2>90%]。氧疗方式包括鼻导管吸氧、面罩吸氧、主动恒温湿化的经鼻高流量氧疗、无创呼吸机辅助通气、气管插管及人工机械通气。

2)ARDS 机械通气的管理:①推荐对脓毒症诱发的轻度 ARDS 试用无创通气(non-invasive ventilation,NIV),在启动 NIV 后 1～2 h 监测患者临床改善情况(Ⅰ类,A 级)。需要注意的是,对 ARDS 患者使用相对较高的潮气量(tidal volume,VT)和较高的气道压力可能会加重肺损伤程度。此外,主动恒温湿化的经鼻高流量氧疗较传统氧疗方式改善氧合的效果更好,也可试用于轻度 ARDS 患者,但需密切监测氧合指数。②推荐感染诱发 ARDS 的患者进行机械通气时设定

小潮气量 6 ml/kg（Ⅰ类，A级），平台压的初始上限设定为 30 cmH$_2$O，以达到肺保护的目的。③推荐对感染诱发中重度 ARDS 患者早期应用 PEEP 以防止肺泡塌陷（Ⅰ类，A级），对于 ARDS 患者，大多数加用 8～15 cmH$_2$O 的 PEEP 即可，但对于老年患者加用过高 PEEP 时需谨慎，注意观察其对血压和心输出量的影响。④推荐对脓毒症诱发的中重度 ARDS 患者使用俯卧位通气，尤其适用于 PaO$_2$/FiO$_2$＜150 mmHg 患者（Ⅰ类，A级）。实施俯卧位通气时应结合肺保护性通气，并较长时间（如＞17 h）的实施才可能获益。⑤对中重度 ARDS 患者机械通气时可以考虑使用肺复张（recruitment maneuvers，RM）（Ⅱb类，B级），但到目前为止，未有研究证实何种 RM 优于其他方式，而且 RM 最佳的气道压力、实施时间及频率仍不清楚。⑥重度 ARDS 患者可以考虑机械通气联合 ECMO 治疗（Ⅱb类，C级），虽然目前研究支持早期应用 ECMO 治疗重症 ARDS 患者，但 ECMO 技术具有操作复杂、人员水平要求高、需多学科合作、并发症多且严重、费用高等特点，临床医师在决定进行 ECMO 治疗时一定要综合考虑上述因素。⑦对早期中重度 ARDS 患者（PaO$_2$/FiO$_2$＜150 mmHg）进行机械通气时应当考虑短时间使用肌松药（Ⅱa类，B级），虽然肌松药引起的潜在肌病病变风险不能确定，但是给予机械通气的 ARDS 患者肌松药降低了重症监护病房（intensive care unit，ICU）病死率、28 天病死率及气压伤发生率，因此获益大于风险。

3）ARDS 的液体管理：老年 ARDS 患者应当考虑限制性液体策略（Ⅱa类，B级）。通过监测中心静脉压、肺毛细血管楔压、MAP、尿量等来确定利尿药的使用和补液量（包括晶体液和胶体液）；对无休克的 ARDS 患者推荐每天总液体平衡减少 500～1000 ml。

4）ARDS 患者糖皮质激素的应用：在充分液体复苏及升压药治疗不能维持血流动力学稳定的 i-MODSE 患者中，应当考虑使用静脉糖皮质激素（Ⅱa类，C级）。目前各国指南对糖皮质激素在重症感染治疗中的推荐尚不一致。需要注意，应用糖皮质激素过程中需密切监测感染及血糖指标，并逐渐减量，尽量避免同时使用神经肌肉阻滞剂。

5）呼吸功能不全患者的心率管理：对 ARDS、COPD 急性发作以及合并快速心律失常、AMI 的患者，应考虑口服或静脉应用高选择性 β$_1$ 受体阻滞剂（Ⅱa类，A级）。感染诱发 ARDS、COPD 急性发作等急性呼吸功能不全的老年患者，常合并快速心律失常、AMI 等心血管疾病。证据显示，对任何程度的 COPD、ARDS 等呼吸功能不全患者，应用高选择性 β$_1$ 受体阻滞剂（比索洛尔、美托洛尔等）有助于降低心血管事件，提高生存率，并可改善患者的呼吸功能。需要注意，高选择性 β$_1$ 受体阻滞剂相对安全，诱发气道痉挛的可能性较小，但仍应密切观察。若应用 β$_1$ 受体阻滞剂后有明确的气道痉挛加重症状和体征，应考虑停药，可考虑应用非二氢吡啶类钙通道阻滞剂（如地尔硫䓬）。

5. 感染诱发急性肾损伤的诊断、评估与治疗

（1）AKI 的诊断：推荐应用 KDIGO 标准诊断。当 48 h 内出现血肌酐（serum creatine，Scr）水平升高＞26.5 μmol/L 和/或 Scr 在 7 天内上升至基线值 1.5 倍及以上水平，和/或尿量≤0.5 ml/（kg·h）并持续 6 h 以上等情况时，提示存在 AKI（Ⅰ类，A级）。

（2）AKI 的评估

1）推荐对老年严重感染患者应密切监测其肾功能及尿量变化，如有留置尿管者，建议精确记录尿量；对于怀疑或已经患有慢性肾脏病（chronic kidney disease，CKD）的 i-MODSE 患者，应当考虑采用基于 Scr 水平和/或血清胱抑素 C（serum cystatin C，sCysC）水平的 CKD-EPI 公式获得患者的 eGFR，以评估患者的基础肾功能；对伴有衰弱/肌少症的老年患者，应考虑采用 CKD-EPI$_{sCr-sCysC}$ 公式。

2）应考虑加强对老年人肾小管间质损伤和肾小管功能的监测，如电解质及酸碱平衡、尿 N-乙酰 β-D 氨基葡萄糖苷酶（N-acetyl beta-D amino glucosidase，NAG）、尿液渗透压、尿糖、尿酸化功能的变化（Ⅱa类，C级）。

3）应考虑采用 Scr 和尿量 2 项指标，对 AKI 严重程度进行评分（Ⅱa类，B级）。推荐应用 Scr 和尿量 2 项指标作为 MODSE 患者 AKI 的评分标准。

4）推荐对 i-MODSE 患者进行 AKI 易感因素评估，合并脱水状态或容量不足、休克、使用肾毒性药物、伴有 CKD 病史等情况时，发生 AKI 风险增高。对 AKI 高风险的老年脓毒症患者应当考虑行 Scr、胱抑素 C、尿 NAG 酶及尿量检测以及时发现 AKI。

（3）AKI 的治疗

1）药物治疗：在没有容量负荷过重的情况下，不推荐常规使用袢利尿药来预防和治疗 i-MODSE 患者的 AKI（Ⅲ类，B 级）。i-MODSE 患者存在容量负荷过重，在 MAP 达标的情况下，若尿量仍＜0.5 ml/（kg·h），且持续 6 h 以上，可以考虑给予利尿药治疗，尽量保证尿量＞40 ml/h（Ⅱb 类，C 级）。不推荐应用小剂量多巴胺预防或治疗 i-MODSE 患者的 AKI（Ⅲ类，A 级），小剂量多巴胺虽然可以短期改善尿量，但没有肾脏保护作用，也不能延长患者的生存期。

2）AKI 的肾脏替代治疗：①当 i-MODSE 患者合并严重 AKI（肾脏评分≥4 分）或肾脏功能不能满足全身治疗需求时，应当考虑启动肾脏替代治疗（renal replacement therapy，RRT）（Ⅱa 类，C 级）。②当存在危及生命的水、电解质及酸碱平衡紊乱时，应当考虑紧急开始 RRT（Ⅱa 类，C 级）。③应当考虑使用生物相容好的透析膜对 i-MODSE 患者进行 RRT 治疗，考虑应用延长式间歇性肾脏替代治疗（prolonged intermittent renal replacement therapy，PIRRT）作为 AKI 患者的 RRT 方案。对于血流动力学不稳定、合并肝衰竭、急性脑损伤或广泛脑水肿的 i-MODSE 患者，应当考虑 CRRT。④推荐 CRRT 的治疗剂量为 20～25ml/（kg·h），推荐应用 IRRT 或 PIRRT 时，每周 Kt/V 值应达到 3.9。

6. 胃肠功能障碍的诊断、评估与治疗

（1）胃肠功能障碍的诊断：各种因素导致的胃肠道消化、吸收营养和/或黏膜屏障功能产生障碍，临床上主要表现为恶心、呕吐、腹泻、喂养不耐受、肠梗阻、消化道出血或肠缺血，可诊断为胃肠功能障碍。

（2）胃肠功能障碍的评估：《指南》推荐参照"多器官功能障碍综合征病情分期诊断及严重程度评分标准（95 庐山标准）"及"重症患者急性胃肠损伤分级（acute gastrointestinal injury，AGI）

标准"对胃肠功能障碍进行评估。

（3）胃肠功能障碍的治疗

1）推荐加强保护胃肠黏膜屏障功能的完整性（Ⅰ类，C 级）；感染和应激可导致胃肠黏膜受损，屏障功能障碍，抗菌药物可引起肠道菌群失调，易出现肠道细菌易位，因此，维护肠黏膜屏障功能是治疗危重患者的一项重要措施。

2）上消化道出血的防治：应当考虑首选质子泵抑制剂（proton pump inhibitors，PPI）预防上消化道出血（Ⅱa 类，A 级）；上消化道大出血的患者可在 72 h 内持续静脉泵入 PPI，若条件允许，可行床旁胃镜检查，明确出血原因，必要时给予内镜下相应治疗。

3）抗生素相关性腹泻（antibiotic-associated diarrhea，AAD）的处理：推荐对疑似 AAD 的患者进行粪便难辨梭菌毒素和大便球杆比检测，推荐 AAD 患者可在常规治疗基础上联用枯草杆菌、肠球菌二联活菌肠溶胶囊。难辨梭菌感染患者口服窄谱抗生素治疗有效，代表药物有甲硝唑和万古霉素。

7. 肝功能障碍的诊断、评估及治疗

（1）肝功能障碍的诊断：各种因素引起的肝细胞发生严重损害，导致代谢、分泌、蛋白合成等功能障碍，临床上主要表现为黄疸、明显腹胀乏力、严重出血倾向，结合肝功能化验的异常结果，可明确肝功能障碍。

（2）肝功能障碍的评估：推荐用胆红素水平、国际标准化比值（international normalized ratio，INR）、肝性脑病（hepatic encephalopathy，HE）对急性肝衰竭（acute liver failure，ALF）进行评估（Ⅰ类，C 级）。重度急性肝损伤表现为肝损害和肝功能受损，其中，肝损害表现为血清转氨酶升高，肝功能受损表现为黄疸、INR＞1.5。血清转氨酶升高、黄疸、INR＞1.5 等临床表现常早于 HE 的发生，而 HE 是诊断 ALF 的关键条件。

（3）肝功能障碍的治疗

1）避免应用易致肝损伤的药物，如必须应用，应适当减量；可应用改善肝功能、促进肝细胞再生修复、增强肝解毒能力的药物，推荐根据实际情况对症选用；需要特别注意，应根据老年患者肝功能状态个体化调整用药方案。

2）推荐对于 i-MODSE 患者，通过控制感染、降氨治疗、预防复发等措施加强 ALF 患者的 HE 管理。HE 是 ALF 的界定特征之一,感染及相关全身炎症反应综合征可能促使 ALF 患者的 HE 恶化,密切监测感染状态及早期抗菌治疗尤为重要。

8. 血液系统功能障碍的诊断与治疗

(1)血液系统功能障碍的诊断:弥散性血管内凝血(diffuse intravascular coagulation,DIC)、贫血、血小板减少、中性粒细胞缺乏的诊断均参照相关专科指南。需要注意的是,需要结合以往检查指标,关注各项指标的波动幅度,早期发现血液功能障碍的趋势,早期干预,改善预后。

(2)血液系统功能障碍的治疗

1)DIC 的治疗:一旦确诊 DIC,对于血小板<10×10^9/L 伴自发性出血的患者,或者大出血或需要急诊手术而血小板<50×10^9/L 的患者,推荐输注血小板。实验室检查 PT、APTT 延长(>正常值的 1.5 倍)或 FIB 下降(<1.5 g/L)且伴有活动性出血的 DIC 患者,推荐输注新鲜冷冻血浆或冷沉淀。

2)贫血的治疗:在血红蛋白≤70 g/L 时,推荐输注红细胞(Ⅰ类,A 级);如果存在心肌缺血、严重低氧血症,应当考虑维持血红蛋白≥100 g/L;对于脓毒症相关贫血,应当考虑尽早使用促红细胞生成素,当血红蛋白达到 120 g/L 时,应减量或停止使用。

3)血小板减少的治疗:当血小板计数≤20×10^9/L 并存在出血高风险时,推荐预防性输注血小板;对活动性出血患者行外科手术或者介入性操作时,血小板需要≥50×10^9/L;当血小板<75×10^9/L 时,应当考虑注射重组人血小板生成素,直至血小板数量连续 2 天增加量超过 50×10^9/L 时停止注射(Ⅱa 类,B 级)。i-MODSE 患者同时存在血栓和出血的风险,高危血栓患者是否需要抗血小板或抗凝治疗,并不完全取决于血小板数量,需综合考虑血小板的绝对数量、影响血栓和出血风险的共病、是否伴有活动性出出血、血小板减少的病因和病程以及是否可能恢复等因素。

4)中性粒细胞缺乏的治疗:i-MODSE 患者中性粒细胞缺乏者,应当考虑给予粒细胞集落刺激因子(granulocyte colony stimulating factor,G-CSF)5 μg/(kg·d)皮下注射,使中性粒细胞数量

恢复到正常水平,白细胞计数>10×10^9/L 时停用(Ⅱa 类,B 级)。多项研究表明,G-CSF 可以缩短粒细胞恢复的时间,降低粒细胞缺乏患者的死亡风险。

9. 中枢神经系统功能障碍的诊断、评估及治疗

(1)意识障碍的诊断与评估

1)推荐应用 Glasgow 昏迷评分量表(Glasgow coma scale,GCS)对昏迷程度进行量化评估(Ⅰ类,C 级);GCS 是对昏迷程度进行量化评估的常用量表,通常情况下,≥8 分患者恢复机会较大,<7 分预后较差,3~5 分并伴脑干反射消失的患者有潜在死亡危险。

2)推荐应用意识模糊评估法(confusion assessment method,CAM)进行谵妄的快速筛查(Ⅰ类,C 级)。谵妄是感染、手术、器官功能障碍、电解质紊乱、营养缺乏、药物等诱发的老年人最常见的意识障碍。谵妄的快速筛查量表中,CAM 量表应用最为广泛,该量表主要基于谵妄的 4 个核心症状进行评估,该量表的灵敏性高达 95%~100%,特异性高达 90%~95%。

(2)谵妄的预防及治疗:推荐采用非药物方法预防谵妄的发生(Ⅰ类,B 级),不推荐使用氟哌啶醇预防谵妄(Ⅲ类,A 级)。非药物措施治疗谵妄,包括鼓励患者尽早下床活动、家庭参与照料、保证足够的营养及维持睡眠觉醒周期等。非药物治疗措施无效时,可以给予药物干预,常用药物包括奥氮平、富马酸喹硫平、右美托咪定等。

(3)癫痫和急性症状性癫痫发作的治疗

1)推荐老年癫痫患者使用新型抗癫痫药物(antiepileptic drugs,AEDs),如拉莫三嗪(Ⅰ类,A 级),应当考虑左乙拉西坦(Ⅱa 类,B 级)抗癫痫治疗。

2)全面性惊厥性癫痫持续状态(generalized convulsive status epilepticus,GCSE)的治疗分为 3 个阶段。第一阶段在无静脉通道的情况下,推荐使用咪达唑仑肌内注射,如有静脉通道,推荐静脉推注地西泮(Ⅰ类,A 级),如果不能控制发作,第二阶段和第三阶段应当考虑静脉使用丙戊酸钠(Ⅱa 类,A 级),或者考虑静脉使用咪达唑仑(Ⅱb 类,C 级)、丙泊酚(Ⅱb 类,C 级)等药物。

3)不推荐因代谢紊乱、药物或药物戒断所致

的急性症状性癫痫发作患者长期口服 AEDs 治疗（Ⅲ类，C级）。通常认为感染、代谢紊乱或药物所致的急性症状性癫痫发作患者不需要长期抗癫痫药物治疗，出现痫性发作时需及时终止发作，去除诱因，并且警惕有发作复发的风险。

10. 支持治疗

（1）营养支持治疗

1）推荐 i-MODSE 患者血流动力学稳定后尽早启动肠内营养（Ⅰ类，A级）。国内外针对重症患者的营养支持指南一致指出，除非患者血流动力学不稳定、复苏不充分或胃肠道没有消化功能，肠内营养支持应该在收入 ICU 病房后尽早进行，推荐 24～48h 进行肠内营养。

2）推荐给予 i-MODSE 患者肠内营养结合肠外营养支持；对实施肠内营养有禁忌的 i-MODSE 患者，推荐渐进性肠外营养支持（Ⅰ类，B级）；危重症患者早期不应过多补充目标热量和蛋白质。

3）推荐对 i-MODSE 患者应用个体化营养支持处方；推荐的营养支持处方中注意微量营养素/维生素的补充，尤其是全肠外营养时注意再喂养综合征（Ⅰ类，C级）。i-MODSE 患者病情复杂，临床表现各不相同，因此，不能对所有的 i-MODSE 患者在不同的病情下给予相同的营养支持治疗。

4）推荐 i-MODSE 患者能量供给 17～23 kcal/（kg·d），蛋白质供给 1.2～1.5 g/（kg·d）（Ⅰ类，B级）。老年人的糖耐量和脂肪廓清能力下降，给予过多的营养和能量底物易导致代谢紊乱，过度肠外营养对 MODSE 患者不利，因此，建议 i-MODSE 患者能量供给放宽至 17～23 kcal/（kg·d）；危重 i-MODSE 患者和健康人群相比，需要更多的蛋白质，推荐危重患者的蛋白质补充量为 1.2～1.5 g/（kg·d）。

（2）免疫支持治疗：建议对 i-MODSE 老年患者行细胞和体液免疫功能评估（NK 细胞、T 细胞亚群、血浆免疫球蛋白测定），如免疫功能低下，应考虑尽早启动免疫支持治疗（Ⅱa类，C级）。

静脉注射用丙种球蛋白（intravenous immunoglobulin，IVIG）一方面可直接补充人体免疫球蛋白，提高老年患者的免疫能力，抵御感染；另一方面，IVIG 被认为具有免疫调节和抗炎症作用。

如存在免疫功能低下的依据或经济条件允许，i-MODSE 老年患者应当尽早使用 IVIG。i-MODSE 老年患者容易早期出现低蛋白血症，因此，《指南》建议对 i-MODSE 老年患者应密切关注其血浆白蛋白水平的变化并早期补充人血白蛋白，保证患者血浆白蛋白水平＞30 g/L。

胸腺肽 α1 在临床中广泛应用，已证实其能增强患者免疫能力。研究显示，使用胸腺肽 α1 联合传统治疗可明显降低重度脓毒症患者的死亡率。因此，i-MODSE 患者可酌情使用胸腺肽。

【文献评述】

《指南》根据国内外最新研究证据，制定了 i-MODSE 的诊断标准，强调早期诊断和控制感染，及时评估器官功能障碍的严重程度；治疗上强调积极早期液体复苏、维持循环稳定；强调根据各器官功能障碍的程度予以不同干预措施；多个器官同时受累时，更强调要重视整体评估，优先处理危及生命的问题；在干预中应注意老年人的特点，避免治疗不当导致病情加重。《指南》的发布能切实提高我国临床医师对 i-MODSE 的诊断意识，规范临床诊治行为，提高诊疗水平，使更多患者受益。作为我国首部 i-MODSE 诊断和治疗指南，《指南》难免有不足之处。其主要问题是老年人多脏器功能衰竭的临床证据仍相对不足，导致《指南》中部分诊断评估方法和干预措施只能直接借鉴国内外相关专科疾病的循证证据和指南，虽然原则上也没有问题，但在救治老年多脏器功能不全的临床实践中，是否可以减轻痛苦、改善预后，尚需进一步观察和探索。相信随着相关临床证据的进一步丰富以及《指南》推广应用过程中反馈信息的逐步积累，未来 i-MODSE 的诊断、评估及治疗会有更大的进步空间。

（白永怿　刘宏斌）

参 考 文 献

中国老年医学学会，国家老年疾病临床医学研究中心（解放军总医院），解放军老年医学专业委员会.感染诱发的老年多器官功能障碍综合征诊断与治疗中国指南 2019.中华老年多器官疾病杂志，2019，18（11）：801-838.

第 94 章

《内科住院患者静脉血栓栓塞症预防中国专家建议(2015)》解读

【文献题目】 内科住院患者静脉血栓栓塞症预防中国专家建议(2015)

【文献作者】 内科住院患者静脉血栓栓塞症预防中国专家建议写作组,中华医学会呼吸病学分会,中华医学会老年医学分会,等

【文献来源】 中华结核和呼吸杂志,2015,38(7):484-491

【文献解读】

◆ 背景介绍

内科住院患者静脉血栓栓塞症(venous thromboembolism,VTE)患病率高,危险因素多,然而发病隐匿、诊治成本高,预防却相对不足。VTE 是遗传性、获得性等多种危险因素共同作用的血栓栓塞性疾病和全身性疾病,也是住院患者的常见并发症和重要死亡原因之一。内科患者 VTE 通常发病隐匿、临床症状不明显、诊治成本高。国内外研究结果显示:内科住院患者如不进行血栓预防措施,VTE 的患病率为 4.96%~14.90%;在危重患者[如重症监护病房(intensive care unit,ICU)住院、急性心肌梗死(acute myocardial infarction,AMI)、慢性心力衰竭、急性脑卒中偏瘫]中,VTE 的患病率更高;恶性肿瘤患者发生 VTE 的风险增加并导致其生存率下降,且手术、放疗、化疗、激素等治疗会进一步增加 VTE 发生的风险。临床上对于外科住院患者 VTE 的预防已受到重视,而内科住院患者 VTE 的预防则相对不足。国外研究显示,急症内科住院的 VTE 高危患者预防仅约占 2/5,我国内科 VTE 高危患者比例更低,仅占 1/5,其中 ICU 的 VTE 预防率仅为 16.9%。

因此,科学评估内科患者 VTE 风险从而对高风险内科患者采取预防措施尤为重要。2015 年中华医学会呼吸病学分会和老年医学分会共同制定并发布了《内科住院患者静脉血栓栓塞症预防中国专家建议(2015)》(下文简称《建议》,是对 2009 年版本的更新,也是近年专门针对预防内科 VTE 而发布的专家建议,对临床实践具有指导意义。《建议》适用于内科住院患者。

◆ 文献要点

VTE 包括深静脉血栓形成(deep venous thrombosis,DVT)和肺血栓栓塞症(pulmonary thromboembolism,PTE)。DVT 是指血液在深静脉内异常凝结,导致静脉回流障碍的疾病,好发于下肢深静脉,可以无症状或出现局部疼痛、压痛及远端肢体水肿。PTE 是指来自静脉系统或右心的血栓阻塞肺动脉或其分支所致的疾病,可导致呼吸循环功能障碍,常表现为呼吸困难、胸闷、胸痛,严重时可发生低血压、休克甚至猝死。发生于腘静脉以上的近端 DVT 是 PTE 栓子的重要来源。致死性 PTE 是猝死的主要原因之一,综合医院死于 PTE 的患者中约 75% 为因内科疾病而制动的患者,占内科患者总死亡人数的 10%。

1. **内科住院患者发生 VTE 的危险因素** 危险因素包括导致急性入院的因素、基础和慢性疾病、增加 VTE 患者危险的治疗措施。存在 2 项以上危险因素的患者发生 VTE 的风险更高。

(1)导致急性入院的因素,如急性呼吸衰竭、急性脑卒中、急性心力衰竭、急性感染性疾病、AMI 及其他导致活动受限>3 天的情况。

(2)基础和慢性疾病,如 VTE 病史、静脉曲

张、慢性心力衰竭、恶性肿瘤、偏瘫、年龄>75 岁、慢性肺部疾病、糖尿病、肥胖、胶原血管病及易栓症等。

(3)增加 VTE 患病危险的治疗措施:如机械通气、中心静脉置管、抗肿瘤治疗、永久性起搏器置入、激素替代治疗等。

2. 内科住院患者 VTE 预防效果评价

(1)机械预防效果评价:包括分级加压弹力袜(GCS)、间歇充气加压泵(IPC)和足底静脉泵(VFP)。缺血性脑卒中患者 GCS+IPC 联合预防 VTE 与单用 GCS 相比,10 天后联合预防组 DVT 发生率为 4.7%,而单用组为 15.9%。单纯机械预防不能替代药物预防。

(2)药物预防效果评价:包括低剂量普通肝素(LDUH)、低分子肝素(LMWH)、磺达肝癸钠和新型口服抗凝药。

1)LDUH:皮下注射可预防 VTE。LDUH 的有效剂量为 5000 U,基于患者的依从性和耐受性,LDUH 2 次/天可能优于 3 次/天。

2)LMWH:皮下注射预防内科住院患者 VTE 的疗效明显。有效剂量为依诺肝素 40 mg 皮下注射,1 次/天;达肝素 5000 U,1 次/天。机械联合药物预防可能优于单独机械预防。LMWH 预防用药时间一般为 6~14 天。延长预防时间可能导致大出血风险增加。LMWH 的疗效不亚于 LDUH。

3)磺达肝癸钠:磺达肝癸钠 2.5 mg 皮下注射,1 次/天,6~14 天可有效预防内科住院患者 VTE 的发生,特别是充血性心力衰竭(NYHA Ⅲ、Ⅳ级)、急性呼吸系统疾病、急性感染性疾病患者及入院时同时存在多个危险因素的患者。

4)新型口服抗凝药:利伐沙班预防内科急症 VTE 的效果不低于依诺肝素,延长利伐沙班治疗期可降低 VTE 风险,但出血风险显著增加。

5)维生素 K 拮抗剂(VKA):服用 VKA 预防内科住院患者 VTE 的研究较少。使用 VKA 或普通肝素均可降低患者 VTE 的发生率,但两者均增加了出血风险。

3. VTE 预防指征 应对所有内科住院患者进行 VTE 风险评估,并考虑是否需要进行 VTE 预防。可考虑选择以下 3 种方法之一进行 VTE 风险评估和预防。

(1)Padua 预测评分标准:该评分模型(表 94-1)建立于对 1180 例内科住院患者的前瞻性观察研究,60.3% 的患者为低风险,39.7% 的患者为高风险。在未进行 VTE 预防的患者中,高风险患者和低风险患者发生 VTE 的比例分别为 11.0% 和 0.3%。

表 94-1 内科住院患者静脉血栓栓塞症风险因素 Padua 评分标准

危险因素	评分
活动性恶性肿瘤,患者先前有局部或远端转移和/或 6 个月内接受过化疗和放疗	3
既往静脉血栓栓塞症	3
制动,患者身体原因或遵医嘱需卧床休息至少 3 天	3
已有血栓形成倾向,抗凝血酶缺陷症、蛋白 C 或蛋白 S 缺乏,Leiden V 因子及凝血酶原 G20210A 突变,抗磷脂抗体综合征	3
近期(≤1 个月)创伤或外科手术	2
年龄≥70 岁	1
心脏和/或呼吸衰竭	1
急性心肌梗死和/或缺血性脑卒中	1
急性感染和/或风湿性疾病	1
肥胖(体重指数≥30 kg/m²)	1
正在进行激素治疗	1

(2)对 40 岁以上因急性内科疾病住院患者,卧床>3 天,同时合并下列疾病或危险因素之一的内科住院患者进行 VTE 预防:呼吸衰竭、慢性阻塞性肺病急性加重、急性脑梗死、心力衰竭(NYHA Ⅲ 或 Ⅳ级)、急性感染性疾病(重症感染或感染中毒症)、急性冠状动脉综合征、VTE 病史、恶性肿瘤、炎性肠病、慢性肾脏疾病、下肢静脉曲张、肥胖(体重指数 > 30 kg/m²)及年龄 > 75 岁。

(3)内科住院患者的出血风险因素评估:主要出血风险因素包括活动性胃十二指肠溃疡、入院前 3 个月内已有出血事件、血小板计数<50×10⁹/L,以上 3 条存在 1 条即为出血高危患者。另外年龄≥85 岁(与 40 岁比较)、肝肾功能不全[INR>1.5,eGFR<30 ml/(min·1.73m²)]、中心静脉导管、入住 ICU 或 CCU、风湿性疾病、恶

性肿瘤、男性等因素,有 2 条以上即为出血高危患者。

4. VTE 预防方法 建议对所有 Padua 评分 ≥4 分和/或符合上述 VTE 预防条件的 VTE 高风险内科住院患者进行预防。根据个体情况选择一种机械预防和/或一种药物预防措施;预防一般需 6~14 天,预防过程中应对患者的 VTE 和出血风险进行动态评估。出血风险不会降低内科住院患者尤其是 VTE 高风险患者进行 VTE 预防的必要性。

(1)机械性预防措施:①无抗凝药应用禁忌的患者机械预防与药物预防联合应用;②对出血性和/或缺血性脑卒中患者,抗凝预防弊大于利及有抗凝禁忌证的患者,建议单用机械预防;③患肢无法或不宜应用机械性预防措施者可以在对侧实施预防。

禁忌证:严重下肢动脉硬化性缺血、充血性心力衰竭、肺水肿、下肢 DVT(GCS 除外)、血栓性静脉炎、下肢局部严重病变(如皮炎、坏疽、近期手术及严重畸形等)。

(2)药物预防措施:必须仔细权衡血栓与出血风险,如无禁忌证,根据患者情况,可选择以下一种药物进行预防:

1)LDUH:5000 U,皮下注射,每 12 h 1 次。

禁忌证:活动性出血、活动性消化道溃疡、凝血功能障碍、外伤与术后渗血、先兆流产、产后、恶性高血压、细菌性心内膜炎、严重肝肾功能损害及对肝素过敏者。

注意事项:①密切观察出血并发症和严重出血危险,一旦发生,除立即停用肝素外,可静脉注射硫酸鱼精蛋白;②用药期间对年龄>75 岁、肾功能不全、进展期肿瘤等出血风险较高的人群宜监测 APTT 以调整剂量;③监测血小板计数,警惕肝素诱导的血小板减少症,如血小板计数下降 50% 以上并除外其他因素,应立即停用肝素。

2)LMWH:皮下注射,1 次/天。

禁忌证:对 LMWH 过敏,其余禁忌证同普通肝素。

注意事项:①每 2~3 天监测血小板计数;②不推荐常规监测凝血因子Ⅹa,但对于特殊患者(如肾功能不全、肥胖),如有条件可进行测定,并据此调整剂量。

3)磺达肝癸钠:2.5 mg,皮下注射,1 次/天。

禁忌证:对磺达肝癸钠过敏,肌酐清除率<20 ml/min,其余禁忌证同普通肝素。

5. 临床特殊情况下 VTE 预防合并高危 VTE 危险因素时的预防措施

(1)恶性肿瘤:建议因内科急症住院的 VTE 高危恶性肿瘤患者常规给予血栓预防;不建议对因化疗或糖皮质激素治疗而入院的恶性肿瘤患者常规行 VTE 预防。

(2)AMI:VTE 高危的 AMI 患者如无禁忌证,可延长 LMWH 治疗时间至 2 周,延长治疗期间改为预防剂量,也可联用机械性预防措施。

(3)慢性阻塞性肺病急性加重:对合并感染、卧床、红细胞增多症、心力衰竭难以纠正、因呼吸衰竭需要无创或有创机械通气的患者,如无禁忌证均可考虑使用 LDUH 或 LMWH 抗凝预防血栓形成,疗程 7~10 天,或直至危险因素去除。慢性阻塞性肺病急性加重一旦合并 DVT 和 PTE,应给予相应抗凝治疗,发生高危 PTE 可给予溶栓治疗。

(4)急性脑卒中:急性缺血性脑卒中患者应尽早考虑 LDUH 或 LMWH,并建议联合机械性预防措施预防 VTE,但用药前必须仔细权衡血栓和出血的风险。建议对出血性脑卒中患者使用机械性措施预防 VTE。

(5)肾功能不全:严重肾功能不全的患者,建议选择 LDUH 作为预防性抗凝治疗药物。对肌酐清除率<30 ml/min 的患者,选择 LMWH 建议减量;如有条件,建议每 1~2 天监测凝血因子Ⅹa水平,据此调整剂量。

(6)ICU 患者:高危 VTE 患者如无禁忌证,应使用 LDUH 或 LMWH 进行预防,并建议联合应用机械方法预防 VTE。

(7)其他人群:对于过度肥胖或消瘦的 VTE 高风险内科患者,应根据体重调整预防药物剂量。对高龄患者采用药物预防需加强临床监测。出血风险高的高龄患者可行机械预防。

预防 VTE 前必须行个体化评估,权衡抗凝与出血的利弊。对已有出血或出血高风险的患者,美国胸科医师学院建议首先使用机械预防直至出血停止或出血风险降低,但之后仍需进行药物预防。应用抗凝药物如发生严重出血,应立即停药,及时采取相应处理措施。

【文献评述】

由于近年人口老龄化、心血管疾病及癌症发生率的增加,中国 VTE 患者住院率增加。2019 年的一篇文章对中国 90 家医院 2007 年至 2016 年出院主要诊断为 VTE、PTE、DVT 的 105 723 例患者纳入分析,调整性别、年龄后,VTE 住院率从 3.2/10 万增至 17.5/10 万,医院内死亡率从 4.5% 降至 2.1%,平均住院日从 14 天降至 11 天。虽然 VTE 的死亡率与住院日有所下降,但总体 VTE 规范预防还存在较大差距。

2019 年 CHEST 发表的我国 DissolVE-2 研究,是一项全国性、多中心、横断面研究,筛查 2016 年 3 月至 2016 年 9 月符合入组条件的内、外科住院患者 13 609 例,其中因内科急性疾病住院患者 6623 例,患者来自普内科、心脏科、神经内科、肿瘤科、呼吸科及风湿病科,入院接受急症治疗,住院时间≥72 h,排除单纯接受血液透析或慢性疾病入院。内科患者在入院时、入院后 72 h、出院前评估 VTE 风险因素,调查 VTE 发生风险比例,评估依从 ACCP 第 9 版指南进行 VTE 预防的情况。结果显示:内科住院患者男性占 57.5%,平均年龄(63.2±15.6)岁,平均住院(14.3±10.6)天,主要疾病为急性感染、活动期肿瘤、严重呼吸道疾病、急性脑卒中、充血性心力衰竭及风湿性疾病。根据 Padua 预测评分标准,内科住院患者发生 VTE 高风险人群占 36.6%,主要 VTE 风险因素按发生多少依次为急性感染、年龄≥70 岁、心力衰竭或呼吸衰竭、活动减少、活动期肿瘤、急性心肌梗死/缺血性脑卒中等。高风险人群中仅有 6%(外科 11.8%)按照 ACCP 第 9 版指南推荐进行预防,比例明显低于 2008 年发表的国际 ENDORSE 研究中内科 VTE(43%)的预防率。这反映出我国内科住院患者 VTE 风险管理不足,使用恰当方法预防 VTE 低于国际水平,也低于我国外科系统。

2016 年≥85 岁中国老年 VTE 住院率明显高于总体人群(男性 155.3/10 万 *vs.* 女性 25.4/10 万),住院死亡率高与癌症及察尔森合并症指数>2 有关。老年多病共存的住院患者更应加强 VTE 筛查。

我国内科住院患者 VTE 风险管理不足,应加强 VTE 筛查。《建议》专门针对预防内科 VTE 发布,对内科住院患者 VTE 高危患者识别及预防 VTE 发生具有临床指导意义。2018 年中华医学杂志先后发表了《肺血栓栓塞症诊治与预防指南》和《医院内静脉血栓栓塞症防治与管理建议》,目前已在全国范围内开展 PE-DVT 防治体系和能力建设项目,希望通过广泛评估,能够识别高危人群并对其实施规范的预防措施,提高 VTE 的诊治和预防水平。

(秦明照)

参 考 文 献

[1] 内科住院患者静脉血栓栓塞症预防中国专家建议写作组,中华医学会呼吸病学分会,中华医学会老年医学分会,等.内科住院患者静脉血栓栓塞症预防中国专家建议(2015).中华结核和呼吸杂志,2015,38(7):484-491.

[2] Zhang Z,Lei JP,Shao X,et al. Trends in Hospitalization and In-Hospital Mortality From VTE,2007 to 2016,in China. Chest,2019,155(2):342-353.

[3] Zhai ZG,Kan QC,Li WM,et al. VTE Risk Profiles and Prophylaxis in Medical and Surgical Inpatients The Identification of Chinese Hospitalized Patients' Risk Profile for Venous Thromboembolism (DissolVE-2)-A Cross-sectional Study. Chest,2019,155(1):114-122.

[4] Cohen AT,Tapson VF,Bergmann JF,et al. Venous thromboembolism risk and prophylaxis in the acute setting (ENDORSE study):a multinational cross-sectional study. Lancet,2008,317(9610):387-394.

[5] 中华医学会呼吸病学分会肺栓塞与肺血管病学组,中国医师协会呼吸医师分会肺栓塞与肺血管病工作委员会,全国肺栓塞与肺血管病防治协作组.肺血栓栓塞症诊治与预防指南.中华医学杂志,2018,98(14):1060-1087.

[6] 中国健康促进基金会血栓与血管专项基金专家委员会,中华医学会呼吸病学分会肺栓塞与肺血管病学组,中国医师协会呼吸医师分会肺栓塞与肺血管病工作委员会.医院内静脉血栓栓塞症防治与管理建议.中华医学杂志,2018,98(18):1383-1388.

第 95 章

《新型冠状病毒肺炎诱发的老年多器官功能障碍综合征诊疗专家建议(试行第 1 版)》解读

【文献题目】 新型冠状病毒肺炎诱发的老年多器官功能障碍综合征诊疗专家建议(试行第 1 版)

【文献作者】 国家老年疾病临床医学研究中心(解放军总医院),中国老年医学学会,解放军老年医学专业委员会

【文献来源】 中华老年多器官疾病杂志,2020,19(3):161-173

【文献解读】

◆ 背景介绍

新型冠状病毒肺炎(corona virus disease 2019,COVID-19)疫情肆虐全球,危害严重,给全球带来突发重大公共卫生安全威胁。COVID-19传染性强,被我国纳入法定传染病乙类管理,采取甲类传染病的预防、控制措施,并纳入国境卫生检疫法规定的检疫传染病。此病人群普遍易感,尚缺乏有效的针对性控制策略,现有的诊疗措施大多来自有限的临床经验和专家建议。

老年 COVID-19 患者危重症多,易发生老年多器官功能障碍综合征(multiple organ dysfunction syndrome in the elderly,MODSE)。COVID-19 多数患者预后良好,但老年人和有慢性基础疾病者更易进展为重型和危重型,预后差。我国老年 COVID-19 患者占总确诊人数近 1/3,占死亡病例的 80% 以上。老年 COVID-19 患者更易进展为重型和危重型,发病 1 周后即可出现呼吸困难和/或低氧血症,或快速进展为急性呼吸窘迫综合征、脓毒症休克及多器官功能障碍。CO-

VID-19 诱发的 MODSE 是老年患者预后不良的主要原因,是临床救治的重点和难点。国家老年疾病临床医学研究中心(解放军总医院)于 2020 年组织多学科专家制定并发布了《新型冠状病毒肺炎诱发的老年多器官功能障碍综合征诊疗专家建议(试行第 1 版)》(下文简称《建议》),旨在规范该疾病的临床管理,提高早期诊断和整体治疗水平,促进相关临床研究。《建议》的适用人群为所有收治 COVID-19 患者的定点医院,尤其是危重症管理的相关医护人员。

◆ 文献要点

1. COVID-19-MODSE 的定义及诊断标准
COVID-19-MODSE 是指老年人(≥65 岁)罹患 COVID-19 后,序贯或同时出现 2 个或 2 个以上器官功能障碍或衰竭的临床综合征。诊断标准如下。

(1)符合 COVID-19 诊断标准:根据流行病学史、临床表现和病原学证据确诊 COVID-19,但需排除其他病毒或病原菌引起的上呼吸道感染或肺炎以及其他非感染性疾病。

(2)符合 MODSE 诊断标准:COVID-19 感染后,短期内序贯或同时出现≥2 个器官功能障碍,各器官功能障碍的诊断标准参照《感染诱发的老年多器官功能障碍综合征诊治中国专家共识》相关内容。

2. COVID-19-MODSE 以生命支持为核心的多学科综合救治方案 COVID-19-MODSE 的管

理措施包括病情监测与评估、一般治疗(对症治疗、氧疗、抗病毒治疗等)、积极防治并发症,一旦出现呼吸衰竭、休克或其他重要脏器功能衰竭迹象,应及时进行器官功能支持,启动"以生命支持为核心的多学科综合救治方案",采用各种可能手段,包括气管插管呼吸支持、主动脉内球囊反搏(intra-aortic balloon pump,IABP)/体外膜氧合(extracorporeal membrane oxygenation,ECMO)循环支持、连续肾脏替代治疗、人工肝支持系统(artificial liver support system,ALSS)等,尽力挽救患者生命。

(1)COVID-19-MODSE医学监护及病情评估:准确区分COVID-19重型及危重型患者,尽快收入或转入重症监护病房,并给予24 h特别护理和病情监护。对COVID-19-MODSE患者应更强调对机体氧合状态、器官组织灌注、炎症指标、脏器功能及影像学的动态评估,根据实时监测结果,及早准确评价重要器官功能,并制订相应的综合救治措施。

(2)COVID-19-MODSE的氧疗及呼吸支持:氧疗及呼吸支持是COVID-19患者避免发生多脏器功能障碍的最重要管理环节。呼吸支持技术的规范化应用和预防院内交叉感染是管理中的重中之重。

1)呼吸支持技术的规范化应用:对COVID-19患者,需根据缺氧程度个体化选择呼吸支持技术。对于轻中度缺氧患者,可以首选鼻导管、面罩、经鼻导管高流量氧疗(high-flow nasal cannula oxygen therapy,HFNC)或无创通气(non-invasive ventilation,NIV)行呼吸支持,中重度缺氧可选择无创通气、有创机械通气或ECMO。目标是纠正低氧血症,维持血氧饱和度(SpO$_2$)≥95%;伴慢性阻塞性肺病患者SpO$_2$需维持>90%。具体措施:①接受标准氧疗后呼吸窘迫无法缓解,静息状态下SpO$_2$<93%、PaO$_2$/FiO$_2$<300 mmHg、呼吸频率>25次/分或影像学进展明显时,尽早更换其他呼吸支持方式。②HFNC或NIV应在低氧血症程度较轻时开始使用。在启动NIV后1~2 h监测患者病情有无改善甚至恶化,若出现恶化,应及时行气管插管和有创机械通气。③COVID-19患者出现进行性加重的低氧血症、呼吸困难或窘迫症状,或者出现二氧化碳潴

留(PaCO$_2$>45 mmHg),或者血流动力学不稳定时,应立即考虑早期气管插管行有创正压通气,并建议采取肺保护性通气(小潮气量、低平台压、允许性高碳酸血症)及合适的PEEP,在人力充足情况下采用俯卧位通气、选择性肺复张等。

2)呼吸支持是预防院内交叉感染的措施:COVID-19患者气道开放(氧疗、无创通气等无人工气道)时,接触人员处于病毒暴露环境,易造成交叉感染。因此,对COVID-19患者的气道管理需特别注意防控交叉感染和医务人员感染问题。主要感染防控措施:①鼻导管吸氧时嘱患者佩戴外科口罩或简单开放面罩。②普通氧疗时不进行湿化,避免气溶胶的产生。③HFNC治疗应使用一次性高流量鼻塞和管路,NIV需要严格控制医疗环境,确保NIV连接方式佩戴良好,不建议使用湿热交换器进行气道湿化。④有创通气采用一次性呼吸机管路,无须常规更换,通过在呼吸机回路中加用细菌/病毒过滤器,特别是在呼气端,可降低飞沫播散风险。⑤建立人工气道时应最大限度降低患者呛咳及飞沫传播的机会。操作时注意首选经口气管插管,尽量避免气管切开;操作者按三级防护标准;插管同时应用镇静、镇痛药物,必要时使用肌松剂;如无负压病房,行气管插管后房间应及时通风。⑥COVID-19患者雾化吸入首选定量吸入(MDI)装置结合储雾罐(也可用MDI接头和延长管代替)方式。有创机械通气患者常用的雾化方式为MDI和小容量雾化。⑦建议使用封闭式吸痰装置(包括痰液标本留置)进行痰液引流,按需吸痰,避免频繁吸痰导致患者呛咳。

(3)慎重选择机械循环辅助支持:对所有COVID-19重型或危重型患者,均建议采用无创/有创血流动力学监测,早期发现循环衰竭,并根据CVP、平均动脉压等结果,指导早期有效液体复苏以及血管活性药物和正性肌力药的使用。

对于常规治疗无效,尤其是合并急性心力衰竭或心源性休克者,有条件者可短期(数天至数周)应用机械循环辅助治疗,包括IABP、经皮心室辅助装置、体外生命支持装置和ECMO。

IABP对于血流动力学不稳定、应用液体复苏或大剂量血管活性药物仍不能维持有效循环者,或者并发暴发性心肌炎、急性心力衰竭患者,建议其尽早使用,以增加每搏输出量,同时降低心

脏收缩时的后负荷,减少心脏做功,帮助患者度过急性期。

ECMO 仅适用于常规治疗无效的危重型患者的挽救性治疗。启动时机应该在经过规范 ARDS 标准治疗仍难以改善低氧状态且在缺氧造成多器官损伤或呼吸机设置过高之前。但当患者存在严重免疫抑制、无法恢复的神经系统损伤或呼吸系统恶性肿瘤、年龄>70 岁时,慎用 ECMO。存在严重出血或有全身抗凝剂使用禁忌证的患者禁用 ECMO。

(4)肝、肾功能替代治疗的重要性:当 COVID-19-MODSE 患者出现肝、肾功能不全时,可适时采用肾脏替代治疗(renal replacement therapy,RRT)或 ALSS。

RRT 和 ALSS 均属于血液净化技术,传统的 RRT 治疗适应证为少尿、无尿、高钾血症、严重代谢性酸中毒、氮质血症等,但对于 COVID-19-MODSE 患者出现炎症因子风暴、暴发性心肌炎,特别是伴有急性左心功能不全、容量负荷过重的患者,应尽早考虑使用,循环衰竭和休克不是绝对禁忌证。临床还可以采用血液灌流、血浆炎性因子吸附等不同模式的 RRT 治疗方式。对于血流动力学不稳定、合并肝衰竭、急性脑损伤或广泛脑水肿的 COVID-19-MODSE 患者,应当考虑连续性肾脏替代治疗。

ALSS 能够选择性或特异性地清除致病介质、毒素等,以减轻肝损伤、减少并发症。其适应证包括各种原因引起的肝衰竭早、中期且未达到肝衰竭诊断标准,但有肝衰竭倾向者也可考虑早期干预。但伴有严重活动性出血或弥散性血管内凝血者,对血浆白蛋白过敏者,严重呼吸循环功能衰竭、血流动力学不稳定者禁忌使用。

(5)积极处理 COVID-19 相关心肌损害:COVID-19 相关心肌损伤临床表现常为非特异性,如气短、呼吸困难、胸闷或胸痛、窦性心动过速等,严重者可表现为急性左心衰竭、心源性休克、晕厥,甚至猝死。因此,诊断 COVID-19 相关心肌损伤主要是通过心肌标志物的检测,只要 COVID-19 确诊或疑似患者中出现肌钙蛋白(cTNI/cTNT)升高和/或降低超过第 99 百分位上限,排除心肌缺血的临床证据,即可诊断。

COVID-19 相关心肌损伤的治疗,除一般治疗、抗病毒、循环和呼吸支持、积极处理并发症外,还可考虑试用糖皮质激素,选择性应用改善心肌代谢的药物,如磷酸肌酸钠、辅酶 Q10、曲美他嗪等,以及大剂量维生素 C,但其有效性仍有待更多的循证证据。

(6)免疫功能失衡与免疫调节治疗:炎症风暴是 COVID-19 患者致死的主要原因。IL-6 是炎症风暴中关键的炎症因子之一,其进行性上升可作为病情恶化的警示指标。炎症风暴过后,机体可能出现免疫调控紊乱,导致广泛的免疫抑制。针对 COVID-19-MODSE 免疫紊乱表现,免疫调节的治疗重点有所不同。

1)炎症风暴的治疗:①糖皮质激素。现有的证据对糖皮质激素治疗 COVID-19 仍存在争议。对 COVID-19 危重症患者,炎症风暴引起的肺损伤会导致病情恶化,糖皮质激素的应用可能有益,但超大剂量、长时间使用糖皮质激素会影响免疫系统,延缓机体对病毒的清除,还可引起代谢紊乱、二重感染、骨质坏死等严重不良反应。因此,应权衡利弊,慎重使用。以下患者建议使用糖皮质激素:符合 COVID-19 重型或危重型患者可早期使用;高热(体温超过 39℃)持续不退;影像学提示 30% 以上肺叶受累,或 48 h 复查肺部 CT 提示进展超过 50%。建议糖皮质激素剂量不超过相当于甲泼尼龙每天 1~2 mg/kg,疗程 3~5 天。②血液净化治疗/免疫吸附治疗。存在炎症风暴的 COVID-19 患者应尽早给予血液净化或免疫吸附治疗。主要目的是过滤并去除毒素和细胞因子。合并肾功能损伤或心力衰竭心脏负荷重时,建议早期积极应用血液净化技术,如血浆置换、吸附、灌流、血液/血浆滤过等。③托珠单抗治疗。对于双肺广泛病变者及重型患者且实验室检测 IL-6 水平显著升高者,可试用托珠单抗治疗,治疗过程中注意过敏反应,有结核等活动性感染者禁用。老年患者应用托珠单抗治疗需评估临床效果及不良反应。

2)免疫支持治疗:目前尚缺乏免疫支持疗法对 COVID-19 治疗有效性的充分证据,因此,建议给 COVID-19-MODSE 老年患者行细胞和体液免疫功能评估(NK 细胞、T 细胞亚群、血浆免疫球蛋白测定)。如存在免疫功能低下,可以考虑启动免疫支持治疗,如静脉注射用丙种球蛋白、人血白蛋白、胸腺肽等。康复者血浆中含有的特异性抗体,可作为一种被动免疫,用于病情进展较快以及重型和危重型患者。

(7)COVID-19-MODSE 的中西医结合治疗:传统中医药治疗在 COVID-19 一系列临床研究中取得了良好效果,中西医结合治疗 COVID-19-MODSE 是一种值得尝试的方法。对确诊为 CO-VID-19 重型或危重型患者,应结合患者实际情况,根据不同的中医辨证结果,选用适宜的"清肺排毒汤"。对于中药注射剂的使用,如喜炎平注射液、血必净注射液、醒脑静注射液、参麦注射液、参附注射液等,需根据辨证结果,遵照药物说明书,从小剂量开始,观察药物不良反应。

3. COVID-19-MODSE 并发症的预防 COV-ID-19-MODSE 病程及治疗过程中,需密切监测并预防其他并发症,如消化道出血、水电解质及代谢紊乱、血栓栓塞性疾病、继发细菌感染、肠道菌群失调等,其防治措施与其他重症疾病的处理无异。

4. COVID-19-MODSE 的诊疗流程 根据《建议》内容,推荐 COVID-19-MODSE 的诊疗流程见图 95-1。

【文献评述】

《建议》是根据 COVID-19 的流行病学及临床进展特征,结合感染诱发 MODSE 的诊治原则,在有限的临床证据支持下,集中我国多学科专家临床经验制定出来的试行版。《建议》对合并 MODSE 危重症患者的抢救起到了重要的指导作用,具有较高的参考性与实用性,是多学科专家的智慧和临床经验的集中体现,符合我国国情、体现中医药特色,是 COVID-19 疫情中诸多诊疗方案中较有特色的一版。

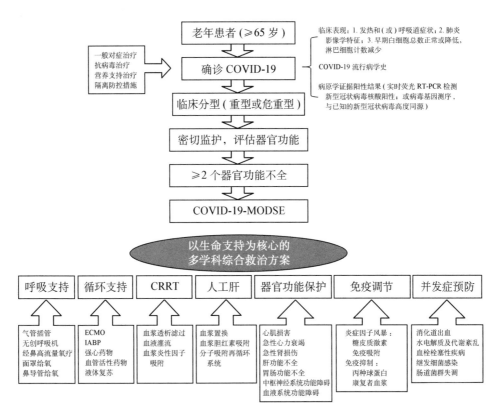

图 95-1 COVID-19-MODSE 诊疗流程

注:COVID-19. 新型冠状病毒肺炎;COVID-19-MODSE. 新型冠状病毒肺炎诱发老年多器官功能障碍综合征;RT-PCR. 反转录-聚合酶链反应;CRRT. 连续性肾脏替代治疗;EC-MO. 体外膜氧合;IABP. 主动脉内球囊反搏。

《建议》在感染控制、多个器官功能障碍的处置、炎症风暴、免疫调节等方面进行了全面且详细的阐述。由于部分内容缺少大样本随机对照试验研究等强有力的证据支持,在后续更多循证医学证据下,部分建议内容可能不太适宜,如:洛匹那韦/利托那韦对抗 COVID-19 病毒的临床效果不明显,目前已不再推荐使用;磷酸氯喹抗 COVID-19 病毒的疗效,在重症化率、退热现象、肺部影像好转时间、病毒核酸的转阴时间和转阴率、缩短病程等一系列指标上均优于对照组。即便如此,《建议》在发布当时,对合并 MODSE 危重症的抢救起到了重要的指导作用,具有较高的参考性与实用性,是多学科专家的智慧和临床经验的集中体现。更深入地开展 COVID-19 感染及发病机制研究并寻找对抗新型病毒的方法,是人类战胜病毒的有效途径。

(边素艳)

参 考 文 献

[1] 国家老年疾病临床医学研究中心(解放军总医院),中国老年医学学会,解放军老年医学专业委员会.新型冠状病毒肺炎诱发的老年多器官功能障碍综合征诊疗专家建议(试行第 1 版).中华老年多器官疾病杂志,2020,19(3):161-173.

[2] 中国老年医学学会,国家老年疾病临床医学研究中心解放军总医院,解放军老年专业委员会.感染诱发的老年多器官功能障碍综合征诊断与治疗中国指南 2019.中华老年多器官疾病杂志,2019,18(11):801-838.

[3] 国家卫生健康委员会.新型冠状病毒肺炎诊疗方案(试行第七版).http://www.nhc.gov.cn/yzygj/s7653p/202003/46c9294a7dfe4cef80dc7f5912eb1989.shtml:EB/OL 2020-03-03.

[4] 国家老年疾病临床医学研究中心解放军总医院,《感染诱发的老年多器官功能障碍综合征诊治中国专家共识》撰写组.感染诱发的老年多器官功能障碍综合征诊治中国专家共识.中华老年多器官疾病杂志,2018,17(1):3-15.

[5] 中国医师协会呼吸医师分会危重症医学工作委员会,中华医学会呼吸病学分会呼吸危重症医学学组,中华医学会呼吸病学分会呼吸治疗学学组.严重急性呼吸道感染常规呼吸支持治疗的临床指征与院感防控.中华结核和呼吸杂志,2020,43(3):189-194.

[6] 倪忠,罗凤鸣,王吉梅,等.针对新型冠状病毒感染患者的雾化吸入治疗的建议.中国呼吸与危重监护杂志,2020,19(2):1-6.

[7] 中华医学会呼吸病学分会呼吸危重症医学学组,中国医师协会呼吸医师分会危重症医学工作委员会.成人重症新型冠状病毒肺炎患者气道管理推荐意见(试行).中华医学杂志,2020,100(10):729-737.

[8] 中国医师协会体外生命支持专业委员会.危重型新型冠状病毒肺炎患者体外生命支持应用时机及模式选择的专家建议.中华结核和呼吸杂志,2020,43(3):195-198.

[9] 国家老年医学中心/国家老年疾病临床医学研究中心,中国老年医学学会心血管病分会,北京医学会心血管病学会影像学组.新型冠状病毒感染相关心肌损伤的临床管理专家建议(第一版).中国循环杂志,2020,35(4):326-330.

[10] 国家卫生健康委办公厅,中央军委后勤保障部卫生局.新冠肺炎康复者恢复期血浆临床治疗方案(试行第二版).http://www.gov.cn/zhengce/zhengceku/2020-03/05/content_5487145.htm.

第11篇

老年常见肿瘤

第 96 章

《中国老年乳腺癌治疗专家共识(2018)》解读

【文献题目】 中国老年乳腺癌治疗专家共识(2018)
【文献作者】 中国老年乳腺癌治疗共识专家组
【文献来源】 协和医学杂志,2018,9(4):307-312
【文献解读】

◆ **背景介绍**

我国已进入老龄化社会,随之相应的老年乳腺癌问题也愈来愈受到全社会的广泛关注。老年乳腺癌有自身特点,相对于年轻人来说,老年乳腺癌更多表现为激素受体阳性、HER2 阴性的分子类型,但同时老年人往往不重视筛查及早诊,发现疾病时肿瘤相对较大,分期相对较晚;此外,老年患者常伴发多种疾病,器官储备功能较差,使治疗的耐受性和依从性都相应稍差。简言之,老年乳腺癌患者群体相较于一般人群来说,其特殊性表现为:尽管老年乳腺癌中"好的"分子类型更多见,但"较晚的"临床分期也更多见,同时治疗的耐受性和依从性都稍差。因此,老年乳腺癌的预后是所有年龄组人群中最差的,7 年的乳腺癌相关死亡风险是年轻人群的 2 倍左右。

为了规范老年乳腺癌的治疗以期改善老年乳腺癌患者的生存状况,2012 年国际老年肿瘤学会(SIOG)与欧洲乳腺癌专家学会(EUSOMA)共同发布了《老年乳腺癌治疗指南》。2018 年中国老年乳腺癌治疗共识专家组发布了国内第一部《中国老年乳腺癌治疗专家共识(2018)》(下文简称《共识》),从局部治疗、全身辅助治疗、解救治疗和筛查 4 个方面探讨了老年乳腺癌患者临床治疗中存在的一致性及特殊性问题,内容丰富、证据充足,对临床医师具有一定的参考和指导价值。本文拟对《共识》依照原文论证顺序做简要解读。《共识》借鉴了 2012 年 SIOG/EUSOMA 指南对老年乳腺癌的定义,并结合中国实际情况,将老年乳腺癌的年龄界定为≥70 岁。《共识》的适用人群为老年乳腺癌患者及相关医护人员。

◆ **文献要点**

1. 局部治疗 乳腺癌的局部治疗包括局部手术和局部放疗,二者既相互独立,又有密切相关性。例如:局部手术采取改良根治手术,如果肿瘤负荷大(肿瘤>5 cm,淋巴结转移数>3 个),会给予放疗措施来加强对局部的控制;局部手术采取保乳手术的话,因乳腺并未被全部切除,也会给予放疗来加强局部控制。但对于老年患者而言略有不同,制订局部手术方案之前首先要进行身体综合条件的评估,以判断患者能否接受一般指南所推荐的标准治疗方案。手术治疗之后,还要结合病理分期及分型再次考量是否需要接受放疗。因此,经评估可以履行标准治疗的部分在此不做详细列举,现对以下几点具有特殊性的治疗做简要分析。

(1)保乳手术免除腋窝分期:《共识》提出,70 岁以上的老年乳腺癌患者,如果临床腋窝淋巴结为阴性表现(触诊阴性、影像学检查阴性),可以考虑行单纯乳腺肿块扩大切除,免除腋窝分期和放疗。对于临床腋窝淋巴结阴性的老年患者来说,是否行腋窝分期一直以来存在争议。《共识》将接受免除腋窝分期作为一个可选项,是基于对以下临床依据的综合分析而确定的。

第一,目前确实尚无直接对比老年患者是否须行前哨淋巴结活检的临床研究,但是有若干对比类似情况下是否必须行腋窝清扫的临床研究,且得出了大致相同的结论,即老年乳腺癌腋窝清扫与否并不影响生存率。例如,Martelli 等研究了临床腋结阴性的老年乳腺癌患者是否行腋窝分期对预后的影响,于 2005 年发表了中位随访

60个月的研究,结果显示,腋窝手术组和非手术组的局部腋窝复发率分别为0和1.8%,没有明显差异。Martelli等于2012年再次发布了中位随访15年的研究,结果显示,手术组和不手术组的远处转移率和总生存率没有差别。在IBCSG 10-93研究中,研究者更是将临床腋结阴性老年乳腺癌的腋窝处理后生活质量设为主要研究终点,中位随访6.6年,腋窝清扫组和不清扫组的无病生存期分别是67%和66%,无明显差异,但不清扫组的生活质量有明显改善。专家组由此考虑,腋窝清扫与否并不影响老年乳腺癌患者的生存期,从无害原则推论免除腋窝前哨淋巴结活检并不会明确影响生存率。

第二,欧洲发布的老年乳腺癌诊疗规范2012版中,也提出了老年乳腺癌患者如果临床腋窝阴性,可以免除腋窝清扫或前哨活检的选项。理由如下:①目前的研究表明此类人群并不能从腋窝分期中得到生存获益;②这类人群后续发生腋窝有症状的事件概率极低;③绝大多数老年乳腺癌都是激素受体阳性的类型,后续一般仅采用内分泌治疗,腋窝分期并不能影响辅助治疗策略的制订。

当然,纳入免除腋窝分期这个方案目前采用的依据仍然是间接的,此领域需要后续进一步的直接对照临床研究来佐证。

(2)保乳手术免除放疗:老年乳腺癌患者保乳手术后是否行放疗是有争议的,但多数意见还是倾向于可以免除全乳放疗,因此,《共识》将免除放疗也列为保乳治疗的可选项。这种推荐意见的提出主要基于以下重要临床研究。

在CALGB9343研究中,70岁以上的早期乳腺癌激素受体阳性者,做或不做全乳放疗的5年局部复发率分别是1%和4%;中位随访10年时,做与不做放疗的局部复发率分别是2%和9%,乳腺癌相关生存率分别是98%和96%,总生存率分别是63%和61%。以上所有指标均无明显差异。

在PRIME Ⅱ研究中,纳入人群的风险等级较CALGB9343研究人群稍高:肿瘤<3 cm、激素受体阳性、低分化或有脉管瘤栓(但二者不能同时存在)。这是迄今为止最大规模关注老年较低危乳腺癌人群放疗对局部及总体生存影响的随机多中心对照研究,纳入了1326例老年患者。在5年中期分析中,放疗组与不放疗组的同侧乳腺复发率分别是1.3%和4.1%,具有明显差异,但区域转移率、远处转移率、总生存率方面两组之间均无差别,在5年总生存率方面,两组均为93.9%。

《共识》同时指出:免除腋窝分期或者免除放疗只是老年乳腺癌患者局部治疗诸多方案中的一个可选项,适用于那些较早期的患者。对于腋窝已累及且身体素质尚佳者,应考虑标准的腋窝处理方案和放疗方案。当然,对于放疗这样的专科治疗决策还需要放疗科医师权衡考虑放疗对局部复发率的控制和放疗的不良反应,并与患者做充分沟通后个体化决策。

(3)免除局部手术:老年患者的另一个特殊性还体现在预期寿命评估方面。对于预期寿命短的老年患者,免除手术的可行性在《共识》中也有涉及。2007年发表的一篇系统回顾研究探讨了激素受体阳性老年乳腺癌患者免除局部处理的若干研究,发现手术联合他莫昔芬与单独使用他莫昔芬的总生存率之间没有显著差异,但无事件生存率有显著差异。因此,对于预期寿命<2年的老年患者以及不能耐受麻醉等原因而不能或不愿手术的老年激素受体阳性乳腺癌患者,单独应用内分泌治疗也是一种特殊情况下的可选治疗措施。但由于乳腺手术相对容易耐受,尤其是仅行肿块局部扩大切除这样的术式,简单易行、损伤较小,对能够耐受手术的老年患者还是推荐其尽可能接受局部手术治疗。

2. 全身辅助治疗

(1)内分泌治疗:《共识》指出,目前的老年乳腺癌内分泌治疗策略基本同一般人群乳腺癌患者。但是,2017年及以后的NCCN指南提出了内分泌延长治疗方案,这在老年患者人群中是否适用?从MA17研究中可以看到,完成5年的三苯氧胺后继续延长使用5年芳香化酶抑制剂的生存获益主要见于60岁以下人群。再结合老年患者长期用药的依从性问题、骨丢失问题,《共识》指出:对一般老年乳腺癌患者,不建议内分泌的延长治疗,如果一般状况佳、分期较晚且对内分泌治疗敏感且耐受良好,也可以考虑个体化延长内分泌治疗。

（2）靶向治疗：《共识》指出，目前的老年乳腺癌靶向治疗策略也基本同一般人群乳腺癌。但是，由于靶向治疗的主要不良反应在于心脏不良反应，会增加充血性心力衰竭的机会，而老年患者普遍心脏储备功能较年轻人稍差，所以，对于老年患者，应充分告知风险和获益并严格落实随诊监测，更加密切观察并及时调整策略。治疗前应明确老年患者既往无心脏器质性病变病史且治疗前左心室射血分数（left ventricular ejection fractions，LVEF）≥50%，每 3 个月做 1 次心功能检查（心脏超声或同位素扫描）。治疗中若出现 LVEF＜50%，应暂停治疗，并跟踪监测 LVEF 变化，直至恢复 50% 以上方可继续用药。若不恢复，或继续恶化，或出现心力衰竭症状，应当终止曲妥珠单抗治疗。

（3）化疗：化疗与内分泌治疗和靶向治疗不同，化疗不良反应及耐受性在老年患者群体中是相对棘手的问题。老年患者往往生理学年龄和生物学年龄并不一致，需要通过其生理年龄、体能状态、伴随疾病、认知状态来综合判断其预期寿命和化疗耐受性。这个综合判断的方法根据 2012 版欧洲指南和《共识》的推荐，使用"老年综合评估系统"及简化版老年综合评估。

对于一般情况佳、无基础疾病的老年患者，可遵循一般年龄组人群的相应指南给予标准方案和疗程的辅助化疗，但老年患者如伴发疾病或一般情况较差时，可综合考虑身体情况及耐受情况来适当调整化疗药物的剂量强度，但一般不低于推荐剂量的 85%。

除化疗前采用老年综合评估系统评估、化疗中注意剂量调整等这些老年患者相对特殊的关注点外，《共识》还提出卡培他滨单药口服可作为老年乳腺癌患者的辅助化疗方案。这也与前述的免除放疗、免除腋窝分期一样，是一个有争议性的话题，但同时为老年患者提供了一个可供选择的辅助化疗方案。虽然在 CALGB 49907 研究中，卡培他滨与所谓标准化疗方案相比有效率稍低，但患者的生活质量明显好于标准化疗组，对于一般状况较差，需要化疗但耐受标准化疗困难的老年患者来说不失为一种选择。目前虽然没有老年乳腺癌辅助卡培他滨化疗与不行化疗直接相比较的临床研究，但是有很多卡培他滨用于后续强化辅

助治疗的临床研究，显示出卡培他滨在辅助治疗领域的有效性。因此，未来需要更多直接证据来验证卡培他滨在老年乳腺癌辅助治疗中的价值，但目前而言，卡培他滨以其低不良反应、易耐受且有效性客观存在的特点，可以考虑应用于那些不能耐受标准化疗的老年患者。

3. **全身解救治疗和新辅助治疗** 《共识》中关于老年乳腺癌的解救治疗和新辅助治疗的内容并不多，在方案选择的特异性方面没有明显的争议热点，大致原则与一般年龄乳腺癌的处理一致。

（1）解救治疗：《共识》指出，目前的老年乳腺癌解救治疗策略基本同一般人群乳腺癌。

老年乳腺癌往往是激素受体阳性类型，因此，对激素受体阳性的老年转移性乳腺癌患者首选内分泌治疗，对于内分泌治疗耐药、肿瘤快速进展、内脏广泛转移或症状明显、需要快速减轻肿瘤负荷的患者应给予化疗等更快速有效的治疗，化疗的疗效评价间隔应为 2～3 个周期。适合化疗的老年患者，优选单药化疗（静脉或口服），虽然单药的有效率低于联合化疗，但不良反应较轻，患者的耐受性更好。

《共识》同时指出：对于老年转移性乳腺癌这个较为特殊的群体，当疾病进展到需要给予细胞毒药物治疗时，平衡生存期获益及生活质量与耐受性之间的关系显得尤为重要和复杂，在这个领域的针对性临床研究较少，病例入组较为困难。2014 年发布的一项随机 III 期临床研究（OMEGA 试验）中，纳入 2 组老年转移性乳腺癌患者，分别采用单药脂质体多柔比星和口服卡培他滨，2 组的无进展生存率分别为 5.6 个月和 7.7 个月，中位总生存率分别为 13.8 个月和 16.8 个月，二者之间均无明显差异。考虑到卡培他滨的口服便利性和利于管理，推荐卡培他滨作为晚期老年乳腺癌化疗的首选药物之一。

由于《共识》发布于 2018 年，时间所限，解救内分泌治疗部分中没有包含 CDK4/6 抑制剂的应用选择，相信再版的共识会有相应更新。

（2）新辅助治疗：《共识》在此部分首先强调了新辅助治疗的目的。老年乳腺癌患者采取新辅助治疗的比例并不高，但如果采取新辅助治疗，其目的与一般人群类似——以辅助手术为目的。因此，应该在肿瘤范围缩小或腋窝淋巴结缩小能够

施行手术时停止新辅助治疗,在能够采取手术切除时及时进行手术,以免丧失手术机会。有少数老年患者在新辅助治疗后效果佳,原发肿瘤不能触及,甚至辅助检查也不能探及,从而不愿再行手术,这样的情况也可以个性化处理,对这部分人群应严密随诊观察。

老年患者相对于年轻患者来说,新辅助内分泌治疗也能收到明显的效果,因此,可以首先考虑内分泌治疗药物,但激素受体阴性者只能选择细胞毒性药物。对于一般状况评估良好、伴随疾病少的老年患者,如果耐受性良好,可以选择标准化疗方案;如一般情况差、耐受化疗困难,也可采用单药口服化疗制剂。对于 *Her-2/neu* 基因过表达的老年患者可以在充分沟通后,根据术后指南原则选用靶向治疗。

4. **筛查** 《共识》的最后部分简单介绍了老年女性的乳腺癌筛查原则。国外沿用多年的筛查指南是根据 2003 年美国癌症学会(American Cancer Society,ACS)发布的,建议 40 岁以上女性每年做乳腺钼靶筛查和乳腺专科触诊检查。这一指南在 2015 年被改写,根据新的 ACS 筛查指南,其原文表述为:"55 岁以上女性应每 2 次接受 1 次钼靶筛查,或者如果她们希望每年进行钼靶检查的话,也应给予这样的机会。"如果身体一般状况良好且预期寿命超过 10 年,均应一直进行此频度的钼靶筛查。

在我国,尚未实现全民筛查政策层面的覆盖,

而老年人接受筛查宣教等措施更显不足,老年乳腺癌患者中出现肿瘤负荷大甚至难以手术的比例更高。就此,《共识》提出老年人和一般年龄人群一样也应该每年进行乳腺相关检查,采用方式可以是超声与钼靶相结合,并且鼓励老年人定期自我检查。此外,全社会应共同努力来提高老年女性乳腺癌早查早诊意识。

【文献评述】

老年女性乳腺癌既往很少纳入临床研究,导致直接研究证据尚显不足,因此,《共识》中有些治疗方案仍存在一定的争议性。但是,考虑到老年患者群体的特殊性——相同生物学年龄条件下生理学表现差异极大,本着为这样一个与年轻人差异性较大的群体提供更多治疗选择的初衷,以及基于循证基础上的求同存异原则,《共识》广泛接纳了多种方案作为标准治疗方案的有益补充。相信随着临床研究数据的完善和精准治疗研究的发展,会产生更多针对老年女性乳腺癌群体特异性的精准治疗策略,从而切实推动老年乳腺癌患者的生存率和生存质量的改善。

(林 燕 孙 强)

参 考 文 献

中国老年乳腺癌治疗共识专家组.中国老年乳腺癌治疗专家共识(2018).协和医学杂志,2018,9(4):307-312.

第 97 章

《中国老年急性髓系白血病(非急性早幼粒细胞白血病)中西医结合诊疗专家共识》解读

【文献题目】 老年急性髓系白血病(非急性早幼粒细胞白血病)中西医结合诊疗专家共识

【文献作者】 中国中西医结合学会血液学专业委员会

【文献来源】 中国中西医结合杂志,2019,39(4):405-411

【文献解读】

◆ 背景介绍

人口老龄化及现代工业科技的进步,使老年急性髓细胞性白血病(acute myelogenous leukemia,AML)发病率显著升高,发病中位年龄已接近 70 岁,但治疗效果没有提高,长期存活率仍然很低,5 年生存率仅 5%～10%。老年 AML 患者的特殊性决定了治疗的困难性:在疾病特点方面,多数具有复杂染色体核型,多药耐药基因表达率高,常继发于某些理化因素,骨髓增生异常综合征(myelodysplastic syndrome,MDS)、骨髓增殖性肿瘤(myeloproliferative neoplasm,MPN)及其他肿瘤继发白血病比例高,治疗方案的选择受到限制;在身体状况方面,老年人具有高龄、脏器功能衰退、骨髓储备功能差、免疫功能衰退、个体化差异较大等特点,总体缓解率低,化疗相关死亡率高,生存时间短;老年人的起病相对缓慢,症状不典型,易误诊、漏诊,治疗配合欠佳,容易丧失最佳治疗时机。中医药治疗在很多中心已经取得了良好的临床疗效:中医药的治疗在中国源远流长,临床效果已得到大多数中国人的认可;中医药费用相对较低,容易接受,适合中国普通患者;很多中心在中医药治疗老年恶性疾病(包括老年 AML)中已经取得了很好的临床疗效,总结了值得借鉴与推广的临床经验。

中国中西医结合学会血液学专业委员会在文献回顾分析和 Delphi 法专家咨询的基础上,结合《成人急性髓系白血病(非急性早幼粒细胞白血病)中国诊疗指南(2017 年版)》,充分体现中医中药治疗特色,组织全国专家制定并发布了 2019 年《老年急性髓系白血病(非急性早幼粒细胞白血病)中西医结合专家共识》(下文简称《共识》)。《共识》是在中国中西医结合学会血液病专业委员会胡晓梅主任委员组织下,由天津中医药大学第一附属医院血液科史哲新教授任组长,组织全国部分中医、西医血液病专家共同协作制定,并由天津中医药大学第一附属医院血液科闫理想医生执笔完成的。《共识》针对老年 AML(非急性早幼粒细胞白血病)制定了规范化的中西医结合诊断治疗流程,对老年 AML 采用分层次、分阶段、辨证分型相结合的治疗策略:第一,按疾病危险度对老年 AML 进行分层,明确每组治疗目的以及西医治疗手段及中药治疗的作用;第二,对于需要化疗的低危组及中危组,制定围化疗期分阶段的中医治疗策略;第三,对于不能化疗的高危组进行中医辨证分型治疗。《共识》针对化疗常见的并发症也推荐了中医对症治疗措施,简单明了。总之,《共识》重点在于梳理中医药在老年 AML 治疗中的作用,通过规范中国老年 AML(非急性早幼粒细胞白血病)的中西医结合诊断与治疗,提高中医药治疗的合理性、有效性,提高临床疗效,延长患者生存期,改善患者生活质量。《共识》的适用人群为老年急性髓系白血病患者及相关医护人员,包括基层医院中医师、西医医师、中医血液病学科年轻医师、实习生及研究生等。

◆ **文献要点**

1.《共识》在 AML 的诊断分型、评估及预后分层上基本参阅西医相关指南

(1)诊断标准:参照世界卫生组织 2016 年发布的造血和淋巴组织肿瘤分类标准及成人 AML 指南,诊断 AML 的外周血或骨髓原始细胞下限为 20%。当患者被证实有克隆性重现性遗传学异常 t(8;21)(q22;q22)、inv(16)(p13;q22)、t(16;16)(p13;q22)或 t(15;17)(q22;q12)时,即使原始细胞<20%,也应诊断为 AML。

(2)预后不良因素:年龄≥60 岁;此前有 MDS 或 MPN 病史;治疗相关性/继发性 AML;高白细胞计数(WBC≥100×10^9/L);合并中枢神经系统白血病;伴有预后差的染色体核型或分子学标志;诱导化疗 2 个疗程未完全缓解。

(3)预后评估分层

1)老年 AML 危险度积分:主要依据细胞遗传学、白细胞数目、ECOG 评分、年龄及 AML 分类。

2)细胞遗传学/分子学指标危险度分级:分为预后良好、预后中等及预后不良。

2.《共识》总结中医证候特点、为确定分型辨证提供中医理论依据

(1)中医学特点:中医学根据 AML 的临床症状,将本病归属于"急劳""虚劳""血证""积聚""痰核""瘰疬"等范畴。中国中西医结合学会血液病专业委员会依据最新血液病学术会议对白血病中医命名的讨论,并参考相关文献中关于白血病的中医命名,将白血病中医病名定为"白血病"。本病多因正气虚损,内邪滋生,邪毒内侵而致病。先天禀赋不足,脾肾不固,后天失于濡养、正气虚损,阴阳失调,邪毒乘虚内侵,入血伤髓;或饮食劳倦、内伤七情、药伤正气、胎毒、疫毒等(物理、化学和生物因素接触史)损伤正气,使脏腑功能失调,内邪滋生,邪毒内伏于骨髓,而发为本病。

(2)病机特点:在疾病的发生、发展及转变过程中,毒邪内伏是急性白血病发病的关键病机。毒邪深伏骨髓,自内而发,髓毒阻滞,三焦元真失畅,气血津液紊乱,病变乖戾,诱生热毒、痰浊、瘀血,或耗气伤阴。本病为本虚标实之证,病性总体为虚,病位主要在骨髓,可累及五脏六腑、四肢百骸,病机可涵盖"热""毒""虚""瘀"四要素。在疾病的发生、发展过程中,四要素相互交织,形成虚实夹杂之证,各阶段偏重不同,老年白血病以本虚贯穿疾病始终。

(3)辨证分型及辨证治疗:参照国家中医药管理局制定的《22 个专业 95 个病种中医临床路径》《22 个专业 95 个病种中医诊疗方案》中急性非淋巴(髓)细胞白血病及相关文献,中医证型根据证候要素及舌脉辨证分为邪盛正虚、邪热炽盛、痰瘀互结、气阴两虚、气血亏虚 5 种证型。

3. 中西医结合治疗策略为分层次、分阶段、辨证分型相结合的治疗策略 第一,按疾病危险度对老年 AML 进行分层,明确每组治疗目的以及西医治疗和中药治疗的作用;第二,对于需要化疗的低危组和中危组,制定围化疗期分阶段的中医治疗策略;第三,对于不能化疗的高危组可参考中医辨证分型治疗。

(1)分层治疗策略:参照西医分层标准,根据老年 AML 年龄、基础疾病(高血压、冠心病、糖尿病、肝肾功能不全等)、体力状态的差异性,分为低危组、中危组和高危组 3 个层次。低危组治疗以临床缓解为治疗目的,标准剂量化疗方案(标准剂量 IA、DA、MA 方案)及中药治疗(中药治疗参照分阶段策略部分或辨证分型治疗部分);中危组治疗目的是争取疾病缓解或部分缓解,带瘤生存,延长生命,治疗用药予减低剂量化疗方案,包括去甲基化治疗(阿扎胞苷/地西他滨)、地西他滨联合小剂量化疗、小剂量化疗±G-CSF,以及中药治疗(中药治疗参照分阶段策略部分或辨证分型治疗部分);高危组治疗目的是对症治疗、维持生命、减少痛苦,西医治疗以降低瘤负荷为原则,或选用具有抗癌作用的中药制剂,或者按中医辨证分型治疗。

(2)分阶段策略:对于化疗的患者,每一化疗周期都分为化疗用药期、骨髓抑制期及骨髓恢复期三阶段,需再根据化疗不同阶段的临床特点进行中医辨证治疗,防治化疗并发症,最终以调节人体阴阳平衡为宗旨。化疗用药期易损伤心、肝、脾、肾,中药补益肝肾、调和脾胃、养心养血为主,兼以清热解毒;骨髓抑制期因药毒伤及脏腑气血,以发热、出血为最常见的并发症,治疗宜益气生血填髓,与清热解毒并重;骨髓恢复期应尽快恢复造血、提高体质,以接受下一疗程治疗,治以益气养阴养血。

(3)辨证分型治疗:对于不能化疗的高危组进行中医辨证分型治疗。

1)邪盛正虚型治以祛邪解毒、扶正固本,推荐方剂黄连解毒汤合当归补血汤加减。

2)邪热炽盛型治以清热解毒、凉血止血法,推荐方剂清瘟败毒饮加减。

3)痰瘀互结型治以化痰散结、祛瘀解毒法,推荐方剂消瘰丸合膈下逐瘀汤加减。

4)气阴两虚型治以益气养阴法,推荐方剂生脉散或大补元煎。

5)气血亏虚型治以补气养血法,推荐方剂八珍汤。

4. 化疗相关不良反应的中医对症治疗 化疗相关不良反应多发生在化疗用药期及骨髓抑制期,不仅降低了患者的生活质量,由骨髓过度抑制引起的感染等并发症还可危及患者生命。

(1)恶心、食少:为化疗用药期间常见消化道不良反应,为脾胃虚弱或肝郁脾虚导致,中药予以健脾和胃或疏肝和胃,以二陈汤、柴胡疏肝散为主方随证加减。

(2)化疗相关口腔溃疡:常见原因为免疫功能下降、细胞内环境紊乱及药物破坏口腔黏膜上皮细胞生长,中医病机特点为气血不足、湿热毒邪上聚,伤蚀表皮所致,可配合中药局部外敷以消炎、收敛、生肌。

(3)便秘、肠梗阻:为化疗后常见的消化道反应,为气血亏虚、肠燥津亏所致,以润肠通便为主要治法,严重者可峻下通腑;亦可内外合治,配以中药煎出液灌肠。

(4)骨髓抑制:老年之体,脏腑虚损,不耐药毒伤害而致骨髓损伤,气血难复,在临床上即为骨髓过度抑制,中医予以补气养血、健脾补肾之法,可参考气血亏虚型选方用药,以八珍汤或当归补血汤为主方;中成药可选用地榆升白片、复方皂矾

丸、芪胶生白胶囊、血宁颗粒、参附注射液、参麦注射液等。

(5)带状疱疹:患者免疫力低下,易患带状疱疹,属中医"蛇串疮"范畴,其病机为正气不足,湿毒聚于皮肤。在中药补益气血的基础上,配合外用药物以局部解毒消肿止痛。若使用针刺等外治法则需密切关注患者血小板水平。

5. 疗效评价 《共识》从中西医两方面对疗效进行评价。

(1)西医疗效评价参照《血液病诊断及疗效标准》第四版,分为完全缓解、部分缓解、复发、持续完全缓解、长期存活及临床治愈。

(2)中医证候评价采用尼莫地平法,计算公式为[(治疗前积分-治疗后积分)/治疗前积分]×100%,症状与体征分级与记分参照国家中医药管理局制定的《22 个专业 95 个病种中医诊疗方案》,设主要症状 4 个(痰核、骨痛、癥块、瘀斑),次要症状 4 个(头晕、乏力、纳差、发热),每一症状按无、轻度、中度及重度分别记 0 分、2 分、4 分。

【文献评述】

《共识》的宗旨是体现老年 AML 的中西医结合诊疗。

在老年 AML 的治疗现状方面,AML 发病率逐年上升,但临床疗效在近十年没有明显提升,有关老年 AML 的临床研究逐渐被关注。中医中药是中国的特色医学,运用中医中药在恶性肿瘤(包括血液系统恶性肿瘤)中的治疗作用逐渐被认可。国内很多诊疗中心在老年 AML 的中医药治疗中已经取得了很好的临床疗效,并总结了值得借鉴与推广的临床经验。因此,由中国的医师协作制定适合中国老年 AML 的中西医结合诊疗规范,具有中国特色,适合推广。

在《共识》阐述的西医部分,由于受新药影响较大,诊治进展更新较快。例如,BCL-2 抑制剂维奈克拉片联合阿扎胞苷或地西他滨作为减低剂量的治疗方案,在老年 AML 的治疗中取得了很好的临床疗效,因此,可以随时参照最新版西医指南指导临床。

《共识》重在梳理中医在老年 AML 治疗中如何应用,提出分层、分阶段、辨证分型的治疗理念,梳理临床治疗路径,便于基层医师、西学中的西医

医师及年轻医师对照参考。①中医的辨证分型治疗适用于所有化疗或不化疗的 AML 患者,突出中医辨证论治的特色。尤其是对于不能化疗的高危组患者,辨证分型治疗是主要的治疗选择。②分层治疗是适于老年患者的治疗策略。通过危险度分层,确定不同的治疗目的,明确中医中药在不同层次患者治疗上的作用与意义。③分阶段治疗策略适用于化疗的 AML 患者,根据化疗不同阶段的中医特点进行中医辨证治疗。

《共识》在化疗相关并发症的中医对症治疗部分,简单明了,容易理解与掌握,不需要过多的辨证,西医医师也可参考使用。

《共识》的不足之处是大多数推荐内容为单中心临床研究,缺乏多中心协作研究,因此,其内容仅供参考。

（史哲新）

参 考 文 献

中国中西医结合学会血液学专业委员会. 老年急性髓系白血病(非急性早幼粒细胞白血病)中西医结合诊疗专家共识. 中国中西医结合杂志,2019,39(4):405-411.

第三部分

老年疾病常见问题

3

第1篇

老年护理

第98章

《卧床患者常见并发症护理
专家共识》解读

【文献题目】卧床患者常见并发症护理专家共识

【文献作者】"卧床患者常见并发症规范化护理干预模式的构建"项目组、中华护理学会行政管理专业委员会

【文献来源】中国护理管理,2018,18(6):740-747

【文献解读】

◆ 背景介绍

随着人口老龄化进程不断加快,我国老年人口比例持续上升。老年人群由于机体抵抗能力下降,合并多种基础疾病,成为卧床患者的主要群体。老年卧床患者容易发生压力性损伤、下肢深静脉血栓形成(deep venous thrombosis,DVT)、肺部感染、泌尿系统感染等并发症。研究显示,在老年人群中,以上4种并发症总体患病率高达25%。护士是应对卧床常见并发症的主力军,通过有效的护理干预,可使老年卧床患者卧床相关并发症发病率大幅度降低。为改善老年卧床患者生活质量,降低卧床并发症发生率,"卧床患者常见并发症规范化护理干预模式的构建"项目组联合中华护理学会行政管理专业委员会于2018年发布了《卧床患者常见并发症护理专家共识》(下文简称《共识》)。本文通过对《共识》的解读,为广大护理人员进一步提升老年卧床患者的护理质量提供科学依据,有利于指导临床护理实践。《共识》适用于老年卧床患者。

◆ 文献要点

1. 老年卧床患者常见并发症的风险因素及评估

(1)压力性损伤:老年卧床患者由于皮肤弹性差、营养状况差、易合并多种疾病,皮肤和皮下组织抵抗外界机械力的能力减弱,易导致压力性损伤的发生。目前临床上已有多种成熟的压力性损伤风险评估工具,其中 Braden 量表应用较为广泛,适用于老年患者,推荐使用。除了借助量表评估压力性损伤发生风险,还应及时关注患者整体皮肤情况,应严密观察与医疗器械接触部位及周围皮肤情况。

(2)下肢 DVT:高龄、长期卧床人群发生DVT 的风险高于普通人群。当合并手术、肥胖、恶性肿瘤等时,其风险将大大增加。《共识》推荐使用 Caprini 风险评估模型(图98-1),在患者入院后 24 h 内完成 DVT 风险评估。住院期间,当患者发生转科、治疗方案或病情变化时应再次评估。

(3)肺部感染:老年卧床患者发生肺部感染的风险因素包括以下几个方面。

1)患者自身因素:如长期酗酒或营养不良;患有慢性肺部疾病或其他疾病,如恶性肿瘤、免疫功能低下等。

2)误吸相关因素:全麻手术、吞咽功能障碍、胃食管反流、胃排空延迟、意识障碍、精神状态异常、牙周疾病或口腔卫生状况差等。

3)操作相关因素:各种气道侵入性操作,包括吸痰、留置胃管、纤维支气管镜检查、气管插管或切开等;呼吸支持设备使用不当,如气管插管气囊压力不足、呼吸机管路污染等。

4)其他医源性因素:不合理应用抗生素、糖皮质激素、细胞毒性药物和免疫抑制剂、H_2 受体阻滞剂和制酸剂、镇静药、麻醉药等。

(4)泌尿系感染:老年卧床患者发生泌尿系

A1 每个危险因素1分
○ 年龄40~59岁
○ 计划小手术
○ 近期大手术
○ 肥胖 (BMI>30 kg/m²)
○ 卧床的内科患者
○ 炎性肠病史
○ 下肢水肿
○ 静脉曲张
○ 严重的肺部疾病,含肺炎 (1个月内)
○ 肺功能异常 (慢性阻塞性肺疾病)
○ 急性心肌梗死 (1个月内)
○ 充血性心力衰竭 (1个月内)
○ 败血症 (1个月内)
○ 输血 (1个月内)
○ 下肢石膏或支具固定
○ 中心静脉置管
○ 其他高危因素

B 每个危险因素2分
○ 年龄60~74岁
○ 大手术 (>60 min)
○ 腹腔镜手术 (>60 min)
○ 关节镜手术 (>60 min)
○ 既往恶性肿瘤
○ 肥胖 (BMI>40 kg/m²)

C 每个危险因素3分
○ 年龄≥75岁
○ 大手术持续2~3 h
○ 肥胖 (BMI>50 kg/m²)
○ 浅静脉、深静脉血栓或肺栓塞病史
○ 血栓家族史
○ 现患恶性肿瘤或化疗
○ 肝素引起的血小板减少
○ 未列出的先天或后天血栓形成
○ 抗心磷脂抗体阳性
○ 凝血酶原 20210A 阳性
○ 因子 Vleiden 阳性
○ 狼疮抗凝物阳性
○ 血清同型半胱氨酸酶升高

A2 仅针对女性(每项1分)
○ 口服避孕药或激素替代治疗
○ 妊娠期或产后 (1个月)
○ 原因不明的死胎史,复发性自然流产 (≥3次),由于毒血症或发育受限原因早产

D 每个危险因素5分
○ 脑卒中 (1个月内)
○ 急性脊髓损伤 (瘫痪) (1个月内)
○ 选择性下肢关节置换术
○ 髋关节、骨盆或下肢骨折
○ 多发性创伤 (1个月内)
○ 大手术 (超过3 h)

图 98-1 Caprini 风险评估模型

注:BMI. 体重指数。

统感染的风险因素较多,在评估时应重点关注以下4个方面。

1)患者自身因素:意识障碍、营养不良等。

2)疾病相关因素:合并泌尿系统疾病(如慢性肾脏疾病、尿路结石等)或其他疾病(如糖尿病等)。

3)医源性相关因素:各种侵入性操作,如导尿、留置导尿管等。

4)其他因素:长期卧床、饮水量不足、少尿、大小便失禁等。

2. 老年卧床患者常见并发症的预防与护理

(1)基础护理:对于老年卧床患者,在预防和护理常见并发症时,应注重基础护理措施的实施,主要包括以下3个方面。

1)皮肤护理:应定期评估者的整体皮肤情况,发现问题及时处理;保持皮肤清洁、干燥,不用力擦洗或按摩有发生压力性损伤风险的皮肤。对于大小便失禁的患者,在易受浸渍的皮肤部位使用皮肤保护产品,可预防压力性损伤。

2)休息与活动:在保证患者安全的前提下,提倡并协助患者早期下床活动。不能下床者,应协

助患者定时变换体位。在患者卧床期间,鼓励其在床上进行适当运动,如踝泵运动、股四头肌功能锻炼等。

3)营养支持:充足的营养对老年卧床患者至关重要,建议定期对其进行营养风险筛查。根据患者病情制订个体化饮食方案,建议清淡饮食,避免辛辣刺激性食物,保证热量、蛋白质、维生素、水及矿物质的均衡。对于存在营养不良风险或营养不良的患者,由医师、护士、营养师共同制订营养干预计划,必要时应遵医嘱为患者提供肠内、肠外营养支持,纠正营养不良。鼓励患者多饮水、不憋尿是预防泌尿系统感染的措施,在患者病情允许情况下,保证每天饮水量达2000~3000 ml。

(2)压疮的预防与护理

1)预防措施

①皮肤护理:建议在患者易受浸渍皮肤部位应用皮肤保护产品。

②应用减压工具:推荐使用高规格弹性泡沫床垫、交替充气压力床垫等减压床垫,另外可将软枕、泡沫敷料等应用到骨隆突处皮肤部位或与医

疗器械接触的皮肤部位,应注意及时解除足跟部皮肤受压,但不建议使用垫圈等环形工具。

③变换体位:除存在禁忌证外,应根据患者皮肤受压情况及病情等确定翻身方案。情况允许可交替进行侧卧位(背部与水平床面夹角成 30°~40°)、平卧位体位变换,尽量避免患者长时间处于床头抬高超过 30°体位、90°侧卧位;一般情况下,至少每 2 h 翻身 1 次,若已为患者应用高规格弹性泡沫床垫且患者病情允许时,可适当延长至每 3~4 h 翻身 1 次。掌握正确的翻身技巧,翻身后评估压力是否得到重新分布,翻身过程中密切观察患者病情。

2)护理措施

①评估压力性损伤情况:若患者发生压力性损伤,应动态、全面、正确评估其损伤情况,评估内容主要包括部位、面积和深度、渗液量及性质、伤口组织类型、伤口气味、伤口感染情况、压力性损伤创面边缘及周围皮肤情况等。

②使用伤口敷料:根据敷料适应证和伤口情况选择敷料。使用敷料时应注意密切观察皮肤情况,移除粘胶类敷料时可使用粘胶去除剂或采取与毛发平行方向移除。

③伤口清洁与清创:需使用合适的清洗液清洗伤口及伤口周围皮肤。未发生感染的伤口可选择生理盐水,延期愈合且伴有微生物重度定植或局部感染的伤口应根据伤口细菌培养结果选择合适的外用杀菌剂或稀释的消毒剂。若伤口存在坏死组织,建议由伤口造口师或外科医师等实施清创操作。遵医嘱应用抗生素。

④控制疼痛:尽量减轻治疗操作所致疼痛,注意聆听患者感受,鼓励使用非药物镇痛方案,遵医嘱规范应用镇痛药。尽量保持伤口处于覆盖、湿润状态以减轻疼痛,但不建议对稳定的干燥焦痂做湿润处理。

(3)下肢 DVT 的预防与护理

1)预防措施:对于存在 DVT 发生风险的老年卧床患者,《共识》推荐参照 Caprini 风险评估模型结果。低危患者采取基本预防;中危患者采取基本预防联合物理预防,并根据病情需要遵医嘱使用药物预防;高危和极高危患者,在病情允许的情况下,可联合使用上述 3 种方法。

①基本预防:基本预防的主要目的是提高患者对 DVT 的认识,积极督促其改变不良生活习惯,避免临床中容易增加 DVT 发生风险的操作。主要包括:对患者进行健康宣教;改善吸烟、饮酒等不良生活方式;指导和协助其在床上进行踝泵运动和股四头肌功能锻炼;尽量避免在下肢进行静脉穿刺等。

②物理预防:常见预防方式包括穿着梯度压力袜、使用间歇充气加压装置和静脉足底泵。操作时需注意每一种方法的禁忌证和规范的操作流程。在使用过程中要定时检查患者下肢皮肤情况。

③药物预防:在使用药物前,要对患者进行系统评估,明确其无预防药物禁忌证。临床上常见的预防药物包括普通肝素、低分子肝素、Xa 因子抑制剂、维生素 K 拮抗剂等。对于皮下注射的药物,要注意注射部位的选择和操作方法;对于口服药物,要告知患者定时定量服用,避免随意停药,注意饮食结构对药物作用的影响。此外,在服药期间要密切观察患者有无出血倾向以及寒战、发热、荨麻疹等过敏反应,同时遵医嘱定期监测凝血、肝肾功能等。

2)护理措施:当患者确诊 DVT 之后,需要根据具体治疗方案,采取相应的护理措施,并积极预防相关并发症的发生。

首先要定时评估患者的下肢肿胀、疼痛、皮肤色泽及温度变化。对于采用药物溶栓或下腔静脉滤器置入的患者,治疗前应完善各项化验检查,治疗后注意伤口敷料有无渗血、血肿等,并监测相关凝血指标。在病情允许的情况下,鼓励患者进行踝泵运动,促进下肢深静脉再通和侧支循环建立。同时注意加强皮肤护理,预防压力性损伤的发生。此外,要注意观察患者有无肺栓塞、出血等并发症的发生。在患者应用抗凝药期间,注意观察有无出血的发生。

(4)肺部感染:为预防肺部感染发生,需要做好活动锻炼、预防误吸等措施,对于机械通气的患者,还要做好呼吸机相关肺炎的各项预防。对于肺部感染患者,需给予对症护理措施。

1)活动与锻炼:指导患者练习使用缩唇呼吸、腹式呼吸等呼吸功能锻炼方法以及有效的咳嗽方法。对于长期卧床、痰液较多但咳痰无力的患者,应定期翻身,采用雾化吸入、胸部叩击、体位引流、振动排痰、吸痰等措施促进排痰。

2)预防误吸:对误吸高危患者,建议使用有消毒作用的口腔含漱液进行口腔护理。病情允许时,床头抬高30°～45°。进行肠内营养支持时,建议使用经鼻十二指肠管或经鼻空肠管,并定期评估管路位置。

3)症状护理:根据患者的症状提供相应的护理措施。指导并协助患者有效咳嗽排痰,根据病情进行胸部物理治疗。低氧血症的患者遵医嘱给予氧气治疗,以改善呼吸困难。

4)呼吸机相关肺炎预防措施

①人工气道的护理:气管切开患者的换药应用无菌纱布或泡沫敷料。纱布敷料至少每天更换1次,伤口处渗血、渗液或分泌物较多时,应及时更换。泡沫敷料每3～4天更换1次,完全膨胀时须及时更换。每4 h监测气囊压力,在保障呼吸机正常通气的同时,使压力维持在20～30 cm H$_2$O,鼻饲前应监测气囊压力。气管插管或气管切开套管要妥善固定,每班观察记录气管插管置入的深度。

②呼吸机管路管理:妥善固定呼吸机管路,避免牵拉、打折、受压及意外脱开,对于躁动的患者适当约束。呼吸机管路的位置应低于人工气道,且集水罐处于管路最低位置,以确保冷凝水有效引流,同时冷凝水应及时倒除。机械通气患者无须定期更换呼吸机管路,长期使用者应每周更换。当管路破损或污染时应及时更换。

③气道湿化:建议使用含加热导丝的加热湿化器或热湿交换器。含加热导丝的加热湿化器无须常规更换,功能不良或疑似污染则须更换。若使用热湿交换器,每5～7天更换1次,当热湿交换器受到污染、气道阻力增加时应及时更换。建议Y形接头处气体温度设定为34～41℃。呼吸机湿化罐内添加的灭菌注射用水(或灭菌蒸馏水)应每24 h更换。

④排痰护理:气管内吸痰前不建议常规使用生理盐水滴注。一次吸痰时间不超过15 s,再次吸痰应间隔3～5 min。吸痰过程中,密切观察生命体征变化及缺氧表现,一旦出现心律失常或氧饱和度降至90%,应立即停止吸痰,给予吸氧,待生命体征恢复平稳后可再次吸痰。建议使用密闭式气管内吸痰装置,以避免交叉感染和低氧血症的发生,并降低细菌定植率。建议使用带声门下

吸引功能的人工气道,及时清除声门下分泌物。此外,还应定期评估患者的自主呼吸、咳痰能力及是否可以脱机或拔管等。在患者病情允许的情况下,尽量缩短患者机械通气时间。

(5)泌尿系统感染:老年患者泌尿系统感染的首发症状多样化,复杂泌尿系统感染居多,临床表现常不典型,因此,对于此类患者泌尿系统感染的预防除了要合理增加营养支持、鼓励患者早期活动外,还应做好病情观察、会阴部护理及留置尿管患者的护理等。

1)病情观察:每天评估患者体温、有无腰腹部疼痛、排尿情况(尿频、尿急、尿痛症状)及尿液性质(颜色、性状、尿量等)。此外,由于老年患者泌尿系统感染可仅表现为无症状菌尿,因此,尿标本及相关影像学检查等结果对于疾病进程的观察和处理同样重要。

2)会阴部护理:每天使用温水清洗患者会阴部及大腿内上1/3处;对于留置导尿管者,每天使用温水、生理盐水或灭菌注射用水清洗会阴部、尿道口、导尿管表面。每天进行会阴部护理1～2次,并可根据患者病情及治疗需要(如大小便失禁等)增加频次。

3)留置导尿管患者的护理:对于必须行导尿、留置导尿等侵入性操作的患者,应严格遵循无菌原则,规范操作、动作轻柔。对于留置尿管者,每天评估留置必要性,尽可能地缩短尿管留置时间。当患者发生泌尿系统感染时应更换或拔除导尿管,必要时留取尿标本进行检测。对于留置导尿管者,还应做好管路护理,建议如下。

①集尿装置的选择:尽可能选用细的导尿管,不建议常规使用抗菌导尿管,长期留置时建议使用硅胶材质的导尿管。建议使用带取样口的抗反流集尿袋。

②集尿装置的护理:a. 妥善固定。保持集尿袋始终低于膀胱水平并避免接触地面,在活动或搬运患者时夹闭引流管。b. 保持集尿装置密闭、通畅和完整。尽量避免断开导尿管与集尿袋。c. 及时倾倒。至少每8 h或集尿袋2/3满时或转运患者前清空集尿袋,避免尿袋排尿口触碰收集容器,并及时关闭排尿口。d. 更换。更换时间不应长于产品说明书要求时限,如出现尿管破损、无菌性或密闭性破坏、引流不畅、不慎脱出或感染等情

况时,应更换并标注更换日期和时间。

【文献评述】

《共识》编写小组汇聚了国内一大批一流护理专家,在全国范围内临床调研基础上结合循证方法指导,对压力性损伤、下肢 DVT、肺部感染、泌尿系统感染 4 种常见的卧床并发症给出了清晰的预防与护理方案。《共识》的内容经过护理学、临床医学、流行病学等学科专家的审阅,具有完善的编制、同行评审、审校的制定过程。与以往发布的医学护理指南不同,笔者从整体观的视角,针对老年人存在的组织器官功能的衰退、机体易感因素等共性问题,对 4 种并发症的风险评估、预防与护理分别进行了阐述,因此,在编排形式上更有利于构建整体护理的思路并指导临床实践。《共识》还纳入了经过笔者大样本研究证实的重要护理措施,如使用成熟的量表评估工具(如 Braden 评分、Caprini 评分等)、明确人工气道的管理要点、使用非抗菌性溶液进行会阴护理等,其研究成果被广大同行借鉴于临床,不仅使常见并发症的发生率有所下降,而且节约了医疗成本,减轻了患者及其家属负担,产生了一定的经济效益。此外,《共识》全面促进了我国卧床患者并发症的护理水平和临床护理科研水平,是护理工作者为促进人民群众健康在科学研究中做出的新贡献。尽管现有《共识》对各个主题都提出了较为详尽的解决方案,但并发症的护理技术发展日新月异,笔者未能面面俱到,需在今后实践过程中不断加以完善和更新。

(吴欣娟 马玉芬)

参 考 文 献

[1] "卧床患者常见并发症规范化护理干预模式的构建"项目组,中华护理学会行政管理专业委员会. 卧床患者常见并发症护理专家共识. 中国护理管理,2018,18(6):740-747.

[2] Wu X, Li Z, Cao J, et al. The association between major complications of immobility during hospitalization and quality of life among bedridden patients: A 3 month prospective multi-center study. PLoS ONE,2018,13(10):e0205729.

[3] Edsberg LE, Black JM, Goldberg M, et al. Revised National Pressure Ulcer Advisory Panel Pressure Injury Staging System: Revised Pressure Injury Staging System. J Wound Ostomy Continence Nurs,2016,43(6):585-597.

[4] Wound, Ostomy and Continence Nurses Society-Wound Guidelines Task Force. WOCN 2016 Guideline for Prevention and Management of Pressure Injuries (Ulcers): an executive summary. Journal of Wound Ostomy & Continence Nursing, 2017, 44(3):241-246.

[5] 中华医学会骨科学分会. 中国骨科大手术静脉血栓栓塞症预防指南. 中华骨科杂志,2016,36(2):65-71.

[6] National Institute for Health Excellence. Venous thromboembolism:reducing the risk for patients in hospital [2015-06-01]. https://www. nice. org. uk/guidance/cg92.

[7] Wang H, Brong M, Pham S, et al. Highlights of Clinical Practice Guideline for the Management of Community-Acquired Pneumonia: 2019 Update by the American Thoracic Society and Infectious Diseases Society of America. Infectious Diseases in Clinical Practice,2020,28.

[8] Lo E, Nicolle LE, Coffin SE, et al. strategies to prevent catheter-associated urinary tract infections in acute care hospitals: 2014 update. Infect Control Hosp Epidemiol,2014,35(2):32-47.

[9] Gould CV, Umscheid CA, Agarwal RK, et al. Guideline for prevention of catheter associated urinary tract infections 2009. Infect Control Hosp Epidemiol,2010,31(4):319-326.

[10] Loveday HP, Wilson JA, Pratt RJ, et al. Epic3:National evidence-based guidelines for preventing healthcare-associated infections in NHS hospitals in England. J Hosp Infect,2014,86(Suppl1):1-70.

第2篇

老年患者围手术期管理

第 99 章

《老年患者围手术期管理北京协和医院专家共识》解读

【文献题目】老年患者围手术期管理北京协和医院专家共识

【文献作者】朱鸣雷,黄宇光,刘晓红,等

【文献来源】协和医学杂志,2018,9(1):36-41

【文献解读】

◆ 背景介绍

老年患者在围手术期容易发生各种不良临床事件。常规术前检查及慢性疾病诊断均不足以反映其风险,还需要关注维护内在能力,评估老年问题/老年综合征并给予适当干预,以降低老年患者围手术期风险、减少并发症、维护术后功能状态。

美国老年医学会(American Geriatrics Society,AGS)和美国外科医师协会(American College of Surgeons,ACS)先后发布了《老年手术患者最佳术前评估专家指导意见》和《老年患者围手术期管理指南》,中华医学会老年医学分会于 2015 年发布了《老年患者术前评估中国专家建议》,均提出需要针对老年手术患者进行综合管理。

国际方面的前期指南过于繁杂,评估内容较多,国内的专家建议未提出干预建议,医院内各个手术科室的用药习惯不同,提出的建议难以执行(如术后抗凝预防血栓栓塞性疾病),因此,亟须推出一套具有针对性和可行性的易于推广的术前评估及干预策略,以快速识别高风险患者,通过围手术期管理,减少并发症、维护术后功能状态。为此,北京协和医院多学科专家制定了《老年患者围手术期管理北京协和医院专家共识》(下文简称《共识》)。

《共识》适用于各综合医院老年手术患者的围手术期管理,可结合本医院和本科室的实际情况做出可操作性的流程,以及相适应的人员配置和收费制度。

◆ 文献要点

1. 手术目标及决策的制定 手术决策应从患者是否获益考虑,不能仅考虑治疗疾病本身,更要关注老年患者的内在功能维护,通过与老年患者的沟通,充分考虑患者本人的意愿和需求,即医患共同决策。在决定手术前需要考虑的问题:①患者手术后是否可能会丧失部分/全部躯体功能?②是否可能需要长期住院或长期照护?为此,医院、患者及其亲友是否做好了准备?③如果不手术,对患者健康状况的影响有多大?④患者是否知道自己的病情?是否表达过希望或不希望得到什么样的治疗?⑤如果患者已经知晓病情,本人是否愿意接受手术?⑥手术预期效果是否与患者及其亲友的期望值一致?

2. 围手术期评估及管理需要关注的问题 术前需要评估的项目除详细的病史和体格检查之外,还包括以下内容(表 99-1)。

表 99-1 老年手术患者术前评估[c] 清单

序号	内容
1	□认知能力[a]
2	□抑郁[a]
3	□是否已经有谵妄? 是否有术后发生谵妄的风险因素?[a]
4	□营养状况,如有营养风险,应在术前干预[ab]
5	□衰弱[a]

(待　续)

（续　表）

序号	内容
6	☐功能状态和跌倒史[a]
7	☐准确、详细的用药记录，进行适当的围手术期调整，监测多重用药[ab]
8	☐是否需要预防血栓?[b] ☐是否需要预防感染?[b] ☐术前是否需要控制疼痛?[b]
9	☐术前的容量是否不足?[b]
10	☐内科问题的处理是否已经达到最佳?[a]
11	☐是否需要术前的康复指导[a]

注:[a]. 可由老年医学科或内科完成;[b]. 按照各专科用药习惯由手术专科决定;[c]. 评估后要有跨学科团队有效干预及随诊再评估。

（1）认知能力:认知功能下降的老年患者更容易出现术后谵妄。可通过询问家属,采用简易精神状态检查（mini-mental state examination, MMSE）、简易智力状态评估量表（mini cognitive testing,Mini-Cog）等筛查工具来评估认知功能下降,有针对性地预防谵妄。

（2）抑郁状态:可以导致焦虑、失眠、营养不良,增加谵妄风险,可通过2条目患者健康问卷初筛,再选择老年抑郁量表（Geriatric Depression Scale,GDS）、9条目患者健康问卷、抑郁自评量表或医院焦虑抑郁情绪测量表等评估量表进一步评估,以识别阳性患者并予以干预。

（3）谵妄:与不良预后有关,容易诱发谵妄的风险因素有年龄（≥70岁）、认知功能下降、疼痛、抑郁、睡眠剥夺、营养不良、尿潴留、便秘、失能、制动、视力或听力损害、药物等。各指南均强调通过跨学科团队,采取综合干预措施,包括改善视听觉、调整睡眠节律、恢复定向力等措施,要点是非药物措施优于药物干预,预防胜于治疗。

（4）营养状态:建议用NRS 2002筛查营养风险。有营养风险者优先考虑口服营养补充（oral nutritional supplements,ONS）。可根据手术类型与术后处理（如放化疗、长期肠内营养）,在术中进行空肠造口置管。

（5）衰弱:反映老年患者的功能储备能力下降、不足以对抗应激手术后恢复能力差的状态,是手术并发症和失能的最高独立风险因素。对于衰弱老年患者,需要评估手术是否有必要,充分考虑利弊,向患者交代相关风险。同时通过评估发现问题,最大限度地预防潜在不良事件,并考虑术后安全转诊至医疗机构进行功能康复治疗。

（6）功能状态和跌倒:维护功能是老年人的医疗目标之一。评估功能状态、判断跌倒风险,有助于判断手术获益程度,决定术后康复训练方式。术后应尽早开始行适当的康复锻炼。术后也是发生跌倒的高风险阶段,应注意预防。

（7）药物:老年患者往往有多重用药,术前应核查全部用药,纠正或择期纠正不合理用药。

（8）血栓、感染预防及疼痛控制:由于目前难以达成统一意见,可参考专科相应的常规或指南。外伤患者需要考虑术前镇痛。老年患者尽量减少不必要的卧床,及早进行适合的床上活动,预防血栓及感染。

（9）术前容量:老年患者围手术期容易发生心脑血管急性缺血性事件,因而在术前避免低血压、低血容量尤为重要。在胃排空正常情况下,术前2 h饮水、果汁、糖盐水等是安全的,必要时可通过临时补液来维持术前血容量。

（10）最佳内科处理:强调对于稳定的慢性疾病不需要做过多额外的检查,术前要做的是控制慢性疾病达到"最佳化",而非彻底"纠正"。特殊的术前检查,只有当该检查结果有助于鉴别诊断或者可能会对围手术期治疗策略有影响时,才需要考虑。

1)心血管系统:对有心血管风险的患者给予充分的内科治疗。措施如下:①血压控制稳定。②已经服用β受体阻滞剂和他汀类药物者应持续服用;冠心病患者可考虑至少在术前2天加用β受体阻滞剂并在术后持续使用,以达到目标心率在静息状态下60～70次/分,且收缩压应＞100 mmHg。③心力衰竭患者可考虑术前加用血管紧张素转化酶抑制剂。④血管手术患者可术前2周加用他汀类药物。

2)呼吸系统:术后肺部并发症的危险因素为慢性阻塞性肺疾病、健康状况较差、日常生活不能自理、心功能不全、肥胖或体重减轻、谵妄、吞咽障碍、目前仍在吸烟或酗酒。可采取的预防措施包括术前 6～8 周戒烟,学会呼吸控制及咳嗽技巧等。

3) 肾脏:建议采用 Cockcroft-Gault/MDRD 公式估算肌酐清除率,指导患者用药剂量。

4) 血糖:糖尿病患者应根据进食量变化随时调整降糖药剂量,避免发生低血糖。

5) 血红蛋白:髋部骨折患者,因股骨近端髓腔内隐性出血,可导致出血量与术后血红蛋白降低不成比例,应引起重视。

(11)术前康复训练指导:有助于患者在术前将躯体功能调至最佳状态;术后早期进行康复训练,可减少卧床带来的并发症。

3. 术中管理 术中管理主要由麻醉科医师负责,团队成员应了解相关内容,监测不良反应。

(1)麻醉方式:考虑到对老年患者脆弱脑功能的保护,推荐在能满足外科手术的条件下,优先使用区域麻醉技术。

(2)镇痛计划:团队成员均应了解患者镇痛的方式及用药,并监测疼痛及潜在的药物不良反应。阿片类药物应低起始剂量,滴定增量,使用最低有效维持量来控制疼痛,并同时预防便秘。采用局部镇痛药可以避免全身用药的不良反应。

(3)控制恶心呕吐:止吐药甲氧氯普胺可能会造成锥体外系不良反应,增加跌倒风险;东莨菪碱、异丙嗪等有抗胆碱能效应的药物可诱发谵妄,老年人应慎用。

(4)体温保护:老年患者由于体温调节功能的减退,易出现术中低体温,可通过保温毯、热风机等设备,维持手术中最低体温不低于 36℃。

4. 术后管理 早期康复和转诊医疗,有助于促进老年患者的功能康复,具体管理条目见表 99-2。

表 99-2 老年患者手术后管理条目[a]

序号	内容
1	□是否采取了预防谵妄措施?
2	□是否有效控制疼痛? 是否有过度镇静情况?
3	□是否采取了预防肺部并发症的措施? 是否有体征变化?
4	□是否有跌倒、坠床高风险? 是否采取了预防措施?
5	□营养素是否充足? 需要高热量和高蛋白摄入?
6	□是否有管路限制了患者活动? 是否还需要尿管? 是否还需要静脉输液?
7	□是否需要康复训练的指导?
8	□尽早安排出院事宜,保证医疗照护连续性[b]

注:[a]. 对于衰弱、复杂共病、高龄老年患者,可采取老年医学团队协助手术科室共同管理模式;[b]. 服务于全院的移动转诊小组(以护士和社工为主)协助。

(1)跌倒与坠床:在患者术后早期下床活动时,应采取预防措施。

(2)术后营养:强调术后早期 ONS。对于心肾功能不全的老年患者应注意监测出入量和体重变化。术后早期肠内营养及出院后持续性家庭肠内营养有助于维护肌肉力量和躯体功能。

(3)功能状况:鼓励早期下床进行康复活动,避免因尿管、输液管、监护等医疗行为造成约束制动。团队中康复师可指导术后康复锻炼。

(4)连续医疗:老年术后患者较脆弱,需要较长一段时间的医护康养,应及早安排转诊。在出院时,应详细交代后续干预条例并落实。

5. 跨学科团队 跨学科整合团队共同管理可使高风险的围手术期老年患者获益。工作模式可以是多学科会诊或共同管理,也可以是在住院后由老年科/内科、麻醉科等先行评估,也可以在住院前先由麻醉科及老年科门诊医师术前评估,以得到更早干预。对术后患者可以采用会诊或共管模式。高质量团队工作的关键是有共同的医护目标、团队成员相对固定以及团队内部有效沟通。

【文献评述】

老年患者往往有多方面的问题,包括多种慢性疾病、认知、情绪、衰弱、营养、功能状态、多重用药、照护支持、医疗连续性等,这些因素之间的相互作用造成诊疗的复杂性,会对手术结果产生影响,这就需要通过适宜的术前评估来发现问题和风险。对老年患者的诊疗不仅是治疗疾病,而且是从全人考虑老年患者的健康问题,依据患者获益及需求来制订决策。对于老年手术患者,不能仅关注手术是否能顺利完成,更要关注术后老年患者的功能状态是否能恢复到术前状态、是否会发生不良事件。这就需要通过老年综合评估来发现这些潜在问题,并采取相应的预防干预措施来降低手术风险,维持或改善术后老年患者的功能状态。可以说老年患者围手术期的评估与管理,正是老年综合评估在老年手术患者中的应用。

结合手术本身及老年人的特点,《共识》从术前决策与术前评估、术中管理、术后管理及团队合作等方面,列出高风险老年患者围手术期管理需要关注的问题清单,以核查表的形式,将相关评估及干预内容简化为条目,方便临床应用,并且明确了团队内部的分工、流程及责任归属。

随着医疗技术的不断发展,手术技术也在不断进步,围手术期的管理也需要"与时俱进",并根据临床治疗的变化定期调整和更新。期待手术科室、麻醉科及老年医学科等多学科专家共同制定的指南或共识能尽快发布。

(朱鸣雷 刘晓红)

参 考 文 献

[1] 朱鸣雷,黄宇光,刘晓红,等.老年患者围手术期管理北京协和医院专家共识.协和医学杂志,2018,9(1):36-41.

[2] Chow WB,Rosenthal RA,Merkow RP,et al. American College of Surgeons National Surgical Quality Improvement Program;American Geriatrics Society. Optimal preoperative assessment of the geriatric surgical patient:abest practices guideline from the American College of Surgeons National Surgical Quality Improvement Program and the American Geriatrics Society. J Am CollSurg,2012,215(4):453-66.

[3] Mohanty S,Rosenthal RA,Russell MM,et al. Optimal Perioperative Management of the Geriatric Patient:A Best Practices Guideline from the American College of Surgeons NSQIP and the American Geriatrics Society. J Am Coll Surg,2016,222(5):930-947.

[4] 中华老年医学分会,解放军总医院老年医学教研室.老年患者术前评估中国专家建议(2015).中华老年医学杂志,2015,34(11):1273-1280.

[5] 刘晓红,朱鸣雷.老年医学速查手册.2版.北京:人民卫生出版社,2019.

第 100 章

《中国老年胶质瘤患者术前评估专家共识(2019)》解读

【文献题目】 中国老年胶质瘤患者术前评估专家共识(2019)

【文献作者】 中国医师协会脑胶质瘤专委会老年胶质瘤学组

【文献来源】 协和医学杂志,2019,10(4):326-335

【文献解读】

◆ 背景介绍

老年患者一直以来都是医学发展过程中备受关注的群体,全球老龄化趋势十分明显,2020年底,全国 60 岁及以上老年人口达 2.64 亿,约占总人口的 18.7%,高龄老年人增加至 2900 万左右。老年人口的快速增长对医疗产生了巨大的挑战。

胶质瘤是成年人最常见的颅内原发恶性肿瘤,具有发病率高、致残率高、复发率高等特征:我国脑胶质瘤年发病率为(5~8)/10 万,其中胶质母细胞瘤(glioblastoma mutifrome,GBM)是恶性度最高的原发性脑肿瘤,更常见于老年人,在>65 岁老年患者群体中发病率为年轻人的 2.63 倍,且随着年龄增长发病率随之升高,发病高峰在 75~84 岁,估计该年龄段每年 GBM 发病率高达 14.9/10 万。未来 20 年,老年 GBM 患者数量可能增加 1 倍。2021 年 *Nature Cancer* 发文比较了多个恶性肿瘤平均发病年龄及 5 年生存率,结果发现,GBM 发病年龄为 61 岁,5 年生存率 6.8%,比起胰腺癌 5 年生存率(9.3%)和肝癌 5 年生存率(18.4%),胶质母细胞瘤成为易致死的第一位恶性肿瘤。2019 年 *Frontier in Pharmacology* 上的相关文献比较了多种肿瘤的诊治花费,在美国,胶母细胞瘤等中枢神经系统肿瘤每位患者全病程花费达 22.5 万美元,是多种恶性肿瘤中医疗花费最多的。通过上述比较也说明老年人群胶质母细胞瘤生物学层面具有的恶性难治性,同时也反映了这种病对社会及家庭带来的沉重负担。

老年患者的医疗需求更加复杂:老年患者往往合并心血管、呼吸、泌尿、内分泌等系统疾病,给治疗带来了巨大的挑战。由于老年患者人口增加、医疗需求增多及治疗上的复杂性与多样性,有效地选择适合患者的治疗手段,在治疗前对患者进行充分评估显得尤为重要。为此,中国医师协会脑胶质瘤专委会老年胶质瘤学组制定了《中国老年胶质瘤患者术前评估专家共识(2019)》(下文简称《共识》),旨在初步建立中国老年胶质瘤患者术前评估体系。这有助于总结老年胶质瘤的临床特点及相应诊疗方案,为临床医师提供更全面的信息,以更准确地判断老年患者对手术的耐受程度和预后。《共识》适用于从事老年肿瘤工作的临床和基础研究人员。

◆ 文献要点

1. **老年胶质瘤患者术前评估的重要性** 目前研究显示,新诊断 GBM 中位总生存期(overall-survival,OS)为 14~16 个月,而对于老年患者的预后,已有相应研究证实其远不如年轻人群。Iwamoto 等的研究发现,>65 岁的 GBM 患者中位 OS 为 4 个月。Kita 等的研究结果也提示,在使用相同治疗手段的情况下,≥60 岁的老年 GBM 患者 OS 较<60 岁的患者显著缩短($P=0.001$)。从治疗角度而言,目前 GBM 的标准治疗是根据 Stupp 等的研究结果(NCIC-CE3)制定

的,通过最大安全范围的肿瘤手术切除联合后续的同步放化疗和替莫唑胺(temozolomide,TMZ)辅助治疗能显著延长患者的OS。就手术而言,切除范围是影响胶质瘤预后最重要的因素之一,最大范围的安全切除是公认的手术原则,但考虑到老年患者对手术的耐受性较差,因此,相关研究就老年患者的最适手术切除范围进行了研究。Molinaro等通过回顾性分析和同期验证,以年龄为标准提出了新诊断GBM的手术切除策略:①患者年龄≤65岁,可进行强化区和非强化区的最大安全切除;②患者年龄>65岁,只进行强化区的最大切除。这不仅说明老年患者的特殊性,也证实了对患者进行个体化医疗的必要性。老年综合评估(geriatric comprehensive assessment,GCA)在许多其他肿瘤治疗中已显示出优势,但在神经肿瘤领域中仍缺乏足够的证据。Lorimer等开展了一项名为"GOLDEN"的前瞻性研究,旨在评估GCA在老年GBM患者中的价值。该研究改变了人们长期以来对GCA形成的固有认识(其既费时又耗费资源),为老年神经肿瘤评估提供了有力证据,对老年胶质瘤患者进行独立评估,预测患者生存和治疗耐受性,从而指导临床治疗。不仅是手术,其他针对老年患者的治疗方式亦有特殊的考虑,NCCN指南和《中国胶质瘤诊疗规范(2018年版)》在对肿瘤治疗电场的治疗进行推荐时亦将年龄纳入了考虑范围,这2个文件都对老年患者进行了特殊说明,并将卡氏评分(Karnofsky performance status,KPS)纳入了治疗前的评估指标:对>70岁的GBM患者,仅当其KPS评分>60分时才与≤70岁的GBM患者一并推荐使用肿瘤治疗电场,这一标准的制定充分体现了对老年患者治疗前评估的必要性。

2. 老年胶质瘤患者术前评估有待探索的问题 由于针对老年胶质瘤的评估仍处在探索阶段,《共识》提出了目前老年胶质瘤研究中有待进一步探索的内容。

(1)老年胶质瘤患者年龄界定:关于老年胶质瘤患者年龄界定问题目前尚待统一。世界卫生组织及我国的人口统计均将60岁以上人群归类为老年人,但目前针对老年胶质瘤开展的研究纳入标准并不一致,而标准的不统一会影响结果的准确性,因此,进一步明确"老年"的定义,统一未来针对该人群研究的纳入标准,将成为老年胶质瘤研究的重要任务。

(2)老年胶质瘤患者评估与分层体系:老年患者除一般功能状态与年轻患者有所不同外,其社会学、心理学方面的问题同样有别于年轻患者,而这些方面的因素也可能对患者预后存在显著影响,但国内外许多重要指南关于老年胶质瘤患者评估与分层体系仍仅以KPS评分为主,评估内容相对单一,同时评估的意义亦未进行明确的规定,因此,丰富评估的维度,在患者耐受范围内增加评估项目,并对评估结果进行详细的说明将成为未来研究的方向。除KPS评分指导手术方案外,亦有研究尝试其他评分,如患者体力评分,使用简易评估法评估患者体能状态,判断患者是否耐受开颅手术,能上三层楼或不间断行走500 m即认为可耐受开颅手术,否则行活检手术。上述研究均证明了手术前评估对患者的重要性。

病灶切除对老年患者的生存期能起到明显的延长作用,但并非所有的老年患者均能耐受该术式,故在术前对患者耐受程度的评估显得尤为重要。为解决目前术前评估体系单一的问题,《共识》将老年胶质瘤患者的术前评估进一步细化,包括筛查高危患者、生物学问题评估(如认知能力、合并症、虚弱指数、日常生活能力、生活质量、营养状态、内科系统、实验室检查指标等)、心理学问题评估(如老年抑郁量表)等,并建设性地引入"陪伴照护者"这一社会学理念,实际上,照护者这一角色不仅对老年胶质瘤患者至关重要,对患有其他癌症的老年患者同等重要。他们能帮助患者应对紧急情况,提供日常医疗保健,填补医务人员与患者家属之间的空白。适当、有效的照顾可以提高患者依从性,降低并发症的发生率,进而影响治疗结局,当患者无法独立进行日常活动时,照护者的作用就显得更加重要。

3. 老年胶质瘤患者术前评估的内容 《共识》通过对已有证据进行分析,得出了对老年胶质瘤患者术前可进行评估的方向,以下对老年胶质瘤患者术前筛查及各评估内容进行简要介绍,详细内容可见《共识》。

(1)老年评估筛查:对于没有复杂合并症的老年胶质瘤患者,可先对其进行术前筛查,如筛查结果显示无明确风险,可在综合患者临床特点后考虑行手术治疗;如发现存在风险,应进一步完成更加系统全面的评估,评估内容如下文所述。可供筛查用的评估量表主要包括老年评估 8 项问卷、简明老年人综合评估、虚弱老年人筛查等,这些量表在除颅内肿瘤外的其他老年肿瘤患者中已有所应用,且临床意义较为明确,故《共识》建议未来可在老年胶质瘤患者中应用。

(2)认知评估:认知评估是老年胶质瘤患者术前评估中十分重要的组成部分。研究显示,癌症本身即可对老年患者的认知功能造成影响,且目前已在胶质瘤患者中开展的研究显示,其与老年患者的长期预后情况相关,并可作为该患者群体术后预后情况的独立预测因素,因此,在老年胶质瘤患者群体中开展该项评估具有明确的意义。《共识》对目前已有的在老年胶质瘤患者中进行的认知相关研究进行了较为系统和全面的总结,从循证的角度证实了该评估对目标群体的重要性。《共识》推荐目前国际、国内常用的认知评估工具,即简易精神状态检查(mini-mental state examination,MMSE)和蒙特利尔认知评估量表(Montreal cognitive assessment,MoCA)作为量化认知状态的工具。

(3)合并症情况:考虑到老年患者较一般成年患者的合并症较多,情况较为复杂,且合并症多可能对生存期产生直接影响,故术前需要对老年人合并症情况进行评估。目前,无论是针对老年胶质瘤或者是老年群体其他癌症患者,对合并症的研究均较为广泛,因此,《共识》主要对目前在老年胶质瘤患者中的研究进行了总结,研究结论提示患者的合并症情况与生存期显著相关,且该项评分可以作为对患者生存的预测因子。《共识》推荐使用查尔森合并症指数(Charlson comorbidity index,CCI)对患者的合并症情况进行具体量化。

(4)虚弱状态:在老年综合评估体系中,虚弱状态的评估是具有老年特色且不可或缺的部分,现已在老年医学科病房广泛开展,但目前在神经外科尚未推广。有研究者针对老年胶质瘤患者虚弱状态与治疗的选择进行了相关研究,发现患者的虚弱状态与治疗的选择、住院时间的长短等均相关,并且在治疗前对虚弱状态进行评估在一定程度上会影响临床工作者对治疗方案的选择。《共识》在对上述研究进行介绍的同时推荐简单易行的虚弱程度量表对该项目进行评估。

(5)生活质量:虽然目前已有的研究显示生活质量尚不足以作为胶质瘤患者生存期的独立预测因子,但结果提示该项目与患者的预后确实有一定的相关性。综合目前国际上各项大型临床研究,生活质量已被越来越多的研究者们选择作为除生存期外的重要结局指标之一,该趋势突出了生活质量的重要性,因此,《共识》推荐对老年胶质瘤患者进行该项目的评估。该项评估推荐采用目前国际上常用的量表,即生活质量问卷 30(auality of life questionnaire-core30,QLQ-C30),同时考虑到胶质瘤的特殊性,亦推荐将针对脑肿瘤患者的分量表 QLQ-BN20 与 QLQ-C30 联合应用。

(6)营养状态:营养状态是 GCA 的重要组成部分之一,但目前尚未在老年胶质瘤中开展大规模研究。从其他癌肿老年患者的相关研究中可知,营养状态为老年癌症患者生存期较短的危险因素,可能在不易察觉的情况下对老年患者产生较大的影响,同时亦会改变患者对治疗的耐受性,因此,《共识》推荐将营养状态纳入系统性评估体系。推荐使用简明营养状态量表对患者的营养状态进行评估。

(7)内科相关情况评估:该项评估内容与合并症状评估意义相近,但临床意义更大且更为具体化,主要包括心血管系统、呼吸系统、泌尿系统及内分泌系统 4 项内科相关内容,对于内科无法耐受手术的老年胶质瘤患者,并不能明确手术可使患者获益,因此,该项评估对治疗手段的选择具有明确意义。

(8)实验室检查指标评估:术前对患者进行血液学检查是常规步骤,而血液学检查的一些指标对患者的预后可起到一定的预测作用,血红蛋白和血清白蛋白水平能够提示患者的营养状态,血浆纤维蛋白原可作为炎症反应和癌症进展的调节因子,而炎症因子指标正逐渐成为肿瘤评分的一部分。因此,《共识》建议将上述指标结果分析纳入评估体系当中。

(9)老年综合征和照护者:老年综合征是指由多种疾病及多种原因造成的同一临床表现或问题的症候群,包括跌倒、痴呆、尿失禁、谵妄等,如临床认为必要,可对各项指标单独进行评估。对老年患者而言,其照护者也发挥着至关重要的作用。照护者在整个病程中不仅担任着处理各种紧急情况的角色,还对患者的精神情绪、生活质量,甚至生存时间产生巨大的影响,虽然目前针对胶质瘤的照护者相关研究尚少,但因其具有明确的影响力,《共识》建议将照护者因素纳入评估内容。

【文献评述】

《共识》除了能够为神经外科医师提供术前评估方法外,还介绍了老年胶质瘤患者的老年病、合并症、老年综合征诸多症状出现的严重程度及预后。老年胶质瘤是胶质瘤患者群体中非常特殊的一类,无论在发病率、OS 或是治疗的选择上均与一般成年患者差异显著,进行老年胶质瘤患者的各项治疗前,评估势在必行,并且对该类患者而言,除术前评估外,放疗前评估、免疫治疗评估等也具有重要作用。未来需要进一步建立评估模型,以更好地筛选出能够从联合治疗或不同模式治疗中获益的老年胶质瘤患者群体,从而帮助临床医师制订更加个体化的治疗方案。为提高我国老年胶质瘤患者的诊治水平,老年患者评估体系的系统化与规范化具有不可取代的价值。

(邢　浩　王雅宁　马文斌)

参 考 文 献

中国医师协会脑胶质瘤专委会老年胶质瘤学组.中国老年胶质瘤患者术前评估专家共识(2019).协和医学杂志,2019,10(4):326-335.

第 101 章

《中国老年患者围术期脑健康
多学科专家共识（一）》解读

【文献题目】 中国老年患者围术期脑健康多学科专家共识（一）

【文献作者】 中华医学会麻醉学分会老年人麻醉学组，国家老年疾病临床医学研究中心，中华医学会精神病学分会，等

【文献来源】 中华医学杂志，2019，99（27）：2084-2110

【文献解读】

◆ **背景介绍**

　　随着人口老龄化进程的加剧，老年人甚至高龄老人手术占比逐年增多。老年人群由于其生理功能存在特殊性，使术后并发症的发生率和病死率较高，因此，老年人围术期管理需要特殊关注。具有手术适应证的老年患者数量急剧增加，给老年患者围术期脑健康管理带来了挑战。老年围术期脑部并发症的发生率高，是老年人围术期的常见并发症之一，明显影响老年患者术后转归及远期生活质量，增加家庭与社会负担。为了维护老年患者围术期脑健康、改善老年手术患者远期生活质量，中华医学会麻醉学分会老年人麻醉学组、国家老年疾病临床医学研究中心、中华医学会精神病学分会等于 2019 年制定并发布了《中国老年患者围术期脑健康多学科专家共识（一）》（下文简称《共识（一）》）。《共识》适用于各级外科手术医师、神经内科医师、老年医学科医师、心理医学科医师及重症监护室等各级医护人员。

◆ **文献要点**

　　1. **老年患者围术期脑健康定义和范畴** 国内老年围术期脑健康的理论发展较慢，目前缺少统一的围术期脑健康定义，《共识（一）》首次对老年围术期脑健康进行了概括，定义为通过多学科医师合作，对老年患者实施术前脑功能状态及脑部疾病的筛查、诊断及优化，术中脑功能状态监测、预警与路径管理，术后脑功能状态与并发症的监测与早期干预，最大限度地减少围术期因素对脑功能的损害，确保老年患者在经历围术期应激后，脑健康状态保持或优于术前水平，满足老年患者回归家庭与社会的需求。该定义明确指出了老年患者围术期脑健康管理的主要内容是脑功能状态和脑部疾病。《共识（一）》分别对老年围术期缺血性脑血管疾病、帕金森病、阿尔茨海默病（Alzheimer's disease，AD）、焦虑和抑郁的管理进行了详细阐述，这些疾病的管理主要分为术前、术中和术后管理。

　　2. **缺血性脑血管疾病**

　　（1）术前管理：对术前 6 个月内伴有症状的脑卒中（或短暂性脑缺血发作）老年患者，《共识（一）》建议参照欧洲卒中组织等提出的管理流程进行头颈部动脉疾病的筛查和诊治。对于无神经症状和体征的患者，不建议行颈动脉影像学检查。建议有症状的颈动脉病变患者在 12 周内行血流重建；在行择期非心脏手术前，颈动脉狭窄≥50% 以上的患者，建议在症状出现后 12 周内行血流重建。

　　（2）术前评估：《共识（一）》将围术期脑卒中的危险因素分为术前、术中和术后。术前危险因素主要包括无法干预的患者自身因素和可干预因素；术中主要危险因素为手术因素和麻醉因素；术后主要危险因素为心力衰竭等。

　　（3）术前优化治疗：《共识（一）》对主要危险因

素的术前控制目标及术前合理用药进行了推荐。在危险因素中,重点关注了术前患者血压和血糖的控制目标。任何年龄段老年患者术前血压一般控制目标为≤140/90 mmHg,理想可控制在≤130/80 mmHg。对术前合并缺血性脑血管疾病的老年患者,建议术前控制糖化血红蛋白<7%;对于病程短、预期寿命长且无明显心血管疾病的患者,可将糖化血红蛋白控制在6.0%～6.5%。此外,关于合并缺血性脑血管病老年围术期患者是否继续使用抗血小板和抗凝药仍存在争议。在维生素K拮抗剂和新型口服抗凝药的使用方面,对出血风险较小的患者,术前无须停用华法林;若手术出血风险高且创伤大,建议术前停用华法林5～7天,并换用低分子肝素进行替代治疗。围术期使用β受体阻滞剂对脑卒中发生率的影响尚无定论。

(4)手术时机的选择:对近期已发生脑卒中或短暂性脑缺血发作患者,《共识(一)》基于围术期脑卒中风险及术后转归因素的考虑,建议择期手术推迟至3个月。

(5)术中管理

1)术中监测:所有老年患者均需术中密切监测血压,必要时行连续无创血压监测;对于手术时间长、创伤大、失血量多的高危手术及心功能差的高危患者,建议实施功能性血流动力学监测或经食道超声心动图监测。

2)麻醉管理策略:《共识(一)》对麻醉方式及麻醉药物、血压和血糖、出血、药物等因素的管理进行了推荐,指出在能够满足外科需求的条件下,推荐优先选用区域麻醉,包括椎管内麻醉、外周神经阻滞等。术中血压管理是预防围术期脑卒中的重点,术中应注意避免过度依赖液体输注来维持血压,推荐目标导向液体治疗联合缩血管药物维持血压。对术中血糖建议控制在7.8～10.0 mmol/L。对伴有心血管疾病危险因素的患者,术中血红蛋白应维持在70g/L以上。

(6)术后管理

1)术后急性脑卒中的预防:《共识(一)》建议在术前停用抗凝/抗血小板药物治疗的老年人,重启治疗前需要结合相关出血并发症的风险决定治疗时机。建议所有老年人术后继续监测血压。对于合并心功能减退的老年患者,术

后可使用缩血管药物及正性肌力药物维持循环稳定。对术后出现心房颤动的患者,建议积极寻找并纠正诱因。

2)术后新发急性脑卒中的早期识别、诊断及治疗:临床常用的卒中识别量表均可用于术后新发急性脑卒中的识别,推荐使用FAST量表等评估工具。对神经系统症状及体征的评估,推荐使用美国国立卫生院卒中量表(National Institutes of health stroke scale,NIHSS)。对疑似病例需及时行脑CT或MRI检查,将临床表现与影像学结果结合分析来制订诊疗措施。术后确诊新发脑卒中患者,建议由神经科医师制订诊疗方案。

3. 帕金森病

(1)术前准备:《共识(一)》建议采用统一帕金森病评分量表进行评价,主要评价内容为第三部分,同时要对帕金森病患者进行呼吸系统评估,避免围术期发生吸入性肺炎。另外,还需重视心血管系统评估,避免心血管疾病死亡及卒中风险增加。尽量不随意调整平时服药习惯。

(2)术中用药及管理(麻醉方式和麻醉药物的选择):帕金森病患者选择区域麻醉比全身麻醉发生术后近期并发症概率低,死亡率亦低,也便于症状的观察。如存在严重运动障碍,伴有吞咽困难或喉部肌肉功能异常,推荐选择全身麻醉。帕金森病患者突然中断药物治疗可使临床表现加重。术中可按原服药时间和剂量通过鼻胃管给药。

(3)术后用药及管理:阿片类药物常用于患者术后镇痛。推荐帕金森病患者术后使用非甾体抗炎药镇痛。《共识(一)》对以下5种并发症进行了建议。

1)吸入性肺炎:防治吸入性肺炎的关键是术后及时恢复抗帕金森病药物治疗。

2)尿潴留、尿路感染:术后及时锻炼膀胱,尽早拔除尿管,若怀疑尿路感染应尽早抗感染治疗。

3)血压波动、直立性低血压:术后严密监测血压,可适量增加饮水量,加强护理和宣教,术前1～2周停用单胺氧化酶B抑制剂。

4)下肢深静脉血栓:建议帕金森病患者术后尽早行静脉血栓栓塞评分,必要时对高危患者行下肢深静脉血栓的物理及药物干预。

5)术后恶心呕吐:不推荐使用多巴胺拮抗剂(如甲氧氯普胺等)止吐,推荐使用 5-羟色胺受体拮抗剂(如昂丹司琼)控制呕吐反应。

(4)帕金森病患者精神症状的处理:帕金森病患者术后常由一定诱因导致精神症状。出现急性精神障碍时应首先寻找诱因,《共识(一)》建议首选氯氮平和喹硫平,不推荐使用氟哌啶醇、利培酮、奥氮平等药物。术后抑郁和/或焦虑的治疗可给予选择性 5-羟色胺再摄取抑制剂,也可应用多巴胺受体激动剂(普拉克索),在改善运动症状的同时改善抑郁症状。

4. 阿尔茨海默病 AD 患者中、晚期表现为不同程度的失能状态,严重影响围术期的管理,为此,《共识(一)》提出了相关建议。

(1)术前评估:对术前认知功能的评估建议采用简易精神状态检查(mini-mental state examination,MMSE)、蒙特利尔认知评估量表(Montreal cognitive assessment,MoCA)等进行评估。抑郁状态评估可采用汉密尔顿抑郁量表(Hamilton depression scale,HAMD)进行评估。日常生活能力主要采用日常生活活动能力量表。

(2)术中管理:《共识(一)》推荐 AD 患者优先使用区域麻醉作为麻醉方式,如必须行全身麻醉,推荐选择丙泊酚以减少谵妄及认知损害加重,并建议在脑电麻醉深度[如脑电双频指数(bispectral index,BIS)]监测下维持适当麻醉深度(如使 BIS 处于 40～60)。AD 患者避免使用抗胆碱能药物。如必须使用肌松药,需要给予高于正常剂量的非去极化肌松药。

(3)术后管理:《共识(一)》建议 AD 患者术后疼痛首选区域阻滞镇痛。治疗上应避免使用影响认知功能的药物,及时纠正电解质紊乱。对于术后睡眠障碍患者建议避免使用镇静催眠药,推荐通过非药物措施改善睡眠。此外,AD 患者术后需加强护理,应注意防治肺炎、尿路感染、跌倒等并发症。

5. 焦虑和抑郁

(1)诊断与评估:《共识(一)》建议对所有老年患者进行围术期焦虑和抑郁的评估。非精神科医师可以通过焦虑和抑郁评估量表对患者进行症状评估,请精神科医师会诊进一步诊断和制订治疗方案。

(2)围术期管理:《共识(一)》将焦虑和抑郁患者的围术期管理分为非药物干预和药物干预。大多数围术期老年患者可通过非药物干预缓解术前焦虑和抑郁,主要是以心理、认知行为治疗为主的非药物干预。以下 4 种情况有时需要进行药物干预。

1)围术期一过性焦虑:中、重度焦虑患者或症状影响围术期安全的患者。

2)慢性焦虑障碍患者:一般不推荐围术期药物干预,如病情加重,建议请精神科医师指导围术期用药。

3)围术期一过性抑郁:不推荐术前常规使用抗抑郁药。对中、重度抑郁或其症状影响到患者,建议请精神科医师指导治疗。

4)慢性抑郁患者:对长期连续用药的老年慢性抑郁患者,建议围术期继续用药治疗,避免术前骤然停药。如需调整抗抑郁治疗方案或严重抑郁的患者,建议精神科会诊。

(3)抗抑郁药与全身麻醉药的相互作用:单胺氧化酶抑制剂与阿片类药物联用可能引起急性 5-羟色胺中毒症状。老年人容易出现抗精神病药物不良反应,因此,围术期老年人要警惕抗抑郁药与麻醉药的相互作用。

(4)麻醉方法和药物选择:关于麻醉方法和麻醉药对焦虑、抑郁的影响证据较少,《共识(一)》未予以相应推荐,只是指出异氟烷麻醉可能有利于抑郁症患者。

(5)术后焦虑和抑郁:《共识(一)》指出术后进行心理干预和功能康复锻炼可能缓解抑郁程度。围术期应用 5-羟色胺再摄取抑制剂有引起出血和死亡的风险,需谨慎使用。严重抑郁患者需要请精神科医师进行专科治疗。

【文献评述】

《共识(一)》为中国老年围术期脑健康的管理提供了详细、科学及操作性较强的指导建议,重点对中国老年人群中常见的缺血性脑血管疾病、帕金森病、阿尔茨海默病以及焦虑和抑郁分别进行了规范化指导和推荐。老年人群在生理、病理生理等方面与青年人群存在诸多不同,这就决定了老年患者围术期管理的策略不同,国内学者指出我国老年麻醉范畴应延展至围术期老年医学,以提高老年人围术期的管理策略。老年医学的三大核心内容之一是多学科团队管理,《共识(一)》的制定基于多学科专家团队,符合老年医学临床诊疗规范,通过多学科专家对老年患者围术期脑健康进行研讨,提出重视老年患者围术期脑健康的评估,在围术期脑健康的管理中,又强调了围术期危险因素即老年慢性疾病控制(如血压、血糖等管理)、合理用药及并发症的防治(如疼痛、睡眠障碍、感染、尿潴留、新发卒中等)。对围术期麻醉方式、麻醉药物选择与脑健康的关系进行了讨论和总结,这是《共识(一)》的亮点。期待今后有更多关于围术期麻醉方式、麻醉药物等与老年人脑健康关系的临床研究。

(周晓辉 苗海军)

参 考 文 献

［1］ 中华医学会麻醉学分会老年人麻醉学组,国家老年疾病临床医学研究中心,中华医学会精神病学分会,等.中国老年患者围术期脑健康多学科专家共识(一).中华医学杂志,2019,99(27):2084-2110.

［2］ 王天龙,米卫东.推动老年围术期医学的发展.中华麻醉学杂志,2018,38(8):897-898.

［3］ 王天龙,王东信.推动中国老年麻醉向围术期老年医学转变.中华医学杂志,2016,96(43):3441-3442.

第 102 章

《中国老年患者围术期脑健康 多学科专家共识(二)》解读

【文献题目】 中国老年患者围术期脑健康多学科专家共识(二)

【文献作者】 中华医学会麻醉学分会老年人麻醉学组,国家老年疾病临床医学研究中心,中华医学会精神病学分会,等

【文献来源】 中华医学杂志,2019,99(29):1152-2269

【文献解读】

◆ 背景介绍

20世纪90年代以来,我国老龄化进程加快,老年人口的增加导致有手术适应证的老年患者数量增加,由于老年人的生理特点(如多病共存、多重用药、老年综合征等诸多问题),使手术风险增高、术后并发症的发生率及死亡率增高,给老年患者围术期麻醉管理带来了挑战。认知功能障碍和谵妄是老年围术期常见并发症,严重影响老年患者术后转归和远期生活质量,也增加了家庭负担和社会资源消耗,因此,制定老年患者围术期脑健康多学科管理共识具有临床指导意义。2019年8月中华医学杂志发布《了中国老年患者围术期脑健康多学科专家共识(二)》(下文简称《共识(二)》,来自麻醉科、老年医学科、神经内科、精神科、睡眠医学中心等不同学科的17名专家参加了本共识的制定。通过多学科团队协作,发挥各专业优势,共同制定了相应的老年患者围术期脑健康临床管理路径,以达到维护老年患者围术期脑健康、改善远期生活质量的目的。围术期脑健康管理是从老年麻醉学向围术期老年医学的转变。《共识(二)》适用于为老年患者围术期健康管理提供保障的老年医学科医师、麻醉科医师等。

◆ 文献要点

1. 老年围术期认知功能障碍管理要点

(1)概念:《共识(二)》将术前已经存在的认知功能损害和术后新发生的认知功能损害均定义为围术期认知功能障碍的范畴。

(2)围术期认知功能损害评估:鉴于老年患者多种慢性疾病共存、认知障碍发生率高,《共识(二)》强调术前应对高危老年患者常规进行认知功能障碍的评估和筛查,重点介绍了用于认知功能障碍评估的不同类型的量表,必要时术后行神经心理测验、实验室及影像学检查,这些重复筛查有助于识别术后新发生的认知功能损害。

(3)术前准备与干预:《共识(二)》强调多学科团队协作对于老年围术期管理的重要性。对于术前合并认知功能损害的患者,除基础治疗外,建议对其实施积极的针对性干预,包括改善营养状态、进行体能锻炼及认知功能训练。《共识(二)》还介绍了改善认知功能的药物管理以及与麻醉药、精神类药物同时使用的注意事项。

(4)麻醉和术中管理:鉴于老年患者生理特点,为减少术后认知功能障碍的发生,《共识(二)》建议术前用药禁用抗胆碱能药物,慎用苯二氮䓬类药物。

1)麻醉药物的选择:基于与吸入麻醉相比静脉麻醉对认知功能影响更小的证据,《共识(二)》建议老年手术患者首选丙泊酚为基础的静脉麻醉,围术期可复合右美托咪定,无禁忌证者可给予非甾体抗炎药或对乙酰氨基酚,高危患者可预防性给予乌司他丁。

2)麻醉方法的选择:首选区域阻滞麻醉。对

于需要全身麻醉的患者,建议采用基于丙泊酚的静脉麻醉;对于需要镇静的区域阻滞麻醉患者,建议采用右美托咪定浅镇静。

3)术中监测与管理:《共识(二)》建议采用具体措施和指标保障手术安全。措施如下:①进行麻醉深度监测避免麻醉过深、脑氧饱和度监测维护脑氧供需平衡;②控制血压波动范围小于术前基线的 20%,以维持循环稳定;③危重患者血红蛋白尽可能维持在 100 g/L 以上;④采用肺保护通气策略(小潮气量、呼气末正压通气、肺复张策略等);⑤避免过度通气,维持 $PaCO_2$ 在 35～45 mmHg;⑥围术期避免低氧血症,维持 SpO_2 不低于 90%;⑦维持术中体温不低于 36℃,避免低体温的发生。

(5)术后管理:强调建立人性化的医疗护理模式对老年认知功能障碍患者术后管理的意义,可以选择患者亲属或熟人参与护理,给患者安全感。术后管理的具体措施如下。

1)原发病的治疗加积极支持治疗,包括营养支持、尽早活动和认知功能训练。

2)做好疼痛评估,实施理想镇痛尽量减少不良反应,个体化原则给予多模式镇痛,多模式镇痛方法为联合应用外周和全身性镇痛。

3)早期识别并积极预防术后并发症,尤其注意谵妄、肺部感染、尿路感染等并发症,以改善患者预后。

2. 老年围术期谵妄管理要点

(1)围术期谵妄概述:《共识(二)》概括介绍了谵妄的概念、住院老年患者谵妄的诊断标准、危险因素、评估工具、谵妄的特点及危害,强调谵妄干预对手术预后的意义,建议对围术期老年患者实施谵妄评估。《共识(二)》还介绍了术前谵妄评估的内容(包括了解患者的现病史、合并疾病、精神状态、活动状态、营养状态、药物治疗、检查结果等情况),推荐了适用于不同专业、操作性强的谵妄评估量表。

(2)围术期谵妄管理:对于高危患者,《共识(二)》强调谵妄预防是首要措施。推荐术前实施认知功能训练、心理干预、改善基础状态和睡眠等非药物预防措施,避免使用增加谵妄风险的术前用药。强调术前抑郁和焦虑是谵妄发生的重要危险因素,应引起重视。通过术前宣教等干预措施

可有效缓解抑郁和焦虑,从而降低谵妄发生率。术前进行认知功能训练、改善营养状态、纠正电解质紊乱、改善睡眠、避免使用苯二氮䓬类药物和抗胆碱能药物等都被证实可以减少术后谵妄发生率。但是对于长期使用苯二氮䓬类药物的患者,术前停用药物有可能诱发戒断症状。针对这类患者,《共识(二)》建议按照个体化原则邀请精神科医师会诊,以指导此类患者围术期的用药管理。

(3)麻醉和术中管理:已有研究证据未发现麻醉方法选择(全身麻醉或区域阻滞麻醉)对术后谵妄发生率的影响有差异。老年患者麻醉和术中谵妄管理与老年围术期认知功能障碍的管理基本一致,如在麻醉药物选择、麻醉深度监测、术中镇静深度、脑氧饱和度监测、术中血压管理等方面。术后镇痛措施强调大剂量阿片类药物会增加术后谵妄风险,建议采用多模式镇痛以改善镇痛效果,减少阿片类药物使用剂量,降低术后谵妄发生率。多模式镇痛方式为复合使用对乙酰氨基酚或非甾体抗炎药,或者复合区域阻滞(外周神经阻滞和硬膜外阻滞)等。对于监护室机械通气患者,避免镇静过深可降低谵妄发生率。监护室机械通气患者应避免使用苯二氮䓬类药物,建议优先选择非苯二氮䓬类药物(丙泊酚和右美托咪定)。

(4)谵妄的预防:谵妄的预防是重点,包括非药物预防和药物预防。非药物预防措施可以降低谵妄发生率,是预防谵妄的首要选择。《共识(二)》建议对所有老年患者均应给予非药物措施预防谵妄发生。非药物干预主要是针对谵妄的促发危险因素所采取的针对性措施,包括保持定向力、改善认知功能、早期活动、非药物措施改善睡眠、积极交流、佩戴眼镜和助听器、预防脱水等。药物预防措施:围术期给予右美托咪定可能减少术后谵妄的发生,但远期效果有待进一步研究证实。

(5)谵妄的治疗:《共识(二)》仍然建议首先采取非药物治疗,非药物预防干预治疗措施同样适用于谵妄患者的治疗。药物治疗:可使用氟哌啶醇或非典型抗精神病药物治疗术后躁动型谵妄。氟哌啶醇和非经典类精神药物(如喹硫平和奥氮平)均被用于治疗躁动型谵妄。但是需要警惕此类药物的不良反应,如锥体外系反应、QT 间期延长等。《共识(二)》建议使用右美托咪定治疗术后

躁动型谵妄,但远期效果也有待进一步研究证实。

【文献评述】

《共识(二)》科学、全面、简洁,可操作性比较强,适用于从事老年患者围术期健康管理的老年医学科、麻醉科、重症监护病房的医师。《共识(二)》推荐采用术前、术后一系列相关评估手段,对围术期认知功能、谵妄进行高危因素的评估筛查及识别诊断,针对性地进行相应的预防、干预、治疗,从而达到保障老年围术期脑健康的目的。《共识(二)》强调多学科团队协作在老年围术期健康管理中的重要作用,需要麻醉科医师、老年科医师、精神科医师、药师、营养师、护理师等多学科共同参与,建立全程管理的理念。

《共识(二)》推荐的一些预防、治疗方法及远期效果还有待进一步循证医学研究证实。如果能将老年医学核心技术——老年综合评估作为围术期老年评估筛查的内容,将更能全面反映老年人的个体状况,识别高危患者,增进医师和患者之间的交流,实时进行预防干预治疗,为围术期老年脑健康管理提供更有力的保障。

（丁　毅）

参 考 文 献

中华医学会麻醉学分会老年人麻醉学组,国家老年疾病临床医学研究中心,中华医学会精神病学分会,等. 中国老年患者围术期脑健康多学科专家共识(二). 中华医学杂志,2019,99(29):2252-2269.

《中国老年患者围术期脑健康多学科专家共识(三)》解读

【文献题目】 中国老年患者围术期脑健康多学科专家共识(三)

【文献作者】 中华医学会麻醉学分会老年人麻醉学组,国家老年疾病临床医学研究中心,中华医学会精神病学分会,等

【文献来源】 中华医学杂志,2019,99(31):2409-2422

【文献解读】

◆ 背景介绍

随着年龄增长,睡眠障碍的发病率逐年增加,老年人中有 40%～70%患有慢性失眠。在合并各种精神和躯体疾病的老年患者中,失眠的患病率进一步升高,而且合并疾病种类越多,失眠患病率越高。对于术前老年患者,在疾病、心理和环境因素的共同作用下更容易出现睡眠障碍。睡眠期间出现呼吸异常最常见的阻塞性睡眠呼吸暂停(obstructive sleep apnea,OSA),可引起低通气或呼吸暂停,继而导致低氧血症、高碳酸血症的频繁发生,会加重睡眠结构紊乱,使交感神经张力增加,除睡眠时打鼾、憋气、日间嗜睡、注意力不易集中等症状外,围术期可增加高血压、缺血性心脏病、脑卒中的风险。

老年患者失眠对术中风险和术后精神、躯体和社会功能恢复均有不良影响,因此,中华医学会麻醉学分会老年人麻醉学组等专家于 2019 年制定并发布了《中国老年患者围术期脑健康多学科专家共识(三)》(下文简称《共识(三)》),其内容集中论述了围术期老年患者的睡眠特点和常见的睡眠问题,旨在加强临床医师对老年患者睡眠障碍和睡眠呼吸障碍的认识和了解,提高其对此类疾病的识别和筛查能力,并为老年患者围术期睡眠障碍和睡眠相关呼吸障碍的管理提供指导意见,进而使老年患者平安度围术期。《共识(三)》对老年患者手术后的睡眠管理也有很好的指导意义,更适合老年医学科医师学习,是老年医学科医师的必备临床技能。

◆ 文献要点

1. **围术期睡眠障碍概述** 睡眠是脑的基本功能之一,具有重要的生理意义,通过睡眠,机体可以保存能量、增加脑代谢废物的排出以及促进记忆巩固。利用电生理技术,可以发现睡眠的周期性变化,每个周期由非快速眼动睡眠(non-rapid eye movement sleep,NREM)和快速眼动睡眠(rapid eye movement sleep,REM)组成。NREM 睡眠期间眼球运动缓慢或完全消失,肌电活动低于清醒状态。根据脑电特征可将 NREM 睡眠进一步分为 3 期:1 期(N1 期)是清醒期和其他睡眠期的过渡阶段,脑电频率特征以 θ 波为主;2 期(N2 期)脑电可在低幅的基础上,出现睡眠纺锤波;3 期(N3 期)又称慢波睡眠,以高波幅慢波为标志。REM 睡眠(R 期)又称矛盾睡眠期,脑电波小而不规则,以周期性暴发的快速眼球运动为特征。健康成年人每天正常睡眠时间为 7～8 h,整夜睡眠中 NREM 睡眠占总睡眠时间的 75%～80%,REM 睡眠占总睡眠时间的 20%～25%。

人类睡眠结构可随年龄变化而变化,男性随年龄增长 N3 期逐渐减少、N1 期逐渐增加,但女性 N3 期睡眠随年龄增长似乎变化不大。不仅如此,研究还显示,老年患者发生睡眠障碍的风险也显著升高。老年人群中失眠患病率明显高于其他

年龄组人群。有研究报道,老年人中 40%～70% 患有慢性失眠。在合并各种精神和躯体疾病的老年患者中,失眠患病率进一步升高,并且合并疾病种类越多,失眠患病率越高。不仅如此,对于术前患者来说,在疾病、心理和环境因素的共同作用下更容易出现睡眠障碍。研究证实,全身麻醉、围术期心理和生理应激以及某些药物的使用可引起睡眠-清醒昼夜节律的改变和睡眠质量的下降。一项小样本量调查显示,不同手术患者术前 1 个月内失眠患病率为 60%～80%。失眠对患者的精神、躯体和社会功能均有不利影响,可导致情绪紊乱,精神衰弱,严重者出现心理障碍、轻生或自杀,还可导致免疫功能失调,诱发或加重心脏疾病、高血压病、糖尿病等。术前失眠的患者更容易出现焦虑,这会影响其血流动力学的稳定,导致血压升高和心血管事件的发生,并且会增加患者对疼痛的敏感性,影响麻醉药物的用量和效果,还可导致术后谵妄和认知功能损害风险增加。这些都会对术后早期恢复产生负面影响,增加医疗和护理费用等。因此,术前失眠应引起手术医师和麻醉医师的高度重视。

此外,对围术期睡眠相关呼吸障碍的管理也是影响手术成败的重要因素之一。在临床工作中,老年患者的睡眠相关呼吸障碍以 OSA 最为常见。随着生活水平的提高以及人口老龄化的进展,OSA 患病率逐年增加。国外流行病学调查发现,在 30～70 岁人群中,中重度 OSA(睡眠呼吸暂停低通气指数≥15)的患病率逐渐增加。尽管国内尚缺乏全国范围内关于 OSA 患病率的流行病学调查资料,但部分地区的调查结果也显示其患病率显著增加。研究发现,OSA 患者术中出现插/拔管困难的比例、术后呼吸和心脑血管并发症的发生率及术后重症监护病房(intensive care unit,ICU)进驻率均明显高于非 OSA 患者。术前对 OSA 患者进行准确的评估和干预有助于预测手术风险、选择麻醉方式,从而减少术后心脑肺并发症的发生、缩短术后住院时间。然而,目前 OSA 的术前诊断漏诊率仍较高。

2. 老年患者围术期睡眠障碍的管理 根据睡眠障碍国际分类第三版,目前已知的睡眠障碍有 90 余种,分布于各个年龄阶段。常见的睡眠障碍有失眠障碍(简称失眠)、睡眠相关呼吸障碍、睡眠相关运动障碍等,其中以失眠最为常见。

《共识(三)》中的睡眠障碍主要针对失眠。根据病程长短等具体状况可将失眠分为慢性失眠、短期失眠和其他失眠。老年人群的失眠患病风险明显高于其他年龄组人群,对其心血管系统、内分泌系统、免疫系统、神经系统等均可可能造成不良影响。因此,重视老年人群特别是围术期老年人群失眠的诊断和治疗具有重要意义。

(1)术前失眠的危险因素:术前失眠的危险因素分为生理因素、病理因素和环境因素。生理因素包括年龄、性别、遗传、个性特征等;其中年龄因素是失眠的重要危险因素,年龄越高,失眠风险越大(慢性失眠患病率从儿童的 4.0%、青年成人的 9.3%,增加至老年人的 38.2%);病理因素主要指既往有失眠病史、各种精神障碍和躯体疾病,以及应用可能影响睡眠的药物等;环境因素包括负性生活事件、环境改变、周围人群对患者的负面影响等。

(2)睡眠质量评估:睡眠质量需要结合入睡能力、睡眠维持能力、是否存在早醒、总睡眠时间、睡眠效率、睡眠结构及醒后状态多个维度进行评估。通常采用睡眠潜伏时间作为入睡能力的客观评价指标。睡眠潜伏时间是指从卧床关灯到第一帧睡眠期(N1 期、N2 期、N3 期或 R 期)出现的时间。正常成年人从清醒到入睡一般需要 20 min 左右,睡眠潜伏时间超过 30 min 提示入睡困难。睡眠潜伏时间受行为因素、睡眠及相关疾病或药物因素影响,可缩短或延长。睡眠维持能力是指睡眠的连续性,通常整夜睡眠期间也会有片段清醒,但醒后再入睡容易。如果每晚醒来次数在 2 次以上和/或醒后再入睡困难表明睡眠连续性不佳。早醒是指较习惯性醒来时间提前 30 min 以上。总睡眠时间是整夜睡眠期间各睡眠期所占时间的总和。睡眠效率为总睡眠时间占总卧床(从卧床关灯至醒来起床的一段时间)时间的百分比,正常应≥85%。良好的睡眠是指主睡眠时段睡眠总时间正常,睡眠结构与年龄变化相一致,醒后头脑清醒,睡前的疲劳消失或得到明显缓解,日间精力充沛,认知功能和作业能力不受影响。

(3)术前失眠的评估:睡眠状况的临床评估应包括临床综合评估、主观评估和客观评估。其中临床综合评估是失眠诊断的基础和主要方法,必要时可进行主观或客观评估，以更准确地评价失眠的特点和影响因素。由于失眠对老年围术期患者的术中风险以及术后精神、躯体和社会功能恢复均有不良影响，因此，《共识（三）》推荐在术前对患者的睡眠状况进行临床综合评估和主观评估，必要时可进行相应的客观评估。

1）临床综合评估：临床综合评估应获取患者睡眠特点、日间活动和功能情况、合并疾病情况、基本体格检查及睡眠或精神疾病家族史。其中睡眠特点包括发生的背景、表现、演变过程、是否伴随日间症状及其基本表现、持续时间等。①发生的背景。评估从傍晚到卧床入睡前的行为和心理活动，并了解患者的睡眠环境。②睡眠-觉醒节律。了解患者日常作息习惯、初步评估睡眠-觉醒规律、排除各种睡眠节律紊乱，其中老年患者以睡眠-觉醒时相前移障碍较为常见。③夜间症状。指从夜间入睡到清晨睡醒的过程中可能出现的与睡眠相关的症状，是判断主要失眠障碍以及是否合并其他睡眠相关疾病的线索。④日间活动和功能。了解失眠对患者工作、日常生活的影响。⑤其他病史，包括躯体疾病、精神障碍及其他睡眠障碍等。

2）主观评估：主观评估方法包括自评（如睡眠日记、自评量表等）和他评。①睡眠日记，是一种主观睡眠感的"客观"评估方法。通常让患者完成为期 2 周的睡眠日记，内容包括记录每天上床和起床时间，估计睡眠潜伏期，记录夜间觉醒次数、总卧床时间，估计实际睡眠时间等，计算患者睡眠效率。该方法简单易行，临床应用比较广泛。②量表或问卷评估，是一种主观体验的"客观"评估方法，根据完成量表条目填写主体的不同，分为自评量表和他评量表。自评量表是指由受测对象本人完成的量表；他评量表是由经过特定量表使用专门培训的专业人员，根据对受测对象的询问和专业观察获得的信息，综合做出评分的量表。在选择量表时，要根据评估的目的以及量表自身的信度、效度进行选择。

3）客观评估：客观评估并不是诊断失眠障碍的常规检查，推荐用于可疑合并其他睡眠障碍、诊断不明、顽固且难治性的失眠障碍、睡眠中有暴力行为以及考虑存在与失眠障碍共病且存在相互影响的躯体疾病时。①体格检查。一些常见躯体疾

病，如高血压、甲状腺功能亢进或减低、脑器质性疾病等，可能是失眠的诱发因素，可长期与失眠障碍共病且存在相互影响，因此，必要时需进行相应的检查。②多导睡眠图（polysomnogram，PSG）监测，这是进行睡眠医学研究和睡眠疾病诊断的基本技术，是评价睡眠相关病理生理和睡眠结构的标准方法。由于失眠可以通过病史、临床表现和问卷确诊，因此，不推荐将 PSG 作为失眠患者的常规检查，可用于怀疑存在其他睡眠障碍、睡眠认知异常或顽固性失眠的人群。③体动记录检查，这是评估睡眠-觉醒节律、确定睡眠形式的有效方法。体动记录检查可以数值或图表的形式反映醒-睡模式，估算睡眠潜伏时间、总睡眠时间、清醒次数、睡眠效率等，推荐用于失眠且可疑伴有睡眠节律异常者，以及对治疗前后睡眠质量的评测。④多次睡眠潜伏时间试验，即客观测定入睡倾向和出现睡眠起始快速眼动期的可能性，用于可疑发作性睡病的确诊和可疑特发性睡眠过度的鉴别诊断，不推荐用于明确诊断为单纯短期失眠或慢性失眠者。

（4）术前失眠的诊断标准及流程

1）诊断标准：推荐选用 ICSD-3 关于失眠的诊断标准。

2）诊断流程：失眠的诊断主要依据主观症状。对于需要详细了解睡眠结构和分析失眠病因或鉴别其他睡眠相关疾病时，可进行客观检查，包括生化、PSG 监测、多次睡眠潜伏时间试验及体动记录。但客观检查并非失眠的常规检查。

（5）失眠的术前处理：术前失眠患者应首选非药物治疗，必要时可加用药物治疗以改善睡眠，但应尽可能避免苯二氮䓬类药物，特别是长效苯二氮䓬类药物。

（6）失眠患者的麻醉和围术期管理：《共识（三）》认为失眠患者应尽可能采用区域阻滞麻醉。必须全身麻醉的患者，应尽可能复合区域阻滞或外周神经阻滞，以减少阿片类药物的使用。对于术前服用镇静催眠药的患者，应注意其与全身麻醉药物的协同作用，需在麻醉深度严密监测下调整麻醉药物用量。术后尽可能采用非阿片类药物镇痛，并保证镇痛效果。

（7）改善术后睡眠的措施：失眠患者应首选非药物措施改善术后睡眠。对非药物措施效果不满

意的患者,可考虑给予非苯二氮䓬类 GABA 受体激动剂、褪黑素及褪黑素受体激动剂或食欲肽受体抑制剂口服,或者小剂量右美托咪定静脉输注。

3. 老年患者围术期睡眠相关呼吸障碍的管理 睡眠相关呼吸障碍是以睡眠期间出现呼吸异常为特征的一类疾病,包括 OSA、中枢性睡眠呼吸暂停综合征、睡眠相关肺泡低通气障碍和睡眠相关低氧血症。临床以 OSA 最为常见,因此,《共识(三)》中的睡眠相关呼吸障碍主要针对 OSA。

(1)OSA 的概念:OSA 的特点是睡眠时上气道反复塌陷、阻塞引起低通气或呼吸暂停,继而导致频繁发生低氧血症、高碳酸血症、胸腔内压力显著波动、睡眠结构紊乱及交感神经张力增加,长期可导致多器官系统功能受损。临床上患者通常主诉睡眠时打鼾、憋气,可伴有日间嗜睡、注意力不易集中、记忆力减退、情绪障碍等症状,并增加高血压、缺血性心脏病、脑卒中及 2 型糖尿病的患病风险。

(2)OSA 对围术期患者的影响:OSA 患者上气道解剖结构异常、肌张力下降,睡眠时反复出现上气道狭窄或塌陷,这与睡眠分期、体位、上气道狭窄/阻塞的部位和程度、肌张力、呼吸驱动力等因素有关。围术期有诸多因素会加重 OSA 患者上气道阻塞的程度,如镇静和麻醉增加上气道临界闭合压,使上气道被动塌陷的风险进一步增加;催眠药物可降低肌肉张力,加重全身麻醉恢复期上气道塌陷;镇静药和镇痛药对中枢的抑制作用会降低机体对缺氧后呼吸反应的调节能力;因手术创伤对睡眠结构和体位的影响,患者更容易出现上气道塌陷甚至闭塞。在上述多种因素的共同作用下,OSA 患者在围术期(尤其是麻醉诱导期和术后)发生上气道阻塞和呼吸中枢抑制的风险增加,进而导致呼吸暂停和低氧血症及高碳酸血症程度加重,心脑血管并发症、呼吸衰竭甚至窒息死亡的发生率升高。

因此,《共识(三)》推荐,麻醉医师和手术医师应重视对 OSA 的术前筛查、诊断及处理,这有助于减少此类患者的麻醉风险及术后心脑肺并发症。

(3)OSA 的危险因素:OSA 的发生是基因多态性和环境交互作用的结果。OSA 的易感因素

很多,且多数存在交互作用;患者的主要危险因素也存在个体差异。正是因为这些原因,OSA 患者的治疗也应当遵循个体化原则。常见的危险因素包括遗传因素、解剖因素、肥胖、年龄与性别、体位、酗酒与吸烟、药物作用等。

(4)OSA 患者的评估:《共识(三)》推荐对择期手术患者行术前 OSA 筛查。目前 OSA 的评估流程是临床上先对打鼾、白天嗜睡等 OSA 高危人群进行问卷筛查,再根据筛查结果选择客观睡眠监测方法以明确诊断。推荐应用 STOP-Bang 评分进行 OSA 筛查。对于筛查为高危风险患者,推荐进行充分的术前准备,必要时可推荐行睡眠监测以进一步明确 OSA 的程度和特点;对于中间风险组患者,应结合患者手术需求和基础合并症情况,由手术和麻醉医师共同决定进行客观检查的必要性。

1)OSA 患者的筛查:常用的筛查问卷有 Berlin 问卷、STOP-Bang 评分、Epworth 嗜睡量等,不同问卷对 OSA 筛查的敏感性和特异性存在差异。其中针对手术患者 STOP-Bang 评分的研究较多,其对 OSA 尤其是中重度 OSA 具有较高的敏感性和特异性,对手术后并发症的发生有较好的预测作用。STOP-Bang 由 8 项内容组成,每项得肯定答案计 1 分,满分为 8 分。推荐应用 STOP-Bang 进行两步法筛选:评分＜3 分提示 OSA 低风险;评分≥5 分为高风险 OSA,需进行充分的术前准备,术后监测及无创通气治疗,条件允许时可行术前睡眠监测以准确了解患者 OSA 的情况;评分 3～4 分为可疑高风险组,推荐进行术前睡眠监测,准确评价有无 OSA 及严重程度。此外,STOP-Bang 评分可预测术后并发症风险,评分≥3 分代表术后心肺并发症(心律失常、心肌梗死、喉或支气管痉挛、急性肺水肿、充血性心力衰竭)、拔管后再插管、机械通气时间延长、入住 ICU 等风险明显升高,术后住院时间更长。

需要注意的事项:①由于种族和地域差异,有学者提出亚洲人群中颈围和体重指数应分别是 36 cm 和 25 kg/m^2,目前尚需进一步研究证实。②评分对心房颤动患者 OSA 的预测作用敏感性较好,但特异性较低,原因可能是评分中的性别、年龄、高血压与心房颤动的危险因素重叠。对心房颤动患者推荐选用Ⅱ级睡眠设备进行 OSA 诊断,不需

要考虑 STOP 评分结果。③对于肥胖患者(体重指数≥30 kg/m²),STOP-Bang≥4 分为截点,对中重度 OSA 评价的敏感性和特异性均较好。

2)睡眠监测及报告解读:睡眠监测是评价 OSA 的客观方法,根据监测导联的情况分为多导睡眠监测(PSG)和便携式监测(PM)。多导睡眠监测是诊断 OSA 的"金标准"。但由于此项检查对环境、设备、操作及分析能力的要求较高,难以满足临床需求。近年来,随着对 OSA 认识的不断深入和睡眠监测技术的改善,便携式睡眠呼吸监测技术对 OSA 诊断的准确性得到认可。因为便携式监测不记录脑电,其所提供的呼吸暂停低通气指数(apnea hypopnea index,AHI)是基于总监测时间而非总睡眠时间,因此会小于 PSG 监测所得的 AHI 值,出现假阴性结果。此外,对于症状不明显的轻度 OSA、有严重心肺疾病、可疑其他睡眠障碍(如重度失眠)、PM 检查阴性但仍怀疑 OSA 的人群,可进行多导睡眠监测检查。

对于睡眠监测结果,应重点关注以下方面:①AHI 是指每小时睡眠状态下出现的呼吸暂停和低通气次数,是诊断和评价 OSA 严重程度的主要指标。AHI≥5 为轻度、AHI≥15 为中度、AHI≥30 为重度,AHI 值越大,OSA 严重程度越

高。②REM 期睡眠呼吸暂停低通气指数指在全麻患者中,上气道塌陷的程度与麻醉前的呼吸暂停指数特别是 REM 期呼吸暂停指数相关。③仰卧位时上气道阻塞风险增加,而仰卧位是围术期患者最常采用的体位。因此,关注术前仰卧位时呼吸暂停低通气程度对术中和术后出现气道阻塞的风险具有更准确的评估作用。④脉搏血氧饱和度下降程度。脉搏血氧饱和度下降程度与继发的器官功能损害程度有关,脉搏血氧饱和度下降越多,继发的器官功能受损越严重。术前出现的睡眠期脉搏血氧饱和度下降在术中和术后因麻醉、创伤、体位等因素而出现进一步的下降。因此,应重视术前脉搏血氧饱和度下降的程度。

3)OSA 患者的进一步评估和处理:对于经两步法筛选为 OSA 高危或明确诊断为 OSA 的患者,不仅要评估 OSA 的特点和严重程度,还应进一步评估其危险因素(如肥胖、上气道结构、颌面结构等)和合并症情况(如高血压、心脑血管疾病、肥胖低通气综合征等)。应明确告知患者、家属及手术医师此类患者围术期并发症的风险会增加。对于非急诊手术患者,应由麻醉医师、手术医师和患者共同决定是否需要推迟手术,以进行睡眠监测和必要的术前治疗(表 103-1)。

表 103-1　对高危或明确 OSA 患者的进一步评估和处理方法总结

OSA 评估和处理	《共识(三)》推荐意见
困难气道的评估	OSA 高危或确诊患者,术前应行上气道评估,按困难气道准备;还应进一步评估其危险因素和合并疾病情况;必要时推迟手术,进行睡眠监测,并给予必要的术前治疗干预
重要脏器功能评估	OSA 患者应重视对重要脏器功能的评估和相关疾病的治疗
OSA 的术前治疗	对于术前评估为 OSA 或确诊为中重度 OSA 患者,术前可给予无创通气治疗或延续既往有效的治疗方式(如口腔矫正器)
术前用药	OSA 患者术前慎用镇静镇痛类药物

注:OSA. 阻塞性睡眠呼吸暂停。

(5)OSA 患者的术中麻醉管理:镇静催眠药、麻醉性镇痛药和肌松药均能加重上呼吸道梗阻,甚至引发呼吸暂停。此外,这些药物不仅能抑制低氧和高碳酸血症诱发的通气反应,还能抑制 OSA 患者对窒息的唤醒能力,使患者可能遭受生命危险。对 OSA 患者术中麻醉管理方法的总结详见表 103-2。

(6)OSA 患者的术后管理:OSA 患者的术后病情较术前更为复杂,其原因包括:①镇静镇痛药物残留导致中枢抑制、加重上气道塌陷;②术后易出现睡眠紊乱,表现为术后早期睡眠剥夺、术后 1 周左右快速动眼睡眠反跳性增加,可导致睡眠呼吸暂停时间的不稳定;③术后更容易出现谵妄;④咽部手术者易出现上气道水肿。因此,OSA 患

表 103-2 OSA 患者术中麻醉管理方法总结

OSA 患者术中麻醉管理	《共识(三)》推荐意见
术中监测	建议持续监测脉搏血氧饱和度和呼气末二氧化碳水平;围术期应加强监测
麻醉方法	OSA 患者首选区域阻滞麻醉;区域阻滞麻醉期间如需复合镇静、镇痛药物,应严密监测患者的通气功能和氧合状态;必须全身麻醉者注意气道的保护
气管插管技术	所有 OSA 患者均应考虑存在困难气道,按困难气道处理
术中麻醉管理	全身麻醉期间应选用起效迅速、作用时间短的麻醉药物;术毕时要确保患者充分清醒,各项反射恢复正常

注:OSA. 阻塞性睡眠呼吸暂停。

者术后更易出现气道梗阻和致命性呼吸暂停,应加强术后管理直至恢复到术前安全水平。

关于气管拔管及拔管后的监测,《共识(三)》认为 OSA 患者应在全身麻醉完全清醒、自主反射完全恢复后拔管。拔管前应做好面罩通气和再插管准备。OSA 患者拔管后应继续严密监测,完全清醒后方可返回普通病房;回病房后仍应继续监测。OSA 患者首选神经阻滞、非甾体抗炎药和对乙酰氨基酚镇痛,必要时再复合给予少量阿片类镇痛药。对 OSA 患者推荐术后应用无创通气治疗,OSA 患者术后应避免仰卧位。

1)术后保留气管导管患者的管理

①镇静镇痛:保留气管内导管的术后患者,首先要给予充分镇痛。首选非阿片类药物镇痛,必要时可复合小剂量阿片类药物。对充分镇痛后仍然躁动的患者可给予适度镇静,首选丙泊酚和/或右美托咪定静脉输注,但应避免镇静过深。

②拔管原则和处理:OSA 患者拔管后发生气道阻塞风险较高。应根据患者 OSA 的严重程度、体重指数、麻醉诱导时面罩通气和气管插管的难易程度、手术时间和种类以及患者意识恢复情况等因素决定拔管时机。拔管前要做好拔管后监护和后续支持的准备,以减少拔管后再插管风险。具体建议如下。

A. 重度 OSA 患者或轻中度 OSA 患者但有明显困难气道表现者,应待患者充分清醒后再考虑拔管。

B. 拔管前应停用镇静药物使患者意识完全恢复,镇痛药剂量也应减小至术后镇痛的最低有效剂量。

C. 患者应该定向力完全恢复、呛咳和吞咽反射

恢复、神经肌肉传导功能完全恢复[T4/T1>0.9、抬头试验>5 s、潮气量>8 ml/kg、最大吸气峰压>-25 cmH$_2$O 和呼气末二氧化碳分压>45 mmHg]。

D. 接受咽腭成形术或联合正颌外科手术以及手术过程不顺利的患者,需除外术后可能出血或发生气道梗阻后方可考虑拔管。

E. 需除外气道阻塞的其他风险,如大量分泌物和上呼吸道水肿。

F. 满足拔管的其他指征。

G. 侧卧位、半卧位或其他非仰卧位下拔管,如有可能,拔管后应保持半直立体位。

H. 拔管前应备好合适的口咽或鼻咽通气道,并做好面罩通气的准备。如不确定患者在拔管后能否良好通气且对再插管无把握时,应预先放置气管插管引导丝再行拔管,以便必要时及时控制气道。如拔管早期患者自主呼吸欠佳,可考虑采用持续气道正压通气治疗或经鼻高流量氧疗以确保上呼吸道开放,逐步降低吸入氧气浓度直至过渡到吸入空气维持。

I. 常规做好再次气管插管的准备。

G. OSA 患者拔管后应在麻醉恢复室停留3 h 以上,多数严重并发症发生于术后 2 h 内。如果拔管后出现呼吸道梗阻或低氧血症,在麻醉恢复室应至少持续监测至最后一次不良事件发生后7 h 或转入监护室。

2)术后拔除气管导管患者的管理

①监测:对 OSA 患者,在拔除气管导管后应进行更为严密的监测。在患者转入普通病房前应评估其是否具备以下标准:意识完全恢复,且对通气异常的觉醒反应也恢复到术前水平;不需要应用阿片镇痛药或其他镇静药,以避免药物抑制觉醒反应而加重呼吸事件;能够自主应用持续气道

正压通气保证睡眠状态下的上气道通畅。患者回病房后仍应常规监测24 h,包括心电图、脉搏血氧饱和度、无创血压等,直至睡眠时呼吸空气状态下脉搏血氧饱和度持续>90%。

②术后镇痛:OSA患者使用阿片类药物后发生上呼吸道阻塞和呼吸抑制的风险很大,镇静药与阿片类药物的复合使用会进一步增加呼吸抑制和气道梗阻的风险。因此,建议首选非阿片类药物措施镇痛,包括区域阻滞或外周神经阻滞、非甾体抗炎药、对乙酰氨基酚等。必要时可复合小剂量阿片类药物。使用患者自控静脉镇痛或患者自控硬膜外镇痛时,给予背景量持续输注需十分慎重或完全不用。凡接受术后自控镇痛的OSA患者,均需严密监测打鼾、镇静水平、呼吸频率及脉搏血氧饱和度。

③呼吸管理:对OSA患者推荐术后应用无创通气治疗,根据呼吸、血氧等监测结果调整无创通气治疗参数[持续气道正压通气或双水平气道正压通气、自适应伺服通气等],同时接受氧疗,直至睡眠时呼吸空气状态下能够维持满意的脉搏血氧饱和度。

④体位:患者回病房后应采用侧卧位或半卧位,尽可能避免仰卧位,以利于改善患者潮气量,减轻拔管后舌后坠的程度。

【文献评述】

《共识(三)》为老年患者围术期的睡眠障碍尤其是OSA患者提供了详细且操作性很强的干预措施。睡眠障碍可明显影响老年人的健康,导致疲劳、记忆力减退、警觉性减低、注意力不集中、操作性失误等一系列后果。对于老年患者,术前在疾病、心理、环境因素的共同作用下更容易出现睡眠障碍。关注和识别OSA的危险因素,及时干预,可避免和减轻睡眠相关呼吸障碍的发生,减少给手术带来的风险。此外,对于既往有慢性呼吸功能不全或肺血管疾病的老年患者,特别是全身麻醉或影响通气功能的外科手术恢复期可能引起睡眠相关低通气综合征,诱发或加重呼吸衰竭,从而对老年人的术后恢复和健康产生不利的影响。《共识(三)》使医务人员能更全面、更系统地了解老年患者围术期发生睡眠障碍的机制、风险因素及临床特征,能对常见的失眠和OSA进行正确的评估,了解药物管理及OSA的监测和管理,以确保手术和术后的顺利。因此,正确识别、筛查及有效管理老年患者围术期睡眠相关呼吸障碍,对老年患者手术和预后具有重要的临床意义。

(单培彦)

参 考 文 献

中华医学会麻醉学分会老年人麻醉学组,国家老年疾病临床医学研究中心,中华医学会精神病学分会,等.中国老年患者围术期脑健康多学科专家共识(三).中华医学杂志,2019,99(31):2409-2422.

第 104 章

《老年患者术后谵妄防治
中国专家共识》解读

【文献题目】 老年患者术后谵妄防治中国专家共识

【文献作者】 中华医学会老年医学分会,四川大学华西医院国家老年病临床研究中心

【文献来源】 中华医学杂志,2016,35(12):1257-1262

【文献解读】

◆ 背景介绍

　　术后谵妄是患者在经历外科手术后急性发作的意识混乱,伴注意力不集中,思维混乱,不连贯及感知功能异常。术后谵妄在老年患者中的发病率在 5%～57.1%,与手术类型、评估方法等有关。术后谵妄的老年患者预后不良,会导致住院时间延长、医疗费用增加、病死率增加、认知及躯体功能损害等。术后谵妄的评估及干预是困惑临床工作者的主要问题,针对医护人员对术后谵妄认识率低、评估工具繁杂不一、漏诊误治率高,2016 年中华医学会老年医学分会和四川大学华西医院国家老年病临床研究中心制定并发布了《老年患者术后谵妄防治中国专家共识》(下文简称《共识》),旨在提高医护人员对老年患者术后谵妄预防、评估、筛查及干预水平。《共识》制定了术后谵妄的防治流程图,按照手术时间及流程,提出规范化的评估内容、评估工具、非药物综合性干预措施等,对降低谵妄漏诊及误诊率和改善预后有重要意义。《共识》适用于老年医学科和外科医务人员。

◆ 文献要点

　　《共识》的重点内容是评估及干预,强调了危险因素评估、谵妄筛查及非药物干预。

　　1. 评估 《共识》的评估主要分为术前和术后评估。术前评估的重点内容是患者发生谵妄的危险因素即谵妄风险,术后评估的重点内容是谵妄筛查。

　　(1)术前谵妄风险评估:《共识》根据谵妄的危险因素,建议对拟手术的老年患者,术前进行谵妄风险评估(表 104-1)。《共识》推荐的谵妄风险因素评估涉及多个项目及评估工具,建议多学科合作完成,必要时请相关科室会诊协助诊治。术前谵妄风险评估与非药物干预内容有先后时间顺序关联,建议参照《共识》的术后谵妄防治流程图(图 104-1)进行。

表 104-1　术前谵妄风险评估项目及干预

项目	评估量表	干预措施
认知功能	Mini-Cog 或 SPMSQ	认知功能和定向干预
抑郁	GDS-15	抗抑郁药或请精神心理科会诊
功能/体力状态	ADLs 或 IADLs	鼓励下床活动或者康复科会诊
视力	视力筛查工具卡	配眼镜,请眼科会诊
听力	耳语检测	配助听器,请耳鼻喉科会诊

(待 续)

（续　表）

项目	评估量表	干预措施
营养状态	MNA-SF 或 NRS 2002	加强营养干预，请营养科会诊
慢性疼痛	VAS 量表	疼痛干预方案
睡眠	睡眠状况自评量表	非药物睡眠干预方案
用药情况	使用药物种类；是否使用围手术期特别关注的药物（如抗胆碱能药物、H_2 受体阻滞剂、抗组胺药等）	精简药物种类，停用或更换抗胆碱能药物、H_2 受体阻滞剂、抗组胺药等

注：Mini-Cog. 简易智力状态评估表；SPMSQ. 简明便携式智力状态问卷；GDS-15. 简版老年抑郁量表；ADLs. 日常生活活动能力量表；IADLs. 工具性日常生活能力量表；MNA-SF. 微型营养评定-简表；NRS 2002. 营养风险筛查；VAS. 视觉模拟评分法。

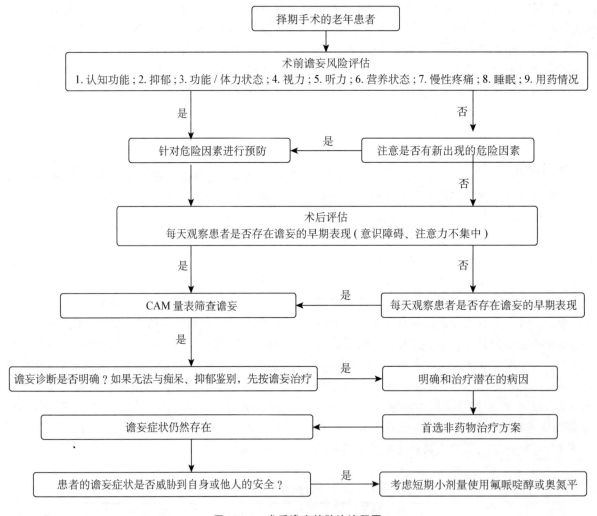

图 104-1　术后谵妄的防治流程图

注：CAM. 意识错乱评估方法。

（2）术后谵妄筛查：《共识》推荐使用国际公认、可操作性强的意识模糊评估量表（confusion assessment method，CAM）及 ICU 意识模糊评估量表（CAM-ICU）筛查谵妄。

1）CAM 是目前使用最广泛的谵妄量表，适合医务人员、评估员、陪护人员及家属使用，整个评估约 5 min。该量表具有较高的敏感性(94%~100%)和特异性(90%~95%),适用于住院病房、急诊室及长期护理机构等多个科室。

2)CAM-ICU 由 CAM 量表衍生而出,在 ICU 中筛查谵妄患者的敏感性为 93%~100%,特异性为 98%~100%。CAM-ICU 量表增加了医护人员观察到的患者行为、患者对简单问题的非语言性反应、视觉和听觉识别任务,适合对无法进行言语交流的 ICU 患者进行谵妄筛查。

(3)关于谵妄筛查的思考:《共识》提出术后谵妄防治流程图,建议医护人员在术后筛查谵妄时,每天观察术后患者是否存在谵妄的早期表现(意识障碍、注意力不集中)。存在上述谵妄早期表现时,使用 CAM 或 CAM-ICU 量表进行筛查。令人遗憾的是,医护人员均对谵妄的认识偏低。因此,《共识》建议每天规律使用谵妄筛查量表来早期识别谵妄。在中国,人口基数大,临床工作人员对所有老年术后患者每天使用上述量表筛查谵妄,任务会非常艰巨。

2. 干预 谵妄的综合性干预措施详见表 104-2。

(1)非药物干预:《共识》建议对所有术后患者进行非药物干预。

1)对于未发生谵妄的患者,关键是早期识别谵妄高风险人群,预防谵妄发生。重点是寻找诱发因素,一旦发现,尽可能减少或者消除可能诱发谵妄的高危因素,如感染、水电解质紊乱、营养不良、长期使用苯二氮䓬类抗精神病药物、睡眠剥夺、约束带束缚、疼痛等。由于谵妄的发生常是多种危险因素共同作用的结果,因此,针对多维度特定危险因素的综合性非药物预防策略有很好的效果。

表 104-2 谵妄的综合性干预措施

危险因素	干预措施
认知功能和定向	明亮的环境,提供大号数字的时钟和挂历;介绍环境和人员;鼓励患者进行益智活动;鼓励患者的亲属和朋友探访
脱水和便秘	鼓励患者多饮水,必要时考虑静脉输液;如患者需要限制入量,考虑专科意见并保持出入量平衡;鼓励进食高纤维素食物,定时排便
低氧血症	及时发现和评估低氧血症;监测患者的血氧浓度,保持血氧饱和度>90%
活动受限	鼓励术后尽早下床活动;对不能行走的患者,鼓励其被动运动;康复科介入干预
感染	及时寻找和治疗感染;避免不必要的插管(如尿管等);严格执行院感控制措施
多药共用	在临床药师的参与下,评估药物;减少患者用药种类;避免会引起谵妄症状加重的药物
疼痛	正确评估患者疼痛水平,对不能言语沟通的患者使用身体特征、表情等进行评估;对任何怀疑有疼痛的患者都要控制疼痛,避免治疗不足或过度治疗
营养不良	在营养师的参与下改善营养不良;保证患者的义齿正常
听力和视觉障碍	解决可逆的听觉和视觉障碍;鼓励患者使用助听器或老花镜
睡眠剥夺	避免在夜间睡眠时间开展医护活动;调整夜间给药时间,避免打扰患者睡眠;睡眠时间应减少走廊噪声

住院老年患者生活计划(hospital elder life program,HELP)是哈佛大学医学院研发的一种以患者为中心、多学科参与的非药物预防谵妄的综合护理模式。它通过帮助患者重新定向、早期活动、改善视听、鼓励进食等综合策略来预防住院老年人发生谵妄。该模式不但能有效预防谵妄、认知功能下降、跌倒等不良事件的发生,还能有效减少住院时间,节约住院费用。

2)对于已发生谵妄的患者,很难逆转谵妄相关不良预后及意外伤害。对于治疗,《共识》目前首推非药物干预方案。治疗总体原则是容忍、不要激惹患者。

(2)药物干预:《共识》推荐谵妄干预优先考虑非药物治疗,持续纠正引起谵妄的潜在诱因。目前尚没有明确推荐用于谵妄的治疗药物。由于镇静药可以导致患者卧床,咳嗽反射降低,因此,《共识》建议尽量避免使用抗精神病药或苯二氮䓬类药物治疗抑制型谵妄。患者若以往未服用胆碱酯酶抑制剂，不建议采用该药物治疗术后谵妄。

谵妄的药物治疗仅限于患者出现激越行为威胁到自身或他人安全且非药物治疗无效时使用。治疗原则是首选单药治疗、小剂量开始、选择抗胆碱能活性低的药物、及时停药。具体药物及用法：氟哌啶醇 0.25～1.0 mg(1 次/天)、利培酮 0.25～1.0 mg(1 次/天)、奥氮平 2.5～10.0 mg(1 次/天)或喹硫平 25.0～50.0 mg(2 次/天)。

【文献评述】

《共识》为择期手术老年患者的谵妄管理提供了操作性较强的规范化诊疗。对我国老年术后谵妄的临床诊治和研究起到了指导和推进作用。《共识》最大的亮点是结合老年及外科患者的特点，根据我国实际情况，制定了术后谵妄防治流程图，归纳总结了防治谵妄的规范化流程，脉络清晰，沿这些步骤即可科学规范地防治术后谵妄。《共识》注重预防，强调及时发现患者的危险因素特别是潜在诱因，重点是对拟行择期手术老年患者的围手术期进行全程非药物预防及干预。笔者所在单位开展了一项家庭参与的非药物预防及干预方法(t-HELP)的随机对照研究，结果表明，t-HELP 能有效减少术后谵妄的发生，改善老年患者的身体和认知功能，缩短住院时间。《共识》强调早期识别，每天观察术后谵妄的早期临床表现，及时使用 CAM/CAM-ICU 量表进行谵妄筛查。

《共识》的规范化诊疗流程基于老年患者术后谵妄的全球研究并结合中国实际情况，但尚缺少中国本土证据，需要更多的多中心研究来验证和优化老年患者术后谵妄的筛查和治疗方案。近年来，有学者认为术中麻醉药物和麻醉类型的选择以及对灌注和麻醉深度的监测可以降低术后谵妄风险。关于术中麻醉的防治措施，《共识》未涉及。罗爱林等对 2017 年版欧洲麻醉学会《基于循证和专家共识的术后谵妄指南》进行了解读，详述了此部分内容，且对小儿术后谵妄给出了明确的指导。

（岳冀蓉 陈 龄）

参 考 文 献

[1] 中华医学会老年医学分会，四川大学华西医院老年病临床研究中心.老年患者术后谵妄防治中国专家共识.中华医学杂志，2016，35(12):1257-1262.

[2] Inouye SK，Westendorp RG，Saczynski JS. Delirium in elderly people. Lancet，2014，383(9920):911-922.

[3] 谭刚，郭向阳，罗爱伦，等.老年非心脏手术患者术后谵妄的流行病学调查.协和医学杂志，2011，2(4):319-325.

[4] Brown CH. Delirium in the cardiac surgical ICU. CurrOpinAnaesthesiol，2014，27(2):117-122.

[5] Maxine D，Fan J，Yennu S，et al. The frequency of missed delirium in patients referred to palliative care in a comprehensive cancer center. Supportive Care in Cancer，2015，23(8):2427-2433.

[6] 牟成华，万润，陈宇，等.ICU 医护人员对 ICU 病人谵妄认知情况的系统评价.循证护理，2020，43(05):11-18.

[7] Wang YY，Yue JR，Xie DM，et al. Effect of the Tailored，Family-Involved Hospital Elder Life Program on Postoperative Delirium and Function in Older Adults：A Randomized Clinical Trial. JAMA Intern Med，2020，180(1):17-25.

[8] 罗爱林，张杰. 2017 版欧洲麻醉学会《基于循证和专家共识的术后谵妄指南》解读.临床外科杂志，2018，26(1):29-33.

第 105 章

《老年患者术前评估中国专家建议(2015)》解读

【文献题目】 老年患者术前评估中国专家建议(2015)

【文献作者】 中华医学会老年医学分会,解放军总医院老年医学教研室

【文献来源】 中华老年医学杂志,2015,34(11):1273-1280

【文献解读】

◆ 背景介绍

老年患者机体功能减退并且多病共存,经历手术时会面临比年轻患者更高的风险:①衰弱和功能依赖(日常活动能力下降)是术后不良事件发生率高的独立预测因素;②认知功能障碍与手术预后差(如住院时间延长、围术期死亡风险增加及术后功能下降)等因素相关;③术前焦虑抑郁状态可导致术后死亡率增加、住院时间延长、术后疼痛明显及麻醉药物使用增加;④术后谵妄可导致病死率和并发症发生率增高,且使花费及医疗资源的使用增加、住院时间延长及功能恢复较差;⑤心血管事件是围术期最危险的并发症之一,急诊和大中型手术极易诱发和加重各种心脏事件;⑥肺部并发症导致的平均住院时间最长,而且还是≥70岁非心脏手术患者远期死亡率增加的预测因素;⑦术前合并慢性肾脏病是术后发生急性肾损伤、消化道出血、新发心房颤动、低心排血量的独立危险因素,也是冠状动脉旁路移植术围手术期发生并发症的独立危险因素;⑧接受抗栓治疗的老年患者围手术期出血风险是治疗的矛盾,必须权衡利弊再制订方案;⑨老年患者发生营养不良的比例很高,不及时评估及处理会增加并发症,延长住院时间,增加医疗费用。

由此来看,老年患者围手术期特别是术前综合评估至关重要,术前评估精准,治疗方案才能科学合理,预后才能得到最大改善。但我国老年患者的术前评估一直缺乏规范,为满足老年患者手术不断增长的需求及安全保证,2015年中华医学会老年医学分会和解放军总医院老年医学教研室组织专家经过多次讨论,制定并发布了《老年患者术前评估专家建议(2015)》(下文简称《建议》)。

◆ 文献要点

《建议》指出,老年患者经历各种手术前应做好10项评估,包括衰弱状态评估、功能/体力状态和跌倒风险评估、认知功能障碍评估、精神状态评估、心脏评估、肺部并发症风险评估、卒中风险评估、肾功能评估、血栓与出血风险评估、营养状态评估。老年患者个体化的精准评估有助于围手术期治疗方案的制订及预后的改善。

1. 如何做好衰弱状态评估

(1)对所有老年患者术前应评估其衰弱症状并记录衰弱评分。

(2)可应用衰弱筛查量表(FRAIL量表)进行评分,必要时咨询老年专科医师进一步评估。

2. 如何做好功能/体力状态和跌倒风险评估

(1)对所有患者均应对其日常活动能力、视听及吞咽功能、跌倒风险进行评估。

(2)日常活动能力评估:可应用功能/体力状态的简短筛查试验。主要询问患者以下4个问题:①你自己能下床或离开椅子吗?②你自己能穿衣服和洗澡吗?③你自己能做饭吗?④你自己能买东西吗?如果以上任何一项问题回答"不能",均应进行日常生活活动能力量表筛查,记录任何功能受限情况并给予围手术期干预(如推荐进行专科治疗和/或理疗),直至出院。

(3)视听及吞咽功能评估:记录视力、听力及

吞咽功能下降情况。

(4)跌倒风险评估:询问跌倒病史(过去1年您跌倒过吗?),并采用起立-行走计时测试(timed up and go test,TUGT)对患者步态、运动受限情况进行评估。评分标准:TUGT≥15 s提示患者有平衡功能减弱。

3. 如何做好认知功能障碍的评估

(1)对有认知障碍或痴呆病史的患者,建议收集详细病史并进行认知功能评估,如根据简易精神状态检查(mini-mental state examination,MMSE)进行评估,若明确患者存在认知障碍,建议专科医师对患者行进一步评估。

(2)仔细收集患者术前认知状态资料,因为术后认知功能紊乱比较常见,如果无基线资料难以进行量化比较。

(3)尽早行认知功能评估,因为认知障碍或痴呆会导致随后的功能状态和/或药物使用评估结果不可靠。

4. 如何做好精神状态的评估

(1)焦虑抑郁的评估:术前焦虑抑郁状态可导致术后死亡率增加、住院时间延长、术后疼痛明显及麻醉药物使用增加。

1)应对患者进行焦虑状况评估,内科医师可采用焦虑自评量表(self-rating anxiety scale,SAS)进行评估;如果患者评估分数超过50分,建议由神经专科医师进一步评估。

2)应对患者进行抑郁筛查,内科医师应询问患者抑郁症的共病情况和既往史,可应用老年抑郁评估表(geriatric depression scale,GDS)进行评估。如果患者对任何一个问题回答"是",建议由神经专科医师进一步评估。

(2)谵妄的评估:谵妄是由多种原因导致的临床综合征,表现为意识障碍、行为无章、没有目的、注意力无法集中,通常起病急,病情波动明显,老年患者常见。

1)医务人员应对高危老年患者进行心理疏导,消除患者对手术的恐惧心理,提高医务人员对术后谵妄流行病学调查、评估、预防及治疗的认识;建议由跨学科医疗团队对高危老年患者实施多元化非药物干预,以防止或减少术后谵妄的风险。

2)根据谵妄评定量表(confusion assessment method-simple,CAM-S)可准确地评估谵妄的严重程度,主要内容包括4项:①急性发作或症状波动;②注意力受损;③思维不连贯;④意识水平变化。每项计1分。症状严重程度可分为3级:无(0分),轻度(1分),显著(≥2分)。

3)一旦明确谵妄的诊断,需确定引起谵妄的病因以便精准治疗。主要病因包括认知行为障碍、疾病相关因素、代谢因素、其他因素(如听视力减弱、留置导尿、药物等)。

4)优化围术期药物应用:①术后疼痛控制,优选非阿片类镇痛药以减少疼痛,并预防老年人术后谵妄的发生;②应尽量避免使用抗胆碱能药物;③应避免将苯二氮䓬类药物作为围手术期老年患者的一线药物,除非能够证明此类药物的获益明显大于术后谵妄的风险,必要时应咨询神经专科医师。

5)对于成瘾患者,注意防止因手术停药或戒酒而出现的戒断反应所致的谵妄。

5. 如何做好心血管风险评估

(1)强烈建议对所有老年患者术前进行运动耐量及心血管危险性评估。

(2)非心脏手术风险评估内容

1)运动耐量评估:运动耐量分级良好患者的临床危险性较小,而运动耐量差的患者耐力差,手术危险性大。

2)心血管危险性评估:识别存在心脏并发症高风险的老年患者对于选择合适的围手术期治疗和有效告知手术风险至关重要,建议采用改良心脏危险指数(revised cardiac risk index,RCRI)方法评估。根据RCRI危险评分确定心脏并发症发生率,心脏危险指数分为1级(计分0分)、2级(计分1分)、3级(计分2分)、4级(计分≥3分),心脏并发症发生率分别为0.4%、0.9%、6.6%和11.0%,但该评分不适用于进行大血管手术的患者。手术种类与心血管危险程度分级:高危(心脏事件≥5%)包括的手术种类有急诊大手术(尤其是老年人),主动脉、大血管及外周血管手术,伴大量失血和液体丢失的手术;中危(1%≤心脏事件<5%)包括的手术种类有胸腹腔内手术、颈动脉内膜剥脱术、头颈手术、骨科手术、前列腺手术;低危(心脏事件<1%)包括的手术种类有内镜手术、活检手术、白内障手术、乳腺手术。

3)非心脏手术评估流程(图 105-1)。

(3)心脏手术风险评估内容:建议使用 2010 年阜外医院中国冠状动脉旁路移植术风险评估表 (表 105-1)。

(4)若根据危险评分评估后患者的心血管风险指数评分是 3 分或 4 分,建议术前行无创试验

(如运动平板试验、核素心肌灌注显像、冠状动脉 CT 造影等)评估心脏风险。

(5)影响围手术期风险的心血管药物管理建议:包括 β 受体阻滞剂、他汀类药物、抗血小板药物、血管紧张素转化酶抑制剂或血管紧张素受体拮抗剂等药物。

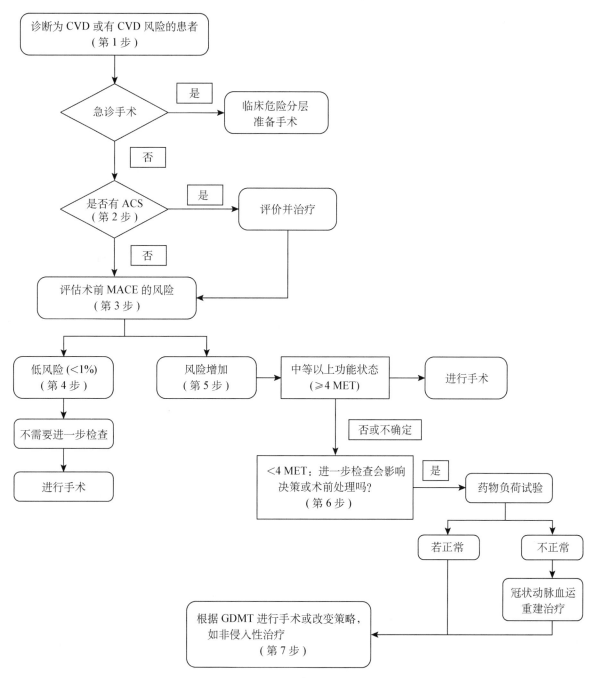

图 105-1 非心脏手术评估流程

注:CVD. 心血管疾病;ACS. 急性冠状动脉综合征;MACE. 主要心血管不良事件;MET. 代谢当量;GDMT. 指南指导性药物治疗。

表 105-1 中国冠状动脉旁路移植术风险评估

危险因素	计分
65～69 岁	3
70～74 岁	5
≥75 岁	6
BMI＞24 kg/m²	−2
BMI＜18 kg/m²	5
慢性肾衰竭病史或曾有血肌酐＞176 μmol/L	6
外周血管病史	5
慢性阻塞性肺疾病	4
NHYA Ⅲ级	3
NHYA Ⅳ级	7
术前 2 周内心房扑动或心房颤动	2
射血分数＜50%	4
术前危重状态	4
非择期手术	5
合并瓣膜手术	4

注：BMI. 体重指数；NHYA. 纽约心功能协会分级。

6. 如何做好肺部并发症风险评估

（1）强烈建议评估患者术后发生肺部并发症的风险。

（2）必须考虑合适的术前预防策略以降低术后肺部并发症的风险。主要措施：①做好详细的病史采集和体格检查，在术前应明确患者的活动耐力情况和肺部疾病情况；②术前治疗，控制慢性阻塞性肺疾病、哮喘等疾病至最佳状态，对于有感染征象者术前应加用抗生素治疗，哮喘患者在手术期应慎用 β₂ 受体阻滞剂，以免诱发和加重哮喘；③戒烟；④术前加强呼吸肌训练和有效的咳嗽训练；⑤尽可能采用创伤小的麻醉和手术方式；⑥术后做好肺功能恢复锻炼，并有效控制术后疼痛，必要时行胸部 X 线检查、肺功能检查及动脉血气分析检查。

（3）必要时应咨询呼吸专科医师以进一步评估。

7. 如何做好卒中风险评估 卒中风险预测评分是术前评估的重要内容，根据评估结果，可以将不同卒中风险的患者分层。

（1）建议所有老年患者术前采用 Essen 卒中风险评分量表（Essen stroke risk score，ESRS）

进行卒中风险评估。研究显示，ESRS 评分 3～6分者为高度风险，年卒中复发风险为 7%～9%，6 分以上者为极高度风险，年卒中复发风险达11%。

（2）根据评估结果，选择有效的预防性措施，如加强术中血压监测、维持血压在基线水平以上并选择更安全的麻醉和手术方式。

8. 如何做好肾功能评估

（1）对于老年患者进行常规肾功能评估，对于所有需手术患者推荐根据慢性肾脏病流行病学合作（CKD-epidemiology collaboration，CKD-EPI）公式估算肾小球滤过率，以评估患者的肾功能状况及术后发生急性肾损伤的风险。

（2）必须考虑合适的术前预防策略（如慎用肾毒性药物及造影剂等）或咨询肾脏专科医师采取相应的替代治疗等措施，以降低术后发生肾衰竭的风险。

9. 如何做好血栓与出血风险评估

（1）强烈建议对所有患者行围手术期血栓栓塞风险评估及手术出血风险评估。

（2）根据评估结果合理制订围手术期抗凝药物管理方案。

（3）影响围手术期风险的抗凝药物管理建议包括华法林抗凝药物应用、普通肝素或低分子肝素桥接应用、新型口服抗凝药应用的规范要点，以及术后何时恢复抗凝药、椎管内麻醉和高出血风险手术如何进行多学科共管等。

10. 如何做好营养状态评估

（1）所有患者均应接受营养状态评估，内容包括：①记录身高、体重并计算体重指数，检测基线血清白蛋白和前白蛋白水平；②询问过去 1 年体重下降情况（非减肥状态）。

（2）如果患者合并以下任何 1 种情况，证明存在严重营养不良发生风险：①体重指数＜18.5 kg/m²，合并一般情况较差；②血清白蛋白＜3.0 g/dl（无肝肾功能不全证据）；③过去 6 个月内未减肥但体重下降 10%～15%；④进食下降，不能达到正常进食量的 50%。

（3）老年营养风险指数（geriatric nutritional risk index，GNRI）评估为国际上推荐的适合老年人的营养评估指标。对于中度以上风险患者，建议专科会诊。

【文献评述】

《建议》系国内首部老年患者术前评估专家建议,自发布以来有力推动了老年患者围术期的科学管理,促进了医疗质量的提高。笔者用 10 问 10 答的形式进行了介绍,便于读者理解和掌握。由于《建议》涉及多个老年评估量表,为便于记忆总结于表 105-2。

表 105-2 老年患者术前评估应用量表及结果判断

评估内容	量表名称	结果评判
衰弱状态	衰弱筛查量表(FRAIL)	总分 5 分: 　0 分为健壮;1~2 分为衰弱前期;3~5 分为衰弱
功能/体力状态	日常活动能力量表(ADL)	总分 100 分: 　达到 100 分正常;高龄老人达到 95 分正常
跌倒风险	起立行走试验(TUGT)	≥15s 提示有平衡功能减弱
认知功能	简易精神状态评分表(MMSE)	总分 30 分: 　27~30 正常(高龄老人≥25 分为正常) 　<27 分为认知功能障碍 　≤22 分为痴呆(按文化程度区分,文盲<17 分,小学文化<20 分,中学以上<24 分) 　≤15 分为严重痴呆
焦虑	焦虑自评量表(SAS)	标准分值 50 分: 　5~59 分为轻度焦虑;60~69 分为中度焦虑;≥70 分为重度焦虑
抑郁	老年抑郁评估表(GDS)	每项计 1 分:0~5 分为正常;>5 分为抑郁
谵妄	谵妄评定量表(CAM-S)	每项计 1 分: 　0 分为无谵妄;1 分为轻度谵妄;≥2 分为显著谵妄
心血管风险(非心脏手术)	改良心脏危险指数表(RCRI)	总分 6 分: 　0 分为 1 级,心脏并发症概率 0.4% 　1 分为 2 级,心脏并发症概率 0.9% 　2 分为 3 级,心脏并发症概率 6.6% 　≥3 分为 4 级,心脏并发症概率 11.0%
心血管风险(心脏手术)	中国 CABG 手术风险评估表	按项计分: 　≤1 分为低风险;2~5 分为中风险;>6 分为高风险
脑卒中风险	Essen 卒中风险评分量表(ESRS)	总分 9 分: 　3~6 分为高风险,年卒中复发风险为 7%~9% 　≥6 分为极高风险,年卒中复发风险达 11%
慢性肾病(CKD)分期	慢性肾脏病流行病学合作公式(CKD-EPI)	GFR[ml/(min·1.73m2)]与 CKD 分期: 　>90 为正常(G1);60~89 为轻度下降(G2) 　45~59 为轻中度下降(G3a) 　30~44 为中重度下降(G3b) 　15~29 为重度下降(G4);<15 为肾衰竭(G5)

(李小鹰)

参 考 文 献

中华医学会老年医学分会,解放军总医院老年医学教研室.老年患者术前评估中国专家建议(2015).中华老年医学杂志,2015,34(11):1273-1280.

第3篇

老年社区健康问题管理

第 106 章

《居家(养护)老年人跌倒干预指南》解读

【文献题目】 居家(养护)老年人跌倒干预指南

【文献作者】 北京医院,国家老年医学中心,中国老年保健医学研究会老龄健康服务与标准化分会,等

【文献来源】 中国老年保健医学,2018,16(3):32-34

【文献解读】

◆ 背景介绍

跌倒是老年人常见的伤害类型,在世界范围内,跌倒都是老年人伤残、失能和死亡的重要原因。老年人跌倒严重威胁老年人的身心健康、日常活动及独立生活能力,也给老年人家庭及社会带来了巨大的疾病和经济负担。国内多项研究调查均表明,老年人的跌倒多数发生在居家环境中,因此,对居家养护老年人开展有效的跌倒干预具有重要的社会意义。我国老年人以居家养护为主。近 20 年来,我国政府出台了一系列养老服务政策,形成了以居家为基础、以社区为依托、以机构为补充的医养结合多层次养老服务体系。

《居家(养护)老年人跌倒干预指南》(下文简称《指南》)于 2018 年 6 月发布,是为减少居家养护老年人跌倒次数、减轻居家养护老年人跌倒所致的伤害程度而制定的。《指南》旨在规范老年人及居家养护者等参与居家养护人员的跌倒干预行为,为其提供技术支持,以保障居家养护老年人跌倒干预工作的有效推进。《指南》的适用人群为社区卫生服务中心医护人员、家庭养老服务机构与家政服务人员、居家养护的老年人及老年人的家庭养护者。

◆ 文献要点

1. 居家养护老年人跌倒风险评估 跌倒风险评估是进行跌倒干预的基础和前提,《指南》强调对所有居家养护的老年人都要进行跌倒风险评估,尤其是有跌倒史的老年人。《指南》建议的跌倒风险评估包括以下 4 个方面。

(1)既往病史评估:既往病史是评估居家养护老年人跌倒风险的重要组成,《指南》建议应详细评估老年人的跌倒史(有无跌倒史,有无害怕跌倒的心理,跌倒发生的时间、地点和环境状况,跌倒时的症状、有无损伤及其他结果)、疾病史(所有的疾病史,尤其要关注是否有帕金森病、卒中、心脏病、痴呆、严重骨关节病、视力障碍等疾病)及药物服用情况(对老年人的用药情况进行评估,尤其要关注与跌倒有关的药物服用情况)。

(2)体格检查:随着年龄增长,老年人的各项生理功能都有减退。《指南》建议对老年人进行详细的体格检查,以评估躯体功能。内容包括评估老年人的日常生活能力,评估步态、平衡能力和下肢肌肉力量,评估视觉、听觉和认知功能,评估血压(有无直立性低血压)。《指南》并未推荐评估工具,需要根据老年人的具体情况选择合适的评估工具。

(3)环境评估:尽管跌倒受多因素交互作用的影响,但证据表明不良环境因素是引起老年人跌倒的重要危险因素。我国老年人的跌倒有 50% 以上是在居家环境中发生的。对居家环境进行评估和改善,尤其是进行居家适老化改造,消除环境中的危险因素,使环境和老年人能力相匹配,对跌倒高危风险老年人的干预非常重要。《指南》建议

使用居家危险因素评估工具（home fall hazards assessments，HFHA）进行评估。该评估工具包括对居室内的灯光、地面（板）、厨房、卫生间、客厅、卧室、楼梯与梯子、衣服与鞋子、住房外环境9个方面共53个危险因素的评估，并且对每个条目都给出了干预建议。

（4）其他：《指南》建议应调查老年人是否独居及其与社会的交往和联系程度。

2. 居家养护老年人跌倒干预措施　《指南》建议的干预措施分为两个层面，一是老年人的自我干预，二是居家养护者的干预措施。

（1）居家养护老年人的自我干预：预防是最经济、最有效的健康策略，每个人都是自己健康的第一责任人。预防跌倒，老年人的自我干预是非常重要的。老年人自身对跌倒风险的了解及防跌倒知识和技能的学习，养成良好的行为和生活方式以降低或消除引起跌倒的危险因素，重视跌倒自我干预，从多个方面采取积极主动的干预措施，这些都是必不可少的。《指南》建议老年人从以下10个方面进行自我干预。

1）采用跌倒风险评估工具进行自我评估，了解自己跌倒的风险级别。

2）技能学习。加强防跌倒知识的学习，增强防跌倒意识。

3）坚持锻炼。需进行整合平衡、肌力及步态项目的锻炼，灵活性和耐力的训练也要进行。适合老年人的运动包括太极拳、散步、八段锦、跳舞等。注意运动要适度。

4）合理用药，按医嘱服药。对所有的药物均需重新评估，尽量减少个人用药的数量和剂量。精神类药物（包括镇静、催眠、抗焦虑、抗抑郁药）应减量甚至停用。

5）加强膳食营养，适当补充维生素D和钙剂，防治骨质疏松。

6）衣服要合身宽松，鞋子要低跟防滑。

7）选择适当的行走、视力、听力辅助工具。

8）熟悉社区及家庭内部的生活环境。

9）调整不良生活方式，减少跌倒隐患。

10）保持健康、乐观的心理状态。

（2）居家养护者的干预措施：《指南》将居家养护者分为两类，一类是家庭养护者，是指在家里为老年人提供免费养护服务的老伴、儿女或亲戚、朋友等，这类人员属于非正式养护者；另一类是专业养护者，指社区专业养护人员（即政府为社区购买的养老服务人员，或者社区、老年人家属自己雇佣的养护老年人的家政服务人员），包括上门或者在社区老年活动中心、托老所、社区医疗机构养护老年人日常起居的服务人员和专业医护人员，他们属于正式养护者，有一定的专业技能。《指南》分别对两类养护者提供了老年人跌倒干预措施的要求和建议。

1）家庭养护者：①根据个人情况接受专业的居家老年人跌倒干预养护培训。②采用居家危险因素评估工具评估家庭环境风险。③根据家庭环境风险评估结果改善居室环境，消除环境隐患。④对老年人进行良好的日常生活护理，在老年人如厕、淋浴时要重点看护。⑤给老年人创造和谐快乐的生活环境，尽量减少老年人的不良情绪。⑥帮助老年人选择适当的行走、视力、听力辅助工具。⑦熟悉老年人服用每种药物的作用、不良反应及服用方法，严格按医嘱辅助老年人用药。

2）社区卫生服务中心及医护人员：①社区卫生服务中心应定期对社区医护人员开展居家养护老年人跌倒干预的知识和技能培训，定期考核。②加强对老年人跌倒预防知识和技能的宣传及培训。③加强针对老年人家庭养护者的养护技术培训，对养护环境改造提供指导。④做好对居家养护老年人跌倒风险的评估和评级工作，定期上门开展老年人居家环境评估和干预。⑤积极推进家庭医生签约服务，为居家养护老年人提供综合、连续、协同、规范的基本医疗和公共卫生服务。⑥关注社区公共环境的安全，督促物业及相关部门及时消除社区内可能导致老年人跌倒的环境危险因素。

3）居家养老服务机构与家政服务人员：①居家养老服务机构与家政服务人员应具有合法从业资质。对发生虐待老年人行为的家政服务人员应终止其从业资格。对发生虐待老年人事件的居家养老服务机构应予以惩罚，严重者应取消其经营资格。②居家养老服务机构应具有合法的经营资质，具有相关资质证书。③居家养老服务机构需定期组织管理人员和服务人员进行培训、考核，并接受主管单位的审核与检查。④家政服务人员应定期接受居家养老服务机构、社区卫生服务中心组织的老年人养护技术培训与考核,对于考核不合格的家政服务人员应停止工作或吊销从业资格。⑤家政服务人员对老年人进行良好的日常生活护理,老年人如厕、淋浴时重点看护。⑥给老年人创造和谐快乐的生活状态,尽量减少老年人的不良情绪。⑦熟悉老年人服用每种药物的作用、不良反应及服用方法,严格按医嘱辅助老年人用药。

【文献评述】

《指南》为居家养护老年人、家庭养护者及专业养护者提供了详细且操作性很强的干预措施,可以规范跌倒干预行为,科学有效地预防居家养护老年人的跌倒。

《指南》的执笔人同样是 2011 年发布的《老年人跌倒干预技术指南》的执笔人。《指南》的专家组成员既包括《老年人跌倒干预技术指南》的编写组成员,也包括在老年人跌倒干预方面具有丰富知识和经验的新成员。《指南》的制定根据中国老年人跌倒的流行状况、危险因素以及国内多个省、市、县老年人跌倒干预试点的经验总结,适合在国内广泛推广和使用。

居家养护老年人的跌倒预防需要多方位共同努力,涉及诸多因素,需要政府的主导、卫生部门的推动、社区和社会力量的专业服务、相关部门的参与,以及老年人自身和家庭成员的积极投入。

《指南》在老年人跌倒风险评估和干预措施方面的内容精练、扼要,在很多方面并没有纳入细节内容,因此,在开展具体跌倒干预工作时,可参考《老年人跌倒干预技术指南》和《中国老年人跌倒风险评估专家共识(草案)》。参照《指南》建议,通过对老年人跌倒的风险评估、危险因素的识别以及相应干预措施的积极开展,定会有效减少居家养护老年人跌倒的发生。《指南》的有效推广和使用可以对居家养护老年人的跌倒干预起到积极的作用,助力健康老龄化。

(史晓红)

参 考 文 献

[1] 北京医院,国家老年医学中心,中国老年保健医学研究会老龄健康服务与标准化分会,等.居家(养护)老年人跌倒干预指南.中国老年保健医学,2018,16(3):32-34.

[2] 中国老年保健医学研究会老龄健康服务与标准化分会,《中国老年保健医学》杂志编辑委员会.中国老年人跌倒风险评估专家共识(草案).中国老年保健医学,2019,17(4):47-48,50.

[3] 失能老年人居家养护标准专家共识项目组,《中国老年保健医学》杂志社,北京老年医学研究所,等.失能老年人居家养护标准专家共识(草案).中国老年保健医学杂志,2017,15(4):3-7.

[4] 国家统计局.中华人民共和国 2019 年国民经济和社会发展统计公报[2020-02-28].http://www.stats.gov.cn/tjsj/zxfb/202002/t20200228_1728913.html.

[5] Panel on Prevention of Falls in Older Persons. American Geriatrics Society and British Geriatrics Society. Summary of the Updated American Geriatrics Society/British Geriatrics Society clinical practice guideline for prevention of falls in older persons. J Am Geriatr Soc,2011,59:148-157.

[6] Phelan EA,Mahoney JE,Voit JC,et al. Assessment and management of fall risk in primary care settings. Med Clin North Am,2015,99(2):281-293.

[7] 宋岳涛.老年综合评估.2 版.北京:中国协和医科大学出版社,2019.

[8] 陈峥.老年综合征管理指南.北京:中国协和医科大学出版社,2010.

[9] 刘远立.中国老年健康研究报告.北京:社会科学文献出版社,2018.

第 107 章

《居家运动功能评估与干预专家共识》解读

【文献题目】 居家老年人运动功能评估与干预专家共识

【文献作者】 中国老年保健医学研究会老龄健康服务与标准化分会,《中国老年保健医学》杂志编辑委员会

【文献来源】 中国老年保健医学,2018,16(3):52-56

【文献解读】

◆ 背景介绍

我国自 1999 年进入老龄化社会,迄今已 20 余年。调查显示,截至 2020 年末,全国 60 岁及以上老年人口达 2.64 亿,占总人口的 18.7%。据预测,到 2050 年,老年人口数量将达 4.87 亿,占总人口的比例将上升至 34.9%。老年人随着年龄增长,身体功能出现衰退,引起运动能力、内分泌、神经及心理等方面的问题,经医院治疗后还会有后续功能障碍。老年人运动功能受多种因素的影响,肌肉的质量与力量随年龄增长而下降,导致老年人运动速度降低、平衡能力减退、步态不稳,从而增加跌倒、骨折、退行性骨关节炎等疾病的发生率。如何在老龄化社会中有效保障老年人的生活质量,已然成为进入老龄化社会迫切需要解决的重大问题。

中国老年保健医学研究会老龄健康服务与标准化分会于 2018 年制定并发布了《居家老年人运动功能评估与干预专家共识》(下文 简称《共识》)。《共识》为提高老年人的运动功能提供了评估与干预方法,适合老年工作者、医师、社区居家医疗工作者等参考学习,以解决老年人因平衡功能、心肺功能、肌肉力量、柔韧性等的下降而出现的日常功能障碍,为我国居家老年人的健身锻炼提供科学合理的参考依据。

◆ 文献要点

1. **倡导健康老龄化** 随着老龄化的快速发展,如何改善老年人的生活状况、增加老年人的获得感和幸福感、提高老年人的生活质量,逐渐受到政府的高度重视。2015 年世界卫生组织将健康老龄化的目标定义为发展和维护老年人健康生活所需的功能水平,并提出健康老龄化新概念模型,主要围绕老年人的内在能力和功能水平,而并非"不得病"。《中国防治慢性病中长期规划(2017—2025 年)》明确提到,要运用健康的管理手段、模式及理论,降低老年人患慢性疾病的概率,促进身体功能的加强,减少发病率、死亡率及残疾率,促进生活质量的提高与改善,拓宽机体自然寿命。《"十三五"卫生与健康规划》中提到要科学践行"三减三健"的生活方式,适时监督矫正,对老年人常见多发疾病、慢性疾病等要及时进行健康知识的补充、指导与修正,对慢性疾病管理与运动干预的技术要及时推广试行,不断促进老年人身体健康,这体现了国家对人民群众尤其是老年人健康权益的高度重视。健康中国建设在为老年体育事业发展带来大好机遇的同时,也提出了一系列针对老年健康亟须解决的问题,特别是在中国老龄化快速发展的时期。由此可以看出,面对老龄化的社会问题,我国政府极其重视,真抓实干,切实采取包括开展健康教育、科学健身、理论研究等一系列措施在内的规划与实施。《共识》可以更全面地帮助居家老年人了解自己的运动功能状态,选择适合自己的运动方式,提高运动

能力及身体功能,保持身心健康,以助于有效改善晚年健康状况。

2. 预防运动损伤、提高老人健康体适能

《2014 年全民建设活动状况调查公报》显示,60~69 岁和 70 岁以上老年人经常参加体育锻炼的比例仅为 18.2% 和 10.8%,老年群体经常参加体育锻炼的人口数量和比例均较低,导致这一现象的最主要原因是老年人的运动损伤问题。在老年人参加体育锻炼的过程中,因为没有科学锻炼的指导,往往会出现一些损伤,但也往往会因为这些损伤,使老年人不愿参加户外体育锻炼,因而也阻碍了老年人的体育运动参与度。一些社会机构也因为老年人运动损伤风险较其他人群高,而不愿提供针对性的体育锻炼指导。同时老年人会考虑到经济问题而仅限于自我锻炼和公共场所锻炼,缺乏科学指导下的体育健身活动。体力活动不足及健康体适能的下降给社会带来了沉重的经济负担,同时医疗费用支出也在不断增加,已经成为亟须解决的公共健康问题。

(1)预防老年人跌倒损伤:跌倒是老年人常见的健康问题之一,目前已成为老年人的热门话题,也是老年人面临独立生活的共同障碍。有学者对跌倒作了如下定义:跌倒是患者突然或非故意地停顿,倒于地面或倒于比初始位置更低的地方。老年患者随年龄增长,自身体质、精神状态日益下降,免疫力低下引起疾病频发,平衡功能也日益衰退,如前庭、本体感觉、视觉等平衡感觉功能障碍。Rubenstein 等的研究显示,居住在社区的 65 岁以上老年人,跌倒发生率为 28%~35%;随着年龄增长,跌倒发生率显著增高,在 75 岁以上老年人中跌倒发生率高达 40%;平衡功能在 20~50 岁最稳定,后逐渐减退,60 岁以后降低明显。平衡能力在人们日常活动中有极其重要的作用,尤其对年龄超过 60 岁的老年人而言,它影响着老年人的日常生活活动、社交及娱乐等。不少研究人员表明,预测跌倒概率可以通过老年人平衡能力测试得出结果。《共识》对平衡功能的评估作了详细的介绍,包括对静态平衡、动态平衡以及预测性平衡能力与功能线平衡能力的评估,根据平衡训练的原则,从坐位平衡训练→跪位平衡训练→坐-立-坐平衡训练→立位平衡训练,再进阶到行走训练及功能线平衡训练,通过增加动作的不稳定性,

缩小支持面积,提高身体重心,减少视觉反馈作用,通过增加头颈、躯干、四肢的控制力等方法进行平衡能力训练,将肌力训练与平衡训练相结合,对预防老年人跌倒有显著效果。通过老年人平衡能力测试,老年人的体质状况也能得到反映,根据老年人的体质状况选择适合老年人的科学的平衡训练方法,可以减少老年人跌倒损伤的风险。

(2)提高老年人心肺功能:心肺功能是指人体心脏泵血和肺部摄取氧气的功能,它们共同协作为人体各器官和肌肉输送氧气和营养物质并排出代谢废物。美国运动医学协会(Americana College of Sports Medicine,ACSM)认为,肌肉力量及心肺功能是健康体适能的重要组成部分。随着年龄增长,机体生理功能逐渐衰退,心血管功能的减弱和自主神经调节功能的紊乱都将导致机体心肺功能显著降低,继而严重影响老年人的预期健康,增加慢性疾病患病率,降低生活质量。有大量研究表明,有氧运动可以改善肺部肌纤维弹性回缩力,从而增大摄氧量,改善心肺功能。长期坚持规律运动可以降低老年人冠心病的发病率和死亡率。

《共识》选取 6min 步行测试和 2min 原地踏步测试这 2 种老年人最常用的,也是最方便、最经济的亚极量强度的心肺功能评估方法,其运动强度不高且安全性较高。根据测试结果,制订适合老年人心肺功能的有氧运动处方:选择适合的运动方式、运动强度、运动时间和运动频率。《共识》强调在运动前要做好身体检查和系统评估,确保运动安全性,这样可以使老年人的有氧工作能力得到提高,心肌耗氧量降低,肺活量和最大肺通气量提高,进而使机体能够快速适应因不同因素造成的急性状态,提高身体功能,同时可以帮助老年人保持愉快的心情,促进身体功能时刻保持在最佳状态。

(3)增强肌肉力量、提高老年人运动能力:运动能力与肌肉功能密切相关。肌肉质量往往在成年某一峰值之后就开始随着年龄增长而下降,从而导致肌肉力量的下降。在 65 岁以上人群中有 39% 的人存在运动能力障碍,是普通人群的 3 倍以上。还有研究显示,肌肉力量的增加与骨密度增加呈显著正相关,随着年龄增长,骨量或骨密度下降,尤其是绝经后女性,这是导致骨折风险显著

增加的一个因素,对老年人失能、生活质量下降造成严重影响。力量训练可改善神经肌肉及心肺功能的适应性,还可增强局部肌肉运动单位参与率和兴奋性,增强肌肉代谢能力,提高基础代谢率,使更多胆固醇在外周组织进行分解代谢,从而减少高密度脂蛋白在血管内皮下的滞留,以改善外周血管功能。目前,我国老年人主要从事广场舞、太极拳等运动项目,这些运动项目对肌力的提高不是很明显,对全身肌力群的训练还存在缺陷。《共识》介绍了老年人上肢肌力、躯干肌力和下肢肌力的评估测试方法,根据测试结果,遵循先练大肌肉群、后练小肌肉群、优先训练多关节、避免同一肌肉前后相邻运动以及先大强度训练后小强度训练的原则,分别对上肢、躯干、下肢进行针对性的力量训练,这是老年人增强神经肌肉功能、提高运动能力的最有效方法。

(4)保持肌肉弹性,加大关节活动幅度,保护关节:随着年龄增长,老年人的柔韧素质逐渐下降,同时居家老年人关节活动范围减少或运动能力不足,不能满足功能需要,常会出现颈、肩、腰、腿等部位的关节障碍,产生疼痛或损伤。《共识》针对老年人柔韧性的测量,通过"双手背勾测试"和"坐位体前屈测试"这2项整体性测试方法测量老年人上肢、下肢及躯干柔韧性,简单易操作,同时指导老年人对肩部、腰部及下肢进行柔韧性训练。针对老年人的关节功能障碍,应分析其功能障碍的原因,可能与关节灵活性、关节周围软组织的延展性和稳定性以及运动控制功能相关。应分别对老年人的颈椎、肩关节及多关节(包括髋与脊柱的屈曲能力,肩、脊柱和髋的伸展能力,颈、躯干、骨盆、髋、膝、足的旋转能力)进行功能障碍评估,给出正常关节活动的数值及功能状态,方便老年人及运动处方制定者参考。针对评估结果,对居家老年人关节功能障碍制订运动处方。通过"柔"与"韧"结合训练,以及关节功能障碍的针对性训练,保持肌肉弹性,加大关节活动幅度,同时可起到保护关节、避免运动损伤的作用。在训练中肌肉与关节协调工作,有助于提高训练的有效性、综合性及表现性。

【文献评述】

由于受教育水平参差不齐,思想千差万别,老

年人对健身的理解各不相同。为了提高老年人的健康水平,需要进行合理宣传,指导科学的生活方式和健身方法,加大对健康锻炼知识的宣传力度,不断提高大众特别是老年人对力量训练及平衡训练的知识及健身的科学意识。《共识》为提高老年人的运动功能提供了科学、实用的评估与干预方法。

老年人的运动功能训练近几年在运动训练领域引起了较多体能、运动训练专家的关注。建议未来吸纳更多专业人才对《共识》的理论与实践不断进行研究与实证。在后期的理论研究中,可以增加慢性疾病老年人或患病老年人的科学健身方法,以及针对不同性别、不同年龄老年人的分段训练方法,形成更全面的老年人科学健身理论体系,充实我国老年人锻炼理论的需求,这对丰富老年人健身理论及实践发展都有积极意义。

(矫 玮)

参 考 文 献

[1] 中国老年保健医学研究会老龄健康服务与标准化分会,《中国老年保健医学》杂志编辑委员会.居家老年人运动功能评估与干预专家共识.中国老年保健医学,2018,16(3):52-56.

[2] 叶盛,陈利群,石丹,等.运动锻炼对社区老年人跌倒预防效果的证据总结.中华护理杂志,2017,52(9):1112-1118.

[3] Rubenstein LZ. Falls in older people:epidemiology, risk factors and strategies for prevention. Age Ageing,2006,35 (2):37-41.

[4] Jolliffe JA,Rees K,Taylor RS,et al. Exercise-based rehabilitation for coronary heart disease. Cochrane Database Syst Rev,2001,1:180.

[5] Cruz-Jentoft AJ,Baeyens JP,Bauer JM,et al. Sarcopenia:European Consensus on definition and diagnosis:report of the European Working Group on sarcopenia in older people. Age Aging,2010,39(4):412-423.

[6] Mitra S,Sambamoorthi U. Disability prevalence among adults:estimates for 54 countries and progress toward a global estimate. Disability & Rehabilitation,2014,36(11):940-947.

[7] 张智海,刘忠厚,李娜,等.中国人骨质疏松症诊断标准专家共识(第三稿·2014版).中国骨质疏松杂

志,2019,20(9):1007-1010.

[8] Giallauria F,Cittadini A,Smart NA,et al. Resistance training and sarcopenia. Monaldi Arch Chest Dis, 2016,84(1-2):738.

[9] Bacchi E,Negri C,Zanolin ME,et al. Metabolic effects of aer-obic training and resistance training in type 2 diabetic subjects:a randomized controlled trial (the RAED2 study). Diabetes Care,2012,35(4): 676-682.

第 108 章

《居家(养护)失智老人评估、康复和照护专家建议》解读

【文献题目】 居家(养护)失智老人评估、康复和照护专家建议

【文献作者】 中国老年保健医学研究会老龄健康服务与标准化分会,《中国老年保健医学》杂志编辑委员会

【文献来源】 中国老年保健医学,2018,16（3）：34-39

【文献解读】

◆ 背景介绍

老年失智症患者中约 2/3 病因是阿尔茨海默病,阿尔茨海默病的发病率与年龄高度相关。人口老龄化造成了全球失智老人的快速增长,增大了健康服务需求。我国 60 岁以上人群失智的总发病率预计将从 2020 年的 5.8% 上升至 2030 年的 6.7%。2020 年中国失智症患者总数达 1410 万,到 2030 年将达到 2330 万。由于缺乏有效药物治疗,加之病程相对较长,阿尔茨海默病患者的照护压力日益增大。

失智症属于慢性疾病,患者需要长期照护和护理。护理途径主要包括长期护理机构、社区护理和家庭护理。一项全国性调查显示,只有 2% 的失智患者在机构接受正规护理,大多数患者由家中的非专业人员照顾。目前我国缺乏对老年失智人群居家(养护)的管理、照护及康复的规范流程和指南,社会支持体系也不健全,照护者由于缺乏相关知识常难以应对失智症患者复杂的认知障碍症状及多变的精神行为症状,家庭照护者的负担沉重。

中国老年保健医学研究会老龄健康服务与标准化分会于 2018 年发布了《居家(养护)失智老人评估、康复和照护专家建议》(下文简称《建议》),通过重点阐述失智老年人居家养护的重点问题与对策,为中国老年失智人群居家评估、康复及照护提供了初步的解决建议。《建议》适用人群为居家养护的失智老人、失智症患者照护机构、失智症患者家庭成员及失智症的照护人员。

◆ 文献要点

1. 失智老年人居家养护的重点问题与对策

（1）医疗问题及对策：失智老人的医疗问题除认知功能障碍和精神行为症状外,老化和合并多种慢性疾病以及离群独居所带来的心理影响均导致日常生活能力下降,不同程度地影响患者的社会功能和生活质量,因此,建议对居家养护的失智老人进行标准医学评估。国际学者建议首次就诊时应对失智老人建立全面、翔实的认知档案,作为基线水平留档;评估时应有家属或知情人陪同,评估结果只能作为诊断依据,不能作为诊断结论。提高照护者对药物治疗的认知程度,向失智老人及其照护者充分说明药物治疗的疗效和不良反应。合理应用改善认知的药物可以起到改善症状、延缓病情进展、减轻照护难度的作用。

（2）失智老人照护者存在的问题和对策：目前失智照护的实际需求量很大,而全社会准备不足。一方面照护服务体系不完善,服务能力欠缺,专业照护人才严重不足,非正式照护支撑不足,特别是伴发精神症状就诊精神卫生中心时,床位无法满足需求,而且居家照护者中以女性为主,她们长期承受着心理、生理、社交、经济等多重压力。另外,还存在由于科学普及不足导致部分失智老人无法得到家庭成员的理解和尊重,而且缺乏针对性强

的公共政策,没有形成全社会的协同支持。

针对这些问题,《建议》提出将失智照护列入政府慢病扶持项目,扩大长护报销服务范围,改善失智老人的照护质量;建立社会支持体系,对 60 岁以上及认知功能障碍的高危人群免费实施干预,建立记忆档案,开展认知训练和情绪管理;规范入住老人的评估流程,制订评估标准,有利于早发现、早干预;加强失智老人照护者的专业培训,推广使用居家失智老人照护问题评估单和认知康复技术清单。

2. 失智老人居家养护要点

(1)居家照护需要遵循三个原则:一是尊重并鼓励,承认老人的价值;二是维持现有自理能力,延缓病情发展;三是居家养护应重视随访管理。

在失智老人的日常照护方面,《建议》建议:使用居家失智老人照护问题评估单,收集资料建立居家失智老人照护问题评估单,拟定相应照护服务,以优化各方资源,为老人提供准确的帮助;主要评估个人料理依赖程度、业余生活爱好参与度;评估日常生活活动能力;使用精神及行为症状照护问题清单。

在老年人身体条件允许的情况下应尽量安排娱乐活动,让老年人进行适当有规律的体育运动,维持社会功能。对活动不便的老年人,应灵活安排肢体和手指活动,如摆动上肢、手指操等。创造机会与失智老人一起进餐、聊天、外出散步、购物、做简单的家务等。通过一起翻看和谈论老照片、听唱老歌曲、看老电影等方式,激发老人对过去事件的回忆。安排老人参加感官和认知刺激活动,给予按摩或情感性触摸、宠物陪伴等。与老年人一起做简单的计算、归类、棋牌等活动,避免做难度大的计算。以家庭环境为基础,调整多感官刺激区域。结合药物治疗,最大限度地维持老年人的认知功能。

(2)保持环境稳定、熟悉:熟悉和安全的环境及规律的生活是老年人的需求。失智老人应避免突然变换住所(如搬家、在子女家轮住、入住机构)、居室布局和物品等。必须变换住所时,尽量在居室内保留熟悉或喜欢的物品,以帮助患者辨识周围环境。保持安全、舒适的物理环境,确保老人周边环境的安全整洁和舒适。经常活动区域避免安放易于引起损伤或绊倒的物品。失智老人合

并视觉、认知功能下降的居住环境应尽量采用简洁温和的色彩。避免安放一些易误导视觉认知的物品,在特定活动区域可采用易于辨认的色彩标志,便于失智老人正确辨识。

3. 失智老人日常活动主要风险防范

(1)吞咽功能障碍:对经常发生呛咳或无原因肺部感染的老年人,应及时进行吞咽功能检查,同时加强吞咽功能的康复功能训练;避免饮食固液同服,准备稠状食物,减少误吸;食物卡喉时须认真检查。

(2)感触觉障碍:避免老人触碰烫热物体,以免引起烫伤。

(3)跌倒风险:对失智老人除安排一些平衡训练加强体力外,还要做好防跌倒的环境整理。

(4)执行力下降:应加强老人及家庭成员对交通安全、用电安全、煤气安全相关知识的学习,制订相应的防范措施。

4. 居家环境改造及照护小辅具

(1)对居家环境进行适老化改造:由于认知功能下降,常用的生活用具可能不再适合失智老人,因此,可将居家环境进行适老化改造,添置一些智能辅具以提高老人的生活自理能力。例如:采用可调节高度的智能坐便器,或者在马桶两侧安装坐便扶手以解决认知障碍老人的如厕问题;浴室安装防滑的扶手、洗浴椅、防滑垫等,以辅助老人的洗浴需求。设立无障碍通道和警示牌,提醒老人避免滑倒、电伤、烫伤等情况的发生。使用带有自动锁闭提醒和内外反锁功能的智能门锁、水电燃气安全阀等,避免安全隐患。张贴明显的指示牌,避免老人找错房间。让老人佩戴卫星定位手表或定位小物件,防止走失。

(2)生活小辅具的运用:平衡功能障碍的老人可以使用一些必要的支撑类辅具,如手杖、助行器等。选用语音相册,配备智能药箱、物品寻找器、待办事务提醒工具、视频和语音通话设备等来辅助失智老人的日常生活。用手机、智能鞋、定位手表对老人进行实时定位和跟踪,防止老人走失。

5. 居家认知功能维持与训练

(1)制订认知功能维持和训练的目标:根据患者的具体情况及周围条件、长期照护观察的情况,制订个性化认知训练,以延缓认知恶化,维持或部分恢复受损的认知功能,提高生活质量。

（2）非药物治疗：包括认知行为疗法、情感治疗、认知训练、认知康复及认知刺激疗法。

（3）居家认知训练：居家认知训练的原则是以患者为主体，避免把患者当成一个完全依赖他人的"废人"或"孩童"，遵循个性化和标准化相结合、独立训练与群体训练相结合、传统医疗与现代医疗相结合、家庭与社会相结合、认知功能训练与居家生活相融合的训练方式。

1）认知训练频率控制：以作业或活动形式为准，每天实施 1～2 次，每次 20～40 min（每 20 分钟休息 5～10 min），每周 5～6 天。

2）认知训练难度控制：根据失智老人评估的具体情况，选择不同的针对性认知训练和认知刺激。居家认知训练方法可参考中国老年医学学会认知障碍分会编写的《中国认知障碍照护管理专家共识》进行训练。

3）记忆力训练：训练要点是复述、反复重复，以使事物重新形成或加深记忆痕迹。

4）定向力训练：交谈中使用明确的方位词汇，住所改造成老人熟悉的风格及区域划分并相对固定，重复去往老人常去的地点，给老人佩戴手表，运用多媒体加强人物辨识。

5）语言交流能力训练：鼓励老人进行交谈和互动，注重表扬，遵循从易到难的原则；通过抄写、听写、看图写字等锻炼书写能力；通过朗读和唱歌激活大脑相应功能；建议老人经常参加社区活动，通过言语交流，维持和强化语言能力；家庭固定节目式的讨论也是很好的训练方式。

6）视空间与执行能力训练：通过方位词汇的学习和固有强化，逐步对患者实施识别与其身体相对位置的视空间训练；参考日常生活能力量表、结合生活技能相关的条目进行针对性训练；给予老人相应的任务指令，让其独立完成或辅助其完成；多鼓励，避免责备，不强迫其选择和回忆。

7）计算能力训练：根据老人文化程度及病情选择难易程度，循序渐进，以简单算数运算为佳，可结合具体的生活实例开展计算训练。

6. 精神及行为症状的照护 痴呆的行为精神症状（behavioral and psychological symptom of dementia，BPSD）变化多端、处理困难，是失智症照护者最困惑、最消耗精力的问题。

（1）BPSD 的照护原则：专业照护与家庭照护相结合；了解老人信息，制订适宜的照护方法；定期评估照护效果、持续改进照护措施；首选非药物照护干预，与药物治疗相结合，逐步连贯进行；做好安全防护措施。

（2）BPSD 的识别与评估：记录症状出现的诱因、表现形式、持续时间、频率、强度及其对老人及照护者的影响，正确识别 BPSD 症状，采用神经精神问卷、老年抑郁量表等工具。

（3）BPSD 的非药物治疗：非药物治疗主要有认知/情感干预、感官刺激、运动治疗、社会心理环境干预等内容，包括作业疗法、怀旧疗法、宠物疗法、音乐疗法、光照疗法、芳香疗法、运动疗法、社会心理环境干预等。

（4）使用改善认知及抗精神药物的注意事项：识别不良反应，及时调整用药方式；呕吐不能进食时应停药；易怒、兴奋时需要做出判断，急性发作时需要排除非药物引起的谵妄，判断老人是否有脱水、感染等，必要时减量或停药；非急性发作需要考虑 BPSD，及时就诊调药；心动过缓或房室传导阻滞者需定期复查心电图；NMDA 受体拮抗剂（如美金刚）的不良反应是头晕，如有跌倒风险，建议咨询医师或停用药物，如困倦明显加重，可改为晚餐后服用。部分精神症状较重者可能需要短期小量使用抗精神类药物，应告知患者和家属抗精神病药物潜在的效益和风险，特别是死亡风险。开始治疗后，注意观察老人进食及跌倒情况、帕金森病症状、白天困倦和觉醒程度、是否有心悸和气短，定期监测血糖，如有异常及时复诊。

7. 失智老人居家养护常用安全监测智能辅具及健康大数据的应用展望

（1）关于联网的安全监测辅具：一方面防止走失、跌倒预警，另一方面是建立健康平台、共享老人信息，通过物联网、互联网连接社区康养中心和医疗机构，及时获取老年人的健康信息，通过健康管理平台筛查疾病危险因素，判断病情，对老年人进行生活方式干预、远程健康指导，或者安排其到医院就诊。

（2）失智老人数字建册与认知等健康大数据管理：采集个人信息与健康医疗数据，对失智老人数字建册。对高风险人群和失智老人进行长期监测与预警。对失智人群进行健康管理，建立失智人群大数据库，评估与护理需标准化管理，数据挖掘可为疾病研发提供依据。

【文献评述】

《建议》为失智老人居家养护、机构养护者及专业养护者提供了详细且操作性很强的干预措施,可以规范照护过程中的干预行为,科学有效地应对失智症导致的复杂认知障碍症状、多变的精神行为异常以及由此带来的一系列问题,提高失智老人生活质量,使家庭成员能更好地与他们生活在一起。

《建议》执笔人在老年人失智干预方面具有丰富的知识和实践经验,为解决失智老人居家养护中的系列问题,特组织了北京、重庆、广西、西安、大连地区部分对老年失智症诊疗、护理及养护有实际经验的专家编写了《建议》,旨在对中国老年失智人群居家评估、康复及照护提供初步的研究证据和经验,适合在国内广泛推广和使用,可对失智老人居家养护起到积极的推动作用,助力健康老龄化。

失智老年居家养护的风险评估、功能康复需要多方共同努力,涉及诸多因素,需要政府的主导、卫生部门的推动、社区和社会力量的专业服务、相关部门的参与以及老年人自身和家庭成员的积极投入。

《建议》在老年人失智风险评估和干预措施方面的内容精练、扼要,在很多方面并没有纳入细节内容,在开展具体照护干预工作时,可参考《居家(养护)老年失智评估、康复和照护专家建议》和《中国认知障碍照料管理专家共识》,通过积极开展失智老人风险评估及有效干预措施,定会有效减少失智老人居家养护时异常情况的发生。

（吕泽平）

参 考 文 献

[1] 中国老年保健医学研究会老龄健康服务与标准化分会,《中国老年保健医学》杂志编辑委员会. 居家(养护)失智老人评估、康复和照护专家建议. 中国老年保健医学,2018,16(3):34-39.

[2] 贾建平,李丹,周爱红,等. 阿尔茨海默病的流行病学研究. 中国医学论坛报[2014-06-13].

[3] Xu JF,Wang J,Wimo A,et al. The economic burden of dementia in China,1990-2030:implications for health policy. Bull World Health Organ,2017,95(1):18-26.

第 109 章

《社区失智老年人初筛流程共识(草案)》解读

【文献题目】 社区失智老年人初筛流程共识(草案)

【文献作者】 中国老年保健医学研究会老龄健康服务与标准化分会,《中国老年保健医学》杂志编辑委员会

【文献来源】 中国老年保健医学,2019,17(4):5-7

【文献解读】

◆ 背景介绍

阿尔茨海默病(Alzheimer's disease, AD)是一种与增龄相关的神经退行性疾病。随着我国人口老龄化趋势的加速,2030 年 60 岁以上人口将达 4.09 亿,估计会有 2160 万 AD 患者,会给社会及家庭带来沉重的经济负担及照护压力。我国人口基数庞大,医疗资源不足,社区失智老人被延误诊断的现象非常普遍。痴呆防治的基本原则是早期诊断和早期干预。数据显示,约 40% 的老年认知障碍患者首次就诊时已处于中度痴呆阶段,从而错过最佳干预时机。目前临床使用的痴呆筛查工具比较复杂,不适合在社区推广应用,因此,制订适合在社区推广的失智老人早期筛查流程显得非常必要。

以阿尔茨海默病为代表的老年期痴呆一般会有认知症状、精神行为症状及日常生活能力下降,国内外的认知障碍筛查指南基本以此为理论依据筛选相关量表对受试者进行认知功能初筛,以确定是否存在失智。中国老年保健医学研究会老龄健康服务与标准化分会于 2019 年发布了《社区失智老年人初筛流程共识(草案)》(下文简称《共识》),旨在推广适合社区及养老机构的对失智老人的筛查流程及工具包,从源头减少痴呆的延迟诊断现象。《共识》的适用人群为社区及养老机构老年人。

◆ 文献要点

1. 失智老人筛查量表的选择原则及依据

《共识》所指的失智主要指 AD。AD 临床表现归纳起来有三组症状,即认知功能障碍、精神行为症状和日常生活能力下降。不同 AD 患者的临床表现并不一致,因此,通过这三个维度来进行初筛,有助于防止 AD 的漏诊。由于精神行为症状的评估需要经过专门的培训,因此,在制订针对社区、失智老人初筛工具时,《共识》只选择了认知功能障碍的筛查及日常生活能力两个方面。已有研究表明,抑郁会影响认知表现,为排除抑郁对认知的影响,减少假性痴呆的可能,《共识》也纳入了老年抑郁筛查量表作为排除性工具。由于《共识》主要针对社区工作人员,在量表的选择方面要注意以下两方面:第一方面,量表要简单易操作,只需经过简单培训即可掌握并应用;第二方面,量表要有较高的敏感性和特异性。

2. 量表评估的注意事项

(1)认知功能障碍的筛查:《共识》在认知筛查量表选择方面既包含了针对家属的量表,又包含了针对受试者的量表。由家属来评估的量表主要是 AD8 量表,该量表是由华盛顿大学于 2005 年开发的 8 项题目探访问卷,由家属对患者在 8 个方面的问题进行评价,强调"变化",如果有 2 个条目有改变,就提示为失智高风险人群。针对受试者的量表主要是简易智力状态评估量表(mini cognitive testing, Mini-Cog)和简易智力检测量表(abbreviated mental test score, AMTS)。Mini-cog 是简易精神状态检查(mini-mental state examination,MMSE)的简化版,具有较高的敏感性,操作简单,主要包括两部分:第一部分要求受试者听和记住 3 个不相关的词,然后重复;第二部分是画钟试验。这两方面如果任何一项有问题都高度提示有失智症的可能。AMT 量表是 1974年制定的 AD 筛查量表,针对受试者进行询问,对受试对象的文化程度要求不高,测试一次只需几分钟。全量表共 10 个小题,每题 1 分,<7 分表示有失智症的可能。

(2)日常生活能力的评估:日常生活能力下降是诊断痴呆的必备条件之一,因此,对失智老人的筛查必须包括日常生活能力的评估。日常生活活动(activities of daily living,ADL)量表包括基本日常生活活动能力和工具性日常生活活动能力,该量表总分 56 分,>16 分考虑有失智症的可能。该量表的评估比较简单,由与患者密切接触的家属评估比较合适。

(3)老年抑郁的筛查:老年抑郁量表(geriatric depression scale,GDS)是专用于老年人的抑郁筛查量表。该量表共有 2 个版本,分别是 GDS-30 和 GDS-15。《共识》选择简版 GDS-15 作为筛查工具。该量表共有 15 个条目组成,要求受试者以"是"或"否"来回答。1、5、7、11 回答"否"记 1 分,其他题回答"是""计 1 分,最高 15 分,分数越高,表示抑郁症状越明显,≥8 分代表有抑郁症状。

3. 失智症初筛阳性的判定及处理流程

AD8、Mini-cog、AMT 及 ADL 这 4 个量表中任何 1 项或多项阳性,且 GDS-15 正常,被认定为失智症初筛阳性;如果 GDS-15 提示有抑郁,建议受试者去精神心理专科就诊,如果排除抑郁,失智症初筛阳性;如果考虑有抑郁,经过抗抑郁治疗后,GDS-15 正常,复查上述 4 个量表,如果都正常,则排除失智症;对于失智症初筛阳性的患者,建议到综合医院记忆门诊就诊,以进一步明确诊断。《共识》特别强调从认知、日常生活能力 2 个维度来初筛失智老人,而且要注意排除抑郁情绪对认知的影响。在流程处理方面,《共识》给出了明确的建议,社区初筛阳性患者一定要到专门的记忆门诊接受进一步检测评估,对于初筛有抑郁的患者一定要到精神心理门诊进一步检查,《共识》还对后续复查给予了说明。

【文献评述】

《共识》为社区及家庭对失智老人的筛查及处理提供了一个比较全面且操作简单的流程及工具包,这将有助于将失智的早期筛查关口前移到家庭及社区,从源头减少失智症的延误诊断现象。《共识》有两个突出特点:第一,选择的量表操作简单,一般社区工作者及家属都可以用来对社区老人进行评估,并给出初评意见;第二,失智症筛查流程非常简单明了,尤其在排除老年抑郁对认知功能影响的处理方面给出了明确的建议。

当然,《共识》也有不足之处,笔者认为有两点。第一,在量表的选择方面还不够全面,没有纳入涉及精神心理人格改变评估的量表。大量文献研究表明,有许多痴呆患者在早期的突出症状为精神症状及人格的改变,尤其是那些以轻微精神行为症状为首发症状的患者,如果采用《共识》提供的筛查工具对患者进行评估,其认知及日常生活能力可能正常,而患者可能是阿尔茨海默病的早期改变,这就会导致漏诊。第二,《共识》没有纳入认知筛查领域研究的一些最新成果。例如,已有大量研究表明步态信息与认知功能关系密切,步态参数的改变尤其是在执行双任务时步态参数的改变可作为认知功能障碍的早期预警指标,国内有些地区已将基于可穿戴设备的步态信息检测联合神经心理评估作为常规认知筛查工具。

综上所述,笔者认为未来从认知症状、精神行为症状、日常生活能力下降及步态参数改变等多维度来筛查失智症是一个趋势,将有助于提高社区失智症的筛查。

(张 为 胡才友)

参 考 文 献

[1] 中国老年保健医学研究会老龄健康服务与标准化分会,《中国老年保健医学》杂志编辑委员会.社区失智老年人初筛流程共识(草案).中国老年保健医学,2019,17(4):5-7.

[2] 中国痴呆与认知障碍指南写作组,中国医师协会神经内科医师分会认知障碍疾病业委员会.2018 中国痴呆与认知障碍诊治指南(一):痴呆及其分类诊断标准.中华医学杂志,2018,98(13):965-970.

[3] Hugo J,Ganguli M. Dementia and cognitive impair-

ment: epidemiology, diagnosis, and treatment. Clin Geriatr Med,2014,30(3):421-442.

[4] Hodges JR. Cognitive assessment for clinicians. 3rd ed. Oxford:Oxford University Press,2018.

[5] Marquis S, Moore MM, Howieson DB, et al. Independent predictors Of cognitive decline in healthy elderly persons. Arch Neurel,2002,59:601-606.

[6] Cedervall Y,Halvorsen K,Aberg AC. Alongitudinal study of gait function and characteristics of gait disturbance in individuals with Alzheimer's disease. Gait Posture,2014,39(4):1022-1027.

[7] Montero-Odasso MM,Sarquis-Adamson Y,Speechley M,et al. Association of Dual-Task Gait With Incident Dementia in Mild Cognitive Impairment:Results From the Gait and Brain Study. JAMA Neurol,2017,74(7):857-865.

第 110 章

《中国社区吞咽功能障碍康复护理与照护专家共识》解读

【文献题目】 中国社区吞咽功能障碍康复护理与照护专家共识

【文献作者】 中国老年保健医学研究会老龄健康服务与标准化分会,《中国老年保健医学》杂志编辑委员会,北京小汤山康复医院

【文献来源】 中国老年保健医学,2019,17(4):7-15

【文献解读】

◆ 背景介绍

老年人吞咽障碍发生率高、后果严重,吞咽困难会导致一系列问题,从脱水、营养不良到呼吸道感染等。目前研究对吞咽困难的发生率报道不一,独居老人患病率为 15%,卒中后吞咽障碍的发生率为 64%,而在痴呆患者中的发生率高达80%。我国老年人以居家养护为主,社区居家养老人群如何管理吞咽困难尤为重要。近几年国外发布的关于成人吞咽障碍康复相关的指南有美国心脏协会/美国卒中协会发布的《2018 AHA/ASA 指南:急性缺血性卒中的早期管理》、美国退伍军人卫生署和美国国防部发布的第 4 版《2019VA/DoD 临床实践指南》。国内与吞咽障碍直接相关的是中国吞咽障碍康复评估与治疗专家共识组发布的《中国吞咽障碍评估与治疗专家共识(2017 年版)》。中国老年保健医学研究会老龄健康服务与标准化分会等于 2019 年发布了《中国社区吞咽功能障碍康复护理与照护专家共识》(下文简称《共识》),旨在使吞咽功能障碍管理的社区工作更科学、更规范。《共识》的适用人群为居家生活的吞咽障碍患者。

◆ 文献要点

1. 社区老年人吞咽障碍的评估 《共识》关于评估的推荐包括评估流程、吞咽障碍分级、评估策略以及评估内容和工具。其中评估内容又包括吞咽功能评估量表以及包括心理、睡眠及营养在内的相关功能评估。

(1)吞咽障碍筛查的目标人群:《共识》在筛查的目标人群方面,强调了对合并常见疾患以及特殊人群(如脑卒中、气管切开、老年虚弱等)应常规开展吞咽障碍的筛查,建议筛查应尽早开展并使用规范的筛查方案。

(2)吞咽障碍评估的流程及选择策略:《共识》推荐的评估流程在 2017 年版的基础上增加了对认知功能的评估,无认知障碍的患者进入吞咽筛查评估的下一步流程。在 2017 年版共识基础上,《共识》又参照了《老年吞咽障碍患者家庭营养管理中国专家共识(2018 版)》,选择策略进一步细化,提高了社区吞咽评价工作的可操作性及安全性。

(3)《共识》对筛查工具的推荐:《共识》给出的评价体系较为全面,强调应对容积-黏度测试(volume-viscosity swallow test,V-VST)加以重视并将之作为筛查工具积极应用于临床。

一项针对急性脑卒中患者的 meta 分析(包括 20 项研究、5 项不同测试报告)认为,目前尚无一项全面的、能够充分证明良好准确性并兼具临床实用性和成本效益,并且可供照护人员使用的吞咽筛查工具。有研究进一步报道了不同评估方法对急性脑卒中吞咽障碍的检出率分别为:筛查试验为 37%~43%、临床评估为 30%~55%、视频透视为 64%~78%,由此可见仪器检查吞咽障碍

的检出率更高。

　　然而,由于社区客观条件的限制及患者自身原因,使吞咽障碍诊断的"金标准"(视频透视)不能被广泛应用,因此,《共识》推荐应对 V-VST 加以重视并将之作为筛查工具积极应用于临床。

　　V-VST 是一种中等可靠的主动性试验,使用不同体积和黏度的测试食团来确定吞咽的有效性(唇封受损、口腔残留和咽部残留)和安全性(咳嗽、声音变化和氧饱和度下降≥5%),《共识》推荐有条件的社区可选择此项测试对高危患者进行筛查。该筛查方法也可被用于痴呆人群。Michel 等的研究在吞咽障碍发生率 80%~90% 的痴呆人群中也使用了该筛查方法,结果发现:在吞咽障碍患者中,3.1% 存在安全性损害,53.6% 存在有效性损害,43.3% 两者兼有;施行 V-VST 检查所需平均时间是(8.7±2.7)min,成功率为 96%。因此,研究认为即使在痴呆人群中 V-VST 也不失为一种简单、易行且耐受性良好的筛查试验。

　　2. 社区老年人吞咽障碍的护理技术　社区层面的吞咽困难医疗服务不同于急诊或医疗中心所提供的服务,社区医疗多为综合内科或老年科为主要工作内容的非康复科室,在这种相关医疗资源仍有待完善的情况下,社区吞咽功能障碍的照护工作不仅是吞咽障碍的基础护理,还涉及吞咽障碍的评估、康复训练、营养管理及心理护理等多个层面。

　　目前国外吞咽障碍的社区护理工作也仅停留在探索阶段,尚未形成切实统一的护理流程及最佳的护理实践共识。《共识》从护理方案的设计、吞咽训练的具体实施方法、基础护理,以及饮食和心理护理给出了较为详尽的建议,对照 2017 年版共识列出的护理内容,《共识》是在此基础上,结合了社区工作的实际条件及特点,为社区吞咽障碍的照护工作提供了更为具体的操作参考。

　　2018 年版 AHA/ASA 指南在吞咽障碍的推荐上未涉及相关治疗内容。下文给出 2019 VA/DoD 指南在吞咽障碍部分列出的 6 条治疗相关推荐,包括建议而非推荐的 3 条,以及证据不足的 3 条建议。

　　(1)建议而非推荐内容

　　1)除传统口腔抗阻运动外,为激活舌骨上肌可进行等长、等速收缩的 Shaker 锻炼或屈颈抗阻运动(chin tuck against resistance,CTAR)。Shaker 锻炼是仰卧位抬头看足趾运动,CTAR 方法包括将下巴用力压在充气橡皮球或专用器械上进行阻力训练。这 2 种技术在吞咽机制中是必不可少的。

　　2)对没有气管切开的吞咽困难患者进行呼气肌力训练,这种训练可提高咳嗽反射及舌骨上肌收缩力,以便在吞咽时保护气道。

　　3)对于需要长期维持较好营养状态的脑卒中急性期吞咽障碍患者,相比于鼻胃管,建议患者使用胃造口管以维持更高的白蛋白浓度及更好的营养状态。

　　(2)证据不足的建议

　　1)舌腭阻力训练(tongue to palate resistance training,TPRT):一种将舌头用力压向腭部的训练。常用工具为美国爱荷华口腔行为仪(Iowa oral performance instrument,IOPI),IOPI 是一种便携式压力传感器,由充气灯泡组成,当被压缩时,通过光阵列提供压力产生的视觉反馈作为生物反馈工具,以促进肌肉激活和募集的反应特异性。

　　2)神经肌肉电刺激(neuromuscular electrical stimulation,NMES):将表面电极覆盖在颏下和喉部的皮肤上,通过引起口咽肌肉收缩、刺激吞咽的感觉输入以改善吞咽功能。虽然有证据支持将 NMES 作为常规吞咽困难治疗的辅助手段,但迄今为止,荟萃分析尚未证明其疗效的一致性。

　　3)咽部电刺激(pharyngeal electrical stimulation,PES):PES 是一种侵入性治疗,其在鼻胃管内装一对电极,电极位于咽中部。机制是增加自咽部脑神经向吞咽皮质的感觉输入,从而启动有益的神经细胞变化,但截至目前,该疗法未经美国食品药品监督管理局批准,仅在美国通过了临床试验。

【文献评述】

　　《共识》以我国社区工作现状为出发点并结合社区工作特点,系统阐述了社区吞咽照护工作的实施条件、工作流程、评估及护理技术等,从筹备、运行到风险及质量管控,为社区吞咽工作规划出了实际工作中可遵循的整体轮廓,并将评估和治疗这两项核心工作内容作了重点阐述。其中,评估部分不仅给出了社区吞咽评价工作常用的筛查评测工具和评价内容,对于社区工作中易被忽视的心理、睡眠及营养状况的评价也作了概述。治疗部分则突出了临床实践的具体操作方法,具有很好的实操性及可执行性,对国内社区吞咽筛查及照护工作的开展具有很现实的指导意义。

笔者建议《共识》在更新版中补充以下内容。

1. **实施条件** 关于实施条件、流程、风险预防、处理及质量管理,《共识》中的描述已较为详细,具有较好的临床可行性,需要补充说明的是,《共识》对人员的要求为康复医师、康复专科护士及言语治疗师至少各 1 名,笔者建议如果实际工作条件允许,可以至少增加 1 名药剂师加入照护团队,以提供必要的药物信息,如对处方药压碎、分块或鼻饲可能性的处理,这样可以极大降低由于用药错误而导致的健康风险,毕竟目前还没有足够的口服制剂以适应药物的应用。

2. **儿童管理** 儿童神经外科疾患可以依循澳大利亚默多克儿童研究所等多所学术及医疗机构组成的神经外科相关专家小组制定的《2018 循证共识指南:儿童外伤性颅脑损伤后交流和吞咽障碍的管理》,其中有 5 条循证推荐和 25 条共识推荐,包括这些疾病的治疗团队、最佳评估时间、评估工具、干预策略及对父母的支持等,可用于儿童康复第一年语言和吞咽障碍的治疗中。

3. **食管性吞咽困难** 《共识》主要针对神经源性吞咽障碍,而嗜酸性食管炎等引起的狭窄性吞咽障碍等结构性问题,可参照与具体疾病对应的指南开展临床工作。

(1)食管狭窄性吞咽困难:美国胃肠病协会(American Gastroenterological Association,AGA)制定的《2020 AGA 临床实践指南:嗜酸性食管炎的管理》指出,在过去的 20 年,嗜酸性食管炎是世界范围内吞咽困难的主要原因,鉴于此,该指南给出了 12 条膳食、糖皮质激素应用、内镜下狭窄扩张等关键建议。欧洲胃肠内窥镜学会(European Society of Gastrointestinal Endoscopy,ESGE)发布的《2019 ESGE 临床指南:食管支架植入治疗良恶性疾病》中,对各类食管良、恶性疾病所致食管狭窄也给出了相应的治疗推荐,并标识了治疗证据等级。

(2)食管运动障碍性疾病:国际食管疾病学会

(International Society for Diseases of the Esophagus,ISDE)发布的《2018 ISDE 指南:贲门失弛缓症》中,对该疾病的管理提出了 46 条推荐意见。

(谢 瑛)

参 考 文 献

[1] 中国老年保健医学研究会老龄健康服务与标准化分会,《中国老年保健医学》杂志编辑委员会,北京小汤山康复医院.中国社区吞咽功能障碍康复护理与照护专家共识.中国老年保健医学,2019,17(4):7-15.

[2] Baijens LW,Clave P,Cras P,et al. European Society for Swallowing Disorders-European Union Geriatric Medicine Society white paper:oropharyngeal dysphagia as a geriatric syndrome. Clin Interv Aging,2016,11:1403-1428.

[3] Powers W J,Rabinstein A A,Ackerson T,et al. 2018 Guidelines for the Early Management of Patients With Acute Ischemic Stroke:A Guideline for Healthcare Professionals From the American Heart Association/American Stroke Association. Stroke,2018,49(3):e46-e110.

[4] Pangarkar SS,Kang DG,Sandbrink F,et al. VA/DoD Clinical Practice Guideline:Diagnosis and Treatment of Low Back Pain. J Gen Intern Med,2019,34(11):2620-2629.

[5] 中国吞咽障碍康复评估与治疗专家共识组.中国吞咽障碍评估与治疗专家共识(2017 年版)第一部分评估篇.中华物理医学与康复杂志,2017,39(12):881-892.

[6] 中国吞咽障碍康复评估与治疗专家共识组.中国吞咽障碍评估与治疗专家共识(2017 年版)第二部分治疗与康复管理篇.中华物理医学与康复杂志,2018,40(1):1-10.

[7] 中国老年医学学会营养与食品安全分会,中国循证医学中心,《中国循证医学杂志》编辑委员会,等.老年吞咽障碍患者家庭营养管理中国专家共识(2018版).中国循证医学杂志,2018,18(6):547-559.

[8] Benfield JK,Everton LF,Bath PM,et al. Accuracy and clinical utility of comprehensive dysphagia screening assessments in acute stroke:A systematic review and meta-analysis. J Clin Nurs,2020,29(9-10):1527-1538.

[9] Eltringham SA,Kilner K,Gee M,et al. Impact of

Dysphagia Assessment and Management on Risk of Stroke-Associated Pneumonia: A Systematic Review. Cerebrovasc Dis,2018,46(3-4):99-107.

[10] Jorgensen LW,Sondergaard K,Melgaard D,et al. Interrater reliability of the Volume-Viscosity Swallow Test: screening for dysphagia among hospitalized elderly medical patients. Clin Nutr ESPEN, 2017,22:85-91.

[11] Michel A,Verin E,Gbaguidi X,et al. Oropharyngeal Dysphagia in Community-Dwelling Older Patients with Dementia: Prevalence and Relationship with Geriatric Parameters. J Am Med Dir Assoc,2018,19 (9):770-774.

[12] Howells SR,Cornwell PL,Ward EC,et al. Understanding Dysphagia Care in the Community Setting. Dysphagia,2019,34(5):681-691.

[13] Abdul Aziz AF,Mohd Nordin NA,Ali M F,et al. The integrated care pathway for post stroke patients (iCaPPS):a shared care approach between stakeholders in areas with limited access to specialist stroke care services. BMC Health Serv Res,2017,17 (1):35.

[14] Hanke F,Rittig T,Simonis D,et al. Consensus paper--adequate medication for neurologic and geriatric patients with dysphagia. MMW Fortschr Med, 2014,156 Suppl 2:64-71.

[15] Mei C,Anderson V,Waugh MC,et al. Evidence-and Consensus-Based Guidelines for the Management of Communication and Swallowing Disorders Following Pediatric Traumatic Brain Injury. J Head Trauma Rehabil,2018,33(5):326-341.

[16] Hirano I,Chan ES,Rank MA,et al. AGA institute and the joint task force on allergy-immunology practice parameters clinical guidelines for the management of eosinophilic esophagitis. Ann Allergy Asthma Immunol,2020,124(5):416-423.

[17] Ebigbo A,Karstensen JG,Aabakken L,et al. Esophageal stenting for benign and malignant disease:European Society of Gastrointestinal Endoscopy (ESGE) Cascade Guideline. Endosc Int Open, 2019, 7 (6): E833-E836.

[18] Zaninotto G,Bennett C,Boeckxstaens G,et al. The 2018 ISDE achalasia guidelines. Dis Esophagus, 2018,31(9):10.

第 111 章

《中国社区心肺康复治疗技术专家共识》解读

【文献题目】 中国社区心肺康复治疗技术专家共识

【文献作者】 中国老年保健医学研究会老龄健康服务与标准化分会,《中国老年保健医学》杂志编辑委员会,北京小汤山康复医院

【文献来源】 中国老年保健医学,2018,16(3):41-51,56

【文献解读】

◆ **背景介绍**

我国心血管疾病及肺疾病的患病率处于持续上升阶段,心肺疾病患者数量巨大,大医院难以解决所有患者的康复问题,大部分患者需要更加便捷、经济的康复方式,社区心肺康复成为必然趋势。社区心肺康复是常见心肺疾病综合管理的重要治疗措施之一,是完善心肺疾病预防、治疗及康复治疗链的基础,能更好地落实分级诊疗制度,完善三级康复网络体系建设,还可作为"家庭医生签约服务"的内容在社区医院广泛推广。

随着心脏康复和肺康复理论与技术的不断发展,心肺康复已成为改善心肺疾病患者心肺功能、提高活动能力和生活质量的重要手段。药物、手术、支架、呼吸机等治疗手段仍不能完全有效改善心肺疾病患者心肺功能的减退和生活质量的下降,而心肺康复一体化即综合运用医疗手段干预心肺疾病,进行心肺康复,能更好地提高患者循环和呼吸系统功能,改善患者生活质量,使其回归家庭和社会生活。

中国老年保健医学研究会老龄健康服务与标准化分会等于 2018 年发布了《中国社区心肺康复治疗技术专家共识》(下文简称《共识》),旨在让心血管疾病、慢性肺疾病患者学会自我管理。《共识》的适用患者为心血管疾病、慢性肺疾病患者。

◆ **文献要点**

1. 社区心肺康复概述 目前我国心血管疾病及肺疾病的患病率处于持续上升阶段,现阶段手术、药物等手段对于改善患者的心肺功能和生活质量有限,而心肺康复可以有效改善心肺功能、提高患者生活质量。但是目前大医院的康复资源有限,无法解决所有患者的康复问题,这种情况下,社区心肺康复能更便利地为患者解决问题,让其学会自我管理健康和慢性疾病,提高生活质量和社会参与度。

社区心肺康复的建设,应建立"医院-社区-居家"的康复管理模式。即住院期间开展心肺康复早期干预,出院后继续进行社区心肺康复治疗,并由社区医师指导患者进行后续居家康复和预防宣教,保证患者心肺康复治疗的完整性。

2. 社区心肺康复的实施条件 社区心肺康复是为心肺疾病患者提供长期康复训练的主要方法。目前社区心肺康复主要侧重于心脏康复Ⅲ期患者的延续性康复治疗以及稳定期肺疾病患者循序渐进的康复治疗,建立以社区基层为基础、家庭为依托、三级医院为支撑的康复模式。

(1)场地与设备

1)场地:关于社区康复环境,外部环境要做到无障碍,便于患者到达,内部环境因地制宜,按标准实施。让患者在这样的环境里尽量达到便利、无障碍。最好有足够场地进行健康宣教,建设家居改造设计展示区域,能指导患者进行家居改造,

便于患者家居康复。

2)设备:为确保患者能进行更优质安全的康复治疗,设备应至少包括评估设备、监护设备、运动训练设备、常规急救设备4个必备部分,其他还应包括健康教育宣传相关的健康教育书籍、幻灯片等。

(2)人员要求——建立工作队伍:心肺康复强调整体和全程治疗理念,涵括预防和治疗两个医学目的,且需要更多的患者教育,涵盖诸多不同的医学领域,因此,心肺康复需要多专业人员的参与及团队合作,包括呼吸和心血管医师、康复医师、心肺康复治疗师/运动治疗师、康复护士、营养师、心理咨询师、志愿者或社会工作者及患者家属等,可依照具体情况建立周详的团队计划与目标。

(3)急救措施:对可能存在风险的患者,可在运动心电图的监测下从事规律的运动训练,针对康复过程中患者可能出现的突发情况,制订详细的紧急救护程序,包括建立健全急救制度、规范急救物品管理、组织急救培训等。因心脏、呼吸骤停患者倒地时间与救治成功率呈反比,因此,应组织社区医护人员定时学习和演练,设立专门人员与上级医院对接,以便在患者病情稳定后送往医院进一步治疗。

(4)建设模式与案例:主要是医院-社区-家庭心肺康复模式。心肺康复是一个缓慢、系统、长期的过程,患者仅在急性期或住院阶段进行心肺康复训练远远不够,而三级医院因距离远、费用高、看病烦琐等问题不便于患者进行长期康复。社区医院具有数量大、分布广、经济、有效、便捷的特点,尤其利于长期康复,也符合国际发展趋势。患者转入社区或者回归家庭后继续行心肺康复干预,将患者住院资料与社区医师、心肺康复治疗师、护理人员等进行交接,将患者的健康管理档案转入对接社区医院,充分利用各级医院医疗资源对患者进行康复宣教,鼓励患者积极参加健康管理,通过教育提高患者对疾病的认识和自身处理疾病的能力,加强危险因素防控,教导患者建立良好的生活形态,减少病情反复加重。形成医院-社区-家庭心肺康复管理模式。社区和家庭应该成为缓解期慢性阻塞性肺疾病、心血管疾病等慢性疾病康复的主要场所,对预防疾病复发和促进康复有重要意义。

3. **社区心肺康复流程** 社区心肺康复评估及训练方法极为重要。社区医院接诊需要进行心肺康复的患者时,首先应进行评估,根据评估结果进行分类方案处理。根据所评估结果大致分为两大类:第一类评估结果是高中危及高危患者,应马上向上级医院转诊,首诊医师通过绿色通道建档,联系上级医院医务处,将部分高中危或高危患者转诊到上级医院继续行相应治疗;第二类评估结果是低危及部分中危患者,应对其继续行社区康复治疗,并且强化出院回家后的生活方式及运动方式,患者出院后社区医师及治疗师要对患者进行定期回访,主要是为了防止并减少肺疾病的发生或其他疾病的发病风险,使患者真正回归家庭和社会,提高生活质量。

训练方法包括热身活动、放松活动、物理因子疗法、作业疗法、中医传统疗法及其他方法(如氧疗、家居改造等)。根据患者的不同情况、不同训练阶段选择不同的运动方案,因人而异,循序渐进,同时整个治疗团队应协同完成。

4. **社区心肺功能评定** 在心肺功能康复中,心肺功能的评定非常重要,心肺功能的评定和监控贯穿于整个心肺康复方案的实施过程中。心肺功能评定的方法应包含多方面,除常规评定外,还应进行心肺综合评估、运动功能评估、呼吸系统功能评估、心理睡眠及营养状态评定等,并且在进行心肺运动试验时,应特别注意其适应证和禁忌证。

5. **社区心肺康复治疗技术** 针对社区人群进行心肺康复治疗,《共识》推荐的实施方式主要是运动处方、物理治疗、作业治疗、心理治疗、中医传统康复治疗。运动处方应按照实事求是、循序渐进、个体化的原则进行;运动处方内容包括运动方式、运动强度、运动频率、运动时间;物理治疗包括耐力训练、呼吸肌训练、胸部扩张训练、呼吸再训练、胸廓活动度、纠正驼背姿势练习、清除气道分泌物、物理因子治疗等,应综合应用各种治疗方法。

6. **社区心肺康复风险事件预防与处理** 运动康复过程中由于多种因素的影响,可能会诱发一定的运动风险事件,心律失常、心绞痛、晕厥等十分常见。重要的是要能准确地识别、判断、处理可能出现的危险情况。风险事件的处理尤为重要,对于风险事件的处理流程,康复诊疗区应成立应急小组,制订应急处理流程,并报院方备案,科室其他人员应积极配合本科室应急抢救小组开展抢救工作。

7. 加强社区心肺康复质量管理的必要性

(1)完善康复治疗和健康信息系统化:心肺康复医疗档案的建立是心肺康复的重要组成部分,心肺康复医疗档案是公众康复治疗和健康信息的系统化信息与文件系统,客观反映康复医疗过程中保健、康复等重要信息,外伤或疾病后遗留功能障碍、呼吸困难和乏力(活动耐量受限)以及液体潴留(肺淤血和外周水肿)等都需要建立档案。完善医疗机构心肺康复管理的相关法规制度,加强医师管理。

(2)建立心肺康复医疗体系:建立并完善心肺康复服务流程,如建立规范的住院和门诊患者康复流程,完善住院病历(包括临床病例和心肺康复病例),制订冠心病、心力衰竭、呼吸衰竭等多种疾病的心肺康复路径。建立心肺康复医疗质量控制体系,如建立医院与科室心肺康复医疗质量管理组织,实行康复医疗全程的质量控制与安全管理。针对目前心肺康复人才的情况,开展多种形式人才培养和培训,采取多种形式的学术交流、培训、竞赛,提高康复治疗师的技术能力。

(3)进一步提高康复质量与患者满意度:对每一位老年患者进行评估与监督体系的建立和完善是未来所有大数据的来源,通过评定可以促使患者对自身疾病和活动能力的了解,帮助患者制订合适的治疗目标。从康复医师和治疗师的角度来看,通过评定可弥补病史和一般临床检查的不足。从社会角度来看,通过评定可以发现在社会康复方面存在的问题。设立患者满意度调查、加强心肺康复医疗质量管理、强化质量意识、实行适当的奖惩制度作为医疗质量管理的重要依据。

8. 日常生活指导 对于心肺疾病患者,日常生活指导是非常有必要的,主要包括日常活动指导、饮食指导、睡眠指导、健康教育等方式。

对日常生活指导方法进行介绍和总结,日常活动指导强调在一个行为动作完成后再进行下一个行为动作,其间要适当休息,以免引起血压升高,增加心肺负担,这样可以达到预防心脑血管病的作用。饮食指导应强调改善不良生活方式是预防和治疗心血管疾病的基石。良好的饮食习惯

和营养结构可减少低密度脂蛋白胆固醇和其他心血管疾病危险因素。睡眠指导应强调睡眠对于调整和保持身心安定状态是非常重要的。心肺疾病患者要保证规律的生活习惯,每天在同一时间睡觉、起床,保持积极运动,切忌夜间暴饮暴食、喝兴奋性的饮料、过多思考、情绪激动等,以保证睡眠质量。健康教育应强调引导患者及照护人员掌握健康管理知识,每天养成测量血压、脉搏、体重、出入量的习惯。

9. 心肺康复的整体观

(1)反映当前医疗现状:人们对疾病的认识日益深化,对医疗技术的要求也越来越精准、高效,在这样的大背景下,医学分科细化,这是必然的发展趋势。

(2)突出建设医疗体系的时代意义:采取整体整合生理学在整体上探讨生理学功能调控,才能真正地理解和指导现代医学。心肺运动需要整体生理学理论的支持,而"整体整合生理学医学"的新理论体系正是现代医学发展和进步急需的"转化和整合"理念要求下产生的,在心肺代谢联合一体化调控的理论基础上进一步发展,倡导个体化精准运动整体方案及有效治疗,完善对患者的整体心肺慢病有效管理,建立从三甲医院、基层医院到社区的联合统一、全程管理的模式。

(3)强调医学整体性:人体各个器官系统都是紧密相连、不可分割的,机体在呼吸、循环、消化、泌尿等系统的配合下处于动态平衡的状态。心肺康复必须基于循环呼吸一体化且不可分割。只有将心肺、代谢、神经等功能一体化自主调控理论与以患者为核心的临床实践及防治康养的一体化健康管理理念紧密结合,才能真正实现医学整合。

(4)开展理论体系并深入学习与探讨:社区从事心肺康复的医疗工作者多数为全科医师,其具备综合分析能力,但也应系统深入学习整体整合生理学医学新理论体系,真正体会个体的整体性,理解人体功能一体化自主调控理论,并将其贯彻入整个医疗卫生工作中。

【文献评述】

《共识》从我国现阶段社区康复的实际情况出发,为社区心肺康复提供了完整且详细的康复指南,极大地填补了我国现阶段社区心肺康复所缺

少的内容,详细介绍了社区心肺康复所需要的实施条件,为将来社区心肺康复的开展打下坚实的基础,同时为社区心肺康复实施的可行性提供了参考标准,更有利于社区心肺康复的普及。在社区康复流程中,《共识》综合考虑了多种复杂情况,并针对可能出现的问题给出了相应的康复方案,形成了一个可行且易行的社区心肺康复流程,更好地贴合社区医院的实际情况。对于社区心肺康复的评定,《共识》详细论述了需要评定的各项内容,并给出了多种社区心肺康复的评估方案,有利于社区医院根据自身实际情况合理选择评估方案,能为将来社区心肺康复的开展提供更大的便利性。《共识》充分考虑了社区心肺康复风险事件的发生,并详细制定了风险事件处理流程,能更好地保障患者在康复过程中的安全性,减低风险发生率。除对心肺康复的评估、治疗流程的详细论述外,《共识》还制定了一套完整的质量控制管理体系,能更好地保障患者后续生活质量,提高患者生活水平。《共识》对实践操作内容讲解较少,在此方面仍需努力。

(董继革)

参 考 文 献

[1] 中国老年保健医学研究会老龄健康服务与标准化分会,《中国老年保健医学》杂志编辑委员会,北京小汤山康复医院.中国社区心肺康复治疗技术专家共识.中国老年保健医学,2018,16(3):41-51,56.

[2] 杨霞,吴颖,冯梅,等.医护一体化肺康复管理模式在老年中重度慢性阻塞性肺疾病患者中的应用效果.实用心脑肺血管病杂志,2019(9):61-64.

[3] 史菲菲.三级医院-社区-家庭的心脏康复延续性护理管理模式在心力衰竭患者中的临床研究.世界最新医学信息文摘,2019,19(65):298-300.

[4] 谢欲晓,卢茜,段亚景,等.肺康复的发展现状与展望.华西医学杂志,2019,34(5):498-501.

[5] 赵冬琰,武亮,胡菱.当代心肺康复一体化现状与展望.中国老年保健医学,2018,16(1):13-16.

[6] 张振英,孙兴国,席家宁,等.心肺运动试验在慢性心力衰竭患者高强度个体化运动康复处方制定和运动康复效果评估中的作用研究.中国全科医学,2016,19(17):2061-2067.

[7] 中华医学会心血管病学分会,中国康复医学会心血管病专业委员会,中国老年学学会心脑血管病专业委员会.冠心病康复与二级预防中国专家共识.中华心血管病杂志,2013,41(4):267-275.

[8] 谭晓越,孙兴国.从心肺运动的应用价值看医学整体整合的需求.医学与哲学,2013,34(3):28-31.

[9] 国家心血管病中心《中西医结合Ⅰ期心脏康复专家共识》专家委员会.中西医结合Ⅰ期心脏康复共识.中华高血压杂志,2017,25(12):1140-1148.

[10] 李海霞,李军,范玉杰,等.关于心血管疾病开展以社区·家庭为主的心脏康复管控模式的探讨.心脑血管防治,2017,17(2):141-143.

第 4 篇

康复技术

第 112 章

《中国老年偏瘫患者应用骨科矫形器康复治疗的专家共识》解读

【文献题目】 中国老年偏瘫患者应用骨科矫形器康复治疗的专家共识

【文献作者】 中国医师协会急救复苏专业委员会创伤骨科与多发伤学组,中国医药教育学会骨质疾病专业委员会修复重建学组,中国老年学和老年医学学会老年病分会骨科专家委员会,等

【文献来源】 中国中医骨伤科杂志,2020,28(1):82-85

【文献解读】

◆ 背景介绍

四肢运动功能障碍的恢复对脑卒中偏瘫患者的治疗具有重要意义。骨科矫形器是康复工程的重要组成部分,是一种以改善四肢骨骼肌肉系统功能障碍为目的的体外支撑及矫治装置。四肢不同程度的功能障碍是老年脑卒中偏瘫患者最严重的后果之一,在我国老龄化进程中逐渐成为危害老年患者健康甚至危及其生命的重要疾病。研究显示,老年脑卒中偏瘫患者通常有四肢不同程度的功能障碍,这是导致卒中后骨折的关联危险因素,而偏瘫后跌倒多由功能障碍引起,使骨折的风险增加。同时骨质疏松症常与四肢运动功能障碍并存,进一步使骨折风险增加。因此,促进四肢运动功能障碍的恢复是治疗脑卒中偏瘫患者的首要目标。

2020 年 1 月中国医师协会急救复苏专业委员会创伤骨科与多发伤学组、中国医药教育学会骨质疾病专业委员会修复重建学组、中国老年学和老年医学学会老年病分会骨科专家委员会、中华医学会骨科学分会青年骨质疏松学组四大学术组织的专家共同设计、起草并发布了《中国老年偏

瘫患者应用骨科矫形器康复治疗的专家共识》(下文简称《共识》),这是中国在该领域内发布的第一部专家共识。《共识》的发布瞄准骨科矫形器在老年偏瘫患者康复治疗中的标准化和规范化,成为我国老年偏瘫患者应用骨科矫形器的重要参考。《共识》的适用人群为老年偏瘫患者及相关医护人员。本文对《共识》进行解读,希望能为骨科矫形器在老年偏瘫患者中的应用起到有效的指导作用。

◆ 文献要点

1. 骨科矫形器在中国老年偏瘫患者康复治疗中的重要意义

(1)脑卒中偏瘫的危害:脑卒中偏瘫后出现四肢不同程度的功能障碍,使患者跌倒发生骨折的危险增高,而老年患者的髋部骨折大多数为跌倒所致。偏瘫后遗症常表现为受累肢体肌肉张力升高甚至痉挛,引起肢体活动功能障碍,从发病机制来看是受到损伤的大脑运动神经元失去对低级脊髓中枢的控制而造成传入纤维活动异常所致。脑卒中偏瘫后骨折的危害包括骨折易发生并发症、骨折后卧床导致快速骨丢失、骨折致残率及致死率高等。脑卒中偏瘫的四肢运动功能康复对提高患者的生活质量有重要意义。

《共识》提出,抑制并改善患者的肌肉痉挛是脑卒中康复治疗的基本任务,是纠正异常运动模式及建立正常运动模式的前提,是脑卒中偏瘫患者康复治疗的关键。

(2)骨科矫形器在脑卒中偏瘫患者中的应用策略:《共识》指出,骨科矫形器在脑卒中偏瘫患者中的应用越来越多,对改善四肢骨骼肌肉系统的

功能障碍非常重要。骨科矫形器康复治疗的目的在于尽早恢复偏瘫患者的四肢功能活动,避免因活动障碍引起跌倒进而导致骨折及其他一系列并发症的发生。

《共识》提出,目前广泛应用的矫形器过于静态化,随着康复医学和矫形器技术的发展,研究正在逐步转型到更加主动的智能矫形器领域。随着矫形器更加智能化,其临床工作中的应用变得更有利于患肢的早期康复,特别是在手部及足部的治疗中。这是《共识》对脑卒中偏瘫后患者骨科矫形器康复治疗方案的明确建议。

《共识》对上肢矫形器(手部、腕部、肘部)及下肢矫形器(踝足部、膝关节)在脑卒中偏瘫后患者康复治疗中的应用提出了明确的指导意见,并进行了归纳和总结。

2. 骨科矫形器在脑卒中偏瘫患者中的康复应用

(1)上肢矫形器的应用及注意事项:手功能的恢复对脑卒中偏瘫患者非常重要,手部功能不能恢复将会严重降低患者的生活质量,目前常用的上肢矫形器主要有手部、腕部和肘部矫形器。上肢矫形器主要用于补偿失去的肌力、扶持麻痹的肢体、保持或固定肢体于功能位、提供牵引力以防止挛缩、预防或矫正畸形等,有时也可作为一种附加装置用于患者。根据功能可将其分为固定性和功能性两大类,前者没有运动装置,主要用于固定、支持、制动,后者有运动装置,可帮助肢体活动。随着医学的不断发展与进步,上肢矫形器的品种和功能日益复杂,需要医患双方共同努力才能达到较好的治疗效果。上肢康复训练通常要根据具体的损伤类型选择个性化的矫形器。

《共识》指出,手腕肘部矫形器正在从传统的固定型和功能型矫形器向轻型化穿戴式外骨骼功能矫形训练器转型,从而可以更好地帮助手肘功能障碍患者实现手肘部精细功能的恢复。

(2)下肢矫形器的应用及注意事项:下肢矫形器是应用最早、使用最广泛的骨科矫形器,主要作用是通过限制关节、肢体的异常活动范围,稳定关节,减轻疼痛或恢复其承重功能。下肢矫形器的应用对象很广,主要用于脑瘫后遗症畸形、截瘫、偏瘫、骨折及肢体畸形等,可达到一定程度的康复作用。这对于神经、肌肉、骨骼等运动疾病的治疗

以及残疾人的康复医疗具有实用价值。合格的下肢矫形器应当具有以下特点:结构简单,轻便耐用,安全可靠,穿戴方便,治疗效果良好,无压痛和其他不良反应,不会影响固定范围之外的关节功能。下肢矫形器的基本功能:保护衰弱或疼痛的肌肉骨骼段;固定患有疾病的下肢关节以预防畸形,矫正已出现的畸形,代偿麻痹肌肉功能,部分改善患者的行走步态;减轻患者肢体承重负荷,促进骨折部位的骨痂形成,加快骨折愈合等。

《共识》指出,脑卒中偏瘫患者的两侧肢体运动不对称,严重影响了步行运动能力的恢复。机电外骨骼辅助步态训练与物理治疗师的常规步态训练同等有效。机电外骨骼可以作为一种地面行走系统代替物理治疗师对脑卒中患者进行辅助步态训练。

《共识》提出,下肢矫形器正在从传统矫形器向智能矫形器转型,从而可以更好地提升患者下肢关节稳定性,避免足内翻与足下垂,同时可缩短患者站立及步行功能的恢复时间,帮助患者恢复正常步态。下肢矫形器可以长期佩戴,不良反应少并且使患者步行更有自信。

3. 骨科矫形器在脑卒中偏瘫康复治疗中的发展趋势 《共识》重点介绍脑卒中偏瘫患者四肢各部位矫形器在康复治疗中的应用及意义,希望通过现在的努力研发出更加安全有效的智能矫形器。因为矫形器的制作材料不同,试验中需要更多考虑患者的使用偏好,这对矫形器以后的个性化研发设计有很大帮助。

《共识》在脑卒中偏瘫发病机制的基础研究上,依据文献复习和专家调研结果,对骨科矫形器在老年脑卒中偏瘫应用方面存在争议的问题进行了阐述,治疗目标为改善偏瘫患者的残存功能,重视老年偏瘫患者的运动功能适应训练及生活重建,最大限度地改善其生活质量,降低骨折风险,使老年偏瘫患者回归社会和家庭。

《共识》还强调了骨科矫形器在脑卒中偏瘫康复中有不可替代的作用。将来有望帮助患者恢复手部精细运动,达到生活自理,改善其生活质量,恢复下肢正常步态,预防跌倒,降低骨折风险。

【文献评述】

"健康老龄化"是积极主动应对老龄社会挑战

的重大需求,也是实现《"健康中国 2030"规划纲要》的必经之路。《共识》关注我国老年偏瘫患者应用骨科矫形器康复治疗的特点,结合最新研究进展,对老年偏瘫患者的临床诊疗、康复策略抉择及个性化医疗技术等方面进行分析,提出了一套适合我国国情的诊治和康复方案,以期改善患者预后,提高患者生活质量。

《共识》强调骨科矫形器对脑卒中偏瘫患者的康复治疗具有重要意义,可以有效预防跌倒引起的骨折以及一系列并发症对患者造成的危害。《共识》针对脑卒中偏瘫患者康复治疗中常用的骨科矫形器分别进行了阐述和分析,并提出了康复治疗的应用建议,为骨科矫形器在脑卒中偏瘫患者中的规范化和标准化治疗奠定了良好基础,也为广大医师提供了宝贵的参考资料。

(刘国辉)

参 考 文 献

[1] 中国医师协会急救复苏专业委员会创伤骨科与多发伤学组,中国医药教育学会骨质疾病专业委员会修复重建学组,中国老年学和老年医学学会老年病分会骨科专家委员会,等.中国老年偏瘫患者应用骨科矫形器康复治疗的专家共识.中国中医骨伤科杂志,2020,28(1):82-85.

[2] Schwörer S, Becker F, Feller C, et al. Epigenetic stress responses induce muscle stem-cell ageing by Hoxa9 developmental signals. Nature, 2016, 540 (7633):428-432.

[3] 夏维波,付勤,王鸥,等.肌少症治疗进展与趋势.中华骨质疏松和骨矿盐疾病杂志,2016,9(3):251-256.

[4] 解旭东,张菲.脑卒中后骨折的研究进展.医学综述,2010,16(17):2650.

[5] 唐佩福.髋部骨折的治疗现状及展望.中华创伤骨科杂志,2019,21(9):743-744.

[6] 邓希兰,乔彦生.脑卒中与继发性骨质疏松.中外医学研究,2012,10(2):154.

[7] Daryabor A, Arazpour M, Aminian G. Effect of different designs of ankle-foot orthoses on gait in patients with stroke: A systematic review. Gait Posture,2018,62:268-279.

[8] 李辉,史岩,傅建明,等.腕手矫形器对早期脑卒中患者上肢及手功能的影响.中华物理医学与康复杂志,2019,41(2):148-149.

[9] 辛玉甫,荣姗姗,尤爱民,等.脑卒中偏瘫临床应用的支具材料:种类及其生物相容性.中国组织工程研究,2015,19(30):4887-4891.

[10] Black L, Gaebler-Spira D. Nonsurgical Treatment Options for Upper Limb Spasticity. Hand Clin, 2018,34(4):455-464.

第 113 章

《中国老年膝关节骨关节炎诊疗及智能矫形康复专家共识》解读

【文献题目】 中国老年膝关节骨关节炎诊疗及智能矫形康复专家共识

【文献作者】 中国医师协会急救复苏专业委员会创伤骨科与多发伤学组,中国医药教育学会骨质疾病专业委员会修复重建学组,中国老年学和老年医学学会老年病分会骨科专家委员会,等

【文献来源】 临床外科杂志,2019,27(12):1105-1110

【文献解读】

◆ **背景介绍**

随着社会老龄化的加剧,中国老龄化人口比例正在迅速增加。在此背景下,"健康老龄化"成为健康中国战略的重要任务之一。骨关节炎将成为第四大致残性疾病,而老年性膝关节骨关节炎(osteoarthritis,OA)是临床上骨关节炎最常见的一种类型。骨关节炎是由多种原因造成的关节软骨和软骨下骨破坏的关节疾病,而老年膝关节OA是临床上最常见的OA类型,主要表现形式是膝关节疼痛和活动受限。虽然老年膝关节OA并非致死性疾病,但由于其引起关节疼痛和畸形,导致关节功能障碍,会增加老年患者心血管事件的发生率和全因死亡率。有研究发现,膝关节OA可导致全因死亡率增加近一倍。

来自中国健康与养老追踪调查数据库的研究结果显示,我国膝关节症状性OA患病率为8.1%,随着人口老龄化加剧,老年膝关节OA的发病率还会有持续上升的趋势。老年膝关节OA患病人数庞大,同时,由于我国医疗资源的分配和发展不均衡等原因,对膝关节OA的诊治水平参差不齐,从而影响老年膝关节OA的整体临床治疗效果。因此,在中华人民共和国科学技术部国家重点研发计划"主动健康和老龄化科技应对"重点专项的资助下,《中国老年膝关节骨关节炎诊疗及智能矫形康复专家共识》(下文简称《共识》)应运而生。《共识》提出的基本治疗原则都是适用临床的,特别是基于智能矫形器的康复治疗手段,有望成为早期预防膝关节OA发生与进展的重要手段之一。本文拟对《共识》进行解读,希望对老年膝关节OA的临床诊疗提供指导意见,改进其临床治疗效果,降低老年膝关节OA的死亡风险,改善此类患者的预后,为"健康老龄化"战略任务贡献力量。《共识》的适用人群为老年膝关节OA患者,特别是女性、肥胖等膝关节OA的高危人群以及相关医护人员。

◆ **文献要点**

1. **老年膝关节骨关节炎诊疗要点** 老年膝关节OA患病率高,具有一定的致残率,最终会提高全因致死率。早期识别、诊断老年膝关节OA,明确老年膝关节OA的临床分期,做到早期治疗和针对性治疗,对于提高老年膝关节OA的整体治疗效果格外重要。

(1)老年膝关节OA的诊断标准:老年膝关节OA的诊断需借助患者的病史、症状、体征、影像学及实验室检查来明确。具体诊断标准:①近一个月内反复出现膝关节疼痛;②膝关节X线片显示关节间隙变窄,软骨下骨硬化和/或囊性变,关节边缘骨赘形成;③50周岁及以上的患者;④晨僵时间<30 min;⑤膝关节活动时出现骨擦音或骨擦感。在以上标准中,满足第①条标准的同时,满足后4条中任意2条及2条以上的患者,即可

诊断为老年膝关节 OA。

通过以上具体诊断标准,临床上可以避免因医师经验或地域差异发生诊断偏倚,避免漏诊,做到早期诊断,为老年膝关节 OA 的早期治疗和标准化治疗奠定基础。

(2)老年膝关节 OA 的分期标准:老年膝关节 OA 的诊断分期有助于对其采用个体化、具有针对性的治疗措施。《共识》中,根据既往临床经验和理论研究结果,总结老年膝关节 OA 的分期标准如下(表 113-1)。

表 113-1 老年膝关节 OA 分期

分期	疼痛	活动	肿胀	畸形	X 线表现
初期	偶发性的膝关节疼痛	不影响正常日常活动	无	无	关节间隙可能变窄,可能出现骨赘
早期	经常性的关节疼痛	基本不影响日常活动	偶有	无	关节间隙轻度变窄,小骨赘形成
中期	经常性的严重关节疼痛	因疼痛而影响日常活动	反复的膝关节明显肿胀	轻度膝关节内/外翻畸形	关节间隙明显狭窄,中等量骨赘,软骨下骨骨质轻度硬化
晚期	持续性的严重关节疼痛	日常活动严重受损	经常或持续性的膝关节肿胀	严重的内/外翻畸形或屈曲挛缩畸形	关节间隙狭窄严重,形成大量骨赘,软骨下骨硬化明显

通过以上具体、量化的分期标准,有助于临床医师快速、相对准确地判断老年膝关节 OA 的病情严重程度,根据具体分期给予相应的治疗,从而争取最大的治疗效益。

(3)老年膝关节 OA 的治疗:老年膝关节 OA 是一种慢性退行性病变,其治疗目的主要是延缓病程进展,提高患者生活质量。具体的治疗目标包括缓解疼痛、矫正畸形、改善甚至恢复关节活动功能。目前对老年膝关节 OA 的传统治疗方案可分为基础治疗、药物治疗、修复性治疗和重建治疗四个阶梯治疗。其中传统的修复性治疗和重建治疗均为有创性治疗方案,它们有适应证,同时也有一定的局限性。考虑到外科手术的高风险性,结合对于外科手术的人之常情,笔者希望通过规范、有效的保守治疗,能延缓老年膝关节 OA 的病情进展,尽可能延缓甚至避免外科手术干预。

《共识》重点阐述了老年膝关节 OA 的非手术治疗方案,包括传统的基础治疗和药物治疗,同时也包括矫形器治疗。其中新型智能矫形治疗拟通过借助智能调控系统,动态调节矫形器矫治的力量和强度,修复受损的关节软骨,从而达到对老年膝关节 OA 的关节软骨乃至整个膝关节的治疗作用,在一定程度上讲,也属于修复性治疗的范畴。

1)基础治疗:老年膝关节 OA 患者的基础治疗包括患者病情教育、生活方式教育、合理运动锻

炼及物理治疗 4 个方面。

①患者病情教育:老年膝关节 OA 是一种退行性、慢性疾病,其治疗也是一种长期、慢性的过程。同时,老年人理解和接受能力相对较差,因此需要医师耐心告知老年患者及其家属老年性膝关节 OA 的疾病发展过程、注意事项及防护保养方法,从而消除患者思想负担,取得医患双方的相互信任和良好配合,同时也能取得患者家庭的支持和帮助,为争取良好的治疗效果提供坚实的基础。

②生活方式教育:因为肥胖是膝关节 OA 的危险因素,肥胖超重会明显增加膝关节的压力负荷,因此,可以指导患者保持健康饮食习惯,控制体重。同时也要告知患者可能加重膝关节 OA 的因素,如日常生活中尽量避免长时间行走或跑步,避免上下楼梯或爬山,避免长时间跪蹲等姿势。良好、健康的生活方式不仅可以延缓老年膝关节 OA 的进展,还可以一定程度上避免老年膝关节 OA 的发生。

③合理运动锻炼:膝关节作为下肢的重要负重和活动关节,在持续负重情况下,频繁的屈伸活动会导致膝关节成为 OA 的高发关节,对于老年患者或老年膝关节 OA 患者而言,在非负重情况下,适当维持膝关节的活动量(如游泳),或者在非负重情况下行股四头肌主动收缩锻炼,可以锻炼膝关节周围肌肉和韧带,维持和增强膝关节稳定

性。关于运动锻炼，很多老年人都存在认识误区，不恰当的运动方式或运动量都会起到适得其反的作用。

④物理治疗：老年膝关节 OA 往往合并膝关节滑膜慢性炎症、肿胀等病理过程，这些病理过程又会进一步加重膝关节 OA 的严重程度。适当的物理治疗（如热疗、推拿、中短波、红光等）可以有效改善膝关节周围局部血液循环，起到消除炎症、缓解疼痛的作用，可在一定程度上缓解老年膝关节 OA 患者的症状，延缓疾病进展。目前物理治疗的方法种类繁杂，但其系统性仍有欠缺，如何将各种不同工作原理的物理治疗方法有机结合起来，同时与具体的老年膝关节 OA 分期相关联从而最大限度地发挥物理治疗的作用，还需要深入的研究。

2）药物治疗：根据老年膝关节 OA 的发病特点和病理过程，可将治疗药物分为缓解疼痛症状药物、改善关节功能药物及其他药物三大类。

①缓解疼痛症状药物：疼痛是老年膝关节 OA 患者的最主要症状，也是影响膝关节功能和患者生活质量的主要因素之一，因此，抗炎镇痛类药物是基础治疗，应用也最为广泛。

对于用药途径，优先选用局部外用药物治疗，如含非甾体抗炎药（nonsteroidal anti-inflammatory drugs，NSAIDs）的乳胶剂、凝胶贴膏及贴剂等，特别是对于处于膝关节 OA 早期的患者，或者有严重基础疾病不宜服用药物的患者。因为膝关节 OA 是一种退行性慢性疾病，需要长期使用药物，局部用药比全身用药更安全，也可以尽可能降低长期用药的不良反应。外用药物过程中，需要关注局部皮肤过敏等不良反应的发生。对于局部外用药物效果不佳者，建议加用口服药，症状急性发作期可短期静脉应用药物，尽快控制症状后再以口服药物维持，必要时也可利用经肛门给药途径，注意尽可能避免胃肠道不良反应。

对于用药种类，首先推荐使用 NSAIDs 类药物，如胃肠道不良反应较小的塞来昔布、依托考昔等，用药前应常规评估 NSAIDs 类药物口服用药风险，特别注意潜在的胃肠道和心血管等方面的合并症。对于 NSAIDs 类药物治疗无效或禁忌证的患者，可单独或联合应用阿片类镇痛药，使用过程中注意严格控制剂量和疗程，关注不良反应，避免成瘾。

②改善关节功能药物：膝关节 OA 的关键病理过程是软骨磨损、软骨下骨囊性变或坏死，从而导致关节屈伸活动时摩擦阻力增大、疼痛明显，从而限制膝关节活动，同时也进一步加重关节的退变。

临床上最常用的是营养关节软骨药物，如氨基葡萄糖、硫酸软骨素等具有调节软骨细胞代谢、营养关节软骨的作用，可以在一定程度上延缓膝关节软骨的退变和磨损。另一类临床常用药物是关节软骨润滑类药物，如经关节腔注射玻璃酸钠、几丁糖等，可以较明显地改善膝关节活动时的摩擦感，从而改善膝关节活动功能。但是局部注射药物作为一种侵入性治疗，务必严格遵循无菌操作规范，避免造成医源性感染。

近年来，新的基础研究证据提示骨质疏松、软骨下骨的退变与关节软骨的退变相互促进、形成恶性循环。因此，抗骨质疏松药物和调节骨代谢药物的应用，在膝关节 OA 的治疗中逐渐占据一定的地位，但具体治疗效果还需要进一步的临床观察和研究。经关节腔注射富血小板血浆，也是临床新兴起的一种治疗膝关节 OA 的方法，其最终临床疗效尚需更长时间的临床应用来观察和评价。

③其他药物：老年膝关节 OA 患者病程长，疼痛症状明显，往往伴随一定程度的焦虑和抑郁，必要时可适当使用抗焦虑药物，以缓解患者的焦虑忧郁症状，从而使患者能积极配合治疗。另外，因为长期服用口服药，可能会导致不同程度的胃肠道刺激症状，必要时可适当应用胃肠道保护药物。

2. 老年膝关节骨关节炎智能矫形康复治疗

人体的膝关节是全身最重要的承重关节，其完整、健康的结构是发挥长期负重活动作用的基础。人体在行走时，所承受地面反作用力的 70% 经由膝关节内侧间室向身体传递，膝关节内侧间室软骨磨损更快，因此，老年膝关节 OA 患者常进展为内侧间隙狭窄、膝关节内翻畸形。结合膝关节发挥功能时的力学基础和病理学过程，有望通过利用矫形器对膝关节畸形进行矫正，同时改变膝关节活动时的受力机制，部分或全部转移关节负重，改善老年膝关节 OA 的治疗效果，延缓或阻断疾病进展。

（1）膝关节矫形器的种类

1）限位型矫形器：限位型矫形器的主要作用是将患病的膝关节限定在特定体位，防止关节长期失稳导致膝关节其他结构损伤或功能恶化，又可分为框架式和铰链式 2 类。限位盘式膝铰链支具可以对膝关节进行不同角度下的稳定及全面固定。

这类膝关节矫形器可用于老年膝关节 OA 的初期和早期，特别是疼痛急性发作时，通过限制膝关节过多活动，维持膝关节正常力线，有助于患者减轻症状。因为限位型矫形器是固定支具，限制膝关节活动，故不适合长期佩戴。

2）可调式矫形器：可调式矫形器保留了膝关节的屈伸活动范围，可调范围一般根据患者膝关节本身的屈伸活动度进行灵活调整。通过矫形器的限制作用，膝关节的正常屈伸活动可以维持锻炼，而侧方应力活动严格受到保护，从而发挥其固定、支持保护、预防畸形和部分承重的作用。

这类矫形器可用于老年膝关节 OA 的早中晚期，特别是在中晚期患者，因关节畸形、关节间隙狭窄，下肢力线及膝关节活动路径异常，此类支具在加强膝关节局部稳定性的同时，为膝关节活动提供有效的活动范围和正常的活动路径，可有效防止膝关节粘连、挛缩，从而避免畸形加重。

3）个性化智能动态矫形器：目前临床上投入使用的膝关节矫形器，主要为以上 2 类，存在矫治静态化、智能化缺乏、个体适配差、主动防护弱等缺陷，国内外关于矫形器用于膝关节 OA 的矫治和康复效果有限。鉴于此，个性化智能动态矫形器的研发逐渐成为当前的热点。

理想的个性化智能动态矫形器在制作工艺上更加个体化，矫治机制上更加智能化，矫治过程更加精确化，效能评估更加数量化。设想中通过患者膝关节 X 线、CT 平扫及三维重建，获得患病关节的疾病情况和矫形器的适配信息，通过逆向工程软件进行矫形器模型优化设计，兼顾矫形器有效性和舒适性平衡，进行个性化定制打印，达到最佳的个体适配和佩戴舒适度。同时，在佩戴过程中，矫形器根据自身的智能调控系统进行反馈调控，动态调节矫形器矫治的力量和角度，达到动态矫治的目的。在佩戴矫治康复过程中，对膝关节 OA 患者应定期复查，评估病情并调整矫治方案。

（2）智能矫形器的展望：随着现代社会的进步，机械化制作和材料合成工艺都取得了长足的进步，同时 3D 打印技术的涌现和发展，都使个性化定制智能矫形器越来越有可能成为现实。人工智能、大数据、5G 技术的不断发展和完善，为智能矫形器智能调控系统的构建和持续不断的改进提供了坚实的基础。

预期在不远的将来，随着个性化智能动态矫形器的问世，膝关节 OA 患者通过佩戴此类矫形器，在个性化动态矫正治疗的过程中，结合其他物理康复治疗和药物治疗手段，有望明显缓解或控制膝关节 OA 的症状，延缓膝关节 OA 的进程，维持膝关节的有效功能。

【文献评述】

老年膝关节 OA 作为老年人群常见病，在老龄化日益加剧的背景下，越来越成为危害健康的重大疾病，给国家和社会的卫生系统也带来了巨大的压力和负担。《共识》瞄准当前社会的重大健康问题，总结了老年膝关节 OA 的临床诊断标准和治疗原则，同时还提出了新的智能矫形康复理念，对个性化智能动态矫形器的研发提出了共识性要求，希望通过努力，设计研发出此类新型膝关节矫形器，从而通过非手术治疗方式，显著改善老年膝关节 OA 的治疗效果，为我国"健康中国"战略的实施贡献力量。

（刘国辉　倪江东）

参 考 文 献

[1] 中国医师协会急救复苏专业委员会创伤骨科与多发伤学组,中国医药教育学会骨质疾病专业委员会修复重建学组,中国老年学和老年医学学会老年病分会骨科专家委员会,等. 中国老年膝关节骨关节炎诊疗及智能矫形康复专家共识. 临床外科杂志, 2019,27(12):1105-1110.

[2] Metcalfe AJ,Stewart C,Postans N,et al. The effect of osteoarthritis of the knee on the biomechanics of other joints in the lower limbs. Bone Joint J,2013, 95(3):348-353.

[3] 中华医学会骨科学分会关节外科学组. 骨关节炎诊疗指南(2018 年版).中华骨科杂志,2018,38(12): 705-715.

[4] Neidlin M,Dimitrakopoulou S,Alexopoulos LG.

Multi-tissue network analysis for drug prioritization in knee osteoarthritis. Sci Rep,2019,9(1):1-12.

[5] Liu Q,Niu J,Li H,et al. Knee Symptomatic Osteoarthritis,Walking Disability,NSAIDs Use and All-cause Mortality:Population-based Wuchuan Osteoarthritis Study. Sci Rep,2017,7(1):1-7.

[6] Xing D,Xu Y,Liu Q,et al. Osteoarthritis and all-cause mortality in worldwide populations:grading the evidence from a meta-analysis. Sci Rep,2016,6(1):1-7.

[7] Tang X,Wang S,Zhan S,et al. The Prevalence of Symptomatic Knee Osteoarthritis in China:Results From the China Health and Retirement Longitudinal Study. Arthritis Rheumatol,2016,68(3):648-653.

[8] Prieto-Alhambra D,Judge A,Javaid MK,et al. Incidence and risk factors for clinically diagnosed knee,hip and hand osteoarthritis:influences of age,gender and osteoarthritis affecting other joints. Ann Rheum Dis,2014,73(9):1659-1664.

[9] Zhang W,Doherty M,Peat G,et al. EULAR evidence-based recommendations for the diagnosis of knee osteoarthritis. Ann Rheum Dis,2010,69(3):483-489.

[10] 孙启彬,王玉.膝关节镜下有限清理与广泛清理术治疗膝关节骨关节炎的疗效对比.中国老年学杂志,2014,34(2):367-369.

第 114 章

《中国社区平衡功能障碍评定与康复治疗技术专家共识》解读

【文献题目】 中国社区平衡功能障碍评定与康复治疗技术专家共识

【文献作者】 中国老年保健医学研究会老龄健康服务与标准化分会,《中国老年保健医学》杂志编辑委员会,北京小汤山康复医院

【文献来源】 中国老年保健医学,2019,17(4):27-36

【文献解读】

◆ 背景介绍

老年人的平衡功能对老年人步行能力、心肺功能及跌倒风险影响巨大,此外,脑卒中、阿尔茨海默病、获得性脑损伤、肌骨系统疾病等多种原因均可导致平衡功能障碍,使患者转移、行走、站立能力显著下降,跌倒风险也随之增加。平衡功能障碍除了会造成行动不便、生活质量下降外,还可能导致跌倒、骨折等严重后果。社区平衡功能康复是综合健康管理的重要治疗方式之一,是降低跌倒风险、维持身体功能的基础。由于平衡功能障碍患者数量巨大,住院康复费用高,为了大部分患者的康复问题得到良好的保障,社区平衡功能障碍的评定和康复治疗成为必然趋势。

大力发展社区平衡功能康复是落实分级诊疗制度的重要内容,对完善三级康复网络体系建设具有深远意义,可以让患者在二级或三级医院支持下的社区卫生服务中心学会自我健康管理,更有助于提高和改善患者平衡能力,维持身体功能,减轻家庭负担,提高生活质量。社区平衡功能康复适宜技术可作为"家庭医生签约服务"的内容在社区卫生服务中心广泛推广。为应对我国老龄化,向社会提供规范化社区平衡功能障碍评定和康复服务,由中国老年保健医学研究会老龄健康服务与标准化分会、《中国老年保健医学》杂志编辑委员会和北京小汤山康复医院于 2019 年联合发布了《中国社区平衡功能障碍评定与康复治疗技术专家共识》(下文简称《共识》)。《共识》的适用人群为老年患者和社区医护人员。

◆ 文献要点

1. 社区平衡功能康复的实施条件

(1)场地:应有固有位置和相应的保护措施,让工作人员和患者能够便利使用,以提高医护人员的工作效率和患者适应度,从而提高康复效果,降低跌倒风险。

(2)设备:根据不同的训练要求配备不同设备,如三级简易平衡功能分级、Berg 平衡评价量表和 Fugl-Meyer 评测法,还有平衡垫、巴氏球、平衡板、平行杠、姿势矫正镜、站立架、辅助步行训练器等简易平衡功能训练,以及虚拟现代技术设备。《共识》特别要求配备防护设备和急救设备,并积极进行各种情况下跌倒后训练、应急流程演练、急救等。

2. 如何评估平衡功能障碍
社区平衡功能障碍评定方法主要包括观察法、量表法、实验测试法、仪器测试法(表 114-1)。

3. 影响平衡的因素及维持平衡的机制
影响平衡的因素包括生理因素、心理因素和环境因素。生理因素包括视觉、躯体感觉、前庭觉、中枢神经系统、认知功能、肌力及肌耐力、关节活动度及软组织柔韧度、上肢活动、形体指标、年龄、劳动负荷、颈椎体位因素、疼痛等;心理因素包括焦虑和抑郁状态;环境因素包括支撑面大小、噪声、摩擦力,以及药物、过度换气、牙齿咬合状态、性别等其他因素。

表 114-1　社区平衡功能障碍常用评定方法

评定方法	设备	操作方法	结果判定
观察法	无	跪位平衡、坐位平衡、站位平衡、跨步、活动能力	跪位平衡反应:阳性为头部和躯干出现向中线的调整,被牵拉的一侧可见保护反应,对侧上下肢伸展、外展
量表法	量表、秒表、小凳子、椅子	Berg 平衡量表、Fuel-Meyer 运动功能评定、Tinetti 平衡与步态量表、计时起立-行走功能性步态评价	坐位平衡反应:阳性为头部和躯干出现向中线的调整,被牵拉的一侧出现保护反应,另一侧上、下肢出现伸展、外展
实验测试法	秒表、皮尺、椅子	Romberg 试验、单腿直立检查法、功能性前伸测试、星形偏移平衡测试等	站位平衡反应:会出现迈步反应 Berg 平衡量表:得分≤45 分,提示有高跌倒风险
仪器测试法	平衡测试仪	静态平衡测试、动态平衡测试	Fuel-Meyer 运动功能评定:<50 分严重运动障碍,50～84 分明显功能障碍,85～95 分中度运动障碍,96～99 分轻度运动障碍 Tinetti 平衡与步态量表:19～24 分表示有平衡功能障碍,<19 分提示有高跌倒风险 计时起立-行走测试:测试时间≥13.5 s 通常被认为在社区环境中存在跌倒风险 功能性步态评价:≤22 分提示高跌倒风险,在帕金森病患者中≤15 分提示高跌倒风险 Romberg 试验:若站立不稳或倾倒,提示有小脑病变或前庭功能障碍 单腿直立检查法:>60 s 为良好,0～60 s 为一般,<30 s 为差 功能性前伸测试:测试距离正常值为 26.6 cm;值越大,平衡能力越好 静态平衡测试仪:受试者进行睁、闭眼静态平衡功能测试,通过分析静立时重心在水平面连续变化的轨迹来测定人体平衡功能 动态平衡测试仪:测试内容包括感觉整合、运动控制、应变能力、稳定性等,可评定平衡损害程度、类型及原因,以帮助患者合理有效的康复

平衡功能维持机制:①感觉输入。通过视觉、躯体感觉、前庭觉的传入来感知身体所处位置与周围环境的关系。②中枢整合。3 种感觉信息输入后在大脑神经中枢进行整合加工,并形成运动方案输出。有些平衡功能障碍的患者没有外周感觉异常和运动系统障碍,提示中枢神经系统可能有损伤。③运动控制。预期性姿势调整能力包括踝关节、髋关节、跨步对策等

4. 平衡功能训练的原则

(1)主动参与、保障安全:强调让患者主动参与,患者的依从性越高,训练效果越好。加强安全

教育,穿软底、平跟及合脚的鞋。先进行平衡功能的评估,根据评估结果提供合适的辅助方式及器具。

(2)循序渐进、因人而异:支撑面由大到小,稳定极限由大到小,从静态平衡到动态平衡,逐渐增加训练复杂性,从睁眼到闭眼。根据不同疾病、不同对象(如年龄、性别、认知水平等)制订个体化训练方案。

(3)综合治疗、及时调整:平衡功能障碍一般不是单独存在的,需要评估其他功能障碍,如肌力减退、肌张力异常或言语、认知功能障碍等,根据

不同评估结果进行综合康复治疗。在整个训练过程中,要定期(至少每周)复评,及时调整训练方案(如内容、时间、难易程度等)。

5.常用社区平衡功能训练方法

(1)根据体位进行的平衡功能训练:详见表114-2。

(2)无器械平衡训练:通过非器械训练的方法进行。

1)适应证和禁忌证:主要针对需要进行平衡训练的患者。禁忌证包括骨折、关节脱位未愈者,严重认知损害患者,严重疼痛或肌力、肌张力异常而不能维持平衡者。

表 114-2 根据体位进行的平衡功能训练

体位	训练方法	目的
卧位	仰卧位、侧卧位、俯卧位	锻炼腰背部核心肌群,调节各个方向力线及各体位下四肢肌力锻炼
坐位	长坐及端坐位平衡训练	逐渐由静态一级平衡过渡到动态三级平衡,端坐位多用于偏瘫患者
跪位	单、双膝跪位及跪位行走训练	训练头与躯干、躯干及骨盆的控制能力
站立位	单、双足站立平衡及步行训练	提高患者调整姿势的能力,改善髋、膝、踝协调及稳定承重力,提高平衡反应

2)操作方法与步骤

①坐位:Ⅰ级平衡,在无外力和身体移动的前提下保持坐姿稳定;Ⅱ级平衡,患者独立完成身体重心转移,躯干屈曲、伸展、左右倾斜及旋转运动,并保持坐位平衡;Ⅲ级平衡,患者抵抗外力保持身体平衡,如患者双手胸前抱肘,治疗者从不同方向推患者以诱发头部及躯干向正中线的调正反应。

②立位:Ⅰ级平衡是在无外力和身体移动的前提下保持站立稳定,开始时两足分开站立,逐步缩小两足间距,以减小支撑面、增加难度。Ⅱ级平衡是患者在站立姿势下独立完成身体重心转移,躯干屈曲、伸展左右倾斜及旋转运动,并保持平衡。开始时治疗师双手固定患者髋部协助其完成重心转移和躯体活动,逐步过渡到患者独立完成动作。Ⅲ级平衡是在站立姿势下抵抗外力并保持身体平衡。患者可以借助平衡板或在站立位完成作业训练等。

《共识》还对增强前庭功能训练、踝髋调节等分别做出了建议。

3)注意事项:由易到难,支撑面从稳定到不稳定,逐步缩减支撑面积;训练体位从卧位、坐位到立位,逐渐提高重心;动作从简单到复杂,在保持稳定性的前提下逐步增加头颈和躯干运动;从静眼训练过渡到闭眼训练;训练强度由低到高;训练时间开始比较短,逐渐延长,并根据患者的疲劳程度调节;训练频度由少到多;从静态平衡训练到动

态平衡训练,从静态平衡(Ⅰ级平衡)开始,逐渐过渡到自动动态平衡(Ⅱ级平衡)及其他动态平衡(Ⅲ级平衡)。

(3)简易设备平衡训练:借助平衡板、球等简易设备训练动态平衡。

1)适应证、禁忌证及注意事项:同无器械平衡训练。

2)设备与用具:体操垫、治疗球、泡沫筒、座椅、治疗台、平衡杠、平衡板、体重秤、镜子、滑板、踩踏板。

3)操作方法与步骤

①硬地板-软垫训练:先站立于硬地板上,逐渐过渡到薄地毯、薄枕头或沙发垫上站立。

②平衡板训练:治疗师与患者均立于平衡板上,治疗师双足缓慢地摇动平衡板,双手调整患者的立位姿势,诱发患者头部及躯干向中线的调正反应以及一侧上肢外展的调正反应。

③球、棒或滚筒训练:治疗师与患者面对面站立抓握体操棒,患者先用健侧下肢支撑体重,患足置于球或滚筒上,治疗师用脚将球或滚筒前后滚动,患者下肢随着滚动完成下肢屈伸运动;随后患侧下肢站立,健足踏于球上完成类似动作。

(4)仪器平衡训练:采用平衡训练仪训练平衡功能。

1)适应证、禁忌证:同无器械平衡训练。

2)设备:平衡训练仪。

3)操作方法与步骤:患者站在平衡仪平台上,

按平衡仪屏幕上各种图形要求完成重心调整。图形的设计可根据患者年龄、平衡水平,采用数字、图案、彩色图标等。

4)注意事项:平衡训练前,患者先学会放松,减少紧张或恐惧心理。加强安全措施,患者穿软底、平跟、合脚的鞋。若训练中发生头晕、头痛或恶心症状时,应减少运动量或暂停训练。

(5)步行训练:患者自身或利用不同步行辅助装置进行步行能力的练习。

1)适应证和禁忌证:针对中枢性瘫痪者,如偏瘫、截瘫、小脑疾病、脑瘫等;运动系统病损影响行走的患者,如截肢后安装假肢、髋关节置换术后等。禁忌证包括站立平衡功能严重障碍、下肢骨折未愈合及各种原因所致的关节不稳。

2)设备与用具:平行杠、手杖、拐杖、助行车、助行架、减重步行装置、步行机器人及轮椅等。

3)操作方法与步骤

①平行杠、助行器步行训练:用于初期的步行训练适用于下肢无力但无瘫痪、一侧偏瘫或截肢患者;对于行动迟缓的老年人或有平衡问题的患者,助行器可作为长期步行辅助工具。具体操作方法:可在平行杠内完成系列步行训练,持助行器行走的方法为用双手分别握住助行架两侧的扶手,提起助行器,使之向前移动 20~30 cm 后,迈出患侧下肢,再移动健侧下肢跟进,如此反复前进。

②双拐步行训练,包括交替拖地步、同时拖地步、摆至步、摆过步、四点步、两点步行、三点步行等。

③手杖步行训练:包括手杖三点步态、手杖二点步态等。

4)注意事项:步行训练时应注意患者的血压变化;行走训练时要提供安全、无障碍的环境;衣着长度不可及地,以防绊倒;穿着合适的鞋及袜,鞋带须系牢,不宜赤足练习行走,严防摔倒;选择适当的行走辅具、行走步态以及高度和长度适合的助行架、拐杖、手杖等。使用拐杖时要避免腋下直接受压,以防臂丛神经损伤。

6. 社区老年人常见疾病的平衡功能训练方法

(1)脑血管疾病

1)基础平衡训练:可根据不同训练目的选择不同体位平衡功能训练方法。

2)平衡仪训练:根据患者病情发展的不同阶段,按平衡仪上的训练方案,治疗师可给予不同程度的辅助平衡训练。

3)太极拳训练:站立式太极拳训练,如杨氏24式太极拳;坐位式太极训练又称轮椅太极拳。

4)八段锦训练:根据患者不同病情阶段选取不同的训练动作,待患者掌握动作及呼吸要领后方可进行正式训练,在意念和调息基础上进行动作练习。

5)运动模拟平衡游戏训练:采用运动模拟的方式,借助想象,营造运动环境。训练肢体活动、上下肢协调、屈膝、下蹲等多个动作的平衡。

(2)脊髓损伤

1)坐起训练:包括长腿坐位和端坐位。高位颈部损伤的患者坐位平衡很差,一般不勉强达到坐位;下颈部和高位胸椎损伤患者能维持在头前移、躯干屈曲下坐位平衡;下胸部损伤的患者可望达到躯干直立下坐起来。

2)坐位平衡:床(垫)上的坐位平衡训练;轮椅上的坐位平衡训练。

3)坐位下移动:借助坐位下的支撑,结合由头与上半身运动产生的动量,在坐位下完成垫(床)上移动。迫使头与肩朝着拟要运动方向相反的方向产生动力完成移动,包括坐位下臀部离床训练和坐位下移动。

4)轮椅转移训练:从床到轮椅转移训练;从轮椅到床转移训练。

5)站立训练:$C_7 \sim C_8$ 损伤患者的平行杠内站立训练;对腰段以下脊髓损伤患者,应根据髋关节的控制能力决定是否利用长腿支具训练站立平衡。

6)步行训练:治疗性步行,如 $T_6 \sim T_{12}$ 损伤的患者,需要佩戴骨盆托的髋膝踝足矫形器,借助双腋拐短暂步行;家庭步行:如 $L_1 \sim L_3$ 损伤,可在室内行走,但行走距离不能达到 900 m;社区内行走,如 L_4 以下损伤,可穿戴踝足矫形器,能上下楼梯,能独立进行日常生活活动,能连续行走 900 m 以上。

(3)骨关节疾病

1)下肢平衡稳定训练:单腿站立;动态平衡训练,包括双腿下蹲、弓箭步、单腿下蹲等;加入干扰措施,如视觉干扰(闭眼等)、不稳定平面干扰等;逐步增加运动和干扰的速度、幅度、强度及方向用力。

2)核心部位的平衡稳定性训练:可以从四点支撑动作开始,逐渐过渡到抬起一侧上肢或下肢的有一定难度的稳定控制训练。除了针对腹侧的躯干锻炼,还可加入针对侧面和背部的核心训练。

(4)心肺疾病

1)初级阶段:通过身体重心的转移建立初步平衡感(坐姿平衡、单脚站立、平衡板上站立)。

2)中级阶段:在身体的连续移动(顶物走、走平衡木、不倒翁)中掌握平衡。

3)高级阶段:蒙眼走,可发展不依靠视觉的空间平衡知觉能力;倒走,可发展平衡知觉能力,从二维平衡感发展到立体平衡感;拿横杆走平衡木,可利用手持器具练习平衡走动。

(5)其他慢性疾病

1)坐位平衡功能训练:静态平衡训练、自动态平衡训练、他动态平衡训练、不稳定状态下平衡功能训练、闭目状态下平衡功能训练等。

2)站立位平衡功能训练:静态平衡训练、自动态平衡训练、他动态平衡训练、不稳定状态下平衡功能训练、接球训练、单独支撑能力训练等。可以通过练太极拳、八段锦来整体提高核心控制力与平衡能力。

【文献评述】

如何改善平衡功能、预防老年人跌倒损伤、提高其生存质量是目前康复医学和老年医学工作者关注的热点问题。《共识》在总结大量文献资料的基础上,结合相关研究证据,在社区平衡康复的实施条件以及评定、康复治疗技术及治疗管理等方面进一步更新、完善了推荐意见;从老年人群体数量、老年人平衡功能障碍的原因及影响等方面强调了社区平衡康复的重要性;阐明了社区平衡功能康复建设的目的和意义;详细介绍了社区平衡功能障碍的评定方法及康复治疗技术,向国内康复医学科、老年医学科等工作人员提供更加合理、规范的社区平衡功能障碍评定、康复治疗建议和指导。但是《共识》参考的有关文献系统回顾研究居多,大规模、前瞻性、随机对照临床研究数量较少,特别是关于社区平衡功能康复方面的文献较少。希望在未来的研究中,能够基于我国社区老年人群的特点,加强有关社区老年人平衡能力的大样本、高质量临床研究,特别是多中心随机对照研究,以进一步筛选敏感性、稳定性、趣味性、可靠性、简答易行、有效的综合性老年群体评定及训练方法,并制订符合中国人群实际情况的专家共识或指南,为制订更加合理有效的社区老年平衡障碍康复策略提供循证医学证据。

(王任杰 王 双)

参 考 文 献

中国老年保健医学研究会老龄健康服务与标准化分会,《中国老年保健医学》杂志编辑委员会,北京小汤山康复医院.中国社区平衡功能障碍评定与康复治疗技术专家共识.中国老年保健医学,2019,17(4):27-36.

第 115 章

《原发性骨质疏松症康复干预中国专家共识》解读

【文献题目】 原发性骨质疏松症康复干预中国专家共识

【文献作者】 中华医学会物理医学与康复学分会,中国老年学和老年医学学会骨质疏松康复分会

【文献来源】 中华物理医学与康复杂志,2019,41(1):1-7

【文献解读】

◆ **背景介绍**

原发性骨质疏松症是无明确病因导致的骨质疏松,包括绝经后骨质疏松症(Ⅰ型)、老年骨质疏松症(Ⅱ型)和特发性骨质疏松症,其特征为骨量丢失,骨组织显微结构破坏或骨强度下降所致的骨脆性增加和易于骨折。2019 年由中华医学会物理医学与康复学分会和中国老年学和老年医学学会骨质疏松康复分会共同撰写的《原发性骨质疏松症康复干预中国专家共识》(下文简称《共识》),是依据近年来国内外文献与指南的最新研究进展,并结合我国实际情况,广泛征求临床专家意见,最终反复讨论而定稿。《共识》主要介绍了原发性骨质疏松症的概念、临床表现、康复评定及康复治疗。笔者作为《共识》的执笔人,基于原发性骨质疏松症康复干预中经常遇到的问题,对其进行解读。《共识》适用对象为各级各类康复科医师、全科医师及其他临床学科医师。

◆ **文献要点**

1. 原发性骨质疏松症概述

(1)定义:骨质疏松症分为原发性和继发性 2 种,《共识》主要阐述原发性骨质疏松症。原发性骨质疏松症又包括绝经后骨质疏松症(Ⅰ型)、老年骨质疏松症(Ⅱ型)和特发性骨质疏松症(包括青少年型)。绝经后骨质疏松症一般发生在女性绝经 5~10 年;老年骨质疏松症一般指 70 岁以后发生的骨质疏松;特发性骨质疏松症主要发生在青少年。

(2)危险因素:原发性骨质疏松症的危险因素涉及广泛,之前有指南将其分为不可控因素和可控因素以及更早的固有因素与非固有因素。《共识》将其分为不可改变因素和可改变因素,更为贴切易懂。不可改变因素包括人种、增龄、女性绝经后、母系家族史;可改变因素包括低体重、性腺功能减退、吸烟、过度饮酒、咖啡及碳酸饮料摄入过多、制动、体力活动缺乏、饮食中营养失衡、蛋白摄入过多或不足、高钠饮食、钙和/或维生素 D 缺乏以及影响骨代谢的相关疾病和药物等,日照减少也应该被纳入。

(3)流行病学:骨质疏松症是一种与增龄相关的疾病。《骨质疏松症中国白皮书(2009)》显示:在 50 岁以上老年人中患病率高,女性为 20.7%,男性为 14.4%。2018 年发布的首个中国骨质疏松症流行病学调查结果显示,我国 50 岁以上人群骨质疏松症患病率为 19.2%,其中男性为 6.0%,女性为 32.1%。随着年龄增长,其患病率明显增高,女性尤为突出。骨折好发部位为髋部、脊柱和尺桡骨远端,其中髋部骨折最为严重,1 年后并发症死亡率约 20%,再次骨折率约 20%,存活者中致残率达 50%,因此,必须引起高度重视。

骨质疏松性骨折不同于非骨质疏松性骨折,其骨折危害巨大,再骨折风险高,导致的致残率和致死率极高,极大影响了患者的日常生活活动和

生活质量,也给家庭带来了沉重的负担,但其仍可防、可治,需注意识别危险因素,筛查高危人群,做到早筛查、早诊断、早治疗。

2. 原发性骨质疏松症的临床表现 《共识》主要介绍了疼痛、脊柱变形和脆性骨折的特点,通常初期没有明显表现。疼痛常为弥漫性、无明显压痛点;脊柱变形临床表现为身高缩短和/或驼背等;一般只有当骨质疏松性骨折发生后才引起重视,其再骨折的风险也显著增加。除此之外,骨质疏松对心理状态及生活质量的影响以及并发症也应被包括在内。恐惧、焦虑、抑郁、自信心丧失等心理问题都应被重视并及早治疗,呼吸系统疾病、心血管疾病、感染及器官衰竭等并发症也应及时处理。

3. 原发性骨质疏松症的康复评定 康复评定在原发性骨质疏松症康复程序中至关重要,《共识》主要涵盖功能评定、结构评定、日常生活活动能力评定和社会参与评定,还提到了骨折风险评估,并简述各评定原因、评定作用及评定方法。《共识》建议对危险人群使用国际骨质疏松症基金会(International Osteoporosis Foundation,IOF)推荐的一分钟测试题和亚洲人骨质疏松症自我筛查工具(osteoporosis self-assessment tool for Asians,OSTA)进行早期筛查。

(1)功能评定:《共识》涉及疼痛评定、运动功能评定、平衡功能评定、步态分析及心理功能评定。

1)疼痛评定:疼痛为患者就诊的主要原因,主要采取视觉模拟评分法(visual analogue scale,VAS)和数字评分法(numeric rating scale,NRS)。

2)运动功能评定:进行肌力与关节活动度的评定,肌力评定的主要肌肉包括腰背肌、腹肌、三角肌及股四头肌等。

3)平衡功能评定:患者易发生跌倒并出现脆性骨折,因此,平衡功能评定是必要的,对预防跌倒有重要意义。可以采用量表法(如 Berg 平衡量表)、前伸够物测试、单腿站立测试或平衡评定设备进行评定。

4)步态分析:椎体骨折或髋部骨折者常有步态异常,常用的分析方法有压力平板分析、三维步态分析等。

5)心理功能评定:焦虑、抑郁、自信心丧失甚至抑郁症在骨质疏松患者中常出现,因此有必要进行心理评定。常用的评定量表有焦虑自评量表、汉密尔顿焦虑量表、抑郁自评量表、汉密尔顿抑郁量表等。

(2)结构评定:双能 X 射线吸收法(dual energy X-ray absorptiometry,DXA)检测的骨密度是诊断骨质疏松症的"金标准"。《共识》详述了世界卫生组织推荐的基于 DXA 测定的诊断标准,认为骨密度下降等于和大于同性别、同种族健康成年人的骨峰值 2.5 个标准差为骨质疏松症,但仍需 X 线片及 CT 三维重建检查,必要时还应检测骨代谢生化标志物。

(3)活动评定:主要是指患者的日常生活活动及功能恢复。临床上一般采用改良 Barthel 指数进行评定,还有 Oswestry 功能障碍指数。功能独立性测量在反映残疾水平或需要帮助的测量方式上比 Barthel 指数更详细、更精确、更敏感,也应引起重视。

(4)参与评定:重新参与社会生活、工作、学习、社会交往及休闲娱乐,早日回到社会中才是患者康复的最终目标。《共识》提到了职业评定、生存质量评定,可以采用 SF-36 量表、世界卫生组织生活质量量表等。2019 版骨质疏松症康复指南推荐使用南方医科大学编制的中国人骨质疏松症简明生存质量量表来评定患者的生活质量。

(5)骨折风险评估:通常采用骨折风险评估工具来预测患者骨折风险的概率,从而决定是否开始干预,同时提出了定义为骨质疏松性骨折高危患者的干预阈值。

4. 原发性骨质疏松症的康复诊断 《共识》首次提到康复诊断,即功能诊断。全面系统的康复评定能使康复诊断更加准确到位,有利于设计符合患者最大受益的康复治疗计划。

5. 原发性骨质疏松症的康复治疗

(1)康复目标:康复目标分为近期目标和远期目标,近期目标强调功能恢复和提高日常生活活动能力,而远期目标更强调回归家庭和社会以及改善生活质量,其制订要根据患者的自身情况及康复评定结果,然后紧紧围绕康复目标设计康复计划。

(2)康复干预时间:康复干预时间一直是临床

医师和患者十分关注的地方。一般在确诊骨质疏松症后即可干预,同时依据骨折风险评估工具的预测结果。

(3)康复计划:康复计划主要包括康复教育、运动治疗、物理因子治疗、作业治疗、康复支具和辅具、药物治疗、心理治疗及骨质疏松性骨折治疗。

1)康复教育:《共识》强调了康复宣教的重要意义,其在防治骨质疏松症中不可或缺。一方面,让患者了解骨质疏松症相关知识,从而以积极心态面对;另一方面,围绕原发性骨质疏松症的各种危险因素来帮助患者建立健康的生活方式。健康的生活方式主要包括:①调整饮食结构,多食用含钙及维生素 D 较高的食物,少食用含钠及膳食纤维丰富的食物;②建立良好日常习惯,坚持正确的转移方法和姿势,少卧床,多户外,充足日照,照射时间每天>30 min,但并非时间越长效果越好,拒绝烟、酒、咖啡、浓茶及碳酸饮料;③通过利用康复支具或辅具以及日常起居环境的改进来加强自身和环境的保护措施以防止跌倒;④控制体重,但不要盲目减肥。对于老年人而言,如何防跌倒比调整饮食结构和生活习惯及加强活动等更受益、更有效。

2)运动治疗:运动治疗主要包括肌力训练、有氧运动训练、关节活动度训练及平衡协调功能训练,目的为增加肌力和耐力,改善平衡协调功能和日常生活活动能力以预防跌倒。遵循三项原则(个体化、循序渐进和持之以恒),注意避免脊柱的过度屈曲和旋转运动。运动治疗计划应在康复专业人员指导下,根据患者评定状况而定。有证据表明有氧运动训练中的快步走、慢跑、太极拳、上下楼梯、跳舞、网球运动、蹬踏运动、瑜伽、普拉提训练等有益于患者,应以患者评定情况和兴趣决定,肌力训练则强调加强核心稳定性。负重和抗阻运动对承重部位骨量增加更加明显,尤其是高强度低重复的运动。《共识》提出要根据 FITTVP 原则〔频率(frequency)、强度(intensity)、时间(time)、类型(types)、总量(volume)、进阶或增加量(progressive)〕不断调整运动处方,选择合适的运动方式。

3)物理因子治疗:物理因子治疗对骨质疏松症防治效果良好,主要是缓解疼痛,也可增加骨密度、改善骨骼结构等。《共识》肯定了低频脉冲电磁场(pulsed electromagnetic fields,PEMFs)和全身振动疗法对骨质疏松症的作用,也可酌情选择低强度脉冲超声、功能性电刺激、直流钙离子导入、针灸等治疗方式,但都强调与其他方式联合治疗,对于单独治疗的可行性及有效的治疗参数仍有待研究。

4)作业治疗:作业治疗主要是提高患者的日常生活活动能力,恢复患者的工作能力及娱乐能力,《共识》将日常起居环境的改进也归为其范畴。

5)康复支具和辅具:佩戴支具能控制缓解疼痛,控制脊柱畸形,防止再次骨折。拐杖、助行器可辅助患者行动,防止跌倒。

6)药物治疗:《共识》将抗骨质疏松药物分为4类,分别为钙补充剂、维生素 D 制剂、骨吸收抑制剂、骨形成剂及影响骨代谢的药物。

①钙补充剂:作为基础用药,推荐成年人每天摄入钙 800 mg,50 岁以上人群每天摄入量为 1000~1200 mg。要根据患者情况适当补充,避免过量。对于高钙血症和高钙尿症患者禁忌补充钙剂。

②维生素 D 制剂:推荐成年人每天摄入维生素 D 用于骨质疏松防治时剂量为 800~1200 U/d。

③骨吸收抑制剂:包括双膦酸盐、降钙素、选择性雌激素受体调节剂及雌激素。《共识》简述了目前国内应用药物的作用、用法、服用方法及注意事项。其中,双膦酸盐目前临床上使用最为广泛;若要缓解骨痛,可选择降钙素类,但在使用过程中应注意过敏现象;选择性雌激素受体调节剂和雌激素主要用于绝经后骨质疏松患者,风险较大,但全面评估患者情况后再选择使用可有效降低风险。

④骨形成剂:主要为甲状旁腺激素。联合用药中,钙剂及维生素 D 作为基础用药,可联合使用骨吸收抑制剂或骨形成剂。序贯应用骨形成剂和骨吸收抑制剂能更有助于骨质疏松症的治疗。《共识》提到的是常用药物治疗,之前有多项指南推荐中医中药治疗,也可纳入考虑,更多的新药物仍有待批准使用。

7)心理治疗:证据表明,对恐惧、焦虑、抑郁、自信心丧失等心理问题要及时进行心理疏导和心理支持治疗。

8)骨质疏松性骨折治疗:治疗骨质疏松性骨折有 4 项基本原则,即复位、固定、功能锻炼及抗骨质疏松治疗。相比骨折治疗原则,《共识》增加了抗骨质疏松的治疗要求,强调其同样不可忽视。手术治疗和非手术治疗应根据患者情况而定,应积极预防及处理并发症。《共识》也提出了康复治疗的适应证。

①康复支具或辅具:《共识》明确了针对骨折好发部位的支具种类,脊柱患者常选用胸腰椎支具,桡骨远端骨折患者常选用对掌矫形器保持上肢中立位及腕关节功能位,髋部骨折患者选用适当的矫形器或髋关节固定带等。

②运动疗法:肌力训练、有氧运动训练、关节活动度训练及平衡协调功能训练要在无痛或少痛范围内进行。卧床患者也应早期进行训练,包括关节活动度训练、骨折部位静力收缩及骨折外部位的主动活动。疼痛缓解后,在保护下尽早下床活动。

③物理因子治疗:多种因子治疗均可缓解疼痛、促进骨折愈合,但根据临床对照试验结果,《共识》最推荐的是 PEMFs,其效果最佳。

④微创治疗:多适用于脊柱骨折患者,《共识》明确了适应证、绝对禁忌证及相对禁忌证,认为对于不适合行微创手术而又需要重建脊柱稳定性的压缩性骨折患者,可行开放手术治疗。

⑤手术治疗:多适用于非脊柱骨折,有多种手术方式可以选择,要根据患者具体情况而定,《共识》以髋部骨折及上肢远端骨折适于手术者为例,但相关具体适应证及手术方式需参考相关指南。

【文献评述】

《共识》的特点:①精准简要、易懂易用。《共识》基于为临床、基层医疗服务的理念,遵循了精准简要、易懂易用的原则,主要突出了临床医师关注的原发性骨质疏松症的临床表现、诊断及治疗部分,做到易学易用。②强调原发性骨质疏松症患者的宣教问题。《共识》将预防该病的健康教育置于非常重要的位置,告诉患者在日常生活与饮食上的注意事项。③适时结合内外新治疗理念。在治疗方面,尽可能将国际上新的治疗理念反映出来,同时结合本国患者自身特点,为临床医师做最合适的临床指导。④与康复治疗完美衔接。对原发性骨质疏松症患者不仅要进行临床一系列治疗,更要注重后续康复治疗,做到患者利益最大化。

综上所述,《共识》在骨质疏松症的定义、临床表现、康复评定、康复治疗方面都作了最新的详尽描述,更明晰了骨质疏松症的康复干预流程,更适合我国骨质疏松症患者,可为临床医师提供除临床治疗以外的康复建议,而且更具临床实践性。《共识》只是当下阶段的研究总结,还有不完善之处,且临床实际效果如何也有待验证。随着骨质疏松症研究的不断进展,我国的原发性骨质疏松症康复干预共识在将来定会进一步更新和完善。

(张长杰)

参 考 文 献

[1] 中华医学会物理医学与康复学分会,中国老年学和老年医学学会骨质疏松康复分会.原发性骨质疏松症康复干预中国专家共识.中华物理医学与康复杂志,2019,41(1):1-7.

[2] 刘利民.《骨质疏松性骨折诊疗指南》《原发性骨质疏松症诊疗指南》联合解读.北京医学,2017,39(2):180-182.

[3] 中国康复医学会,兰州大学循证医学中心,中国康复研究中心康复信息研究所,等.骨质疏松症康复指南(上).中国康复医学杂志,2019,34(11):1265-1272.

第 116 章

《帕金森病康复中国专家共识》解读

【文献题目】 帕金森病康复中国专家共识

【文献作者】 中华医学会神经病学分会神经康复学组,中国微循环学会神经变性病专业委员会康复学组,中国康复医学会帕金森病与运动障碍康复专业委员会

【文献来源】 中国康复理论与实践,2018,24(7):745-752

【文献解读】

◆ 背景介绍

帕金森病(Parkinson disease,PD)是最常见的神经退行性疾病之一,主要表现为运动及非运动症状和慢性进展病程。目前 PD 的主要治疗方法为药物和手术。但即使行最优化的药物或手术治疗,PD 患者仍会经历进行性生活自理能力下降及残疾,尤其与步态、平衡及姿势障碍相关。康复治疗可以改善 PD 患者多种功能障碍,提高其生活自理能力,甚至有研究报道可延缓 PD 的进展。

自 2010 年以来,欧美国家陆续发布了 PD 康复的物理治疗、作业治疗和言语-语言治疗指南。2018 年,中华医学会神经病学分会神经康复学组、中国微循环学会神经变性病专业委员会康复学组及中国康复医学会帕金森病与运动障碍康复专业委员会联合发布了《帕金森病康复中国专家共识》(下文简称《共识》),内容主要涉及以世界卫生组织国际功能、残疾和健康分类(International Classification of Functioning, Disability and Health,ICF)框架为指导的 PD 康复流程、PD 功能障碍评定及 PD 康复治疗 3 个方面。《共识》制定的目的是通过总结 PD 功能障碍规范化评定和康复方法,向医务工作者提供以 PD 患者为中心且遵从循证医学证据的康复医疗服务,提高我国 PD 康复治疗水平,推动 PD 康复的普及和发展,更好地提升 PD 患者的生活质量。《共识》可提高国内临床医师、康复治疗师对 PD 康复治疗的理解和临床应用水平,以及 PD 患者对 PD 康复治疗的认识。

◆ 文献要点

1. ICF 框架下的 PD 康复流程 《共识》指出,在明确 PD 诊断的基础上,应在 ICF 框架下,对 PD 患者进行功能障碍分析、评定和康复。2014 年的欧洲 PD 物理治疗指南同样推荐通过 ICF 分类,对 PD 患者的功能障碍进行分析和评定。人体功能的 3 个水平可简要概括为机体功能和结构、活动能力及参与能力。在 ICF 框架中,功能障碍和疾病是人的健康状况和环境因素(包括人为因素和环境因素)相互作用的结果。因此,应对患者的功能障碍类型、严重程度及原因进行全面评定,以制订客观和个体化的康复目标及计划,从而进行针对性的精准康复治疗。《共识》推荐的 PD 康复流程遵循了一般康复流程。

2. PD 功能障碍评定 《共识》推荐 PD 患者在参与运动康复前应进行以下几方面评估:疾病严重程度、运动功能障碍、非运动功能障碍、日常生活活动能力、参与能力及生活质量,并对评定的具体方式进行了描述和推荐。以上评定结果可用于指导康复目标的设定及治疗措施的选择。《共识》所推荐的评定方式与 2014 年欧洲 PD 物理治疗指南、2011 年的欧美 PD 康复作业治疗指南及2011 年欧美 PD 言语治疗指南所推荐的评定方式一致,但与上述指南相比,《共识》对非运动功能障碍的评估有更具体的描述和推荐。

针对疾病严重程度,可选择 Hoehn-Yahr(H-Y)分期量表对疾病严重程度进行分期,并可选择

国际运动障碍协会（Movement Disorder Society，MDS）统一帕金森病评定量表（MDS Unified-Parkinson Disease Rating Scale，MDS-UPDRS）从日常生活非运动症状、日常生活运动症状、运动功能检查和运动并发症四大部分对疾病严重程度进行全面和详细的评定。

运动功能障碍的评定又分为躯体运动功能障碍、言语障碍、吞咽障碍及流涎的评定。躯体运动功能障碍可分为原发性和继发性，原发性障碍由疾病本身所致，而继发性障碍通常因活动减少或PD 药物不良反应等因素引起。针对由运动迟缓、肌强直、静止性震颤、姿势平衡障碍等疾病本身所致的躯干运动功能障碍，可选择 MDS-UPDRS 第三部分运动功能检查分量表（MDS-UPDRS Ⅲ）等进行评定。针对姿势平衡障碍还可选择改良的帕金森病活动量表评估 PD 患者最重要的可被物理治疗改善的活动限制，包括平衡、步态、位移等。可采用 Berg 平衡量表评估需要平衡的日常生活活动限制，但其存在"天花板效应"，即很多患者能得到满分，这是该量表的一个缺陷，且Berg 平衡量表不能用于评估步行平衡。5 次坐立试验是一种可用于快速评估 PD 患者是否存在跌倒风险的平衡测试，也用于评估转移时的平衡。针对言语障碍、吞咽障碍、流涎等运动障碍，可选择相应评定量表或检查仪器进行评估。

除运动症状外，PD 患者还可表现出非运动症状（non-motor symptoms，NMS），常见的 NMS包括认知功能障碍、情绪障碍等神经精神症状，直立性低血压、二便障碍等自主神经功能障碍，失眠、日间过度嗜睡、快速眼球运动期睡眠行为障碍等睡眠-觉醒障碍，以及疼痛、疲劳、嗅觉及视觉障碍等。针对 NMS，首先可选择 PD 非运动症状问卷进行初筛，并选择 PD 非运动症状评定量表（non-motor symptom scale，NMSS）进行 NMS整体评估，NMSS 可对各种非运动症状的严重程度和发作频率进行量化评定。随后可选择特异性评定量表或检查仪器对 NMS 的不同症状进行详细评估，以促进 NMS 的早发现、早诊断、早干预，从而对 PD 患者进行针对性综合康复治疗，减少或延缓 NMS 的发生。

随着疾病的进展，PD 的运动症状和非运动症状将给患者的日常生活带来巨大的困扰，并严重影响患者的生活质量。为评估康复治疗效果，可在进行康复治疗前后选择改良 Barthel 指数、功能独立性评定量表及 39 项帕金森病生活质量问卷对 PD 患者的日常生活活动能力以及参与能力和生活质量等进行综合评估。

3. PD 康复治疗的目的和方法

（1）PD 康复治疗的目的：康复治疗可减少慢性氧化应激、促进血管生成、调节中枢神经系统炎症反应，并刺激神经递质和营养因子的合成，从而有助于增强神经可塑性。通过相应的运动康复治疗，可最大限度地延缓 PD 病程进展，改善 PD 患者的临床症状，减少运动并发症的发生，提高患者的日常活动能力。因此，康复治疗作为药物治疗和外科治疗的补充，被认为是神经退行性疾病的治疗策略之一。《共识》指出，康复治疗应该个体化。对处于不同分期的 PD 患者，需根据每位患者存在的各种功能障碍类型和程度，制订个体化康复目标，采用针对性的康复治疗措施。对于早期患者，以自我管理和促进积极主动的生活方式为主；对于中期患者，以进行主动功能训练、维持或提高活动能力和预防跌倒为主；对于晚期患者，以维持心肺等重要器官功能为主，同时避免并发症的发生。《共识》也对各康复训练方法进行了简要介绍。

（2）PD 康复治疗的方法：PD 患者的康复训练具有很大的异质性，通常采用一般物理疗法（伸展运动、力量训练、平衡、姿势锻炼等），职业治疗和跑步机训练来改善运动的特定方面。2014 年欧洲 PD 物理治疗指南、2011 年欧美 PD 康复作业治疗指南及 2011 年欧美 PD 言语治疗指南均推荐根据患者的功能障碍制订个体化康复治疗目标和方案，上述指南中对各康复训练方法、适应证、推荐强度等都有更具体的介绍。针对躯体运动功能障碍，可根据患者病情需要，选择放松训练、关节活动范围训练、肌力训练、姿势训练、平衡训练、步态训练、转移训练、手功能活动训练等基本康复训练方法以及双重任务训练、运动策略等特异性康复训练方法。放松训练、关节活动范围训练等可通过对躯干及四肢各关节进行主动或被动活动，来减少屈肌挛缩，从而改善屈曲的姿势及僵硬的肌群。力量训练可增加肌肉力量，有研究表明进行高强度股四头肌收缩训练，每周 3 天，在训练12周后,在肌肉力量、运动迟缓和生活质量方面有很大的改善。除运动迟缓外,PD患者也存在转身困难和步态困难,表现为转弯缓慢、冻结步态等。康复治疗对改善患者姿势和平衡控制能力以及步态相关活动有一定的促进作用。通过坐位和立位下三级平衡训练可改善姿势控制能力,降低跌倒风险。有研究表明对PD患者进行6周的平衡训练后,其大脑结构可塑性得到显著改善;基于转弯的平衡训练(如旋转式跑步机)对提高PD患者的前庭整合能力也有好处。步态训练可改善慌张步态、冻结步态等步态障碍,如跑步机训练法被强烈推荐用于改善患者的步行速度和步长,但不宜用于改善步律、爬梯、膝伸肌肌力等。

双重任务训练是指同时或交替性进行2项或2项以上的训练,如在步行或进行平衡训练的同时进行另一项运动或认知任务训练,能更有效地提高患者的步行及平衡能力。对早期PD患者,应鼓励患者进行双重任务训练;对中晚期PD患者,应尽量避免或减少双重任务训练。《共识》强调在训练中运用提示策略,这与2011年欧美PD康复作业治疗指南中的推荐一致,并已被很多研究证实有效。提示策略被认为是补偿PD患者内部信号调节缺陷的一种特殊干预措施。心理提示策略训练要求PD患者将注意力有意识地集中于当前任务,可改善运动表现。外部提示可用于弥补原本应该来自基底节区的内部控制,有助于运动活动的启动和持续。其中运动的启动主要依赖单一提示,如听觉提示中数到3开始启动、视觉提示中的跨越某物、触觉/本体感觉提示中的将重心转移到一侧下肢或抬起一侧脚等;运动的持续主要依靠节奏性提示,如听觉提示中的跟随音乐或节拍器所给的节奏运动,视觉提示中的反复跨越地面上的提示线,触觉/本体感觉提示中的反复轻拍腿部或提示器的节律性振动。因此,提示策略训练能更有效地改善特定步态参数和姿势反应。

人体的发音器官包括呼吸系统(如肺、胸廓、呼吸肌等)、发声系统(如喉和声带)、调音系统(如口唇、面部表情肌、舌等)三部分。对构音障碍、言语功能障碍的PD患者,通过深呼吸等呼吸训练可增强呼气肌肉群和吸气肌肉群的力量,增加肺活量以提高发音音量;通过声带和喉部的控制训练及励-协夫曼语音治疗可改善音强、音调和音质;通过舌部训练、面部表情肌训练等可改善肌肉僵硬程度,增加运动协调性,提高发音速度和发音清晰度。对吞咽困难的PD患者,首先应调整饮食,建议使用增稠剂等(如蜂蜜、糖浆、布丁等)方法来改变食物性状,使吞咽过程变慢,从而更安全地向患者提供充足的水分和营养,并减少相关并发症的发生。对不同类型的吞咽功能,可选择特定的吞咽训练策略。对口腔期吞咽困难的PD患者,可选择唇、舌和下颌的运动功能训练,如头颈控制训练、口唇闭锁训练、颊肌运动、下颌运动及咀嚼训练、舌体运动训练、口腔感知觉训练等;针对咽期吞咽困难的PD患者,可选择发声音训练,如声带内收训练、声门上吞咽训练、超声门上吞咽训练、门德尔松手法、屏气-发声运动等,来改善吞咽肌肉运动的速度和协调性,减少误吸风险。

康复训练也有助于PD患者非运动症状的改善。50%～80%的PD患者在疾病晚期可能出现认知功能障碍,并对生活质量产生巨大影响。但目前仍然缺乏有效的药物来治疗认知功能障碍,认知功能康复训练对认知功能有促进作用,其主要方法包括认知训练、认知刺激、运动训练等。认知训练是指通过对不同认知域和认知加工过程的训练来提升认知功能、增加认知储备,通常可针对注意、记忆、执行、视空间等1个或多个认知域开展训练,将训练内容与日常生活工作任务相结合可更好地促进认知功能改善。认知刺激即让患者参加一系列群体活动和讨论,采用非特异性认知干预手段,以提高患者认知功能和社会功能。运动训练(如舞蹈、骑脚踏车、跑步机训练等)可促进认知功能的维持和改善,不同的运动训练可产生不同的大脑激活模式,并选择性地影响特定大脑区域的功能,如有氧运动可有效刺激大脑前额叶皮质活动,改善PD患者的执行功能。中等强度和更长时间的运动训练能更有效地改善注意力、记忆力、语言流畅性等。情绪障碍主要包括抑郁和焦虑,认知行为疗法可通过改变思维/信念和行为来改变不良认知,达到消除不良情绪和行为的效果。此外,运动训练对抑郁和焦虑也有积极作用。PD患者最常见的睡眠障碍包括失眠、日间过度嗜睡、快速眼球运动睡眠行为障碍、不宁腿综合征、夜间睡眠障碍等。睡眠康复应根据PD患者睡眠障碍的原因和类型进行个体化治疗,失眠常用的康复手段有刺激控制疗法和睡眠限制疗法。疼痛是一种感觉异常，与痛觉过敏有关，物理疗法、中医推拿、规律的体育锻炼可缓解疼痛。盆底肌肉自主收缩训练及生物反馈训练可增强盆底肌肉力量，提高控尿能力；膀胱扩张训练可使膀胱容量逐步扩大以改善尿失禁症状。腹肌和盆底部肌肉运动训练等可改善直肠功能障碍。

与其他指南相比，《共识》还描述了一些其他康复技术，包括近年来新兴的康复技术，如神经调控治疗、虚拟现实技术以及具有中国特色的康复技术（如传统中医药疗法）。神经调控治疗包括植入式的脑深部电刺激以及非植入式的重复经颅磁刺激、经颅直流电刺激和生物反馈训练等。神经调控治疗可通过电刺激等方式调控神经系统相应靶区，改善神经环路功能，从而改善 PD 患者运动症状、部分非运动症状及运动并发症。近年来已有多篇系统回顾及荟萃分析对虚拟现实技术在 PD 康复治疗中的作用和效果进行了分析，结果表明，虚拟现实技术有助于改善 PD 患者的平衡和协调性，也可能对步幅、步速、认知功能、心理健康、日常生活活动及生活质量的改善有帮助。综合康复管理是上述各共识和指南中反复强调的内容。其目的除了加强患者对疾病的认知、自我管理、增加其身体活动及预防跌倒外，也包括加强健康宣教及对医务人员的教育。

【文献评述】

综上所述，《共识》较为详尽地给出了针对 PD 康复的推荐意见，与目前的欧美指南相比，其涉及的范围更广泛、更全面，也更符合我国国情，可为国内 PD 康复治疗提供参考和依据。《共识》的不足之处在于可供参考的国内 PD 康复治疗研究证据仍有欠缺，今后仍需要更多国内研究证据的支持。

（何 苗 唐北沙）

参 考 文 献

[1] 中华医学会神经病学分会神经康复学组，中国微循环学会神经变性病专业委员会康复学组，中国康复医学会帕金森病与运动障碍康复专业委员会.帕金森病康复中国专家共识.中国康复理论与实践，2018,24(7):745-752.

[2] Samyra Keus, Marten Munneke, Mariella Graziano, et al. European Physiotherapy Guideline for Parkinson's Disease. KNGF/ParkinsonNet,2014.

[3] Ingrid Sturkenboom, Marjolein Thijssen, Jolanda Gons-van Elsacker,et al. Guidelines for Occupational Therapy in Parkinson's Disease Rehabilitation. ParkinsonNet/National Parkinson Foundation (NPF),2011.

[4] Hanneke Kalf, Bert de Swart, Marianne Bonnier-Baars,et al. Guidelines for Speech-Language Therapy in Parkinson's Disease. ParkinsonNet/National Parkinson Foundation (NPF),2011.

[5] Canning CG, Allen NE, Nackaerts E, et al. Virtual reality in research and rehabilitation of gait and balance in Parkinson disease. Nature Reviews Neurology,2020,16(8):409-25.

[6] Triegaardt J, Han TS, Sada C, et al. The role of virtual reality on outcomes in rehabilitation of Parkinson's disease：meta-analysis and systematic review in 1031 participants. Neurol Sci, 2020，41（3）：529-536.

[7] Garg D, Dhamija RK. Rehabilitation in Parkinson's disease：Current status and future directions. Annals of Movement Disorders,2020,3(2):79.

[8] Tofani M, Ranieri A, Fabbrini G, et al. Efficacy of Occupational Therapy Interventions on Quality of Life in Patients with Parkinson's Disease：A Systematic Review and Meta-Analysis. Mov Disord Clin Pract,2020,7(8):891-901.

第 117 章

《高龄脑卒中患者康复治疗技术专家共识》解读

【文献题目】 中国高龄脑卒中患者康复治疗技术专家共识

【文献作者】 中国老年保健医学研究会老龄健康服务与标准化分会,《中国老年保健医学》杂志编辑委员会,北京小汤山康复医院

【文献来源】 中国老年保健医学,2019,17（1）：3-16

【文献解读】

◆ 背景介绍

随着社会老龄化的加剧,中国老年人口比例迅速增加,至 2020 年底,60 岁以上人口已达 2.64 亿。脑卒中是导致老年人死亡率增高和遗留身体残疾的最常见病因,严重影响患者的生活质量。我国脑卒中发生率高,每年新发脑卒中患者约 200 万人,其中 70%～80%因残疾不能独立生活。脑卒中是导致老年人死亡率增高和遗留身体残疾的常见病因,严重影响患者生活质量。我国高龄脑卒中后果严重,80 岁以上的高龄脑卒中患者由于系统及脏器功能衰退、体力耐力下降、代偿功能差,往往多病共存,易引起功能障碍,其患病特点：①病程较长,恢复慢,容易遗留后遗症；②共病较多,病情复杂,治疗矛盾；③容易出现压疮、坠积性肺炎、水电解质紊乱、意识障碍及全身衰竭等严重并发症。因此,实施全面、综合、有效的康复治疗可改善患者的功能障碍,减轻其功能上的残疾,提高生活质量,改善预后,加速康复进程,节约社会资源。2019 年,中国老年保健医学研究会老龄健康服务与标准化分会等组织制定了《中国高龄脑卒中患者康复治疗技术专家共识》（下文简称《2019 版共识》）,旨在为中国高龄脑卒中康复治

疗的实施和评价提供科学的证据基础,规范高龄脑卒中患者的康复治疗行为,帮助相关医疗机构按照循证医学支持的康复治疗方案、标准及规范进行操作。《2019 版共识》的适用人群为各级各类康复医学专业人员（康复医师、康复治疗师、康复护士等）,以及全科医师和其他临床学科医师。

◆ 文献要点

《2019 版共识》主要涉及高龄脑卒中患者的康复实施条件、康复流程、康复评定、康复治疗技术、康复风险事件预防与处理、康复质量管理、日常生活能力指导等方面的内容。本文通过对《2019 版共识》与《中国脑卒中康复治疗指南（2011 完全版）》（下文简称《2011 版指南》）和 2017 年《中国脑卒中早期康复治疗指南》（下文简称《2017 版指南》）进行比较及解读,以期为中国高龄脑卒中患者的康复治疗提供参考。

1. 康复体系的构建 《2019 版共识》提出要建立高龄脑卒中患者的康复模式,成立综合康复医疗小组,建立以不同专业领域（临床、康复治疗、康复护理等）为主导,以患者为中心的多专业协作小组,并参考卒中单元多学科诊治模式,实现多学科联合诊治。

《2011 版指南》也提出,所有接受康复治疗的脑卒中患者都应进入多专业合作、多学科团队组成的卒中单元进行正规治疗（Ⅰ级证据,A 级推荐）,并提倡符合国情的"三级康复"。

《2017 版指南》则提出：要进行组织化管理（包括多学科、多专业人员的团队支持等）；建议在发病/入院 24 h 内应用 美国国立卫生研究所卒中评分量表（National Institute of Health stroke scale,NIHSS)进行评分,并启动二级预防(Ⅰ级推荐,A 级证据);对脑卒中急性期患者应尽可能先收入卒中单元进行急性期溶栓等药物治疗稳定病情,再经康复科或康复中心评估后进行个体化、全面的康复治疗(Ⅰ级推荐,A 级证据)。

在康复体系构建方面,这 3 个版本的指南或共识未有明显差异,但《2017 版指南》和《2019 版共识》更注重出院后社区康复中个体及家庭成员的参与性。

2. **评估内容和康复流程** 《2019 版共识》建议对于高龄老年患者的卒中进行评价,推荐采用国际通用的评价工具为患者进行全面系统的评估,为进行适当的临床处理提供依据,有助于对患者神经功能状况、残疾程度、功能独立性、家庭支持、生活质量、障碍转归等提供帮助。评估应尽可能全面,包括现存功能障碍、意识水平、精神状态、认知、言语、吞咽、营养、皮肤、心理、疼痛、辅助和适应性工具、肢体运动、平衡评定、肌容积、骨密度、二便、心肺功能、内科合并症等方面。由医院组成多学科康复小组进行评估,康复小组可由相关医师(内科、外科等专业人员)、康复医师、治疗师、护士组成,并贯穿于患者康复全程。

《2019 版共识》推荐高龄脑卒中患者的康复流程见图 117-1。

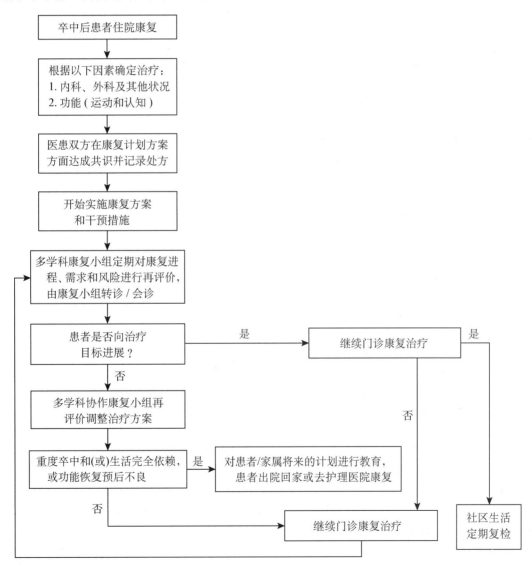

图 117-1 《2019 版共识》推进高龄脑卒中患者康复流程图

相比于《2011 版指南》和《2017 版指南》，《2019 版共识》更注重高龄患者的功能评估，将高龄脑卒中患者康复评定划分为原发性功能障碍评定、继发性功能障碍评定和日常生活质量等方面的评定，在各个方面的评定内容中做了更详细、较多篇幅的阐述，如表 117-1、表 117-2、表 117-3。

表 117-1 《2019 版共识》推荐的原发性功能障碍评定方法

评估内容	推荐评估量表及检查项目	评估项目及意义
运动障碍	Brunnstrom 分期量表、Fugl-Meyer 评定量表、运动评估量表、徒手肌力检查、Ashworth 痉挛评定量表、Berg 平衡量表、起立-行走计时测试，威斯康星步态量表	评估整体运动功能；评估肢体运动、平衡、感觉、关节活动度及疼痛程度；主要用于评估患者功能活动能力，而不是单纯的协同运动模式，包括仰卧到健侧卧、仰卧到床边坐、坐位平衡、从坐到站立、步行、上肢功能、手的运动、手精细活动、全身肌张力 9 项内容；分别进行肌力、肌张力、平衡协调能力及步行能力的评定
感觉障碍	Fugl-Meyer 评定量表	躯体感觉检查：浅感觉（痛、温、触觉）、深感觉（位置觉、运动觉和振动觉）和皮质复合觉（图形觉、实体觉、两点辨别觉、重量觉和定位觉）
认知障碍	简易精神状态检查、蒙特利尔认知评估量表、洛文斯顿作业疗法认知评定量表、神经影像学检查（如 MRI、CT）、神经电生理检查、神经心理学量表评定	详细综合的测试；将神经心理学量表评定与影像学及神经电生理学相结合，可有效提高认知障碍的检出率，对认知障碍的康复更具指导意义
语言障碍	西部失语成套测验、中国康复研究中心失语症检查法、汉语失语症成套测验、中国康复中心构音障碍检查表、汉语版 Frenchary 构音障碍评价法	从听、说、读、写、命名、复述等多方面综合评估失语症的类型和严重程度；评估构音障碍
吞咽障碍	洼田饮水试验、标准吞咽功能评价量表、VFSS、FEES	筛查；进一步检查，VFSS 为"金标准"，FEES 可作为价格便宜、便于携带、结果可靠的 VFSS 的替代方法

注：MRI. 磁共振成像；CT. 计算机体层摄影；VFSS. 电视透视下吞咽能力检查；FEES. 纤维光学内镜吞咽评估。

表 117-2 《2019 版共识》推荐的继发性功能障碍评定方法

评估内容	推荐评估量表及检查项目	评估项目及意义
疼痛	视觉模拟法、数字分级法、简化麦吉尔疼痛问卷	高龄及脑卒中造成的疼痛包括痉挛、肌肉无力造成的关节痛、头痛、中枢性疼痛及肩痛
骨质疏松	跌倒风险指数、修订版跌倒效能量表、骨密度测定	对高龄脑卒中患者定期进行骨密度测定，对骨质疏松的预防及治疗有很大帮助，降低因跌倒造成骨折的风险，以便制订个体化设施环境改造及安全教育
衰弱	老年综合评估量表，评估患者的衰弱综合征状态得出衰弱指数	多数高龄脑卒中患者常有衰弱综合征
肩关节半脱位	肩关节正侧位 X 线	检查测量肩峰下缘与肱骨头关节面之间的最短距离及肩峰下缘中点与肱骨头中心之间的距离
压力性损伤	Branden 量表	建议对高龄脑卒中患者进行压力性损伤危险性评估，至少每天检测 1 次，从患者的感觉、皮肤潮湿、活动、移动、营养状态、摩擦力和剪切力进行评估

（待 续）

（续　表）

评估内容	推荐评估量表及检查项目	评估项目及意义
情绪障碍	汉密尔顿焦虑量表、汉密尔顿抑郁量表	评定包括患者心理疾病、病前性格特点、病前社会地位及相关社会支持情况
睡眠障碍	匹兹堡睡眠质量指数	综合评估高龄脑卒中患者的睡眠质量
肠和膀胱障碍	膀胱/直肠功能测评表、扩展残疾状态量表	由尿延迟/尿潴留、尿急/尿失禁、导尿及直肠功能 4 个项目组成

表 117-3　《2019 版共识》推荐的日常生活活动能力和生活质量评定方法

评估内容	推荐评估量表及检查项目	评估项目及意义
日常生活活动能力	基本日常生活活动能力、Barthel 指数功能独立性测量等	Barthel 指数包含进食、洗澡、穿衣、大便控制、小便控制、如厕、床椅转移、平地行走和上下楼梯 10 项内容
	工具性日常生活活动能力、Frenchay 活动指数、功能活动性问卷	未提及
生活质量评定相关量表	卒中专用生活质量量表、诺丁汉健康调查表卒中影响量表、36 项健康状况调查问卷	未提及

3. 早期康复干预时间及强度　《2019 版共识》指出：病情稳定后可开始物理治疗，物理治疗要尽早介入，与临床诊治同时进行。对于没有严重并发症或脑水肿的患者，在发病 24 h 内即开始床上活动。年龄、性别和卒中类型（出血、梗死）等并不影响脑卒中开始康复的时机。高龄脑卒中患者应用物理治疗的特点：治疗量宜少量多次；治疗方法要灵活运用，简便易行；训练内容要多重复；严密观察并发症的发生；关注治疗时机；尽早实施功能康复。

《2011 版指南》提出，脑卒中患者在病情稳定后应尽早接受康复治疗（Ⅰ级证据），但并未对康复介入时机给出明确建议。在康复训练时，应考虑患者的体力、耐力和心肺功能，在条件许可时可适当增加训练强度（Ⅱ级证据，B 级推荐）。

《2017 版指南》推荐，脑卒中患者病情稳定（生命体征稳定、症状体征不再进展）后应尽早介入康复治疗（Ⅰ级推荐，A 级证据）。脑卒中轻至中度的患者，在发病 24 h 后可以进行床边康复及早期离床期的康复训练，康复训练应以循序渐进的方式进行，必要时在监护条件下进行（Ⅰ级推荐，A 级证据）。康复训练强度要考虑患者的体力、耐力及心肺功能情况，条件许可情况下，开始阶段每天至少 45 min 康复训练，对改善患者功能、适当增加训练强度是有益的（Ⅱ级推荐，B 级证据）。

4. 脑卒中患者并发症康复治疗技术　3 个版本的指南或共识均认为，适当的康复锻炼可预防压疮、关节挛缩、深静脉血栓、肺部感染及泌尿系统感染等并发症。《2019 版共识》指出，由于高龄老年脑卒中患者在病理上表现为多发的小血管源性脑损伤，心房纤颤等心源性因素占比较大，且伴有痴呆、衰弱、多重用药、多病共存等特点，因此，高龄脑卒中患者运动功能障碍（包括肢体瘫痪等）更为严重，肌力差易跌倒，卧床时间长，致使残疾程度更重或残疾发病率更高。

《2017 版指南》详细提供了脑卒中后常见并发症的防治建议，包括脑卒中早中期良肢位摆放、体位转移和关节活动度训练，站立、步行康复训练，肌力训练和康复，肌张力变化和痉挛的康复，早期语言功能康复，认知障碍康复，吞咽障碍和营养管理，心脏和呼吸功能康复，早期康复护理，等等。

《2019 版共识》指出目前国内外针对 80 岁以上高龄脑卒中患者的运动锻炼缺乏相应的循证依据，故高龄脑卒中患者的康复治疗技术仅根据零星资料整理，详见表 117-4。

高龄脑卒中患者的运动处方目的是提升运动功能和体力、减少卧床及合并症、增强平衡功能、预防跌倒、提升步行等日常生活活动能力，提高生活质量，同时要特别考虑认知功能和药物的影响。

表 117-4 《2019 版共识》对高龄脑卒中患者康复治疗技术的推荐意见

高龄脑卒中患者 康复治疗技术	方式及适应证、禁忌证	方案
运动处方	被动训练、神经肌肉电刺激、辅助主动训练、机器人辅助行走和手臂功能训练、运动平板或功率车主动训练、太极拳锻炼、步行训练、肌肉力量训练、平衡训练、功能性训练、水疗等	①在急性期以被动训练为主;②亚急性期或慢性期可以进行助力运动训练或主动训练;③可用主观用力程度来确定运动强度
物理治疗	高龄脑卒中患者应用物理治疗的适应证:物理治疗适用于所有脑卒中患者 高龄脑卒中患者应用物理治疗的禁忌证:没有绝对禁忌。生命体征不平稳及症状持续进展时,需延迟开始物理治疗的时间	①治疗量宜少量多次;②治疗方法要灵活运用,简便易行;③训练内容要多重复;④严密观察并发症的发生;⑤瞄准治疗时机;⑥尽早实施功能康复
急性期物理治疗 (发病后的 1～4 周)	未提及	①正确体位摆放;②呼吸控制训练;③维持关节活动范围训练;④翻身训练;⑤坐位训练;⑥床椅的转移;⑦辅助下的坐和站立转换、支撑(应用平行杠、助步器或手杖)站立
恢复期物理治疗 (发病后 1 个月左右)	未提及	①诱发肢体主动运动,如应用神经发育疗法(包括 Bobath、Brunnstrom、Rood、PNF 等技术);②物理因子治疗,如经颅磁刺激、肌电生物反馈、低中频电疗法,传导热疗法、水疗法、间歇式气压疗法等;③心肺功能训练,如踏车、医疗体操等有氧运动;④站立位平衡训练;⑤行走训练
后遗症期物理治疗 (发病后 1 年以上)	未提及	①日常生活活动能力应用;②维持性康复训练
作业治疗	改善和维持身体、心理两大方面的功能,适当改造家庭生活环境和社区环境,最大限度地提高患者的日常生活活动和社会活动参与能力	OTPF 或 ICF 为构架,参考人-作业-环境模式和加拿大作业表现模式,体现以客户为中心的核心理念,主要包括生活自理和休闲娱乐
急性期作业治疗	治疗目标为改善患者受损的功能,预防各种并发症及继发障碍的出现,减轻残疾程度	①保持正确肢体位置及姿势;②关节活动度维持训练和体位转换训练;③肩关节半脱位、肩痛、肩手综合征的预防及治疗
恢复期作业治疗	治疗目标为加强患肢的协调性和选择性随意运动,补偿患肢功能,提高自理能力	①关节活动度的维持和改善训练;②上肢和手的功能训练;③感知觉功能训练;④预防和纠正半侧空间忽略;⑤姿势调控;⑥日常生活活动能力训练
后遗症期作业治疗	治疗目标为加强现有和残存功能,重视患者的环境适应训练,生活重建,最大限度地提高生活质量,使患者回归家庭、社会	①强化训练,如强化功能、利手交换训练、预防跌倒;②健康教育;③环境改造;④辅助技术,如餐具加工改造,使用穿衣辅具、足踝矫形器等;⑤生活重建

(待 续)

（续　表）

高龄脑卒中患者康复治疗技术	方式及适应证、禁忌证	方案
心理康复	未提及	①建立良好的治疗关系；②家庭和社会支持；③心理支持疗法，如认知疗法、行为疗法（适应老年生活、纠正不良行为、行为干预技术）；④药物疗法，可适当使用镇静药、抗抑郁/焦虑药及抗精神病药物治疗；⑤康复音乐治疗
中医传统康复治疗	未提及	①中药；②针灸；③推拿；④食疗；⑤传统训练疗法，如太极拳、八段锦、医疗气功等；⑥日常生活活动能力训练
吞咽障碍康复	未提及	口腔感觉训练、口腔运动训练、气道保护方法、低频电刺激、表面肌电生物反馈训练、球囊扩张术、针刺治疗、神经调控技术、代偿性手段等
认知障碍康复	未提及	认知功能训练、认知运动疗法、电脑辅助认知训练、作业治疗、心理治疗、重复经颅磁刺激、经颅直流电治疗、针刺疗法、娱乐疗法、音乐疗法、高压氧治疗等

注：PNF. 本体感觉神经肌肉促进疗法；OTPF. 职业治疗实践框架；ICF. 国际功能、残疾和健康分类。

【文献评述】

《2019 版共识》较《2011 版指南》和《2017 版指南》而言，用了一定篇幅阐述了高龄脑卒中患者康复风险事件预防与处理，包括高龄脑卒中患者康复风险事件预防，保证患者及家属的知情同意，加强康复风险意识，积极控制原发疾病，严格遵循康复规范，建立多学科综合性治疗，配置急救设备，对患者进行风险评估、判断和处理，并强调制订个体化健康教育。

《2019 版共识》强调质量控制管理体系建立的基础是康复医疗档案和医疗数据库的建立，对每一个高龄脑卒中患者进行评估与监督体系的建立和完善是未来所有大数据的来源。通过引入大量国际化标准量表，对每一个高龄脑卒中患者进行系统评价，对院内和区域内卒中患者的医疗数据进行分析。系统设置不同层级医师、治疗师、护士界面，有自上而下监督、管理的权限，并分设责任区间，这是做好质量控制管理体系的关键。

笔者认为，《2011 版指南》是目前国内最全面的脑卒中康复治疗指南，其提出的"三级康复"是符合中国国情的康复模式。《2017 版指南》对中国脑卒中早期康复治疗提出了具体建议，而《2019 版共识》是国内首个针对高龄脑卒中患者制定的专家共识，更加符合国情和高龄患者的特点。今后有待开展更多研究，为规范国内高龄脑卒中患者的康复治疗提供更多依据。

（刘幼硕　聂　玥　詹俊鲲）

参 考 文 献

[1] 中国老年保健医学研究会老龄健康服务与标准化分会，《中国老年保健医学》杂志编辑委员会，北京小汤山康复医院. 中国高龄脑卒中患者康复治疗技术专家共识. 中国老年保健医学，2019，17（11）：3-16.

[2] 赵冬. 我国人群脑卒中发病率、死亡率的流行病学研究. 中华流行病学杂志，2003，24（3）：236-239.

[3] Ostwald SK, Davis S, Hersch G, et al. Evidenced-based educational guidelines for stroke survivors after discharge home. J NeurosciNurs, 2008, 40（3）：173-191.

[4] 中华医学会神经病学分会神经康复学组，中华医学

会神经病学分会脑血管病学组,卫生部脑卒中筛查与防治工程委员会办公室.中国脑卒中康复治疗指南(2011完全版).中国医学前沿杂志(电子版),2012,4(6):55-76.

[5] 中华医学会神经病学分会,中华医学会神经病学分会神经康复学组,中华医学会神经病学分会脑血管病学组.中国脑卒中早期康复治疗指南.中华神经科杂志,2017,50(66):405-412.

第118章

《老年偏瘫患者应用骨科矫形器
康复治疗专家共识》解读

【文献题目】 中国老年偏瘫患者应用骨科矫形器康复治疗的专家共识

【文献作者】 中国医师协会急救复苏专业委员会创伤骨科与多发伤学组,中国医药教育学会骨质疾病专业委员会修复重建学组,中国老年学和老年医学学会老年病分会骨科专家委员会,等

【文献来源】 中国中医骨伤科杂志,2020,28(1):82-85

【文献解读】

◆ 背景介绍

随着社会老龄化进程,老年人口数量呈逐年上升趋势,预计到2050年将达5亿。伴随老年人口的增长,老年脑卒中患者的数量也显著提升,伴随增加的还有脑卒中后四肢功能障碍、骨质疏松导致的骨折等。因此,促进四肢运动功能障碍的恢复、降低脑卒中患者骨折风险是治疗脑卒中偏瘫患者的首要目标。

偏瘫是老年脑卒中患者常见后遗症的临床表现之一,其发病机制为大脑运动神经元受损后会失去对低级脊髓中枢的控制,导致脊髓内初级运动传入纤维的活动异常,其特征是速度依赖性的牵张反射亢进。因此,抑制并改善患者的肌肉痉挛是脑卒中康复治疗的基本任务,合理运用骨科矫形器纠正异常运动模式及建立正常运动模式是脑卒中偏瘫患者康复治疗的关键。近年来,矫形器的制作材料不断升级,制作水平日益提高,因此,矫形器在老年偏瘫患者中的应用越来越广泛。目前肢体部位应用的矫形器可以分为上肢和下肢矫形器,临床应用较多的是手肘部和足部矫形器,其作用为固定和保护、稳定及支持、预防和矫正畸

形以及改善运动功能。2020年中国医师协会急救复苏专业委员会创伤骨科与多发伤学组等组织专家制定了《中国老年偏瘫患者应用骨科矫形器康复治疗的专家共识》(下文简称《共识》),旨在规范老年偏瘫患者应用骨科矫形器的康复治疗。《共识》的适用患者为老年偏瘫患者。

◆ 文献要点

1. 手部固定型矫形器的运用 手部固定型矫形器利用3点力作用原理,对手指过伸或过屈固定矫正,制作材料常采用低温热塑板材或铝合金,主要对手指的过伸或过屈进行矫形固定,手指肌肉严重痉挛的患者可用拇指固定夹板、手指外展夹板固定指间关节,使其保持手指屈曲位或伸直位。手部功能型矫形器采用弹簧或橡皮筋等弹力装置,协助手指进行伸展、屈曲活动,多用于矫正指间关节屈曲挛缩畸形。随着智能设施的发展,特别是仿生学、微电子控制技术的突飞猛进,轻型化穿戴式外骨骼手功能矫形训练器得到了广泛关注。新型智能手部矫形器可对手部抓握运动进行仿真分析,获取符合正常手抓握功能的运动规律,从而应用于老年脑卒中偏瘫患者。

2. 腕关节固定型矫形器的运用 主要用于伸腕肌群麻痹或肌力低下的腕关节不能背伸患者,将其患侧腕关节固定在背伸40°位置,从而松弛伸肌腱、紧张屈肌腱。腕关节功能型矫形器与手术功能型矫形器类似,通过弹力装置辅助腕关节进行屈伸活动,达到矫正腕关节屈曲畸形的目的。

3. 肘部固定型矫形器的运用 主要用于预

防、矫正及保持老年脑卒中患者肘关节功能位。功能型矫形器主要用于肘关节的挛缩畸形、肌力低下及关节不稳等老年脑卒中患者,常采用单副肘关节铰链,以维持和控制伸展、屈曲的度数。

4. 足踝部矫形器的运用 主要作用为使足部保持适度的外翻和背屈,于卧床不起的患者,它能起到预防足下垂及内翻畸形的作用。同时,足踝部矫形器的材料要求高于上肢矫形器,如防跌倒、轻质耐用、易于穿脱等。研究证据表明,使用足踝部矫形器可以有效帮助出现踝关节运动功能障碍的老年脑卒中患者恢复正常的运动模式和步态。传统足踝部矫形器目前亦处在向新型智能型矫形器转型的过程,个性化智能矫形器可以更有效地协助患者康复治疗。

5. 膝关节矫形器的运用 其功能在于提高老年脑卒中患者膝关节的稳定性、改善并矫正膝关节过伸、缩短患者站立及步行功能的恢复等,通常为限制膝关节内外侧翻的可控屈伸角度的装置。随着现代生物力学、生物工程学的不断发展,膝关节智能矫形器得到了长足的发展,智能矫形器上的智能传感器可以测量患者步行中下肢的位置,通过微电子系统的反馈装置,调节膝关节在活动过程中的幅度,使膝关节在整个步行周期中具有稳定的支撑期和灵活的摆动期,但此类智能矫形器价格高昂,目前未广泛应用于临床。

6. 骨科矫形器在老年偏瘫患者康复治疗中的发展趋势 骨科矫形器在老年脑卒中偏瘫患者的康复治疗中有着不可替代的作用,对老年脑卒中偏瘫患者四肢各个部位的康复均具有良好的应用价值。随着现代生物力学、生物工程学、仿生学的不断发展,个性化智能矫形器将逐渐取代传统矫形器,并有望帮助患者恢复手部精细运动,改善生活质量,恢复下肢正常步态,降低骨折风险。

【文献评述】

《共识》提出了骨科矫形器在老年偏瘫患者中应用的重要性,按使用部位系统梳理了目前常见的骨科矫形器在老年偏瘫患者中的适应证及优缺点。通过对《共识》的学习,可以帮助医师根据患者的具体临床表现,选择合适的骨科矫形器,抑制并改善患者的肌肉痉挛,进而纠正异常运动模式、建立正常运动模式。然而,随着材料学、工程学、信息工程等科技的日新月异,骨科矫形器的更新发展进入了一个崭新的时代,智能化、个体化的矫形器将有望取代传统矫形器,对于骨科矫形器的认知仍然需要不断更新。

(倪江东)

参 考 文 献

中国医师协会急救复苏专业委员会创伤骨科与多发伤学组,中国医药教育学会骨质疾病专业委员会修复重建学组,中国老年学和老年医学学会老年病分会骨科专家委员会,等.中国老年偏瘫患者应用骨科矫形器康复治疗的专家共识.中国中医骨伤科杂志,2020,28(1):82-85.

第 5 篇

老年安宁缓和医疗

第 119 章

《安宁疗护实践指南(试行)》解读

【文献题目】 安宁疗护实践指南(试行)

【文献作者】 国家卫生健康委员会(原国家卫生和计划生育委员会)

【文献来源】 http://www.nhc.gov.cn/cms-search/xxgk/getManuscriptXxgk.htm?id=83797c 0261a94781b158dbd76666b717

【文献解读】

◆ **背景介绍**

由于现阶段对安宁疗护专职人员的教学、资格认证体系尚未建立,广大患者群体对安宁疗护的认识不清。针对那些因严重疾病而遭受健康相关重大痛苦的所有年龄段患者,尤其是接近生命末期患者,要有专业的医护人员按安宁疗护指南进行规范的全人照护,来提高患者及其亲友和照护者的生活质量,因此,2017 年国家卫生健康委员会(原国家卫生和计划生育委员会)发布了《安宁疗护实践指南(试行)》(下文简称《指南》)。

◆ **文献要点**

《指南》在第一部分症状控制中描述了疾病终末期 13 种常见症状,从评估观察、治疗原则、护理要点、注意事项 4 个方面进行了阐述和指导。其中疼痛是末期患者较为复杂且难以控制的,《指南》以此为例进行了讲解。第二部分舒适照护包括了 17 个照护点,以管路护理为难点进行了解析,以指导临床实践。在心理支持和人文关怀方面,重点解读医患沟通技能和哀伤辅导方面。

1. **(疼痛)症状控制** 《指南》对末期患者疼痛的性质判定和疼痛程度评估未进一步阐述,不同的疼痛性质和疼痛程度给予的药物治疗不同。

(1)评估:评估患者发生疼痛的部位、性质、程度、发生及持续的时间,以及疼痛的诱发缓解因素、伴随症状,根据患者的文化背景和认知能力选择合适的疼痛评估工具,对患者进行动态的连续评估并记录疼痛控制情况。

(2)治疗措施

1)根据世界卫生组织癌痛三阶梯镇痛治疗指南:药物镇痛治疗遵循五项基本原则,即口服给药、按阶梯用药、按时用药、个体化给药和注意具体细节。

2)阿片类药物:是急性重度癌痛及需要长期治疗的中、重度癌痛的治疗首选药物。长期使用时,首选口服给药,有明确指征时可选用透皮吸收途径、皮下注射、镇痛泵给药。要注意预防阿片类药物不良反应。

3)其他药物:根据疼痛的不同发生机制,可应用非阿片类药物、辅助用药(抗惊厥、抗抑郁、糖皮质激素等)等。

4)非药物治疗:介入治疗、神经根阻滞、音乐疗法、芳香疗法等。

2. **护理** 终末期患者的护理主要以舒适为目的,在护理中各种"管路"的护理尤为困难,有些初级医疗机构甚至不敢承接转诊患者,因此,《指南》针对此进行重点解读。

(1)肠内营养护理

1)评估和观察:①评估患者病情、意识状态、营养状况、合作程度;②评估管饲的通路情况、输注方式,评估患者有无误吸风险。

2)操作要点:①营养液温度以接近正常体温为宜;②病情允许,协助患者取半卧位,避免误吸;③输注前检查喂养管位置,抽吸并估计胃内残留量;④输注前、后用 30 ml 温水冲洗喂养管;⑤观察并记录输注量以及输注中、输注后的反应。

3)指导要点:告知患者及其家属妥善固定喂养管;输注营养液或特殊用药前后,用温开水冲洗喂养管;喂养管应定期更换。

4)注意事项:①营养液现配现用,配制后的营养液密闭冷藏,24 h 内用完,避免反复加热;②长期留置鼻胃/肠管者,每天用油膏涂拭鼻腔黏膜,轻轻转动喂养管;③每天口腔护理;④对胃/空肠造口者,注意保持造口周围皮肤干燥、清洁。

此护理要点仅针对鼻胃管进行了讲解,但临床上鼻空肠管、三腔管、经皮内镜下胃造口/空肠造口管也很常见,且有不同的护理步骤,需要区别对待。

(2)静脉导管的维护

1)评估和观察要点:①评估患者静脉导管的固定情况,导管是否通畅;②评估穿刺点局部及周围皮肤情况,查看敷料更换时间、置管时间;③对经外周中心静脉导管进行维护时,应每天测量并记录双侧上臂臂围并与置管前对照。

2)静脉置管的维护:需要有经过培训的医护人员进行。

3)教育:告知患方保持穿刺部位的清洁干燥,如敷料有卷曲、松动,或者敷料下有汗液、渗血,应及时通知护士;妥善保护体外导管部分。

此部分仅对外周中心静脉导管的维护进行了指导,但对股静脉、颈内静脉、外周套管针未进行详细论述,希望今后能细化补充,毕竟静脉导管在末期患者中很常见。

(3)留置导尿管的护理:《指南》在留置导尿管的评估和观察要点、护理注意事项、指导要点、注意事项 4 方面阐述详尽,没有遗漏,实操性强。

3. 心理支持和人文关怀　心理支持的目的是恰当应用沟通技巧与患者建立信任关系,引导患者面对和接受疾病状况,帮助患者应对情绪反应,鼓励患者和家属参与,尊重患者的意愿做出医患共同决策,帮助患者舒适、安详、有尊严地离世,同时关注其亲友和照护者。

(1)医患沟通的要点:沟通时多采用开放式提问,鼓励患者主动倾诉,倾听并注视对方眼睛,身体微微前倾,适当给予语言回应或重复患者语言。适时使用共情技巧,并用语言和行为表达对患者情感的理解和愿意帮助患者。言语沟通时,语速缓慢清晰,用词简单易理解,信息告知清晰简短。

(2)尊重患者的知情权:引导患者面对和接受当前疾病状况。帮助患者获得有关死亡相关知识,引导患者正确认识死亡。评估患者对死亡的担忧,给予针对性的解答和辅导。引导患者回顾人生,肯定生命的意义。鼓励患者制订现实可及的目标,并协助其完成心愿。鼓励亲友陪伴和坦诚沟通,适时表达关怀和爱。允许亲友陪伴,与亲人告别。

(3)哀伤辅导:在患者离世前、后为其亲友提供支持。在尸体料理过程中,尊重逝者和家属的习俗,允许家属参与,满足亲友的需求。鼓励亲友充分表达丧亲情绪。采用适合的悼念仪式让亲友接受现实,与逝者真正告别。鼓励亲友参与社会活动,逐步度过丧亲期,开始新的生活。采用多种形式提供居丧期随访支持。充分调动和发挥志愿者、社区在居丧期支持中的作用。

【文献评述】

《指南》提纲挈领地把安宁缓和医疗在临床实践中的主要分工进行了具体阐述,如医师、护士、社工、心理师、志愿者等在具体工作中应该怎样合作等,但并未深入讨论具体操作实践流程。由于中国的安宁疗护服务处于起步阶段,区域和发展不平衡,《指南》就低不就高,宜粗不宜细,在症状控制方面可能欠缺实际操作性,可以参考《安宁缓和医疗症状处理手册》进行补充。期待临床医务工作者在实践中总结中国安宁疗护的服务经验,提升服务品质。

(葛　楠　卜　丽　朱鸣雷　曲　璇)

参 考 文 献

[1] 国家卫生健康委员会(原国家卫生和计划生育委员会).安宁疗护实践指南(试行)[2017-01-25]. http://www.nhc.gov.cn/cms-search/xxgk/getManuscriptXxgk.htm? id=83797c0261a94781b158dbd76666b717.

[2] 刘晓红.开展老年安宁缓和医疗之管见.中国临床保健杂志,2017,20(6):625-628.

[3] 宁晓红,曲璇.安宁缓和医疗症状处理手册.北京:中国协和医科大学出版社,2018.

第 120 章

《香港癌症缓和医疗之疼痛、便秘和失眠中医临床实践指南》解读

【文献题目】 香港癌症缓和医疗之疼痛、便秘和失眠中医临床实践指南(Hong Kong Chinese Medicine Clinical Practice Guideline for Cancer Palliative Care:Pain,Constipation,and Insomnia)

【文献作者】 Lam WC,Zhong L,Liu Y,et al

【文献来源】 Evid Based Complement Alternat Med,2019,2019:1-13

【文献解读】

◆ 背景介绍

2014 年中国香港医管局受政府委托,推出一项"中西医结合试点计划",探索开发中西医结合治疗模式,旨在规范中医诊断和治疗,为临床医师提供循证医学参考。2019 年,香港浸会大学受医管局委托发布了《香港癌症缓和医疗之疼痛、便秘和失眠中医临床实践指南》(下文简称《指南》)。

中医中药广泛应用于临床,尤其适用于癌症患者,可以缓解症状,在提高末期肿瘤患者生存质量中占有重要的一席之地。《指南》详细介绍了肿瘤相关症状癌痛、便秘、失眠所对应不同中医证型的诊断标准、干预细节等信息,并将具体治疗建议与相应的证候分别对应,因此,具有很强的临床实践性。通过仔细审查现有临床实践和对已发表的文献证据进行合理评估,以便更好地在临床推广,对社会医疗决策者有所启发,并最终使患者获益。

《指南》数据检索时间跨度大(1979—2015 年)、数量多(197 213 个文献记录)。《指南》制定小组成员包括卫生保健决策者、医学专家、方法学家、文献专家及患者代表。尽管如此,由于中医治疗常根据症状辨证调整治疗方案,联合用药以及不同药物之间发生相互作用是可能的,因此,《指南》不可避免会受到制定成员知识局限性的制约。因此,《指南》使用"推荐"一词来总结中医治疗,提出该治疗用于处理特定证型时是一种可行的方法,但不是唯一选择。尽管存在局限性,《指南》基于统计学模型提供了足够的证据来保证这些治疗建议在处理特定情况时是可行的。《指南》的适用人群为中医医师、中西医结合医师和西医医师。

◆ 文献要点

疼痛、便秘和失眠是肿瘤患者的常见症状,《指南》结合文献详细阐述了中医中药的治疗方案、优势及局限性。

1.《指南》对疼痛、便秘和失眠的阐述

(1)疼痛:《指南》对癌性疼痛的概念、发生率、发生时间、不良结局进行了简单阐述;对已有的临床证据进行了简单总结,表明中医治疗可以有效缓解癌痛,提高患者生活质量。

(2)便秘:缓和医疗中癌症患者的第三大常见症状,仅次于疼痛和厌食。《指南》强调了明确便秘类型的重要性,不同类型便秘决定了临床医师采用何种干预方式。对泻药无效的排便障碍患者应采取认知行为疗法,对阿片类药物诱导的便秘患者,应使用外周 μ-阿片受体拮抗剂利那洛肽和鲁比前列酮。目前的临床实践指南一般建议刺激性泻药联合渗透性泻药,但超过 60% 患者仍主诉有不同程度的便秘,此时可考虑中医治疗。现有的中医临床实践证据在中草药、针灸、调理及护理方面为便秘的治疗提供了更多选择。

(3)失眠:失眠在癌症患者中同样很常见。《指南》指出睡眠问题易被忽视且有治疗不足的情况。睡眠障碍与身心密不可分,有证据支持中草

药可以治疗癌症治疗相关失眠,因其对躯体不适和情绪心理的全覆盖凸显其独特优势。此外,针灸和护理也可治疗常见的癌症相关心理症状,这些非药物治疗方式颇受患者和医护人员的青睐。

2. 常见中医证型 专家组确定了6种常见的癌性疼痛中医证型,4种常见的肿瘤相关性便秘中医证型,5种常见的肿瘤相关性失眠中医证型。通过对三大常见的肿瘤相关症状按不同证型进行细分,再结合临床症状明确每一种证型的诊断标准,为临床中医医师辨证论治提供参考。辨证论治是中医认识疾病和治疗疾病的基本原则,辨证即根据望、闻、问、切四诊所收集的资料,通过分析、综合,辨清疾病的病因、性质、部位,以及邪正之间的关系,概括、判断为某种性质的证。因而,证比症状能更全面、更深刻地揭示疾病本质,症状是证的外在表现形式。若存在症状差异和多种疾病诊断,中医从业者也可以为每位患者量身定制最佳治疗方案。值得提及的是,对于非中医专业的临床工作者,若常规西药对肿瘤相关不适症状缓解效果不佳,应尽早寻求中医治疗以帮助其缓解症状。

3. 干预方案

(1)中草药治疗:中药方剂可单独用于癌痛、便秘和失眠的治疗,也可以配合针灸或其他措施(如调理、护理)综合治疗。《指南》在总结三大常见肿瘤相关症状(疼痛、便秘和失眠)所对应的不同证型的基础上,从中医学角度表述特定证型的发病机制及治疗原则,对每个证型均推荐了中医方剂及草药组成。如对于气滞证的癌痛患者,推荐使用柴胡疏肝散、四逆散作为主方化裁,即以柴胡疏肝散、四逆散的方子为组方基础,根据病情不同,有针对性地加减药物,或改变药物重量比例。对于多种证型、复杂证型的患者,中医可通过辨证采取组合疗法。临床实践中会出现疼痛、便秘和失眠的证型与中医学中既定证型描述不完全一致的情况,因此,《指南》建议中医处方应在综合考虑癌症类型、证型和症状的基础上进行。当疗效不佳时,各证型之间的辩证关系(如虚实、寒热、气血、疏泄及病理产物)均应全面考虑。在证候不太明显,证候复杂时可使用微观辩证的方法,即以检验检查的异常结果作为微观指标认识与辨别疾病。此外,服药时间也有讲究,治疗失眠的药物应在午餐和晚餐后1 h服用以符合中医学阴阳睡眠理论。

(2)针灸治疗:《指南》同时总结和推荐了针灸治疗作为处理多种肿瘤相关症状以及癌症治疗过程中不良反应的另一种治疗选择。具体建议如下:用于治疗肺癌疼痛的穴位有合谷(LI4)、内关(PC6)和孔最(LU6),治疗肝癌疼痛的穴位有合谷(LI4)、内关(PC6)、阳陵泉(GB34)和中都(LR6),用于治疗肠癌疼痛的穴位有合谷(LI4)、内关(PC6)、中脘(RN12)、足三里(ST36)和支沟(SJ6)。对于癌痛、便秘和失眠,《指南》分别推荐了相应的主穴以及该症状对应的不同证型的配穴。

(3)调摄及护理

1)对于癌性疼痛:药膳、静态气功、外用药膏或药油、放血疗法、刺激耳穴、冷敷或热敷、艾灸、情绪疏导、充足的睡眠等调摄方法可用于减轻疼痛。

2)对于肿瘤相关性便秘:应养成健康的饮食习惯和规律的排便习惯。对于老年人和慢性便秘者,可以运用灌肠或其他外部治疗手段来减少如厕时间,以避免痔疮、便血、心绞痛及心肌梗死等不良事件的发生。

3)失眠的预防和医护:保持稳定的情绪和正常的工作-生活平衡,以维护相对健康的心智,这对于失眠的治疗非常重要。对于老年和失能患者的睡眠问题,护理人员和临床医师的紧密配合尤为重要。基本护理内容包括日常生活护理、初步诊疗技术、日常观察、营养支持、消毒隔离、卫生保洁等,以利于营造适合患者睡眠的环境。《指南》还提供了一些护理细节,如不要睡前饮茶或咖啡、做适当的放松运动、避免周围环境的声光、按时服药、保持良好睡眠姿势(右侧卧位,避免仰卧和俯卧)、健康饮食、使用药枕、适当按摩、进食药膳等方式。

【文献评述】

用循证医学方法将中医的证型与西医的症状关联起来,很好地体现了中西医结合的特点,有利于《指南》在中西医临床工作者中的推广。《指南》制定小组将继续收集、整理、分析新的临床证据,定期委托相关专业人员进行审议,由专家组决定是否予以修订。一般而言,临床实践指南若出现以下情况需要进行修订或更新:①出现新的干预方法;②有证据证明现有干预方法是最优、有利或有弊的;③需要增加新的重要或有意义的结论;④产生新的医疗资源。《指南》将循证医学方法与传统中医特点有机结合,是中国香港制定的第一版关于癌症缓和医疗的中医临床实践指南,在全国亦属首次。《指南》的编写只是一个开端和尝试,还需要更多的临床经验和实践反馈进一步积累总结和更新优化。对于临床中医师,《指南》在指导其对癌症患者行缓和医疗时具有较强的可操作性;而对于非中医专业的临床医师,《指南》在常规西医癌症缓和医疗效果欠佳时提供了更多的选择。笔者认为,无论中医还是西医的临床工作者,在面对癌症患者的时候,应时刻牢记症状控制与

原发病的治疗同等重要,尤其对于原发病已不可治愈的生存期有限的患者,有效控制症状是提高患者及其家属生活质量的基础,也是缓和医疗不可或缺的重要组成部分。

(孙晓红　姚帼君　肖小华)

参 考 文 献

[1] Lam WC,Zhong L,Liu Y,et al. Hong Kong Chinese Medicine Clinical Practice Guideline for Cancer Palliative Care:Pain,Constipation,and Insomnia. Evid Based Complement Alternat Med,2019,2019:1-13.

[2] Larkin,PJ,Sykes NP,Centeno C,et al. The management of constipation in palliative care:clinical practice recommendations. Palliat Med,2008,22(7):796-807.

索 引